CB018543

MEDICINA
INTERNA
AMBULATORIAL

Principais Desafios com Casos Clínicos Comentados

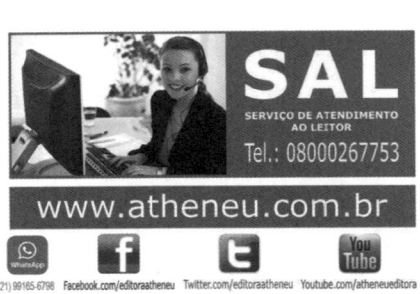

MEDICINA INTERNA AMBULATORIAL

Principais Desafios com Casos Clínicos Comentados

Maria do Patrocínio Tenório Nunes

Chin An Lin

Kristopherson Lustosa Augusto

Mílton de Arruda Martins

Danielle de Magalhães de Barros

Felipe Duarte Silva

Gerhard da Paz Lauterbach

Júlia Biegelmeyer

Lívia Grigoriitchuk Herbst

Rafael Baima de Melo Lima

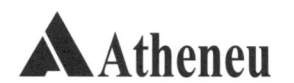 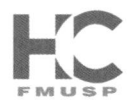 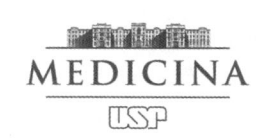

EDITORA ATHENEU

São Paulo — Rua Avanhandava, 126 - 8º andar
Tel.: (11) 2858-8750
E-mail: atheneu@atheneu.com.br

Rio de Janeiro — Rua Bambina, 74
Tel.: (21)3094-1295
E-mail: atheneu@atheneu.com.br

PRODUÇÃO EDITORIAL/CAPA: Equipe Atheneu

DIAGRAMAÇÃO: Know-How Editorial

CIP-BRASIL. CATALOGAÇÃO NA PUBLICAÇÃO
SINDICATO NACIONAL DOS EDITORES DE LIVROS, RJ

B373t

Medicina interna ambulatorial : principais desafios com casos clínicos comentados/editores Maria do Patrocínio Tenório Nunes ... [et
al.]. - 1. ed. - Rio de Janeiro : Atheneu, 2019.

Inclui bibliografia
ISBN 978-85-388-0950-0

1. Medicina interna. 2. Medicina interna - Diagnóstico. I. Nunes,
Maria do Patrocínio Tenório.

19-54786

CDD: 616.075
CDU: 616-07

Leandra Felix da Cruz – Bibliotecária – CRB-7/6135

18/01/2019   21/01/2019

NUNES, M. P. T.; LIN, C. A.; AUGUSTO, K. L.; MARTINS, M. A.; BARROS, D. M.; SILVA, F. D.; LAUTERBACH, G. P.;
BIEGELMEYER, J.; HERBST, L. G.; LIMA, R. B. M.
Medicina Interna Ambulatorial – Principais Desafios com Casos Clínicos Comentados

Editores

Maria do Patrocínio Tenório Nunes

Professora-Associada da Disciplina de Clínica Geral e Propedêutica do Departamento de Clínica Médica da Faculdade de Medicina da Universidade de São Paulo (FMUSP). Especialista em Clínica Médica (Medicina Interna), com experiência em Graduação e Residência Médica.

Chin An Lin

Médico pela Faculdade de Medicina da Universidade de São Paulo (FMUSP). Médico Especialista em Clínica Médica pela Associação Médica Brasileira. Médico Especialista em Pneumologia pela FMUSP. Médico Especialista em Acupuntura pelo Colégio Médico Brasileiro de Acupuntura/Associação Médica Brasileira. Doutor em Medicina pela FMUSP. Professor Colaborador do Departamento de Clínica Médica. *Fellow of the* American College of Physicians.

Kristopherson Lustosa Augusto

Professor-Adjunto da Faculdade de Medicina da Universidade Federal do Ceará (UFC). Doutor em Ciências pela Faculdade de Medicina da Universidade de São Paulo (FMUSP). Professor de Pós-Graduação do Mestrado Profissional de Educação em Saúde (MEPES) no Centro Universitário Unichristus (Unichristus). Professor-Assistente do Curso de Medicina da Universidade de Fortaleza (Unifor).

Mílton de Arruda Martins

Médico formado pela Faculdade de Medicina da Universidade de São Paulo (FMUSP). Residência em Clínica Médica no Hospital das Clínicas da Faculdade de Medicina da Universidade de São Paulo (HCFMUSP). Doutorado e Livre-Docência na FMUSP. Pós-Doutorado na Harvard Medical School, Harvard University, EUA. Professor Titular de Clínica Médica Geral da FMUSP e Diretor do Serviço de Clínica Geral do HCFMUSP.

Danielle de Magalhães de Barros

Graduada pela Faculdade de Medicina do ABC (FMABC). Residência em Clínica Médica na FMABC e no Hospital das Clínicas da Faculdade de Medicina da Universidade de São Paulo (HCFMUSP). Preceptora das Disciplinas de Clínica Geral e Propedêutica do HCFMUSP.

Felipe Duarte Silva

Médico formado pela Faculdade de Medicina da Universidade de São Paulo (FMUSP). Residência Médica em Clínica Médica pelo Hospital das Clínicas da Faculdade de Medicina da Universidade de São Paulo (HCFMUSP). Especialização em Cuidados Paliativos pelo Instituto Pallium Latinoamérica.

Gerhard da Paz Lauterbach

Graduado pela Faculdade de Medicina de Botucatu (Unesp). Médico Preceptor da Disciplina de Clínica Geral e Propedêutica do Hospital das Clínicas da Faculdade de Medicina da Universidade de São Paulo (HCFMUSP).

Júlia Biegelmeyer

Graduação em Medicina na Universidade Federal de Ciências da Saúde de Porto Alegre (UFCSPA). Residência em Clínica Médica na Santa Casa de Misericórdia de Porto Alegre. Ano adicional de Clínica Médica, Preceptoria na Disciplina de Clínica Geral e Propedêutica e Especialização em Geriatria no Hospital das Clínicas da Faculdade de Medicina da Universidade de São Paulo (HCFMUSP).

Lívia Grigoriitchuk Herbst

Médica Preceptora da Disciplina de Clínica Geral e Propedêutica da Faculdade de Medicina da Universidade de São Paulo (FMUSP). Especialista em Clínica Médica pelo Hospital das Clínicas da Faculdade de Medicina da Universidade de São Paulo (HCFMUSP). Graduada pela Faculdade de Medicina do ABC (FMABC).

Rafael Baima de Melo Lima

Médico Preceptor da Disciplina de Clínica Geral e Propedêutica da Faculdade de Medicina da Universidade de São Paulo (FMUSP). Clínico Geral, egresso de Graduação e da Residência Médica pela Faculdade de Medicina do ABC (FMABC) e Ano Adicional em Clínica Médica pela FMUSP.

Colaboradores

Alan Alves do Amaral

Graduação em Medicina pela Faculdade de Medicina da Universidade de São Paulo (FMUSP). Residência de Clínica Médica pelo Hospital das Clínicas da Faculdade de Medicina da Universidade de São Paulo (HCFMUSP).

Alexandre Braga Libório

Doutor em Nefrologia pela Universidade de São Paulo (USP). Médico do Hospital Geral de Fortaleza. Professor da Pós-Graduação em Ciências Médicas da Universidade de Fortaleza (Unifor).

Alfredo Almeida Pina-Oliveira

Enfermeiro. Doutor em Ciências e Mestre pela Escola de Enfermagem da Universidade de São Paulo (EEUSP). Especialista em Práticas de Promoção da Saúde pela Faculdade de Medicina da Universidade de São Paulo (FMUSP). Professor-Doutor do Programa de Pós-Graduação *stricto sensu* em Enfermagem da Universidade Universus Veritas UNG (UniveritasUNG) e do Centro Universitário Campo Limpo Paulista (UNIFACCAMP). Educador em Saúde Pública do Centro de Promoção da Saúde do Hospital das Clínicas da Faculdade de Medicina da Universidade de São Paulo (CPSHCFMUSP).

Ana Claudia Camargo Gonçalves Germani

Graduada em Medicina pela Faculdade de Medicina do ABC (FMABC). Mestra e Doutora pela Universidade de São Paulo (USP). Docente do Departamento de Medicina Preventiva da Faculdade de Medicina da Universidade de São Paulo (FMUSP). Pesquisadora de Promoção da Saúde articulada aos seguintes temas: Atenção Primária à Saúde (APS), Competências Profissionais e Educação Interprofissional (EIP).

Ana Elisa Rabe Caon

Médica graduada pela Pontifícia Universidade Católica do Paraná (PUCPR). Residência em Clínica Médica pelo Hospital do Servidor Público Municipal e pelo Hospital das Clínicas da Faculdade de Medicina da Universidade de São Paulo (HCFMUSP).

André Paternò Castello Dias Carneiro

Graduação em Medicina pela Faculdade de Ciências Médicas da Santa Casa de São Paulo (FCMSCSP). Residência de Clínica Médica pela Irmandade de Misericórdia da Santa Casa de São Paulo. Residência de Clínica Médica (AD) pelo Hospital das Clínicas da Faculdade de Medicina da Universidade de São Paulo (HCFMUSP). Médico-Residente de Oncologia Clínica do Hospital Israelita Albert Einstein (HIAE).

Andrey Augusto Socolovithc

Médico-Residente de Clínica Médica no Hospital das Clínicas da Faculdade de Medicina da Universidade de São Paulo (HCFMUSP).

Andreza Liara Machado de Oliveira Guedes

Médica formada pela Universidade Federal do Ceará (UFC). Residência em Clínica Médica pelo Hospital Geral Dr. Waldemar Alcântara.

Arnaldo Lichtenstein

Clínico Geral. Doutor em Medicina pela Faculdade de Medicina da Universidade de São Paulo (FMUSP). Diretor Técnico do Serviço de Clínica Geral e Propedêutica do Hospital das Clínicas da Faculdade de Medicina da Universidade de São Paulo (HCFMUSP). Membro do American College of Physicians.

Arthur Ivan Nobre Oliveira

Médico Especialista em Clínica Médica e em Gastroenterologia pela Faculdade de Medicina da Universidade de São Paulo (FMUSP).

Antônio Fernandes Silva e Sousa Neto

Graduado em Medicina pela Faculdade de Medicina da Universidade Federal do Ceará (UFC) e Residência em Clínica Médica pelo Hospital Geral Dr. Waldemar Alcântara.

Augusto Vieira do Amaral

Médico-Residente do Departamento de Clínica Médica da Faculdade de Medicina da Universidade de São Paulo (FMUSP).

Beatriz Carvalho

Médica pela Pontifícia Universidade Católica de Campinas (PUCCamp). Obstetra e Ginecologista do Hospital e Maternidade Celso Pierro. Especialista em Obstetrícia de Alto Risco pela Universidade Estadual de Campinas (Unicamp).

Bruna Carla Ferreira Mendes

Graduação em Medicina pela Universidade Estadual Paulista – "Júlio de Mesquita Filho" (Unesp). Residência em Clínica Médica pela Unesp. Residência em Geriatria pelo Hospital das Clínicas da Faculdade de Medicina da Universidade de São Paulo (HCFMUSP).

Bruna Ferolla Lanna Carvalho Peres

Médica-Residente de Clínica Médica do Hospital das Clínicas da Faculdade de Medicina da Universidade de São Paulo (HCFMUSP). Graduação em Medicina pela Escola de Medicina Souza Marques.

Bruno Adler Maccagnan Pinheiro Besen

Graduado em Medicina pela Universidade Federal de Santa Catarina (UFSC). Residência em Clínica Médica e Medicina Intensiva pelo Hospital das Clínicas da Faculdade de Medicina da Universidade de São Paulo (HCFMUSP). Médico Assistente da UTI Clínica da Disciplina de Emergências Clínicas do HCFMUSP. Supervisor Suplente do Programa de Residência Médica em Medicina Intensiva do HCFMUSP.

Bruno Caldin da Silva

Médico graduado pela Universidade de São Paulo (USP). Especialista em Nefrologia pela Sociedade Brasileira de Nefrologia. Doutor em Ciências pela USP. Responsável Técnico pelo Serviço de Hemodiálise do Hospital das Clínicas da Faculdade de Medicina da Universidade de São Paulo (HCFMUSP). Médico do Departamento de Pacientes Graves do Hospital Israelita Albert Einstein (HIAE).

Bruno Halpern

Doutor em Clínicas Médicas (Endocrinologia e Metabologia) pela Universidade de São Paulo (USP). Especialista em Endocrinologia e Metabologia pela SBEM – Hospital das Clínicas da Faculdade de Medicina da Universidade de São Paulo (HCFMUSP). Especialista em Clínica Médica pela SBEM – HCFMUSP.

Bruno Pellaquim Barros

Graduação em Medicina pela Universidade Federal de Goiás (UFG). Médico-Residente de Clínica Médica do Hospital das Clínicas da Faculdade de Medicina da Universidade de São Paulo (HCFMUSP).

Caio Freire

Residência de Gastroenterologia no Hospital das Clínicas da Universidade de São Paulo (HCFMUSP). Residência de Endoscopia no HCFMUSP. Mestrado em Farmacologia na Faculdade de Medicina da Universidade Federal do Ceará (UFC).

Caio Godoy Rodrigues

Graduado em Medicina pela Universidade Estadual de Campinas (Unicamp). Residência Médica em Clínica Médica pelo Hospital das Clínicas da Faculdade de Medicina da Universidade de São Paulo (HCFMUSP). Atual Médico Preceptor da Disciplina de Emergências Clínicas do HCFMUSP.

Caio Marques Fernandes

Graduado em Medicina pela Universidade Estadual do Ceará (UECE). Residência em Clínica Médica pelo Hospital Geral Dr. Waldemar Alcântara.

Camila Monteiro Veras

Formada pela Universidade de Fortaleza (Unifor). Residência de Clínica Médica no Hospital Geral de Fortaleza. Residente de Gastroenterologia no Hospital Geral de Fortaleza.

Camila Nobre Bulhões

Residência Médica em Clínica Médica e Reumatologia pelo Hospital das Clínicas da Faculdade de Medicina da Universidade de São Paulo (HCFMUSP).

Carla Meneses Azevedo Alves de Pinho

Graduação em Medicina pelo Centro Universitário Christus (Unichristus). Residência em Clínica Médica no Hospital Geral Dr. Waldemar Alcântara.

Carla Luana Dinardo

Médica da Divisão de Imuno-Hematologia da Fundação Pró-Sangue. Doutora em Ciências pela Faculdade de Medicina da Universidade de São Paulo (FMUSP). Hematologista pela FMUSP.

Carolina de Castro Moraes

Graduada em Medicina pela Universidade Estadual do Ceará (UECE). Residente de Clínica Médica (R2) no Hospital Geral Dr. Waldemar Alcântara.

Caroline de Alencar Santana

Médica formada pela Universidade de Fortaleza (Unifor). Especialista em Saúde da Família pela Universidade Aberta do Sistema Único de Saúde (Unasus). Residência em Clínica Médica pelo Hospital Geral Dr. Waldemar Alcântara.

Catherine Marjorie Studart Leitão Frota

Médica formada pela Universidade de Fortaleza (Unifor). Residência em Clínica Médica pelo Hospital Geral Dr. Waldemar Alcântara.

Celio Roberto Gonçalves

Médico-Assistente Professor Doutor da Disciplina de Reumatologia do Hospital das Clínicas da Faculdade de Medicina da Universidade de São Paulo (HCFMUSP). Membro do Comitê de Espondilartrites da Sociedade Brasileira de Reumatologia (SBR). Coordenador do Comitê de Doenças Raras da SBR.

César Giudice Valêncio

Aluno de graduação de Medicina na Faculdade de Medicina da Universidade de São Paulo (FMUSP). Ex-Presidente da Liga de Combate à Sífilis e a outras DSTs.

Cibelle Dias Magalhães

Médica pela Universidade de São Paulo (USP). Residência em Clínica Médica, em Cardiologia. Doutorado na linha de estudos de Análise de Custo-Efetividade no Tratamento dos Portadores de Doença Arterial Coronária Crônica pela USP. Docente da Universidade Anhembi-Morumbi e Supervisora da Cardiologia do Hospital Regional de São José dos Campos.

Cícero Nardini Querido

Médico-Residente de Clínica Médica do Hospital das Clínicas da Faculdade de Medicina da Universidade de São Paulo (HCFMUSP).

Claudia Sayuri Furukawa Oshiro

Graduação na Faculdade de Medicina da Universidade de São Paulo (FMUSP).

Cláudio Abreu Barreto Júnior

Graduado em Medicina pela Universidade Estadual do Ceará (UECE). Residente de Clínica Médica pelo Hospital Geral de Fortaleza (HGF).

Dahir Ramos de Andrade Júnior

Médico Assistente do Serviço de Clínica Geral e Propedêutica do Hospital das Clínicas da Faculdade de Medicina da Universidade de São Paulo (HCFMUSP). Especialista em Clínica Médica pelo HCFMUSP e pela Sociedade Brasileira de Clínica Médica (SBCM). Doutor em Medicina pela Faculdade de Medicina da Universidade de São Paulo (FMUSP).

Daniel Ayabe Ninomiya

Médico Preceptor do Departamento de Moléstias Infecciosas e Parasitárias da Faculdade de Medicina da Universidade de São Paulo (FMUSP).

Daniel Gomes Lichtenthaler

Especialista em Clínica Médica pela Faculdade de Medicina da Universidade de São Paulo (FMUSP). Especialista em Geriatria pela FMUSP e pela Sociedade Brasileira de Geriatria e Gerontologia (SBGG). Mestre em Ciências pelo Instituto de Física da Universidade de São Paulo (IFUSP).

Daniela Chiesa

Médica pela Pontifícia Universidade Católica do Rio Grande do Sul (PUCRS), Residência Médica em Clínica Médica e Pneumologia no Hospital de Clínicas de Porto Alegre/UFRGS. Doutora em Pneumologia pela Universidade Federal do Rio Grande do Sul (UFRGS). Especialista em Educação para as Profissões da Saúde pela Universidade Federal do Ceará (UFC)/Foundation for Advancement of International Medical Education and Research (FaimerBrasil). Professora-Adjunta do Curso de Medicina da Universidade de Fortaleza (Unifor).

Dennise de Oliveira Nogueira Farias

Graduação em Medicina pelo Centro Universitário Christus (Unichristus). Residência em Clínica Médica no Hospital Geral Dr. Waldemar Alcântara.

Diogo Haruo Kogiso

Graduação pela Faculdade de Medicina da Universidade de São Paulo (FMUSP). Residência em Clínica Médica no Hospital das Clínicas da Faculdade de Medicina da Universidade de São Paulo (HCFMUSP). Médico Preceptor da Residência de Clínica Médica no Hospital Municipal Dr. Moyses Deustsh.

Diogo Souza Domiciano

Assistente-Doutor do Serviço de Reumatologia do Hospital das Clínicas da Faculdade de Medicina da Universidade de São Paulo (HCFMUSP).

Dulce Pereira de Brito

Médica Assistente da Disciplina de Clínica Geral e Propedêutica do Departamento de Clínica Médica do Hospital das Clínicas da Faculdade de Medicina da Universidade de São Paulo (HCFMUSP).

Edison Ferreira de Paiva

Assistente do Serviço de Clínica Geral e Propedêutica do Hospital das Clínicas da Faculdade de Medicina da Universidade de São Paulo (HCFMUSP). Doutor em Emergência pela Faculdade de Medicina da Universidade de São Paulo (FMUSP). Coordenador de Enfermaria de Hospitalistas do HCFMUSP.

Edla Renata Cunha Cavalcante

Médica-Residente de Clínica Médica do Hospital das Clínicas da Faculdade de Medicina da Universidade de São Paulo (HCFMUSP).

Eduardo Ferrioli

Professor Titular da Divisão de Clínica Médica Geral e Geriatria do Departamento de Clínica Médica da Faculdade de Medicina de Ribeirão Preto da Universidade de São Paulo (FMRPUSP) e da Disciplina de Geriatria do Departamento de Clínica Médica da Faculdade de Medicina da Universidade de São Paulo (FMUSP).

Erika Bastos

Residência em Endocrinologia e Metabologia na Universidade Federal de São Paulo (Unifesp). Especialista em Endocrinologia e Metabologia pela Sociedade Brasileira de Endocrinologia e Metabologia (SBEM). Residência em Clínica Médica na Unifesp.

Evelyn Pereira da Silva Feitoza

Residência Médica em Clínica Médica pelo Hospital Central da Polícia Militar do Rio de Janeiro. Residência Médica em Clínica Médica – ano adicional pelo Hospital das Clínicas da Faculdade de Medicina da Universidade de São Paulo (HCFMUSP). Residência Médica em Medicina Esportiva pelo HCFMUSP. Preceptora da Residência Médica no Departamento de Clínica Geral. Preceptora da Graduação da Faculdade de Medicina da Universidade de São Paulo (FMUSP).

Fabiane Yumi Ogihara Kawano

Médica formada pela Faculdade de Medicina de Marília (Famema). Residência em Clínica Médica pela Santa Casa de Misericórdia de São Paulo (SCMSP). Residência em Clínica Médica – Ano Adicional pelo Hospital das Clínicas da Faculdade de Medicina da Universidade de São Paulo (HCFMUSP).

Fábio Campos Leonel

Graduação em Medicina pela Faculdade de Medicina de Catanduva (FAMECA). Especialista em Clínica Médica pelo Hospital do Servidor Público Estadual (HSPE). Especialista em Geriatria pelo Hospital das Clínicas da Faculdade de Medicina da Universidade de São Paulo (HCFMUSP). Pós-Graduação em Cuidados Paliativos pelo Hospital Sírio-Libanês. Coordenador do Núcleo de Assistência Domiciliar Interdisciplinar (NADIHCFMUSP). Médico Assistente do Serviço de Geriatria do HCFMUSP. Coordenador da Residência de Clínica Médica do HSPE. Médico Preceptor do Serviço de Clínica Médica do HSPE. Membro do Grupo Técnico de Estudo de Desospitalização da Secretaria Estadual de Saúde de São Paulo (GTEDSES).

Fabrício André Martins da Costa

Residência/Especialização em Pneumologia no Hospital de Messejana. Mestre em Ciências Médicas pela Universidade de Fortaleza (Unifor). Professor do Curso de Medicina da Unifor.

Felipe Morais Lima

Médico formado pela Universidade de Fortaleza (Unifor). Residência em Clínica Médica pelo Hospital Geral Dr. Waldemar Alcântara.

Felipe de Oliveira Ramalho

Graduado em Medicina pela Universidade Estadual do Ceará (UECE). Residente de Clínica Médica (R2) no Hospital Geral Dr. Waldemar Alcântara. Ex-Presidente da Associação dos Médicos-Residentes do Ceará.

Fernanda Barros Viana

Graduação em Medicina pela Universidade de Brasília (UnB). Residência em Clínica Médica no Hospital das Clínicas da Faculdade de Medicina da Universidade de São Paulo (HCFMUSP). Médica-Residente de Gastroenterologia no Instituto do Hospital de Base do Distrito Federal (IHBDF). Médica Assistente de Clínica Médica no IHBDF.

Fernando Marcuz Silva

Médico Assistente do Serviço de Clínica Geral do Hospital das Clínicas da Faculdade de Medicina da Universidade de São Paulo (HCFMUSP). Mestrado e Doutorado pela Faculdade de Medicina da Universidade de São Paulo (FMUSP).

Fernando Peixoto Ferraz de Campos

Médico Especialista em Clínica Médica – Chefe da Enfermaria de Clínica Médica do Hospital Universitário da Universidade de São Paulo (HUUSP). Editor Científico da Revista *Autopsy and Case Reports*. Corresponsável pelo Programa de Estágio de Clínica Médica dos R1 no HUUSP.

Fernando Salvetti

Residente de Clínica Médica no Hospital das Clínicas da Faculdade de Medicina da Universidade de São Paulo (HCFMUSP). Formado em Clínica Médica pela Universidade Estadual de Campinas (Unicamp).

Fernando Villela Andrigueti

Especialista e Mestre em Reumatologia pela Universidade Federal de São Paulo (Unifesp). Especialista em Clínica Médica pelo Hospital das Clínicas da Faculdade de Medicina da Universidade de São Paulo (HCFMUSP).

Flávio Araújo Borges Júnior

Graduação em Medicina e Residência em Clínica Médica pela Universidade Estadual de Campinas (Unicamp). Ano Adicional de Clínica Médica em Medicina Interna pelo Hospital das Clínicas da Faculdade de Medicina da Universidade de São Paulo (HCFMUSP). Doutorando pela Faculdade de Medicina da Universidade de São Paulo (FMUSP).

Francisco Daniel Cavalcante Vidal

Graduado em Medicina pela Universidade Federal do Ceará (UFC). Residência em Clínica Médica do Hospital Geral Dr. Waldemar de Alcântara. Residente em Cardiologia pela UFC no Hospital Universitário Walter Cantídio.

Francisco Monteiro de Almeida Magalhães

Médico-Residente de Cardiologia no Instituto de Cardiologia do Hospital das Clínicas da Faculdade de Medicina da Universidade de São Paulo (InCorHCFMUSP). Residência em Clínica Médica pelo Hospital das Clínicas da Faculdade de Medicina da Universidade de São Paulo (HCFMUSP).

Francisco Theogenes Macedo Silva

Residência Médica em Clínica Médica pelo Hospital Geral de Fortaleza (HGF). Residência Médica em Reumatologia pelo HGF. Médico Assistente, Preceptor do Internato e Residência em Clínica Médica do Hospital Geral Dr. Waldemar Alcântara. Reumatologista do Hospital São Carlos.

Frederico Leon Arrabal Fernandes

Médico Assistente da Disciplina de Pneumologia do Hospital das Clínicas da Faculdade de Medicina da Universidade de São Paulo (HCFMUSP). Médico Responsável pelo Ambulatório de Doença Pulmonar Obstrutiva Crônica do HCFMUSP. Médico Coordenador do Laboratório de Função Pulmonar e Pneumologia do Instituto do Câncer do Estado de São Paulo.

Gabriel Afonso Dutra Kreling

Graduado em Medicina pela Universidade Estadual de Londrina (UEL). Residência Médica em Clínica Médica no Hospital das Clínicas da Faculdade de Medicina da Universidade de São Paulo (HCFMUSP).

Gabriel Leiros Romano

Graduado em Medicina pela Universidade Federal de Campina Grande (UFCG). Residência de Clínica Médica no Hospital das Clínicas da Faculdade de Medicina da Universidade de São Paulo (HCFMUSP). Residente de Cardiologia pelo Instituto de Cardiologia do Hospital das Clínicas da Faculdade de Medicina da Universidade de São Paulo (InCorFMUSP).

Guilherme de Abreu Pereira

Médico-Residente de Clínica Médica no Hospital das Clínicas da Faculdade de Medicina da Universidade de São Paulo (HCFMUSP). Graduação pela Faculdade de Ciências Médicas da Santa Casa de São Paulo (FCMSCSP).

Guilherme Henrique Hencklain Fonseca

Médico Assistente do Grupo de Série Vermelha e da Homeostase de Ferro do Serviço de Hematologia do Hospital das línicas da Faculdade de Medicina da Universidade de São Paulo (HCFMUSP).

Hassan Rahhal

Graduação em Medicina pela Universidade Federal Fluminense (UFF). Residência em Clínica Médica no Hospital das Clínicas da Faculdade de Medicina da Universidade de São Paulo (HCFMUSP).

Helen Melo Oliveira

Médica formada pela Universidade Federal de Campina Grande (UFCG). Residência em Clínica Médica pelo Hospital Geral Dr. Waldemar Alcântara.

Hermes Ryoiti Higashino

Especialista em Clínica Médica e Infectologia pelo Hospital das Clínicas da Faculdade de Medicina da Universidade de São Paulo (HCFMUSP). Médico Assistente do Grupo de Infecção de Imunodeprimidos e do Ambulatório de Tuberculose da Divisão de Moléstias Infecciosas e Parasitárias do HCFMUSP.

Iara Bento

Especialista em Endocrinologia e Metabologia pela Sociedade Brasileira de Endocrinologia e Metabologia (SBEM). Residência em Endocrinologia e Metabologia na Universidade de São Paulo (USP). Residência em Clínica Médica na Universidade Federal de São Paulo (Unifesp). Graduação em Medicina pela Universidade Estadual de Campinas (Unicamp).

Ingrid Alves de Freitas

Médica formada pela Universidade de Fortaleza (Unifor). Residência em Clínica Médica pelo Hospital Geral Dr. Waldemar Alcântara.

Iolanda Calvo Tibério

Professora-Associada da Disciplina de Clínica Geral e Propedêutica do Departamento de Clínica Médica da Faculdade de Medicina da Universidade de São Paulo (FMUSP). Chefe do Laboratório de Terapêutica Experimental – LIM20 do Hospital das Clínicas da Faculdade de Medicina da Universidade de São Paulo (HCFMUSP).

Isabela Judith Martins Benseñor

Formada pela Faculdade de Medicina da Universidade de São Paulo (FMUSP). Residência em Clínica Geral no Hospital das Clínicas da Faculdade de Medicina da Universidade de São Paulo (HCFMUSP). Especialização em Saúde Pública. Doutorado pela FMUSP, Pós-Doutorado na Division of Preventive Medicine, Brigham & Women' Hospital. Professora-Associada da FMUSP.

Ítalo Criszostomo Lima

Médico graduado pela Universidade Federal do Ceará (UFC). Residência em Clínica Médica pelo Hospital Geral Dr. Waldemar Alcântara. Médico Diarista e Preceptor da Residência Médica em Clínica Médica do Hospital Geral Dr. Waldemar Alcântara. Docente da Tutoria do curso de Medicina do Centro Universitário Christus (Unichristus). Preceptor em Clínica Médica da Universidade de Fortaleza (Unifor) no Hospital Geral Dr. Waldemar Alcântara.

Ítalo Mendonça Lima

Graduação em Medicina pelo Centro Universitário Christus (Unichristus). Residência Médica em Clínica Médica pelo Hospital Geral Dr. Waldemar Alcântara. Especialização em Saúde da Família pela Universidade Aberta do Sistema Único de Saúde (Unisus).

Itamar de Souza Santos

Graduado em Medicina pela Faculdade de Medicina da Universidade de São Paulo (FMUSP). Graduado em Matemática Aplicada e Computacional, com Habilitação em Saúde Pública, pelo Instituto de Matemática e Estatística da Universidade de São Paulo (IMEUSP). Residência em Clínica Médica pela FMUSP. Doutorado em Ciências Médicas pela FMUSP. Livre-Docência pelo Departamento de Clínica Médica da FMUSP. Professor-Associado do Departamento de Clínica Médica da FMUSP.

Iuri Resedá Magalhães

Graduação em Medicina pela Faculdade de Medicina da Universidade Federal da Bahia (UFBA). Residência em Clínica Médica no Hospital das Clínicas da Faculdade de Medicina da Universidade de São Paulo (HCFMUSP).

Ivo Antônio Mendes de Menezes

Médico formado pela Universidade Federal do Ceará (UFC). Residência em Clínica Médica pelo Hospital Geral Dr. Waldemar Alcântara.

Ivone Bianchini de Oliveira

Graduada em Serviço Social pela Faculdade Paulista de Serviço Social (FAPSS). Graduada em Comunicação Social pela Universidade Católica de Santos (Unisantos). Assistente Social do Serviço de Clínica Geral e do Núcleo de Assistência Domiciliar Interdisciplinar do Hospital das Clínicas da Faculdade de Medicina da Universidade de São Paulo (HCFMUSP).

Jayson Xerez de Paiva

Graduação em Medicina pela Universidade Federal de Campina Grande (UFCG). Residência de Clínica Médica pelo Hospital Geral Dr. Waldemar Alcântara.

Jéssica Bistafa Liu

Médica formada pela Faculdade de Medicina da Universidade de São Paulo (FMUSP). Especialista em Clínica Médica pelo Hospital das Clínicas da Faculdade de Medicina da Universidade de São Paulo (HCFMUSP). Médica do Centro de Atendimento a Intercorrências Oncológicas do Instituto do Câncer do Estado de São Paulo (Icesp).

Jobson Lopes de Oliveira

Graduação em Medicina pela Universidade Federal do Ceará (UFC). Residência em Clínica Médica na Universidade de São Paulo (USP). Médico-Residente de Reumatologia pela USP.

Joel Porfirio

Professor pela Universidade de Fortaleza (Unifor). Supervisor da Residência em Psiquiatria do Hospital de Saúde Mental Professor Frota Pinto. Mestre em Saúde Mental pela Faculdade de Medicina de Ribeirão Preto da Universidade de São Paulo (FMRPUSP).

José Antonio Atta

Médico formado pela Faculdade de Medicina da Universidade de São Paulo (FMUSP). Doutor pelo Departamento de Patologia da FMUSP. Coordenador do Curso de Propedêutica Clínica na FMUSP.

José Grindler

Cardiologista com Titulação pela Sociedade Brasileira de Cardiologia (SBC). Clínico Geral da Faculdade de Medicina da Universidade de São Paulo (FMUSP). Diretor do Serviço de Eletrocardiologia do Hospital das Clínicas da FMUSP. Responsável pelos laudos de ECG do Instituto do Coração (InCor) da FMUSP. Curso de Gestão Pública da Faculdade de Saúde Pública da USP (FSPUSP).

José Humberto da Silva Junior

Médico formado pela Universidade de Fortaleza (Unifor). Residente de Clínica Médica no Hospital Geral Dr. Waldemar de Alcântara.

José Narciso Júnior

Médico formado pela Universidade Estadual do Ceará (UECE). Residência em Clínica Médica pelo Hospital Geral Dr. Waldemar Alcântara. Residente de Nefrologia do Hospital Geral de Fortaleza.

José Otho Leal Nogueira

Especialista em Clínica Médica pela Universidade Federal do Ceará (UFC). Professor aposentado da Faculdade de Medicina da UFC. Preceptor dos Serviços de Clínica Médica no Hospital Geral César Cals (HGCC), Hospital Universitário Walter Cantídio (HUWC) e da Santa Casa de Misericórdia de Fortaleza. Professor do curso de Graduação de Medicina do Centro Universitário Unichristus (Unichristus).

José Renato das Graças Amaral

Especialista em Clínica Médica e Geriatria pela Associação Médica Brasileira. Médico Assistente do Serviço de Geriatria do Hospital das Clínicas da Faculdade de Medicina da Universidade de São Paulo (HCFMUSP).

José Victor Gomes Costa

Graduado em Medicina pela Universidade Federal do Ceará (UFC). Residência em Clínica Médica pelo Hospital das Clínicas da Faculdade de Medicina da Universidade de São Paulo (HCFMUSP). Preceptor da Disciplina de Emergências Clínicas no HCFMUSP.

Juliana Florinda de Mendonça Rêgo

Oncologista formada pelo Instituto do Câncer do Estado de São Paulo (Icesp) – Universidade de São Paulo. Doutora em Oncologia Clínica pela Universidade de São Paulo (USP). Oncologista da Universidade Federal do Rio Grande do Norte (UFRN) e da Liga Norte-Rio-Grandense contra o Câncer.

Juliane Rompkoski

Graduação em Medicina pela Universidade Federal do Paraná (UFPR). Residente de Clínica Médica na Faculdade de Medicina da Universidade de São Paulo (FMUSP).

Júlio César de Oliveira

Médico Assistente do Serviço de Clínica Geral do Hospital das Clínicas da Faculdade de Medicina da Universidade de São Paulo (HCFMUSP). Coordenador do Centro Perioperatório do HCFMUSP. Médico Assistente da Avaliação do Risco Cirúrgico do Instituto do Câncer do Estado de São Paulo (Icesp).

Kathiane Lustosa Augusto

Ginecologista e Obstetra pelo Hospital Geral de Fortaleza. Especialista, pela Febrasgo, em Ginecologia e Obstetrícia, com área de atuação em Endoscopia Ginecológica. Pós-Graduação em Endometriose e Ginecologia minimamente invasiva pelo Hospital Sírio-Libanês. Mestre em Ciências Clínico-Cirúrgicas pela Universidade Federal do Ceará (UFC). Doutoranda em Ciências Clínico-Cirúrgicas pela UFC. Coordenadora do Setor de Endometriose da Maternidade-Escola Assis Chateaubriand (MEACUFC).

Laís Araújo dos Santos Vilar

Graduação em Medicina pela Universidade Federal da Paraíba (UFPB). Residência em Clínica Médica pelo Hospital das Clínicas da Faculdade de Medicina da Universidade de São Paulo (HCFMUSP). Residência em Geriatria no Hospital das Clínicas da Faculdade de Medicina de Ribeirão Preto da Universidade de São Paulo (FMRPUSP).

Larissa Barbosa Talharo

Graduação em Medicina na Universidade Federal de São Carlos (UFSCar). Especialista em Clínica Médica pelo Hospital das Clínicas da Faculdade de Medicina da Universidade de São Paulo (HCFMUSP). Médica-Residente em Pneumologia no Instituto do Coração do Hospital das Clínicas da Faculdade de Medicina da Universidade de São Paulo (IncorHCFMUSP).

Lauro Vieira Perdigão Neto

Residência em Infectologia pelo Hospital São José de Doenças Infecciosas do Ceará. Mestre em Microbiologia Médica pela Universidade Federal do Ceará (UFC). Médico Infectologista do Grupo de Controle de Infecção Hospitalar do Hospital das Clínicas da Faculdade de Medicina da Universidade de São Paulo (HCFMUSP).

Layara Lipari

Residência em Clínica Médica no Hospital das Clínicas da Faculdade de Medicina da Universidade de São Paulo (HCFMUSP). Residente em Cardiologia pelo Instituto do Coração da Faculdade de Medicina da Universidade de São Paulo (InCorFMUSP).

Leandro Lara do Prado

Graduação em Medicina pela Universidade Federal de Mato Grosso (UFMT). Residência Médica em Reumatologia na Faculdade de Medicina da Universidade de São Paulo (FMUSP). Médico Assistente da Disciplina de Reumatologia do Hospital das Clínicas da FMUSP. Médico do Núcleo Avançado de Reumatologia (NARe) do Hospital Sírio-Libanês.

Lennon Soares Mesquita Cavalcante de Vasconcelos

Graduação em Medicina pela Universidade de Fortaleza (Unifor). Residência em Clínica Médica no Hospital Geral Dr. Waldemar de Alcântara. Residente de Terapia Intensiva no Hospital Universitário Walter Cantídio.

Lenôra Maria de Barros e Silva

Médica Assistente do Hospital Geral Dr. Waldemar Alcântara. Médica Preceptora do internato do Centro Universitário Unichristus (Unichristus). Geriatra titulada pela Sociedade Brasileira de Geriatria e Gerontologia (SBGG). Coordenadora da Comissão de Residência Médica (Coreme) do Hospital Geral Dr. Waldemar Alcântara.

Leonardo Rodrigues Melo

Médico graduado pela Universidade Federal do Ceará (UFC). Especialista em Saúde da Família pela Universidade Aberta do Sistema Único de Saúde (Unasus). Residência em Clínica Médica no Hospital Geral Dr. Waldemar Alcântara.

Letícia Andrade

Mestre e Doutora em Serviço Social pela Pontifícia Universidade Católica de São Paulo (PUCSP), com Pós-Doutoramento pela mesma instituição. Assistente Social da Divisão de Serviço Social Médico do Instituto Central do Hospital das Clínicas da Faculdade de Medicina da Universidade de São Paulo (HCFMUSP). Gerontóloga pela Sociedade Brasileira de Geriatria e Gerontologia (SBGG). Coordenadora da Comissão de Treinamento e Ensino do HCFMUSP.

Lígia Fidelis Ivanovic

Médica formada pela Universidade de São Paulo (USP). Residência em Clínica Geral pelo Hospital das Clínicas da Faculdade de Medicina da Universidade de São Paulo (HCFMUSP). Médica Assistente da Disciplina de Clínica Geral e Propedêutica do HCFMUSP.

Lívia Grigoriitchuk Herbst

Médica Preceptora da Disciplina de Clínica Geral e Propedêutica da Faculdade de Medicina da Universidade de São Paulo (FMUSP). Especialista em Clínica Médica pelo Hospital das Clínicas da Faculdade de Medicina da Universidade de São Paulo (HCFMUSP). Graduada pela Faculdade de Medicina do ABC (FMABC).

Lorena Silva Laborda

Médica especialista em Infectologia. Responsável pelos Pacientes Internos da Divisão de Clínica Médica do Hospital Universitário da Universidade de São Paulo (HUUSP). Infectologista do Hospital Sírio-Libanês e do Hospital Samaritano. Responsável pelo programa de estágio de Clínica Médica dos R1 no HUUSP.

Lucas Zambon

Doutor em Ciências Médicas pela Faculdade de Medicina da Universidade de São Paulo (FMUSP). MBA em Gestão em Saúde pela Universidade de São Paulo (USP). Especialista em Clínica Médica pelo Hospital das Clínicas da Faculdade de Medicina da Universidade de São Paulo (HCFMUSP). Médico formado pela FMUSP. Diretor Científico do Instituto Brasileiro para Segurança do Paciente. Membro da Academia Brasileira de Medicina Hospitalar.

Luciana Parente Costa Seguro

Médica Assistente Doutora do Serviço de Reumatologia do Hospital das Clínicas da Faculdade de Medicina da Universidade de São Paulo (HCFMUSP).

Lucio Flavio Gonzaga Silva

Médico Urologista com Doutorado em Farmacologia. Conselheiro do Conselho Federal de Medicina (CFM). Coordenador da Comissão de Ensino do CFM. Professor aposentado da Universidade Federal do Ceará (UFC).

Luiz Antonio Gil Junior

Médico Geriatra pela Faculdade de Medicina da Universidade de São Paulo (FMUSP). Titulado pela Sociedade Brasileira de Geriatria e Gerontologia (SBGG). Médico Geriatra do Instituto do Câncer do Estado de São Paulo (Icesp). Médico do Núcleo de Geriatria do Hospital Sírio-Libanês.

Luiz Bortolotto

Diretor da Unidade Clínica de Hipertensão do Instituto do Coração do Hospital das Clínicas da Faculdade de Medicina da Universidade de São Paulo (InCorHCFMUSP). Professor Livre-Docente do Departamento de Cardiologia da FMUSP. Coordenador Técnico do Programa de Residência Multiprofissional em Prevenção e Terapêutica Cardiovascular.

Luiz Pedro Meireles

Médico Assistente do Serviço de Clínica Médica do Hospital das Clínicas da Faculdade de Medicina da Universidade de São Paulo (HCFMUSP).

Malcon Carvalho Botteon

Médico Fisiatra e Médico do Esporte pelo Hospital das Clínicas da Faculdade de Medicina da Universidade de São Paulo (HCFMUSP). *Fellow* em *Pain Interventions* pela University of British Columbia. Chefe do Departamento Médico da Associação Brasileira de Escalada Esportiva e Membro da International Academy for the Studies of Pain.

Marcele Schettini de Almeida

Graduada em Medicina pela Escola Bahiana de Medicina e Saúde Pública. Residência em Neurologia pelo Hospital das Clínicas da Faculdade de Medicina da Universidade de São Paulo (HCFMUSP). Preceptora de Neurologia do curso de graduação em Medicina da Faculdade de Medicina da Universidade de São Paulo (FMUSP).

Marcelo Frota

Residência Médica em Gastroenterologia no Hospital das Clínicas da Faculdade de Medicina da Universidade de São Paulo (HCFMUSP). Residência Médica em Endoscopia Digestiva no HCFMUSP. Especialista em Endoscopia Digestiva pela Sociedade Brasileira de Endoscopia Digestiva. Médico Assistente de Clínica Médica do Hospital Geral Dr. Waldemar Alcântara.

Marcelo Park

Médico Assistente da UTI Clínica do Hospital das Clínicas da Faculdade de Medicina da Universidade de São Paulo (HCFMUSP).

Marcos Luis Montagnini

Professor Titular da Divisão de Geriatria e Medicina Paliativa da Universidade de Michigan. Diretor do Programa de Residência de Medicina Paliativa da Universidade de Michigan. Diretor do Programa de Cuidados Paliativos – Veterans Administration Ann Arbor Healthcare System, Ann Arbor, Michigan.

Maria Cecília Pavanel Jorge

Médica Assistente do Serviço de Clínica Geral e Propedêutica do Hospital das Clínicas da Faculdade de Medicina da Universidade de São Paulo (HCFMUSP).

Maria Helena Favarato

Especialista em Clínica Médica e Reumatologia. Médica Assistente do Serviço de Clínica Médica do Hospital das Clínicas da Faculdade de Medicina da Universidade de São Paulo (HCFMUSP). Docente da Universidade Municipal de São Caetano do Sul (USCS).

Maria Lúcia Bueno Garcia

Professora-Associada da Disciplina de Clínica Geral e Propedêutica do Departamento de Clínica Médica da Faculdade de Medicina da Universidade de São Paulo (FMUSP).

Mariana Mota Moura Fé

Médica Infectologista e preceptora da Residência Médica do Hospital de São José de Doenças Infecciosas. Mestre em Microbiologia Médica pela Universidade Federal do Ceará (UFC).

Marília Ambiel Dagostin

Graduação em Medicina pela Universidade Estadual de Londrina (UEL). Residência em Clínica Médica pela Faculdade de Medicina da Universidade de São Paulo (FMUSP).

Marina Torquato Queiroz e Silva

Médica formada pela Universidade Potiguar (UnP). Residência em Clínica Médica pelo Hospital Geral Dr. Waldemar Alcântara.

Mario Ferreira Junior

Médico Assistente-Doutor do Serviço de Clínica Geral, Departamento de Clínica Médica do Hospital das Clínicas da Faculdade de Medicina da Universidade de São Paulo (HCFMUSP).

Mateus Paiva Marques Feitosa

Médico formado pela Universidade de Fortaleza (Unifor). Residente de Clínica Médica do Hospital Geral Dr. Waldemar Alcântara.

Micaela Frasson Montero

Médica pela Faculdade de Medicina do ABC (FMABC). Médica-Residente de Clínica Médica pela Faculdade de Medicina da Universidade de São Paulo (FMUSP).

Moisés da Cunha Lima

Médico formado pela Faculdade de Medicina da Universidade de São Paulo (FMUSP). Residência Médica em Medicina Física e Reabilitação (Fisiatria) pela FMUSP e em Medicina do Trabalho pela Universidade Camilo Castelo Branco (Unicastelo). Médico Assistente da Interconsulta em Reabilitação do Hospital das Clínicas da Faculdade de Medicina da Universidade de São Paulo (HCFMUSP). Médico Assistente do Hospital do Servidor Público Estadual de São Paulo (HSPE). Analista Judiciário – Apoio Especializado – Medicina do Trabalho do Tribunal Regional do Trabalho da 2ª Região – São Paulo (TRT 2ª Região).

Natalia Parente Alencar

Médica pela Universidade Federal do Ceará (UFC). Especialista em Clínica Médica pelo Hospital das Clínicas da Faculdade de Medicina da Universidade de São Paulo (HCFMUSP). Médica-Residente em Endocrinologia e Metabologia pelo HCFMUSP.

Natália Suellen Braga da Silva

Graduação em Medicina pela Universidade Federal do Ceará (UFC). Especialização em Saúde da Família pela UFC. Residência em Clínica Médica pela Escola de Saúde Pública (ESP).

Neuro Rodrigues de Almeida Neto

Médico pela Universidade Federal de Mato Grosso do Sul (UFMS). Residente em Neurologia no Hospital das Clínicas da Faculdade de Medicina da Universidade de São Paulo (HCFMUSP).

Norberto Anizio Ferreira Frota

Doutor em Ciências – Área de atuação em Neurologia pela Universidade de São Paulo (USP). Professor do Curso de Medicina da Universidade de Fortaleza (Unifor). Supervisor do Programa de Residência Médica em Neurologia do Hospital Geral de Fortaleza.

Olivia Andrea Alencar Costa Bessa

Pediatra com Mestrado em Patologia de Doenças Tropicais pela Universidade Federal do Ceará (UFC) e Doutorado em Pediatria pela Universidade Federal de São Paulo (Unifesp). Especialista em Educação para as Profissões da Saúde pela Foundation for Advancement of International Medical Education and Research (Faimer Brasil). Professora-Adjunta do Curso de Medicina e do Programa de Mestrado em Ciências Médicas da Universidade de Fortaleza (Unifor).

Paulo Andrade Lotufo

Professor Titular de Clínica Médica da Faculdade de Medicina da Universidade de São Paulo (FMUSP). Diretor do Centro de Pesquisa Clínica e Epidemiológica da Universidade de São Paulo (USP).

Paulo Marcelo Gehm Hoff

Graduado em Medicina pela Universidade de Brasília (UnB). Título de Especialista em Clínica Médica pela University of Miami. Pós-Doutorado pela University of Texas Medical School at Houston. Doutorado em Ciências pela Universidade de São Paulo (USP). Livre-Docência pela USP. Professor Titular da Disciplina de Oncologia Clínica do Departamento de Radiologia e Oncologia da Faculdade de Medicina da USP. Diretor-Geral do Instituto de Câncer do Estado de São Paulo – Octavio Frias de Oliveira. *Fellow of the* American College of Physicians. *Fellow of the* American Society of Clinical Oncology. Membro da Academia Nacional de Medicina.

Pedro Henrique Ribeiro Brandes

Médico-Hospitalista no Hospital das Clínicas da Faculdade de Medicina da Universidade de São Paulo (HCFMUSP). Médico-Plantonista no Pronto Atendimento do Hospital Israelita Albert Einstein (HIAE). Residência em Clínica Médica no HCFMUSP. Graduação na Escola Paulista de Medicina da Universidade Federal de São Paulo (EPM/Unifesp).

Priscilla Alessandra Fiorelli Cantarino

Médica pela Faculdade de Medicina da Universidade de São Paulo (FMUSP). Clínica Geral pelo Hospital das Clínicas da Faculdade de Medicina da Universidade de São Paulo (HCFMUSP). Médica Acupunturista pelo Colégio Médico Brasileiro de Acupuntura.

Rachel Emy Straus Takahashi

Médica formada pela Faculdade de Medicina da Universidade de São Paulo (FMUSP). Residência em Clínica Médica no Hospital das Clínicas da Faculdade de Medicina da Universidade de São Paulo (HCFMUSP). Residente de Psiquiatria no Instituto de Psiquiatria do HCFMUSP.

Rachel Lane

Médica-Residente de Clínica Médica do Hospital das Clínicas da Faculdade de Medicina da Universidade de São Paulo (HCFMUSP).

Rafael Alves Cordeiro

Residência Médica em Clínica Médica e Reumatologia no Hospital das Clínicas da Faculdade de Medicina da Universidade de São Paulo (HCFMUSP). Especialista em Reumatologia pela Sociedade Brasileira de Reumatologia.

Raimundo João de Oliveira Neto

Médico formado pela Universidade de Fortaleza (Unifor). Residência em Clínica Médica pelo Hospital Geral Dr. Waldemar Alcântara.

Rainne André Siqueira

Graduado em Medicina na Universidade Estadual do Ceará (UECE). Residência Médica em Clínica Médica do Hospital das Clínicas da Faculdade de Medicina da Universidade de São Paulo (HCFMUSP).

Raquel Megale Moreira

Graduada pela Universidade José do Rosário Vellano (Unifenas). Médica-Residente de Clínica Médica pelo Hospital das Clínicas da Faculdade de Medicina da Universidade de São Paulo (HCFMUSP).

Rebeca Viana Brígido de Moura Cairutas

Médica formada pela Universidade de Fortaleza (Unifor). Residência em Clínica Médica pelo Hospital Geral Dr. Waldemar Alcântara.

Renata de Almeida Leitão

Graduação em Medicina pela Universidade de Fortaleza (Unifor). Residência em Clínica Médica no Hospital Geral Dr. Waldemar Alcântara.

Renata Pieratti

Médica com Residência em Clínica Médica pelo Hospital das Clínicas da Faculdade de Medicina da Universidade de São Paulo (HCFMUSP). Plantonista do Centro de Atendimento de Intercorrências Oncológicas do Instituto do Câncer de São Paulo (Icesp).

Renata Rocha Barreto Giaxa

Psicóloga com Mestrado em Psicologia pela Universidade de Fortaleza (Unifor) e Doutorado em Psicologia pela Universidade Autónoma de Lisboa (UAL). Especialista em Psico-Oncologia pela Pontifícia Universidade Católica do Rio Grande do Sul (PUCRS). Professora-Adjunta do Curso de Medicina, Professora e Pesquisadora Colaboradora do Programa de Mestrado em Ciências Médicas, ambos na Unifor. Pesquisadora do Centro de Desenvolvimento de Educação Médica da Universidade de São Paulo (CEDEMUSP).

Renério Fraguas Jr.

Graduação em Medicina pela Faculdade de Medicina da Universidade de São Paulo (FMUSP). Especialização (Residência Médica em Psiquiatria) pela USP. Doutorado em Medicina pelo Departamento de Psiquiatria da USP. Pós-Doutorado pela Harvard University. Livre-Docência na FMUSP. Professor-Associado do Departamento e Instituto de Psiquiatria da Faculdade de Medicina da Universidade de São Paulo (IPQFMUSP). Diretor da Divisão de Psiquiatria e Psicologia do Hospital Universitário da Universidade de São Paulo (HUUSP). Coordenador do Grupo de Pesquisa em Depressão na Interface da Psiquiatria com outras especialidades.

Ricardo Barbosa Filho

Médico formado pela Universidade de Fortaleza (Unifor). Residente de Clínica Médica no Hospital Geral Dr. Waldemar Alcântara.

Ricardo de Paula Vasconcelos

Médico Infectologista do Hospital das Clínicas da Faculdade de Medicina da Universidade de São Paulo (HCFMUSP). Doutorando do Programa de Moléstias Infecciosas da FMUSP.

Ricardo Tavares de Carvalho

Doutor em Ciências pela Faculdade de Medicina da Universidade de São Paulo (FMUSP). Coordenador do Núcleo Técnico Científico de Cuidados Paliativos do Hospital das Clínicas da Faculdade de Medicina da Universidade de São Paulo (HCFMUSP). Supervisor da Residência Médica de Medicina Paliativa do HCFMUSP. Vice-Supervisor da Residência Multiprofissional em Saúde do Idoso e Cuidados Paliativos do HCFMUSP. Diretor do Instituto Paliar. Conselheiro da Academia Nacional de Cuidados Paliativos (ANCP).

Roberta Muriel Longo Roepke

Médica formada pela Universidade Federal de Santa Catarina (UFSC). Residência Médica em Clínica Médica e Medicina Intensiva pelo Hospital das Clínicas da Faculdade de Medicina da Universidade de São Paulo (HCFMUSP). Intensivista diarista da UTI de Cirurgia de Emergência e Trauma do HCFMUSP. Intensivista da UTI do Hospital A.C. Camargo Cancer Center.

Roberto Gaspar Tunala

Médico pela Universidade Estadual Paulista (Unesp). Residência em Clínica Médica e Nefrologia pela Unesp. Especialista em Nefrologia pela Associação Médica Brasileira (AMB). Especialista em Práticas de Promoção da Saúde pela Universidade de São Paulo (USP).

Roberto Libório Feitosa

Especialista em Medicina Interna (R1, R2 e R3 de Clínica Médica no Hospital Universitário da Universidade Federal do Ceará (UFC). Mestrado Acadêmico na área de Onco-Hematologia pelo Departamento de Patologia da UFC. Médico Preceptor dos Serviços de Clínica Médica do Hospital Geral de Fortaleza e do Hospital Geral Dr. Waldemar de Alcântara. Professor do Curso de Medicina do Centro Universitário Unichristus (Unichristus).

Rodrigo de Paiva Bezerra

Neurologista pela Escola Paulista de Medicina da Universidade Federal de São Paulo (EPM/Unifesp). Mestrado Profissional em Tecnologias e Atenção à Saúde pela EPM/Unifesp. Membro Titular da Academia Brasileira de Neurologia (ABN). Preceptor do Programa de Residência Médica de Neurologia do Hospital Israelita Albert Einstein (HIAE). Coordenador do Programa de Residência Médica em Clínica Médica do Conjunto Hospitalar do Mandaqui (CHM).

Rodrigo Diaz Olmos

Graduação em Medicina pela Universidade de Mogi das Cruzes (UMC). Residência Médica em Clínica Médica pelo Hospital das Clínicas da Faculdade de Medicina da Universidade de São Paulo (HCFMUSP). Doutorado em Medicina (Clínica Médica) pela Universidade de São Paulo (USP). Médico Assistente da Divisão de Clínica Médica do Hospital Universitário da Universidade de São Paulo (HUUSP) e Professor Doutor do Departamento de Clínica Médica da Faculdade de Medicina da Universidade de São Paulo (FMUSP).

Rodrigo Freddi Miada

Médico-Residente de Clínica Médica no Hospital das Clínicas da Faculdade de Medicina da Universidade de São Paulo (HCFMUSP). Graduação na Faculdade de Medicina da Universidade de São Paulo (FMUSP). Instrutor de BLS e ACLS.

Rodrigo Hidd Kondo

Médico Assistente de Enfermaria de Hospitalistas do Hospital das Clínicas da Faculdade de Medicina da Universidade de São Paulo (HCFMUSP). Médico de Pronto Atendimento do Hospital Israelita Albert Einstein (HIAE).

Ryan Falcão

Médico Cardiologista com Residência Médica no Instituto do Coração da Faculdade de Medicina da Universidade de São Paulo (InCorFMUSP). Especialista em Cardiologia pela Sociedade Brasileira de Cardiologia (SBC). Médico Cardiologista intervencionista com Residência Médica pela Escola Paulista de Medicina da Universidade Federal de São Paulo (EPM/Unifesp). Especialista em Hemodinâmica e Cardiologia intervencionista pela Sociedade Brasileira de Hemodinâmica e Cardiologia Intervencionista (SBHCI).

Sergio Luiz Oliveira Nunes

Médico-Residente de Clínica Médica da Faculdade de Medicina da Universidade de São Paulo (FMUSP).

Silas Ramos Furquim

Residente em Clínica Médica pelo Hospital das Clínicas da Faculdade de Medicina da Universidade de São Paulo (HCFMUSP). Mestre em Ciências da Saúde pela Universidade São Francisco (USF). Médico graduado pela USF.

Solange Aparecida Petilo de Carvalho Bricola

Doutora em Ciências pela Faculdade de Medicina da Universidade de São Paulo (FMUSP). Especialista em Farmácia Hospitalar pela Sociedade Brasileira de Farmácia Hospitalar (SBRAFH). Curso Intensivo de Cuidados Paliativos pelo Pallium Latinoamérica. Coordenadora da Farmácia Clínica do Serviço de Clínica Geral e do Núcleo de Assistência Domiciliar Interdisciplinar (NADI). Docente da Universidade Presbiteriana Mackenzie.

Tércio Luz Barbosa

Médico pela Universidade Estadual do Piauí (Uespi). Residência Médica em Neurologia no Hospital Israelita Albert Einstein (HIAE).

Thais de Paula Sickler

Clínica Médica pela Faculdade de Medicina da Universidade de São Paulo (FMUSP). Endocrinologia pela FMUSP. Doutorado em Endocrinologia pela FMUSP.

Thaís Raffo Pereda

Graduada pela Faculdade de Medicina da Universidade de São Paulo (FMUSP). Especialista em Clínica Médica pelo Hospital das Clínicas da Faculdade de Medicina da Universidade de São Paulo (HCFMUSP).

Thiago Luis Scudeler

Médico formado pela Faculdade de Medicina da Universidade de São Paulo (FMUSP). Residência Médica em Clínica Médica pelo Hospital das Clínicas da Faculdade de Medicina da Universidade de São Paulo (HCFMUSP). Residência Médica em Cardiologia pelo Instituto do Coração do Hospital das Clínicas da Faculdade de Medicina da Universidade de São Paulo (InCorHCFMUSP). Ex-Médico Preceptor de Cardiologia do InCorHCFMUSP. Doutorando em Cardiologia pelo InCorHCFMUSP.

Thiago Vicente Pereira

Graduação em Medicina pela Faculdade de Medicina da Universidade de São Paulo (FMUSP). Residência em Clínica Médica pelo Hospital das Clínicas da Faculdade de Medicina da Universidade de São Paulo (HCFMUSP). Atual Preceptor da Disciplina de Emergências Clínicas do HCFMUSP.

Tiago Pinho Feijó

Neurologista Assistente do Ambulatório de Epilepsia, Neurofisiologista Clínico (EEG e Vídeo-EEG) e Preceptor da Residência Médica em Neurologia do Hospital Geral de Fortaleza (HGF). Especialista em Neurologia pela Academia Brasileira de Neurologia (ABN) e em Neurofisiologia Clínica pela Sociedade Brasileira de Neurofisiologia Clínica (SBNC). Membro da American Epilepsy Society (AES) e da American Clinical Neurophysiology Society (ACNS).

Tomás Fraga Ferreira da Silva

Residente do Serviço de Neurologia do Hospital das Clínicas da Faculdade de Medicina da Universidade de São Paulo (HCFMUSP). Residência em Clínica Médica pela Irmandade da Santa Casa de Misericórdia de São Paulo. Residência em Clínica Médica (Ano Adicional) pelo HCFMUSP.

Túlio de Oliveira César

Residência de Clínica Médica no Hospital das Clínicas da Faculdade de Medicina da Universidade de São Paulo (HCFMUSP). Médico-Residente de Oncologia Clínica do Instituto do Câncer do Estado de São Paulo.

Victor Hugo dos Santos Sousa

Graduado em Medicina pela Universidade Federal de Campina Grande (UFCG). Residência Médica em Clínica Médica na Faculdade de Medicina da Universidade de São Paulo (FMUSP). Residente de Cardiologia no Instituto Dante Pazzanese de Cardiologia (IDPC).

Vinicius Boaratti Ciarlariello

Médico Neurologista pelo Hospital Israelita Albert Einstein (HIAE). Pós-Graduando do Setor de Neurologia Geral e Ataxias/Doenças Neurogenéticas da Universidade Federal de São Paulo (Unifesp).

Walter Campos Júnior

Doutor pelo Departamento de Cirurgia pela Faculdade de Medicina da Universidade de São Paulo (FMUSP).

Yara Ceres E Silva Ferreira Lima

Médica graduada em Medicina pela Universidade Estadual do Ceará (UECE). Residência em Clínica Médica pelo Hospital Geral Dr. Waldemar de Alcântara.

Agradecimentos

Como seres humanos, somos capazes de, a partir das relações sociais com as outras pessoas e o meio ambiente que nos rodeia, gerar reflexões e sentimentos. Possivelmente, dentro do espectro de sentimentos que podemos gerar, a gratidão e a empatia são os mais nobres e elaborados.

O sentimento de gratidão parte da percepção de que recebemos um favor imerecido, que não foi resultado de uma troca. Numa relação de troca, cada uma das partes no relacionamento entra com algo, seja um objeto, uma tarefa ou algum valor monetário, e ambas as partes saem com um grau variado de satisfação, sem que necessariamente sintam-se gratificadas. As partes têm a consciência de que, numa relação de troca, cada indivíduo tem uma obrigação a cumprir. Já quando recebemos um favor, não há nenhuma relação de obrigatoriedade. Todo favor parte do princípio de não merecimento, e alguém que faz um favor de forma genuína não está automaticamente esperando ser compensado. O sentimento que nasce dessa percepção de favor imerecido não necessariamente é de gratidão. Há pessoas que recebem um favor e não reconhecem que a atitude de quem as favoreceu mereça reconhecimento. Sem esse reconhecimento, não há gratidão. Por isso, a gratidão é um sentimento nobre, pois nasce do reconhecimento do benefício que se recebeu.

Outro sentimento intimamente ligado à gratidão e tão nobre quanto é a empatia. A empatia é a capacidade que nasce da comiseração ou compaixão. É a capacidade de se sentir em situação semelhante de miserabilidade pela qual outra pessoa esteja passando, causada por sofrimento, seja físico, mental ou espiritual. Esse sentimento é de fundamental importância para quem cuida dos outros. Somente quem pode sentir que o outro ser humano está sofrendo e que esse sofrimento pode um dia também atingi-lo é que pode se dispor a cuidar de quem sofre. Esse sentimento de empatia é o reconhecimento de que todos estão sujeitos a passar por uma situação difícil e leva à prontidão para ajudar e cuidar daqueles que sofrem. Ao mesmo tempo, a pessoa empática está mais pronta a reconhecer quando recebe uma ajuda inesperada, um favor imerecido, o que a leva ao sentimento de gratidão.

Uma pessoa centrada em si mesma tende a ser incapaz de sentir empatia e gratidão.

Árdua é a tarefa de ensinar como cuidar de pessoas que sofrem, pois, antes de mais nada, é necessário ensinar empatia e gratidão. Quem não é empático e quem não é grato pode tratar as doenças, mas não terá percepção de enxergar pessoas que sofrem por trás de síndromes, doenças, quadro clínico, sintomas e sinais.

Escrevemos os capítulos, relatamos os sinais e sintomas. Dissemos como fazer o exame físico e discutimos os diferentes tratamentos com base em evidências. Mas, mais do que isso, queríamos que os leitores enxergassem através das doenças e vissem a pessoa que delas padece e, por meio deste livro, aprendessem também sua função de cuidar das pessoas.

Os editores, imbuídos de sua fé, pedem licença para agradecer, primeiramente, a Deus, que colocou em nosso caminho os autores, que se dispuseram a compor os capítulos. Sentimo-nos gratos, pois os autores tiveram a capacidade de empatia ao pesquisar, escrever e ensinar aos que lerão este livro. Não foi fácil escrevê-lo. Os autores tiveram um grande trabalho na elaboração dos capítulos. Somos extremamente gratos pelo esforço tremendo de cada um!

Gostaríamos de agradecer também à Editora Atheneu, que acreditou no projeto. Não é fácil lançar um livro desses, na sua segunda edição, num mercado repleto de livros didáticos médicos. Somos gratos, pois acreditaram que jovens médicos, os autores, teriam o potencial de compor os capítulos com esmero científico e técnico.

Esperamos que este livro faça diferença na vida dos que o lerão e na vida dos pacientes que serão cuidados por quem lê esta obra. Sentimo-nos gratos por poder ajudar os pacientes, razão da existência deste livro.

Por fim, imitando o grande compositor Johann Sebastian Bach, que, no final de cada composição (e que composições magistrais!), jamais atribuía a si a honra e a glória, mas agradecia a Deus pela possibilidade de operar condições favoráveis para completar as composições, e escrevia: *Soli Deo Gloria*.

Os editores

Prefácio

Guardarei indelével no hipocampo a alegria de prefaciar este livro – *Medicina Interna Ambulatorial – Principais Desafios com Casos Clínicos Comentados* –, escrito a muitas mãos e crânios, destinado primordialmente aos médicos e aos estudantes de nossas escolas médicas.

O leitor, ao lê-lo, deixar-se-á conduzir a um alto cosmo, que é, ao mesmo tempo, fantástico e desafiador, gratificante e sedutor; aquele universo do tirocínio clínico, do labiríntico diagnóstico das doenças humanas, das condutas médicas e dos almejados planos terapêuticos. Um livro, por certo, útil e que será inestimável.

Maria do Patrocínio Tenório Nunes, Chin An Lin, Kristopherson Lustosa Augusto, Mílton de Arruda Martins, Danielle de Magalhães de Barros, Felipe Duarte Silva, Gerhard da Paz Lauterbach, Júlia Biegelmeyer, Livia Grigoriitchuck Herbst e Rafael Baima de Melo Lima, ilustres professores de Clínica Médica, presenteiam seus leitores nesse final de ano de tempos difíceis, no 56º Congresso Brasileiro de Educação Médica – COBEM, com essa obra gestada a partir de suas experiências de ensino-aprendizagem, nos cenários de prática de uma das melhores escolas médicas das Américas: a Faculdade de Medicina da Universidade de São Paulo.

Escrevo este Prefácio na manhã do dia da partida de Ângela Maria. O Céu está em festa, e, nós, aqui na Terra, sem mais uma pérola da música brasileira. Mas continuaremos com os olhos sorrindo, como está em *Carinhoso*, melodiado pela eterna cantora.

E é com esse sentimento de olhos sorrindo que os aprendizes percorrerão os caminhos desse livro, construído do cotidiano de casos clínicos vivenciados por personagens corporificados nos Lucas, nas Julianas, nas Kates, nas Nilzas, nas Sofias – pacientes que, com suas dores e mazelas, oferecem aos saberes dos mestres a oportunidade de ensinar os mistérios e os segredos da mais bela das especialidades médicas.

O formato do livro, trazendo em cada capítulo as contribuições de jovens autores e de mestres consagrados, é ousado e profícuo, porquanto, ao unir os olhares de diferentes gerações, produz um moto-contínuo de aprendizagem: aprendendo enquanto ensina, aprendendo, ensinando e aprendendo.

Fazer um prefácio não é fácil... *Exempli gratia*: é possível fazer destaques entre os inumeráveis e importantes ensinamentos contidos em cada página? É difícil, tentaremos juntos...

Logo no capítulo primeiro, há que se pensar na interferência do cardápio imposto pela indústria da saúde sobre o raciocínio médico, sobre o *modus operandi* da medicina hodierna. É com extremo enlevo que se descobre como os nobres autores souberam equacionar essa questão: os exames e procedimentos certos, para o paciente certo, no momento certo, a custo sustentável para a sociedade e elegíveis em evidências científicas. O exercício da medicina calcado na boa prática e nos princípios éticos hipocráticos. O balanço certo entre o benefício e o risco – *primum nil nocere*.

A prática de uma medicina defensiva é tema questionado quando da discussão de rastreamento das neoplasias malignas. O medo do câncer, a imposição social e o receio de deixar passar despercebida uma doença com potencial letal fazem o médico ser mais impetuoso nessa área. Há também desconhecimento do que significam os números estatísticos.

Os autores demonstram com clareza o conceito de NNR (o quanto é necessário rastrear para salvar uma vida), essencial para tornar racionais esses programas. Dizem: "Usem o risco absoluto, ao invés do risco relativo; usem a taxa de mortalidade ao invés da taxa de sobrevida; olhem o NNR." Quase sempre os benefícios de rastreamento são hiperdimensionados.

Veja-se o caso da Sofia, pré-diabética, dislipidêmica e com sobrepeso. Ela estava resolvida a perder peso, mudar seus hábitos e atitudes. Como ajudá-la: inundando-a com recomendações – pare de comer doces, frituras, leite integral, perca peso?

Por certo que a moça vai ficar se interrogando se será capaz de fazer tudo isso. O mais provável é que volte mais pesada e com pensamentos negativos: "Fui incapaz!". Então, surgem as distorções cognitivas que corroem a alma, a autoestima e a autoeficácia sobre os atos.

Os autores ensinam que a meta é tentar melhorar o comportamento, e não o peso. O bom fim se mede por mudanças de atitudes, e não por quilogramas. Escalar uma montanha, por que fazê-lo com um passo grande? Escute, indague, aconselhe, negocie, planeje, acompanhe; faça todo o caminho passo a passo. Deve ser um processo de aprendizagem, não de fracassos.

É bom ler o livro! O leitor aprenderá tudo isso e muito mais. Aprenderá um pouco da parte artística da Medicina, aquela que obriga o médico a conhecer a pessoa como um ser biográfico, que tem vida social, trabalha, fracassa, acerta, tropeça, ergue-se, ama…

De todas as disciplinas, a Medicina é, talvez, a que tenha a maior conjunção de ciência e arte. Os autores nos lembram do pai da Clínica Médica, o americano William Osler, do Johns Hopkins Hospital: "Pela negligência aos estudos das humanidades, hoje tão generalizada, a medicina perde sua preciosa qualidade."

E concluem os autores, enfatizando os atributos de um médico completo: tecnicamente atualizado, responsável por seus atos, respeitoso, empático, fraterno, caridoso, com capacidade de exercer a compaixão e com responsabilidade social e ética. Um modelo para os pacientes, colegas e para a sociedade.

Termino com São Camilo de Lellis, religioso italiano do século XVI, fundador da Ordem dos Ministros dos Enfermos, considerado Pai dos Doentes e Protetor dos Hospitais, com a frase que sintetiza todo o humanismo médico: "Mais coração nas mãos, irmãos."

Lucio Flavio Gonzaga Silva
Médico Urologista com Doutorado em Farmacologia.
Conselheiro do Conselho Federal de Medicina.
Coordenador da Comissão de Ensino do Conselho Federal de Medicina.
Professor aposentado da Universidade Federal do Ceará.

Sumário

Relação médico-paciente

- *Daniela Chiesa*
- *Renata Rocha Barreto Giaxa*
- *Olivia Andrea Alencar Costa Bessa*

ESTUDO DE CASO

D. Maria, uma senhora de 80 anos de idade, chega ao pronto-socorro no final do dia, acompanhada da filha e da neta, apresentando quadro de desorientação e dificuldade para caminhar. A paciente era procedente de uma cidade serrana próxima, onde mora com o marido e ainda trabalha na produção de doces caseiros. Ela estava na capital há dois dias, hospedada na casa da filha, para exames de rotina, colhidos há pouco mais de 48 horas. Como gozava de bom estado de saúde e estava ativa e orientada até então, a manifestação do quadro agudo assustou sua filha, que, muito ansiosa, procurou ajuda no mesmo dia.

Após breve consulta, diante dos dados clínicos e dos exames laboratoriais da paciente, a família recebeu as orientações sobre o plano terapêutico de D. Maria, que se limitava ao restabelecimento dos níveis de hormônios da tireoide para sua melhora. No entanto, não houve adesão à terapêutica antes que a neta da paciente, a pedido de sua mãe, checasse as informações com um médico conhecido. (...)

A dificuldade da filha de D. Maria em simplesmente seguir as orientações médicas parece familiar? Quem já atendeu ou conheceu um paciente com história prévia de insegurança ou insatisfação com abordagens médicas? Como manejar as angústias dos pacientes e suas famílias, oriundas das lacunas de consultas anteriores? E o que fazer para evitar que isso aconteça em suas próprias condutas?

Introdução

Há evidências de que o estabelecimento de uma boa relação entre o médico e seu paciente aumenta a satisfação de ambos, a adesão terapêutica pelo paciente e a efetividade das intervenções médicas[1,2]. Além disso, promove o fortalecimento do vínculo de confiança, reduzindo o tempo de peregrinação do paciente em busca de cuidados ou até mesmo minimizando a resistência que algumas pessoas apresentam em buscar apoio médico quando necessário[3]. Contudo, as queixas relativas à baixa qualidade dos atendimentos e à dificuldade de construção dos vínculos de confiança nas consultas médicas seguem se proliferando.

A identidade médica

Não é por acaso que o estudo sobre o tema da relação médico-paciente tem se expandido nos últimos anos, na ânsia de responder tais questões e encontrar saídas para a *crise de identidade*[4] que se instaurou desde meados do sé-culo passado na medicina. As percepções e expectativas sociais direcionadas ao médico têm sofrido modificações e demandam que esse profissional reveja a sua função, o seu lugar no mundo. Aquele que era considerado uma autoridade empoderada, detentor de saberes inquestionáveis, vive a transformação de seu *status quo*. Muitos dos pacientes que recebiam o plano terapêutico como determinação superior, passaram a chamar para si a negociação das condutas, a ter voz nas tomadas de decisão e, sobretudo, a questionar a confiabilidade das informações recebidas, como aconteceu no caso de D. Maria.

É importante considerar que, aquilo que à primeira vista, pode causar estranhamento ou desconforto narcísico por parte da classe médica, em última instância oferece aos profissionais dessa área a oportunidade de entrar em contato com seus limites e fragilidades, antes restritos aos pacientes. Portanto, para que o médico estabeleça boas relações com seus pacientes, suas equipes de trabalho e as instituições nas quais se insere, é importante assumir uma postura reflexiva e crítica diante da construção de sua identidade profissional, considerando que não é possível separá-la de sua história pessoal[5].

Realização profissional e compromisso social

Diante da reconfiguração das relações e da identidade médica, a realização profissional não está associada tão somente ao poder pessoal ou individual, mas tende a se deslocar para o compromisso social com a função exercida. Valoriza-se, desse modo, a ação do médico como agente de transformação social, cujo reconhecimento dependerá de sua capacidade de se utilizar das suas competências, não mais para se dotar de uma aura inalcançável pelos demais, mas justamente para, a partir de sua aproximação, facilitar autonomia e empoderamento do outro no cuidado e na promoção da saúde[6].

Mudança de paradigma no modelo de atenção à saúde

Nesse cenário de transformação, em contraposição ao modelo biomédico de atenção ao paciente – mais focado na doença, seus sinais, sintomas, diagnóstico e plano terapêutico –, é preciso que ganhe espaço o modelo de uma medicina centrada na pessoa, capaz de dar conta, além da compreensão biomédica da doença (*disease*), das percepções, medos, ideias e dúvidas do paciente acerca de seu processo de adoecimento (*illness*). Retomando o caso de D. Maria, é possível perceber, no seu seguimento, como o interesse pela pessoa e seu contexto pode impactar a abordagem médica.

ESTUDO DE CASO (continuação)

(...) Saindo do pronto-socorro, a neta da paciente entrou em contato com outro médico, de sua confiança. Em conversa por telefone, depois de relatar a situação da avó, ela comentou com o médico que seu avô e sua mãe temiam fortemente que se tratasse de um caso de demência, visto que a mãe de D. Maria, sua bisavó, viveu seus últimos anos vitimada por essa doença. Referiu grande preocupação em torno da segurança de D. Maria, que não poderia viver tão longe, sem acompanhamento, caso fosse confirmada uma demência. Disse ainda que temia por seu avô, pois não podia dimensionar seu sofrimento, caso tivesse que deixar a pequena cidade, onde tinha amigos, podia fazer suas atividades a pé e tocava flauta na banda da igreja. Após ouvi-la, o médico disse imaginar o quanto estavam angustiados com tudo isso. Enfatizou o interesse e a necessidade de ver a paciente além de tranquilizar a neta quanto à prescrição realizada no pronto-socorro. Depois de horas de tensão, finalmente, a família se sentiu aliviada.

Está claro que a queixa, nesse caso, não se limitava à desorientação e às dificuldades motoras da paciente, pois uma complexa situação psicológica também se manifestava em torno dos sintomas de D. Maria. No modelo centrado no paciente, deve-se estabelecer uma comunicação cuidadosa, respeitosa e que viabilize trocas de informações de tomadas de decisão compartilhadas e a congruência entre médico e paciente durante a consulta, fatores determinantes para a satisfação do paciente[6,7,8].

Por isso, desde o início da formação profissional, é interessante que os médicos assumam atitudes reflexivas, analíticas e criativas na condução do poder durante a abordagem de seus pacientes, no sentido de promover encontros clínicos, nos quais são devidamente estabelecidos os vínculos para uma relação de ajuda eficaz[9,10].

Vínculo terapêutico

A dinâmica de estabelecimento de vínculo na relação médico-paciente envolve diferentes aspectos que devem ser considerados: o médico – sua subjetividade, cultura, habilidades e limitações; o paciente – seu processo de adoecimento e suas vicissitudes; e o ambiente – contexto social, econômico, político e institucional onde acontecem as interações[11]. Assim, não consiste em tarefa simples orquestrar todas essas dimensões, e são muitas as vertentes que procuram dar conta desse processo relacional.

Perspectiva humanista

A partir de uma perspectiva humanista da abordagem centrada na pessoa[12,13], para que aconteça o encontro clínico entre o médico e o paciente, é requerido que o profissional esteja imbuído de algumas condições[14] essenciais: a *congruência* ou *autenticidade* – que diz respeito à convergência entre aquilo que é pensado, sentido e comunicado no contato com o outro; a *aceitação incondicional* – ou a capacidade de estar aberto ao outro, livre de julgamentos ou preconceitos; e a *compreensão empática ou empatia* – que possibilita uma compreensão profunda da experiência cognitiva e sensível do outro.

Perspectiva psicodinâmica

Sob a perspectiva psicodinâmica, há processos fundamentais que atravessam o vínculo entre o médico e o seu paciente. Um deles é a *transferência*, definida pelo movimento que o paciente faz ao transferir ou projetar sentimentos provenientes de suas idealizações e experiências anteriores na figura do médico. Um outro processo de extrema relevância no estabelecimento desse vínculo é a *contratransferência*, reações emocionais do médico diante das interações com seu paciente. Ambos são, muitas vezes, inconscientes e podem se dar de forma positiva ou negativa, impactando consideravelmente no sucesso ou no fracasso da relação médico-paciente[15].

Consideremos o fato de que, tanto o médico quanto o paciente carregam consigo expectativas. O médico, muitas vezes, anseia por ser capaz de curar, de resolver os problemas de um paciente que lhe seja grato e reconheça seus esforços. O paciente espera ser alvo do mais completo interesse do médico, de seus cuidados atentos e eficientes. No entanto, nem sempre é assim que acontece. Médicos e pacientes lidam constantemente com as suas limitações e frustrações dolorosas, que naturalmente fazem parte desse processo[16].

Em reação diante da doença e de suas frustrações, os pacientes podem apresentar mecanismos de defesa, com o intuito de aliviar as angústias provocadas pela constatação da realidade[17]. A *regressão* – quando o paciente experimenta estados emocionais infantis, a *racionalização* – em que explicações lógicas possibilitam a repressão das emoções – e a *negação* – não aceitação da realidade em virtude da criação de uma ilusão pelo inconsciente – são exemplos de mecanismos comuns. Por outro lado, a impulsividade, a obsessividade, a competitividade exacerbada e a luta constante contra o tempo podem ser mecanismos apresentados pelo médico, desde a sua formação profissional, como reações às suas frustrações[18]. O conhecimento do médico sobre si mesmo e sobre a dinâmica da transferência pode ajudá-lo a trazer para a consciência e manejar elementos subjetivos que possam gerar prejuízos ao paciente, caso contrário, há risco de que relação médico-paciente se torne uma díade enfraquecida, codependente e disfuncional que pode prejudicar as capacidades de ambos de reconhecerem a si mesmos em suas integralidades[19]. Com essa situação, rompe-se qualquer possibilidade de vínculo empático, e a iatrogenia pode acabar sendo um desdobramento da relação[20].

Empatia e identificação

A empatia, compreendida como a capacidade de se colocar no lugar do outro, reconhecer seus pensamentos e emoções, para agir no sentido de sua ajuda, é considerada aspecto central na relação médico-paciente, devido à verificação de seu impacto positivo na qualidade da assistência em saúde[21,22]. Conceitualmente, empatia apresenta variações que dificultam uma percepção mais clara do construto[23].

Embora alguns estudos procurem dar ênfase aos componentes cognitivos da empatia[24,25], outros trazem seu caráter multidimensional[26,27,28] – cognitivos, comportamentais e afetivos, direcionam a atenção para inter-relação entre os múltiplos domínios e para a impossibilidade de neutralidade emocional do profissional na empatia na clínica[29]. A aproximação da empatia à compaixão também está presente na literatura, como uma dimensão moral e espiritual, ainda menos explorada que as demais[30]. Mais recentemente, Suzler aponta a empatia como essencialmente relacional – com enfoque no engajamento entre o sujeito e o objeto – mais um componente social do que uma qualidade pessoal a ser modificada quando treinada pelo indivíduo[31].

A despeito de suas limitações, o conceito delineado por Davis[26] traz um modelo que ainda tem sido aplicado no âmbito da avaliação e a pesquisa, pelo seu esforço em se aproximar da complexidade do construto. O autor nomeia quatro dimensões da empatia – consideração empática, tomada de perspectiva, angústia pessoal e fantasia – das quais três são consideradas no contexto brasileiro e estão descritas no Quadro 1.1.

Quadro 1.1 – Dimensões da empatia.	
Consideração empática	Sente e analisa a situação partir do referencial do outro, além de responder às demandas e afetos identificados (domínio afetivo).
Tomada de perspectiva	Observa cognitivamente a situação do outro, norteia a percepção do outro para soluções dos conflitos (domínio cognitivo).
Angústia pessoal	Sente tensão e desconforto ante o sofrimento do outro e esquiva-se da relação de ajuda.

Fonte: Davis MH. Measuring individual differences in empathy.

O processo empático, por seu caráter multifacetado, pode provocar grande satisfação profissional, quando há consideração empática e tomada de perspectiva, mas também pode mobilizar sentimento de impotência e até esgotamento quando a angústia pessoal apresenta-se com maior intensidade[31].

Autocuidado médico

A vulnerabilidade do médico, ainda em formação, às psicopatologias[32] – como o transtorno de ansiedade e a depressão – ao suicídio[33], ao estresse[34] e ao *burnout*[28] é conhecida. Sabe-se que o significativo nível de estresse durante os anos de internato vem acompanhado de diminuição do prazer de estudar e da dificuldade de memorização dos conteúdos[34]. E que o *burnout,* com expressão de altos níveis de exaustão emocional e despersonalização, foi constatado e se correlaciona positivamente com a empatia[28].

Em contrapartida, estudantes com maiores níveis de resiliência – capacidade de enfrentar as adversidades, com transformação e crescimento pessoal – têm mais facilidade de superar quadros de *burnout*[35], melhor qualidade de vida e melhor percepção do ambiente educacional, o que faz dessa uma competência a ser considerada na profissão médica[36]. Assim, é indispensável que sejam incentivadas medidas de autocuidado (Quadro 1.2) ainda durante a formação do médico, de modo que ele esteja fortalecido em sua saúde integral e sua resiliência. Quando o profissional da saúde está preparado para lidar com suas próprias emoções, não precisa afastar-se do outro. Pode estar com o paciente e encarar da melhor maneira seus fantasmas e seus desejos para, então, estabelecer com ele uma comunicação autêntica[37].

Quadro 1.2 – Manejo do autocuidado médico.	
Qualidade de vida	Abolição de automedicação, consumo de álcool e drogas. Prática de boa alimentação, atividade física e sono regulares. Valorização das relações sociais, do lazer, da cultura. Busca ativa de boas condições de trabalho.
Autoconhecimento	Busca de oportunidades para fala livre e irrestrita sobre si. Autoconhecimento por meio de psicoterapias.
Conhecimento do outro	Troca de vivências com colegas médicos ou de outras áreas. Entendimento sobre a personalidade, o comportamento e o funcionamento psíquico do ser humano.
Reconhecimento de aptidões e limites	Identificação dos limites pessoais e fragilidades. Reorganização da rotina de trabalho a partir das necessidades físicas e mentais individuais.

Fonte: Martins MA, et al. (Eds.). Clínica médica.

Habilidades de comunicação

Um componente central da relação médico-paciente é a comunicação. Comunicação deriva do latim *communicare*, que significa tornar comum; associar; aproximar; reunir, aconchegar[38]. Por meio da comunicação, os seres humanos compartilham diferentes informações entre si e estabelecem vínculos, sendo um componente essencial para a vida em sociedade. No contexto da prática clínica, comunicação é muito mais do que traduzir os sinais e os sintomas do paciente para definir um diagnóstico e propor um tratamento. Considerando um conceito mais amplo, é a interface entre o profissional e o seu paciente, sua família e sua comunidade.

Nas últimas décadas, houve grandes mudanças no perfil dos problemas trazidos para consulta médica, com um crescente aumento de doenças crônico-degenerativas e um importante avanço tecnológico em várias áreas da Medicina[39]. Por outro lado, o conceito de saúde definido pela Organização Mundial de Saúde colocou na agenda necessidade de intervenções no modo de vida, hábitos, comportamento e qualidade de vida dos indivíduos. O profissional, nesse contexto, está diante de novas demandas e de um novo paciente e precisa realizar uma atenção integral ao indivíduo a partir de uma perspectiva mais abrangente do conceito de saúde, relacionada com a biologia humana, os serviços de saúde, o meio ambiente e estilos de vida[40].

Uma comunicação efetiva é fundamental na construção do vínculo com o paciente, na identificação dos problemas, na compreensão e adesão ao tratamento, negociação, parceria, satisfação e resolutividade[41]. Há ainda uma melhoria da satisfação e o bem-estar do médico no seu processo de trabalho[42]. Dessa forma, é uma ferramenta essencial no cuidado, na promoção à saúde, na prevenção de doenças e em todas as ações de assistência ao paciente[43].

Van der Molin e Lang classificam as habilidades básicas de comunicação em não seletivas e seletivas (Quadro 1.3). As habilidades não seletivas são aquelas que criam um ambiente de acolhimento para que o paciente se sinta à vontade para expor as suas queixas e têm a finalidade de incentivar e estimular o paciente a contar a sua história. As habilidades seletivas consistem naquelas usadas pelo médico para selecionar certos aspectos da história do paciente que considera mais importantes[44].

Quadro 1.3 – Habilidades básicas de comunicação médico-paciente.	
Não seletivas	**Seletivas**
Comportamento atento • Evitar fazer anotações, atender telefone e olhar o relógio repetidamente durante a fala do paciente. **Comportamento não verbal** • Expressão facial. • Contato visual. • Postura corporal. • Gestos encorajadores: balançar a cabeça afirmativamente, fazer gestos de apoio com as mãos. **Acompanhamento verbal** • Encorajamentos mínimos: "hum, hum"; "sim"; "e então"; "fale mais sobre isso". • Uso do silêncio: usar breves momentos de silêncio; não interromper o paciente.	**Perguntas abertas** • O que o traz aqui? • O que eu posso fazer por você? **Perguntas fechadas** • Há quanto tempo você sente essa dor? • Você teve febre? **Parafrasear o conteúdo** • Eu tenho acordado frequentemente no meio da noite (paciente). • Parece que você não tem dormido muito bem (médico). **Refletir sentimentos** • Meu filho tem faltado muitas vezes às atividades na escola (paciente). • Estou percebendo que isso tem deixado você preocupada (médico). **Sumarizar** • Então você vem apresentando tosse há duas semanas, com febre no final do dia e falta de apetite, não é isso? (médico).

Fonte: Van der Molen HT, Lang G. Habilidades da escuta na consulta.

O comportamento atento tem a ver com a atitude do médico de se mostrar verdadeiramente interessado na história do paciente. Evidências têm demonstrado a importância da escuta ativa no fortalecimento da relação médico-paciente. Cumprimentar calorosamente e chamar o paciente pelo nome, estabelecer contato visual, manter uma postura corporal e expressão facial de sincero interesse vai encorajá-lo a descrever melhor as suas queixas, e isso facilitará a identificação do real problema que o trouxe a buscar atendimento[45]. É importante também considerar os gestos e atitudes dos pacientes durante a consulta, que podem dar sinais ou pistas de demandas não expressas verbalmente.

Não há necessidade de estabelecer regras específicas para o uso de perguntas abertas e fechadas durante uma consulta. O importante é que o médico tenha os dois tipos de perguntas em seu repertório e saiba, em função do efeito de cada uma delas, como melhor usá-las durante a consulta. Quando o médico quer ouvir detalhadamente o que o paciente pensa e sente, é melhor fazer perguntas abertas. Quando é necessário saber informações mais precisas, fazer perguntas fechadas é mais adequado.

> Médico: "O que traz vocês aqui?" – perguntou, com um leve sorriso no rosto.
>
> Filha da paciente: "Minha mãe (D. Maria) está apresentando desorientação e dificuldade para caminhar".
>
> Médico: "Sim... Fale mais sobre isso".
>
> Filha da paciente: "Ela sempre foi muito saudável".
>
> Médico: "Hum, hum".
>
> Filha da paciente: "Minha avó (mãe de D. Maria) teve demência. O senhor acha que ela também pode ter?"

No caso de D. Maria, no exemplo anterior, o médico iniciou a consulta com uma pergunta aberta e agregou alguns elementos de escuta ativa (ex. encorajamentos mínimos, expressão facial), o que a encorajou a relatar a sua real preocupação (a possibilidade de um diagnóstico de demência), fator determinante para a melhor compreensão sobre a sua enfermidade.

Na habilidade de escutar e de parafrasear o conteúdo, o médico traduz com as suas palavras a essência do que foi falado pelo paciente. Repetir o que o paciente disse pode ajudar o médico a compreender melhor as demandas trazidas por aquele paciente, além de encorajá-lo a fornecer mais informações relevantes, pois percebe que está sendo ouvido. A reflexão dos sentimentos é uma habilidade na qual o médico reproduz o sentimento, procurando entender como o paciente se sente. Essa habilidade é uma manifestação concreta da empatia. Sua função primordial é mostrar ao paciente que seus sentimentos são compreendidos, aceitos e merecem ser considerados. Como consequência, eles se sentem seguros e encorajados a explorar e expressar com maior facilidade o que estão sentindo. Outra habilidade seletiva de comunicação é a sumarização. A finalidade de sumarizar é dar estrutura ao que foi dito pelo paciente, ordenando os principais tópicos da história. Normalmente é feito no final da consulta e ajuda na formulação do diagnóstico[44].

> Médico: "Estou percebendo que você está preocupada com essa possibilidade, pelo histórico da família".
>
> Filha da paciente: "Isso mesmo, doutor". Balançou a cabeça afirmativamente.
>
> Médico: "Fique tranquila. Diante dos dados clínicos e dos exames laboratoriais de D. Maria, ela vai melhorar somente com o restabelecimento dos níveis de hormônios, com a medicação que vou prescrever".
>
> Filha da paciente: "OK, doutor, vamos iniciar ainda hoje".

Voltando ao caso de D. Maria, o médico refletiu os sentimentos e acolheu as preocupações da família, que, nesse cenário, aderiu mais facilmente ao plano terapêutico proposto por ele, melhorando a resolutividade e desfecho da consulta.

No contexto da relação médico-paciente, muitas vezes o profissional se depara com "situações difíceis" que requerem habilidades especiais. Lidar com sintomas clinicamente inexplicáveis, prognóstico incerto, invalidez, terminalidade, morte e o luto exigem do médico tranquilidade, percepção, franqueza, disponibilidade e segurança[11,15,16,18].

Estrutura da consulta

Uma comunicação efetiva requer uma compreensão aprofundada da estrutura da consulta. Construir um relacionamento, coletar dados e gerar um plano de tratamento são consideradas as três funções básicas da consulta[46]. Vários modelos de consulta são reconhecidos e bem estabelecidos. O mais tradicionalmente utilizado é o modelo que traz tópicos como queixa principal, história da moléstia atual, antecedentes pessoais e familiares, hábitos, história social, dentre outros, geralmente esperados para formar uma história clínica, formular um diagnóstico e estabelecer uma terapêutica adequada[47].

Outros modelos integram elementos tradicionais da entrevista clínica com competências relacionadas às habilidades de comunicação. Os componentes a seguir estão normalmente associados a esses modelos:

- Iniciar a consulta:
  - Estabelecer e construir uma relação.
  - Identificar as razões que levaram o paciente à consulta.
- Obter e compilar informações:
  - Estabelecer, reconhecer e atender as necessidades dos pacientes.
  - Fazer o encontro da perspectiva biomédica com a perspectiva do paciente.
- Realizar um exame físico.
- Explicar, planejar e negociar:
  - Estruturar e priorizar as informações relevantes.
  - Formular e explicar diagnósticos.
  - Checar a compreensão do paciente.
- Encerrar a entrevista:
  - Garantir adequado fechamento da consulta e planejar o seguimento.

Dessa forma, uma tarefa de obter e compilar informações, por exemplo, pode estar intimamente ligada a um conjunto de habilidades de comunicação, como comportamento atento do médico e uso de questões abertas e fechadas[48].

O ensino da relação médico-paciente

As Diretrizes Curriculares Nacionais apontam para um perfil profissional com características que vão muito além das competências técnico-científicas e agregam atributos que sinalizam a necessidade de desenvolvimento de competências relacionadas à comunicação e relação profissional-paciente[49]. É necessário desenvolver programas educacionais nos quais o conhecimento, as habilidades e as atitudes devem ser trabalhados no sentido de gerar profissionais com capacitação técnica para considerar as dimensões da diversidade humana que singularizam cada pessoa ou cada grupo social, com consequente impacto na relação do futuro profissional com seus pacientes, famílias e comunidade[49].

O desafio da formação integral do estudante e suas atitudes profissionais requerem um padrão especial de formação, diferente do modelo tradicional. Os principais documentos nacionais e internacionais apontam alguns elementos essenciais no desenho do currículo: atividades clínicas desde o início do processo de formação, com descentralização das experiências, com atividades no âmbito ambulatorial e comunitário e não apenas centrada no espaço hospitalar; ensino/aprendizagem com base em problemas, com ênfase na busca e análise de informação para solucionar problemas clínicos; modelo biopsicossocial, com ensino considerando o sujeito de forma holística; currículo alicerçado nas necessidades da comunidade, respeito aos outros, comunicação, relação médico-paciente, profissionalismo e ética[49-50].

Aspectos éticos

Os conflitos éticos surgem com frequência no exercício prático da relação médico-paciente. Os princípios bioéticos que devem norteá-la são: a *beneficência* – buscar fazer sempre o bem para o paciente; a *não maleficência* – não fazer nada de mal; a *justiça* – fazer sempre o que é justo ao paciente; e a *autonomia* – possibilitar ao paciente que ele decida sobre o tratamento, aceitando-o ou não, depois do devido esclarecimento. O respeito à alteridade – respeitar a diversidade – e ao sigilo – respeitar o segredo sobre as informações do paciente – também são elementos éticos primordiais da relação médico-paciente[51]. Devemos observar ainda o princípio da justiça, que implica considerar princípios de justiça social no acesso à saúde e no atendimento ao paciente, pilar da equidade. As características pessoais, socioculturais, étnicas, religiosas e econômicas precisam ser consideradas para benefício do paciente, sem possibilidade de discriminação de qualquer origem, como garantia de atitude ética e respeito à dignidade humana e direitos humanos universais.

A relação médico-paciente é considerada um contrato estabelecido entre o médico e o paciente, sendo sua natureza ainda controversa entre diversos juristas. Ela é singular, pois o paciente, voluntária ou involuntariamente, é condição indispensável para que ela ocorra. A relação médico-paciente tem as seguintes características: é um ato de confiança entre as duas partes, principalmente do paciente que é quem escolhe o médico (ou o serviço onde esse atua); pode ser rescindida por ambas as partes, ainda que o médico não possa abandonar o paciente causando riscos à sua saúde, devendo garantir continuidade no cuidado; e é um contrato civil (não mercantil), podendo ser livre e não formal. Também é bilateral e oneroso, quando se atribui uma remuneração a tal relação (será unilateral e gratuito se o atendimento médico for cortesia) e de continuidade, uma vez que geralmente implica um diagnóstico seguido de proposta terapêutica[52].

O processo pelo qual os médicos e os pacientes tomam decisões compartilhadas é chamado de consentimento informado, sendo fundamental para esse o princípio da autonomia[54]. Em 2012, fruto de tal princípio, a Resolução n. 1.995/2012, aprovada pelo Conselho Federal de Medicina (CFM), definiu as diretivas antecipadas de vontade como o conjunto de desejos, prévia e expressamente manifestados pelo paciente, sobre cuidados e tratamentos que quer ou não receber no momento em que estiver incapacitado de expressar, livre e autonomamente, sua vontade[53]. A Resolução indica que os pacientes poderão solicitar registro no seu prontuário médico sobre os procedimentos aos quais querem ser submetidos em caso de terminalidade da vida e designar um representante para tal fim[54].

Fronteiras da relação na era digital

Em estudo analisando a relação médico-paciente, Caprara elencou determinantes na qualidade dessa relação[54]. Um fator primordial é a estrutura da organização de saúde em que essa relação ocorre, influenciando na comunicação e privacidade do momento. O computador já foi apontado como o terceiro elemento nessa relação, uma vez que se interpõe entre o médico e o paciente no consultório[55]. Em tempos de redes mundiais de comunicação e mídias sociais, algumas vezes essa relação torna-se virtual, através da tela de um telefone, *tablet* ou computador, sem hora marcada e espaço protegido, podendo ocorrer em qualquer lugar e momento, de maneira quase instantânea. A relação olho no olho pode ser substituída por orientação por telefone ou pelo teclar numa pequena tela, estabelecendo outros canais de comunicação. A privacidade do paciente e do médico são postas à prova. A distância entre médico e paciente, traduzida pela disposição física das cadeiras e da mesa no consultório ou na disposição espacial do leito hospitalar, ganha novas proporções no mundo virtual. Se antes o paciente precisava agendar um horário ou ir a um serviço de saúde para falar com o médico, hoje ele pode fazer o mesmo por meio de uma tela e enviar imagem, sons ou outras mídias em tempo real. O que isso representa para essa relação?

Quando transportados para o mundo virtual, aspectos psicossociais do paciente com seu adoecer (expectativas, ansiedade, medo, estresse), experiências médicas anteriores, personalidade ou fatores psicológicos ganham outra dimensão, pelo tipo de comunicação que é estabelecido[56]. Perde-se a riqueza de diversos elementos da comunicação verbal e não verbal da relação médico-paciente tradicional. A possibilidade de acesso praticamente ilimitado, com ausência de interação presencial, é um fator que pode facilitar ou dificultar esse momento. É comprovado que um maior tempo de consulta está associado a uma melhor qualidade do atendimento[56]. Como medir o tempo médio da consulta virtual?

Ao tempo em que a telemedicina diminui barreiras e permite uma interação entre generalista-especialista ou emissão de parecer em áreas remotas, sem acesso à atenção especializada, otimizando a assistência a populações menos providas de recursos, que os prontuários digitais facilitam o acesso à informação do paciente, várias questões ainda estão obscuras no contexto da relação médico-paciente virtual. Como respeitar a autonomia do paciente e garantir a privacidade na relação? Como respeitar a privacidade do profissional, em seus momentos pessoais? Quais implicações legais e éticas? A maioria delas ainda não foi respondida. Em estudo realizado em Israel, a maioria dos pacientes gostaria de ter acesso ao número do telefone celular do médico que o atendeu, porém apenas dois por cento dos médicos gostariam de disponibilizá-lo[57]. Algumas questões éticas estão, em parte, regulamentadas no Código de Ética Médica[56] e em resoluções e pareceres dos Conselhos Regionais e Federal de Medicina. Esses desafios, portanto, permeiam a relação médico-paciente virtual. A vontade de socializar os seus casos não pode levar o médico a abrir mão do dever ético do sigilo profissional e à exposição de pacientes em mídias sociais, de acordo com a Resolução n. 2.126/2015, complementar à Resolução n. 1.974/2011, definindo regras para a publicidade médica e exposição em redes sociais[57,58]. Isso mostra que as novas situações modificaram condutas antigas da Medicina.

Essa diversidade exige que o médico seja capaz de aprender novos valores e desenvolver outras percepções do processo saúde-doença. Trata-se de uma reflexão que gera aprendizado indispensável para uma intervenção médica eficiente, para a percepção do processo e da experiência de adoecimento. Como articular o conhecimento técnico, a habilidade profissional e a atitude na relação médico-paciente no mundo virtual? Como garantir que essa relação, que se estabelece em profundidade presencialmente, não se torne superficial e descartável virtualmente? A importância da relação explica por que a adesão ao processo terapêutico depende mais do médico do que das características pessoais do paciente[56]. A relação médico-paciente virtual aumenta a assimetria ou a diminui? Temos várias questões a refletir e responder.

Considerações finais

O estabelecimento de uma relação médico-paciente satisfatória, que dá sentido ao fazer profissional, envolve aspectos múltiplos, como a apropriação de uma **identidade médica** que possibilite o **compartilhamento do poder**, o desenvolvimento da **empatia** e das **habilidades de comunicação**, com a obrigatoriedade da **ética** e do respeito às **fronteiras pessoais e institucionais** dos envolvidos.

Aos que pretendem tornar isso possível no exercício da medicina, faz-se indispensável, desde o início de sua

formação profissional, a adoção de medidas de **autocuidado** – com a valorização da qualidade de vida, do autoconhecimento, do conhecimento do outro e a identificação dos próprios limites –, para além dos domínios inerentes à profissão.

Referências

1. Kim S, Kaplowitz S, Johnston MV. The effects of physician empathy on patient satisfaction and compliance. Eval Health Profes 2014; 27: 237-51.
2. Stavropoulou C. Non-adherence to medicine and doctor-patient relationship: evidence from a european survey. Patient Educ Couns 2011; 83(1): 7-13.
3. Rosser WW, Kasperski J. The Benefits of a Trusting Physician-Patient Relationship. J Fam Pract 2001; 50(4): 329-30.
4. Mello Filho J. Identidade médica: o normal e o patológico. In: Mello Filho J, (org.) Identidade médica. 1 ed. São Paulo: Casa do Psicólogo; 2006.
5. Zimerman DE. A formação psicológica do médico. In: Mello Filho J, et al. Psicossomática hoje. 2 ed. Porto Alegre: Artmed; 2010.
6. Stewart M, Brown JB, Weston WW, McWhinney IR, McWilliam CL, Freeman TR. Medicina centrada na pessoa: transformando o método clínico. 2 ed. Porto Alegre: Artmed; 2010.
7. Krupat E, Rosenkranz SL, Yeager CM, Barnard K, Putnam SM, Inui TS. The practice orientations of physicians and patients: the effect of doctor-patient congruence on satisfaction. Patient Educ Cousel 2000; 39 (1): 49-59.
8. Kenny DT. Determinants of patient satisfaction with the medical consultation. Psychol Health 1995; 10(5): 427-37.
9. Nimmon L, Stenfors-Hayes T. The "Handling" of power in the physician-patient encounter: perceptions from experienced physicians. BMC Med Educ 2016; 16: 114.
10. van Dulmen AM, Bensing JM. Health promoting effects of the physician-patient encounter. Psychol Health Med 2002; 7(3): 289-300.
11. Saadeh A, Cordeiro DM. Relação médico-paciente. In: Martins MA, Carrilho FJ, Alves VAF, Castilho EA, Cerri GG, (eds.) Clínica médica. 2 ed. São Paulo: Manole; 2016. v. 1.
12. Cloninge CR. Person-centred integrative care. J Eval Clin Pract 2011; 17: 371-2.
13. Cox JL. Empathy, identity and engagement in person-centred medicine: the sociocultural. J Eval Clin Pract 2011; 17: 350-3.
14. Rogers CR. The necessary and sufficient conditions of therapeutic personality change. 1957. J Consult Clin Psychol 1992; 60(6): 827-32.
15. Balint M. O médico, seu paciente e a doença. Rio de Janeiro: Atheneu; 1975.
16. De Marco MA, Abud CC, Lucchese AC, Zimmermann VB. Psicologia médica: uma abordagem integral do processo saúde-doença. 1 ed. Porto Alegre: Artmed; 2012.
17. Freud A. O ego e seus mecanismos de defesa. 1 ed. Porto Alegre: Artmed; 2006.
18. Mello Filho J, et al. Psicossomática hoje. 2 ed. Porto Alegre: Artmed; 2010.
19. Guggenbühl-Craig A. O abuso do poder na psicoterapia: na medicina, serviço social, sacerdócio e magistério. 2 ed. São Paulo: Paulus; 2008.
20. Schmidt E, Valle DA, Martins JSC, Borges JL, Souza Jr SL, Ribeiro URVCO. A iatrogenia como desdobramento da relação médico-paciente. Rev Bras Clin Med 2011; 9(2): 146-9.
21. Sampaio LR, Camino CPS, Roazzi A. Revisão de aspectos conceituais, teóricos e metodológicos da empatia. Psicol Ciênc Prof 2009; 29(2): 212-27.
22. Mercer SW, Reynolds WJ. Empathy and quality of care. Br J Gen Pract 2002; 52(Suppl): 9-12.
23. Sampaio LR, Camino CPS, Roazzi A. Revisão de aspectos conceituais, teóricos e metodológicos da empatia. Psicol Ciênc Prof 2009; 29(2): 212-27.
24. Hojat M, Gonnella JS, Nasca TJ, Mangione S, Vergare M, Magee M. Physician Empathy: Definition, components, measurement, and relationship to gender and specialty. Am J Psychiatry 2002; 159(9): 1563-9.
25. Hojat M. Ten approaches for enhancing empathy in health and human services cultures. J Heal Hum Serv Adm 2009; 31(4): 412-50.
26. Davis MH. Measuring individual differences in empathy: evidence for a multidimensional approach. J Pers Social Psych 1983; 44(1): 113-26.

27. Stepien KA, Baernstein A. Educating for Empathy. J Gen Intern Med 2006; 21: 524-30.

28. Paro HBMS, Silveira PSP, Perotta B, Gannam S, Enns SC, Giaxa RRB, et al. Empathy among Medical Students: Is There a Relation with Quality of Life and Burnout? PLoS One 2014; 9(4).

29. Halpern J. What is clinical empathy? J Gen Int Med 2003; 18(8): 670-4.

30. Goetz JL, Keltner D, Simon-Thomas E. Compassion: An evolutionary analysis and empirical review. Psychol Bull 2010; 136(3): 351-74.

31. Sulzer SH, Feinstein NW, Wendland CL. Assessing empathy development in medical education: a systematic review. Med Educ 2016; 50: 300.

32. Baldassin S. Ansiedade e depressão no estudante de medicina: Revisão de estudos brasileiros. Cadernos ABEM 2010; 6: 19-26.

33. Dyrbye LN, Thomas MR, Massie FS, Power DV, Eacker A, Harper W, et al. Burnout and suicidal ideation among U.S. medical students. Ann Intern Med 2008; 149(5): 334-41.

34. Enns SC, Perotta B, Paro HB, Gannam S, Peleias M, Meyer FB, et al. Medical Students' Perception of Their Educational Environment and Quality of Life: Is There a Positive Association? Acad Med 2016; 91: 409-17.

35. Dyrbye LN, Power DV, Massie FS, Eacker A, Harper W, Thomas MR, et al. Factors associated with resilience to and recovery from burnout: a prospective, multi-institutional study of US medical students. Med Educ 2010; 44(10): 1016-26.

36. Tempski P, Santos IS, Mayer FB, Enns SC, Perotta B, Paro HBMS, et al. Relationship among Medical Student Resilience, Educational Environment and Quality of Life. PLoS One 2015; 10(6).

37. Kubbler-Ross E. Sobre a morte e o morrer: o que os pacientes tem para ensinar a médicos, enfermeiros, religiosos e aos seus próprios parentes. 2 ed. São Paulo: Martins Fontes; 1996.

38. Houaiss A. Dicionário Houaiss da língua portuguesa. Rio de Janeiro: Objetiva; 2009.

39. Martins MA, Nunes MPT. Princípios gerais de atuação do clínico. Martins MA, Carrilho FJ, Alves VAF, Castilho EA, Cerri GG, (eds.) Clínica médica. 2 ed. São Paulo: Manole; 2016. v. 1.

40. Sucupira ACSL. Estrutura da consulta. In: Leite AJM, et al. (org.) Habilidades de comunicação com pacientes e famílias. 1 ed. São Paulo: Sarvier; 2007.

41. Zolnierek KBH, DiMatteo MR. Physician Communication and Patient Adherence to Treatment: a Meta-analysis. Med Care 2009; 47(8): 826-34.

42. Maguire P, Pitceathly C. Key communication skills and how to acquire them. BMJ 2002; 325: 697.

43. Dubé CE, O'Donnell JF, Novack DH. Communication skills for preventive interventions. Acad Med 2000; 75(7): S45-54.

44. Van der Molen HT, Lang G. Habilidades da escuta na consulta. In: Leite AJM, et al. (org.) Habilidades de comunicação com pacientes e famílias. 1 ed. São Paulo: Sarvier; 2007.

45. Gask L, Usherwood T. ABC of psychological medicine: the consultation. BMJ 2002 Jun 29; 324(7353): 1567-9.

46. Cole S, Bird J. The medical interview: the three-function approach. 2 ed. St Louis, MO: Mosby Inc; 2000.

47. Atta JA; Martins MA. História clínica e raciocínio diagnóstico. In: Martins MA, et al. (org.) Clínica médica. 2 ed. São Paulo: Manole; 2016. v. 1.

48. Kurtz S, Silverman J, Benson J, Draper J. Marrying content and process in clinical method teaching: enhancing the Calgary-Cambridge guides. Acad Med 2003; 78(8): 802-9.

49. Brasil. Ministério da Educação. Conselho Nacional de Educação, Câmara de Educação Superior (Brasil). Diretrizes curriculares nacionais para curso de graduação em medicina. Resolução CNE/CES nº 116, de 5 de junho de 2014.

50. Brasil. Ministério da Saúde. Aprender SUS: o SUS e os cursos de graduação da área da saúde. 2004.

51. von Fragstein M, Silverman J, Cushing A, Quilligan S, Salisbury H, Wiskin C. UK Council for Clinical Communication Skills Teaching in Undergraduate Medical Education. UK consensus statement on the content of communication curricula in undergraduate medical education. Med Educ 2008; 42(11): 1100-7.

52. United Kindom. General Medical Council. Tomorrow's Doctors (London) 2009.

53. Porto CC, et al. Relação médico-paciente. In: Porto CC. Semiologia médica. 7 ed. Rio de Janeiro: Guanabara Koogan; 2014.

54. Kuhn MLS. Responsabilidade civil: a natureza jurídica da relação médico-paciente. São Paulo: Manole; 2002.

55. Brasil. Conselho Federal de Medicina. Resolução CFM nº 1995/2012. Brasília, 31 de agosto 2015.

56. Caprara A, Rodrigues J. A relação assimétrica médico-paciente: repensando o vínculo terapêutico. Cienc Saude Coletiva 2004; 9(1): 139-46.

57. Weiner P. Doctor-patient communication in the e-health era. Isr J Health Policy Res 2012; 1: 33.

58. Brasil. Conselho Federal de Medicina. Resolução CFM nº 1931/2009. Brasília, 24 de setembro de 2009.

59. Brasil. Conselho Federal de Medicina. Resolução CFM nº 1974/2011. Brasília, 19 de agosto de 2011.

60. Brasil. Conselho Federal de Medicina. Resolução CFM nº 2126/2015. Brasília, 1 de outubro 2015.

Padrões de diagnóstico diferencial

2

- *Roberto Liborio Feitosa*
- *José Otho Leal Nogueira*
- *Camila Monteiro Veras*
- *Cláudio Abreu Barreto Júnior*

Desde os princípios da medicina hipocrática, o papel do médico se desenrola idealmente em torno de três ações fundamentais perante um paciente: estabelecer o diagnóstico, promover o tratamento e avaliar o prognóstico. A primeira delas tem elevada importância para a definição e a melhor caracterização das outras duas.

O termo *diagnóstico* tem origem no grego: *dia* = "por meio de", acrescido do sufixo *gignósko* = "conhecer, saber", designando então um princípio básico do raciocínio diagnóstico: avaliar por meio do conhecimento. A pesquisa diagnóstica, dentro de um conceito de educação médica, configura um desafio diante das numerosas variáveis envolvidas no seu processo de definição, exigindo do médico o planejamento de uma estratégia de menor custo e que respeite o contexto no qual o paciente está inserido, para que, assim, a pesquisa se desenvolva rumo a um desfecho probabilístico favorável.

A documentação histórica referente a uma descrição formal de um processo de diagnóstico data dos escritos assírios-babilônicos do século VIII a.C. Evoluiu então com alguns marcos fundamentais para o que hoje denomina-se processo de diagnóstico. Referente à temática aqui abordada, a contribuição histórica do médico inglês Thomas Sydenham (1624-1689) faz-se com a introdução do conceito de *diagnóstico de diferença*. Nos séculos seguintes, a conceituação de um método científico específico para a área médica ganha forma com a sistematização do exame físico, tendo como grandes contribuintes Joseph Auenbrugger (1722-1809), com a descrição do processo de percussão, e René Laennec (1781-1826), com a ausculta.

A partir desse período, estratégias vêm sendo descritas para se alcançar o diagnóstico de uma determinada patologia, mas, independentemente do meio utilizado para isso, esse processo resulta essencialmente do somatório das seguintes variáveis: 1) Conhecimento; 2) Obtenção de dados de maneira consciente; 3) Registros organizados; 4) Tempo/evolução da doença; 5) Lógica do raciocínio clínico; 6) Uso racional e criterioso de exames complementares e 7) Experiência.

Os itens 2 e 3 dependem de uma área básica do conhecimento médico: a *semiologia*. Sendo assim, apesar dos avanços tecnológicos, que não devem ser ignorados, o exame clínico é a base do processo de diagnóstico. O item 7 refere-se ao tempo de prática clínica: um ponto em que se associam a quantidade de *scripts* de doenças, modelos e padrões aos quais o médico já foi exposto, permitindo a formação de uma estratégia de difícil categorização, mas que está relacionada ao processo que os especialistas em educação médica chamam de abstração consciente (um denominador comum de três processos: aprendizado, generalização e transferência).

Especificamente nesse capítulo, o item 5 – lógica do raciocínio clínico – será aprofundado. O modelo mais antigo de estratégia descrito e documentado é o de John Overall (1929) que propõe os seguintes passos: 1) Identificar um pequeno número de sinais e sintomas e reduzi-los ao mínimo possível de classificações; 2) Associar e quantificar esses dados, atribuindo-lhes valores de frequência em termos de probabilidade com a qual está associada uma determinada doença ou, baseando-se na experiência clínica, dar um salto indutivo, correlacionando os dados reduzidos a uma patologia já observada anteriormente; 3) Tomada de pequenas decisões que permitam categorizar as possibilidades, isolando ao máximo as evidências que apontam para um número restrito de possibilidades; 4) Formação de um diagnóstico de probabilidade. Nas décadas seguintes, o raciocínio clínico aprofundou-se como um dos principais temas discutidos na área da educação médica, mas, até o presente momento, não há nenhuma evidência de qual estratégia é a mais acurada para se objetivar um diagnóstico de certeza.

Descreveremos, em linhas gerais, oito estratégias que serão detalhadas isoladamente, mas que, na prática médica, devem ser associadas com a finalidade de obter uma maior acurácia no planejamento de um diagnóstico: 1) Organização em grades; 2) Diagnóstico topográfico/anatômico; 3) Organização em síndromes; 4) Padrão de reconhecimento; 5) Método fisiopatológico; 6) Fluxogramas/Algoritmos; 7) Escores diagnósticos; 8) Mnemônicas e frases de efeito.

As grandes áreas da Clínica Médica, apesar de apresentarem um denominador comum, fundamentam-se em raciocínios que diferem quanto à avaliação diagnóstica, permitindo uma melhor adaptação a determinada estratégia em detrimento de outra, por exemplo, a neurologia em relação ao diagnóstico topográfico/anatômico e a reumatologia em relação aos escores diagnósticos.

Organização em grades

O conhecimento médico apresenta uma formação hierárquica, partindo de alicerces isolados que devem ser conectados por meio de vínculos causais, estabelecidos por meio de teorias que relacionam o conhecimento biomédico ao conhecimento clínico. Por exemplo, estudam-se inicialmente a anatomia e a histologia de determinado órgão e acrescenta-se, a partir daí o estudo das funções realizado por meio da fisiologia e a desagregação dessas funções como resultado de um processo de doença por meio da patologia. Mesmo assim, a formação dessas competências pode não ser suficiente para estabelecer um raciocínio associativo a partir dos sinais e sintomas identificados em determinado paciente. Um entrave ao desenvolvimento desse raciocínio pode ocorrer devido à fragmentação do conhecimento, estudando as áreas biomédicas isoladamente, não estabelecendo os vínculos causais necessários para subsidiar um raciocínio clínico, formando verdadeiras "ilhas de conhecimento".

A organização em grades tem como objetivo básico estabelecer correlações anatômicas, fisiopatológicas e/ou clínicas que permitam a formação de "modelos" de doenças, que são então associados a um grupo de patologias específicas, reduzindo a amplidão de diagnósticos e categorizando-os o mais probabilisticamente possível. Por exemplo, diante de um paciente com icterícia, as opções diagnósticas são amplas e de investigação exaustiva; porém, não se pode esquecer de que a icterícia se deve a uma alteração na metabolização da bilirrubina (derivado metabólico de proteínas que contém o grupo heme), e que essa circula ligada à albumina, bilirrubina indireta, até alcançar o hepatócito, onde sofre um processo de conjugação pela enzima UDP – glucoronil – transferase, sendo, então, excretada como bilirrubina direta. Pode-se então, a partir desse ponto, dividir a avaliação dos pacientes com icterícia entre os que apresentam hiperbilirrubinemia à custa de bilirrubina direta ou indireta, sendo o primeiro grupo mais associado à obstrução de vias biliares e lesão hepatocelular, e o segundo grupo mais associado à hemólise ou alterações nas vias de conjugação, organizando, assim, os grupos de diagnósticos possíveis em grades.

Outro exemplo de organização em grades é reduzir o sintoma/sinal ou síndrome em grades nosológicas, como diante de um paciente com *delirium* (estado de alteração do conteúdo da consciência de padrão confusional e agudo). Nesse caso, os grupos etiológicos são: causas neurológicas, endócrino/metabólicas, cardiovasculares, pulmonares, infecciosas, tóxicas/drogas, pós-operatórias, neoplásicas, carenciais e eletrolíticas. O raciocínio em grades pode ser utilizado também organizando as possibilidades por meio de diagnósticos probabilísticos, ou seja, diante de uma determinada alteração, enumerar os diagnósticos que apresentam maior probabilidade de associação. Por exemplo, diante de um paciente com elevação das transaminases hepáticas (ALT e AST), podem-se organizar as possibilidades em decorrentes de: álcool; outras farmacos/medicamentos; etiologia transinfecciosa; vírus hepatotrópicos; esquistossomose; doenças autoimunes; etiologia isquêmica; doenças infiltrativas (doenças de depósito, neoplasias, granulomas e amiloidose); vasculares (Budd-Chiari); doenças de origem em vias biliares (colelitíase, cirrose biliar primária, ductopenia etc.); insuficiência cardíaca direita/pericardite constrictiva crônica e doenças genéticas (Doença de Wilson, hemocromatose e deficiência de alfa-1-antitripsina). Deve-se lembrar de que a escolha do sinal/sintoma ou síndrome que irá configurar a grade é de fundamental importância para o desfecho da pesquisa diagnóstica. Diante de uma síndrome ou sintoma, aquele de maior elegibilidade seria o que primeiro incomodou o paciente, predominou durante todo o quadro clínico, foi confirmado no exame físico e que forneça amplos, porém redutíveis e dedutíveis diagnósticos diferenciais.

Como já mencionado, uma estratégia diagnóstica não costuma ser utilizada de forma isolada. Na organização em grades, geralmente se associam estratégias de diagnóstico topográfico/anatômico, fisiopatológico e/ou sindrômico para complementar a investigação, buscando sempre estratificar os sinais/sintomas e sistematizar os diagnósticos de possibilidade.

Diagnóstico topográfico/anatômico

Um dos grandes pilares da medicina é a ciência anatômica. Ela configura o início da formação do conhecimento referente ao objeto de estudo das ciências médicas: o ser humano. O diagnóstico topográfico/anatômico é considerado uma das mais antigas estratégias diagnósticas, sendo descrito em relatos da medicina egípcia e chinesa, antes mesmo de ser sistematizado na medicina hipocrática e moderna. Algumas grandes áreas das ciências clínicas utilizam essa forma de pensar como a principal estratégia na avaliação de um paciente, como a neurologia.

A complexidade das patologias neurológicas pode ser simplificada quando desenvolvemos um conhecimento neuroanatômico capaz de predizer diagnósticos de possibilidade, correlacionando as alterações clínicas ao sítio anatômico específico. Diante de um paciente com queixa de fraqueza, o diagnóstico topográfico pode ser caracterizado nos seguintes sítios: 1) Músculo (distrofias musculares, miopatias congênitas/estruturais, miopatias metabólicas, miopatias endócrino/tóxicas, canalopatias e miopatias inflamatórias); 2) Junção neuromuscular (Miastenia Gravis); 3) Nervos periféricos (mononeurite, mononeurite múltipla e polineuropatia); 4) Plexopatias; 5) Raiz nervosa; 6) Neurônio motor inferior; 7) Neurônio motor superior; 8) Medula; 9) Encéfalo; 10) Tronco encefálico e 11) Lesão cerebelar. A sistematização por sítios anatômicos permite organizar os diagnósticos de possibilidade a partir da associação entre a apresentação clínica do paciente e as grades diagnósticas.

No caso anterior, a pesquisa diagnóstica poderia ser ainda mais estreitada, determinando grades, como: a) Quais dessas topografias se associam a tônus normal, flácido ou espástico? b) Quais se associam à atrofia? c) Quais apresentam alterações nos reflexos (hiporreflexia, normorreflexia e hiper-reflexia)?

Outras especialidades médicas, além da neurologia, utilizam-se dessa ferramenta. Pode-se verificar sua praticidade na avaliação de um paciente com dor torácica. Essa investigação pode ser realizada estabelecendo um corte anatômico imaginário transversal, partindo das estruturas periféricas para as centrais, como: 1) Pele (herpes-zóster); 2) Mama (fibroadenomas, ginecomastia); 3) Musculoesqueléticas (costocondrite, síndrome de dor precordial à inspiração, distensão de músculo peitoral, fratura de costela, espondilite cervical, miosite); 4) Pleurais (derrame pleural maligno, infeccioso ou por serosites); 5) Pulmão (pneumonias, neoplasia e pneumotórax); 6) Mediastinais (linfoma, timoma, bócio mergulhante, teratoma, doenças malignas); 7) Gastrointestinais (úlcera péptica, abscesso hepático, abscesso subdiafragmático e pancreatite); 8) Esofágicas (espasmo, esofagite de refluxo e doença maligna); 9) Vasculares (aneurisma de aorta, aortite, dissecção de aorta e tromboembolismo pulmonar); 10) Cardíacas (pericardite, miocardite e isquemia miocárdica) e 11) Neurológicas (schwanomas, meningiomas e radiculopatias).

Uma maneira de estratificar essas possibilidades seria correlacionar o diagnóstico topográfico com uma organização em grades dos que se associam ou não com dispneia, reduzindo mais uma vez as possibilidades diagnósticas.

Pode-se verificar que, no primeiro exemplo (fraqueza muscular), o diagnóstico topográfico organizou-se de forma funcional, ou seja, partindo do músculo até o início do estímulo neuronal correspondente. No segundo exemplo (dor torácica), o diagnóstico topográfico foi organizado unicamente usando princípios anatômicos. Logo, o planejamento do diagnóstico topográfico deve ser realizado de forma sistemática e não aleatória, a fim de se obter mais acurácia na pesquisa diagnóstica. Como descrito, essa forma de raciocínio associa-se a outras estratégias, sendo a principal a organização em grades. Outras possibilidades de associação são: diagnóstico sindrômico e o fisiopatológico.

Construção de síndromes

Síndrome (do grego *syndromos* = andar junto), termo cunhado pela primeira vez pelo já citado médico inglês Thomas Sydenham, é um conjunto de sintomas e/ou sinais que ocorrem associadamente e que podem ser determinados por diferentes causas. A avaliação por meio de síndromes é fundamental quando há um paciente com múltiplas queixas e/ou um paciente com um quadro sistêmico, pois trata-se de uma maneira de compartimentalizar os achados obtidos por meio de anamnese e exame físico em um deter-

minado grupo de possibilidades diagnósticas e, a partir de então, associar outra estratégia de raciocínio clínico para estratificar um diagnóstico probabilístico. Um exemplo de uma grande síndrome dentro das ciências clínicas é a síndrome anêmica, que pode ser caracterizada no paciente que apresenta: dispneia aos esforços de caráter progressivo, taquicardia, adinamia/astenia, descompensação de doenças cardiovasculares prévias (insuficiência cardíaca, doença arterial coronariana e doença arterial periférica), palidez cutaneomucosa, sopro sistólico em todo o precórdio e lipotímia/hipotensão.

A partir da identificação de uma síndrome específica, o médico pode estabelecer um processo de anamnese ativa, investigando características que podem possibilitar a redução da síndrome anêmica em: grades, diagnóstico fisiopatológico ou topográfico/anatômico. Por exemplo, o tempo de evolução da doença pode ser estratificado nas seguintes grades: agudo, subagudo e crônico; história de sangramentos exteriorizados nas fezes, urina, trato respiratório e a história menstrual podem identificar um processo fisiopatológico específico.

Já diante de um paciente com história familiar de anemia, esplenomegalia e palidez associada à icterícia, pode sugerir um processo fisiopatológico hemolítico intraglobular, suscitando uma estratégia topográfica para avaliar o processo de hemólise a partir da microanatomia de uma hemácia: 1) Defeitos no seu citoesqueleto/membrana (esferocitose, eliptocitose, ovalocitose e estomatocitose); 2) Enzimopatias (deficiência de piruvato quinase, deficiência de glicose-6-fosfato-desidrogenase etc.); 3) Estrutura da Hemoglobina (doença falciforme, talassemias, hemoglobinopatias C, S ou hemoglobinas instáveis); 4) Fixação de anticorpos, imunocomplexos, drogas, germes ou complemento à estrutura corpuscular, promovendo sua lise precoce; 5) Lise periférica (hemólise microangiopática, maratonistas e valvas cardíacas defeituosas).

A síndrome anêmica também pode ser avaliada por meio da associação dos parâmetros hematimétricos, como o volume corpuscular médio, visualizado no hemograma, sendo então classificada em três grades: 1) Microcíticas (anemia ferropênica, alguns casos de anemia de doença crônica, talassemia *minor*, sideroblástica hereditária, intoxicação por chumbo, hipertireoidismo, HIV e deficiência de cobre); 2) Normocíticas (anemia ferropênica, anemia de doença crônica, anemia da insuficiência renal crônica, sangramento agudo, hemólise, anemia aplásica, mielofitise e pluricarencial); 3) Macrocítica (alcoolismo, doença hepática crônica, anemia aplásica, síndromes mielodisplásicas, hipotireoidismo, hiperlipidemia, fármacos (zidovudina, imatinib e dapsona), deficiências de vitamina B12/ácido fólico e hemólise (presença de reticulócitos).

Algumas vezes, a estratificação de uma síndrome pode levar ao reconhecimento de outra. Ao avaliar uma síndrome anêmica e se deparar com uma história de diarreia crônica, perda ponderal, onicodistrofia, alopecia difusa, queilite angular, pode-se estar diante de uma síndrome disabsortiva.

Nesses casos, deve-se sempre trabalhar com a interseção dos padrões encontrados, sem jamais ignorar por completo um diagnóstico sindrômico encontrado.

Padrões de reconhecimento

Essa estratégia diagnóstica tem sido um dos principais campos de pesquisa na área da educação médica. Trata-se de um modelo usado com muita frequência na prática clínica, mas de difícil normatização, principalmente por causa do processo de abstração consciente envolvido nesse raciocínio. Um dos grandes subsídios para a identificação dos padrões de reconhecimento é a formação de *scripts* de doença: conjunto de características mínimas capazes de se correlacionar a determinada patologia, permitindo que o médico realize um salto indutivo e aproxime-se de um diagnóstico de certeza. A acurácia dessa estratégia está intrinsecamente relacionada à experiência clínica, pois envolve um caráter quantitativo com base em repetição, ou seja, quantas vezes o médico foi exposto a determinado modelo.

O primeiro passo para a sedimentação de um padrão de reconhecimento é ter contato prático e algumas vezes teórico com o problema clínico. Esse, por sua vez, irá gerar um processo de reflexão e consequente **aprendizado**. O segundo passo configura-se em observar o problema repetidas vezes em sua prática clínica e desenvolver uma competência de **generalização** (capacidade de propagar um diagnóstico a partir de uma quantidade mínima de informações que definem determinada patologia ou problema clínico). Nos dois passos descritos até o momento, o papel do médico é passivo, em que apenas observa o fenômeno e o descreve, aprimorando cada vez mais a sua capacidade de generalização. O terceiro passo é um processo ativo: o médico agora é capaz de buscar ativamente os dados que fundamentam determinado diagnóstico ou tomada de decisão. Esse processo é chamado pelos especialistas de **transferência**.

Alguns exemplos de *scripts* de doenças são: 1) Febre de duração de 7 dias, mialgia, cefaleia, dor retro-orbitária e exantema são dados que potencializam um diagnóstico de uma arbovirose, dentre elas, a dengue; 2) Febre de duração de 5 dias, conjuntivite, linfadenopatia cervical, alterações em lábios/mucosas e exantema em criança fortalecem um diagnóstico de Doença de Kawasaki; 3) Episódios periódicos de febre prolongada, dor abdominal, monoartrite e história familiar semelhante suscitam o diagnóstico de Febre Familiar do Mediterrâneo; 4) Febre, artralgia aguda, lesões eritematosas e coreia em um jovem impulsionam o diagnóstico de Febre Reumática.

Assim como as outras estratégias descritas, sua associação com outros métodos de pesquisa aproximam um diagnóstico probabilístico. No exemplo de um paciente com icterícia, alguns *scripts* podem ser buscados ativamente, em um processo de transferência, com a finalidade de gerar possibilidades diagnósticas, como: 1) icterícia sem dor + febre: hepatite por drogas; 2) icterícia + dor em hipocôndrio direito + febre com calafrios: colangite bacteriana; 3)

febre que desapareceu com a chegada da icterícia e sem dor: hepatite por vírus A; 4) icterícia + febre + artralgia + púrpura palpável + proteinúria: hepatite por vírus C com crioglobulinemia; 5) icterícia + diagnóstico recente de diabetes + artralgia + astenia + hiperpigmentação + sinais de insuficiência cardíaca: hemocromatose; 5) icterícia + ginecomastia + distúrbios do movimento + alteração do conteúdo da consciência: Doença de Wilson.

Além dos *scripts* de doenças, outros dados podem ser utilizados como base para um salto indutivo, sendo esses dados de identificação mais rara. No exemplo anterior, foi enumerado um *script* de doença que se correlaciona com a doença de Wilson; porém, a identificação, por vezes até ao exame físico, de um anel acastanhado circundando a região perilímbica da córnea (anel de Kayser-Fleischer), permitiria o mesmo salto indutivo para esse diagnóstico. O mesmo pode ocorrer pela análise isolada de um achado clássico em um exame complementar, como detecção do Sinal do "Olho de Tigre" em gânglios da base à Ressonância Magnética de Encéfalo, impondo-se o diagnóstico de uma deficiência da Pantotenatoquinase-2, equivalendo praticamente a um estudo genético para confirmação dessa patologia neurológica hereditária rara.

O médico inexperiente deve ser bastante criterioso antes de dar um salto indutivo, pois, como mencionado, essa estratégia relaciona-se bastante ao tempo de prática clínica.

Método fisiopatológico

Apesar das diversas estratégias descritas para uma avaliação diagnóstica, o modelo fisiopatológico persiste como um núcleo fundamental da educação médica. Não se pode pretender, afinal, que o médico se comporte apenas como um associador de sintomas e sinais. A curiosidade a respeito do processo fisiopatológico foi um dos principais impulsionadores da pesquisa clínica nos séculos XIX e XX, fazendo do método fisiopatológico uma das principais estratégias de raciocínio clínico da Medicina Moderna.

Trata-se de uma avaliação que exige competências nas áreas de fisiologia e patologia, pois, a partir de um determinado processo de saúde-doença, o médico deverá explorar as etiologias capazes de atuar em todo o processo fisiopatológico, correlacionando o modelo teórico com a apresentação clínica. Esse método pode ser utilizado dentro do raciocínio de síndromes ou isoladamente. Importante salientar que esse raciocínio não deve ser aplicado quando não se caracteriza efetivamente a síndrome ou quando se está diante de uma patologia recém-descoberta, pois a sua fisiopatologia pode ser incerta, perdendo a capacidade de predizer um diagnóstico amplo e acurado.

Além da avaliação sindrômica, outras estratégias podem ser associadas com a finalidade de escalonar os grupos de diagnóstico. Aqui vale o exemplo de um paciente com **pancitopenia** (entidade clínica que cursa com anemia – Hb < 13 g/dL em homens e Hb < 12 g/dL em mulheres, trombocitopenia – plaquetas < 150.000 mm³ e leucopenia – Leucócitos < 4.000 mm³). Os diagnósticos podem ser estratificados em três topografias a partir do mecanismo fisiopatológico associado: 1) **Pré-medular**: evidencia os casos carenciais, ou seja, os envolvidos na ausência do substrato necessário para a formação das séries sanguíneas (deficiências de vitamina B12, ácido fólico e carências graves de ferro/eritropoetina); 2) **Medular**: é o caso das doenças primárias da medula (anemia aplásica, síndromes mielodisplásicas, mielofibrose, Hemoglobinúria Paroxística Noturna – HPN, tricoleucemia) ou doenças que se manifestam por síndrome de ocupação medular (HIV, parvovírus B19, hepatites B ou C, tuberculose miliar, histoplasmose, leishmaniose visceral, malária, metástases de câncer – rim, tireoide, mama, trato gastrointestinal e próstata), doenças genéticas, como os defeitos de Armazenamento Lisossômico – Doença de Gaucher) ou toxicidade direta, causando depressão medular (fenilbutazona, cloranfenicol, clorpromazina, tolbutamina e clozapina); 3) **Pós-medulares**: representa os casos que cursam com hiperesplenismo, sendo esse por hiperplasia de função ou secundário a causas de hipertensão portal (hepatopatias crônicas, fístula arteriovenosa esplênica, trombose de veia porta/esplênica, tricoleucemia, linfomas, esquistossomose, fibrose idiopática e sarcoidose), bem como por destruição periférica imune, como no Lúpus Eritematoso Sistêmico ou por lise aumentada pelo complemento, como na Hemoglobinúria Paroxística Noturna (HPN).

Não basta, portanto, apenas conhecer toda a fisiopatologia de determinado processo. É necessário estabelecer uma abordagem que permita reduzir o processo fisiopatológico em subestações, seja por meio de uma avaliação topográfica/anatômica, sindrômica ou mesmo por grades. Deve ser lembrado que muitas doenças apresentam mais de um mecanismo fisiopatológico. Nesses casos, o mecanismo que permita uma avaliação completa e com o máximo de diagnósticos dedutíveis deve ser prioritário.

Fluxogramas/algoritmos

Fluxograma (algoritmo) é a representação por meio de gráficos de um determinado problema, cujas etapas para se chegar a um determinado fim são desenhadas em cadeia por meio de símbolos que se conectam entre si. Essa forma de abordagem se aplica principalmente a patologias que exigem uma sistemática rápida e objetiva, como os distúrbios hidroeletrolíticos e o grupo de doenças que são emergências clínicas.

As abordagens da hipercalcemia e da insuficiência respiratória são exemplos da utilização do fluxograma.

O cálcio aumentado é um problema em que os níveis de cálcio sérico estão acima do valor da normalidade. Quando se utiliza a abordagem de fisiopatologia/grades, os distúrbios do cálcio devem ser originados por extração de cálcio da principal reserva do organismo, que é o osso (hiperparatireoidismo ou neoplasias), por aumento da absorção de cálcio no intestino ou por diminuição da eliminação renal de cálcio.

No aspecto relacionado ao aumento da extração de cálcio do osso, quanto ao diagnóstico diferencial, pode-se pontuar o hiperparatireodismo primário, seja por adenoma, hiperplasia, carcinoma de tireoide, neoplasias por diversos mecanismos, seja por síndrome paraneoplásica com produção do peptídeo relacionado ao PTH ou metástase. Com relação à absorção intestinal aumentada, tanto as neoplasias como doenças infecciosas granulomatosas, por exemplo, hanseníase, tuberculose, histoplasmose e sarcoidose podem ocasionar aumento da vitamina D, aumentando a absorção de cálcio. Já em relação à excreção de cálcio diminuída, por exemplo, pode-se pensar em uso de diuréticos tiazídicos, síndrome leite-álcali ou ingesta excessiva de vitamina A.

Tendo em vista os inúmeros diferenciais, esquematizar as causas de hipercalcemia com os exames complementares e investigação diagnóstica facilita e otimiza o raciocínio diagnóstico (Figura 2.1).

Outro exemplo de fluxograma consiste na abordagem do paciente com insuficiência respiratória que pode ser feita por grade – insuficiência respiratória do tipo I (hipoxêmica) ou tipo II (hipercapnica); por mecanismos – diminuição da complacência pulmonar, aumento da necessidade ventilatória, dificuldade para gerar gradiente de pressão entre o ambiente e o espaço pleural, diminuição de força muscular; por local anatômico – vias aéreas superiores, coração e vasos, espaço aéreo, interstício pulmonar, pleura, tórax, dentre outras.

A abordagem com fluxograma novamente compõe uma estratégia mais adequada pela organização do atendimento e garantia do suporte ventilatório necessário às trocas gasosas e manutenção do paciente vivo.

Quando o paciente se apresenta com dispneia e/ou taquipneia, deve-se ter como procedimento a monitorização cardíaca, da pressão arterial e da oximetria, como também deve-se fornecer oxigênio, se necessário, da maneira mais apropriada possível, e garantir um acesso venoso de bom calibre, para realizar coleta dos exames iniciais e para administrar medicações de urgência. Devem-se identificar imediatamente sinais de gravidade, como alteração do sensório, saturação baixa, iminência de parada cardiorrespiratória, para decidir as medidas emergenciais de garantia da via aérea.

Se o doente estiver estável, sem maiores sinais de gravidade, conversar com ele e acompanhantes a respeito da queixa e saber se a instalação da dispneia/taquipneia foi aguda ou crônica, além de resgatar detalhes necessários para elucidar o problema de forma direcionada (ex. história de asma, tabagismo, problemas cardiovasculares, cirurgia prévia com história de restrição ao leito etc.). Se grave, deixar essa avaliação detalhada para após estabilização clínica (Figura 2.2).

Realizar, em seguida, exame físico direcionado: ectoscopia, avaliação cardiopulmonar, exame neurológico sumário para avaliar nível de consciência, pupilas e presença de déficit motor; observação de extremidades, avaliando sinais de assimetria de panturrilhas e inadequada perfusão.

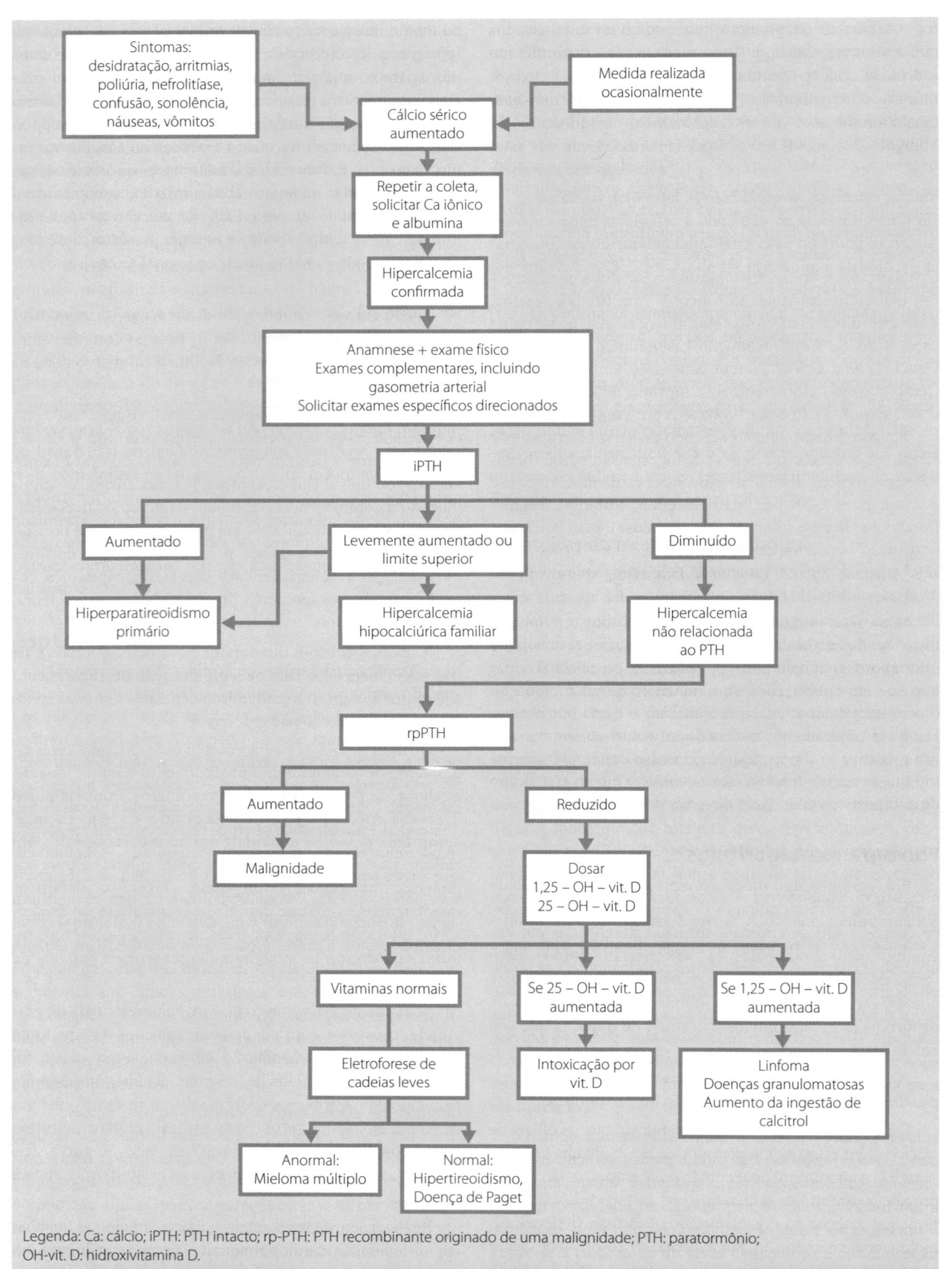

Legenda: Ca: cálcio; iPTH: PTH intacto; rp-PTH: PTH recombinante originado de uma malignidade; PTH: paratormônio; OH-vit. D: hidroxivitamina D.

Figura 2.1 – Fluxograma de abordagem da hipercalcemia.

Fonte: Adaptada de Martins, HS. Medicina de emergência: abordagem prática.

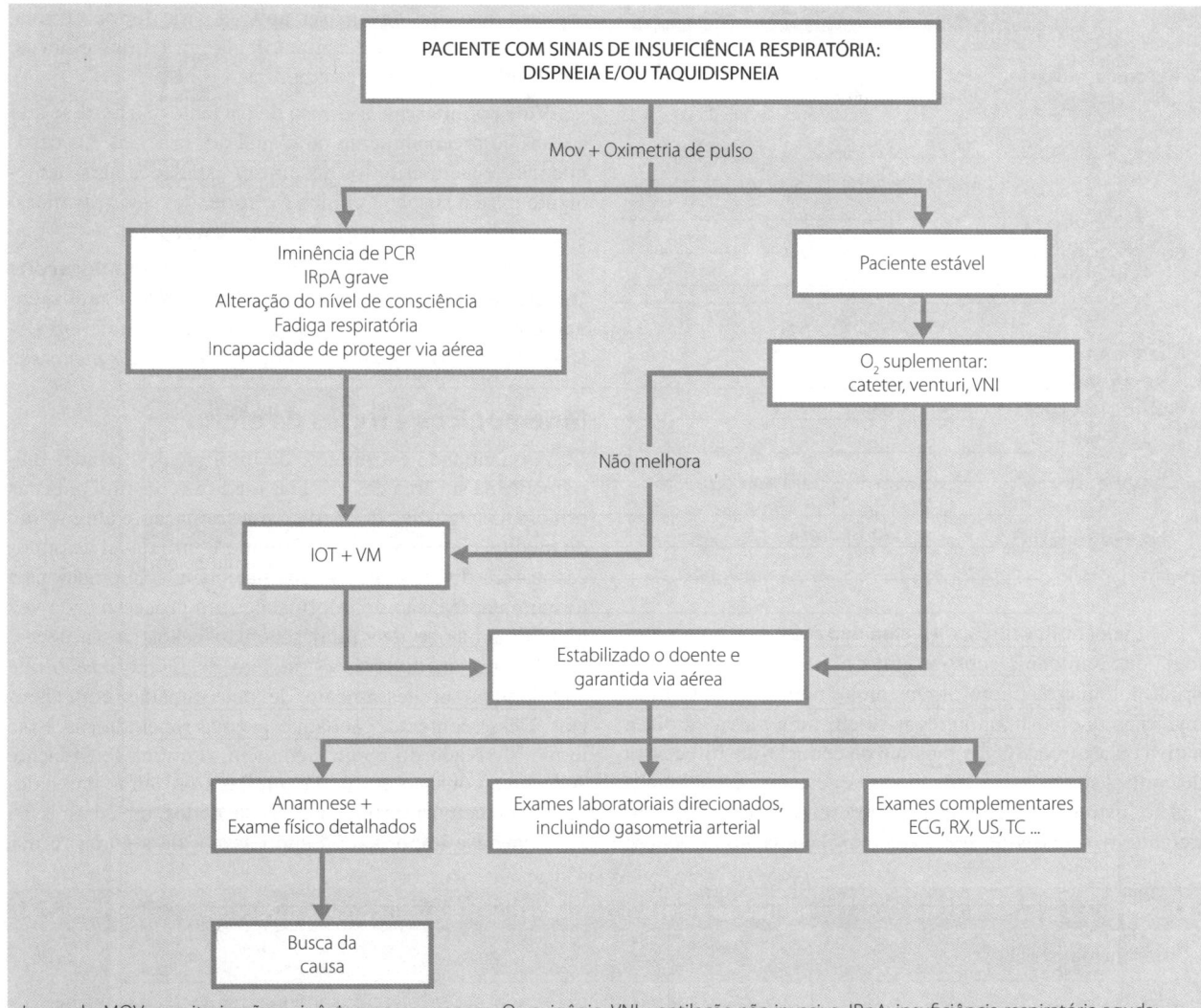

Figura 2.2 – Fluxograma de abordagem da condução da insuficiência respiratória.

Fonte: Adaptada de Martins, HS. Medicina de emergência: abordagem prática.

A avaliação complementar inicia-se com a gasometria e, de acordo com o quadro clínico, solicitar outros exames, como radiografia de tórax, ecocardiograma, tomografia de tórax, entre outros.

Escalas de escore diagnóstico

Diante das variadas possibilidades de abordagem clínica das queixas dos doentes, ainda há as doenças em que o diagnóstico definitivo seria concluído apenas com procedimentos invasivos, muitas vezes inviáveis para pacientes bastante enfermos.

Para facilitar a abordagem desses doentes e com vistas a aumentar a sensibilidade e especificidade dos diagnósticos, as sociedades e grupos de especialistas fizeram estudos para identificar os sinais, sintomas, achados de exames complementares mais presentes e mais condizentes com certos diagnósticos.

Assim, para determinadas patologias, principalmente para o grupo de doenças reumatológicas, psiquiátricas e algumas infecciosas, foram criadas escalas de escores para otimizar o diagnóstico. Como exemplo, haverá a demonstração dos critérios para poliarterite nodosa (PAN) (Quadro 2.1) e para endocardite infecciosa (Quadro 2.2).

A PAN é uma doença que acomete artérias de pequeno e médio calibre, poupando artérias do leito pulmonar. Por essa fisiopatologia, as manifestações clínicas são muito variáveis, a depender do órgão que for acometido. Além disso, pode haver sintomas constitucionais inespecíficos, como perda ponderal, febre, mialgias e poliartralgia.

Como o histopatológico nem sempre é acessível, o Colégio Americano de Reumatologia, em 1990, selecionou dez critérios diagnósticos. Se três ou mais deles estiverem presentes, está caracterizada a existência da doença.

Quadro 2.1 – Critérios diagnósticos de PAN.

Perda de peso de mais de 4 kg	Hipertensão arterial diastólica > 90 mmHg de início recente.
Livedo reticular	Ureia > 80 mg/dL ou Creatinina > 1,5 mg/dL.
Dor ou hipersensibilidade testicular	Presença de marcadores sorológicos de infecção ativa pelo vírus da hepatite B.
Mialgias, fraqueza (excluindo as cinturas escapular e pélvica)	Aneurismas ou oclusões de artérias viscerais à arteriografia.
Mononeuropatia ou polineuropatia	Biópsia de artéria de pequeno/médio calibre contendo neutrófilos.

Fonte: Adaptado de Lightfoot RW Jr et al. *Arthitis Rheuma.*

A endocardite infecciosa caracteriza-se por uma patologia que tem como substrato uma massa de plaquetas, fibrina, colônias de micro-organismos e poucas células inflamatórias, que costuma agregar-se em uma valva cardíaca nativa ou artificial. O diagnóstico de endocardite infecciosa de certeza só é possível quando as vegetações são submetidas ao histopatológico e exames microbiológicos. Foi, entretanto, desenvolvido um esquema diagnóstico com base em critérios, que devem ser aplicados de forma correta, para estabelecimento dessa patologia em termos clínicos, possibilitando terapêutica empírica.

Vale ressaltar que a clínica do paciente não pode se ater apenas ao preenchimento tal e qual dos critérios. Os casos que não fecham critérios devem ser estudados persistentemente e, se a suspeita clínica for forte, deve-se reavaliar o caso com cautela e tratá-lo, se necessário.

Sendo assim, o diagnóstico definitivo de **Endocardite Infecciosa** utiliza os **Critérios de Duke modificados,** envolve a presença de *dois critérios maiores*, ou de *um critério maior e três menores,* ou de *cinco critérios menores*.

Mnemônicos e frases de efeito

A quantidade exorbitante de informações geradas diariamente na subárea das ciências médicas constitui uma das principais angústias do médico em formação e até mesmo do médico com experiência. O número infindável de publicações em diversos periódicos nacionais e internacionais tornam a apreensão de informações um processo cada vez mais dinâmico e de difícil sistematização. Dessa necessidade, surgem diversas estratégias de memorização que auxiliam no processamento de determinadas competências. Nesse contexto, ganham espaço as mnemônicas. Esse termo, derivado do grego *menmóne*, significa recordação. A técnica consiste em juntar prefixos ou letras das palavras para memorizar um conjunto de dados, uma expressão ou uma frase importante. Sendo assim, de alguma forma,

Quadro 2.2 – Critérios de Duke modificados para o diagnóstico de endocardite infecciosa.

Critérios maiores	
1. Hemocultura positiva	Micro-organismo típico de endocardite infecciosa em duas hemoculturas separadas, ou Hemoculturas persistentemente positivas, definidas pelo isolamento de um micro-organismo condizente com endocardite infecciosa, ou Única hemocultura positiva para *Coxiella burnetti* ou anticorpos IgG para fase I em títulos: 1:800
2. Evidência de envolvimento endocárdico no Ecocardiograma	Massa intracavitária na ausência de uma explicação anatômica alternativa, ou Abscesso, ou Uma nova deiscência parcial em uma valva protética, ou Uma nova regurgitação valvar (não basta o aumento ou a alteração de um sopro preexistente)
Critérios menores	
1. Predisposição	Condição cardíaca predisponente ou uso de drogas injetáveis
2. Febre	Maior ou igual a 38 ºC
3. Fenômenos vasculares	Grandes êmbolos arteriais, infartos sépticos pulmonares, aneurisma micótico, hemorragia intracraniana, hemorragias conjuntivais, lesões de Janeway
4. Fenômenos imunológicos	Glomerulonefrites, nódulos de Osler, manchas de Roth, fator reumatoide
5. Evidência microbiológica	Hemocultura positiva, mas que não satisfaz um dos critérios maiores, ou Evidências sorológicas de infecção ativa por um microrganismo condizente com a endocardite infecciosa

Fonte: Adaptado de Li JS et al. Proposed modifications to the Duke criteria for the diagnosis of infective endocarditis.

associam-se fortemente a uma forma de se fixar o conteúdo de listas de grades ou até fluxogramas de possíveis causas, associadas a uma patologia específica, por vezes agilizando o reconhecimento probabilístico de entidades possivelmente relacionadas a uma dada situação clínica, seja em ambiente ambulatorial, de enfermaria ou até em unidades de emergência.

Alguns exemplos: 1) Ao se deparar com um paciente com queixa neurológica, após utilizada a abordagem topográfica/anatômica, previamente citada, estabelecendo-se o problema como uma polineuropatia, pode-se utilizar, a partir deste momento, a mnemônica: **M.I.T.I.V.P.P.G.,** sendo o **M**: causas **Metabólicas** (diabetes, hepatopatia, porfirias), **I: Infecciosas** (hanseníase, sífilis, HIV e outros vírus), **T – Tóxicas** (chumbo, mercúrio, organofosforados e arsênico); **I: Imune Aguda** (Síndrome de Guillain-Barrè) ou **Crônica** (Polirradiculopatia Inflamatória Crônica – PDIC); **V: Vasculites** (L.E.S., PAN e PAM); **P: Paraneoplasias** (câncer de pulmão, mama, ovário, testículo e linfomas); **P: Paraproteinemias** (amiloidose, macroglobulinemia de Waldenströn, linfoma, Síndrome de POEMS); **G: Genéticas (Síndrome de Charcot-Marie-Tooth)**; 2) Outra opção, sabendo-se que, para a melhor caracterização de um sintoma em seus diversos aspectos, utiliza-se a regra para todos eles: **Q.I.L.T.F2.A.D.C.**, por exemplo, diante de um paciente com queixa de dor abdominal, temos: **Q: Q**ualidade – equivalente à característica da dor (aperto, pontada, queimação); **I: I**ntensidade – podem-se, nesses casos, usar escalas para avaliar o nível/graduação da dor, por exemplo, a escala visual analógica; **L: L**ocalização – expressa a topografia específica da dor e se existem ou não irradiações; **T: T**empo – caracteriza a evolução temporal da dor em aguda, subaguda ou crônica; **F2: F**ator de melhora e **F**ator de piora – deve-se questionar se há algo que exacerbe a dor e se há algo que a atenue; **A: A**ssociações – avalia se há sintomas associados, como náuseas, vômitos e/ou diarreia; **D: D**imensões inconstantes – como o paciente dimensiona o sintoma. No caso da dor, devendo-se questionar se é uma dor limitante das funções diárias ou não, além do impacto em sua rotina de vida/temores; **C: C**ontexto – avalia se há algum momento específico para o surgimento da dor; deve-se questionar quem é o paciente, por exemplo: é imunossuprimido? Ou seja, é transplantado, portador de câncer ou de HIV? Sabe-se que, quanto mais detalhes forem obtidos de cada circunstância que afeta o paciente, mais precisos serão os diagnósticos.

Outra estratégia para o processo de memorização/apreensão do conhecimento e, portanto, do estabelecimento de diagnósticos na vida prática, é a utilização de frases de efeito que definem ou representam um vínculo didático com determinada informação. Essa estratégia configura-se, desde a medicina hipocrática, como um dos principais métodos utilizados pelos mestres e professores que vivenciam a medicina diariamente. Condensam anos de observação fenomenológica sintetizados de forma elaborada em determinada expressão. Destacam-se, nesse capítulo, as frases célebres de um dos grandes mestres da Medicina Clínica cearense, cuja experiência à beira de leito já supera cinco décadas de ensino médico continuado, o coautor deste capítulo, Dr. Otho Leal Nogueira, com alguns de seus ensinamentos clássicos: **I) As mãos escuras clareiam o diagnóstico de uma anemia até então obscura e se há manchas brancas (vitiligo), o diagnóstico está intrinsecamente feito** (em homenagem ao fator intrínseco e remetendo à Anemia Perniciosa): essa frase sintetiza vários pontos da avaliação de um paciente com anemia sem diagnóstico definido. Deve-se lembrar de observar a pele de um paciente com anemia, pois lesões hipercrômicas em regiões extensoras de mãos e pés pode ser uma manifestação da deficiência de vitamina B12. Se lesões acrômicas de distribuição simétrica em extremidades forem encontradas, deve-se lembrar da possibilidade de vitiligo, e, sendo essa uma doença imune, deve-se avaliar a presença de outras doenças imunes sobrepostas, como a anemia perniciosa (caracterizada pela deficiência do fator intrínseco). **II) O Homem de Ferro, diabético e que se tornou bronzeado (pele escurecida espontaneamente) tem o coração de lata:** expressão que caracteriza uma apresentação clínica importante do paciente com hemocromatose (doença caracterizada por sobrecarga de ferro nos tecidos, podendo ser primária/hereditária ou secundária/adquirida), pois, devido ao depósito de ferro no miocárdio, o paciente apresenta uma progressiva disfunção diastólica, evoluindo para uma miocardiopatia, permitindo a lembrança de sempre associar quadros de hepatopatia e/ou insuficiência cardíaca e/ou insuficiência pancreática endócrina a essa patologia clínica importante. **III) O lúpus dá tudo, mas nem tudo de uma lúpica é do lúpus.** Destaca, assim, a complexidade de manifestações clínicas dessa vasculite e que, por sua vez, não se pode esquecer de que, concomitantemente ao LES, podem coexistir quadros infecciosos, como tuberculose, ou até mesmo de processos neoplásicos. **IV)** "Diante de um paciente com **febre associada a calafrios**, lembrem-se: se esses sintomas são de **evolução aguda**, olhem para as pernas do paciente, em busca de uma **erisipela**; avaliem no abdome o sinal de Murphy, pesquisando uma **Colangite** ou realizem uma manobra de Giordano no dorso, pois pode ser uma **Pielonefrite.** No caso de **evolução subaguda**, a investigação deve ser direcionada a buscar coleções de pus, os **abscessos intracavitários**. Em situações de evolução crônica, priorizem os possíveis diagnósticos, nunca se restringindo a eles, o **L.L.H$_2$C.S.M.**, **L**eucemias, **L**infomas, **H**ipernefroma (câncer de células claras do rim), **H**emofagocitose, **C**alazar, **S**almonelose e, nos casos de procedência de região endêmica, a **M**alária".

Considerações finais

Diante de um problema clínico, o médico deve ter em mente que a construção do diagnóstico diferencial é uma das principais etapas do processo avaliativo e um dos maiores preditores da resolução do quadro clínico atual, pois todos os passos seguintes serão embasados em estratégias elaboradas a partir desses diagnósticos.

Apesar de sua importância, deve-se lembrar que algumas vezes o diagnóstico não será dado de forma imediata, pois muitas variáveis estão envolvidas num processo de elucidação diagnóstica. Destaca-se aqui um dos aforismos mais importantes para o entendimento do **ser médico**:

> (...) A vida é curta, mas a arte/ciência é longa, a ocasião é fugidia, a experiência enganosa e o julgamento difícil. E isso não é suficiente para que um médico tome a decisão certa; os pacientes e outros envolvidos devem fazer sua parte também e as circunstâncias devem ser favoráveis, segundo Hipócrates (377-460 a.C.).

Essa passagem deixa claro que, diante de um determinado problema, o médico é mais uma variável dentre inúmeras outras que serão fundamentais para o desfecho de determinado doente. Deve-se, portanto, exercer a prática com sabedoria e determinação, mas tendo humildade para reconhecer que o médico é limitado diante da grande complexidade que envolve o processo de adoecimento.

Referências

1. Gorry GA. Modelling the Diagnostic Process. J Med Educ 2009; 45(5): 293-302.
2. Ingelfinger FJ. Management medicine: The Doctor's Job today. The Great Ideas Today. Chicago: Encyclopedia Britannica; 1998. p. 104-75.
3. Engle RL. Medical Diagnosis: Present, past and future: II, Philosophical foundations and Historical Development of our concepts of Health, diseases and diagnosis. Arch Intern Med 2003; 112: 520-9.
4. Overall JE, Williams CM. Models for medical diagnosis. Behav Sci 1991; 6: 134-41.
5. Taylor RB. Difficult Diagnosis. J Med Educ (Boston) 1985; 27(4): 219-32.
6. Pauker SG; Kassinger JP. Therapeutic decision making: a cost-benefit analysis. N Engl J Med 1985; 145: 1257-9.
7. Foucault M. O nascimento da clínica. Machado R, (trad.) 2 ed. Rio de Janeiro: Forense Universitária; 1980. Saber: 135.
8. Feinstein AR. The Chagrin factor and qualitative decision analysis. Arch Intern Med 2011; 145: 124-36.
9. Monte FQ. As bases do raciocínio médico. 2 ed. São Paulo. Sobravime 2014; 34(6): 210-21.
10. Jansen, JM. O pensar diagnóstico: medicina baseada em padrões. 1 ed. Rio de Janeiro. 2014; 12(3): 18-25.
11. Martins HS. Medicina de emergência: abordagem prática. 11 ed. Barueri (SP): Manole; 2016.
12. Lightfoot RW Jr, et al. The American College of Rheumatology 1990 criteria for the classification of polyarteritis nodosa. Arthitis Rheuma 1990; 33(8): 1088-93.
13. Li JS, et al. Proposed modifications to the Duke criteria for the diagnosis of infective endocarditis. Clin Infect Dis 2000; 30: 633-8.

Práticas colaborativas na transição de cuidados: uma abordagem interdisciplinar

3

- *Ivone Bianchini de Oliveira*
- *Alfredo Almeida Pina-Oliveira*
- *Letícia Andrade* • *Fábio Campos Leonel*
- *Solange Aparecida Petilo de Carvalho Bricola*

As mudanças provocadas pela transição demográfica, epidemiológica e nutricional demandam novas formas de enfrentar as doenças crônicas e demais agravos à saúde, promover a saúde e garantir mais qualidade aos anos de vida ganhos com o incremento na expectativa de vida da população[1,2].

A complexidade do processo saúde-doença requer a ação de diferentes setores e atores sociais relevantes a fim de proporcionar cuidados alinhados a boas práticas em saúde em um cenário global cuja força de trabalho em saúde encontra-se em crise[1].

O Sistema Único de Saúde (SUS) brasileiro prevê a integralidade das ações de promoção, prevenção e recuperação da saúde pautada na identificação dos determinantes e condicionantes sociais de saúde da população[3]. A crescente complexidade das necessidades de saúde dos usuários/população, as mudanças do perfil demográfico e de morbimortalidade com o envelhecimento e o aumento das doenças crônicas apontam para um novo perfil profissional caracterizado pela colaboração interprofissional[4,5].

Embora o SUS e as Diretrizes Curriculares Nacionais dos Cursos de Graduação em Saúde (DCN) enfoquem o trabalho em equipe, o modelo predominante de educação e desenvolvimento dos trabalhadores da saúde ainda é uniprofissional[6-8]. Caracteriza-se pelo foco em disciplinas e tem como desdobramento a fragmentação do cuidado, saberes e práticas, o corporativismo profissional e reforça a prática biomédica hegemônica com o isolamento profissional[5,6]. Nesse sentido, práticas fragmentadas e isoladas entre os diferentes integrantes das equipes que atuam no setor saúde e desenvolvimento social comprometem negativamente a qualidade da assistência ao paciente[9].

As DCNs representam um marco legal da articulação entre a saúde e a educação e preconizam a formação para o trabalho em equipe na perspectiva da integralidade e da qualidade da comunicação entre a equipe e usuários/famílias/comunidade[6].

A educação interprofissional possibilita repensar a capacidade de atendimento das necessidades das pessoas, dos recursos disponíveis e da resolubilidade dos problemas nos serviços de saúde por meio de oportunidades de formação integrada entre estudantes de duas ou mais profissões que "aprendem sobre os outros, com os outros e entre si para possibilitar a colaboração eficaz e melhorar os resultados na saúde"[1].

Os profissionais formados nessa perspectiva inovadora assumem um papel de agente de mudanças em uma determinada realidade local com ênfase em práticas colaborativas que podem ser traduzidas na articulação intencional entre sujeitos com diferentes vivências profissionais e no engajamento de diversos participantes e recursos em prol do alcance de objetivos de saúde locais[1].

A proposta da clínica ampliada pode ser entendida como uma prática colaborativa, uma vez que diz respeito à atenção dispensada em cada caso singular dos usuários, com troca de informações, vínculo entre profissionais e usuários, construção coletiva de projetos terapêuticos, compartilhamento de incertezas e corresponsabilização dos usuários e profissionais pelo cuidado, por meio do trabalho em equipe interprofissional colaborativa e do agir comunicativo[10].

As práticas colaborativas representam estratégias promissoras para a resolução dos problemas de saúde e para o atendimento das necessidades de pessoas, famílias e comunidades atendidas em diferentes níveis de atenção à saúde[11,12], embora sejam necessários estudos adicionais para compreender o efeito dessa sinergia e a constituição de ações mais efetivas entre os profissionais e as pessoas envolvidas na assistência[13].

As práticas colaborativas e a educação interprofissional fundamentam-se na integração de dois ou mais profissionais de diferentes áreas de conhecimento de modo colaborativo e interdependente, cujas finalidades implicam a comunicação efetiva, a liderança e a defesa de direitos em prol da excelência no cuidado prestado.[1,12]

O papel de cada profissional que atua no setor saúde deve ser valorizado, a fim de garantir a integralidade e a equidade do cuidado. Contudo, o trabalho em equipe apresenta diferentes concepções e abordagens. Dias e Nogueira[14] definem o trabalho em equipe como:

> Um conjunto de pessoas que se unem em um objetivo comum, negociam entre si e elaboram um plano de ação bem definido, trabalhando em consonância

e com comprometimento mútuo, complementando o trabalho com suas habilidades variadas, aumentando a chance de êxito no resultado do trabalho empreendido.

As autoras da citação anterior ainda propõem atributos indispensáveis ao trabalho em equipe, quais sejam: valorizar estratégias de comunicação assertiva e mediação de conflitos entre os integrantes; elaborar um plano de ação bem definido a partir da discussão producente e das ideias próprias de cada participante do grupo e perceber a riqueza que a diversidade de visões sobre um mesmo problema pode promover ao lidar com fenômenos complexos[14].

O grupo Canadian Interprofessional Health Collaborative (CIHC)[15] estabeleceu seis domínios de competências essenciais para a prática interprofissional colaborativa: comunicação interprofissional; cuidado centrado no paciente, cliente, família e comunidade; clarificação de papéis profissionais; dinâmica de funcionamento da equipe; resolução de conflitos interprofissionais e liderança colaborativa. Em 2011, o grupo norte-americano Interprofessional Education Collaborative Expert Panel (Ipec)[16] divulgou as competências centrais para a prática interprofissional colaborativa com ênfase na segurança, alta qualidade, no acesso e cuidado centrado no paciente. As competências elaboradas pela IPEC são: valores/ética para a prática interprofissional, papéis e responsabilidades profissionais, comunicação interprofissional e trabalho em equipe.

Com a pretensão de estimular reflexões adicionais, o presente capítulo pretende ilustrar as potenciais contribuições decorrentes das práticas colaborativas entre diferentes profissionais para a redução dessa lacuna na formação e no cuidado centrado na pessoa no âmbito da Clínica Médica.

ESTUDO DE CASO 1

Identificação

- Sra. L.F.M., 77 anos, casada, sem filhos, católica, ex-empresária/cozinheira, natural de Turmalina-MG e procedente de São Paulo.

Antecedentes pessoais

- AVCi (2013 e julho/2016) com sequelas: hemiparesia D, disfagia e incontinência urinária dependente para as atividades básicas de vida diárias;
- DM II insulinodependente: Diagnóstico em 2007;
- HAS; Diagnóstico em 2007;
- Dislipidemia; Diagnóstico em 2007;
- Osteopenia;
- Neurite vestibular (agosto/2013);
- Fratura de Fêmur D com fixação em setembro/2015, onde ocorreu a primeira internação;
- Sepse de foco urinário, com internação em UTI em abril/2016, onde ocorreu a segunda internação em decorrência de crises convulsivas e *delirium* secundários à sepse;

Internações

- **1ª Internação (09/15):** Instituto de Ortopedia e Traumatologia – Fratura de fêmur submetida à fixação de fêmur em 09/2015.
- **2ª internação (04/04/16):** Relato de ter apresentado abalos (crise Tônico-clônica generalizada) por aproximadamente 20 minutos, com sonolência, diminuição de força em MMII e alteração na fala. Paciente internada pela equipe de neurologia após rebaixamento do nível de consciência. Na ocasião, foram realizados IOT e ventilação mecânica. Na investigação, foi feita hipótese diagnóstica de sepse de foco urinário (*E. coli* sensível à ceftriaxona) e um novo evento isquêmico cerebral (novo AVCi).

Problema atual

- Paciente comparece à consulta médica de rotina no ambulatório de clínica geral, com foco na compensação do diabetes. No momento da consulta, paciente está acompanhada do cônjuge, Sr. Martins, e se encontra em péssimas condições de higiene: sem fraldas, forte odor de urina. Última hemoglobina glicada – HbA1c = 12% (07/02/17). Em discussão de caso com o assistente do dia, optou-se pela internação, levando em consideração o frágil suporte social da paciente. Paciente é internada em enfermaria da Clínica Médica.

Medicamentos em uso atualmente e no momento da indicação de internação hospitalar

- AAS 100 mg/dia;
- Metformina 850 mg, 3 vezes ao dia;
- Gliclazida 90 mg/dia;
- Losartana 50 mg, 2 vezes ao dia;
- Anlodipino 5 mg, 2 vezes ao dia;
- Atorvastatina 40 mg/dia;

Nessa ocasião, já havia sido prescrita insulinoterapia para a paciente, em esquema: 30 UI NPH de manhã (para facilitar tratamento – aplicação na UBS), porém suspenso na consulta anterior à internação devido ao suporte social inadequado para o gerenciamento do tratamento com insulinoterapia.

Ações da equipe médica

Frequentemente, deparamo-nos com casos difíceis de serem manejados sem um olhar interdisciplinar, colaborativo.

Essa paciente estava sendo acompanhada em ambiente ambulatorial com muita dificuldade na adesão ao tratamento. Esse caso é exemplar, pois todos os dias atendemos esse perfil de paciente, tendo como grande dificuldade o reconhecimento dos problemas relacionados à má adesão e às possíveis soluções para os problemas levantados.

Vimos no caso clínico que o suporte social era ruim, que o entendimento das enfermidades era baixo e que havia problemas com as medicações.

Nesse caso, se mantivéssemos unicamente o ponto de vista médico, seria muito simples de conduzir, seguindo *guidelines* e algoritmos para o tratamento de diabetes descompensada. Porém, mesmo seguindo as diretrizes do controle de diabetes, essa paciente não foi compensada.

Nesse momento, precisamos nos atentar às várias dimensões do cuidado, muito além da parte clínica. É necessária uma abordagem ampla, com enfoque no paciente, e não na doença. Com isso, uma visão dos aspectos sociais, familiares, psicológicos e até espirituais se faz necessário.

Nessa perspectiva, a internação foi uma ação com o objetivo de otimizar o tratamento da descompensação da diabetes da paciente. E, nesse momento, temos uma grande oportunidade de discutir sobre como as práticas colaborativas auxiliam-nos no cuidado.

Avaliação médica: Aspectos relevantes.

Sinais vitais no momento da internação

- PA: 132 × 78 mmHg
- FC: 76 bpm
- Glicemia Capilar: 402 mg/dL
- Saturação: 94%
- Peso: 61 kg

Exame físico: REG, CHAAAE;

Funcionalidade: dependente para a maioria das atividades da vida diária;

Avaliação neurológica: GCS 14 (desorientação temporal), hemiparesia D desproporcionada;

Avaliação respiratória: MV+, sem RA bilateralmente;

Avaliação cardiovascular: BRNF em 2 tempos, sem sopros;

Avaliação abdominal: abdome globoso, flácido, indolor à palpação;

Avaliação MMII: edema perimaleolar bilateral;

Exames laboratoriais do momento da internação

- creatinina: 0,7 mg/dL
- ureia: 46 mg/dL
- sódio: 142 mEq/L
- potássio: 4,6 mEq/L
- HbA1c: 12%; (glicemia – 190 mg/dL)

Ações da farmácia clínica

Paciente realizava acompanhamento prévio com a equipe de otorrinolaringologia em 2013 quando foi diagnosticada com uma neurite vestibular e tratada com betaistina. Em agosto de 2013, a paciente foi encaminhada pela otorrino à clínica geral, para controle das doenças de base (diabetes e hipertensão) que, desde essa época, já eram bastante descompensadas. Quando iniciou o acompanhamento na clínica, tinha como doenças de base: hipertensão, diabetes, neurite vestibular e disfagia para líquidos.

Em duas ocasiões, a paciente foi encaminhada para o serviço de farmácia clínica, em 2013 e 2015. Nas duas ocasiões, a paciente recebeu todas as orientações em relação à terapia instituída; porém, fica claro que a paciente já tinha dificuldades de seguir as orientações desde aquela época.

Vamos adotar o método **Soap** para apresentação e avaliação do caso clínico.

Os dados subjetivos **(S)** referem-se à informação recebida pelo paciente e/ou cuidador, e que normalmente não podem ser reproduzidos [*sic*].

Os dados objetivos **(O)** referem-se a parâmetros fisiológicos, bioquímicos, resultados de exames de imagem, e que podem ser checados.

A Avaliação **(A)** do problema deverá se deter na competência do profissional, que fará a intervenção segundo o conhecimento específico de sua área, elencando os problemas relacionados aos medicamentos, por exemplo, para o farmacêutico clínico, com vistas à instituição de um plano de ação farmacoterapêutico.

O Plano de Intervenção Farmacêutica **(P)** apresentará ações específicas com metas a curto e médio prazo de avaliação, de seguimento farmacoterapêutico e monitoramento da resposta com modificação e avaliação da terapêutica, se for necessário.

Dados subjetivos(s)

Na interconsulta com a farmácia clínica, foi relatado que, durante a internação, a paciente aceitou bem a dieta, a insulinização e os medicamentos por via oral (VO).

Seu esposo/cuidador também apresenta déficit visual e alega dificuldade em ministrar os vários medicamentos por VO e a insulina noturna, e, para que seja aplicada a dose da insulina pela manhã, ele solicita auxílio de terceiros e nem sempre consegue.

Dados objetivos (O)

Medicamentos em uso:

- AAS 200 mg/dia; Metformina 850 mg 8/8 h; Gliclazida MR 90 mg/dia; Losartana 50 mg 12/12 h; Anlodipino 10 mg/dia; Sinvastatina 40 mg/dia; e Insulina NPH 18UI antes do café da manhã e 14 UI *bed time*.
- O Assistente da Clínica (Prof. Milton) discute o caso com a farmacêutica clínica (Dra. Solange) sobre a possibilidade de desospitalização, considerando que ela permanecia internada por falta de estrutura de cuidados no domicílio (23/02/17).

Avaliação do problema (A):

- HbA1C: (HbA1C novembro/16 = 11,8% HbA1C fevereiro/17 = 12%);
- PA: 110 × 80 mmHg;
- dificuldade na utilização dos medicamentos (insulinização e/disfagia?).

Plano de intervenção farmacêutica (P):

- troca da insulina NPH duas vezes ao dia por insulina Glargina 100 UI pela manhã (ação prolongada e dose única – solicitar suporte social na comunidade);
- manipulação magistral dos medicamentos por VO, com o intuito de diminuir o número de unidades posológicas/dia;
- acompanhamento farmacoterapêutico com avaliação dos parâmetros fisiológicos e bioquímicos;
- promoção do autocuidado com vistas à autonomia no próprio tratamento.

A Figura 3.1 apresenta o formulário para **prescrição** de insulina glargina para pacientes com diabetes 2.

A **indicação** de uso de insulina para pacientes DM2 deverá ter avaliação prévia da equipe multidisciplinar, no que se refere à exclusão das possibilidades que levem ao mau uso da insulina humana e, consequentemente, ao não alcance do objetivo terapêutico.

A Figura 3.2 representa o fluxograma do acmg em relação aos profissionais da equipe multidisciplinar e sua respectiva avaliação quanto ao uso de insulina.

HOSPITAL DAS CLÍNICAS

FORMULÁRIO PARA PRESCRIÇÃO DE GLARGINA

Etiqueta do paciente:

Nome: _____

Rg – HC: _____

Diagnósticos atuais, além do Diabetes *Melitus*:
_____
_____
_____

( ) Diabetes tipo 1 ( ) Diabetes tipo 2

MEDICAMENTOS EM USO PARA DIABETES:

Insulina basal	dose/período	dose total diária
NPH		
Glargina		

Insulina prandial	dose/período	dose total diária
rápida/ultrarrápida		

Hipoglecemiantes orais	dose/período	dose total diária

( ) Em uso de glargina há _____ ( ) introdução de glargina

JUSTIFICATIVA PARA PRESCRIÇÃO DE GLARGINA

	Sim	Número de episódios	recebeu orientação da nutricionista	recebeu orientação da farmácia clínica	outras medidas tomadas
Hipoclicemia grave					
Hipoclicemia noturna					
Outros:					

Resultados de exames				
	data	valor	data	valor
Glicemia de jejum				
Hemoglobiona glicada				
E/OU /frutosamina				

Lembrete: a insulinaterapia basal-boulos adequada preve que 50% da dose seja oferecida como basal.

Médico cadastrado como autorizador da liberação de glargina

Nome:_____ CRM:_____

Data:____/____/_____ Assinatura e Carimbo: _____

Observação: O medicamento só será liberado pela farmácia mediante a apresentação deste formulário devidamente preenchido.

Figura 3.1 – Formulário para prescrição de insulina glargina no ACMG.

Fonte: Formulário de uso do ACMG (ambulatório de Clínica Geral) do HCFMUSP.

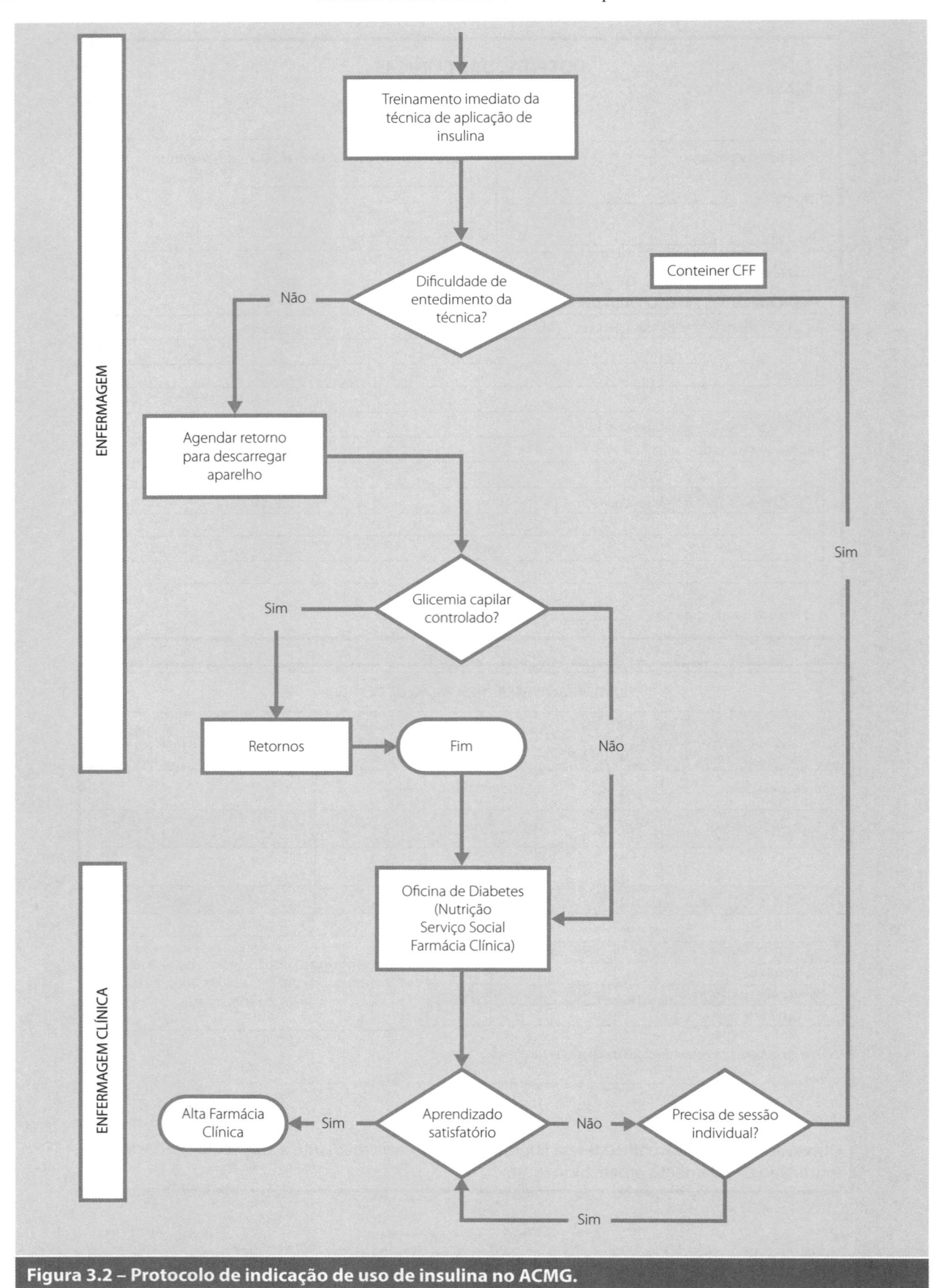

Figura 3.2 – Protocolo de indicação de uso de insulina no ACMG.

Fonte: Atendimentos e formulários de uso do ACMG (ambulatório de clínica geral) do HCFMUSP.

A Figura 3.3 apresenta o atendimento da farmácia clínica a paciente do caso clínico.

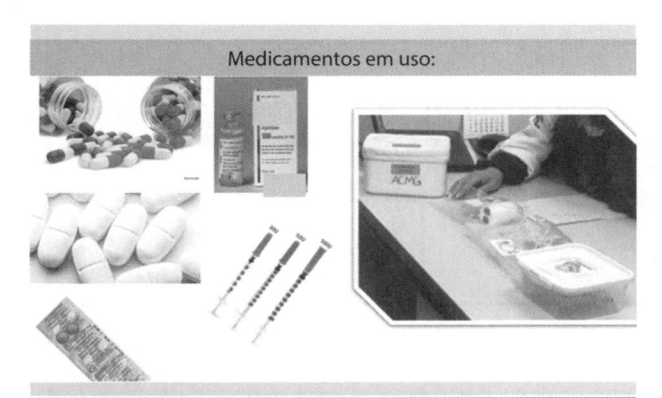

Figura 3.3 – Medicamentos em uso pela paciente após o plano de intervenção farmacêutica.

Fonte: Arquivo pessoal dos autores.

A Figura 3.4 representa a tabela de orientação farmacêutica (TOF) com os medicamentos dispostos conforme atividades básicas de vida diária da paciente e a prescrição magistral para facilitar a adesão.

A Tabela 3.1 apresenta a reavaliação da paciente em seu primeiro retorno à farmácia clínica, após um mês de acompanhamento.

Tabela 3.1 – Parâmetros fisiológicos e bioquímicos avaliados.

Parâmetros avaliados	Admissão FC (fev./2017)	1º retorno FC (mar./2017)
Pressão arterial (mmHg)		127 × 60
Frequência cardíaca (bpm)		77
Glicemia capilar (mg/dL)		128
HBA1c (%)	12	8,6%

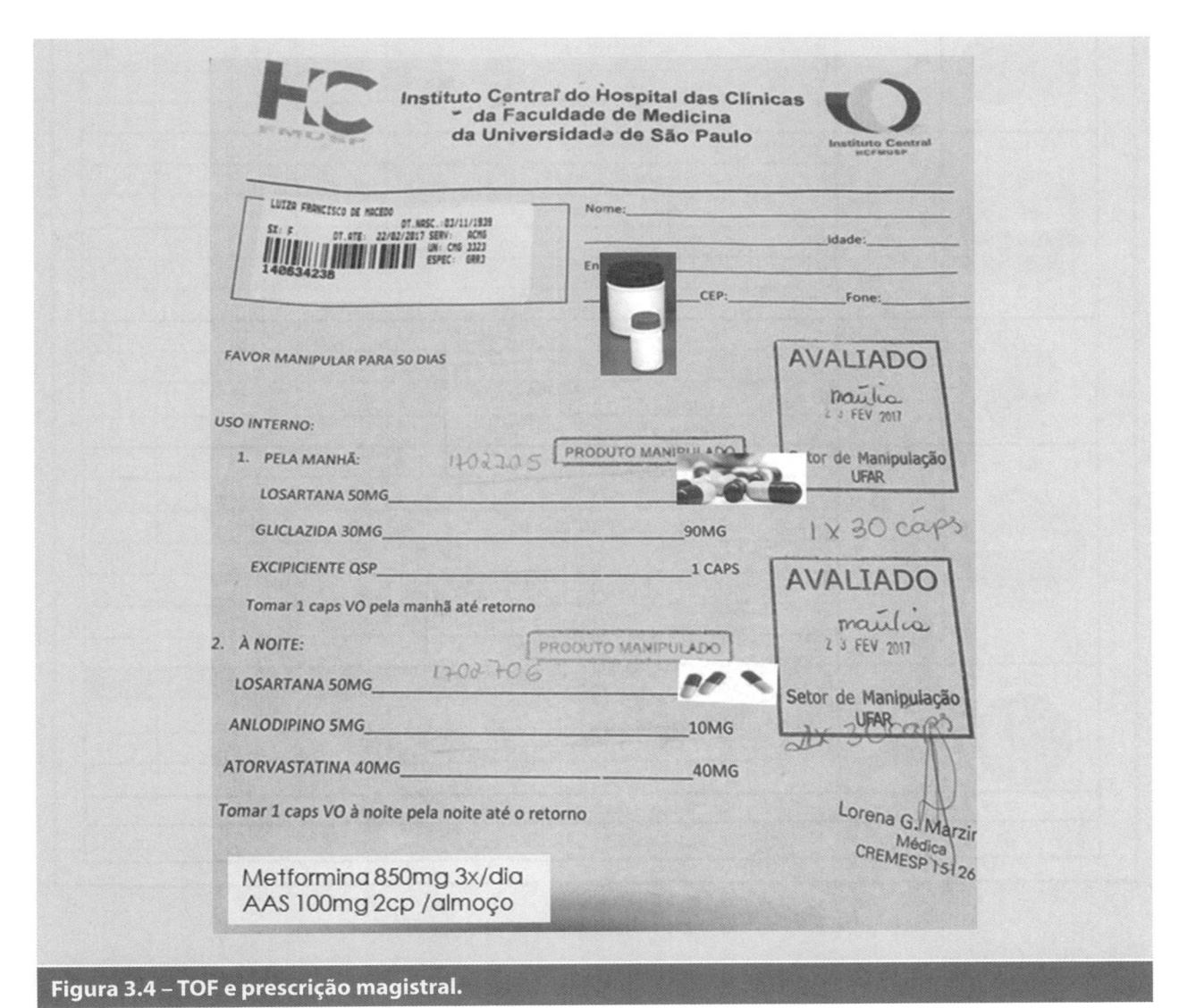

Figura 3.4 – TOF e prescrição magistral.

(Continua)

AMBULATÓRIO DE CLÍNICA GERAL

TABELA DE ORIENTAÇÃO FARMACÊUTICA

RECEITA	🕐	Luiza Francisco Macedo		Quantidade dose	Água	Subcutânea	Via oral
Jejum ☀	08:00 30 min. antes do café	RGHC: 14063423B					
		Insulina Glargina				14 UI	
Café da manhã 🥤	8:30 logo após o café	Fórmula azul/amarela		1 Cp			
		Metformina 850 mg		1 Cp			
Almoço 🍲	12:00 antes do almoço						
		Metformina 850 mg		1 Cp			
		AAS 100 mg		2 Cp			
Tarde ☕							
Jantar 🍲	Entre 19:00 e o jantar	Metformina 850 mg		1 Cp			
		Fórmula vermelha/amarela		2 Cp			
Deitar 🌙	23:00 ao deitar						
Traga esta tabela em todo retorno médico!							
Data: 23–02–17		Farmacêutica Clínica: Dra. Solange Bricola				CRF/SP: 10856	

Figura 3.4 – TOF e prescrição magistral.

Fonte: Documentos do serviço, disponíveis na consulta de exames no Prontmed.

A Figura 3.5 refere-se ao mapa de evolução da hemoglobina glicada dessa paciente em sua história clínica com o hospital.

Nossa interpretação é a de que a adaptação da prescrição farmacológica aos hábitos de vida da paciente, respeitando suas limitações e condições, aliados fundamentalmente ao Conhecimento, Habilidade e Atitude (CHA), foi a chave para o sucesso terapêutico e alcance das metas propostas. A Figura 3.6 apresenta o atendimento à paciente citada, conforme autorização prévia dos envolvidos, em relação à divulgação de imagem.

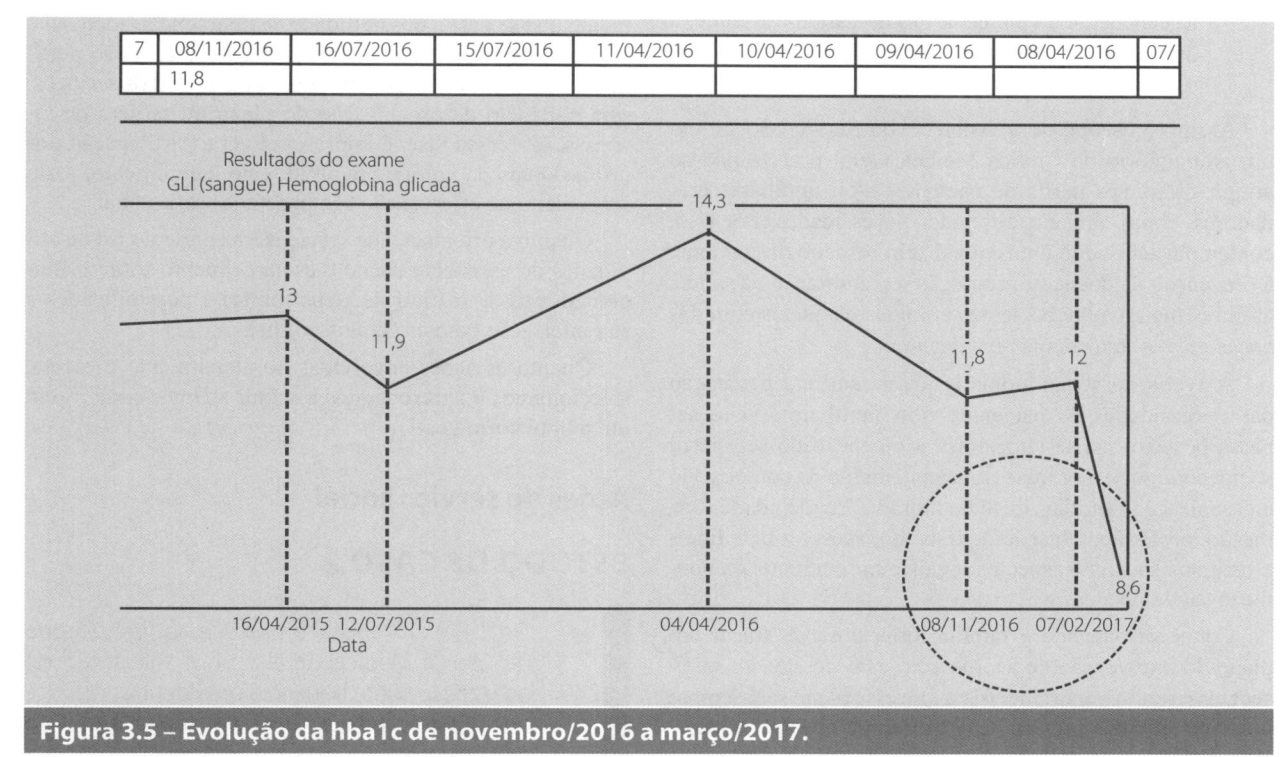

7	08/11/2016	16/07/2016	15/07/2016	11/04/2016	10/04/2016	09/04/2016	08/04/2016	07/
	11,8							

Figura 3.5 – Evolução da hba1c de novembro/2016 a março/2017.

Fonte: Gráfico da hemoglobina glicada do laboratório central, disponível na consulta de exames no Prontmed.

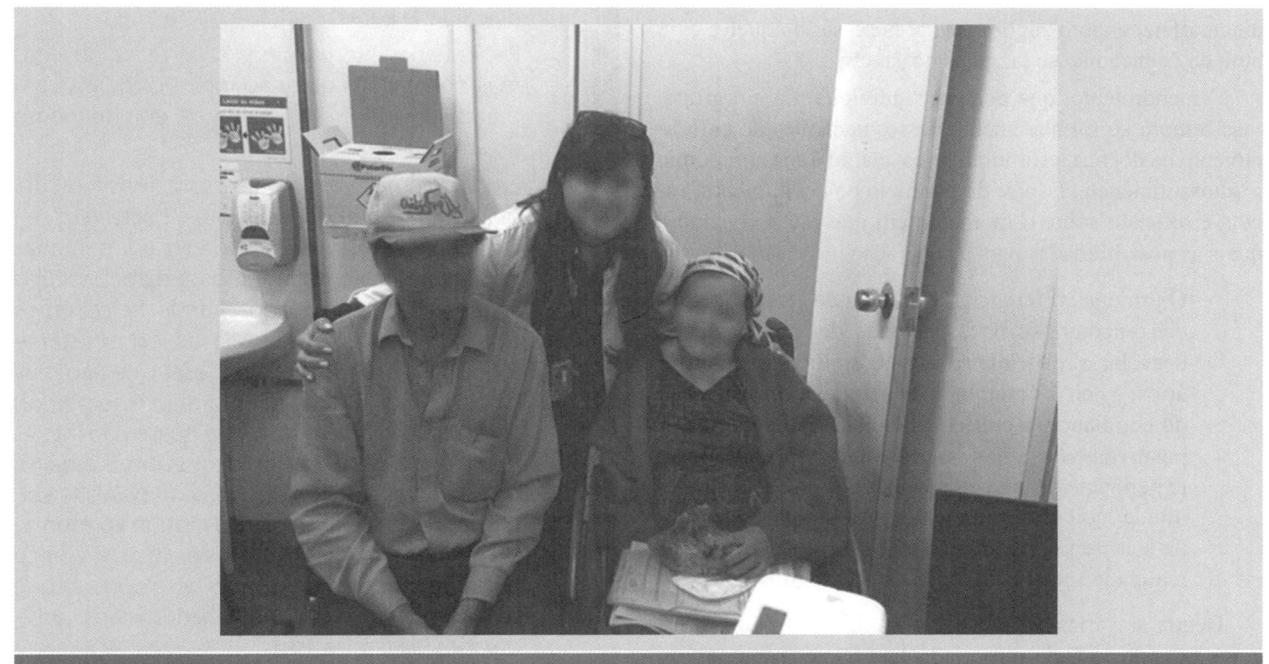

Figura 3.6 – Consulta da farmácia clínica.

Fonte: Acervo da Dra. Solange Bricola.

Ações do serviço social

Na definição de Clínica Médica, temos:

(...) abrange o estudo e a prática da promoção da saúde, prevenção de doenças, diagnóstico, cuidados e tratamento de homens e mulheres desde a adolescência até a velhice, a fim de garantir a saúde, a qualidade de vida e a intervenção positiva em todos os estágios de doença[17].

Assim, o escopo de trabalho[18,19] do Serviço Social em um ambulatório de Clínica Médica Geral precisa não só atingir diferentes perfis de pacientes e/ou familiares cuidadores, como também diferentes necessidades. Por isso, contempla ações conjuntas que dizem respeito diretamente à prevenção de doenças, promoção e reabilitação da saúde, assim como envolve pacientes crônicos e aqueles com doenças graves sem perspectiva de cura.

A avaliação social ampla é que garantirá a percepção das necessidades de pacientes e/ou familiares, visto ser nessa ocasião que se oportuniza a obtenção do seu perfil socioeconômico, por meio do levantamento da composição e organização familiar, local de moradia, renda, idade, formação, profissão, situação de trabalho, acesso a benefícios e recursos sociais e aspectos legais e burocráticos da condição saúde/doença.

Conhecer paciente e família torna possível traçar um plano de intervenção de acordo com as necessidades apresentadas, sendo importante frisar que esse plano será sempre único e particular em virtude dos diferentes perfis obtidos.

Dessa forma, a intervenção social tem como objetivo contribuir para a eficácia do tratamento e propiciar ao paciente a volta à "normalidade" de sua vida, promovendo a sua inserção ou reinserção nas atividades laborativas, ou, ainda, oferecendo o suporte social necessário àqueles cuja cura da doença não se faz mais possível.

O atendimento, que pode ser individual ou em grupo, visa sempre ao fortalecimento desses pacientes no enfrentamento da doença, estimulando-os quanto à sua autonomia e autossuficiência. Isso se dá por meio do acolhimento, escuta e reflexão sobre o momento em que estão vivendo e quais as possibilidades para a superação.

O principal diferencial da prática do Assistente Social encontra-se na capacidade de, tecnicamente, desvelar a realidade social, possibilitando aos usuários, e demais membros da equipe, a compreensão do cotidiano e a consequente condição de interagir positivamente sobre esse, aumentando em todos a experiência de uma cidadania mais próxima da plenitude – ou seja, seu melhor atributo parece residir na sua peculiar condição de "olhar-enxergando" a realidade social com todos os seus significados[20].

Dentre as várias definições de acolhimento, utilizamos a que nos parece mais apropriada para o que propomos em nossa prática profissional. Os autores[19] pontuam que o acolhimento pode ser visto como postura, técnica e princípio de orientação de serviços. A postura diz respeito à predisposição de receber, ouvir e tratar de maneira humanizada os pacientes e/ou familiares, ouvindo-os verdadeiramente e criando uma relação empática e de confiança mútua, confiança essa imprescindível para o bom atendimento.

Quanto a ser visto como técnica, é mediante o acolhimento que se gera a possibilidade de intervenção adequada, seja por intermédio das orientações que se tornarão pertinentes em relação ao quadro clínico e acesso aos serviços, seja por meio da organização do plano ou projeto de intervenção. Nessa fase, é imprescindível a participação dos profissionais da equipe envolvidos no atendimento, visto ser o plano de intervenção sempre multiprofissional.

Quanto à orientação de serviços, faz parte do rol de atividades do assistente social o esclarecimento sobre o funcionamento da instituição, seus limites e possibilidades e sua interseção com as demais políticas.

Quanto às ações envolvidas no atendimento e escuta, selecionamos e apresentamos a seguir as mais comuns em um ambulatório geral.

Ações do serviço social

ESTUDO DE CASO 2

Sra. L.F.M., 77 anos, comparece ao ambulatório de Clínica Médica Geral com a solicitação de orientação sobre benefício previdenciário[21,22] (tinha ouvido falar que tem direito a um "aumento na aposentadoria para a contratação de um cuidador" [sic]) e informações como receber a insulina de maneira adequada, já que seu marido e cuidador, com problemas de visão, apresenta dificuldade para o exercício dessa função.

Paciente nas internações já havia recebido algumas orientações que não foram colocadas em prática devido à dificuldade de entendimento de ambos.

Em um primeiro momento, realizamos a escuta qualificada, entendendo, junto à paciente e seu marido, as principais dificuldades apresentadas para a adesão ao tratamento de diabetes, cujas sequelas a estavam incapacitando. Percebemos que se tratava de uma família nuclear e bastante reduzida, restringindo-se ao casal, que não teve filhos. Apesar de possuírem irmão e sobrinhos, esses são bastante distantes e quase não interagem com o casal. São residentes em um bairro da periferia de São Paulo, marcado pela alta vulnerabilidade social, e a área da saúde apresenta-se bastante frágil. Apesar disso, o casal parece bastante unido e refere-se ao bom contato que tem com amigos e vizinhos, sendo esses considerados "da família" [sic].

Em contato telefônico com Unidade Básica de Saúde[23] da região de moradia do casal, soubemos não ser a unidade organizada como Estratégia de Saúde da Família, o que inviabilizaria a atenção domiciliar. Para receber a aplicação de insulina nessa Unidade, conforme sugestão médica e de farmácia, a paciente teria que ser removida ao local, tarefa impossível para o marido, já que não contam com transporte próprio, a paciente não deambula sozinha, e a Unidade não se encontra tão perto da residência do casal.

O serviço social reafirma a necessidade de que a medicação seja oferecida de maneira e no horário adequados, pois, do contrário, a piora do quadro clínico ocorrerá com maior frequência. Aponta-se também a necessidade de o marido reconhecer seus limites no cuidado, não se constituindo em negligência, mas, sim, em impossibilidade diante de um problema de saúde também já instalado.

Na avaliação social, aponta-se para a possibilidade de solicitação de acréscimo de 25% na aposentadoria da paciente, já que essa, sendo cozinheira, aposentou-se por invalidez, e, no momento, encontra-se dependente para as atividades básicas de vida diária.

Em intervenção juntamente com a equipe médica, solicita-se a elaboração do relatório médico de condições atuais, descrevendo a referida dependência. Orienta-se o familiar cuidador sobre o modo para solicitar tal benefício.

Acordamos com o casal que ele faria contato com vizinhos e amigos para saber quem poderia auxiliar a paciente na aplicação de insulina, já que eles optam por conversar com algumas pessoas com quem têm contato maior e mais íntimo.

Prontificamo-nos a entrar em contato via telefone posteriormente para sabermos sobre a solução dada pelo casal. A farmacêutica da equipe já havia alterado as medicações, visando à facilitação da adesão medicamentosa.

Orientado sobre o cadastro no serviço "Atende" para a remoção da paciente para as consultas ambulatoriais, que necessitaria de outro relatório médico específico para tal fim, foi prontamente feito pelo médico que acompanhava a paciente no dia.

Uma semana após a consulta ambulatorial, entramos em contato por telefone para averiguarmos a organização realizada pela família. O marido da paciente relata que uma jovem vizinha é quem está aplicando a insulina todos os dias na paciente antes de ir para o trabalho, e uma outra vizinha está fazendo massagens nas pernas da paciente todos os dias, à noite, o que as mantém sem edema. O marido relata que estavam sentados ao sol e, em conversa com a própria paciente, ela se mostrou mais tranquila e animada com o tratamento, ao qual, por ora, conseguiu aderir adequadamente. E pergunta: "agora eu não vou piorar, né?!". [*sic*]

Conclusão

O aumento da complexidade das necessidades de saúde requer profissionais preparados para trabalhar colaborativamente em equipes comprometidas com o cuidado à saúde.

A prática interprofissional colaborativa se refere à articulação entre equipes de diferentes serviços da rede de atenção, tendência da organização do cuidado em saúde com novas práticas clínicas que promovam a integração das ações e estabelecimento de redes de cuidado entre a atenção primária, secundária e terciária. Trata-se de uma característica das equipes integradas, cujos atributos são: respeito mútuo e confiança, reconhecimento do papel profissional das diferentes áreas, interdependência e complementaridade dos saberes e ações.

As práticas de formação pautadas na eficiente comunicação têm como resultado a segurança do paciente, com a redução de erros clínicos.

A colaboração, o trabalhar juntos executando ações cuja lógica envolva a busca de respostas às necessidades dos usuários remetem à esfera das interações sociais e comunicação entre profissionais e com os usuários.

Referências

1. World Health Organization. Framework for action on interprofessional education & collaborative practice. Geneva: WHO; 2010.
2. Mendes EV. O cuidado das condições crônicas na atenção primária à saúde: o imperativo da consolidação da estratégia da saúde da família. Brasília: Organização Pan-Americana da Saúde; 2012.
3. Brasil. Lei n. 8080, de 19 de setembro de 1990. Dispõe sobre as condições para a promoção, proteção e recuperação da saúde, a organização e o funcionamento dos serviços correspondentes e dá outras providências [Internet]. Brasília; 1990 [citado 2014 out. 20]. Disponível em: http://portal.saude.gov.br/portal/arquivos/pdf/lei8080.pdf
4. Zwarebstein M, Goldman J, Reeves S. Interprofessional collaboration: effects of practice-based interventions on professional practice and healthcare outcomes. Cochrane Database Syst Rev 2009; (3): CD000072.
5. Frenk J, Chen L, Bhutta ZA, Cohen J, Crisp N, Evans T, et al. Health professionals for a new century: transforming education to strengthen health systems in independent world. Lancet 2010; 376(9756): 1923-57.
6. Feuerwerker LCM, Capozzolo AA. Mudanças na formação dos profissionais de saúde: alguns referenciais de partida do eixo trabalho em saúde. In: Capozzolo AA, Casetto SJ, Hens AO, (orgs.) Clínica comum: itinerários de uma formação em saúde. São Paulo: Hucitec; 2013. p. 35-68.
7. Barr H, Koppel I, Reeves S, Hammick M, Freeth D. Effective interprofessional education: arguments, assumption and evidence. London: Wiley-Blackwell; 2005.
8. Reeves S, Perrier L, Goldman J, Freeth D, Zwarenstein M. Interprofessional education: effects on professional practice and health outcomes (update). Cochrane Database Syst Rev 2013; (3): CD002213.

9. Zwarenstein M, Goldman J, Reeves S. Interprofessional collaboration: effects of practice-based interventions on professional practice and healthcare outcomes. Cochrane Database Syst Rev 2009; (3): CD000072. DOI: 10.1002/14651858.CD000072.pub2.

10. Campos GWS, Amaral MA. A clínica ampliada e compartilhada, a gestão democrática e redes de atenção como referenciais teórico-operacionais para a reforma do hospital. Ciênc Saúde Coletiva 2007; 12(4): 849-59.

11. Mendes EV. O cuidado das condições crônicas na atenção primária à saúde: o imperativo da consolidação da estratégia da saúde da família. Brasília: Organização Pan-Americana da Saúde; 2012.

12. Peduzzi M, Norman I, Germani ACCG, Silva J, Souza G. Educação interprofissional: formação de profissionais de saúde para o trabalho em equipe com foco nos usuários. Revista Esc Enferm USP 2013; 47(4): 977-83. DOI: http://dx.doi.org/10.1590/reeusp.v47i4.78051.

13. Reeves S, Zwarenstein M, Goldman J, Barr H, Freeth D, Hammick M, et al. Interprofessional education: effects on professional practice and health care outcomes (update). Cochrane Database Syst Rev 2013; (1): CD002213. DOI: 10.1002/14651858.CD002213.pub3.

14. Dias RB, Nogueira FPS. Trabalho em equipe. In: Gusso G, Lopes JMC, (orgs.) Tratado de medicina de família e comunidade: princípios, formação e prática. Porto Alegre: Artmed; 2012.

15. Canadian Interprofessional Health Collaborative (CIHC). A National Interprofessional Competence Framework [Internet]. Vancouver: CIHC; 2010 [cited 2014 Sept 9]. Available from: http://www.cihc.ca/files/CIHC_IPCompetencies_Feb1210.pdf

16. American Association of Colleges of Nursing. Interprofessional Education Interprofessional Education Collaborative Expert Panel. Core competencies for interprofessional practice: Report on an expert panel [Internet]. Washington; 2011 [cited 2014 Sept 9]. Available from: http://www.aacn.nche.edu/education-resources/ipecreport.pdf

17. Ivanovic L, (org.) Competências do clínico. Disciplina de clínica geral e propedêutica. 2015. Disponível em: http://www2.fm.usp.br/gdc/docs/cgp_82.pdf

18. Andrade L, Oliveira IB. Garantia de direitos e acesso a benefícios: uma preocupação do serviço social em cuidados paliativos. In: Oliveira RA, (coord.) Cuidado paliativo. São Paulo: CREMESP; 2008. p. 631-42.

19. Andrade L. O papel do assistente social na equipe. In: Carvalho RT, Parsons HA, (orgs.) Manual de cuidados paliativos ANCP. 2 ed. ampl. e atual. Porto Alegre: Sulina; 2012.

20. Silveira CA. A prática do assistente social junto ao núcleo de assistência domiciliar. Rev Bras Home Care (Rio de Janeiro) fev. 1999; IV(46): 10, 21.

21. Previdência Social. (acesso em: 15 set. 2015). Disponível em: <www.previdencia.gov.br>

22. Brasil. Lei nº 8.213, de 24 de julho de 1991. Dispõe sobre os planos de benefícios da previdência social e dá outras providências. Brasília (DF): Diário Oficial [da] União; 25 jul. 1991 (acesso em: 15 set. 2015). Disponível em: <http://www.planalto.gov.br/CCIVIL_03/leis/L8213cons.htm>

23. Silva Jr AG, Mascarenhas MTM. Avaliação da Atenção Básica em Saúde sob a ótica da integralidade: aspectos conceituais e metodológicos. In: Pinheiro R, Mattos RA, (orgs.) Cuidado: as fronteiras da integralidade. 3ª ed. Rio de Janeiro: UERJ, IMS: ABRASCO; 2006. p. 241-58.

Princípios de metodologias ativas de ensino

4

- *Júlia Biegelmeyer* • *Danielle de Magalhães de Barros*
- *Guilherme de Abreu Pereira* • *Fabricio André Martins da Costa*
- *Kristopherson Lustosa Augusto*

A formação de profissionais em saúde requer interação prática e teórica, dadas as peculiaridades dessa atividade. No entanto, a metodologia utilizada para esse fim vem sendo construída de forma passiva, acrítica, reducionista e fragmentada[1].

A necessidade do estudo e da discussão sobre metodologias ativas de ensino, MAE, perpassa pelas transformações da nossa sociedade como um todo. A velocidade da construção do conhecimento e de suas novas descobertas torna as verdades e conceitos cada vez mais provisórios[2]. Além do que, nossa sociedade tem sofrido, incentivada principalmente pelos meios de comunicação, grande influência audiovisual, no modo de ver e de pensar o mundo, embotando a reflexão crítica e a práxis do aluno[3].

A prática de ensino em saúde requer o desenvolvimento da autonomia do aluno/indivíduo, mas com uma perspectiva de coalizão com o coletivo, justamente pelas características inerentes às profissões nessa área[4].

Vale ainda ressaltar que a prática de aprendizagem perpetua-se após o curto período de graduação, levando à necessidade de um processo de aprendizagem ativo e que proporcione ao indivíduo a capacidade de aprender a aprender.

Na verdade, os profissionais de saúde devem aprender a conhecer, aprender a fazer, aprender a conviver e aprender a ser[5]. Logo, a educação contemporânea deve pretender formar um discente com capacidade de autogestão e de ser coordenador do seu processo de aprendizagem[4].

Nos últimos anos, diversos estudos apontam que as metodologias ativas de ensino têm melhorado a absorção e a compreensão do conteúdo e a satisfação do corpo discente com significância estatística[6]. No internato médico, também vemos melhora na percepção do aprendizado com o emprego de tais metodologias[7].

O ensino se pautou por muitos anos na figura do professor; no entanto, a necessidade por uma modificação de enfoque nas salas de aula e hospitais se fez premente. Estudantes conquistam protagonismo em seu processo educacional, protagonismo esse que se dá por meio de esforço significativo de seus professores para atuar como facilitadores desse processo. Metodologias ativas de ensino são estruturadas para que ocorra um legítimo engajamento dos estudantes, visando à permanência de informações transmitidas e composição de conhecimento, isso é, aplicação desses conceitos em suas vidas após questionamento e interpretação. Portanto, o método socrático de condução do aluno por um caminho determinado abre espaço para uma multiplicidade de desfechos a serem revelados conjuntamente por corpos discente e docente[8].

As metodologias ativas de ensino estão intrinsecamente associadas a uma avaliação formativa na qual o estudante idealmente é examinado de maneira longitudinal, oferecendo-se a possibilidade de interação equânime entre professor e aluno, com a janela para reflexão e mudanças ao longo de um percurso educativo. No entanto, a importância da avaliação formativa não exclui a significância da avaliação somativa a qual tem caráter pontual e certificativo, auxiliando na consideração do aprendizado de um indivíduo[9]. A avaliação não pode estar dissociada dos objetivos educacionais e da ideia de que não existe um método único que permita a avaliação de todos os conhecimentos de um bom médico.

Esse capítulo presta-se a abordar alguns dos métodos mais comumente utilizados no ensino médico.

Problem-based learning – PBL – ou Aprendizagem baseada em problemas

O aprendizado torna-se mais significativo quando o adulto é exposto a ambientes teórico-práticos próximos da realidade, com casos clínicos reais com base na literatura vigente[10,11].

Essa teoria fundamenta currículos de PBL em escolas médicas, e esse sistema de ensino vem sendo implementado nas mais diversas universidades há mais de meio século[12].

Em 2003, 70% das escolas americanas acreditadas pelo Liaison Committee on Medical Education (LCME) usavam PBL como metodologia ativa em sua graduação[13]. Numerosos estudos vêm sendo realizados para comprovar a efetividade da aprendizagem embasada em problemas em relação com o método tradicional. Os achados desses estudos ainda não são definitivos[12,14-17].

Duas metanálises afirmam que há uma tendência de melhor aprendizagem do método tradicional para a parte básica do curso, enquanto do PBL para a parte clínica[18,19].

Alguns fatores são apontados como possíveis causas de diminuição da qualidade no processo de aprendizagem, tais como: *expertise* dos tutores a respeito do conteúdo mediado[20], abordagem dada pelo tutor[21], dentre outros.

Nessa subárea de pesquisa, serão incluídos projetos que contemplem o surgimento de produtos inovadores para a prática de ensino em aprendizagem com base em problema. Tais estudos podem usar como objetos de pesquisa o corpo docente, discente e demais profissionais vinculados ao processo de ensino-aprendizagem, desde que eles assinem Termo de Consentimento Livre e Esclarecido (TCLE) padronizado pela instituição.

Poder-se-ão usar instrumentos já validados de mensuração de percepção de ensino[22] ou criação de material adaptado à realidade local com estudo de comparação, bem como estudos qualitativos que gerem mudanças na abordagem da metodologia.

O método *Problem-based learning* (PBL) foi criado com a finalidade de possibilitar aos alunos um aprendizado que seja estruturado a partir de uma situação-problema, situação essa que os faça estudar o conhecimento aplicado ao problema proposto e concomitantemente explorar suas próprias vias de aprendizado, tornando a resolução do problema em si algo secundário. Esse método é composto pela execução do trabalho em pequenos grupos a ser guiado pelos respectivos tutores. Tal método propõe ao estudante a construção de uma capacidade metanalítica de aprendizado, a qual compreenda: os limites de seu conhecimento atual, os obstáculos a serem superados e, por fim, o processo epistemológico percorrido. Sua implantação deu-se no término da década de 1960, motivada por perspectiva de melhores desfechos acadêmicos, os quais são observados com cautela no presente momento[12,23].

O trabalho no modelo PBL inicia-se com uma sessão de tutoria na qual há exposição da situação clínica. Nesse momento, os alunos deverão identificar o problema em questão, discutindo seus conhecimentos prévios para que ocorra uma série de hipóteses iniciais e propostas de mecanismos. Devem-se identificar os pontos de aprofundamento, portanto, contando com capacidade diagnóstica de suas deficiências como indivíduos e como grupo. Essa identificação colabora com a construção de um plano de estudos. A partir desse plano de estudos, os alunos terão um número de dias para se dedicar à pesquisa. Esse passo é fundamental para a carreira desses futuros médicos, uma vez que, desprendidos do ambiente estudantil, deverão percorrer esse trajeto sem a presença de tutores. Transcorrido esse período, os alunos se reúnem para nova sessão de tutoria na qual poderão compartilhar as informações obtidas, expondo seu raciocínio e construindo um saber em comum[24].

A figura do tutor é fundamental no método PBL, já que provoca nos estudantes um questionamento sobre o que é relevante nesse problema. Espera-se, com esse modelo, que haja um amadurecimento contínuo do estudante ao longo das múltiplas situações. Portanto, é natural que a participação do tutor seja mais incisiva na iniciação do estudante nesse processo, havendo, de sua parte, redução paulatina das intervenções, mantendo, porém, seu caráter de promotor de debate e interação entre os alunos[25].

O tutor tem como missões: planejar as situações-problema com objetivos claros de ensino; auxiliar os estudantes a não se perder em suas discussões em relação aos objetivos propostos; compreender a capacidade dos alunos de transcender as tarefas; gerir conflitos sociais juntamente com o grupo, e, por fim, servir de *coach* metacognitivo. Claramente, essas tarefas carregam elevado nível de complexidade. Nesse cenário, o tutor deve ter como intuito o estabelecimento, desde o início, de um clima de respeito, sugerindo a criação coletiva de regras para o funcionamento das sessões, mantendo-se ciente de que conflitos, principalmente na formação e trabalho inicial do grupo, são parte de sua construção[26].

Team-based learning – TBL

O aprendizado promovido por times é uma alternativa no desenvolvimento de objetivos da matriz de competências das mais diversas escolas na área de saúde. Técnica ainda pouco utilizada no nosso meio, tem suas raízes nas teorias educacionais sociais, especialmente do trabalho de George Herbert Mead[27,28].

O TBL tem características próprias de ensino, sendo útil no engajamento dos estudantes no processo educacional, tornando-os participantes ativos da construção do conhecimento. Enfatiza a necessidade de adquirir conhecimento prévio para a discussão em grupo, o que gera grande autonomia didática, e há ainda a percepção, por parte do corpo discente, de maior grau de satisfação no momento do ensino[29-31].

Esse método vem se mostrando efetivo para o aprendizado de conteúdos nas mais diversas áreas da Medicina, como farmacologia, anatomia e psiquiatria[32]. O TBL vem ainda sendo implantado em escolas de enfermagem, visando ao aprendizado de técnicas de comunicação em equipes de trabalho[33].

O *Team-based learning* (TBL) configura-se como um método de aprendizado estruturado em etapas, perfazendo esfera individual, atividade em grupo e, em seguida, debate entre grupos de uma mesma sala. No entanto, para que isso ocorra de maneira exitosa, uma série de componentes devem ser percorridos, entre eles: estudo de assunto proposto previamente à sessão de discussão; avaliação individual quanto à preparação prévia; repetição dessa mesma avaliação em seu grupo; sessão de argumentação sobre gabarito; *feedback* adequado por parte do instrutor, para posteriormente solicitar aos alunos a realização de uma tarefa pertinente ao assunto em grupo[34].

Para que essa tarefa coletiva seja proveitosa, sugere-se que o problema seja comum a todos os grupos que estão trabalhando em sala e que esse seja inserido na realidade dos alunos, ganhando relevância, portanto. Além disso, deve haver um incentivo para que a tarefa aponte a necessidade de uma escolha entre opções, de modo a fomentar a discussão enriquecedora dentro do grupo e, posteriormente, entre todos os grupos. Por fim, a apresentação da resposta de cada equipe pode se dar de maneira simultânea, de forma a reduzir o efeito de desvio a partir das respostas iniciais[35].

O método TBL tem como cerne criar grupos heterogêneos que tenham a capacidade de acrescentar conhecimento uns aos outros ao longo de uma disciplina. Para que essa troca seja adequada, é fundamental o senso de responsabilidade do estudante perante si e seu grupo, que deve ser instilado por seu instrutor. O aprendizado, nessa proposta, possibilita aos alunos um maior aprofundamento em suas características pessoais, e, concomitantemente, exercita a habilidade de compreensão do outro, incluindo potenciais e dificuldades. Esse método, por fim, simula ambiente próximo ao futuro meio profissional de modo a estimular o diálogo de maneira construtiva, mesmo no contexto de discordância significativa. E promove, assim, a capacidade de inteligência emocional, alicerce para atividades coletivas[36].

Clinical Evaluation Exercise – CEX e Mini-CEX

O método chamado Clinical Evaluation Exercise (CEX) foi desenvolvido pelo American Board of Internal Medicine, na década de 1970, com o intuito de realizar uma avaliação estruturada de competências clínicas pela observação direta de um atendimento a um paciente real. O professor qualifica toda a assistência dada ao paciente por meio de instrumento padronizado durante cerca de 2 horas, sem interferir na rotina do serviço, concedendo *feedback* ao final.

Já o Mini-CEX constitui adaptação do CEX, visando à observação do aluno durante uma consulta objetiva e rápida, direcionada para uma determinada etapa do atendimento (por exemplo: avaliar somente exame físico). Permite que cada aluno seja avaliado em mais situações e por examinadores diferentes, evitando erros na interpretação da capacidade do aluno, que podem ocorrer em uma avaliação isolada.

O método é aplicável em qualquer ambiente (enfermarias, ambulatórios, UTIs etc.), permitindo abranger diversos perfis de paciente.

O formulário para aplicação do Mini-CEX possibilita a análise de 7 domínios, avaliados por uma escala de 9 pontos, conforme desempenho.

O instrumento permite mensurar a capacidade de transferência dos conhecimentos teóricos em situações de ação, um componente do comportamento profissional difícil de ser avaliado. Por meio de uma avaliação formativa, o exercício propicia a identificação de deficiências do avaliado, enquanto o *feedback* oferece ferramentas para o aprimoramento de suas competências[37-39].

Objective Structured Clinical Examination (OSCE)

O método OSCE caracteriza-se por inserir um aluno em estações com múltiplos cenários de simulação da prática clínica, usualmente com atores, nos quais o aluno será avaliado a partir de um *checklist*. Portanto, um conjunto de critérios preestabelecidos pelo corpo docente pertinente àquelas tarefas será verificado no desempenho do acadêmico. Trata-se de uma avaliação que visa reduzir o componente subjetivo desse ato, assim como mira ser avaliação formativa ao fazer o aluno se deparar com situações desafiantes, permitindo um *feedback* após para melhora de atuação na prática médica de fato[40].

Esse método ganhou importante destaque no âmbito acadêmico, em função da possibilidade de verificar a atuação do indivíduo na prática, no entanto, seu formato insere na interação médico-paciente dois elementos adicionais: o avaliador e a meta de cumprir o maior número de quesitos requeridos. Deve-se atentar para a importância da capacidade de comunicação do indivíduo, buscando desconstruir condutas automatizadas para fim avaliativo[41].

Feedback – Devolutiva

O *feedback* não constitui uma metodologia ativa de ensino em si, no entanto, alicerça muitas dessas metodologias, uma vez que permite uma reflexão quanto ao desempenho do estudante. Trata-se de uma oportunidade de o avaliador explorar as ocorrências prévias em favor de promover melhora nas capacidades do indivíduo avaliado, portanto, indica qual seria a expectativa para aquela tarefa e como o indivíduo se equiparou a esse padrão esperado. Destaca-se a importância de que conclusões, soluções e mudanças surjam a partir do diálogo entre aluno e professor, professor esse que será responsável por instigar uma autoavaliação. A autoavaliação, inclusive, pode ser elemento inicial no *feedback,* elevando a probabilidade de ela se tornar capacidade adquirida de um estudante[42,43].

A probabilidade de um *feedback* ser efetivo aumenta se for específico e envolver a possibilidade de mudança dessa atitude. Vale mencionar a importância de introduzir nesse diálogo elementos positivos a serem reforçados, entremeados com os pontos a serem modificados. Para que essa troca se inicie, é fundamental um momento oportuno para promover essa interação, uma vez que o *feedback* deve levar à autorreflexão, ao invés de constituir momento vexatório para aquele que foi avaliado. Utiliza-se aqui a palavra troca, uma vez que deve ser estimulado o *feedback* construtivo também por parte do aluno em relação ao seu avaliador[44,45].

Diante da importância do *feedback* no aperfeiçoamento médico, surgiu o modelo do *multisource feedback,* ou chamado *feedback 360 graus*, no qual o indivíduo avaliado receberá retorno não somente de um indivíduo específico que o esteja avaliando, mas de toda a equipe com quem trabalha, incluindo colegas médicos ou estudantes, outros profissionais de saúde (enfermeiros, fisioterapeutas, fonoaudiólogos etc.), profissionais administrativos, pacientes, assim como realizará autoavaliação com o mesmo instrumento utilizado pelos demais. Essa versão de *feedback* permite a introdução de olhares diferentes para aquele mesmo profissional de saúde ou estudante, constituindo avaliação formativa e somativa a depender do contexto, o que lhe permitiu ganhar espaço em múltiplas disciplinas médicas ao longo dos anos[46-48].

Snapps

O modelo *Snapps* foi criado para aprimorar a interação entre professor e aluno no ambiente de ambulatório durante as discussões de caso. Sua premissa é compartilhar a responsabilidade do aprendizado entre instrutor e aprendiz, de forma que o último lidera o encontro, conduzindo a passagem do caso, e o primeiro faz os esclarecimentos e facilitações, mediante uma interação colaborativa.

O método é realizado por uma sequência de seis passos, que forma o mnemônico *Snapps*, em inglês, e será descrito a seguir[49].

- Sumarize (*summarize*) de forma concisa a história e exame físico: atentar para que essa etapa não dure mais de 50% do tempo do encontro (máximo de 3 minutos); utilizar termos técnicos e qualificadores semânticos (por exemplo, dor repetida 3 vezes pode ser expressa como recorrente). O professor pode solicitar esclarecimento de alguns detalhes que sejam pertinentes nessa etapa.

- Numere (*narrow*) os diagnósticos diferenciais em duas a três hipóteses relevantes: em caso de primeira consulta, o aluno verbaliza duas a três hipóteses diagnósticas mais prováveis, evitando focar em raridades. Se for consulta de seguimento, focar em intervenções terapêuticas cabíveis, estratégias de prevenção de saúde, possibilidades de atividade de doença e causas de descompensações etc.

- Analise (*analyze*) os diferenciais por comparação e contraste das possibilidades: nessa etapa, o aluno pensa em voz alta e demonstra seu raciocínio. Deve comparar e contrastar as hipóteses aventadas. Essa etapa pode ser feita concomitantemente à etapa anterior e pode ainda estimular uma discussão interativa com o preceptor.

- Pergunte (*probe*) ao preceptor: pergunta-se sobre incertezas, dificuldades ou abordagens alternativas do caso. Espera-se que o aluno revele áreas de confusão e déficits de conhecimento, para que sejam focadas no momento de discussão.

- Planeje (*plan*) o cuidado do paciente: o aluno deve propor um plano terapêutico ou intervenções específicas, o que requer compromisso do aprendiz com o caso, mas também lhe permite solicitar, prontamente, o auxílio do professor.

- Selecione (*select*) um assunto relacionado ao caso para estudo autodirigido: o preceptor auxilia na escolha do tópico ou das perguntas a serem estudadas e pode indicar a fonte bibliográfica para estudo. A leitura deve ser realizada o mais brevemente possível após a discussão do caso e deve ser focada em um questionamento específico, e não em temas gerais. É importante estabelecer um momento de *feedback* para sanar possíveis dúvidas geradas pelo estudo em um próximo encontro, predeterminado.

Conclusão

A educação médica historicamente foi centrada no professor e seu talento em ensinar; no entanto, a literatura repetidamente questiona essa ideia, uma vez que múltiplos métodos que envolvem o aluno ativamente o capacitam em termos de comunicação e engajamento, qualidades fundamentais para a prática profissional. Essa colocação não se presta a desconstruir a espontaneidade de alguns para interagir com seus alunos, mas, sim, a consolidar a noção de que é crescente o número de estudos que visa aprimorar a educação como ciência, não puramente como arte.

Referências

1. Capra F. O ponto da mutação : a ciência, a sociedade e a cultura emergente. São Paulo: Cultrix; 2006.

2. Prigogine I. O fim das certezas. São Paulo: Unesp; 1996.

3. Baudrillard J. A sociedade de consumo. Lisboa: Edições 70; 1981.

4. Mitre SM, Siqueira-Batista R, Girardi-de-Mendonça JM, Morais-Pinto NM de, Meirelles C de AB, Pinto-Porto C, et al. Metodologias ativas de ensino-aprendizagem na formação profissional em saúde: debates atuais. Cien Saude Colet [Internet]. Associação Brasileira de Saúde Coletiva; 2008 Dec [cited 2018 Oct 10]; 13(suppl 2): 2133-44. Available from: http://www.scielo.br/scielo.php?script=sci_arttext&pid=S1413-81232008000900018&lng=pt&tlng=pt

5. Fernandes JD, Ferreira SL, Torre MPS La, Rosa DDOS, Costa HOG. Estratégias para a implantação de uma nova proposta pedagógica na escola de enfermagem da Universidade Federal da Bahia. Rev Bras Enferm [Internet]. 2003 Aug [cited 2018 Oct 10]; 56(4): 392-5. Available from: http://www.scielo.br/scielo.php?script=sci_arttext&pid=S0034-71672003000400017&lng=pt&tlng=pt

6. Mesquita AR, Souza WM, Boaventura TC, Barros IMC, Antoniolli AR, Silva WB, et al. The Effect of Active Learning Methodologies on the Teaching of Pharmaceutical Care in a Brazilian Pharmacy Faculty. In: Dalby AR, editor. PLoS One [Internet]. 2015 May 13 [cited 2018 Oct 10]; 10(5): e0123141. Available from: http://www.ncbi.nlm.nih.gov/pubmed/25969991

7. Melo Prado H, Hannois Falbo G, Rodrigues Falbo A, Natal Figueirôa J. Active learning on the ward: outcomes from a comparative trial with traditional methods. Med Educ [Internet]. 2011 Mar [cited 2018 Oct 10]; 45(3): 273-9. Available from: http://www.ncbi.nlm.nih.gov/pubmed/21299601

8. Christensen CR, Garvin DA, Sweet A. Education for judgment : the artistry of discussion leadership. Harvard Business School Press; 1991. 312 p.

9. Borges MC, Miranda CH, Santana RC, Bollela VR. Avaliação formativa e feedback como ferramenta de aprendizado na formação de profissionais da saúde. Med (Ribeirao Preto Online) [Internet]. 2014 Nov 3 [cited 2018 Oct 10]; 47(3): 324. Available from: http://www.revistas.usp.br/rmrp/article/view/86685

10. Kilroy DA. Problem based learning. Emerg Med J [Internet]. 2004 Jul 1 [cited 2018 Oct 10]; 21(4): 411-3. Available from: http://emj.bmj.com/cgi/doi/10.1136/emj.2003.012435

11. Schmidt HG, Rotgans JI, Yew EH. The process of problem-based learning: what works and why. Med Educ [Internet]. 2011 Aug [cited 2018 Oct 10]; 45(8): 792-806. Available from: http://www.ncbi.nlm.nih.gov/pubmed/21752076

12. Colliver JA. Effectiveness of problem-based learning curricula: research and theory. Acad Med [Internet]. 2000 Mar [cited 2018 Oct 10]; 75(3): 259-66. Available from: http://www.ncbi.nlm.nih.gov/pubmed/10724315

13. Kinkade S. A snapshot of the status of problem-based learning in U.S. medical schools, 2003-04. Acad Med [Internet]. 2005 Mar [cited 2018 Oct 10]; 80(3): 300-1. Available from: http://www.ncbi.nlm.nih.gov/pubmed/15734817

14. Albanese MA, Mitchell S. Problem-based learning: a review of literature on its outcomes and implementation issues. Acad Med [Internet]. 1993 Jan [cited 2018 Oct 10]; 68(1): 52-81. Available from: http://www.ncbi.nlm.nih.gov/pubmed/8447896

15. Berkson L. Problem-based learning: have the expectations been met? Acad Med [Internet]. 1993 Oct [cited 2018 Oct 10]; 68(10 Suppl): S79-88. Available from: http://www.ncbi.nlm.nih.gov/pubmed/8216642

16. Distlehorst LH, Dawson E, Robbs RS, Barrows HS. Problem-based learning outcomes: the glass half-full. Acad Med [Internet]. 2005 Mar [cited 2018 Oct 10]; 80(3): 294-9. Available from: http://www.ncbi.nlm.nih.gov/pubmed/15734816

17. Dolmans D, Gijbels D. Research on problem-based learning: future challenges. Med Educ [Internet]. Wiley/Blackwell (10.1111); 2013 Feb 1 [cited 2018 Oct 10]; 47(2): 214-8. Available from: http://doi.wiley.com/10.1111/medu.12105

18. Gijbels D, Van den Bossche P, Loyens S. International guide to student achievement. In: Routledge. 2012. p. 382.

19. Strobel J, van Barneveld A. When is PBL More Effective? A Meta-synthesis of Meta-analyses Comparing PBL to Conventional Classrooms. Interdiscip J Probl Learn [Internet]. 2009 Mar 24 [cited 2018 Oct 10]; 3(1). Available from: https://docs.lib.purdue.edu/ijpbl/vol3/iss1/4

20. Dolmans DHJM, Gijselaers WH, Moust JHC, Grave WS de, Wolfhagen IHAP, Vleuten CPM van der. Trends in research on the tutor in problem-based learning: conclusions and implications for educational practice and research. Med Teach [Internet]. 2002 Jan 3 [cited 2018 Oct 10]; 24(2): 173-80. Available from: http://www.ncbi.nlm.nih.gov/pubmed/12098437

21. Baeten M, Kyndt E, Struyven K, Dochy F. Using student-centred learning environments to stimulate deep approaches to learning: Factors encouraging or discouraging their effectiveness. Educ Res Rev [Internet]. 2010 Jan [cited 2018 Oct 10]; 5(3): 243-60. Available from: http://linkinghub.elsevier.com/retrieve/pii/S1747938X10000370

22. Lee M, Wimmers PF. Validation of a performance assessment instrument in problem-based learning tutorials using two cohorts of medical students. Adv Heal Sci Educ [Internet]. 2016 May 26 [cited 2018 Oct 10]; 21(2): 341-57. Available from: http://www.ncbi.nlm.nih.gov/pubmed/26307371

23. Norman GR, Schmidt HG. Effectiveness of problem-based learning curricula: theory, practice and paper darts. Med Educ [Internet]. 2000 Sep [cited 2018 Oct 10]; 34(9): 721-8. Available from: http://www.ncbi.nlm.nih.gov/pubmed/10972750

24. Schmidt HG. Problem-based learning: rationale and description. Med Educ [Internet]. 1983 Jan [cited 2018 Oct 10]; 17(1): 11-6. Available from: http://www.ncbi.nlm.nih.gov/pubmed/6823214

25. Groves M, Régo P, O'Rourke P. Tutoring in problem-based learning medical curricula: the influence of tutor background and style on effectiveness. BMC Med Educ [Internet]. BioMed Central 2005 Dec 7 [cited 2018 Oct 10]; 5(1): 20. Available from: http://bmcmededuc.biomedcentral.com/articles/10.1186/1472-6920-5-20

26. Lee G-H, Lin Y-H, Tsou K-I, Shiau S-J, Lin C-S. When a Problem-Based Learning Tutor Decides to Intervene. Acad Med [Internet]. 2009 Oct [cited 2018 Oct 10]; 84(10): 1406-11. Available from: http://www.ncbi.nlm.nih.gov/pubmed/19881434

27. Martin J. Perspectival Selves in Interaction with Others: Re-reading G.H. Mead's Social Psychology. J Theory Soc Behav [Internet]. Wiley/Blackwell (10.1111); 2005 Sep 1 [cited 2018 Oct 10]; 35(3): 231-53. Available from: http://doi.wiley.com/10.1111/j.1468-5914.2005.00278.x

28. Biesta GJJ. Redefining the Subject, Redefining the Social, Reconsidering Education: George Herbert Mead's Course on Philosophy of Education at the University of Chicago. Educ Theory [Internet]. Wiley/Blackwell (10.1111); 1999 Dec 1 [cited 2018 Oct 10]; 49(4): 475-92. Available from: http://doi.wiley.com/10.1111/j.1741-5446.1999.00475.x

29. Jensen R, Meyer L, Sternberger C. Three technological enhancements in nursing education: Informatics instruction, personal response systems, and human patient simulation Nurse Education in Practice. Nurse Educ Pract [Internet]. 2009 [cited 2018 Oct 10]; 9: 86-90. Available from: www.elsevier.com/nepr

30. Jones S, Henderson D, Sealover P. "Clickers" in the classroom. Teach Learn Nurs [Internet]. Elsevier; 2009 Jan 1 [cited 2018 Oct 10]; 4(1): 2-5. Available from: http://linkinghub.elsevier.com/retrieve/pii/S1557308708000504

31. Weerts SE, Miller D, Altice A. "Clicker" Technology Promotes Interactivity in an Undergraduate Nutrition Course. J Nutr Educ Behav [Internet]. 2009 May [cited 2018 Oct 10]; 41(3): 227-8. Available from: http://www.ncbi.nlm.nih.gov/pubmed/19411058

32. Andersen EA, Strumpel C, Fensom I, Andrews W. Implementing Team Based Learning in Large Classes: Nurse Educators' Experiences. Int J Nurs Educ Scholarsh [Internet]. 2011 Jan 21 [cited 2018 Oct 10]; 8(1). Available from: http://www.ncbi.nlm.nih.gov/pubmed/22499709

33. Michaelsen LK. Team-based learning for health professions education: a guide to using small groups for improving learning [Internet]. Stylus; 2008 [cited 2018 Oct 10]. 229 p. Available from: https://www.ncbi.nlm.nih.gov/pmc/articles/PMC2670235/

34. Michaelsen LK, Sweet M. The essential elements of team-based learning. New Dir Teach Learn [Internet]. Wiley-Blackwell; 2008 Sep 1 [cited 2018 Oct 10]; 2008(116): 7-27. Available from: http://doi.wiley.com/10.1002/tl.330

35. Parmelee D, Michaelsen LK, Cook S, Hudes PD. Team-based learning: A practical guide: AMEE Guide No. 65. Med Teach [Internet]. 2012 May 4 [cited 2018 Oct 10]; 34(5): e275-87. Available from: http://www.ncbi.nlm.nih.gov/pubmed/22471941

36. Borges NJ, Kirkham K, Deardorff AS, Moore JA. Development of emotional intelligence in a team-based learning internal medicine clerkship. Med Teach [Internet]. 2012 Oct 26 [cited 2018 Oct 10]; 34(10): 802-6. Available from: http://www.ncbi.nlm.nih.gov/pubmed/23009257

37. Norcini JJ, Blank LL, Arnold GK, Kimball HR. The mini-CEX (clinical evaluation exercise): a preliminary investigation. Ann Intern Med [Internet]. 1995 Nov 15 [cited 2018 Oct 10]; 123(10): 795-9. Available from: http://www.ncbi.nlm.nih.gov/pubmed/7574198

38. Norcini JJ, Blank LL, Duffy FD, Fortna GS. The mini-CEX: a method for assessing clinical skills. Ann Intern Med [Internet]. 2003 Mar 18 [cited 2018 Oct 10]; 138(6): 476-81. Available from: http://www.ncbi.nlm.nih.gov/pubmed/12639081

39. Megale L, Dias Gontijo E, Joaquim I, César Motta A. Evaluation of Medical Students' Clinical Skills Using the Mini-Clinical Evaluation Exercise (mini-CEX) [Internet]. Vol. 33. 2009 [cited 2018 Oct 10]. Available from: http://www.scielo.br/pdf/rbem/v33n2/02.pdf

40. Newble D. Techniques for measuring clinical competence: objective structured clinical examinations. Med Educ [Internet]. Wiley/Blackwell (10.1111); 2004 Feb 1 [cited 2018 Oct 10]; 38(2): 199-203. Available from: http://doi.wiley.com/10.1111/j.1365-2923.2004.01755.x

41. Gormley GJ, Hodges BD, McNaughton N, Johnston JL. The show must go on? Patients, props and pedagogy in the theatre of the OSCE. Med Educ [Internet]. 2016 Dec [cited 2018 Oct 10]; 50(12): 1237-40. Available from: http://www.ncbi.nlm.nih.gov/pubmed/27873404

42. Archer JC. State of the science in health professional education: effective feedback. Med Educ [Internet]. 2010 Jan [cited 2018 Oct 10]; 44(1): 101-8. Available from: http://doi.wiley.com/10.1111/j.1365-2923.2009.03546.x

43. van de Ridder JMM, McGaghie WC, Stokking KM, Ten Cate OTJ. Variables that affect the process and outcome of feedback, relevant for medical training: a meta-review. Med Educ [Internet]. 2015 Jul [cited 2018 Oct 10]; 49(7): 658-73. Available from: http://www.ncbi.nlm.nih.gov/pubmed/26077214

44. Ramani S, Krackov SK. Twelve tips for giving feedback effectively in the clinical environment. Med Teach [Internet]. 2012 Oct 25 [cited 2018 Oct 10]; 34(10): 787-91. Available from: http://www.ncbi.nlm.nih.gov/pubmed/22730899

45. Ramani S, Post SE, Könings K, Mann K, Katz JT, van der Vleuten C. "It's Just Not the Culture": A Qualitative Study Exploring Residents' Perceptions of the Impact of Institutional Culture on Feedback. Teach Learn Med [Internet]. 2017 Apr 3 [cited 2018 Oct 10]; 29(2): 153-61. Available from: http://www.ncbi.nlm.nih.gov/pubmed/28001442

46. Al Khalifa K, Al Ansari A, Violato C, Donnon T. Multisource Feedback to Assess Surgical Practice: A Systematic Review. J Surg Educ [Internet]. 2013 Jul [cited 2018 Oct 10]; 70(4): 475-86. Available from: http://www.ncbi.nlm.nih.gov/pubmed/23725935

47. Tiao M-M, Huang L-T, Huang Y-H, Tang K-S, Chen C-J. Multisource feedback analysis of pediatric outpatient teaching. BMC Med Educ [Internet]. BioMed Central; 2013 Nov 1 [cited 2018 Oct 10]; 13: 145. Available from: http://www.ncbi.nlm.nih.gov/pubmed/24180615

48. Qu B, Zhao Y, Sun B. Assessment of Resident Physicians in Professionalism, Interpersonal and Communication Skills: a Multisource Feedback. Int J Med Sci [Internet]. 2012 [cited 2018 Oct 10]; 9(3): 228-36. Available from: http://www.medsci.org/v09p0228.htm

49. Wolpaw TM, Wolpaw DR, Papp KK. SNAPPS: a learner-centered model for outpatient education. Acad Med [Internet]. 2003 Sep [cited 2018 Oct 10]; 78(9): 893-8. Available from: http://www.ncbi.nlm.nih.gov/pubmed/14507619

Segurança do paciente

5

- *Micaela Frasson Montero*
- *Rachel Lane*
- *Lucas Zambon*

Introdução

Epidemiologia

Hipócrates (460-377 a.C.) definiu um dos princípios da Medicina por meio do aforismo *Primum Non Nocere.* Em uma tradução não literal, significa "Antes de tudo, não cause danos, não prejudique o paciente". A atual medicina, com base em evidências, mostra a importância desse princípio ditado pelo Pai da Medicina já nos primórdios da história das ciências médicas. Estudos retrospectivos realizados a partir da revisão de prontuários apresentaram a dimensão do problema. O pioneirismo surgiu em 1974, na University of Southern California School of Medicine, de Los Angeles, por meio do estudo chamado The Medical Insurance Feasibility Study (MIFS), que identificou eventos adversos em 4,6% de 21 mil pacientes internados em 23 hospitais da Califórnia. Dez anos mais tarde, outro estudo semelhante em Harvard mostrou que o problema persistia. Foram revisados 30 mil prontuários de pacientes hospitalizados no estado de Nova York, em que 3,7% dos casos sofreram eventos adversos. O dado mais alarmante, porém, foi que 13,6% dos eventos levaram ao óbito do paciente.

Posteriormente, nos anos 1990, estudos realizados na Grã-Bretanha, Nova Zelândia, França e Austrália mostraram uma incidência ainda maior, com, respectivamente, 10,8, 11,33, 14,5 e 16,5% de ocorrência de eventos adversos em pacientes hospitalizados nesses países. Esse suposto "aumento" na ocorrência de eventos adversos não se deve a uma pior assistência promovida nesses países, mas, sim, ao foco dado pelos estudos. Nesses exemplos, não houve um enfoque apenas nos incidentes com potencial jurídico, como nos estudos feitos nos Estados Unidos, mas, sim, uma ampliação da lógica, para se enxergar, de fato, todas as falhas de qualidade assistencial. É importante ressaltar, ainda, que os conceitos de evento adverso foram mantidos entre os estudos.

O moderno movimento de segurança do paciente

A grande repercussão pública do resultado desses estudos epidemiológicos ocorreu inicialmente nos Estados Unidos. O Institute of Medicine (IOM), organização sem fins lucrativos ligada ao governo, que divulga dados de medicina com base em evidências nos Estados Unidos, publicou, em 1999, o relatório "Errar é humano: construindo um sistema de saúde mais seguro". Até hoje, esse relatório é considerado o grande marco do Moderno Movimento de Segurança do Paciente, devido às repercussões que gerou. A publicação baseou-se em estudos sobre a incidência de eventos adversos em pacientes hospitalizados nos Estados Unidos, gerando estimativas de mortalidade e custos. Demonstrou-se que quase 100 mil pessoas morriam a cada ano nos Estados Unidos em virtude de eventos adversos. Essa mortalidade era maior do que as mortalidades registradas para pacientes HIV-positivos (na década de 1990), câncer de mama ou atropelamentos. Além disso, por meio dos dados publicados, estimou-se um custo de 29 bilhões de dólares ao ano com eventos passíveis de prevenção. Diante da grande repercussão na sociedade que tais dados geraram, o Congresso americano mobilizou as Agências Federais de Saúde para que criassem medidas de otimização de segurança ao paciente no país. Esse tipo de iniciativa começou a ser tomada em diversos países do mundo, e as questões pertinentes à garantia de qualidade assistencial e segurança do paciente entraram na pauta de agências governamentais e até mesmo de diversas instituições prestadoras de assistência em saúde nos cinco continentes.

A Organização Mundial da Saúde (OMS) pediu atenção ao tema da segurança do paciente durante a 55ª Assembleia Mundial da Saúde, que ocorreu em maio de 2002. Dois anos depois, em outubro de 2004, criou-se a Aliança Mundial para a Segurança do Paciente, cuja finalidade era apoiar os Estados Membros da OMS na elaboração de políticas públicas e aprimoramento da segurança na assistência à saúde. A OMS encara a questão de segurança do paciente como um problema de saúde pública global, e, para isso, deixa claros alguns fatos que deveriam ser de conhecimento de qualquer profissional de saúde:

1. Segurança do paciente é um sério problema de saúde pública em escala global. Esse é um assunto crítico na área da saúde, e, desde o lançamento da Aliança Mundial para Segurança do Paciente, em 2004, mais de 140 países se mobilizaram para enfrentar esses desafios.

2. Um em cada dez pacientes hospitalizados sofre eventos adversos: esses eventos adversos são responsáveis por danos desnecessários ao paciente e são causados por uma imensa gama de erros.

3. Infecções associadas à assistência à saúde ocorrem em 14 de cada 100 pacientes hospitalizados. Milhares de pacientes são afetados no mundo todo, anualmente. Medidas simples e de baixo custo, como lavagem das mãos, podem reduzir essa frequência em mais de 50%.

4. A maioria das pessoas não tem acesso adequado a recursos de saúde. A maioria das pessoas não tem acesso a equipamentos seguros e apropriados para o seu cuidado de saúde. Mais da metade da população de países de renda baixa e média-baixa não tem em seus países uma política nacional de tecnologia em saúde para garantir o uso efetivo de recursos por meio de planejamento, aquisição e gestão dos equipamentos.

5. Uma cirurgia segura precisa de trabalho em equipe: em torno de 234 milhões de procedimentos cirúrgicos são realizados globalmente todo ano. Esses procedimentos têm um risco elevado de complicações, e os erros contribuem significativamente para essa realidade, levando em conta que 50% das complicações podem ser evitadas.

6. Cerca de 20 a 40% dos gastos em saúde são resultado de baixa qualidade no cuidado. Estudos em segurança mostram que hospitalização prolongada, custos jurídicos, infecções hospitalares, incapacidade, perda de produtividade e despesas hospitalares custam para os países, anualmente, algo em torno de US$ 19 bilhões. Os benefícios econômicos em melhorar a segurança do paciente parecem ser bastante interessantes.

7. Um recorde não tão bom para o cuidado em saúde: indústrias com um risco maior, como indústria aeronáutica e indústrias nucleares, têm melhor resultado que na saúde. Há uma chance em um milhão de um passageiro sofrer algum dano quando dentro de uma aeronave. Em comparação, os riscos são de 1 em 300 quando se está em um hospital.

8. O envolvimento e o empoderamento do paciente e da comunidade são essenciais: as experiências pessoais e perspectivas são fontes valiosas para identificar necessidades, medir o progresso e avaliar resultados.

9. Parcerias hospitalares podem exercer um papel crítico: elas têm servido como troca de experiência técnica entre profissionais de saúde e ajudam a estabelecer um canal de duas vias para o aprendizado em segurança e o desenvolvimento conjunto de soluções.

A OMS também vem estabelecendo Desafios Globais para a Segurança do Paciente, que são divulgados por meio de campanhas e são de adesão voluntária por parte das instituições da área da saúde. Cada campanha traça um ponto de destaque que precisa ser solucionado, apresentando também ideias e soluções que podem ser implementadas.

O primeiro Desafio foi lançado em 2005, com o título "Clean Care is Safer Care", dando enfoque ao controle e prevenção de infecções, principalmente mediante medidas que podem ser implementadas à beira do leito, como a lavagem das mãos. O segundo Desafio global lançado em 2008, por sua vez, foca na prática segura de cirurgias, envolvendo *checklists* que vão desde o sítio correto a ser operado, passando por comunicação entre a equipe, controle de dor, atenção a perdas sanguíneas, proteção de via aérea, medidas para diminuir infecções do sítio cirúrgico e vigilância contínua dos procedimentos. Mais recentemente, em 2016, foi lançado o Desafio de Segurança com Medicamentos, uma vez que erros com medicação lideram as causas de danos ao paciente.

Conceitos e definições

Taxonomia da OMS

Em 2009, a OMS publicou um documento com as terminologias sobre segurança do paciente, a International Classification for Patient Safety (ICPS), a fim de organizar as definições e a correta interpretação de cada evento. Além disso, é importante conhecer os tipos de incidentes possíveis para saber reconhecer o que deve ser notificado e, assim, estar apto a contribuir nos dados e estatísticas.

Antes de mais nada, é fundamental conhecer duas definições que são centrais: o conceito de Segurança do Paciente e o conceito de Incidente. Segundo o documento da OMS, Segurança do Paciente é a redução do risco de danos desnecessários associados à assistência em saúde até um mínimo aceitável. O "mínimo aceitável" se refere àquilo que é viável diante do conhecimento atual, dos recursos disponíveis e do contexto em que a assistência foi realizada diante do risco de não tratamento ou outro tratamento. Complementando esse conceito, a segurança do paciente não é nada mais que a redução de atos inseguros nos processos assistenciais e uso das melhores práticas descritas, de forma a alcançar os melhores resultados possíveis para o paciente.

Já os incidentes são eventos ou circunstâncias que poderiam resultar, ou resultaram, em dano desnecessário ao paciente. O uso do termo "desnecessário", nessa definição, é por reconhecer que erros, violações, maus-tratos e atos deliberadamente inseguros ocorrem na assistência em saúde. Tudo isso é considerado incidente. Certos danos, contudo, tais como uma incisão para uma laparotomia, são necessários. Esse caso não é considerado um incidente. Outros termos importantes são: evento adverso, incidente sem danos, *near-miss* e circunstância comunicável (Quadro 5.1).

Os incidentes podem surgir de atos não intencionais, que são os erros, e de atos intencionais, que são as violações. Erro se refere à falha em gerar uma ação planejada, conforme o desejado, ou uma aplicação de um planejamento incorreto. Pode se tratar de condutas equivocadas ou falha em realizar o correto, tanto na fase de planejamento quanto na execução. Erros podem se manifestar quando se faz algo errado (erro por comissão, que é ativo), ou quando não se faz a coisa certa (erro por omissão, que é passivo). É importante ressaltar que erros são diferentes de violações. Uma violação é um desvio deliberado a partir de um procedimento, norma ou regra. Normalmente, as violações são passíveis de punição, enquanto o erro é interpretado à luz da teoria dos sistemas complexos, em que a falha não é do indivíduo, mas, sim, do processo em que ele está inserido.

Quadro 5.1 – Conceitos segundo a classificação internacional de segurança do paciente da Organização Mundial da Saúde.

Segurança do paciente	Reduzir, a um mínimo aceitável, o risco de dano desnecessário associado ao cuidado de saúde.
Danos	Comprometimento da estrutura ou função do corpo e/ou qualquer efeito dele oriundo, incluindo doenças, lesão, sofrimento, morte, incapacidade ou disfunção, podendo, assim, ser físico, social ou psicológico.
Incidente	Evento ou circunstância que poderia ter resultado ou resultou em dano desnecessário ao paciente.
Evento adverso	Incidente que resulta em dano ao paciente.
Incidente sem dano	Incidente que chegou ao doente, mas não resultou em danos mensuráveis.
Near miss	Incidente que, planejado ou ao acaso, foi interceptado antes de atingir o paciente e poderia ou não causar danos.
Circunstância comunicável	É uma situação com potencial significativo para causar dano, mas na qual ainda não ocorreu nenhum evento.

Fonte: Classificação Internacional de Segurança do Paciente da Organização Mundial da Saúde.

Os incidentes são divididos em diferentes categorias, a saber: incidentes relacionados à administração clínica, processo ou procedimento clínico, documentação, infecção associada aos cuidados à saúde, medicação e fluidos intravenosos, hemoderivados, nutrição, oxigenação, equipamentos médicos, comportamento dos profissionais envolvidos, acidentes do paciente, incidentes relacionados à infraestrutura, gerenciamento organizacional e a recursos.

Os eventos adversos (incidentes que causam danos) ainda são classificados conforme o grau de consequência para o paciente, em que se leva em conta a gravidade e a duração de qualquer dano e as implicações no tratamento (Quadro 5.2).

Quadro 5.2 – Grau de dano dos eventos adversos.

Leve	Sintomas leves, perda de função ou danos mínimos ou moderados, mas com duração rápida, e apenas intervenções mínimas sendo necessárias (ex. observação extra, investigação, revisão de tratamento, tratamento leve).
Moderado	Paciente sintomático, com necessidade de intervenção (ex. procedimento terapêutico adicional, tratamento adicional), com aumento do tempo de internação, com dano ou perda de função permanente ou de longo prazo.
Grave	Paciente sintomático, necessidade de intervenção para suporte de vida, ou intervenção clínica/cirúrgica de grande porte, causando diminuição da expectativa de vida, com grande dano ou perda de função permanente ou de longo prazo.
Óbito	Dentro das probabilidades, em curto prazo o evento causou ou acelerou a morte.

Fonte: Adaptado de Classificação Internacional de Segurança do Paciente da OMS.

O cenário no Brasil

Programa Nacional de Segurança do Paciente (PNSP)

Desde setembro de 1990, o Brasil atribuiu à direção nacional do Sistema Único de Saúde (SUS) a competência de controlar e fiscalizar procedimentos, produtos e substâncias de interesse para a saúde, por meio da Lei Orgânica da Saúde n. 8.080 (art. 16, inciso XII).

No entanto, o Brasil deu ênfase à segurança do paciente na assistência à saúde a partir da priorização desse tema na agenda dos Estados membros da OMS e ao alerta dado em 2002, na 55ª Assembleia Mundial da Saúde. Assim, em abril de 2013, foi instituído o Programa Nacional de Segurança do Paciente (PNSP), cujos objetivos são ditados conforme consta no terceiro artigo da Portaria n. 529, de 2 de abril 2013, do Ministério da Saúde (MS):

Art. 3º Constituem-se objetivos específicos do PNSP:

I – promover e apoiar a implementação de iniciativas voltadas à segurança do paciente em diferentes áreas da atenção, organização e gestão de serviços de saúde, por meio da implantação da gestão de risco e de Núcleos de Segurança do Paciente nos estabelecimentos de saúde;

II – envolver os pacientes e familiares nas ações de segurança do paciente;

III – ampliar o acesso da sociedade às informações relativas à segurança do paciente;

IV – produzir, sistematizar e difundir conhecimentos sobre segurança do paciente; e

V – fomentar a inclusão do tema segurança do paciente no ensino técnico e de graduação e pós-graduação na área da saúde.

Em julho do mesmo ano, a Agência Nacional de Vigilância Sanitária do MS (Anvisa) determinou a necessidade de implantação do Núcleo de Segurança do Paciente (NSP) nos serviços de saúde, por meio da RDC n. 36, a fim de que exista um meio responsável pela propagação da cultura de segurança e pela notificação de eventos adversos. O NSP deve também elaborar um Plano de Segurança do Paciente (PSP) no serviço de saúde onde atua, que defina estratégias e ações de gerenciamento de risco, conforme as atividades do serviço em questão (ver Quadro 5.3). Por fim, a Anvisa, em conjunto com o Sistema Nacional de Vigilância Sanitária, deve monitorizar a notificação dos dados divulgados pelos serviços de saúde, com relatórios anuais dos eventos notificados, e participar de investigações dos eventos adversos que evoluíram para óbito. Segundo consta na RDC n. 36:

Art. 11 Compete à Anvisa, em articulação com o Sistema Nacional de Vigilância Sanitária:

I – monitorar os dados sobre eventos adversos notificados pelos serviços de saúde;

II – divulgar relatório anual sobre eventos adversos com a análise das notificações realizadas pelos serviços de saúde;

III – acompanhar, junto às vigilâncias sanitárias distrital, estadual e municipal as investigações sobre os eventos adversos que evoluíram para óbito.

Estatísticas nacionais

No Brasil, ainda temos poucos dados sobre o assunto. Um estudo retrospectivo em prontuários de três hospitais públicos do estado do Rio de Janeiro demonstrou uma incidência de eventos adversos de 7,6% entre os casos estudados, sendo 67% dos eventos considerados evitáveis. Em outro estudo desenvolvido apenas em UTIs de um grande hospital terciário de ensino em São Paulo, os dados levantados foram mais alarmantes. Ocorreram eventos adversos em 81,7% das internações estudadas, dos quais 2% levaram a óbito.

Após a implementação dos NSP e adoção de políticas direcionadas à segurança no cuidado ao paciente, a Anvisa conseguiu dados para divulgar estatísticas brasileiras no *Boletim de Segurança do Paciente e Qualidade em Serviços de Saúde*, sendo o boletim mais recente o do fechamento de 2015. Segundo o relatório, 31.774 incidentes foram notificados. No entanto, ainda são necessárias maior divulgação e aderência ao programa pelo país. Dos quase 7 mil hospitais no território nacional, apenas cerca de 1.400 estavam com Núcleos de Segurança do Paciente cadastrados na Anvisa. E, desses, apenas 34% relataram incidentes à base de notificações.

A notificação de incidentes relacionados à assistência à saúde contabilizados na Figura 5.1 incluem eventos adversos, incidentes sem danos e *near misses* (potencial evento adverso). O Sistema Nacional de Vigilância Sanitária recebeu 59,5% das notificações da Região Sudeste. Dessas, 52,2% foram em homens, principalmente na faixa etária entre 56 e 85 anos. Contudo, os dados acima não significam que esses grupos têm maior vulnerabilidade a sofrer eventos adversos, pois não há uma comparação com o número total de atendimentos. Esses dados apenas dizem respeito ao número de notificações. Quando se leva em conta o tipo de incidente, observa-se que a causa que lidera é uma miscelânea de eventos sem detalhamento adequado (perda ou obstrução de sondas, flebites, medicamentos, cateter venoso), seguido de falha durante a assistência, úlcera por pressão, queda do paciente, falha na identificação ou documentação.

Quadro 5.3 – Ações do plano de segurança do paciente.	
Integrar os diferentes processos de gestão de risco desenvolvidos nos serviços de saúde.	Manter registro adequado do uso de órteses e próteses quando esse procedimento for realizado.
Implementação de protocolos estabelecidos pelo Ministério da Saúde.	Prevenção de quedas dos pacientes.
Identificação do paciente.	Prevenção de úlceras por pressão.
Higiene das mãos.	Prevenção e controle de eventos adversos em serviços de saúde, incluindo as infecções relacionadas à assistência à saúde.
Segurança cirúrgica.	Segurança nas terapias nutricionais enteral e parenteral.
Segurança na prescrição, uso e administração de medicamentos.	Comunicação efetiva entre profissionais do serviço de saúde e entre serviços de saúde.
Segurança na prescrição, uso e administração de sangue e hemocomponentes.	Estimular a participação do paciente e dos familiares na assistência prestada.
Segurança no uso de equipamentos e materiais.	Promoção do ambiente seguro.

Fonte: Adaptado de Classificação Internacional de Segurança do Paciente da OMS.

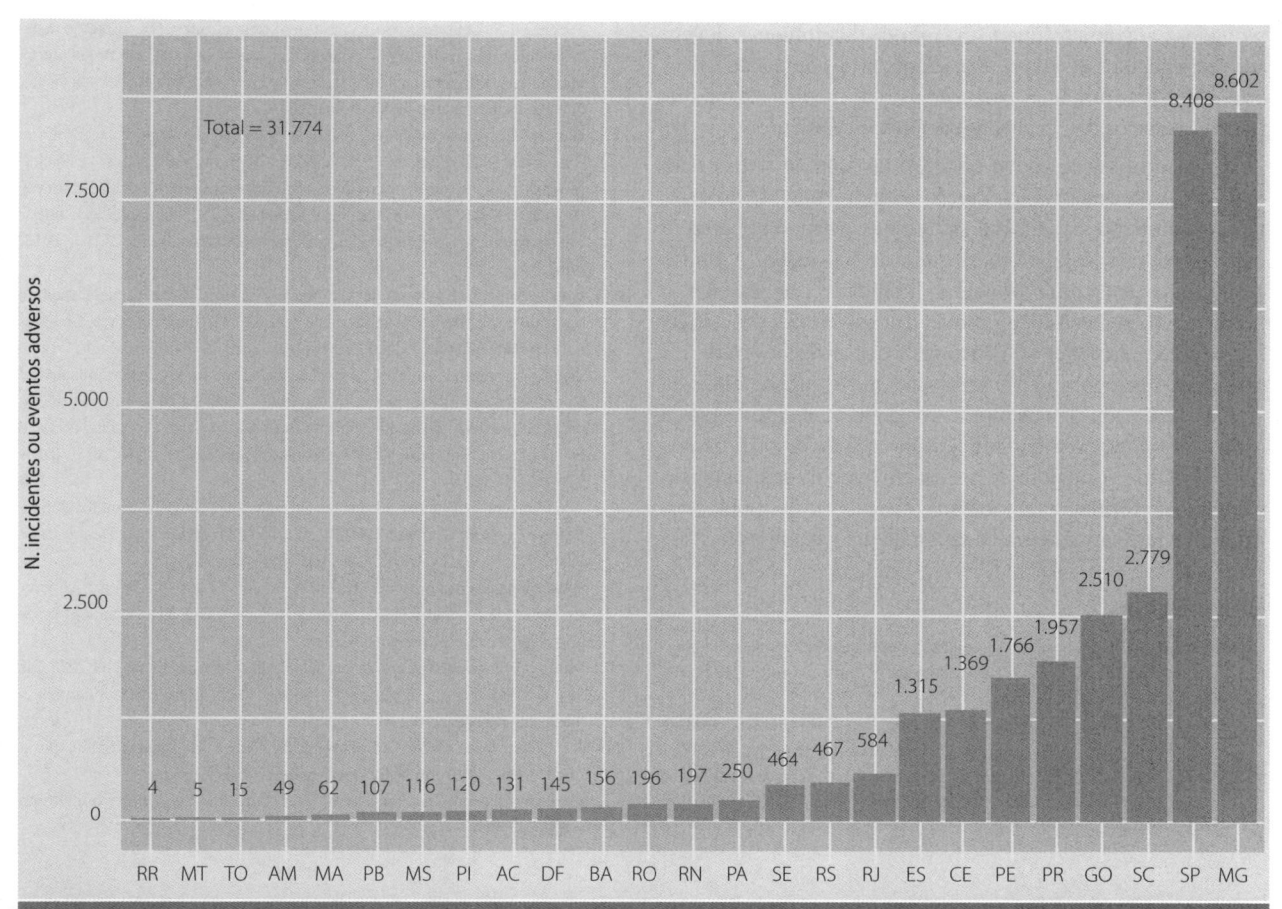

Figura 5.1 – Número de notificações de incidentes relacionados à assistência à saúde, por unidade da federação.

Fonte: Reproduzida do *Boletim Segurança do Paciente e Qualidade em Serviços de Saúde n. 13* – Incidentes Relacionados à Assistência à Saúde – 2015.

Iniciativas e recomendações

Em suma, configurou-se em uma tendência mundial a união de esforços para a promoção de melhoria no serviço de atendimento ao paciente. Existem muitas fontes de dados disponíveis no intuito de evitar e diminuir incidentes. A seguir, apresentam-se algumas sugestões com conteúdo de fácil acesso para o profissional da saúde, em especial ao médico-residente.

1. O Programa de Segurança do Paciente da Organização Mundial da Saúde (WHO Patient Safety) define como uma de suas áreas prioritárias de atuação as Soluções para a Segurança do Paciente, que são promovidas, disseminadas e coordenadas internacionalmente pelo Centro Colaborador da OMS (WHO Collaborating Centre).

2. O portal Patient Safety Net (PSNet) da Agency for Healthcare Research and Quality, dos Estados Unidos, que funciona como curadoria de conteúdos científicos voltados para as questões de segurança do paciente.

3. O Instituto Brasileiro para Segurança do Paciente (IBSP), que foi criado com o intuito de transformar a realidade da segurança no Brasil, promovendo encontros e eventos científicos sobre o tema, além de diversos cursos de atualização.

4. O portal Proqualis da Fundação Oswaldo Cruz (Fiocruz), que é uma iniciativa que merece destaque pelo seu relevante papel na disseminação de conhecimento nas áreas de informação clínica e de segurança do paciente.

5. O Institute for Safe Medication Practices Brasil (ISMP), entidade multiprofissional que tem promovido eventos nacionais e internacionais sobre o tema e publicado boletins e artigos sobre erro de medicação.

Quanto a questões práticas no dia a dia do profissional e das instituições da área da saúde, temos o que propõe a OMS, que recomenda que: haja registro adequado de prontuários, educação dos profissionais envolvidos em todas as etapas do cuidado, monitorização e *feedback* da *performance*, suporte administrativo dos serviços, mudança de comportamentos, ser ágil em se posicionar diante do paciente e sua família na ocorrência de um evento adverso, ser ágil em se posicionar diante das reclamações, manter sua própria saúde e bem-estar. Além disso, no início de 2009, a OMS divulgou um guia para ministrar aulas sobre o assunto, a fim de incluí-lo na grade curricular das Faculdades da área da saúde.

Há a necessidade de elucidação dos riscos gerados ao paciente à mercê da assistência na saúde. Eles devem ser divulgados para dimensionar a magnitude do problema, devem ser reconhecidos e, assim, conscientizar a população e, em especial, os profissionais para a adoção de medidas que minimizem os riscos aos quais um paciente é submetido.

Cada profissional deve se informar sobre a notificação de eventos adversos na instituição onde trabalha. Caso exista uma comissão responsável por esse registro, é imperativo que os médicos colaborem em reportar os casos. A maior divulgação tem como principal finalidade dimensionar o problema, reconhecê-lo, promover a conscientização, e, mais importante, promover soluções para que novos eventos semelhantes não ocorram. É importante que os profissionais da área da saúde adiram aos momentos de treinamento, sigam o uso de *checklists* para garantir a segurança de procedimentos e tenham uma visão abrangente do universo da segurança do paciente, de forma a melhorar sua atuação profissional, contribuindo para um sistema de saúde de mais qualidade.

Referências

1. Brennan TA, et al. Incidence of adverse events and negligence in hospitalized patients. Results of the Harvard Medical Practice Study I. N Engl J Med 1991 Feb 7; 324: 370-6.

2. Kohn LT, Corrigan JM, Donaldson MS, editors. To err is human: building a safer health system. Washington, DC: National Academy Press; 2000.

3. Mendes W, Martins M, Rozenfeld S, Travassos C. The assessment of adverse events in hospitals in Brazil. Int J Qual Health Care 2009 Aug; 21(4): 279-84.

4. Zambon LS. Segurança do paciente em terapia intensiva: caracterização de eventos adversos em pacientes críticos, avaliação de sua relação com mortalidade e identificação de fatores de risco para sua ocorrência [tese]. São Paulo: Faculdade de Medicina; 2014.

5. Brasil. Ministério da Saúde. Agência Nacional de Vigilância Sanitária. Resolução RDC n. 36, de 25 de julho de 2013. Institui ações para a segurança do paciente em serviços de saúde e dá outras providências [Internet]. Brasília; 15 set. 2013 (acesso em: 30 jan. 2017). Disponível em: http://bvsms.saude.gov.br/bvs/saudelegis/anvisa/2013/rdc0036_25_07_2013.html

6. Brasil. Agência Nacional de Vigilância Sanitária. Boletim segurança do paciente e qualidade em serviços de saúde nº 13. Incidentes relacionados à assistência à saúde – 2015. Brasília: Anvisa; 2015a (acesso em: 24 jan. 2017). Disponível em: http://www20.anvisa.gov.br/segurancadopaciente/

7. Documento de referência para o programa nacional de segurança do paciente. Ministério da Saúde, Fundação Oswaldo Cruz, Agência Nacional de Vigilância Sanitária. Brasília: Ministério da Saúde; 2014. 40 p. ISBN 978-85-334-2130-1.

8. The Conceptual Framework for the International Classification for Patient Safety. Version 1.1. Patient Safety, World Alliance for Safer Health Care. WHO, 2009. WHO/IER/PSP/2010.2. Tech Rep 2009 Jan.

9. World Health Organization. Ten facts on patient safety – World Alliance for Safer Health Care 2014 Jun [accessed 2017 Jan 24]. Available from: http://www.who.int/patientsafety/en/

10. Multi-professional Patient Safety Curriculum Guide. [accessed 2017 Jan 24]. Available from: http://www.who.int/patientsafety/education/curriculum/tools-download/en/

11. Joint Comission – WHO Collaborating Centre for Patient Safety Solutions. Available from: http://www.ccforpatientsafety.org/

12. Institute of Medicine. [accessed 2017 Jan 30]. Available from: http://www.iom.edu/

6

Profissionalismo médico

• *Lívia Grigoriitchuk Herbst*
• *Maria do Patrocínio Tenório Nunes*

CASO CLÍNICO

Em um plantão noturno numa Unidade de Terapia Intensiva (UTI), um médico-residente de Clínica Médica, do segundo ano, que já passou por estágios de UTI até o momento em sua residência, opta por dar plantão externo ao Programa de Residência Médica nesse local junto com alguns colegas, como forma de complementar sua renda.

No citado plantão, recebe um pedido de vaga: senhora de 75 anos, hipertensa, diabética, no 1º pós-operatório de artroplastia de quadril que evoluiu com piora do padrão respiratório. O colega solicitante suspeita de tromboembolismo pulmonar.

Paciente é trazida da enfermaria para a UTI, e o médico plantonista do local (residente) recebe o caso. Na cena: a paciente encontra-se agitada, confusa, cianótica, taquidispneica, hipoxêmica com saturação periférica de $O_2 = 68\%$. O colega diz que já havia feito 2 ampolas de haloperidol, mas sem sucesso, para o controle da agitação. O residente plantonista e a equipe de enfermagem assumem o caso, preparam material de intubação. Porém, o procedimento é realizado com dificuldade, conseguindo-se garantir a via aérea, mas a passagem da cânula encontra resistência, mesmo a de menor calibre. Paciente é acoplada ao respirador e ventila bem; no entanto, pela instabilidade hemodinâmica, o plantonista prossegue com passagem de cateter venoso central, para manejo hemodinâmico. Durante o procedimento, nota presença de enfisema de subcutâneo, progressivo, dissecando planos e atingindo até a face.

Desespera-se, pois sabe que alguma coisa deu errado durante a intubação (antes mesmo de perfurar a pele, já notou o enfisema). Termina a passagem do cateter, chama seu colega para avaliar a paciente e ajudá-lo.

O que fazer nessa situação? Você cometeu um erro médico, uma intercorrência passível de acontecer durante o procedimento, que, porém, pode piorar a evolução daquela paciente e até culminar com óbito.

Como agir nessa situação? Você ainda não conhece a família nem a paciente, já que ela chegou instável e praticamente inconsciente para seus cuidados.

Você não desejou causar aquele mal... Utilizou a técnica correta e o procedimento estava indicado. Isso o exime da responsabilidade pelo que aconteceu?

Como você se sente internamente? Perante a paciente e família? Perante a equipe de saúde no plantão, seu chefe e colegas?

Valeria a pena conversar com a colega e com a equipe da enfermaria que transportou a paciente em insuficiência respiratória?

Profissionalismo, em qualquer profissão, pode ser definido como "conjunto de características dos bons profissionais (seriedade, competência, responsabilidade, ética, entre outros)". Representa a busca continuada por conhecimentos e habilidades que levem à excelência técnica, mas também a atitudes que são primordialmente humanísticas, com comprometimento com código de preceitos éticos e responsabilidade com a sociedade. Pode-se dizer que o profissionalismo médico é a base do contrato do médico com a sociedade, centrado na confiança, o que exige integridade individual e profissional.

A prática médica evoluiu muito nos últimos séculos e continua em constante renovação. A cada dia, deparamo-nos com novas tecnologias, descobertas de novas ferramentas diagnósticas e novo arsenal terapêutico. A medicina globalizou-se. Hoje, o acesso à informação é permitido a quase todos. Vivemos a época do "Dr. Google", das séries de televisão que abordam o dia a dia dos hospitais, da medicina estampada nas bancas de jornais, da exposição da profissão nas mídias sociais.

No entanto, a despeito de tanto avanço tecnológico, o ser humano permanece o mesmo em sua essência. O ser humano que se confronta com uma doença, que tem sua saúde abalada, depara-se com medo, incertezas, fragilidade, e com a possibilidade de perdas. Nessas situações, emerge a figura do médico, como detentor do conhecimento técnico e científico, ensinado com afinco nas escolas médicas. O médico representa a possibilidade de cura, o cuidado, a resposta às angústias e dúvidas oriundas do processo de adoecimento. Mas terá ele aprendido a ser ao mesmo tempo excelente no saber técnico e capaz de exercer uma prática médica humana e empática perante um outro ser humano?

Como resultado, cada vez mais as organizações mundiais de saúde e estudiosos em educação médica reforçam a importância de se discutir e ensinar o profissionalismo médico, cujo ensino pode adentrar muito mais o campo das humanidades médicas do que estamos habituados na graduação. Faz-se necessário reafirmar os princípios universais e os valores do profissionalismo. Por mais que existam diferenças culturais e tradições nacionais ou regionais, há princípios que são inerentes à profissão.

Profissionalismo implica em propriedades como respeito, confiança, compaixão, altruísmo, integridade, justiça, responsabilidade na justa medida, confidencialidade, liderança, colaboração e conhecimento, entre outros.

O profissionalismo é complexamente determinado e aprendido (Figuras 6.1 e 6.2), sendo modulado pelas pessoas, pela ambientação e pelo local de trabalho. A discussão sobre o tema e o seu ensino devem ser continuados, pois explorar as expectativas de um bom profissional assegura uma melhora no cuidado ao paciente.

Foi realizada uma revisão sistemática sobre o ensino do profissionalismo médico, e parece não haver consenso sobre qual é a melhor estratégia de ensino/aprendizagem. No entanto, *role model* e *mentoring* parecem ser técnicas eficazes.

Jock Murray, em discurso no American College of Physicians, em 2006, disse que o profissionalismo não deve ser uma tentativa de preservar o poder e *status* dos médicos, mas, sim, um chamado para praticar a medicina visando a um bem maior, o interesse dos pacientes.

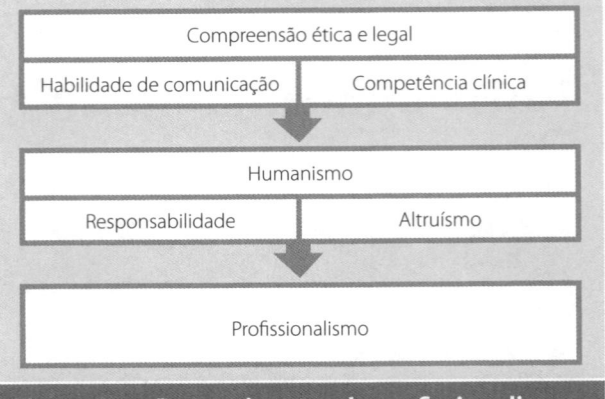

Figura 6.1 – Determinantes do profissionalismo.

Fonte: Elaborada pela autoria.

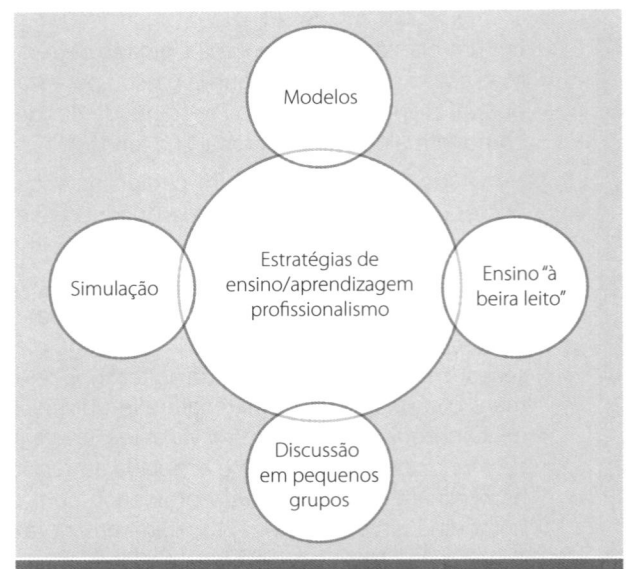

Figura 6.2 – Estratégia e oportunidades de ensino/aprendizagem de profissionalismo.

Fonte: Elaborada pela autoria.

Caminhando na mesma direção, o American Board of Internal Medicine Foundation, o American College of Physicians e a European Federation of Internal Medicine se reuniram e publicaram o projeto "Profissionalismo médico no novo milênio" (Quadro 6.1). Os preceitos apresentados nesse documento são validados e reforçados pelo Conselho Federal de Medicina no seu livro *Introdução à medicina,* volume I: "O médico".

O projeto define três princípios fundamentais e dez compromissos profissionais dos médicos. Os três princípios fundamentais são: 1) primazia do bem-estar do paciente; 2) respeito à autonomia e 3) justiça social.

Esses princípios se baseiam nos conceitos da bioética: beneficência (promover o bem-estar do paciente e a saúde da sociedade); não maleficência (evitar o mal); autonomia (respeitar os valores, objetivos e preferências do paciente) e justiça (tratar os pacientes de forma justa).

Quadro 6.1 – Princípios fundamentais e compromisso profissional do médico.

Princípios fundamentais do profissionalismo médico

Bem-estar dos pacientes	Trata-se da dedicação em garantir o interesse do paciente. O altruísmo é uma peça importante para a confiança, a qual deve nortear a relação médico-paciente. Pressões sociais, de mercado e exigências administrativas não devem comprometer esse princípio.
Autonomia	A autonomia do paciente deve ser sempre respeitada. Vale ressaltar que, para exercer plenamente a autonomia, o paciente precisa ser informado de forma que compreenda plenamente os termos discutidos e esteja em pleno juízo de suas capacidades mentais. Dessa forma, as decisões do paciente sobre seu tratamento devem ser respeitadas, desde que estejam de acordo com princípios éticos e não levem a demandas inapropriadas do cuidado.
Justiça social	Médicos devem trabalhar ativamente para eliminar qualquer forma de discriminação no sistema de saúde, seja baseada em raça, etnia, gênero, condição socioeconômica, religião ou qualquer outro grupo social. Além disso, devem trabalhar para garantir distribuição justa de recursos no sistema de saúde.

Profissionalismo médico – compromisso profissional

Honestidade	O médico deve ser honesto com seus pacientes. Deve obter consentimento livre e esclarecido para pesquisas e tratamentos. Lembrando que, para isso, deve ser capaz de transmitir as informações de forma clara e verdadeira ao paciente. Deve ser capaz de reconhecer e analisar erros médicos e informá-los quando ocorrem, para assegurar a verdade, a confiança e a boa relação profissional. A análise de erros, além de melhorar o cuidado, garante a segurança do paciente, evitando a recorrência de erros futuros e é capaz de prover compensação apropriada quando danos não puderem ser evitados.
Confidencialidade	Manter o sigilo médico é a base da relação médico-paciente e da confiança. De acordo com o Código de Ética (capítulo IX), que dispõe sobre o sigilo profissional, é vedado ao médico (art. 73) revelar fato de que tenha conhecimento em virtude do exercício de sua profissão, salvo por motivo justo, dever legal ou consentimento, por escrito, do paciente. Essa discussão é de extrema importância, dada a disseminação do uso de meios eletrônicos no sistema de saúde (prontuários e programas hospitalares), além do papel do médico nas mídias sociais.
Relação apropriada com os pacientes	Devido à vulnerabilidade e dependência que os pacientes podem apresentar, o médico nunca pode se utilizar disso para explorar o paciente e tentar obter vantagens, seja do ponto de vista sexual, financeiro ou de qualquer outro interesse pessoal.
Melhorar a qualidade do cuidado	O médico deve trabalhar em parceria com outros membros da equipe de saúde para reduzir erros médicos, melhorar a segurança do paciente, minimizar o uso de recursos desnecessários, gastos excessivos e otimizar resultados na atenção à saúde.
Melhorar o acesso à saúde	Compromisso com a melhoria do acesso aos cuidados, definido como o objetivo de que todo o sistema de saúde seja disponibilizado com padrão de atendimento uniforme e adequado. Os médicos devem lutar individual e coletivamente para reduzir as barreiras aos cuidados, eliminando barreiras ao acesso de qualquer natureza (financeira, educacional, religiosa, geográfica, social ou política). Promoção da saúde pública e da medicina preventiva, bem como a defesa pública, por parte de cada médico, do interesse comum.
Justa distribuição de recursos	Trabalhar em conjunto com outros médicos, hospitais e gestores na elaboração de diretrizes que orientem cuidado custo-efetivo. Usar recursos de forma consciente e racional, ciente de que, ao prover cuidados desnecessários, expõe os pacientes a riscos evitáveis e a gastos fúteis, além de reduzir recursos disponíveis para aqueles com real necessidade.
Conhecimento científico	O médico deve se manter sempre atualizado, aprimorar constantemente seu conhecimento e habilidades, promover pesquisas, gerar novos conhecimentos e garantir seu uso correto.

(Continua)

Quadro 6.1 – Princípios fundamentais e compromisso profissional do médico.	
Profissionalismo médico – compromisso profissional	
Manejo de conflitos de interesse	Os médicos e suas entidades profissionais são expostos a muitas oportunidades de comprometimento com ganhos privados ou vantagens pessoais por meio de seu trabalho. Isso é extremamente frequente nas relações com empresas com fins lucrativos, como fabricantes de equipamentos médicos, companhias de seguro e indústria farmacêutica. Os médicos têm a obrigação de reconhecer e revelar publicamente os seus eventuais conflitos de interesse, conforme consta no Código de Ética, além de zelar, quando docente ou autor de publicações científicas, pela veracidade, clareza e imparcialidade das informações apresentadas.
Responsabilidades profissionais	O médico deve se comprometer com a sua autoavaliação e em aceitar avaliação externa de seu desempenho profissional. Deve participar de processos de autorregulação, incluindo remediação e medidas disciplinares para membros que não atingirem os padrões esperados pela profissão.
Competência profissional	Os médicos devem se comprometer com o aprendizado contínuo e em aprimorar o conhecimento e habilidades necessários para promover um cuidado de excelência.

Fonte: Modificado de Profissionalismo médico no novo milênio.

Como exposto anteriormente, são inúmeros os atributos de um bom profissional. Os médicos, em geral, tendem a ser pessoas perfeccionistas, que exigem de si altos padrões de rendimento e que são extremamente críticos com o próprio comportamento. Isso pode ser fonte de estresse e *burnout*.

É importante lembrar que o médico é também um ser humano e, portanto, sujeito a erros e a atitudes que nem sempre serão as esperadas pela sociedade e por ele mesmo. O profissionalismo não exige dos médicos a perfeição, mas, sim, o agir de maneira apropriada, fazendo o que é correto (e não o possível) quando as coisas não saem como o esperado.

Isso garante manter a primazia do cuidado para com o paciente e a consciência tranquila de um bom profissional.

ESTUDO DE CASO (continuação)

O que fazer diante de um erro médico?

Não somos treinados para errar!

Mas passaremos, infelizmente, por situação parecida em algum momento de nossas vidas profissionais. Nessas horas, o mais ético a fazer é assumir a responsabilidade pelos atos praticados, e a melhor maneira de lidar com o problema é pela comunicação, em momento, condição e uso de palavras apropriadas.

É preciso acolher o paciente e a família, expor o que aconteceu de forma clara, assumindo as responsabilidades das ações. Pedir desculpas faz parte, afinal não gostaríamos de passar por aquilo nem de expor outros a riscos.

Seja sincero com você e com os demais envolvidos.

Aproveite a situação e reflita! Refaça passo a passo o seu atendimento, veja onde você acertou, em que ponto poderia ter agido diferente. Treine mais e estude pontos em que esteja inseguro ou onde pode se aprimorar. Pense numa medida de ação para que seu erro não aconteça novamente.

Isso, inclusive, deve ser compartilhado com a família e todos os envolvidos como plano de ação na prevenção de outros eventos e como estratégia para melhorar a segurança do paciente.

Além disso, o erro pode ser visto como fonte de *briefing* e *feedback* para toda a equipe.

Faz parte de suas atribuições discutir o ocorrido com os outros envolvidos – colega de plantão da enfermaria e equipe que realizou o transporte naquelas condições? Sim, devemos estar atentos à importância de dar e receber *feedback* apropriado para nosso crescimento pessoal e profissional.

Infelizmente, isso não está inserido em nossa cultura, e, muitas vezes, as pessoas encaram o *feedback* como algo pessoal. No entanto, quando utilizado de maneira apropriada, é uma excelente fonte de aprendizado, um exemplo de avaliação formativa a ser incorporada na prática médica desde a graduação.

Atributos de um bom profissional médico

- Fazer seu trabalho de maneira bem-feita, atento aos detalhes e priorizando sempre o cuidado ao paciente.
- Ser responsável pelas suas atitudes e assumir as consequências de seus atos, o que inclui reconhecer quando erros forem cometidos, informá-los e garantir que haja aprendizado para evitar recorrência, garantindo a segurança dos pacientes.

- Procurar sempre atualizar-se e aprimorar seus conhecimentos e habilidades.
- Ser respeitoso, empático e ter compaixão para com aqueles em sofrimento.
- Ter responsabilidade social e cumprir os preceitos éticos e legais de sua profissão.
- Buscar ser um modelo para seus pacientes, colegas e sociedade.

Sir William Osler, considerado o pai da Clínica Médica, ainda tão atual em suas colocações, disse: "Pela negligência aos estudos de humanidades, hoje tão generalizada, a profissão perde uma preciosa qualidade". Esperamos, com esse breve compilado sobre profissionalismo médico, despertar o interesse por um componente tão primordial da Medicina e resgatar valores que, por vezes, são esquecidos.

Referências

1. Tristam Engelhardt Jr H. Ética médica, códigos de ética médica e bioética. Rev Bioética 2009; 17(3): 355-61.
2. Miranda-Sá Jr LS. Uma introdução à medicina – o médico. Conselho Federal de Medicina; 2013. v. I.
3. Silverman BD, MD. Physician behavior and bedside manners: the influence of William Osler and The Johns Hopkins School of Medicine. Proc (Bayl Univ Med Cent) 2012; 25(1): 58-61.
4. Professionalism – A medical protection guide.
5. Birden H, Glass N, Wilson I, Harrison M, Usherwood T, Nass D. (2013) Teaching Professionalism in medical education: A best evidence in medical Education (BEME) systematic review. Medical Teacher 35(7): e1252-e1266.
6. ABIM Foundation, ACP Foundation, European Federation of Internal Medicine. 2005. Medical Professionalism in the new Millennium: A Physician charter.
7. Código de ética médica 2010. Conselho Federal de Medicina. Disponível em: http://portal.cfm.org.br/

Análise crítica da literatura à luz da medicina baseada em evidências

- *Gerhard da Paz Lauterbach*
- *Flávio Araújo Borges Júnior*
- *Chin An Lin*

Introdução

O termo Medicina Baseada em Evidências (MBE) começou a ser usado no início da década de 1990 com David M. Eddy, Gordon Guyatt, David Sackett e colegas, estudiosos de epidemiologia e análise crítica da literatura. Após muitos debates, o conceito chegou ao seu significado atual: "MBE é o uso consciente, explícito e judicioso da melhor evidência disponível no momento, na tomada de decisões a pacientes individuais, (...) integrando a *expertise* clínica à melhor evidência, baseada em uma busca sistemática da literatura". Para completar, isso deve ser associado à cuidadosa identificação de valores e preferências do paciente, explicando a ele as opções disponíveis, bem como riscos e benefícios associados à terapia proposta, a fim de se chegar à chamada "decisão médica compartilhada"[1].

É interessante observar que "a melhor evidência disponível", por vezes, não é uma evidência forte ou de qualidade, de forma que deve ser sempre aliada à *expertise* clínica individual e, juntamente com o paciente, analisado se é viável ou não a sua aplicação, pesando riscos e benefícios.

Nesse capítulo, discutiremos alguns conceitos de epidemiologia e MBE que podem nos auxiliar a fazer uma leitura mais crítica, menos passiva, da literatura científica e a entender se o estudo representa o nosso paciente e se pode ser aplicado a ele.

Tipos de estudos

Os estudos científicos em medicina iniciam-se com os **relatos de caso**, a partir da descrição da evolução de um caso individual, bem como dos tratamentos empregados a esse caso e observação de resposta a cada um deles. Geralmente, os relatos de caso são empregados na descrição de doenças raras, de forma que a coleta de dados de muitos pacientes para compilar em um estudo científico é inviável. Esse tipo de estudo é classificado como tendo um nível de evidência baixo e deve ser interpretado com muita cautela para a tomada de decisões.

De forma semelhante, quando se compilam casos incomuns de uma mesma doença e a descrição da evolução deles, tem-se a chamada **série de casos**. Considera-se que a qualidade da evidência a partir desse tipo de estudo é superior a dos relatos de casos, porém a extrapolação de seus dados à prática deve ser feita de forma judiciosa.

Os estudos **observacionais** (ou seja, sem intervenção por parte do pesquisador) podem ser realizados de forma sistemática e organizada. Quando é feita a análise de uma população em um momento único, como uma fotografia, tem-se o chamado **estudo transversal** ou **estudo epidemiológico**. Tais estudos têm por principais finalidades a descrição de prevalência de doenças/condições clínicas em grupos específicos de pacientes, ou ainda, a simples descrição de uma população em um dado momento do tempo. O Censo Demográfico brasileiro, que relata informações sobre renda, escolaridade, número de filhos, entre outras, em um momento específico do tempo, é um ótimo exemplo de estudo transversal.

Uma forma de se analisar dados retrospectivamente, estudando fatores de risco para doenças, é por meio de estudos chamados de **caso-controle**. Nesse tipo de estudo, selecionam-se os casos de doença e pacientes que não tiveram doença para servir de controle, comparando-se exposições que tiveram no passado, a fim de encontrar possíveis fatores de risco para o desenvolvimento da doença estudada.

De forma parecida, pode-se estudar uma população inteira de modo retrospectivo, partindo de exposições do passado e chegando às doenças que esses pacientes desenvolveram. Esse tipo de estudo é chamado de **coorte retrospectiva**. A diferença principal desse tipo de estudo para os estudos de caso-controle é que nas coortes retrospectivas a análise parte das exposições dos pacientes e se chega às doenças que desenvolveram, enquanto no caso-controle parte-se de doentes e, depois, analisam-se as exposições a que foram submetidos no passado.

Quando se tem um grupo de pacientes (também chamado de **coorte**) que é acompanhado prospectivamente, estudando suas exposições e as doenças que desenvolvem, tem-se a **coorte prospectiva**. De forma geral, entre os estudos observacionais, coortes prospectivas são os estudos de maior valor e com menos risco de vieses, garantindo uma maior confiabilidade de resultados. O estudo americano de Framingham, para avaliação de fatores de risco para doença cardíaca, é um dos mais famosos exemplos desse formato de pesquisa.

Quando é realizada uma **intervenção** em pelo menos um dos grupos da pesquisa, com posterior comparação de resultados, tem-se o estudo **experimental**. Os estudos experimentais que dividem aleatoriamente (randomicamente) os pacientes entre os grupos são chamados de **ensaios clínicos randomizados**. Quando bem realizados, são estudos considerados adequados para inferências de causa-efeito e para guiar a construção de diretrizes de condutas médicas.

Por último, mas não menos importante, pesquisadores podem compilar dados de estudos de mesmo tema por meio de **revisões** de literatura. Quando tais revisões são feitas com técnica de busca sistemática de artigos, com uso de termos de pesquisa bem estabelecidos, são chamados de **revisões sistemáticas.** Existe uma forma de compilar os resultados desses estudos de metodologia semelhante e, ao final, fazer uma análise estatística dessa soma de estudos, por meio de **metanálises**. Na atualidade, as **revisões sistemáticas de ensaios clínicos aleatorizados com metanálise** são o tipo de estudo considerado fornecedor do mais forte nível de evidência para criar consensos de condutas para diagnóstico, rastreio e tratamento de doenças, sendo de suma importância para a comunidade científica[2,3].

Mais adiante, detalharemos alguns desses tipos de estudo, bem como riscos de viés associados a cada um deles.

Teste de hipóteses

A hipótese nula (H_0), na grande maioria das vezes, é a hipótese que prevê que a média de um grupo é igual à média do outro grupo. Ou seja, é a hipótese de que não existe efeito do tratamento. Em outras palavras, o tratamento testado não mostra diferença do tratamento padrão.

A ideia de um experimento, via de regra, é tentar refutar a hipótese nula, demonstrando diferença estatisticamente significativa entre os grupos. Ao final de uma análise, pode-se dizer apenas que a hipótese nula foi rejeitada ou não, porém não se diz que ela foi "aceita".

A hipótese alternativa (H_1), por sua vez, indica que há diferença entre os grupos e ela é consistente o suficiente para se poder dizer que não é resultado apenas do acaso. Quando realizamos um teste estatístico e rejeitamos a hipótese nula, consequentemente aceitamos a hipótese alternativa[4].

Erros em teste de hipóteses: os erros estatísticos (aleatórios)

O **erro tipo I (ou α)** ocorre quando a hipótese nula é descartada, porém ela é verdadeira. Na maioria das vezes, isso é o mesmo que dizer que foi encontrada uma diferença estatisticamente significante entre os grupos, porém esse achado foi ao acaso e não representa a verdade (quando a verdade é que não existe diferença entre os grupos). Geralmente, estabelece-se que o risco "aceitável" de erro tipo I

em uma pesquisa é de 5%. Quando o valor de p encontrado, após a realização de um teste estatístico, é menor do que o α preestabelecido, diz-se que o achado é estatisticamente significante. Essa é a razão pela qual se coloca que o p é menor que 0,05 nos trabalhos, para dar significância aos resultados encontrados.

O **erro tipo II (ou β)** ocorre quando não se encontra uma diferença estatisticamente significante entre os grupos, porém a verdade é que os grupos são diferentes. Isso pode ocorrer porque o tamanho da amostra não foi suficiente, ou o efeito da intervenção estudada foi menor do que o esperado, por exemplo. Habitualmente, quando se calcula a amostra de um estudo, faz-se um planejamento para ter um erro tipo II de até 10 a 20%. Ou seja, mesmo que tudo ocorra conforme planejado antes de se iniciar o estudo, há de 10 a 20% de chance de não ser encontrada uma diferença estatística que exista[3].

Poder de um estudo (1-β)

O poder é o complemento do erro tipo II e representa a chance de encontrar a significância estatística para uma diferença quando ela existe. Habitualmente, estabelece-se como adequado um poder de 80-90% para um estudo. Ou seja, caso tudo ocorra conforme o planejado antes de se iniciar o estudo, há 80-90% de chance de encontrar significância estatística para uma diferença que existe, e isso é o mesmo que dizer que há de 10 a 20% de chance de **não** ser encontrada uma diferença estatística que exista.

Quando se aumenta a amostra estudada, ou se aumenta a diferença do resultado entre os grupos, o poder aumenta. Similarmente, quando um estudo tem muitas perdas de seguimento, por exemplo, ou ainda, o resultado encontrado é menor do que o esperado, perde-se poder, e, dessa forma, um resultado negativo do estudo pode ser apenas um erro tipo II[4].

Valor do *p*

O valor do p, de forma simples, representa qual é a chance de a hipótese nula ser refutada ao acaso, e não por ser o que representa a verdade. Considera-se um resultado estatisticamente significativo quando o valor de p é menor do que o erro α estabelecido como limite pelo estudo, que geralmente é de 5% (ou seja, 0,05), valor convencionado como adequado na maioria dos estudos científicos.

Intervalos de Confiança

O Intervalo de Confiança (IC) representa o grau de acurácia de um achado estatístico, com um intervalo mostrando um valor mínimo e um máximo para a medida de risco utilizada. Quando se fornece o resultado de um Intervalo de Confiança de 95%, simplisticamente, significa dizer que, se o estudo fosse repetido infinitas vezes com uma amostra da população, 95% das vezes o resultado encontrado estaria nesse intervalo. Caso o intervalo de confiança cruze o valor que representa a não diferença (por exemplo, em risco relativo, cruze o valor **1**), diz-se que não foi encontrada significância estatística.

Importante saber que uma maneira de encontrar intervalos de confiança mais estreitos, ou seja, resultados mais acurados, é aumentando a amostra do estudo[4].

Fator de confusão

O conceito de "fator de confusão" também é frequentemente confundido com "viés", porém os fatores de confusão não são erros sistemáticos. Fator de confusão é uma variável do estudo que está estatisticamente associada ao desfecho, porém não é um fator causal[4].

Talvez um exemplo ajude: é possível que se encontre uma correlação estatisticamente significante entre a presença de uma mancha amarela no segundo dedo da mão direita e a presença de câncer de pulmão. Entretanto, sabe-se que a provável causa do câncer de pulmão foi o tabagismo, sendo o dedo amarelo apenas uma consequência do hábito de fumar. Dessa forma, podemos chamar o "dedo amarelo" de fator de confusão, pois se correlaciona estatisticamente com o desfecho, mas de maneira indireta, sem relação causal.

Viés (erro sistemático)

É muito importante não confundir o conceito de viés com o de erros estatísticos. Os erros estatísticos ocorrem de forma **aleatória**, enquanto os vieses representam erros **sistemáticos** na condução de um estudo. O viés indica que houve uma **parcialidade** na condução do estudo, por exemplo, na seleção de participantes ou na coleta de dados, de forma a influenciar o resultado ao final do estudo, sugerindo conclusões inadequadas[5].

A seguir, discutiremos melhor alguns possíveis vieses, detalhando os principais tipos de estudos.

Estudos observacionais

Caso-controle

Os estudos de caso-controle são conduzidos de forma retrospectiva, ou seja, são embasados em dados que foram coletados no passado. Habitualmente, primeiro se identificam os casos de pacientes com a doença que se deseja estudar. Num segundo momento, selecionam-se controles para servir de parâmetro de comparação a esses casos, idealmente de uma mesma população e com características semelhantes aos casos, com a diferença de não terem apresentado a doença em questão. Por último, comparam-se as diferenças entre os casos e os controles, de forma a se procurar possíveis fatores que estejam associados a um risco maior de desenvolvimento da doença estudada. A Figura 7.1 ilustra o desenho dos estudos de caso-controle.

Esse tipo de estudo é empregado com grande frequência na tentativa de identificação de fatores de risco para doenças raras, ou doenças novas que se apresentam como surtos. Um exemplo interessante e recente do emprego dessa técnica foi a tentativa de explicar as prováveis causas do surto de bebês nascendo com microcefalia no Brasil: primeiramente, notou-se que houve um aumento de frequência de microcefalia

após o início do surto de infecções pelo vírus Zika, e a suspeita de que essa associação existisse motivou a realização de pesquisas. Assim, posteriormente, foram realizados estudos de caso-controle, sendo os casos das mães de pacientes que nasceram com microcefalia, e os controles as mães de bebês sem microcefalia, porém da mesma região e com características gerais semelhantes às mães das crianças acometidas. Dessa forma, concluiu-se que havia uma associação grande entre as infecções por Zika e o posterior desenvolvimento de microcefalia nos bebês.

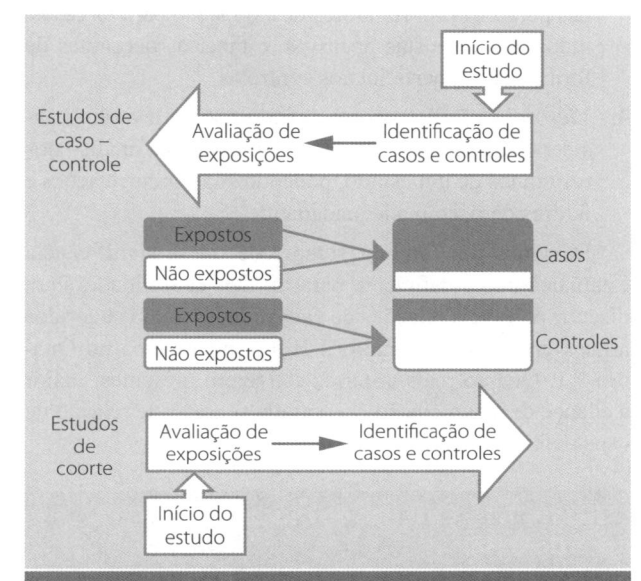

Figura 7.1 – Representação esquemática do desenho dos estudos de caso-controle e estudos de coorte.

Fonte: Adaptada de Leslie G Portney, Mary P Watkins. Foundations of clinical research.

A partir desse exemplo, podemos destacar alguns riscos do estudo:

1. *Viés de seleção*: ocorre quando a amostra de casos e controles do estudo é sistematicamente diferente da população que eles têm a intenção de representar. Para que isso seja feito de forma adequada, a população do estudo deve ser uma amostra randômica da população, porém a maioria dos estudos de caso-controle tem **amostras de conveniência**, ou seja, os pacientes selecionados são os que já acompanham em determinado ambulatório, ou passaram por um mesmo serviço de saúde. Além disso, muitos pacientes podem ter recusado a participação no estudo. Quando esses pacientes são sistematicamente diferentes dos que foram incluídos no estudo, esse viés aumenta ainda mais.

2. *Viés de memória*: alguns dados de estudo são coletados retrospectivamente, como história de ter apresentado sintomas gripais ou febre durante a gravidez. Isso está sujeito a esquecimentos e variações de respostas, por dependerem de lembranças do passado, diminuindo a confiabilidade dos dados coletados. Eventualmente, as

mães de crianças que nasceram com microcefalia podem se esforçar mais para tentar encontrar explicações para o ocorrido e relatar com mais frequência episódios de sintomas gripais. Quando a acurácia das respostas dos pacientes do grupo de casos é sistematicamente diferente da acurácia das respostas do grupo controle, tem-se o viés de memória.

3. *Viés de aferição*: quando o pesquisador avalia exposição ou doença nos casos de forma sistematicamente diferente dos controles. Por exemplo, podem insistir mais nas perguntas sobre fatores de exposição para os casos, induzindo respostas positivas, e fazer as perguntas de forma mais superficial aos controles.

4. *Viés de confusão*: ocorre quando não se leva em consideração possíveis fatores de confusão na análise dos resultados de um estudo, podendo sugerir correlações e fatores de risco inadequadamente[5].

Devemos nos lembrar sempre de que a significância estatística não é suficiente para afirmar causalidade. Para discutir possíveis relações de causalidade, foram sugeridos alguns critérios por Bradford Hill[6], encontrados no Quadro 7.1. Quanto mais critérios estiverem presentes, maior a chance de a associação encontrada se tratar de relação de causa-efeito.

Quadro 7.1 – Critérios de causalidade de Bradford Hill[6].

Critério	Explicação
Força da associação	Quanto maior a força de associação, maior a chance de haver causalidade.
Consistência	Deve condizer com resultados de estudos prévios.
Especificidade	Uma exposição específica como causa de doença.
Temporalidade	A causa deve ser anterior à doença.
Gradiente biológico (efeito dose-resposta)	O aumento da intensidade da exposição aumenta o risco.
Plausibilidade biológica	Os achados devem ter uma explicação plausível e racional.
Coerência	Resultados devem seguir a ciência atual.
Evidências experimentais	Achados de estudos experimentais corroboram o que foi encontrado no estudo.
Analogia	Analogia com outra doença ou fatores de exposição com comportamento semelhante.

Fonte: Bradford Hill, A. The Environment and Disease.

Estudos de coorte

Coortes são grupos de pessoas ou populações que são seguidas. Tais populações podem, por exemplo, ser de uma mesma área geográfica, como no estudo de Framingham, realizado nos Estados Unidos, ou ainda ter uma mesma profissão, como no estudo *Nurses health study*, em que profissionais de enfermagem são seguidos ao longo do tempo, estudando fatores de risco para diversas doenças e tipos de câncer.

Os estudos de coorte se iniciam a partir de uma população determinada, que pode ou não ser exposta a diversos fatores e, ao longo do tempo, desenvolver ou não algumas doenças. Dessa forma, podem-se estudar possíveis fatores de risco para o desenvolvimento dessas doenças (Figura 7.1). Quando os pacientes são seguidos prospectivamente, tem-se a coorte prospectiva. Quando a análise é feita por meio de bases de dados, questionários sobre exposições do passado ou análise de prontuários, tem-se a coorte retrospectiva.

Como os estudos de coorte avaliam os pacientes a partir de fatores de risco, eles não são adequados para avaliar doenças raras, como os estudos de caso-controle, pois precisariam de populações muito grandes e, eventualmente, de tempos de seguimento muito longos a fim de que se conseguisse tirar conclusões a partir dos estudos, tornando-os muito caros e pouco produtivos.

Uma vantagem das coortes em relação aos estudos de caso-controle é a possibilidade de identificação do momento de desenvolvimento/descoberta da doença, permitindo avaliação da temporalidade dos fatos. Nas coortes prospectivas minimiza-se o viés de memória, pois não depende de obtenção de dados sobre coisas que ocorreram no passado, e pode-se ainda obter dados sobre possíveis fatores de confusão prospectivamente, minimizando o risco de viés de confusão. Por essas e outras vantagens, costuma-se considerar os estudos de coorte prospectiva superiores aos de coorte retrospectiva e de caso-controle[3,4].

Ensaios clínicos randomizados

Ensaios clínicos randomizados (ECR) são estudos experimentais, nos quais os pacientes são divididos em grupos de intervenções diferentes de forma aleatória, e os resultados dessas intervenções em cada grupo são comparados ao final do período do estudo. São amplamente utilizados para permitir a liberação de novas medicações por agências reguladoras, ou ainda para sugerir novas indicações para medicações que já estão no mercado. Podem também ser úteis no estudo de métodos de prevenção de doenças, como por meio de vacinas (prevenção primária) ou de testes para diagnóstico precoce de doenças (prevenção secundária).

Por serem estudos amplamente utilizados para guiar condutas e para elaboração de consensos e diretrizes em saúde, é de suma importância que sejam analisados com crítica. Aqui discutiremos alguns aspectos do desenho e metodologia do estudo que são bastante relevantes na avaliação de qualidade e riscos de viés de um ensaio clínico: randomização, proteção da alocação e cegamento[4].

Randomização

Randomização (ou aleatorização) é o termo utilizado para descrever a divisão aleatória dos sujeitos participantes de um estudo entre os grupos de intervenção. Esse processo deve ser feito com grande rigor, pois é o responsável por equilibrar o prognóstico de base dos grupos que serão comparados. Com um número adequado de pacientes, a randomização é suficiente para deixar os grupos de pacientes de um estudo tão parecidos, que as diferenças encontradas ao final do estudo provavelmente serão resultado da intervenção, e não de fatores de confusão[4].

Os estudos costumam representar as características de base dos pacientes em uma tabela, na qual se observa a frequência de cada comorbidade nos diferentes grupos, idade e sexo dos participantes, medicações em uso etc. Essa tabela nos ajuda a ver se a randomização foi feita de modo adequado.

Tendo isso em mente, pode-se dizer que a randomização adequada minimiza fatores de confusão, bem como o risco de viés de seleção.

Proteção da alocação

A **proteção do processo de alocação dos pacientes** (também conhecida como "alocação oculta") é essencial, juntamente com a randomização, para diminuir o risco de viés de seleção. Proteger a alocação significa tentar impedir que os participantes do estudo (prestadores de cuidado e pacientes) saibam a que grupo o próximo paciente a entrar no estudo pertencerá. Isso é importante, pois, mesmo de forma inconsciente, pesquisadores podem deixar de incluir na pesquisa um paciente de prognóstico ruim, por saber que ele vai pertencer ao grupo que ele acredita que deve se sair melhor.

A proteção da alocação depende bastante do método de aleatorização de pacientes empregado no estudo. Quando é feita por meio de uma central de randomização, ou ainda, utilizando-se envelopes opacos (que contêm o grupo para qual o paciente irá), entende-se que o risco de viés de seleção seja minimizado[3,4].

Cegamento

O termo **cegamento** representa o desconhecimento da intervenção que está sendo empregada a um sujeito. Quando os pacientes e pesquisadores são cegos, diz-se que é um estudo duplo-cego.

O cegamento é de suma importância para minimizar os riscos de viés em um estudo. Em especial, ajuda a diminuir o risco de viés de desempenho (também chamado de viés de *performance*), no qual o participante muda seu comportamento por saber a que terapia está sendo submetido. Por vezes, pode mudar seu comportamento para melhor, por estar recebendo a intervenção que queria, mas pode mudar para pior ou deixar de seguir no estudo, por não receber a intervenção que planejava. Além disso, o cegamento pode minimizar o chamado viés de aferição, no qual o avaliador descreve a frequência de desfechos nos pacientes de forma sistematicamente diferente, por saber em que grupo o paciente se encontra[4].

Tendo isso em mente, pode-se afirmar que um estudo duplo-cego tem maior qualidade e menor risco de viés que estudos abertos (sem cegamento).

Revisão sistemática com metanálise

As revisões sistemáticas são revisões de artigos com uma pesquisa feita de forma sistematizada em bases de dados de pesquisa bibliográfica. Geralmente é feita por mais de um pesquisador, para diminuir o risco de não incluir algum artigo relevante na pesquisa.

Após a realização da revisão sistemática, podem-se compilar os resultados dos estudos que a compõem por meio de uma metanálise, gerando um resultado final a partir dessa combinação de estudos, conforme representado pelo losango na Figura 7.2.

Esse tipo de pesquisa tem como principal finalidade auxiliar na tomada de decisões quando estudos sobre uma intervenção têm resultados divergentes, ou não conseguiram mostrar, isoladamente, benefícios de uma intervenção específica. Dessa forma, quando se somam os resultados de diversos estudos, ganha-se **poder** para mostrar diferenças estatisticamente significantes[4].

O resultado de uma metanálise geralmente é representado por meio do gráfico de floresta (também chamado de *forest plot* (Figura 7.2)[7].

Embora sejam de importância fundamental na tomada de decisões e na criação de diretrizes para guiar condutas, as revisões sistemáticas com metanálise têm alguns riscos associados ao seu desenho. O primeiro deles é que, ao juntar estudos diferentes como se fossem um só, há o risco grande de misturar coisas diferentes como se fossem iguais. Isso ocorre porque as populações incluídas nos diversos estudos, bem como as metodologias empregadas em cada pesquisa, nunca são idênticas. De certa forma, essa heterogeneidade aumenta a validade externa, ou seja, o quanto o estudo pode ser extrapolado para diversas populações. Porém, quando é excessiva, pode comprometer a qualidade do estudo e dificultar a análise de resultados[4].

Um viés importante de revisões sistemáticas é o chamado viés de publicação. Sabe-se que estudos com resultado negativo com frequência não são publicados, por desinteresse de algumas revistas ou ainda mesmo dos pesquisadores que o realizaram. Dessa forma, existe um risco de que a revisão sistemática realizada dê um resultado diferente do que teria se esses estudos de resultado negativo tivessem sido incluídos na análise. Alguns testes estatísticos (ex. teste de Egger e teste de Begg), bem como gráficos (gráfico de funil), ajudam a avaliar o risco de haver viés de publicação em um estudo, porém não são sensíveis o suficiente para descartar esse risco. Uma forma de diminuir esse risco é buscando ativamente em bases de dados de ensaios clínicos, como o *website* <www.clinicaltrials.gov>, ou ainda, entrando em contato com a indústria farmacêutica e pesquisadores do tema, investigando a possibilidade de haver estudos não publicados que possam ser incluídos na análise.

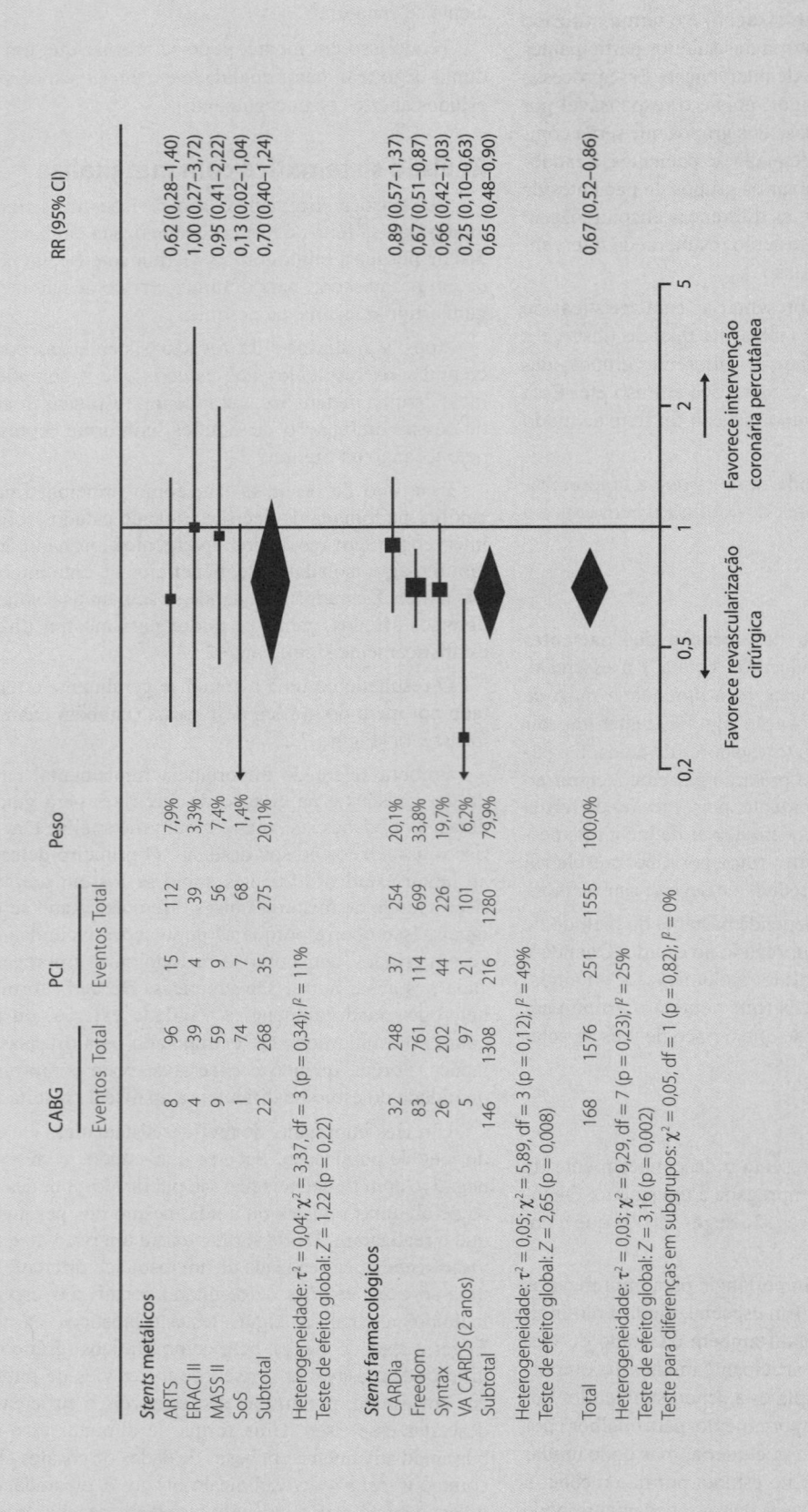

	CABG		PCI		Peso	RR (95% CI)
	Eventos	Total	Eventos	Total		
Stents metálicos						
ARTS	8	96	15	112	7,9%	0,62 (0,28–1,40)
ERACI II	4	39	4	39	3,3%	1,00 (0,27–3,72)
MASS II	9	59	9	56	7,4%	0,95 (0,41–2,22)
SoS	1	74	7	68	1,4%	0,13 (0,02–1,04)
Subtotal	22	268	35	275	20,1%	0,70 (0,40–1,24)

Heterogeneidade: $\tau^2 = 0,04$; $\chi^2 = 3,37$, df = 3 (p = 0,34); $I^2 = 11\%$
Teste de efeito global: Z = 1,22 (p = 0,22)

	CABG		PCI		Peso	RR (95% CI)
	Eventos	Total	Eventos	Total		
Stents farmacológicos						
CARDia	32	248	37	254	20,1%	0,89 (0,57–1,37)
Freedom	83	761	114	699	33,8%	0,67 (0,51–0,87)
Syntax	26	202	44	226	19,7%	0,66 (0,42–1,03)
VA CARDS (2 anos)	5	97	21	101	6,2%	0,25 (0,10–0,63)
Subtotal	146	1308	216	1280	79,9%	0,65 (0,48–0,90)

Heterogeneidade: $\tau^2 = 0,05$; $\chi^2 = 5,89$, df = 3 (p = 0,12); $I^2 = 49\%$
Teste de efeito global: Z = 2,65 (p = 0,008)

	CABG		PCI		Peso	RR (95% CI)
Total	168	1576	251	1555	100,0%	0,67 (0,52–0,86)

Heterogeneidade: $\tau^2 = 0,03$; $\chi^2 = 9,29$, df = 7 (p = 0,23); $I^2 = 25\%$
Teste de efeito global: Z = 3,16 (p = 0,002)
Teste para diferenças em subgrupos: $\chi^2 = 0,05$, df = 1 (p = 0,82); $I^2 = 0\%$

0,2   0,5   1   2   5

Favorece revascularização cirúrgica   Favorece intervenção coronária percutânea

Figura 7.2 – Gráfico de floresta (forest plot) comparando intervenção coronária percutânea versus revascularização cirúrgica em pacientes diabéticos.

Fonte: Adaptada de Verma S, Farkouh ME, Yanagawa B et al. Comparison of coronary artery bypass surgery and percutaneous coronary intervention in patients with diabetes.

Importante: As barras horizontais representam os intervalos de confiança de 95% de cada estudo. O quadrado ao centro de cada barra horizontal representa o risco relativo encontrado no estudo, e, quanto maior o peso do estudo no resultado da metanálise, maior o tamanho do quadrado. Os losangos representam o resultado final de cada análise, e sua largura o intervalo de confiança gerado a partir desse resultado.

Estudos de testes diagnósticos

Essencialmente, os **testes diagnósticos** são utilizados como instrumento de grande valia no rastreamento das populações saudáveis, diagnóstico de uma determinada afecção ou desfecho específico em pacientes com suspeita clínica e na avaliação de progressão de doença ou de resposta a um determinado tratamento instituído.

Não podemos esquecer que todos os métodos diagnósticos, desde anamnese e exame físico a complexos e dinâmicos exames de imagem, guardam importantes limitações de análise, como sua sensibilidade e especificidade, e dependem da prevalência daquela doença na população. No século XVII, Bayes fundou seu teorema com a afirmativa de que a *probabilidade pós-teste* de um exame diagnóstico para uma doença era formada pela interação da sensibilidade e especificidade desse exame somada à prevalência da doença na população (*probabilidade pré-teste*)[8,9].

Discutiremos nesse capítulo como realizar a análise crítica dos métodos diagnósticos na prática clínica, compreender o raciocínio probabilístico de seus resultados para fundamentarmos condutas seguras e sustentadas por evidências. Inicialmente, firmaremos conceitos importantes de desempenho dos testes para, em seguida, abordar representações gráficas das propriedades dos métodos comumente usados para análise na prática clínica.

Os testes diagnósticos podem ter seus resultados classificados em qualitativos ou contínuos. Os qualitativos, exames com resultados descritivos, dependem da interpretação humana, como exames radiológicos. E os quantitativos são aqueles expressos em valores numéricos, podendo apresentar-se na forma de resultados ordinais, contínuos ou resultados dicotômicos (presença ou ausência de doença).

A avaliação de desempenho dos testes diagnósticos é realizada pelo reconhecimento dos principais parâmetros de *performance*[10], descritos a seguir. Para maior compreensão desses parâmetros, utilizaremos uma tabela 2 por 2 (Tabela 7.1):

Tabela 7.1 – Avaliação de desempenho de testes diagnósticos.

Condições do paciente	Doentes	Sadios	Total
Resultado do teste			
Positivo	a	b	a + b
Negativo	c	d	c + d
Total	a + c	b + d	a + b + c + d

a) **Sensibilidade**: capacidade do teste em reconhecer os doentes (a/a + c).

b) **Especificidade**: capacidade do teste em reconhecer os saudáveis (d/b + d).

A sensibilidade e a especificidade descrevem a proporção dos resultados positivo e negativo, em quem sabidamente está doente ou não, a partir de outro exame considerado como padrão-ouro, um exame de referência. Por exemplo: D-dímero e ultrassonografia com *doppler* venoso de membros inferiores (exame de escolha, referência) ou a venografia com contraste (exame considerado padrão-ouro) para o diagnóstico de trombose venosa profunda.

c) **Valor preditivo**: probabilidade de doença pós-teste, interação entre o poder do teste (sensibilidade e especificidade) e a prevalência da doença naquela população de estudo.

Valor Preditivo positivo: probabilidade da presença de doença, uma vez que o resultado do teste foi positivo (a/a + b).

Valor Preditivo negativo: probabilidade da ausência de doença, uma vez que o resultado do teste foi negativo (d/c + d).

d) **Acurácia**: probabilidade do método de acertar o diagnóstico, teste com resultado positivo nos doentes e resultado negativo nos não doentes (a + d/a + b + c + d).

Para distinguir tanto os pacientes doentes como os sadios, precisamos manter um equilíbrio entre sensibilidade e especificidade. Para esse fim, existem as razões de verossimilhança dos testes, positiva e negativa.

e) **Razão de verossimilhança (*likelihood ratio*)**: razão entre a probabilidade de **determinado resultado** em alguém com a doença dividido pela probabilidade do **mesmo resultado** em alguém sem a doença.

Esse resultado pode ser positivo ou negativo, sendo os valores dependentes apenas da sensibilidade e especificidade do teste.

Razão de Verossimilhança positiva (RVp)

Probabilidade do resultado positivo nos doentes ÷ probabilidade do resultado positivo nos não doentes = a/a + c ÷ b/b + d

Podendo ser reescrita como: RVp = Sensibilidade ÷ (1 – Especificidade)

A RVp traduz o quanto o resultado positivo de um método aumenta a chance de o indivíduo ter a doença. Quanto maior esse número, maior sua acurácia. RVp > 10: grande mudança na chance de doença; 5-10: moderada; 2-5: pequena; 1-2: mínima.

Razão de Verossimilhança negativa (RVn)

Probabilidade do resultado negativo nos doentes ÷ probabilidade do resultado negativo nos não doentes = c/a + c ÷ d/b + d

Podendo ser reescrita como: RVn = (1 – Sensibilidade) ÷ Especificidade

A RVn representa o quanto o resultado negativo de um método reduz a chance de o indivíduo ter a doença. Quanto menor esse valor, mais acurado o teste. RVn < 0,1: grande mudança na chance de doença; 0,1-0,2: moderada; 0,2-0,5: pequena; 0,5-1,0: mínima.

As Razões de Verossimilhança promovem uma mudança na probabilidade pré-teste de doença conforme resultado positivo ou negativo.

Probabilidade pré-teste = prevalência da doença em uma determinada população estudada

Aplicação na prática clínica

* *Tromboembolismo Pulmonar* (TEP): reconhecidamente uma entidade clínica capaz de resultar em alta morbidade e mortalidade em um grande número de pacientes. Seu diagnóstico imediato e preciso é importante por conta de possíveis complicações associadas e da instituição do tratamento com anticoagulantes por longos períodos. Durante muito tempo, a cintilografia ventilação-perfusão (V/Q) representou o principal método de imagem utilizado na avaliação de pacientes com suspeita clínica de TEP. A cintilografia de alta probabilidade fornece suficiente confiabilidade para confirmar o diagnóstico de TEP, enquanto o exame normal ou próximo à normalidade exclui seguramente esse diagnóstico. Apresentam sensibilidade de 98% para relação V/Q normal e especificidade de 96%, com Razão de Verossimilhança positiva de 24,5 e negativa de 0,02.

Exemplo fictício: em um estudo, 150 pacientes foram avaliados por dispneia de aparecimento súbito, dor torácica ventilatório-dependente e em contexto de forte suspeição clínica de TEP. Em seguida, foram submetidos à cintilografia V/Q e arteriografia pulmonar, essa considerada exame padrão-ouro para o diagnóstico de embolia pulmonar, na proposta de se avaliar a acurácia diagnóstica da cintilografia pulmonar (Tabela 7.2).

Tabela 7.2 – Exemplo de tabela para avaliação de desempenho de testes diagnósticos.

Arteriografia pulmonar Cintilografia V/Q	Achados de TEP positivo	Achados de TEP negativo	Total
Alterada	98	2	100
Normal	2	48	50
Total	**100**	**50**	**150**

* *Sensibilidade:* a/a + c = 98/98 + 2 = 0,98
* *Especificidade:* d/b + d = 48/48 + 2 = 0,96
* *Valor preditivo positivo:* a/a + b = 98/98 + 2 = 0,98 (probabilidade de doença pós-teste com resultado positivo)

* *Valor preditivo negativo:* d/c + d = 48/2 + 48 = 0,96 (probabilidade da ausência de doença pós-teste com resultado negativo)
* *RVpositiva:* sensibilidade/1 – especificidade = 0,98/1 – 0,96 = 24,5

Ou seja: grande capacidade de aumentar a probabilidade pré-teste de doença.

* *RVnegativa:* 1 – sensibilidade/especificidade = 1 – 0,98/0,96 = 0,02

Ou seja: grande capacidade de reduzir a probabilidade pré-teste de doença.

Prevalência de TEP nesse contexto clínico: 100/150 = 66% (essa é a probabilidade pré-teste).

Curva *Receiving Operator Characteristic* (ROC)

Original da análise por radares para reconhecimento de aviões durante a Segunda Guerra Mundial, a curva *Receiving Operator Characteristic* (ROC) também representa uma das formas de se transformar resultados quantitativos contínuos ou ordinais em resultados dicotômicos. Na década de 1970, disseminou-se o seu uso em vários segmentos de pesquisa biomédica, com o objetivo de classificar indivíduos em doentes ou não doentes. Por meio desse poder discriminatório, transforma-se o resultado em uma resposta dicotômica, de forma que um paciente com resultado menor que o ponto de corte seria classificado como não doente, e outro paciente com mensuração maior que esse mesmo valor de corte seria classificado como doente[11,12].

Dessa maneira, para diferentes pontos de corte, dentro da amplitude de possíveis resultados que o teste índice produz, podem-se estimar sensibilidade e especificidade. Gera-se uma função contínua da sensibilidade (proporção de verdadeiros positivos) no eixo das ordenadas e 1 – Especificidade (proporção de falsos positivos) no eixo das abscissas; assim, cada valor de corte se associa a um par (S, 1 – E). Quanto menor esse valor, maior a habilidade do teste em classificar os doentes como positivo (maior S); no entanto, alguns pacientes sadios serão classificados como positivos (menor E). Dessa forma, a curva do melhor método e seu respectivo ponto de corte estarão mais próximos do canto esquerdo do gráfico (Sensibilidade 100% e Especificidade 100%) (Figura 7.3).

Para melhor compreensão, utilizaremos um exemplo comum em nossa prática clínica. A dosagem sérica de troponina I ultrassensível foi analisada para reconhecimento de infarto agudo do miocárdio (IAM), e definiu-se que o ponto de corte estaria no percentil 99 de 0,04 com maior sensibilidade, porém, com natural redução de sua especificidade. Assim, foi escolhido para aumentar o valor preditivo negativo do método e excluir precocemente o diagnóstico de IAM. Podemos afirmar assertivamente que pacientes com valores < 0,04 apresentam menor probabilidade do diagnóstico de IAM, e aqueles com resultados de troponina I ultrassensível > 0,04 possuem maior chance de ter infartado e devem ser adequadamente investigados e tratados do quadro.

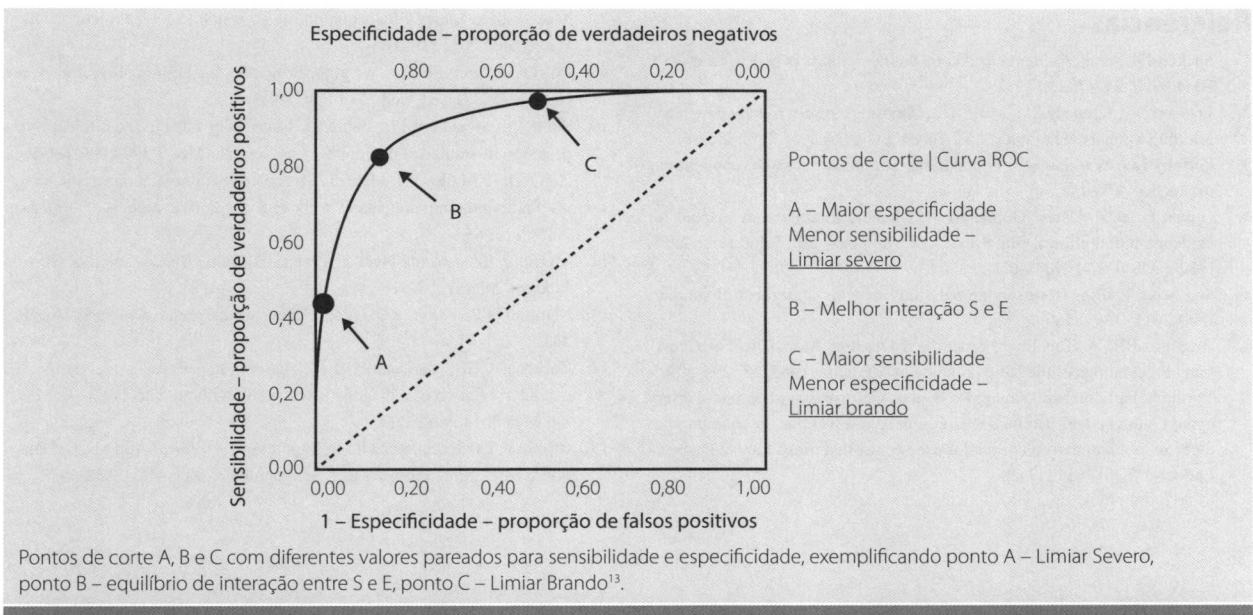

Pontos de corte | Curva ROC

A – Maior especificidade
Menor sensibilidade –
Limiar severo

B – Melhor interação S e E

C – Maior sensibilidade
Menor especificidade –
Limiar brando

Pontos de corte A, B e C com diferentes valores pareados para sensibilidade e especificidade, exemplificando ponto A – Limiar Severo, ponto B – equilíbrio de interação entre S e E, ponto C – Limiar Brando[13].

Figura 7.3 – Curva ROC – Sensibilidade e especificidade.

Fonte: Adaptada de Margotto, 2010.

Nomograma de Fagan

De forma mais tradicional, a aplicação prática também pode ser feita utilizando o Nomograma de Fagan. Publicado em 1975 pelo médico Terrence Fagan, para integrar o Teorema de Bayes a um nomograma, e principalmente auxiliar a tomada de decisões "à beira leito". Consiste em um diagrama sobre o qual traçejamos uma linha, iniciando pela probabilidade pré-teste, passando pela RV e terminando na probabilidade pós-teste[14] (Figura 7.4). Em caso de resultado positivo, usamos a RV positiva; se resultado negativo, utilizamos a RV negativa. Vejamos o exemplo a seguir:

Em um estudo de acurácia da citologia oncótica para o diagnóstico de infecção por HPV no colo uterino de mulheres com HIV-positivo, observou-se uma sensibilidade de 75% e especificidade de 96%. Dada Razão de verossimilhança (*likelihood ratio*) positiva (LR+) de 18,75 e negativa (LR-) de 0,26. Se a prevalência estimada de infecção por HPV for de 11% nessa população, qual a probabilidade de doença se a citologia oncótica vier positiva ou negativa?

A Figura 7.4 indica as projeções a partir do ponto de saída da análise, probabilidade pré-teste (prevalência = 11%), passando pelas RVs positiva e negativa, respectivamente de 18,75 e 0,26, para estimar a probabilidade pós-teste positiva de doença de 68% e negativa de 3%. Ressalta-se como RVs de grandes proporções alteram fortemente a probabilidade de doença ou de ausência dela.

Com o resultado do exame-teste positivo, a probabilidade de a paciente verdadeiramente ter infecção cervical por HPV é de, aproximadamente, 68%, e, em caso de resultado negativo, a probabilidade de doença é de 3%.

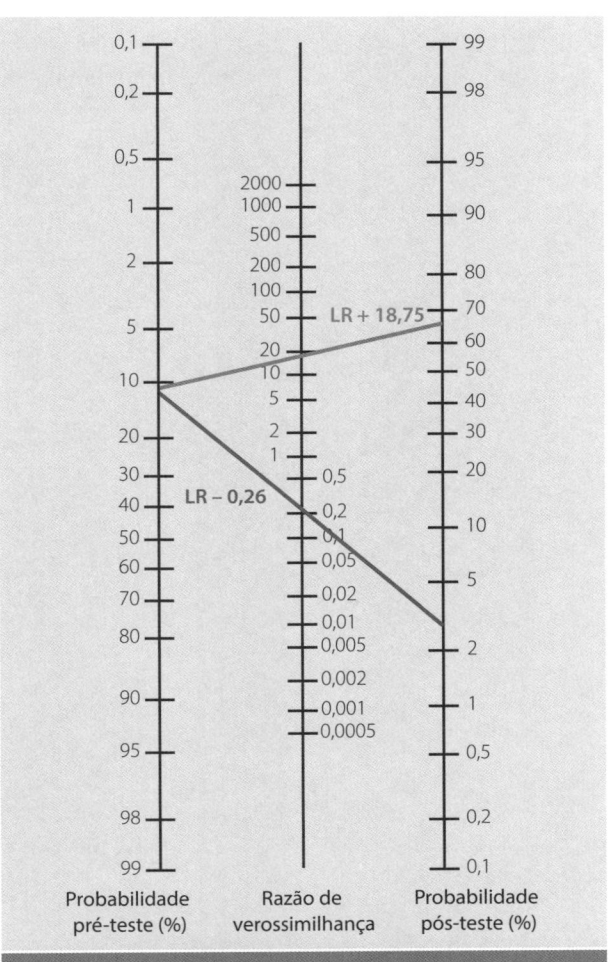

Probabilidade pré-teste (%) | Razão de verossimilhança | Probabilidade pós-teste (%)

Figura 7.4 – Projeções a partir do ponto de saída da análise.

Fonte: Adaptada de Seminars in roentgenology.

57

Referências

1. Sackett DL, et al. Evidence based medicine: what it is and what it isn't. BMJ 1996; 312(7023): 71-2.

2. Enarson DA, Kennedy SM, Miller DL. Choosing a research study design and selecting a population to study. Int J Tuberc Lung Dis 2004; 8(9): 1151-6.

3. Portney LG, Watkins MP. Foundations of clinical research: applications to practice. 3rd ed.

4. Guyatt G, et al. Users' Guides to the Medical Literature. A manual for evidence-based clinical practice. 3rd ed. Mc Graw Hill Education; 2015. ISBN: 978-0-07-179071-0.

5. Sedgwick P. Bias in observational study designs: case-control Studies. BMJ 2015; 350: h560.

6. Bradford-Hill A. The Environment and Disease: Association or Causation? Proceedings of the Royal Society of Medicine 1965; 58: 295-300.

7. Verma S, Farkouh ME, Yanagawa B, et al. Comparison of coronary artery bypass surgery and percutaneous coronary intervention in patients with diabetes: a meta-analysis of randomised controlled trials. Lancet Diabetes Endocrinol 2013; 1: 317-28.

8. Medow MA, Lucey CR. A qualitative approach to Bayes' theorem. Evid Based Med 2011; 16: 163-7.

9. Power M, Greg Fell M. Wright3. Principles for high-quality, high-value testing. Evid Based Med 2013 Feb; 18(1).

10. Scott IA, Greenberg PB, Poole PJ. Cautionary tales in the clinical interpretation of studies of diagnostic tests. Internal Med J 2008; 38: 120-9.

11. Zou KH, O'Malley AJ, Mauri L. Receiver-operating characteristic analysis for evaluating diagnostic tests and predictive models. Circulation 2007; 115: 654-7.

12. Martinez EZ, Lozada-Neto F, Pereira BB. Cad Saúde Coletiva (Rio de Janeiro) 2003; 11: 7-31.

13. Margotto PR. Curva ROC, como fazer e interpretar no SPSS. Brasília; 2010.

14. Caraguel CGB, Vanderstichel R. The two-step Fagan's nomogram: ad hoc interpretation of a diagnostic test result without calculation. Evid Based Med 2013 Aug; 18(4).

15. Cronin P. Evidence-based Radiology: Step 3 – Critical Appraisal of Diagnostic Literature. Seminars in Roentgenology 2009; 44(3): 158-65.

Aconselhamento em promoção de saúde

8

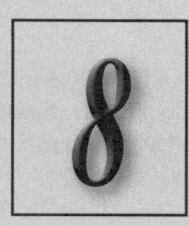

• Cícero Nardini Querido • Cibelle Dias Magalhães
• Roberto Gaspar Tunala
• Ana Claudia Camargo Gonçalves Germani
• Alfredo Almeida Pina-Oliveira • Mario Ferreira Junior

CASO CLÍNICO

Mulher de 56 anos vem a uma consulta ambulatorial para "fazer um *check-up*". Tem antecedentes de DM tipo 2, dislipidemia e HAS, além de obesidade grau I. É tabagista há 35 anos, fumando atualmente 10 cigarros/dia, e diz que já tentou interromper o hábito várias vezes, sendo a última há um ano. Deseja parar, mas diz "não ser capaz" de ficar sem o cigarro. Nunca teve o hábito de praticar atividades físicas, mas está planejando iniciar caminhadas diárias, e comprou recentemente um calçado adequado para fazê-lo. Não pensa a respeito de seus hábitos alimentares, pois "não tem tempo e nem dinheiro para dietas [*sic*]".

Perguntas: Como você classificaria o nível de motivação ou de prontidão para a mudança relacionada ao tabagismo, à atividade física e à alimentação que ela apresenta hoje? Que tipo de ações ou estratégias você proporia para ajudá-la a parar de fumar, a praticar atividade física regular e a incorporar hábitos alimentares mais saudáveis?

O aconselhamento, entendido como o uso de técnicas apropriadas que estimulem a adesão à prática preventiva e de promoção da saúde, é parte integrante e fundamental de qualquer consulta médica. Segundo a Canadian Task Force on Preventive Health Care (CTFPHC)[1], o aconselhamento, na prática clínica, tem as seguintes características: age na educação, prevenção e suporte para resolução de problemas; integra o processo de mudança e desenvolvimento de comportamentos; e é de curta duração. A evidência empírica a respeito dos benefícios do aconselhamento em mudança comportamental é limitada. Ainda assim, a literatura disponível sugere que essa abordagem tem benefício na interrupção do tabagismo, no uso de álcool, no comportamento sexual seguro e outros hábitos protetores. Adicionalmente, o aconselhamento fortalece o vínculo do médico com seu paciente e pode melhorar a aderência ao tratamento[2]. Uma vez que em outros capítulos deste livro serão apresentados exemplos concretos de aconselhamentos clínicos, priorizou-se a fundamentação das bases teóricas de modelos de aconselhamento mais adotados para promover a saúde na prática clínica.

Conceito

O aconselhamento pode ser definido como um processo de "(...) escuta ativa, individualizado e centrado no paciente. Pressupõe a capacidade de estabelecer uma relação de confiança entre os interlocutores, visando ao resgate dos recursos internos da pessoa atendida para que ela mesma tenha possibilidade de se reconhecer como sujeito de sua própria saúde e transformação"[3].

As intervenções que buscam auxiliar a mudança de comportamentos para escolhas mais saudáveis partem geralmente de três abordagens: a) intervenções na comunidade; b) intervenções em clínicas ou serviços específicos e c) abordagens repetidas por diferentes aconselhadores em diferentes oportunidades. Na sequência, são enfatizados conteúdos que podem ser usados em diferentes especialidades médicas e em equipes interdisciplinares presentes em todos os níveis de complexidade de atenção à saúde (primário, secundário e terciário).

Modelo Transteórico (MTT)

O Modelo Transteórico (MTT)[4-7] é um método integrado de mudança comportamental, pois incorpora elementos de outras teorias e enfatiza a motivação como elemento central para a modificação de um comportamento-problema ou a aquisição de um comportamento positivo. Avaliar a prontidão individual para a mudança representa o ponto central da aplicação dessa abordagem na prática clínica com foco na promoção da saúde e prevenção de doenças.

O MTT é um modelo de mudança intencional, focado no presente, fundamentado no processo de decisão do indivíduo, que envolve emoções, cognição, comportamentos e autoavaliação, e tem sido aplicado em ampla variedade de situações clínicas, como: interrupção do tabagismo, atividade física, educação alimentar, abuso de álcool, controle de peso corpóreo, uso de preservativo para prevenir a contaminação pelo HIV, uso de protetores solares, abuso de drogas, adesão a medicamentos e enfrentamento do estresse.

Os estágios ou fases de mudança comportamental fundamentam a aplicação desse modelo na prática profissional e direcionam a utilização do balanço decisório (ponderação entre "prós e contras" à mudança comportamental), do fortalecimento da autoeficácia (percepção que cada indivíduo tem de sua capacidade de mudar um hábito ou comportamento) e da escolha dos processos de mudança (cognitivos e comportamentais) mais adequados. Escala de tentação é um construto que também aparece na literatura referente ao MTT e está relacionada a potenciais lapsos e recaídas.

Estágios de mudança

Ao contrário da ideia de que as mudanças de comportamento ocorrem de forma pontual e isolada, elas são fenômenos que ocorrem como um processo dinâmico, não linear e complexo. O MTT postula a mudança como um processo envolvendo cinco fases de motivação ou de prontidão para a mudança comportamental, a saber:

Pré-contemplação

Palavra-chave: resistência

- É o estágio em que o indivíduo não tem intenção de mudar em um futuro próximo, habitualmente nos próximos seis meses.
- Os indivíduos se encontram nesse estágio, na maior parte das vezes, porque não têm informação adequada sobre as consequências dos seus comportamentos ou realizaram tentativas de mudança frustradas no passado, sentindo-se desmoralizados no que se refere à capacidade de mudar. Pessoas em fase de pré-contemplação, frequentemente, não são contempladas pelos programas tradicionais de promoção da saúde. Nessa fase, a intervenção mais efetiva é a informação de boa qualidade sobre os riscos do hábito não saudável e as vantagens do seu contraponto saudável. O médico-residente deve identificar o comportamento disfuncional, valorizar a experiência do indivíduo, resgatando sua autoeficácia, e mostrar-se disponível para planos de mudança no futuro.

Contemplação

Palavra-chave: ambivalência

- Estágio em que os indivíduos apresentam intenção de mudar nos próximos seis meses.

- Esses indivíduos estão mais atentos aos benefícios da mudança de comportamento; porém, é frequente a hesitação entre os benefícios e malefícios da mudança, o que pode mantê-los indecisos por longos períodos de tempo (procrastinação ou contemplação prolongada). Devem ser enfatizados os ganhos obtidos com a mudança e reforçado o fato de que é possível mudar, apesar das dificuldades ou fracassos anteriores, aumentando a autoestima e a autoeficácia, encorajando novas ponderações sobre o problema. O papel do médico-residente é o de estar disponível para planos de mudança em pequenos intervalos de tempo.

Preparação

Palavra-chave: determinação

- O indivíduo está pronto para efetuar a mudança comportamental em um futuro próximo, habitualmente nos próximos 30 dias.
- Nesse caso, as pessoas já tomaram algum tipo de iniciativa de mudança no último ano e têm um plano de ação como: matricular-se em uma academia, consultar um profissional para iniciar atividade física, comprar livros relacionados ao assunto, ou o desenvolvimento de um método próprio de mudança. Ao médico-residente cabe suprir as necessidades práticas do paciente, ajudando-o, por exemplo, a superar barreiras que apareçam, fazendo sugestões objetivas de comportamentos facilitadores, propondo atividades que desviem a atenção do hábito que pretende mudar para outro mais saudável e encorajar o paciente a utilizar sua rede de suporte social. É a fase na qual o balanço decisório já se definiu a favor da mudança, e a autoeficácia pode ser alta o suficiente para consegui-la.

Ação

Palavra-chave: concretização

- É o estágio em que o indivíduo realizou uma mudança específica em seu comportamento nos últimos seis meses (contados a partir do dia da mudança).
- Deve-se dar atenção ao fato de que a ação é apenas uma das cinco fases do modelo e não todo o processo de mudança, que necessariamente passa pelos outros momentos citados. A definição de um critério de ação, com base preferencialmente na melhor evidência científica disponível, é essencial para avaliar a mudança comportamental. Alguns exemplos de situações em que os pacientes estão em ação são: no tabagismo, a ação considerada efetiva é a interrupção, e não a redução do número de cigarros; para a intervenção dietética, um dos conceitos de ação é a redução do total calórico originário de gorduras para menos de 30%. É nessa fase que se marca uma data para abandonar o cigarro, inicia-se um programa de caminhadas, ou orienta-se como uma alimentação pode ser mais saudável com substituição de alguns alimentos ou diferentes modos de cozinhá-los. O médico-residente deve cumprimentar o paciente pelos progressos alcançados, além de antecipar possíveis efeitos

indesejáveis da mudança. Além disso, deve identificar e reforçar positivamente as situações em que o indivíduo se sente bem com a mudança realizada.

Manutenção

Palavra-chave: persistência

- Nessa fase, os indivíduos trabalham para prevenir recaídas e manter o compromisso com seu autocuidado.
- Os indivíduos, nessa fase, sentem-se mais confiantes de que podem perpetuar sua mudança e sofrem menos tentações. Entretanto, a vigilância contra recaídas é fundamental. Por essa razão, são necessárias ações de cautela, como evitar ambientes nos quais a reexposição ao cigarro é inevitável, adaptar a prática de atividade física a situações, climas ou rotinas desfavoráveis, estar preparado para o uso de preservativo, principalmente no caso de relações sexuais eventuais. O médico-residente deve compreender que esse estágio também deve ser evidenciado por meio de *feedback* positivo, da percepção dos benefícios com a incorporação da mudança e da utilização da autoeficácia do indivíduo para a adoção de novos hábitos saudáveis.

A recaída (que não é necessariamente uma fase do processo de mudança comportamental) ocorre quando o indivíduo retrocede um dos estágios de mudança anteriores. Entretanto, recaídas acontecem com grande frequência depois que se atinge a fase de ação para a maioria das mudanças comportamentais (ex. pessoas que voltam a fumar ou ganhar peso, que interrompem a atividade física ou a tomada dos remédios). Por outro lado, sabe-se que, para a interrupção do tabagismo e a prática de atividade física, apenas 15% dos pacientes retornam para a fase de pré-contemplação, e a grande maioria retorna para as fases de contemplação e preparação.

Na prática clínica, a recaída deve ser analisada e servirá de aprendizado para que sejam evitados novos deslizes ou erros, no caso de uma nova tentativa de mudança. Por exemplo, em geral, os fumantes abandonam definitivamente o cigarro após 3 a 5 tentativas, pois podem aprender novas estratégias com os fracassos anteriores. O mesmo é observado em alguns casos de perda de peso.

No Quadro 8.1, são resumidas as ações e estratégias mais recomendadas no aconselhamento, conforme o estágio de prontidão para a mudança, segundo o MTT.

Balanço decisório e autoeficácia

Além das fases de prontidão para mudanças, o médico-residente deve ficar atento ao balanço decisório e à autoeficácia que medem o progresso do indivíduo em relação à mudança de comportamento e que podem ajudar a determinar as ações subsequentes. Geralmente, quanto mais avançado for o estágio de prontidão, mais evidentes ficam as vantagens do novo hábito desejado e maior é a sensação de autoeficácia para o paciente.

Quadro 8.1 – Ações e estratégias de aconselhamento recomendadas para promover a saúde na prática clínica, de acordo com a fase de motivação do paciente.

Fases de motivação	Ações e estratégias
• Pré-contemplação • Resistente • Não pretende mudar num futuro próximo	Informar riscos do comportamento e benefícios de seu contraponto saudável; identificar insucessos relacionados a tentativas de mudança anteriores; evitar discussões contraproducentes; demonstrar disponibilidade para planos de ação em três meses ou mais.
• Contemplação • Ambivalente • Pretende mudar, mas em médio prazo (6 meses)	Estimular paciente a refletir sobre os "prós" e "contras"; demonstrar empatia diante da ambivalência; sugerir recursos para a mudança e reavaliar entre um e três meses.
• Preparação • Determinado • Pretende parar em curto prazo (30 dias)	Identificar a rede social da pessoa; elogiar a iniciativa, reforçar sua autoeficácia e atitudes facilitadoras da mudança em seu cotidiano; negociar objetivos específicos, mensuráveis, alcançáveis, relevantes e com tempo estabelecido para o acompanhamento; antecipar possíveis dificuldades no processo.
• Ação • Concretizador • Mudou o hábito desejado há pouco tempo	Introduzir medidas para prevenção de recaídas; fornecer *feedback* positivo; estimular outros hábitos que geram bem-estar; incentivar mudanças ambientais e quebras de rotina; desenvolver novas habilidades e contracondicionamentos.
• Manutenção • Persistente • Mudou há vários meses e evita recaídas	Reforçar benefício da mudança implementada; parabenizar a pessoa pela persistência e incentivar que ela atue como um "bom modelo" em sua família, seu ambiente de trabalho e ou sua comunidade; avaliar e discutir risco de recaída; manter acompanhamento em longo prazo.

Fonte: Adaptado de Prochaska JO, DiClemente CC. "Stages and processes of self-change of smoking: toward an integrative model of change." J Cons Clin Psychol 1983; 51(3): 390-5. 5. Prochaska JO, DiClemente CC, Norcross J. "In search of how people change: Applications to addictive behaviors." Am Psychologist 1992; 47: 1102-14. 6. Prochaska JO, Velicer WF. The transtheorical model of health behavior change. Am J Health Promotion 1997; 12(1): 38-48.

O MTT apresenta grandes vantagens em relação a outros modelos de aconselhamento em saúde, por adotar a intervenção conforme o estágio específico de cada indivíduo ou grupos de indivíduos, tendo o potencial de atingir alta eficácia aliada a altas taxas de adesão. As Figuras 8.1 e 8.2 a seguir ilustram a evolução dos dois processos, conforme a fase do MTT.

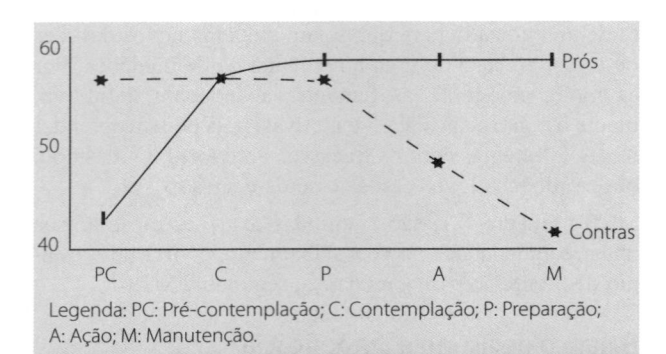

Legenda: PC: Pré-contemplação; C: Contemplação; P: Preparação; A: Ação; M: Manutenção.

Figura 8.1 – Balanço decisório. Constitui a ponderação do indivíduo relativamente aos prós e contras da mudança.

Fonte: Velicer, WF, Prochaska JO, Fava JL, Norman GJ, Redding CA (1998). Smoking cessation and stress management: Applications of the transtheoretical model of behavior change. Homeostasis in Health and Disease, 38(5-6), 216-233.

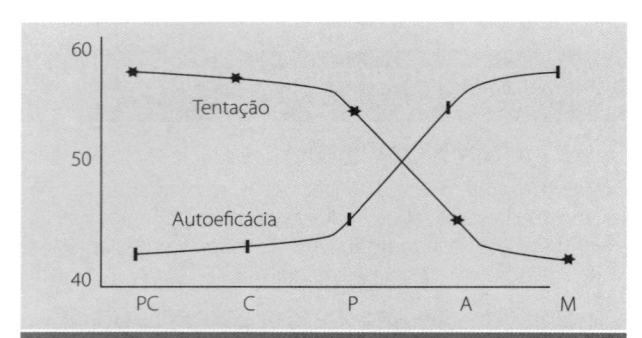

Figura 8.2 – Autoeficácia. É a percepção do indivíduo sobre a sua própria capacidade ou confiança de que consegue mudar.

Fonte: Velicer WF, Prochaska JO, Fava JL, Norman GJ, Redding CA (1998). Smoking cessation and stress management: Applications of the transtheoretical model of behavior change. Homeostasis in Health and Disease, 38(5-6), 216-233.

Modelo Cognitivo-Comportamental (MCC)

O MCC conjuga conceitos de dois tipos de abordagens complementares entre si.

Teoria cognitiva

A terapia cognitiva pode ser definida como um processo cognitivo de investigação empírica, verificação da realidade e resolução de problemas entre o paciente e o seu aconselhador[8]. Ela proporciona um modelo para o entendimento dos distúrbios psicológicos que se propõe a tratar, assim como um plano claro dos princípios gerais e dos procedimentos do tratamento.

Esse modelo sustenta a afirmativa de que os comportamentos, afetos, sensações físicas e reações ao ambiente são embasados em experiências intelectuais, pensamentos e crenças adquiridas ao longo da vida.

O foco central desse modelo está na possibilidade de auxiliar o paciente a identificar e modificar seus pensamentos disfuncionais automáticos. Por exemplo, desfazer crenças do tipo: "comer bem é o mesmo que comer muito", "fumar emagrece", "sexo com amor não tem risco" etc.

Teoria comportamental

A teoria comportamental aplicada à medicina e saúde ajuda a compreender melhor os automatismos (respostas ou comportamentos automáticos) e a manutenção de certos hábitos em troca de recompensas. Muitos comportamentos estão tão condicionados que se tornam automáticos, causando ações sem a percepção e a racionalização do que realmente se deseja fazer.

Imagine um indivíduo que há anos chega em casa no mesmo horário, coloca seus pertences numa mesa à direita, entra na cozinha e pega algo para comer, abre o jornal, senta na poltrona em frente à televisão e fuma um cigarro. Esses seus hábitos estão de tal forma encadeados que, se, em um determinado dia, ele chegar mais tarde, alguém tirar a mesa do lugar, esvaziar a geladeira, ou trocar a poltrona, a sequência de eventos poderá parecer estranha ou truncada. Do contrário, ele continuará fazendo sempre as mesmas coisas.

Outro condicionamento comum é aquele que se dá quando é realizado um comportamento e obtida uma recompensa, seja algo prazeroso ou o alívio de um desconforto.

No trabalho com os pacientes, é importante que, por meio desses mecanismos, sejam formuladas e oferecidas maneiras de substituir comportamentos que se desejam modificar por outros mais saudáveis (contracondicionamento). No entanto, deve-se lembrar que o paciente visa a uma recompensa similar àquela obtida anteriormente. Em outras palavras, um prazer abandonado deve ser substituído por outro.

Abordagem cognitivo-comportamental

Nesse tipo de aconselhamento, ajuda-se o paciente a reconhecer padrões de pensamento distorcido e comportamento disfuncional, utilizando-se a discussão sistemática e tarefas comportamentais estruturadas a fim de auxiliar os pacientes a avaliar e modificar tanto pensamentos quanto comportamentos. Desse modo, concentra-se na oportunidade de uma nova aprendizagem adaptativa (se certos comportamentos disfuncionais foram aprendidos ao longo do tempo, eles podem, de algum modo, ser reaprendidos de outra forma) e na produção de mudanças fora do ambiente clínico.

A solução de problemas constitui uma parte importante do aconselhamento. Todos os aspectos da abordagem são explicitados ao paciente que, junto com o aconselhador, procura trabalhar numa relação cooperativa, na qual são planejadas estratégias para enfrentar problemas claramente identificados. Diferentemente de alguns métodos psicoterapêuticos, o MCC tem limitação temporal e objetivos claramente definidos.

O modo como um indivíduo estrutura suas experiências, determina em grande parte como ele se sente e se comporta[9]. O comportamento é fortemente influenciado pelas crenças, assim como pelas representações, pelos significados relativos às coisas do mundo, a si próprio e ao modo como todas elas se relacionam.

Aprendizagem deficiente, inferências incorretas, distinção inadequada entre imaginação e realidade, entre outros, engendram esquemas cognitivos distorcidos que podem resultar em comportamentos disfuncionais, apropriação inadequada de experiências, iniciando um processo de retroalimentação também disfuncional.

Indivíduos adotam conscientemente padrões de raciocínio e possuem controle sobre seus pensamentos e ações. O médico, durante o aconselhamento para mudanças de hábitos e comportamentos não saudáveis, pode, com base no MCC, trabalhar a fim de obter o conteúdo específico das crenças e das representações de seu paciente sobre esses hábitos e buscar formas de romper automatismos decorrentes que estejam porventura colocando sua saúde em risco.

Quadro 8.2 – Principais elementos do MCC.
1. Estabelecimento do vínculo empático.
2. Definição do contrato entre médico e paciente.
3. Informações sobre método a ser adotado.
4. Obtenção da coparticipação ou parceria mútua.
5. Escolha conjunta do "problema" a ser trabalhado.
6. Negociação de metas, objetivos e ações.
7. Busca das possíveis distorções por meio do registro diário de tarefas e pensamentos.

Fonte: Adaptado Beck AT et al. Terapia cognitiva da depressão. Porto Alegre: Artes Médicas; 1997.

Finalmente, ainda no processo de evolução histórica do aconselhamento em promoção da saúde, é importante ressaltar que mudanças efetivas e persistentes dependem de quatro fatores fundamentais: *informação* de boa qualidade (conhecer os benefícios e os riscos da mudança); alto nível de *motivação* (querer mudar); *habilidades* pessoais (saber como mudar); e *oportunidade* (ter chances e condições materiais favoráveis à mudança)[10].

Aconselhamento básico: entrevista motivacional e método Panpa

Independentemente do modelo de aconselhamento adotado, MTT, MCC, outro, ou ainda, a mistura de vários, de um modo geral, em consultas médicas a busca da adesão do paciente para um estilo de vida mais seguro e saudável depende de um método simples e uma abordagem sistematizada, cujos passos iniciais e preceitos básicos são:

• Definir junto com a pessoa os fatores de risco prioritários e as intervenções mais adequadas a cada um.

• Manter um nível ideal de comunicação com a pessoa, considerando diferenças de linguagem e certificando-se da compreensão, solicitando que a pessoa valide, explique ou simule o que foi dito.

• Informar a real necessidade da promoção da saúde e da prevenção de doenças ou agravos, abordando crenças, valores éticos e aspectos culturais.

• Esclarecer adequadamente as vantagens e desvantagens das medidas e procedimentos recomendados.

• Obter o comprometimento da pessoa com o processo de mudança que se pretende iniciar ou dar continuidade, e começar a agir o mais cedo possível.

• Planejar programas de curto, médio e longo prazo, conforme escala de prioridades definida em conjunto com a pessoa ao longo das consultas médicas e ou das ações interprofissionais.

• Negociar metas compartilhadas que sejam realistas, personalizadas e viáveis na prática, reforçando positivamente quaisquer ganhos ou avanços para o seu alcance.

• Propor planos de trabalho factíveis, de evolução progressiva (passo a passo) e que sejam flexíveis, para o caso de necessitar de modificação.

• Implantar um sistema de monitoração do progresso (presencial ou a distância) e de antecipação de retrocessos que garanta a continuidade do acompanhamento da pessoa no programa.

Preferencialmente, os aconselhamentos devem ser intercalados com as perguntas da anamnese, o que tende a tornar a consulta mais dinâmica, interativa e efetiva.

É importante valorizar o uso de modelos teóricos de aconselhamento (MTT, MCC ou outros) que se ajustem às expectativas da medicina baseada em evidências (objetividade e preocupação com a efetividade) e possuam uma proposta técnica metodologicamente organizada.

Entrevista Motivacional (EM)

Apoiar a pessoa na reflexão sobre si e sobre suas escolhas em relação à adoção de um hábito saudável deve ocorrer de modo colaborativo, evocativo e emancipatório, nunca impositivo, paternalista, manipulador ou estigmatizante. Nesse sentido, a Entrevista Motivacional (EM)[11] consiste em uma intervenção breve, que prioriza o fortalecimento da motivação individual com foco no autocuidado por meio da exploração e resolução de dissonâncias (resistências e ambivalências) relacionadas a um determinado comportamento. A prática da EM integra-se perfeitamente aos conceitos do MTT e MCC.

Os cinco princípios da EM ajudam a compreender a dimensão técnica e atitudinal que médicos-residentes e demais integrantes das equipes de saúde devem valorizar ao cuidar de pessoas que estejam **pré-contemplativas** ou **contemplativas** a determinados hábitos, a saber:

• *Expressar a empatia:* engloba o respeito à autonomia da pessoa, o estabelecimento de parceria e a definição de responsabilidades entre os sujeitos envolvidos no processo de mudança. O médico-residente deve empregar a escuta atenta e reflexiva, evitar julgamentos de valor e atentar-se para a sua comunicação verbal e não verbal.

- *Desenvolver a discrepância:* baseia-se em evidenciar contradições entre o comportamento atual e o comportamento desejado pela pessoa. Investigar o que é mais relevante para a pessoa pode ajudar nessa ponderação entre os pontos favoráveis e desfavoráveis de manter um determinado comportamento. O médico-residente pode realizar o balanço decisório em conjunto com a pessoa, realizar perguntas abertas ou valer-se do método socrático ou dialógico que evoca reflexões adicionais e amplia o poder de argumentação sobre um determinado comportamento.

- *Evitar discussões contraproducentes:* corresponde à identificação de situações conflitivas. Impor, persuadir, oferecer soluções "prontas", moralizar, culpar, intimidar, minimizar são atitudes que devem ser evitadas. Fazer um breve resumo do que foi abordado antes de mudar o foco da consulta pode ajudar muito, e, se for possível, o médico-residente pode manifestar sua preocupação com a saúde e o bem-estar da pessoa e seu profundo respeito à autonomia dela mantendo-se disponível para possíveis mudanças futuras.

- *Fluir com a resistência:* significa lidar com as dificuldades por meio da ampliação de alternativas e da valorização dos recursos e das qualidades da própria pessoa em seu processo de mudança. O médico-residente deve prestar atenção nos seguintes sinais favoráveis: menos perguntas sobre o comportamento ou problema, afirmações automotivacionais ("eu quero", "eu vou fazer", "eu consigo", "eu sou capaz de..."), mais esclarecimentos sobre as alternativas para que a mudança ocorra, otimismo, prefiguração (imaginar-se no novo hábito) e experimentação (tentativas e aproximações na adoção de comportamentos saudáveis).

- *Fortalecer a autoeficácia:* representa a confiança na capacidade de mudança da pessoa e sua competência em alcançar as metas compartilhadas. O médico-residente deve oferecer devolutivas positivas e sinceras, afirmar as potencialidades individuais para a resolução de problemas e os pontos favoráveis a mudanças em curto, médio e em longo prazo.

A EM pode ser bastante efetiva no planejamento e na tomada de decisão relacionada a mudanças comportamentais. Os princípios acima podem ser aplicados na prática clínica por meio do emprego de perguntas abertas (encorajar mais a fala da pessoa), de afirmações (reconhecer comportamentos positivos e qualidades individuais), de reflexões (parafrasear, respeitar o silêncio e demonstrar atenção ao que foi dito pela pessoa) e de resumos (sintetiza o que foi aconselhado, permite a validação e a clarificação sobre os focos da mudança comportamental).

Método Panpa

Adaptada do método de 5 "As" (*Assess–Advise–Agree–Assist–Arrange*) recomendado pela US Preventive Servi-ces Task Force (USPSTF)[12], é apresentada uma abordagem abreviada por **Panpa**, **P**ergunte–**A**conselhe–**N**egocie–**P**repare–**A**companhe, que pode se ajustar ao aconselhamento dos mais diferentes hábitos e comportamentos de saúde.

De maneira geral, a abordagem segue o direcionamento a seguir:

- **Pergunte** a todo paciente sobre seus hábitos. Nessa fase, o objetivo é coletar, selecionar e analisar informações que estejam implicadas no processo de decisão de mudar. Recomenda-se perguntar sobre o nível de conhecimento do paciente a respeito dos riscos, dos hábitos atuais e vantagens de opções mais saudáveis, sua motivação para mudar, tempo de duração e relevância do hábito ou comportamento não saudável. Como exemplo, pode-se abordar o paciente da seguinte maneira: "O senhor já pensou em parar de fumar?".

- **Aconselhe**, selecionando junto com o paciente, inicialmente, um dos hábitos que será o foco principal, pois abordar simultaneamente muitos fatores de risco que demandam muitas metas diferentes entre si não é a melhor estratégia. É fundamental, nesse momento, se ainda não o fez, tentar identificar o nível de motivação ou estágio de prontidão do paciente para mudanças em relação ao hábito ou fator de risco escolhido. Em seguida, deve-se personalizar a mensagem, incentivando a evolução de estágio, por exemplo, da pré-contemplação para a contemplação, estimulando-o a pensar no assunto, ou da contemplação para a preparação e ação, orientando-o a tomar certas medidas práticas. Como técnica de aconselhamento, o realce dos benefícios do novo comportamento, ressaltando os aspectos da melhora da qualidade de vida, evitando juízos de valor, censuras ou críticas, é mais eficaz do que insistir demasiadamente nos efeitos negativos (sintomas, sofrimentos, risco de morte) do comportamento ou hábito atual. As dificuldades referidas pelos pacientes, principalmente pelos que já tentaram mudanças e fracassaram em outras oportunidades, devem servir de base para o novo programa de ações a ser aconselhado. Como exemplo, podem ser fornecidas informações ao paciente sobre as vantagens de adotar hábitos saudáveis: "(...) ao praticar exercícios, a senhora, além de perder peso, ficará mais disposta e menos cansada (...)", "(...) se parar de fumar, além de correr menos risco de câncer e infarto, terá mais fôlego para o trabalho (...)".

- **Negocie** sempre. Muitas das estratégias sugeridas nos livros, manuais, cursos, congressos ou até mesmo em contatos informais servem para estimular a criatividade do profissional e do paciente. No entanto, é necessário assumir uma postura crítica para que ambos se certifiquem se essa ou aquela forma de enfrentamento poderá ser colocada em prática. Em alguns casos, é benéfico utilizar técnicas de dramatização (simular uma situação) ou visualização (imaginar uma situação) a fim de identificar com mais clareza as possíveis barreiras que aparecerão e, então, negociar o que for melhor para o paciente, levando em conta, obrigatoriamente, o seu entorno e a sua realidade de vida. Na fase de negociação, deve-se facilitar o processo de intervenção unindo as informações obtidas nas fases anteriores, o estabelecimento de metas, limites e alcances da colaboração. Nessa fase, a realização de um contrato, mesmo verbal, delimitando as intenções e pretensões do médico e do paciente é recomendada. Pode-se usar a mudança de hábito para enfatizar um ganho secundário para o paciente: "(...) se iniciar atividade física, a dor lombar e nos joelhos deve melhorar também, além de perder peso".

- **Prepare** o momento de mudar ou adotar um novo hábito, oferecendo as diversas possibilidades para chegar ao comportamento desejado, ressaltando vantagens e desvantagens a partir das necessidades do sujeito. Nesse momento, o paciente já deve estar ciente de todas as implicações da mudança desejada, seus riscos e benefícios, e conhecer os possíveis caminhos a trilhar. O médico-residente pode aconselhar o paciente a procurar o apoio de amigos ou parentes, dar orientações sobre comportamento alternativo a ser modificado ou ajudar a definir datas-limite para entrar em ação. Por exemplo, um fumante pode ser aconselhado a avisar familiares e amigos sobre a cessação do tabagismo para que esses evitem fumar perto dele, além de ser informado sobre sintomas de abstinência e como lidar com eles. Pode-se, ainda, marcar uma data para parar de fumar.

- **Acompanhe** o processo de mudança do paciente, estabelecendo um meio de monitorar os efeitos das ações isoladas e da intervenção como um todo. Nessa fase, em que mudanças já estão em curso, é essencial prevenir recaídas. Para tanto, deve-se estar apto a identificar as situações de alto risco e agir de forma a enfrentá-las. Independentemente da mudança desejada, ao longo do processo há diversas "armadilhas" que podem ser antecipadas e, se não totalmente eliminadas, ao menos atenuadas por meio de ações de cautela (ex. evitar temporariamente pessoas, situações ou ambientes que se associem fortemente ao hábito não saudável ou abrir um canal de comunicação para os momentos de crise nos períodos de intervalos entre consultas). Quando ocorrer recaída, essa deve ser aceita sem críticas, tornando-se objeto de análise a fim de identificar suas causas e circunstâncias. O paciente deve ser estimulado a tentar novamente, dessa vez com um plano de ação aprimorado, levando em consideração o motivo do fracasso da última tentativa.

Recentemente, vem sendo proposta a inclusão de um último **A,** de **A**plauda,[11] com o objetivo de enfatizar a importância de valorizar as conquistas obtidas pelas pessoas em seus processos de mudança, sendo imprescindível o emprego de reforços positivos de maneira clara, personalizada, genuína e oportuna.

Considerações finais

O aconselhamento voltado para hábitos e comportamentos saudáveis é parte integrante de qualquer consulta médica e tem papel fundamental no processo de promoção da saúde e prevenção de doenças. Com relação ao aconselhamento em clínica médica:

- Existem várias teorias para aconselhamento, dentre as quais o Modelo Transteórico (MTT) e o Modelo Cognitivo-Comportamental (MCC) são os mais estudados e usados na prática clínica.

- O MTT descreve as mudanças como processos ao longo do tempo pelo qual o indivíduo deve vencer cinco etapas ou fases de prontidão, até atingir o comportamento desejado de forma estável. São elas: pré-contemplação, contemplação, preparação, ação e manutenção. Balanço decisório e autoeficácia também são variáveis levadas em consideração no MTT.

- O MCC parte do princípio de que crenças ou pensamentos automáticos negativos (distorcidos) aprendidos ao longo da vida podem gerar comportamentos ou hábitos disfuncionais (não saudáveis). Por terem sido aprendidos, podem ser reaprendidos com outro conteúdo. Comportamentos automáticos e encadeados com outros hábitos podem ser revertidos por técnicas de contracondicionamento, quebrando a sequência de eventos desencadeantes.

- As mudanças comportamentais mais efetivas e persistentes dependem de informação de boa qualidade, alto nível de motivação do paciente, desenvolvimento de habilidades pessoais e de oportunidades adequadas.

- A Entrevista Motivacional (EM) e o Panpa (**P**ergunte-**A**conselhe-**N**egocie-**P**repare-**A**companhe) são abordagens simples e práticas que o médico pode adotar para orientar, de modo estruturado, a sua avaliação dos fatores de risco à saúde de seu paciente.

- Os principais temas de interesse no aconselhamento em clínica médica são: atividade física, alimentação, tabagismo, sono, estresse e lazer, álcool e drogas, atividade sexual, acidentes e violência, higiene bucal e exposição a raios ultravioleta.

Discussão do caso clínico

Com relação ao tabagismo, a paciente se encontra em fase de contemplação. Demonstra um balanço decisório avançado, porém uma autoeficácia prejudicada. Nesse contexto, é apropriado enfatizar o **A** de **A**conselhe do Panpa, demonstrar empatia diante da ambivalência vivenciada, promover a autoeficácia e verificar experiências prévias de recaída, sem julgamento moral. Além disso, é importante sugerir recursos práticos e enumerar alguns hábitos simples alternativos ou facilitadores da cessação (ex. beber água, respirar fundo, distrair-se mais, escovar os dentes após as refeições, mascar cenoura cortada em palitos, colocar cravo da Índia ou canela da China na boca), assim como criar barreiras ou evitar "gatilhos" para o consumo do tabaco (ex. evitar ambientes onde fumar é permitido, pedir para que outros fumantes do seu convívio não fumem dentro de casa).

No tocante à atividade física, a fase caracterizada é de preparação. Deve-se conectar a paciente à sua rede de suporte social (ex. arrumar companhia para caminhar) e reforçar sua autoeficácia, encorajando-a para iniciar o programa com caminhadas leves (pois já comprou um calçado pensando nisso), progredindo lentamente até atingir o tempo e a intensidade desejados. Além disso, é importante antecipar potenciais dificuldades do processo (ex. restrições físicas, riscos de acidentes) e buscar formas de superar barreiras (ex. escolher um local prazeroso para caminhar, exercitar-se ouvindo música ou em grupo de amigos). O **N** e o **P** (Negocie e Prepare) são as etapas do Panpa a serem exploradas.

Por último, com relação aos hábitos alimentares, o seu estágio de prontidão para mudança é de pré-contemplação. Nesse contexto, deve-se perguntar sobre a sua alimentação (primeiro **P** do Panpa), desmistificar a ideia de dietas caras, enfatizar medidas baratas, mas eficazes, que consistem em informá-la quanto aos riscos do seu comportamento (em especial, em relação ao seu peso acentuado e consumo de alimentos muito calóricos ou gordurosos), e sobretudo ressaltar os benefícios de um contraponto saudável (ex. orientando-a a adquirir frutas, verduras, legumes, grãos e óleos vegetais mais baratos), inclusive para o melhor controle das doenças que já trata. O médico deve se mostrar disponível para reabordar o tema em um momento futuro.

Agradecimentos ao Dr. Daniel Khouri

Dr. Khouri não participou da presente versão do capítulo, que, no entanto, foi produzida sobre grande parte dos conceitos da versão anterior.

Referências

1. Canadian Task Force on Preventive Health Care. [acesso em: 31 jan. 2007]. Disponível em: www.ctfphc.org.
2. Cecil RL, Goldman L, Schafer AI. Goldman's Cecil Medicine. 24 ed. Philadelphia: Elsevier/Saunders; 2012.
3. MS (Ministério da Saúde), 1997c. Aconselhamento em DST, HIV e Aids: diretrizes e procedimentos básicos. Brasília: Coordenação Nacional de DST e Aids.
4. Prochaska JO, DiClemente CC. "Stages and processes of self-change of smoking: toward an integrative model of change." J Cons Clin Psychol 1983; 51(3): 390-5.
5. Prochaska JO, DiClemente CC, Norcross J. "In search of how people change: Applications to addictive behaviors." Am Psychologist 1992; 47: 1102-14.
6. Prochaska JO, Velicer WF. The transtheorical model of health behavior change. Am J Health Promotion 1997; 12(1): 38-48.
7. Zimmerman GL, Olsen CG, Bosworth MF. A 'stages of change' approach to helping patients change behavior. Am Fam Physician 2000; 61(5): 1409-16.
8. Beck AT, Weishaar ME. Cognitive Therapy. In: Corsini D, Wedding D, editors. Current psychotherapies. IL: Peacock Club 1989: 285-317.
9. Beck AT, et al. Terapia cognitiva da depressão. Porto Alegre: Artes Médicas; 1997.
10. O'Donnell. Health promotion in the workplace. Delmar Publ 2002.
11. Agency for Healthcare Research and Quality. Chapter 3: Getting patients excited about crossing the bridge. In: Integrating primary care practices and community-based resources to manage obesity. Rockville: AHRQ; 2014 [acesso em: 10 jan. 2017]. Disponível em: http://www.ahrq.gov/professionals/prevention-chronic-care/improve/community/obesity-p-cpresources/obpcp3.html
12. US Preventive Services Task Force. Guide to clinical preventive services. 3 ed. 2000-2003 [acesso em: 10 jan. 2017]. Disponível em: www.ahcpr.gov/clinic/uspstfix.htm

Consulta periódica de saúde – *Check-up*

- *Bruno Pellaquim Barros*
- *Renata Pieratti*
- *Dulce Pereira de Brito*

Introdução

O médico do século XXI tem diante de si um paradoxo: nunca o homem teve tantas possibilidades de ter uma vida tão longa e saudável, ao mesmo tempo em que nunca houve tantas mortes prematuras por doenças crônicas de causas evitáveis.

Diante desse incômodo, cresce em todos nós (médicos e sociedade) o apetite por fazer a detecção cada vez mais precoce de um sem-número de doenças, com a esperança de que mais vidas sejam salvas.

Duas perguntas se impõem nesse momento: *to heal or to harm?* (curar ou prejudicar?)

1. Para alimentar a nossa fome por diagnósticos cada vez mais precoces, qual é o cardápio que o complexo industrial da saúde nos oferece?

    Resposta: Incorporação acrítica de mais e mais exames e intervenções.

2. O que temos aprendido com a Medicina Baseada em Evidências (mas nem sempre é o melhor)? O furor diagnóstico pode redundar em benefícios incertos e riscos indubitáveis (Figura 9.1).

Gestão da incerteza

Quando o assunto é detectar o que não é aparente – doença assintomática –, como se estivéssemos procurando uma agulha em milhões de palheiros (dentro dos corpos de milhões de pessoas, pois rastreamento diz respeito ao âmbito comunitário), o segredo está em fazer uma busca racional, baseada em evidências, usando a ferramenta propedêutica certa (exame clínico e/ou laboratorial) para o paciente certo (elegível para a intervenção), no momento certo (dentro da faixa etária e da periodicidade recomendadas), a um custo sustentável para a sociedade em questão ("será que fazer tomografia de pulmão anual para fumantes é igualmente razoável na Alemanha e no Haiti?"). Dessa forma, para alguém saudável e que "não está sentindo nada" devemos sugerir as alternativas mais eficazes e eticamente aceitáveis, protegendo a sociedade do intervencionismo médico excessivo e inapropriado e da explosão de custos injustificáveis.

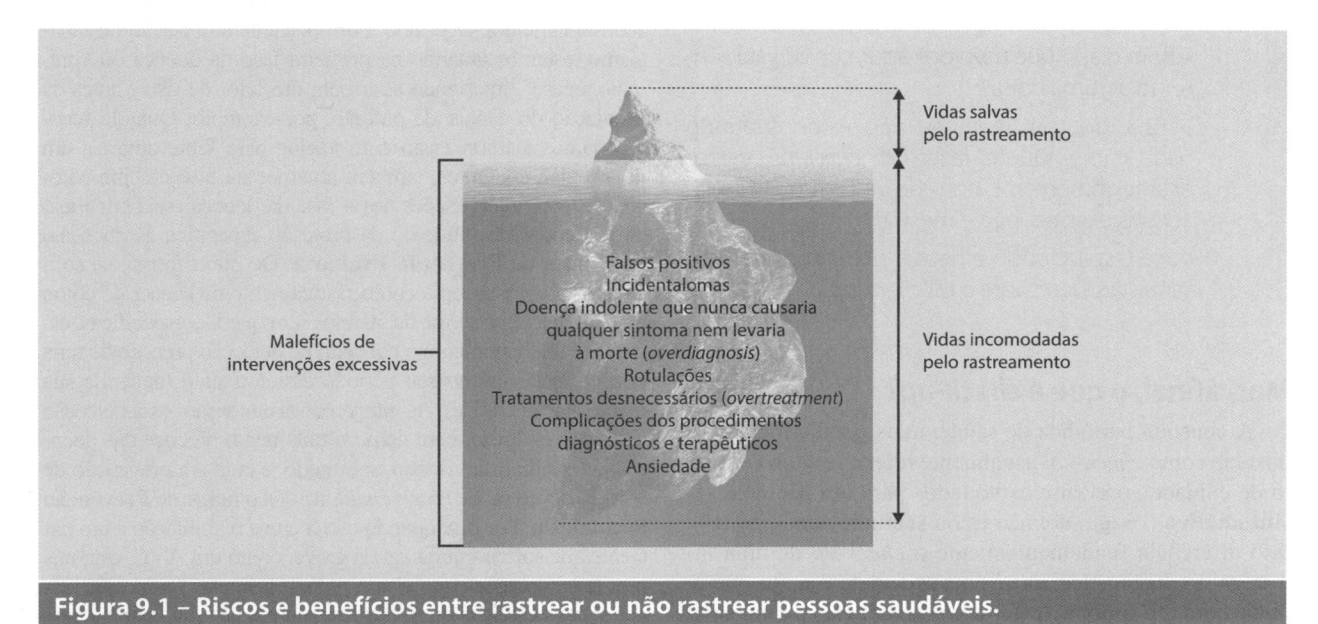

Figura 9.1 – Riscos e benefícios entre rastrear ou não rastrear pessoas saudáveis.

Fonte: Elaborada por Dulce Pereira de Brito.

Com isso em mente, se um adulto com um risco populacional médio e assintomático procura você para uma consulta de *check-up*:

1. Quais perguntas devem ser feitas a ele e como deve ser o exame físico?

2. Quais aconselhamentos e quimioprofilaxias devem ser recomendados?

3. Que exames devem ser solicitados para o rastreio de condições cardiovasculares assintomáticas?

4. Quais cânceres devem ser rastreados?

5. Qual é o NNR (número de pessoas necessário rastrear) para salvar uma vida?

Escrevemos esse capítulo para que você seja capaz de responder a todas essas perguntas, à luz das melhores evidências disponíveis. Para tornar essa jornada mais palatável, contaremos com o auxílio de cinco personagens. Vamos a eles!

ESTUDO DE CASO 1

Não é brinquedo, não!

A semana estava apenas começando. Você, ainda cansado dos plantões do fim de semana, chega ao ambulatório na segunda-feira e se depara com Lucas, um rapaz de 23 anos, hígido, sem comorbidade, sem antecedentes patológicos, basicamente um protótipo da "geração-saúde". "O que essa pessoa está fazendo aqui?!?" Você se pergunta internamente, pensando na fila de pacientes com sérias morbidades aguardando do lado de fora. Mas, antes que isso pudesse abalar os seus ânimos, você rapidamente se lembra de que é um "residente-padrão", lembra dos juramentos hipocráticos e se recoloca para iniciar a consulta:

– Bom dia! O que traz você aqui, Lucas? Está sentindo alguma coisa?

– Fala, doutor! Seguinte, não estou sentindo nada não… Queria fazer um *check-up*, ver se está tudo bem… É bom de vez em quando fazer uns exames, não é mesmo?

Você respira fundo e pensa: "Ok, vamos conversar um pouco sobre o tal *check-up*".

Mas, afinal, o que é *check-up*?

A consulta periódica de saúde, mais popularmente conhecida como *check-up*, usualmente refere-se a um contexto de cuidados preventivos voltados para um paciente **assintomático** ("Seguinte, não estou sentindo nada não…"). Isso diferencia fundamentalmente o *check-up* de uma investigação diagnóstica, que é uma cadeia de eventos que se inicia com um sintoma (referido na anamnese) ou um sinal (encontrado no exame físico).

O *check-up*, portanto, engloba o cuidado com o paciente sem queixas e envolve, em geral, três esferas essenciais da prevenção:

1. *Aconselhamento:* promoção de saúde – prevenção primária.

2. *Quimioprofilaxias:* didaticamente divididas em Imunizações (proteção específica às doenças – prevenção primária) e Medicações profiláticas (prevenção primária).

3. *Rastreamento:* de doenças ou *Screening* (prevenção secundária)[1].

Há um grande número de termos e classificações usados para designar os diferentes níveis de intervenções preventivas (primário, secundário, terciário). Nesse capítulo, optamos por nos basear no conceito de história natural da doença proposto por Leavell & Clark (Figura 9.2), uma vez que entendemos que esse modelo permite uma melhor compreensão de cada um dos componentes da consulta de *check-up* (aconselhamento, quimioprofilaxia e rastreamento).

Para esses autores, a história natural tinha início com um período de "pré-patogênese" ou "pré-doença", no qual os indivíduos estariam expostos a fatores de risco, mas ainda sem instalação dos mecanismos fisiopatológicos que levassem à doença propriamente. Ao período de "pré-patogênese" seguia-se o período de "patogênese", com a instalação da doença. Entretanto, num primeiro momento, haveria uma fase assintomática ou pré-clínica, em que a doença estaria presente, porém sem se manifestar clinicamente. Posteriormente, encerrar-se-ia o período assintomático com a ocorrência do "evento clínico", ou seja, o aparecimento de sinais e sintomas, com a detecção clínica da doença. Por fim, a doença caminharia para seu desfecho, com resolução, cronificação, complicações, sequelas ou até mesmo morte[3].

Nesse cenário, as intervenções de saúde (prevenção primária, secundária e terciária) se distribuem ao longo dessa história natural, de modo a tentar interrompê-la ou minimizar seus danos.

Veja, quando em uma consulta ambulatorial fazemos um aconselhamento, sugerindo a um paciente a cessação do tabagismo, estamos atuando na primeira fase da doença ou "pré-patogênese", intervindo assim em um fator de risco, antes da instalação do câncer de pulmão, por exemplo. Quando recomendamos a imunização com vacina para febre amarela em uma região endêmica, também atuamos na fase de "pré-patogênese". Às intervenções nessa fase da doença (seja por meio da promoção de saúde ou da proteção específica às doenças) chamamos de **Prevenção Primária**. De outra forma, se solicitamos a colonoscopia como rastreamento de câncer de cólon para um paciente acima de 50 anos sem queixas específicas, estamos trabalhando com o conceito de detecção precoce de uma doença instalada, no seu período assintomático (antes de sua manifestação clínica). Às intervenções que visam essa detecção na fase pré-clínica, bem como o tratamento precoce das doenças já instauradas, visando, sobretudo, a cura e a prevenção de complicações ou de *recorrência*, damos o nome de **Prevenção Secundária**. Por fim, quando oferecemos reabilitação a um paciente que sofreu injúria aguda grave, como um AVC, estamos promovendo ações que visam reduzir sequelas ou incapacidades já estabelecidas ou minimizar seu impacto na qualidade de vida do paciente. A isso dá-se o nome de **Prevenção Terciária**[4].

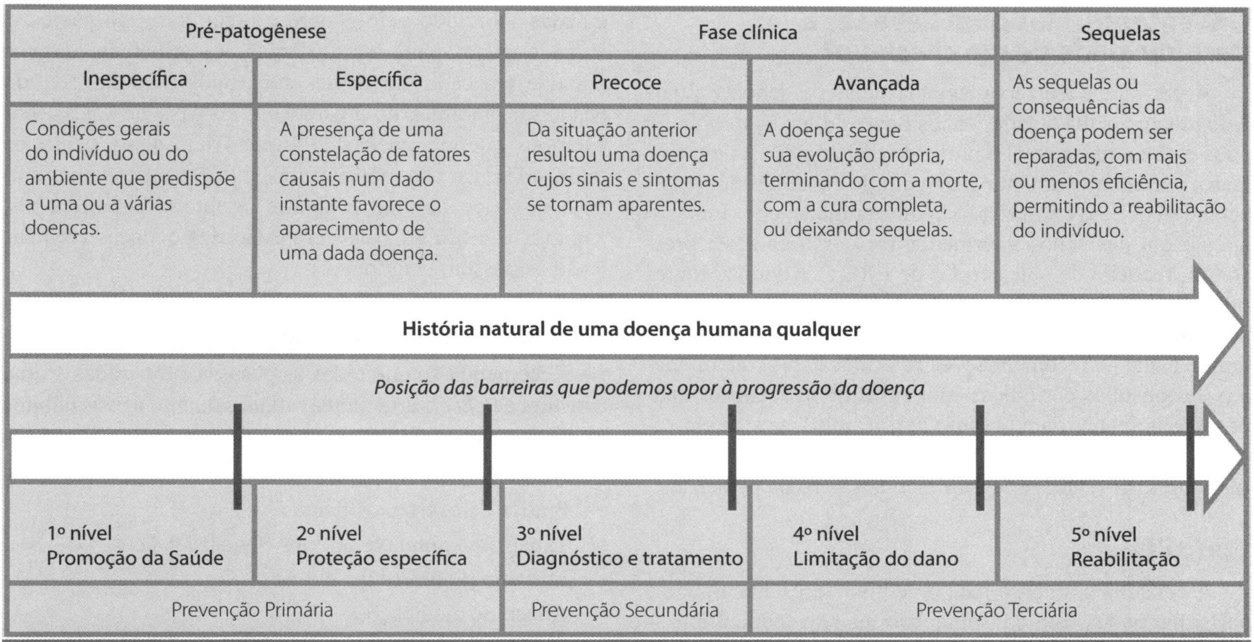

Pré-patogênese		Fase clínica		Sequelas
Inespecífica	Específica	Precoce	Avançada	As sequelas ou consequências da doença podem ser reparadas, com mais ou menos eficiência, permitindo a reabilitação do indivíduo.
Condições gerais do indivíduo ou do ambiente que predispõe a uma ou a várias doenças.	A presença de uma constelação de fatores causais num dado instante favorece o aparecimento de uma dada doença.	Da situação anterior resultou uma doença cujos sinais e sintomas se tornam aparentes.	A doença segue sua evolução própria, terminando com a morte, com a cura completa, ou deixando sequelas.	

História natural de uma doença humana qualquer

Posição das barreiras que podemos opor à progressão da doença

1º nível Promoção da Saúde	2º nível Proteção específica	3º nível Diagnóstico e tratamento	4º nível Limitação do dano	5º nível Reabilitação
Prevenção Primária		Prevenção Secundária	Prevenção Terciária	

Figura 9.2 – História natural da doença segundo o modelo proposto por Leavell & Clark.

Fonte: Leavell & Clark.

Primum non nocere

Cabe ainda comentar brevemente sobre o conceito de **Prevenção Quaternária**, que mais recentemente vem ganhando atenção especial aos olhos dos profissionais de saúde e gestores[5]. Ao contrário dos demais níveis de prevenção tradicionalmente descritos por Leavell & Clark, a Prevenção Quaternária não se insere na história natural da doença explanada anteriormente. Esse "novo nível de prevenção" é fruto de um movimento que vem surgindo no sentido de reduzir os excessos que o cuidado à saúde vinha e vem infligindo aos pacientes. Ela constitui-se, portanto, de esforços e medidas que visam minimizar os impactos das intervenções de médicos e de outros profissionais da saúde, por meio da redução de iatrogenias e do uso racional da chamada "propedêutica armada", evitando, desse modo, a realização de exames e procedimentos desnecessários.

É importante lembrar que o conceito de Prevenção Quaternária surge em um momento crítico para a Medicina mundial, em que se vê a cada dia exames mais modernos, cujas sensibilidades cada vez mais astronômicas seriam capazes de impor até ao mais hígido dos indivíduos o rótulo de "doente" (é o que justifica, por exemplo, o aumento da incidência de nódulos de tireoide). Além disso, estamos numa verdadeira "Era das Intervenções" ("Não está conseguindo dormir? Isso é fácil. Tome um rivotril, uma das drogas mais usadas no Brasil"). É a era dos procedimentos milagrosos, dos rastreamentos irrefletidos, das quimioprofilaxias sem indicação (ex. o *boom* das prescrições da vitamina D), da "patologização" de tudo e de todos, seguida da não menos controversa "medicalização" de tudo e de todos. Para tudo se tem um exame, dá-se um remédio, faz-se, age-se – a palavra de ordem a todo momento é "intervir".

Nessa era em que tudo é passível de intervenção, o profissional médico, aos olhos dos pacientes e até de seus pares, tende a ser avaliado conforme seu "grau de intervencionismo". Quem nunca ouviu um comentário do tipo: "Acho que aquele médico não é bom não... Nem sequer pediu exame!"?

A imagem do "bom médico", caprichosamente esculpida ao longo das últimas décadas pela indústria e pela mídia no imaginário dos pacientes e dos próprios médicos, é a de um profissional sempre ativo ante o processo saúde-doença, um profissional que prima pela intervenção a todo custo, com enfoque eminentemente curativo. Para esse modelo fabricado de médico, "os fins justificam os meios", ele empreende todos os esforços necessários, solicitando exames, de marcadores tumorais a biópsias, na tentativa de fazer aquilo que o "bom médico" deve fazer: arrancar a doença de lá, nem que, para tanto, ao final, já não sobrem mais do que uns poucos pedaços do que um dia fora o paciente.

É evidente que há uma influência cultural sobre a imagem do dito "bom médico", de difícil mensuração. Trata-se de um conceito muito enraizado na nossa sociedade, o que se justifica pelo fato de que é intuitiva a conclusão de que "intervir é sempre bom", afinal de contas, há uma certa lógica nisso. Entretanto, a história vem nos mostrando quão maléficos podemos ser, quando intervimos mais do que o estritamente necessário. Daí a necessidade premente e a relevância deste conceito de Prevenção Quaternária e de todo o movimento que atualmente se empreende contra a crença de que "mais Medicina" é necessariamente "mais Saúde", o que já se provou uma falácia. A Prevenção Quaternária constitui-se, portanto, parte substancial de uma grande mudança de paradigmas na forma de praticar a Medicina.

Dito isso, podemos prosseguir.

OK, entendi. Mas qual deve ser a periodicidade de um *check-up*?

A periodicidade recomendada pelas evidências atuais é de uma consulta a cada 3 anos para adultos abaixo de 50 anos e consultas anuais a partir dos 50 anos[1,4]. As evidências mostram que um número maior de consultas não apresentou benefício em redução de mortalidade, com impacto apenas em desfechos intermediários, como controle pressórico, redução de colesterol e de IMC[6,7]. Algumas fontes propõem ainda que, abaixo de 50 anos, a periodicidade seja individualizada, e que fique a critério do médico[7,8]. Cabe lembrar que as recomendações referidas antes tratam apenas de consultas periódicas com **enfoque preventivo**, sendo válidas apenas para **pessoas assintomáticas sem condições específicas de risco**. Para crianças, as recomendações são outras, devendo ser consultado um livro de pediatria.

Consulta

A consulta com enfoque preventivo apresenta algumas particularidades. Em consultas habituais, o médico é treinado para direcionar suas perguntas e até suas manobras de exame físico conforme as queixas trazidas pelo paciente. Assim, diante de um paciente assintomático, o médico por vezes vê-se desconcertado, fora da lógica da investigação diagnóstica a que sempre fora condicionado, e acaba frequentemente negligenciando uma grande oportunidade de implementar ações preventivas de grande efetividade. Dessa forma, em uma consulta cujo mote seja o *check-up*, cabe ao médico adotar uma postura de busca ativa por **fatores de risco** e condições que possibilitem **intervenções de prevenção** em cada uma das esferas discutidas anteriormente: primária, secundária, terciária ou quaternária.

Detalharemos a seguir o que é relevante à luz dos conhecimentos atuais em cada etapa (Figura 9.3) da consulta de *check-up*.

O que perguntar na anamnese com enfoque preventivo?

A anamnese deve explorar os principais fatores de risco para adoecimento ou morte preveníveis, com perguntas guiadas sobretudo pelo gênero e faixa etária do paciente, levando-se em conta a prevalência dos principais agravos à saúde em cada um desses subgrupos (não faz sentido pesquisar sintomas de prostatismo no caso de Lucas, por exemplo, que tem apenas 23 anos). Além disso, dentre os fatores de risco não modificáveis, é importante avaliar ainda o histórico familiar e, dentre os fatores modificáveis, explorar o estilo de vida e a gestão das doenças crônicas (caso as possua) (Figura 9.4).

Quanto ao estilo de vida

Recomenda-se que todas as pessoas submetidas a uma consulta de *check-up* sejam avaliadas quanto a seus hábitos e estilo de vida, incluindo:

- Alimentação.
- Prática de exercícios físicos.
- Tabagismo atual ou anterior (Quadro 9.4).
- Etilismo (Quadros 9.5 e 9.6).
- Abuso de medicações.
- Uso de drogas ilícitas.
- Higiene bucal.
- Lazer.
- Qualidade do sono (Quadro 9.11).
- Estresse emocional.
- Depressão (Quadros 9.7 e 9.8)
- Atividade sexual (avaliar uso de métodos de barreira e outros contraceptivos).
- Exposição a raios ultravioleta (principalmente nos horários de maior risco; avaliar uso de filtro solar).
- Exposições ocupacionais (risco de doenças causadas ou agravadas pela atividade laboral).
- Risco de acidentes (uso de capacete em motos, uso do cinto de segurança nos carros, ou cadeirinhas, no caso das crianças, e uso de equipamentos de segurança para os ciclistas).
- Exposição à violência, seja no ambiente doméstico, de trabalho ou social.

Figura 9.3 – Etapas da consulta periódica de saúde (*check-up*).

Fonte: Elaborada por Dulce Pereira de Brito.

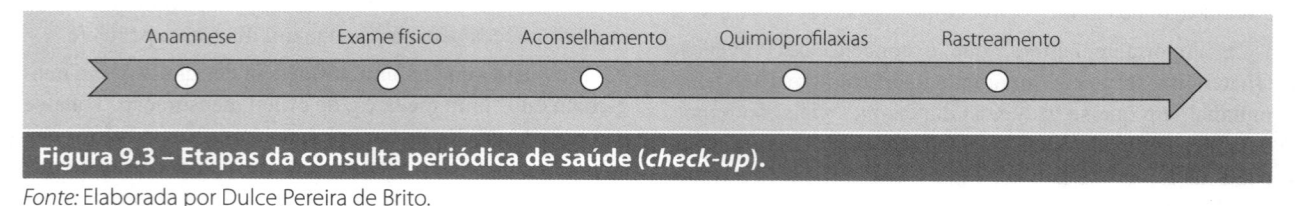

Figura 9.4 – Principais determinantes do que deve ser rastreado no *check-up*.

Fonte: Elaborada por Dulce Pereira de Brito.

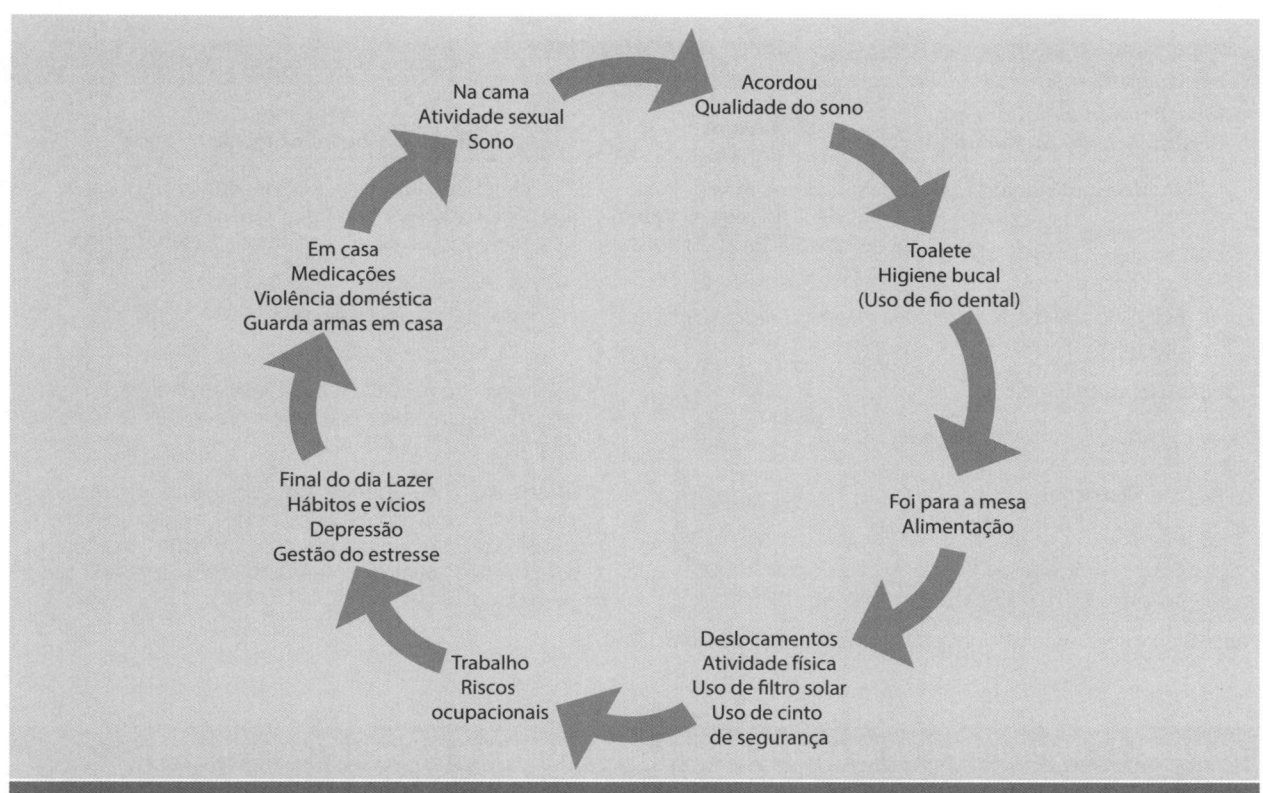

Figura 9.5 – Riscos comportamentais a serem rastreados (Roda mnemônica "do levantar ao deitar").

Fonte: Elaborada por Dulce Pereira de Brito.

Roda mnemônica

O que perguntar quanto aos riscos comportamentais: pense num dia comum

Rastreando o estilo de vida do Lucas

• *Alimentação e atividade física*

Durante a anamnese, você identifica que Lucas apresenta uma alimentação saudável e faz 1 hora de exercícios físicos em academia diariamente. Usando a **regra mnemônica FITT** (F = frequência; I = intensidade, T = tipo, T = tempo de duração) – (Quadro 9.1) – você conclui que Lucas está dentro das recomendações para a sua faixa etária, reforçando apenas que, da mesma forma que "o prato deve ser colorido", os exercícios físicos também precisam ser diversificados (aeróbicos, de resistência, de força, flexibilidade e equilíbrio). Para a classificação do nível de atividade física (muito ativo, suficientemente ativo ou insuficientemente ativo), você lembra que é preciso levar em conta o somatório dos 4 domínios: atividades domésticas, no trabalho, nos deslocamentos e no lazer, e conclui que Lucas é "100% *fitness*".

Quadro 9.1 – Recomendações para a prática de atividade física.

Global Recommendations on Physical Activity for Health	5 a 17 anos	≥ 18 anos (incluindo idosos acima de 65 anos)
Frequência	Diária	Na maior parte dos dias
Intensidade	Moderada a intensa	Moderada
Tipo	Aeróbica	Aeróbica
Tempo de duração (*acumular, no mínimo...*)	60 minutos por dia	150 minutos por semana
Alternativas	–	75 minutos por semana de atividade física intensa **ou** uma combinação equivalente ao somatório de atividades moderada + intensa. Em qualquer das opções, a atividade física poderá ser fracionada em blocos de, no mínimo, 10 minutos contínuos.

(Continua)

Quadro 9.1 – Recomendações para a prática de atividade física.

Global Recommendations on Physical Activity for Health	5 a 17 anos	≥ 18 anos (incluindo idosos acima de 65 anos)
Benefícios adicionais	Quantidades acima de 1 hora de atividade física diária trazem benefícios adicionais para essa faixa etária.	Para benefícios adicionais, deverão dobrar seu nível de atividade física (ex. 5 horas por semana de atividade moderada ou 2,5 horas por semana de atividade intensa).
Exercícios de força (ex. musculação)	No mínimo, 3 vezes por semana.	No mínimo, 2 vezes por semana.
Exercícios de equilíbrio	–	Idosos com mobilidade reduzida devem realizar atividade física para aumentar o equilíbrio e prevenir quedas, no mínimo, 3 vezes por semana.
Restrições	–	Idosos que não puderem fazer as quantidades recomendadas de atividade física devido a condições de saúde devem receber adaptações que lhes assegurem ser tão ativos quanto as suas habilidades e condições permitirem.

Fonte: Global Recommendations on Physical Activity for Health, 2010.

Quadro 9.2 – Obrigatoriedade do atestado médico para frequentar academias, clubes e afins.

2011 (Cidade de SP) Lei n. 15.527	2012 (Cidade de SP) Em vigência atual – Lei n. 15.681/2013	Fora do Brasil
• Obrigatório exame médico **semestral** para **todos** os alunos das academias de ginástica, independentemente da faixa etária. • O não cumprimento poderia levar à multa ou ao fechamento do estabelecimento.	• Pessoas menores de 15 anos e acima dos 65 anos estão obrigadas a apresentar um atestado médico de aptidão para a prática de atividade física. • Pessoas de **15 a 69 anos não precisam mais** fazer exames médicos para frequentar academia de ginástica. Deverão preencher um Questionário de Prontidão para Atividade Física (PAR-Q), o qual contém perguntas como "Você sente dores no peito quando pratica atividade física?" e "Você toma atualmente algum medicamento para pressão e/ou problema de coração?". Os que responderem negativamente a todas as perguntas ficam dispensados de apresentar atestado médico, e os que responderem "sim" para qualquer uma das perguntas terão que assinar um termo de responsabilidade com os seguintes dizeres: "Estou ciente de que é recomendável conversar com um médico antes de aumentar meu nível atual de atividade física, por ter respondido 'sim' a uma ou mais perguntas do Questionário de Prontidão para Atividade Física (PAR-Q). Assumo plena responsabilidade por qualquer atividade física praticada sem o atendimento a essa recomendação".	• **Califórnia (EUA):** é proibido às academias pedir atestado médico para um aluno. Isso porque, pela lei americana, nenhuma empresa pode obrigar uma pessoa a dizer se tem ou não um problema de saúde; toda informação médica é considerada confidencial. • **Nova York (EUA):** a maioria das academias pede para o aluno assinar um termo em que ele se diz apto para praticar exercícios e isenta a academia de qualquer responsabilidade caso venha a ocorrer algum problema durante a atividade física. • **Reino Unido:** não existe nenhuma exigência de atestado médico para frequentar academia. O princípio que vale é o da responsabilidade individual. • **Israel:** as academias aplicam o questionário PAR-Q como no Brasil, para definir quem necessitará de liberação médica (atestado) para a prática de exercícios físicos.

Fonte: Prefeitura SP. Disponível em: <http://www3.prefeitura.sp.gov.br/cadlem/secretarias/negocios juridicos/cadlem/integra. asp?alt=09012013L%20156810000>. Fora do Brasil: disponível em: <http://g1.globo.com/fantastico/noticia/2015/07/exame-medico-obrigatorio-antes-de-comecar-academia-gera-discussao.html>.

Você se lembra do seu dia a dia atribulado, de como a medicina vem te impedindo de cuidar da própria saúde e por alguns segundos considera invejável a condição de Lucas. Entretanto, não perde o foco e continua sua anamnese, sem titubear. Lucas questiona se não seria interessante realizar um eletrocardiograma para assegurar que está apto para os exercícios. Você checa o **algoritmo de liberação para a prática de atividade física** (Figura 9.6) e confirma que nenhum exame complementar é necessário para um adulto assintomático e previamente hígido iniciar ou continuar exercícios leves a moderados e explica isso para ele.

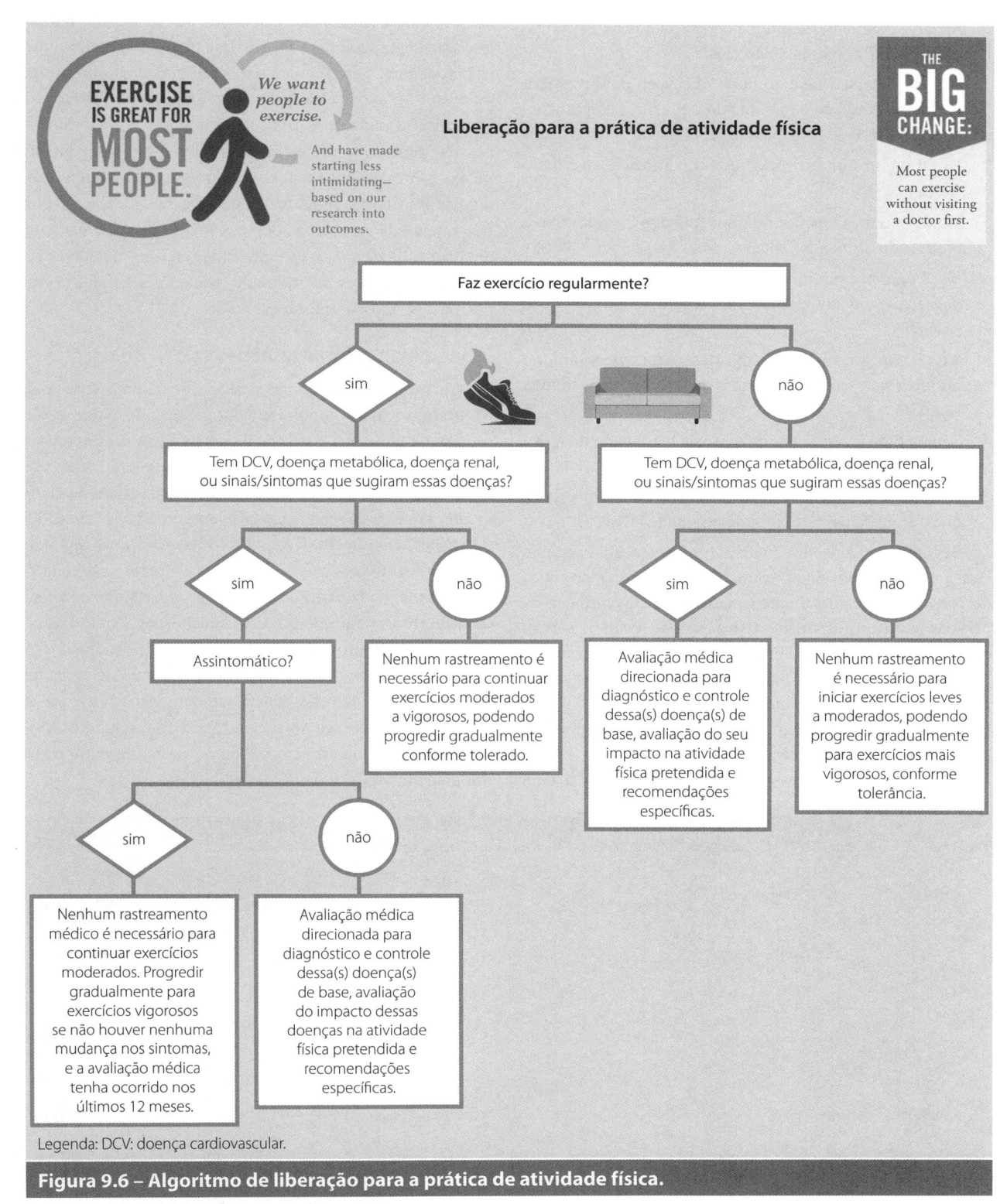

Legenda: DCV: doença cardiovascular.

Figura 9.6 – Algoritmo de liberação para a prática de atividade física.

Fonte: American College of Sports Medicine, 2015.

Questionário de Prontidão para a Atividade Física (PAR-Q)

Atualmente, na maioria das cidades brasileiras, o que a lei exige é que a academia aplique o Questionário de Prontidão para a Atividade Física (PAR-Q)[9] para selecionar quais pessoas necessitarão de avaliação médica antes de iniciar ou aumentar a prática de exercícios. O PAR-Q é composto por 7 perguntas. São elas:

1. Alguma vez seu médico disse que você possui algum problema cardíaco e recomendou que você só praticasse atividade física sob prescrição médica?

2. Você sente dor no tórax quando pratica atividade física?

3. No último mês, você sentiu dor torácica quando estava praticando atividade física?

4. Você perdeu o equilíbrio em virtude de tonturas ou perdeu a consciência quando estava praticando atividade física?

5. Você tem algum problema ósseo ou articular que poderia ser agravado com a prática de atividades físicas?

6. Seu médico já recomendou o uso de medicamentos para o controle da sua pressão ou condição cardiovascular?

7. Você tem conhecimento de alguma outra razão física que o impeça de participar de atividades físicas?

Segundo o Conselho Federal de Educação Física, o Brasil é o país com maior número de academias do mundo (cerca de 20 mil), e aproximadamente 3,6 milhões de pessoas praticam atividade física nesses locais[10], sendo, evidentemente, de vital importância definir diretrizes que assegurem a integridade física dos alunos nesses estabelecimentos. Nem todos os municípios ou estados brasileiros têm regras claras, mas em São Paulo, por exemplo, a Lei n. 15.681/2013 estabelece que, na faixa etária dos 15 aos 69 anos, somente aqueles que responderem "sim" a uma ou mais perguntas do PAR-Q, ou aqueles que estiverem fora dessa faixa etária, necessitam de uma consulta médica prévia, com renovação anual, para frequentar academia de ginástica, clubes ou afins. Essa regulamentação é importante porque impede que a dificuldade de acesso ao médico se torne um empecilho para praticar saúde, como está acontecendo com a namorada do Lucas, ao mesmo tempo que traz segurança para os profissionais do exercício que se preocupam, sobretudo com a ocorrência de morte súbita ou outros agravos causados ou precipitados pelo exercício (ex. crise asmática). E a boa notícia é que a maioria das pessoas pode fazer academia sem procurar previamente um médico. Por desconhecimento ou insegurança, muitas academias brasileiras ainda não seguem essa diretriz, e é por isso que ainda recebemos pessoas jovens e saudáveis para uma consulta de *check-up* para "assegurar-se" de que estão aptas para a prática de atividade física. Para a maioria das pessoas, perigoso é não se exercitar!

Vida sexual: comportamento sexual de risco

Aproveitando que Lucas falou sobre a namorada, você o questiona sobre comportamento sexual de risco, e ele refere que ela é sua parceira fixa e que usa preservativos em todas as suas relações. Você então desiste de fazer um aconselhamento intensivo sobre IST (Infecções Sexualmente Transmissíveis) – antigamente chamadas de DST (Doenças Sexualmente Transmissíveis) – porque, segundo o US Preventive Services Task Force[11], essa intervenção só é recomendada para aqueles com comportamento sexual de risco (recomendação B). Para aqueles que, como Lucas, não se enquadram nesse perfil, os dados disponíveis são insuficientes. Você opta por otimizar o tempo da consulta com aquilo que tem de benefícios demonstrados e passa a revisar o *Screening* sorológico para IST (Quadro 9.3), verificando-se que ele tem indicação de realização de sorologia para HIV.

Quadro 9.3 – Rastreamento para Infecções Sexualmente Transmissíveis (IST).					
Infecção	O que	A (deve fazer)	B (pode fazer)	D (não deve fazer)	I (dados insuficientes)
IST (anteriormente chamadas de DST)	Aconselhamento intensivo		Todos os adolescentes com vida sexualmente ativa e adultos em alto risco de IST.		Adolescentes que ainda não iniciaram a vida sexualmente ativa e adultos que não estiverem em alto risco de IST.
Sífilis	*Screening* sorológico	Adultos e adolescentes de alto risco e todas as grávidas.			

(Continua)

(Continuação)

Quadro 9.3 – Rastreamento para Infecções Sexualmente Transmissíveis (IST).

Infecção	O que	A (deve fazer)	B (pode fazer)	D (não deve fazer)	I (dados insuficientes)
HIV	Sorologia (Elisa)	Adolescentes (≥ 15 anos), adultos até 65 anos e todas as grávidas. Adolescentes mais novos e idosos mais velhos que estejam em alto risco também devem ser rastreados.			
Clamídia	*Screening* sorológico		Mulheres sexualmente ativas ≤ 24 anos e mulheres mais velhas com risco aumentado para a infecção.		Homens
Gonorreia	*Screening* sorológico		Mulheres sexualmente ativas ≤ 24 anos e mulheres mais velhas com risco aumentado para a infecção.		Homens
Herpes genital (HSV)	*Screening* sorológico			Adolescentes, adultos e grávidas assintomáticos.	
Hepatite B	Sorologia		Adolescentes e adultos (exceto gestantes) em alto risco para a infecção.	População assintomática em geral.	
Hepatite C	Sorologia		Adultos em alto risco para a infecção e pessoas nascidas entre 1945 e 1965.		

Fonte: US Preventive Services Task Force.

Tabagismo

Na sequência, você faz uma das perguntas mais importantes do *check-up:* "Você fuma, já fumou ou convive com alguém que fuma?" Se a resposta for "sim" para as duas primeiras perguntas (fumante ativo ou ex-fumante), você deve avaliar o estágio motivacional para a mudança comportamental (Quadro 9.4).

Para aqueles que fumam ou fumaram:

1. Calcular a carga tabágica (número de anos fumando × número médio de maços de cigarro/dia).

2. Avaliar há quanto tempo parou de fumar (se ex-fumante).

3. Avaliar a intenção de parar de fumar.

4. Avaliar o grau de dependência tabágica (teste de Fagerström).

5. Disponibilizar intervenções baseadas em evidência para a cessação do tabagismo.

6. Avaliar a presença de sinais ou sintomas de doenças relacionadas ao tabagismo.

Lucas não fuma nenhum tipo de tabaco, incluindo Narguillè, nem nunca fumou no passado.

Quadro 9.4 – Avaliação do estágio de prontidão para a cessação do tabagismo.

Qual das alternativas abaixo melhor reflete o seu paciente?	Estágio de prontidão para a mudança
a. Fuma atualmente e não tem a intenção de parar de fumar nos próximos 12 meses.	Pré-contemplativo
b. Fuma atualmente, mas tem a intenção de parar de fumar nos próximos 12 meses.	Contemplativo
c. Está pensando em parar de fumar nos próximos 30 dias.	Preparação
d. Parou de fumar há menos de 6 meses.	Ação
e. Parou de fumar há mais de 6 meses.	Manutenção

Fonte: Cadernos da atenção básica, n. 40 – Estratégias para o cuidado da pessoa com doença crônica: o cuidado da pessoa tabagista. Ministério da Saúde, Secretaria de Atenção à Saúde, Departamento de Atenção Básica. Brasil: Ministério da Saúde, 2015.

Álcool

Todos os adultos avaliados em uma consulta de *check--up* devem ser rastreados para o uso indevido de álcool. Existem várias ferramentas validadas para esse fim, incluindo, por exemplo, o Alcohol Use Disorder Identification Test (AUDIT), o AUDIT-C abreviado, o questionário CAGE – acrônimo referente às suas quatro perguntas – Cut down, Annoyed by criticism, Guilty e Eye-opener (mais utilizado no nosso meio – Quadro 9.5), e o CRAFTT – Community Reinforcement and Family Training (único validado para adolescentes – Quadro 9.6).

Quadro 9.5 – Rastreamento para dependência alcoólica por meio do CAGE.

CAGE	Palavra-chave	Pergunta	O que se avalia
C	*Cut-down* (observação)	Alguma vez o(a) senhor(a) sentiu que deveria diminuir a quantidade de bebida ou parar de beber?	Percepção subjetiva do próprio indivíduo que seu beber é inadequado.
A	*Annoyed* (irritação)	As pessoas o(a) aborrecem porque criticam (ou censuram) o seu modo de beber?	Percepção negativa de terceiros sobre o beber do(a) paciente.
G	*Guilty* (culpa)	O(A) senhor(a) se sente culpado pela maneira como costuma beber?	Percepção subjetiva do próprio paciente que seu beber é inadequado.
E	*Eye-opener* (atenção/ observação)	O(A) senhor(a) costuma beber pela manhã para diminuir o nervosismo ou a ressaca?	Indícios de dependência química.

Fonte: American Journal of Medicine.

Quadro 9.6 – Rastreamento de álcool e drogas para adolescentes por meio do CRAFFT.

CRAFFT	Perguntas	"Não" (0 ponto)	"Sim" (1 ponto)
Car (Carro)	Você dirige ou pega carona com alguém que dirige após ter consumido álcool ou drogas?		
Relax (Sentir-se relaxado)	Você tem usado álcool ou drogas para relaxar ou sentir-se melhor?		
Alone (Sozinho)	Você tem usado álcool ou drogas quando está sozinho?		
Forget (Esquecimento)	Você esquece coisas que tenha feito quando estava sob o efeito de álcool ou drogas?		
Friends (Amigos)	Seus familiares ou amigos têm dito que você precisa diminuir o seu consumo de álcool ou drogas?		
Trouble (Problemas)	Você já se meteu em problemas quando estava sob o efeito de álcool ou drogas?		

Nota: Único validado para adolescentes. Valor Preditivo Positivo = 83%.
Fonte: American Academy of Pediatrics' Committee on Substance Abuse for use with adolescents.

Interpretação

O CAGE é considerado indicativo de uso abusivo (ou nocivo) de álcool quando duas respostas ou mais forem positivas. Nesse caso, uma avaliação específica deve ser assegurada.

O CRAFFT é utilizado tanto para rastreamento de **uso nocivo de álcool** entre **adolescentes** quanto para uso de drogas ilícitas. No entanto, no que diz respeito ao rastreamento de drogas ilícitas, independentemente do ciclo de vida (adolescentes, adultos, grávidas), a United States Preventive Services Task Force (USPSTF) não tem recomendação específica, porque avalia que os dados disponíveis são insuficientes. Então, utilizamos o CRAFFT para avaliar o uso de álcool entre adolescentes.

Interpretação:

0-1 ponto: *Screening* negativo; 2-6 pontos: *Screening* positivo; Alerta: Firmar um contrato de segurança com o paciente caso responda "sim" para a pergunta "carro", independentemente do escore total!

Depressão

Em seguida, você aplica o rastreio de depressão, com apenas duas perguntas (Quadro 9.7), e nota que nas duas últimas semanas Lucas vem apresentando interesse e prazer preservados pelas coisas da vida e que não se sentiu em nenhum momento "para baixo", deprimido ou sem esperanças.

Quadro 9.7 – Rastreamento para depressão usando o questionário PHQ-2.				
Durante as últimas 2 semanas, com que frequência você foi incomodado (a) pelos problemas a seguir?	**Nenhuma vez**	**Vários dias**	**Mais da metade dos dias**	**Quase todos os dias**
1. Teve pouco interesse ou pouco prazer em fazer as coisas?	0	1	2	3
2. Sentiu-se "para baixo", deprimido(a) ou sem perspectiva?	0	1	2	3

Fonte: US Preventive Services Task Force.

Se escores ≥ 3 devemos complementar essas duas perguntas (questionário PHQ-2) com as perguntas a seguir (Quadro 9.8), então o questionário passa a ser chamado PHQ-9:

Quadro 9.8 – Complementação do questionário PHQ-2 para depressão (questionário PHQ-9).				
Durante as últimas 2 semanas, com que frequência você foi incomodado(a) pelos problemas a seguir?	**Nenhuma vez**	**Vários dias**	**Mais da metade dos dias**	**Quase todos os dias**
3. Dificuldade para pegar no sono ou permanecer dormindo, ou dormir mais do que de costume.	0	1	2	3
4. Sentir-se cansado(a) ou com pouca energia.	0	1	2	3
5. Falta de apetite ou comendo demais.	0	1	2	3
6. Sentir-se mal consigo mesmo(a) – ou achar que você é um fracasso ou que decepcionou sua família ou você mesmo(a).	0	1	2	3
7. Dificuldade para se concentrar nas coisas, como ler o jornal ou ver televisão.	0	1	2	3
8. Lentidão para se movimentar ou falar, a ponto de as outras pessoas perceberem. Ou o oposto – estar tão agitado(a) ou irrequieto(a) que você fica andando de um lado para o outro muito mais do que de costume.	0	1	2	3
9. Pensar em se ferir de alguma maneira ou que seria melhor estar morto(a).	0	1	2	3

Fonte: US Preventive Services Task Force.

Interpretação:

Os pontos de corte para desordem depressiva leve, moderada e severa são: 5, 10 e 15. Caso o resultado seja maior que 10, devemos ficar alertas para transtorno depressivo.

Com o rastreio inicial negativo (Quadro 9.7), você aborta uma investigação mais detalhada para o diagnóstico de depressão (Quadro 9.8) e passa para o rastreio de transtorno de ansiedade (Quadro 9.9) porque Lucas parece "muito acelerado".

Nota: caso não houvesse sintomas, não estaria indicado esse tipo de rastreio.

Ansiedade

A busca ativa de sinais e sintomas de transtornos de ansiedade não está recomendada rotineiramente e só deve ser realizada guiada por queixas ou alta suspeição clínica, como era o caso de Lucas.

Quadro 9.9 – Rastreamento para ansiedade usando o questionário GAD-2.				
Durante as últimas 2 semanas, com que frequência você foi incomodado(a) pelos problemas a seguir?	**Nenhuma vez**	**Vários dias**	**Mais da metade dos dias**	**Quase todos os dias**
1. Sentir-se nervoso(a), ansioso(a) ou muito tenso(a).	0	1	2	3
2. Não ser capaz de impedir ou de controlar as preocupações.	0	1	2	3

Fonte: Arch Intern Med.

Se escores ≥ 3 devemos complementar essas duas perguntas (questionário GAD-2) com as perguntas abaixo (Quadro 9.10), então o questionário passa a ser chamado GAD-7:

Quadro 9.10 – Continuação do rastreamento para ansiedade (GAD-2) usando o GAD-7.				
Durante as últimas 2 semanas, com que frequência você foi incomodado(a) pelos problemas a seguir?	**Nenhuma vez**	**Vários dias**	**Mais da metade dos dias**	**Quase todos os dias**
3. Preocupar-se muito com diversas coisas.	0	1	2	3
4. Dificuldade para relaxar.	0	1	2	3
5. Ficar tão agitado(a) que se torna difícil permanecer sentado(a).	0	1	2	3
6. Ficar facilmente aborrecido(a) ou irritado(a).	0	1	2	3
7. Sentir medo como se algo horrível fosse acontecer.	0	1	2	3

Fonte: Arch Intern Med.

Interpretação:

Os pontos de corte para distúrbio generalizado de ansiedade são: 5, 10 e 15 e correspondem a ansiedade leve, moderada e severa, respectivamente; acima de 10, deve-se entrar em alerta para transtorno de ansiedade.

Lucas fez 5 pontos, compatível com o diagnóstico de ansiedade leve. Você gasta um tempinho conversando com ele sobre isso, e ele diz que vai marcar uma consulta com a psicóloga para que ele aprenda mais sobre gerenciamento das emoções e da sua ansiedade.

Sono

No que diz respeito ao risco cardiovascular, o sono apresenta uma "curva em U", isso é, tanto o sono insuficiente (menos de 6 horas por noite) quanto dormir demais (mais do que 9 horas por noite) cronicamente estão associados a um risco aumentado de eventos cardiovasculares. Um estudo prospectivo de 12 anos, envolvendo 20.432 indivíduos, sem história de doença cardiovascular[12], demonstrou que, em comparação com pessoas que dormiam de 7 a 8 horas por noite, o sono de curta duração (6 horas ou menos) aumentou em 15% a incidência de doença cardiovascular total (razão de chance/HR, de 1,15, IC 95% 1,00-1,32) e elevou em 23% o risco de doença arterial coronariana (HR de 1,23, IC 95% 1,04-1,45). Em uma outra série, os resultados foram ainda mais surpreendentes. O sono de curta duração relacionou-se com um risco 63% maior de doenças cardiovasculares (HR de 1,63, IC 95% 1,21-2,19) e 79% maior de doença arterial coronariana (HR de 1,79, IC de 95% 1,24-2,58)[12].

Você questiona Lucas sobre a quantidade e qualidade do seu sono (Quadro 9.11), ao que ele responde:

Quadro 9.11 – Rastreamento da qualidade do sono.

Perguntas	Comentários
Em média, quantas horas você dorme por noite?	As necessidades basais *médias* de sono variam conforme a idade: • adultos: 7 a 8 horas por noite • adolescentes: 9 horas por noite • crianças em idade escolar: no mínimo 10 horas.
Seu sono é renovador (reparador)? Acorda cansado, sem disposição?	Pessoas com sono insuficiente (menos de 7 horas no caso do adulto) ou de má qualidade (não renovador) são mais propensas a desenvolver doenças crônicas, tais como hipertensão arterial, diabetes, doenças cardíacas, depressão e obesidade, e de contrair viroses. Além disso, têm maior risco de sofrer acidentes domésticos, de trânsito ou de trabalho e têm maior probabilidade de ter baixo rendimento profissional, escolar e social.
Você tem dificuldade para pegar no sono (isso é, demora mais do que 30 minutos para pegar no sono)?	Insônia inicial
Você tem dificuldade para manter o sono (acorda várias vezes no meio da madrugada)?	Insônia do tipo "sono intercortado"
Você tem sono curto (acorda no meio da noite ou antes da hora – despertar precoce – e não consegue mais pegar no sono)?	Insônia terminal.
Nos últimos 30 dias, você cochilou ou dormiu enquanto dirigia ou executava alguma tarefa de risco ou que exigia atenção?	Os estudos mostram que os efeitos da falta do sono são similares ao efeito do álcool: diminui o estado de alerta e é muito difícil não pestanejar. Há relatos de pessoas que dormem em pé ou em situações inusitadas, como enquanto esperam o farol abrir. Sonolência diurna deve ser encarada como um sinal de alerta.
Você ronca?	Muitas pessoas consideram o ronco algo normal, mas não é. Especialmente se houver sinais de apneia obstrutiva do sono ou sonolência diurna, essa pessoa deverá ser investigada.
Você costuma tomar remédio para dormir?	O uso *indiscriminado* de medicamentos para dormir é um problema de saúde pública no Brasil, e, para muitos pacientes, não resolve o problema da insônia porque as causas (ex. ansiedade por extensivas jornadas de trabalho, acúmulo de funções, lista do que é preciso fazer, lista do que se deixou de fazer, pressão por atingimento de metas, ameaças de desemprego, dívidas, problemas familiares, pobre higiene do sono e outros) não são devidamente manejadas. A maioria dos medicamentos indutores do sono *diminuem* a fase de sono profundo (chamado de sono REM), que é a fase do *sono reparador*. Com isso, a pessoa dorme, mas acorda ainda com sono, sentindo-se cansada e sem disposição (sono não renovador). Para se manter alerta e produtiva durante o dia, aumentam o consumo de derivados de cafeína (café, refrigerantes à base de cola, energéticos e outros), perpetuando o ciclo da insônia.

Fonte: Elaborado pela autoria.

"Agora você tocou em um ponto delicado doutor… Não estou conseguindo pegar no sono de jeito nenhum! Você pode me prescrever algum remedinho para dormir?"

Investigando mais a fundo a situação, você percebe que Lucas vem ingerindo frequentemente bebidas cafeinadas à noite, costuma assistir televisão até tarde, mexer no computador antes de se deitar, e ainda por cima tem o hábito de dormir com o ambiente parcialmente iluminado, ouvindo música com fones de ouvido. Você explica que não há indicação nesse momento de introduzir um hipnótico ou indutor do sono, mas apenas mudanças comportamentais, chamadas de "higiene do sono".

Exame físico com enfoque preventivo

É muito frequente que médicos e estudantes de Medicina tenham o Exame Físico como um ritual a ser realizado em todos os pacientes, em geral, direcionado pelas queixas. Entretanto, você alguma vez já se questionou sobre o valor do nosso exame físico tradicional, em um paciente assintomático? Qual é a sensibilidade, a especificidade, a taxa de falsos-positivos e falsos-negativos de um exame físico abdominal em um paciente sem queixas, por exemplo?

Veremos adiante que os tópicos que mais têm valor no exame físico do *check-up* são muitas vezes negligenciados, enquanto outros, como palpação de pulsos periféricos e de linfonodos cervicais e até mesmo a ausculta pulmonar, em pacientes sem queixas específicas, não apresentam benefícios tão claros quanto poderia supor o mais otimista semiólogo.

A questão é que, assim como se recomenda para os exames complementares a ponderação sobre a probabilidade pré-teste do exame, é recomendado que o exame físico (em cada etapa) também seja feito com as devidas ponderações, considerando, sobretudo, qual o real significado de possíveis achados positivos em pacientes sem sintomas específicos, e se tais achados deverão implicar necessariamente no disparo de uma cascata de eventos para a devida investigação diagnóstica *a posteriori*. Além de todos os efeitos negativos que uma investigação diagnóstica desnecessária pode trazer, esse processo acaba por desviar, invariavelmente, ambos, médico e paciente, das abordagens com enfoque preventivo que possuem impacto muito maior na saúde e qualidade de vida desse último a longo prazo[7,8].

Assim, apresentam evidência de benefício em paciente assintomático apenas as seguintes etapas do exame físico:

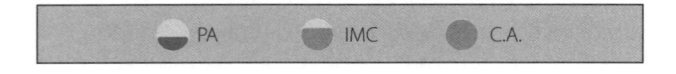

- Medida da pressão arterial (PA) (em maiores de 18 anos).
- Medida de peso e altura para cálculo do Índice de Massa Corpórea (IMC).
- Medida da circunferência abdominal.

Recentemente, o teste de acuidade visual de Snellen, até então recomendado para indivíduos a partir de 65 anos, passou a não mais ser recomendado rotineiramente pela United States Preventive Services Task Force (USPSTF).

"Mas só isso?" – perguntará o leitor mais afoito, questionando as horas dedicadas ao estudo da propedêutica.

"Sim, só isso." Mas acalme-se. De fato, olhando para as recomendações acima, dá a impressão de que o exame físico perdeu espaço diante do novo olhar da medicina baseada em evidências. Contudo, fazemos questão de pontuar que essas recomendações tratam apenas do paciente sem queixas específicas, que vem para uma consulta com enfoque preventivo, guardando o exame físico utilidade inquestionável e insubstituível no contexto de investigações diagnósticas direcionadas. Além disso, o exame físico cumpre um papel que não se pode mensurar no que concerne à aproximação e ao fortalecimento da relação médico-paciente, razão pela qual, segundo nosso entendimento, jamais será prescindido por completo, uma vez que há questões de cunho cultural que transpõem a força estatística de quaisquer recomendações baseadas em evidências.

Condutas

"Parece que há muitas particularidades mesmo na consulta de *check-up*. De que modo se organizam as etapas desse exame periódico de saúde?" – indagará o nosso leitor.

Bem, podemos organizá-las em três pontos fundamentais: Aconselhamento, Quimioprofilaxias e Rastreamentos. Vejamos cada um desses tópicos a seguir:

Aconselhamento

"Se conselho fosse bom…"

Apesar do que postula o velho ditado, o bom aconselhamento, leia-se, aquele que é respaldado por evidências de boa qualidade, é um dos pilares mais importantes da consulta periódica em saúde com enfoque preventivo[13]. Essa consulta, na maioria das vezes, insere-se na fase de pré-patogênese da história natural da doença, constituindo-se em estratégia fundamental de promoção de saúde.

O aconselhamento pode ser feito ao longo da própria anamnese, buscando fornecer as recomendações baseadas em evidência, à medida que condições de risco vão sendo identificadas na entrevista. Isso torna a anamnese mais dinâmica e interativa. Além disso, vale lembrar que é importante identificar qual o estágio motivacional do paciente para a implementação de cada mudança proposta. Segundo o Modelo Transteórico[14], os indivíduos, em diferentes momentos da vida e para cada aspecto que se avalia, podem encontrar-se didaticamente em 5 estágios motivacionais para a implementação de uma mudança de comportamento, quais sejam: Pré-contemplação; Contemplação; Preparação; Ação; Manutenção; e Recaída – conforme detalhado na Figura 9.7 e discutido em detalhes em capítulo específico deste livro.

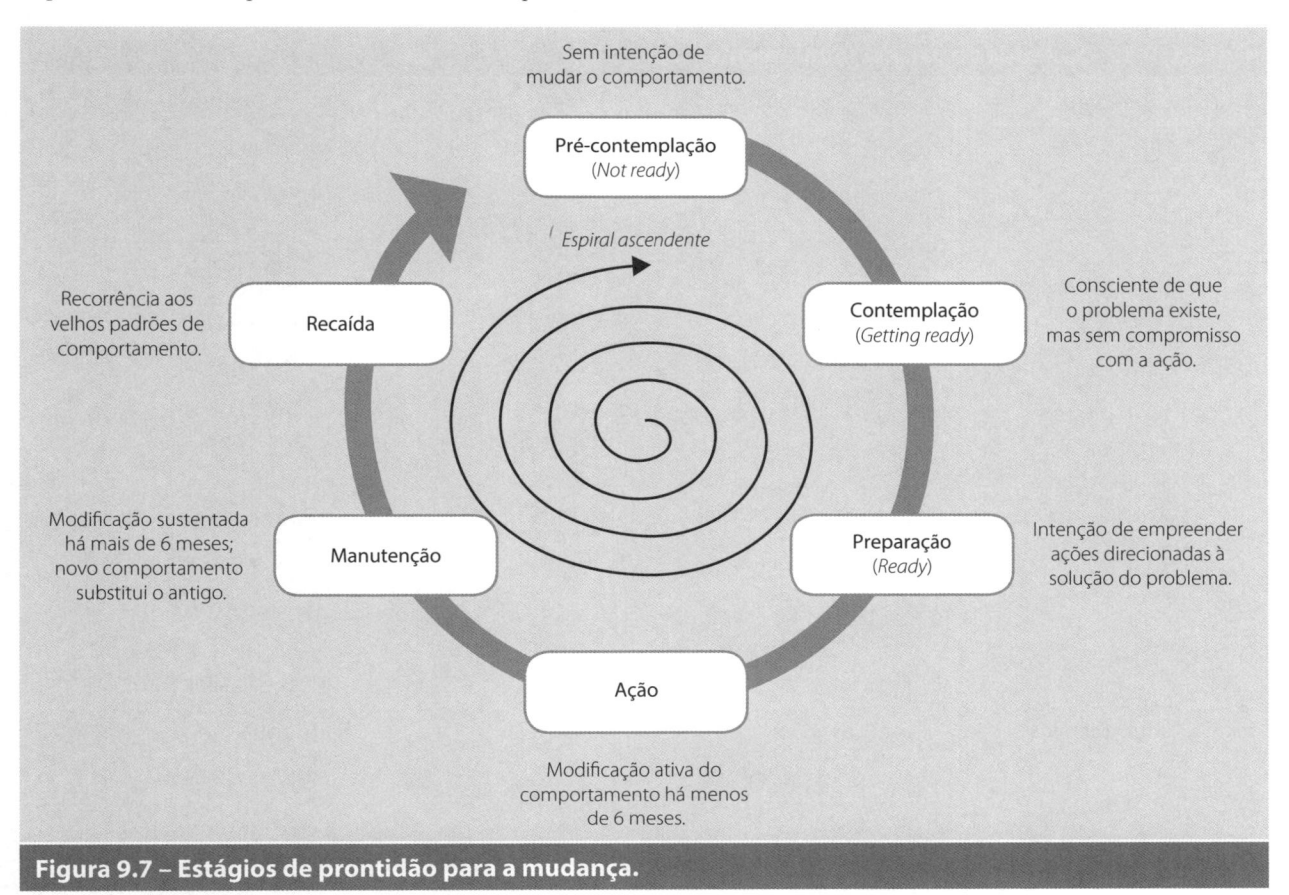

Figura 9.7 – Estágios de prontidão para a mudança.

Fonte: Adaptada do Modelo Transteórico de Prochaska e DiClemente.

O Modelo Transteórico aborda também o conceito de **balanço decisório**, que consiste na ponderação que cada indivíduo faz dos benefícios e prejuízos, pontos positivos e negativos da mudança a ser realizada, ou que já está em implementação[14]. Sendo assim, à medida que avança nos estágios motivacionais e aumenta sua "prontidão" para a mudança, o paciente tende a acumular mais pontos favoráveis à mudança e menos pontos contrários a tal decisão. Cabe ao médico, nesse balanço, fornecer ao paciente os subsídios necessários para estimular uma tomada de decisão consciente, favorecendo, de modo geral, o peso dos benefícios, em detrimento dos prejuízos, sempre que a mudança for interessante para a promoção da saúde do indivíduo em questão. O médico pode ainda lançar mão de um recurso chamado **autoeficácia**[14], que pode ser traduzido como a confiança ou segurança que o indivíduo tem em sua capacidade de implementar modificações em sua vida, e que é uma ferramenta poderosa para dotar o paciente de mais recursos pessoais que permitam promover e consolidar tais mudanças. Estamos recorrendo à "autoeficácia", por exemplo, todas as vezes em que usamos, para reforçar a confiança que o paciente tem na sua própria capacidade, da evocação de situações passadas nas quais ele tenha obtido sucesso ao empreender as mudanças a que se havia proposto (ex. "se eu consegui parar de beber, também conseguirei parar de fumar"). Conhecer os hábitos e os pensamentos que sustentam cada comportamento que atenta

negativamente contra a saúde do paciente também ajuda no desenvolvimento conjunto de estratégias e na oferta de alternativas para implementar a modificação dos hábitos prejudiciais. O ideal é que decisões concernentes a mudanças na rotina do paciente sejam negociadas entre as partes e não simplesmente prescritas pelo médico. Isso aumenta a aderência aos aspectos propostos e contribui para a vinculação, fortalecendo a relação médico-paciente.

O aconselhamento é uma prática de grande impacto na saúde dos indivíduos e que exige muito treinamento por parte do profissional de saúde, a fim de aprimorar constantemente suas habilidades de comunicação. Esses e outros conceitos serão discutidos mais profundamente, conforme dito antes, em capítulo específico.

Quimioprofilaxias

Imunizações

As imunizações também atuam na fase de pré-patogênese da história natural da doença e fazem parte da proteção específica a doenças infecciosas (virais e bacterianas) de grande relevância clínica e epidemiológica, seja pela alta prevalência ou pela grande repercussão e gravidade dessas condições. No Brasil, segue-se essencialmente o calendário vacinal proposto pelo Programa Nacional de Imunizações (PNI), como ilustra o Quadro 9.12.

Quadro 9.12 – Calendário vacinal (adolescentes e adultos).

Idade	Vacina	Dose	Doenças evitadas
10 a 19 anos	Hepatite B	3 doses	Hepatite B
	Meningo C	1 dose (12 a 13 anos)	Meningite C
	Tríplice viral	2 doses	Sarampo, caxumba e rubéola
	dT (dupla tipo adulto)	reforço a cada 10 anos	Difteria e tétano
	Febre Amarela	1 dose e 1 reforço	Febre Amarela
	HPV	2 doses (meninas: 9 a 14 anos) (meninos: 12 a 13 anos)	Câncer de colo de útero Câncer de pênis
20 a 59 anos	Hepatite B	3 doses	Hepatite B
	dT (dupla tipo adulto)	1 dose a cada 10 anos	Difteria e tétano
	Tríplice viral (SCR)	2 doses até 29 anos 1 dose até 49 anos	Sarampo, caxumba e rubéola
	Febre Amarela	1 dose	Febre Amarela
60 anos ou mais	Hepatite B	3 doses	Hepatite B
	dT (dupla tipo adulto)	1 dose a cada 10 anos	Difteria e tétano
	Tríplice viral	2 doses	Sarampo, caxumba e rubéola
	Febre Amarela	1 dose	Febre Amarela

Fonte: Programa Nacional de Imunizações.

Lucas tem 23 anos e não é vacinado contra o vírus da Hepatite B. Você, portanto, recomenda que ele receba três doses (0-1-6 meses) da vacina para Hepatite B, explicando os riscos e os benefícios da conduta.

Medicamentos profiláticos (prevenção primária)

Você já ia se preparando para se despedir do paciente após a sua "brilhante" consulta de *check-up*, quando o paciente acena:

– Doutor, tem mais uma coisa que eu queria saber.

E emenda:

– Eu estou indo à academia todos os dias, mas não estou ganhando tanta massa muscular. Você não poderia me prescrever umas vitaminas?

As quimioprofilaxias são um questionamento frequente por parte dos pacientes. Quem nunca se deparou com pacientes solicitando vitaminas, suplementos, vermífugos e outras substâncias para prevenir agravos, melhorar desempenhos ou mesmo para aumentar o apetite? Infelizmente, a mais dura verdade, fundamentada em evidências, é que não há "pílulas mágicas", nem remédios milagrosos para a maioria das condições. O uso de medicamentos e vitaminas para prevenção de agravos à saúde restringe-se a algumas poucas recomendações, a maioria com indicações muito limitadas. Veja o que diz a *US Preventive Services Task Force*:

- *AAS:* recomendado para prevenção primária de doença cardiovascular e câncer colorretal em adultos de 50 a 59 anos, com risco de doença cardiovascular maior ou igual a 10% em 10 anos (pelo escore da ACC/AHA, que pode ser acessado gratuitamente no *site* <www.cvriskcalculator.com>), sem risco elevado de sangramentos, com expectativa de vida de pelo menos 10 anos e com a intenção de usar a medicação por pelo menos 10 anos (grau de recomendação B). Para adultos entre 60 e 69 anos, a decisão deve ser individualizada (grau de recomendação C). Dose: 75-325 mg/dia (no Brasil, usa-se comumente a dose de 100 mg/dia).

- *Estatinas:* recomendada terapia com estatinas de baixa a moderada intensidade em adultos de 40 a 75 anos, sem história de doença cardiovascular prévia, com um ou mais fatores de risco cardiovasculares (dislipidemia, diabetes, hipertensão ou tabagismo) e um risco de doença cardiovascular maior ou igual a 10% em 10 anos (grau de recomendação B). Para pacientes com as mesmas características, mas risco cardiovascular estimado em 10 anos entre 7,5 e 10%, a introdução de estatinas de baixa a moderada intensidade pode ser considerada (grau de recomendação C).

- *Vitaminas:* são formalmente recomendados apenas: o **ácido fólico para gestantes**, para prevenção de defeitos de tubo neural do feto, devendo ser introduzido antes do início da gestação (mulheres que planejam engravidar) e mantido até o final do primeiro trimestre. Dose recomendada: 0,4-0,8 mg/dia (grau de recomendação A); e a **vitamina D para pessoas acima de 65 anos de idade com alto risco de quedas.** Dose recomendada: 800 UI/dia (grau de recomendação B).

- *Terapia de reposição hormonal:* não é recomendada rotineiramente. Deve-se, entretanto, expor os riscos e benefícios da adoção da terapia de reposição hormonal, para que a decisão seja tomada de forma compartilhada e consciente.

Enfim, você conversa com Lucas e, após muito papo, o convence de que não há indicação para realização de nenhum exame complementar no momento e que tampouco há indicação de suplementos e vitaminas, devendo o paciente primar, por ora, apenas por manter uma alimentação adequada e um estilo de vida saudável. Sucesso!

Sumarizando as recomendações do caso clínico 1

Vamos recordar: Trata-se de um rapaz de 23 anos, hígido, sexualmente ativo e não tabagista. Ele traz uma queixa de insônia, tem *Screening* positivo para ansiedade e, além disso, não é vacinado ainda contra Hepatite B. Esse paciente, portanto, teria indicação de (Quadro 9.13):

Quadro 9.13 – Sumário das recomendações do Caso 1.

Tipo de rastreio	Intervenção (homem, jovem, hígido)	Grau de recomendação
Anamnese *(perguntas sobre...)*	Tabagismo	A
	Álcool	B
	Depressão	B
Exame físico	Pressão Arterial	A
	Peso, altura (IMC)	B
Aconselhamento	Uso de bebidas alcoólicas	B
	Uso de filtro solar	B
	Dieta saudável (em paciente sem fatores de risco cardiovascular)	C
	Atividade física (em paciente sem fatores de risco cardiovascular)	C
Exames complementares	Sorologias para HIV	A
Quimioprofilaxia	Vacina contra Hepatite B	B

Fonte: US Preventive Services Task Force.

Acrescentamos a esses tópicos com base nas recomendações da USPSTF: o rastreamento para **ansiedade** (indicado porque havia sintomas), o aconselhamento sobre medidas de **higiene do sono** (porque tinha uma má qualidade do sono) e a atualização do esquema vacinal (imunização contra hepatite B).

ESTUDO DE CASO 2

Nem tudo que parece é

Juliana, 35 anos, comparece a seu consultório pela primeira vez. Ela é uma mulher saudável e não se queixa de nenhum sintoma.

Há um mês procurou o ginecologista para realizar o Papanicolau, que não demonstrou nenhuma alteração. Nessa ocasião, diversos exames laboratoriais foram solicitados: hemograma, função renal, eletrólitos, glicemia, colesterol e frações, perfil hepático, perfil tireoidiano, sorologias para hepatites e HIV, CA19.9, CA125, CEA e vitamina D. O colega também solicitou uma ultrassonografia de tireoide, um ultrassom ginecológico (para visualização de útero e ovários) e prescreveu ácido fólico 0,4 mg/dia.

Ao receber os resultados, Juliana notou algumas alterações e ficou extremamente preocupada. Correu para marcar uma consulta com o clínico, que era você.

Você checa os exames e constata que o ultrassom de tireoide evidenciou um nódulo de 0,5 cm, homogêneo e de limites regulares. Os testes laboratoriais estavam normais, exceto por uma elevação no CA19.9 e uma deficiência leve de vitamina D.

Juliana pede sua ajuda. Mostra-se muito ansiosa e diz que não conseguiu dormir nos últimos dias. Procurou no Google sobre as alterações de seus exames e está com muito medo de ter um câncer, ou mesmo dois.

Pacientes tendem a encarar os resultados de testes diagnósticos como certezas absolutas. É intuitivo: um resultado positivo indica que você tem a doença; um resultado negativo significa que você não a tem. Mesmos bons clínicos muitas vezes caem nessa armadilha[1].

Infelizmente, testes diagnósticos não oferecem uma resposta direta sobre a presença ou ausência de uma patologia. São pistas que auxiliam o raciocínio clínico. A interpretação dos resultados de exames é um processo complexo, no qual muitos fatores devem ser levados em consideração.

Quando testamos um grupo de indivíduos, a expectativa é de que o exame consiga identificar os pacientes verdadeiramente doentes (sensibilidade) e os pacientes verdadeiramente não doentes (especificidade). Entretanto, sabemos que nenhum teste consegue atingir resultados perfeitos. É inevitável que alguns pacientes saudáveis apresentem valores falsamente positivos, e alguns pacientes doentes apresentem valores falsamente negativos.

Um resultado falso-positivo desencadeia uma cascata de novos exames, progressivamente mais invasivos, a fim de esclarecer a alteração do teste. O paciente fica, assim, mais vulnerável a complicações iatrogênicas, além de ser submetido a significativo estresse emocional. Para o Sistema de Saúde, os resultados falsos positivos acarretam um aumento de gastos desnecessário.

Há uma grande pressão por parte dos pacientes para a solicitação de múltiplos exames. A crença popular é de que "mais é sempre melhor". Entretanto, é preciso ter em mente que testes diagnósticos não são inócuos e devem ser solicitados com parcimônia. Quanto mais exames são realizados, maior é a chance de um resultado falso positivo. Por exemplo, vejamos os resultados de um estudo de rastreamento seriado de cânceres de pulmão, colorretal, próstata e ovário, realizado com 68.436 participantes com idade entre 55 e 74 anos. Todos os participantes realizaram periodicamente radiografias de tórax e sigmoidoscopias flexíveis. Adicionalmente, as mulheres realizaram testes sorológicos para detecção do antígeno de câncer 125 (CA-125) e os homens foram submetidos a toque retal e mensuração sérica do antígeno específico da próstata (PSA). Ao final do estudo, foi constatado que após 14 exames, o risco cumulativo de ter pelo menos um resultado falso-positivo era de 60,4% (IC95%, 59,8-61,0%) para homens e 48,8% (IC95%, 48,1-49,4%) para mulheres. Como é de se esperar, esses resultados falso-positivos levaram à solicitação de outros exames. O risco cumulativo desses pacientes serem submetidos a um procedimento invasivo motivado por um resultado falso-positivo foi de 28,5% (IC, 27,8-29,3%) para homens e 22,1% (IC95%, 21,4-22,7%) para mulheres[2].

Por isso, cuidado especial deve ser empregado na solicitação de testes de rastreio, uma vez que se submete um indivíduo saudável e sem queixas a potenciais danos ao seu bem-estar físico e emocional (Figura 9.8).

Os programas de rastreamento surgem da expectativa de que uma doença identificada em um estágio precoce apresenta maiores chances de controle e cura. O conceito é muito simples, entretanto a implementação de um programa de rastreio é uma tarefa extremamente complexa.

Em 1968, a Organização Mundial da Saúde (OMS) propôs uma série de dez critérios – conhecidos como "critérios de Wilson e Jungner" – (Quadro 9.14) que devem ser respeitados quando se considera a implementação de um rastreamento sistemático[3].

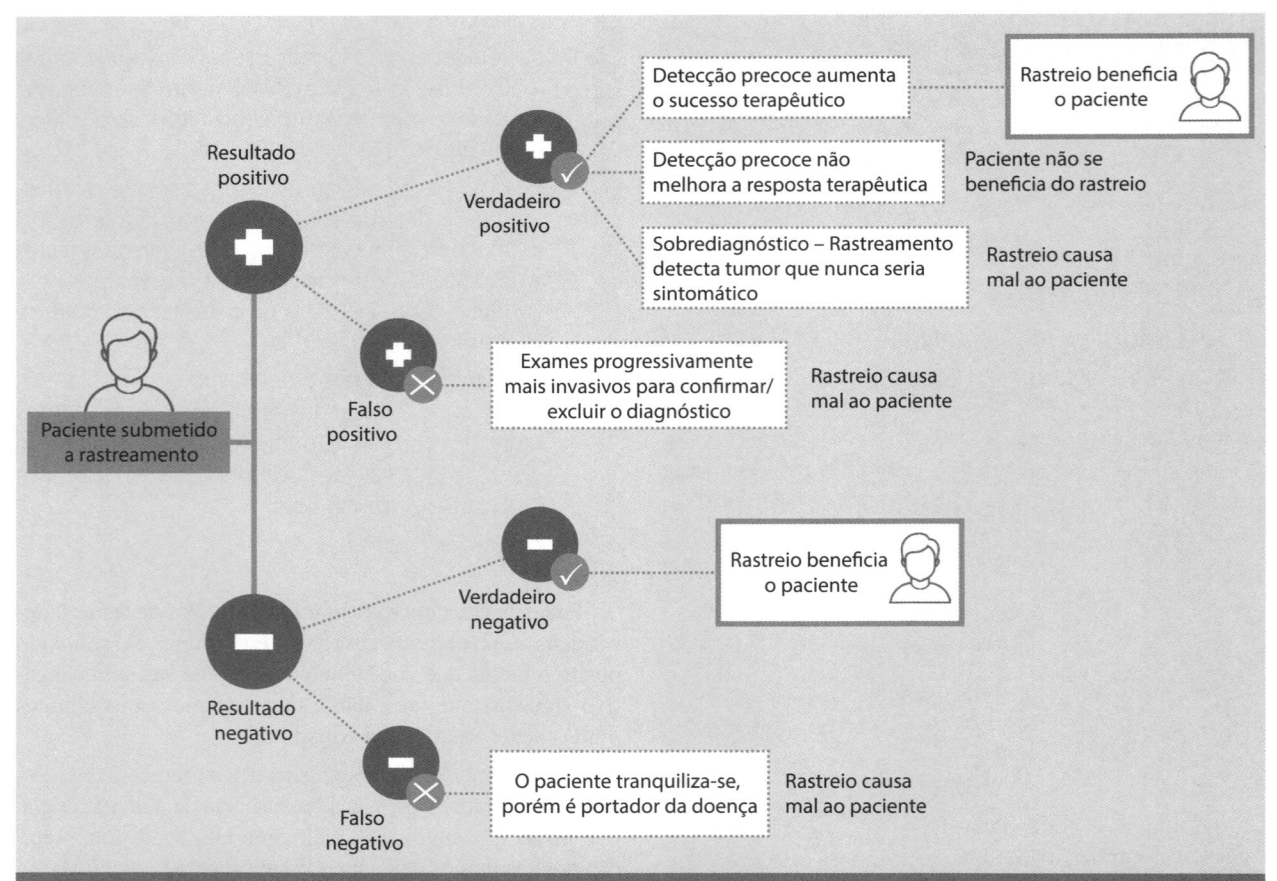

Figura 9.8 – Análise do cuidado a ser considerado para desenvolvimento e utilização de testes de rastreamento.

Fonte: Elaborada por Renata Pieratti Bueno.

Quadro 9.14 – Critérios de Wilson e Jungner para o rastreamento de doenças.

1. A doença deve representar um importante problema de saúde pública.

2. Existe um tratamento aceitável para a condição.

3. Os recursos para diagnóstico e tratamento são acessíveis.

4. A doença apresenta uma fase pré-clínica bem definida.

5. Existe um teste diagnóstico apropriado para a condição.

6. O teste é aceitável para a população.

7. A história natural da doença, desde sua fase latente até seus estágios mais avançados, é bem compreendida.

8. Está bem estabelecido qual o grupo de pacientes que é candidato ao tratamento.

9. O custo da identificação de um caso novo (incluindo o processo de diagnóstico e posterior tratamento da condição) deve ser razoável diante do orçamento do Sistema de Saúde.

10. A identificação de casos novos deve ser parte de um processo contínuo e não de uma ação pontual.

Fonte: Wilson JMG, Jungner G; *Princípios e práticas de rastreamento para doenças*[10].

Esses critérios visam assegurar que um programa de rastreamento resulte em redução expressiva da morbidade e mortalidade de uma determinada doença, a ponto de justificar o custo financeiro e os eventuais malefícios que tais programas possam desencadear.

Uma política de rastreio só faz sentido se tiver como alvo doenças de alta prevalência, com fase pré-clínica bem estabelecida e para as quais existam testes diagnósticos e tratamentos apropriados. Doenças crônicas, de curso arrastado e fase subclínica prolongada são as candidatas ideais[4].

Os maiores exemplos são as desordens metabólicas de alta prevalência, tais como a hipertensão e o diabetes tipo 2. O diagnóstico precoce de tais condições permite a adoção de medidas comportamentais e medicamentosas que têm o potencial de reduzir drasticamente as complicações secundárias, modificando de fato o curso da doença.

Entretanto, quando o tema é rastreamento, a grande expectativa não recai sobre as condições cardiometabólicas, mas sim sobre as neoplasias. O câncer é uma das doenças mais temidas da atualidade. Há uma ansiedade justificável por parte da população em diminuir o risco de ser acometido por tal condição.

O primeiro programa nacional de rastreamento de neoplasias foi o programa de detecção de câncer de colo de útero, instituído na década de 1960. A realização periódica de citologia cervical mostrou sucesso na redução de mortalidade por tumores invasivos de colo uterino. Com isso, o famoso "exame do Papanicolau" rapidamente disseminou-se por vários países e serviu de inspiração para programas de rastreio de outras neoplasias, especialmente mama, próstata e cólon[5].

É importante salientar que os grandes programas de rastreio foram projetados numa época em que o câncer era visto como uma doença homogênea de curso linear. Entendia-se que as neoplasias eram resultado de uma série de anormalidades que ocorriam em etapas bem estabelecidas: precursores neoplásicos davam origem a tumores localmente invasivos que finalmente progrediam para um estágio final de disseminação e morte.

A expectativa era de que a detecção precoce da doença erradicaria sua ocorrência em estágios avançados, reduzindo drasticamente as taxas de mortalidade. Diante dessa promessa, a comunidade científica e a população em geral receberam os programas de rastreamento com grande entusiasmo.

Por décadas, a validade da estratégia de busca ativa de casos assintomáticos reinou inquestionável. Entretanto, com o passar do tempo, ficou cada vez mais claro que os programas de rastreio não atingiriam o sucesso que era esperado.

É importante notar que tais programas não foram estruturados com base em resultados de estudos clínicos. Os principais fundamentos da estratégia de rastreamento não foram evidências científicas, mas sim deduções feitas a partir de um modelo de oncogênese que se mostrou incompleto.

A evolução do entendimento da biologia das neoplasias deixou claro que o "câncer" não é uma doença única, homogênea e de curso linear. Pelo contrário, hoje sabemos que as neoplasias compreendem um conjunto de doenças de grande heterogenicidade fenotípica, cuja história natural admite vários cursos de evolução, tal como a insuficiência cardíaca (IC), o diabetes, a artrite reumatoide, a depressão, o lúpus e as demais doenças crônicas: uma mesma doença = vários comportamentos biológicos possíveis. Nem toda IC evoluirá para a classe funcional IV, da mesma maneira que nem todo câncer de próstata matará.

O não reconhecimento dessa diversidade de apresentação e progressão das doenças neoplásicas condicionou os programas de rastreamento a uma série de erros sistemáticos que invariavelmente superestimam seus benefícios.

O advento da medicina baseada em evidências trouxe instrumentos para identificar e compreender esse grupo de vieses, que serão expostos a seguir[6].

Alguns tumores comportam-se conforme o modelo clássico (lesões precursoras > tumores localizados > tumores disseminados). Ainda assim, a velocidade da taxa de crescimento é extremamente variável. É irônico perceber que as neoplasias mais temidas – aquelas de crescimento vertiginoso e com disseminação precoce – são as menos passíveis de serem detectadas em um programa de rastreio. Conhecidos como "tumores de intervalo", esses carcinomas evoluem de forma tão rápida que a periodicidade dos testes é insuficiente para detectá-los em fases iniciais.

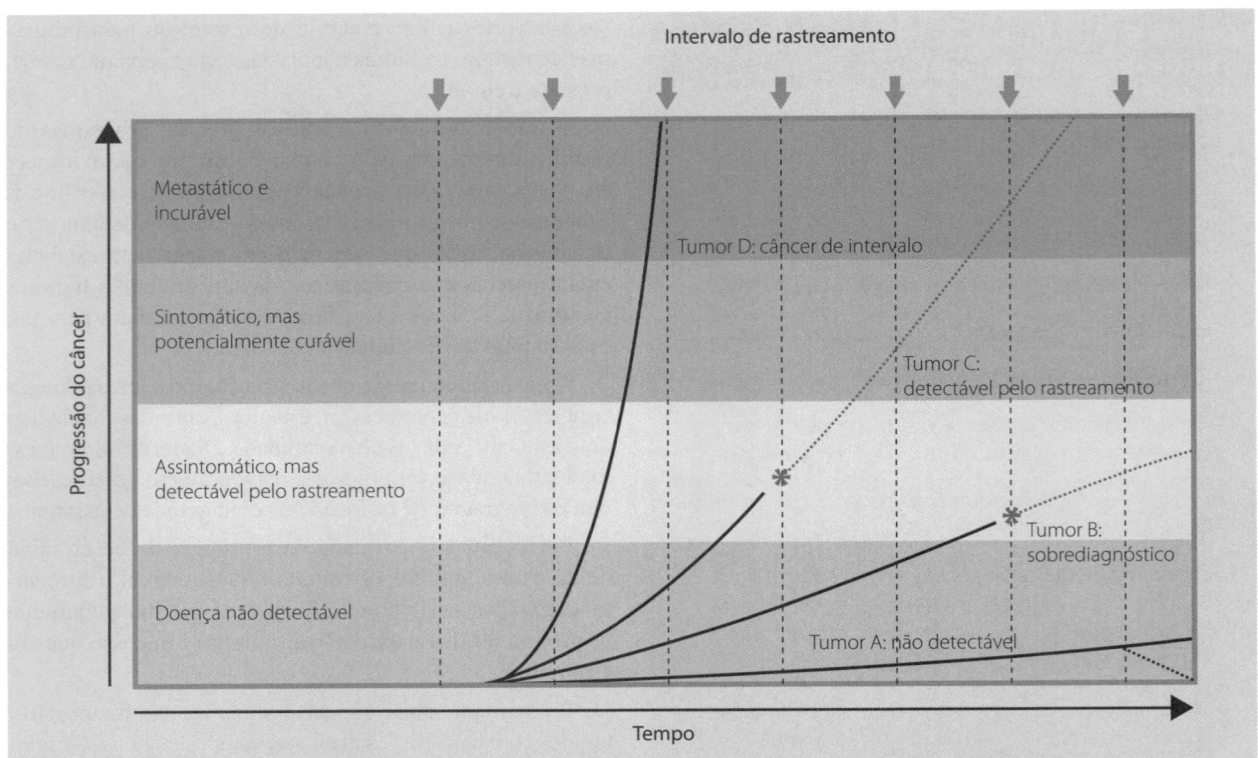

Legenda: O tumor **A** permanece microscópico e indetectável pelas tecnologias disponíveis atualmente e até pode involuir. O tumor **B** eventualmente se tornará detectável pelo rastreamento*, mas seu crescimento é tão lento que não causará sintomas durante a vida do indivíduo; sua detecção resultará em sobrediagnóstico (*overdiagnosis*). O tumor **C** é capaz de metastatizar, mas seu crescimento é suficientemente lento ao ponto de ser detectado pelo rastreamento*; para alguns, essa detecção precoce resultará em ganho de tempo de vida. O tumor **D** cresce muito rapidamente, e, por isso, não será detectado pelo rastreamento; o câncer será diagnosticado clinicamente, pelo aparecimento de sinais ou sintomas, no intervalo entre um rastreamento e o próximo (chamado de câncer de intervalo); tumores com esse comportamento biológico têm um prognóstico particularmente ruim. Note que, dos 4 tipos de tumor, somente o tumor C tem o potencial de se beneficiar do rastreamento.

*As linhas tracejadas representam a história natural de um tumor na ausência da detecção pelo rastreamento.

Figura 9.9 – Progressão do câncer.

Fonte: Am Fam Physician.

Os programas de rastreio, por melhor que sejam, identificam prioritariamente tumores indolentes. Esse fenômeno nos dirige ao primeiro viés intrínseco ao rastreamento: **o viés de tempo de duração.** Ou seja, tumores lentos, cuja duração da fase pré-clínica é mais arrastada, têm maior probabilidade de ser identificados num teste de rastreio (Figura 9.9 – Tumores **B** e **C**). Já tumores mais agressivos costumam fugir a essa estratégia, pois apresentam fase assintomática muito curta (Figura 9.9 – Tumor **D**). Com isso, o rastreamento sempre selecionará preferencialmente neoplasias de menor gravidade e melhor prognóstico.

Quando os programas de rastreamento em massa foram idealizados, ignorava-se o fato de que muitas neoplasias são desprovidas do potencial de invasão e disseminação. Acreditava-se que todos os tumores inevitavelmente seguiam por estágios progressivamente mais agressivos. Entretanto, décadas de rastreamento mostraram que, ao contrário do que se imaginava, muitos tumores nunca alcançam relevância clínica: enquanto algumas neoplasias estacionam na fase pré-sintomática (Figura 9.9 – Tumor **B**), outras apresentam regressão espontânea antes de qualquer manifestação (Figura 9.9 – Tumor **A**).

A detecção de tumores que nunca se tornariam sintomáticos descreve o segundo viés do rastreamento, conhecido como **viés do sobrediagnóstico** (Figura 9.9 – Tumor **B**). Esse fenômeno é extremamente problemático, uma vez que expõe indivíduos assintomáticos aos riscos e danos do tratamento oncológico desnecessariamente. Um caso emblemático de sobrediagnóstico aconteceu na Coreia do Sul. Um programa nacional de rastreio de câncer de tireoide quintuplicou a incidência de tumores papilares, sem, entretanto, diminuir a mortalidade associada a essa patologia, sugerindo fortemente "sobrediagnóstico".

O terceiro erro sistemático é denominado "viés de ganho de tempo" (Figura 9.10). No rastreamento, antecipamos o momento do diagnóstico, o que leva o paciente a conviver mais tempo com a doença. Com isso, cria-se uma ilusão de aumento da sobrevida, independentemente da resposta ao tratamento e de seu impacto sobre a longevidade.

Por fim, temos o **viés do paciente saudável,** um típico viés de seleção: pessoas mais saudáveis, com melhores hábitos de vida e melhor autocuidado são as que mais se dispõem a participar de um programa de rastreio.

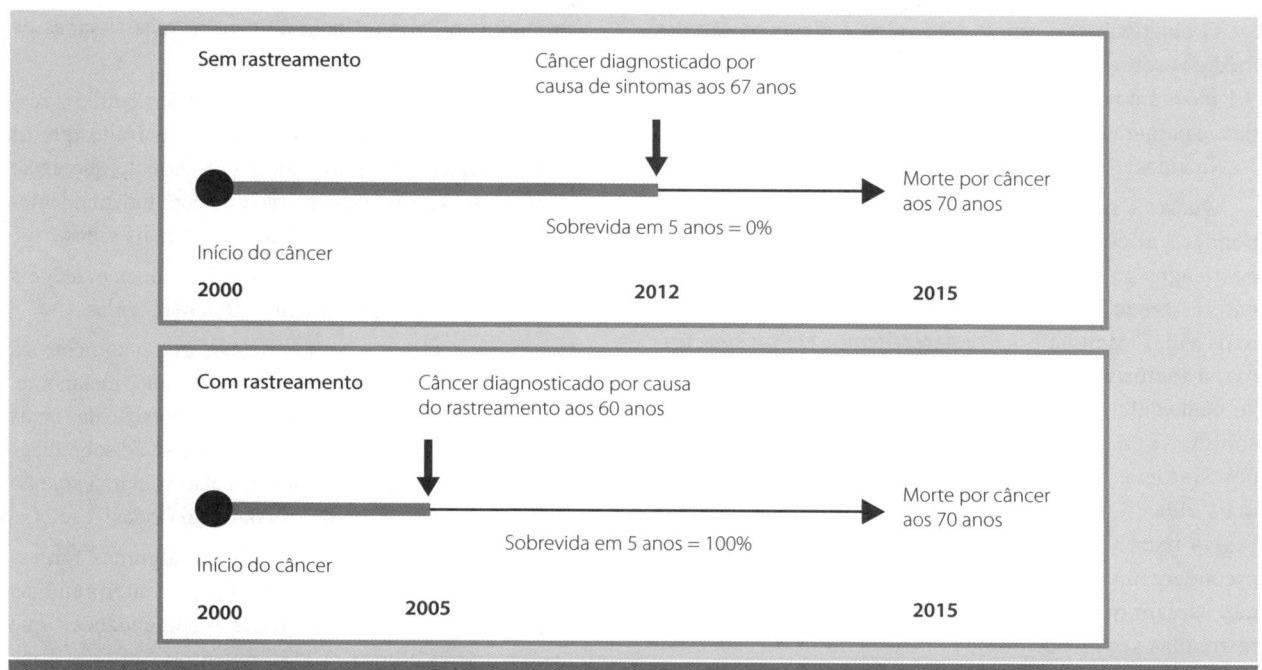

Figura 9.10 – Viés de ganho de tempo: o diagnóstico da doença é feito mais precocemente no paciente rastreado, resultando em um aparente aumento no tempo de sobrevida (*lead-time bias*), embora a "data" da morte seja a mesma para ambos (independentemente de ter feito ou não o rastreamento).

Fonte: Ann Intern Med.

Em suma, os programas de rastreamento de neoplasia são permeados por vieses que tendem a superestimar os benefícios da detecção precoce. A avaliação dos reais efeitos de um programa de rastreamento é um processo complexo, que envolve uma série de análises estatísticas[7] que a maioria dos médicos não está apta a interpretar, conforme mostrado no estudo "Do physicians understand cancer Screening statistics? A National Survey of Primary Care Physicians in the United States[1]".

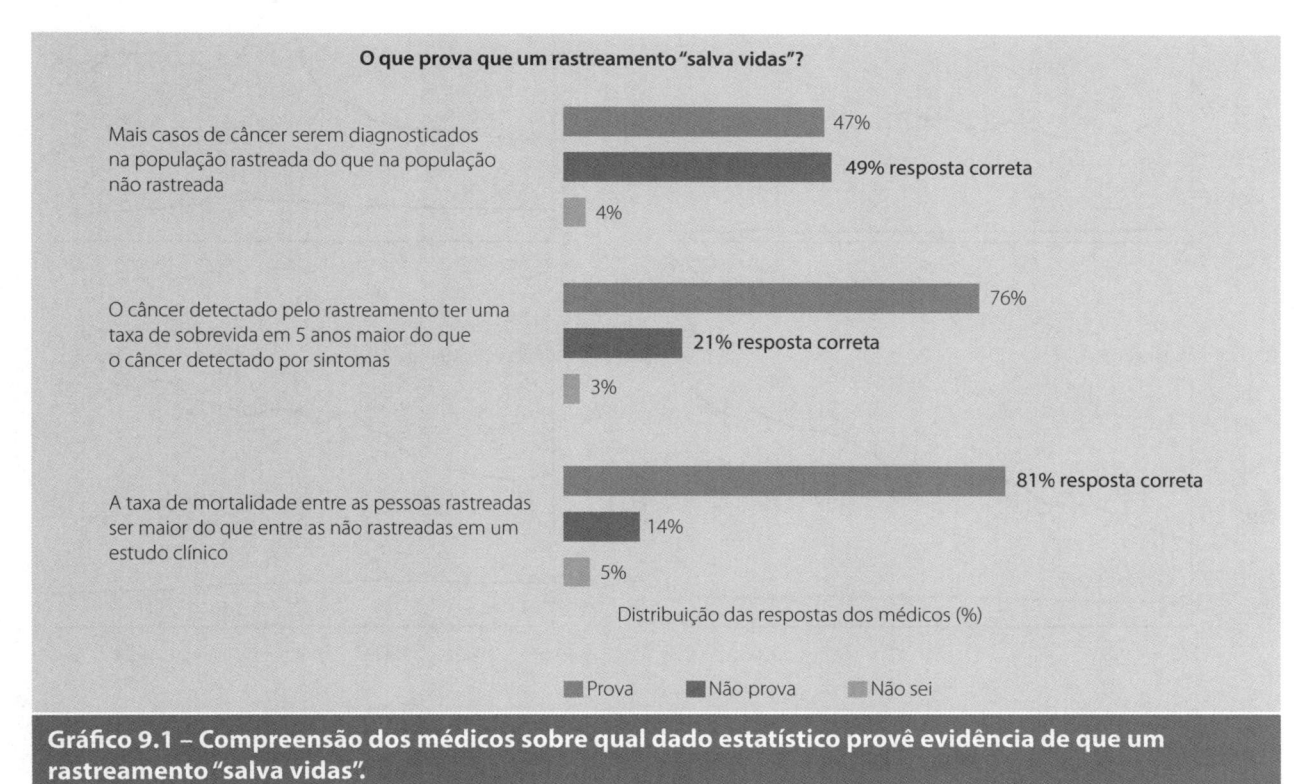

Gráfico 9.1 – Compreensão dos médicos sobre qual dado estatístico provê evidência de que um rastreamento "salva vidas".

Fonte: Annals of Internal Medicine.

O objetivo deste estudo foi avaliar a compreensão dos médicos sobre os resultados dos rastreamentos. O Gráfico 9.1 mostra a resposta dos médicos participantes do estudo para a pergunta: "o que prova que um teste de rastreamento 'salva vidas'?".

Quase a metade (47%) dos médicos errou ao responder a alternativa: "mais casos de câncer serem diagnosticados na população rastreada do que na população não rastreada". Isso **não** demonstra que o exame "salva mais vidas" do que o não rastreamento. Da mesma forma, a maioria dos médicos (76%) errou ao achar que: "o câncer detectado pelo rastreamento ter uma taxa de sobrevida em 5 anos maior do que o câncer detectado por sintomas demonstra que esse rastreamento 'salva mais vidas'". Isso também **não** demonstra que o exame "salva mais vidas" do que o não rastreamento. E, surpreendentemente, quase 20% dos médicos erraram ou não sabiam que a taxa de mortalidade entre as pessoas rastreadas ser menor do que entre as não rastreadas demonstra, sim, que este rastreamento "salva vidas!"

Explicação:

1. Simplesmente detectar mais cânceres não é prova suficiente de que um rastreamento salva mais vidas porque poderá estar ocorrendo um viés de ganho de tempo (Figura 9.9) ou sobrediagnóstico (Gráfico 9.2), resultando em aumento da incidência do câncer, mas as taxas de mortalidade continuam inalteradas.

2. A taxa de "sobrevida" sempre será maior entre os rastreados, uma vez que o rastreamento permite que as pessoas fiquem sabendo mais precocemente que estão acometidas por um câncer. Isso ocorrerá independentemente de o rastreamento salvar ou não mais vidas.

3. A redução da taxa de "mortalidade" é a única evidência válida de que um rastreamento salva mais vidas.

Vejamos o Gráfico 9.2. Observamos que o aumento da detecção de novos casos de câncer de tireoide, melanoma, próstata e mama não foi acompanhado de alteração das taxas de mortalidade, sugerindo fortemente tratar-se de sobrediagnóstico. O maior número de casos detectados, por si só, não prova que esses rastreamentos "salvam mais vidas!".

Dada a complexidade desses dados, algumas forças-tarefas foram criadas para nos ajudar a interpretar as evidências científicas e a formular recomendações que orientem a prática clínica. A US Preventive Services Task Force (USPSTF) e a Canadian Task Force são as entidades mais reconhecidas na área de rastreamento. Ambas não só apontam as doenças e populações passíveis de serem rastreadas como também aquelas para as quais o rastreamento está proscrito, apontando os graus de recomendação (Figura 9.11).

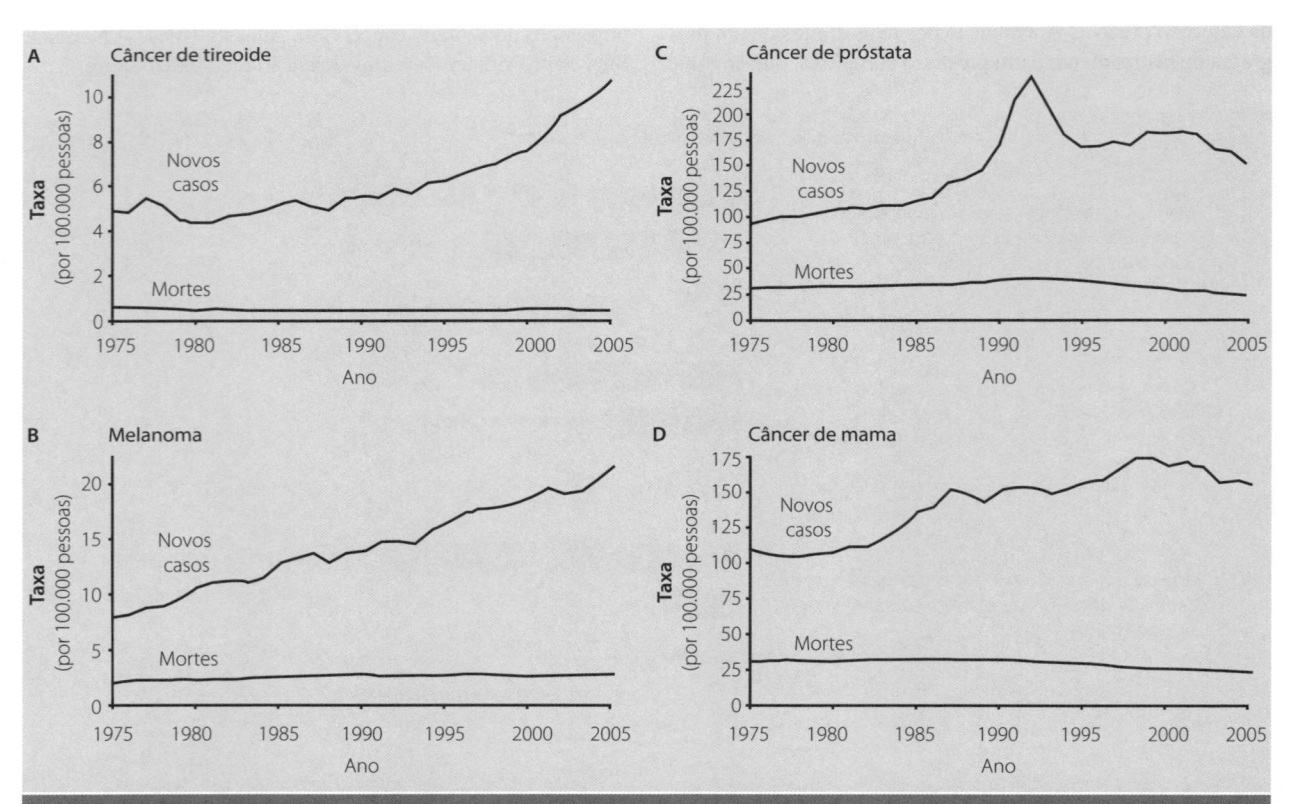

Gráfico 9.2 – Os rastreamentos aumentaram a incidência do câncer investigado (testes cada vez mais sensíveis e mais frequentes), mas não reduziram as taxas de mortalidade.

Fonte: Journal of the National Cancer Institute.

Graus de recomendação		
Grau	O que significa?	Por que?
A	Deve	Fortes evidências (benefícios >>> riscos)
B	Pode	Evidências razoáveis (benefícios > riscos)
C	Pode ou não	Balanço benefícios x riscos muito pequeno
D	Não deve	Evidências de que não é efetivo ou os riscos são maiores do que os benefícios
I	Insuficiente	Faltam evidências, ou os estudos são de má qualidade ou o balanço benefícios x prejuízo não pode ser determinado

Figura 9.11 – Graus de recomendação para rastreamento de doenças assintomáticas com base em evidências.

Fonte: Adaptada dos conceitos do US Preventive Services Task Force (USPSTF).

No caso de Juliana, por exemplo, o **rastreio de câncer de tireoide** está contraindicado (recomendação D), assim como o rastreio para **câncer de ovário** (recomendação D): submeter pessoas assintomáticas ao rastreio dessas neoplasias causa mais malefícios do que benefícios.

As alterações de **marcadores tumorais** não têm significado clínico nesse contexto (recomendação D), uma vez que esses exames não são ferramentas diagnósticas, mas são usados para controle de cura e seguimento de pacientes oncológicos em tratamento. A solicitação de um **grande painel de exames** (função hepática, renal etc.) também não é adequada, pois dificilmente traz alguma informação relevante a respeito da saúde de um paciente assintomático e de baixo risco para as doenças em questão. Ao mesmo tempo, é uma prática que acarreta em grande custo para o Sistema de Saúde e aumenta a probabilidade de um resultado falso positivo.

A **dosagem e reposição de vitamina D**, por sua vez, apesar de ter ganhado grande popularidade, também não está indicada para mulheres saudáveis (recomendação D), uma vez que não há evidências de benefícios para a saúde[8].

Explicar esses conceitos técnicos para um leigo não é fácil, e por isso você passa grande parte da consulta esclarecendo as alterações dos exames e sanando as dúvidas da paciente. Juliana fica menos ansiosa, mas, ainda assim, mantém o temor de ter um câncer de tireoide.

Você tenta novamente tranquilizá-la, explicando que o nódulo da tireoide não tem características malignas e por isso não deve se preocupar. Como Juliana está programando engravidar, você reforça a importância do uso do **ácido fólico para prevenção de defeitos do tubo neural**.

No final, quais são as recomendações para Juliana, 35 anos, hígida?

Rastreio

- Cálculo do Índice de Massa Corpórea (IMC).
- Medida da Pressão Arterial.
- Papanicolau.
- Sorologia para HIV.

Quimioprofilaxia

- Ácido fólico.
- Checar atualização do esquema vacinal: Hepatite B (3 doses), dT (10/10 anos), tríplice viral (2 doses até os 29 anos, ou 1 dose até os 49 anos), Febre Amarela (1 dose na vida).

Você se sente um pouco desconfortável por, talvez, não ter conseguido ser tão claro quanto gostaria, lembrando-se do questionamento do editorial do *Annals of Internal Medicine:* "What we don't know can hurt our patients: Physicians Innumeracy and Overuse of Screening Tests"[9]: se, de uma forma clara, nós, médicos, não sabemos interpretar as estatísticas e os resultados dos ensaios clínicos para rastreamento de câncer, como esperar que saibamos orientar nossos pacientes para uma tomada de decisão baseada em evidências? Ainda bem que as forças-tarefas (USPSTF e o Canadian Task Force) estão aí para nos auxiliar: consulte-as frequentemente, porque fazem atualizações periódicas.

ESTUDO DE CASO 3

Quem não se comunica se trumbica

Kate é uma mulher obesa, de 45 anos, que, na consulta de retorno do *check-up*, indaga por que você não incluiu no rol de exames preventivos uma mamografia. Diz ter recebido um panfleto na Campanha do Outubro Rosa em que estava escrito que mamografia de rastreamento reduz o risco de morrer de câncer de mama em 30%. Ela lhe pergunta: "E aí, doutor, você não poderia pedir esse exame para mim?"

Recomendação para o rastreamento do câncer de mama

Conforme descrito no Quadro 9.15, a mamografia de rastreamento está indicada rotineiramente para mulheres acima dos 50 anos de idade. Para mulheres entre 40 e 49 anos, a indicação de rastreamento para CA mama deve ser individualizada, de acordo com o perfil de risco da mulher em questão[1].

Quadro 9.15 – Rastreamento de câncer: evidências da literatura.

Tipo de câncer	Estratégia Recomendada (Alto valor)	Estratégia não recomendada (Baixo valor)
Colo de útero	• **25 a 69 anos:** encorajar as mulheres saudáveis, sexualmente ativas (atualmente ou no passado), a fazer Papanicolau de 3 em 3 anos • **≥ 70 anos:** interromper se tiver 3 exames (Papanicolau) consecutivos negativos nos últimos 10 anos.	• Intervalos menores do que 3/3 anos • Mulheres virgens • Idade < 21 anos • Idade ≥ 70 anos com 3 resultados (Papanicolau) consecutivamente negativos nos últimos 10 anos • Mulheres de qualquer idade sem colo de útero (histerectomizadas) • Exames pélvicos em mulheres assintomáticas, de qualquer idade
Mama	• **40 a 49 anos:** não solicitar mamografia rotineiramente. **Obs.:** as mulheres saudáveis com menos de 50 anos que expressarem o desejo de realizar mamografia deverão ser informadas com as melhores evidências disponíveis sobre os malefícios (falso positivo, sobrediagnóstico) e os benefícios desse rastreamento, para que possam tomar decisões racionais e críticas. A decisão é individual, com base nos valores e preferências. • **50-74 anos:** encorajar mamografia a cada 2 ou 3 anos para as saudáveis.	• Rastreamento em mulheres < 40 anos • Rastreamento em mulheres > 75 anos • Mamografia anual (em mulheres de qualquer idade) • Autoexame das mamas • RNM mamas • Tomossíntese das mamas • Rastreamento em mulheres de qualquer idade com comorbidades graves ou saúde precária • Rastreamento em mulheres de qualquer idade com expectativa de vida < 10 anos
Ovário	**Qualquer idade:** não deve ser oferecido	• Para mulheres assintomáticas, em qualquer idade: • Exame pélvico • USG transvaginal • CA 125
Colorretal	• **50 a 75 anos:** encorajar 1 das 4 estratégias seguintes: 1. Pesquisa de sangue oculto nas fezes (PSOF) (anual) 2. Sigmoidoscopia flexível (5 em 5 anos) 3. PSOF imuno-histoquímico (1 em 1 ano) + Sigmoidoscopia flexível (10 em 10 anos) 4. Colonoscopia (10 em 10 anos) *PSOF: método guáiaco (dieta 3 dias) ou método imunoquímico (Hb humana)	• Homens ou mulheres < 50 anos • Homens ou mulheres > 75 anos • Saúde precária (em qualquer idade) ou comorbidades graves • Expectativa de vida < 10 anos • Repetir a colono em intervalos < 10/10 anos se resultado prévio normal (sem pólipos adenomatosos) • Repetir a sigmoidoscopia flexível em intervalos < 5/5 anos se resultado prévio normal • PSOF em pessoas que já tenham uma colonoscopia normal nos últimos 10 anos
Próstata	• **50 aos 69 anos:** não oferecer rotineiramente **Obs.:** Para os homens saudáveis dessa faixa etária que questionem sobre o PSA, empoderá-los com as melhores evidências disponíveis sobre os malefícios (falsos positivos, falsos negativos, sobrediagnóstico e sobretratamento) *versus* benefícios marginais do rastreamento. Caso eles expressem ainda assim uma clara preferência por realizar o PSA, não repetir em intervalos menores do que de 2 a 4 anos.	• Homens com idade entre 50 e 69 anos que não tenham sido amplamente informados sobre os riscos/benefícios e que não tenham expressado claramente preferência por realizar o PSA depois dessa discussão • Homens com < 50 anos • Homens com ≥ 70 anos • Saúde precária (em qualquer idade) ou comorbidades graves • Expectativa de vida < 10 anos • Toque retal e/ou USG de próstata em homens assintomáticos de qualquer idade
Pulmão	• **50 a 80 anos:** CT tórax de baixa dose se a resposta for "sim" para os 2 pré-requisitos abaixo: 1. Carga tabágica ≥ 30 maços/ano 2. Estar fumando atualmente ou ter parado de fumar há ≤ 15 anos	• Idade < 50 anos • Idade > 80 anos • Carga tabágica menor do que 30 maços/ano • Ter parado de fumar há mais de 15 anos • Comorbidades graves (ex. DPOC avançado) ou expectativa de vida < 10 anos

Fonte: Elaborado pela autoria.

Como estimar o risco de a mulher desenvolver um câncer de mama?

Alguns dos **principais fatores de risco associados ao câncer de mama** são:

- Familiar de primeiro grau acometida por CA mama (mãe, irmã ou filha).
- Presença de mutação genética predisponente (ex. portadoras das mutações BRCA1 e BRCA2).
- Exposição prévia à radiação em topografia torácica.

Inúmeras ferramentas permitem estimar o risco de câncer de mama de modo fácil e prático. A ferramenta mais usada é o **Breast Cancer Risk Assessment Tool**, desenvolvida pela Agência Americana de Saúde, disponível em: <https://www.cancer.gov/bcrisktool/>. Esse instrumento permite estratificar as mulheres de acordo com o risco de desenvolver neoplasia mamária ao longo da vida.

Mulheres de alto risco

As mulheres de **alto risco** (> 20%) para câncer de mama são a minoria. Apenas essas se beneficiam de início mais precoce do rastreamento (entre 40 e 49 anos), além de aconselhamento genético para avaliar a pertinência da pesquisa das mutações BRCA1 e BRCA2. Eventualmente, essas mulheres com alto risco podem se beneficiar da prescrição de bloqueadores hormonais (tamoxifeno e raloxifeno, principalmente) como medida de prevenção primária para o câncer de mama.

Mulheres com mamas densas

Sabe-se que uma maior densidade da glândula mamária está associada a um risco aumentado de câncer de mama. Kate é obesa e tem mamas densas, então, mesmo não tendo histórico familiar de CA mama, não deveria iniciar o rastreamento precocemente? A resposta até o momento é não: dado que mamas mais densas dificultam a visualização de lesões potencialmente malignas na mamografia tradicional, uma série de exames foi proposta para complementar o rastreio nesse grupo de mulheres, tais como **mamografia 3D, ultrassonografia e ressonância magnética**. Entretanto, **não há evidências** suficientes que permitam indicar o uso corriqueiro dessas tecnologias no rastreamento desse grupo de pacientes, tampouco há evidências que suportem uma rotina de rastreamento diferenciado para essas mulheres[1].

Para a maioria das mulheres

É importante atentar-se para o fato de que a maioria das mulheres possui risco baixo (< 15%) ou intermediário (15 a 20%) para câncer de mama, e, para essas, o benefício de se iniciar a mamografia de rastreamento entre os 40 e 49 anos não foi demonstrado (Tabela 9.1). Fazer mamografia de rastreamento nessa faixa etária não reduziu o risco de essas mulheres morrerem por câncer de mama[2], devendo, por isso, seguir as recomendações usuais: iniciar a partir dos 50 anos de idade.

Tabela 9.1 – Mamografia de rastreamento e a redução do risco relativo de morrer por câncer de mama, conforme faixa etária.

Faixa etária (anos)	Redução do Risco Relativo de morrer por CA mama (Intervalo de Confiança de 95%)
40 a 49	não houve diferença!
50 a 59	14% (3 a 32%)*
60 a 69	33% (17 a 42%)*
70 a 74	não houve diferença!

*Diferença estatisticamente significante.
Fonte: Annals of Internal Medicine.

Você explica a Kate que está seguindo os protocolos do seu hospital: como ela tem um risco médio populacional, não está indicada rotineiramente a mamografia na sua faixa etária. Kate se mostra incomodada e diz que, se o entrave for a burocracia do SUS, não tem problema, porque no *shopping* que ela frequenta tem um laboratório que divide o custo da mamografia em 3 vezes no cartão: é só você fazer o pedido.

Como facilitar a compreensão dos pacientes para uma tomada de decisão informada?

Medo do câncer, influência da mídia, conflitos de interesse, medicina defensiva e a falha das escolas médicas em ensinar aos médicos como interpretar corretamente os números (estatística) dos ensaios clínicos estão entre as principais causas para a superestimativa dos benefícios dos exames de rastreamento, incluindo o de CA mama.

Motivados por essas questões, o Harding Center for Risk Literacy[3], em cooperação com a Association for Consumer Research (Nuremberg), realizou uma entrevista com mais de 1.000 pessoas de nove países da Europa, fazendo parte do primeiro grande estudo europeu sobre a compreensão do impacto do rastreamento para detecção precoce de câncer, e revelou achados surpreendentes*:* **92% de todas as mulheres entrevistadas superestimavam os benefícios da mamografia de rastreamento (dobravam, triplicavam ou quintuplicavam o benefício), e, da mesma forma, 89% dos homens superestimavam os benefícios do PSA.**

Tal como aconteceu com a Kate aqui no Brasil, também na Europa e nos Estados Unidos os resultados dos estudos clínicos para rastreamento de câncer são divulgados para o público (médico e leigo) com base na redução do risco relativo. Acontece que tal prática torna a informação vaga e imprecisa, induzindo a erros de interpretação: veja, no panfleto que Kate recebeu na Campanha do Outubro Rosa continha a seguinte informação: "a mamografia pode reduzir 20 a 30% do risco de morrer de CA mama". Isso induz a mulher (e seus médicos) a pensar que a mamografia "salva" 200 mulheres para cada 1.000 rastreadas. Mas isso não é verdade, porque reduzir 20 a 30% em números relativos significa salvar 4 a 5 mulheres em 1.000, um benefício em números absolutos de 0,1% (e não de 30% como saltou aos olhos inocentes de Kate). Mas é claro que divulgar que um exame de rastreamento reduz o risco de morrer de câncer em 30% é um jeito de informar que causa maior impacto do que quando a redução do risco é apresentada em números absolutos (diminui apenas 1 morte em cada 1.000 mulheres rastreadas durante 11 anos)[2]. Ou seja, reportar a redução do risco relativo serve para o jornalista porque grandes números impactam a opinião pública, mas não servem para empoderar nossas pacientes para a tomada de decisão: faço ou não faço tal exame? Ademais, os pacientes precisam saber dos potenciais malefícios do rastreamento[4,5]: por exemplo, no caso do CA mama estima-se que a taxa de sobrediagnóstico é de 1:3, ou seja, 1 em cada 3 cânceres diagnosticados é uma "pseudodoença" (um câncer indolente, que nunca causaria sintomas ou levaria à morte)[6], e a consequência disso é que, de cada 3 mulheres diagnosticadas com CA mama, estima-se que uma perderá a mama (parcial ou completamente) desnecessariamente (sobretratamento). A despeito disso, você sabe o que o estudo europeu anteriormente citado[2] mostrou? Apenas 1,5% das mulheres entrevistadas sabiam que a mamografia realizada na faixa etária de maior impacto (50 a 69 anos) salva apenas 1 vida entre 1.000 mulheres rastreadas por 11 anos e nada sabiam sobre os malefícios potenciais (como falsos positivos, sobrediagnóstico e sobretratamento). Imagina se levassem em conta os números relacionados à faixa etária de Kate (40 a 49 anos), na qual não só a incidência da neoplasia de mama é consideravelmente mais baixa, mas a probabilidade de um resultado falso positivo é 3 vezes maior, e a probabilidade de um sobretratamento é 10 vezes maior do que na faixa rotineiramente recomendada[7] (Tabela 9.2).

É curioso notar que nós pensamos como a população geral: uma revisão sistemática recentemente publicada e intitulada *Clinicians's Expectations of the Benefits and Harms of Treatment, Screening, and Tests: a systematic review*[8] mostrou que os médicos também tendem a superestimar os benefícios e subestimar os malefícios do rastre-

amento para câncer. E por que o médico superestima os resultados positivos? O estudo *Helping doctors and patients to make sense of health statistics*[9] levanta a hipótese da falha da educação médica como uma das principais causas da superestimativa dos benefícios dos exames de rastreamento para câncer: não sabemos interpretar os números. Vejamos. Esse estudo mostrou que, quando perguntado "o que significa uma redução de 25% de mortalidade para CA mama", 1 em cada 3 ginecologistas respondeu que, para cada 1.000 mulheres rastreadas, morreriam 250 a menos", quando, na verdade, como discutido anteriormente, a resposta correta é: "morre uma mulher a menos".

A regra é simples:

- Use o risco absoluto, ao invés do risco relativo.
- Use taxa de mortalidade em vez de taxa de sobrevida (para evitar o viés de tempo de sobrevida).
- Olhe o NNR (número necessário rastrear para salvar 1 vida).

Como comunicar riscos com maior clareza para o seu paciente?

Para tomar boas decisões em saúde, as pessoas necessitam de informações claras que facilitem a compreensão dos riscos e benefícios de se submeter a uma cascata potencial de intervenções (ex. mamografia→ biópsia→ cirurgia).

Com esse objetivo, o Harding Center for Risk Literacy[3] desenvolveu ferramentas de auxílio a decisão chamadas *fact box,* que ajudam o médico a comunicar de forma simples e honesta os riscos e benefícios de um teste de rastreamento (Quadro 9.16). A sugestão é apresentar para o paciente essas *fact box* (ou *decision box*) durante a discussão sobre fazer ou não fazer um determinado exame de rastreamento, à luz do que já aprendemos da literatura depois de décadas de investigação e acaloradas discussões (Quadro 9.16).

Após analisar concretamente o *fact box* do rastreamento de CA de mama, Kate disse que tudo ficou mais claro: pesando os riscos e os benefícios, a sua decisão é por não fazer a mamografia agora (aos 45 anos). Prefere investir em mudanças comportamentais que poderão reduzir o seu risco de ter um CA de mama na pós-menopausa, como iniciar atividade física regular e controlar o peso (está com IMC: 31).

Tabela 9.2 – Impacto da mamografia de rastreamento – Para salvar uma vida em 11 anos de rastreamento.

Faixa etária	NNR (número necessário rastrear para salvar 1 vida)	Mamografias falso positivas	Biópsias desnecessárias	Mamas retiradas desnecessariamente
40 a 49 anos	2.100	690	75	1 em 20
50 a 69 anos	720	204	26	1 em 200

Fonte: Canadian Task Force on Preventive Health Care.

Quadro 9.16 – *Fact box* para rastreamento de câncer de mama.

Entre 1.000 mulheres em cada braço		Número de mulheres com 50 anos ou mais, rastreadas *versus* não rastreadas por 11 anos	
		Sem rastreamento	Com rastreamento
Benefícios	Quantas mulheres morreram de CA de mama?	5	4
	Quantas mulheres morreram por outros tipos de câncer?	21	21
	Quantas mulheres morreram por qualquer causa?	84	84
Malefícios	Quantas mulheres sem CA de mama foram submetidas a uma biópsia ou alarme falso?	–	50 a 200
	Quantas mulheres com câncer não progressivo tiveram a remoção parcial ou completa da mama desnecessariamente?	–	2 a 10

Fonte: BMJ 2016.

Ela entendeu porque você não havia solicitado a mamografia: não se trata de uma questão monetária... E fez uma reflexão interessante: "É, doutor, nem toda agulha no palheiro deve ser procurada ativamente, pois a maioria não vai machucar... Importante mesmo é estar alerta: caso você encontre uma pequena haste de aço enquanto caminha, afilada de um lado e com um orifício no outro, pelo qual se introduz uma linha, aí sim é importante saber reconhecer imediatamente que aquilo é uma agulha, e aí sim retirá-la do caminho rapidamente, antes que ela cause um mal maior". Ela entendeu tudo: esse é o conceito da estratégia de **Breast Awareness**[10], que significa "estar atento à saúde das mamas". Ao ser demonstrado, a partir da década de 1990, que a palpação das mamas não reduzia o risco de morrer por CA de mama, diversos países, incluindo o Brasil (Instituto Nacional do Câncer – Inca), instituíram essa estratégia de **Breast Awareness**, a qual preconiza que, em substituição à autopalpação das mamas (busca ativa), para não retardar a busca de auxílio, caso lesões suspeitas apareçam, todas as mulheres devem conhecer a aparência normal de suas mamas e os sinais de alerta para o câncer de mama, tais como:

- Um novo caroço ou espessamento da mama.
- Uma mudança no tamanho ou no formato de uma das mamas.
- Abaulamento ou retração da pele da mama.
- Qualquer mudança no mamilo (inversão, saída de secreção espontânea).

- Manchas vermelhas na pele da mama, principalmente próximas ao mamilo.
- Dor não habitual em uma das mamas.

Kate certamente queria fazer a mamografia de rastreio antes dos 50 anos de idade porque temia ter um câncer, não queria perder seus seios, tampouco sua vida. Mas curioso é notar, conforme discutido anteriormente, que quem tem maior risco de perder as mamas desnecessariamente (*overtreatment*) é justamente a mulher que, sem fatores de risco justificáveis, faz rastreamento "intensivo" (fora da faixa etária de maior benefício e/ou numa frequência maior do que a recomendada).

Resumo

O desafio é aprimorar a nossa habilidade de comunicação, para que consigamos vencer os conflitos de interesse e COMUNICAR COM CLAREZA, para a sociedade em geral e para nossos pacientes em particular, os riscos e os benefícios de qualquer intervenção "preventiva", como é a mamografia de rastreamento, e indicá-la apenas para as elegíveis, na faixa etária e periodicidade corretas. A meta é buscar o melhor ponto de equilíbrio entre riscos *versus* benefícios *versus* custos, chamado pela American College of Physicians de ESTRATÉGIA DE ALTO VALOR[11,12]. Além disso, temos uma outra agenda a cumprir em nosso país: melhorar a educação em saúde para que, aos primeiros sinais ou sintomas, as cidadãs brasileiras sejam capazes de reconhecer uma alteração suspeita nas mamas, e os serviços de saúde pública consigam assegurar acesso ao diagnóstico e tratamento adequados em tempo hábil e oportuno.

CASO CLÍNICO 4

PSA – Faço ou não faço?

Passados alguns dias, você recebe no ambulatório o pai da Kate, seu Carlos, um senhor de 66 anos, obeso (IMC = 32,5), sem outras comorbidades e ex-tabagista (35 maços/ano, tendo cessado o hábito há 20 anos). Vem em consulta, sem queixas atuais, porém muito preocupado com a sua saúde. Refere que seu vizinho, que era previamente hígido, foi recém-diagnosticado com câncer de próstata e que por isso tem o interesse de fazer preventivamente o rastreamento para essa doença, e completa:

"Faz muitos anos que não faço nenhum exame. Vim para fazer um *check-up* completo, com tudo a que o convênio dá direito! Também poderia receitar umas vitaminas pra evitar o câncer, doutor?"

Pela postura do paciente, você logo percebe que ele realmente está disposto a fazer de tudo para flagrar precocemente qualquer doença em fase pré-clínica, independentemente das repercussões do rastreio e você se sente estranhamente feliz pelo fato de que o convênio do paciente não cobre exames muito caros, como uma Angiotomografia de Coronárias com Escore de Cálcio ou um PET Scan de corpo inteiro. Você pondera se não seria mais fácil pedir logo o PSA ao invés de tentar convencê-lo do contrário, explicando conceitos tão complexos, como os de sobrediagnóstico e sobretratamento. Você se vê muito tentado a seguir pelo caminho mais fácil, mas se recorda de como foi gratificante a consulta com a filha dele, dias atrás, e decide aproveitar todo esse ímpeto do paciente em cuidar da própria saúde, tentando redirecionar essa energia para o atendimento às recomendações que de fato têm benefício demonstrado...

Quadro 9.17 – Recomendações da USPSTF para rastreamento de doenças cardiometabólicas.

Doença cardiovascular	O que	A (grande benefício) deve fazer	B (benefício moderado) pode fazer	C (benefício muito pequeno) caso a caso	D (sem benefício ou o malefício é maior) não deve fazer	I (dados insuficientes) sem recomendação específica
Hipertensão arterial sistêmica	**Aferição PA** (15 a 30% de falsos positivos; portanto, se PA acima do normal, confirmar com MAPA (gold standard) ou medidas residenciais (menos estudos, mas considerada aceitável pela USPSTF)	**Adultos 18 a 39 anos** (se ≥ 40 anos ou alto risco, isso é, PA: 130-139/80-89, sobrepeso/obesidade ou afro descendente, repetir anualmente; se idade entre 18 e 39 anos com PA normal (≤ 130x85), sem outros fatores de risco, repetir a cada 3 a 5 anos)				Crianças e adolescentes
Diabetes *mellitus*	Hemoglobina glicada (HbA1c) ou Teste de tolerância oral à glicose ou Glicemia de jejum		Pessoas de 40 a 70 anos que estejam com sobrepeso ou obesos, como parte de uma avaliação de risco CV (3 em 3 anos)			*Screening* para diabetes gestacional
Dislipidemia	CT, LDL, HDL e TG	Homens dos 35-75 anos Mulheres ≥ 45 anos em alto risco CV (5 em 5 anos)	Homens dos 20 aos 35 anos em alto risco CV Mulheres dos 20 aos 45 anos em alto risco CV (5 em 5 anos)	Homens dos 20 aos 35 anos sem risco CV aumentado Todas as mulheres sem risco CV aumentado (5 em 5 anos)		Crianças e Adolescentes ≤ 20 anos ≥ 76 anos

(Continua)

(Continuação)

Quadro 9.17 – Recomendações da USPSTF para rastreamento de doenças cardiometabólicas.						
Doença cardiovascular	**O que**	**A (grande benefício) deve fazer**	**B (benefício moderado) pode fazer**	**C (benefício muito pequeno) caso a caso**	**D (sem benefício ou o malefício é maior) não deve fazer**	**I (dados insuficientes) sem recomendação específica**
Estenose de carótidas	*Doppler* de carótidas				Adultos em geral assinto-máticos Sensibilidade: 88%-94% especificidade: ≥ 50%-≥ 70% (muitos falsos positivos)	
Doença arterial coronariana	ECG ou Teste ergomé-trico				Assintomáticos de baixo risco para DAC	
Doença arterial coronariana (testes não convencionais)	PCR altamen-te sensível, AngioCT coronária es-core de cálcio, homocisteína, Lipoproteí-na A					Homens e mulheres sem história de DAC

Fonte: US Preventive Services Task Force.

Doenças cardiovasculares

- *Hipertensão Arterial Sistêmica:* recomenda-se rastreio de pacientes a partir de 18 anos. O intervalo de rastreio ideal não é bem definido. Para pacientes entre 18 e 39 anos sem fatores de risco, pode-se repetir o rastreio a cada 3-5 anos. Em pacientes a partir de 40 anos ou com fatores de risco, pode-se rastrear anualmente. Trata-se de um rastreio fácil e rápido, devendo ser aplicado durante o próprio exame físico.

- *Dislipidemia:* recomenda-se rastreio com dosagem de HDL-c, LDL-c e Colesterol Total para adultos entre 40 e 75 anos apenas para estimativa de risco cardiovascular em 10 anos, a fim de avaliar a indicação de quimioprofilaxia com estatinas (grau de recomendação B) para essa população. A periodicidade ideal não é bem estabelecida, sendo sugerido, a princípio, um rastreio a cada 5 anos. Para pacientes com idade de 21 a 39 anos, e pacientes com 76 anos ou mais, as evidências são insuficientes para recomendar o rastreio rotineiramente (grau de recomendação I), devendo esse ficar a critério do julgamento clínico.

- *Aneurisma de Aorta Abdominal:* recomenda-se rastreio com Ultrassonografia de Abdome, uma única vez, para adultos do sexo masculino, de 65 a 75 anos, que tenham fumado em qualquer momento da vida.

- *Doença Arterial Coronariana – Screening com Eletrocardiograma em Repouso ou Teste de Esforço:* não recomendado para adultos assintomáticos com baixo risco cardiovascular (grau de recomendação D). Evidências insuficientes para recomendar rastreio com ECG em repouso ou teste de esforço de rotina para pacientes assintomáticos com risco cardiovascular intermediário ou alto (grau de recomendação I).

- *Doença Arterial Coronariana – Screening com Exames não Tradicionais:* não se recomenda atualmente por falta de evidências que demonstrem benefício (grau de recomendação I) a utilização de PCR ultrassensível, Leucograma, Glicemia de Jejum, Espessura da Camada Intimal das Artérias Carótidas, Escore de Calcificação de Artérias Coronárias em Tomografia Computadorizada, Dosagem de Homocisteinemia, Índice Tornozelo-Braquial, Avaliação de Doença Periodontal e Dosagem de Lipoproteína (a) no rastreio de Doença Arterial Coronariana em indivíduos assintomáticos sem história prévia de coronariopatia.

Doenças metabólicas

- *Obesidade:* recomenda-se rastreio para todos os pacientes adultos, por meio do cálculo do Índice de Massa Corpórea (IMC), sendo o ponto de corte um IMC maior ou igual a 30 kg/m^2 (grau de recomendação B). Mais um rastreio barato, já citado no tópico que trata do valor do exame físico.

- *Diabetes* mellitus *tipo 2* (DM2): recomenda-se o rastreio para adultos de 40 a 70 anos, que apresentem sobrepeso (IMC de 25 a 30) ou obesidade (IMC maior ou igual a 30), com Glicemia de Jejum, Teste de Tolerância Oral à Glicose ou Hemoglobina Glicada (grau de recomendação B). O intervalo ideal para o rastreio não é bem definido, sendo sugerida a realização de um dos exames acima a cada 3 anos, caso o rastreio anterior tenha sido negativo. Para pacientes com história familiar de diabetes *mellitus* tipo 2, antecedente de Diabetes Gestacional ou membros de grupos étnicos de maior risco, sugere-se que a decisão de rastrear mais precocemente fique a critério do julgamento clínico.

Quimioprofilaxias

Aproveitando os questionamentos do Seu Carlos sobre "vitaminas profiláticas", você relembra no Quadro 9.18 quais são as atuais recomendações para doença cardiovascular e câncer:

Seu Carlos diz: "Tudo bem, doutor, já entendi... Quer dizer que não preciso fazer aquele teste da esteira, nem tomar suplementos polivitamínicos, mas o senhor quer que eu perca peso, mude a alimentação, faça exercícios, atualize a minha carteirinha de vacinação e quer que eu faça esse ultrassom da barriga, certo?" – Você fica contente ao ver que o paciente está acompanhando as recomendações.

Contudo, o tema mais polêmico e a razão principal da consulta ainda não haviam sido abordados. Seu Carlos, já um pouco impaciente com tanta conversa e tão poucos pedidos de exame, resolve então perguntar:

"Doutor, pelo menos aquele exame do câncer de próstata, o senhor vai pedir, não é mesmo? Já vi até que meu convênio cobre!"

Doenças neoplásicas

- *Câncer colorretal:* recomenda-se o rastreio para adultos de 50 a 75 anos, por meio de: 1) Pesquisa de Sangue Oculto nas Fezes com o Teste do Guáiaco anualmente; 2) Pesquisa de Sangue Oculto nas Fezes com o Teste Imunoquímico das Fezes (FIT) anualmente; 3) Retossigmoidoscopia a cada 5 anos; 4) FIT anualmente associado à retossigmoidoscopia a cada 10 anos; 5) Colonoscopia a cada 10 anos (grau de recomendação A).

  Há evidências de que a Pesquisa de Sangue Oculto nas Fezes por meio do FIT apresenta maior acurácia do que por meio do Teste do Guáiaco, uma vez que o primeiro detecta apenas a molécula de hemoglobina humana, e o segundo detecta a presença de grupamento heme nas fezes, que varia conforme a dieta do paciente, apresen-

tando, portanto, algumas limitações na interpretação de eventuais resultados positivos. Vale ainda lembrar que no Brasil tradicionalmente não se realiza a associação de FIT anual com retossigmoidoscopia a cada 10 anos, embora algumas evidências sugiram que a combinação de métodos seja mais eficaz do que o rastreio com a retossigmoidoscopia isoladamente. Os demais esquemas de rastreio citados são, dessa forma, mais comumente realizados no Brasil.

Para pacientes de 76 a 85 anos, a decisão de realizar ou não o rastreio deve ser individualizada, levando em conta que pacientes que nunca foram submetidos ao rastreio previamente parecem apresentar maior benefício com o rastreio nessa faixa etária. Deve-se ainda considerar mais apropriado o rastreio em pacientes saudáveis o suficiente para serem submetidos a tratamento curativo, caso seja detectada doença, e em pacientes que não possuem comorbidades que limitem significativamente sua expectativa de vida (grau de recomendação C).

- *Câncer de próstata:* não se recomenda atualmente rastreio para Câncer de Próstata para homens em nenhuma faixa etária por meio da dosagem de PSA (grau de recomendação D). Faltam dados para recomendar o rastreio com outras estratégias, como toque retal, ultrassonografia transretal ou combinação dos métodos citados.

Estratégias para assessorar o médico e o paciente na tomada de decisão

Abordagem *Ask-tell-Ask*

Seu Carlos dá pistas claras de que vê valor na realização do PSA, afinal, seu vizinho acabou de receber o diagnóstico de CA de próstata: como fazer para não transformar essa consulta numa batalha de convencimento? No artigo "Patient-Centered Discussions About Prostate Cancer *Screening*: A Real World Approach"[2], os autores propõem a abordagem *Ask-tell-Ask* para simplificar a complexa discussão sobre fazer ou não fazer o PSA em pacientes assintomáticos que desejam realizar o exame, mas que precisam ser informados sobre o balanço risco *versus* benefício dessa importante tomada de decisão. A abordagem *Ask-tell-Ask* subdivide-se em três fases: 1) identificar as necessidades informacionais do paciente; 2) prover educação específica com base nessas necessidades e 3) tomar uma decisão compartilhada sobre a realização do exame (Quadro 9.19).

Durante a abordagem *Ask-Tell-Ask*, sugerimos fortemente a utilização do *Fact box* do Harding Center for Risk Literacy (Quadro 9.20) para qualificar ainda mais a discussão sobre fazer *versus* não fazer o rastreamento para CA de próstata em pacientes que trazem essa demanda espontaneamente, permitindo que a tomada de decisão compartilhada seja baseada em evidências e não em medo, conflitos de interesse ou suposições.

Quadro 9.18 – Recomendações da USPSTF para medicações profiláticas.

Recomendação de quimioprofilaxia	Para que	A Deve fazer	B Pode fazer	C Não é recomendado rotineiramente (avaliar caso a caso)	D Não deve fazer	I Sem recomendação (dados insuficientes)
Estatina (doses baixas a moderadas) Sinvastatina (10 a 40 mg/dia) Atorvastatina (10 a 20 mg/dia) Pravastatina (10 a 80 mg/dia) Rosuvastatina (2 a 10 mg/dia)	Profilaxia primária para evento cardiovascular e morte		Adultos assintomáticos e sem história de Doença cardiovascular (sem Doença Arterial Coronariana sintomática ou AVCi), quando todos os critérios a seguir estiverem presentes: 1. Idade: 40 a 75 anos e um ou mais fatores de risco (Dislipidemia, DM-2, hipertensão arterial ou tabagismo), e 2. Risco CV calculado ≥ 10% em 10 anos	Adultos assintomáticos sem histórico de DCV quando todos os seguintes critérios estiverem presentes: Idade: 40 a 75 anos e 1 ou + Fatores de risco (DLP, DM, HAS ou TBG), e Risco CV calculado entre 7,5 a 10% em 10 anos		≥ 76 anos sem histórico de infarto ou AVC.
AAS (75 a 325 mg/d)	Profilaxia primária para evento cardiovascular e câncer colorretal		Dos 50 aos 59 anos com risco CV em 10 anos ≥ 10%, que não tenham risco aumentado de sangramento, que tenham expectativa de vida maior que 10 anos, e que estejam dispostos a tomar a aspirina por no mínimo 10 anos.	Dos 60 aos 69 anos com risco CV em 10 anos ≥ 10%		≤ 50 anos ≥ 70 anos
Vitaminas, minerais e suplementos polivitamínicos	Prevenção primária de DCV ou câncer				Suplemento de vitamina E ou betacaroteno	Demais vitaminas, minerais ou polivitamínicos
Suplementação de cálcio e vitamina D	Prevenção primária de fraturas				≤ 400 UI vitamina D3 e 1.000 mg carbonato de cálcio para mulheres pós-menopausadas não institucionalizadas.	Mulheres pré-menopausadas e para homens; > 400 UI vitamina D3 e 1.000 mg o cálcio mulheres pós-menopausadas não institucionalizadas

Fonte: US Preventive Services Task Force.

Quadro 9.19 – A abordagem *Ask-tell-Ask* para o Rastreamento de CA de próstata é um Guia de Negociação Tempo-Eficiente para ajudar o médico a fazer uma consulta centrada no paciente e recomendações que respeitem os valores desse paciente. Essa abordagem é composta de 3 passos.

Ask: Explore o conhecimento prévio do paciente. Investigue os seus valores e preferências.	"Você tem pensado em fazer exames para CA de próstata?" "O que você tem ouvido sobre o CA de próstata?" "Algumas pessoas preferem ouvir todos os detalhes antes de tomar essa decisão. Outras desejam apenas saber as coisas mais importantes (*highlights*). O que mais ajudaria você a tomar essa decisão?"
Tell: Convide o paciente a participar da tomada de decisão.	"O PSA é um exame de sangue usado para achar CA de próstata, mas muitos resultados são falsos positivos, ocasionando ansiedade e biópsias desnecessárias."
Forneça orientações imparciais para preencher as lacunas de conhecimento e a compreensão.	"Alguns homens morrem de CA de próstata, mas o CA de próstata pode também ter um crescimento lento e não causar nenhum sintoma por décadas. O tratamento retira o câncer do corpo, mas também pode causar efeitos colaterais importantes, como incontinência urinária e impotência sexual.
Sugira maneiras pelas quais outros homens lidaram com essa escolha.	Se todos os homens forem rastreados, alguns serão beneficiados porque um câncer que poderia causar problemas será removido, mas muitos outros serão prejudicados porque terão que conviver com os efeitos colaterais de um tratamento para um câncer que não necessitaria ter sido tratado.
Ofereça apoio, independentemente da escolha que o paciente fizer.	Essa é uma decisão individual. Alguns homens preferem fortemente fazer o PSA, mesmo sem evidências científicas que provem que ele aumenta anos de vida desses homens. Outros preferem esperar e ver."
Ask: Clarifique os valores e preferências do paciente.	"Então o rastreamento para CA de próstata é algo que você realmente gostaria de fazer?"
Confirme que a decisão coincide com os seus valores.	"Bem, com base no que você me disse, parece que devemos (testar/não testar). Isso soa bem para você?"
Confirme o plano ou negocie um plano diferente.	

Fonte: Ann Intern Med. 2010;153(10):661-665.

Quadro 9.20 – *Fact box* para detecção precoce de CA próstata pelo teste de PSA + toque retal.

Para cada 1.000 homens em cada braço	Número de homens com 50 anos ou mais, rastreados *versus* não rastreados, por 11 anos	
	Sem rastreamento	**Com rastreamento**
Quantos homens morreram de CA de próstata?	7	7
Quantos homens morreram por qualquer causa?	210	210
Quantos homens sem CA de próstata foram submetidos a biópsia e alarme falso?	–	160
Quantos homens foram diagnosticados e tratados por CA de próstata desnecessariamente?	–	20

Fonte: Harding Center for Risk Literacy. Disponível em: <https://www.harding-center.mpg.de/en/health-information/facts-boxes/psa>.

Depois desses esclarecimentos, seu Carlos finalmente parece compreender o cerne da questão: "Então quer dizer que nem sempre fazer exame é bom? É isso mesmo? Sempre imaginei o contrário. Acho que não vou querer esse PSA então não: para mim tem que ter muito benefício para valer a pena!"

"Que orgulho!" – Você pensa, com os olhos banhados em lágrimas de tanta emoção. Tudo bem, talvez não houvesse tanta emoção assim, mas pelo menos uma sensação de "dever cumprido" por ter conseguido salvar (e é esse o verbo mais apropriado) mais uma pessoa do excesso de Medicina a que a maioria das pessoas ainda vive exposta. *Mission accomplished!*" (Missão cumprida!).

Sumarizando as recomendações do Caso Clínico 4

Recomendado

Você se lembra do caso? O seu Carlos é um homem de 66 anos, obeso, sexualmente ativo e ex-tabagista, tendo cessado o hábito há mais de 15 anos. Você estima um risco cardiovascular desse paciente em 10 anos de 9,5% por meio do escore da ACC/AHA. Resumidamente, as recomendações encontram-se no Quadro 9.21.

E não se esqueça: avalie a qualidade do sono, uso de cinto de segurança, presença de arma de fogo em casa, cheque sempre o calendário vacinal do paciente (Quadro 9.12) e prescreva as vacinas indicadas, considerando o gênero, idade e presença de fatores de risco.

Não recomendado

Vocês já sabem, mas não custa repetir. O que não devemos fazer:

- Rastreios com exames como: hemograma, sódio, potássio, ureia, creatinina, TGO, TGP, urina I, raio X do tórax, ECG, teste de esforço, ultrassom doppler de artérias carótidas, teste sorológico para herpes genital, marcadores tumorais para câncer de pâncreas, câncer de próstata (por meio do PSA) e câncer de testículo – grau de recomendação D.
- Suplementação de betacaroteno ou vitamina E para prevenção de doenças cardiovasculares ou neoplasias – grau de recomendação D.

Quadro 9.21 – Sumário das recomendações do Caso 4.		
Tipo de rastreio	**Intervenção**	**Grau de recomendação**
Anamnese (perguntar sobre...)	Tabagismo	A
	Álcool	B
	Depressão	B
Exame físico	Pressão arterial	A
	Peso e altura para o cálculo do IMC	B
Aconselhamento	Mudança de estilo de vida visando perda de peso	B
	Dieta saudável (em paciente com fatores de risco cardiovascular)	B
	Atividade física (em paciente com fatores de risco cardiovascular)	B
	Uso de álcool	B
	IST (Infecções Sexualmente Transmissíveis)	B
	Exercício físico ou fisioterapia a partir dos 65 anos (para prevenção de quedas)	B
Exames complementares (fazer testes para avaliar a presença "oculta" de...)	Sífilis	A
	Câncer colorretal	A
	Aneurisma de aorta abdominal	B
	Diabetes tipo 2 ou glicemia alterada	B
	Dislipidemia (objetivando estratificar o risco cardiovascular e a indicação de estatinas)	B
Quimioprofilaxias (prevenção primária)	Estatinas (para prevenção primária de doenças cardiovasculares)	C
	Suplementação de vitamina D a partir dos 65 anos (para prevenção de fratura pós-quedas)	B

Fonte: US Preventive Services Task Force.

É interessante lembrar que o uso de AAS para prevenção de doenças cardiovasculares e câncer colorretal possui grau de recomendação C nessa faixa etária, sendo tal orientação reservada para pacientes com risco cardiovascular em 10 anos igual ou superior a 10%. Nesse caso, portanto, não haveria indicação dessa quimioprofilaxia.

CASO 5

Quero parar de fumar! Ajude-me!

Nilza, 63 anos, procura seu consultório em busca de auxílio para cessar o tabagismo. Fumante desde os 15 anos, ela está determinada a finalmente largar o cigarro. Ela nega outros vícios ou comorbidades e não faz uso de nenhuma medicação contínua. Sua última consulta médica foi há cerca de um ano, quando foram solicitados mamografia e Papanicolau, ambos sem alterações. Após traçar um plano para cessação do tabagismo, você avalia quais são as medidas de rastreio e quimioprofilaxia pertinentes para Nilza, uma mulher branca, magra (IMC = 21) e menopausada há dezoito anos.

Antes de qualquer coisa, você inicia a consulta parabenizando Nilza pela iniciativa de cessar o tabagismo. Vocês dedicam um bom tempo traçando uma estratégia para largar o cigarro. Nilza está ansiosa, mas muito animada e aliviada em saber que agora pode contar com um parceiro nessa empreitada de parar de fumar.

Em seguida, você espera um momento para avaliar se seria pertinente solicitar algum exame de rastreamento. Afinal, quais são as condições passíveis de rastreio que impõem um maior risco para essa paciente?

Você analisa o perfil de saúde de Nilza: mulher, 63 anos, branca, magra (IMC= 21), menopausada há quase duas décadas, tabagista ativa e com consumo diário de 3 taças de vinho.

Certamente, o cigarro é o primeiro fator de risco a saltar aos olhos! O tabaco aumenta o risco de desenvolvimento de múltiplas doenças, e, dentre elas, uma condição que merece destaque é o câncer de pulmão: além de ser uma neoplasia altamente prevalente, está bem documentado que a detecção de tumores em estágio precoce aumenta a chance de sucesso terapêutico.

Rastreamento de câncer de pulmão

A USPSTF indica o **rastreio de câncer de pulmão** para indivíduos entre 55 e 80 anos que apresentem uma carga tabágica de ao menos 30 maços/anos e que sejam tabagistas ativos ou ex-tabagistas há menos de 15 anos. O exame indicado é a **tomografia computadorizada em baixa dose**, e a frequência sugerida é **anual**[1].

Após preencher o pedido de tomografia de tórax, você olha para Nilza e seus cabelos grisalhos te dão a dica de uma segunda condição a ser rastreada: osteoporose! Os meses no ambulatório de clínica da residência te treinaram muito bem: mulher com 65 anos ou mais é sinônimo de densitometria óssea!

Rastreamento de osteoporose

Triunfante, você começa a preencher o pedido de exame quando se dá conta de um detalhe: apesar dos cabelos brancos, Nilza tem apenas 63 anos. Seria ela candidata a uma densitometria? Ou somente após seu aniversário de 65 anos seu risco de osteoporose se tornará relevante?

Você pede licença para a paciente e consulta o livro do residente. Lá você lê pela primeira vez sobre o *Fracture Risk Assessment Tool* (FRAX) – uma ferramenta desenvolvida pela Organização Mundial da Saúde que permite estimar o risco de fraturas em dez anos[2].

Aplicável para adultos entre **40 e 90 anos**, esse instrumento é gratuito, de fácil uso e adaptado para diferentes países. Os seguintes fatores de risco são analisados: idade, gênero, peso e altura, história de fratura prévia, história familiar de fratura de bacia, tabagismo, consumo de etanol, antecedente de artrite reumatoide e uso crônico de corticoides. Caso a paciente já tenha realizado uma densitometria óssea, o valor da densidade óssea da cabeça do fêmur pode ser adicionado ao algoritmo, porém esse dado não é obrigatório.

Após completar os dados, o FRAX fornecerá uma porcentagem que corresponde ao risco de fraturas daquela paciente nos próximos dez anos, caso não receba nenhum tratamento para osteoporose.

A recomendação é: **todas as mulheres a partir dos 65 anos são candidatas ao rastreamento de osteoporose.** Para **mulheres mais jovens**, o rastreamento está indicado quando o risco de fratura calculado para aquela paciente é equivalente ou maior ao de uma mulher de 65 anos sem outros fatores de risco. Ou seja, quando o FRAX apontar uma estimativa de risco igual ou maior a 9,3%.

E os pacientes do sexo masculino?

Atualmente não há evidências suficientes para indicar o rastreio sistemático de osteoporose nessa população. O FRAX ainda serve como uma ferramenta útil, porém a indicação de densitometria dependerá de uma avaliação clínica individualizada.

Você termina de preencher o pedido de densitometria óssea e se faz um questionamento: será que eu já deveria prescrever cálcio e vitamina D para a dona Nilza? Afinal, esse combo reina praticamente soberano nas prescrições médicas.

Suplementação de cálcio e vitamina D – prevenção primária

A suplementação de cálcio e vitamina D mostrou-se benéfica na prevenção de fraturas **apenas no subgrupo de indivíduos idosos institucionalizados e com alto risco de quedas.** Para pacientes não institucionalizados, a indicação de suplementação persiste uma incógnita (dados insuficientes).

Atenção: As evidências apontam com segurança que baixas doses de vitamina D (menos de 4.000 U por dia) e de cálcio (menos de 1.000 mg ao dia) **não devem** ser utilizadas, já que não previnem o risco de quedas e podem aumentar o risco de nefrolitíase. Entretanto, não há dados suficientes na literatura sobre os riscos e benefícios de doses maiores. A indicação ou não da suplementação irá depender de uma cuidadosa avaliação individualizada, nas quais os hábitos de vida e fatores de risco de cada paciente serão levados em consideração[3].

Por fim, você solicita o rastreio de diabetes *mellitus* e câncer de cólon. Você entrega os pedidos de exames e o receituário para a paciente, agenda a consulta de retorno e está pronto para se despedir quando Nilza *dispara:* "eu nunca fiz uma tomografia: gostaria de fazer uma da cabeça aos pés para ver se está tudo bem".

Nessa altura, você já se sente bem mais instrumentalizado para esclarecê-la sobre riscos e benefícios de exames preventivos, e ela se convence de que "mais" nem sempre é sinônimo de "melhor". Aí você se concentra na análise dos demais exames de rastreamento.

Rastreamento de câncer de colo de útero

O rastreamento de câncer cervical está indicado para mulheres entre **21 e 65 anos**. Esse rastreio pode ser feito por meio da colpocitologia oncótica (o famoso Papanicolau!) a cada 3 anos. Esse intervalo pode ser estendido para cinco anos, caso também seja realizada a pesquisa de HPV. O rastreamento não é recomendado nos seguintes grupos: mulheres com mais de 65 anos com rastreamento prévio adequado, mulheres com menos de 21 anos e mulheres que sofreram histerectomia com remoção do colo uterino[4].

Rastreamento de câncer de mama

Já o câncer de mama deve ser rastreado por meio de mamografia bianual em mulheres entre **50 e 74 anos.** Não há evidências que indiquem benefício em estender o rastreamento além dessa faixa etária.

Para mulheres entre 40 e 49 anos, a indicação de rastreamento deve ser individualizada, conforme discutido no Caso 3.

Você explica para Nilza de modo claro e conciso que ainda não é o momento de repetir a mamografia e o Papanicolau porque os exames feitos há pouco mais de um ano estavam normais, e tampouco faz sentido fazer uma tomografia de corpo inteiro! Após você se certificar de que ela compreendeu suas orientações, você se prepara novamente para se despedir. Entretanto, Nilza não se move da cadeira. Depois de uma pausa, ela lança-lhe outra pergunta: *"Tem certeza, doutor? Não é melhor pedir pelo menos a mamografia logo? Minha sogra faleceu dessa doença e eu tenho um verdadeiro pavor. Acho que é uma fobia, na verdade. Não consigo nem falar o nome! Quando passa na televisão algum filme ou novela na qual algum dos personagens sofre desse mal, eu já mudo de canal! Estava pensando em pedir para o senhor me ensinar a fazer a palpação das mamas após o banho... O que você acha, doutor?"*

Estratégia "estar alerta" (**breast awareness**) aos primeiros sinais

Você respira fundo e tenta acalmar Nilza, esclarecendo que atualmente não é mais recomendado o autoexame das mamas por dois motivos principais: 1º) tem baixa sensibilidade quando realizado por pessoas leigas, como mostrado na Tabela 9.3, e 2º) o não encontro de um nódulo pode deixar a mulher falsamente confiante de que não precisa realizar mamografia de rastreamento. Conforme discutido anteriormente, no Caso 3, para falar sobre *breast awareness* – estratégia que o Instituto Nacional do Câncer e várias outras entidades internacionais estão recomendando em substituição ao autoexame da mama – você checa o que Nilza sabe sobre sinais e sintomas de CA de mama: ao invés da busca ativa de um nódulo por meio do autoexame das mamas, ela deve saber quais são os principais sinais e sintomas para que, **se aparecerem,** procure o médico sem demora, para, aí sim, fazer diagnóstico precoce e tratar a doença em tempo hábil e oportuno.

Você explica da forma mais clara e objetiva possível a ideia geral por trás dos exames de rastreamento, informando seus benefícios e riscos, assegurando que não há necessidade de nenhum outro exame. A paciente concorda em não repetir a mamografia naquele momento, porém, ao se despedir, você percebe que ela ainda estava ressabiada.

Tabela 9.3 – Acurácia dos exames para detecção precoce de CA de mama.				
	Autoexame das mamas	Exame clínico (por profissional de saúde)	Mamografia (abaixo 50 anos)	Mamografia (≥ 50 anos)
Sensibilidade	12 a 41%	40 a 69%	58 a 85%	80 a 95%
Especificidade	66 a 81%	88 a 99%	–	94 a 97%

Fonte: Canadian Task Force on Preventive Health Care.

Duas semanas depois, você a encontra no andar da radiologia e pergunta surpreso o que ela está fazendo por lá, ao que ela responde com um sorriso nos lábios: "Vim fazer uma tomografia de corpo inteiro".

Você fica vermelho de irritação e quase não consegue disfarçar: como pode alguém alimentar tanto medo irracional ao invés de se render ao conhecimento científico?

Num momento de autocrítica, você tenta se colocar no lugar da dona Nilza e reconhece que a comunidade médica está diretamente implicada nessa crença de que os exames de rastreio são uma salvação. Afinal, por décadas, o paradigma médico baseava-se exatamente nesta ideia: o câncer é uma doença terrível, e o rastreamento é um modo simples e eficaz de salvar vidas. Que bom se fosse simples assim!

A medicina acreditou tão veementemente nesse modelo que se utilizou de estratégias de propaganda para divulgar os exames de rastreamento. Os benefícios desses testes eram inflados, enquanto os seus malefícios eram ignorados. Para amplificar ainda mais o poder de persuasão, alarmava-se a vulnerabilidade das pessoas a essa doença e se instigava o sentimento de culpa naqueles pacientes que não aderissem aos programas de rastreio[5-7].

Por fim, sua irritação se esvai e você fica feliz em ser médico nesse momento histórico, no qual não só o conhecimento científico é mais desenvolvido, mas também a relação com o paciente é menos prescritiva e mais horizontal, e se lembra das orientações úteis para ajudar os pacientes a tomar decisões baseadas em evidências.

Resumindo, as recomendações para Nilza, 63 anos, fumante ativa:

Rastreio

- Hipertensão arterial;
- Diabetes tipo 2;
- Dislipidemia;
- Índice de Massa Corporal (IMC);
- Papanicolau;
- Mamografia;
- Câncer de cólon;
- Câncer de pulmão;
- Depressão;
- Qualidade do sono;
- Uso nocivo de álcool;
- Abuso de medicamentos;
- Violência doméstica.

Quimioprofilaxia

- Checar atualização do esquema vacinal: hepatite B, dT, tríplice viral, Febre Amarela, pneumococo, influenza.

Conclusões

Desde a publicação, em 1968, pela Organização Mundial da Saúde (OMS), dos critérios para o rastreamento de doenças (ou princípios de Wilson e Jungner), como discutido anteriormente, no caso 2, até os dias de hoje, passaram-se 50 anos!

Meio século depois, chegamos à era genômica, e a pressão para introduzir ou ampliar os programas de rastre-

amento só aumenta, muitas vezes antes mesmo das devidas comprovações do "valor" do exame (a saber, o equilíbrio entre eficácia × segurança × custo). Cinco décadas depois da publicação dos 10 critérios da OMS para rastreamento de doenças, a preocupação central continua a mesma: *primum non nocere* – ou seja, por um lado, identificar as doenças cuja detecção precoce "salva vidas", e, por outro, identificar o grupo de elegíveis para essa intervenção cujos benefícios compensem os riscos da cascata de intervenções inerentes a um programa de rastreamento populacional – tendo clareza de que com tantas pressões e conflitos de interesses, isso está longe de ser simples, embora às vezes possa parecer enganosamente fácil[8].

Por isso, os critérios de Wilson e Jungner ainda são considerados "padrão-ouro" de avaliação de rastreamento, tendo "resistido bem ao teste do tempo". Ainda assim, não podemos nos esquecer do juízo clínico individualizado, que nos lembra que, mesmo quando os critérios são atendidos, ainda pode haver razões logísticas, sociais ou éticas que impedem o rastreamento para uma determinada pessoa ou população (ex. a realização de tomografia de tórax de baixa dose anual para fumantes e ex-fumantes – conforme critérios antes descritos – numa localidade de baixa renda).

Desejamos que você permaneça vigilante quanto às evidências. Por isso, para "não cair em tentação", cedendo aos encantos do furor diagnóstico, resumimos para você, caro leitor, o estado da arte (Resumo de todas as recomendações do rastreamento por ciclo de vida).

Sem a pretensão de esgotar o assunto, nossa intenção nesse capítulo foi de aumentar a sua criticidade analítica quanto ao exame de *check-up*. O que pedir, para quem, quando, com que frequência, e por quanto tempo (quando parar), dado que não é uma ação inócua. E melhorar a sua capacidade de interpretação dos números que realmente provam que um determinado exame "salva vidas": ou seja, veja se os estudos mostraram redução da taxa de mortalidade, e não apenas da taxa de sobrevida; redução de risco absoluto, e não de risco relativo, e olhe o NNR (número de pessoas necessário rastrear para salvar uma vida): o objetivo é oferecer ao paciente proteção e segurança, respeitando, assim, os princípios da Prevenção Quaternária.

Em resumo, o que aprendemos do atual estado da arte é que a consulta de rastreamento deve ser centrada no paciente (não nas necessidades do complexo industrial da saúde), com foco na atenção à saúde baseada em evidências, de alto valor (ou seja, que enfatiza risco-benefício e custo-efetividade das intervenções), com garantia do acesso a toda a linha do cuidado (não basta fazer o diagnóstico, tem que assegurar o tratamento e o cuidado); garantir equidade e qualidade; e fornecer informação clara e honesta para o paciente, não só sobre os benefícios, mas também sobre os malefícios potenciais do rastreamento ao qual pretende se submeter, envolvendo-o na tomada de decisão compartilhada, pós-informada. Para isso, precisamos melhorar a nossa capacidade de comunicação (usando, por exemplo, os *fact box* para auxílio), respeitando a autonomia decisória do paciente, suas reais necessidades, preferências e valores, sem esquecer de capacitá-lo para aquilo que é mais custo-efetivo em prevenção: efetuar as mudanças comportamentais necessárias para que tenha uma vida mais longa, e com mais qualidade.

Aconselhamento no *check-up*

Iniciando uma mudança comportamental

Foco em 3 domínios: dieta, atividade física e bem-estar emocional

Sofia é uma mulher de meia idade, casada, mãe de dois filhos adolescentes. Ela tem diagnóstico de pré-diabetes, dislipidemia e sobrepeso. Não está tomando nenhuma medicação, está assintomática, e o(a) procura para um *check-up* de rotina.

Hoje é a consulta de retorno, e enquanto você relata para ela que os seus "números" (PA, HbA1c, LDL-c e IMC) pioraram, ela começa a chorar. Diz que se sente muito frustrada com os resultados e impotente frente a essa situação. Já fez muitos regimes para emagrecer e não aguenta mais o "tal do efeito sanfona".

Como ajudá-la?

Como ela está acima do peso e chora durante a consulta, quase reflexamente, você começa a prescrever um antidepressivo, mas aí se lembra de uma palestra sobre *Slow Medicine* e imediatamente tira as mãos do computador, em oposição a *Fast Medicine*! Você se permite pensar por um segundo e reconhece que inibidor de recaptação da serotonina não deve ser a saída. Afinal, o *screening* para depressão feito na primeira consulta foi negativo, e, portanto, ela não vai se beneficiar dessa intervenção. Nessa hora você respira aliviado, pois respeitou os preceitos da **Prevenção Quaternária:** evitar procedimentos e ações médicas desnecessárias.

Você volta a olhar para Sofia e ela parece nocauteada. Sente-se exausta e ineficaz cumprindo tantos papéis (esposa, mãe, funcionária pública, universitária, cozinheira e motorista dos filhos, solucionadora de problemas). Diz que diante de tantas obrigações não tem tido tempo para olhar para si mesma...

O que fazer agora? A sua ideia inicial era checar os resultados e encaminhá-la na sequência para os especialistas: era só uma consulta de *check-up*.

> A consulta de *check-up* é muito mais complexa do que simplesmente pedir e checar exames. Os princípios éticos que a regem dizem que, além de assegurar a **acurácia** dos diagnósticos, a **segurança** do paciente e a **continuidade do cuidado**, a consulta deve ser **centrada na necessidade do paciente**. Ao final do rastreio sempre se pergunte: "Qual era a real necessidade da(o) paciente?" "Essa necessidade foi atendida?"

Você se solidariza com o sofrimento de Sofia e pensa:

Como ajudar a paciente a fazer uma correção de rota?

Cenário 1 – Como Sofia se mostra genuinamente triste com o resultado dos exames, você infere que ela está engaja-

da e pronta para se cuidar e começa a prescrever uma avalanche de mudanças que ela precisa implementar até o retorno:

"Para melhorar os seus números a senhora tem que parar de comer doces, salgados, massas, frituras, chocolate, refrigerantes... Deve tomar leite desnatado, comer mais peixe, grãos integrais, frutas, vegetais e fazer 30 minutos diários de caminhada... Ah, e para seu IMC ficar bom, a senhora precisa perder 10 quilos."

Ela sai cabisbaixa, soterrada pelo problema, com uma baixíssima **autoeficácia:** isso é, não confia de jeito nenhum que será capaz de cumprir todas essas tarefas, tudo de uma vez. Junto e misturado.

Retorna em 3 meses tendo ganhado 2 quilos, o que só reforça sua crença de que seu problema é insolúvel. Ela não verbaliza, mas um **pensamento disfuncional** a invade: "Eu sabia que isso não ia dar certo, não tenho controle sobre meu apetite. Eu não consigo. Serei sempre gorda."

Você se percebe tão irritado porque ela ganhou peso que nem pergunta **como ela se sente** em relação ao **não atingimento das metas**, e, portanto, não fica sabendo desses pensamentos negativos (**distorções cognitivas**) que a afligem e que **enfraquecem a sua autoeficácia**.

> A autoeficácia é um julgamento de capacidade!

Você lembra vagamente das aulas de **Teoria Cognitivo-Comportamental** (TCC) do curso de Promoção da Saúde, e até poderia ajudá-la a reestruturar esses pensamentos sabotadores (estratégia chamada de **reestruturação cognitiva**), mas já desistiu de Sofia...

> **REESTRUTURAÇÃO COGNITIVA**
> **Como ajudar o paciente a contestar pensamentos automáticos negativos**
>
> Pensamentos (ou crenças) disfuncionais precisam ser identificados e substituídos por outros mais funcionais (ou estruturados) porque roubam a autoeficácia do paciente ($\downarrow$confiança), e se interpõem no meio do caminho como uma barreira, impedindo a progressão para a mudança necessária.
>
> A **reestruturação cognitiva** (substituição desses pensamentos negativos por outros mais adaptativos) é uma técnica que se utiliza de perguntas ABERTAS para ajudar o paciente a identificar "furos" na sua maneira de pensar (**"erros cognitivos"**) e substituí-los por pensamentos alternativos.
>
> Por exemplo:
> 1. Que evidências você tem para afirmar isso: "sou um fracasso", "eu não tenho jeito mesmo", "não tenho controle", "sempre serei gorda"?
> 2. O que você diria para um(a) amigo(a) que está se condenando com base num único fato? ("Já que não consegui emagrecer esse mês, então nunca vou conseguir...")
> 3. O que você diria para alguém que está pensando em termos de tudo ou nada? ("Ou eu não como nem um biscoito ou eu como o pacote inteiro..." – **raciocínio dicotômico**)

Cético, você não tenta mais nada: rende à sedução de prescrever um antidepressivo, dá alta do seu ambulatório e a encaminha para o especialista. Quem sabe com remédio ela emagrece...

Quadro 9.22 – Resumo de todas as recomendações do rastreamento por ciclo de vida.

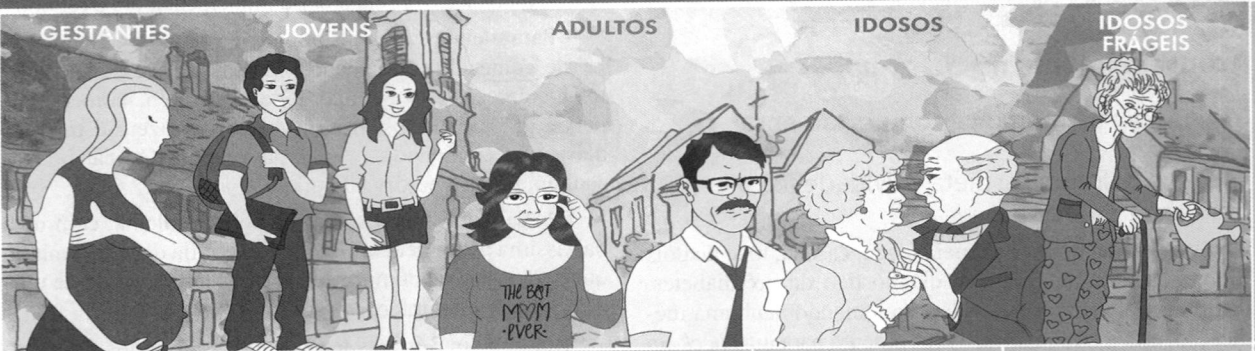

Gestantes	Jovens	Adultos	Idosos	Idosos frágeis
• Ácido fólico – gestantes e mulheres planejando engravidar • AAS – idade gestacional ≥ 12 semanas de alto risco para pré-eclâmpsia • Tabagismo – perguntar a cada uma de todas as grávidas se fuma • Sorologia para HIV e Sífilis – todas as grávidas • Urocultura (avaliação Bacteriúria assintomática) – idade gestacional entre 12 e 16 semanas, ou na 1ª consulta, caso ocorra depois da 16ª semana de gestação • Incompatibilidade RH – 1ª consulta de pré-natal • Checar vacinação – hepatite B, dupla adulto, dTpa • *Screening* para depressão: todas as grávidas e mulheres no pós-parto	• Aconselhamento intensivo para DST (se comportamento sexual de risco) • Checar vacinação para hepatite B, meningo C, tríplice viral, dT, HPV • Teste para HIV (≥ 15 anos com vida sexual ativa – independente do gênero) • Sorologia para sífilis (se comportamento sexual de risco) • Sorologia para clamídia e gonorreia (mulheres até 24 anos) • Papanicolau (≥ 21 anos) • Aferição da PA (≥ 18 anos) • *Screening* para depressão (≥ 18 anos) • Tabagismo • Álcool (CRAFFT para adolescentes; CAGE ≥ 21 anos) • Uso de filtro solar • Drogas ilícitas (dados insuficientes)	• Cálculo do IMC • Aferição da PA • Perfil lipídico (≥ 40 anos) • Glicemia de jejum, ou HbA1c, ou curva glicêmica (se ≥ 40 anos com IMC ≥ 25) • *Screening* para álcool (CAGE) • Tabagismo • *Screening* para depressão • Abuso/violência doméstica (mulheres em idade fértil – recomendação B) • Checar vacinação para hepatite B, dT, tríplice viral, febre amarela • Sorologia para HIV (independente do gênero) • Sorologia para hepatite C (nascidos entre 1945 e 1965) • Sorologia para sífilis (se comportamento sexual de risco) • Papanicolau (≥ 21 anos) • Mamografia (≥ 50 anos) • PSOF anual, ou sigmoidoscopia (5 em 5 anos) ou	• Cálculo do IMC • Aferição da PA • Perfil lipídico (até 75 anos) • Glicemia de jejum, ou HbA1c, ou curva glicêmica (até 70 anos) • *Screening* para álcool • Tabagismo • *Screening* para depressão • Avaliação da qualidade do sono • Abuso de medicações • Avaliação de violência doméstica (física, psicológica ou financeira) • Checar vacinação para hepatite B, dT, tríplice viral, pneumococo e influenza • Sorologia para HIV (até 65 anos) • Sorologias para hepatites B e C (se alto risco) • Sorologia para sífilis (se comportamento sexual de risco) • Papanicolau (até 65 anos) • Mamografia (até 74 anos)	• Avaliação de violência doméstica (física, psicológica ou financeira) • Checar vacinação para *influenza* e pneumococo • *Screening* para depressão, uso nocivo de álcool e abuso de medicações • Avaliação da qualidade do sono • Avaliação de risco de queda • Exercícios físicos ou fisioterapia para prevenção de quedas (≥ 65 anos institucionalizados) • Densitometria óssea (mulheres > 65 anos) • Suplementação vitamina D (mulheres ≥ 65 anos com alto risco de quedas) • Terapia de Reposição Hormonal – ≥ 65 anos não deve fazer (recomendação D) • *Screening* para demência (em idosos sem queixa pessoal ou relato

Gestantes	Jovens	Adultos	Idosos	Idosos frágeis
• Aleitamento materno – aconselhamento durante a gestação e após o nascimento • Drogas ilícitas (dados insuficientes)		colonoscopia (10 em 10 anos) se ≥ 50 anos • CT tórax de baixa dose (se fuma atualmente ou parou de fumar há menos de 15 anos e, em qualquer das situações anteriores carga tabágica ≥ 30 maços/ano, e idade ≥ 50 anos) • AAS (se idade entre 50 e 59 anos com risco cardiovascular ≥ 10% em 10 anos – recomendação B) • Estatina (se ≥ 40 anos, com HAS, ou DM, ou dislipidemia ou tabagismo, e risco cardiovascular ≥ 10% em 10 anos)	• PSOF ou sigmoidoscopia ou colonoscopia (até 75 anos) • CT tórax de baixa dose (até 80 anos) – se fuma atualmente ou parou de fumar há menos de 15 anos e, em qualquer das situações carga tabágica ≥ 30 maços/ano • Ultrassom de abdome (avaliação de aneurisma de aorta abdominal) – para fumantes e ex-fumantes com idade entre 65 e 75 anos • Profilaxia primária com AAS (avaliar caso a caso se idade entre 60 e 69 anos e risco cardiovascular ≥ 10% em 10 anos – recomendação C) • Profilaxia primária com estatina (até 75 anos, se HAS, ou DM, ou dislipidemia ou tabagismo, e risco cardiovascular ≥ 10% em 10 anos); para idosos ≥ 76 anos os dados são insuficientes	de outros) – dados insuficientes • Teste para déficit visual – Teste de *Snellen* não é mais recomendado: dados insuficientes • Testes para perda auditiva (sem queixa pessoal ou relato de outros) – dados insuficientes

Fonte: Elaborado por Dulce Pereira de Brito; ilustrado por David Aprigio dos Santos.

Comentário

O que deu errado nesse caso? **Resposta:** A consulta de *check-up* não foi centrada na paciente.

> **Centralidade no paciente**
> **4 passos da avaliação HPPA**
> 1º) **Histórico – avaliar o histórico do paciente:** um dia comum, preferências, experiências, contexto sociocultural. Para isso faça perguntas abertas. Por exemplo: "Como costuma ser um almoço de domingo na sua casa?" "O que você aprendeu sobre si mesma em suas tentativas prévias de perder peso?"
> 2º) **Prontidão – avaliar o estágio de prontidão para a mudança (Figura 9.12):** etapa fundamental para definir quais as intervenções mais eficazes para ajudar o paciente a sair de onde ele está e mover-se para onde ele gostaria de estar.
> 3º) **Pensamentos automáticos** – avaliar se há **pensamentos disfuncionais** que sabotam o atingimento das metas, e ajudar a reestruturá-los.
> 4º) **Autoeficácia** – avaliar o **grau de convicção** (ou confiança) de que vai conseguir mudar.

Por não ter seguido os "4 passos da avaliação HPPA" (**H**istórico, **P**rontidão, **P**ensamentos e **A**utoeficácia), você foi induzido ao erro e Sofia foi vítima de um **julgamento precoce:** ela não estava pronta para começar a executar tarefas complexas!

> O aconselhamento deve ser dimensionado para o estágio de prontidão da pessoa. Passar rapidamente para o planejamento da ação, particularmente em pacientes nos estágios iniciais da mudança (pré-contemplação e contemplação) é contraproducente! Até que os pacientes estejam prontos, dispostos e capazes de agir, é importante que o médico permaneça "em modo de escuta" (avaliação HPPA), ajudando-os a "pensar sobre" e "aprender sobre" *estratégias* que aumentarão sua *prontidão* e *confiança* para mudar um comportamento-alvo. Não se trata de inércia médica, mas de uma escuta "ativa"!

Fazendo um paralelo com o tabagismo, pedir para Sofia mudar repentinamente todos os seus hábitos alimentares é como se você tivesse pedido para um fumante inveterado, com várias tentativas prévias de insucesso, parar de fumar na primeira consulta, antes de capacitá-lo para lidar com a fissura. Antes de ele limpar a área, tirando os cigarros do alcance dos olhos e das mãos, e antes de identificar os gatilhos... Antes de aprender a prevenir e lidar com os lapsos ("não tive culpa, minha mulher pediu pra eu acender o cigarro dela e aí..."), com os automatismos (oops... fumei sem perceber...), e com os pensamentos disfuncionais ("hoje o dia foi tão estressante que 'eu mereço' um trago/um gole/uma pizza).

> Adequar a sua estratégia de engajamento ao estágio de prontidão do paciente é vital!

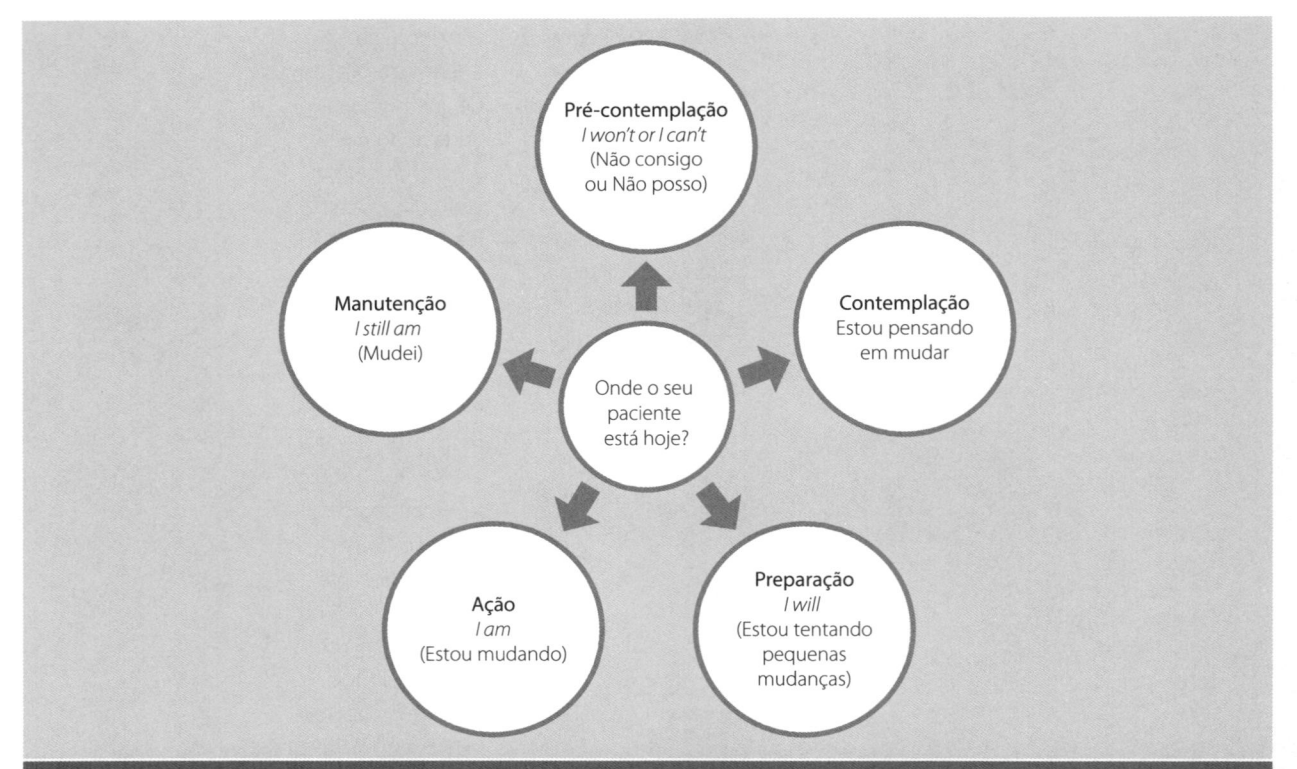

Figura 9.12 – Estágios de prontidão para a mudança: a motivação é um estado de prontidão para a mudança, que acontece em estágios não lineares, repleto de idas e vindas. Ela deve ser vista como uma probabilidade de ocorrência de certos comportamentos e não como um traço de personalidade.

Fonte: Elaborada por Dulce Pereira de Brito.

Sofia está oscilando entre a pré-contemplação e a contemplação: mais importante do que dizer **o que** ela tem que comer ou deixar de comer, você deve ajudá-la no modo **como** lidar com:

1. Resistências (palavra-chave da pré-contemplação). Por exemplo: "Já tentei tantas vezes, por que agora daria certo?"

2. Ambivalências (palavra-chave da contemplação). Por exemplo: "'Quero' emagrecer, mas 'não quero' parar de comer muuuito".

3. Tentações do dia a dia: "abriu uma bomboniere em frente ao meu ponto de ônibus☹".

4. Pensamentos sabotadores: "só hoje"; "eu mereço".

Dá para estabelecer o "**dia D**" do fumante, do alcoólatra ou do usuário de drogas antes de eles estarem prontos? Também não dá para fazê-lo quando o assunto é mudança de "hábito" alimentar. Vários estudos têm mostrado que açúcar, sal e gordura são tão adictos quanto o cigarro ou qualquer outra droga. Substitua "cigarro" por "chocolate", por exemplo, e entenda que a fissura de um, é o sugar *craving* do outro... Não basta dizer "não coma isso ou aquilo"!

> Até conseguir fazer a "coisa certa" (mudança comportamental), na "hora certa" (agora), do "jeito certo" (para sempre), a maioria dos pacientes que nos procura necessitará de apoio para a elaboração do luto (vencer a resistência para "sepultar" o velho hábito) e preparo para a difícil fase da desabituação (aprender a lidar com as situações de risco, tentações, gatilhos, fissuras, compulsões, automatismos, variações de humor).

Conclusão

A consulta não foi centrada nas necessidades de Sofia, e sim num julgamento precoce do médico por achar que ela estava pronta para começar a fazer "o regime" alimentar: isso levou ao fracasso de uma e à frustração do outro (e vice-versa).

Cenário 2 – Antes de iniciar um discurso "prescritivo" do que Sofia deve ou não deve fazer, você lembra de ter recebido um breve treinamento em **Entrevista Motivacional**:

> Sempre pergunte por onde o paciente quer começar. E como deseja fazê-lo.
> Não o inunde com informações do tipo "coma isso ou aquilo": isso não funciona.
> Não "prescreva" mudança comportamental como se prescreve um medicamento.

Você resolve tentar algo diferente e diz: *"Sofia, esqueça seus números por enquanto e vamos focar em pequenos passos que você acredita ser capaz de dar agora"* ***(baby steps)***.

> Pequenos passos, focados em um ou dois comportamentos por vez!

Aí você faz a ***pergunta de ouro:*** "Se você tivesse que mudar **um hábito** para melhorar a sua qualidade de vida, por qual você começaria?" **(Checando a prontidão para a mudança).**

Timidamente, ela diz que gostaria de começar por emagrecer: essa é a sua meta! Mas aí você conta para ela que isso é consequência. Quando se fala em mudança comportamental, o foco é no "***comportamento* disfuncional**" (ex. beliscar), e não no resultado (perder peso).

> A meta é mudar um COMPORTAMENTO, e não um PESO!
> A META se mede por ATITUDES e não por QUILOGRAMAS.
> E não existe FRACASSO: só APRENDIZAGENS.

Sofia abre um sorriso, se sentindo menos pressionada, e você inicia uma conversa seguindo os **preceitos da Entrevista Motivacional** (a qual tem como *objetivo* fortalecer a convicção e a confiança do paciente de que ele vai conseguir mudar = ↑autoeficácia):

a) Demonstrando empatia.

b) Fluindo com as resistências sem confrontação.

c) Sem julgamento.

d) Fazendo perguntas abertas.

e) Com uma escuta reflexiva.

Você fica tranquilo com a gestão do tempo porque sabe que já existem estudos demonstrando que essa pode ser uma entrevista breve; é só uma questão de redirecionar o foco: ao invés de falar muito, você escuta mais (chamada de consulta **centrada no paciente**).

Ela relata que por causa da correria fica longos períodos sem se alimentar, passa o dia inteiro beliscando e chega em casa com uma fome tremenda; come muito e não faz nada de atividade física. Acredita que isso, aliado ao estresse do dia a dia, acaba levando ao ganho excessivo de peso. Por isso deseja tanto PERDER PESO de forma sustentada.

> Incentive seus pacientes a substituir seus **objetivos de resultado** (ex. perder 10 quilos) por **metas comportamentais** (ex. "vou comer sobremesa uma vez essa semana, no sábado à noite"). Isso torna o sucesso mais provável.

Você diz que a chave para perder peso e sustentar a perda é estabelecer QUAL o **comportamento-alvo** da sua atenção (dentre os muitos que ela sabe que precisa mudar); então ela comenta que em primeiro lugar gostaria de deixar de ser uma grande beliscadora (**comportamento disfuncional eleito**) e decide que sua **meta pessoal** é fazer 5 refeições diárias regularmente (veja que a meta é medida em ações/atitudes).

Sofia vai cumprir o combinado?

O próximo passo é avaliar qual a probabilidade do(a) paciente atingir a meta, e para isso avaliamos a autoeficácia.

Mas o que é autoeficácia?

Autoeficácia é a confiança do paciente em sua capacidade de gerenciar uma demanda na presença de obstáculos. Por exemplo: "sou capaz de... (fazer alguma coisa), mesmo se... (barreira)" ou "eu me sinto confiante de que posso... mesmo se...".

Componentes da autoeficácia

1. Magnitude: níveis de dificuldade ou ameaça que a pessoa acredita ser capaz de superar para atingir a meta.
2. Força: é o grau de determinação ou nível de comprometimento com a meta.
3. Generalização: o fato de ter conseguido vencer uma dificuldade para realizar um comportamento-alvo (ex. comer frutas nos lanches intermediários) torna o indivíduo mais confiante de que vai conseguir realizar outros comportamentos desejados (ex. diminuir o consumo de doces). É como se existisse um efeito de "contaminação" positivo: "já que eu consegui fazer isso, também conseguirei fazer aquilo".

A autoeficácia é um dos mais importantes objetivos do processo de mudança, pois:

- O julgamento que uma pessoa faz sobre a sua capacidade de realizar uma tarefa ou demanda específica pode determinar **quanto esforço ela empreenderá** quando confrontada com os desafios inerentes a essa tarefa (ex. ir caminhar mesmo nos dias frios).
- Um forte senso de autoeficácia (sentir-se confiante de que é capaz) influencia os **padrões de pensamento** necessários para derrotar as adversidades para executar a tarefa (ex. pensamentos do tipo "eu não resisto..." *versus* "eu sou capaz" influenciam a probabilidade de alguém que está tentando parar de fumar dizer "não" quando o amigo oferecer um cigarro na balada).

A percepção de uma autoeficácia adequada aumenta o esforço e a persistência para tarefas desafiadoras, elevando, consequentemente, a probabilidade de elas serem iniciadas e sustentadas na linha do tempo.

Como avaliar e aumentar a autoeficácia?

Você pede para Sofia dar uma nota de 0 a 10 para **o grau de confiança** (ou convicção) de que realmente vai conseguir comer 5 vezes ao dia, **todos** os dias da semana, aconteça o que acontecer.

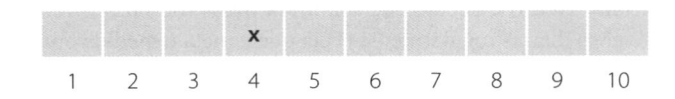

			x						
1	2	3	4	5	6	7	8	9	10

Aí Sofia se mostra insegura, dizendo que, apesar de querer muito, teme ser "atropelada" por sua rotina caótica, dando claros sinais de ambivalência ("querer *versus* po-

der"), muito fortes na fase de contemplação, mas também presentes na fase de preparação. Diante da nota muito baixa (4/10) que ela dá para o grau de confiança de que será capaz de realizar a tarefa em face dos múltiplos desafios que antevê, você **negocia** a redução da meta para níveis mais tangíveis.

Ajude seu paciente a **calibrar** suas intenções, **quebrando** metas muito **grandes** em pequenos **passos incrementais**, que poderão ser **escalonados** à medida que a experiência dele evolua e os progressos se sucedam. Não se escala uma montanha com um passo grande: incentive o passo a passo (*baby steps*).

Você a **aconselha** sobre os riscos de metas muito ambiciosas no início de um processo de mudança, esclarecendo que isso pode gerar estresse, frustração e enfraquecimento da motivação, retroalimentando negativamente a autoeficácia.

Ela reluta um pouco em dar um passo atrás em relação a sua meta "perfeita" (comer 5x/d, todos os dias), mas acaba revendo que é melhor **começar** às segundas e quartas-feiras (*baby steps)*, porque nas vésperas destes dias ela não tem aula à noite, o que aumenta a chance de conseguir se planejar melhor para o dia seguinte ($\uparrow$ *autoeficácia*).

A nota de confiança sobe para 6/10, e você faz duas **perguntas abertas** com o objetivo de aumentar ainda mais essa nota, porque sabe que **quanto maior a percepção de autoeficácia, maior a chance de sucesso (convicção, força e comprometimento)** na realização das tarefas:

Pergunta 1) "Sofia, o que precisaria acontecer para que o seu grau de confiança fosse 8?" Ao que ela responde: "Acho que eu preciso limpar a área, isso é, esvaziar as minhas gavetas no escritório e a minha bolsa de todas as guloseimas, e ter kits de emergência (ex. frutas ou barras de cereais de baixa caloria) para consumir nos lanches da manhã e da tarde, quando bater uma fome".

Pergunta 2) "Mudar nem sempre é muito fácil, mas você pode me contar brevemente um grande desafio na sua vida que você conseguiu superar?"

Aprenda a fazer **boas perguntas**: elas são a chave para grandes *insights*. (Abrem "janelas" para enxergar a solução dos problemas; $\uparrow$**criatividade**.)

Como construir metas SMART?

Depois de explorar essas duas perguntas com o intuito de **aumentar a sua autoeficácia**, ajudando-a a se **organizar** melhor (pergunta 1), e lembrando-a de suas **forças pessoais** (pergunta 2), vocês fazem um *brainstorm* a respeito das estratégias mais viáveis para atingir uma **meta SMART** (específica, mensurável, baseada em atitudes/

ações, realista e limitada no tempo), que faça sentido para ela, e que caiba dentro da sua rotina.

> Através do estabelecimento de **metas SMART**, transformamos **intenções** em **ações**.

Exemplos de metas pobremente desenhadas e como ajudar o paciente a reformulá-las:

- "Vou aumentar a minha ingesta de água" – Isso é vago. Você deve perguntar: "Aumentar para quanto? Como? Quando? O que precisaria ser feito para viabilizar isso?"

- "Vou caminhar 3 vezes por semana". Isso também é vago. Incentive o paciente a sair do consultório com uma **meta específica** (SMART), que permita vislumbrar **exatamente o que, como, quando e onde a ação vai acontecer, quais as possíveis barreiras que antevê, quais as estratégias para superá-las, quem vai acionar para ajudá-lo e o que mais precisa ser feito para o plano funcionar**. Por exemplo: "Vou caminhar do trabalho até a praça às segundas, quartas e sextas, das 18 às 18:30. Para isso acontecer, tenho que deixar um tênis na mochila e combinar com meu marido pegar as crianças na creche". Para **aumentar o repertório de enfrentamento das possíveis barreiras**, você pode "**problematizar**", perguntando: "E quando o seu marido não puder?" Ao que ela responde: "deixarei minha mãe de sobreaviso.". Você continua: "Ok, e qual é o seu grau de confiança (0 a 10) de que vai conseguir cumprir a meta? Quão comprometida você está com a execução desse plano?"

> **Motivação sozinha**, sem um de **plano de ação**, não é sustentável e por isso muitas vezes a intenção **murcha** diante da primeira dificuldade (ex. "queria fazer uma refeição bacana, mas não tem nada na geladeira... Vou pedir uma pizza"). Com um plano específico e bem detalhado, o paciente faz um preparo antecipatório para o enfrentamento das possíveis barreiras e lida melhor com as "armadilhas" do dia a dia: (maior sensação de controle da situação = ↑confiança = ↑autoeficácia = ↑sucesso).

Vocês fecham um **plano de ação** *por escrito* e bem detalhado sobre a meta *daquele mês*: **o que, quando, como, quanto custa, com quem contar, o que fazer se o plano "A" falhar, e como ela pode monitorar o seu próprio desempenho**, usando, por exemplo, diários, aplicativos do celular, ou afins, para autorregulação da eficácia das estratégias.

Focar nas estratégias de resultado

Com o intuito de aumentar a **motivação intrínseca** e fortalecer a **autoeficácia** quando os desafios começarem a se impor no dia a dia, você combina com Sofia uma **tarefa de casa**: pede para ela responder nos próximos dias as seguintes **perguntas**:

> 1. *Valores:* Quem eu quero ser?
> 2. *Resultados:* Que resultados eu quero alcançar?
> 3. *Comportamentos:* Que atividades eu quero fazer rotineiramente?
> 4. *Motivadores:* Por que isso é importante para mim agora?
> 5. *Balança decisória:* Quais os prós e os contra de mudar *versus* continuar no mesmo?
> 6. *Melhor experiência:* Quais foram as melhores experiências que eu já tive na vida diante de um grande desafio? Escrever sucintamente uma ou duas delas.
> 7. *Forças:* Que pontos fortes, talentos e habilidades vou usar?
> 8. *Desafios:* Que desafios antevejo que vou ter que superar?
> 9. *Estratégias:* Quais estratégias podem me ajudar a superar tais obstáculos? *Brainstorm* de múltiplas possibilidades.
> 10. *Apoios:* Que pessoas, recursos ou estruturas vou acionar para me apoiar?
> 11. *Confiança:* Numa escala de 0 a 10, quão confiante eu estou de que vou ter sucesso?
> 12. *Autoconhecimento:* O que poderia ajudar a aumentar a minha autoconfiança?
> 13. *Prontidão:* Quão pronto e comprometido eu estou para dar os primeiros passos?

Quando você diz que está finalizando a consulta, Sofia se mostra muito impressionada porque em nenhum momento você deu a lista dos alimentos "proibidos" e dos "permitidos", nem tampouco estipulou quantos quilos ela tem que perder até o retorno.

Você diz para ela que está seguro que gradativamente vocês vão atingir todos seus os objetivos (e diz isso porque já fez mentalmente o *checklist* do esquema estruturado na Figura 9.13):

Ela agradece a sua atenção e despede-se, carregando nas mãos um papel com as metas SMART bem detalhadas, o plano de ação para o enfrentamento das situações de risco, a ferramenta para automonitoração (um diário), a tarefa de casa, e o comprometimento com a execução das tarefas acordadas **por escrito** (afinal, quando nós assumimos um compromisso formal com outra pessoa – um membro da família, um vizinho ou um médico – aumentamos a probabilidade do sucesso, porque, tendo um alto nível de integridade, as pessoas tendem a querer honrar os seus compromissos).

Sofia sai visivelmente segura e satisfeita, sentindo que você é um parceiro... E você também se percebe muito satisfeito por ter trazido o **PANPA** para a roda da conversa (**P**ergunta-**A**conselha-**N**egocia-**P**laneja-**A**companha) e por ter dado ferramentas para Sofia confiar na sua capacidade de efetuar as mudanças acordadas, mesmo em face dos maiores desafios.

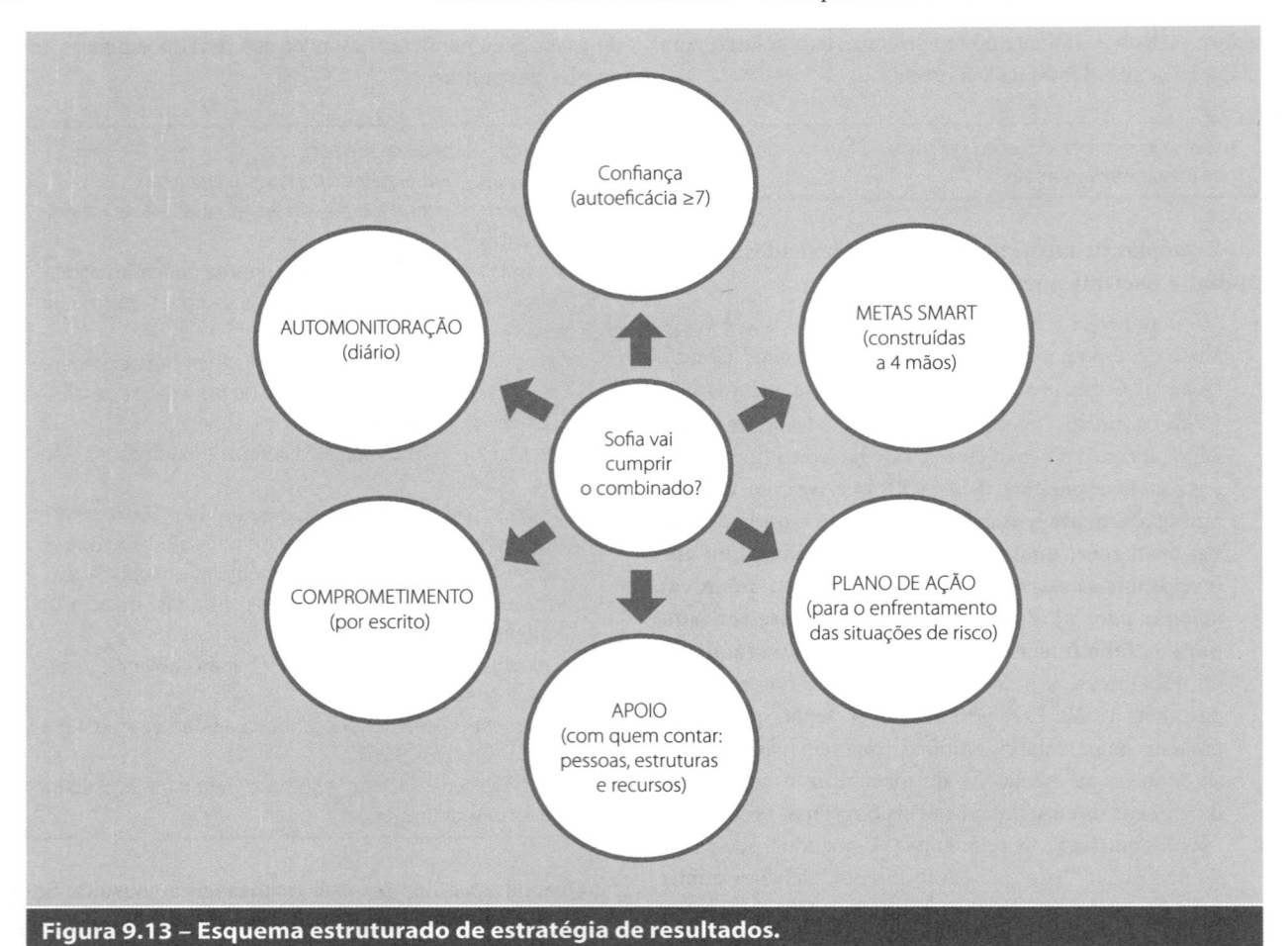

Figura 9.13 – Esquema estruturado de estratégia de resultados.

Fonte: Elaborada por Dulce Pereira de Brito.

Autoeficácia

Eu consigo — Eu consigo — Eu consigo —
Eu consigo — Eu consigo — Eu consigo —
Eu consigo

O retorno de Sofia – Finalizando uma conversa sobre "mudança comportamental"

"O crescimento não é uma progressão estável para a frente e para o alto. É, em vez disso, uma trilha em ziguezague; três passos para a frente, dois para trás, um em torno dos arbustos e alguns simplesmente parado em pé, antes de outro salto para a frente."

Dorothy Corkville Briggs

Quais são as principais questões a serem abordadas num retorno de uma consulta de ***check-up*** com foco em mudança comportamental?

1. Cheque a motivação e o grau de esforço *versus* satisfação.
2. Faça perguntas motivacionais.
3. Treine prevenção de lapsos e recaídas.
4. Realinhe metas e planos de ação.

Ao final de um mês labutando para mudar seus hábitos alimentares, Sofia retorna. O que fazer?

1) A cada retorno cheque o M.E.S. (Motivação, Esforço e Satisfação):

- **M** – *Motivação:* avaliar a motivação é importante porque ela é flutuante, e depende de variáveis intrínsecas (ex. *apatia pela perda do emprego)* e extrínsecas *(ex. empolgação por uma competição com a amiga para ver quem perderá mais peso);*

- **E** – *Esforço:* o grau de esforço diz respeito ao "peso" das tarefas necessárias para atingir a "meta": tarefas muito fáceis são desmotivantes, e as muito penosas diminuem a autoeficácia ("fio que estica muito arrebenta"). Para avaliar o grau de esforço, você poderia perguntar, por exemplo: "Como tem sido para você parar para lanchar no meio do expediente?".

- **S** – *Satisfação:* diz respeito à satisfação "com os resultados". Para avaliá-la, você poderia perguntar: "Como está se sentindo em relação aos progressos?".

> **Muito esforço** *(ex. "não como um doce há 28 dias")* **e pouca satisfação** *("só perdi 0,3 kg")* **enfraquece até o mais motivado.** O segredo é encontrar o meio-termo. Calibre a meta conforme a necessidade.

Sofia mostra-se supermotivada, porque não só conseguiu fracionar as refeições conforme o combinado, mas até já percebeu que quando tem *sugar craving*, comendo uma fina fatia de melão ou uma pequena porção de uvas passas já se sente satisfeita: tirou as balas e os biscoitos da bolsa, e as paçoquinhas das gavetas!

2) Faça perguntas que induzam a respostas automotivacionais:

É uma boa prática, nesse momento, pedir para a paciente contar quais foram as **estratégias** que deram **certo** em relação à meta acordada (que era fracionar as refeições às segundas e quartas), **mesmo que ela não tenha perdido peso.** Isso é importante porque ensina a paciente a focar nas suas **forças** (naquilo que funcionou), e não nas suas fraquezas (nos deslizes). Então, faça perguntas "positivas", que auxiliem a paciente a enxergar seus progressos: "Me dê um exemplo de uma situação de risco que você conseguiu superar", e ela diz: "Toda segunda-feira o pessoal leva para o trabalho as sobras das sobremesas do final de semana e deixa na copa; antes eu ia lá toda hora para beber água e acabava beliscando... Agora eu comprei uma garrafa térmica e deixo com água sobre a minha mesa, para evitar ir à copa. O que os meus olhos não veem, meu coração não pede".

Seja enfático ao dar esse reforço positivo, não subestime *baby steps!!!* A paciente deve saber que isso é uma vitória; ela está **aumentando a sua capacidade de enfrentamento das situações de risco** (armadilhas do dia a dia). Recompense-a, no mínimo, com um elogio, mesmo que ela ainda não tenha começado a perder peso. Se ela marcou um gol, é importante que o técnico do time comemore, mesmo que não tenha sido um gol de placa.... Isso melhora a autoestima, e aumenta a autoeficácia.

Finalmente, você a leva para a balança e ambos ficam muito felizes ao ver que ela perdeu 2 quilos em 1 mês (média de 500 g por semana). Você pergunta como ela se sente nesse momento – **avaliação da satisfação** e uma estratégia da entrevista motivacional para **provocar afirmações positivas, automotivacionais** – e ela responde: *"Eu me sinto a mulher mais feliz do mundo, e agora sei que aos poucos vou conseguir."* E você também sabe, porque o **aumento da autoeficácia é preditor de sucesso**: vocês estão no caminho certo.

Você a parabeniza (reforço positivo), lembrando que isso é fundamental para a manutenção do engajamento.

3) Capacite o paciente para prevenir lapsos e recaídas.

- *Como prevenir lapsos e recaídas?*

Treino, treino, treino... Da mesma maneira que ninguém se torna o cestinha do time de basquete sem muito treino, o seu paciente estará tão mais capacitado a enfrentar uma situação de risco quanto mais você (treinador do time), o preparar para "driblar as armadilhas" do dia a dia.

- *O que fazer quando o garçom lhe oferecer aquela fatia imensa de bolo de chocolate com cobertura?*

Com boas perguntas vocês poderão:

1. Identificar quais são as principais situações de risco no contexto específico de Sofia.
2. Como evitar?
3. O que fazer quando e se acontecer?
4. Com quem contar?

> Situações de risco = situações ou eventos que representam uma ameaça ao senso de controle ou domínio do comportamento, e que podem levar a um lapso ou a uma recaída. Por exemplo, passar na frente da barraca de pastel; almoço de domingo; TPM; comer sozinho...

Dado que "o passado é o melhor professor", comece perguntando sobre *experiências prévias*.

Você diz: "Conte-me sobre um dia em que as coisas não saíram tão bem quanto você planejava". E ela responde: "Ah, neste mês aconteceram duas vezes. Na primeira, briguei com meu filho adolescente e comi uma barra de chocolate inteira. Na outra vez, cheguei em casa muito cansada, não tinha nada na geladeira, então pedi duas pizzas, comi e fui dormir."

Ao assumir esses deslizes (lapsos), ela se mostra visivelmente constrangida, como quem espera uma bronca.

> Caiu, escorregou? Voltou ao comportamento indesejado? Fez o que você disse que não era para fazer? Desculpe os transtornos, mas a sua paciente está em (re)construção, embora a vontade nessa hora seja dar conselhos, emitir opinião, ou demonstrar descontentamento, a literatura tem mostrado que isso não funciona.

• Como lidar com o lapso?

É muito importante avaliar como o paciente reage/sente/pensa após um lapso. Geralmente existe um padrão que se repete, e é importante identificá-lo porque o tipo de reação que o paciente costuma ter diante da "quebra do contrato" (metas acordadas) pode levá-lo a perder completamente a confiança em si mesmo (↓autoeficácia) e "chutar o balde", desistindo das metas e de si mesmo. Por exemplo, Sofia é pré-diabética e poderia ter a seguinte crença: diabético não pode comer doce → "mas eu comi um doce hoje na festa" → esse comportamento é percebido como algo incoerente (chamado de reação dissonante = "não podia e eu fiz") → grande conflito interno → culpa. Para resolução do conflito (alívio), é disparada uma sequência de pensamentos automáticos disfuncionais → "eu não tenho jeito mesmo, não consigo resistir a um doce" → isso libera um pensamento dicotômico de "tudo ou nada": "já que eu comi 1, vou comer 5 → comportamento consequente: "pé na jaca" → esse comportamento paradoxalmente ↓ conflito e ↓ culpa porque agora não há mais dissonância cognitiva: está agindo de acordo com sua crença ("eu não consigo") → reforço para outra crença disfuncional: "meu diabetes não tem jeito" → pensamento automático: "de que adianta me cuidar?" → pensamento catastrófico → independente do que eu faça "já fui mordida pelo diabetes" → consequência: abandona o tratamento.

Antes de tudo, explique para a paciente que **lapsos** (deslizes) **e recaídas** (retorno completo ao comportamento-problema) **fazem parte da história natural da mudança**, tal como o cair e o levantar de alguém que está aprendendo a andar de bicicleta. Quem já caiu duas vezes está mais preparado do que quem nunca caiu, nem tentou. Em vez de dar broncas, que só aumentam a resistência, **faça boas perguntas abertas que tragam *insights* criativos** para a paciente. Por exemplo, com relação à briga com o filho, pergunte: "O que você aprendeu com isso?".

O lapso tem uma função didática: permite aprender com os próprios erros. Use-o a seu favor!

Ela diz que agora sabe que o estresse é uma casca de banana no seu planejamento, uma armadilha, um **gatilho** que dispara uma fissura enorme por *comfort foods*.

Você então inicia uma conversa sobre **comportamentos alternativos** para o **manejo do estresse**, que não seja descontar na comida: por exemplo, técnicas de relaxamento, respiração, ouvir uma música, ligar para alguém que a acalme, sair para caminhar, fazer uma oração, ou simplesmente substituir o chocolate por um chiclete *sugar free*.

Gestão de uma situação de alto risco para um lapso (ex. ataque à geladeira após uma discussão) – Técnica dos 4D's:
• *Delay*: não coma imediatamente; aguarde pelo menos meia hora: a fissura passa em poucos minutos.
• *Deep breathing*: respire fundo… (Aprenda técnicas de respiração e de relaxamento)
• *Drink water*: beba água.
• *Do something*: tenha uma lista de coisas que você pode fazer para se distrair: por exemplo, ligar para...

Já para o cansaço noturno, você poderia perguntar "O que você acha que precisa acontecer para que sempre tenha algo saudável e semipronto na sua geladeira?" Ao que ela poderia responder: "Ah, no final de semana meu marido compra alguns legumes que eu posso deixar semicozidos no congelador".

A solução está com o paciente. Mais do que dizer o que ele tem que fazer, nós precisamos discutir com ele alguns princípios gerais da mudança comportamental, treiná-lo para desenvolver estratégias efetivas de enfrentamento das situações de risco, e ajudá-lo a tirar de dentro de si mesmo o motivo para a ação (motivação intrínseca) e a confiança de que é capaz.

Os episódios de lapso ou as crises de recaída pelas quais o paciente passou, ou teme passar, podem ser utilizados como fonte de informação e aprendizado através de boas perguntas, tais como:

• Quais foram as circunstâncias que culminaram com o lapso? (ex. "falta de planejamento", "desatenção", "estresse"...).
• Que habilidades seriam necessárias para enfrentar essas situações? (ex. "aprender técnicas de gerenciamento da raiva"; "treinar habilidades de assertividade e recusa"; "conhecer mais sobre técnicas de controle de impulsividade").
• O que você pensa/sente a respeito do lapso? ("Sou um fraco" × "foi apenas falta de foco".)
• Quais pensamentos ou comportamentos alternativos seriam mais úteis para você atingir a sua meta? ("Da próxima vez estarei mais atento, já sei o que fazer se e quando acontecer".)

4) O que fazer se o paciente não realizou a meta acordada?

Aqui não estamos falando de lapsos (pequenos deslizes). Respire fundo porque aqui estamos falando daquele paciente que retorna sem ter feito o combinado... Bom, você já aprendeu que a não realização de uma meta não é um "fracasso", mas um elemento para diagnóstico (entendimento das causas), e treino.

As causas mais comuns são:

- Avaliação equivocada da prontidão para a mudança.
- Enfraquecimento da motivação.
- Metas ambiciosas demais.
- Baixo repertório para o enfrentamento das situações de risco (tida como uma das causas mais importantes).
- Pensamentos automáticos disfuncionais (ex. "ou eu sigo 100% da dieta ou eu me sinto culpado e desisto no primeiro deslize: não tem meio termo").

É importante checar qual foi a **porcentagem de atingimento das metas**, para que você também não tenha um **raciocínio dicotômico**, do tipo "ou tudo ou nada" (pensamento disfuncional do médico). Se o paciente conseguiu, por exemplo, caminhar em 2 dos 5 dias combinados, é importante entender e valorizar o que deu certo nesses 2 dias: quais estratégias, situações e resoluções funcionaram, objetivando fortalecê-los e replicá-los. Ajude o paciente a focar nas suas forças e não nas suas fraquezas.

Se um paciente inicialmente **engajado** retorna com uma baixa porcentagem de atingimento da meta (menos de 50% do combinado), deve-se investigar a causa real do insucesso, e agir com foco na solução, e não no problema. Por exemplo:

1. *Causas práticas:* "choveu e eu não fiz caminhadas" – FOCO NA SOLUÇÃO – treinar comportamentos alternativos para os imprevistos – "O que você pode fazer de diferente na próxima vez que chover?" "Que lugares, estruturas, ou recursos alternativos você precisa ter 'na manga' para o caso de chover? Faça uma lista e deixe ao alcance da mão: vai que chove...".

2. *Causas cognitivas:* identificar e modificar as crenças (ou pensamentos) disfuncionais. Por exemplo: "Toda vez que eu vou ao cinema tenho que comer pipoca." – Faça perguntas abertas para ajudá-lo na reestruturação cognitiva – perceber onde está o "furo" dessa afirmação, e substituir essa crença por uma nova forma de pensar. Por exemplo: ajude-o a identificar e desativar esse reflexo de Pavlov: não é porque "tocou uma campainha" (chegar ao cinema) que ele precisa salivar (pipoca!!!). Que outros comportamentos alternativos existem ao entrar na sala do cinema e que sejam protetivas?

5) **Reescrevam a 4 mãos uma nova meta SMART, menos desafiadora do que a anterior, posto que ele não conseguiu cumpri-la, e, nesse processo, não esqueça do "ABCD":**

A = avalie a prontidão e a **autoeficácia**;
B = identifique as **barreiras** e auxilie na construção de estratégias de superação => foco na solução (e não no problema);
C = cheque o nível de **comprometimento** com as metas;
D = discuta como vai monitorar os progressos (um **diário**, por exemplo).

6) **Aplique uma Escala de Avaliação de Autoeficácia para ajudar a identificar situações de alto risco e treinar habilidades de enfrentamento, dando ao paciente uma maior sensação de controle dos desafios que vai encontrar no dia a dia. Por exemplo:**

"Pé na jaca" – Comendo *comfort foods* (alimentos muito calóricos, ricos em açúcar ou gordura saturada e trans)	Grau de tentação (0 a 10)	Autoeficácia (0 a 10) (quanto me sinto capaz de resistir)	Estratégias de enfrentamento *brainstorm* sobre o que fazer – comportamentos positivos)
Se estiver com fome			
Se alguém te oferecer			
Se brigar com o chefe			
Se estiver na TPM			
Se estiver se sentindo cansada, triste, entediada ou sozinha(o)			
Se estiver estressada(o) ou sob pressão			
Se estiver disponível (ex. sobre a sua mesa ou na bolsa)			

Ensaio e correção, e não "tentativa e erro", representa a estrutura do treinamento para a mudança de um velho hábito ou de um comportamento-problema.

Figura 9.14 – Estrutura de treinamento de velhos hábitos.

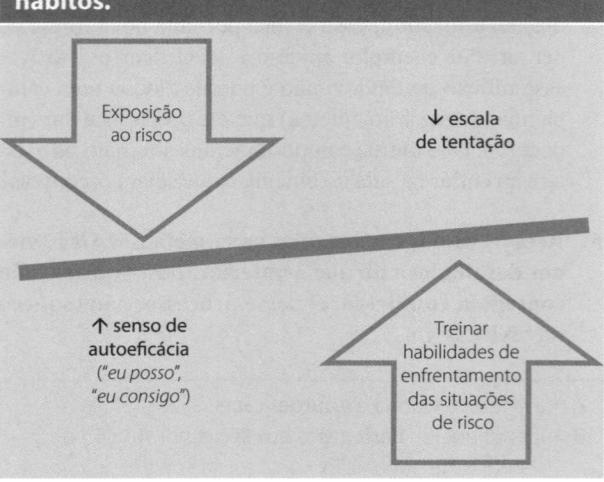

Fonte: Elaborada por Dulce Pereira de Brito.

7) Realinhe metas e planos de ação – A vida como ela é, na fase de Ação...

"Goals are dreams with deadlines."
(Objetivos são sonhos com prazos.)

Diana Scharf Hunt

Depois de 2 ou 3 meses de acompanhamento, Sofia retorna com progressos incrementais. Os lapsos nessa fase de ação começam a diminuir progressivamente, e quando acontecem são enfrentados com mais competência. Você checa a ferramenta escolhida para a automonitoração (Sofia fez um diário); o que funcionou é reforçado e o que não funcionou deve ser substituído por novas estratégias. Quando há sinais de enfraquecimento da motivação, você pode fazer boas perguntas, objetivando:

1) Despertar um **senso de urgência:** "Como você se vê daqui a 1 ano se nada for feito?".

2) **Olhar para a frente:** "Como se vê daqui a 5 anos se tiver atingido e mantido o peso desejado?".

3) Reativar as **motivações intrínsecas**: "Por que você quer perder peso mesmo?" "Quero poder andar de bicicleta com meus filhos sem me sentir com a língua de fora"; "Quero ver meus netos crescerem"; "Quero entrar naquele vestido", "Quero viajar na velhice...".

O que mais motiva as pessoas não são as recomendações da American Heart Association ou de qualquer outra renomada instituição. O que realmente as move são suas próprias razões, geralmente emocionais/afetivas, muito mais do que as racionais. Os valores intrínsecos são mais motivadores e propulsores do que os extrínsecos. Traga-os para o centro da conversa.

8) Fase de manutenção – consolide os ganhos e proponha novas metas

Depois de 6 meses de ação, atinge-se a fase de manutenção. À medida que os progressos vão acontecendo, novas metas vão sendo acordadas e novos planos de ação traçados a cada retorno. Você nota que Sofia ficou boa nisso: sua força para superar os desafios parece ter-se agigantado. Sempre retorna tendo feito além do que combinaram, e isso é motivador para ambos.

É importante que à medida que as pequenas metas comportamentais sejam atingidas você proponha metas um pouco mais desafiadoras, para além da zona de conforto (sem esticar demais a corda) para que a paciente possa experimentar a agradável sensação de ↑autoeficácia que vem do sucesso de ir além de seus próprios limites percebidos. Cada paciente é diferente. Seu desafio como promotor de saúde é aprender o quanto cada um é capaz de fazer agora – e, em seguida, ajudá-lo a se mover além, incorporando novas metas que favoreçam a sua saúde, o seu bem-estar e a sua qualidade de vida.

Depois de 6 meses, Sofia atingiu um peso saudável, e melhorou os seus "números". Agora sim a alça se fechou: a sua **consulta de** *check-up* que começou lá atrás teve começo, meio e fim, e cumpriu o seu papel:

- identificou riscos e os endereçou;
- empoderou a paciente;
- ofereceu estratégias de engajamento baseadas em evidências;
- auxiliou na identificação e superação de barreiras;
- capacitou para o enfrentamento das situações de risco;
- aumentou a autoeficácia;
- treinou para evitar e lidar com os lapsos e recaídas;
- assegurou o acompanhamento;
- monitorou os resultados e
- colheu os frutos.

Hoje Sofia tem uma alimentação saudável, faz natação 3 vezes por semana, e anda de bicicleta aos finais de semana com o marido e os filhos!

O sucesso na mudança de um comportamento de estilo de vida pode aumentar a confiança ou a autoeficácia para melhorar outros comportamentos de risco para os quais a paciente tinha, inicialmente, baixa motivação para mudar. A mudança de um comportamento pode servir como uma porta de entrada (ou um estímulo) para mudanças de outros comportamentos-problema. O sucesso na mudança de um comportamento (ex. dieta) serve como estratégia de enfrentamento para mudar outro (ex. atividade física)!

Sofia parece outra mulher quando o assunto é bem-estar emocional. Ela está visivelmente satisfeita porque as suas reais necessidades na consulta de *check-up* foram atendidas.

E graças a um tratamento centrado na paciente, ela não foi exposta a uma *Fast Medicine*: o problema não era depressão, era falta de treino para lidar com as barreiras.

Você fecha o computador, apaga a luz e vai para casa, sabendo que valeu a pena iniciar e concluir uma conversa com foco em "mudança comportamental". Você aprendeu um princípio norteador da consulta do *check-up:* "buscar saúde é muito mais do que procurar doenças".

Referências

Casos clínicos 1 e 4

1. Ferreira Jr M, Germani ACCG. Clínica médica. Consulta periódica de saúde. 2 ed. São Paulo: Manole; 2016. v. 1, cap. 18.
2. Leavell HR, Clark EG. Textbook of Preventive Medicine. 2nd ed. New York: McGraw-Hill; 1958.
3. Froom P, Benbassat J. Inconsistencies in the Classification of Preventive Interventions. Prev Med 2000; 31: 153-8.
4. Caderno de Atenção Primária – Rastreamento. Ministério da Saúde/Série A. Normas e manuais técnicos. Cad Atenção Primária 2010; (29).
5. Norman AH, Tesser CD. Prevenção quaternária na atenção primária à saúde: uma necessidade do Sistema Único de Saúde [Quaternary prevention in primary care: a necessity for the Brazilian Unified National Health System]. Ministério da Saúde, Fundação Oswaldo Cruz, Esc Nac Saúde Pública. Cad Saúde Pública 2009; 25(9): 2012-20. Available at: http://www.ncbi.nlm.nih.gov/pubmed/19750388
6. Ponka D. The periodic health examination in adults. Choosing Wisely Canada. Canad Med Assoc 2014.
7. Howard-Tripp M. Should we abandon periodic health examination? YES. Le Médecin de Famille Canadien. Canad Fam Physician 2011; 57.
8. Mavriplis CA. Should we abandon periodic health examination? NO. Le Médecin de Famille Canadien. Canad Fam Physician 2011; 57.
9. Biller-Andorno N, Jüni P. Abolishing Mammography Screening Programs? A View from the Swiss Medical Board. Massachussetts Medical Society. New Engl J Med 2014; 370: 21.
10. Baum M. Catch it early, save a life and save a breast: this misleading mantra of mammography. University College of London. Royal Soc Med 2015; 108(9): 338-9.
11. Gigerenzer G. Full disclosure about cancer screening – Time to change communication from dodgy persuasion to something straightforward. Harding Center for Risk Literacy and Center for Adaptive Behavior and cognition. Max Planck Institute for Human Development. BMJ 2016; 352: h6967.
12. Wilt TJ, Harris RP, Qaseem A. Screening for Cancer: Advice for High-Value Care from the American College of Physicians. Annals of Internal Medicine. Am Coll Physicians 2015; 162(10).
13. A Value Framework for Cancer Screening: Advice for High-Value Care from the American College of Physicians. In: Harris RP, Wilt TJ, Qaseem A. American College of Physicians. Ann Int Med 2015; 162(10).
14. Wegwarth O, Schwartz LM, Woloshin S, Gaissmaier W, Gigerenzer G. Do Physicians Understand Cancer Screening Statistics? A National Survey of Primary Care Physicians in the United States. American College of Physicians. Ann Int Med 2012; 156(5).

15. Gates TJ. Screening for Cancer: Concepts and Controversies. Am Fam Physician 2014; 90(9).
16. Canadian Task Force on Preventive Health Care. (acesso em: 31 jan. 2017). Disponível em: http://canadiantaskforce.ca/guidelines/
17. US Preventive Services Task Force. (acesso em: 31 jan. 2017). Disponível em: www.uspreventiveservices-taskforce.org/
18. Tunala RG, Germani ACCG, Ferreira Jr M. Clínica médica. Aconselhamento para hábitos saudáveis. 2 ed. São Paulo: Manole; 2016. v. 1, cap. 21.

Casos clínicos 2 e 5

19. Wegwarth O, Schwartz LM, Woloshin S, Gaissmaier W, Gigerenzer G. Do Physicians Understand Cancer Screening Statistics? A National Survey of Primary Care Physicians in the United States. Ann Intern Med 2012; 156: 340-9.
20. Croswell JM, Kramer BS, Kreimer AR, et al. Cumulative Incidence of False-Positive Results in Repeated, Multimodal Cancer Screening. Ann Fam Med 2009; 7(3): 212-22.
21. Wilson JMG, Jungner G. The Principles and Practice of Screening for Disease. Geneva, Switzerland: World Health Organization; 1968.
22. Salmi LR, Coureau G, Bailhache M, Mathoulin-Pelissier S. To Screen or Not to Screen: Reconciling Individual and Population Perspectives on Screening. Mayo Clin Proc 2016; 91(11): 1594-1605.
23. LöWy I. Cancer, women, and public health: the history of screening for cervical cancer. História, Ciências, Saúde (Manguinhos, RJ) jul. 2010; 17(supl.1): 53-67.
24. Shieh Y, Eklun M, Sawaya GF, Black WC, Kramer BS, Esserman LJ. Population-based screening for cancer: hope and hype. Nat Rev Clin Oncology 2016; 13: 550-65.
25. Croswell JM, Ransohoff DF, Kramer BS. Principles of Cancer Screening: Lessons from History and Study Design Issues. Seminars Oncology 2010; 37.3: 202-15. PMC Web 2018 Jan 24.
26. Published Recommendations. U.S. Preventive Services Task Force. Disponível em: https://www.uspreventiveservicestaskforce.org/BrowseRec/Index/browse-recommendations
27. Humphrey L, Deffebach M, Pappas M, et al. Screening for Lung Cancer: Systematic Review to Update the U.S. Preventive Services Task Force Recommendation [Internet]. Rockville (MD): Agency for Healthcare Research and Quality (US); 2013 Jul. (Evidence Syntheses, No. 105.) Available from: https://www.ncbi.nlm.nih.gov/sites/books/NBK154610/
28. Nelson HD, Haney EM, Dana T, Bougatsos C, Chou R. Screening for Osteoporosis: An Update for the U.S. Preventive Services Task Force. Ann Intern Med 2010; 153: 99-111.
29. Moyer VA. Vitamin D and Calcium Supplementation to Prevent Fractures in Adults: U.S. Preventive Services Task Force Recommendation Statement. Ann Intern Med 2013; 158: 691-6.
30. Vesco KK, Whitlock EP, Eder M, et al. Screening for Cervical Cancer: A Systematic Evidence Review for the U.S. Preventive Services Task Force [Internet]. Rockville (MD): Agency for Healthcare Research and Quality (US); 2011 May. (Evidence Syntheses, No. 86.) Available from: https://www.ncbi.nlm.nih.gov/books/NBK66099/
31. Nelson HD, Cantor A, Humphrey L, et al. Screening for Breast Cancer: A Systematic Review to Update the 2009 U.S. Preventive Services Task Force Recommendation [Internet]. Rockville (MD): Agency for Healthcare Research and Quality (US); 2016 Jan. (Evidence Syntheses, No. 124.) Available from: https://www.ncbi.nlm.nih.gov/books/NBK343819/
32. Woloshin S, M.D., Schwartz LM, M.D., Black WC, M.D., Kramer BS, M.D., M.P.H. Cancer Screening Campaigns – Getting Past Uninformative Persuasion. N Engl J Med 2012; 367: 1677-9.

Carga de doenças no Brasil e no mundo

10

- *Itamar de Souza Santos*
- *Paulo Andrade Lotufo*
- *Isabela Judith Martins Benseñor*

Introdução

Desde o final do século XIX, vêm ocorrendo profundas mudanças demográficas e no perfil de morbimortalidade das populações. A maior parte dos países do mundo apresenta uma transição demográfica e epidemiológica que compartilha as seguintes características: (I) diminuição das taxas de fecundidade e mortalidade, com consequente envelhecimento populacional; (II) substituição das doenças transmissíveis por doenças não transmissíveis e causas externas como principais causas de morte; (III) deslocamento da morbimortalidade dos mais jovens para os mais idosos; e (IV) mudança de uma situação em que predomina a mortalidade para outra na qual a morbidade é dominante[1,2]. Entretanto, esse processo tem ocorrido em diferentes períodos, com diferentes velocidades, e moldado por conjunturas locais.

Ao procurarmos quantificar esse processo de transformação e seu impacto na saúde das populações, os cálculos clássicos das taxas de incidência, prevalência e mortalidade mostram-se insuficientes. Por exemplo, óbitos ocorridos aos 25 anos de idade impactam diferentemente daqueles ocorridos aos 75 anos de idade. Com relação às doenças não fatais, o quadro é ainda mais complexo. Doenças diferentes causam incapacidades distintas. Adicionalmente, uma mesma doença pode ter um impacto (gravidade) heterogêneo em diferentes indivíduos. Da mesma forma, uma doença crônica pode gerar uma incapacidade heterogênea ao longo do tempo com impactos diferenciados ao longo da história de vida da pessoa.

Nesse ponto, é importante conceituar o que será entendido como incapacidade no decorrer deste texto. O termo incapacidade está muito ligado, em nossa cultura, à inaptidão de um indivíduo para realizar uma determinada tarefa, usualmente laboral. Para o GBD – Global Burden of Disease –, a mensuração de incapacidade está mais ligada ao impacto que uma doença tem na qualidade de vida de um indivíduo. Assim, ao longo deste capítulo, as referências à incapacidade ou às suas medidas devem ser entendidas essencialmente como *diminuição da qualidade de vida*, e não estritamente como *perda de função ou inaptidão para o trabalho*.

Levando esses fatores em consideração, surge o conceito de carga de doença como uma medida única de morbidade e mortalidade nas populações. Esse tipo de medida tem várias aplicações, e tem merecido destaque na avaliação de custo-efetividade nas intervenções realizadas em sistemas de saúde. Um dos grupos que se notabilizaram pela medida de carga de doença nas últimas décadas foi o Global Burden of Disease (GBD). Esse grupo de pesquisa colaborativo, multinacional, é liderado pelo Institute for Health Metrics and Evaluation, da Universidade de Washington. O GBD baseia-se no princípio de que todos merecem ter uma vida longa, com saúde e qualidade integrais. O objetivo do grupo é quantificar, baseando-se na melhor evidência disponível, quais as condições que impedem que esse ideal seja encontrado na realidade. A análise desses resultados ao longo do tempo também permite quantificar o processo de transição epidemiológica, estabelecendo a posição e a velocidade em que ele se encontra nas diversas populações.

As medidas utilizadas pelo Global Burden of Disease

A quantificação da carga das doenças utilizada pelo GBD é um processo que envolve várias etapas. Embora a metodologia adotada por esse grupo seja usualmente considerada complexa, alguns dos conceitos principais são bastante intuitivos, e é necessário dominá-los para uma correta interpretação dos achados do estudo. Nesse tópico, abordaremos os conceitos de anos de vida perdidos por morte prematura (Years of Life Lost – YLL), anos vividos com incapacidade (Years Lived With Disability – YLD), anos de vida perdidos ajustados por incapacidade ou morte (Disability-Adjusted Life Years – DALY) e expectativa de vida saudável (EVS).

Considere o diagrama a seguir (Figura 10.1), no qual a área clara corresponde à evolução que denominaremos "vida completamente saudável". A evolução de "vida completamente saudável" corresponde à evolução de um indivíduo que não teve nenhuma causa de incapacidade. Além disso, seu óbito ocorreu em uma idade após a melhor expectativa de vida existente dentre todos os países, estratificada por sexo (expectativa de vida "otimizada").

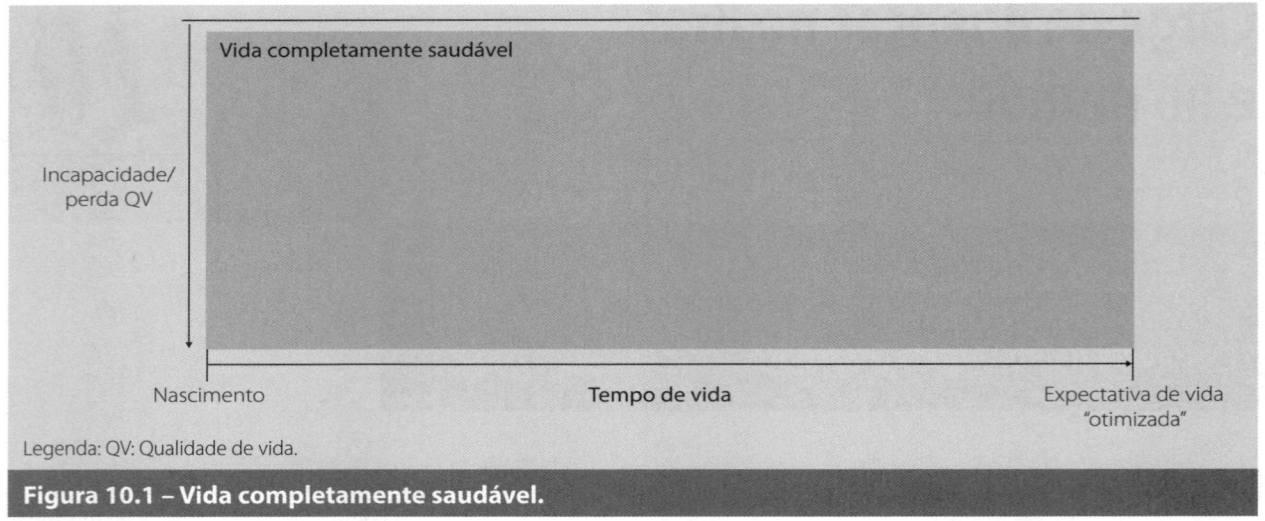

Figura 10.1 – Vida completamente saudável.

Fonte: Imagem inspirada e adaptada de material de divulgação do Institute for Health Metrics and Evaluation; Salomon JA et al. e GBD 2016, DALYs and HALE et al.

O primeiro grupo de condições que podem impedir essa evolução "ideal" é aquele que reúne as causas de óbito antes da idade que corresponde à expectativa de vida "otimizada". A diferença entre a idade do indivíduo ao óbito e a expectativa de vida "otimizada" corresponde aos *anos de vida perdidos por morte prematura*, conforme indica a área escura da Figura 10.2.

O outro grupo de condições que podem levar a uma evolução diferente da "vida completamente saudável" são as doenças não fatais, mas que cursam com incapacidade, temporária ou permanente. Podemos observar na Figura 10.3 alguns exemplos dessas condições (áreas mais escuras), que correspondem ao conceito de *anos vividos com incapacidade*. No primeiro caso (doença leve resolvida), temos uma doença temporária, a qual, enquanto esteve presente, causou uma pequena incapacidade. No caso seguinte (doença grave resolvida), há também uma condição tem-

porária, mas que no seu curso levou a uma incapacidade comparativamente maior. No último caso (doença crônica persistente), temos uma incapacidade que não cessou até o final da vida do indivíduo.

Nas áreas mais escuras da Figura 10.3, a extensão horizontal corresponde ao tempo em que uma determinada condição causou incapacidade ao indivíduo. A extensão vertical corresponde à magnitude (intensidade dessa perda). Embora seja uma forma lógica de comparar o impacto de desfechos não fatais em cenários diversos, uma reflexão sobre essa estratégia deve ser imposta. Dois observadores independentes podem concordar (com algumas exceções) sobre os momentos de início e término de uma determinada incapacidade em um indivíduo. Porém, é muito mais variável a concepção que cada um deles terá sobre a *intensidade* da incapacidade que uma determinada condição causou.

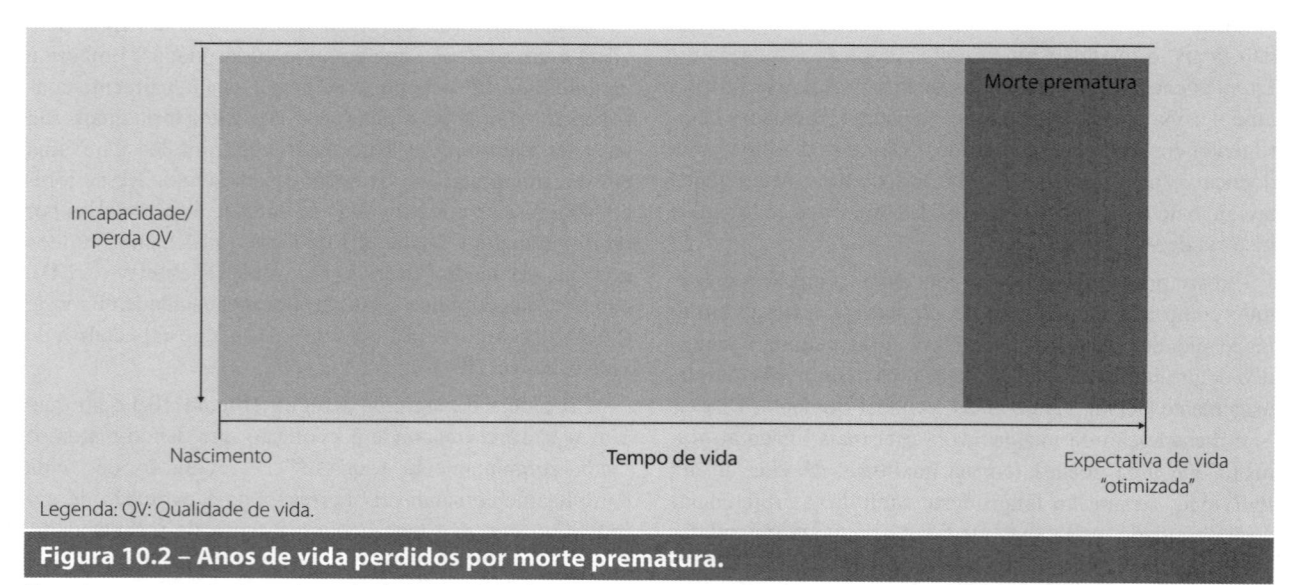

Figura 10.2 – Anos de vida perdidos por morte prematura.

Fonte: Imagem inspirada e adaptada de material de divulgação do Institute for Health Metrics and Evaluation; Salomon JA et al. e GBD 2016, DALYs and HALE et al.

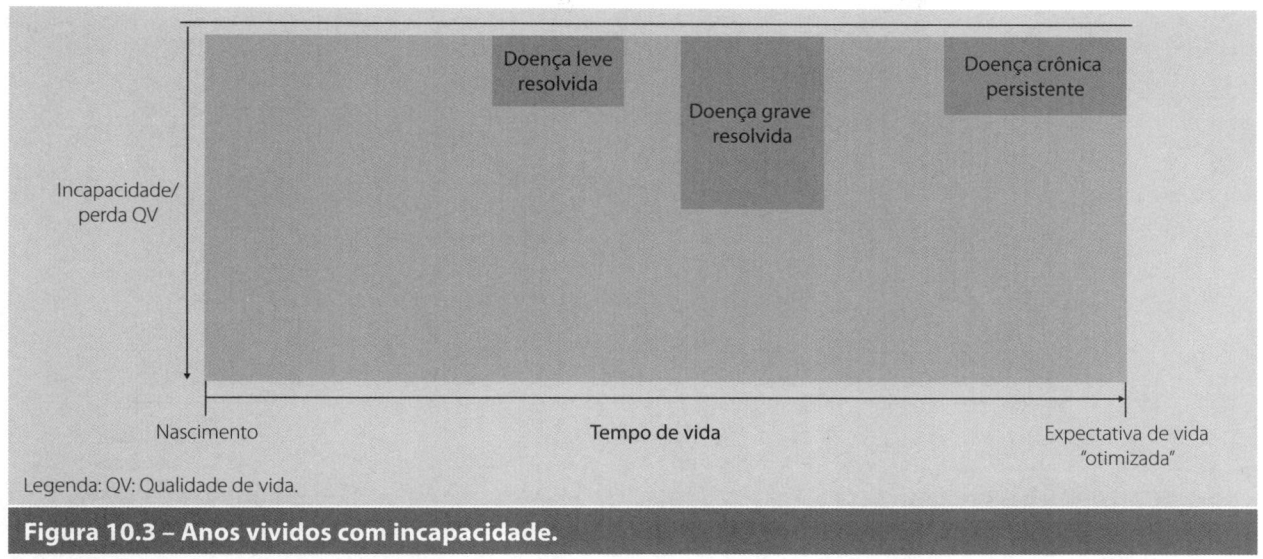

Legenda: QV: Qualidade de vida.

Figura 10.3 – Anos vividos com incapacidade.

Fonte: Imagem inspirada e adaptada de material de divulgação do Institute for Health Metrics and Evaluation; Salomon JA et al. e GBD 2016, DALYs and HALE et al.

Para lidar com essa situação, e ter resultados comparáveis em diferentes localidades e ao longo do tempo, o Global Burden of Disease desenvolveu o conceito de pesos de incapacidade ou *disability weights*[3]. Esses pesos foram obtidos por meio de estudos transculturais, realizados com dezenas de milhares de indivíduos, retratando a visão que as pessoas têm sobre a incapacidade causada pelas diversas doenças. Como referências, são adotados a ausência de incapacidades (peso 0) e o óbito (peso 1). As análises mais recentes do grupo vêm refinando essas estimativas, em especial no referente a diferentes graus de gravidade, bem como aspectos ligados à evolução clínica habitual da doença, com pesos diferenciados de acordo com o tempo ocorrido desde o diagnóstico. Um exemplo típico é o infarto agudo do miocárdio, que traz limitações maiores nos primeiros dias após o evento (incluindo hospitalizações e exames mais frequentes) comparados aos períodos subsequentes. A Tabela 10.1 traz alguns exemplos de *disability weights* usados no GBD 2016[3,4].

Assim, os YLD associados a uma determinada condição, para um indivíduo, correspondem ao produto entre o tempo que aquela condição esteve presente e o *disability weight* a ela associada.

Na Figura 10.4, temos o exemplo de um indivíduo que teve incapacidades ao longo da vida causadas por enxaqueca, dor nas costas e deficiência auditiva, e morreu precocemente (em comparação à expectativa de vida "otimizada") devido a um acidente vascular cerebral. Nesse caso, a área mais escura corresponde aos YLL decorrentes da morte precoce por acidente vascular cerebral e a soma das áreas de tom intermediário corresponde aos YLD decorrentes das doenças que o indivíduo teve. Os *anos de vida perdidos ajustados por incapacidade ou morte* são a medida combinada de mortalidade e morbidade usada pelo GBD, e corresponde à soma dos YLL e YLD.

Tabela 10.1 – *Disability weights* usados no GBD 2016.	
Causa	**Disability weight**
Nenhum agravo (referência)	*0.000*
Claudicação intermitente	0.014
Insuficiência cardíaca leve	0.041
Uso diário de medicamentos	0.049
Infarto do miocárdio, dias 3 a 28	0.074
Insuficiência cardíaca grave	0.179
Infarto do miocárdio, dias 1 e 2	0.432
Acidente vascular encefálico com sequelas cognitivas	0.588
Morte (referência)	*1.000*

Fonte: Adaptada de Salomon et al. e GBD 2016 Disease and Injury Incidence and Prevalence Collaborators.

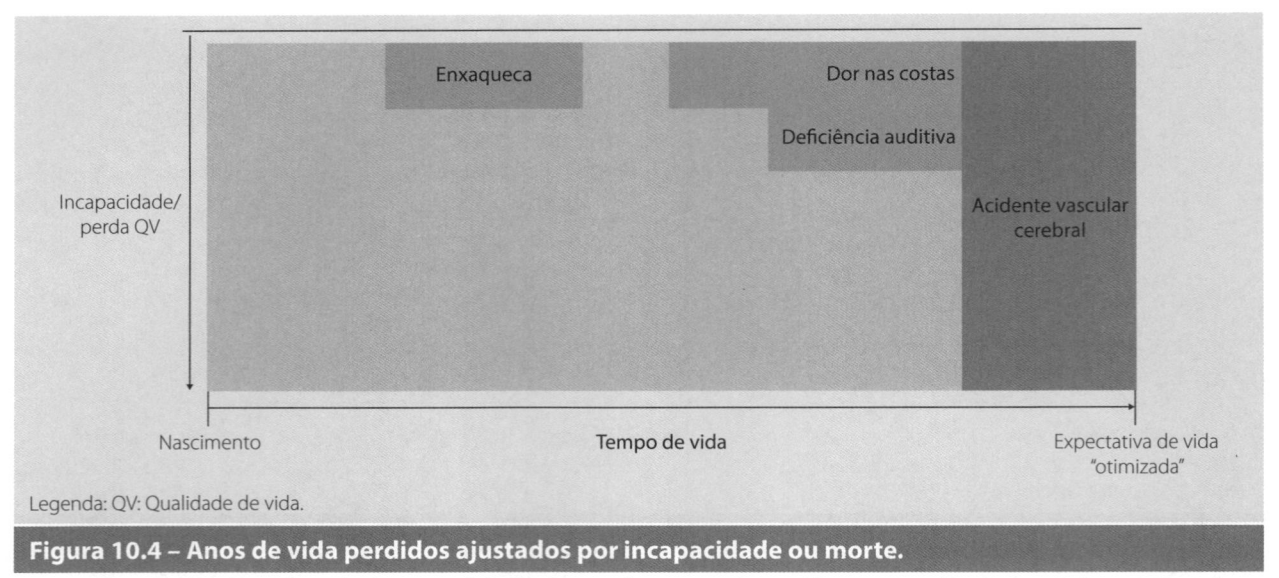

Legenda: QV: Qualidade de vida.

Figura 10.4 – Anos de vida perdidos ajustados por incapacidade ou morte.

Fonte: Imagem inspirada e adaptada de material de divulgação do Institute for Health Metrics and Evaluation; Salomon JA et al. e GBD 2016, DALYs and HALE et al.

Nesse texto, a história de vida de um indivíduo foi usada para ilustrar os principais conceitos usados no GBD. Entretanto, o objetivo central do grupo é no nível populacional. Nesses casos, de acordo com as fontes de dados utilizadas (veja adiante), inferem-se os YLL, YLD e DALY causados por uma certa condição, no conjunto de indivíduos de uma determinada localidade (tipicamente, um país ou grupo de países) por um período de tempo (habitualmente, em um determinado ano).

Por fim, além das estimativas (demográficas) habituais de expectativa de vida, o GBD também traz o conceito de expectativa de vida saudável – EVS. Ela é calculada subtraindo-se da expectativa de vida ao nascer a média de YLD (por todas as causas), por indivíduo, naquela população. Assim, pode se considerar a EVS uma medida de expectativa de vida *ajustada* para o grau de incapacidade ou a qualidade de vida média naquela população.

Os principais resultados na versão GBD 2016 são apresentados por país, região do globo e por Índice Sociodemográfico (ISD). O ISD é uma medida que agrega informações sobre renda, nível educacional e taxa de natalidade. É expressa para cada localidade como um valor entre 0 e 1 (analogamente às estratégias de cálculo feitas para o Índice de Desenvolvimento Humano – IDH)[5]. Após o cálculo do ISD, ele é categorizado como alto, médio-alto, médio, médio-baixo ou baixo de acordo com os quintis dos valores encontrados para os países avaliados. Com um ISD de 0,708 em 2016, o Brasil é classificado como um país de ISD médio[6].

Fontes e modelagem de dados no Global Burden of Disease

Várias fontes de dados são incluídas na análise de cada iteração do GBD. Exemplos típicos são registros vitais (nascimento e óbito), autópsias verbais, registros hospitalares e estudos de prevalência. As causas de mortalidade e/ou incapacidade são classificadas em três grandes grupos (causas de nível 1): (I) Doenças infecciosas, maternas, neonatais e nutricionais; (II) doenças não transmissíveis e (III) causas externas. Esses grupos são então subdivididos em conjuntos progressivamente mais específicos (causas de nível 2, 3 e 4). As informações obtidas das fontes de dados são processadas utilizando um modelo de regressão que divide o mundo em 21 macrorregiões (baseado em características epidemiológicas comuns) e, dentro de cada região, suaviza diferenças espaço-temporais e estima informações faltantes. É importante salientar que as escolhas feitas nesse processo de modelagem, embora maximizem o uso dos dados disponíveis, também podem impactar os resultados apresentados.

Principais resultados do GBD 2016

O GBD 2016 apresenta dados da evolução de suas medidas de morbimortalidade entre os anos de 1990 e 2016, acrescido de algumas informações sobre a evolução das taxas de mortalidade (geral e específica) nas décadas de 1970 e 1980. Nesse tópico, apresentaremos um resumo das principais causas atuais de morbimortalidade no mundo, sempre de acordo com a visão desse grupo de pesquisadores.

Em 2016, a expectativa de vida global ao nascer foi de 69,79 anos para os homens e 75,33 anos para as mulheres. Como seria esperado, observa-se uma forte associação positiva entre o ISD e a expectativa de vida ao nascer. Bastante influenciada pela mortalidade infantil, a expectativa de vida ao nascer varia de 61,63 a 78,06 anos nos homens e de 64,10 a 83,37 anos nas mulheres, de acordo com o quintil de ISD. No Brasil, a expectativa de vida ao nascer foi de 71,56 anos para os homens e 79 anos para as mulheres (Tabela 10.2)[7].

Tabela 10.2 – Expectativa de vida e expectativa de vida saudável em homens e mulheres em 2016 no mundo, no Brasil, e por índice sociodemográfico. EV: Expectativa de vida. EVS: Expectativa de vida saudável.

Área/sexo		Homens			Mulheres		
		EV (anos)	EVS (anos)	EVS/EV (%)	EV (anos)	EVS (anos)	EVS/EV (%)
Global		69,79	61,42	88,0%	75,33	64,91	86,2%
Índice sociodemográfico	Alto	78,06	68,33	87,5%	83,37	71,49	85,8%
	Médio-alto	73,12	64,57	88,3%	79,86	68,96	86,4%
	Médio	71,06	63,21	89,0%	77,28	67,19	86,9%
	Médio-baixo	66,25	57,90	87,4%	70,26	60,11	85,6%
	Baixo	61,63	53,86	87,4%	64,10	55,44	86,5%
Brasil		71,56	62,96	88,0%	79,00	68,05	86,1%

Fonte: Adaptada de GBD 2016 DALYs and HALE Collaborators.

A expectativa de vida saudável também tem relação fortemente positiva com o ISD, de tal forma que a proporção EVS/EV é similar nos diferentes cenários, variando entre 85 e 90%. Os dados da Tabela 10.3 ilustram uma importante face da evolução da EV e EVS entre 1990 e 2016 no mundo e no Brasil. No mundo, nesse período, houve um aumento de 7,09 e 7,76 anos na expectativa de vida dos homens e mulheres, respectivamente. Entretanto, o aumento absoluto na expectativa de vida saudável foi menor, de 6,04 e 6,49 anos, respectivamente[8]. Isso indica que a *média indi-*

vidual de anos vividos com incapacidade também vem aumentando. Esse aumento da carga de morbidade, que será discutida novamente mais adiante, traz marcantes reflexos para o uso dos recursos em saúde.

Uma das características mais marcantes da transição epidemiológica é o aumento relativo da importância das condições crônicas e/ou não fatais na carga de doença das populações, quando comparada à mortalidade precoce. Esse fenômeno, entretanto, é ainda bastante heterogêneo em todo o mundo, conforme podemos observar na Tabela 10.4.

Tabela 10.3 – Comparação dos dados de expectativa de vida e expectativa de vida saudável entre 1990 e 2016, no mundo e no Brasil.

		Global		Brasil	
		Homens	Mulheres	Homens	Mulheres
1990	Expectativa de vida	62,70	67,57	64,64	72,40
	Expectativa de vida saudável	55,38	58,42	57,20	62,50
	EV-EVS	7,32	9,15	7,44	9,90
	EVS/EV (%)	88,3%	86,5%	88,5%	86,3%
2016	Expectativa de vida	69,79	75,33	71,56	79,00
	Expectativa de vida saudável	61,42	64,91	62,96	68,05
	EV-EVS	8,37	10,42	8,60	10,95
	EVS/EV (%)	88,0%	86,2%	88,0%	86,1%
Aumento EV (1990-2016)		7,09	7,76	6,92	6,60
Aumento EVS (1990-2016)		6,04	6,49	5,76	5,55

Legenda: EV: Expectativa de vida; EVS: Expectativa de vida saudável.
Fonte: Adaptada de GBD 2016 DALYs and HALE Collaborators.

Tabela 10.4 – Principais causas de DALY em 2016 no mundo, no Brasil, e por índice sociodemográfico.

Área/Posição		1º	2º	3º	4º	5º
Global		Doença arterial coronariana	Acidente vascular cerebral	Infecções respiratórias	Dor nas costas/cervicalgia	Diarreia
Índice sociodemográfico	**Alto**	Doença arterial coronariana	Dor nas costas/cervicalgia	Acidente vascular cerebral	Neoplasia de pulmão	Doença de Alzheimer
	Médio-alto	Doença arterial coronariana	Acidente vascular cerebral	Dor nas costas/cervicalgia	Doenças sensoriais	Acidentes de trânsito
	Médio	Doença arterial coronariana	Acidente vascular cerebral	Acidentes de trânsito	Dor nas costas/cervicalgia	Doenças sensoriais
	Médio-baixo	Doença arterial coronariana	Diarreia	Infecções respiratórias	Prematuridade	Acidente vascular cerebral
	Baixo	Infecções respiratórias	Malária	Diarreia	HIV/Aids	Prematuridade
Brasil		Doença arterial coronariana	Violência urbana	Dor nas costas/cervicalgia	Acidentes de trânsito	Acidente vascular cerebral

Fonte: Adaptada de GBD 2016 DALYs and HALE Collaborators.

Os dados globais apontam que as cinco principais causas de DALY formam um grupo heterogêneo. Estão presentes duas doenças crônicas não transmissíveis com importante carga associada à mortalidade (doença arterial coronariana e acidente vascular cerebral), duas doenças infecciosas (infecções respiratórias e diarreia) e uma condição essencialmente ligada à ocorrência de incapacidade, mas não à mortalidade precoce (dor nas costas/cervicalgia).

Alguns padrões tornam-se evidentes ao observarmos a distribuição das principais causas de DALY de acordo com o ISD. Com exceção dos países com baixo ISD, a doença arterial coronariana é a responsável pelo maior número de DALY.

A dor nas costas/cervicalgia ocupa posição de maior destaque (2º) no grupo de países com maior ISD, embora também esteja presente dentre as 5 principais causas de DALY nos grupos de médio-alto e médio ISD. Por outro lado, no grupo de países com baixo ISD predominam, ainda, as causas infecciosas e as relacionadas às complicações da prematuridade. Em específico, a incidência do HIV/Aids tem, atualmente, uma dinâmica bastante diferente na África subsaariana, que concentrou 75,4% dos novos casos em 2015[9].

No Brasil, a doença arterial coronariana também é a principal causa de DALY, principalmente pelo componente associado à mortalidade precoce (YLL) (Tabela 10.5).

Tabela 10.5 – Principais causas de YLL em 2016 no mundo, no Brasil, e por índice sociodemográfico.

Área/Posição		1º	2º	3º	4º	5º
Global		Doença arterial coronariana	Acidente vascular cerebral	Infecções respiratórias	Diarreia	Acidentes de trânsito
Índice sociodemográfico	**Alto**	Doença arterial coronariana	Neoplasia de pulmão	Acidente vascular cerebral	Doença de Alzheimer	Suicídio
	Médio-alto	Doença arterial coronariana	Acidente vascular cerebral	Acidentes de trânsito	Neoplasia de pulmão	Infecções respiratórias
	Médio	Doença arterial coronariana	Acidente vascular cerebral	Acidentes de trânsito	DPOC	Infecções respiratórias
	Médio-baixo	Doença arterial coronariana	Infecções respiratórias	Diarreia	Malária	Acidente vascular cerebral
	Baixo	Infecções respiratórias	Malária	Diarreia	HIV/Aids	Prematuridade
Brasil		Doença arterial coronariana	Violência urbana	Acidentes de trânsito	Acidente vascular cerebral	Infecções respiratórias

Legenda: DPOC: Doenças pulmonares obstrutivas crônicas.
Fonte: Adaptada de GBD 2016 Causes of Death Collaborators.

Em 2015, a doença arterial coronariana foi a principal causa de morte por doença cardiovascular em todos os Estados do país, com exceção do Amapá[10]. Outra doença cardiovascular responsável por grande número de YLL globalmente e no Brasil é o acidente vascular cerebral[11]. A taxa padronizada de mortalidade por doenças cardiovasculares vem diminuindo em todo o país nos últimos 25 anos. Entretanto, essa redução ocorreu de forma heterogênea, sendo mais intensa nos Estados com maior ISD e nas mulheres.

Um dos contrastes encontrados na avaliação dos dados brasileiros é a presença da violência urbana como a segunda causa de DALY e YLL no país, com uma carga de doença concentrada principalmente entre homens jovens[12,13]. Em 2016, o número de DALY associado à violência urbana no Brasil foi 4,27 vezes o esperado para nosso ISD. Para todas as outras quatro principais causas presentes na Tabela 10.4, a razão DALY observado/DALY esperado não ultrapassou 1,05. Entretanto, há de se observar grande heterogeneidade nas taxas de mortalidade por homicídio no país. Nos últimos 25 anos, houve aumento desses valores principalmente nos Estados do Norte e Nordeste, enquanto houve queda substancial nos Estados de São Paulo e Rio de Janeiro[12].

Como esperado, a avaliação das principais causas de YLD (Tabela 10.6) traz um conjunto de condições bastante distinto quando comparado às doenças que causam mortalidade precoce. As estimativas do GBD 2016[4] mostram que em todos os cenários há uma grande importância das dores crônicas (dor nas costas, enxaqueca e cervicalgia) e da deficiência auditiva como causas de YLD. Nos países de médio-baixo e baixo ISD, a anemia ferropriva permanece como importante causa de YLD (embora tenha caído do terceiro para o quarto lugar no ranking global entre 1990

e 2016). Em alguns dos países da África subsaariana, as doenças associadas ao HIV/Aids também têm grande destaque como causa de YLD.

No Brasil, os transtornos ansiosos e depressivos ocuparam a terceira e quarta posições dentre as principais causas de YLD no ano de 2016. Há especial destaque para os transtornos ansiosos, pois o número de YLD associado a essa causa no Brasil é 44% maior que o esperado para o ISD nacional[4]. Adicionalmente, estima-se que entre 1990 e 2015 as taxas de DALY padronizadas por idade relacionadas aos transtornos ansiosos em nosso país aumentou cerca de 14%[14].

As estimativas de carga de doença apresentadas até esse momento referem-se à distribuição das medidas adotadas pelo GBD de acordo com as doenças estudadas. O grupo também publica seus resultados de acordo com uma série de fatores de risco comportamentais, metabólicos, ocupacionais e ambientais[15]. Os cinco fatores de risco associados ao maior número de DALY em 2016 no mundo, por ISD e no Brasil, estão mostrados na Tabela 10.7. Nota-se nos grupos de países com maior ISD uma predominância dos fatores de risco cardiovasculares, além do uso de álcool. Nos grupos de países com ISD mais baixo progressivamente ganham importância fatores relacionados à poluição ambiental, desnutrição e baixo peso ao nascimento. No grupo de mais baixo ISD, a prática de sexo não seguro na lista dos cinco fatores de risco associados ao maior número de DALY como reflexo da carga de doença associada ao HIV/Aids nesses países. O perfil brasileiro assemelha-se ao encontrado nos países de médio a alto ISD, destacando-se o importante crescimento no número de DALYs atribuíveis ao Índice de Massa corpórea elevado entre 2006 e 2016.

Tabela 10.6 – Principais causas de YLD em 2016 no mundo, no Brasil, e por índice sociodemográfico.

Área/Posição		1º	2º	3º	4º	5º
Global		Dor nas costas	Enxaqueca	Deficiência auditiva	Anemia ferropriva	Depressão maior
Índice sociodemográfico	**Alto**	Dor nas costas	Enxaqueca	Deficiência auditiva	Depressão maior	Cervicalgia
	Médio-alto	Dor nas costas	Enxaqueca	Depressão maior	Deficiência auditiva	Cervicalgia
	Médio	Dor nas costas	Enxaqueca	Deficiência auditiva	Cervicalgia	Diabetes
	Médio-baixo	Anemia ferropriva	Enxaqueca	Dor nas costas	Deficiência auditiva	Depressão maior
	Baixo	Anemia ferropriva	Dor nas costas	Enxaqueca	Depressão maior	Deficiência auditiva
Brasil		Dor nas costas	Enxaqueca	Ansiedade	Depressão maior	Outras DME

Legenda: DME: Doenças musculoesqueléticas.

Fonte: Adaptada de GBD 2016 Disease and Injury Incidence and Prevalence Collaborators.

Tabela 10.7 – Fatores de risco associados ao maior número de DALY em 2016 no mundo, no Brasil, e por índice sociodemográfico.

Área/Posição		1º	2º	3º	4º	5º
Global		Pressão arterial elevada	Tabagismo	BPN e/ou prematuridade	Glicemia elevada	IMC elevado
Índice sociodemográfico	Alto	Tabagismo	Pressão arterial elevada	IMC elevado	Glicemia elevada	Uso de álcool
	Médio-alto	Pressão arterial elevada	Tabagismo	IMC elevado	Uso de álcool	Glicemia elevada
	Médio	Pressão arterial elevada	Glicemia elevada	Tabagismo	IMC elevado	Poluição ambiental por MP
	Médio-baixo	BPN e/ou prematuridade	Pressão arterial elevada	DPE insuficiente	Poluição ambiental por MP	Glicemia elevada
	Baixo	BPN e/ou prematuridade	DPE insuficiente	Poluição indoor por CS	Falta de acesso a água potável	Sexo não seguro
Brasil		Pressão arterial elevada	IMC elevado	Uso de álcool	Glicemia elevada	Tabagismo

Legenda: BPN: Baixo peso ao nascer; CS: Combustíveis sólidos (lenha, carvão); DPE: Desenvolvimento pôndero-estatural; IMC: Índice de Massa Corpórea; MP: Material particulado.
Fonte: Adaptada de GBD 2016 Risk Factors Collaborators.

Em resumo, os dados do Global Burden of Disease apontam que o aumento na expectativa de vida das populações não se acompanhou de um aumento, de mesma magnitude, na expectativa de vida saudável. Esse fato evidencia uma crescente importância das doenças crônicas nas populações, com reflexos importantes para a assistência, ensino e pesquisa em saúde.

As doenças cardiovasculares e as dores crônicas são determinantes importantes da carga de doença na maioria dos países de médio e alto ISD, incluindo o Brasil. As doenças infecciosas (incluindo o HIV/Aids), as carências nutricionais e a prematuridade ainda impactam substancialmente a saúde das populações dos países de baixo ISD. Em nosso país, a carga de doença associada à violência urbana e transtornos ansiosos foi maior que a esperada pelo ISD nacional.

Referências

1. Schramm JMA, Oliveira AF, Leite IC, Valente JG, Gadelha AMJ, Portela MC, et al. Epidemiological transition and the study of burden of disease in Brazil. Ciênc Saúde Col 2004; 9(4): 897-908.
2. Santosa A, Wall S, Fottrell E, Högberg U, Byass P. The development and experience of epidemiological transition theory over four decades: a systematic review. Glob Health Action 2014; 7: 23574.
3. Salomon JA, Haagsma JA, Davis A, Noordhout CM, Polinder S, Havelaar AH, et al. Disability weights for the Global Burden of Disease 2013 study. Lancet Glob Health 2015; 3(11): e712-23.
4. GBD 2016 Disease and Injury Incidence and Prevalence Collaborators. Global, regional, and national incidence, prevalence, and years lived with disability for 328 diseases and injuries for 195 countries, 1990-2016: a systematic analysis for the Global Burden of Disease Study 2016. Lancet 2017; 390(10100): 1211-59.
5. GBD 2015 Mortality and Causes of Death Collaborators. Global, regional, and national life expectancy, all-cause mortality, and cause-specific mortality for 249 causes of death, 1980-2015: a systematic analysis for the Global Burden of Disease Study 2015. Lancet 2016; 388(10053): 1459-544.
6. GBD 2016 Causes of Death Collaborators. Global, regional, and national age-sex specific mortality for 264 causes of death, 1980-2016: a systematic analysis for the Global Burden of Disease Study 2016. Lancet 2017; 390(10100): 1151-210.
7. GBD 2016 Mortality Collaborators. Global, regional, and national under-5 mortality, adult mortality, age-specific mortality, and life expectancy, 1970-2016: a systematic analysis for the Global Burden of Disease Study 2016. Lancet 2017; 390(10100): 1084-150.
8. GBD 2016 DALYs and HALE Collaborators. Global, regional, and national disability-adjusted life-years (DALYs) for 333 diseases and injuries and healthy life expectancy (HALE) for 195 countries and territories, 1990-2016: a systematic analysis for the Global Burden of Disease Study 2016. Lancet 2017; 390(10100): 1260-344.
9. Wang H, Wolock TM, Carter A, Nguyen G, Kyu HH, Gakidou E, et al. Estimates of global, regional, and national incidence, prevalence, and mortality of HIV, 1980-2015: the Global Burden of Disease Study 2015. Lancet HIV 2016; 3(8): e361-87.
10. Brant LCC, Nascimento BR, Passos VMA, Duncan BB, Bensenör IJM, Malta DC, et al. Variations and particularities in cardiovascular disease mortality in Brazil and Brazilian states in 1990 and 2015: estimates from the Global Burden of Disease. Rev Bras Epidemiol 2017; 20 (Suppl 1): 116-28.
11. Lotufo PA, Goulart AC, Passos VMA, Satake FM, Souza MFM, França EB, et al. Cerebrovascular disease in Brazil from 1990 to 2015: Global Burden of Disease 2015. Rev Bras Epidemiol 2017; 20(Suppl 1): 129-41.
12. Malta DC, Minayo MCS, Soares AM, Silva MMAD, Montenegro MMS, Ladeira RM, et al. Mortality and years of life lost by interpersonal violence and self-harm: in Brazil and Brazilian states: analysis of the estimates of the Global Burden of Disease Study, 1990 and 2015. Rev Bras Epidemiol 2017; 20(Suppl 1): 142-56.
13. Ladeira RM, Malta DC, Morais OL, Montenegro MMS, Soares AM, Vasconcelos CH, et al. Road traffic accidents: Global Burden of Disease study, Brazil and federated units, 1990 and 2015. Rev Bras Epidemiol 2017; 20(Suppl 1): 157-70.
14. Bonadiman CSC, Passos VMA, Mooney M, Naghavi M, Melo APS. The Burden of disease attributable to mental and substance use disorders in Brazil: Global Burden of Disease Study, 1990 and 2015. Rev Bras Epidemiol 2017; 20(Suppl 1): 191-204.
15. GBD 2016 Risk Factors Collaborators. Global, regional, and national comparative risk assessment of 84 behavioral, environmental and occupational, and metabolic risks or clusters of risks, 1990-2016: a systematic analysis for the Global Burden of Disease Study 2016. Lancet 2017; 390(10100): 1345-422.

Aconselhamento a viajantes

11

- *Luiz Pedro Meireles*
- *Rodrigo Hidd Kondo*

CASO CLÍNICO

Você é procurado em seu consultório por uma paciente de 46 anos de idade, com antecedente de fibrose pulmonar diagnosticada há cinco anos, em acompanhamento clínico com pneumologista. Sua prescrição médica inclui prednisona 60 mg/dia, em uso há quatro meses, e cateter de O_2 18 horas por dia em virtude da hipoxemia. Nos últimos seis meses, mantém-se clinicamente estável, não apresentando novos episódios de descompensação pulmonar com necessidade de internação hospitalar. Ela pretende realizar uma viagem aérea dentro de um mês para a África do Sul a fim de visitar familiares em virtude do casamento de uma sobrinha. Refere que essa viagem é muito importante e não gostaria de cancelá-la.

Quais são as recomendações médicas que devem ser feitas antes da viagem, considerando-se cuidados com relação à doença de base e profilaxias de acordo com os riscos de adoecimento no país de destino?

Introdução

Com a globalização, as viagens internacionais tornaram-se cada vez mais frequentes. Em 2015, estima-se que 1,18 bilhão de viagens internacionais foram realizadas, sendo a metade por transporte aéreo. Os destinos mais procurados incluem países da Europa, particularmente a França. Em seguida, estão os Estados Unidos, a Espanha, China e Itália. No Brasil, segundo a Agência Nacional de Aviação Civil (Anac)[1], 6,8 milhões de brasileiros realizaram viagens internacionais aéreas em 2016.

Estima-se que entre 22 e 64% daqueles que viajam apresentem algum tipo de doença relacionada com o local de destino escolhido. Apesar de a maioria das apresentações clínicas serem leves e autolimitadas, os viajantes estão sujeitos a doenças infectocontagiosas graves que podem ser evitadas caso medidas profiláticas sejam tomadas. Ainda assim, a maioria das pessoas não tem o hábito de procurar um médico antes das viagens para se consultar.

Esse fenômeno contribuiu para a disseminação de doenças, especialmente as de transmissão respiratória, como a epidemia da síndrome respiratória aguda grave (Sars), que teve início na China em 2002, com a identificação do coronavírus como agente etiológico em 2003, a pandemia da gripe aviária em 2009 com o vírus H1N1, a disseminação da infecção pelo Chikungunya em 2013, e pelo Zika Vírus

em 2015. Além dos meios de transporte, a transmissão de doenças depende de características individuais do viajante, como seus antecedentes mórbidos e sua situação vacinal.

Mesmo considerando-se a situação nacional, as proporções continentais do território brasileiro permitem uma diversidade de ecossistemas, com suas diferenças climáticas, de vegetação e relevo, favorecendo a incidência de doenças como a malária.

Uma das iniciativas internacionais para prevenção e controle da disseminação mundial de doenças surgiu com o Regulamento Sanitário Internacional (International Health Regulation), adotado em 1969. Atualmente, a Organização Mundial de Saúde (OMS)[2,3] orienta condutas a países e viajantes que objetivam prevenir doenças por meio da vacinação, do uso de antimaláricos em situações especiais para prevenir as formas graves de malária e outras medidas para indivíduos portadores de condições especiais, como, por exemplo, a redução de riscos de trombose venosa profunda (TVP) associada às viagens. Recomenda-se o aconselhamento antes das viagens àqueles que se propõem a viagens com prática de esportes radicais, imunocomprometidos, portadores de doenças crônicas, gestantes ou que planejam engravidar em um breve período, ou para quem for permanecer por longo período no país de destino. A abordagem individual do destino específico e dos fatores de risco de cada paciente é de extrema importância, e faz com que as orientações possam variar, de modo que diferentes pessoas viajando para um mesmo destino podem apresentar recomendações distintas para aquela viagem.

O objetivo deste capítulo é apresentar as orientações que o médico deve informar a seu paciente em situações de viagem.

Doenças transmitidas por vetores

Malária

A malária é a principal doença parasitária do globo, sendo endêmica no mundo. São aproximadamente 3,2 bilhões de pessoas em risco de contrair o parasita. Em 2015, 214 milhões de novas ocorrências da doença foram notificadas em 95 países e mais de 400 mil pessoas morreram por conta da infecção. A incidência na população de viajantes é difícil de ser avaliada, mas dados americanos e europeus estimam 30 mil casos da doença entre viajantes.

Segundo dados de Freedman et al.[4], a doença foi a principal causa de febre entre viajantes que retornaram da África Subsaariana e América Central para os Estados Unidos da América. No Brasil, a doença se concentra na Amazônia Legal (que compreende os estados do Acre, Amazonas, Pará, Roraima, Rondônia, Amapá, Maranhão, Tocantins e Mato Grosso), sendo essa região responsável pela grande maioria dos casos de malária em nosso país, mas casos esporádicos também vêm sendo relatados na região litorânea e no interior do Sudeste. O retardo no diagnóstico da malária é um dos maiores problemas que contribuem para as complicações graves e óbito pela doença. Esse fato ocorre, principalmente, quando viajantes retornam a seus países de origem onde a doença não é endêmica e, portanto, locais com dificuldade em recursos diagnósticos e terapêuticos. O diagnóstico e o tratamento precoces são determinantes na sobrevida de indivíduos com a doença.

Os sintomas comuns incluem febre, calafrios, cefaleia, mialgia, fraqueza, vômitos, diarreia, dor abdominal e queda do estado geral. Formas graves da doença são **causadas** pela espécie *Plasmodium falciparum* e podem cursar com insuficiência renal aguda, convulsões, choque, seguido por coma e morte. Essa evolução em geral ocorre nos indivíduos primoinfectados, que visitam áreas consideradas de risco.

A transmissão da doença se restringe às áreas tropicais e subtropicais, entretanto, casos em áreas urbanas foram confirmados em algumas regiões da África, na Índia, e inclusive no Brasil nas cidades de Manaus, Porto Velho e Cruzeiro do Sul.

A hipótese de malária deve ser considerada em todo viajante procedente de área endêmica com história de febre após sete dias da viagem, até o período de três meses (95% nos primeiros 30 dias).

Os cuidados com a malária devem incluir quatro pontos fundamentais:

1. conhecimento do risco de transmissão da doença;
2. medidas de proteção contra as picadas do mosquito (Quadro 11.1);
3. quimioprofilaxia e/ou tratamento autoadministrado;
4. acesso precoce ao diagnóstico e tratamento.

O risco de aquisição de malária entre viajantes compreende vários fatores: o destino da viagem, período do ano (a transmissão aumenta nas estações chuvosas), as condições de acomodação do viajante (viajantes acomodados em acampamentos em áreas de risco têm maior chance de adoecer), o objetivo da viagem e as atividades que serão desenvolvidas, como, por exemplo, a construção de estradas em áreas de elevada taxa de transmissão da doença. A distância média percorrida pelo mosquito, que tem o hábito de picar ao anoitecer, é de cerca de 1 km. Sendo assim, viagens diurnas para áreas de risco e retorno para áreas não endêmicas ao anoitecer reduzem o risco de transmissão.

Medidas gerais como o uso de repelentes com o princípio ativo na concentração adequada, casa com telas protetoras e vestuário adequado auxiliam na diminuição da exposição ao inseto vetor.

Um tema ainda controverso é a quimioprofilaxia, que tem o objetivo de evitar as formas graves e óbito pela doença, portanto, visando evitar as formas causadas pelo *Plasmodium falciparum*. Os estudos disponíveis na literatura que avaliaram as principais drogas utilizadas para quimioprofilaxia demonstraram eficácia entre 75 a 95%, e devem ser indicadas quando o risco de doença grave e/ou morte for superior ao risco de eventos adversos graves. Atualmente existem quatro drogas recomendadas: doxiciclina, mefloquina, a combinação atovaquone/proguanil e cloroquina. Com exceção da associação atovaquone/proguanil, que tem ação hepática e pode ser descontinuado após uma semana, as outras medicações só agem no ciclo eritrocitário, e devem ser mantidas por no mínimo 28 dias após o retorno da área de risco. A cloroquina deve ser reservada para áreas onde o *Plasmodium falciparum* ainda é sensível a essa droga (praticamente somente no México, algumas áreas da América Central e alguns países do Oriente Médio). Para as outras áreas, a associação atovaquone/proguanil é preferível pelo menor risco de efeitos colaterais. Apesar dessas orientações, ainda não há um consenso mundial sobre a quimioprofilaxia e cada país adota sua política de prevenção.

Até a presente data não existe nenhuma medida de prevenção contra malária que seja 100% eficaz, e os eventos adversos dessas drogas são um dos principais fatores que contribuem para a falta de adesão à quimioprofilaxia. Por isso, o profissional envolvido na orientação de viajantes deverá ter a percepção do risco de adoecimento por malária e avaliar os prós e contras dessa recomendação. Além disso, o viajante deve ser orientado que, ao menor sinal de febre em área onde a doença é endêmica, a busca por assistência médica em 24 horas é obrigatória.

No Brasil nos últimos anos houve redução dos casos de malária, especialmente a malária causada pelo *P. falciparum,* e, em 2015, o país registrou o menor número de doença nos últimos 35 anos. As razões para tal mudança de paradigma são a adequação da política nacional à tera-

Tabela 11.1 – Medicações e dosagens na profilaxia da malária.

Medicação	Dosagem	Duração	Comentários
Atovaquone/ Proguanil	11 a 20 kg – 62,5 a 25 mg/dia 21 a 30 kg – 125 a 50 mg/dia 31 a 40 kg – 187,5 a 75 mg/dia > 40 kg – 250 a 100 mg/dia	Início: 1 a 2 dias antes Término: 7 dias após	• Deve ser ingerido junto com alimentos. • Contraindicações: hipersensibilidade aos componentes, Cl Cr < 30 mL/min.
Mefloquina	< 50 kg: 5 mg/kg/semana > 50 kg: 250 mg/semana	Início: 2 a 3 semanas antes Término: 4 semanas após	• Deve ser ingerido junto com alimentos. • Possível na gestação, com poucos estudos no 1º trimestre. • Contraindicações: hipersensibilidade, histórico de transtorno psiquiátrico.
Doxiciclina	< 45 kg: 2 mg/kg/dia > 45 kg: 100 mg/dia	Início: 1 a 2 dias antes Término: 4 semanas após	• Deve ser ingerido junto com alimentos. • Contraindicações: hipersensibilidade, idade < 8 anos, segundo trimestre de gestação, amamentação.
Cloroquina	Crianças: 5 mg cloroquina/kg/ semana Adultos: 300 mg cloroquina/ semana	Início: 1 a 2 semanas antes Término: 4 semanas após	• Uso permitido durante a gestação. • Contraindicações: hipersensibilidade.

Fonte: Adaptado de Freedman DO. Malaria Prevention in Short-Term Travelers. N Engl J Med 2008; 359: 603-12. Prevention of malaria infection in travelers. www.uptodate.com

pêutica da doença e o aumento da capacidade diagnóstica da doença na área endêmica, que possibilitou o acesso do indivíduo à rede diagnóstica em menor espaço de tempo. Além disso, os destinos turísticos mais visitados pelos viajantes (costa brasileira, pantanal e as grandes cidades) não apresentam habitual transmissão de malária. Todos esses fatores colocam a quimioprofilaxia no Brasil como uma condição que deve ser particularizada individualmente.

Portanto, aos viajantes para os quais a profilaxia for recomendada, deve-se informar sobre possíveis efeitos colaterais, principalmente associados ao uso da mefloquina (sonhos estranhos, insônia, vertigem, tontura, ansiedade, depressão, dificuldades visuais e cefaleia), e como proceder para ter o diagnóstico e tratamento adequados da doença, caso tornem-se sintomáticos durante ou após a viagem, em um prazo não superior a 24 horas.

Dengue

Doença febril aguda causada por quatro sorotipos do vírus *Flaviviridae, todos* já circulantes no Brasil. Transmitida pelo mosquito *Aedes aegypti* ou pelo *Aedes Albopictus*, a dengue é uma doença viral que se espalha rapidamente no mundo. Nos últimos 50 anos, a incidência aumentou 30 vezes. É estimado que 50 milhões de infecções por dengue ocorram anualmente e que aproximadamente 2,5 bilhões de pessoas morem em países onde a dengue é endêmica. A urbanização, com condições habitacionais precárias, a falta de controle do vetor, as mudanças climáticas e as viagens internacionais são fatores apontados para o aumento da incidência dessa arbovirose. No Brasil, segundo o Sinan, no ano de 2013, foram notificados 1.452.489 casos de dengue, sendo 1.297 desses diagnosticados com febre hemorrágica do dengue, correspondendo a 34,8% do total de óbitos re-

gistrados pela doença. Já em 2016, o número de notificações de casos de dengue passou a 1.500.535 casos.

A doença manifesta-se clinicamente com febre alta (39 a 40 °C) de início abrupto que geralmente dura de 2 a 7 dias, acompanhada de cefaleia, mialgia, artralgia, *rash* cutâneo e dor retro-orbitária. Perda de peso, náuseas e vômitos são comuns. A forma hemorrágica, manifestada por sangramentos espontâneos, petéquias e prova do laço positiva que caracterizam fragilidade capilar, pode levar à morte e é mais comum após uma segunda infecção com um sorotipo diferente. Dor abdominal intensa e contínua, vômitos persistentes, derrames cavitários (ascite, derrame pleural ou pericárdico), hipotensão postural ou lipotimia, hepatomegalia, sangramento de mucosas, aumento progressivo de hematócrito e letargia/irritabilidade, são sinais de alarme e indicam internação hospitalar para hidratação e seguimento. Observar que a febre cede em torno do 3º ao 5º dia do início dos sintomas, período no qual podem ocorrer os Sinais de Alarme. A manifestação clínica mais grave, o choque circulatório, é a evolução do caso não tratado adequadamente anteriormente. O diagnóstico laboratorial é feito pela detecção de antígenos virais (NS1, isolamento viral, RT-PCR e imuno-histoquímica) até o quinto dia de doença, ou sorologias (Elisa) a partir do sexto dia de doença.

Como não há medicação específica para o tratamento, a medida mais importante é a prevenção, evitando a picada por meio do uso de roupas compridas e antipiréticos (N,N-diethyl-metatoluamida – DEET), e controle de vetores. Os indivíduos com suspeita da doença devem procurar atenção médica para receber cuidados de suporte como hidratação e antipiréticos, sendo proibido o uso de ácido acetilsalicílico (AAS) e anti-inflamatórios não esteroidais. No final do ano de 2016, foi aprovado no Brasil a vacina contra a dengue

(Dengvaxia®), composta por vírus vivo atenuado, contendo os 4 sorotipos circulantes no país. É indicada para habitantes de zonas endêmicas entre 9 e 45 anos que comprovadamente tiverem sido expostos previamente ao vírus da dengue. Nos pacientes que não tiveram contato com o vírus da dengue, a vacina esteve associada a aumento nos casos de doença grave e, em abril de 2018, a OMS alertou para evitar o uso nesses pacientes. A vacina também está contraindicada para gestantes, mulheres em lactação e imunocomprometidos.

Chikungunya

É uma arbovirose causada pelo vírus Chikungunya (CHIKV), da família *Togaviridae* e do gênero *Alphavirus*. O nome deriva de uma palavra em Makonde, dialeto utilizado por parte da população da Tanzânia e Moçambique, e significa "aqueles que se dobram", descrevendo a aparência encurvada de pessoas que sofrem com a artralgia característica. O CHIKV foi isolado inicialmente na Tanzânia por volta de 1952. Desde então, há relatos de surtos em vários países do mundo, culminando com a grande epidemia nas ilhas do Caribe em outubro de 2013.

A transmissão ocorre pela picada de fêmeas dos mosquitos *Aedes Aegypti* e *Aedes albopictus* infectadas pelo CHIKV. Há casos de transmissão vertical durante o período de intraparto em gestantes virêmicas (risco de 49%) que, muitas vezes, provoca infecção neonatal grave, porém sem efeitos teratogênicos. Pode ocorrer também transmissão por via transfusional, todavia é rara. A letalidade é menor do que a observada na dengue, e casos graves/óbitos acontecem com maior frequência em pacientes nos extremos de idade e/ou com comorbidades.

O período de viremia persiste até dez dias, iniciando-se 2 dias antes do surgimento das manifestações clínicas. Os sinais e sintomas são parecidos com os da dengue e zika mas o grande diferencial dessa arbovirose é a presença de poliartralgia e/ou artrite, grandes responsáveis pela alta morbidade da doença. Após a fase inicial, a doença pode evoluir em três etapas subsequentes: fase aguda, subaguda e crônica.

- *Fase aguda (duração menor que 7 dias/febre pode ser contínua ou intermitente):* febre de início súbito, intensa poliartralgia (geralmente simétrica, grandes e pequenas articulações de regiões distais, associado ou não a tenossinovite), acompanhada de mialgia leve/moderada, cefaleia, astenia, conjuntivite, e exantema maculopapular (2º ao 5º dia de início da doença). Pode haver linfonodomegalias cervicais, fotossensibilidade, úlceras orais ou lesões vesicobolhosas. Formas graves cursam com manifestações neurológicas (meningoencefalites, convulsões, encefalopatias), hemorrágicas e acometimento do miocárdio (miocardite, pericardite).
- *Fase subaguda:* desaparecimento da febre, porem com persistência ou agravamento da artralgia. Acometimento articular acompanhado de edema com intensidade variável. Lesões vesiculares e bolhosas podem coexistir.
- *Fase crônica:* após 3 meses, podendo durar até 3 anos. Prevalência variável. Permanecem dor articular (poliarticular e simétrico) e musculoesquelética. Os fatores de riscos para cronificação são: idade acima de 45

anos, desordem articular preexistente e intensidade das lesões articulares na fase aguda. Outras manifestações descritas: alopecia, tenossinovite, disestesias, parestesias, dor neuropática, fenômeno de Raynaud, alterações cerebelares, alterações da memória, déficit de atenção, alterações do humor, turvação visual e depressão.

Alterações laboratoriais são inespecíficas, e o diagnóstico diferencial com outras doenças febris agudas, como dengue e zika, é mandatório. Diagnóstico laboratorial se dá mediante o isolamento viral, RT-PCR, presença de IgM na fase aguda, ou soroconversão entre as amostras da fase aguda para convalescente.

Até o momento, não há tratamento antiviral específico para chikungunya. A terapia utilizada é de suporte sintomático (analgésicos, compressas frias), hidratação e repouso. No caso de dor refratária, pode-se utilizar opioides. Anti-inflamatórios não esteroidais e ácido acetilsalicílico são contraindicados.

Zika vírus

Zika vírus é um arbovírus do gênero Flavivírus, família *Flaviviridae*, e foi isolado inicialmente em macacos Rhesus em 1947, em Uganda. É transmitido por várias espécies de mosquitos *Aedes*. Após a primeira infecção humana pelo zika vírus, casos esporádicos foram reportados no sudeste asiático e África Subsaariana subsequentemente, mas chamou a atenção do mundo pelo surto de 2007 na Micronésia, e pela epidemia em 2013-2014 na Polinésia Francesa e Ilhas do Caribe. Em 2015, houve um aumento importante na infecção nas Américas, sendo o Brasil o país mais afetado, com estimativa de 440.000 a 1.300.000 casos de zika reportados até dezembro de 2015. Em 2016, a estimativa foi de 211.770, e atualmente há registro de circulação do vírus zika nas 27 Unidades Federadas do Brasil.

Apesar de existirem relatos de transmissão ocupacional, perinatal e sexual do zika, considera-se que o principal modo de transmissão seja vetorial (Zammarchi, 2015), e que apenas 18% das infecções humanas resultem em manifestações clínicas. Há ainda o risco comum a todas as arboviroses de transmissão via transfusão sanguínea, algo difícil de prevenir pelas altas taxas de infecções assintomáticas (Dupont-Rouzeyrol, 2015).

O quadro clínico é autolimitado e semelhante ao apresentado pela dengue e chikungunya: febre, cefaleia, artralgia em mãos e pés, fadiga, astenia, hiperemia conjuntival (não purulenta e sem prurido), mialgia e *rash* maculopapular. Menos frequentemente pode causar edema, odinofagia, tosse seca ou alterações gastrointestinais. Em comparação com a dengue e chikungunya, a infecção pelo zica cursa mais com exantema e hiperemia conjuntival, e menor incidência de citopenias. A maior parte dos casos apresenta evolução benigna e os sintomas geralmente desaparecem espontaneamente após 3 a 7 dias. No entanto, observa-se a ocorrência de artralgia até um mês após o início dos sintomas (menos intensa que a chikungunya). No período de surto da doença, observou-se aumento dos casos de microcefalia, de manifestações neurológicas (síndrome de Guillain-Barré, encefalite, meningoencefalite, paraestesia, paralisia facial e mielite), cardíacas (miocardite) e oftalmológicas (neurite óptica), contribuindo para maior morbimortalidade da doença. No Brasil, estima-se que houve um aumento de 20 vezes nos casos de recém-nascidos diagnosticados com microcefalia na região Nordeste durante o surto de zica vírus, o que sugere uma forte relação entre a infecção no período perigestacional (principalmente primeiro e segundo trimestres de gestação) e malformação fetal.

Alterações laboratoriais podem ser inespecíficas e comumente encontradas em outras infecções virais (plaquetopenia, leucopenia, aumento de provas inflamatórias). Para o diagnóstico, torna-se necessária a exclusão de dengue e chikungunya, além da confirmação laboratorial específica com a detecção de RNA viral (RT_PCR) ou sorologia (Elisa/Imunofluorescência). O período de detecção direta do vírus é de 4 a 7 dias após o início dos sintomas. Já a sorologia para a detecção de IgG e IgM deve ser realizada a partir do 5º dia após o início dos sintomas.

Não existe tratamento específico para a doença. Medicação sintomática (analgésicos e antitérmicos) é recomendada. No caso de erupções pruriginosas, os anti-histamínicos podem ser considerados. Deve-se evitar o uso do AAS. Não há vacina para prevenir infecção pelo zica vírus.

Febre amarela

A febre amarela é originada na África e relatos do aparecimento no Brasil datam de 1685, com milhões de mortes registradas ao redor do mundo nos séculos XVIII e XIX. É uma doença infecciosa não contagiosa causada por um arbovírus, do gênero Flavivírus, da família *Flaviviridae*, e é caracterizada por febre, icterícia e manifestações hemorrágicas. O vírus da febre amarela apresenta dois ciclos epidemiológicos de transmissão distintos, silvestre e urbano. No ciclo urbano, a doença é uma antroponose não se reconhecendo reservatórios animais de importância epidemiológica, e o *Aedes aegypti* é seu principal vetor. Já no ciclo silvestre, é uma zoonose, transmitida, no continente americano, por mosquitos de hábitos estritamente silvestres, dos gêneros *Haemagogus* e *Sabethes*. Como principal fonte de infecção, temos os primatas não humanos, particularmente macacos dos gêneros *Allouata* (macaco guariba) e *Cebus* (macaco prego). A doença é endêmica nas áreas de florestas tropicais da América do Sul e da África, e pode ocorrer sob a forma de surtos e epidemias com impacto em saúde pública. Nas Américas, a febre amarela urbana foi erradicada na década de 1940, e os últimos casos em nosso país foram descritos em 1942, no estado do Acre. No Brasil, as áreas com risco de transmissão da forma silvestre da doença concentram-se nos seguintes estados: Acre, Amazonas, Amapá, Goiás, Maranhão, Mato Grosso, Mato Grosso do Sul, Minas Gerais, Pará, Rondônia, Roraima, Tocantins e zonas endêmicas da Bahia, Paraná, Piauí, Rio Grande do Sul, São Paulo, noroeste do Espírito Santo, oeste de Santa Catarina e Distrito Federal.

O risco de febre amarela entre viajantes é de difícil avaliação, uma vez que vários fatores podem estar envolvidos na transmissão da doença, como a situação vacinal, as atividades recreacionais e ocupacionais exercidas nas áreas com risco de transmissão, a duração e o período de exposição durante a viagem e a circulação do vírus amarílico na região visitada.

No início de 2017 houve um aumento nos casos de transmissão de febre amarela silvestre, com um número maior que o esperado para a época em humanos, apesar de ainda não haver evidência de transmissão pelo ciclo urbano. Até março de 2017, dos 2104 casos notificados, 492 casos foram confirmados, com 162 mortes nos estados de Minas Gerais, Espírito Santo, Rio de Janeiro e São Paulo.

O quadro clínico pode ser bifásico, e apresentar clínica leve e oligossintomática (90% dos casos), na qual o diagnóstico é raramente realizado, até manifestações graves, com choque circulatório, insuficiência hepática e coma. A letalidade da doença é estimada em 5 a 10%, mas pode chegar a 50% nos casos graves. O período de incubação varia de 3 a 6 dias, e a viremia dura no máximo 7 dias, iniciando-se de 1 a 2 dias antes da instalação dos sintomas, com duração 5 dias após (fonte de infecção para os vetores). Após os primeiros dias de doença, pode haver um período de remissão caracterizado por declínio da temperatura e diminuição dos sintomas, com duração no máximo 2 dias. Caso não haja cura, a evolução segue para o período toxêmico, com manifestações clínicas graves, podendo coexistir insuficiência hepatorrenal, acompanhada de manifestações hemorrágicas e comprometimento de sensório, com torpor e obnubilação, podendo evoluir para coma e óbito.

- *Formas leves/moderadas:* quadro autolimitado, início súbito, com febre alta, cefaleia, mialgia, artralgia, prostração, astenia, náuseas, vômitos, congestão conjuntival. Icterícia e epistaxe eventualmente presentes. Duração de 2 a 4 dias, podendo evoluir para cura ou complicação.
- *Formas graves:* início dos sintomas abruptamente após período de incubação ou remissão, com febre alta, bradicardia (sinal de Faget), duração de 4 a 5 dias, cefaleia, mialgia, artralgia, icterícia, epistaxe, hematêmese ou melena.
- *Forma maligna:* coagulação intravascular disseminada (CIVD) e insuficiência hepática em 5 a 7 dias. Mortalidade de 50%. Paciente pode regredir dos sintomas em uma semana.

O diagnóstico é feito a partir do isolamento do vírus amarílico até o 5º dia de doença (RT-PCR, IFI), detecção de sorologia (IgM) em ensaio enzimático (após o 5º dia dos sintomas).

O tratamento é de suporte e não há medicação antiviral específica. Medidas de saúde pública (vacinação, controle do vetor) são essenciais para o controle do surto e evitar nova pandemia.

A vacina foi descoberta em 1937, composta de vírus vivos atenuados e com seroconversão de 97,5%. O nível de anticorpos está adequado para a proteção 10 dias após a aplicação. Com o surto de febre amarela em 2017-2018, as contraindicações se tornaram menos restritivas em face da gravidade do surto e da doença na população susceptível. Pacientes com mais de 60 anos que anteriormente não deveriam receber a vacina, podem e devem recebê-la, desde que as suas condições permitam. O mesmo se aplica para pacientes sob tratamento com imunossupressores e corticosteroides: podem recebê-la desde que estejam usando doses reduzidas ou que possam reduzi-las temporariamente. Para os pacientes com alergia à proteína do ovo, devemos considerar risco/benefício.

Em maio de 2014, a Organização Mundial de Saúde aprovou alteração do anexo 7 da última edição de Regulamento Sanitário Internacional (RSI) publicada em 2005, modificando a recomendação de revacinações a cada 10 anos, para apenas uma dose ao longo da vida. Essa alteração entrou em vigor em junho de 2016, com a pronta adesão da quase totalidade dos países signatários do RSI. Os atestados emitidos passam a ter validade indeterminada. Porém, em território nacional, o Ministério da Saúde do Brasil manteve a recomendação de duas doses ao longo da vida.

Leishmaniose

A leishmaniose é uma doença causada por um protozoário intracelular obrigatório, transmitida pela picada de insetos flebotomídeos infectados. A doença apresenta duas formas principais: a forma cutânea, responsável por úlceras na pele com bordas elevadas, e a forma visceral, menos comum em viajantes, que compromete principalmente o fígado, o baço e a medula óssea.

A leishmaniose é encontrada em aproximadamente 90 países do mundo, principalmente na Ásia, África, sul da Europa e América Latina, incluindo o Brasil. Qualquer viajante que se dirija a alguma dessas áreas apresenta risco de contágio pela leishmaniose, especialmente no turismo de aventura, missionários, soldados e ornitólogos que costumam pesquisar à noite, horário em que a fêmea do mosquito costuma picar mais.

Não há vacinas para humanos ou drogas disponíveis para quimioprofilaxia, sendo indicadas as mesmas orientações previamente citadas para reduzir as picadas de insetos (Quadro 11.1).

Quadro 11.1 – Orientações para a prevenção de transmissão de doenças por meio de insetos.

- Uso de roupas leves, claras, que cubram a maior parte da pele, preferencialmente impregnadas com piretroides que repelem os insetos.
- Uso de repelentes que apresentem na sua constituição 30 a 50% de DEET (N-dietil-etil-benzamida), pois apresentam ação prolongada (a picaridina na concentração de pelo menos 15%, presente em alguns produtos, necessita de aplicações mais frequentes).
- Uso de telas em portas/janelas e mosqueteiros ao redor de berços.
- Permanecer em ambientes fechados em horários de maior risco de picadas (ao anoitecer e ao amanhecer).
- Não usar perfumes em trilhas de matas fechadas.
- Para redução das picadas em ambientes fechados, recomenda-se o uso de inseticidas domésticos em aerossol, espiral ou vaporizador.

Fonte: Adaptado de Travelers' Health [online]. Available from: http://www.cdc.gov/

Febre maculosa

Doença infecciosa febril aguda, de gravidade variável, podendo cursar desde formas leves até formas graves com elevada letalidade. No Brasil, a principal forma de transmissão da doença é a picada de carrapatos ("carrapato estrela") que parasitam animais silvestres, que são vetores da *Rickettsia rickettsii*. Tem sido registrada em áreas rurais e urbanas do Brasil, com maior concentração de casos nas regiões Sudeste e Sul, onde de maneira geral ocorre de forma esporádica.

O quadro clínico inicial é inespecífico, com sintomas iniciais de início abrupto, com febre elevada, cefaleia e mialgia intensa e/ou prostração. Pode evoluir com exantema maculopapular característico, predominantemente nas regiões palmar e plantar, petéquias, equimoses e hemorragias. Complicações como meningoencefalite, miocardite podem ocorrer no decorrer do quadro. O tratamento deve ser realizado precocemente, a partir do momento da suspeita. Quanto mais precoce o início do tratamento, menor a letalidade da doença. Doxiciclina e cloranfenicol estão indicados para o tratamento.

Não existe vacina contra febre maculosa. Nos casos de contato com áreas com presença de carrapatos, recomenda-se o uso de mangas longas, botas e de calça comprida com a parte inferior dentro das meias, todos de cor clara para facilitar a visualização dos carrapatos, devendo após a utilização, colocar todas as peças de roupas em água fervente para a retirada dos mesmos.

Doenças transmitidas por água e alimentos

Hepatite A

A hepatite A, causada pelo vírus da hepatite A, varia em suas apresentações clínicas desde formas assintomáticas até a hepatite fulminante (0,3% dos casos). As manifestações incluem febre, anorexia, náusea, desconforto abdominal, seguido por icterícia, colúria e acolia fecal. A via de transmissão da hepatite A é fecal-oral. A água e os alimentos contaminados e o compartilhamento de utensílios domésticos (como talheres e louças) com pacientes doentes podem transmitir a doença. A viremia é curta e ocorre antes das manifestações clínicas. A concentração do vírus nas fezes é elevada semanas antes até uma semana após a icterícia. Sua incidência é elevada nas áreas com baixa cobertura de saneamento básico e sem acesso à água potável. Tem incidência estimada em 1:5.000 viajantes por mês, sendo a mais comum entre viajantes que se deslocam para as áreas de risco.

A vacina é recomendada para todos aqueles suscetíveis imunologicamente à doença. É composta por vírus inativado, segura e altamente eficaz (94% de soroconversão com uma dose). Anticorpos anti-HAV são detectados no soro após duas semanas da administração da primeira dose. A segunda dose da vacina deve ser administrada 6 meses após a primeira.

Diarreia do viajante

A diarreia do viajante é um dos principais agravos observados durante as viagens. Cerca de 10 a 40% dos viajantes apresentam diarreia, acometendo até 50 mil viajantes por dia. Pode ocorrer até 7 dias após o retorno da viagem, com duração média de 4 a 5 dias.

Entre os agentes patológicos, a maior parte são bactérias, como *E. coli*, *Campylobacter jejuni*, *Salmonella* e *Shigella*. Outros patógenos incluem *Giardia*, espécies de ameba e vírus (norovírus e rotavírus). As áreas de alto risco incluem países da África, Ásia, América Central e do Sul.

Em pacientes diabéticos, cardiopatas e portadores de doenças gastrointestinais, a diarreia pode ter importante repercussão com evolução para formas graves de desidratação.

Lavar as mãos, especialmente antes das refeições, é medida simples e primordial para evitar essa condição. Se não for possível, utilizar álcool gel (com pelo menos 60% de álcool). Deve-se ingerir apenas água filtrada ou fervida ou em embalagens fechadas, e verificar se a comida está bem cozida. Orienta-se ainda evitar laticínios, a menos que sejam pasteurizados. Existe uma recomendação do inglês que explicita o que deve ser feito para evitar a diarreia do viajante: *Boil it, cook it, peel it – or forget it.* – Ferver, cozinhar e descascar – ou esqueça! Antibiótico profilático não é recomendado.

A profilaxia para a diarreia do viajante pode ser indicada em situações especiais e o uso de antimicrobianos para tratamento da diarreia deve ser criterioso. Estudos recentes demonstraram que até 80% dos pacientes que viajaram para o Sudeste Asiático e foram tratados com antimicrobianos evoluíram com colonização por enterobactérias multirresistentes, produtoras de betalactamase. Cerca de 10% dessas colonizações mantiveram-se por 3 meses a 1 ano após a viagem, mas o risco de disseminação e impacto na saúde pública ainda é incerto.

Poliomielite

Doença infectocontagiosa viral aguda caracterizada por um quadro de paralisia flácida aguda de início súbito. Eliminada das Américas em 1994, a poliomielite ainda representa importante problema de saúde pública no mundo, especialmente em quatro países: Índia, Nigéria, Paquistão e Afeganistão. Até que todos os países tenham cessado a transmissão do vírus da poliomielite, todas as áreas estão sob risco de importação e reestabelecimento da doença, sendo possível exemplificar a importação atual da doença em países como Angola, República Central da África, Chade, República Democrática do Congo e Oeste da África (República do Benim, Burkina Faso, Costa do Marfim, Gana, Mali, República do Níger e Togo). Por isso, viajantes que se deslocam para áreas endêmicas, e que terão convívio íntimo e permanecerão por mais de 30 dias, devem estar protegidos. Uma dose de reforço com a vacina oral contra a poliomielite (VOP) deve ser oferecida aos que tiverem recebido esquema com três doses prévias. Para adultos que nunca receberam VOP, recomenda-se esquema vacinal completo com a vacina inativada contra a poliomielite (VIP) e em especial para pacientes portadores de alguma condição imunossupressora. Essa medida evita a reintrodução do vírus por viajantes em regiões livres da doença.

Brucelose

Doença granulomatosa crônica causada pela bactéria *Brucella sp*. A transmissão ocorre por meio de ingestão de produtos não pasteurizados contaminados (queijo, leite, manteiga e sorvete) e por manipulação de vísceras de animais contaminados. Com período de incubação variável e início insidioso (febre, mal-estar), a doença atinge o sistema reticuloendotelial e se espalha por todo o corpo (sistema articular, reprodutivo, sistema nervoso central, respiratório, cardíaco e hematológico). Necessita, em geral, de tratamento com antibióticos combinados (doxiciclina + estreptomicina). Até o momento, não há vacina humana disponível, e medidas de controle baseiam-se na educação em saúde, controle sanitário animal, e inspeção sanitária dos produtos.

Febre tifoide

A febre tifoide é causada pela bactéria *Salmonella typhi*, e tem ciclo fecal-oral, com 16 a 33 milhões de casos estimados por ano, resultando em 216 mil mortes em áreas endêmicas. O período de incubação varia de uma a três semanas, e o quadro clínico inclui febre alta com bradicardia (Sinal de Faget), cefaleia, anorexia, esplenomegalia e lesões cutâneas (roséola tífica). A principal complicação é a hemorragia intestinal, e raramente perfuração intestinal. Tratamento de escolha: cloranfenicol.

Tem distribuição mundial e está associada a baixos níveis socioeconômicos e sanitários, e por essa razão, todos os viajantes com deslocamento para tais regiões estarão expostos ao risco de aquisição da doença. Vale destacar que os países asiáticos, especialmente a Índia, apresentam elevada taxa de incidência de febre tifoide, particularmente de cepas de *Salmonella typhi* resistentes aos antimicrobianos habituais. Para a prevenção da doença, deve-se adotar as mesmas medidas de higiene utilizadas para a diarreia do viajante, além da vacinação.

Existem duas vacinas disponíveis contra febre tifoide: uma de polissacáride e outra de bactéria viva atenuada. Ambas apresentam eficácia que varia de 50 a 78%, com necessidade de reforços a intervalos de três anos. A vacina constituída de polissacáride pode ser feita em imunodeprimidos e em crianças acima de dois anos de idade. A vacina oral está contraindicada para a população de imunodeprimidos.

Cólera

A cólera é uma infecção intestinal aguda causada pela bactéria *Vibrio cholerae*. A infecção é adquirida por meio da ingestão de água ou alimentos contaminados. Período de incubação: de algumas horas até 5 dias. O quadro clínico frequentemente é oligossintomático; porém, pode se apresentar de forma grave com diarreia aquosa profusa, dor abdominal, câimbras, e choque hipovolêmico. O tratamento baseia-se na hidratação vigorosa e suporte para as complicações. Em casos graves, antibioticoterapia pode ser indicada.

Embora a incidência tenha declinado nos últimos anos, a cólera permanece endêmica em regiões com baixa cobertura de saneamento básico, sobretudo na Ásia e no continente africano (Angola e Zimbábue, por exemplo). É rara entre os viajantes. A vacinação tem benefício questionável, sendo indicada especialmente para indivíduos expostos às regiões com alto risco de transmissão da doença, particularmente em situações de desastres ambientais ou quando houver contato com campos de refugiados, especialmente os profissionais de saúde que irão trabalhar em áreas de surtos e epidemias. A vacinação para cólera não é obrigatória para a entrada em nenhum país. A vacina oral de bactéria inativada apresenta eficácia protetora geral de até 85%, e de curto prazo (4 a 6 meses).

Parasitoses

* *Giardíase:* causada por ingestão de cistos de protozoário em águas contaminadas com fezes humanas ou de animais. Pode causar diarreia crônica e dor abdominal. Doença de risco para viajantes com uso recreacional de água e piscinas não filtradas. Não há profilaxia.
* *Esquistossomose:* a infecção ocorre por larva (cercária) em lagoas, podendo cronificar-se no sistema mesentérico ou vesical, causando lesões em diversos órgãos. Não há profilaxia, apenas evitar exposição de risco em áreas endêmicas, especialmente lagoas com caramujos.

Doenças transmitidas por animais

Raiva

A raiva é uma zoonose viral que se caracteriza como uma encefalite aguda, progressiva e quase sempre fatal, causada pelo vírus da família *Rhabdoviridae*, de distribuição universal. Continua sendo um problema de saúde pública nos países em desenvolvimento, especialmente a transmitida por cães e gatos, em áreas urbanas, que mantém a cadeia de transmissão animal doméstico/homem. O vírus penetra por soluções de continuidade causadas por mordeduras e arranhaduras e, após um período variável, aparecem os sintomas prodrômicos inespecíficos, evoluindo posteriormente com sintomas neurológicos. O período de evolução do quadro clínico até o óbito varia de 5 a 7 dias.

O risco de transmissão da raiva depende do contato com mamíferos (gatos, cães e morcegos). A vacinação pré-exposição (esquema composto de três doses: 0, 7 e 21 ou 28 dias) está indicada para indivíduos que exercem atividades de risco como: maratonistas, alpinistas, ciclistas, veterinários, espeleólogos, trabalhadores de saúde com contato laboratorial com o vírus da raiva e para viajantes de longa permanência que se deslocam para regiões com difícil acesso à assistência médica e que irão desenvolver atividades ao ar livre (ex. missionários). Em caso de acidentes em áreas nobres, como extremidades e cabeça, está indicada a vacinação pós-exposição além da imunoglobulina específica contra a raiva. A Índia e a China são os países com maior incidência da doença entre humanos e animais. O esquema de vacinação pós-exposição é composto de cinco doses (0, 3, 7, 14 e 28 dias).

Acidentes por animais peçonhentos

Acidentes ofídicos têm importância médica em virtude de sua grande frequência e gravidade. A ocorrência está relacionada com fatores climáticos e atividade humana nos trabalhos no campo. Deve-se evitar contato com tais animais com o uso de botas de proteção e procurar por assistência médica imediata em casos de acidente. No Brasil, há quatro principais gêneros de interesse médico:

* *Bothrops* (jararaca): é o gênero mais frequente (90% dos acidentes ofídicos). Apresenta hábitos noturnos e está presente na zona rural e periferia de grandes cidades. Seu veneno tem ação proteolítica (deixando bolhas na pele com necrose local), coagulante (podendo levar à coagulação intravascular disseminada) e hemorrágica. Pode levar a complicações como: síndrome compartimental, abscesso, necrose, insuficiência renal e choque. O tratamento consiste em cuidados gerais (hidratação, analgesia) e específicos (soro antibotrópico o mais precocemente possível).
* *Crotalus* (cascavel): é encontrada em campos abertos, áreas secas, arenosas e pedregosas. Apresenta o maior coeficiente de letalidade pela insuficiência renal. Seu veneno tem ação neurotóxica, miotóxica e coagulante. O tratamento específico é o soro anticrotálico (a dose varia de acordo com a gravidade do caso) e cuidados como hidratação, diurese osmótica (com emprego de manitol 20%) e, se necessário, diálise precoce.
* *Lachesis* (surucucu): habita áreas de floresta (como a Amazônica, Mata Atlântica), com poucos casos descritos. O veneno tem ação proteolítica, coagulante e hemorrágica. O tratamento é feito com soro antilaquético e, na falta do soro específico, com soro antibotrópico.
* *Micrurus* (coral): há várias espécies de pequeno e médio porte e seu veneno possui ação neurotóxica. Pode evoluir para insuficiência respiratória, principal causa de óbito nesse envenenamento. O tratamento é o soro antielapídico (10 ampolas) e manter sempre o paciente adequadamente ventilado. Se necessário, usar neostigmina e atropina.

Doenças sexualmente transmissíveis

As Doenças Sexualmente Transmissíveis (DSTs) apresentam uma incidência estimada em 340 milhões de casos anualmente, e, nas viagens, assumem conotação importante em virtude da grande incidência entre turistas que têm relações sexuais com profissionais do sexo. Estudo recente de comportamento sexual na Inglaterra evidenciou que 14% dos homens e 7% das mulheres que viajaram para fora do país realizaram atividade sexual com novo parceiro[5].

Todo viajante que tem o antecedente de exposição de risco e que apresenta secreção vaginal, uretral ou retal, lesões genitais inexplicadas ou dor genital ou pélvica deve procurar auxílio médico.

A prevenção por meio de preservativo ajuda a diminuir a transmissão de grande parte das DSTs. Recomenda-se ainda a vacinação contra hepatite A para todos os homens que realizam sexo com homens e usuários de drogas injetáveis, e a vacinação para hepatite B em pacientes com múltiplos parceiros, usuários de drogas injetáveis ou homens que fazem sexo com homens.

Doenças transmitidas por via respiratória

Influenza sazonal

Causada pelos vírus influenza A e B, a doença tem incidência durante todo o ano na região dos trópicos, com predomínio nos meses de outono e inverno nos hemisférios Norte e Sul. A transmissão é facilitada pelos aglomerados, especialmente em viagens. Habitualmente, em cada ano, circulam mais de um tipo de influenza concomitantemente – 2016: influenza A (H1N1) pdm09, influenza A (H3N2) e influenza B. Curso de doença autolimitado mas com alta morbimortalidade na população de risco. Tempo de incubação de 1 a 4 dias, e a transmissão se inicia 1 a 2 dias antes do início dos sintomas, cessando ou diminuindo drasticamente após o quinto dia.

- *Clínica:* infecção aguda das vias aéreas superiores (odinofagia, coriza, congestão nasal, tosse), com febre alta (37,8 a 40 °C), cefaleia, mialgia intensa e astenia. A febre é o sintoma mais importante, com duração em torno de três dias. Os sintomas respiratórios tornam-se mais evidentes com a progressão da doença, e mantêm-se por até três a cinco dias após o desaparecimento da febre. Complicações: pneumonia viral, Síndrome Respiratória Aguda Grave, infecção bacteriana secundária, miocardite, pericardite, miosite, rabdomiólise, encefalite, meningite e Síndrome de Guillain-Barré.
- *Tratamento:* envolve medicação sintomática e hidratação, estando indicado o uso do inibidor da neuraminidase (fosfato de oseltamivir – TAMIFLU®) para todos os casos que tenham condições e fatores de risco para complicações, independentemente da situação vacinal. No Brasil, o Ministério da Saúde disponibiliza a medicação no Sistema Único de Saúde (SUS) e envia para sua rede nas Unidades Federadas (UF), conforme as solicitações e a análise da situação epidemiológica local. É importante a administração do antiviral nas primeiras 48 horas após o início dos sintomas; porém, em pacientes com condições e fatores de risco para complicações, com Síndrome Respiratória Aguda Grave, o antiviral ainda apresenta benefícios mesmo após esse período.

Quadro 11.2 – Indicação de tratamento para influenza (MS).

- Grávidas em qualquer idade gestacional e puérperas até duas semanas após o parto (incluindo as que tiveram aborto ou perda fetal).
- Maiores de 60 anos e crianças menores de 5 anos.
- População indígena aldeada.
- Menores de 19 anos em uso prolongado de ácido acetilsalicílico.
- Portadores de comorbidade: Pneumopatia Crônica (asma, tuberculose, DPOC), doenças cardiovasculares, nefropatia crônica, hepatopatias, doenças hematológicas, diabetes *mellitus*, distúrbios neuromusculares, AVC, obesidade (IMC > 40).
- Imunocomprometidos (neoplasia, HIV, imunossupressão).

Fonte: Protocolo de tratamento de influenza. Ministério da Saúde, 2015.

- *Prevenção:* higiene das mãos, isolamento das atividades laborais e sociais, vacinas e quimioprofilaxias. O uso de quimioprofilaxia tem eficácia de 70 a 90% na prevenção da influenza, sendo ferramenta adjuvante da vacinação. Tem indicações definidas e não é recomendada se o período após a última exposição a uma pessoa com infecção pelo vírus for maior que 48 horas. A vacina é segura, capaz de promover imunidade durante o período de maior circulação do vírus, e é considerada uma das medidas mais eficazes para evitar casos graves de gripe. Sofre atualização anual em decorrência do surgimento de novas cepas com diferentes antígenos em cada hemisfério, e é recomendada anualmente para os grupos de risco e profissionais da saúde. Atualmente, estão disponíveis 2 tipos de vacina: quadrivalente (clínicas particulares) e trivalente (fornecida pelo Sistema Único de Saúde), ambas contendo vírus inativado. Para os pacientes até 49 anos, imunocomprometidos e gestantes, é preferível a vacinação quadrivalente quando disponível. Já para os pacientes maiores de 65 anos, a profilaxia com a vacina trivalente de dose aumentada deve ser a escolha se disponível, uma vez que, em relação à dose convencional, esteve associada com melhores desfechos, sem aumento nos efeitos colaterais.

Influenza aviária

Causada pelos vírus influenza A, subtipos H5N1 (epidemia de 2003) e H7N9 (epidemia de 2013), a transmissão ocorre por meio do contato com aves ou ambientes potencialmente contaminados. A transmissão entre humanos é rara. Durante a epidemia em 2003, foram relatados casos em partes da Ásia, Oriente Médio, Europa e África, sendo a de 2013 concentrada na China, Taiwan, Hong Kong, Malásia e Canadá. Os sintomas iniciais assemelham-se a um quadro gripal e a doença progride para uma pneumonia com choque séptico, Síndrome da Angústia Respiratória Aguda (SARA) com hipoxemia refratária, e falência múltipla de órgãos. Rabdomiólise, encefalopatia e infecções bacterianas secundárias são complicações comuns e que pioram o prognóstico. O tempo médio do surgimento dos sintomas até o óbito é de aproximadamente 11 dias, e a mortalidade estimada é de até 30%. O tratamento com inibidor da neuraminidase (TAMIFLU®) é recomendado para todos aqueles com quadro suspeito ou confirmado de infecção por vírus aviário, assim como afastamento de atividades laborais para o tratamento ambulatorial, e precaução de aerossóis caso internação hospitalar. Vacinas para profilaxia estão em fase de testes. Recomenda-se aos viajantes para as áreas com evidência de circulação de influenza A (H5N1) e influenza A (H7N9) evitar contato com animais vivos nos mercados e granjas.

Sarampo

É uma doença viral altamente contagiosa com taxa de ataque de aproximadamente 80%. Após a implementação do plano global de eliminação do sarampo houve importante redução do número de casos no mundo. O sarampo está sob controle nas Américas, com interrupção da circulação de vírus autóctone. O Brasil tem registrado casos esporádicos da doença relacionados à importação do vírus da Europa, Ásia e África. Em alguns países desenvolvidos, como Dinamarca, Alemanha, Espanha e Suíça, ainda ocorrem surtos de sarampo com risco de importação do vírus. Portanto, viajantes brasileiros que se deslocam para áreas de risco e não foram vacinados, nem tiveram a doença previamente, devem receber a vacina antes de viajar, não só para sua proteção individual, como também para evitar a reintrodução do vírus no Brasil.

Doença meningocócica

A doença meningocócica é uma infecção bacteriana aguda causada pela *Neisseria meningitidis* e caracterizada pelo início abrupto de febre, cefaleia intensa, vômitos, rigidez nucal, e, frequentemente, *rash* purpúrico ou petequial.

A vacina é indicada em países onde exista o risco de transmissão, especialmente no cinturão africano da meningite, que compreende a África Subsaariana até a área da Etiópia e Mali. A vacina tetravalente (A, C, W135, e Y) é uma exigência da Arábia Saudita para os peregrinos que se dirigem aos templos de Meca ou Medina por ocasião da festa religiosa do Hajj, devido a surtos e epidemias prévios. A resposta imune ocorre após 10 dias da vacinação (dose única). A vacina é segura e reações sistêmicas são relativamente raras. No Brasil, essa vacina está disponível em clínicas privadas de vacinação; já nos postos de saúde encontramos a vacina antimeningocócica contra os sorotipos A e C (vacina de polissacáride da cápsula do meningococo). A antimeningocócica C conjugada está disponível nos centros de referência em imunobiológicos especiais para pacientes portadores de condições especiais como: asplenia funcional ou anatômica, crianças HIV positivas menores de 13 anos de idade, doenças de depósito e deficiências da fração C3 do complemento.

Legionelose

É uma doença causada por bactéria que cresce em ambientes úmidos, com água quente e parada, sendo mais frequente em países industrializados. A principal forma da doença é a pulmonar, por meio de inalação. Geralmente, necessita de hospitalização e pode ser fatal em 10 a 15% dos casos. Idosos e imunossuprimidos são mais suscetíveis à contaminação. Não há vacina ou antibioticoprofilaxia e o tratamento deve ser imediato, com quinolonas ou macrolídeos por mais de três semanas.

Encefalite japonesa

A transmissão do vírus ocorre principalmente em países asiáticos em regiões rurais, onde é praticada a agricultura com inundação nos campos de cultivo, principalmente na cultura de arroz. A transmissão é sazonal, principalmente no verão e no outono. A vacinação não é indicada rotineiramente a todos os viajantes em razão da baixa incidência e possíveis efeitos adversos vacinais. O risco deve ser avaliado individualmente, de acordo com a estação, tipo de acomodação e exposição do viajante. Essa vacina atualmente disponível ainda é inativada. A vacina atenuada existe, mas ainda não está licenciada. Ela deve ser evitada em gestantes e imunossuprimidos. A vacina é administrada em 3 doses (0, 7 e 28 dias), e recomenda-se a aplicação antes da viagem para monitoração de possíveis eventos adversos, principalmente reações cutâneas e neurológicas (raras).

Agravos não infecciosos

Particularidades em relação ao transporte aéreo

Pacientes com comorbidades devem ser avaliados antes de viagens aéreas a fim de compensar seu estado clínico e verificar a necessidade de algumas profilaxias, inclusive necessidade de suporte de oxigênio. As viagens aéreas possuem algumas particularidades, tais como as seguintes:

- Embora as cabines aéreas sejam pressurizadas, a pressão em altas altitudes é menor do que a pressão ao nível do mar. Consequentemente, há menor oferta de oxigênio e risco de hipóxia, relativamente bem tolerado em pacientes saudáveis. Entretanto, pacientes com cardiopatias, doenças pulmonares ou hematológicas, como anemia (especialmente a anemia falciforme), podem não tolerar a hipoxemia, sendo necessária a suplementação de oxigênio durante a viagem. Outras alternativas incluem a rota de voo em altitudes mais baixas e transfusões sanguíneas previamente à viagem. Testes diagnósticos pré-voo têm sido desenvolvidos para determinar quais pacientes necessitarão de oxigênio adicional. O teste mais utilizado, embora pouco aplicado rotineiramente, propõe a inalação de oxigênio em menores concentrações, durante um período de 20 minutos, em cabines pressurizadas que simulam altas altitudes. De forma geral, pacientes com doença pulmonar obstrutiva crônica com pressão parcial de O_2 (PaO^2) > 70 mmHg toleram bem viagens aéreas sem qualquer medida adicional. Pacientes com PaO^2 < 50 mmHg durante o teste devem receber oxigênio suplementar. Recomenda-se que pacientes instáveis, como em broncoespasmo secundário à asma ou descompensação de doença pulmonar obstrutiva crônica, tenham sua condição clínica compensada em terra antes de viagens aéreas.

- Durante a decolagem e o pouso, ocorrem variações nas pressões no interior da cabine e mudanças no comportamento dos gases intracorpóreos. Durante a decolagem, o comportamento dos gases tende à expansão, o inverso ocorrendo durante o pouso. Isso ocorre frequentemente com os gases no interior do ouvido médio e dos seios faciais, criando uma sensação de desconforto e pressão facilmente aliviadas com manobras como bocejar, engolir ou mastigar. O uso de descongestionantes nasais antes da decolagem e pouso pode aliviar o desconforto. Cuidados devem ser lembrados a pacientes que se submeteram a procedimentos invasivos que permitem a entrada de ar dentro dos compartimentos corpóreos, como cirurgias abdominais e oftalmológicas, em que o gás contido em compartimentos corpóreos pode expandir até 35% de seu volume original. Como complicações, podem ser citados o pneumotórax espontâneo, a deiscência de feridas cirúrgicas, risco de hemorragia intracraniana e dano ocular irreversível. A recomendação é consultar o cirurgião antes de viajar.

- A umidade no interior da cabine é baixa (em torno de 20%), podendo causar ressecamento da pele e mucosas. Loções hidratantes, colírios lubrificantes e evitar o uso de lentes de contato aliviam esse desconforto. O uso de bebidas alcoólicas deve ser parcimonioso e acompanhado de concomitante ingestão de água.

- Pacientes com cinetose (sensação de enjoo ou vômitos com movimentos) devem procurar assentos no meio da aeronave, onde há maior estabilidade em casos de turbulência. O uso de antieméticos deve ser orientado em casos específicos. Deve-se evitar o uso de bebidas alcoólicas nas 24 horas antes e após o voo.

- O risco de transmissão de doenças infecciosas durante as viagens aéreas é minimizado por filtros de ar. Entretanto, há aumento do risco de contágio entre pessoas próximas, principalmente por contato, tosse ou espirro. A maior parte das companhias aéreas recomenda que pacientes com doenças respiratórias ou febre adiem sua viagem até a recuperação do estado de saúde.

- Pacientes podem eventualmente necessitar de transferência por meio de transporte aéreo em situações nas quais os locais de origem não dispõem de recursos diagnósticos e terapêuticos suficientes. Embora não haja legislação específica, algumas empresas têm se empenhado em desenvolver "ambulâncias aéreas" especificamente para o transporte de pacientes críticos. Antes da viagem, além de problemas burocráticos como contato prévio com o hospital de destino e verificação do prontuário e exames médicos, é importante checar:

  ▪ Se o paciente não apresenta condições clínicas que contraindiquem a viagem.

  ▪ Providenciar equipamento médico adequado, e material de reserva no caso de atrasos não previsíveis por intercorrências durante o voo, como cilindros adicionais de oxigênio, por exemplo.

  ▪ Verificar posicionamento de tubos, sondas e cateteres, substituindo o conteúdo de ar de *cuffs* ou de balonetes (ex. sonda Foley) por fluidos não compressíveis, como água.

  ▪ Discutir, quando possível, com pacientes e familiares planos a serem adotados dentro da aeronave em situações de emergência.

O Quadro 11.3 mostra a listagem de doenças e condições que contraindicam viagens aéreas.

Quadro 11.3 – Listagem de doenças/condições clínicas que impedem viagens aéreas.

Contraindicações absolutas

- Condições de voo inseguras, determinadas pelo piloto
- Paciente terminal
- *Status* clínico do paciente oferece risco à tripulação (ex. em vigência de infecções)

Contraindicações relativas

- Recém-nascidos com menos de 48 horas de vida
- Gestação a partir de 36 semanas (32 semanas, se houver gestação de gemelares)
- *Angina pectoris* com angina em repouso
- Hipertensão intracraniana em virtude da hemorragia, trauma ou infecção
- Infecção de seios da face ou da orelha média, especificamente quando a tuba de Eustáquio estiver obstruída
- Infarto do miocárdio ou acidente vascular cerebral recentes (< 7 dias do evento)
- Cirurgia recente ou situações nas quais possa haver represamento aéreo em cavidades corporais
- Doenças respiratórias ou cardíacas descompensadas
- Anemia falciforme ou outras anemias com níveis de hemoglobina < 7 mg/dL
- Doenças psiquiátricas descompensadas
- Pneumotórax não drenado
- Embolia gasosa ou doença descompressiva pós-mergulho
- Abdome agudo: obstrução intestinal, intussuscepção, volvo
- Gangrena gasosa
- Lesão medular espinhal (exceto se for feita imobilização adequada)

Fonte: Adaptado de International travel and health [online] 2012 Jan 1.

Tromboembolismo venoso e tromboembolismo pulmonar em viagens aéreas

A imobilidade prolongada nas viagens, além de provocar edema, pode aumentar o risco de Tromboembolismo Venoso (TEV) e Tromboembolismo Pulmonar (TEP). O estudo WRIGHT (Who Research Into Global Hazards of Travel), promovido pela Organização Mundial de Saúde, demonstrou que as viagens prolongadas, especialmente acima de quatro horas, dobram o risco de tromboembolismo. O risco absoluto de incidência de Trombose Venosa Profunda (TVP) em indivíduos saudáveis em viagens acima de quatro horas é de um a cada 6 mil viajantes. Dentre os pacientes que apresentaram TEP, a maior parte manifesta sinais clínicos de mal-estar (96%), dispneia (64%), síncope (50%) e dor torácica (36%) em até 96 horas após o voo. A profilaxia para tromboembolismo venoso será estudada em uma segunda fase; entretanto recomenda-se a realização de exercícios com os membros inferiores durante a viagem como uma opção. O uso de heparina profilática não é consenso na literatura, com estudos demonstrando resultados contraditórios. Uso de meia elástica de média compressão, exercícios musculares com as pernas, caminhadas frequentes, hidratação, uso de roupas confortáveis são medidas que ajudam a reduzir a incidência de tromboembolismo venoso. Naqueles pacientes com pelo menos um fator de risco para tromboembolismo venoso e viagem com duração de 6 horas, recomenda-se discutir com o médico assistente acerca dos riscos e benefícios do uso do anticoagulante para quimioprofilaxia.

O Quadro 11.4 mostra os fatores de risco associados ao aumento da incidência de TVP/TEP em viagens.

Quadro 11.4 – Fatores de risco para incidência de Tromboembolismo Venoso/TEV em viagens.

- Tromboembolismo Venoso/TEV prévios
- História familiar
- Uso de anticoncepcionais orais
- Gravidez
- Tabagismo
- Espaço limitado entre poltronas (síndrome da classe econômica)
- Câncer
- Obesidade
- Distúrbios da coagulação
- Cirurgia recente ou trauma
- Desidratação

Fonte: Adaptado de International travel and health [online] 2012 Jan 1.

Jet lag

As mudanças no fuso horário entre países, fenômeno conhecido como *jet lag*, causam desconforto que varia de alterações no hábito intestinal, sonolência diurna, fadiga, irritabilidade, dificuldade para dormir, indisposição e queda no estado geral. O ritmo circadiano se adapta gradualmente a essas alterações. O uso de melatonina tem sido apontado como opção para alívio dos sintomas dos pacientes que viajam por mais de 5 zonas de fuso horário e deve ser usada na dosagem de 0,3 a 0,5 mg iniciando um dia antes às 22 horas do horário do país-alvo até quatro dias após. Deve-se consultar o médico com relação à mudança dos horários de algumas medicações, como contraceptivos orais e insulina.

Transporte marítimo

O confinamento de grande número de pessoas em espaços relativamente pequenos e a dificuldade com água doce fazem com que a exposição a agentes infecciosos não seja incomum em cruzeiros marítimos. As infecções respiratórias são a principal causa de morbidade em ambulatórios de navios. Surtos de influenza, varicela, sarampo, rubéola e mesmo legionelose em idosos não são relatos incomuns. Seguem-se as doenças transmitidas por via fecal oral, com destaque para surtos de diarreia causados por norovírus. Outras etiologias como salmonella, shigella, *E. coli enterotoxigenicas* e giardíase são frequentemente descritos.

Por todos esses dados, o aconselhamento de vacinações rotineiras é ainda mais importante na prevenção de surtos e não se deve esquecer de que o itinerário deve ser lembrado para a prevalência de doenças transmitidas por insetos (malária, dengue, febre amarela, chikungunya).

Doença das altas altitudes

A pressão atmosférica cai em altas altitudes, gerando hipoxemia. A primeira resposta adaptativa é o aumento da frequência respiratória visando ao aumento da oxigenação alveolar. A doença das altas altitudes ocorre quando a hipoxemia surge mesmo após as respostas compensatórias, e pode evoluir para a forma mais grave, caracterizada por edema pulmonar e cerebral. Os sintomas mais comuns da doença das altitudes incluem cefaleia, anorexia, insônia e fadiga. Pode evoluir com alterações de comportamento, confusão, sonolência e coma. Também podem apresentar quadro de edema pulmonar caracterizado por tosse, dispneia, expectoração de clara a rosácea e cianose. Em ambos os casos, ocorrem mais frequentemente acima dos 2.500 a 3.000 metros de altitude, são mais frequentes em pacientes com histórico anterior de problemas com altitude, com a falta de adaptação anterior e a rápida progressão da subida. Recomenda-se que, acima dos 2.500 metros, não se faça progressões acima de 500 metros ao dia e que se faça um dia de descanso a cada 4 dias.

Quando presentes, deve-se sustar a progressão da subida, tratar a cefaleia com analgésicos e antieméticos e oxigênio suplementar se hipoxemia. Em casos de dispneia e cianose, o oxigênio e o uso de bloqueadores de cálcio podem auxiliar, além de inibidores de fosfodiesterase. Em casos específicos, está indicada a profilaxia com acetazolamida ou dexametasona até 48 horas após o início da subida. Pacientes com coronariopatias, hipertensão pulmonar, doença pulmonar obstrutiva crônica grave e portadores de anemia falciforme não devem permanecer em altas altitudes.

Mergulho

A atividade, quando não orientada adequadamente por profissionais, pode, em casos raros, levar a complicações graves.

Barotrauma

O acometimento da orelha é a afecção mais frequente. Ocorre por falha na equalização das pressões durante a descida, pode causar sangramentos ou acúmulo de líquido na orelha média, e evoluir com a ruptura da membrana timpânica. Os sintomas podem ser dor, sensação de plenitude auricular, vertigem e zumbido. Pode haver comprometimento dos seios paranasais. Caso isso ocorra, deve-se cessar o mergulho e procurar assistência médica imediatamente.

A hiperinsuflação pulmonar pode ocorrer caso o mergulhador volte à superfície sem exalar suficientemente o ar, podendo levar a pneumotórax, enfisema de mediastino (e subcutâneo) ou embolia gasosa. Apesar de rara, pode causar desde dispneia e dor torácica leve até uma situação de emergência médica.

Embolismo gasoso

Pode se manifestar inicialmente com fraqueza, tontura, mal-estar, borramento visual, dor torácica, mudança na personalidade, sangramento nasal ou bucal, paralisia, perda de consciência e até morte. Geralmente, a perda de consciência ocorre em até dez minutos após o retorno à superfície e o tratamento inicial deve incluir, além das medidas de reanimação, administração de oxigênio a 100%.

Doença descompressiva

A inalação de ar comprimido pode levar a excesso de gases no interior dos compartimentos corpóreos, como nitrogênio. Dependendo da quantidade dissolvida no sangue e da velocidade da subida, pode levar à formação de bolhas. Os sintomas são: dores articulares, parestesias, broncoespasmo, dispneia, fadiga, prurido, mudança de personalidade, incontinência, tremor, paralisia e colapso.

Há um aumento do risco de doença descompressiva se o indivíduo for exposto a grandes altitudes logo após o mergulho. Devem ser evitados voos e altitudes maiores de 609 metros por pelo menos doze horas se tiver sido feito apenas um mergulho, e dezoito horas se tiverem sido feitos mergulhos por múltiplos ou vários dias consecutivos.

Profilaxia com vacinas

Antes da viagem, o viajante deve informar-se sobre as doenças mais prevalentes no país de destino e sobre a possibilidade de prevenção com vacinação. Para que o esquema vacinal esteja atualizado e a resposta imune seja adequada, é recomendável que o viajante procure orientação pré-viagem com prazo de pelo menos quatro semanas antes do embarque. A viagem é uma ótima oportunidade para atualizar o calendário vacinal.

A vacina para febre amarela é a única obrigatória segundo o Regulamento Sanitário Internacional. Essa vacina, além de conferir proteção individual em áreas de risco de transmissão da doença, evita a sua disseminação em países com elevadas densidades do vetor em áreas urbanas (o *Aedes aegypti*), e, portanto, evita o risco de inclusão do vírus nessas áreas. O Quadro 11.5 ilustra a vacinação na população de viajantes.

Quadro 11.5 – Vacinas para viajantes.	
Vacinação de rotina	• Difteria, tétano e pertussis (DPT) ou dT • Hepatite B • Sarampo, caxumba e rubéola (SCR) • Poliomielite
Vacinas seletivas ou recomendadas	• Cólera • Hepatite A • Encefalite japonesa • Influenza • Pneumococo • Varicela • Doença meningocócica • Raiva • Vírus da encefalite transmitida por carrapatos • Febre tifoide
Vacinas obrigatórias	• Febre amarela • Doença meningocócica e poliomielite (Arábia Saudita)

Fonte: Adaptado de https://www.who.int/ith/vaccines/en/

Discussão do caso clínico

A paciente em questão apresenta-se compensada clinicamente e sem contraindicações absolutas que impeçam sua viagem. Dada a necessidade contínua de oxigênio terapia, deve-se garantir a suplementação de oxigênio durante todo o voo. A paciente apresenta risco para tromboembolismo pulmonar e deve ser orientada quanto ao uso de meias de média compressão e exercícios, promovendo a contração da musculatura dos membros inferiores. A quimioprofilaxia com heparina deve ser individualizada e discutida com seu médico, visto que ainda não há respaldo na literatura médica em relação ao seu uso rotineiro. No que se refere à vacinação, a paciente deve receber as vacinas para influenza e pneumococo pela doença de base. Embora a África do Sul não seja área de risco para febre amarela, há exigência da vacina em virtude da possibilidade de deslocamento da paciente dentro do continente africano e, portanto, exposição às regiões com risco de transmissão da doença. O uso de corticosteroide em altas doses provoca depressão da imunidade celular e a vacinação está contraindicada. Nesse caso, o médico deverá fornecer à paciente um relatório médico informando as autoridades sanitárias da impossibilidade dessa vacinação, para que a paciente não tenha problema com sua entrada no país e adquira seu certificado internacional de isenção da vacinação contra febre amarela, que terá validade somente para essa viagem. No território brasileiro, essa isenção é fornecida pelos postos da Anvisa localizados em todos os aeroportos. Deve-se realizar um inquérito com a paciente sobre o itinerário e o período da viagem. A quimioprofilaxia da malária só estará recomendada caso a paciente visite as áreas de transmissão da doença nas reservas dos parques (especialmente o Kruger Park) e que permaneça por mais de sete dias entre os meses de dezembro a maio, correspondente ao período de maior transmissão de malária na região. Não há transmissão de malária nas áreas urbanas da África do Sul.

Referências

1. Agência Nacional de Aviação Civil. Anuário estatístico do transporte aéreo [online]. Available from: http://www.anac.gov.br/arquivos/zip/anuario_2007.zip

2. Organização Mundial da Saúde. International travel and health [online] 2012 Jan 1. Available from: http://www.who.int/ith/en/index.html

3. Organização Mundial da Saúde. Who researh into global hazards of travel (WRIGHT) – final report of phase I [online] 2008 Sep 10. Available from: http://www.who.int/cardiovascular_diseases/wright_project/phase1_report/WRIGHT%20REPORT.pdf

4. Mercer CH, Fenton KA, Wellings K, Copas AJ, Erens B, Johnson AM. Sex partner acquisition while overseas: results from a British national probability survey. Sex Transm Infect 2007; 83: 517-22.

5. Disponível em: www.uptodate.com

Bibliografia consultada

Brasil. Ministério da Saúde. Zika – abordagem clínica na Atenção Básica. 2015.

Center for Infectious Disease Research and Policy. WHO advisers halt Dengvaxia, for now – April 2018. http://www.cidrap.umn.edu/news-perspective/2018/04/who-advisers-halt-dengvaxia-now.

Centers for disease control and prevention. Travelers' Health [online]. Available from: http://www.cdc.gov/.

Chit A, Becker DL, DiazGranados CA, et al. Cost-effectiveness of high-dose versus standard-dose inactivated influenza vaccine in adults aged 65 years and older: an economic evaluation of data from a randomised controlled trial. Lancet Infect Dis 2015.

Dengue: diagnóstico e manejo clínico: adulto e criança [recurso eletrônico]. Ministério da Saúde, Secretaria de Vigilância em Saúde, Departamento de Vigilância das Doenças Transmissíveis. 5 ed. Brasília: Ministério da Saúde; 2016.

DiazGranados CA, Dunning AJ, Kimmel M, et al. Efficacy of high-dose versus standard-dose influenza vaccine in older adults. N Engl J Med 2014; 371:635.

Fauci AS, Morens DM. Zika virus in the Americas – yet another arbovirus threat. N Engl J Med 2016; 374: 601-4.

Freedman DO, Chen LH, Korzasky PE. Medical Considerations before International Travel. N Engl J Med 2016; 375: 247-60.

Freedman DO, Weld LH, Kozarsky PE, Fisk T, Robins R, von Sonnenburg F, et al. GeoSentinel Surveillance Network. Spectrum of disease and relation to place of exposure among ill returned travelers. N Engl J Med 2006; 354: 119-30.

Freedman DO. Malaria Prevention in Short-Term Travelers. N Engl J Med 2008; 359: 603-12.

Freeland AL, Vanghan GH, Banerjee SN. Acute Gastroenteritis on cruise ship – United States 2008-2014. MMWR 2016; 65(1): 1-5.

Gardner CL, Ryman KD. Yellow fever: a reemerging threat. Clin Lab Med 2010; 30: 237-60.

Kantele A, Lääveri T, Mero S, et al. Antimicrobials increase travelers' risk of colonization by extended-spectrum betalactamase-producing Enterobacteriaceae. Clin Infect Dis 2015; 60: 837-46.

Kelly P, et al. Air travel hypoxemia versus the hypoxia inhalation test in passengers with COPD. Chest 2008; 133(4): 920-6.

Ministério da Saúde, Secretaria de Vigilância em Saúde, Secretaria de Atenção Básica. Febre de chikungunya: manejo clínico. Brasília: Ministério da Saúde; 2015.

Mlakar J, et al. Zika Virus associated with Microcephaly [published 2016 February 10]. Disponível em: NEJM.org. DOI: 10.1056/NEJMoa1600651

Muhm JMM, et al. Effect of Aircraft-cabin altitude on passenger discomfort. N Engl J Med 2007; 357: 18-27. DOI: 10.1056/NEJMoa062770

Paules CI, Fauci AS. Yellow Fever, once again on the radar screen in the Americas. N Engl J Med Perspective (acessado em: 1 mar. 2017). DOI: 10.1056/NEJMp1702172

Paules CI, Subbarao K. Influenza. Lancet [online] 2017 Mar 13. Available from: http://dx.doi.org/10.1016/S0140-6736(17)30129-0

Ruppé E, Armand-Lefèvre L, Estellat C, et al. High rate of acquisition but short duration of carriage of multidrug-resistant Enterobacteriaceae after travel to the tropics. Clin Infect Dis 2015; 61: 593-600.

Teichman PG, Donchin Y, Kot R. International Aeromedical Evacuation. NEJM 2007; 356: 262-70.

Widdowson M, Monroe SS, Glass R. Are norvoviruses emerging? Emerg Infect Dis 2005; 11(5): 735-7.

Wilder-Smith A, Schwartz E. Dengue in travelers. NEJM 2005; 353: 924-32.

Word Tourism Organization. World International Barometer [online] 2008 Oct 01. Available from: http://www.unwto.org/facts/eng/pdf/barometer/UNWTO_Barom08_2_en_Excerpt.pdf.

World Health Organization. Weekly epidemiological record. Dengue vaccine: WHO position paper – September 2018. ttp://apps.who.int/iris/bitstream/handle/10665/274315/WER9336.pdf.

Sites de interesse em Medicina de Viagem

www.saude.gov.br/svs
www.cve.saude.sp.gov.br
www.slamvi.org
www.cives.ufrj.br
www.cdc.gov
www.who.int
www.paho.org
www.istm.org
www.sbmviagem.org.br
www.polioeradication.org

O papel da interconsulta e do interconsultor

12

- *Antônio Fernandes Silva e Sousa Neto*
- *Thais de Paula Sickler*
- *Maria Cecília Pavanel Jorge*
- *Kristopherson Lustosa Augusto*

CASO CLÍNICO

Homem de 44 anos, com úlcera infectada em membro inferior direito, persiste com pico febril, velocidade de hemossedimentação maior que 100 e com cicatrização insuficiente da úlcera apesar de 28 dias de antibioticoterapia. Ressonância nuclear magnética de pé direito é sugestiva de osteomielite. Foi solicitada avaliação da infectologia, que sugeriu suspensão da antibioticoterapia para sensibilização de cultura de amostra óssea a ser coletada por curetagem. Solicitou-se realização do procedimento ao ortopedista.

Introdução

Interconsulta é um termo amplo que inclui desde orientações informais e estende-se até avaliações complexas e multidisciplinares, podendo resultar em uma avaliação conjunta diária do paciente.

Vê-se ainda pouco ensinamento estruturado sobre esse tema no Brasil, tendo em vista que médicos residentes e graduandos, em geral, não participam ativamente no processo de interconsulta, causando dificuldades na confecção de pedidos por parte dos médicos que, geralmente, não aprenderam como fazê-los.

Importância da interconsulta na prática médica

Solicitar e responder interconsultas é parte importante da atuação do médico, com consequências no cuidado com o paciente e na formação acadêmica dos profissionais. Residentes e até graduandos em Medicina devem ser envolvidos nesse processo, com a supervisão de preceptores. Com o surgimento de um ensino sistemático na área, os médicos em formação poderão desenvolver e solidificar as habilidades necessárias para o manejo adequado de situação tão frequente e importante.

No Hospital das Clínicas da Faculdade de Medicina da Universidade de São Paulo (HCFMUSP), foi iniciada uma experiência há alguns anos que visa tentar diminuir esse lapso na formação médica. Formaram-se equipes de interconsultores nas diversas áreas (especialidades clínicas e cirúrgicas – Tabela 12.1) com a participação de médicos assistentes, preceptores e residentes. Por meio informatizado, há o recebimento das solicitações e dispõe-se de um período máximo de 48 horas para a discussão do assunto a ser abordado com a equipe, incluindo resposta em folha padronizada pelo hospital, corroborando um dos princípios da interconsulta, que é a agilidade no atendimento. Solicitações de avaliações em caráter de urgência são feitas também pessoalmente diante da equipe de interconsultores.

Dados de solicitações das avaliações da FMUSP ao serviço de Clínica Geral no período de 2007 mostram o quanto é importante a formação de equipes de interconsultas em hospitais quaternários, diante o volume de pedidos e a necessidade de formação dos residentes e graduandos nessa área.

Outro fato relevante observado nessa dinâmica é a diminuição do número de solicitações ao Serviço no decorrer do ano, mostrando a curva de aprendizagem dos residentes e a diminuição dos pedidos desnecessários (Tabela 12.2).

Tabela 12.1 – Número de atendimentos de interconsultas, em 2007, por especialidades.

Especialidade	Total anual	%
Imunologia	37	0,18
Hematologia	1.128	5,58
Endocrinologia	307	1,52
Nefrologia	1.875	9,27
Clínica Médica	1.085	5,37
Gastroenterologia	1.146	5,67
Pneumologia	901	4,46
Reumatologia	349	1,73
Geriatria	785	3,88
Cirurgia da cabeça e pescoço	252	1,25
Cirurgia do fígado	66	0,33
Cirurgia torácica	687	3,40
Cirurgia vascular	710	3,51
Cirurgia das vias biliares	130	0,64
Cirurgia experimental	24	0,12
Cirurgia da gastroenterologia	81	0,40
Cirurgia do fígado	71	0,35
Laparoscopia	25	0,12
Proctologia	264	1,31
Cirurgia geral	471	2,33
Dermatologia	768	3,80
Endoscopia	1.929	9,54
Ginecologia	532	2,63
Moléstias infecciosas	629	3,11
Neurologia clínica	1.580	7,81
Neurologia	1.580	7,81
Neurocirurgia	370	1,83
Obstetrícia	48	0,24
Oftalmologia	1.700	8,41
Otorrinolaringologia	596	2,95
Cirurgia plástica	397	1,96
Urologia	807	3,99
Odontologia	472	2,33
Total	**20.222**	**100**

Fonte: Elaborada pela autora.

Tabela 12.2 – Volume de solicitações à Clínica Médica do HCFMUSP.

Período	N. de solicitações à Clínica Geral	Geral	% da Clínica Médica
Janeiro	109	1.592	6,8
Fevereiro	112	1.544	7,3
Março	135	1.940	7,0
Abril	102	1.708	6,0
Maio	112	1.838	6,1
Junho	91	1.711	5,3
Julho	61	1.879	3,2
Agosto	75	1.763	4,3
Setembro	81	1.618	5,0
Outubro	114	1.954	5,8
Novembro	53	1.473	3,6
Dezembro	40	1.202	3,3
Total	**1.085**	**20.222**	**5,3**

Fonte: Elaborada pela autoria.

Tipos de interconsulta

Há diversos tipos de interconsulta, com grande variação entre as especialidades dos médicos, cenários clínicos e atuação esperada do interconsultor. A literatura enfatiza muito a interconsulta de perioperatório na qual o médico requerente é um cirurgião e o requerido é um clínico que estima o risco cirúrgico. Todavia, outros tipos de interação também são muito comuns. O clínico frequentemente precisa das habilidades do cirurgião para a realização de um procedimento específico. Há também muitas interconsultas entre clínicos generalistas e especialistas. Linzer et al.[3] dividiram as doenças em seis grandes grupos e estabeleceram as competências de generalistas e especialistas no manejo das mesmas, com a intenção de elaborar recomendações claras quanto a referência e contrarreferência. Até mesmo entre clínicos com a mesma área de atuação pode haver interconsulta. Exemplo disto é descrito em Smetana[6], na qual paciente acompanhado ambulatorialmente por determinado médico é internado e requer atenção de hospitalista. Idealmente deve haver comunicação entre ambos, principalmente nos momentos de internação e alta.

Interconsulta de perioperatório no paciente internado

Nesse tipo de avaliação, os objetivos consistem em reconhecer as comorbidades e fatores de risco associados, permitindo calcular os riscos cirúrgicos (cardíacos, pulmonar, de *delirium*, de tromboembolismo venoso, dentre outros). Desse modo, é possível otimizar, por meio de estratégias apropriadas, as condições do paciente antes da cirurgia, possibilitando minimizar eventos intra e pós-operatórios. Outra razão de solicitação nesse contexto é a avaliação de eventos clínicos no pós-operatório. Essas intercorrências normalmente são urgências e o objetivo é que elas sejam rapidamente respondidas e, assim, possam ser realizadas as intervenções necessárias.

O seguimento do paciente, por parte do interconsultor, deve ser realizado desde o pré até o pós-operatório, pois se acredita ser uma estratégia mais eficaz do que, na avaliação inicial, já se deixarem algumas estratégias escritas para possíveis intercorrências após a cirurgia. O ideal é que o interconsultor forneça uma forma rápida de contato para demais discussões sobre o caso, preferencialmente via telefone, durante todo o período de internação.

Abrangência da atuação do interconsultor

O trabalho de Salerno et al.[4] também mostrou diferenças das preferências entre cirurgiões e não cirurgiões, em relação à condução de interconsultas solicitadas (Tabela 12.3).

Diante dos resultados obtidos, os autores do referido trabalho sugerem modificações nos "Dez Mandamentos da interconsulta" previamente propostos por Goldman et al.[1] em 1983, e seguidos até então como princípios para uma interconsulta efetiva. Salerno et al.[4] sugerem que o interconsultor tenha um papel mais ativo na assistência do paciente ao invés de um papel apenas indireto (Quadro 12.1).

Classicamente, considerava-se que o interconsultor deveria ter uma atuação pontual. Com o trabalho de Salerno et al.[4], conclui-se que esse pode ter mais liberdade a depender do contexto clínico do paciente e das especialidades dos médicos envolvidos. Admite-se até a possibilidade de alterações diretas nas ordens médicas, pelo interconsultor. O limite dessa atuação não é claro e depende da urgência com que novas medidas devam ser tomadas e do que for acordado entre requerente e requerido.

Tabela 12.3 – Diferenças entre cirurgiões e não cirurgiões sobre preferências da interconsulta.

Questão	Cirurgiões (N = 153)	Não cirurgiões (N = 170)	Valor de P
• Consultores devem se limitar a uma questão específica	41	69	< 0,001
• Consultores não devem escrever ordens sem discuti-las com a equipe requisitante	37	59	< 0,001
• Acompanhamento conjunto é desejado	59	24	< 0,001
• Referências de literatura médica são úteis como parte da interconsulta	18	41	< 0,001
• As recomendações do consultor devem descrever a urgência e importância dessas	78	69	0,05
• Fazer mais de 5 recomendações limita a adesão ao consultor	22	21	> 0,05
• Recomendações devem ser feitas no início da interconsulta	41	54	0,02
• Recomendações iniciais devem ser discutidas verbalmente com o serviço de referência	69	79	0,05
• Evoluções diárias pelo consultor são desejadas	78	67	0,03
• Consultas informais de corredor são úteis no cuidado do paciente	53	83	< 0,001

Fonte: Adaptada de Salerno et al.

Quadro 12.1 – Dez mandamentos da interconsulta.

Mandamento	Significado
1. Determine o que o solicitante deseja.	• Pergunte ao solicitador como você pode ajudar, se a questão específica não estiver óbvia.
2. Estabeleça a urgência.	• Determinar se a avaliação é de urgência, emergência ou eletiva.
3. Faça sua anamnese.	• Interconsultores são mais efetivos quando estiverem dispostos a reunir todos os dados do paciente. Porém, um breve resumo feito pelo solicitante ajuda a direcionar melhor o caso.
4. Seja breve.	• O interconsultor não precisa repetir com detalhes os dados recordados. Explicações concisas são mais inteligíveis e factíveis.
5. Seja específico, completo e ajude quando for requisitado.	• Deixe quantas recomendações específicas forem necessárias para responder ao solicitador, mas pergunte se ele precisa de ajuda para cumpri-las.
6. Proporcione planos alternativos e discuta suas execuções.	• O interconsultor deve antecipar problemas potenciais, documentar planos alternativos e deixar contato para ajuda, se requisitado.
7. Tenha bom senso. A depender do caso, acompanhamento interdisciplinar pode ser uma boa saída.	• Os interconsultores podem e devem atuar em conjunto na assistência do paciente; uma discussão definindo a atuação de cada especialidade, no caso, facilita a logística da situação.
8. Oriente com prudência e com evidências, a depender do caso.	• Deixar referências das condutas a depender da especialidade do solicitador, seu nível de treinamento e da urgência do caso.
9. Conversar é essencial.	• Não há substituto para o contato direto com o médico requisitante.
10. Proporcione seguimento apropriado, se possível diário.	• O interconsultor deve pesar, caso a caso, se deve ou não seguir o caso, sendo que seguimentos a intervalos mais curtos são, na maioria das vezes, benéficos.

Fonte: Adaptado de Salerno et al., 2007.[4]

Requisitos para uma interconsulta eficaz

Um texto de interconsulta pode começar com um tópico frasal já com o questionamento específico proposto, sendo reforçado por um breve texto objetivo do caso e principais exames pertinentes. Isso agiliza a resposta. Acredita-se até que diminua o tempo de internação, em virtude da redução do tempo para a resposta do caso, visto que as principais informações já foram coletadas. Isso consequentemente favorece a evolução do paciente, como, por exemplo, a instituição de antibióticos precocemente.

As respostas devem ser curtas, porém, completas, contendo inclusive dosagem, intervalo, tempo de uso de medicações, via de administração e diluição quando necessário. Muitas orientações provavelmente incluem algumas de caráter secundário, o que pode acarretar o acatamento de conduta de menor importância e a não observação das orientações principais. Nesse sentido, é necessário limitar o número de recomendações propostas, assim como destacar as cruciais.

Em estudo de Lee et al.[2] em um hospital de Boston, viu-se que a impressão do motivo da interconsulta foi diferente em 15% das vezes entre o requerente e o requerido, reforçando o papel da clareza dos questionamentos nos pedidos de consulta.

Oferecer questões específicas ao interconsultor é fundamental para o sucesso de todo o processo. Contatos telefônicos podem minimizar, mas não acabar com equívocos nos questionamentos. Portanto, o fácil acesso ao contato do médico solicitante pode ser ferramenta de grande valia. A maioria dos médicos (75%) deseja comunicação verbal direta com o especialista durante a avaliação, mostrou o estudo multicêntrico de Salerno et al.[4].

As informações provenientes de uma efetiva interconsulta resultam em diminuição do intervalo de tempo de atendimento. É apropriado que o médico interconsultor providencie alternativas para as previsíveis alterações dinâmicas de pacientes graves (ex. esquema antibiótico alternativo, caso haja falha no de 1ª linha; ou efeito colateral, ou conduta para possível complicação pós-operatória esperada para pacientes de alto risco).

Tão importante quanto isso é não alterar condutas semelhantes e com equivalente eficácia que já estejam sendo instituídas pelo médico assistente do caso, pois isso pode gerar insatisfação ao solicitador e consequente diminuição na efetividade das demais interconsultas a serem solicitadas. O que pode ser feito é colocá-las como proposta alternativa ao tratamento vigente. Um fato ético importante é limitar suas proposições referentes ao caso primeiramente ao solicitador e, somente após decisão conjunta da equipe, repassar tais informações ao paciente. Pois, do contrário, pode ocasionar momentos de conflitos nas condutas entre o médico solicitador e o paciente.

É necessário expor as alternativas ao paciente sempre, porém relatá-las previamente ao médico do caso é primordial. Desse modo, nota-se que bom senso é fundamental

nessa relação interprofissional. Em 1983, Goldman et al.[1] organizaram os principais requisitos para uma interconsulta eficaz, que recentemente foi modificada por Salerno et al.[2] em 2006. Acha-se conveniente utilizá-la como um guia para fins didáticos.

Discussão do caso clínico

No manejo do paciente do caso mencionado no início do capítulo, foram solicitadas duas interconsultas: a primeira com um infectologista, e a segunda com um ortopedista. Diante da ausência de melhora clínica e laboratorial com a terapêutica instituída e da estabilidade do paciente, o infectologista orientou a suspensão da antibioticoterapia com a intenção de sensibilizar a cultura óssea e permitir um tratamento guiado, potencialmente mais efetivo. Infelizmente ocorreram falhas no processo de interconsulta com o ortopedista, que foram resolvidas graças à persistência da equipe da clínica médica.

O interconsultor ortopedista respondeu de forma prolixa, repetindo muitas informações já mencionadas pelo médico requerente. Escreveu dados inconsistentes com os registros do prontuário, demonstrando não ter se preocupado em coletar informações detalhadamente, além das já lhe passadas. Afirmou que não haveria indicação do procedimento e que deveriam ser mantidos os antibióticos em uso. Conforme Sibert et al.[5], o interconsultor deve levar em consideração as características do médico requerente. Embora a solicitação não tenha sido feita diretamente por um infectologista, foi baseada na orientação do mesmo, que claramente tem um conhecimento mais profundo que o do ortopedista na prescrição de antimicrobianos. É possível que o interconsultor não tenha entendido a razão da interconsulta. Tal problema foi detectado em série avaliada por Lee et al.[2], conforme já mencionado previamente. O objetivo do médico requerente no caso mencionado era a realização de um procedimento e não auxílio quanto ao manejo clínico da osteomielite. Tal discordância poderia ter sido resolvida se tivesse acontecido contato presencial ou telefônico entre requerente e interconsultor, o que não aconteceu, pois, o paciente foi avaliado por esse último durante a noite, quando não havia mais residentes e preceptores no serviço. Observa-se nesse exemplo uma abordagem em desacordo com vários dos dez mandamentos da interconsulta de Goldman et al.[1]. Por insistência do médico assistente, que recorreu a contatos pessoais do profissional em questão, o procedimento foi realizado. Com isso, foi identificado o germe e seu respectivo perfil de sensibilidade. Antibioticoterapia adequada foi prescrita. Em menos de uma semana, o paciente evoluiu afebril, com cicatrização da úlcera.

Referências

1. Goldman L, Lee T, Rudd P. Ten commandments for effective consultations. Arch Intern Med 1983; 143(9): 1753-5.
2. Lee T, Pappius EM, Goldman L. Impact of inter-physician communication on the effectiveness of medical consultations. Am J Med 1983; 74(1): 106-12.

3. Linzer M, Myerburg RJ, Kutner JS, Wilcox CM, Oddone E, DeHoratius RJ, Naccarelli GV. ASP Workforce Committee. Exploring the generalist-subspecialist interface in internal medicine. Am J Med 2006; 119(6): 528-37.

4. Salerno SM, Hurst FP, Halvorson S, Mercado DL. Principles of effective consultation: an update for the 21st-century consultant. Arch Intern Med 2007; 167(3): 271-5.

5. Sibert L, Lachkar A, Grise P, Charlin B, Lechevallier J, Weber J. Communication between Consultants and Referring Physicians: A Qualitative Study to Define Learning and Assessment Objectives in a Specialty Residency Program. Teach Learn Med 2002; 14.

6. Smetana GW. Principles of Medical Consultation. In: Goldman L, Schafer AI. Goldman's Cecil Medicine. 25 ed. Elsevier; 2015. p. 2608-11.

Bibliografia consultada

Cohn SL. Overview of the principles of medical consultation and perioperative medicine. UpToDate (acesso em: 07 jan. 2017). Disponível em: <https://goo.gl/UOcZ2b>

Cohn SL. The role of the medical consultant. Med Clin N Am 2003; 87: 1-6.

Lo E, Rezai K, Evans AT, Madariaga MG, Phillips M, Brobbey W, Schwartz DN, Wang Y, Weinstein RA, Trenholme GM. Why Don't They Listen? Adherence to Recommendations of Infectious Disease Consultations. Clin Inf Dis 2004 (acesso em: 15 dez. 2016); 38: 1212-18. Disponível em: <https://goo.gl/SDJ4Z2>

Podolsky A, Stern DT, Peccoralo L. The Courteous Consult: a consult Card and Training to Improve Resident Consults. J Grad Med Educ 2015 Mar: 113-7.

Reabilitação: conceitos e prática

* Claudia Sayuri Furukawa Oshiro
* Malcon Carvalho Botteon
* Moisés da Cunha Lima

CASO CLÍNICO

Um adulto jovem sofre acidente de moto, chega desacordado ao pronto-socorro. Trata-se de um politraumatizado. Tem-se a gravidade do trauma, o tempo e a qualidade de atendimento inicial, assim como o manejo intra-hospitalar e as intervenções realizadas ou até mesmo a falta dessas. Cada um desses relaciona-se com as possíveis sequelas desse evento. Portanto, nesse momento, concomitantemente às medidas de emergência, inicia-se a ideia de reabilitação.

Introdução

Segundo a Organização Mundial de Saúde (OMS), a reabilitação é a utilização de todos os meios disponíveis para reduzir o impacto das condições de incapacidade e desvantagem e habilitar pessoas com deficiência para alcançar a melhor integração social. Considera-se como restabelecimento do paciente a condição de saúde ou atividade útil e construtiva.

No Brasil, segundo o IBGE de 2010, são 45,6 milhões de deficientes (23,9% da população), sendo 7% do total da população com deficiência física ou motora. Comparando com dados de 2000, observa-se um aumento nessa proporção, o qual antes se tinha 14,5% da população relatando algum tipo de deficiência.

Em nosso meio, há uma grande demora no encaminhamento para reabilitação, por parte dos médicos que atendem na fase aguda, resultando em pacientes clinicamente descompensados ou com deformidades estruturadas por falta de condutas adequadas na fase aguda e intra-hospitalar.

Esse capítulo enfatiza o diagnóstico e o tratamento *funcional*, possibilitando ao clínico um melhor acolhimento dos pacientes que se apresentam com deficiência. Dessa forma, considerou-se que a classificação CID-10 (Classificação Internacional de Doenças e Problemas Relacionados à Saúde), que tem como proposta a classificação das doenças, falha ao não abordar alterações funcionais e consequências dessas.

Na reabilitação, devemos ter em mente que, após a fase aguda, o paciente pode apresentar sequelas das doenças, as deficiências, que trazem incapacidades, e as essas promovem desvantagens, conforme o fluxo a seguir:

Doença → Deficiência → Incapacidade → Desvantagem

Em 1989, foi introduzida no Brasil a CIDID (Classificação Internacional de Deficiências, Incapacidades e Desvantagens), descrita na Tabela 13.1 a seguir. Um modelo biomédico de funcionalidade, valorizando a sequência linear das condições decorrentes da doença.

Tabela 13.1 – Classificação dos conceitos de deficiência proposta pela CIDID.

Deficiência (*impairment*)	Incapacidade (*disability*)	Desvantagem (*handicap*)
Perda ou anormalidade da estrutura ou função psicológica, fisiológica ou anatômica, temporária ou permanente	Restrição (resultante de uma deficiência) para realizar uma atividade considerada normal para um ser humano, na maneira ou no âmbito	Consequências culturais, econômicas e ambientais para o indivíduo que decorrem da presença da incapacidade ou deficiência
Representa a exteriorização de um estado patológico	Representa a objetivação de uma deficiência	Representa a socialização de uma incapacidade ou deficiência
Reflete distúrbios no nível orgânico	Reflete distúrbios no nível do indivíduo	Reflete a adaptação do indivíduo ao meio ambiente resultante da deficiência e da incapacidade

Fonte: Classificação Internacional de Deficiências, Incapacidades e Desvantagens: um manual de classificação das consequências da doença – 1989.

No entanto, a CIDID foi insuficiente para considerar o espectro de funcionalidade na relação da saúde com o meio ambiente físico e social. Por exemplo, no caso de dois pacientes com mesma doença e mesma alteração de função em que um possui menor dificuldade de se deslocar por morar em terreno plano. Desenvolveu-se então um novo modelo de classificação, chamado Classificação Internacional de Funcionalidade, Incapacidade e Saúde (Figura 13.1), com a ideia do registro do estado funcional baseado em cinco componentes: função corporal, estrutura do corpo, atividade social, participação social e fatores contextuais (ambientais e pessoais).

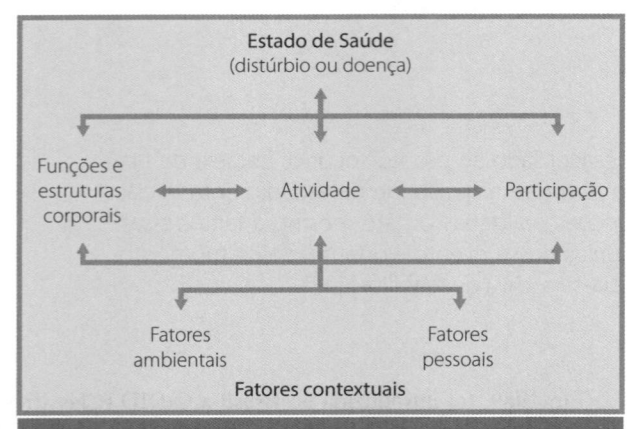

Figura 13.1 – Interações entre os componentes da CIF.

Fonte: WHO, ICF, 2003.

O papel do clínico é realizar o melhor tratamento possível tanto nas terapêuticas instituídas quanto nos cuidados gerais para evitar e/ou minimizar as sequelas que podem se desenvolver; portanto, lembrando o caso clínico apresentado, antes mesmo de se considerar as sequelas dos múltiplos traumas do paciente, a primeira ação efetiva em reabilitação deve ser feita ainda na fase aguda, que é avaliar e adequar o posicionamento do paciente no leito e na cadeira.

Posicionamento

- *No leito:* decúbito dorsal, braços abduzidos 60°, rodados externamente, mãos abertas, palma para cima, cotovelos estendidos, quadril em neutro, MMII leve abdução 5°, joelhos estendidos e pés a 0°. Essa postura opõe-se à posição geralmente assumida nos pacientes internados e acamados, de tríplice flexão de membros superiores e flexão plantar de tornozelo, quadris em ventania e joelhos flexionados. É muito importante orientar as mudanças de decúbito de 2 em 2 horas para os pacientes com alteração de sensibilidade a fim de evitar o surgimento de lesão por pressão.
- *Na cadeira:* mantendo curvaturas fisiológicas da coluna, pelve em neutro, sentados sobre os ísquios; quadril flexionado, obtendo-se em relação do assento um ângulo de 100 a 110°; pés em neutro e apoiados para

manutenção da flexão de 90°; braços apoiados no apoio de braços com leve abdução e cotovelos de 90 a 100°, distribuindo bem a carga entre o assento, o encosto e os apoios. As mesmas considerações devem ser tomadas para a cadeira de rodas, onde o paciente, muitas vezes, passa longas horas do dia. Lembrar que muitos não têm sensibilidade preservada e o mau posicionamento pode levar à formação de lesões por pressão. Para esses pacientes, aconselha-se o uso de almofada de ar ou água, a fim de distribuir as pressões e diminuir a possibilidade de formação de úlceras de estase.

- Caso seja possível que o paciente vá para a **cadeira de rodas**, há algumas recomendações básicas para as medidas da mesma:
  - *Eixo de rotação:* mesma linha vertical com a articulação do ombro.
  - *Largura:* cerca de 4 cm superior à distância bitrocanteriana.
  - *Comprimento:* cerca de 8 cm menor que a distância entre o encosto e a linha poplítea.
  - *Altura:* o encosto deve terminar cerca de 5 cm abaixo da borda inferior da escápula, caso tenha bom equilíbrio de tronco.

Se houver fatores de risco para deformidades de pelve e coluna, prefere-se o assento e o encosto rígido com almofada.

Avaliação funcional

O exame fisiátrico inclui o exame neurológico e ortopédico com objetivos funcionais.

Nesta seção, serão discutidos o exame clínico funcional e seu objetivo.

Exame físico

O exame físico já se inicia ao chamado do paciente ao atendimento. Se esse se encontra sozinho ou acompanhado, se depende do acompanhante para atender ao chamado, para se levantar, deslocar-se ao consultório. Pode-se observar o uso de dispositivos para o deslocamento como órteses, próteses e meios auxiliares (cadeira de rodas, andador, bengala...) e até uma avaliação inicial da marcha.

Durante o exame físico no atendimento, pedir para o paciente se despir e, independente da etiologia da lesão (traumática ou não), devem ser feitos exames ortopédico e neurológico completos, testando força muscular e incluindo toque retal e testes de reflexos sacrais.

São incluídas no exame físico a avaliação ortostática e a avaliação da marcha, cuja observação e análise cuidadosa distinguem os distúrbios e direcionam as possíveis intervenções para garantir estabilidade e conservação de energia.

Execução de tarefas

Nesse momento, será detectado qual o prognóstico em reabilitação (funcional) e quais intervenções podem ser realizadas, objetivando a independência (viver sem a necessidade de auxílio de outra pessoa) para as atividades básicas de vida diária (ABVDs) e atividades instrumentais de vida diária (AIVDs). Deve-se atentar à velocidade de execução, necessidade de auxílio de terceiros e adaptações, bem como ao grau de complexidade e nível de exigência das tarefas. Por exemplo: a exigência para um tetraplégico por lesão medular determina se ele pode se vestir com camiseta e calça de elástico ou se precisa trabalhar de terno e gravata.

A execução das tarefas influi diretamente na qualidade de vida dos pacientes com deficiência. Cada item deve ser checado com detalhes, caracterizando conforme descrito: higiene, vestuário, alimentação, uso do banheiro, locomoção, visão/equilíbrio, habitação, comunicação e as atividades laborais, cognitivas, sociais e sexuais.

Assim, classifica-se o paciente em dependente, semidependente ou independente para cada um desses itens.

Consideram-se todos os itens para definir o prognóstico e a conduta. As decisões, entretanto, provêm da comunicação entre a equipe (médicos e terapeutas), paciente e família.

Exames complementares

Alguns testes específicos e exames diagnósticos são utilizados pela Medicina de Reabilitação para seguimento e análise de função e estrutura:

- *Ergoespirometria:* função cardiopulmonar.
- *Eletroneuromiografia (ENMG):* função das vias neuromotoras e sensitivas.
- *Podobarometria:* distribuição de pressão à pisada.
- *Isocinético:* avalia força, torque e potência muscular.
- *Plataforma de força:* avalia oscilação de centro de gravidade.
- *Laboratório de marcha:* avalia os parâmetros determinantes da marcha.
- *Densitometria óssea:* pacientes com incapacidades tendem a evoluir com osteoporose precocemente.
- *Urodinâmica:* avalia função miccional.
- *Videodeglutograma:* avalia componentes da orofaringe durante a deglutição.

Equipe de reabilitação

Constituem uma equipe de reabilitação: fisioterapia, fonoaudiologia, terapia ocupacional (TO), psicologia (inclui-se aqui neuropsicologia), educador físico, serviço social, nutrição, enfermagem, musicoterapia, equoterapia, arteterapia, pedagogia e o médico (fisiatra e de outras especialidades).

Papel do médico na equipe interdisciplinar

Nesse contexto, o médico fisiatra, especialista em reabilitação, coordena e intercomunica os profissionais envolvidos no processo, alinhando as condutas. Infelizmente,

em virtude da carência desse profissional na maioria das situações, o médico responsável pelo paciente deve assumir tal postura, coordenando a equipe e planejando a reabilitação, sempre integrando os conhecimentos dos demais colegas da área da saúde. Também é preciso compreender os diagnósticos clínicos do paciente, as limitações para a reabilitação em si e fornecer informação prognóstica de cada caso.

Como planejar uma reabilitação?

Antes de iniciar o processo de reabilitação, deve-se considerar a clínica do paciente, os dados obtidos na anamnese funcional e os conhecimentos da evolução natural da doença em questão que levou à deficiência. É importante lembrar também que tal processo depende ativamente do paciente, o que leva a não enquadrar de imediato em programa de reabilitação indivíduos com depressão grave, por exemplo, devendo esse ser adequadamente medicado para participar do programa.

Planejar uma reabilitação exige responder às seguintes questões:

- Qual o objetivo a ser alcançado? Almejar objetivos realísticos. Importante lembrar que o paciente participa muito nessa etapa. Assim, é fundamental perguntar ao paciente quais as suas perspectivas e anseios.
- Quais as limitações clínicas e funcionais com que estamos lidando?
- Quais os profissionais e procedimentos necessários para se atingir o objetivo e qual o momento ideal para tal?
- Quais as dificuldades que existem para o sucesso desse processo (estrutura, dificuldades sociais, carência de aparelhagem etc.)?
- Em quanto tempo espera-se alcançar esse objetivo?
- Quais as outras intervenções médicas que estão planejadas para esse paciente? Cirurgias, cateterismo, medicações etc. Muitas vezes, interrompe-se o processo reabilitacional, pois o mesmo irá realizar uma cirurgia eletiva ou outro procedimento. Deve-se adequar a reabilitação a esse contexto.

Organizando e coordenando a reabilitação

Deve-se ter em mente que os exercícios (físicos, terapêuticos e cognitivos) devem ser fornecidos progressivamente, dentro da capacidade do paciente, iniciando-se com os de menor solicitação e evoluindo para exercícios com exigências maiores.

- O **médico** é o responsável por:
  - Decidir quais terapias serão necessárias e fazer os devidos encaminhamentos (tanto o SUS quanto os convênios e seguros de saúde exigem encaminhamento médico para as terapias).
  - Alinhar as condutas entre terapeutas, conversando com a equipe sobre a doença e discutindo os proto-

colos a serem seguidos, deixando claros etapas, objetivo, limitações pela doença de base e limitações relacionadas às dificuldades de execução.

- Orientar os terapeutas do planejamento geral, dizendo se estão inclusos cirurgia ou bloqueios anestésicos, por exemplo.

- Otimizar as terapias: cabe ao médico pensar em medidas para maximizar o efeito das terapias, por exemplo, para reduzir hipertonia espástica, com medicações e injeção de toxina botulínica, ou reduzir dor prescrevendo gelo no membro antes da terapia ou bloqueios anestésicos para facilitar a mobilização 30 minutos antes da terapia. Também são tarefas do médico fornecer estimulantes para pacientes letárgicos e tratar depressão nos que estão com avolia. Pode-se usar Ritalina® para distúrbios de comportamento, por exemplo, ou outros psicoestimulantes para acidentes vasculares encefálicos apáticos, prescrever órteses, sempre com a intenção de abreviar o período de reabilitação e fornecer função ao paciente.

- *Fisioterapia:* parte fundamental do processo de reabilitação, embora não sejam sinônimos. Fisioterapia não se resume em utilizar meios físicos. Ela é a ciência que estuda e trata distúrbios cinéticos.

A cinesioterapia, que consiste no uso da atividade física ou de movimentos para promover o retorno da função musculoesquelética, é a modalidade terapêutica mais utilizada na reabilitação.

- *Quando indicar:* quando ocorrerem quaisquer distúrbios do movimento humano, como espasticidade, encurtamentos e contraturas, déficit de coordenação, fraqueza muscular, má-formação ou amputação. Também no caso de dor muscular mecanopostural, desvios posturais, instabilidade de marcha, desequilíbrios musculares, tremores, aderências cicatriciais. E quando houver indicação de meios físicos, reabilitação vestibular, incontinência urinária por fraqueza do assoalho pélvico e mau posicionamento, seja na cadeira de rodas, no leito, ou no ambiente de trabalho.

- *Terapia ocupacional:* segundo o Conselho Regional de Fisioterapia e Terapia Ocupacional (Crefito), é a "intervenção em saúde, na educação e na esfera social que reúne tecnologias orientadas para a emancipação e autonomia de pessoas (...) com dificuldades na inserção à participação na vida social". Ela promove o tratamento por meio da atividade, abordando déficits psiquiátricos, cognitivos e físicos.

- *Quando indicar*: sempre quando houver limitação funcional, seja de caráter físico, mental ou social; responsável por desenvolver adaptações de utensílios e órteses para membros superiores; ergonomia e tecnologia assistiva; reduzir gasto energético das atividades diárias, retorno às atividades laborais e de vida prática e diária e tratar afecções dos membros superiores.

- *Fonoaudiologia:* ciência que estuda a comunicação humana e seus sistemas.

- *Quando indicar:* no caso de disfagias, dislalias, disfonias, afasias, deficiência de leitura e necessidade de adaptações para leitura, deficiência de linguagem e comunicação, inclusive da mímica facial e reabilitação cognitiva.

- *Serviço social:* busca meios e recursos para a melhor acessibilidade e tratamento dos pacientes com deficiência, objetivando minimizar os impactos negativos do ambiente no programa de reabilitação.

- *Quando indicar:* quando há a possibilidade de benefícios e auxílios, facilidades de transportes e deslocamento, encaminhamentos. Deve-se dar orientação no que se refere a entraves burocráticos e detectar problemas sociais e do ambiente do cotidiano do paciente.

- *Enfermagem:* cuida do tegumento, uso da medicação, esfíncteres, sono e cuidados do paciente. Objetiva minimizar efeitos secundários à deficiência.

- *Quando indicar:* posicionamento, quando ocorrerem distúrbios de hidratação, deficiência esfincteriana, uso de cateteres e sondas, mau uso das medicações. Indica-se também para prevenir e acelerar o processo de cicatrização de feridas, má higiene, aconselhamento para o banho, transporte e transferências.

- *Nutrição:* responsável pela orientação nutricional e prescrição de dietas. Busca corrigir falhas nutricionais e erros alimentares, assim como adequar a dieta à realidade econômica do paciente.

- *Quando indicar:* quando houver distúrbios alimentares como obesidade, caquexia, condições metabólicas especiais, manutenção e ganho ou perda de peso.

- *Psicologia:* aborda distúrbios de comportamento, humor, personalidade e conduta. A psicologia procura promover ao paciente saúde mental, facilitar o processo de reabilitação tanto ao paciente quanto à família e à equipe, incluindo reabilitação neurocognitiva.

- *Quando indicar:* quando for necessário para a família e para a pessoa com deficiência entender e aceitar a deficiência e o processo de reabilitação. A neuropsicologia atua nos distúrbios do comportamento e reabilitação cognitiva, como demência e déficit de memória.

- *Pedagogia:* trabalha no âmbito da educação e ensino.

- *Quando indicar:* quando houver déficit de aprendizagem, leitura e escrita. O pedagogo é muito solicitado para casos de paralisia cerebral, no adulto ou na criança, hidrocefalias e outros déficits cognitivos.

- *Arte e musicoterapia:* utiliza a arte como base da relação paciente-terapeuta. Sua essência é a criação estética e a elaboração artística em prol da saúde.
  - *Quando indicar:* para idosos e pessoas com pouca mobilidade, com distúrbios cognitivos e fatores de risco para depressão.
- *Equoterapia:* utiliza o cavalo como instrumento terapêutico, trazendo benefícios do convívio com o animal e da montaria para a reabilitação.
  - *Quando indicar:* quando forem necessários treino de equilíbrio de tronco e alongamento de abdutores de quadril. A equoterapia melhora a interação social e a autoestima.
- *Educador físico:* sua função é promover capacidade muscular e cardiopulmonar e fornecer treinamento e práticas esportivas, recreacionais e lúdicas, utilizando a atividade física como meio.
  - *Quando indicar:* quando forem necessários o fortalecimento do tônus muscular, o condicionamento muscular e cardiopulmonar. O educador físico também é responsável por promover modificações metabólicas, flexibilidade, coordenação, integração social, ajuste social com o respeito às regras do jogo e melhora da autoestima.

Controlando a reabilitação

O médico, ao receber os *feedbacks* dos terapeutas e do paciente, ajusta as terapias de acordo com as necessidades que surgem. A solicitação não criteriosa de dez sessões de terapia e do retorno ao término dessas tem grandes chances de se mostrar frustrante, caso esse ajuste não seja feito nos seguimentos das sessões. **Comunicação entre os membros da equipe acelera a reabilitação e maximiza os resultados.**

Manejo geral dos quadros clínicos mais prevalentes em reabilitação

Voltando ao caso clínico, será exemplificada agora a atuação fisiátrica, imaginando que o paciente acidentado tenha evoluído para alguma das grandes áreas em reabilitação.

- *Hemiparesia:* a liberação piramidal, clinicamente representada por hiper-reflexia, clônus e espasticidade, deve ser tratada prontamente para que se evite deformidade fixa/estruturada, que, além de dificultar as atividades de vida diária, como higiene e troca de roupa, pode levar à dor, perda de função, lesões cutâneas como úlcera e tínea, entre outras, pela dificuldade de limpeza.

Distúrbios cognitivos muitas vezes são subdiagnosticados e, muito mais comumente, subtratados, mesmo quando diagnosticados. Nesse caso, a terapia conjunta do psiquiatra, psicólogo, neuropsicólogo, terapeuta ocupacional e fonoaudiólogo fornece as melhores condições para reabilitação, tal como distúrbios de comportamento, de atenção e de humor. A depressão deve ser tratada agressivamente, pois atrapalha muito a reabilitação. As diretrizes recomendam doses elevadas de antidepressivos, pois costumam não responder tão bem às medicações quanto os sem lesão encefálica estrutural. O uso de estimulantes como anfetamina, cafeína e outros, momentos antes da terapia, também é indicado para pacientes letárgicos com melhora da participação nas terapias. Para casos de inadequação, a ritalina costuma ser utilizada, sendo a medicação de maior evidência na literatura médica. Ademais, é necessário não se esquecer de prescrever treino de marcha, órteses, meios auxiliares de marcha, se necessários, e lembrar das adaptações em utensílios, como garfo, faca e barbeador. Solicitar assistência do serviço social para transporte e possíveis benefícios e enfermagem, cuidados com esfíncteres e higiene.

- *Espasticidade:* para tal é possível utilizar órteses funcionais e de posicionamento, confeccionadas geralmente por TO (MMSS) e ortéticos (MMII), associados a cinesioterapia, hidroterapia, alongamento e exercícios domiciliares, bloqueios neuroquímicos com toxina botulínica e/ou fenol, medicação oral antiespástica (baclofeno, diazepam e tizanidina). Existe uma tendência de utilizar estimulação elétrica neuromuscular na musculatura antagonista espástica, a fim de diminuir a hipertonia. Para distonia, o tratamento com toxina botulínica mostra-se bastante eficaz.
- *Lesão medular:* a reabilitação do lesado medular é bastante complexa. A disfunção neurológica pode ser muito grave, levando à espasticidade (cujo manejo já foi descrito no segmento anterior), automatismos e disautonomia, essa última caracterizada por perda da contrarregulação parassimpática, estímulo simpático excessivo, podendo levar a uma disfunção adrenérgica grave e à morte. São causas da disautonomia: bexigoma, obstipação intestinal, lesão cutânea abaixo do nível da lesão medular, infecção, ossificação heterotópica, dismenorreia, manipulação do trato urinário ou intestinal, nefrolitíase, colelitíase, gravidez, orgasmo e até mesmo uso de roupas apertadas.

A bexiga neurogênica sempre é alvo de atenção. A urodinâmica costuma auxiliar no tratamento, mostrando se haverá benefício com o uso de oxibutinina ou terturodia que inibem a contração do detrusor, ou com o uso de alfa-agonistas com a intenção de relaxar o esfíncter externo. Ultrassonografia (USG) de vias urinárias deve ser pedido rotineiramente, uma vez por ano, sendo pedida a urodinâmica aproximadamente seis meses após a lesão e sempre que houver mudança no padrão de micção.

O intestino neurogênico, geralmente obstipado, transloca bactérias, propiciando infecção do trato urinário (ITU) e disreflexia. Pode ser tratado com dieta, massagem e uso de laxativos. Tolera-se um período de três dias para evacuação.

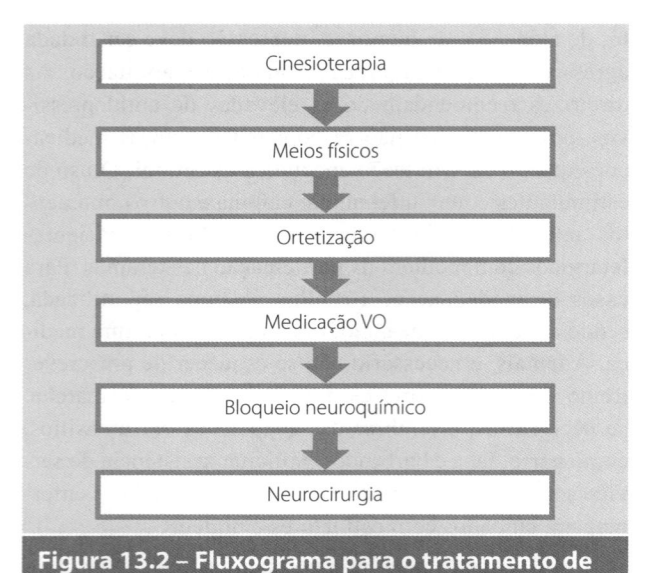

Figura 13.2 – Fluxograma para o tratamento de hipertonia espástica.

Fonte: Adaptada de Nunes MPT et al. Clínica médica: grandes temas na prática. Atheneu; 2010.

- *Úlcera de pressão:* deve ser evitada com medidas preventivas como posicionamento e mudanças de decúbito de 2 em 2 horas. Quando já instalada, deve ser tratada com hidratação e nutrição adequada (com correção de deficiência proteica e suplementação vitamínica), correção de distúrbios sistêmicos (correção da anemia), tratamento da espasticidade, limpeza cuidadosa da pele, posicionamento para que não haja pressão na úlcera e, por fim, debridamentos de materiais necróticos e cirurgias reconstrutoras em casos mais graves.

- *Lesão neurológica periférica:* o programa de reabilitação procura estar atento para as complicações mais comuns em neuropatias: fraqueza e encurtamentos musculares, contraturas articulares, perda sensorial, disfunção autonômica e dor.

- *Amputações:* a reabilitação no amputado compreende as seguintes fases: pré-amputação, amputação imediata, pré-protética, treino protético e de reinclusão social. Deve-se estar sempre atento, pois reabilitar não é sinônimo de protetizar. Algumas vezes, pelas condições clínicas, psíquicas ou sociais que o paciente apresenta a protetização estará contraindicada. Há uma frase famosa no meio médico que diz: "Reabilitar sempre, protetizar às vezes…".

O paciente deve ser orientado em relação ao posicionamento adequado e aos exercícios para manter ADM e força muscular, sem os quais não é possível protetizar. Deve-se ter também atenção ao coto, pois se esse estiver muito volumoso, pequeno, com deformidades ou com espículas ósseas, poderá impedir a protetização. A capacidade social e cognitiva também deve ser avaliada, pois o paciente precisa não só de apoio familiar e social, como também entender o que será realizado durante os treinos. A capacidade cardiovascular deve ser verificada com teste de esforço adaptado, pois, quanto mais alto for o nível de amputação, maior será o gasto de energia para marcha. O médico deve prescrever a prótese conforme a demanda.

- *Idosos:* 20 a 30% dos idosos possui déficit para mobilidade e 4 a 50% tem alguma incapacidade não motora. Qualquer déficit sensorial, incluindo a visão e a audição, assim como a fraqueza muscular, podem prejudicar a reabilitação e aumentar o índice de quedas. A prevenção de quedas pode melhorar a saúde e a longevidade do paciente. É necessário prescrever treino de equilíbrio e propriocepção, fortalecimento do quadríceps e flexores do quadril e musculaturas antigravitacionais como um todo. Esse trabalho é realizado tanto pelo fisioterapeuta quanto pelo educador físico, diferenciando-se apenas pelo grau de gravidade. Devem ser prescritos meios auxiliares de marcha, caso seja necessário. O tratamento da osteoporose é crucial na reabilitação dos idosos.

A sarcopenia e caquexia diminuem ainda mais as reservas funcionais dos idosos, fazendo com que esses estejam sempre trabalhando no "limite", levando a sobrecargas articulares, musculares e cardiocirculatórias, causando dor, aumento da PA e FC etc. Dessa forma, exercícios de força são indicados nessa fase, associados a exercícios de flexibilidade orientados pelo profissional de educação física habilitado. Evitar a desnutrição pode promover a cicatrização e vitalizar o paciente a participar de um programa formal de reabilitação, sendo necessário o auxílio de uma nutricionista. A depressão é comum na população idosa, devendo ser tratada, pois leva à perda de mobilidade funcional e incapacidade para realizar atividades de vida diária (AVDs). Déficits cognitivos, tais como demência e delírio, podem afetar a recuperação do paciente, os objetivos e os resultados, além de precipitar iatrogenias como troca de medicamentos pelo paciente e acidentes. Os déficits cognitivos devem ser investigados, tratados e encaminhados a psicólogos/neuropsicólogos para uma abordagem adequada.

Referências

1. Amiralian MLT, Pinto EB, Ghirardi MIG, Lichtig I, Masini EFS, Pasqualin L. Conceituando deficiência. Rev Saúde Pública 2000; 34(1): 97-103.
2. Battistella LR, Brito CMM. Tendência e reflexões: classificação internacional de funcionalidade (CIF). Acta Fisiátrica 2002; 9(2): 98-101.
3. Boccolini F. Reabilitação: amputados, amputações e próteses. São Paulo: Robe Livraria e Editora; 2001.
4. Braddom RL. Physical Medicine and rehabilitation. 3 ed. Pennsylvania: Saunders Company; 2007.
5. Chiavenatto I. Teoria geral da administração. 7 ed. Rio de Janeiro: Campus Elsevier; 2007.
6. Cigolle CT, Langa KM, Kabeto MU, Tian Z, Blaum CS. Geriatric conditions and disability: the health and retirement study. Ann Intern Med 2007; 147(3): 156-64.
7. Delisa JA, Gans BM. Tratado de medicina física e reabilitação: princípios e prática. 3 ed. Barueri: Manole; 2002.
8. Farias N, Buchala CM. A classificação internacional de funcionalidade, incapacidade e saúde da Organização Mundial da Saúde: conceitos, usos e perspectivas resumo. Rev Bras Epidemiologia 2005; 8(2): 183-93.

9. Greve JMD, Casalis MEP, Filho TEPB. Diagnóstico e tratamento da medula espinhal. 1 ed. São Paulo: Roca; 2001.

10. Greve JMD. Tratado de Medicina de reabilitação. São Paulo: Roca; 2007.

11. Gutenbrunner C, Ward AB, Chamberlain MA. White book on physical and rehabilitation Medicine in Eur J Rehabilit Med 2007; 309(Suppl 45): 1-48.

12. Kottke F, Lehmann J. Tratado de medicina física e reabilitação de Krusen. 4 ed. Barueri: Manole; 1994. v. 1.

13. Lianza S. Medicina de reabilitação. 4 ed. Rio de Janeiro: Guanabara Koogan; 2007.

14. Topinková E. Aging, disability and frailty. Ann Nutr Metab 2008; 52(Suppl 1): 6-11.

15. World Health Organization. International classification of impairments, disabilities and handicaps. Geneva, Switzerland, 1980.

Sites consultados

http://www.ibge.gov.br
http://www.arteeterapia.com.br
http://www.asia-spinalinjury.org
http://www.crefito.com.br
http://www.deficienteonline.com.br
http://www.emedicine.com/pmr/index.shtml

Envelhecimento na prática médica

- *Daniel Gomes Lichtenthaler*
- *Laís Araújo dos Santos Vilar*
- *Priscilla Alessandra Fiorelli Cantarino*

CASO CLÍNICO

Sra. M.A.S., 78 anos, viúva há 10 anos, uma filha de 52 anos, professora aposentada, mora sozinha. Sem comorbidades e com funcionalidade preservada. Vem em consulta para seguimento clínico e não apresenta queixas espontâneas. Há algum tempo vem notando perda ponderal gradual, acentuada nos últimos 6 meses (Redução de 60 para 56 kg no período). Refere ter apresentado nesses 6 meses 2 episódios de queda da própria altura, ambos sem maiores consequências. Quando questionada, refere estar um pouco mais esquecida (não se lembra onde deixou objetos e demora para se lembrar nome de conhecidos), e sente-se desanimada, sem energia. Acredita que esses sintomas tiveram início após o neto, a quem é muito apegada, ter se mudado para o exterior há 8 meses. Desde então, passou a precisar do Zolpidem para dormir (única medicação de uso regular).

Introdução

A transição demográfica é um fenômeno conhecido, notado primeiramente nos países desenvolvidos, mas que também vem assumindo grande importância nos países em desenvolvimento como o Brasil. A esperança de vida ao nascer aumentou nas últimas décadas. Isso pode ser explicado pela queda de mortalidade infantil, associada à redução de doenças infecciosas, e pela diminuição de mortalidade em idosos, associada à diminuição do tabagismo e das doenças cardiovasculares. A expectativa de vida em países desenvolvidos aumentou 1,6 anos em homens e 1,4 anos em mulheres por década, em países em desenvolvimento esse aumento é de 0,7 em homens e 0,8 em mulheres[1].

No Brasil, a proporção de idosos (acima de 60 anos) na população passou de 7,3 para 10,8% em 2011 enquanto porcentagem de mortes para a faixa etária de maiores de 80 anos cresceu de 15,9% em 1991 para 26% em 2011, refletindo o enorme crescimento relativo da população que atinge os 80 anos.[2] Sendo assim, fica patente que todo o clínico deve estar preparado para o atendimento dessa população, sabendo identificar e abordar suas peculiaridades e síndromes mais frequentes, encaminhando ao especialista (Geriatra) apenas os casos mais complexos.

As alterações patológicas relacionadas ao envelhecimento são chamadas de senilidade. Somado a esse cenário, o idoso apresenta alterações fisiológicas (físicas e metabólicas) relacionadas ao envelhecimento normal, chamado de senescência.[3] As doenças crônicas são as principais causas de morbimortalidade em idosos, principalmente demências, acidente vascular encefálico, doença pulmonar obstrutiva crônica, diabetes, insuficiência cardíaca e insuficiência coronariana. A presença de multicomorbidades e polifarmácia (4 ou mais medicações) afeta a qualidade de vida e funcionalidade do idoso[1].

Considerando a complexidade do paciente idoso, a avaliação clínica deve ser multifacetada. A Avaliação Geriátrica Ampla – AGA (Quadro 14.1) é uma ferramenta que permite detectar problemas sub ou não diagnosticados, além de identificar alterações funcionais em idosos. É possível analisar não só condições clínicas usuais, como comorbidades, mas também abordar outras dimensões, como fatores ambientais, e alguns pontos específicos da faixa etária geriátrica, como risco de quedas. Dessa forma, a AGA aumenta a acurácia diagnóstica, melhora o acompanhamento do paciente idoso, auxilia na definição de prognóstico e na decisão do tratamento do idoso, principalmente em casos complexos, como grandes idosos (acima de 80 anos) e idosos com câncer[4].

Quadro 14.1 – Avaliação geriátrica ampla (AGA).	
Funcionalidade	• Atividades básicas de vida diária (ABVD): comer, vestir-se, continência, transferência, higiene, banho. • Atividades instrumentais de vida diária (AIVD): uso de transporte, lidar com dinheiro e medicações, preparar alimentos, limpar a casa, lavar roupas, fazer compras, usar o telefone. • *Status* funcional.
Comorbidades	• Número de comorbidades, severidade das comorbidades, escala de índice de comorbidades (ex. escala de Charlson, Cirs-G).
Condições socioeconômicas	• Condição de habitação, renda, suporte familiar, necessidade de cuidador, facilidade de transporte.
Síndromes geriátricas	• Demência: Miniavaliação do Estado Mental. • Depressão: Escala Geriátrica de Depressão. • *Delirium*, quedas, osteoporose, maus tratos, incontinência, tontura, alterações visuais e auditivas, distúrbio do sono.
Polifarmácia	• Número de medicações e adequação de seu uso, interações medicamentosas.
Nutrição	• Risco nutricional: Miniavaliação nutricional.

Fonte: Karnakis T. Rev Bras Med.

Além da avaliação ampla, a valorização do cuidado interdisciplinar auxilia na visão do idoso em sua integralidade, não apenas física, como psíquica e social. A coordenação do cuidado melhora a relação com o idoso e está associada a melhor aderência, satisfação do paciente e melhor estado de saúde. Essa visão ainda está em amadurecimento, sendo necessária a conscientização dos pacientes e profissionais de saúde[5].

Nesse capítulo serão discutidas algumas das principais alterações relacionadas à senescência e as principais síndromes geriátricas que merecem destaque pela sua prevalência e seu impacto na funcionalidade de idosos: incontinência (urinária e/ou fecal); iatrogenia; imobilismo e fragilidade; instabilidade postural e quedas; e insuficiência cerebral.

Envelhecimento normal

O envelhecimento não ocorre de maneira homogênea em todos os indivíduos. Idosos de mesma idade podem ter perfis muito diferentes para o estado geral de saúde, funcionalidade, comprometimento cognitivo, internação, institucionalização e mortalidade. Essa heterogeneidade está associada a fatores genéticos e ambientais, como estilo de vida[6].

A sobrecarga gerada pelas doenças somada à perda de capacidade de manter a homeostase, relacionada ao envelhecimento normal, pode gerar quadros clínicos com prejuízo à funcionalidade do indivíduo.[3] A funcionalidade é multidimensional, sendo afetada por alterações de funções sensoriais, motoras, orgânicas, cognitivas e psíquicas. Sua avaliação deve ser individualizada de acordo com a capacidade (ou limitação de atividade) e participação no meio (ou restrição de desempenho) de cada pessoa. Isso é, avaliar os componentes pessoais e ambientais.[6] Além disso, o comprometimento de um sistema pode afetar os demais, pois todos os sistemas se inter-relacionam.

Algumas das alterações observadas na senescência podem ser vistas no Quadro 14.2[3,7].

A senescência leva a mudanças posturais estáticas e dinâmicas do idoso. A perda da mobilidade ocorre geralmente de forma gradual, diminuindo o seu desempenho nas atividades instrumentais de vida diária (AIVDs), que exigem interação com o meio ambiente, e podem também afetar as atividades básicas de vida diária (ABVDs), relacionadas ao seu autocuidado[8].

É possível notar o declínio discreto e constante de algumas funções cognitivas como atenção, concentração, velocidade de processamento e memória episódica. Mas, no envelhecimento normal, esse declínio não é suficiente para trazer prejuízo ocupacional ou social das atividades diárias. Ao mesmo tempo, nota-se aumento de atividades ligadas a linguagem e vocabulário, que são dependentes do acúmulo de conhecimento prévio[9].

Dentre as alterações da senescência, as cardiopulmonares podem ser mais difíceis de identificar, uma vez que há alta prevalência de doenças cardiopulmonares não diagnosticadas nessa idade.

Com o envelhecimento há redução do ritmo de filtração glomerular, apesar disso, a concentração de creatinina pode se manter constante devido à redução de produção de creatinina secundária a perda de massa muscular. Para avaliar o *clearance* a maneira mais prática pode-se recorrer a fórmulas, como Cockroft-Gault ou MDRD, essa última inclui outros fatores além de sexo e idade, como a albumina, e parece fornecer resultados mais adequados para a faixa etária geriátrica[3].

Quadro 14.2 – Alterações relacionadas com a senescência.

Locomotor	• Aumento do tempo de reação e redução da velocidade de marcha. • Menor altura e comprimento dos passos. • Desidratação das cartilagens articulares: menor flexibilidade, e menor capacidade de absorção de carga e impactos. • Perda de força muscular: diminuição do número de fibras musculares e maior proporção de tecido adiposo, e sarcopenia. • Tendência a cifose torácica: diminuição dos discos intervertebrais e achatamento do corpo das vértebras.
Nervoso	• Redução do número de neurônios. • Diminuição da densidade sináptica e dos neurotransmissores. • Diminuição da velocidade de condução nervosa. • Diminuição do peso e do volume do encéfalo. • Redução do volume de giros e substância branca. • Aumento dos sulcos e ventrículos.
Respiratório	• Diminuição de força e resistência da musculatura respiratória. • Redução da resposta a hipóxia e hipercapnia. • Diminuição da capacidade vital e aumento do volume residual. • Complacência de parede torácica diminuída. • Complacência pulmonar aumentada. • Fluxos expiratórios máximos diminuídos. • Capacidade de difusão de oxigênio diminuída. • *Clearance* mucociliar diminuído.
Cardiovascular	• Redução a resposta beta-adrenérgica: redução na reposta cronotrópica, inotrópica e vasodilatadora durante o exercício. • Enrijecimento arterial e disfunção endotelial: contribui para doença isquêmica e insuficiência cardíaca. • Aumento da pressão arterial sistólica e pressão de pulso: aumento do ventrículo esquerdo e hipertrofia ventricular. • Prolongamento do potencial de ação: prolongamento de relaxamento miocárdico. • Disfunção diastólica.
Renal	• Redução de néfrons. • Diminuição da função renal. • Atrofia do córtex renal e redução progressiva de massa renal. • Redução do fluxo sanguíneo renal: vasoconstrição das arteríolas aferente e eferente. • Diminuição dos túbulos, associada à fibrose do interstício.

Fonte: Elaborado pela autoria.

Incontinência urinária

Incontinência urinária (IU) é a perda de urina de forma involuntária, em quantidade e frequência suficientes para causar um problema social e higiênico. Pode ser um sintoma, relatado pelo paciente, ou um sinal, demonstrado objetivamente por perda involuntária de urina, e até confirmada por exames específicos, como o estudo urodinâmico. A prevalência aumenta com a idade, afetando 30% dos idosos da comunidade e até 50% daqueles internados em asilos. É mais comum no sexo feminino. Nas mulheres, obesidade e multiparidade são importantes fatores de risco. [10,11]

O tema é de grande importância dentro da geriatria pois tem impacto negativo na saúde do idoso: maior susceptibilidade da pele a ruptura, maceração e formação de lesões por pressão, maior risco de infecções perineais, como candidíase e celulite, de quedas e fraturas. Além disso, afeta diretamente a qualidade de vida, pois interrompe o sono, leva a maior predisposição a quedas, causa constrangimento, isolamento social e depressão. [11]

Para manter adequada continência urinária, é necessário que haja integridade anatômica e fisiológica, capacidade cognitiva, mobilidade e destreza manual. Portanto, os idosos configuram uma população bastante acometida pela IU, pois apresentam maior incidência de fatores que interferem no adequado funcionamento da excreção urinária, como redução da pressão máxima de fechamento uretral, aumento da próstata, redução da contratilidade detrusora e da capacidade vesical, declínio da habilidade de retardar a micção, maior ocorrência de contrações vesicais não inibidas pelo detrusor, além de ser mais comum quadros demenciais e imobilidade nessa faixa etária. [12]

A IU é classificada clinicamente como transitória ou estabelecida. IU transitória é caracterizada por ter início súbito, estar associada a condições clínicas agudas e/ou uso de drogas, e por apresentar resolução com a eliminação do fator causal. São causas conhecidas de IU: *delirium*, infecção do trato urinário, vaginite atrófica, restrição da mobilidade, impactação fecal e aumento do débito urinário (em casos de diabetes *insipidus* ou *mellitus*, insuficiência cardíaca congestiva, hipoalbuminemia, insuficiência venosa e doenças renais, por exemplo). Anticolinérgicos, antidepressivos, agonistas e antagonistas alfa-adrenérgicos, analgésicos narcóticos, sedativos, hipnóticos, antipsicóticos e diuréticos são classes de medicamentos que estão associados à IU. Nesses casos, o tratamento é voltado para a resolução da causa de base, seja controle do *delirium*, estímulo à deambulação, suspensão ou troca de medicamentos, tratamento de infecções e outras condições clínicas, como compensação da insuficiência cardíaca e resolução de fecalomas.[11,12]

A IU estabelecida, que persiste ao longo do tempo, não tem relação com fatores agudos e pode ser classificada em quatro tipos: IU de urgência, IU de esforço, IU por transbordamento funcional e IU mista.

A **IU de urgência** é caracterizada pelo desejo súbito de urinar, seguido pela perda involuntária de urina. É o tipo mais comum de IU entre os idosos, com prevalência de 21% dos idosos saudáveis que vivem na comunidade. O volume urinário perdido é moderado a grande, em geral mais de 100 mL, restando volume residual pequeno. Comumente há aumento da frequência urinária e noctúria. Resulta da hiperatividade do detrusor, o que se denomina bexiga hiperativa, levando a contrações do músculo detrusor desinibidas (involuntárias) durante o enchimento da bexiga. Isso pode ser secundário a distúrbios neurológicos (ex. lesão da medula espinhal, esclerose múltipla, doença de Parkinson, acidente vascular cerebral), anormalidades anatômicas do urotélio ou da musculatura vesical (associada a cirurgia pélvica na mulher e hiperplasia prostática no homem), aumento ou alteração do microbioma da bexiga, ou pode ser idiopática.[11,12]

A **IU de esforço** configura a perda involuntária de urina secundária ao aumento de pressão abdominal, desencadeada por tosse, espirros, risos, na ausência de contração urinária. É o segundo tipo de IU mais prevalente entre idosas. A fisiopatologia é explicada, em uma parcela dos casos, pela hipermobilidade uretral: musculatura pélvica e tecido conjuntivo vaginal não fornecem apoio suficiente, causando deslocamento da uretra e colo vesical, os quais perdem a capacidade de fechar completamente sobre a parede vaginal anterior. Essa perda de tecido conjuntivo e/ou força muscular pode ser causada por pressão crônica, que ocorre, por exemplo, em atividades de alto impacto, tosse crônica ou obesidade, ou devido a trauma relacionado a partos vaginais. IU de esforço pode ainda ocorrer no contexto de deficiência esfincteriana intrínseca, ou seja, perda do tônus da uretra que a manteria fechada. Nesse caso, é causada por lesão neuromuscular, nas mulheres, geralmente devido a múltiplas cirurgias pélvicas prévias, e nos homens, relacionada a complicação de prostatectomia transuretral ou radioterapia local.[11,12]

A **IU por transbordamento** é menos frequente, atingindo menos de 20% dos idosos. Caracterizada por frequência urinária elevada e noctúria, relato de hesitação, caráter intermitente e alteração do jato. Ocorre por comprometimento da sensibilidade perineal e reflexos sacrais (levando a hipomobilidade do detrusor, ou seja, contração inefetiva da bexiga) ou por perda de controle do esfíncter por obstrução anatômica ou funcional. Isso faz com que a pressão intravesical ultrapasse a pressão de fechamento da uretra, promovendo a perda de urina independente da vontade do paciente, porém em pequenas quantidades, mantendo volume residual de urina importante, sendo associado inclusive a bexigoma, motivo pela qual é descrita como incontinência paradoxal. A principal causa nos idosos masculinos é a hiperplasia prostática benigna, sendo outras causas menos frequentes adenocarcinoma de próstata e estenose uretral. No sexo feminino, esse tipo de IU é menos comum, e pode ser secundária a grandes prolapsos genitais ou a complicações de cirurgia para correção de IU. Outras causas prevalentes, para ambos os sexos, são constipação intestinal, efeito de drogas anticolinérgicas e neuropatia diabética.[11,12]

A IU é definida como **funcional** quando não há comprometimento dos mecanismos controladores da micção. Está relacionada a incapacidade de atingir a toalete a tempo de evitar a perda de urina, seja por limitação física, transtorno psíquico, déficit cognitivo ou hostilidade. Ainda, classificamos a IU como **mista** quando há IU de esforço concomitante a IU de urgência.[11,12]

Na avaliação clínica da IU, deve-se pesquisar na anamnese início e duração da IU, horário em que é mais frequente, ocorrência de urgência miccional, disúria, polaciúria e características do jato. Solicitar que o paciente ou seu cuidador faça um diário miccional, com registros sobre número de micções, de incontinência e quantidade de ingesta hídrica podem auxiliar bastante na história clínica. Também é importante indagar sobre fatores associados, como constipação, condições de acesso a toalete, medicamentos em uso e antecedentes cirúrgicos do aparelho genitourinário. Comorbidades associadas a hiperatividade do detrusor, como acidente vascular encefálico, doença de Parkinson e demências, ou relacionadas a aumento do volume intravascular, como insuficiência cardíaca ou insuficiência venosa, podem sugerir o mecanismo da IU. O exame físico abdominal, retal, genital e neurológico é necessário para avaliação[13].

Quanto aos exames complementares, recomenda-se para todos os idosos com suspeita de IU a solicitação de urina I e urocultura, para descartar infecção do trato urinário. A medida do volume urinário residual é importante sobretudo na suspeita de retenção urinária e/ou IU de transbordamento. Esvaziamento incompleto por si é causa de IU, uma vez que a urina retida na bexiga diminui a capacidade máxima funcional e propicia o aparecimento de infecções. A medida pode ser feita através de ultrassonografia ou cateterismo vesical. Se for maior que 200 mL, sugere-se detrusor hipoativo ou obstrução da via de saída[13].

Em casos selecionados, podemos solicitar ainda ureia, creatinina, cálcio, glicemia, citologia urinária, além de encaminhar para avaliação ginecológica e urológica. O estudo urodinâmico é fundamental nos casos com avaliação inicial não esclarecedora, IU recidivada ou se indicado tratamento cirúrgico. Esse exame pode ajudar a caracterizar melhor a IU de esforço, pois a mensuração do esforço necessário para que haja a perda urinária, o VLPP (do inglês, *valsalva leak point pressure*), pode diferenciar casos de hipermobilidade uretral (VLPP maior do que 90 cmH_2O) e defeito esfincteriano intrínseco (VLPP menor do que 60 cmH_2O)[13].

O tratamento da IU inclui medidas comportamentais, fisioterápicas, farmacológicas e cirúrgicas, a depender da causa e mecanismo da IU. Recomenda-se manipulação do ambiente de formar a evitar a perda urinária, como facilitar o acesso ao banheiro, adaptação da altura dos vasos, instalação de barras de apoio, prover iluminação adequada e disponibilidade de urinóis ou cadeiras sanitárias à beira do leito. Existem outras diversas não farmacológicas, como mostra o Quadro 14.3.[14,15]

Quadro 14.3 – Tratamento não farmacológico para IU.		
Modalidades	**Descrição**	**Indicações**
Treinamento vesical	Estabelecer pequenos intervalos regulares entre as micções, usando o intervalo mais curto identificado no diário miccional como o intervalo inicial. A urgência entre a micção é controlada com técnicas de distração ou de relaxamento (ex. realizar matemática mental, respiração profunda ou por contrações rápidas dos músculos do assoalho pélvico). Quando atingir dois dias sem episódios de incontinência, o intervalo é gradualmente aumentado até que o paciente consiga quatro horas sem incontinência.	IU de urgência
Fisioterapia do assoalho pélvico	**Exercícios de Kegel/cinesioterapia** Exercícios de contrações da musculatura pélvica.	IU de esforço e mista (principal indicação) IU de urgência
	Cones vaginais Contrações da musculatura pélvica por meio da introdução de cones no interior da vagina com pesos progressivamente maiores.	
	Biofeedback Aprendizado do controle voluntário de cada grupo muscular pélvico seletivamente por meio do monitoramento eletrofisiológico.	
	Estimulação elétrica e eletromagnética Estimulação dos músculos do soalho pélvico por meio de eletrodos intravaginais ou intrarretais.	
Pessários e tampões vaginais	Tratamento obliterante	IU de esforço

Fonte: Elaborado pela autoria.

Na IU de urgência por bexiga hiperativa, quando o treinamento vesical sozinho não apresenta resultados, está indicado associar o uso de antagonistas muscarínicos, os quais agem bloqueando a liberação basal de acetilcolina durante o enchimento da bexiga, aumentando a capacidade vesical. Existem várias drogas dessa classe disponíveis no mercado brasileiro (darifenacina, fesoterodina, oxibutinina, solifenacina e tolterodina), com eficácia semelhante entre si. O controle dos sintomas pode iniciar só após 4 semanas do início do tratamento, com eficácia máxima após 12 semanas. Os antimuscarínicos não seletivos, como a oxibutinina, apresentam maior frequência de efeitos adversos, como xerostomia, constipação e piora cognitiva. Aqueles com maior seletividade, como tolterodina, ou mesmo específicos para o receptor da bexiga M3, a exemplo da darifenacina, são preferidos para minimizar esses sintomas indesejáveis. Tansulosina ou doxazosina podem ser usados para IU de urgência por hiperplasia prostática benigna. Tratamento de terceira linha para IU de urgência inclui instilação intravesical de capsaína e resiniferatoxina, injeção de toxina botulínica no músculo detrusor, estimulação percutânea do nervo tibial e neuromodulação sacral[15-17].

Uma vez que a IU de esforço está relacionada anatomicamente ao enfraquecimento musculatura pélvica, quando não há resposta a fisioterapia de assoalho pélvico, procedimentos cirúrgicos são frequentemente adotados. Opções incluem injeção periuretral de colágeno, suspensão transvaginal por agulha, colpossuspensão retropúbica e colocação de faixas pubovaginais de suporte. Em casos de insuficiência do esfíncter, os resultados cirúrgicos de correção não são bons, restando a opção de prótese esfincteriana. Em pacientes que não querem operar e não obtiveram resultados com fisioterapia do assoalho pélvico, o uso de pessário é uma opção[14].

Também há terapia farmacológica para IU de esforço, embora não configure tratamento de primeira linha. A duloxetina, um inibidor seletivo da recaptação de serotonina e norepinefrina, foi liberada para o tratamento da IU de esforço em 42 países em 2006, sendo a única droga aprovada para tal finalidade. Seu mecanismo de ação deve-se às altas concentrações de norepinefrina e serotonina existentes no núcleo de Onuf localizado na porção sacral da medula espinal e que é responsável pela inervação do esfíncter uretral externo. Porém, devido à extensa distribuição de receptores de serotononina e noradrenalina ao longo do trato urinário, é provável que a duloxetina tenha efeito em múltiplos níveis. Uma revisão da Cochrane[17] concluiu que a droga é capaz de reduzir a frequência dos episódios de incontinência e melhorar a qualidade de vida das pacientes. O efeito colateral mais comum é náusea, que ocorre em aproximadamente 30% das pacientes, parece ser leve a moderada e autolimitada, com resolução espontânea em poucos dias a semanas, porém é a principal causa de abandono de tratamento. Alguns estudos sugerem que o aumento progressivo da dose aumentaria sua tolerabilidade e sugerem início com 20 mg duas vezes ao dia durante duas semanas ao invés de iniciar com a dose terapêutica de 40 mg duas vezes ao dia. Outros efeitos colaterais comuns incluem boca seca (14%), tontura (8%), obstipação (10%) e sonolência (7 a 11%)[19].

Em casos de IU de transbordamento por HPB ou estenose uretral, o tratamento é a correção urológica cirúrgica. Nos pacientes não candidatos à cirurgia e aqueles com hiperatividade do colo vesical (por lesão medular ou dissinergia detrusor-esfincteriana), estão indicados alfabloqueadores, como terazosin, alfuzosina, doxazosina e tansulosina.

Iatrogenias

Os eventos adversos são definidos como dano não intencional decorrente de ação médica e que resultou em incapacidade. Os idosos são mais vulneráveis, pois geralmente apresentam maior número de comorbidades, com tendência a polifarmácia, possuem alteração da absorção e metabolização das drogas e, ainda, por constituírem um grupo afetado por mais atraso e dificuldades diagnósticas, seja por negação dos sintomas pelo paciente, apresentações atípicas das doenças e por atribuição errônea de algum sinal ou sintoma à idade. Trata-se de problema de saúde pública, pela alta prevalência e consequências devastadoras. Os eventos adversos estão associados a declínio funcional em idosos, com aumento no risco de quedas, re-hospitalização, institucionalização e morte.

Os eventos adversos relacionados às medicações, seja efeitos colaterais e interações medicamentosas, são os mais comuns e compreendem cerca de 20 a 40% das iatrogenias. Os Critérios da Beers, atualizados em 2019, fornecem uma lista de medicamentos potencialmente inadequados para idosos, os quais estão listados no Quadro 14.4. Em idosos hospitalizados, destacam-se também aquelas associadas aos procedimentos diagnósticos, terapêuticos e ainda ao tempo de internação, o qual está associado ao desenvolvimento de úlceras de decúbito e perda de capacidade funcional[20].

Com o envelhecimento populacional, a atenção aos potenciais efeitos adversos de procedimentos e das medicações que os idosos podem ser submetidos deve fazer parte do rol das atribuições de todos os médicos, visto o impacto negativo das iatrogenias nesses pacientes. O Quadro 14.5 mostra os principais eventos adversos, fatores associados e medidas de prevenção.

Quadro 14.4 – Medicamentos comercializados no Brasil potencialmente inadequados para idosos segundo critérios de Beers.

Anticolinérgicos Todos	**Drogas de ação cardiovascular** (Doxazosina, Prazosina, Terazosina, Clonidina, Guanabenzo, Guanfacine, Metildopa, Reserpina (> 0,1 mg/d), Disopiramida, Digoxina, Nifedipina de ação imediata, Amiodarona)	**De ação endócrina** (Metiltestosterona, Testosterona Estrógenos com ou sem Progestágenos, Megestrol, Hormônio do crescimento, Insulina de acordo com dextro, Sulfonilureias, Clorpropramida)
Anti-histamínicos de primeira geração (Clorfeniramina, Difenidramina, Orfenadrina, Hidroxizina, Ciproeptadina, Dexclorfeniramina, Prometazina, Meclizina)		
Agentes antiparkinsonianos (cloridrato de triexifenidil)	**Antidepressivos** (Amitriptilina, Clomipramina, Desipramina, Doxepina > 6 mg/d, Imipramina, Nortriptilina, Paroxetina)	**Ação gastrointestinal** (Metoclopramida, Óleo mineral, Inibidor de bomba de prótons)
Antiespasmódicos (Atropina, Clidinium, Clordiazepóxido Dicyclomine, Hioscina, Propantelina, Escopolamina)	**Antipsicóticos** (Pentobarbital, Fenobarbital)	**Analgésicos** (Meperidina)
Antitrombóticos (Dipiridamol)	**Benzodiazepínicos** Todos	**AINES** (Indometacina, Aspirina > 325 mg/d, Diclofenaco, Etodolaco, Cetorolaco, Ibuprofeno, Cetoprofeno, Ácido mefenâmico, Meloxicam, Naproxeno, Piroxicam)
Antibióticos (Nitrofurantoína)	**Não benzodiazepínicos agonistas do receptor benzodiazepínico** (Zolpidem, Zaleplon)	**Relaxantes musculares esqueléticos**
	Mesilato de ergotamina	**Desmopressina**

Fonte: Elaborado pela autoria.

Quadro 14.5 – Eventos adversos, fatores de risco e medidas preventivas.

Evento adverso	Fatores associados	Medidas de prevenção
Evento adverso à droga (EAD)	• Polifarmácia • Idade (viés de confusão com comorbidades e uso de múltiplas drogas)	• Revisão de medicações em uso em todas as consultas; • Avaliar a duplicação, interações entre drogas, drogas e doenças, adesão e acessibilidade; • Deve ser incluída uma indicação clara para cada medicação e documentação da resposta à terapêutica (particularmente para condições crônicas). • Questionar sobre terapia médica alternativa, como vitaminas, ervas ou suplementos; • Iniciar com 25 a 50% da dose preconizada para adulto e aumentar gradualmente (*"start slow, go slow, but go"*); • Usar o menor número possível de medicações; • Reconhecimento precoce do EAD para evitar a "cascata iatrogênica"; • Atenção a drogas que necessitam de precauções para com a população geriátrica (ver Quadro 14.4).
Quedas e restrição física	• Ver tópico adiante	
Infecções hospitalares	• Dispositivos invasivos (cateter urinário, venoso, nasogástrico, nasoenteral, endotraqueal) • Incontinência fecal e urinária • Uso recente de antibiótico e de corticosteroide • Estado nutricional* • Doença neuromuscular* • Aspiração* • Redução da capacidade pulmonar e do reflexo da tosse*	• Lavagem das mãos; • Isolamento de contato; • Redução do uso de antibióticos de largo espectro; • Redução do uso de dispositivos invasivos.
Lesões por pressão	• Imobilidade • Tempo de internação hospitalar • Incontinência fecal e urinária • Doença neuromuscular • Redução do nível de consciência • Desnutrição • Linfopenia • Pele seca • Frequência de reposicionamento do paciente • Número de pessoas da equipe multiprofissional	• Identificar pacientes de maior risco; • Mudança de decúbito a cada 2 horas; • Colchão adequado (ex. "caixa de ovos"); • Manter tronco e membros apoiados; • Manter pele seca, aquecida e hidratada; • Evitar atrito na pele durante limpeza e mobilização; • Inspeção diária quanto ao aparecimento de lesões; • Evitar exposição à urina e suor; • Tratamento tópico e cirúrgico das úlceras.
Delirium	• *Vide* capítulo específico	

*Pneumonia hospitalar.

Fonte: Elaborado pela autoria.

Imobilismo e fragilidade

A mobilidade contribui para a independência do idoso, sendo importante para a realização de atividades diárias e inclusão da pessoa socialmente. Existem algumas definições de imobilismo por vários autores: restrição ao leito ou limitação funcional decorrente de redução da capacidade física. Em idosos de comunidade, a dependência de mobilidade foi definida como necessidade de ajuda ou incapacidade de realizar uma ou mais das seguintes atividades: andar 400 metros, subir ou descer escadas e subir em um ônibus[21].

A avaliação da mobilidade no idoso deve envolver não só a sua capacidade (o que consegue fazer em um ambiente padrão), mas também seu desempenho e habilidades, isso é, sua interação com as variáveis físicas, sociais e ambientais no seu espaço usual.[6] Avalia-se a mudança de decúbito, transferência, marcha e deslocamento com cadeira de rodas ou com auxílio de órteses (e sua adaptação a esses dispositivos).

O exame físico envolve a avaliação da amplitude de movimento das grandes articulações, restrições de movimentos, força muscular, marcha (estabilidade, simetria, velocidade, altura e comprimento dos passos, cintura, transposição de obstáculos e mudança de direção)[3].

Em pacientes idosos há uma diminuição de cerca de 5% da velocidade de caminhada em 3 anos. Alguns testes específicos podem ser utilizados para avaliar isso, como o teste "Get up and Go". Esse teste consiste em pedir para o paciente levantar da cadeira sem usar os braços de apoio (se possível), andar 3 metros, e voltar novamente para sentar na cadeira. O valor de corte que diferencia um idoso de comunidade e institucionalizado é de 12 segundos.[3,22]

O imobilismo é uma síndrome multifatorial, as principais causas que levam o paciente a essa síndrome é a queda de funcionalidade, dor crônica, medo de quedas e fraqueza muscular. Além disso, outros fatores podem desencadear o imobilismo, como internação prolongada ou doenças que causam debilidade física, como espasticidade e fratura[23].

Como resultado ao imobilismo, o corpo tem uma readaptação, assim como ocorre no exercício. As mudanças são sistêmicas com envolvimento cardiopulmonar, neurológico, gastrointestinal, urinário e muscular. No sistema cardiovascular pode ocorrer aumento da frequência cardíaca, limitação da função do ventrículo esquerdo, diminuição da reserva cardíaca e hipotensão postural. No sistema respiratório, há diminuição da ventilação com consequente diminuição da relação de ventilação e perfusão, fraqueza muscular, diminuição da capacidade pulmonar, aumento da frequência respiratória, tosse, atelectasia e pneumonia hipostática[24].

A imobilização leva a privação de estímulos sensórios, limitação de atividades, podendo desencadear a deterioração mental, *delirium* e depressão. O trânsito esofágico, gástrico e intestinal é prolongado se o paciente se mantiver deitado na cama por muito tempo. A lentificação do trânsito do cólon faz com que aumente a absorção de água, levando a constipação. Principalmente a posição supina

aumenta estase também no sistema genitourinário, que associado a hipercalciúria devido à desmineralização óssea, aumenta o risco de cálculos. O imobilismo é fator de risco também para retenção urinária e infecção urinária[25].

Há uma queda de cerca de 2% por dia de massa muscular nas primeiras 2 a 3 semanas de imobilidade, o que corresponde a uma perda de 10 a 15% da força muscular a cada semana decorrente da atrofia muscular. Os músculos que são mais afetados são os de membros superiores e aqueles responsáveis por manter a pessoa na posição ereta, como extensores do quadril, extensores do joelho, flexores plantares do tornozelo e músculos paravertebrais[24].

Além da fraqueza muscular, outra complicação possível do imobilismo é a contratura. Essa é uma deformidade fixa articular resultante da imobilização e posição do paciente. Quando o ligamento não se movimenta, não é alongado, há alteração do colágeno, com o desenvolvimento de aderências. Isso dificulta a mobilização do paciente e a posição deste na cama ou cadeira de rodas, além de aumentar o risco de desenvolver úlceras de pressão. Os fatores de risco para desenvolver contratura incluem paralisia, fragilidade e déficit cognitivo[24].

As medidas preventivas, com detecção e correção dos fatores de risco e doenças associadas são fundamentais. O cuidado multiprofissional ajuda o paciente a melhorar a sua qualidade de vida e atrasar a sua possível dependência e necessidade de cuidados. O objetivo das estratégias de reabilitação é mais do que manter a sua função, envolve também a promoção da saúde; prevenção; reabilitação e reabilitação paliativa; e cuidados de longa duração[26].

Alterações de mobilidade estão muito associadas com perda de funcionalidade, fragilidade, internações e outras complicações. Os pacientes com síndrome de fragilidade podem ter ou não outras doenças, mas são pacientes com maior vulnerabilidade aos estressores externos e subsequente risco de dependência, risco de imobilismo, risco de eventos adversos, tais como quedas, hospitalização, institucionalização e morte. Por isso necessitam de maiores cuidados de saúde.[27] A síndrome de fragilidade pode ser identificada avaliando o estado funcional e a vulnerabilidade do paciente: fadiga, resistência física, capacidade aeróbica, doenças associadas e perda de peso[28].

Inúmeras definições operacionais para a Síndrome da Fragilidade foram propostas[29]. Uma das mais práticas coloca que pode ser definido como frágil o idoso que apresenta 2 ou 3 dos seguintes critérios:

- *Perda ponderal:* maior que 5% do peso.
- *Perda de força:* incapacidade de completar o teste sentar-levantar 5 vezes.
- *Anergia/exaustão:* responde "não" à questão "Você se sente cheio de energia"[30].

As intervenções que trazem maior benefício aos idosos frágeis são aquelas que combinam suporte nutricional (visando ingesta proteica de pelo menos 1,5 g/kg/dia e suplementação com Vitamina D nos idosos deficientes) com atividade física (associando exercícios resistidos, aeróbicos, de equilíbrio e flexibilidade), além da identificação e atuação em desencadeantes específicos, como doenças ou iatrogenias. É claro que a prevenção da Fragilidade é sempre mais interessante que o seu tratamento, sendo, portanto, importante a estímulo a hábitos de vida saudáveis e o reconhecimento dos idosos com fatores de risco ou preditores para essa síndrome, destacando-se entre esses a sarcopenia e a baixa velocidade de marcha (< 0,6 m/s)[31].

Instabilidade e quedas

A cada ano, segundo estatística americana, cerca de 30% das pessoas com mais de 65 anos de idade e 50% das pessoas com mais de 80 anos de idade caem. Quedas em idosos é um fator importante de perda de funcionalidade e aumento da morbimortalidade. Até 50% das quedas pode resultar em algum tipo de lesão, uma das mais graves é a fratura de quadril. Mais de 90% das fraturas de fêmur estão relacionadas a quedas, e metade dos idosos que tem fratura de fêmur decorrente de queda perdem sua independência[22].

As causas de queda geralmente são multifatoriais, ocorrem por fatores crônicos e agudos, podendo causar perda de funcionalidade. Esse tema será abordado em outro capítulo, portanto não será explorado nesse momento, mas como os fatores de risco são um dos pontos mais importantes, seguem resumidos no Quadro 14.6[22,23].

Insuficiência cerebral

Comprometimento cognitivo se correlaciona com isolamento social, fragilidade física, depressão, piora do quadro cognitivo e aumento de mortalidade. No processo normal do envelhecimento, há alterações da memória, como na organização da informação, com dificuldade de utilizar estratégias de memorização e de inibir estímulos competitivos e irrelevantes, sem alteração no cotidiano do indivíduo. As principais alterações cognitivas que podem ser citadas são: depressão, *delirium* e demência. Estas são diferenciadas pelo tempo de instalação e características do quadro clínico.

Entre as demências, as mais comuns são: doença de Alzheimer, demência vascular, demência frontotemporal, demência de Lewy, Demência de Parkinson. Com relação aos transtornos depressivos, vale ressaltar o transtorno depressivo maior, caracterizado por episódios distintos de pelo menos duas semanas de duração envolvendo alterações nítidas no afeto, na cognição e em funções neurovegetativas, e remissões interepisódicas. Outros capítulos abordarão esses temas, segue um resumo no Quadro 14.7.[3,4,32,33]

Quadro 14.6 – Fatores de risco de quedas para idosos.	
Fatores não modificáveis	• História prévia de quedas • Mais de 80 anos • Sexo feminino
Fatores associados ao envelhecimento	• Redução da estabilidade postural • Índice de massa corpórea (IMC) baïxa, associada à perda de massa magra (redução da força muscular) • Redução da sensibilidade vibratória e propriocepção • Presbiopia e presbiacusia • Alteração postural da pressão arterial
Fatores agudos	• Infecção • Alterações metabólica • Isquêmica • Iatrogênica • *Delirium* • Distúrbios hidroeletrolíticos • Hipoglicemia
Doenças associadas	• Neuropsiquiátrico: déficit cognitivo (*delirium*, demência), acidente vascular encefálico, alteração do movimento (neuropatias, sequelas de AVC, ataxia, Parkinson), depressão • Cardiovascular: hipotensão postural e pós-prandial, arritmias, insuficiência coronariana, estenose aórtica, insuficiência cardíaca, tromboembolismo pulmonar • Endocrinológicas: diabetes *mellitus*, tireoideopatias • Ortopédico e reumatológico: osteoartrose, artrite, dor crônica • Outros: tonturas, alteração visual, incontinência urinária
Medicações de risco	• Polifarmácia (uso de mais de 4 medicações, principalmente drogas psicotrópicas) • Antidepressivos • Sedativos/hipnóticos • Vasodilatadores • Diuréticos

Fonte: Elaborado pelos autores.

Quadro 14.7 – Alterações neuropsíquicas comuns em idosos.		
	Definição	**Testes**
Demência	Declínio progressivo em uma ou mais funções cognitivas: memória, aprendizado, atenção, funções executivas, habilidades visuomotoras, linguagem e cognição social.	**Rastreamento** • Miniexame do Estado Mental • Teste de fluência verbal • Teste do relógio • Bateria breve
Delirium	Quadro confusional reversível, agudo e flutuante da atenção e função cognitiva, com presença de fatores precipitantes em indivíduos vulneráveis.	**CAM (*Confusion Assessment Method*)** Critérios 1 e 2 obrigatórios, associados a 3 ou 4: 1. Início agudo e curso flutuante; 2. Desatenção; 3. Desorganização do pensamento; 4. Alteração do nível de consciência
Depressão	Os transtornos depressivos têm a presença de humor triste, vazio ou irritável, acompanhado de alterações somáticas e cognitivas que afetam a capacidade de funcionamento do indivíduo.	**Escala de Depressão Geriátrica (GDS)** A depressão no idoso pode manifesta-se de maneira atípica, esse é um questionário com respostas objetivas (sim ou não) a respeito de como a pessoa tem se sentido durante a última semana.

Fonte: Elaborado pela autoria.

Discussão do caso clínico

Primeiramente, devemos destacar que se trata de uma paciente com funcionalidade e autonomia preservadas, que poderia ser vista como um exemplo de um processo de senescência, quase sem senilidade. A manutenção da funcionalidade e autonomia devem ser o nosso principal objetivo ao atender um paciente idoso. Com esse objetivo, embora ela se apresente sem queixas espontâneas, devemos fazer uma busca ativa por "sinais de alarme" que sinalizem riscos para uma perda funcional futura precoce.

Nesse caso, sindromicamente identificamos a Síndrome de quedas e uma Síndrome consumptiva. O clínico deve então tomar atitudes visando reduzir o risco de quedas dessa paciente (avaliar e propor estratégias visando alterar fatores ambientais e fatores intrínsecos que possam estar contribuindo), assim como iniciar uma ampla investigação para a perda ponderal no idoso, que deve avaliar inúmeros possíveis fatores, dentre os quais destaca-se: depressão, demência, disfagia, diarreia, dentição, disgeusia, drogas, disfunção socioeconômica, além de doenças ativas (agudas ou crônicas), não se limitando apenas a investigação de neoplasias.

Apesar de não haver polifarmácia, a única medicação em uso pela paciente faz parte da principal lista de medicações inapropriadas para idosos conhecida como "Critérios de Beers", devido a associação dos hipnóticos com quedas, *delirium* e declínio cognitivo. É possível que com tratamento adequado dos sintomas depressivos o padrão de sono tivesse melhorado e o uso de hipnótico pudesse ter sido facilmente evitado e talvez sintomas cognitivos pudessem ter sido evitados.

A perda ponderal, alteração do sono e queixas cognitivas devem nos fazer pensar em sintomas depressivos (muitas vezes atípicos no idoso) como possível raiz do problema, uma vez que parece existir uma correlação temporal entre um "luto" (pelo distanciamento do neto) e o início dos sintomas.

Em idosos frequentemente a causa é multifatorial e deve-se fazer aqui uma avaliação mais detalhada do humor e da cognição, assim como de possíveis fatores socioambientais (dado tratar-se de uma idosa que vive sozinha). Realizar uma Avaliação Geriátrica Ampla poderia nos ajudar a identificar quais devem ser o foco da atuação médica.

A perda ponderal e a anergia também podem ser entendidas como parte da Síndrome de Fragilidade. Fica então evidente a necessidade de atuação tanto no sentido de abordar e tratar fatores específicos (como a possível depressão, minimizar o risco de quedas e o uso de medicações inapropriadas), como a necessidade de avaliar e melhorar a alimentação (com eventual uso de suplementos e reposição vitamínica), estimular a atividade física supervisionada (visando tanto exercícios resistidos e aeróbicos como aumento da flexibilidade e treino de equilíbrio), além de estimular maior envolvimento em atividades sociais e convívio com familiares.

Referências

1. Mathers CD, Stevens GA, Boerma T, White RA, Tobias MI. Causes of international increases in older age life expectancy. Lancet 2015.
2. Datasus Indicadores e Dados Básicos – Brasil – 2012. Disponível em: http://tabnet.datasus.gov.br/cgi/idb2012/matriz.htm
3. Filho WJ, Jorge AAL, Busse AL, Galvão CES, Silva FP, Tibério IFLC, et al. Envelhecimento: uma visão interdisciplinar. Rio de Janeiro: Atheneu; 2015.
4. Karnakis T. Oncogeriatria: uma revisão da avaliação geriátrica ampla nos pacientes com câncer. Rev Bras Med 2011.
5. Arbaje AI, Maron DD, Yu Q, Wendel VI, Tanner E, Boult C, Eubank KJ, Durso SC. The geriatric floating interdisciplinary transition team. J Am Geriatr Soc 2010 Feb; 58(2): 364-70.
6. Foebel AD, Pedersen NL. Genetic Influences on Functional Capacities in Aging. Gerontologist 2016 Apr; 56(Suppl 2): S218-29.

7. Maciel M. Atividade física e funcionalidade do idoso. Motriz (Rio Claro) out./dez. 2010; 16(4): 1024-1032.

8. Ramos LR, Perracini M, Rosa TE, Kalache A. Significance and management of disability among urban elderly residents in Brazil. J Cross Cult Gerontol 1993 Oct; 8(4): 313-23.

9. Park DC, Lautenschlager G, Hedden T, Davidson NS, Smith AD, Smith PK. Models of visuospatial and verbal memory across the adult life span. Psychol Aging 2002 Jun; 17(2): 299-320.

10. Jerez-Roig J, Souza DLB, Lima KC. Incontinência urinária em idosos institucionalizados no Brasil: uma revisão integrativa. Rev Bras Geriatr Gerontol 2013; 16(4): 865-79.

11. Wood LN, Anger JT. Urinary incontinence in women. BMJ 2014; 349: 4531.

12. Reis RB, Cologna AJ, Martins ACP. Incontinência urinária no idoso. Acta Cirúrgica Bras 2003; 18(Supl. 5).

13. Feldner Jr PC, Sartori MGF, Lima GR. Diagnóstico clínico e subsidiário da incontinência urinária. Rev Bras Ginecol Obstet 2006; 28(1): 54-62.

14. Gomes LP, Ribeiro RM, Baracat EC. Tratamento não cirúrgico da incontinência urinária de esforço: revisão sistemática. Femina jul. 2010; 38(7).

15. Qaseem A, Dallas P, Forciea MA, et al. Nonsurgical management of urinary incontinence in women: a clinical practice guideline from the American College of Physicians. Ann Intern Med 2014; 161: 429.

16. Reynolds WS, McPheeters M, Blume J, et al. Comparative Effectiveness of Anticholinergic. Obstet Gynecol 2015.

17. Shamliyan T, Wyman JF, Ramakrishnan R, et al. Benefits and harms of pharmacologic treatment for urinary incontinence in women: a systematic review. Ann Intern Med 2012; 156: 861.

18. Mariappan P, Alhasso AA, Grant A, N'Dow JMO. Serotonin and noradrenaline reuptake inhibitors (SNRI) for stress urinary incontinence in adults. Cochrane Database Syst Rev 2005; 3.

19. Cannon TW, Yoshimura N, Chancellor MB. Innovations in pharmacotherapy for stress urinary incontinence. Int Urogynecol J Pelvic Floor Dysfunct 2003; 14(6): 367-72.

20. American Geriatrics Society 2015. Updated Beers Criteria for Potentially Inappropriate Medication Use in Older Adults. Panel 2015 Nov; 63(11): 2227-46.

21. Ayis S, Gooberman-Hill R, Bowling A, Ebrahim S. Predicting catastrophic decline in mobility among older people. Age and Ageing 2006; 35: 382-7.

22. Williams BA, Chang A, Ahalt C, Chen H, Conant R, Landefeld CS, et al. Current Diagnosis & Treatment: Geriatrics. 2 ed. New York: McGraw-Hill Education; 2014.

23. Maitin IB, Cruz E, et al. Current Diagnosis & Treatment: Physical Medicine & Rehabilitation. New York: McGraw-Hill Education; 2015.

24. Brower RG. Consequences of bed rest. Crit Care Med 2009 Oct; 37(Suppl 10): S422-8.

25. Knight J, Nigam Y, Jones A: Effects of bed rest 2: Gastrointestinal, endocrine, renal, reproductive, and nervous systems. Nurs Times 2009; 105: 24-7.

26. Pils K. Aspects of physical medicine and rehabilitation in geriatrics. Wien Med Wochenschr 2016 Feb; 166(1-2): 44-7.

27. Gray WK, Richardson J, McGuire J, Dewhurst F, Elder V, Weeks J, Walker RW, Dotchin CL. Frailty Screening in Low – and Middle-Income Countries: A Systematic Review. J Am Geriatr Soc 2016 Apr; 64(4): 806-23.

28. Rockwood K, Mitnitski A. Frailty defined by deficit accumulation and geriatric medicine defined by frailty. Clin Geriatr Med 2011 Feb; 27(1): 17-26.

29. Clegg A, Young J, Iliffe S, Rikkert MO, Rockwod K. Frailty in elderly people. Lancet 2013; 381: 752-62.

30. Ensrud KE, Ewing SK, et al. Comparison of 2 Frailty Indexes for Prediction of Falls, Disability, Fractures, and Death in Older Women. Arch Intern Med 2008; 168(4): 382-9.

31. Tommaso ABG, Moraes, NS, Cruz EC, Kairalla MC, Cendoroglo MS. Geriatria: guia prático. Rio de Janeiro: Guanabara Koogan; 2016.

32. Pessoa R, Nácul F. Delirium em pacientes críticos. Artigo de revisão. Rev Bras Ter Int abr.-jun. 2006; 18(2).

33. Nascimento MIC, et al. Manual diagnóstico e estatístico de transtornos mentais DSM-5 – American Psychiatry Association. Porto Alegre: Artmed; 2014.

Queda no idoso

- *Thiago Vicente Pereira*
- *Andrey Augusto Socolovithc*
- *Luiz Antonio Gil Junior*

CASO CLÍNICO

Adão, 82 anos, casado, 5 filhos, mecânico aposentado, mora com sua esposa. Apresenta diagnósticos de hipertensão arterial, diabetes *mellitus* tipo 2 e hiperplasia prostática benigna. Atualmente em uso de enalapril 10 mg duas vezes ao dia, hidroclorotiazida 25 mg uma vez ao dia, doxazosina 1 mg uma vez ao dia (introduzido pelo urologista há um mês). Queixa-se de noctúria há alguns meses, levantando cerca de cinco vezes para urinar durante a noite. Sua esposa refere que o paciente apresentou uma queda ao se levantar há quinze dias. Ao ser questionado, o paciente referiu tontura e turvação visual segundos antes da queda, e que se apoiou com as mãos no chão. Negou dor torácica, palpitação, perda da consciência ou trauma craniano, sendo ajudado a se deitar novamente pela esposa. Os sintomas resolveram-se segundos depois. Nega outros episódios de queda.

Introdução

Queda é um evento no qual há um deslocamento *não intencional* para um nível inferior à posição inicial com incapacidade de correção em tempo hábil, determinado por circunstâncias multifatoriais e comprometendo a estabilidade. Representa uma grande ameaça ao contexto de envelhecimento saudável e frequentemente é subdiagnosticada, seja devido à omissão do evento pelo próprio paciente, à falha do médico em perguntar ativamente durante a consulta sobre histórico de quedas ou até mesmo pela crença equivocada de que quedas fazem parte do "envelhecimento normal" de qualquer indivíduo. Além de estar diretamente relacionada ao aumento da morbimortalidade na população idosa, é um evento marcador de fragilidade e institucionalização.

Epidemiologia

No Brasil, cerca de 30 a 40% da população com mais de 65 anos cai anualmente. Em pacientes com mais de 85 anos, a prevalência aumenta para até 50%. Desses, metade já apresentou outros episódios de quedas previamente e em até 60% há ocorrência de algum tipo de lesão. As mais graves são as fraturas, correspondendo a 5% desse total. Dados acerca do desfecho das fraturas após uma queda são alarmantes: de todos os pacientes que fraturam o fêmur após uma queda, 50% morrem em um ano, e dos outros 50% até a metade fica totalmente dependente de um cuidador para o resto da vida.

Fisiopatologia

A etiologia das quedas é multifatorial, envolvendo diversos fatores de risco que, em conjunto, levam a um comprometimento do equilíbrio corporal e da capacidade compensatória diante de um fator desencadeante. Entre os fatores que atuam como desencadeadores estão doenças agudas (anemia, infecções, desidratação, arritmias, hipoglicemia), tontura, instabilidade postural e os chamados *drop attacks,* que são quedas súbitas, sem perda da consciência, por fraqueza dos membros inferiores atribuídas à insuficiência vertebrobasilar transitória.

Quanto aos fatores de risco, podem ser divididos entre intrínsecos, ou seja, diretamente relacionados ao equilíbrio corporal, e extrínsecos, relacionados ao meio ambiente. Os mais importantes serão discutidos a seguir separadamente:

a) *História prévia de quedas*

Estudos demonstraram ser um dos principais fatores de risco envolvidos.

b) *Deficiência nos sistemas sensoriais*

Inúmeras alterações fisiológicas do sistema neurossensorial ocorrem com o envelhecimento, diminuindo a capacidade compensatória diante a uma instabilidade postural e predispondo a quedas. Entre elas podemos ressaltar a diminuição da propriocepção e uma perda mais acentuada das células ciliadas do labirinto, predispondo a um desbalanço do sistema vestibular. Neuropatias periféricas (ex. polineuropatia diabética) também contribuem para a instabilidade postural na medida em que diminuem a aferência cerebral de estímulos sensoriais do meio ambiente. Além disso, a própria diminuição da acuidade visual tem sido correlacionada a maior incidência de quedas e fratura de quadril.

c) *Déficits cognitivos*

Comprometimento cognitivo leve e moderado também está associado a maior risco de quedas em idosos. Há inclusive evidências de que uma maior integração social funcionaria como fator de proteção para quedas nessa população.

d) *Hipotensão postural*

Leva a uma diminuição da perfusão cerebral por instantes, aumentando o risco de síncope e, consequentemente, de quedas. Idosos possuem maior incidência de hipotensão postural não somente devido a um déficit de sensibilidade dos barorreceptores carotídeos, próprio do envelhecimento, como também pela diminuição da quantidade de água livre corporal, reduzindo a capacidade de adaptação cardiovascular diante de um estresse ambiental. A síncope, nesse caso, é precedida de sintomas como escurecimento visual e mal-estar, diferentemente daquela provocada por arritmias. No entanto, vale a pena ressaltar que pessoas idosas dificilmente relatam a ocorrência de síncope, mesmo havendo perda de consciência, seja pela amnésia retrógrada após o evento ou pela presença de déficits cognitivos associados em grande parte dessa população.

e) *Deficiências na resposta motora*

Várias doenças bastante prevalentes na população idosa corroboram para a diminuição da resposta motora perante uma instabilidade postural. Entre elas, podemos inicialmente citar a doença de Parkinson, na qual a presença de hipocinesia e rigidez motora, associadas a um déficit cognitivo desencadeado pela doença, e o efeito hipotensor dos fármacos utilizados em seu tratamento constituem uma condição extremamente propícia para quedas. Dores musculares também não só aumentam o risco de quedas isoladamente, como há uma correlação entre a intensidade da dor e o número de sítios envolvidos com o aumento desse risco. Diferentemente da população mais jovem, observou-se que idosos possuem a tendência de contrair musculaturas proximais (ex. quadríceps da coxa) em detrimento das distais na presença de qualquer abalo na superfície de apoio, levando a uma correção postural inapropriada e, consequentemente, a quedas. Outra doença que contribui para esse déficit no ajustamento postural perante estímulos externos é a osteoartrite de joelhos, assim como as outras doenças articulares, na medida em que o indivíduo evita sobrecarregar a articulação acometida por causa da dor. Além disso, a própria limitação da amplitude de movimento prejudica a capacidade de transpor degraus ou objetos caídos no chão, assim como a dor intensa diminui o estado de atenção na prevenção de quedas.

f) *Medicamentos e outras substâncias*

Muitos medicamentos podem aumentar o risco de quedas em idosos, a saber: benzodiazepínicos, neurolépticos, anticonvulsivantes, antidepressivos, opioides e vasodilatadores. Já o álcool, se usado em pequena quantidade (menos que 14 doses por semana) não apresenta risco aumentado para quedas, diferentemente de um contexto de uso abusivo.

g) *Deficiência de 25-hidroxivitamina D*

A deficiência de vitamina D leva a uma diminuição de massa muscular, diminuindo a eficácia da resposta a eventuais desequilíbrios, conforme comentado anteriormente.

Quadro 15.1 – Fatores de risco para quedas em idosos.

Intrínsecos:
- história prévia de quedas;
- deficiências nos sistemas sensoriais;
- condições clínicas;
- déficits cognitivos;
- hipotensão postural;
- deficiência na resposta motora;
- deficiência de vitamina D.

Extrínsecos:
- medicamentos potencialmente inapropriados;
- calçados inadequados;
- fatores ambientais.

Fonte: Elaborado pelos autores.

O local da queda, dentro ou fora do domicílio, também tem um papel fundamental na identificação de fatores de risco: idosos que caem dentro de casa possuem um maior grau de fragilidade, dependência funcional, sedentarismo, além de piores condições de saúde. Já aqueles que caem na rua ou outros lugares possuem maior independência funcional e melhores condições de saúde como um todo.

Por fim, entre os fatores de risco extrínsecos, ou seja, aqueles relacionados ao ambiente frequentado pelo idoso, estão lugares mal iluminados, a presença de obstáculos no chão, a presença de tapetes, o uso de calçados que não fiquem bem presos aos pés, entre outros.

Anamnese e avaliação inicial

Uma avaliação geral sobre história de quedas deve ser incorporada à anamnese e exame físico de todos os pacientes idosos, independentemente de ser uma queixa trazida para a consulta, uma vez que não é infrequente o paciente desmerecer ou ocultar esse dado. De acordo com a *American Geriatrics Society* (AGS) um rastreamento deve ser feito em todos os pacientes idosos pelo menos uma vez por ano, perguntando sobre quedas recentes, episódios de duas ou mais quedas nos últimos doze meses ou problemas de equilíbrio e marcha. Caso o paciente responda "sim" a qualquer uma dessas perguntas, sugere-se prosseguir com a avaliação multifatorial de riscos, conforme ilustrado no Algoritmo 1. Vale a pena ressaltar que, se o paciente não apresentar nenhum antecedente de quedas, ou outro fator de risco identificado por esse rastreamento inicial, não é recomendado realizar a avaliação multifatorial de riscos e outras intervenções por falta de evidência de benefício, segundo a US Preventive Services Task Force (USPSTF).

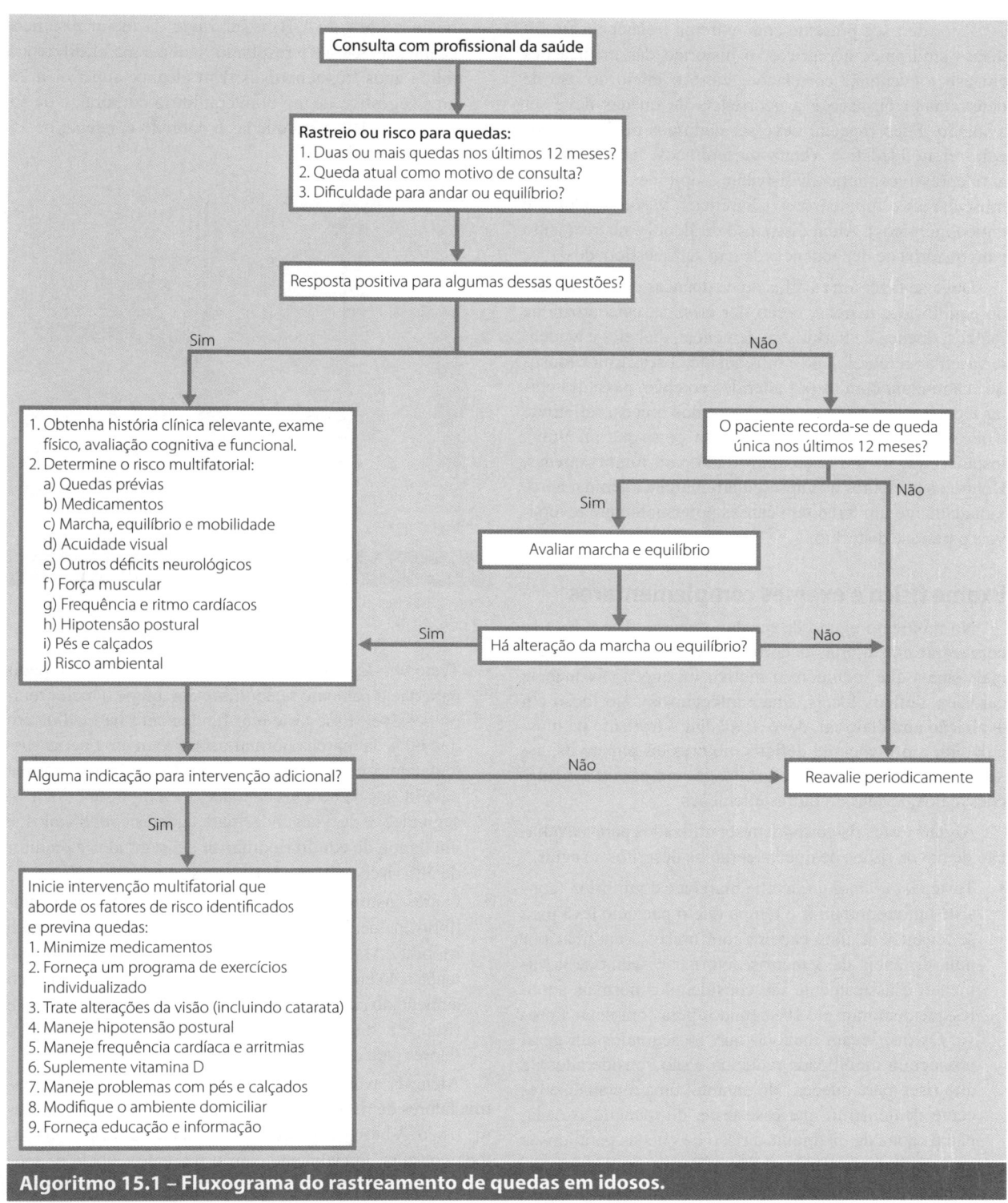

Algoritmo 15.1 – Fluxograma do rastreamento de quedas em idosos.

Fonte: Kiel DP et al. Falls in older persons.

Na avaliação do paciente que cai, deve-se construir uma imagem completa do cenário e do mecanismo de queda: o que o paciente estava fazendo no momento da queda, sintomas prodrômicos (tontura, escurecimento visual, vertigem, perda de equilíbrio etc.) e o local onde ocorreu o incidente. Deve-se dar atenção especial à presença de síncope, pois muitas vezes os idosos têm dificuldade de descrever como ocorreu a queda, afirmando que "quando percebeu, logo estava no chão", e atribuindo o evento a eventuais "tropeços". Essa descrição, principalmente se associada a lesões na cabeça e face, deve alertar o médico para a possibilidade de síncope, que nessa faixa etária está mais relacionada à hipotensão postural, hipersensibilidade do seio carotídeo, doenças neurológicas e arritmias.

Fator de risco presente com extrema frequência em diversas síndromes geriátricas, o histórico das medicações em uso e eventuais correlações entre o início do uso de determinado fármaco e a ocorrência de quedas deve ser avaliado. Foco especial deve ser dado aos medicamentos com efeito sedativo (benzodiazepínicos, neurolépticos, antidepressivos, anticonvulsivantes, opioides e relaxantes musculares) e hipotensores (diuréticos, vasodilatadores e anticolinérgicos). Além disso, uso de álcool e rastreamento para quadros de dependência devem ser questionados.

Deve-se fazer uma avaliação de doenças que interferem no equilíbrio e marcha, como dor crônica, osteoartrite de joelhos, doença de Parkinson, demência, diabetes e acidente vascular cerebral. Não é infrequente observarmos idosos que caminham com os pés aderidos ao chão, passadas curtas e com pouco balanço do corpo e dos braços, refletindo o que se denomina "marcha cuidadosa", mas que em última instância sugere um risco aumentado para futuras quedas. Dentre os pacientes que apresentam marcha alterada, aproximadamente um terço tem causas potencialmente reversíveis para esse distúrbio.

Exame físico e exames complementares

No momento agudo da queda, o exame físico deve se concentrar em injúrias decorrentes da queda e em potenciais sinais que indiquem o motivo da queda (frequência cardíaca, déficits focais, sinais infecciosos). No idoso em avaliação ambulatorial, deve-se avaliar o trofismo da musculatura, a presença de déficits motores ou sensitivos, assim como a presença de deformidades em pés ou articulações, calos, feridas ou outras alterações.

Alguns testes físicos podem ser utilizados para a avaliação de novos riscos de queda, como os descritos a seguir.

- Teste *Get up and go:* avalia marcha e equilíbrio – consiste em cronometrar o tempo que o paciente leva para se levantar de uma cadeira com braços, caminhar por uma distância de 3 metros, retornar e sentar-se novamente. Classicamente são considerados normais aqueles que demoram até 10 segundos para completar a prova. Os que levam mais do que 14 segundos em geral possuem a mobilidade reduzida e são considerados de alto risco para quedas. No entanto, uma metanálise recente demonstrou que esse teste, de maneira isolada, não é capaz de distinguir o risco de quedas para idosos que são independentes, tendo maior capacidade de diferenciação para idosos institucionalizados que já apresentaram um ou mais episódios de quedas em relação àqueles independentes que nunca caíram, resultando numa acurácia de baixa a moderada. Dessa forma, recomenda-se o uso do teste em conjunto com a avaliação multifatorial de riscos.
- Teste do "alcance funcional" (Figura 15.1): consiste em pedir para que o paciente fique de pé e estenda seu braço para frente, à maior distância possível, sem dar um passo ou tirar os calcanhares do chão. O compri-

mento do braço (A-B) é subtraído da maior distância alcançada (A-C) e o resultado final é a maior diferença obtida após três tentativas. Um alcance superior a 25 cm é sugestivo de um bom equilíbrio corporal, e de 15 a 25 cm o risco para quedas é dobrado e, abaixo de 15 cm, quadruplicado.

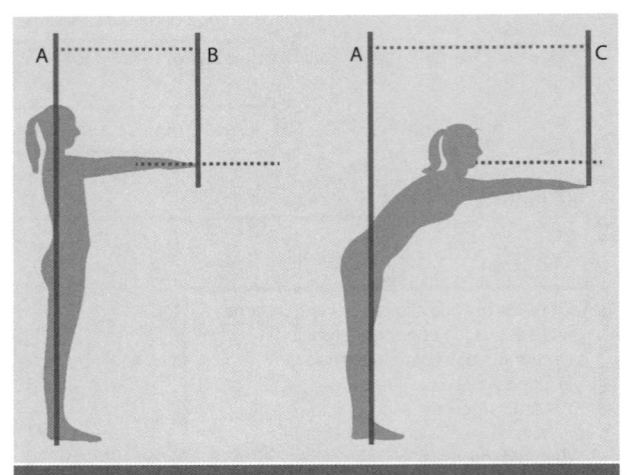

Figura 15.1 – Teste do alcance funcional.

Fonte: Disponível em: <http://walnutmedical.in>. Acesso em: 12 nov. 2018.

- Teste *one-leg standing balance test:* consiste em pedir para que o paciente se equilibre em um pé o maior tempo possível. Esse teste tem fundamento na medida em que 60% da marcha normal ocorre com uma perna sustentando o peso de todo o corpo. Considera-se normal para idosos de 80 anos de idade um tempo superior a 14 segundos, e de 3 segundos para aqueles com 85 anos, e um tempo de equilíbrio inferior a 5 segundos é preditor de alto risco para quedas.
- Outros instrumentos para a avaliação de marcha e equilíbrio incluem a escala POMA (Performance Oriented Mobility Assessment) que, embora, até o momento, não tenha sido encontrado um valor de corte que sugira risco aumentado para quedas, auxilia na detecção de fatores de risco, e a "Escala de Equilíbrio de Berg", que identifica fatores para a perda de independência e para quedas.

Além da avaliação do sistema musculoesquelético, outros fatores de risco também podem ser pesquisados no exame físico. A busca de hipotensão ortostática deve ser feita em toda consulta, inicialmente com o paciente deitado e, após 3 minutos, com o paciente em pé: quedas de 20 mmHg ou mais na pressão sistólica ou 10 mmHg na pressão diastólica configuram positividade dessa situação. A avaliação da acuidade visual e auditiva também necessitam de rastreio, uma vez que esses são componentes bastante importantes para o equilíbrio. E, por fim, como já foi dito, uma avaliação neurológica breve deve sempre ser empreendida.

Quanto aos exames complementares, recomenda-se coleta de hemograma, glicemia, eletrólitos, função renal, urina tipo 1 e eletrocardiograma para exclusão de comorbidades envolvidas na fisiopatologia de quedas, como discutido anteriormente. Caso o paciente apresente trauma de crânio após queda, deve-se solicitar tomografia de crânio para a exclusão da hipótese de lesões graves, incluindo hematoma subdural crônico, que pode ter evolução subaguda. Exames mais específicos como Holter somente devem ser requisitados se o paciente apresentar algum dado na história que sugira síncope de origem cardíaca.

Tratamento

O tratamento do idoso com história de quedas vai basear-se principalmente em intervenções preventivas para os fatores de risco identificados na consulta; daí a extrema importância de se realizar uma anamnese e exame físico completos. Nos casos em que há um distúrbio evidente para o episódio de queda, o tratamento deve ser direcionado para a correção do mesmo (ex. tratar anemia, avaliar implantação de marca-passo nos casos de arritmia, corrigir distúrbios hidroeletrolíticos etc.).

Para aqueles que foram diagnosticados com hipotensão postural, uma revisão de todos os medicamentos em uso deve ser empreendida, focando em diuréticos e vasodilatadores, principalmente. Além disso, pode-se orientar o uso de meias elásticas durante o dia e dormir com a cabeceira da cama um pouco elevada. Casos refratários beneficiam-se do uso de fludrocortisona. Outros medicamentos que merecem atenção especial são os sedativos, em especial psicotrópicos (benzodiazepínicos, analgésicos opioides, indutores de sono, anticonvulsivantes). Embora a revisão farmacológica seja bastante importante, até o momento não há evidência suficiente de que essa estratégia isoladamente reduza o risco de quedas em idosos, sem que haja outras intervenções em conjunto, o que reforça a fisiopatologia multifatorial dessa entidade.

Sempre que possível, os distúrbios de marcha devem ser avaliados por um fisioterapeuta e, caso necessário, considerar o uso de dispositivos auxiliares. Eventuais situações que prejudiquem a marcha devem ser corrigidas, como, por exemplo, otimizando-se a analgesia de um paciente com osteoartrite de joelho e orientando o melhor tipo de calçado para pacientes com deformidades articulares nos pés. Exercícios de fortalecimento muscular de membros inferiores também são bastante recomendados, assim como exercícios que treinem o equilíbrio em um só pé, como, por exemplo, a prática de Tai Chi, mostrando benefício não só para a prevenção de quedas, mas também diminuindo as complicações relacionadas a elas. O tratamento visa a reabilitação para as atividades diárias do paciente, melhorando a amplitude dos movimentos e a flexibilidade, reduzindo o imobilismo e, consequentemente, o medo de cair.

A reposição de vitamina D está recomendada para todos os idosos acima de 65 anos de idade com níveis insuficientes da vitamina.

Referências

1. Felson DT, Anderson JJ, Hannan MT, et al. Impaired vision and hip fracture. The Framingham Study. J Am Geriatr Soc 1989; 37: 495.
2. Cummings SR, Nevitt MC, Browner WS, et al. Risk factors for hip fracture in white women. Study of Osteoporotic Fractures Research Group. N Engl J Med 1995; 332: 767.
3. Faulkner KA, Cauley JA, Zmuda JM, et al. Is social integration associated with the risk of falling in older community-dwelling women? J Gerontol A Biol Sci Med Sci 2003; 58: M954.
4. Teno J, Kiel DP, Mor V. Multiple stumbles: a risk factor for falls in community-dwelling elderly. A prospective study. J Am Geriatr Soc 1990; 38: 1321.
5. Wood BH, Bilclough JA, Bowron A, Walker RW. Incidence and prediction of falls in Parkinson's disease: a prospective multidisciplinary study. J Neurol Neurosourg Psychiatry 2002; 72: 721.
6. Leveille SG, Jones RN, Kiely DK, et al. Chronic musculoskeletal pain and the occurrence of falls in an older population. Jama 2009; 302: 2214.
7. Woollacott MH, Shumway-Cook A, Nashner LM. Aging and posture control: changes in sensory organization and muscular coordination. Int J Aging Hum Dev 1986; 23: 97.
8. Province MA, Hadley EC, Hornbrook MC, et al. The effects of exercise on falls in elderly patients. A preplanned meta-analysis of the FICSIT Trials. Frailty and Injuries: Cooperative Studies of Intervention Techniques. Jama 1995; 273: 1341.
9. Wicherts IS, van Schoor NM, Boeke AJ, et al. Vitamin D status predicts physical performance and its decline in older persons. J Clin Endocrinol Metab 2007; 92: 2058.
10. The American Geriatrics Society Clinical Practice Guideline: Prevention of falls in older person (2010). Disponível em: http://www.americangeriatrics.org/health_care_professionals/clinical_practice/clinical_guidelines_recommendations/2010/
11. Moyer VA. U.S. Preventive Services Task Force. Prevention of falls in community-dwelling older adults: U.S. Preventive Services Task Force recommendation statement. Ann Intern Med 2012; 157: 197.
12. Schoene D, Wu SM, Mikolaizak AS, et al. Discriminative ability and predictive validity of the timed up and go test in identifying older people who fall: systematic review and meta-analysis. J Am Geriatr Soc 2013; 61: 202.
13. Gillespie LD, Robertson MC, Gillespie WJ, et al. Interventions for preventing falls in older people living in the community. Cochrane Database Syst Rev 2012: CD007146.
14. Li F, Eckstrom E, Harmer P, et al. Exercise and Fall Prevention: Narrowing the Research-to-Practice Gap and Enhancing Integration of Clinical and Community Practice. J Am Geriatr Soc 2016; 64: 425.
15. Michael YL, Whitlock EP, Lin JS, et al. Primary care-relevant interventions to prevent falling in older adults: a systematic evidence review for the U.S. Preventive Services Task Force. Ann Intern Med 2010; 153:815.

Princípios gerais em cuidados paliativos

16

* Jéssica Bistafa Liu • Felipe Duarte Silva
* Lívia Grigoriitchuk Herbst • Ricardo Tavares de Carvalho
* Marcos Luis Montagnini

CASO CLÍNICO 1

Esse caso é ilustrativo e terá continuidade no capítulo a seguir.

Maria tem 59 anos. É mãe de família, sustenta 2 filhos com quem vive. Um deles – Pedro – é dependente de drogas e o outro – Gustavo – está cursando o ensino técnico. É separada do marido, Fausto, com quem teve problemas conjugais relacionados ao consumo abusivo de álcool. Atualmente ele vive distante, com outra família e não paga pensão obrigatória por falta de recursos. Moram os três em uma casa de alvenaria na periferia de uma grande cidade. A casa tem água encanada, luz e esgoto tratado. Maria foi promovida recentemente a supervisora de operações de caixa no supermercado onde trabalha há 15 anos. O incremento de salário a ajudou nas despesas e agora tem conseguido pagar as dívidas que fizera por conta dos acertos da casa. Não tem muitas atividades de lazer porque costuma trabalhar bastante e dedica os domingos à igreja. É evangélica e acredita que Deus é a base de tudo e jamais a desempararia.

Acompanha no ambulatório de clínica médica geral por obesidade, hipertensão, diabetes *mellitus* complicada com doença renal (*Clearance* de Creatinina = 49 mL/min) e dislipidemia de longa data. Queixou-se na consulta médica de retorno de perda de peso e de fraqueza, além de muita dor nas costas, em região torácica. Não passava em consulta há 8 meses por indisponibilidade de tempo e realizara seus exames periódicos pela última vez há 2 anos.

O exame clínico não apresentava alterações em relação ao exame prévio (descoramento de mucosas), exceto por dor à palpação de apófise espinhosa em coluna torácica, ao nível de T6. Traz exames complementares que mostram:

* Hb = 9,5 g/dL I VCM = 90 fL I HCM = 34 g/dL
* Leucócitos = 3.600/mm³ I Plaquetas = 157 mil/mm³
* Ureia = 42 mg/dL I Creatinina = 1,9 mg/dL I Na = 139 mEq/L I K = 5,6 mEq/L I Cálcio iônico = 5,7 mEq/L I pH = 7,35 I Bicarbonato = 23 mEq/L
* Pesquisa de sangue oculto nas fezes: negativa
* Colpocitologia oncótica: dentro da normalidade
* Mamografia bilateral: mama esquerda com nódulo espiculado de 4 cm em QSL. Bi-rads=5.
* Comunicada da principal hipótese diagnóstica: foi internada para tratamento de hipercalcemia e, então, encaminhada para biópsia, obteve diagnóstico confirmatório de neoplasia maligna da mama. Os exames de estadiamento mostraram lesões compatíveis com metástases ósseas em coluna torácica, lombar, ossos da bacia e sistema nervoso central. Estudos mais detalhados do tumor mostraram que ele não seria responsivo à terapia hormonal. Após estabilização clínica e avaliação pela equipe de oncologia, optou-se pela realização de quimioterapia paliativa ambulatorial.

Considerando o caso clínico

Como você faria a comunicação da principal hipótese diagnóstica para Maria, antes de sua primeira internação?

Maria está em um momento de vida em que tudo parece estar caminhando bem e possivelmente não espera que o seu quadro tenha relação com malignidade. Além disso, você não conhece os valores de vida dela e não a seguia no ambulatório, não tendo com ela um vínculo. Toda comunicação de más notícias envolve, de uma forma geral, uma quebra de expectativas e as reações e demandas geradas a partir desse momento serão condicionadas pelas vivências e também por aquilo que, para o paciente, é prioridade, valor. Essa conversa é muito íntima, porque se relaciona com o conceito da finitude, por isso pode ser mais difícil tê-la quando não existe vínculo. Contudo essa situação é bastante comum na prática médica e deve ser conduzida de forma bastante profissional, sem deixar, claro, o caráter acolhedor de lado.

O mnemônico "SPIKES" (Quadro 16.5) pode ser uma ferramenta bastante útil diante desse desafio. Prepare o ambiente de forma a garantir privacidade. Retire possíveis obstáculos e distratores. Você deverá estar dedicado a esse momento. Inicie a conversa induzindo Maria a falar. Pergunte sobre expectativas e procure entender o que para ela é prioridade e valor. Às vezes, o que é prioridade para nós (ex. algum sintoma físico) não é para o nosso paciente. Pergunte ativamente o que ela imagina ser o quadro álgico e o emagrecimento. Busque fazer, então, um resumo do que está acontecendo. Nesse resumo, você pontua fatos relevantes e resgata o que depreendeu de prioridades para o paciente (é também um jeito de mostrar que esteve atento ao que ele falou). Então, comunique. Seja objetivo e sincero. Não use palavras difíceis e aproxime a linguagem para garantir a comunicação transparente e efetiva. Respeite, então, a reação do paciente. Procure não ser invasivo e não prossiga até sentir que há espaço para tal. O momento da comunicação nem sempre é o melhor momento para transmitir todas as informações da doença ou prognósticas. A "verdade suportável" é individual. Mostre-se aberto e acolhedor. A empatia, nesse cenário, deve ser o sentimento preponderante. Procure endereçar os sentimentos e as dúvidas, conforme as demandas que surgirem e mostre-se disponível. Se for necessário outro encontro, não hesite em agendá-lo, mas não force a comunicação, caso ela não seja possível. Esteja atento à linguagem não verbal, ela fala muito mais do que as palavras.

Que recurso ético-legal você poderia trabalhar com Maria a fim de garantir autonomia nas suas decisões relacionadas ao fim de vida?

Você poderia utilizar as diretivas antecipadas de vontade, construto embasado no princípio bioético da autonomia. Trata-se de um recurso regulamentado pelo Conselho Federal de Medicina, em sua Resolução 1995/2012, que prevê o direito de o paciente decidir consciente e livremente o que deseja para si no contexto de sua finitude, bem como nomear representantes para situações de possível incapacidade. Trata-se de um planejamento e deve pautar-se na sinceridade e nos mais genuínos valores do paciente, podendo ser revisto quando o mesmo assim o desejar.

É o jeito mais eficiente de garantir a autonomia do paciente, evitar conflitos em momentos de maior estresse – intercorrências e terminalidade – e compartilhar responsabilidades.

Definição de cuidados paliativos

O Cuidado Paliativo estruturou-se modernamente a partir do final da década de 1960 com o trabalho de Dame Cecily Saunders e com a fundação do Saint Christopher Hospice, em Londres. Em seus textos, ela explicava a importância do acolhimento e da receptividade plena e incondicional. "Aqueles que acolhem cada paciente do Saint Christopher o fazem com a convicção de que ele ou ela é uma pessoa importante, e a hospitalidade para com um estranho é uma necessidade primordial".

Entretanto, relatos de ações no que se conhece por "filosofia hospice" remontam da Idade Antiga e Medieval, traduzindo-se numa forma de cuidado centrado no indivíduo doente e seu sofrimento, mas não no seu processo de doença, já que pouco se conhecia a esse respeito naquela época. O termo *hospice* se relaciona também ao tipo de assistência ligada mais especificamente à fase final da vida e também ao local que abrigava os pacientes na proximidade da morte, onde recebiam cuidados.

Outro termo intimamente ligado ao Cuidado Paliativo é *pallium* e refere-se a um manto protetor, como os que vestiam os cavaleiros cruzados e que os protegiam do mal tempo e das adversidades. Nesse sentido, o cuidado prestado visa à **proteção** do paciente e de sua família com relação aos malefícios e desconfortos trazidos pela doença e pela morte.

Em 2002, a Organização Mundial da Saúde (OMS) reformulou a definição de Cuidados Paliativos: "Cuidado Paliativo é uma abordagem que visa melhorar a qualidade de vida de pacientes e familiares no contexto de uma doença grave e ameaçadora da vida por meio da prevenção e do alívio do sofrimento, por meio da identificação precoce e tratamento impecável da dor, outros sintomas e problemas físicos, psíquicos, sociais e espirituais."

Foram definidos princípios de atuação:

- Afirmar a vida e reconhecer a morte como um *processo* natural.
- Nem antecipar e nem prolongar/adiar a morte.
- Integrar aspectos psicológicos e espirituais ao cuidado.
- Promover alívio da dor e outros sintomas que causem sofrimento.
- Oferecer um conjunto de cuidados e suporte para ajudar o paciente a viver o mais ativamente possível até a morte.

- Oferecer suporte para que a família compreenda e se organize durante o processo de doença e no luto.
- Acessar, por intermédio de uma equipe multiprofissional, as necessidades do paciente e sua família, incluindo assistência ao luto, se necessário.
- Melhorar a qualidade de vida, influenciando positivamente a evolução da doença.
- Ser instituído precocemente no curso de evolução da doença, em conjunto com os tratamentos modificadores da doença que podem prolongar a vida, tais como quimioterapia ou radioterapia, incluindo investigações diagnósticas que se fizerem necessárias para a melhor compreensão e manejo das complicações clínicas que gerem sofrimento.

De uma maneira prática, o *cuidado* se estabelece por meio de uma relação que envolve receptividade, boa comunicação, vínculo, responsabilização, respeito e empatia para com o paciente, sua família/rede de apoio. Os profissionais, nessa prática, trabalham de maneira conjunta, integrando seus conhecimentos *técnicos* às particularidades de cada paciente com o objetivo focado de *prevenir e cuidar do sofrimento humano*.

A OMS indica que o Cuidado Paliativo deva ocorrer de maneira continuada, a partir do diagnóstico e em conjunto com o tratamento modificador da doença (aquele que busca a cura ou controle da doença). Nesse processo, com a evolução da doença, a importância do Cuidado Paliativo vai aumentando proporcionalmente até que se torna a única terapêutica cabível, durante o processo ativo de morte.

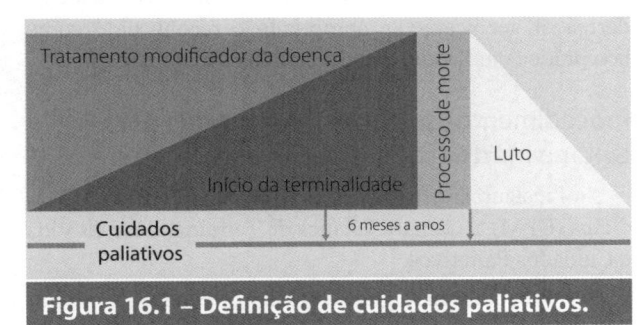

Figura 16.1 – Definição de cuidados paliativos.

Fonte: OMS, 2014.

A Figura 16.1 representa as modalidades terapêuticas durante o curso de evolução de uma doença:

- O diagnóstico pode ser feito em qualquer fase da doença.
- No eixo horizontal é representado o tempo desde o início da evolução até a morte.
- No eixo vertical está representada a necessidade relativa de assistência a ser prestada, variando entre a "Tratamento modificador da doença" e os "Cuidados paliativos". Essa proporção modifica-se com a evolução da doença, no tempo.
- A terminalidade começa a partir do momento em que não há mais nenhuma intervenção (exceto transplante de órgão, se cabível) que possa modificar a doença,

mas que pode contribuir para a melhora da qualidade de vida. Tem duração variável (meses a anos), dependendo do diagnóstico.

- O final do período de terminalidade é a "Fase Final da Vida" ou "processo ativo de morte". Tem duração variável (dias a semanas) dependendo do diagnóstico. A assistência é integralmente baseada nos valores do paciente/família e não mais na doença. Essa fase do cuidado recebe a denominação "cuidados de fim de vida" ou *hospice care*.
- Após o momento da morte, o cuidado se aplica à família enlutada. A necessidade dessa assistência vai diminuindo com o tempo.

Dessa forma, não é adequado questionar "se" o paciente tem indicação/necessidade de Cuidado Paliativo, mas sim "qual" o Cuidado Paliativo que ele precisa em cada fase da história natural da doença.

Nesse sentido, nos parece mais natural o entendimento de que o Cuidado Paliativo deva ser prestado onde o paciente estiver, do domicílio à Unidade de Terapia Intensiva (UTI), de maneira individualizada. Serão ações paliativas diferentes, planejamento diferente e interação multiprofissional distinta na dependência das necessidades e do momento da evolução da doença.

Essa prática, descrita dessa forma, pode ser entendida mais modernamente como tendo duas especificidades: a) Cuidado Paliativo "primário": entende-se que deva ser praticada, no Brasil, por qualquer profissional de saúde que deve receber formação e treinamento durante sua graduação e residência ou em curso de pós-graduação *lato sensu*. Aplica-se ao início da evolução da doença e na fase mais avançada, mas ainda não terminal.

Na fase de terminalidade, as necessidades do paciente e família se tornam bem mais complexas, exigindo o que se tem chamado de Cuidado Paliativo "secundário", para o qual é desejável, no Brasil, a ação de uma equipe especializada, especificamente formada por curso de pós-graduação *lato sensu* ou residência específica na área, sempre em conjunto com a equipe que acompanhava o paciente primariamente.

De acordo com a definição da OMS, com olhar ampliado em 2014, o Cuidado Paliativo deve ser compreendido como uma modalidade terapêutica que envolve vários outros diagnósticos além do câncer, tais como falências orgânicas de evolução crônica, como insuficiência cardíaca congestiva e doença pulmonar obstrutiva crônica e doenças degenerativas que evoluem por décadas.

A Figura 16.2 mostra a necessidade de Cuidados Paliativos no fim da vida de acordo com os diagnósticos, em termos percentuais. Pela primeira vez, as doenças cardiovasculares superaram isoladamente o câncer em termos de necessidade de Cuidados Paliativos.

Em abordagem recente, a questão do Cuidado Paliativo a partir do diagnóstico e para os diversos tipos de doenças é tratada de forma bastante clara. Sugere-se a adoção da terminologia cuidado ou planejamento centrado no paciente.

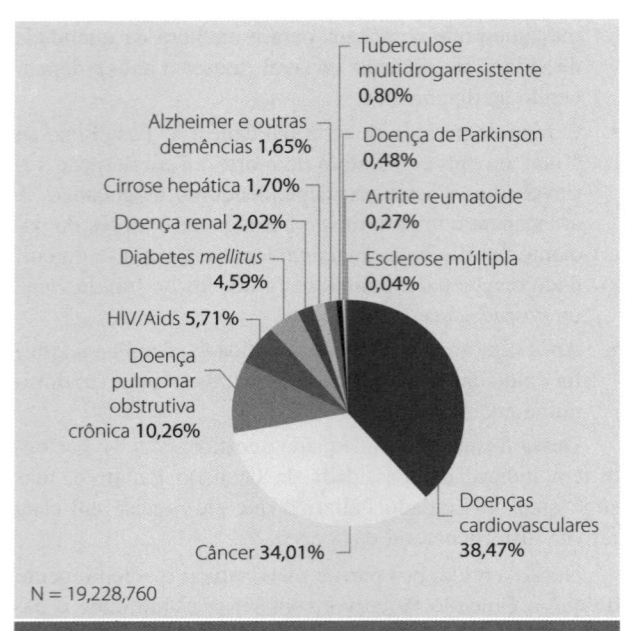

Figura 16.2 – Necessidade de cuidados paliativos no fim de vida.

Fonte: OMS, 2014.

Legislação brasileira e cuidados paliativos

Equívocos conceituais fazem com que o entendimento da assistência paliativa, que deve fazer parte de qualquer boa prática em saúde, seja compreendida erroneamente como algo que negligencia tratamentos quando o contexto é o de iminência da morte. Isso causa grande rejeição por parte dos profissionais por dois motivos:

- O profissional de saúde acredita ser seu papel combater (e vencer) a morte a qualquer custo, mesmo que compreenda que tecnicamente isso não seja possível sempre.
- Essa assistência abreviaria o fim da vida, caracterizando eutanásia (crime no Brasil).

Dessa maneira, por desconhecimento e duas premissas erradas, é comum a crença de que a prática de Cuidados Paliativos poderia levar a problemas de ordem judicial e criminal. Entretanto, a compreensão jurídica no Brasil reconhece a terminalidade da vida e o processo de morrer como instâncias técnicas da prática médica e que sua abordagem é da alçada do profissional da saúde, pela prática de Cuidados Paliativos.

Ainda que haja eventuais denúncias e demandas relativas a qualquer aspecto da prática médica, elas deverão ser avaliadas pela documentação contida no prontuário médico.

Dessa forma, a qualidade, o detalhamento e a veracidade das informações contidas no prontuário médico são fundamentais para qualquer tipo de sindicância ou processo que possam porventura ocorrer em qualquer circunstância. A não observância disso poderá ser interpretada como crime de falsidade ideológica.

Implicações legais na prática do cuidado paliativo

A crença de que deixar que a morte de uma pessoa siga seu curso natural (na circunstância da evolução do que chamamos "processo ativo de morte") possa ser encarada como crime ou negligência médica baseia-se no Código Penal Brasileiro que considera como homicídio qualificado a ocorrência de causar a morte no exercício profissional (art. 121, § 4º, do Código Penal Brasileiro).

Isso aterroriza, indevidamente, o profissional de saúde consciente de uma prática técnica e a serviço do bem-estar do paciente. Entretanto, no artigo 13, § 2º, do mesmo código, quando se fala da relação de causalidade num crime, especificamente com relação à omissão/negligência que poderia levar à morte, afirma-se que não haverá culpa se o resultado final, a morte, não puder ser evitada.

Entendendo-se apropriadamente a morte como um processo ativo e **irreversível** cujo diagnóstico cabe ao médico e que **pode durar dias,** uma vez iniciado, não poderá ser detido. Nesse sentido, cabe compreensão mais ampla do processo de fim da vida para se entender que ações obstinadas são fúteis nessa fase e, portanto, não podem evitar o resultado final. Assim, a omissão ou retirada de medidas sustentadoras de vida nessa fase não incorreria em crime. Diz-se que a "omissão não seria penalmente relevante".

O Cuidado Paliativo reconhece a morte como um processo e colabora para a sua condução natural, com intervenções proporcionais visando promover conforto, interação familiar e evitar o sofrimento. Esse aspecto é altamente desejável, tecnicamente apropriado e reconhecido como boa prática em Saúde, como ficará mais claro a seguir.

Procedimentos sustentadores de vida para evitar a morte

Foi instaurada em 2006, pelo Conselho Federal de Medicina (CFM), a Câmara Técnica de Terminalidade da Vida e Cuidados Paliativos.

Os trabalhos desse grupo levaram à redação de um importante documento: a resolução CFM 1805, em 2006, que permitia ao médico a suspensão de procedimentos sustentadores de vida em caso de doença grave e incurável.

Essa resolução foi imediatamente cassada pelo Ministério Público do Distrito Federal com a alegação de incitar a eutanásia no país.

Após longo período de análise pelo Ministério Público Federal (MPF), diversas reportagens na mídia e manifestações da sociedade sobre o assunto, em dezembro de 2010 o MPF julgou a resolução como legal em parecer bastante extenso e esclarecedor.

O novo Código de Ética Médica

Em 2009, é lançada última revisão do Código de Ética Médica, e pela primeira vez o termo "Cuidado Paliativo" é escrito num Código de Ética Brasileiro.

O grande avanço refere-se ao reconhecimento de que existem doenças irreversíveis e terminais e o DEVER do médico é evitar procedimentos fúteis e obstinados para a sustentação da vida nesses casos e promover Cuidados Paliativos para esses pacientes (art. 41). Dessa forma, a prática de Cuidados Paliativos não é opcional ou de exceção mas deve ser a regra para a condição de terminalidade de vida.

A importância da vontade do paciente

Tendo em vista o reconhecimento de que a prática de promoção de paliação do sofrimento em condição de terminalidade está de acordo com o ordenamento jurídico e com o Código de Ética Médica, parece-nos adequado delinear o papel do indivíduo doente como ator do processo de tomada de decisão compartilhada sobre os tratamentos que considera adequados receber numa situação de fim de vida, irreversível e de maneira assegurada, caso não possa se expressar livre e autonomamente nesse momento.

Nesse contexto, surge a discussão sobre as Diretivas Antecipadas de Vontade, como resolução do CFM (Resolução n. 1.995/2012).

O desejo do paciente e família devem sempre ser levados em conta na tomada de decisão, de forma compartilhada. Porém, a decisão técnica sobre as condutas é do profissional de saúde.

Quanto mais avançado o processo de doença, mais os valores da pessoa doente são importantes para ações focadas no conforto e alívio do sofrimento. São esses valores que devem ser levados em conta quando se afirma "vontade do paciente ou de seu representante legal". Na prática, a fase de evolução final para a morte se destina aos resgates e aos significados da vida que termina. No processo ativo de morte, o papel do profissional é de proteger o paciente de intervenções e ocorrências que levem ao sofrimento.

Cabe lembrar que, durante todo o processo, o paciente tem assegurado seu direito à recusa de tratamentos e procedimentos médicos, atestado com testemunha e salvo se acarretar risco à saúde pública (Portaria GM/MS 675/2006).

Dessa forma, a boa prática clínica na terminalidade, sem litígios e mal-entendidos, está baseada em:

- Um processo de cuidado planejado, que obedece aos princípios da boa comunicação e aspectos técnicos do Cuidado Paliativo.
- Conhecimento dos aspectos relativos à história natural das doenças e seu processo evolutivo.
- Conhecimento dos critérios de terminalidade e reconhecimento do processo ativo de morrer.
- Conhecimento dos princípios norteadores da prática de Cuidados Paliativos.
- Conhecimento dos direitos da pessoa doente.

Definindo prognóstico

Embora na prática clínica a avaliação de prognóstico seja uma tarefa frequente, muitos médicos não se sentem aptos ou confortáveis a realizar essa função. Prognosticar é tarefa difícil e requer, além de avaliação complementar, experiência clínica. É curioso como a formação médica é direcionada ao diagnóstico e tratamento das doenças, sem mencionar, no entanto, o prognóstico a elas relacionado. Curiosamente, esse fato é melhor observado nas doenças clínicas – por exemplo, insuficiência cardíaca, doença pulmonar obstrutiva crônica, síndromes demenciais –, que, frequentemente, são crônicas, irreversíveis e cursam com importante prejuízo a funcionalidade e qualidade de vida. Poucos trabalhos científicos, fora das doenças neoplásicas, dedicam-se a estudar o assunto, muito provavelmente porque o uso de medicações – e nesse sentido a polifarmácia ganha espaço – é capaz de prolongar a vida, sem, no entanto, melhorar sua qualidade necessariamente. Quando são publicados resultados nesse sentido, os dados podem ser surpreendentes, como mostra a Figura 16.3, a seguir. Observe que a mortalidade por insuficiência cardíaca nesse trabalho mostrou-se maior que parte expressiva dos cânceres que mais afetam a mesma população.

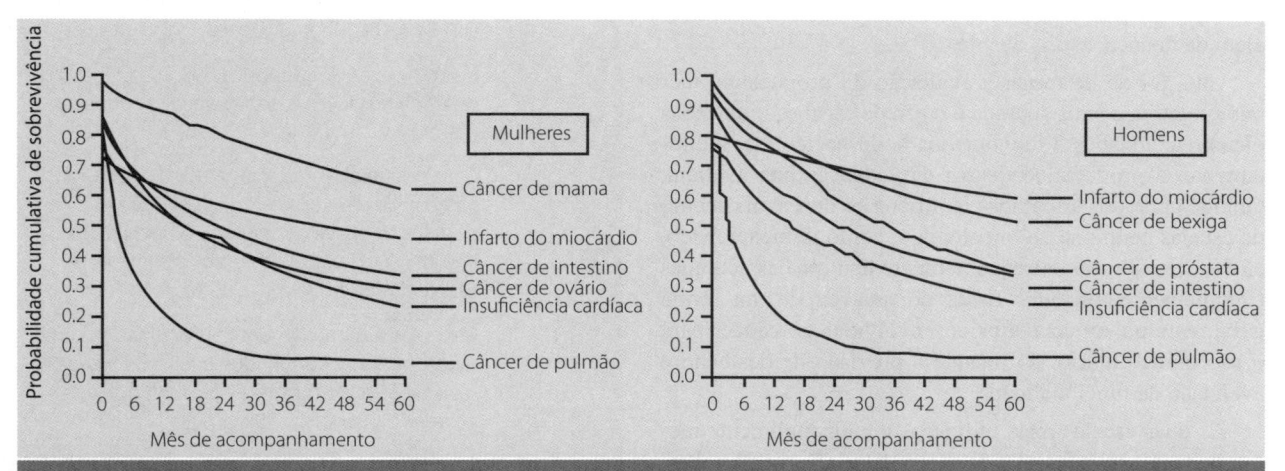

Figura 16.3 – Gráfico que representa a curva de sobrevida em 5 anos a partir da primeira admissão a qualquer hospital escocês no ano de 1991 por insuficiência cardíaca, infarto agudo do miocárdio, comparada à sobrevida dos quatro cânceres mais comuns em mulheres e homens, respectivamente.

Fonte: Adaptada de Eur J Heart Fail. 2001 Jun;3(3):315-22. More 'malignant' than cancer? Five-year survival following a first admission for heart failure.

Conhecer prognóstico e prognosticar, embora derivem do mesmo verbo, envolvem conceitos diferentes. Para que se possa prognosticar é necessário conhecer a evolução natural das doenças com as quais lidamos na medicina; porém, é preciso ir além e, a partir do conhecimento amplo, individualizar a avaliação para um determinado conjunto particular de características, que envolvem, além da doença de base, funcionalidade, expectativas, rede de cuidado e avaliação ampla de sintomas, em todas as esferas do cuidado.

Estudos mostram que os médicos tendem a superestimar o prognóstico de seus pacientes. Uma coorte prospectiva realizada nos Estados Unidos com 343 médicos no momento da indicação de *hospice* para pacientes gravemente doentes, mostrou que apenas 20% deles fez uma análise acurada do prognóstico e 63% dos participantes foram muito otimistas com relação ao prognóstico dos pacientes.

Apesar dessa dificuldade, que deve ser aprimorada constantemente na reciclagem profissional do dia a dia, avaliar o prognóstico de um paciente é fundamental para definir o plano terapêutico, para alocação de recursos e para estabelecer metas de cuidados proporcionais a performance *status*, expectativas e valores daquela pessoa.

Antes mesmo de utilizar recursos disponíveis na literatura médica, a avaliação de prognóstico deve passar por uma boa história clínica, na qual dados de funcionalidade podem ser obtidos. Grande parte das escalas prognósticas avaliam parâmetros relacionados a isso, porque é amplamente conhecido que o declínio funcional está relacionado ao aumento de mortalidade, sobretudo porque, como causa e consequência, relaciona-se à diminuição de reserva. Dados de exame clínico como peso, índice de massa corpórea, *status* nutricional e "marcadores de doença" avançada podem ser úteis. Dados laboratoriais como anemia, hipoalbuminemia, disfunção de órgãos, como fígado e rim, também parecem marcadores acurados de desfecho desfavorável. De uma forma geral, inúmeros marcadores bioquímicos podem ser citados para cada doença que pensarmos. Mas além da doença, está o doente.

Uma forma de tornar a avaliação do prognóstico menos subjetiva e mais acurada é o uso de escalas, muitas das quais relacionadas à funcionalidade do paciente e, indiretamente, a prognóstico dentro das doenças que avaliam. Grande parte dos trabalhos científicos no desenvolvimento de escalas centra-se na oncologia e, como já mencionado, as doenças clínicas infrequentemente têm escalas acuradas e amplamente utilizadas. Essas, por sua vez, de uma forma geral, extrapolam conceitos desenvolvidos no câncer para o uso clínico diário, no tocante à previsão de desfecho e avaliação de funcionalidade.

As duas escalas mais utilizadas e mais facilmente memorizáveis são a escala de Karnofsky (Karnofsky Performance Score) (KPS) e a escala publicada pela Eastern Cooperative Oncology Group (ECOG), que permitem uma linguagem universal na comunicação entre profissionais de saúde, no tocante à funcionalidade. Ambas as escalas estão mostradas nos Quadros 16.1 e 16.2.

Quadro 16.1 – Escala de funcionalidade de Karnofsky.

	Significado
100	Normal, sem nenhuma queixa, sem evidência de doença.
90	Capaz de realizar atividades normais; poucos sintomas da doença.
80	Realiza atividades normais com esforço; alguns sintomas da doença.
70	Capaz de autocuidado, porém incapaz para atividades normais.
60	Requer auxílio ocasional para autocuidado; necessita de cuidados para a maioria das necessidades.
50	Requer auxílio considerável e cuidado frequente.
40	Incapacitado, requer cuidado especial e auxílio.
30	Gravemente incapacitado, necessita de hospitalização, porém não está em morte iminente.
20	Muito doente, requer cuidados contínuos e avaliação médica frequente.
10	Moribundo, processo de morte progredindo rapidamente.

Fonte: Adaptado do *site* do Victoria Hospice. Disponível em: <https://www.victoriahospice.org/i-am-health-care-professional/clinical-tools>.

Quadro 16.2 – Escala de funcionalidade Eastern Cooperative Oncology Group (ECOG).

	Significado
0	Completamente ativo; capaz de realizar todas as suas atividades diárias sem restrição (Karnofsky 90 a 100%).
1	Restrição a atividades físicas rigorosas; é capaz de trabalhos leves e de natureza sedentária (Karnofsky 70 a 80%).
2	Capaz de realizar todos os autocuidados, mas incapaz de realizar qualquer atividade de trabalho; o paciente fica em pé aproximadamente 50% do total das horas em que está acordado (Karnofsky 50 a 60%).
3	Capaz de realizar somente autocuidados limitados, paciente confinado ao leito ou à cadeira mais de 50% do total das horas em que está acordado (Karnofsky 30 a 40%).
4	Completamente incapaz de realizar autocuidados básicos, totalmente confinado ao leito ou à cadeira (Karnofsky < 30%).

Fonte: Adaptado do *site* do Victoria Hospice. Disponível em: <https://www.victoriahospice.org/i-am-health-care-professional/clinical-tools>.

Outra escala utilizada em pacientes sob atenção paliativa para avaliação de funcionalidade e validada para a língua portuguesa é o PPS (Palliative Perfomance Scale), mostrada na Tabela 16.1.

Uma escala bem consolidada universalmente e com boa validade para pacientes portadores de neoplasia maligna em Cuidados Paliativos é o PPI (Palliative Prognostic Index), mostrada na Tabela 16.2.

Tabela 16.1 – Palliative Perfomance Scale (PPS) – Versão 2.

%	Deambulação	Atividade e evidência da doença	Autocuidado	Ingesta	Nível de consciência
100	Completa	Atividade normal e trabalho; sem evidência da doença	Completo	Normal	Completo
90	Completa	Atividade normal e trabalho; alguma evidência da doença	Completo	Normal	Completo
80	Completa	Atividade normal com esforço; alguma evidência da doença	Completo	Normal ou reduzida	Completo
70	Reduzida	Incapaz para o trabalho; doença significativa	Completo	Normal ou reduzida	Completo
60	Reduzida	Incapaz para hobbies/trabalho doméstico; doença significativa	Assistência ocasional	Normal ou reduzida	Completo ou períodos de confusão
50	Maior parte do tempo sentado ou deitado	Incapaz para qualquer trabalho; doença extensa	Assistência considerável	Normal ou reduzida	Completo ou períodos de confusão
40	Maior parte do tempo acamado	Incapaz para a maioria das atividades; doença extensa	Assistência quase completa	Normal ou reduzida	Completo ou sonolência; +/– confusão
30	Totalmente acamado	Incapaz para qualquer atividade; doença extensa	Dependência completa	Normal ou reduzida	Completo ou sonolência; +/– confusão
20	Totalmente acamado	Incapaz para qualquer atividade; doença extensa	Dependência completa	Mínima a pequenos goles	Completo ou sonolência; +/– confusão
10	Totalmente acamado	Incapaz para qualquer atividade; doença extensa	Dependência completa	Cuidados com a boca	Sonolência ou coma; +/– confusão
0	Morte	–	–	–	–

Fonte: A versão dessa tabela é idêntica à publicada pelo Victorias Hospice, no link: https://www.victoriahospice.org/sites/default/files/pps_-_portuguese_brazilian_-_sample.pdf. Disponível em: <https://www.victoriahospice.org/i-am-health-care-professional/clinical-tools>.

Tabela 16.2 – Palliative Prognostic Index (PPI).

Domínios prognósticos	Pontuação
Escala de funcionalidade de Karnofsky	
< 20	4
30-50	2,5
≥ 60	0

Sintomas ou sinais clínicos	Pontuação
Edema	1
Ingesta oral	
Muito reduzida	2,5
Moderadamente reduzida	1
Dispneia	3,5
Delirium	4

0-2 pontos: sobrevida média de 90 dias;
2,1-4 pontos: sobrevida média de 60 dias;
> 4,1 pontos: sobrevida média de 12 dias.

Fonte: Adaptada de Morita T1, Tsunoda J, Inoue S, Chihara S. The Palliative Prognostic Index: a scoring system for survival prediction of terminally ill cancer patients. Support Care Cancer. 1999 May;7(3):128-33.

Em idosos, uma avaliação prognóstica disponível é o BIsep (Burden of Ilness score for elderly persons), mostrada na Tabela 16.3.

Tabela 16.3 – Taxa de mortalidade de idosos 1 ano após a data de internação hospitalar. Burden of illness score for elderly persons (BIsep).

Diagnóstico de alto risco	Pontuação
Linfoma/Leucemia	6
Injúria renal aguda	5
Câncer localizado ou metastático	3
AVC	2
Insuficiência cardíaca congestiva	2
Doença pulmonar crônica	2
Doença renal crônica	2
DM com lesão de órgão-alvo	2
Pneumonia na admissão	2

Parâmetros	Pontuação
Grupo de diagnóstico de alto risco	
A (0 ponto)	0
B (1-2 pontos)	1
C (3-5 pontos)	2
D (? 6 pontos)	3
Albumina ≤ 3,5 mg/dL	1

Creatinina ≥ 1,5 mg/dL	1
Síndrome demencial	1
Alteração da marcha	1

Escore	Mortalidade em 1 ano
Grupo I (0-1 ponto)	8%
Grupo II (2 pontos)	24%
Grupo III (3 pontos)	51%
Grupo IV (≥ 4 pontos)	74%

Fonte: Adaptada de Inouye SK, Bogardus ST Jr, Vitagliano G, Desai MM, Williams CS, Grady JN, Scinto JD. Burden of illness score for elderly persons.

Outra escala ainda que contempla comorbidades e pode ser utilizada para pacientes não oncológicos, sobretudo idosos, é o Índice de Comorbidades de Charlson, mostrada na Tabela 16.4.

Tabela 16.4 – Índice de comorbidades de Charlson.

Condição clínica	Peso
IAM Insuficiência cardíaca congestiva Doença vascular periférica Síndrome demencial Doença cerebrovascular Doença pulmonar crônica Doença do tecido conjuntivo DM sem complicações Úlcera péptica	1
Hemiplegia Doença renal avançada ou moderada DM com lesão de órgão alvo Neoplasias sólidas não metastáticas Linfomas/leucemias	2
Doença hepática grave ou moderada	3
Neoplasia metastática Aids	6
Mortalidade estimada em 1 ano	**0-12% 1-2-26% 3-4-52% ≥ 5-85%**

Fonte: Adaptada de Charlson ME, Pompei P, Ales KL, MacKenzie CR. A new method of classifying prognostic comorbidity in longitudinal studies.

Nos Estados Unidos, a National Hospice and Palliative Care Organization (NHPCO) – Organização Nacional de Hospice e Cuidados Paliativos, determina como critérios prognósticos aqueles mostrados no Quadro 16.3. Esses critérios são utilizados para admissão em Hospice e têm relação com chance aumentada de mortalidade em 6 meses.

Quadro 16.3 – Indicadores Prognósticos da Organização Nacional de Hospice.

Doença cardíaca	• NYHA classe IV • Fração de ejeção < 20% • Refratariedade a tratamento otimizado, incluindo vasodilatadores • Outros fatores indicando mau prognóstico: arritmia sintomática resistente, história de parada cardíaca, síncope a esclarecer, embolia cardiogênica
Doença pulmonar	• Dispneia incapacitante • $VEF_1 < 30\%$ • Emergências frequentes • *Cor pulmonale* • Hipoxemia em oxigenoterapia com retenção de CO_2 • Perda de peso não intencional
Demência	• Restrito ao leito ou à cadeira • Dependência para atividades da vida diária • Incontinências • Impossibilidade de comunicação • Comorbidade importante • Comprometimento nutricional na recusa de alimentação via sonda ou nutrição via sonda prejudicada
Acidente vascular encefálico	• Fase aguda, até 3º dia: coma, resposta anormal de tronco cerebral • Disfagia precedida de recusa de alimentação via sonda • Demência pós-AVE • Índice de Karnofsky < 50% • Comprometimento nutricional • Broncopneumonia aspirativa ou infecção de trato urinário recorrente • Sépsis • Úlceras de pressão
Doença hepática	• Contraindicação para transplante hepático • TP > 5 seg além do controle • Hemorragia varicosa recorrente • Caquexia • Uso de álcool Pelo menos um dos próximos • Ascite refratária • Peritonite bacteriana espontânea • Síndrome hepatorrenal • Encefalopatia hepática • Coma
Doenças renais	• Recusa de indicação de transplante ou procedimento dialítico • *Clearance* de creatinina < 15 mL/min. • Creatinina sérica > 8 mg/dL (6 mg/dL, se DMII)

Fonte: Adaptado de Oliveira, RA (coord. Inst.). Cuidado Paliativo.

Recentemente no ambulatório de Clínica Geral da Disciplina de Clínica Geral e Propedêutica da Faculdade de Medicina da Universidade de São Paulo, tem-se desenvolvido um trabalho científico com pacientes portadores de comorbidades clínicas com intuito de se identificar aqueles com chance aumentada de óbito em um ano. Essa identificação precoce tem por objetivo melhorar o cuidado clínico desses pacientes, permitindo um enfoque crescente no indivíduo que se estende além de sua doença. Para tal, tem-se utilizado um recurso simples de *screening* e validado para uso em alguns países do mundo, por exemplo, os Estados Unidos e a Espanha. Trata-se da pergunta surpresa – "você ficaria surpreso se o seu paciente viesse a falecer em 1 ano?". Caso a resposta seja não, muito provavelmente você está diante de um indivíduo com provável prognóstico desfavorável em 1 ano. A partir dessa ferramenta de triagem, outros escores podem ser utilizados, como por exemplo o GSF Prognostic Indicator Guidance, que levará em consideração não apenas a pergunta surpresa, mas o desejo do paciente em discutir terminalidade e indicadores objetivos de doenças. A Universidade da Catalunha, em Barcelona, validou uma ferramenta semelhante com adaptação cultural local, conhecida como Necesidad de Cuidados Paliativos (NECPAL) – Necessidade de Cuidados Paliativos. Nosso intuito é validar a ferramenta para uso no Brasil, em parceria com o Conselho Regional de Medicina do Estado de São Paulo.

Comunicação

A comunicação é um dos alicerces fundamentais da relação médico-paciente. Especialmente na população com doenças crônicas incuráveis, a comunicação efetiva contribui para a qualidade da assistência, uma vez que facilita a adaptação do paciente à condição de doente, permite o planejamento em relação aos objetivos do cuidado, contribui para a decisão por tratamentos que respeitem os desejos do paciente e diminui o número de procedimentos médicos sem benefício clínico antes da morte. Como resultado de um bom diálogo entre equipe médica e o paciente e seus familiares, observa-se a diminuição da ansiedade em relação à doença, o aumento da satisfação de familiares em relação ao cuidado, a diminuição dos custos de saúde ao reduzir o número de procedimentos irrelevantes, o encaminhamento mais precoce do paciente a instituições de cuidados especializadas como casas de repouso e *hospices*, além da contribuição para um processo de luto menos traumático.

Apesar da importância da comunicação, a conversa eficaz é um grande desafio. O estudo SUPPORT (estudo multicêntrico com mais de 9 mil doentes graves) mostrou que apenas 47% dos seus médicos sabiam as preferências dos pacientes em relação a procedimentos realizados em fase final de vida, 46% dos participantes tiveram ordem de não realizar ressuscitação cardiopulmonar apenas 2 dias antes de sua morte e mais de 50% dos pacientes que se mantiveram conscientes durante a fase final de vida experimentaram dor moderada a severa nos seus últimos 3 dias de vida. Infelizmente, o sofrimento antes da morte está relacionado à falta de treinamento de comunicação e planejamento do cuidado. Estudos também demonstraram que os médicos são relutantes ou se sentem incapazes de comunicar aos seus pacientes que eles estão provavelmente chegando à fase final de vida. A minoria que discute prognóstico, por sua vez, tende a ser muito otimista. Essa incapacidade de expressar prognósticos desfavoráveis é decorrente da incerteza do prognóstico ou da inabilidade de comunicação, a qual pode também ser fruto da insegurança do médico de ser interpretado como se estivesse "desistindo" do paciente ou de eliminar a esperança do paciente de forma a contribuir para a tristeza e aumento da incidência de depressão.

Entretanto, estudos não demostraram que discussões sobre fase final de vida aumentam a incidência de ansiedade, depressão ou perda de esperança. Foi evidenciado que pacientes em Cuidados Paliativos iniciados precocemente apresentaram melhora significativa da qualidade de vida, humor e aumento de sobrevida em 25%. Assim, a falha em fornecer informações detalhadas em relação a Cuidados Paliativos e ao prognóstico contribuem para sofrimento e dor desnecessários.

As raras discussões sobre objetivos do cuidado, por sua vez, frequentemente acontecem quando o paciente se encontra em processo ativo de morte e por meio de médicos que não conhecem o paciente. Como consequência, a abordagem do paciente em suas diversas esferas como a psicológica, a social, a espiritual e a existencial é prejudicada. Além disso, postergar a discussão sobre fase final de vida é um empecilho para que os benefícios dos Cuidados Paliativos tenham maior impacto no cuidado do paciente, impede que o paciente tenha a oportunidade de terminar assuntos não resolvidos, realizar seus últimos sonhos, fazer reconciliação de relacionamentos ou até mesmo resolver questões burocráticas como a realização de testamento.

O treinamento médico em comunicação, portanto, é de extrema importância. A qualidade da assistência depende não apenas de um excelente raciocínio clínico, mas também da capacidade de comunicá-lo de maneira efetiva, sempre com o objetivo de respeitar a autonomia, beneficência e não maleficência do paciente. A seguir, iremos discutir alguns pontos sobre comunicação em Cuidados Paliativos.

Quando iniciar discussão sobre fase final de vida?

Uma vez que os Cuidados Paliativos devem se iniciar em concomitância com o tratamento de doenças crônicas, a discussão sobre fase final de vida pode ocorrer durante qualquer fase da vida do paciente. Idealmente, ela deve ocorrer em caráter eletivo ao se discutir prognóstico, ao conversar sobre tratamentos com baixa probabilidade de sucesso, ao abordar medos e esperanças do paciente ou se o médico não ficar surpreso de o paciente morrer em 6-12 meses. Entretanto, não é incomum a discussão sobre fase final de vida ocorrer em caráter urgente. Situações em que não se deve postergar a conversa incluem: pacientes em processo ativo de morte, pacientes que desejam falar sobre morte, pacientes que perguntam sobre *"hospice"* ou casas de repouso, pacientes com doença grave internados recentemente por progressão do quadro, pacientes com sofrimento desproporcional ao prognóstico.

O que deve estar presente na discussão sobre Cuidados Paliativos?

As pautas de discussão de Cuidados Paliativos incluem: dividir as informações em relação a prognóstico, elucidar preferências em relação aos responsáveis pela decisão dos cuidados do paciente e desejo de participação da família, entendimentos de medos e objetivos de vida, explicação em relação a riscos e benefícios decorrentes de procedimentos. O esclarecimento sobre o que são Cuidados Paliativos, assim como a discussão sobre manejo da dor e outros sintomas de fase final de vida, os aspectos inerentes ao sofrimento (psicológico, social, espiritual e existencial) também devem ser realizados (Quadro 16.4).

Quadro 16.4 – Assuntos-chave durante a discussão de doenças graves.	
Entendimento do prognóstico	• Auxilia na orientação do médico em relação à melhor forma de comunicar o diagnóstico e curso da doença.
Decisões e preferências	• Permite que o médico forneça as informações desejadas, ajuda a manter a autonomia do paciente, dá ao médico confiança para prosseguir com a discussão de temas difíceis.
Informação sobre prognóstico	• O médico deve fornecer informações ao paciente em relação ao prognóstico de acordo com o desejo desse a fim de que o paciente possa utilizá-las para sua decisão.
Objetivos de cuidado do paciente	• Discussão sobre os objetivos que a pessoa tem em relação à sua saúde e bem-estar ajuda o médico a direcionar suas sugestões médicas conforme as principais prioridades de vida do paciente, a fim de criar um cuidado personalizado. Além disso, o enfoque nos objetivos permite que o paciente tenha uma sensação de propósito e controle, que são antídotos da falta de esperança e desespero que podem iniciar em doenças graves.
Medo	• Medos em relação ao sofrimento futuro são um grande motivo de estresse. Entender o motivo e a fonte dos medos permite que o paciente se sinta acolhido e contribui para que o médico tenha o foco em terapias que abrangem as preocupações do paciente.

(Continua)

(Continuação)

Quadro 16.4 – Assuntos-chave durante a discussão de doenças graves.	
Funcionalidade aceitável	• A oportunidade de expressar a visão de habilidades críticas, toleráveis e estados intoleráveis permite guiar decisões complexas em relação ao tratamento.
Riscos e benefícios	• Os pacientes podem ter opiniões diferentes em relação à internação, procedimentos invasivos ou tratamentos, principalmente quando comparado ao tempo em domicílio ou qualidade de vida. Permitir que o paciente reflita sobre os riscos e benefícios pode ser necessário para atingir diferentes resultados a fim de promover a decisão.
Envolvimento familiar	• Os pacientes variam em relação ao modo como gostariam que os seus familiares estivessem envolvidos e o quanto eles desejam que os seus próprios valores sobressaiam em relação aos valores dos familiares, a fim de determinar o cuidado na fase final de vida. O entendimento dos familiares em relação aos cuidados do paciente e suas preferências está associado a melhores resultados na relação médico-familiares e paciente-familiares. Ao permitir isso, o médico ajuda a família a participar de discussões críticas.

Fonte: Adaptado de: Bernacki RE, Block SD, for the American College of Physicians High Value Care Task Force.

A discussão de Cuidados Paliativos deve ser iniciada por um médico que irá acompanhar o paciente a longo prazo, coordenando o cuidado assim como esclarecendo a família os tratamentos proporcionais ao prognóstico do paciente. Esse médico deve encorajar a participação de toda a equipe multidisciplinar: enfermeiros, assistentes sociais, psicólogos, farmacêuticos, capelão e membros da família a fim de abordar todos os aspectos do paciente e proporcionar a melhor assistência. A conversa deve respeitar alguns princípios sobre comunicação na fase final de vida:

• Os pacientes sempre desejam saber a verdade em relação ao seu prognóstico.

• Ansiedade é normal tanto para o médico quanto para o paciente durante essas discussões, porém o médico não irá trazer malefícios ao paciente ao discutir questões sobre fase final de vida.

• Entender sobre os objetivos e as prioridades do paciente auxilia o médico a oferecer melhor cuidado.

• Pacientes com objetivos e prioridades bem definidas geralmente vivem mais.

Como discutir sobre fase final de vida?

Apesar da comunicação depender de características individuais de cada pessoa, é possível realizar um planejamento prévio da discussão pela equipe de saúde a fim de que a discussão seja efetiva e os objetivos sejam alcançados. A fim de facilitar o diálogo entre o profissional de saúde e o paciente e seu familiar, existem diversos protocolos de comunicação. Eles devem ser utilizados com discernimento e de forma a guiar a conversa que deve ser clara, objetiva e acolhedora. Acompanhe a descrição do protocolo de comunicação de más notícias (SPIKES) no Quadro 16.5.

É comum, durante a discussão de prognóstico, o questionamento pelo paciente e seus familiares sobre opções de tratamento e diretrizes de suporte de vida avançado como intubação orotraqueal, ventilação mecânica, hemodiálise, vasopressores etc. Durante essa discussão, é de fundamental importância acessar os valores do paciente a fim de realizar o planejamento terapêutico em conformidade. Geralmente, essa é a primeira vez que os pacientes e familiares têm contato com o aspecto da morte e as limitações dos procedimentos médicos. Na ausência de informações claras, frequentemente os pacientes sofrem em decorrência de procedimentos invasivos como a ressuscitação cardiopulmonar, a qual claramente não demonstra benefícios quando indicada em pacientes com múltiplas comorbidades crônicas e graves. Geralmente os pacientes não são a favor de ressuscitação cardiopulmonar quando eles são esclarecidos em relação a sua baixa eficácia. Durante a discussão sobre diretrizes avançadas, lembre-se:

• A conversa sobre prognóstico pode motivar a discussão de diretrizes avançadas. Se oportuno, inicie esse tópico após a comunicação de prognóstico.

• Converse previamente com todos os especialistas envolvidos no cuidado em relação aos riscos e benefícios dos procedimentos que serão discutidos a fim de realizar a decisão terapêutica condizente com o prognóstico e desejos do paciente.

• Durante a discussão sobre diretrizes avançadas, procure identificar quem é o principal cuidador do paciente assim como quem ele deseja que faça decisões no seu lugar caso não esteja mais apto a decidir.

• Esclareça que "lutar até o fim" ou "fazer tudo" não necessariamente significa realizar procedimentos invasivos até a morte. Controle de sintomas como dor, dispneia, náuseas e vômitos são opções de tratamento em pacientes em fase final de vida. Sempre existe o que fazer.

• Reconheça as emoções do paciente. Nomeie a emoção, fale sobre isso, e depois forneça números e dados científicos. Se a família estiver presente, reconheça sua importância no cuidado do paciente, entenda suas emoções e a inclua na discussão.

• Sempre que possível, acesse o entendimento do paciente e seus familiares. Isso é fundamental para realizar a discussão terapêutica e sugestões de tratamentos.

Quadro 16.5 – Protocolo SPIKES.

Setting (Cenário)	• Organize o ambiente de recepção.	• Faça a consulta em um local tranquilo, privado, se possível. • Convide as pessoas importantes para participar. • Tenha lenços disponíveis, quantidade adequada de cadeiras, desligue o celular.
Perception (Percepção)	• O que o paciente e os familiares sabem sobre a doença? • Preste atenção no conhecimento e nas emoções do paciente e familiares conforme eles respondem.	Perguntas sugeridas: • O que os médicos falaram sobre a sua doença? Conte-me o que você entende que está acontecendo.
Invitation (Convite)	• Entenda as preferências do paciente de como ele gostaria de receber a informação. • A autonomia do paciente sempre deve ser respeitada. Assim, é seu direito receber informações sobre sua saúde caso ele deseje, mesmo que a família seja contra a comunicação da má notícia.	Perguntas sugeridas: • Tudo bem se eu discutir alguns dos resultados dos seus exames com você? Caso o paciente responda "não", pergunte com quem você deve conversar sobre a saúde dele em seu lugar. • Você gostaria que eu discutisse as suas informações médicas com a sua família? • Algumas pessoas preferem um resumo do que está acontecendo, outras gostariam de entender tudo em detalhes. O que você prefere?
Knowledge (Conhecimento)	• Dê a informação.	• Prepare o paciente (ex. "Eu tenho uma notícia muito séria para discutir com você..."). • Evite jargões médicos. • Fale simples e pausadamente (ex. "Seu câncer está espalhando para o fígado." (PAUSA). "Ele está piorando apesar do tratamento.").
Empathy (Empatia)	• Entenda e respeite as emoções do paciente.	• Espere em silêncio o paciente responder. • O médico deve falar menos que 50% do tempo durante a conversa. • Demonstre empatia (ex. "Eu sei que isso não é o que você esperava ouvir hoje. Essa notícia é muito difícil.")
Summary (Resumo)	• Discuta os próximos passos e o plano de acompanhamento.	Por exemplo: • "Nós discutimos muitas coisas hoje, você poderia me falar sobre o que você entendeu?" • "Vamos marcar nossa consulta de retorno?".

Fonte: Adaptado de Walter F.B., et al. SPIKES – A Six-Step Protocol for Delivering Bad News.

Quadro 16.6 – Dicas de comunicação.

O que fazer	O que não fazer
• Dar um prognóstico honesto e direto.	• Responder a pergunta do paciente em relação a prognóstico.
• Dar o prognóstico utilizando-se de um intervalo de tempo (ex. horas a dias, dias a semanas, semanas a meses). Reconhecer incertezas relacionadas à realização do prognóstico.	• Fornecer informações muito vagas (ex. "Você tem uma doença incurável") ou muito específicas (ex. "você tem 6 meses de vida").
• Permitir o silêncio.	• Falar mais que a metade do tempo.
• Reconhecer e explorar as emoções.	• Fornecer informações científicas em resposta às emoções do paciente.
• Focar na qualidade de vida do paciente, no seus objetivos, medos e preocupações.	• Focar a discussão apenas em procedimentos médicos.

Fonte: Adaptado de Bernacki RE, et al., Communication About Serious Illness Care Goals.

A abordagem do paciente em fase final de vida assim como a discussão sobre a terminalidade podem suscitar diversas emoções de defesa como negação, revolta e barganha. É muito importante a equipe ter sensibilidade para o quanto deve ser discutido em cada consulta a fim de não sobrecarregar o paciente e familiares com informações que podem ser difíceis de serem assimiladas. Assim, o médico deve avaliar cada situação e conduzir a discussão conforme a capacidade do paciente, familiares e da própria equipe multidisciplinar de forma a evitar a exaustão emocional. Muitas vezes, é mais interessante realizar um maior número de encontros com discussão fracionada das más notícias, prognóstico e objetivos do cuidado do que realizar um encontro em que a comunicação e entendimento das informações podem não ser efetivos.

Considerações finais

A dificuldade em realizar conversas sobre fase final de vida é decorrente de fatores limitantes como: tempo de consulta, dificuldade de realização de prognóstico, falta de treinamento do médico para exercer tal função e desconforto em discutir fase final de vida. Todos eles contribuem para a ausência de comunicação entre médico e paciente. A fragmentação do sistema de saúde também dificulta o cuidado do paciente pela ausência de organização interdisciplinar de cuidados durante a fase final de vida, além da incapacidade de registrar os desejos do paciente em um prontuário universal. Fatores relacionados ao paciente como ansiedade, negação e desejo de proteger os membros da família também contribuem para a existência de barreiras na comunicação. A melhoria da comunicação médico – paciente, portanto, depende de ações que priorizem realizar treinamento de médicos, especialmente em relação a prognóstico e comunicação, além de melhorar os sistemas de prontuário e troca de informações sobre valores e objetivos do paciente. O foco principal dos Cuidados Paliativos é a comunicação, a educação do paciente, o planejamento do cuidado e o controle dos sintomas. É evidente, portanto, que a falha de iniciar a abordagem paliativa gera sérias consequências. Entre elas estão: a piora da qualidade de vida, a ansiedade, o estresse familiar, as hospitalizações indesejadas, o maior tempo e sofrimento durante o processo ativo de morte, o luto mais traumático pela família, a desconfiança do paciente em relação ao sistema de saúde e equipe de cuidado, o desgaste da equipe médica, o aumento dos custos de saúde com terapias que não trazem benefício ao paciente.

Em geral, os pacientes esperam que os médicos iniciem as discussões sobre diretrizes avançadas e preferências durante a fase final de vida. Ao realizar discussões sobre fase final de vida, o médico permite não apenas que os pacientes optem por cuidados que respeitem e obedeçam seus objetivos de vida, mas também que o processo de morte seja caracterizado por uma melhor qualidade de vida, sensação de paz, menor sofrimento com tratamentos invasivos sem benefício clínico, além de um processo de luto menos traumático pelos familiares.

Um exemplo de comunicação

A comunicação em Cuidados Paliativos abrange a comunicação de más notícias, discussão de prognósticos, discussão de objetivo de cuidados assim como reunião familiar. A seguir, discutiremos a comunicação de más notícias por meio de um caso clínico.

CASO CLÍNICO 2

Paciente João, 63 anos, sexo masculino, pardo, natural e procedente de São Paulo, casado com dona Maria, tem dois filhos, religião católica, faz acompanhamento ambulatorial por antecedente de hipertensão, em uso de hidroclorotiazida 25 mg/dia e dislipidemia, em uso de sinvastatina 40 mg/dia. Apresenta história de tabagismo 40 maços/ano e etilismo. Nos últimos 3 meses ele tem apresentado perda ponderal de 15 kg, atualmente pesando 60 kg, além de disfagia. Após assistir uma notícia sobre fatores de risco para câncer no jornal, dona Maria e seus filhos suspeitam que o sr. João pode ter câncer. A endoscopia digestiva alta evidenciou tumoração em esôfago proximal. A biópsia da lesão resultou em: carcinoma espinocelular. Após saber o resultado, você agenda a consulta de retorno do paciente para hoje a fim de comunicar o resultado do exame e encaminhar o paciente ao oncologista. Antes da consulta, os filhos do sr. João o(a) procuram para saber o diagnóstico e pedem para que, se for câncer, a notícia não seja dada ao pai, uma vez que ele "vai cair em profunda tristeza e se entregar". Você pede então para os familiares aguardarem a chegada do sr. João e dona Maria para realizar a reunião familiar.

Como você conduziria a discussão?

– Boa tarde, por favor, entrem no consultório, separei cadeiras para que todos fiquem à vontade.

Todos da família entram na sala e sentam nas cadeiras que estavam posicionadas em formato circular para facilitar a conversa.

– Obrigado, doutor. – diz João.

– Antes de começar a conversa, João, gostaria de conhecer quem veio junto com o senhor hoje, apenas conheço a dona Maria. Vocês poderiam me dizer seus nomes e como são relacionadas com o João?

– Olá, doutor, eu sou o William, filho do João.

– E eu sou a Joana, filha, muito prazer.

– Muito prazer, meu nome é (Médico), sou o clínico geral do senhor João e tenho acompanhado o caso dele. Antes de iniciar a conversa, gostaria de saber do senhor

João: tudo bem se eu conversar com a sua família sobre o que anda acontecendo com o senhor?

– Mas é claro, doutor, aqui na minha família a gente não guarda segredo, não.

– Está bem, João. E se eu não tiver notícias boas, gostaria que eu contasse para o senhor?

– Doutor, eu quero saber tudo, conheço o senhor há anos, não quero que o senhor me esconda nada!

– Não vou esconder nada do senhor, é seu direito saber de tudo. Sei que é importante para o paciente entender o que está acontecendo para que não sofra com incertezas ou tenha pensamentos que não são a realidade. Antes de eu falar o que anda acontecendo, percebi que vocês parecem apreensivos com alguma coisa, por isso vieram todos, certo? Vocês poderiam me contar o que vocês estão sabendo e a impressão de vocês?

– Sim, doutor, não estamos gostando do que anda acontecendo com o nosso pai – continua William. – Ele está muito magro, não consegue comer... A gente está muito preocupado.

Nesse momento, a filha Joana começa a chorar.

– Vejo que você está triste, Joana. Gostaria de falar o que está pensando?

– Ah, doutor, acho que pode ser o pior mesmo.

– E o que seria o pior, Joana?

– Que é aquela doença ... O câncer. É isso mesmo, né, doutor?

– Doutor, é o fim então do meu marido? – disse a esposa com profunda tristeza.

– Bom, infelizmente a notícia que eu tenho para dar não é boa...

O médico espera todos assimilarem que irão receber uma má notícia, após um longo suspiro: – João, infelizmente, o senhor tem câncer no esôfago.

A família inteira começa a chorar, inclusive o senhor João.

– Eu sei que essa é uma notícia muito difícil, posso imaginar como isso é triste para vocês...

Após um período de silêncio, João pergunta:

– Mas, e agora doutor? O que eu faço?

– O que você quer dizer com essa pergunta, seu João?

– Quero saber se tem cura, se tem tratamento?

– Essa é uma excelente pergunta! Existe tratamento, sim, irei encaminhá-lo ao oncologista para programar e iniciar o tratamento. Fique tranquilo que conversaremos tudo com o senhor, quais são as opções e decidir junto com o senhor o que será feito. Com relação à cura, eu ainda não sei te dizer, isso irá depender do quão avançada está a sua doença. Nós iremos saber isso após alguns exames para ver se o seu câncer se espalhou ou se está apenas no esôfago.

– Então a gente ainda não sabe se pode curar ou não? – disse dona Maria.

– Sim, Maria, iremos saber isso após terminar todos os exames que ele precisa fazer.

– Entendi – continua João.

– Eu sei que hoje não tivemos uma notícia boa. Vocês gostariam de me dizer o que entenderam e se têm alguma dúvida?

– Já sei, doutor, tenho câncer. Queria saber quando é minha consulta com o oncologista.

– Devo encaminhar o senhor e eles devem entrar em contato avisando a data da consulta. Geralmente isso pode levar de alguns dias até 2 semanas.

– Está certo, doutor, espero que seja logo! – continua William.

– Enquanto isso, irei agendar um retorno para vocês aqui comigo em 3 semanas. Pode ser? Assim continuamos o seguimento e vemos se o oncologista irá precisar de alguma coisa da nossa parte. Nosso próximo passo então é passar em consulta com o oncologista, agendar os exames para ver o quanto o câncer está avançado e programar o tratamento. Vocês têm mais alguma pergunta?

– Não, doutor. – Respondem os familiares.

– O senhor tem muita sorte de ter uma família tão presente, senhor João, é muito bom ter com quem dividir esse momento difícil da sua vida.

– Obrigado! Minha família é muito boa mesmo!

– Bom, nos vemos daqui duas semanas então. Até logo.

– Até, doutor, obrigado pela conversa sincera.

Em especial, no caso ilustrado acima, é importante informar a família que o conhecimento do diagnóstico contribui para melhor qualidade de vida, diminui a ansiedade e não aumenta a incidência de depressão. É direito do paciente ser informado do seu quadro clínico e opções terapêuticas, comunicação que só não deve ser realizada se o mesmo optar por não receber a informação ou se não for capaz de compreendê-la (ex. demência avançada, alteração de julgamento como nos casos de esquizofrenia, coma etc.). Assim, caso o paciente apresente capacidade, deve-se sempre acessar o quanto o paciente deseja ser notificado em relação ao seu quadro clínico e o quanto deseja participar nas suas decisões de tratamento. O envolvimento dos familiares também deve ocorrer respeitando a autonomia do paciente.

Dicas úteis

- Sempre acesse o entendimento do paciente e de seus familiares antes de informar a má notícia.

- Se você der uma má notícia sem antes preparar o paciente para recebê-la, ele pode não compreender corretamente a informação ou ter uma reação desproporcional ao que foi dito. Perguntar se você pode dar uma notícia ruim e se o paciente está pronto para recebê-la permite que ele se prepare para receber a informação.

- Ao dar a notícia seja sucinto e use uma linguagem acessível. Quando uma pessoa está nervosa, ela pode não reter muita informação ou se confundir com o jargão médico.

- Antes de prosseguir com o restante da informação, sempre pause e reconheça a emoção do paciente em decorrência do que foi dito. Por exemplo: "Infelizmente você tem câncer. (pausa). Posso imaginar o quanto você está triste, realmente essa notícia não era o que você esperava". Isso permite que o paciente assimile o que está acontecendo assim como as suas emoções.

- Sempre termine a conversa com um resumo do assunto de forma a conduzir a discussão para os objetivos futuros de opções de tratamento e seguimento clínico.

Referências

Partes A e B

1. Floriani CA. Kalotanásia, antroposofia e o moderno movimento hospice – compartilhando um modelo de boa morte. 1 ed. São Paulo: Antroposófica; 2011. p. 19-35.
2. National Cancer Control Programmes. Policies and managerial guidelines. 2nd ed. WHO Library; 2002.
3. World Health Assembly. Strenghthening of palliative care as a component of integrated treatment within the continuum of care. 134th session of the World Health Assembly; May 2014.
4. Disponível em: http://apps.who.int/gb/ebwha/pdf_files/WHA67/A67_31-en.pdf (acessado em: 03 abr. 2017).
5. Carvalho RT. Cuidados paliativos – conceitos e princípios. Manual do residente de cuidado paliativo (no prelo). 1 ed. São Paulo: Manole; 2017.
6. Quill TE, Abernethy AP. Generalist plus Specialist Palliative Care – Creating a More Sustainable Model. N Engl J Med 2013; 368(28): 1173-5.
7. Connor Sr, Bermedo SPS. Global Atlas of Palliative care in the end of life. Worldwide Palliative Care Alliance 2014.
8. Murray SA, Kendall M, Mitchell G, et al. Palliative care from diagnosis to death. BMJ 2017; 356: j878. doi: 10.1136/bmj.j878.
9. Disponível em: http://s.conjur.com.br/dl/sentenca-resolucao-cfm-180596.pdf (acessado em: 01 abr. 2017).
10. Torres JHR. Deixar morrer é matar? Rev CRMESP 2008; 43.
11. Lacey J. Management of the actively dying patient. Oxford Textbook of Palliative Medicine. 5th ed. 2015.
12. Disponível em: https://sistemas.cfm.org.br/normas/visualizar/resolucoes/BR/2006/1805 (acessado em: 02 abr. 2017).
13. Novo Código de Ética Médica. Conselho Regional de Medicina do Estado de São Paulo CREMESP; 2009.
14. Disponível em: https://sistemas.cfm.org.br/normas/visualizar/resolucoes/BR/2012/1995 (acessado em: 01 abr. 2017).
15. Disponível em: http://www.saude.pr.gov.br/arquivos/File/CIB/LEGIS/PortGMMS_675_30marco_2006_carta_dos_direitos.pdf (acessado em: 02 abr. 2017).
16. National Cancer Control Program. Policies and managerial guidelines. 2nd ed. WHO; 2002.

Parte C

17. Christakis NA, Lamont EB. Extent and determinants of error in physicians' prognoses in terminally ill patients. West J Med 2000 May; 172(5): 310-3.
18. Oken MM, Creech RH, Tormey DC, Horton J, Davis TE, McFadden ET, Carbone PP. Toxicity and response criteria of the Eastern Cooperative Oncology Group. Am J Clin Oncol 1982 Dec; 5(6): 649-55.
19. Karnofsky DA, Burchenal JH. In: Macleod CM, editors. Evaluation of Chemotherapeutic Agents. New York: Columbia University Press; 1949. p. 196.
20. Morita T, Tsunoda J, Inoue S, Chihara S. The Palliative Prognostic Index: a scoring system for survival prediction of terminally ill cancer patients. Support Care Cancer 1999 May; 7(3): 128-33.
21. Palliative Performance Scale (PPSv2) version 2. Disponível em: www.victoriahospice.org/sites/default/files/pps_english.pdf (acessado em: 4 maio 2017).
22. Inouye SK, Bogardus ST Jr, Vitagliano G, Desai MM, Williams CS, Grady JN, Scinto JD. Burden of illness score for elderly persons: risk adjustment incorporating the cumulative impact of diseases, physiologic abnormalities, and functional impairments. Med Care 2003 Jan; 41(1): 70-83.
23. Charlson ME, Pompei P, Ales KL, MacKenzie CR. A new method of classifying prognostic comorbidity in longitudinal studies: development and validation. J Chronic Dis 1987; 40(5): 373-83.
24. Thomas K, et al. The Gold Standards Framework Centre in End of Life Care. The GSF Prognostic Indicator Guidance, [SI], 4 ed. 2011 Oct.
25. Eur J Heart Fail. 2001 Jun;3(3):315-22. More 'malignant' than cancer? Five-year survival following a first admission for heart failure. Stewart S1, MacIntyre K, Hole DJ, Capewell S, McMurray JJ.

Parte D

26. Bernacki RE, Block SD. American College of Physicians High Value Care Task Force. Communication about Serious Illness Care Goals. A Review and Synthesis of Best Practices. Jama Intern Med 2014; 174(12): 1994-2003.
27. Quill TE. Perspectives on care at close of life: initiating end-of-life discussions with seriously ill patients: addressing the "elephant in the room". Jama 2000; 284(19): 2502-7.
28. SUPPORT Principal Investigators. A Controlled Trial to Improve Care for Seriously Ill Hospitalized Patients. The Study to Understand Prognoses and Preferences for Outcomes and Risks of Treatments (SUPPORT). Jama 1995; 274(20): 1591-98.
29. Baile WF, Buckman R, Lenzi R, Globber G, Beale EA, Kudelka AP. SPIKES: A Six-Step Protocol for Delivering Bad News: Application to the Patient with Cancer. Oncologist 2000; 5(4): 302-11.

Princípios no controle de sintomas em cuidados paliativos

17

- *Felipe Duarte Silva*
- *Lívia Grigoriitchuk Herbst*
- *Solange Aparecida Petilo de Carvalho Bricola*
- *Marcos Luis Montagnini*

CASO CLÍNICO

O caso clínico a seguir é continuação daquele que iniciou o capítulo anterior, relativo à paciente Maria.

Com o passar dos dias e frente ao diagnóstico de neoplasia de mama avançada sem perspectiva de curas, Maria sentia-se triste, preocupava-se bastante com os filhos e com o emprego, pelas faltas necessárias relacionadas ao tratamento. Não estava mais frequentando a igreja e contestava sua crença em Deus, mostrando indignação pela sua condição. Tem usado, além das medicações que já fazia uso, dipirona 500 mg a cada 8 horas, mas sente dor nas costas em alguns momentos do dia. Descreve a mesma como de moderada intensidade (6/10, escala numérica) e não reconhece fatores de piora ou piora.

Você está de plantão no pronto-atendimento e recebe Maria, acompanhada do filho, Gustavo, seu principal cuidador. O mesmo queixa-se que ela está muito prostrada, um pouco confusa e tem se queixado muito de dor e que não evacua há 7 dias. Além disso está há 2 dias com tosse produtiva e dispneia. Ao exame clínico, apresenta-se taquicardia (FC = 110 bpm), com PA = 80 × 50 mmHg. FR = 24 irpm (Incursões respiratórias por minuto), SatO2AA = 88%. Está severamente desidratada. Ausculta pulmonar com estertores grossos em base direita. Semiologias cardíaca, abdominal e de membros sem alterações. Os exames complementares são compatíveis com hipercalcemia (calcio iônico = 6,0), agudização da insuficiência renal (Cr = 4,5 mg/diaL, U = 120 mg/diaL), além de pneumonia à direita.

Maria se diz cansada e deseja morrer. Relata que Deus foi injusto consigo. Pede para ir para casa e morrer em paz.

Considerando o caso clínico

No contexto do pronto-atendimento, Maria poderia receber alta, como afirma ser seu desejo?

Na ausência de diretivas antecipadas de vontade, no contexto de uma situação de risco à vida e na vigência de condições clínicas que desabonem o exercício da autonomia de Maria (no caso, encefalopatia metabólica secundária a hipercalcemia, a uremia, a obstipação e a sepse), não seria recomendada a alta hospitalar. Nesse cenário é muito importante pactuar as decisões com o filho Gustavo, dando enfoque aos objetivos do cuidado, compartilhando as responsabilidades das decisões e resgatando os valores de Maria.

Como você manejaria, no contexto ambulatorial, o sintoma de dor de Maria?

Maria tem uma dor essencialmente somática, decorrente do acometimento ósseo pelas metástases do câncer de mama. Para manejo ambulatorial deste sintoma, além da compreensão dos mecanismos etiológicos da dor, é fundamental entender as circunstâncias em que essa impacta a funcionalidade de Maria. Muitas vezes a dor oncológica não é completamente erradicada, mas permanece presente no nível de conforto que não impede o paciente de desempenhar suas atividades (sem impacto funcional). A intensidade da dor pode guiar a terapêutica inicial e resgates devem ser sempre prescritos para combater a dor incidental, típica do câncer. No caso de Maria, recomenda-se o uso de analgesia simples de horário, somado a um opioide fraco – tramal ou codeína – para resgate, sempre atento aos efeitos colaterais possíveis de ambas as drogas. Vale lembrar que, se optarmos por codeína, a prescrição de laxativos irritativos não pode ser, de forma alguma, esquecida, dado potencial obstipante da medicação. Para os casos em que a associação não seja suficiente, pode-se indicar o escalonamento do opioide para morfina por via oral (manutenção e resgate), atento ao risco de intoxicação pela insuficiência renal que Maria apresenta. Uma opção muito comum na dor óssea é o uso de anti-inflamatórios não hormonais, mas que para a paciente em questão devem ser, a curto prazo, evitados, pela disfunção renal. O uso de corticoide (dexametasona) como adjuvante pode ser uma opção interessante por tempo limitado, atento aos efeitos colaterais do uso do mesmo. Os bisfosfonados podem ter papel relevante e de destaque no manejo deste tipo de dor, sobretudo, no caso de Maria, em que se diagnosticou hipercalcemia associada. Outras modalidades de tratamento, como radioterapia antiálgica podem ser consideradas e devem ser discutidas com a especialidade.

Especificamente no caso de Maria, cabe alertar o diagnóstico diferencial de "dor total". Certamente o componente físico, essencial parte desse diagnóstico, deve ser manejado de forma completa, como descrito acima, mas fatores das esferas social, psicológica e espiritual, representados na vinheta clínica acima como tradução do sofrimento de Maria exercem importante influência sobre a dor física, piorando sua percepção. No manejo desse sintoma, é importante abordar esses aspectos, identificando possíveis intervenções multiprofissionais que ofereçam a Maria caminhos para lidar com suas contestações e com seus medos. O trabalho em conjunto com a psicologia, com o serviço social e com a capelania pode ser de grande valia no manejo clínico da paciente, promovendo-lhe maior conforto.

Você indicaria internação e antibioticoterapia para Maria, no contexto de sua procura ao pronto-atendimento?

No momento da admissão de Maria no pronto-atendimento, sem conhecer suas expectativas ou ter em mente um plano de cuidado alinhado a estas, é fundamental pactuar com Gustavo, seu principal cuidador, objetivos para as decisões a serem tomadas. É fundamental resgatar valores da paciente por intermédio de seu filho e situá-lo em relação ao prognóstico da paciente (neoplasia avançada, hipercalcemia da malignidade, provável sepse de foco pulmonar etc.).

Nesse ambiente é frequente nos depararmos com situações em que não somos plenamente capazes de discernir entre intercorrência e evento terminal de doença (progressão). Nessas situações, o benefício da dúvida, expresso por um "trial" terapêutico, pode ser uma medida apropriada, desde que partilhada e alinhada com a unidade de tratamento. Será, então, comum observarmos que medidas terapêuticas, como a introdução de antibioticoterapia guiada pelo foco infeccioso, não serão suficientes para tratar a intercorrência, mas promoverão maior conforto de fim de vida e controle de sintomas (ex. diminuição das secreções pulmonares, regressão da febre por controle de foco). O óbito, nesse caso, ocorrerá de forma mais digna.

Vale ressaltar que os objetivos do cuidado podem ser dinâmicos e devem ser planejados em empáticas conversas entre a equipe de saúde e o paciente e/ou responsável, na impossibilidade do exercício da autonomia desse.

No caso de refratariedade dos sintomas, que estratégia de cuidado pode ser utilizada?

A sedação paliativa é o tratamento de escolha para quando nos deparamos com sintomas refratários. Vale reforçar que só deve ser empregada na falha de manejo dos mesmos, utilizando as melhores terapias disponíveis no serviço. Deve ser bem pactuada com o paciente e, na impossibilidade de diálogo com esse, com seu cuidador responsável, esclarecendo não se tratar de um recurso eutanásico, mas terapêutico sintomático. Frequentemente é iniciado utilizando benzodiazepínicos (midazolam) em bolus, seguido de infusão contínua.

Introdução

Portar uma condição crônica e progressiva, com perspectiva de morte em meses ou ano torna um indivíduo elegível para cuidados paliativos. Essa inclusão envolve não apenas um ideal de cuidado, mas um árduo trabalho centrado no conforto do paciente, que ultrapassa as fronteiras da medicina, requerendo com frequência a atuação multiprofissional.

Seja na esfera física, psicológica, social ou profissional, sempre que estiver diante de um paciente com esse perfil, é imprescindível lembrar-se de que a avaliação minuciosa de cada sintoma é a chave para a busca efetiva de causas reversíveis ou possivelmente modificáveis relacionadas ao desconforto. Ainda, é fundamental ter em mente que *pró atividade* – não esperar o paciente queixar-se – e *reavaliação contínua* são dois princípios que devem nortear a atuação da equipe envolvida no cuidado e todas as ações devem contemplar as medidas farmacológicas e as não farmacológicas cabíveis. Todos devem ter acesso aos registros de prontuário e, sempre que possível, reuniões de equipe devem ser realizadas para que percepções e expectativas estejam sempre alinhadas.

Esteja sempre disponível, antecipe-se aos sintomas e não se esqueça de que sofrimento é individual, portanto pré-julgamentos devem ser evitados. Uma das premissas da assistência paliativa é o respeito e o estímulo à autonomia, dando ênfase a todos os aspectos qualitativos que se relacionam com a percepção de qualidade de vida para o paciente.

Existem escalas que podem ser utilizadas para avaliação sintomática global, como, por exemplo, a Edmonton Symptom Assessment System (ESAS), que contemplam muitos dos sintomas frequentes no contexto dos cuidados paliativos e permite, de uma forma objetiva, diagnóstico e seguimento dessas queixas.

Nesse capítulo, trabalharemos alguns dos principais sintomas relacionados à esfera física do cuidado e que têm frequência aumentada nesses pacientes, independente da sua doença de base. Dentre os sintomas mais prevalentes nos pacientes paliativos, independente da doença de base, destacam-se dor, dispneia e fadiga, seguidos de náuseas e vômitos, constipação, *delirium*, depressão, entre outros.

Apenas, antes de prosseguir, é importante ressaltar que, objetivando conforto global do paciente, a forma como as terapias medicamentosas são implementadas (vias de acesso) são muito importantes. Em cuidados paliativos, a via oral é **sempre** a via de eleição, quando não há contraindicações ou não há condições de mantê-la, por exemplo, rebaixamento do nível de consciência. A vida parenteral (EV ou SC) deve ser usada quando o paciente não tem capacidade de ingestão oral. Injeções intramusculares devem ser evitadas por causarem dor. As vias retal, sublingual e transdérmica também podem ser usadas quando a ingestão oral de medicação não é possível. A hipodermóclise é um meio de administração subcutâneo comumente usado em pacientes em fase terminal. Essa é uma via menos dolorosa e com poucos riscos de infecção e inflamação local. Muitos familiares, quando ensinados, podem manipular em domicílio a via, que pode durar dias. Exemplos de medicações que podem ser feitas por via subcutânea incluem solução fisiológica, analgésicos simples, opioides e antimicrobianos, além de demais sintomáticos como antieméticos, por exemplo. Apesar da ocorrência de "soroma" a depender do volume administrado (idealmente até 1.000 mL por acesso), a via não é dolorosa e raramente oferece desconforto. Sempre que possível, a consulta a um farmacêutico clínico pode trazer grandes benefícios para esses pacientes.

Dor

"Dor é toda experiência sensorial e emocional desagradável, relacionada a dano tecidual real ou potencial ou descrita em termos de tal dano" (Associação Internacional de Estudos da Dor – IASP). Nesse sentido, a experiência dolorosa, como o próprio nome diz, é subjetiva e, portanto, apenas o próprio paciente pode relatar sua existência e características. Trata-se de um dos sintomas mais prevalentes em pacientes portadores de enfermidades crônicas, oncológicas ou não, e frequentemente é subtratada, causando sofrimento e diminuindo a qualidade de vida nesses pacientes. Diversas barreiras, exemplificadas no Quadro 17.1, parecem contribuir com esse dado e requerem atenção no atendimento médico a pacientes paliativos.

Necessariamente a avaliação da dor passa por uma anamnese minuciosa em que características dessa queixa devem ser detalhadas, buscando-se entender sobretudo sua fisiopatologia, para que o manejo sintomático possa ser o mais eficiente possível. A Figura 17.1 resume as etapas dessa avaliação. A diferenciação entre dores agudas e crônicas, oncológicas ou não, no que diz respeito ao tempo de instalação e periodicidade, orientará o tempo de tratamento e poderá modificá-lo, à medida que a adjuvância ganha importância no contexto de tratamento da dor crônica. No âmbito dos cuidados paliativos, a dor crônica tem papel central no que diz respeito ao cotidiano assistencial, sendo a dor oriunda das neoplasias malignas, enfermidade em que mais pacientes são derivados ao perfil paliativo de assistência, de importante destaque nesse contexto. Vale ressaltar que a dor oncológica mescla cronicidade e períodos de agudização (dor tipo *breakthrough)*, que tem início súbito e picos precoces. Esse conhecimento é fundamental na correta prescrição de medicações de resgate, como veremos mais à frente.

As características da dor frequentemente conduzem o profissional de saúde à sua etiologia, buscando pontos sobre os quais a sua atuação pode ser diferencial no controle da queixa. A dor é sempre uma prioridade pela íntima relação com a qualidade de vida, conforme mencionado anteriormente, mas nem sempre a atuação profissional é capaz de deixar um indivíduo totalmente sem dor. Esse tipo de situação é muito frequente em pacientes paliativos, dada a impossibilidade de cura da doença de base, que frequentemente é a gênese do processo álgico. Fala-se então em **nível de conforto** que compreende o quanto de dor, para aquele determinado paciente, é suportável, sem, no entanto, lhe acarretar prejuízo funcional e impacto negativo no seu dia a dia. Mais uma vez, esse nível é subjetivo e deverá ser determinado pelo próprio paciente, devendo ser reacessado a cada visita médica ou do profissional de saúde relacionado ao cuidado desse indivíduo.

Quadro 17.1 – Barreiras no tratamento adequado da dor.	
Barreiras relacionadas à equipe cuidadora	**Barreiras relacionadas ao paciente**
• Falta de conhecimento na avaliação e manejo da dor.	• Dificuldade em assumir que tem dor.
• Avaliação deficiente da dor.	• Medo de não ser um "bom paciente".
• Preocupação em prescrever medicamentos controlados.	• Medo de que a dor signifique piora da doença de base.
• Medo de adição à droga analgésica.	• Falta de conhecimento no manejo de dor.
• Preocupação com efeitos adversos das medicações analgésicas.	• Medo de mudar o foco do tratamento, dando mais atenção ao sintoma do que à doença de base.
	• Medo de adição à droga analgésica.
	• Dificuldades financeiras.
	• Dificuldade em seguir prescrição médica.

Fonte: Adaptada de Breivik H, Cherny N, Collett B, et al.

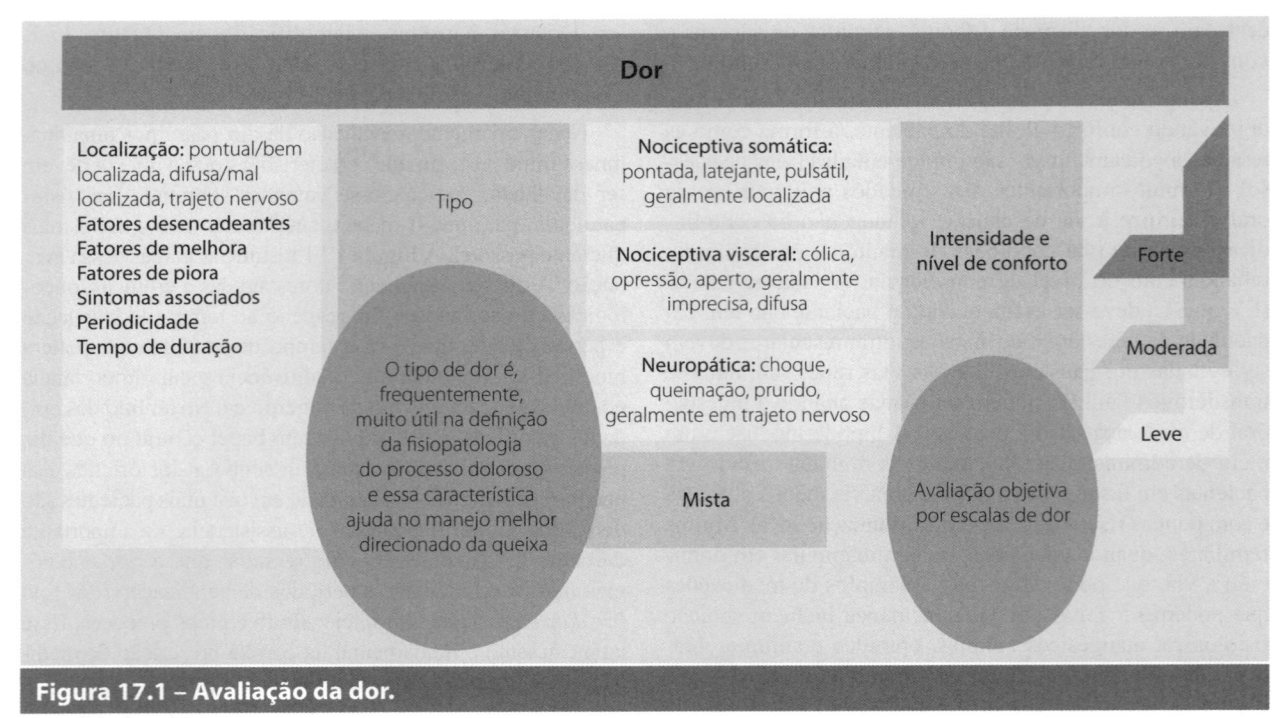

Figura 17.1 – Avaliação da dor.

Fonte: Elaborada pela autoria.

É fundamental ter em mente que todo relato álgico tem embasamento nas vivências e experiências do paciente, portanto a esfera física frequentemente é indissociável das demais nesse contexto. Essa característica particular é frequentemente produto da intensa oscilação emocional própria do contato mais próximo com a finitude da vida. Cicely Saunders, pioneira na assistência paliativa, já descrevia, desde sua atuação, o conceito de **dor total**, que abrange não apenas o estímulo nociceptivo *per se*, mas também as demais dimensões que podem modular a resposta álgica, conforme esquematizado na Figura 17.2. Também vale ressaltar que nem toda a dor é total, mas a sua existência implica necessariamente em uma abordagem mais holística e por vezes menos centrada na terapia medicamentosa, recurso primário do campo de atuação médica, por trás do qual muitos profissionais ainda se escodem, limitando sua atuação nesse sentido.

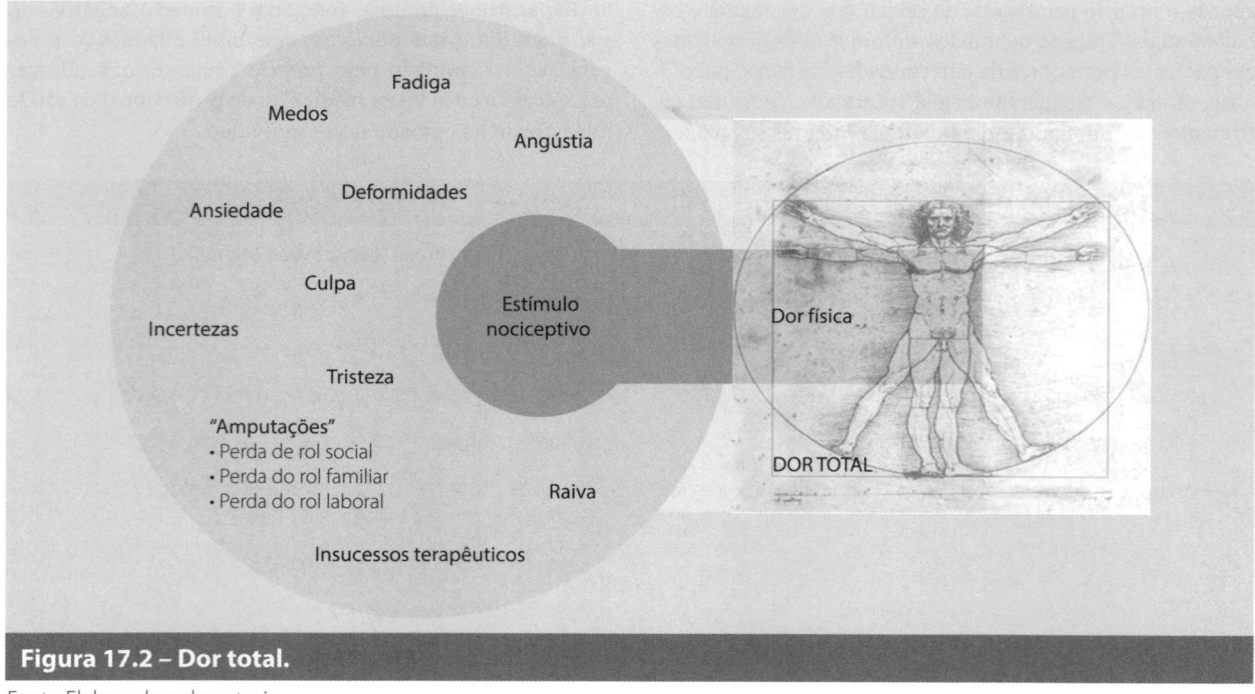

Figura 17.2 – Dor total.

Fonte: Elaborada pela autoria.

A avaliação de intensidade álgica deve ser o mais objetiva possível a fim de garantir melhor precisão na determinação do tratamento e na reavaliação, que deve ser contínua e proativa, como mencionado antes. Existem diversos métodos e escalas cientificamente validados que podem ser utilizados, mas a escolha da ferramenta utilizada deve ser individualizada, de acordo com as características de cada paciente (ex. idade, escolaridade/grau de alfabetização, nível e qualidade de consciência). A Figura 17.3, a seguir, mostra três desses recursos, preconizados pela Organização Mundial da Saúde, para mais acurado acesso e aferição de dor.

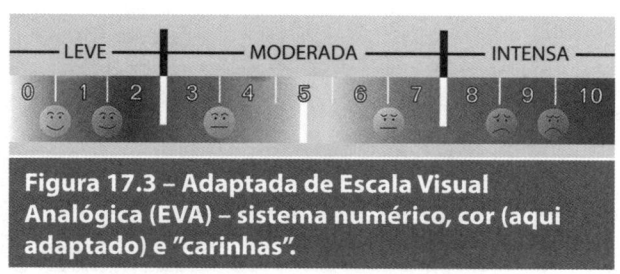

Figura 17.3 – Adaptada de Escala Visual Analógica (EVA) – sistema numérico, cor (aqui adaptado) e "carinhas".

Fonte: Adaptada de Froehner J. I., Kotze P. G. et al.

Observe que, quanto maior a numeração em uma escala de zero (0) a dez (10), quanto mais forte a cor e/ou quanto mais triste a representação facial, maior a intensidade de dor, que ao final, pode ser categorizada entre leve, moderada e intensa. Perceba também que o detalhamento por valores permite melhor diferenciação dentro de uma mesma categoria, o que permite mais acurada avaliação.

Indivíduos inconscientes ou incapazes de expressar suas percepções, como por exemplo idosos portadores de síndromes demenciais, podem ter sua dor avaliada utilizando-se outros recursos. Com o envelhecimento populacional a incidência dessas síndromes tem aumentado vertiginosamente e é muito importante dispor de recursos que permitam uma abordagem mais efetiva e cujo objetivo é melhorar a qualidade de vida daqueles que, por razão de sua doença, têm dificuldade na manifestação de sintomas (e frequentemente alterações comportamentais que podem confundir familiares, cuidadores e membros da equipe de saúde) e no exercício de sua autonomia. Uma dessas escalas, adaptada à cultura brasileira e validada para uso nacional, é a PANAID, mostrada a seguir, na Figura 17.4. Essa escala tem como objetivo quantificar, assim como a EVA, a dor desses pacientes. Quanto maior a pontuação entre os 10 pontos possíveis, infere-se maior intensidade de dor. Outras escalas validadas para uso no Brasil incluem o Questionário de Dor de McGill e o Geriatric Pain Measurement (GPM).

Uma vez corretamente identificadas as características da dor do paciente, sua abordagem deve ser sempre voltada para garantir melhor nível de conforto e pode ser orientada pelo mnemônico **EEMMA, composto pelas iniciais de** Evolução, Explicação da Causa, Manejo Terapêutico, Monitorização do Tratamento e Atenção aos detalhes.

Itens	0	1	2
Respiração independente de vocalização	Normal	Eventual dificuldade na respiração	Respiração ruidosa com dificuldade
		Período curto de hiperventilação	Período longo de hiperventilação
			Respirações Cheyne-Stokes
Vocalização negativa	Nenhuma	Queixas ou gemidos eventuais	Chama repetidamente de forma perturbada
		Fala em baixo volume com qualidade negativa ou desaprovativa	Queixas ou gemidos altos
			Gritos e choro
Expressão facial	Sorri ou inexpressivo	Triste	Caretas
		Assustado	
		Sobrancelhas franzidas	
Linguagem corporal	Relaxado	Tenso	Rígida
		Agitado e aflito	Punhos cerrados
		Inquieto	Joelhos fletidos
			Resistência à aproximação ou ao afastamento
			Agressivo
Consolabilidade	Sem necessidade de consolo	Distraído ou tranquilizado pela voz ou toque	Impossível de ser consolado, distraído ou tranquilizado

Figura 17.4 – Versão brasileira da escala PANAID.

Fonte: Retirada de Pinto MC, Minson FP, et al.

O manejo terapêutico inicia-se pelo componente **não farmacológico**, cujo pilar central está na orientação e educação do paciente e de sua rede de cuidado sobre a sua doença e sobre sua potencial evolução. A segurança do conhecido é chave para diminuir medos e potenciais agravadores da dimensão psicológica da dor. Convide o paciente a ser parte ativa do seu tratamento, estimulando-o a reconhecer precocemente estímulos álgicos e potenciais agravadores desses.

Prevenir a ocorrência da dor é outra das formas eficientes de garantir conforto, portanto oriente a redução, sempre que possível, de potenciais estímulos álgicos, como manipulações bruscas e não informadas do paciente, além de acessórios e roupas potencialmente lesivos. Se for necessário, faça uma dose de resgate medicamentoso antes de mover o paciente. Oriente atenção à posição mantida do paciente, quando esse for acamado, objetivando reduzir áreas de pressão sustentadas, que podem, além da dor, predispor a sensação dolorosa.

Métodos físicos de controle álgico, sobretudo a acupuntura, têm conquistado cada vez mais espaço na medicina ocidental. Uma metanálise chinesa, recentemente publicada no ano de 2016, mostrou benefício da terapia no controle álgico e de sintomas de fadiga. Outros métodos, como TENS (Estimulação Neural Elétrica Transcutânea), aplicação de calor, hidroterapia, musicoterapia etc., parecem ter resultados promissores, principalmente a curto prazo, mas ainda carecem de estudos que comprovem seu real impacto benéfico. Compartilhar com seu paciente essas possibilidades como aditivos ao tratamento pode ser uma estratégia interessante para uma decisão conjunta e esclarecida.

O tratamento farmacológico pode ser didaticamente dividido em dois grupos – analgésico direto e analgésico adjuvante. Frequentemente dores agudas podem ser tratadas exclusivamente com fármacos com propriedades analgésicas primárias e imediatas, como os analgésicos simples, anti-inflamatórios e opioides; enquanto dores crônicas frequentemente requerem terapia combinada com medicações adjuvantes, como antidepressivos e anticonvulsivantes.

Baseado na avaliação quantitativa da dor, obtida pelo uso das escalas antes mostradas, a Organização Mundial da Saúde propõe que o tratamento antiálgico esteja pautado na intensidade da dor e que, a partir dessa, seja dividido em três degraus de uma escada analgésica, conforme representado na Figura 17.5.

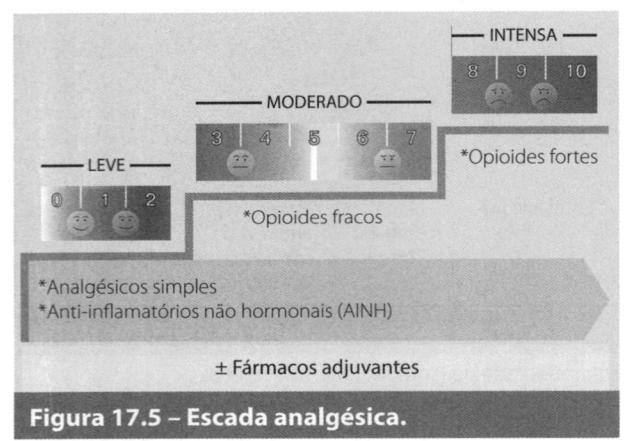

Figura 17.5 – Escada analgésica.

Fonte: Adaptada da Organização Mundial de Saúde.

Degrau 1 – analgésicos simples e AINHs

Como base do tratamento antiálgico para todos os degraus da escada e amplamente utilizados para o tratamento de dores leves, os analgésicos simples, associados aos AINHs ocupam posição importante no arsenal terapêutico. As drogas disponíveis no Brasil, doses e possíveis efeitos colaterais estão mostrados nas Tabelas 17.1 e 17.2. Ressalta-se a importância de questionar alergias medicamentosas e não se ignorar cuidado especial com as populações nas quais o uso de AINH pode não ser benéfico, como diabéticos, hipertensos, sobretudo se uso de inibidores da enzima conversora de angiotensina (iECA); cardiopatas; idosos; uso de anticoagulantes ou antiagregantes plaquetários, por aumento do risco de sangramento intestinal; ou asmáticos, pelo risco de exacerbação (por elevação de leucotrienos). Vale ainda a ressalva de que, mesmo em indivíduos não de risco, o uso prolongado dos AINHs não é recomendado pelo potencial surgimento de efeitos colaterais e lesão renal.

Tabela 17.1 – Analgésicos simples.

Medicação	Dose e vias de administração	Possíveis efeitos colaterais
Dipirona (Novalgina®)	500 A 2.000 mg de 6 em 6 horas (máximo 8 g/dia) VO, SC, EV, IM	• Hipotensão (leve) • Agranulocitose (raro)
Paracetamol (Tylenol®)	500 mg de 6 em 6 horas (idoso) a 750 mg de 6 em 6 horas (adulto) (máximo 3 g/d) VO	• Hepatotoxicidade (dose dependente) • evitar uso concomitante de álcool • antídoto para intoxicação: N-acetil-cisteína

Fonte: Elaborada pela autoria.

Tabela 17.2 – Exemplos de AINHs e alguns dos seus nomes comerciais possíveis.

Medicação	Dose e vias de administração	Possíveis efeitos colaterais
Diclofenaco* Sódico (Voltarem®) Potássico (Cataflan®)	50 mg, de 8 em 8 horas VO, IM VO, tópico (outra formulação de diclofenaco)	**COX não seletivo** • Insuficiência Renal (necrose tubular aguda/ nefrite intersticial aguda). • Dispepsia relacionada ao uso de AINH. • Sangramentos por diminuição da agregação plaquetária. • Descompensação de doenças cardíacas. • Exacerbação de asma (↑ leucotrienos).
Cetoprofeno (Profenid®)	10 0 mg, de 8 em 8 ou de 12 em 12 horas VO, EV	
Nimesulida (Nisulid®)	100 mg, de 12 em 12 horas VO	
Ibuprofeno (Advil®)	200 mg de 4 em 4 horas 600 mg, de 12 em 12 horas VO	
Cetorolaco (Toragesic®)	10-20 mg até de 6 em 6 horas (máximo 90 mg/ dia) VO, SL	
Naproxeno (Flanax®)	500 mg, de 12 em 12 horas VO	
Celecoxibe (Celebra®)	200 mg 1 vez ao dia 100 mg, de 12 em 12 horas VO	**COX 2 seletivo** Elevação do risco cardiovascular.

Fonte: Elaborada pela autoria.

Dores relacionadas a processos inflamatórios costumam ter excelente resposta a esse tipo de terapia. Apenas ressalta-se a importância de que, caso planeje-se manter terapia prolongada com AINHs, considerar uso conjunto de medicação para proteção gástrica (ex. omeprazol 20 mg, 1 vez ao dia ou equivalente).

Degraus 2 e 3 – opioides

O uso de opioides no tratamento da dor requer cuidado e não deve ser indiscriminado, ainda que o mesmo seja de baixa potência (fraco). O opioide com maior utilização e melhor substrato científico é a morfina, cuja formulação *oral* é base para cálculo de todas as equipotências, considerando sua melhor biodisponibilidade. Independentemente da droga, toda a classe tem potencial de adição, além de estarem relacionados com efeitos colaterais muitas vezes responsáveis por polifarmácia. Tem risco de intoxicação, quando uso inadequado. Esses efeitos podem ser melhor observados no Quadro 17.2 e devem sempre ser discutidos com os pacientes antes da prescrição (*shared decision*). A melhor forma de evitar que um problema se torne um prejuízo para o paciente é alertar sobre a possibilidade de sua ocorrência, ensinando ao paciente o que fazer e a quem procurar caso apresente efeitos colaterais.

Os opioides fracos e fortes disponíveis no Brasil para uso comercial estão mostrados nas Tabelas 17.3, 17.4 e 17.5, respectivamente, com suas doses habituais, suas vias de administração e alguns comentários específicos sobre cada um deles. A prescrição dessas medicações presume a adoção de uma dose de manutenção e uma (ou mais) dose de resgate, conforme necessidade.

Quadro 17.2 – Efeitos colaterais relacionados ao uso de opioides.

Efeitos colaterais comuns aos opioides
Sonolência
Náuseas e vômitos
Constipação
Retenção urinária
Agitação, mioclonias, alucinações
Diminuição de libido e disfunção sexual
Hiperalgesia – neurotoxicidade possivelmente relacionada ao metabólito M3G

Cuidado: Depressão respiratória não é efeito colateral dos opioides, mas sinal de intoxicação pela droga, cujo tratamento envolve uso de antídoto disponível – naloxone 0,1-0,2 mg EV com intervalos de 2 a 3 minutos entre as doses, até efeito desejado – e suporte ventilatório.

Fonte: Elaborado pela autoria.

Tabela 17.3 – Opioides fracos. Equipotência (base morfina VO): 1/10.

Medicação	Dose e vias de administração	Comentários
Tramadol (Tramal®) Paracetamol –Tramadol (Ultracet®)	50 a 100 mg, de 6 em 6 horas VO, SC, EV 500/50 mg VO	• Pode estar relacionado a náuseas e vômitos, sobretudo na formulação endovenosa. • Tem efeito positivo para tratamento da dor neuropática, porque também atua inibindo a recaptura de serotonina e noradrenalina, embora não seja a primeira escolha.
Codeína Paracetamol – Codeína (Tylex®, Paco®)	15 a 30 mg, de 6 em 6 horas VO 500/15 ou 500/30 mg, de 6 em 6 horas VO	• Para que a codeína exerça seu efeito, ela necessita ser metabolizada em morfina. Nem todos os pacientes realizam esse processo de forma semelhante. Isso se dá devido à variação genética interpessoal no complexo enzimático do citocromo P450-P450IID6 (CYP2D6) – e tal característica faz com que existam indivíduos metabolizadores lentos, nos quais a resposta à droga costuma ser ineficente. • Trata-se de uma droga extremamente obstipante. Busque, quando necessário, associar laxativos para evitar efeitos colaterais indesejados nesse sentido.

Fonte: Elaborada pela autoria.

Tabela 17.4 – Morfina.

Medicação	Dose e vias de administração	Comentários
Morfina (Dimorf®)	**Início de tratamento:** (dose de manutenção): • 10 mg de 4 em 4 horas VO • 2-3 mg de 4 em 4 horas EV • 3-5 mg de 4 em 4 horas SC **Início de tratamento:** (dose de resgate): 1/6 da dose total diária de morfina de manutenção. **Ajuste de dose:** após 24 horas, somar manutenção com resgates utilizados. Dividir, então, a dose total em 6 (para aplicações a cada 4 horas) e recalcular novo resgate. **Bomba de infusão contínua:** • Soro fisiológico 0,9% 90 mL • Morfina 1 mg/mL 10 mL Iniciar com 0,5 a 1 mg/horas EV em BIC	• Opioides de metabolização hepática e excreção renal, com risco elevado de intoxicação quando há prejuízo dessa, sobretudo agudo. Existe uma formulação de longa liberação, com tempo de ação estimado em 12 horas. Para essa medicação, a dose recomendada de início é 30 mg de 12 em 12 horas. Nesse caso os resgates podem ser mantidos com medicação de liberação rápida, com doses habituais, conforme coluna ao lado. • É muito importante ressaltar que o uso da morfina **não deve ter finalidade sedativa**, dado o risco de acidose respiratória por bradipneia, efeito colateral relacionado a intoxicação pela droga. • A morfina tem ainda outros usos na prática clínica, como para o tratamento de dispneia, conforme mencionado mais a frente e também como vasodilatador (efeito modesto) nas síndromes coronarianas agudas e edema agudo de pulmão (principalmente de etiologia hipertensiva)

Legenda: BIC: bomba de infusão contínua.
Fonte: Elaborada pela autoria.

Tabela 17.5 – Opioides com equipotência superior à da morfina. Ver Tabela 17.6 para equivalência e tópico "rotação de opioides".

Medicação	Apresentação e vias de administração	Comentários
Oxicodona (Oxycontin®)	Comprimidos por via oral	• Menor perfil de efeitos colaterais. Alto custo envolvido e sem disponibilidade no Sistema Único de Saúde.
Fentanil (Durogesic®)	Patch transdérmico Ampolas por via endovenosa	• Por via transdérmica: Trocas do patch a cada 48 ou 72 horas. Não se deve cortar o patch. Cuidado com irritações locais da pele. • Por via endovenosa: uso mais restrito a analgesia para procedimentos invasivos, por sua meia vida curta e início rápido de ação.
Metadona	Comprimidos por via oral Ampolas por via endovenosa (2 vezes mais potente que a oral) ou subcutânea	• Opioide sintético de metabolização essencialmente hepática (excreção pelas fezes), logo não requer ajuste pela função renal, como todos os demais opioides, cujo risco de intoxicação na vigência de insuficiência renal é elevado. Ainda conta com excelente biodisponibilidade pela via oral (80%) e não tem metabólitos ativos conhecidos. • Por seu perfil de atuação, tem efeito para tratamento de dores neuropáticas. Sem metabólitos ativos. Geralmente é utilizada na rotação de opioides, mas, em baixas doses, parece ter bom efeito, com menor risco de inoxicação, mesmo para pacientes virgens de opioide. por exemplo, 2,5-5 mg, de 12 em 12 horas VO.

Fonte: Elaborada pela autoria.

Rotação de opioides

A rotação dos opioides é uma técnica utilizada quando se deseja melhor controle da dor (ainda fora de meta), frente a um perfil de efeitos colaterais já não mais passíveis de serem tolerados ou mesmo para tratar toxicidade atribuída aos opioide em uso e seus metabólitos. Essa técnica é possível porque os opioides têm perfil de ação em receptores distintos do organismo e isso garante aumento de potência, sem, no entanto, acarretar em efeito não desejados, relacionados ao seu uso. Para que a rotação de uma medicação para outra mais potente siga uma padronização que minimize o risco de intoxicação, considerando perfis farmacológicos distintos entre as drogas, todas as doses devem ser calculadas com base na equivalência em miligramas da dose oral de morfina (MME). Em virtude das propriedades farmacológicas distintas, todas as doses, após cálculo de sua equivalência, devem ser reduzidas em 25 a 50% e, então, iniciadas com maior segurança. A Tabela 17.6 mostra as razões para cálculo de conversão de opioides.

Tabela 17.6 – Razões para cálculo de conversão de opioides ou equivalência.

Medicação	Razão para conversão dos opioides ou equivalência
Morfina VO	1
Morfina EV Morfina SC	× 1/3 × 1/3 – 1/2
Oxicodona	× 1,5
Fentanil EV	× 1/10
Fentanil TD (mcg/hora)	
Morfina VO < 135 mg/dia	25 mcg/hora
Morfina VO 135-224 mg/dia	50 mcg/hora
Morfina VO 225-314 mg/dia	75 mcg/hora
Morfina VO 315-404 mg/dia	100 mcg/hora
Morfina VO 405-494 mg/dia	125 mcg/hora
Morfina VO 495-584 mg/dia	150 mcg/hora
Morfina VO 585-674 mg/dia	175 mcg/hora
Morfina VO 675-764 mg/dia	200 mcg/hora
Morfina VO 765-854 mg/dia	225 mcg/hora
Morfina VO 855-944 mg/dia	250 mcg/hora
Morfina VO 945-1.034 mg/dia	275 mcg/hora
Morfina VO 1.035-1.124 mg/dia	300 mcg/hora
Metadona VO	
Morfina VO 30-90 mg/dia	× 1/4
Morfina VO 90-300 mg/dia	× 1/8
Morfina VO > 300 mg/dia	× 1/12
Metadona EV	2 vezes mais potente que a VO

Fonte: Elaborada pela autoria.

Note que a conversão para metadona não é trivial e segue uma proporção diferente das demais, pois sua atuação está diretamente relacionada a faixas de dose equivalente de morfina. Há trabalhos que mostram razões pouco diferentes das apresentadas na Tabela 17.6, como, por exemplo, gráfico para metadona, mas, na prática, todos convergem para resultados semelhantes. Embora as doses sejam diárias, o seu ajuste deve aguardar de 48 a 72 horas, para minimizar risco de intoxicação, dada longa meia vida da mesma. Existem diferentes métodos de rotação para metadona por essa razão, os quais exemplificaremos a seguir.

Sempre tenha em mente que é necessário cuidado com a manipulação de opioides mais potentes e, sempre que possível, consulte um profissional mais experiente. Doses com MME superiores a 90 mg têm risco mais elevado de intoxicação e devem ser manejadas com cautela.

Exemplo de conversão

Paciente portador de neoplasia maligna de cólon metastática para fígado e pulmões queixa-se de dor 7/10 (EVA), contínua, com momentos de agudização, para os quais o resgate tem dado resultado. Está em uso de morfina oral 30 mg de 4 em 4 horas, com resgates de 30 mg também a cada 4 horas. Queixa-se de obstipação, sem bom controle com laxativos e sonolência. Também se incomoda muito com o uso a cada 4 horas da morfina. Você discute amplamente fatores que contribuem para a dor do paciente e entende que pode melhorar o cuidado do ponto de vista físico e deseja propor-lhe o uso de adesivos transdérmicos de fentanil. Prescreva-os.

a. Dose total de morfina oral: 120 mg (manutenção) + 120 mg (resgate) = 240 mg/dia

b. Redução de 25 a 50% da dose: 180 a 120 mg/dia

c. Conversão morfina para fentanil transdérmico (135 a 224 mg/dia) = patch 50 mcg/hora

d. Como introduzir: colocar o patch de fentanil e manter medicação de resgate. O patch será trocado a ada 48 ou 72 horas e a dose deverá ser ajustada nessa frequência.

e. Resgate: 1/6 da dose total – 30 mg de morfina oral a cada 4 horas.

Efeitos colaterais dos opioides

Conforme discutidos anteriormente e descritos no Quadro 17.2 (Efeitos colaterais relacionados ao uso de opioides), o uso dos opioides pode trazer aos pacientes efeitos colaterais que devem ser advertidos e minimizados com orientações básicas sobre sua possível ocorrência e métodos para controle. No entanto, tem-se observado com frequência um efeito em cascata na prescrição, em que uma medicação é adicionada para tratar o efeito colateral da outra e assim por diante. A polifarmácia está intimamente relacionada com o declínio de qualidade de vida, nosso principal objetivo no contexto dos cuidados paliativos.

Três sintomas ganham destaque importante quando opioides são utilizados: constipação, náuseas e vômitos. Saber manejá-los é fundamental para garantia de um tratamento eficaz.

Constipação por opioides

A constipação é o efeito colateral mais frequente (cerca de 50% dos pacientes) relacionado ao uso de opioides, estando muito relacionada ao uso de doses mais elevadas da medicação. Ocorre essencialmente porque os opioides atuam diminuindo a peristalse intestinal, expondo as fezes por maiores períodos de impactação na luz intestinal, com subsequente ressecamento e maior dificuldade de eliminação.

Medidas não farmacológicas para tratamento da constipação intestinal incluem hidratação adequada, caso tolerada, dieta rica em fibra (exceto em pacientes com suspeita de obstrução intestinal, pelo risco de piorar o quadro), deambulação e educação sobre uso regular do banheiro (que deve ser estimulado). Sem dúvidas, se houver suspeita de obstrução intestinal por fecaloma, o paciente deve ser orientado a procurar um serviço médico para resolução e **não deve usar** laxativos.

O tratamento farmacológico inclui desde o uso de laxativos até de enemas para lavagem intestinal. As medicações para manejo deste efeito são descritas na Tabela 17.7. Outras medicações, como alvimopam, naloxegol, tem seus efeitos já comprovados por estudos científicos, porém não apresentam disponibilidade para uso no Brasil.

Náuseas e vômitos induzidos por opioides

Diversas são as causas que podem levar um paciente em cuidados paliativos a apresentar náuseas e vômitos. Seja pela doença de base ou mesmo pelo efeito colateral de medicações usadas no tratamento desses pacientes, o tratamento desses sintomas é muito importante para a melhora da qualidade de vida.

Medidas não farmacológicas que envolvem corrigir tudo aquilo que for passível de ajuste, como dor, ansiedade, odores intensos, dieta, hidratação adequada e inclusive regularidade no hábito intestinal ajudam muito no manejo desse tipo de sintomas, dado que a redução do trânsito intestinal também pode produzir sensação de empachamento e, então, náuseas e vômitos.

Para o tratamento das náuseas e vômitos em cuidados paliativos, utilizam-se mais comumente os medicamentos descritos na Tabela 17.8. É consenso na literatura médica que o melhor tratamento antiemético está relacionado ao mecanismo fisiopatológico mais provavelmente relacionado aos sintomas, porém, estudos científicos e metanálises não parecem conclusivos sobre o tipo de antiemético que deve ser utilizado quando se trata de sintomas relacionados ao uso de opioide, ainda que se observem tendências da prática clínica no manejo desses sintomas. A Figura 17.6 resume possíveis mecanismos e causas a esses relacionados.

Por vezes, a troca da via de administração do opioide (quando possível, por exemplo, tramadol endovenoso para oral) tem importante efeito benéfico no tratamento desse perfil de efeito colateral e deve ser considerada no tratamento. Para os casos em que os sintomas de vômitos e náuseas são mais intensos, prefira a via subcutânea.

Uma entidade não relacionada ao uso de opioides e também causa de constipação, além de náuseas e vômitos, e mencionada na Figura 17.6 é a obstrução intestinal maligna, cuja etiologia envolve a obstrução intestinal por fatores extrínsecos (compressão intrabdominal, aderências, carcinomatose peritoneneal) ou intrínsecos a luz intestinal (linite plástica, lesão intraluminal – relação com obstrução mecânica e funcional pela diminuição de motilidade) ou mesmo funcionais, que levam a ileo e quadro de pseudobs-

Tabela 17.7 – Tratamento da constipação induzida por opioides.

Medicação	Apresentação e vias de administração	Comentários
Bisacodil (Lactopurga®, Dulcolax®)	10 a 20 mg, a noite, VO, para iniciar	• Como a constipação é resultado de uma peristalse reduzida, o estímulo irritativo costuma ser primeira escolha no tratamento desse comum efeito colateral. Muitos pacientes queixam-se de cólicas associadas, sobretudo ao uso do bisacodil. O PEG tem menor incidência de cólicas intestinais.
Picossulfato (Guttalax®)	5 a 10 mg, a noite, VO, em dose única Existe disponível a solução: 7,5 mg/mL (1 mL = 20 gotas)	
Macrogol 3350 (Muvinlax®)	1 a 2 sachês diluídos em 1 copo de água pela manhã para iniciar (até 8 sachês por dia)	• Lembre-se de que pacientes com suspeita de obstrução intestinal não devem utilizar laxativos, que aumentam o risco de perfuração intestinal.
Lactulona	10 mL de 3 a 4 vezes ao dia, VO	• A lactulose ajuda a amolecer as fezes, pois é um laxativo osmótico.
Metilnatrexona (Relistor®)	8-12 mg, SC, 1 vez ao dia	• Em pacientes em uso de opioide, com constipação desencadeada por ele, sem resposta aos laxativos osmóticos ou irritativos, pode-se considerar o antagonista de opioide.

Fonte: Elaborada pela autoria.

trução intestinal, cujas etiologias são as mais diversas possíveis, sobretudo relacionadas a desbalanços metabólicos no organismo (distúrbios hidroeletrolíticos, uremia etc.). Tem quadro clínico comumente insidioso e que pode variar conforme altura e gravidade da obstrução, mas frequentemente contempla constipação, náuseas e vômitos. A investigação deve ser minuciosa e passar por possíveis causas – doença de base, medicações, distúrbios hidroeletrolíticos e metabólicos, que podem ser passíveis de correção – até exames de imagem para melhor auxílio diagnóstico etiológico, sobretudo das condições anatômicas causais.

O manejo dessa condição é extremamente amplo e envolve medidas não farmacológicas, sobretudo relacionadas a não hiper-hidratação do paciente, até cirúrgica (quando condições clínicas e benefícios associados). A terapia farmacológica não deve contemplar agentes com ação pró-cinética, como metoclopramida, quando o paciente tem quadro de dor em cólica ou imagem que sugira obstrução completa da luz. Passa por agentes antiespasmódicos, antieméticos e até mesmo aqueles que diminuam a secreção para luz intestinal, como o octreotide. Comumente trata-se de uma condição grave e com importante potencial de deterioração clínica.

Tabela 17.8 – Tratamento de náuseas e vômitos induzidos por opioides.

Medicação	Apresentação e vias de administração	Comentários
Metoclopramida (Plasil®)	10 mg VO/EV/SC de 6 em 6 a 8 em 8 horas	• Pode causar sonolência, cansaço e ainda o uso crônico (> 12 semanas) aumenta consideravelmente o risco de discinesia (parkinsonismo).
Dimenidrato (Dramin®)	10 mg VO/EV/IM de 8 em 8 horas	• Cuidado com população geriátrica, pois os efeitos adversos podem ser mais comumente vistos, como sedação, confusão mental, sonolência.
Ondansetrona (Vonau® VO Zofran® EV)	4-8 mg VO/EV/SC de 8 em 8 horas	• Efeitos colaterais normalmente são leves e transitórios, como constipação, pode diminuir efeito do tramadol e devem ser utilizados com maior cuidado em pacientes com prolongamento do QT e função hepática diminuída. Mais seguro na população geriátrica do que as demais opções.
Haloperidol (Haldol®)	1,5-5 mg VO de 12 em 12 a 8 em 8 horas 0,5-2 mg EV de 12 em 12 a 8 em 8 horas	• Pode causar sintomas extrapiramidais e pacientes com doença de Parkinson podem piorar dos sintomas motores. Pode ainda exacerbar quadros de glaucoma de ângulo fechado e ainda diminur o limiar convulsivo. Trabalhos mostraram seu uso ainda relacionado à prevenção de náusea no pós-operatório (2 mg, NNT=4) e relacionadas a alterações gastrointestinais.
Dexametasona (Decadron®)	4-8 mg VO/SC/EV 1 vez ao dia	• Útil no tratamento da obstrução intestinal maligna e nos casos em que a náusea tem relação com hipertensão intracraniana. Mecanismo antiemético ainda pouco conhecido.
Hioscina (Buscopan®)	10-20 mg VO/SC/EV de 3 a 5 vezes ao dia	• Efeitos colaterais incluem boca seca, taquicardia e tontura. Mais raramente pode causar retenção urinária, sobretudo em idosos.
Octretotide	0,1 mg SC 3 vezes ao dia ou entre 0,1-0,6 mg EV 3 vezes ao dia ou EV em bomba de infusão contínua	• Usado sobretudo na obstrução intestinal maligna, sobretudo quando os vômitos não respondem às medidas iniciais. A droga reduz a hipersecreção intestinal, pancreática, além da motilidade intestinal e causa vasoconstrição no território esplâncnico. Reações adversas podem incluir irritação de pele, bradicardia, prolongamento do QT. Deve ser usado com cautela em diabéticos e pacientes com insuficiência renal e/ou hepática.

Fonte: Elaborada pela autoria.

Parede do trato gastrointestinal		
5HT$_3$	Radioterapia Distensão abdominal/intestinal Quimioterapia citotóxica	Ondansetrona Metoclopramida (sobretudo se estase gástrica, mas sem dor abdominal em cólica) Hioscina, octreotide (relacionado a obstrução intestinal)
Área postrema		
D$_2$ α$_2$ 5HT3	Hipercalcemia, uremia, opioides Clonidina Quimioterapia citotóxica	Metoclopramida Ondansetrona Haloperidol
Córtex cerebral		
GABA 5HT$_3$	Medo e ansiedade, Hiponatremia, Hipertensão intracraniana	Benzodiazepínicos (?) Dimenidrato, Ondansetrona (+corticoide)
Núcleo vestibular		
Ach (M) H$_1$	Vertigem/Movimento	Dimenidrato

5HT$_3$: receptor serotoninérgico; D$_2$: receptor dopaminérgico; α$_2$: receptor alfa-2; GABA: receptor GABA; Ach (M): receptor muscarínico de acetilcolina; H$_1$: receptor histamínico.

Figura 17.6 – Mecanismos fisiopatológicos e possíveis causas, com possibilidades terapêuticas direcionadas para o tratamento antiemético.

Fonte: Elaborada pela autoria.

Fármacos adjuvantes

Embora chamados de adjuvantes, muitas das medicações que usamos no sentido de potencializar e adicionar efeito no tratamento da dor, sobretudo relacionada ao câncer, são a essência do tratamento de dores que fogem à oncológica, como, por exemplo, a neuropática, muitas vezes de difícil manejo e a dor óssea. Essas medicações estão exemplificadas e comentadas nas Tabelas 17.9 e 17.10.

Tabela 17.9 – Fármacos adjuvantes.

Medicação	Apresentação e vias de administração	Comentários
Gabapentina	Início: 100 a 200 mg noite VO Meta de dose: 1.800 mg ao dia	• Anticonvulsivante. No início pode causar muita sonolência, por isso o aumento de dose deve ser gradual, conforme tolerância, buscando-se dividir doses otimizadas em 3 vezes ao dia.
Carbamazepina	Início: 100 a 200 mg noite VO Meta de dose: 2.700 mg ao dia	• Anticonvulsivante. No início pode causar muita sonolência, por isso o aumento de dose deve ser gradual, buscando-se dividir doses otimizadas em 3 vezes ao dia.
Amitriptilina	Início: 25 mg noite VO Meta de dose: 100 mg a noite VO (infrequentente maior que essa dose)	• Antidepressivo tricíclico. No início pode causar muita sonolência, por isso o aumento de dose deve ser gradual (procurar fazer incrementos semanais). Cuidado com pacientes portadores de glaucoma e lembre-se de que a medicação pode aumentar o intervalo QT. Procurar fazer incrementos semanais.
Duloxetina	20 a 30 mg 2 vezes ao dia VO	• Inibidor seletivo da Recaptura de Noradrenalina e Serotonina.
Venlafaxina	Início: 37,5 mg 1 vez ao dia VO	• Inibidor seletivo da Recaptura de Noradrenalina e Serotonina. Pode promover ganho de peso e elevação da pressão arterial.

(Continua)

(Continuação)

Tabela 17.9 – Fármacos adjuvantes.

Medicação	Apresentação e vias de administração	Comentários
Bisfosfonados Pamidronato Ácido Zoledrônico	60 a 90 mg de 4 em 4 semanas EV 4 mg EV	• Pacientes com dor secundária a metástases ósseas podem ter benefício do uso dessa classe medicamentosa, sobretudo se houver hipercalcemia associada. Cuidado com a função renal no uso dessas medicações.
Dexametasona	2 a 4 mg 1 a 3 vezes ao dia VO (para compressão medular, as doses diárias costumam chegar em 16 a 32 mg)	• Lembre-se de que apesar de uma boa droga, inclusive para dor neuropática e relacionada a metásteses ósseas, seu uso prolongado pode acarretar efeitos colaterais próprios da classe dos corticoides.
Baclofeno	Início com 5 mg VO 3 vezes ao dia até dose ótima que costuma estar compreendida entre 30 e 80 mg/dia	• Efeitos indesejados incluem sonolência e reações adversas têm caráter frequentemente transitório, podendo ser revertidas pela diminuição de dose. Outros efeitos podem incluir hipotensão, náuseas.

Fonte: Elaborada pela autoria.

Sintomas respiratórios

A abordagem dos sintomas respiratórios é complexa, pois exige uma avaliação detalhada sobre o tipo de sintoma, intensidade, fatores desencadeantes ou envolvidos, resposta a intervenções, componente emocional associado, identificação de causas reversíveis ou irreversíveis, além de conhecimento sobre a doença de base, bem como as bases fisiopatológicas e farmacológicas envolvidas. Os sintomas respiratórios mais frequentes em pacientes em cuidados paliativos são a dispneia, tosse e a hipersecreção de vias aéreas.

A Figura 17.7 exemplifica as causas de sintomas respiratórios mais comuns na prática clínica.

Abordaremos a seguir os principais sintomas respiratórios bem como seu manejo: medidas gerais, tratamento de causas reversíveis, tratamento específico da comorbidade envolvida, manejo do sintoma – medidas farmacológicas e não farmacológicas.

Dispneia

A fisiopatologia da dispneia é complexa e multifatorial. De maneira resumida podemos dizer que os principais mecanismos envolvidos em sua patogênese são:

- *Mecânica respiratória:* aumento do esforço para respirar contra uma resistência aumentada (DPOC, por exemplo) ou respirar com musculatura enfraquecida (doença neuromuscular ou caquexia) são deflagradores de dispneia.

- *Químico:* quimiorreceptores medulares são predominantemente sensíveis à hipercapnia, já os quimiorreceptores na carótida e aorta são predominantemente sensíveis à hipoxemia. Sinais enviados desses receptores podem causar dispneia ou aumento do esforço respiratório.

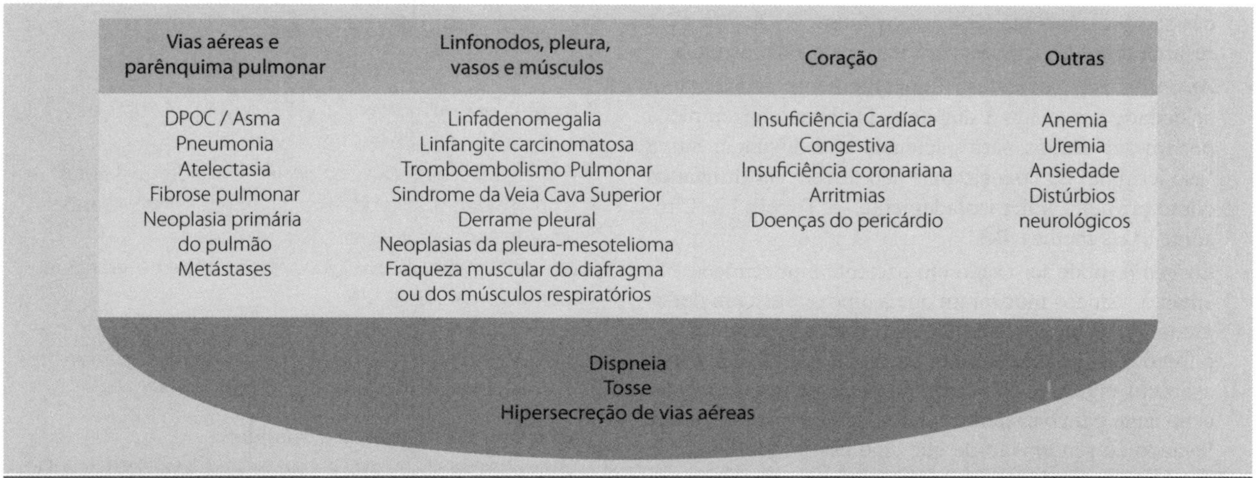

Vias aéreas e parênquima pulmonar	Linfonodos, pleura, vasos e músculos	Coração	Outras
DPOC / Asma Pneumonia Atelectasia Fibrose pulmonar Neoplasia primária do pulmão Metástases	Linfadenomegalia Linfangite carcinomatosa Tromboembolismo Pulmonar Sindrome da Veia Cava Superior Derrame pleural Neoplasias da pleura-mesotelioma Fraqueza muscular do diafragma ou dos músculos respiratórios	Insuficiência Cardíaca Congestiva Insuficiência coronariana Arritmias Doenças do pericárdio	Anemia Uremia Ansiedade Distúrbios neurológicos

Dispneia
Tosse
Hipersecreção de vias aéreas

Figura 17.7 – Causas possíveis de sintomas respiratórios em cuidados paliativos.

Fonte: Elaborada pela autoria.

• *Dissociação neuromecânica*: quando há dissociação entre o *set point* cerebral e o *feedback* sensitivo periférico ocorre dispneia.

Avaliação do paciente: discuta com o paciente e familiares os objetivos de cuidado e opções de tratamento. É importante nessa hora levar em consideração estágio de doença, fatores prognósticos e performance *status*. Uma boa anamnese e exame físico são fundamentais. Explore o sintoma de dispneia, bem como as sensações envolvidas. Descubra gatilhos e fatores que aliviem o sintoma. Aborde domínios afetivos, psicossociais e espirituais. Identifique o impacto que a falta de ar tem na vida do paciente e em suas atividades diárias. Vale frisar que às vezes serão necessários ajustes no modo de vida do paciente e nas suas expectativas para adequá-las à realidade vigente. Prepare o paciente e os familiares para situações possíveis: efeitos colaterais de medicações, complicações, emergências e evolução do quadro clínico.

Investigação e tratamento de causas reversíveis

É importante investigar causas reversíveis que contribuam para a etiologia da dispneia. Por exemplo, coleta de hemograma para avaliação de anemia com posterior transfusão em paciente sintomático ou realização de radiografia de tórax com identificação de derrame pleural volumoso e realização de toracocentese de alívio. Intervenções devem ser ponderadas levando em conta performance *status*, preferências do paciente, estágio de doença.

• **Manejo sintomático da dispneia**

• *Opioides:* terapia de primeira linha no tratamento sintomático da dispneia severa em pacientes sob cuidados paliativos que não respondem aos tratamentos convencionais, mostrados na Tabela 17.11. Importante ressaltar que os opioides levam a alívio da dispneia sem causar depressão respiratória. Existem receptores de opioide no sistema nervoso periférico e central, além de receptores na árvore traqueobrônquica, com altas concentrações nos alvéolos. Apesar disso, estudos com uso de opioides por via inalatória falharam em demonstrar seu efeito, por isso as vias de administração preconizadas são oral, subcutânea e endovenosa. O Quadro 17.3 resume opioides e doses para tratamento da dispneia.

• *Ansiolíticos:* pacientes frequentemente apresentam ansiedade associada à dispneia. Os benzodiazepínicos podem ser usados para pacientes com dispneia numa fase terminal da doença, mas não devem ser utilizados como primeira linha isoladamente. A Tabela 17.12 resume essas medicações.

• *Oxigênio:* pode ser usado em paciente hipoxêmicos. No entanto, estudos mostraram que a hipoxemia é um deflagrador fraco da dispneia. Outros estudos mostraram que o fluxo de ar na face diminui a sensação de falta de ar por estímulo trigeminal. O oxigênio pode ter um efeito placebo tanto para o paciente quanto para a equipe de saúde, levando ao sentimento de que algo está sendo feito. No entanto deve-se levar em conta os efeitos negativos que seu uso pode trazer como imobilidade, risco para pacientes tabagistas e custos de aquisição e manutenção.

Tabela 17.11 – Causas e possibilidades terapêuticas para manejo da dispneia.

Tratamento específico de causas de dispneia	
Causa	**Manejo**
Câncer de pulmão	Radio ou quimioterapia
Linfangite carcinomatosa	• Corticoide • Diuréticos • Broncodilatadores
Broncoespasmo	• Broncodilatadores • Corticoides
Infecção	Antibióticos
Derrame pleural	Toracocentese Pleurodese ou decorticação se derrames refratários
Tromboembolismo pulmonar	Anticoagulação
Insuficiência cardíaca congestiva	Diuréticos Vasodilatadores Nitratos – se insuficiencia coronariana associada
Anemia	Tranfusão sanguínea, quando indicado Reposição de ferro, vitamina B_{12}, eritropoetina a depender da causa.
Síndrome da veia cava superior	• Radio ou quimioterapia • Corticoide • *Stent*

Fonte: Elaborada pela autoria.

Quadro 17.3 – Uso de opioides para controle da dispneia.

Pacientes "virgens" de opioides:
Dispneia leve: codeína 30 mg VO de 4 em 4 horas

Dispneia grave: morfina 5 mg VO de 4 em 4 horas ou oxycodona 5 mg VO de 4 em 4 horas
• Doses de resgate: dose equivalente a cada 1 a 2 horas, conforme necessidade. O resgate deve ser manejado de acordo com o que é referido pelo paciente.
• Ajustes de dose a cada 24 horas conforme necessidade – aumento de 50 a 100%
• Pacientes com doença pulmonar grave como DPOC começar com 50% da dose acima e titular mais lentamente com aumento de 25% a cada 24 horas se necessário.

Pacientes com tolerância a opioide:
• Aumento da dose basal de opioide em 25 a 50% e titular como orientado acima.

Fonte: Elaborado pela autoria.

Tabela 17.12 – Uso de ansiolíticos para dispneia.	
Lorazepam	0,5 a 1 mg VO de 1 em 1 hora até que o sintoma seja aliviado. Manter a dose a cada 4 a 6 horas.
Diazepam	5 a 10 mg VO de 1 em 1 hora até que o sintoma seja aliviado. Manter a dose a cada 6 a 8 horas
Clonazepam	0,25 a 2 mg VO a cada 12 horas.
Midazolam	0,5 mg EV a cada 15 minutos até que o sintoma seja aliviado, depois manter infusão contínua SC ou EV. Em geral, são necessárias doses baixas: 5 a 10 mg em 24 horas.

Fonte: Elaborada pela autoria.

- *Ventilação não invasiva:* pode ser utilizada em casos de piora do padrão respiratório especialmente nas doenças que sabidamente têm benefício com o uso de ventilação com pressão positiva, como ICC e DPOC. Deve-se levar em conta as preferências do paciente e ficar atento para que o seu uso não piore os sintomas (a máscara acoplada na face pode causar incômodo ou gerar mais ansiedade).
- *Medidas não farmacológicas:* podem ser muito utilizadas como adjuvantes e em determinadas fases da doença como terapia principal. Deixar o paciente próximo à janela aberta ou ventilador. Técnicas de relaxamento, *mindfullness* e meditação, além de treinamento para otimizar a dinâmica ventilatória. Medidas para adaptar as atividades de vida diárias de forma a reduzir o esforço respiratório. Acupuntura, psicoterapia, fisioterapia e terapia ocupacional podem ser indicadas. Posicionamento no leito a 45 graus para facilitar a incursão respiratória.
- *Sintomas refratários:* poucos pacientes persistem sintomáticos a despeito de terapêutica otimizada. Nesses casos, a sedação paliativa pode ser indicada para alívio dos sintomas. Lembrar nos casos de difícil controle de acessar outras esferas do sintoma – espiritual, emocional, social – conceito de "dispneia total".

Tosse

Trata-se de sintoma comum em Cuidados Paliativos. Pode levar a grande desconforto, prejuízo no sono, dor e exaustão. Sempre que possível tratar a causa de base. Lembrar de rever medicações que possam causar tosse como efeito adverso.

É importante distinguir a tosse seca da tosse produtiva para considerar a escolha do tratamento sintomático.

Tosse produtiva

- *Uso de antibióticos:* pode ser considerado para controle dos sintomas.

- *Para pacientes com neoplasia de pulmão:* considerar quimio/radioterapia paliativa para controle da tosse.
- *Para pacientes que conseguem expectorar efetivamente:* inalação com soro fisiológico 0,9% ajuda a fluidificar o muco e auxilia na expectoração. Em caso de broncoespasmo, deve-se associar agonista beta-2. O uso de agentes como carbocisteína ajudam a diminuir a viscosidade do muco. Percussão, drenagem postural e técnicas de respiração podem ajudar. Antitussígenos devem ser evitados, mas podem ser úteis para o controle dos sintomas noturnos.
- *Para pacientes que estão em fase final de vida ou que estão muito debilitados para tossir:* uso de antimuscarínicos (nebulização com ipratrópio ou hioscina/glicopirrônio SC), corticoides ou agentes supressores da tosse (ver a seguir).

Tosse seca

- Depois do tratamento das causas reversíveis, pode-se tentar o uso de medicações supressoras da tosse, como, por exemplo, o Dextrometorfano 10 a 20 mg a cada 4 a 6 horas, potência semelhante a codeína e tem ação em receptores NMDA.
- *Agentes supressores da tosse:* codeína 30 mg ou xarope de codeína 10 mL de 6 em 6 horas. Pode-se aumentar a dose para 60 mg, de 6 em 6 horas. Morfina, sendo a dose inicial de 5 mg de 4 em 4 horas. Se o paciente já faz uso de opioides pode-se aumentar a dose 1 ou 2 vezes, no entanto, há pouca evidência que justifique o uso de altas doses de opioide para tosse.

Hipersecreção nas vias aéreas

O acúmulo de secreção nas vias aéreas pode ser muito incômodo para o paciente e para os familiares. Ele acontece especialmente nos últimos dias de vida quando o paciente perde a capacidade de *clearance* das secreções e pode provocar sons perturbadores.

Medidas gerais incluem reposicionamento da cabeça e drenagem passiva de secreções. Aspiração de vias aéreas pode ser muito incômoda e muitas vezes as secreções não são alcançadas.

Tratamento medicamentoso inclui medicações com ação anticolinérgica, como hioscina, glicopirrolato e atropina.

- *Butilbrometo de hioscina:* 10 a 20 mg, de 6 a 6 ou 8 a 8 horas EV e SC ou 1,5 mg patch TD 1-3 a cada 72 horas.
- *Glicopirrolato:* 0,2 mg SC a cada 4 horas a 6 horas ou 0,4 a 1,2 mg/dia EV contínuo ou infusão SC.
- *Brometo de Propantelina gel:* 15 mg TD 8 em 8 horas.
- *Amitriptilina:* 25 a 50 mg VO/noite (no entanto, pelo risco de *delirium*, deve ser usado com cautela).
- *Colírio de Atropina sol 2%:* 2 gotas a cada 6 ou 12 horas (SL).
- *Aplicação de botox em glândula salivar,* com a ressalva de que não está indicado para pacientes em fase terminal.

Sintomas respiratórios em fim de vida

Inúmeros são os sinais de que o paciente encontra-se em fase ativa de morte. Do ponto de vista respiratório, observa-se mudanças no padrão respiratório como aumento da frequência respiratória, períodos de apneia e respiração de Cheyne-Stokes. Pode ocorrer ainda, por perda dos reflexos faríngeos, acúmulo de secreção que pode gerar uma respiração ruidosa ou "sororoca". Isso pode ser interpretado como dispneia ou como desconforto respiratório para os familiares. É importante esclarecer para a família os sinais de fase final de vida a fim de tranquilizá-los e evitar sofrimento. Nessa fase é importante manejo farmacológico e não farmacológico para controle da hipersecreção de vias aéreas. A sedação, por fim, pode ser necessária.

Delirium

Delirium é uma alteração do nível de consciência, de instalação aguda e curso flutuante, que tem causas fisiológicas subjacentes. É muito frequente em cuidados paliativos sobretudo em pacientes idosos com múltiplas comorbidades e em pacientes em fase final da vida O *delirium* frequentemente leva a admissões hospitalares, internações prolongadas, aumento dos custos com o cuidado, declínio cognitivo, aumento da morbimortalidade. Além de ser uma fonte de estresse para pacientes, familiares e equipe de saúde.

O *delirium* pode ser *hiperativo, hipoativo ou misto*. A definição do tipo de *delirium* se baseia na presença ou ausência de agitação psicomotora, alucinações, déficit de atenção e alteração do nível de consciência. O *delirium* pode ser ainda classificado em reversível ou irreversível, sendo esse último encontrado em pacientes em fase final de vida ou quando há falha de tratamento ou desejo do paciente e da família em que seja feita apenas paliação dos sintomas e não investigação ou tratamento da causa base.

As causas mais comuns de *delirium* são: uso de medicações (opioides, anticolinérgicos, benzodiazepínicos, entre outros), dor, desidratação, infecção, distúrbios metabólicos e eletrolíticos, imobilidade, contenção física, retenção urinária e fecal, uso de cateteres e sondas, privação de sono, procedimentos cirúrgicos, mudança de ambiente.

Fatores de risco para o sintoma incluem déficit cognitivo prévio, uso de psicotrópicos, imobilidade, desidratação, desnutrição, idade avançada, déficit auditivo ou visual, além de fatores ambientais, como mudança de local, ausência de espaço com orientação temporal.

Estudos sugerem que seja feito rastreio de forma rotineira para identificação precoce dos pacientes com *delirium*. Além disso, para pacientes em situação de risco, é de extrema importância que sejam instituídas medidas preventivas.

Uma das ferramentas de rastreio para *delirium* mais utilizadas na prática clínica, já traduzida e validada para português, é o Confusion Assessment Method (CAM), mostrado no Quadro 17.4.

Quadro 17.4 – Confusion Assessment Method (CAM) – (versão em português).

Sugestivo de *delirium*, quando:
Responder "sim" às perguntas 1 e 2
+ "sim" a pergunta 3 **ou** qualquer item da pergunta 4

1) Início agudo e curso flutuante
Há evidência de mudança aguda do estado mental de base do paciente?
Esse comportamento (anormal) variou durante o dia, isso é, tendeu a surgir e desaparecer ou aumentar e diminuir de gravidade?

2) Distúrbio de atenção
O paciente teve dificuldade em focalizar sua atenção, isso é, distraiu-se facilmente ou teve dificuldade em acompanhar o que estava sendo dito?

3) Pensamento desorganizado
O pensamento do paciente era desorganizado ou incoerente, com conversação dispersiva ou irrelevante, fluxo de ideias pouco claro ou ilógico, ou mudança imprevisível de assunto?

4) Alteração do nível de consciência
O paciente encontra-se hiperalerta (hipersensível a estímulos ambientais, assustando-se facilmente), letárgico, em estupor ou coma?

Fonte: Adaptada de Pessoa RF, Nácul FE. 2006.

Uma vez que o *delirium* é diagnosticado é importante que o médico identifique o tipo de comportamento apresentado pelo paciente, qual é o diagnóstico de base, comorbidades associadas, *status* funcional e prognóstico, qual o grau de estresse que o sintoma está causando na família, nos cuidadores e profissionais de saúde além de discutir com o paciente e com a família os objetivos do cuidado.

Para identificação da causa subjacente do *delirium* deve-se realizar anamnese e exame físico minucioso. Rever a prescrição em busca de potenciais efeitos adversos das medicações. Atenção ao ambiente. Checar a necessidade de dispositivos invasivos como sondas, cateteres e acessos venosos. A realização de exames para investigação de causas deve ser sempre racional e pautada na lógica de que o exame pedido é pertinente se ocasionar alguma medida terapêutica.

Manejo do *delirium*

O manejo não farmacológico é parte fundamental da terapêutica do *delirium*.

São medidas para controle do *delirium*:

- Manter o paciente orientado quanto a dia, hora e local, informando ou colocando calendários e relógios de fácil visualização.

- Diminuir o número de pessoas envolvidas no cuidado ao paciente e orientar que a pessoa se apresente a cada encontro. Uso de crachás com nomes facilmente identificáveis também facilita o reconhecimento.

- Diminuir fatores estimulantes que possam ser fonte de estresse como televisão ligada ou música alta.

- Orientar familiares a permanecer o máximo possível acompanhando o paciente.
- Ambiente com iluminação suave, de preferência com janelas que permitam entrada da luz solar durante o dia.
- Prevenção de quedas.
- Higiene do sono.
- Uso de óculos e aparelhos auditivos.
- Tentar otimizar a nutrição e atentar para manutenção de hábito intestinal e urinário adequados.
- Manter paciente hidratado. Quando necessário, a reposição subcutânea é preferível à intravenosa.
- Educar familiares e dar suporte para que eles lidem com a situação.

Medidas farmacológicas

As medidas farmacológicas para controle da agitação seguem princípio de titulação rápida das drogas seguindo princípios da farmacocinética, ou seja, se o efeito não foi alcançado quando a droga atinge a concentração sérica máxima é feito escalonamento da dose até que o sintoma esteja controlado. O Quadro 17.5 mostra as possibilidades medicamentosas relacionadas ao tratamento do *delirium*.

Para o manejo do *delirium* hipoativo não há consenso ou evidência bem estabelecida. Deve-se evitar intervenções farmacológicas, já que medicações podem frequentemente causar *delirium*. No entanto, quando se notar alucinações ou distúrbios cognitivos pode-se utilizar antipsicóticos como no *delirium* hiperativo.

Caquexia, anorexia e fraqueza

Os sintomas de perda de peso e fadiga são muito comuns em pacientes com câncer avançado e também em doenças crônicas não oncológicas, como ICC ou DPOC. São sintomas de origem multifatorial, que muitas vezes são subdiagnosticados ou manejados de forma insuficiente levando a prejuízo na qualidade de vida dos pacientes.

- *Fadiga:* sensação de cansaço persistente, desproporcional ao grau de atividade exercida, não melhora com repouso. Pode levar à diminuição na motivação, energia, dificuldade de concentração e de raciocínio, além de prejuízo no humor.
- *Caquexia-anorexia*: perda de peso involuntária, que não é causada apenas pela anorexia (diminuição ou ausência de apetite). A síndrome inclui anemia, imunossupressão e resposta inflamatória sistêmica. É causa de estresse na família que acaba pressionando o paciente a tentar comer mais. Tem impacto psicológico negativo, com alteração da autoimagem, podendo levar a isolamento social.

Na avaliação do paciente, além da história detalhada deve-se quantificar os sintomas através de escala numérica ou visual. Peso, altura e índice de massa corpórea devem ser registrados a cada encontro. Importante também registrar presença de edema e ascite. Do ponto de vista laborato-

Quadro 17.5 – Medidas farmacológicas.	
Delirium potencialmente reversível	**Delirium irreversível (fase final de vida)**
• **Primeira linha de tratamento:** antipsicóticos de primeira geração. O esquema abaixo baseia-se na titulação de dose para controle do sintoma. 　• **Haloperidol (Haldol®):** iniciar com 1 a 2 mg SC/IM a cada 30 minutos ou EV a cada 15 minutos ou VO a cada 60 minutos até controle da agitação. (não exceder 100 mg em 24 horas) 　• **Clorpromazina:** iniciar com 25 a 50 mg SC/IM a cada 30 minutos ou EV a cada 15 minutos ou VO a cada 60 minutos (não exceder 2 g em 24 horas). 　– A dose diária é calculada com base na dose total utilizada para controle da agitação, em 1 ou 2 tomadas por dia. Mantenha a dose efetiva utilizada para controle da agitação como dose de resgate. 　– Caso não haja controle após a terceira dose – reveja doses, medicações e diagnósticos. Considere chamar avaliação do especialista. • **Segunda linha de antipsicóticos** – medicações mais caras e com menos vias de administração. Pouca evidência de eficácia. 　• **Olanzapina:** 2,5 a 5 mg 12 a 24 horas 　• **Quetiapina:** 12,5 a 100 mg 12 a 24 horas 　• **Risperidona:** 0,25 a 1 mg 12 a 24 horas	• **Primeira linha de escolha:** Nesse caso também os antipsicóticos são agentes de primeira escolha. Benzodiazepínicos são utilizados porque têm ação no controle da agitação, sedativo, causa amnésia, relaxamento da musculatura e tem ação anticonvulsivante. 　• **Lorazepam:** iniciar com 1 a 2 mg SC/IM a cada 30 minutos ou VO a cada 60 minutos. Dose diária é a dose total para controle da agitação dividida em 2 tomadas (12 em 12 horas). Não exceder 40 mg em 24 horas. 　• **Midazolam:** iniciar com 0,2 mg/kg SC/EV. Se necessário, pode ser feita dose adicional de 0,1 mg/kg a cada 30 minutos. Uma vez controlada a agitação deixar 25% da dose total utilizada em infusão contínua.

Fonte: Elaborado pela autoria.

rial, a dosagem de hemoglobina, de albumina e de proteína C reativa são importantes marcadores a serem avaliados nos pacientes com risco de caquexia.

Lembre-se sempre de que as causas reversíveis devem ser tratadas! O Quadro 17.6 reforça causas possíveis relacionadas a ocorrência desses sintomas.

Quadro 17.6 – Causas de fadiga, anorexia e fraqueza relacionadas a malignidade e a não malignidade.	
Causas	
Não malignas	**Malignas**
Infecção	Alterações no paladar
Anemia	Estresse
Distúrbios metabólicos e eletrolíticos	Ansiedade/Depressão
Efeitos adversos de medicações	Obstrução do Trato Gastrointestinal
Dor crônica	Produção de citocinas inflamatórias pelo tumor
Constipação	Diminuição do esvaziamento gástrico
Desidratação	Efeitos adversos do tratamento onco-específico: quimioterapia, náuseas/vômitos, xerose, mucosite, dor, íleo
Insônia	
Hipoxemia crônica	
Causas psicogênicas	
Distúrbios neurológicos	
Doenças crônicas avançadas, incluindo HIV/Aids	

Fonte: Elaborado pela autoria.

Para pacientes com sintomas leves de fadiga fornecer orientação e recomendar atividades estimulantes, higiene do sono, avaliação nutricional e acompanhamento (ex. comer pequenas quantidades, escolher alimentos que o paciente goste ou tenha vontade, comer quando desejar ou tiver fome). Trabalho com equipe multiprofissional deve ser encorajado. O acolhimento familiar é muito importante, deve-se ouvir suas preocupações e expor que a quantidade de alimento que o paciente está habituado a comer não vai alterar o prognóstico da doença, portanto forçá-lo a se alimentar pode gerar desconforto e até isolamento.

Vale ressaltar aqui a importância de discutir com a família a indicação ou não de suporte nutricional. Nutrição enteral ou parenteral pode ser indicada em caquexia causada por obstruções do trato gastrintestinal que impeçam

a alimentação. No entanto, em outras causas como neoplasias avançadas ou demência, o uso geralmente é contraindicado, pois não se observou melhora em sobrevida, cicatrização, infecções, úlceras de pressão, *status* nutricional, além de ser incômodo para o paciente e muitas vezes um fator de estresse.

Para pacientes com sintomas moderados a graves: procurar ativamente – dor, estresse emocional, distúrbios do sono, anemia e hipotireoidismo. Rever lista de medicações e potenciais efeitos adversos. Avaliar comorbidades, *status* nutricional e nível de atividade. Iniciar abordagem medicamentosa, além do que já foi exposto de medidas não farmacológicas.

Tratamento medicamentoso

- *Corticoides:* dexametasona 4 mg, de 1 a 2 vezes por dia. Pode ser útil em aumentar o apetite e a sensação de bem-estar. Efeito rápido em 2 a 3 dias. Uso limitado pelo rápido surgimento de efeitos colaterais – miopatia, retenção de líquidos e resistência à insulina.
- *Progestágenos:* acetato de megestrol 160 a 320 mg/dia ou acetato de medroxyprogesterona 200 mg 3 vezes ao dia. Efeito em duas semanas. Melhora do apetite, mínimo ganho de peso. Pode levar a retenção de líquidos, hipotensão postural, insuficiência adrenal e tromboembolismo.
- Talidomida em baixas doses (100 mg/dia VO) pode ser usada para melhora do apetite, náuseas e sensação de bem-estar em pacientes com câncer avançado e caquexia. Resultados semelhantes em pacientes com Aids. Entretanto, a talidoma aumenta o risco de tromboembolismo.
- *Testosterona* pode ser usada para aumento de massa magra em pacientes com DPOC e Aids com caquexia.
- Uso de *antidepressivos* com efeito secundário no apetite – tricíclicos, mirtazapina.
- *Outras drogas potenciais:* melatonina, grelina, L-carnitina, canabinoides.
- Uso de saliva artificial para pacientes com xerose pode auxiliar na melhora do apetite.
- Reposição de zinco – para pacientes com alteração do paladar, pode-se dosar esse mineral e caso seja confirmada a deficiência, pode ser feita reposição.
- Metoclopramida pode ser usada em casos em que há estase gástrica e para controle de náuseas.
- *Psicoestimulantes:* metilfenidato de 5 a 20 mg/dia pode ser usado para alívio da fadiga relacionada ao câncer.

Sedação paliativa

- *Sintomas refratários:* definidos como aqueles cujo controle não é efetivo após sucessivas tentativas de tratamento tolerável e que não tenha impacto no nível de consciência –, sejam eles farmacológicos ou não, inclusive integral, em todos os domínios do cuidado, podem ser tratados com sedativos, cujo objetivo é diminuir a percepção dos estímulos nocivos, diminuindo assim a sua consequência negativa na qualidade de vida dos pacientes. Vale a ressalva de que a sedação terminal não é uma forma de eutanásia e não deve ser encarada como tal. Diversos trabalhos mostram que a aplicação dessa técnica de cuidado não diminui a sobrevida por abreviar a morte. No passado, soluções a base de opioides e antipsicóticos eram utilizadas com essa finalidade, mas reconheceu-se indevida essa prática.

Antes de prescrever as medicações utilizadas com essa finalidade é fundamental entender que todas as ações plausíveis e toleráveis foram implementadas e se há pleno e compartilhado consenso entre a equipe de saúde e unidade de tratamento. Isso certamente garantirá o sucesso de sua intervenção.

As medicações que podem ser utilizadas com essa finalidade estão mostradas a seguir, na Tabela 17.13.

Tabela 17.13 – Fármacos em sedação paliativa.

Medicação	Administração	Comentários
Midazolan (Dormonid®)	2,5 a 5 mg SC a cada 4 horas 1,5 a 3,5 mg EV a cada 4 horas Após 24 horas, calcular dose necessária no dia e distribuí-la para infusão contínua. O resgate passará a 1/6 da dose total diária. OU 0,5 a 1 mg EV em bomba de infusão contínua, com resgates de 1 a 5 mg.	• Primeira opção sempre que o sintoma principal não for o *delirium*. A dose subcutânea tem início de ação entre 10 e 15 minutos após sua infusão, enquanto a endovenosa é mais rápida, entre 3 e 5 minutos. Pacientes com uso prévio de benzodiazepínicos podem requerer doses iniciais maiores.
Levomepromazina (Neozine®) Clorpromazina	12,5 a 25 mg SC/EV a cada 6 ou 8 horas. Usualmente, se adicionado ao midazolan, costuma-se reduzir a dose da primeira medicação antes da introdução da levomepromazina. 12,5 mg EV a cada 4 a 12 horas OU 3 a 5 mg/hora	• Melhor opção para pacientes em *delirium*. Podem causar agitação parodoxal, efeitos extrapiramidais ou colinérgicos.
Fenobarbital (Gardenal®)	Ataque: 2 a 3 mg/kg EV lento (máximo 50 mg/min.) Manutenção: 1 a 2 mg/kg/hora, titulados pelo sintomas e sedação leve.	• Início de ação rápido e ação anticonvulsivante.

Fonte: Elaborada pela autoria.

Referências

1. Oliveira RA, coord. Cuidado paliativo. São Paulo: Conselho Regional de Medicina do Estado de São Paulo; 2008. 689 p. ISBN 978-85-89656-15-3.
2. Bruera E, Hui D. Integrating supportive and palliative care in the trajectory of cancer: establishing goals and models of care. J Clin Oncology 2010; 28(25): 4013-7.
3. Breivik H, Cherny N, Collett B, et al. Cancer-related pain: a pan-European survey of prevalence, treatment, and patient attitudes. Ann Oncol 2009; 20(8): 1420-33. DOI: 10.1093/annonc/mdp001.
4. Sun V, Borneman T, Piper B, et al. Barriers to pain assessment and management in cancer survivorship. J Cancer Surviv 2008; 2(1): 65-7. DOI: 10.1007/s11764-008-0047-0.
5. Bruera E, Willey JS, Ewert-Flannagan PA, et al. Pain intensity assessment by bedside nurses and palliative care consultants: a retrospective study. Support Care Cancer 2005; 13(4): 228-31. DOI: 10.1007/s00520-004-0692-4.
6. Rustøen T, Valeberg BT, Kolstad E, et al. The PRO-SELF(©) Pain Control Program improves patients' knowledge of cancer pain management. J Pain Symptom Manage 2012; 44(3): 321-30. DOI: 10.1016/j.jpainsymman.2011.09.015.
7. Anderson KO, Richman SP, Hurley J, et al. Cancer pain management among underserved minority outpatients: perceived needs and barriers to optimal control. Cancer 2002; 94(8): 2295-304. DOI: 10.1002/cncr.10414.
8. Miaskowski C, Dodd MJ, West C, et al. Lack of adherence with the analgesic regimen: a significant barrier to effective cancer pain management. J Clin Oncol 2001; 19(23): 4275-9. DOI: 10.1200/JCO.2001.19.23.4275.
9. Barbosa SMM. Manual de academia nacional de cuidados paliativos. Rio de Janeiro: Diagraphic; 2009. 340 p. ISBN 978-85-89718-27-1.
10. Pinto MC, Minson FP, Lopes AC, Laselva CR. Adaptação cultural e validação da reprodutibilidade da versão em português (Brasil) da escala de dor Pain Assessment in Advanced Dementia (PAINAD-Brasil) em pacientes adultos não comunicantes. Einstein 2015; 13(1): 14-9. DOI: 10.1590/S1679-45082015AO3036.
11. Lau CH, Wu X, Chung VC, et al. Acupuncture and related therapies for symptom management in palliative cancer care: systematic review and meta-analysis. Medicine (Baltimore) 2016 Mar; 95(9): e290. DOI: 10.1097/MD.0000000000002901.
12. Hökkä M, Kaakinen P, Pölkki T. A systematic review: non-pharmacological interventions in treating pain in patients with advanced cancer. J Adv Nurs 2014; 70(9): 1954-69.
13. Hurlow A, Bennett MI, Robb KA, et al. Transcutaneous electric nerve stimulation (TENS) for cancer pain in adults. Cochrane Database Syst Rev 2012 Mar 14; (3): CD006276.
14. Araujo LF, Soeiro AM, Serrano Junior CV. Eventos cardiovasculares: um efeito de classe dos inibidores de COX-2. Arq Bras Cardiol 2005; 85(3): 222-9. DOI: 10.1590/S0066-782X2005001600016.
15. Trescot AM, Helm S, Hansen H, et al. Opioids in the management of chronic non-cancer pain: An Update of American Society of the Interventional Pain Physicians' (ASIPP) Guidelines. Pain Physician 2008; 11(2 Suppl): S5-S62.
16. Finnerup NB, Attal N, Haroutounian S, et al. Pharmacotherapy for neuropathic pain in adults: a systematic review and meta-analysis. Lancet Neurol 2015; 14(2): 162-73.

17. Armero P, Muriel C, Santos J, Sánchez-Montero FJ, Rodríguez RE, González-Sarmiento R. Genetic foundations of pain. Rev Soc Esp Dolor 2004; 11: 444-51.

18. Nelson AD, Camilleri M. Opioid-induced constipation: advances and clinical guidance. Ther Adv Chr Dis 2016; 7(2): 121-34. DOI: 10.1177/2040622315627801.

19. Webster LR. Opioid-Induced Constipation. Pain Med 2015; 16: S16-21. DOI: 10.1111/pme.12911.

20. Büttner M, Walder B, von Elm E, Tramèr MR. Is a low dose of haloperidol a useful antiemetic? A meta-analysis of published and unpublished randomized trials. Anesthesiology 2004; 101(6): 1454-63.

21. Glare P, Miller J, Nikolova T, Tickoo R. Treating nausea and vomiting in palliative care: a review. Clin Interv Aging 2011; 6: 243-59.

22. Pereoutka S, Snyder SH. Antiemetics: neurotransmitter receptor binding predicts therapeutic actions. Lancet 1982; 319(8273): 658-9. DOI: 10.1016/S0140-6736(82)92206-1.

23. Ripamonti CI, Easson AM, Gerdes H. Management of malignant bowel obstruction. Eur J Cancer 2008; 44(8): 1105-15. DOI: 10.1016/j.ejca.2008.02.028.

24. Watson M, Lucas C, Hoy A, Wells J. Oxford Handbook of Palliative Care. Flexicover 2009: 1088. ISBN 9780199234356.

25. Thomas JR, Von Gunten CF. Clinical management of dyspnea. Lancet Oncol 2002; 3(4): 223-8. DOI: 10.1016/S1470-2045(02)00713-1.

26. Irwin MD, Pirrello RD, Hirst JM, et al. Clarifying Delirium Management: Practical, Evidenced-Based, Expert Recommendations for Clinical Practice. J Pall Med 2013; 16(4): 423-35.

27. Cherny NI, Radbruch L. European Association for Palliative Care (EAPC) recommended framework for the use of sedation in palliative care. Palliat Med 2009, 23(7): 581-93.

Eletrocardiograma: interpretação inicial e principais anormalidades

18

- *Felipe Duarte Silva*
- *Hassan Rahhal*
- *Layara Lipari*
- *José Grindler*

O eletrocardiograma (ECG) é uma ferramenta muito útil na prática clínica diária. Tanto na emergência, para auxílio diagnóstico das síndromes coronarianas, arritmias e condições clínicas com repercussão cardíaca aguda, quanto no contexto ambulatorial, como instrumento para avaliação de lesões de órgão-alvo, sua correta interpretação é fundamental e requer do médico conhecimento do assunto.

São muitos os caminhos possíveis para a análise de um ECG. O melhor é aquele que o deixe confortável e que o permita não esquecer nenhum detalhe importante que poderá auxiliar na tomada de decisão à beira leito.

Discutiremos a seguir como iniciar a interpretação do ECG normal baseada em um roteiro simples, mas estruturado. Na sequência, você terá acesso às principais alterações eletrocardiográficas encontradas na prática clínica. Ao final de cada análise feita, espera-se que o laudo contenha o **ritmo** cardíaco e as **conclusões** das principais alterações encontradas.

Análise do ECG normal

Identificação

Sempre confira se o exame é mesmo do paciente em atendimento. A identificação correta do paciente é a primeira das seis metas internacionais de segurança do paciente e evita eventos adversos graves. Além disso, lembre-se de que características como idade e sexo podem levá-lo a diferentes interpretações dos achados. Por exemplo, o achado de taquicardia sinusal é esperado para um recém-nascido.

Técnica de realização do exame

O registro deverá ser feito sempre em papel milimetrado. A velocidade do registro deve ser de 25 mm/s e a voltagem deve estar ajustada em N, que representa a proporção 1 mV = 10 mm, conforme mostra a Figura 18.1. Essas configurações são especificadas nas bordas do exame e podem ser ajustadas pelo operador do aparelho, a depender do interesse. Lembre-se de que os valores padronizados para a normalidade são calculados com base nessas características padrão.

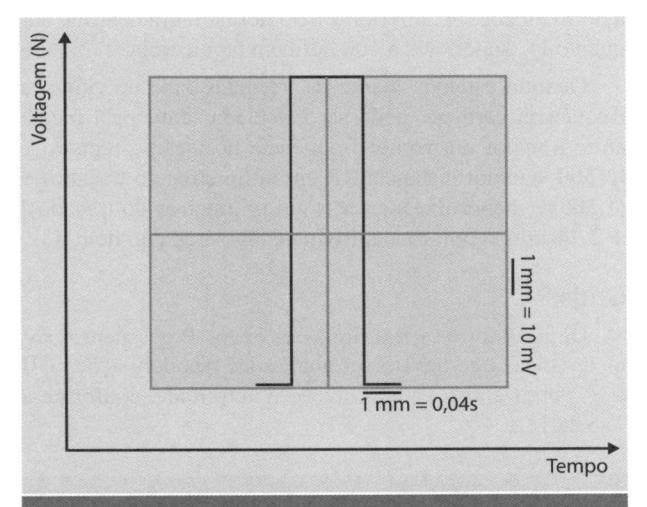

Figura 18.1 – Configurações padrão do papel eletrocardiográfico.

Fonte: Elaborada pela autoria.

Ritmo e frequência

Busque o ritmo observando as derivações do plano frontal e a derivação de registro longo de 10 segundos – frequentemente DII –, localizada abaixo das tradicionais 12 derivações.

Se observar ondas P, calcule seu eixo a partir de DI e aVF; observe se ela tem morfologia regular e se precede QRS, guardando relação com o mesmo.

Como o ritmo de normalidade é o **sinusal**, devemos sempre buscar sua ocorrência. Uma irregularidade na frequência não exclui a possibilidade de um ritmo sinusal. Esse fenômeno é frequentemente visto em indivíduos jovens, cuja frequência cardíaca pode ter variação expressiva com a respiração. Nesse caso, chamamos de *arritmia sinusal respiratória*.

Definição de Ritmo Sinusal: ritmo caracterizado pela presença de ondas P com eixo elétrico entre -30º e +90º – orientação positiva em DI, DII e aVF –, que precedem e guardam íntima relação com os complexos QRS. Sua morfologia pode sofrer discretas variações de acordo com a frequência cardíaca e com a respiração.

Definido o ritmo, calcule, então, a frequência cardíaca (FC).

Se o aparelho estiver ajustado para 25 mm/s, podemos fazer uma "regra de três" e concluir que dentro de 1 minuto teremos 1.500 mm. Por isso, FC = 1.500 ÷ distância RR em milímetros, que compreende a distância entre duas ondas R consecutivas no registro.

Outra forma de se calcular a FC é fazendo uma "regra de três" a partir da linha inferior do ECG. Como ela tem duração de 10 segundos, podemos contar o número de complexos QRS (sístoles elétricas ventriculares) e multiplicar por 6.

FC entre 50 e 100 batimentos por minuto correspondem à normalidade. FC inferiores a 50 definem bradicardia, enquanto FC superiores a 100 definem taquicardia.

Quando estamos diante de irregularidade no ritmo, a frequência cardíaca pode ser calculada tanto pela média entre a maior e a menor frequência no mesmo registro – [(1500 ÷ maior distância RR em milímetros do traçado) + (1.500 ÷ menor distância RR em milímetros do traçado)] ÷ 2, quanto pela forma aproximada mostrada no item ii.

Onda P

De uma forma geral, todas as ondas P possuem 4 características que devem ser analisadas nas derivações DII e V1: eixo, morfologia, duração e amplitude, conforme a Tabela 18.1.

Tabela 18.1 – Características da onda P normal.				
	Morfologia	**Duração**	**Amplitude**	**Eixo**
DII	Fusão de duas ondas	≤ 3 mm + entalhe (P *mitrale*)	< 2,5 mm	Eixo sinusal: onda P positiva em DI, DII e aVF (a rigor, entre -30° e +90°.
V1	Plus-minus (positiva e negativa); Plus; minus		Porção positiva ≤ 1,5 mm	
			Área da porção negativa ≤ 1 mm²	

Fonte: Elaborada pela autoria.

Intervalo PR

O intervalo PR é aquele que compreende a distância entre o início da onda P e o início do complexo QRS, qualquer que seja sua morfologia. A duração do PR não sofre alterações nas diferentes as derivações do ECG, porém sua medida é mais fácil naquelas em que se visualiza melhor a onda P. O intervalo PR normal deve ter entre 3 e 5 mm. Para as alterações nesses valores, interrogam-se as seguintes hipóteses diagnósticas:

a. PR < 3 mm → Ritmo juncional? Pré-excitação?

b. PR > 5 mm → Bloqueio atrioventricular de primeiro grau?

c. PR variável → Bloqueio atrioventricular de segundo grau tipo I? Dissociação AV?

Complexos QRS

O complexo QRS representa a resultante elétrica da despolarização dos ventrículos. Assim como para a onda P, devemos avaliar as características essenciais de uma onda (ou de um complexo de ondas, no caso):

Morfologia

Varia conforme a derivação (tratam-se de "pontos de vista" distintos do mesmo fenômeno elétrico).

As ondas R (ondas positivas do complexo) devem progredir em tamanho de V1 a V6, uma vez que as derivações do plano horizontal se dirigem das câmaras direitas para as esquerdas, ou seja, de frente para trás, onde está localizada a resultante elétrica ventricular de despolarização.

Duração

A duração esperada máxima para o complexo QRS é de até 3 mm, fazendo os complexos QRS estreitos, uma vez que os estímulos elétricos caminham por um rápido e especializado sistema de condução. Anormalidades nesta medida levam aos questionamentos:

a. QRS > 3 mm e ritmo supraventricular → considerar bloqueio de ramo.

b. QRS > 3 mm e ausência de ritmo supraventricular → Considere ritmo idioventricular; taquicardia ventricular; distúrbios metabólicos, como hipercalemia ou ação de medicamentos.

Amplitude

Útil na avaliação de sobrecargas ventriculares e será abordada ainda nessa seção, mais à frente.

Baixa amplitude: definida quando os complexos QRS no plano frontal têm menos que 5 mm e/ou menos que 10 mm no plano horizontal. Isso pode ser relacionado com condições clínicas com derrame pericárdico, hipotireoidismo, obesidade ou DPOC.

Eixo

O eixo elétrico do QRS varia normalmente entre −30 e +110?. Sugere-se começar essa análise observando inicialmente DI e aVF, avaliando nessas derivações a orientação predominante do QRS. Possibilidades diagnósticas são mostradas na Figura 18.2.

Segmento ST

O segmento ST corresponde ao período de sístole mecânica ventricular. Sua característica mais importante é o nível em que se encontra. Sua importância dá-se nas lesões isquêmicas do coração nas quais podemos observar supradesnivelamento do segmento ST, alteração muito relevante no contexto de dor torácica ("infarto com supra").

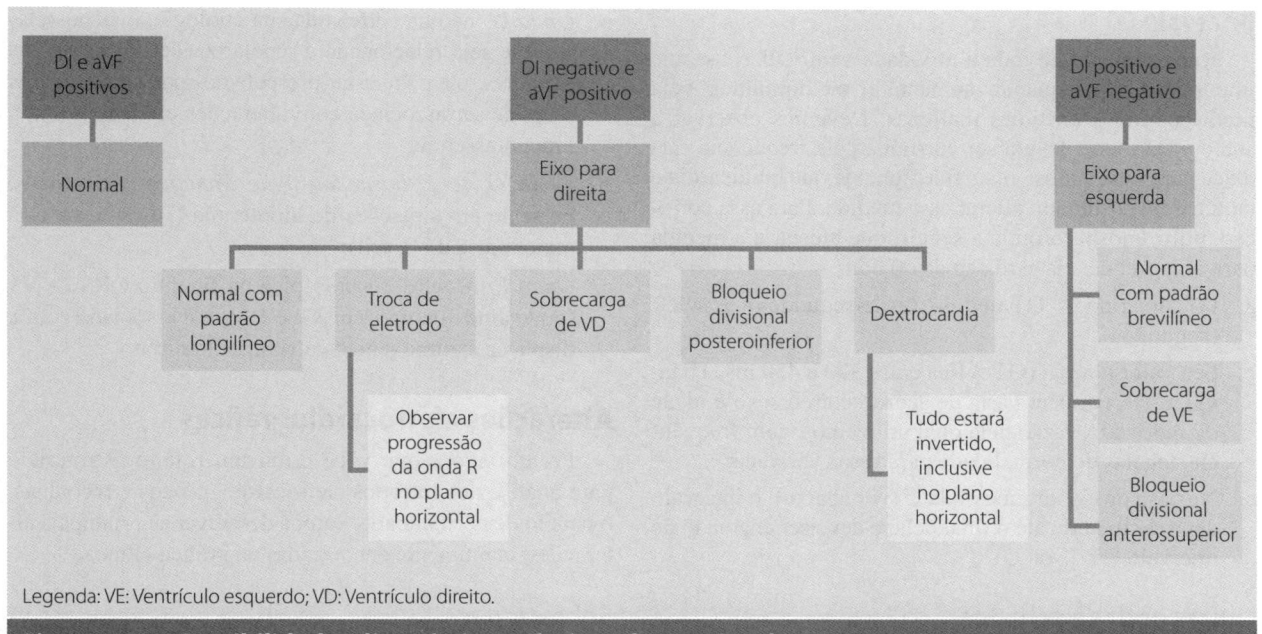

Legenda: VE: Ventrículo esquerdo; VD: Ventrículo direito.

Figura 18.2 – Possibilidades diagnósticas relacionadas ao eixo do QRS.

Fonte: Elaborada pela autoria.

Para o diagnóstico dos desníveis do segmento ST utilizamos o ponto J como referencial, representado pelo ponto final da inscrição do QRS em sua interseção com o segmento ST.

a. *Supradesnivelamento do segmento ST (SST):* elevação ≥ 1 mm do ponto J e do segmento ST, que assume concavidade superior em duas derivações que exploram uma mesma região envolvida (contíguas). Essa regra se aplica para as derivações do plano frontal e derivações esquerdas.

Obs.: Para as derivações V1, V2 e V3, o SST requer elevação

- ≥ 1,5 mm em mulheres;
- ≥ 2,0 mm em homens acima de 40 anos;
- ≥ 2,5 mm em homens abaixo de 40 anos.

b. *Infradesnivelamento do segmento ST:* rebaixamento do ponto J e do segmento ST (medido até 1,5 mm do ponto J) ≥ 0,5 mm, com formato horizontal ou descendente, em duas derivações contíguas.

c. *Padrão de Strain:* infradesnivelamento de ST e inversão com assimetria de onda T. Normalmente, a despolarização ventricular (representada na Figura 18.3 pela letra D) ocorre do endocárdio para o epicárdio e a repolarização segue o caminho oposto (representada na Figura 18.3 pela letra R). Na prática, vemos o complexo QRS e a onda T apresentando o mesmo sentido. O *strain* é um marcador frequente de sobrecarga ventricular (SV), na qual há alteração da repolarização ventricular, que, em situações de maior gravidade, passa a ocorrer do endocárdio para o epicárdio, fazendo com que QRS e T tenham sentidos diferentes. O padrão de *strain* pode ser visto tanto nas sobrecargas esquerdas quanto direitas, o que é sinalizado pelas derivações precordiais em que aparece (V1, V2 para SV direita, DI, aVL; V5, V6 para SV esquerda).

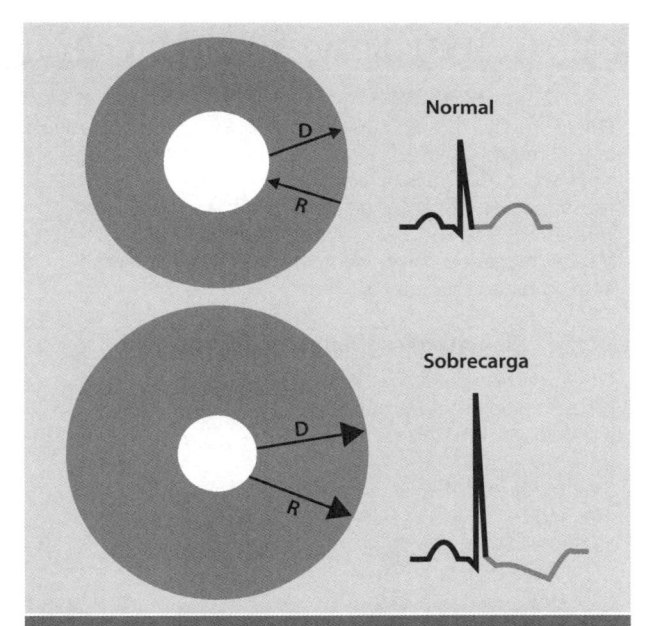

Figura 18.3 – Repolarização ventricular. Padrão normal e de sobrecarga ventricular (*strain*).

Fonte: Elaborada pela autoria.

Onda T

A onda T, representante da repolarização ventricular, tem 2 características essenciais a serem observadas:

a. *Assimetria:* o padrão normal é que ela seja assimétrica com ascensão lenta e descenso rápido.

b. *Sentido:* seu sentido costuma acompanhar o QRS (onde o QRS é positivo, a onda T também é positiva), mas pode haver inversão em relação ao QRS em V1-V2 (padrão comum em jovens).

209

Intervalo QT

Representante de toda a atividade ventricular, assume importante papel quando aumentado ou diminuído pela predisposição a arritmias malignas. Devemos observar a sua duração, que deverá ser corrigida pela frequência cardíaca para uma análise mais fidedigna, já que bradicardia e taquicardia costumam alterar essa medida. Para essa correção, utilizamos a fórmula a seguir, que ajustaria a medida para uma frequência cardíaca de 60 bpm.

a. QTcorrigido = QTmedido (milissegundos) $\div \sqrt{RR}$ (segundos).

b. Seu valor normal (QTc) fica entre 370 e 450 ms. Todavia, o QT também varia de acordo com o sexo e idade do indivíduo, razão pela qual utilizamos, com frequência, tabelas de normalidade para essas variáveis.

c. No caso de existir uma onda U (ver abaixo), o intervalo deve ser medido até o final dela, e deve ser chamado de intervalo QT-U ou QU.

Outras ondas e achados

Devemos considerar sempre a análise do restante do exame para uma interpretação adequada desses achados:

a. *Onda U:* não há certeza da sua etiologia, mas postula-se que seja relacionada à repolarização dos músculos papilares; ela pode estar presente nos pacientes hígidos ou pode ser associada com alterações clínicas, como a hipopotassemia;

b. *Onda O de Osborne ou J de Tomajewski:* torna-se presente em situações de hipotermia (situação rara na maior parte do Brasil);

c. *Onda Épsilon:* deflexão típica no final do QRS de V1 (pode ainda ocorrer em V2 e V3), e é associada com a displasia arritmogênica de ventrículo direito.

Alterações eletrocardiográficas

Pronto, agora que você criou um roteiro estruturado para análise dos traçados eletrocardiográficos e reconhece o padrão de normalidade, vamos descrever as principais alterações, comumente encontradas na prática clínica.

Sobrecargas

Os critérios para definirmos sobrecargas de câmaras cardíacas encontram-se no Quadro 18.1.

Quadro 18.1 – Critérios para sobrecargas de câmaras cardíacas.		
Sobrecarga de Átrio Direito (SAD)	**Sobrecarga de Átrio Esquerdo (SAE)**	
DII – aumento da amplitude de P, além de 2,5 mm, com seu apiculamento. Chamada ainda de "P pulmonale" quando seu eixo é desviado para além de +60° e próximo de +90°, mostrando-se ampla nas derivações inferiores, maior em D1 que em D3. **V1** – Aumento do componente positivo da onda P em V1, com amplitude superior a 1,5 mm	**DII** – aumento da duração de P, além de 3 mm, podendo haver entalhamento da mesma, por separação dos componentes do AD e do AE ("P mitrale") **V1** – *Índice de Morris:* a onda P deve ter padrão *plus-minus*, e a área da porção negativa da onda P é maior que 1 mm²	
Sobrecarga de Ventrículo Direito (SVD)	**Sobrecarga de Ventrículo Esquerdo (SVE)**	
Desvio do eixo para a direita além de +110° *Dicas para pensarmos em sobrecarga ventricular direita:* R dominante em V1 e V2. (qRs, qR, rsR') S profunda em V4 e V5 (R/S ≈ 1) Padrão de Strain de VD (V1 e V2) R V1 + SV5 ou V6 > 10,5 mm	**Critérios isolados de voltagem:** i. *Sokolov-Lyon:* SV1 + RV5 ou RV6 (maior R) > 35 mm ou > 40 mm em indivíduos jovens (< 28 anos) ii. *Cornell Modificado:* RaVL + SV3 > 24 mm em homens e > 20 em mulheres iii. *RaVL > 11*	
	Escore de Romhilt-Estes – SVE: 5 ou mais pontos – Provável SVE: 4 pontos	
	Critérios de Voltagem	
	Onda R ou S ≥ 20 mm no plano frontal	
	Onda S ≥ 30 mm em V1, V2 ou V3	3 pontos
	Onda R ≥ 30 mm em V4, V5 ou V6	
	Critério do Padrão de Strain	
	Sem uso de digital	3 pontos
	Com uso de digital	1 ponto
	Desvio do eixo do QRS ≥ −30°	2 pontos
	Duração do QRS ≥ 0,09s	1 ponto
	Índice de Morris	3 pontos
	Deflexão intrinsecoide em V5 e V6 ≥ 0,05s	1 ponto

Fonte: Adaptado de Rev. Bras. Hipertens. vol. 15(2):81-89, 2008.

Bloqueios de ramo e bloqueios divisionais

Bloqueios de ramo (BR)

Bloqueios de ramo são distúrbios originados a partir do retardo na condução intraventricular pelos ramos direito e/ou esquerdo e/ou suas divisões. Esses retardos são traduzidos pelo aumento de duração de QRS, marca típica dos bloqueios de ramo. Em termos práticos, podem acarretar assincronia de contração entre os ventrículos, podendo resultar em queda do débito cardíaco, em última instância. Para diagnóstico diferencial dos bloqueios de ramo, utilizamos o algoritmo mostrado na Figura 18.4.

Bloqueios Divisionais (BD)

Tanto os ramos direito quanto esquerdo apresentam subdivisões mais terminais que auxiliam na sincronia da chegada do estímulo elétrico despolarizante às bases. O ramo esquerdo, de maior significado clínico, dá origem às divisões anterossuperior (AS), anteromedial (AM) e posteroinferior (PI), enquanto o ramo direito origina as divisões superior e inferior direitas. Com base na prevalência dos distúrbios divisionais, discutiremos apenas os bloqueios divisionais relacionados ao ramo esquerdo.

Diferentemente dos bloqueios de ramo, os bloqueios divisionais não acarretam atraso de condução significativo que altera a duração do QRS, que se mantém inferior a 3 mm.

Os critérios diagnósticos dos dois bloqueios divisionais mais prevalentes (BDAS e BDPI), relacionados ao ramo esquerdo, encontram-se na Tabela 18.2.

Bloqueios Atrioventriculares (BAV)

Os BAV são distúrbios caracterizados pelo retardo (mais leves) ou pela ausência de comunicação (mais graves) entre os átrios e os ventrículos. Isso se dá por alterações na região da Junção Atrioventricular, mais frequentemente por doenças que afetam o nó atrioventricular. Esses bloqueios podem ser classificados quanto ao seu padrão de ocorrência. O Quadro 18.2 mostra essa classificação.

Os **batimentos de escape** ou **ritmos de escape** costumam ocorrer em situações de bradicardia, quando algum foco cardíaco assume tardiamente o ritmo, em uma situação em que, por exemplo, o nó sinusal deixa de funcionar ou a condução atrial para o ventrículo é bloqueada.

De modo geral, há dois grandes tipos de escape:

a. *Juncional:* é o tipo de escape mais comum. Nessa situação, a gênese da despolarização ventricular passa a ocorrer no território da junção AV e, então, difunde-se para os ventrículos por meio dos ramos, originando QRS estreitos. É comum ver ondas P muito próximas ao complexo QRS que a ela está relacionado, precedendo-o, ocorrendo de forma simultânea ou mesmo posterior. Trata-se de um ritmo com frequência cardíaca mais elevada (média de 40 a 50 bpm).

b. *Ventricular*: é o tipo de escape caracterizado pela gênese da despolarização ventricular estar situada no próprio ventrículo e, então, difundir-se por entre as câmaras cardíacas célula a célula, originando QRS largos. Nessa situação, a frequência cardíaca ventricular costuma ser mais baixa (média de 30 a 40 bpm).

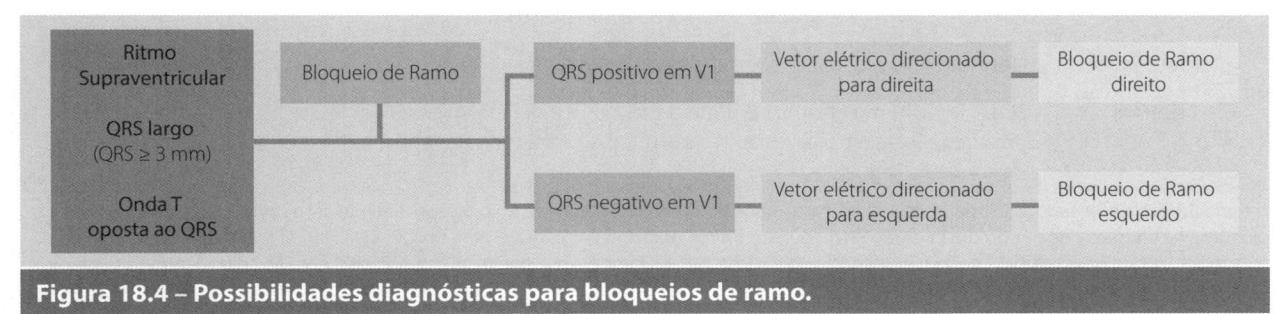

Figura 18.4 – Possibilidades diagnósticas para bloqueios de ramo.

Fonte: Elaborada pela autoria.

Tabela 18.2 – Diagnóstico diferencial dos bloqueios divisionais.

	Bloqueio divisional anterossuperior	Bloqueio divisional posteroinferior
Características	• Eixo QRS ≥ –45° (+ DI e – aVF e – DII) • QRS com morfologia rS em DII, DIII, avF • Onda S em DIII > S em DII • Onda S em DIII com amplitude ou área equivalente superior a 15 mm • Progressão lenta de R em V1, V2 e V3 • Presença de S em V4, V5 e V6	• Eixo QRS além de + 90° (-DI e + aVF). • QRS com morfologia qR em DII, DIII e avF. • Onda R em DIII > R em DII • Onda R em DIII com amplitude ou área equivalente superior a 15 mm. • Ondas S em V2 a V6.
Observações	BRD junto com BDAS é uma alteração característica da doença de Chagas.	Não aplicável para pacientes longilíneos, ou portadores de SVD ou de área inativa lateral.

Fonte: Elaborada pela autoria.

Quadro 18.2 – Possibilidades diagnósticas dos bloqueios atrioventriculares.

	BAV de 1º Grau
Característica	**Todos** os impulsos atriais são conduzidos aos ventrículos, porém com retardo.
Critérios	Intervalo PR fixo e com duração superior 5 mm.

	BAV de 2º Grau, tipo (Mobitz) I
Característica	**Alguns** impulsos atriais são conduzidos aos ventrículos.
Critérios	Presença do *fenômeno de Wenckebach*: aumento progressivo do intervalo PR até o bloqueio de condução total, em que a onda P não é capaz de originar um complexo QRS a seguir. Nesse caso, o intervalo PR do batimento a seguir ao bloqueio é sempre menor que o último.

	BAV de 2º Grau, tipo (Mobitz) II
Característica	**Alguns** impulsos atriais são conduzidos aos ventrículos.
Critérios	Ondas P com ritmo regular entre elas (intervalo PP regular), conduzindo complexos QRS na relação 1:1, até que, ocasionalmente, observa-se o bloqueio, no qual a onda P é incapaz de conduzir o QRS a seguir. Essa claudicação na condução pode ter frequência variável.

	BAV de 2º Grau 2:1
Característica	**Alguns** impulsos atriais são conduzidos aos ventrículos.
Critérios	Para cada 2 ondas P, uma conduz um QRS e a outra está bloqueada. É importante ressaltar que o intervalo PP deve ser constante para que se exclua o diagnóstico diferencial de extrassístole atrial bloqueada, marcada por uma onda P precoce em relação ao esperado.

	BAV Avançado
Característica	**Alguns** impulsos atriais (minoria) são conduzidos aos ventrículos.
Critérios	A minoria (< 50%) dos batimentos atriais é capaz de conduzir complexos QRS, assumindo proporções de condução superiores a 2:1 (ex. 3:1, 4:1, 5:1 etc.).

	BAV de 3º Grau ou BAV Total (BAVt)
Característica	**Nenhum** impulso atrial é conduzido aos ventrículos.
Critérios	Dissociação completa entre o ritmo das ondas P e dos complexos QRS. Nesse caso, o ventrículo terá uma frequência própria (RR) e o átrio outra (PP). Para todo BAVt há um ritmo de suplência, chamado de *escape* (ver a seguir).

Legenda: a. BAV de 1º grau; b. BAV de 2º grau, tipo I. Note como os intervalos PR aumentam progressivamente até a onda P bloqueada. Após o bloqueio, há retomada do ritmo, com intervalo PR menor; c.1. BAV 2º grau tipo II; c.2. BAV 2º grau tipo 3:1 (avançado); d. BAV total com ritmo de escape ventricular. Nesse caso o intervalo PP é constante e o intervalo RR também o é, porém ambos (PP e RR) não são coincidentes (dissociação). O símbolo "X" representa a onda P bloqueada.

Fonte: Elaborado pela autoria.

Lembre-se de que para todo BAVt diagnosticado, deve-se relatar o ritmo de suplência associado (ver exemplo na Figura 18.5, item d).

Extrassístoles e taquiarritmias

Extrassístoles

São batimentos precoces, dotados de um período de acoplamento ao batimento anterior, e sucedidos de uma pausa compensatória – intervalo prologado entre o batimento extrassistólico e o próximo batimento. Veja exemplos na Tabela 18.3 e Figura 18.6.

Elas são extremamente comuns mesmo em indivíduos saudáveis, mas em situações de isquemia ou cardiomiopa-tia estrutural, por exemplo, podem ocorrer com maior frequência e podem precipitar arritmias malignas.

As extrassístoles podem ter sua origem supraventricular (atrial, juncional) ou ventricular, além de serem classificadas em:

- *Extrassístoles bigeminadas:* quando ocorre extrassístole seguida de batimento "normal".
- *Extrassístoles pareadas:* quando ocorrem duas extrassístoles seguidas.
- *Triplete:* quando ocorrem três batimentos ventriculares sequenciais.
- *Extrassístoles interpoladas:* quando uma extrassístole ocorre entre 2 batimentos normais, sem, no entanto, alterar o RR (nesse caso não ocorre uma pausa compensatória).

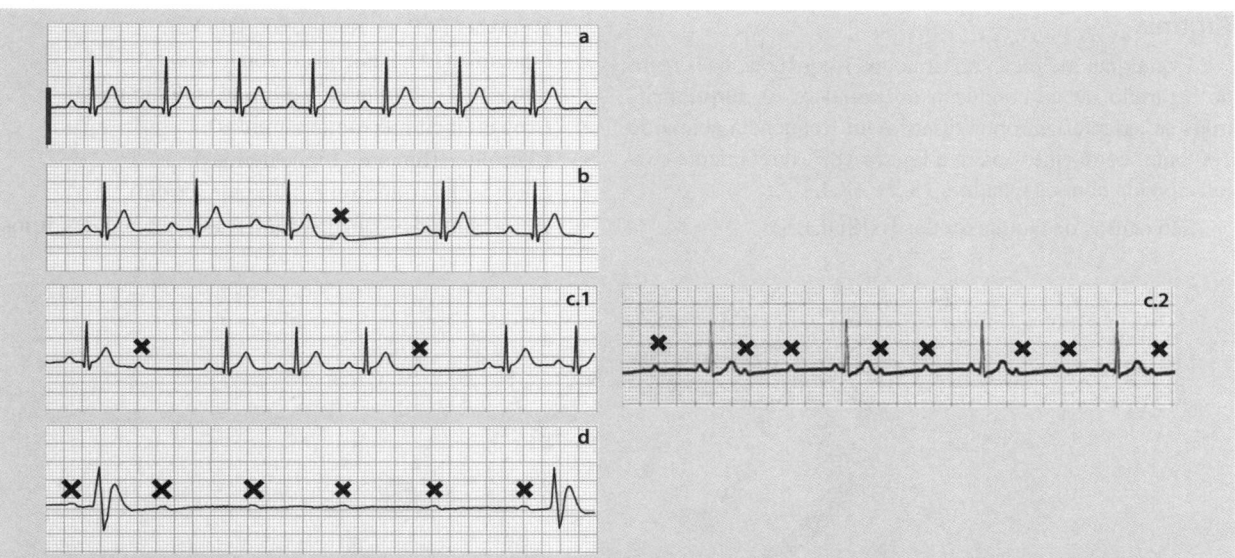

Legenda: a. BAV de 1º grau; b. BAV 2º grau, tipo I. Note como os intervalos PR aumentam progressivamente até a onda P bloqueada. Após o bloqueio, há retomada do ritmo, com intervalo PR menor; c.1. BAV 2º grau tipo II; c.2. BAV 2º grau tipo 3:1 (avançado); d. BAV total com ritmo de escape ventricular. Nesse caso o intervalo PP é constante e o intervalo RR também o é, porém ambos (PP e RR) não são coincidentes (dissociação). O símbolo "X" representa a onda P bloqueada.

Figura 18.5 – Os diferentes tipos de BAV.

Fonte: Traçados retirados da internet – EKG. Academy. Disponível em: <https://ekg.academy/heart-block-rhythms>. Acesso em: 11 out. 2018.

Tabela 18.3 – Extrassístoles.

	Extrassístole supraventricular	Extrassístole ventricular
Características	*Origem atrial* Presença de onda P precedendo e originando o complexo QRS extrassistólico. *Origem juncional* Presença de onda P juncional (antes, durante ou após o QRS e com um intervalo PR curto).	QRS largo e dissociação entre qualquer onda P e aquele QRS. *Atenção:* a presença de onda P precedendo o batimento extrassistólico de QRS largo e originando-o faz com o que o mesmo seja denominado **supraventricular, conduzido com aberrância**. Podem ser monomórficas ou polimórficas.

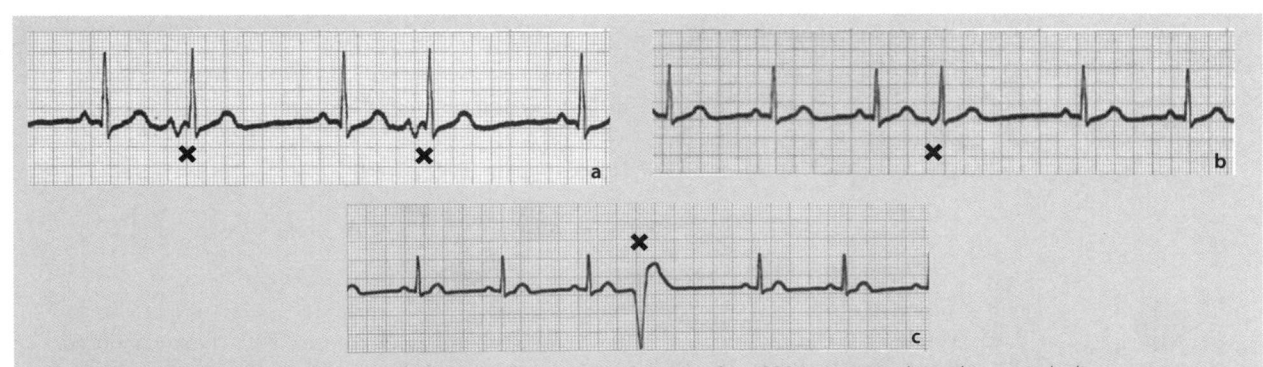

Legenda: a. extrassístole atrial – note a ocorrência da onda P precedendo o complexo QRS. Nesse traçado, podemos ainda dizer que as extrassístoles estão bigeminadas; b. extrassístole juncional – note a ocorrência da onda P, negativa, imediatamente anterior ao QRS; extrassístole ventricular – note a ausência de onda P precedendo o QRS e o mesmo com duração aumentada. Nos casos em que a duração do complexo QRS é aumentada, mas observa-se ocorrência de onda P relacionada a esse, damos o nome de extrassístole atrial conduzida com aberrância.

Figura 18.6 – Os diferentes tipos de extrassístoles.

Fonte: Traçados retirado da internet – EKG. Academy. Disponível em: <https://ekg.academy/heart-block-rhythms>. Acesso em: 11 out. 2018.

Arritmia

É qualquer alteração no ritmo, na frequência, na origem do estímulo ou na condução do impulso. As **taquiarritmias** se caracterizam por ritmos com frequência acima de 100 bpm, conforme mostra a Figura 18.7, diretamente correlacionada com os Quadros 18.3 e 18.4.

São causas de taquiarritmias (HISDEBS):

- **H**ipóxia (TEP, pneumotórax, DPOC).
- **I**squemia (IAM, doença coronariana).
- **S**impático estimulando (estresse, anfetaminas).
- **D**rogas (incluindo antiarrítmicos).
- **E**letrólitos (hiper ou hipocalemias).
- **B**radicardias (síndrome braditaquicardia).
- e**S**tiramento das câmaras cardíacas (aumento dos átrios).

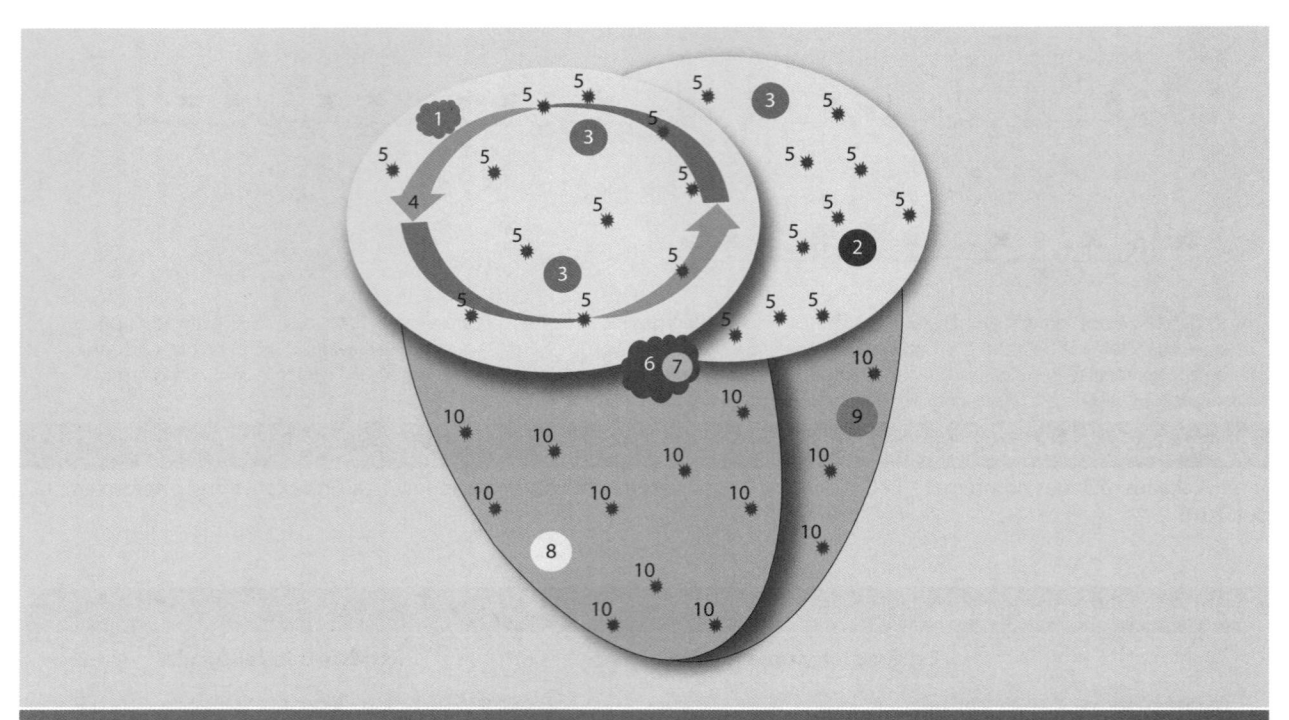

Figura 18.7 – Exemplos de origens anatômicas das taquiarritmias, relacionados com o Quadro 18.4.

Fonte: Propriedade do Serviço de Eletrocardiograma da Disciplina de Clínica Geral e Propedêutica, responsável dr. José Grindler.

Quadro 18.3 – Taquiarritmias supraventriculares.

Distúrbios supraventriculares		
Símbolo e número correspondente	**Ritmo com frequência normal**	**Ritmo com frequência superior 100 bpm**
1	*Ritmo sinusal* (definição acima)	• *Taquicardia sinusal:* frequência ventricular superior a 100 bpm.
2	*Ritmo atrial ectópico* • Eixo da onda P não é sinusal. • P de morfologia constante.	• *Taquicardia atrial:* frequência das ondas P atriais (não sinusais) superior a 100 bpm. É comum haver condução atrioventricular variável.

(Continua)

(Continuação)

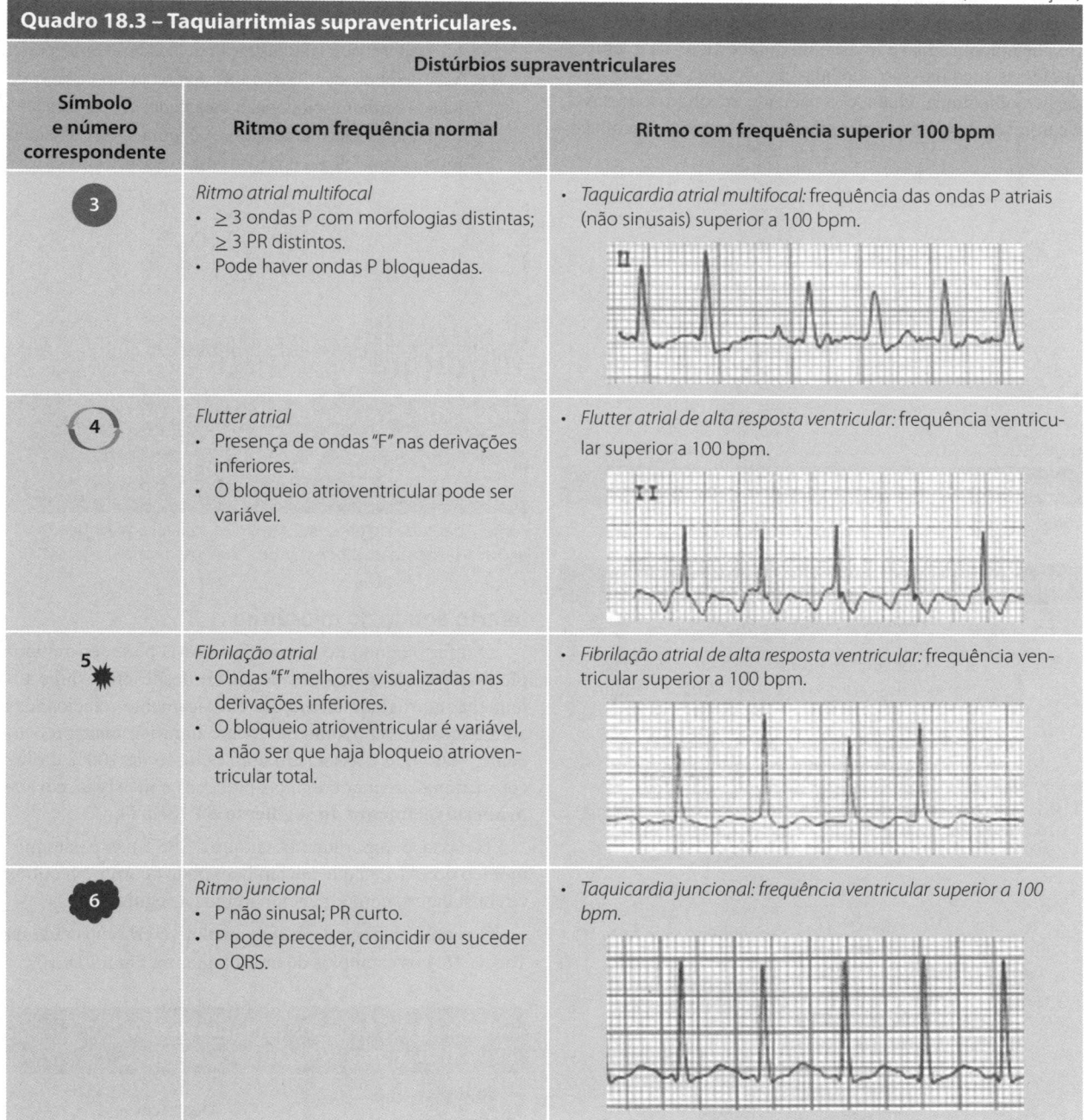

Quadro 18.3 – Taquiarritmias supraventriculares.

Distúrbios supraventriculares		
Símbolo e número correspondente	Ritmo com frequência normal	Ritmo com frequência superior 100 bpm
3	*Ritmo atrial multifocal* • ≥ 3 ondas P com morfologias distintas; ≥ 3 PR distintos. • Pode haver ondas P bloqueadas.	• *Taquicardia atrial multifocal:* frequência das ondas P atriais (não sinusais) superior a 100 bpm.
4	*Flutter atrial* • Presença de ondas "F" nas derivações inferiores. • O bloqueio atrioventricular pode ser variável.	• *Flutter atrial de alta resposta ventricular:* frequência ventricular superior a 100 bpm.
5	*Fibrilação atrial* • Ondas "f" melhores visualizadas nas derivações inferiores. • O bloqueio atrioventricular é variável, a não ser que haja bloqueio atrioventricular total.	• *Fibrilação atrial de alta resposta ventricular:* frequência ventricular superior a 100 bpm.
6	*Ritmo juncional* • P não sinusal; PR curto. • P pode preceder, coincidir ou suceder o QRS.	• *Taquicardia juncional: frequência ventricular superior a 100 bpm.*

Fonte: Propriedade do Serviço de Eletrocardiograma da Disciplina de Clínica Geral e Propedêutica, responsável dr. José Grindler.

A arritmia sinalizada com o **número 7** é ocasionada em pacientes com uma reentrada nodal e merece um detalhamento fisiopatológico pela sua relevância clínica e prevalência.

A reentrada nodal ocorre pela existência de uma dupla via dentro do nó atrioventricular. Uma dessas vias tem capacidade de condução rápida, mas repolarização lenta, e outra via, com propriedades opostas, conduz o estímulo de forma mais lenta, porém repolariza-se precocemente. Essa condição é anatomicamente determinada e pode ocorrer em indivíduos sem histórico de cardiopatia. O disparador para a taquicardia por reentrada nodal (TRN) é a ocorrência de uma extrassístole, que fechará um curto-circuito intranodal,

que, por sua vez, assumirá a gênese do ritmo pela frequência rápida de despolarização que assume.

A TRN é comumente caracterizada por frequências cardíacas em torno de 180 bpm, QRS estreito, RR regular e a presença de ondas retrógradas bem próximas do QRS, que são chamadas de "pseudo s" (DI) ou "pseudo r" (V1). Note na Figura 18.8 um exemplo de taquicardia por reentrada nodal. Notar as ondas pseudo r' em V1 e pseudo s em DII, DII e aVF. O tratamento de escolha para o paciente em vigência de TRN é a manobra vagal, seguida de adenosina (6 mg), caso a manobra não funcione. Se houver persistência da arritmia após a dose inicial de adenosina, pode-se dobrá-la (12 mg). Caso o paciente, ainda assim, persista com arritmia, preconiza-se o controle de frequência cardíaca com cronotrópicos negativos (ex. betabloqueador) e revisão do diagnóstico. Vale lembrar que essas medidas são adotadas na vigência de estabilidade hemodinâmica. Quando o paciente encontra-se instável, a cardioversão elétrica sincronizada é a terapia de escolha.

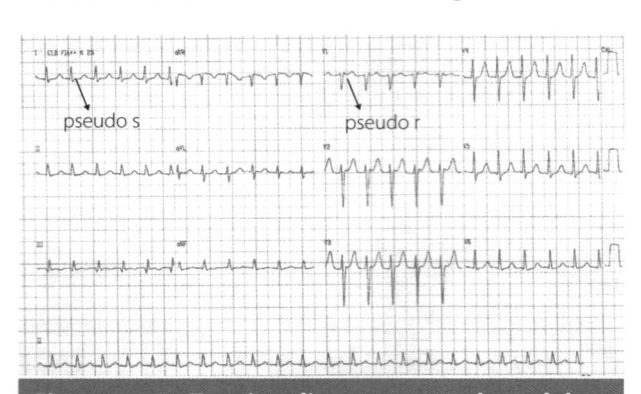

Figura 18.8 – Taquicardia por reentrada nodal.

Fonte: Acervo pessoal da autoria.

Quadro 18.4 – Taquiarritmias ventriculares.

Distúrbios ventriculares		
8	*Ritmo idioventricular* • Ausência de onda P. • QRS largo. • Frequência cardíaca abaixo de 40 bpm.	*Ritmo idioventricular acelerado:* frequência cardíaca superior a 40, normalmente entre 50 e 130 bpm. Costuma estar relacionado à isquemia miocárdica e é muito visualizado na reperfusão química, sendo considerado critério para tal.
9	*Taquicardia ventricular* • 3 ou mais batimentos ventriculares consecutivos com frequência entre eles acima de 100 bpm.	
10	*Fibrilação ventricular* • Ritmo ventricular caótico. • Incompatível com pulso.	

Fonte: Propriedade do Serviço de Eletrocardiograma da Disciplina de Clínica Geral e Propedêutica, responsável dr. José Grindler.

As taquicardias ventriculares (TV) podem, por sua vez, ser classificadas conforme os seguintes critérios:

- **Duração de ocorrência**
  - *Abaixo de 30 segundos:* não sustentada.
  - *Acima de 30 segundos:* sustentada.
- **Morfologia**
  - *Constante:* monomórfica (ver Figura 18.9a)
  - *Inconstante:* polimórfica (múltiplos focos de batimentos ventriculares)

- *Inconstante com padrão oscilante: torsades des pointes.* Essa arritmia merece especial destaque porque costuma ser responsiva à administração de sulfato de magnésio. Vale lembrar que, quando se apresenta no cenário de parada cardiorrespiratória, o tratamento de ressuscitação cardiopulmonar é prioritário. A Figura 18.9b, a seguir, revela a morfologia típica de uma *torsades*.

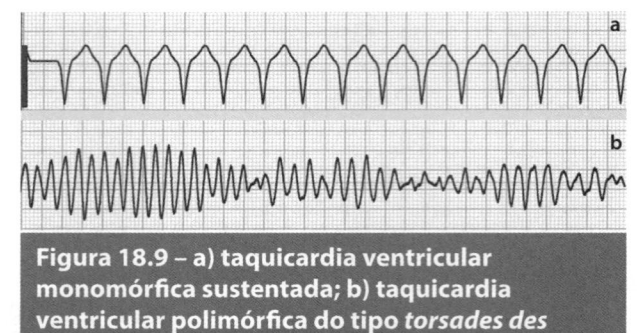

Figura 18.9 – a) taquicardia ventricular monomórfica sustentada; b) taquicardia ventricular polimórfica do tipo *torsades des pointes*.

Fonte: Adaptada de EKG. Academy. Disponível em: <https://ekg.academy/heart-block-rhythms>. Acesso em: 11 out. 2018.

Infarto agudo do miocárdio

O infarto agudo do miocárdio (IAM) pode ter um amplo espectro de alterações no ECG, desde um exame totalmente normal até alterações classicamente relacionadas ao diagnóstico. O padrão eletrocardiográfico mais preocupante, visto que é associado com oclusão de 100% da luz coronariana e requer condutas precoces e incisivas, é o **supradesnivelamento do segmento ST (SSST)**.

Todavia, é importante frisar que o SSST não é patognomônico do IAM, já que ele também pode ocorrer em outras circunstâncias, como mencionaremos a seguir.

O padrão eletrocardiográfico evolutivo está mostrado na Tabela 18.4 os exemplos de morfologias na Figura 18.10.

Tabela 18.4 – Achados temporalmente evolutivos numa oclusão coronariana.

Tempo de dor torácica anginosa	Descrição
0 a 20 minutos (A)	Onda T simétrica e de maior amplitude ("T hiperaguda")
> 30 minutos (B)	Supradesnivelamento do segmento ST
~ 6 horas (C)	Surgimento de ondas Q patológicas (amplitude superior a ¼ da amplitude total do complexo QRS correspondente e/ou duração superior a 1 mm)
~ 24 horas (D)	Inversão da onda T
Alguns dias – Semanas (E)	Regressão do supradesnivelamento do segmento ST

Fonte: Elaborada pela autoria.

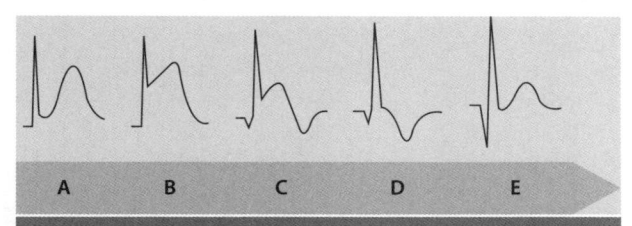

Figura 18.10 – Sequência evolutiva das alterações eletrocardiográficas no infarto agudo do miocárdio com *supradesnivelamento* de ST.

Fonte: Adaptada de EKG Learning Center – https://ecg.utah.edu/lesson/9, acessado em 11/10/2018.

O eletrocardiograma, no contexto do *IAM* com *supradesnivelamento* do segmento ST, tem, além da função diagnóstica *per se,* o poder de apontar a topografia da lesão, permitindo inferir a possível artéria acometida. Tanto para o diagnóstico de IAM com SSST, quanto para localização de lesão, o SSST deve ocorrer em, **pelo menos, 2 derivações contíguas** (ou seja, que observam a mesma parede). Da mesma forma, para uma onda Q patológica representar uma área de IAM antigo ela deve estar presente em, pelo menos, 2 derivações contíguas, e ter mais de 25% da amplitude total do seu QRS ou mais de 1 mm de duração.

A relação entre as derivações, paredes cardíacas e artérias correspondentes está representada na Tabela 18.5.

Seguindo a mesma linha de raciocínio, ao visualizarmos um vetor elétrico formando um supradesnivelamento num determinado sentido (ex. na parede anterior), podemos enxergar um infradesnivelamento se estivermos observando o mesmo fenômeno de um ponto (de certa forma) oposto no espaço (ex. parede posterior). Esse conceito é muito importante na inferência de acometimentos associados à parede inferior, como veremos a seguir, sobretudo no diferencial com infarto de VD pelas particularidades no manejo clínico destes pacientes, em que o uso de vasodilatadores é proscrito.

O IAM com SSST de **parede inferior** pode estar associado a duas diferentes artérias. Por isso, podemos nos valer de alguns detalhes para conseguir predizer qual o provável vaso acometido. Veja a Figura 18.11, com o fluxograma contendo critérios sugestivos de avaliação para diagnóstico da "artéria culpada" no infarto da parede inferior.

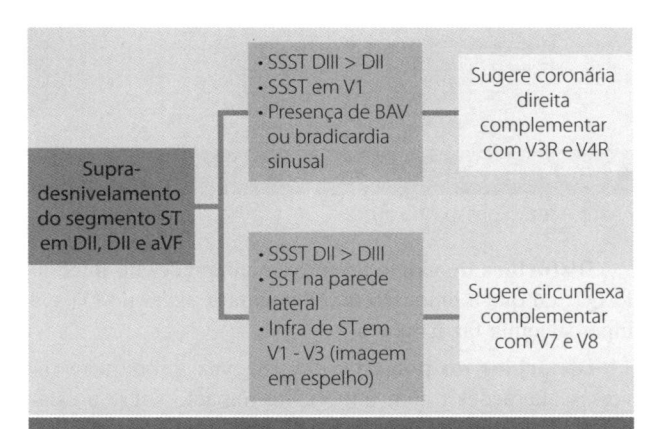

Figura 18.11 – Fluxograma para diagnóstico diferencial no infarto inferior. Observe que essas características são dicas para o diagnóstico.

Fonte: Elaborada pela autoria.

O ECG na prática clínica – condições clínicas gerais com repercussão cardíaca

Para discutirmos a aplicação do ECG na prática clínica geral e a repercussão eletrocardiográfica de síndromes clínicas frequentes, propomos os casos clínicos a seguir, a partir dos quais discutiremos os traçados mais clássicos das situações apresentadas.

ESTUDO DE CASO 1

Mulher, 58 anos de idade, previamente hipertensa e diabética com má adesão ao tratamento farmacológico, vem ao ambulatório de clínica geral com queixa de astenia progressiva nos últimos meses. Exame físico mostra palidez, xerodermia e hipotrofia muscular. Traz consigo exames complementares que mostram: HbA1c = 13,2%, Glicemia de jejum = 350 mg/dL, Hb = 10,4 g/L, Ht = 32%, Cr = 2,7 mg/dL, U = 102 mg/dL, K = 7,3 mEq/L, Cálcio iônico = 7,2 mg/dL. Eletrocardiograma mostrado na Figura 18.12.

Tabela 18.5 – Relação entre paredes, artérias e derivações no infarto com supradesnivelamento do segmento ST.

Paredes	Artérias	Derivações Correspondentes
Anterosseptal	Descendente anterior	V1 – V4
Lateral	Circunflexa	V5, V6, DI, aVL
Inferior	Coronária direita ou circunflexa	DII, DII, aVF
Posterior	Coronária direita ou circunflexa	V7, V8
Ventrículo direito	Coronária direita	V3R, V4R

Fonte: Propriedade do Serviço de Eletrocardiograma da Disciplina de Clínica Geral e Propedêutica, responsável dr. José Grindler.

O ECG da Figura 18.12 revela um ritmo _____ *(sinusal)* com _____ *(aumento do intervalo QT e onda T simétrica e apiculada).* Esses achados são compatíveis com _____ e _____ (hipocalcemia e hiperpotassemia), respectivamente, e sugerem o diagnóstico de *doença renal.*

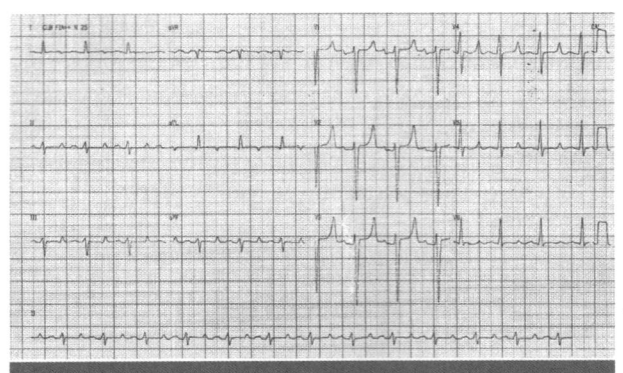

Figura 18.12 – ECG do Estudo de caso 1.

Fonte: Acervo pessoal da autoria.

Distúrbios do cálcio promovem alterações no intervalo QT, tal que a hipocalcemia aumenta o intervalo QT e a hipercalcemia faz o oposto.

Distúrbios do potássio, por sua vez, promovem diversas alterações e têm importante impacto sobre a estabilidade da membrana cardíaca, podendo ocasionar arritmias graves. A hiperpotassemia faz com que a onda T fique simétrica e apiculada ("em tenda"), alarga o QRS e reduz a amplitude da onda P, conforme a gravidade da hipercalemia. Observe a Figura 18.13, que mostra alterações gradativas decorrentes da hipercalemia: ondas T amplas e simétricas; onda P achatada e QRS largo; padrão de ritmo sinusoidal. Por sua vez, a hipopotassemia reduz a amplitude da onda T, deixa a onda U proeminente e pode aumentar o intervalo QT (ou QT-U, no caso de existir onda U).

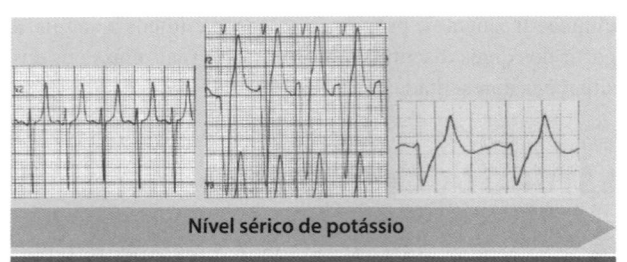

Nível sérico de potássio

Figura 18.13 – Evolução eletrocardiográfica temporal e relacionada ao nível sérico do cátion na hipercalemia.

Fonte: Acervo pessoal da autoria.

ESTUDO DE CASO 2

Mulher, 34 anos de idade, com diagnóstico prévio de lúpus eritematoso sistêmico, procurou seu ambulatório de origem por apresentar, há 3 dias, dor torácica paraesternal em opressão e que melhora ao fletir tronco sobre as coxas. Foi realizado o seguinte eletrocardiograma, mostrado na Figura 18.14.

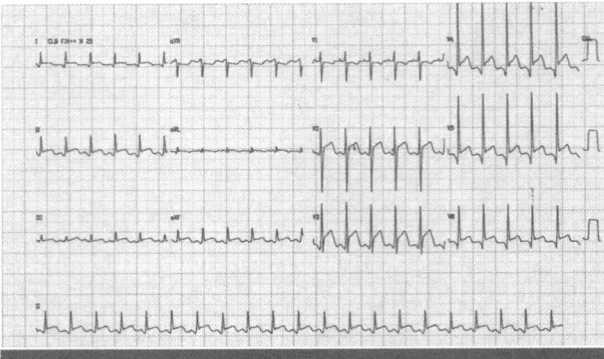

Figura 18.14 – ECG 1 do Estudo de caso 2.

Fonte: Acervo pessoal da autoria.

Após diagnóstico confirmatório e conduta inicial, a paciente não usou adequadamente a medicação prescrita e retornou no Pronto-Socorro sem dor, mas com intensa dispneia e intolerância ao decúbito. O exame clínico revelava ainda turgência jugular bilateral e estertores crepitantes pulmonares bibasais. Novo eletrocardiograma foi realizado (Figura 18.15).

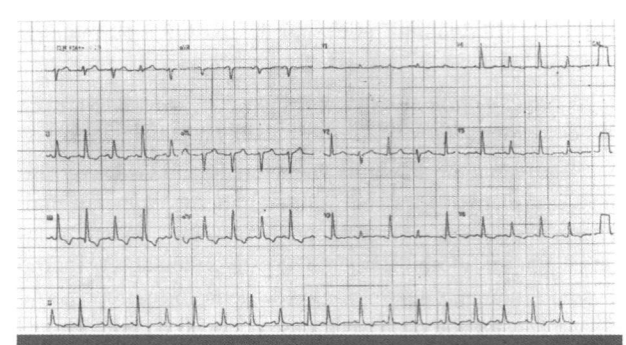
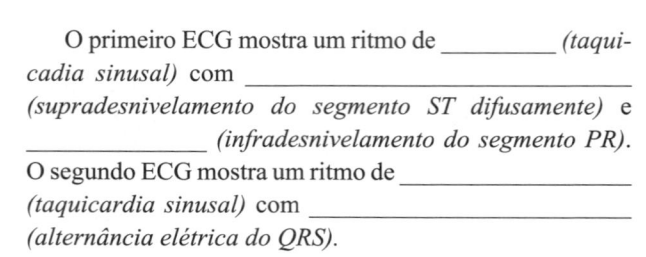

Figura 18.15 – ECG 2 do Estudo de caso 2.

Fonte: Acervo pessoal da autoria.

O primeiro ECG mostra um ritmo de _____ *(taquicadia sinusal)* com _____ *(supradesnivelamento do segmento ST difusamente)* e _____ *(infradesnivelamento do segmento PR).* O segundo ECG mostra um ritmo de _____ *(taquicardia sinusal)* com _____ *(alternância elétrica do QRS).*

Esses traçados são exemplos clássicos das alterações eletrocardiográficas presentes na pericardite aguda e no derrame pericárdico. A Tabela 18.6 representa as 4 possíveis fases relacionadas a esse diagnóstico.

Algumas vezes, a diferenciação entre pericardite aguda e síndrome coronariana pode ser difícil. Mas algumas características podem auxiliar nessa diferenciação, conforme Tabela 18.7.

Tabela 18.6 – Evolução eletrocardiográfica da pericardite aguda.

Fase	Duração	Achados
1	Horas	• Taquicardia sinusal. • Supradesnivelamento difuso do segmento ST (de concavidade superior) poupando as derivações V1 e aVR, que podem estar normais ou infradesniveladas. • Infradesnivelamento do segmento PR poupando as derivações V1 e aVR, que podem estar normais ou supradesniveladas.
2	Dias	• Normalização dos segmentos PR e ST. • Ondas T de amplitude reduzida.
3	Dias a semanas	• Inversão da onda T.
4	Semanas	• Normalização da onda T.

Fonte: Elaborada pela autoria.

Tabela 18.7 – Diferenças entre a pericardite aguda e o infarto.

Características	Pericardite aguda	IAM com SSST
Localização do SSST	Não há correspondência com paredes (ele é "difuso")	Há correspondência com paredes e suas respectivas coronárias
Concavidade do SSST	Concavidade para cima, frequentemente	Concavidade para baixo
Infradesnivelamento do ST	Isolado em aVR	Padrão de reciprocidade ("imagem em espelho")
Infradesnivelamento do PR	Mais comum	Menos comum

Fonte: Propriedade do Serviço de Eletrocardiograma da Disciplina de Clínica Geral e Propedêutica, responsável dr. José Grindler.

Quando o supradesnivelamento do segmento ST é isolado na parede inferior, a presença de infradesnivelamento do segmento ST em aVL pode indicar etiolo-gia isquêmica. Também na etiologia isquêmica, quando comparamos as derivações com supradesnivelamento do segmento ST com aquelas sem esse achado ou com desnivelamentos de menor monta, notamos que o QRS tem maior duração e o intervalo QT tem duração mais curta quão maior o supradesnivelamento.

Pacientes com derrame pericárdico podem evoluir com manifestações eletrocardiográficas, mas a ausência dessas alterações, por sua vez, não exclui o diagnóstico, tampouco um tamponamento cardíaco. Os achados incluem:

• *Baixa voltagem generalizada:* ocorre pelo distanciamento do coração com a parede torácica.
• *Taquicardia sinusal:* ocorre como forma de compensar a hipotensão progressiva.
• *Alternância elétrica:* ocorre pelo movimento pendular do coração dentro do pericárdio repleto de derrame.

ESTUDO DE CASO 3

Homem, 60 anos de idade, portador de neoplasia de cólon, dá entrada no Pronto-Socorro com dispneia súbita. O exame clínico evidenciou frequência cardíaca de 112 bpm e SpO_2 em ar ambiente de 86%. O ECG, realizado na emergência, é mostrado na Figura 18.16.

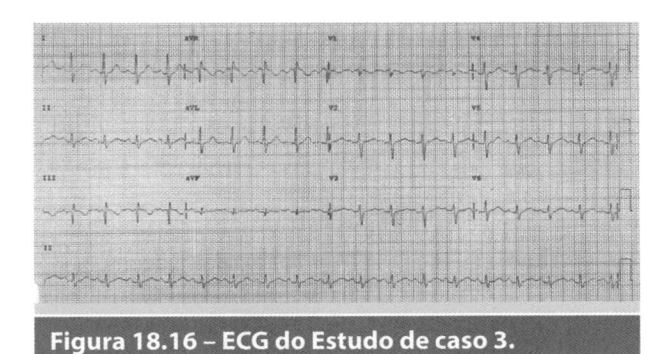

Figura 18.16 – ECG do Estudo de caso 3.

Fonte: Acervo pessoal da autoria.

O ECG apresenta _____ *(taquicardia sinusal com padrão S1Q3T3)*. As alterações típicas do ECG em casos de tromboembolismo pulmonar (TEP), embora pouco frequentes, são muito relevantes porque, na embolia pulmonar, o exame físico e a radiografia de tórax são, geralmente, pouco esclarecedores. Nenhuma das alterações, isoladamente, é patognomônica de TEP, mas no contexto de suspeita clínica podem corroborar a hipótese. Alguns escores, inclusive, contemplam essas alterações para auxílio diagnóstico.

Quadro 18.6 – Alterações sugestivas de tromboembolismo pulmonar.

Principais alterações eletrocardiográficas na TEP
Taquicardia sinusal
Atraso final de condução pelo ramo direito ou Bloqueio de Ramo Direito *Definição*: presença de ondas R empastadas na derivação aVR e de ondas S nas derivações esquerdas (D1, aVL, V5 e V6), com duração do atraso ≥ 30 ms.
Inversões da onda T nas derivações V1 a V4.
Desvio do QRS para direita com padrão S1Q3T3 (aparecimento de ondas S em D1 e de ondas Q e T negativa em D3).

Fonte: Propriedade do Serviço de Eletrocardiograma da Disciplina de Clínica Geral e Propedêutica, responsável dr. José Grindler.

A utilização de derivações à direita também pode contribuir para o diagnóstico.

- Inversões da onda T nas derivações V3R a V6R apresentam sensibilidade maior para o diagnóstico de TEP que a inversão encontrada em V2 a V4 (31 *versus* 64%), e para o diagnóstico de disfunção do ventrículo direito (48 *versus* 72%).
- Supradesnivelamento do segmento ST em V3R a V6R apresentam sensibilidade maior para associação de choque que o supradesnivelamento do segmento ST em aVR, DIII e V1 (50 *versus* 36%).

ESTUDO DE CASO 4

Homem, 58 anos de idade, dá entrada no Pronto-Socorro trazido pela equipe de resgate do SAMU. O paciente estava na fila do banco quando se queixou de mal-estar e caiu no chão. Foi atendido brevemente no local e trazido à sala de emergência. O exame clínico mostrava hipertensão arterial, confusão mental, não atendendo a comandos e com pupilas isocóricas e fotorreagentes. O ECG na admissão é mostrado na Figura 18.17.

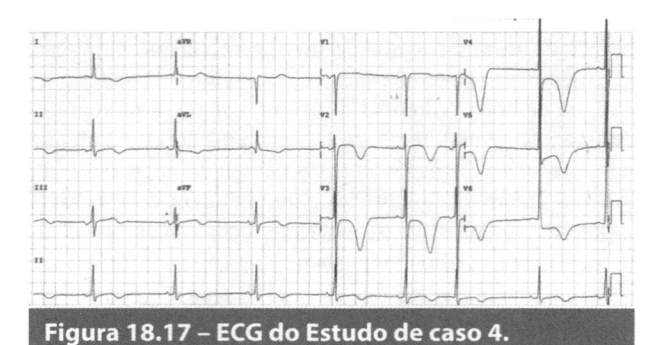

Figura 18.17 – ECG do Estudo de caso 4.

Fonte: Acervo pessoal da autoria.

O ECG revela as seguintes alterações _____
(bradicardia sinusal com ondas T invertidas e profundas).

Lesões agudas do sistema nervoso central, principalmente, AVC hemorrágico, hemorragia subaracnoide ou trauma cranioencefálico podem determinar anormalidades no ECG relacionadas à disfunção autonômica e maciça liberação de noradrenalina nos receptores adrenérgicos cardíacos.

As alterações mais marcantes ocorrem na onda T:

- Ondas T negativas difusas e profundas (> 1 mV) ocorrem geralmente nas derivações precordiais ("ondas T cerebrais").
- Intervalo QT prolongado.

ESTUDO DE CASO 5

Mulher, 52 anos de idade, portadora de diabetes *mellitus* tipo 2, em programação de colectomia com linfadenectomia por neoplasia de cólon sigmoide, realizou o seguinte ECG no pré-operatório mostrado na Figura 18.18.

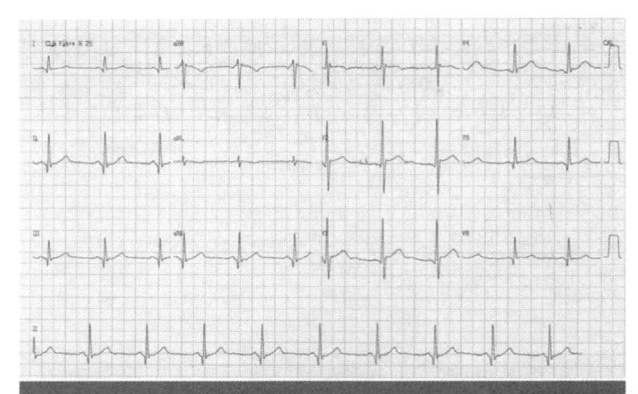

Figura 18.18 – ECG do Estudo de caso 5.

Fonte: Acervo pessoal da autoria.

O ECG mostra _____
(ritmo sinusal com ondas R de alta amplitude em V1-V3).

Na **miocardiopatia com hipertrofia septal** observam-se ondas Q de importante magnitude em derivações inferiores e/ou laterais e ondas R em V1, que podem ser confundidas com áreas inativas, e geralmente associadas à sobrecarga ventricular esquerda (SVE).

ESTUDO DE CASO 6

Homem, 66 anos de idade, portador de neoplasia de rim, em programação de nefrectomia realizou o seguinte ECG no atendimento pré-operatório.

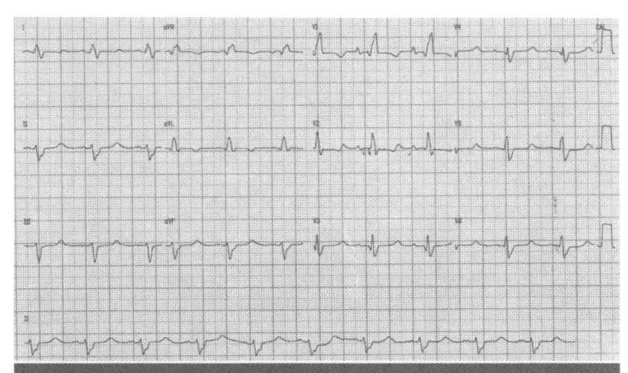

Figura 18.19 – ECG do estudo de caso 6.

Fonte: Propriedade do Serviço de Eletrocardiograma da Disciplina de Clínica Geral e Propedêutica, responsável dr. José Grindler.

O ECG mostra _____
(ritmo sinusal com distúrbio de condução intra-atrial, bloqueio do ramo direito e bloqueio divisional anterossuperior).

Esse conjunto de achados não é específico da **cardiopatia chagásica**, mas deve despertar esse questionamento quando atendemos pacientes de áreas endêmicas ou com fatores de risco para a doença. Na fase inicial da cardiopatia, antes mesmo do início dos sintomas, o ECG pode revelar distúrbios de condução: bloqueio do ramo direito, bloqueio divisional anterossuperior esquerdo e/ou bloqueio AV de 1º grau. Na fase avançada, surgem arritmias como fibrilação atrial, extrassístoles ventriculares polimórficas e taquicardia ventricular, bloqueio AV de grau avançado e ondas Q em decorrência da fibrose do miocárdio.

Referências

1. Koshkelashvili N, Lai JYK. Hyperkalemia after Missed Hemodialysis. N Engl J Med 2016 June 9; 374: 2268.
2. Veloso HH, Ginefra P. Bloqueio trifascicular e repolarização ventricular. Eletrocardiograma do mês. Grupo de estudos em eletrocardiografia da SOCERJ. Rev SOCERJ nov./dez. 2005; 18(6): 569.
3. Friedmann AA. Eletrocardiograma em 7 aulas, temas avançados e outros métodos. São Paulo: Manole; 2010.
4. Friedmann AA, Grindler J. ECG Eletrocardiografia básica. Servier; 2000.
5. Friedmann AA, Grindler J, Oliveira CAR. Diagnóstico diferencial no eletrocardiograma. São Paulo: Manole; 2007.
6. Friedmann AA. Eletrocardiograma em 7 aulas, temas avançados e outros métodos. São Paulo: Manole; 2010.
7. Pastore CA, et al. III Diretrizes da sociedade brasileira de cardiologia sobre análise e emissão de laudos eletrocardiográficos. Arq Bras Cardiol (São Paulo) abr. 2016 (acesso em: 16 nov. 2017); 106(4 supl. 1): 1-23. Disponível em: <http://www.scielo.br/scielo.php?script=sci_arttext&pid=S0066-782X2016003000001&lng=en&nrm=iso>. http://dx.doi.org/10.5935/abc.20160054.

Avaliação clínica perioperatória

19

- *Gerhard da Paz Lauterbach* • *Flávio Araújo Borges Júnior*
- *Pedro Henrique Ribeiro Brandes* • *Lígia Fidelis Ivanovic*
- *Rodrigo Hidd Kondo* • *Júlio César de Oliveira*

CASO CLÍNICO

Paciente do sexo masculino, 75 anos de idade, com antecedentes de Hipertensão Arterial Sistêmica (HAS) e Insuficiência Coronariana (Angioplastia de Artéria Circunflexa há 3 anos) e hernioplastia inguinal prévia há 6 meses, sem intercorrências, sem outras comorbidades. Comparece à consulta de pré-operatório para avaliação de gastrectomia total por adenocarcinoma gástrico.

É ativo, realiza caminhada diária de 30 minutos, independente para atividades básicas e instrumentais de vida diária. Relata dispneia para grandes esforços. Nega precordialgia, edema de membros inferiores, ortopneia ou dispneia paroxística noturna. Nega tosse ou sibilância.

Nega síncopes. Nega eventos trombóticos prévios. Não apresentou intercorrências em suas cirurgias prévias. Nega diabetes *mellitus*. Nega tabagismo ou etilismo. Perdeu cerca de 10 kg nos últimos 6 meses.

Atualmente em uso de: captopril 25 mg de 8 em 8 horas, metoprolol succinato 25 mg de 12 em 12 horas, AAS 100 mg/dia, sinvastatina 20 mg/dia, clonazepam 0,5 mg à noite.

Exame clínico:

- Descorado, emagrecido.
- PA: 150/92 mmHg
- FC: 88 bpm
- FR: 15 ipm
- Peso: 65 kg
- BRNF sem sopros, sem estase de jugular, sem sopros carotídeos.
- Ausculta pulmonar limpa. Sem edemas em membros inferiores. Pulsos periféricos presentes e simétricos.

Exames complementares:

- ECG: Ritmo sinusal, sobrecarga de câmaras esquerdas.
- Ecocardiograma: AE: 41 mm; FE: 40% com hipocinesia de parede ínfero-lateral.
- Creatinina 1,4 mg/dL; Hb 10,7 mg/dL; Glicemia jejum 99 mg/dL; HbA1c 5,6%.

Introdução

A avaliação pré-operatória providencia conhecimento ao paciente e à equipe de saúde, permitindo que os mesmos tomem uma decisão informada, de acordo com a relação risco-benefício do procedimento, bem como permite a realização de intervenções no intuito de reduzir a morbidade perioperatória e identifica as complicações potenciais, guiando a equipe nos cuidados pós-operatórios necessários. A avaliação pré-operatória também se apresenta como um momento precioso de avaliação do estado de saúde e oportunidade de diagnóstico e compensação clínica do paciente.

Risco cardiovascular

Complicações perioperatórias constituem uma causa importante e por vezes negligenciada de morbimortalidade em pacientes cirúrgicos no Brasil. Um estudo realizado em um hospital terciário brasileiro mostrou taxa de complicações cardiovasculares de 6,6%, sendo principalmente infarto agudo do miocárdio (IAM) e edema agudo pulmonar, com mortalidade intra-hospitalar chegando a 1,2%[1].

Características inerentes ao paciente e ao procedimento são os principais preditores do risco cardiovascular. No cenário atual de uma população em envelhecimento, com consequente aumento de comorbidades, e aumento do número de procedimentos cirúrgicos, espera-se um alto índice de complicações cardiovasculares perioperatórias.

Nesse contexto, uma avaliação pré-operatória adequada do risco cardiovascular e a adoção de estratégias protetoras tornam-se fundamentais no cuidado do paciente.

Avaliação do risco cardiovascular

A avaliação cardíaca pré-operatória se baseia na predição do risco de complicações pós-operatórias com base em características do paciente e do procedimento. A presença de antecedente pessoal ou sintomas de doença arterial coronariana (DAC) ou a presença de fatores de risco para a doença servirão de base para a estratificação do risco cardiovascular.

Pacientes sem história, sintomas ou fatores de risco de DAC não necessitam investigação posterior. De forma semelhante, pacientes que serão submetidos a procedimentos de pequeno porte, tais como cirurgias de mama e oftalmológicas ou procedimentos endoscópicos e superficiais, apresentam baixo risco de complicações e, portanto, não precisam de investigação complementar. Consensos de avaliação pré-operatória[2] sugerem que a capacidade funcional superior a 4 equivalentes metabólicos (METs), classicamente descritos como a capacidade de subir dois lances de escada sem parar[3] (mais exemplos no Quadro 19.1), também não necessitam complementação diagnóstica.

Quadro 19.1 – Capacidade funcional superior a 4 METs.

- Subir 2 lances de escada sem parar.
- Caminhar a 6,4 km/hora no plano.
- Caminhar 2 quarteirões ladeira acima.
- Correr distâncias curtas.
- Mover móveis pesados.

Fonte: Ainsworth, Barbara E., et al. "Compendium of physical activities: an update of activity codes and MET intensities."

No contexto de cirurgia de emergência, o procedimento não deve ser postergado para a realização de avaliação pré-operatória e, quando for realizada em tempo hábil, tem o propósito de antecipar e minimizar riscos relacionados ao procedimento.

Procedimentos cirúrgicos eletivos devem ser postergados caso o paciente tenha história de IAM recente ou doença cardíaca descompensada – angina classes III ou IV, insuficiência cardíaca de início recente, em piora ou classe IV, bloqueio átrio ventricular Mobitz II ou total, bradicardias sintomáticas ou taquicardias não controladas, ou valvopatias graves ou sintomáticas. Nesses casos, a condição clínica deve ser devidamente tratada antes da programação cirúrgica.

Por outro lado, diversas ferramentas de predição de risco estão disponíveis para avaliação de pacientes com fatores de risco para complicações a serem submetidos a procedimentos cirúrgicos de porte maior. A mais comumente utilizada é o Índice de Risco Cardíaco Revisado (do inglês *Revised Cardiac Risk Index*[4] – RCRI, Quadro 19.2), que permite de forma prática a estratificação de risco com base na avaliação 6 fatores de risco para complicação.

Quadro 19.2 – Índice de risco cardíaco revisado.

- Procedimento cirúrgico de alto risco (intratorácico, intraperitoneal, vascular, arterial suprainguinal)
- Doença arterial coronariana
- Insuficiência cardíaca
- Diabetes *mellitus* com necessidade de insulina
- Doença cerebrovascular
- Doença renal crônica (creatinina > 2 mg/dL)

Número de pontos	Risco de complicações cardiovasculares maiores
0	0,4%
1	1%
2	2,4%
3 ou mais	5,4%

Fonte: Devereaux, P. J. et al. Canadian Medical Association Journal.

Entre as outras ferramentas disponíveis, podemos destacar a Calculadora do Risco Cardíaco Perioperatório de Gupta[5] (Quadro 19.3) e a Calculadora de Risco Cirúrgico do American College of Surgeons – National Surgical Quality Improvement Program[6] (ACS – NSQIP, Quadro 19.4), ambas com significativa acurácia e com a vantagem de levar em consideração o procedimento a ser realizado na estimativa de risco, porém com maior complexidade de aplicação.

Quadro 19.3 – Componentes do risco cardíaco perioperatório de Gupta.

- Idade
- Creatinina sérica
- Classe ASA
- *Performance status* anterior ao procedimento
- Sítio do procedimento

Fonte: Gupta, Prateek K. et al. CIRCULATIONAHA-110.

Quadro 19.4 – Calculadora de Risco Cirúrgico ACS – NSQIP.

Procedimento
- Procedimento de emergência
- Idade
- Sexo
- Índice de massa corporal
- *Status* funcional
- Classe ASA
- Dispneia
- Tabagismo no último ano

(Continua)

(Continuação)

Quadro 19.4 – Calculadora de Risco Cirúrgico ACS – NSQIP.

Procedimento

- Hipertensão
- Diabetes
- Insuficiência cardíaca congestiva sintomática ou diagnosticada nos 30 dias anteriores ao procedimento
- Doença pulmonar obstrutiva crônica
- Câncer metastático
- Uso crônico de corticosteroide
- Ascite nos 30 dias anteriores ao procedimento
- Sepse nas 48 horas anteriores ao procedimento
- Lesão renal aguda
- Necessidade de diálise
- Necessidade de ventilação mecânica

Fonte: Bilimoria, Karl Y., et al. Journal of the American College of Surgeons.

Pacientes com risco estimado de complicações cardiovasculares inferior a 1% não se beneficiam da realização de exames adicionais. Entretanto, pacientes com risco cardiovascular elevado (> 1%) e capacidade funcional desconhecida ou inferior a 4 METs, é sugerida a realização de testes não invasivos de estratificação de risco de isquemia cardíaca, caso o resultado desses testes possa mudar a conduta. Tal avaliação pode ser feita por meio de ecocardiograma com estresse farmacológico, teste ergométrico ou cintilografia miocárdica de estresse. Como resultado dessa avaliação, pode-se, por exemplo, sugerir abordagens cirúrgicas alternativas ou mesmo a reavaliação da relação risco-benefício do procedimento (Figura 19.1).

A realização de ecocardiograma transtorácico é recomendada para pacientes com insuficiência cardíaca ou doença valvar suspeitas, em piora de sintomas ou sem avaliação recente. Eletrocardiograma (ECG) pré-operatório pode ser realizado em pacientes que serão submetidos a procedimento cirúrgico de porte intermediário ou alto, para servir como padrão para identificação de alterações isquêmicas pós-operatórias, sendo indicado especialmente a aqueles com doença cardíaca estrutural, arritmias, doença arterial periférica ou acidente vascular encefálico (AVE) pregresso.

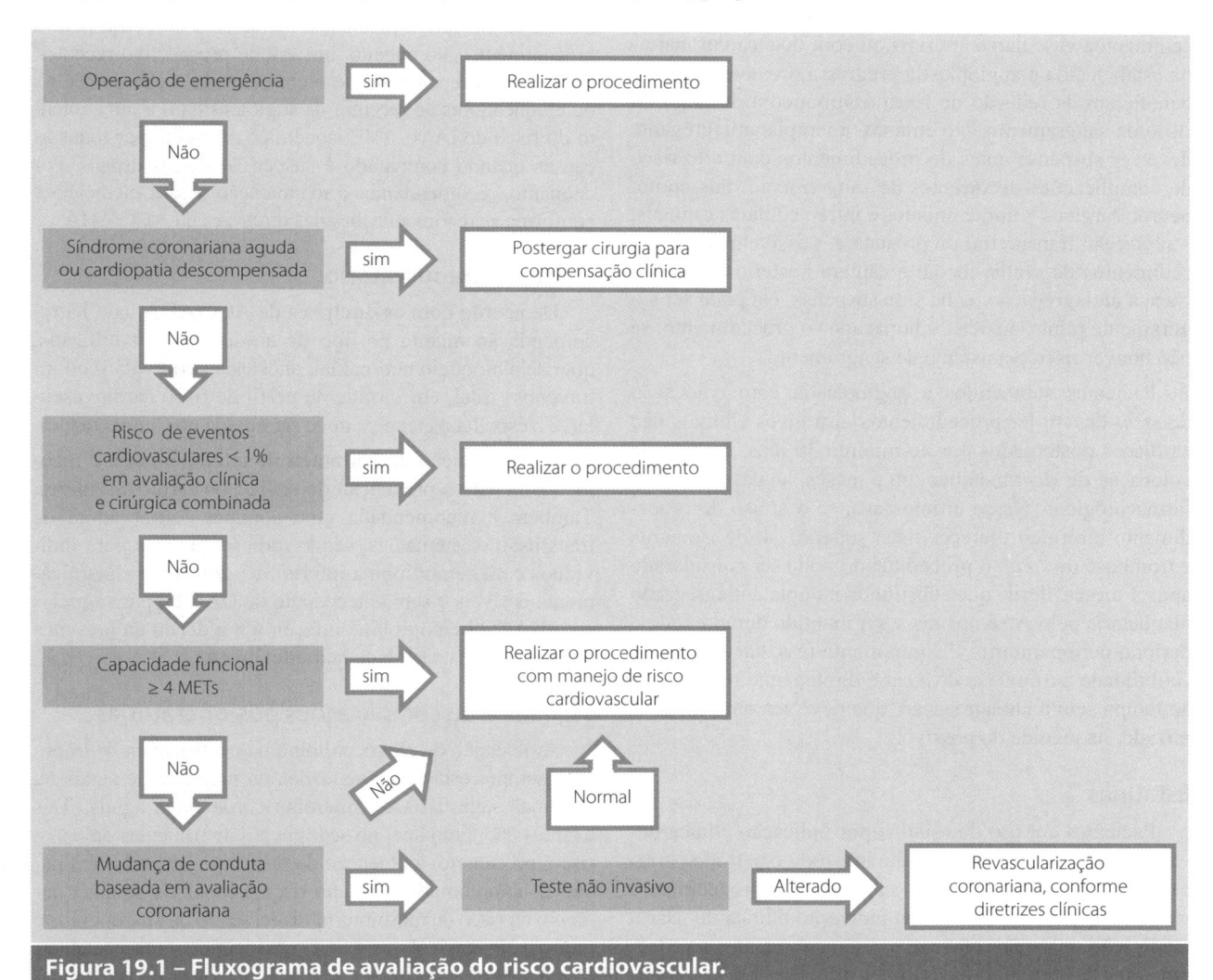

Figura 19.1 – Fluxograma de avaliação do risco cardiovascular.

Fonte: Adaptada de Fleisher LA, Fleischmann KE, Auerbach A, et al. 2014.

Estratégias de redução do risco cardiovascular

Revascularização miocárdica

Estudos até o momento não comprovaram benefício da revascularização miocárdica cirúrgica ou por cateterismo antes do procedimento[7] e a realização pré-operatória dos mesmos deve ser reservada àqueles pacientes com indicação clínica de acordo com as diretrizes existentes.

Terapia antiagregante

O manejo perioperatório da terapia antiagregante deve ser um consenso entre cirurgião, anestesista, médico internista/cardiologista e paciente, com base no risco combinado de sangramento e isquemia[8]. O papel da terapia antiagregante ainda é incerto no cuidado perioperatório. Pacientes que façam uso de ácido acetilsalicílico (AAS) em profilaxia primária provavelmente têm risco aumentado de sangramento sem suficiente benefício em proteção de eventos trombóticos, devendo interromper seu uso 7 dias antes do procedimento[8].

Por outro lado, pacientes que serão submetidos a procedimentos vasculares arteriais ou com doença coronariana estabelecida e angioplastia pregressa provavelmente se beneficiam da redução do risco trombótico a despeito do risco de sangramento. No entanto, a terapia antiagregante deve ser suspensa antes de procedimentos com alto risco de complicações decorrentes de sangramento, tais como: neurocirúrgicos – intracranianos e intramedulares espinais, – ressecção transuretral de próstata e, possivelmente, procedimentos de orelha média e câmara posterior do olho[9]. Caso a antiagregação tenha sido suspensa, ela pode ser seguramente reintroduzida 24 horas após o procedimento, se não houver risco persistente de sangramento.

Pacientes submetidos a angioplastia com colocação de *stent* devem ter procedimentos cirúrgicos eletivos não cardíacos postergados por no mínimo 30 dias, no caso de colocação de *stent* metálico, ou 6 meses, no caso de *stents* farmacológicos. Nesse último caso, se o atraso do procedimento cirúrgico oferecer risco superior ao de isquemia e trombose de *stent*, o procedimento pode ser considerado após 3 meses, desde que substituída a dupla antiagregação plaquetária pelo AAS apenas, a ser mantido durante todo o período perioperatório[10]. É importante ressaltar que a suscetibilidade à trombose do *stent* é diretamente relacionada ao tempo sem a antiagregação, que deve ser sempre minimizado, na medida do possível.

Estatinas

Pacientes em uso de estatina por indicação clínica devem ter a medicação mantida durante todo o período perioperatório. Aqueles que serão submetidos a procedimento vascular arterial ou que teriam indicação clínica de usar a medicação, mas não o fazem, e serão submetidos a procedimentos de porte intermediário ou alto, também se beneficiam da introdução da mesma.

Betabloqueador

Apesar do papel controverso dos betabloqueadores e da balança delicada entre o benefício da proteção cardíaca e o risco de bradicardia, hipotensão e acidentes vasculares encefálicos isquêmicos na população geral[11], as recomendações da ACC/AHA indicam a introdução ou manutenção de betabloqueadores naqueles pacientes que tenham indicação formal por condições clínicas, bem como a introdução em pacientes com três ou mais fatores de risco do RCRI ou que serão submetidos a procedimentos vasculares arteriais[2]. Tal introdução, no entanto, não deve ser feita no dia do procedimento, mas preferencialmente realizada pelo menos 7 dias antes do mesmo, titulada pelo controle de frequência cardíaca entre 60 e 70 batimentos por minuto[12].

Inibidores da enzima conversora da angiotensina/Bloqueadores do receptor da angiotensina II

As diretrizes da ACC/AHA sugerem considerar a manutenção de inibidores da enzima conversora da angiotensina (iECAs) durante o perioperatório em pacientes que tenham indicação clínica para seu uso e reintroduzir tão logo possível nos casos em que a medicação tenha sido suspensa para o procedimento. No entanto, um estudo prospectivo recente[13] questiona tal recomendação e correlaciona o uso de iECAs ou bloqueadores do receptor da angiotensina II a um aumento do risco de IAM, AVE isquêmico ou morte por todas as causas quando comparado à suspensão dessas drogas. Por enquanto, recomendamos a manutenção dessas medicações conforme as recomendações das diretrizes da ACC/AHA.

Manejo intraoperatório

De acordo com as diretrizes da ACC/AHA, não há recomendação quanto ao tipo de anestesia a ser utilizada, quer seja bloqueio neuroaxial, anestesia geral volátil ou intravenosa total, em virtude de perfil de risco cardiovascular, e a escolha da técnica deve ser guiada por outras razões.

A manutenção de normotermia intraoperatória é recomendada para a prevenção de desfechos cardiovasculares. Também é recomendada uma conduta conservadora de transfusão de hemácias, sendo indicada apenas para indivíduos com hemoglobina inferior a 7 g/dL hemodinamicamente estáveis e sem antecedente de DAC ou para aqueles com DAC e hemoglobina inferior a 8 g/dL ou na presença de sinais de instabilidade hemodinâmica.

Vigilância de complicações pós-operatórias

A obtenção de eletrocardiograma e a dosagem de troponina sempre estão recomendados na presença de sinais ou sintomas sugestivos de síndrome coronariana aguda. Tais exames não têm papel no seguimento de pacientes de baixo risco; no entanto, a obtenção de resultados alterados em pacientes assintomáticos de alto risco é capaz de predizer aumento do risco de morbimortalidade, sendo que a troponina é muito mais sensível que o ECG em identificar tais pacientes. Dessa forma, sugerimos a obtenção de ECG no pós-operatório imediato (POi), 1º e 2º dias de pós-operatório, além da dosagem de troponina no 1º, 3º e 7º dias de pós-operatório para pacientes com 3 ou mais fatores de risco do RCRI ou a serem submetidos a procedimento vascular arterial.

Risco pulmonar

As complicações pulmonares no período pós-operatório estão entre as mais frequentes e associadas à morbidade e mortalidade. A mortalidade relatada em estudos com pacientes em pós-operatório varia de 17 a 27% para os pacientes que tiveram complicações pulmonares/pneumonia em comparação com 1 a 2% nos pacientes que não tiveram essas complicações[14-16], o que demonstra a importância da valorização do tema e da busca por estratégias de prevenção desse tipo de complicações no período pós-operatório.

A definição de complicação pulmonar varia entre os estudos, sendo as complicações relatadas com mais frequência: pneumonia, insuficiência respiratória (definida como necessidade de reintubação não planejada ou duração da ventilação mecânica maior que 48 horas após a cirurgia), atelectasia e síndrome do desconforto respiratório (SDRA). Nota-se a diferença de gravidade e, consequentemente, da relevância dos diversos possíveis desfechos classificados genericamente como complicações pulmonares. Aqui, discutiremos com mais detalhes os riscos de pneumonia e de insuficiência respiratória.

Exames complementares pré-operatórios e risco pulmonar[17]

* *Albumina:* considerar dosagem de albumina para pacientes de risco para hipoalbuminemia – a albumina sérica abaixo de 3,5 g/dL foi correlacionada com aumento importante de risco de complicações pulmonares em estudos observacionais.

* *Espirometria:* o valor da espirometria pré-operatória é mais bem estabelecido para cirurgias torácicas, porém é um exame com baixa capacidade de predição de risco pulmonar para outras cirurgias. Dessa forma, no período pré-operatório, sugere-se reservar seu uso aos pacientes com possíveis doenças pulmonares não diagnosticadas e que talvez possa levar a mudanças de condutas.

* *Raio X de tórax:* como regra geral, sabe-se que o raio X de tórax não traz informações que gerem mudança de conduta e não deve ser indicado de rotina no período pré-operatório. No entanto, alguns grupos específicos podem se beneficiar desse exame: pacientes sabidamente portadores de doenças cardíacas ou pulmonares, bem como pacientes maiores de 50 anos que serão submetidos a cirurgias abdominais altas, torácicas ou de correção de aneurisma de aorta abdominal.

* *Ureia:* tem correlação com o risco pulmonar, especialmente se em níveis > 45 mg/dL, porém não é tão bom preditor quanto a albumina.

Estimativa/avaliação de risco pré-operatório[14-16,18]

Alguns estudos de coorte de bases de dados americanas desenvolveram calculadoras de risco pulmonar pré-operatório, na tentativa de facilitar a identificação de pacientes sob maior risco de complicações e poder atuar preventivamente em fatores individuais (relacionados ao paciente) e cirúrgicos. Os fatores de risco avaliados podem ser divididos em dois grandes grupos: os fatores relacionados ao paciente e os relacionados ao procedimento cirúrgico.

A Tabela 19.1 relaciona as três principais calculadoras de risco, com explicação do significado de cada *score* na Tabela 19.2.

Tabela 19.1 – Fatores de risco associados a complicações pulmonares perioperatórias. Para classificação de risco em baixo, intermediário ou alto, *vide* Tabela 19.2.

Procedimento	Fatores de risco	Risco de pneumonia[1]		Risco de insuficiência respiratória[2]		Risco de complicações pulmonares[3]	
		OR (IC95%)	Pontos	OR (IC95%)	Pontos	OR (IC95%)	Pontos
	Operação de aneurisma de aorta abdominal	4,29 (3,34-5,5)	15	14,3 (12,0-16,9)	27	–	–
	Operação torácica	3,92 (3,36-4,57)	14	8,14 (7,17-9,25)	21	11,4 (1,9-26,0)	24
	Operação abdominal alta	2,68 (2,38-3,03)	10	4,21 (3,80-4,67)	14	4,4 (2,3-8,5)	15
	Operação cabeça e pescoço	2,30 (1,73-3,05)	8	3,10 (2,40-4,01)	11	–	–
	Neurocirurgia	2,14 (1,66-2,75)	8	4,21 (3,80-4,67)	14	–	–
	Operação vascular arterial	1,29 (1,10-1,52)	3	4,21 (3,80-4,67)	14	–	–
	Anestesia geral	1,56 (1,36-1,80)	4	–	–	–	–

(Continua)

(Continuação)

Tabela 19.1 – Fatores de risco associados a complicações pulmonares perioperatórias. Para classificação de risco em baixo, intermediário ou alto, *vide* Tabela 19.2.							
		Risco de pneumonia[1]		Risco de insuficiência respiratória[2]		Risco de complicações pulmonares[3]	
Procedimento	Fatores de risco	OR (IC95%)	Pontos	OR (IC95%)	Pontos	OR (IC95%)	Pontos
	Operação emergência	1,33 (1,16-1,54)	3	3,12 (2,83-3,43)	11	2,2 (1,0-4,5)	8
	Transfusão de 5 ou mais concentrados de hemácias	1,35 (1,07-1,72)	3	–	-	–	–
	Duração cirurgia 2-3 horas	-	–	–	-	4,9 (2,4-10,1)	16
	Duração cirurgia > 3 horas	-	–	–	-	9,7 (4,7-19,9)	23
Idade (anos)	> 80	5,63 (4,62-6,84)	17	1,91 (1,71-2,13)	6	5,1 (1,9-13,3)	16
	70-80	3,58 (2,97-4,33)	13			1,4 (0,6-3.3)	3
	60-69	2,38 (1,98-2,87)	9	1,51 (1,36-1,69)	4		
	50-59	1,49 (1,23-1,81)	4	–	-		
Grau funcional	Dependente	2,83 (2,33-3,43)	10	1,92 (1,74-2,11)	7	–	–
	Parcialmente dependente	1,83 (1,63-2,06)	6			–	–
Disfunções orgânicas	Diminuição de 10% do peso nos últimos 6 meses	1,92 (1,68-2,18)	7	–	-	–	–
	Doença pulmonar obstrutiva crônica	1,72 (1,55-1,91)	5	1,81 (1,66-1,98)	6	–	–
	Acidente vascular cerebral	1,47 (1,26-1,82)	4	–	-	–	–
	Diminuição da consciência	1,51 (1,36-1,80)	4	–	-	–	–
	Corticoide crônico	1,33 (1,12-1,58)	3	–	-	–	–
	Ureia < 16 mg/dL	1,47 (1,26-1,72)	4	–	-	–	–
	Ureia entre 44-60 mg/dL	1,24 (1,11-1,39)	2	–	-	–	–
	Ureia > 60 mg/dL	1,41 (1,22-1,64)	3	2,29 (2,04-2,56)	8	–	–
	Albumina < 3,0 g/dL	–	–	2,53 (2,28-2,80)	9	–	–
	Saturação O_2 91-95%	–	–	–	-	2,2 (1,2-4,2)	8
	Saturação O_2 ≤ 90%	–	–	–	-	10,7 (4,1-28,1)	24
	Anemia (Hb ≤ 10 g/dL)	–	–	–	-	3,0 (1,4-6,5)	11

(Continua)

(Continuação)

Tabela 19.1 – Fatores de risco associados a complicações pulmonares perioperatórias. Para classificação de risco em baixo, intermediário ou alto, *vide* Tabela 19.2.

Disfunções orgânicas	Fatores de risco	Risco de pneumonia[1] OR (IC95%)	Pontos	Risco de insuficiência respiratória[2] OR (IC95%)	Pontos	Risco de complicações pulmonares[3] OR (IC95%)	Pontos
	Infecção respiratória no último mês	–	–	–	-	5,5 (2,6-11,5)	17
Hábitos	Tabagismo no último ano	1,28 (1,17-1,42)	3	–	-	–	–
	Álcool (2 drinks/dia)	1,24 (1,08-1,42)	2	–	-	–	–

Fonte: Adaptada de Ann Surg. 2000 Aug;232(2):242-53. Multifactorial risk index for predicting postoperative respiratory failure in men after major noncardiac surgery. The National Veterans Administration Surgical Quality Improvement Program. Arozullah AM1, Daley J, Henderson WG, Khuri SF e Ann Intern Med. 2001 Nov 20;135(10):847-57. Development and validation of a multifactorial risk index for predicting postoperative pneumonia after major noncardiac surgery. Arozullah AM1, Khuri SF, Henderson WG, Daley J; Participants in the National Veterans Affairs Surgical Quality Improvement Program.

Tabela 19.2 – Classificação de risco de complicação pulmonar com base na pontuação obtida.

Escore risco de pneumonia[15] Total de pontos	Classe de risco	Risco (%)	Escore risco de insuficiência respiratória*[14] Total de pontos	Classe de risco	Risco (%)	Risco de complicações pulmonares**[18] Total de pontos	Classe de risco	Risco (%)
0 a 15	I	Baixa	0,24	0 a 10	I	Baixa	0,5	0 a 26	Baixa	1,6
16 a 25	II	Baixa	1,19	11 a 19	II	Baixa	2,2			
26 a 40	III	Intermediária	4,0	20 a 27	III	Intermediária	5,0	26 a 44	Intermediária	13,3
41 a 55	IV	Alta	9,4	28 a 40	IV	Alta	11,6	≥ 45	Alta	42,1
> 55	V	Alta	15,8	> 40	V	Alta	30,5			

*Insuficiência respiratória: necessidade de ventilação mecânica > 48 horas após cirurgia ou reintubação. **Complicações pulmonares: infecção respiratória, insuficiência respiratória, derrame pleural, atelectasia, pneumotórax, broncoespasmo, pneumonite aspirativa.
Fonte: Adaptada de Ann Surg. 2000 Aug;232(2):242-53.

Medidas para diminuição de risco[19-23]

O uso indistinto de recomendações para redução de risco pulmonar não é comprovadamente eficaz, e é associado a aumentos significativos de custos ao sistema de saúde e aos pacientes. As orientações para prevenção de complicações devem ser feitas de acordo com o risco de cada paciente, conforme a sugestão a seguir:

Todos os pacientes (incluindo baixo risco)

- Mobilização precoce assistida, a ser iniciada, sempre que possível, desde o primeiro pós-operatório.
- Estimular cessação de tabagismo, preferencialmente mais de 8 semanas antes da cirurgia.
- Tratamento de infecções respiratórias, postergando cirurgias eletivas em vigência de infecções ativas.

Pacientes de risco moderado e alto

Estratégias pré-cirúrgicas

- Fisioterapia respiratória com exercícios de inspiração profunda e treinamento de musculatura respiratória.

Pacientes com distúrbios respiratórios obstrutivos (DPOC/asma)

- Manter broncodilatadores e corticosteroides inalatórios de uso crônico, sem estratégias adicionais caso estejam bem compensados da patologia.
- Pacientes com asma moderada a grave, asma ou DPOC descompensados (ainda apresentando sibilância/sintomas), pode-se considerar o uso de ciclos curtos de corticoide sistêmico a serem iniciados antes da cirurgia, por exemplo, com prednisona 40 mg/dia por 2 a 5 dias antes até 2 a 3 dias após a cirurgia, a depender do grau de controle e gravidade da doença.
- Em pacientes asmáticos, o uso de beta-2 agonista de curta duração antes da intubação orotraqueal pode diminuir o risco de broncoespasmo induzido pelo procedimento[22].
- Para pacientes com DPOC que apresentem exacerbações ou complicações pulmonares perioperatórias, o uso de VNI sempre deve ser considerado, como forma de evitar a entubação orotraqueal. Quando não for possível evitar a

anestesia geral, ventilar o paciente com volumes correntes baixos e atentar para o risco de auto-PEEP[23].

Estratégias intraoperatórias

• Preferir raquianestesia, anestesia peridural ou bloqueios anestésicos regionais em vez de anestesia geral, sempre que possível.

• Evitar uso de bloqueadores neuromusculares de ação longa, como pancurônio. Se necessário, dar preferência a bloqueadores de ação curta ou intermediária, como cisatracúrio, rocurônio ou vecurônio.

• Evitar cirurgias com duração maior que 3 a 4 horas, se possível, dando preferência a procedimentos menos agressivos.

• Apesar de ausência de evidências conclusivas, ventilação protetora em cirurgias abdominais, com volume corrente de 6 a 8 mL/kg, PEEP de 6 a 8 cm H_2O e manobras de recrutamento a cada 30 minutos.

Estratégias pós-operatórias

• Fisioterapia respiratória com manobras de expansão pulmonar, com exercícios de inspiração profunda, espirometria de incentivo e CPAP intermitente ou contínuo para casos selecionados de maior risco ou com hipoxemia no pós-operatório.

• Controle álgico rigoroso, inclusive com uso de bloqueios epidurais e intercostais quando possível. O melhor controle da dor parece auxiliar os pacientes por permitir maior mobilização e deambulação, além de facilitar a realização de exercícios com respiração profunda.

Risco renal

De acordo com critérios Kidney International 2012[24], a injúria renal aguda é definida como a elevação em 1,5 a 1,9 vezes a creatinina basal ou aumento absoluto da creatina $\geq$ 0,3 mg/dL (KDIGO 1); 2,0 a 2,9 × basal (KDIGO 2); ou 3 vezes o basal ou aumento da creatinina sérica $\geq$ 4,0 mg/dia ou necessidade de terapia de substituição renal (KDIGO 3). A importância de sua detecção decorre do aumento da morbimortalidade perioperatória relacionada à sua ocorrência.

Os mecanismos da lesão renal perioperatória estão relacionados ao paciente, cirurgia e medicações utilizadas. A redução da perfusão renal secundária à hipovolemia, hipotensão e à anemia, associada à inflamação sistêmica secundária à agressão cirúrgica, juntamente com as características do paciente (idade e comorbidades) e medicações nefrotóxicas geram a lesão renal aguda.

Diversos trabalhos na literatura citam possíveis fatores de risco. Quanto maior o número de fatores de risco, maior a probabilidade de se desenvolver lesão renal perioperatória.

Dentre os fatores de risco pré-operatórios para o desenvolvimento de injúria renal aguda estão: idade, sexo masculino, disfunção renal prévia, diabetes, doença hepática, DPOC, insuficiência cardíaca sistólica, obesidade, classificação de ASA e anemia. Dentre os fatores intraoperatórios principais, pode-se citar: cirurgia de emergência, cirurgia de alto risco, reoperação, cirurgia vascular aberta, tumor ginecológico maligno, tempo cirúrgico > 4 horas, tempo de clampeamento da aorta prolongado, uso de contraste, número de concentrado de hemácias transfundidos, hipotensão, necessidade de uso de vasopressor no intraoperatório, acidose láctica, uso de furosemida ou manitol. O uso de anti-inflamatórios não esteroidais e contraste iodado intravenoso também estão relacionados à lesão renal aguda.

Ketherpal et al. desenvolveram uma escala para estratificação de risco em cirurgias não cardíacas[29]. Os fatores de risco com associação estatística para o desenvolvimento de insuficiência renal aguda em sua coorte de validação se encontram no Quadro 19.5.

Quadro 19.5 – Fatores de risco para desenvolvimento de insuficiência renal aguda.

• Idade $\geq$ 56 anos
• Sexo masculino
• Insuficiência cardíaca
• Ascite
• Hipertensão
• Cirurgia de emergência
• Cirurgia intraperitoneal
• Creatinina $\geq$ 1,2 mg/dL
• Diabetes melito

Total de fatores de risco	Classe de risco
$\leq$ 3	Baixo
4	Moderado
$\geq$ 5	Alto

Fonte: Adaptado de Kheterpal S, Tremper KK, Heung M, et al. Development and validation of an acute kidney injury risk index for patients undergoing general surgery: results from a national data set. Anesthesiology 2009; 110: 505-15.

O serviço de Cuidados Clínicos Perioperatórios do HCFMUSP estratificou o risco de lesão renal de acordo com o número de fatores de risco, conforme encontrado no Quadro 19.1.

Uma vez identificado o paciente de maior risco, seus fatores de risco devem ser otimizados antes da cirurgia, sempre que possível.

Medidas de prevenção de risco

• No intraoperatório, a manutenção da perfusão renal deve ser garantida com o adequado controle pressórico e volêmico. Ainda não está estabelecida na literatura uma pressão arterial média a ser utilizada como alvo para pacientes cirúrgicos.

• Com relação ao manejo volêmico, o uso de soluções cristaloides balanceadas (como Ringer e Plasma Lite) deve ser preferido e guiado por metas (*goal directed therapy*), para manutenção do débito cardíaco e oxigenação adequadas. Diuréticos devem ser utilizados para tratamento de excesso de fluidos.

- Drogas nefrotóxicas, como anti-inflamatórios não hormonais não devem ser utilizados em pacientes de risco elevado.
- Quando é previsto um risco elevado de hipotensão no intraoperatório, não administrar IECA ou BRA no dia da cirurgia.
- Pacientes portadores de doença renal crônica avançada devem ser acompanhados pelo nefrologista durante a internação hospitalar.
- Pacientes dialíticos devem realizar diálise 12 a 24 horas antes da cirurgia para evitar sobrecarga volêmica, sangramento por uremia ou distúrbios hidroeletrolíticos. No pós-operatório: avaliar a função da fístula arteriovenosa devido ao risco de trombose se houver hipotensão intraoperatória. Quando o risco de sangramento diminuir, em geral após 24 horas do procedimento, deve ser indicada nova sessão de hemodiálise.

Risco de *delirium*

Introdução

Delirium, ou estado confusional agudo, é caracterizado por uma perda aguda de função cognitiva e atenção, associada a um fator desencadeante. O estado confusional agudo é bastante comum no período pós-operatório, chegando a 44% de prevalência em algumas populações submetidas a cirurgias de maior risco, e está associado a um aumento significativo morbimortalidade, maior declínio funcional, maior tempo de internação, além de aumento de custos hospitalares e de saúde[30].

Estudos mostraram que o *delirium* pode ser prevenível em até 40% dos casos em algumas populações de idosos internados, o que reforça a importância do treinamento das equipes de saúde e da instituição e difusão do uso de medidas preventivas[31].

Diagnóstico

Para o diagnóstico ser feito de modo apropriado, deve ser realizada uma história e exame físico direcionadas, além de observação de comportamento do paciente, demonstrando alteração de nível de consciência, alteração de cognição, início agudo (auxiliando na distinção de síndromes demenciais não diagnosticadas) e alteração fisiológica associada, que provavelmente funcionou como desencadeante do estado confusional. Devem ser investigados pela história: exame físico e exames complementares, possíveis fatores precipitantes – distúrbios hidroeletrolíticos e do equilíbrio ácido-base – infecções, hipoglicemia, hipoxemia, dor, retenção urinária, impactação fecal e medicações (como benzodiazepínicos) ou ainda combinações de causas.

Um instrumento diagnóstico e de rastreio utilizado com frequência é o CAM (Confusion Assessment Method)[32] – Quadro 19.6. É importante frisar que esse instrumento pode ser usado por qualquer profissional de saúde treinado, não apenas por médicos.

Quadro 19.6 – Confusion Assessment Method (CAM). Questionário para diagnóstico de *delirium*.

Apresentação	Pergunta	Resposta necessária
1) Início agudo e curso flutuante	Há evidências de alteração aguda de estado mental em relação ao basal do paciente? Se houver, tem tendência a flutuar ou variar de intensidade?	Resposta "sim"
2) Desatenção	O paciente teve dificuldade de focar a atenção?	Resposta "sim"
3) Pensamento desorganizado	O paciente estava pensando de forma desorganizada ou incoerente?	Resposta "sim"
4) Nível de consciência alterado	Qual é o nível de consciência do paciente? (Alerta, cauteloso, letárgico, estupor ou coma)	Qualquer resposta diferente de "alerta"

Pontuação: sugere o diagnóstico de *delirium* com a presença de 1 e 2, associado a 3 ou 4.

Fonte: Adaptado de Inouye SK et al. A new method for detection of delirium.

O *delirium*, do ponto de vista motor, pode ser classificado em: **hipoativo**, com tendência a rebaixamento do nível de consciência e pouca atividade motora; **hiperativo**, no qual o paciente fica agitado ou combativo; e como uma **forma mista**.

Avaliação de risco pré-operatório

O serviço de cuidados clínicos perioperatórios do HCFMUSP estratifica o risco de *delirium* com base nos seguintes fatores de risco:

- Idade ≥ 70 anos
- Déficit cognitivo prévio, dependência funcional
- Etilismo
- Desidratação/desnutrição
- Uso crônico de medicações psicotrópicas
- Doença neurológica prévia/AVC prévio
- Doença psiquiátrica prévia
- Infecção pelo HIV
- Doença de base grave

- Polifarmácia
- Cirurgia de grande porte, quadril e aorta
- Previsão de tempo de internação prolongado
- Necessidade de UTI
- Déficit sensorial prévio (dependência de óculos/aparelho auditivo)
- Dor importante no momento ou estimada para o pós-operatório.

Dessa forma, a presença de um ou mais fatores de risco deve motivar a implementação de medidas de prevenção de risco.

Medidas não farmacológicas de prevenção/tratamento de *delirium* no perioperatório[30,31]

- Educação da equipe de saúde para melhorar prevenção, identificação e tratamento de *delirium*.
- Reorientação cognitiva (explicações frequentes sobre o que está ocorrendo, uso de calendários e relógios visíveis ao paciente, quarto com janelas amplas para identificação adequada de dia/noite).
- Manter acompanhante familiar próximo sempre que disponível.
- Medidas para melhoria de higiene do sono (ambiente silencioso à noite, evitar aferições de sinais vitais e administração de medicamentos de madrugada se não for paciente grave).
- Mobilização precoce no pós-operatório e reabilitação motora.
- Uso de próteses auditivas/óculos para pacientes com déficit auditivo/visual.
- Acompanhamento nutricional e atenção ao estado de hidratação.
- Manejo adequado da dor.
- Prevenção de constipação.
- Minimização de uso de cateteres vesicais, monitorização cardíaca e outros dispositivos contínuos, bem como de contenção mecânica sempre que possível.

Estudos mostraram que o uso de tais medidas de prevenção/tratamento de *delirium* está associado à menor duração dos episódios de *delirium*, declínio cognitivo ou funcional, duração da internação, bem como diminuição de custos hospitalares.

Medidas farmacológicas de prevenção

Considerar anestesia regional como forma adjuvante de manejo de dor no pós-operatório.

Analgesia adequada, preferencialmente com medicações não opioides, como gabapentina, paracetamol, dipirona ou AINEs (caso o paciente seja de baixo risco para desenvolvimento de insuficiência renal aguda).

Evitar medicações não apropriadas para idosos quando possível (2012 AGS Beers criteria). Medicações sugeridas como tendo maior potencial de dano a idosos: benzodiazepínicos (evitar a introdução para não usuários, porém não suspender aos que já fazem uso, pelo risco de abstinência), anticolinérgicos (ciclobenzaprina, oxibutinina, antidepressivos tricíclicos), difenidramina, hidroxizine, antagonistas H_2, medicações sedativas/hipnóticas e meperidina.

O uso de antipsicóticos como forma de prevenção de *delirium* no perioperatório está sendo estudado, porém ainda não há evidências suficientes para indicar seu uso. Como são medicações com uma grande quantidade de riscos e efeitos colaterais, tal benefício deve ser bastante claro para que se torne uma recomendação de rotina.

Medidas farmacológicas de tratamento[30]

O tratamento medicamentoso deve ser reservado aos pacientes com *delirium* hiperativo e com riscos de danos a si mesmos ou à equipe de saúde. Sempre que possível, preferir o uso de medidas não farmacológicas para controle do paciente, poupando-o dos riscos de efeitos colaterais associados ao uso de medicações antipsicóticas (sedação excessiva, alargamento do intervalo QT e risco de arritmias, bem como risco de agitação paradoxal).

Quando não for possível o controle não farmacológico, deve-se dar preferência aos medicamentos antipsicóticos na menor dose possível para contenção de riscos do paciente. Medicações que podem ser usadas: haloperidol, risperidona, quetiapina, olanzapina e ziprasidona.

Um esquema sugerido pelo início rápido de ação, bem como baixos custos e fácil disponibilidade, é o haloperidol 0,5 a 1 mg intramuscular ou intravenoso (preferir o uso intramuscular, caso não haja contraindicações, pelo menor risco de alargamento do intervalo QT). Reavaliar a cada 15 minutos a 1 hora, dobrando a dose se necessário, até atingir controle adequado da agitação.

Risco de tromboembolismo venoso (TEV)

O tromboembolismo venoso (TEV), termo que engloba trombose venosa profunda (TVP) e tromboembolismo pulmonar (TEP), é a principal causa de morte evitável em pacientes internados. Até 10% das mortes hospitalares são causadas por embolia de pulmão e 1% de todos os pacientes internados terá como causa principal ou causa secundária de óbito a embolia de pulmão[33,34].

A incidência de TEV em pacientes submetidos à cirurgia geral varia entre 15 e 40%, podendo chegar até a 80% em cirurgias ortopédicas, quando o TEV é procurado por venografia, isso caso a profilaxia não seja realizada. O uso da profilaxia reduz esse risco em até 80%[33,34].

Apesar da alta incidência e da alta morbimortalidade relacionada ao TEV, a profilaxia é realizada em apenas 50% dos pacientes cirúrgicos internados[35]. Se formos levar em conta a duração da profilaxia, a profilaxia estendida em pacientes com indicação é realizada em apenas 1/3 das vezes.

Todo paciente deve ter o seu risco de TEV avaliado em algum momento antes da realização do procedimento. A indicação da profilaxia depende do risco de tromboembolismo do paciente, levando-se em conta o tipo do procedimento a ser realizado. Para a estratificação desse risco, usamos tabelas a algoritmos recomendados. A seguir, estão as estratificações de risco baseadas no oitavo e nono consensos do *American College of Chest Physicians* (Figura 19.2 e Quadros 19.7 e 19.8).

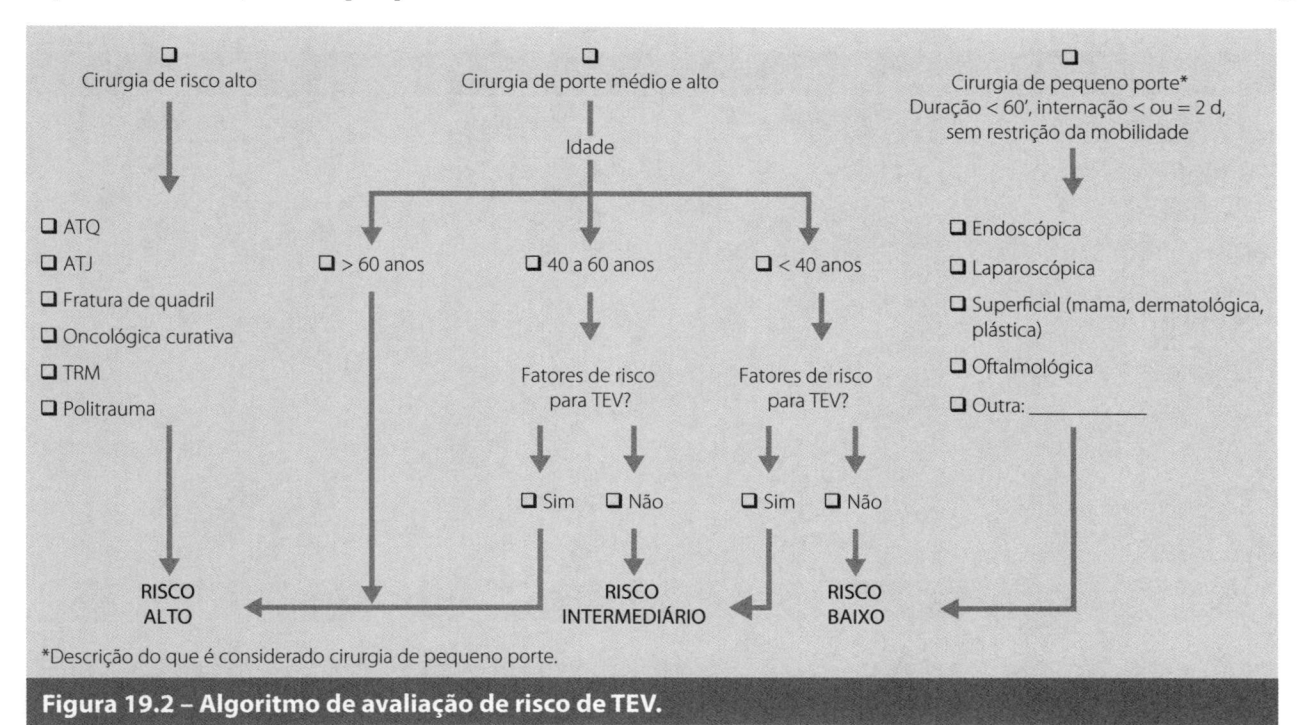

Figura 19.2 – Algoritmo de avaliação de risco de TEV.

Fonte: Baseada no 8th ACCP.

Quadro 19.7 – Fatores de risco para TEV.

AVC	Insuficiência arterial	Reposição hormonal/CCH
Câncer	Internação em UTI	Síndrome nefrótica
Cateteres	Obesidade	Tabagismo
Doença inflamatória intestinal	Paresia/paralisia MMII	Trombofilias
Doença respiratória grave	Quimio/Hormonioterapia	Varizes/Insuficiência venosa
Doença reumática ativa	História prévia de TEV	ICC Classe III ou IV
Gravidez/puerpério	IAM	Infecção

Fonte: Baseado no 8th ACCP.

Quadro 19.8 – Escore de Caprini.

1 ponto	2 pontos	3 pontos	5 pontos
Idade 4 a 60 anos	Idade 61 a 74 anos	Idade > 75 anos	AVC (< 1 mês)
Pequenas cirurgias	Artroscopia	História de TVP/TEP	Artroplastia maior eletiva dos membros inferiores (MI)
IMC > 25 kg/m²	Cirurgia geral > 45 min	História familiar de trombose	Fratura de quadril, pélvis ou MI
Edema de MI	Neoplasia	Fator V Leiden	Traumatismo agudo da medula espinal (< 1 mês)
Varizes	Imobilização (> 72 horas)	Protrombina mutante	
Gravidez ou pós-parto		Anticoagulante lúpico	
Aborto espontâneo recorrente ou sem causa aparente	Acesso venoso central	Anticorpo anticardiolipina	

(Continua)

(Continuação)

Quadro 19.8 – Escore de Caprini.

1 ponto	2 pontos	3 pontos	5 pontos
Uso de ACO ou TRH		Hiperomocisteinemia	
Sepse (1 mês)		Trombocitopenia induzida por heparina	
Doença pulmonar (1 mês), incluindo pneumonia			
Função pulmonar alterada			
IAM			
ICC (1 mês)			
Doença inflamatória intestinal			
Paciente clínico acamado			

Pontos	Risco
0 a 1	Muito baixo (0,5%)
2	Baixo (1,5%)
3 a 4	Moderado (3%)
< 5	Alto (> 6%)

Fonte: Algoritmo baseado no 9th ACCP.

Para pacientes de baixo risco, a profilaxia recomendada é apenas deambulação precoce e movimentação passiva no leito.

Para pacientes com risco moderado e alto, está recomendada a profilaxia farmacológica, caso esse paciente não tenha contraindicação. A profilaxia farmacológica é mais eficaz que a profilaxia mecânica quando ambas são usadas isoladamente, e, em pacientes de alto risco, a associação das duas pode ser benéfica[33,37].

As medicações e doses recomendadas para a realização da profilaxia farmacológica encontram-se na Tabela 19.3[33,37,38]:

Tabela 19.3 – Profilaxia medicamentosa de TEV – opções medicamentosas e doses.

Droga	Risco intermediário	Risco alto
HNF	5.000 UI SC de 12 em 12 horas	5.000 UI SC de 8 em 8 horas
Enoxaparina	20 mg SC 1 vez ao dia	40 mg SC 1 vez ao dia
Dalteparina	2.500 UI SC 1 vez ao dia	5.000 UI SC 1 vez ao dia
Fondaparina	2,5 mg SC 1 vez ao dia	2,5 mg SC 1 vez ao dia

Nas artroplastias de joelho e quadril[38]

Rivaroxabana (Xarelto®): 10 mg/diaia, iniciar de 6 a 10 horas após o procedimento. Usar com cautela se ClCr 30-50 mg/dL. Contraindicado se ClCr < 30 mg/dL.
Dabigatrana (Pradaxa®): 110 mg no pós-operatório (1 a 4 horas após o procedimento), seguido de 220 mg/dia. Se: idade > 75 anos ou ClCr 30-50 mg/dL – primeira dose 75 mg seguida de 150 mg/dL. Contraindicado se ClCr < 30 mg/dL.
Apixabana (Eliquis®): 2,5 mg, a cada 12 horas, iniciar de 12-24 horas após o procedimento. Usar com cautela se ClCr 30-50 mg/dL. Contraindicado se ClCr < 30 mg/dL.

Fonte: Adaptado de Gould MK, Garcia DA, Wren SM, et al. Prevention of VTE in Nonorthopedic Surgical Patients: Antithrombotic Therapy and Prevention of Thrombosis, 9 th ed. American College of Chest Physicians Evidence-Based Clinical Practice Guidelines. Chest 2012; 141(suppl 2): e227S-e277S.

É importante salientar que os anticoagulantes orais diretos (rivaroxabana, dabigatrana e apixabana) só podem ser utilizados em grandes cirurgias ortopédicas (artroplastia de quadril ou joelho, correção de fratura de quadril) e para artroscopia de joelho, quando a profilaxia for indicada.

As contraindicações a profilaxia farmacológica são[33,34,37]:

Absolutas

• Hipersensibilidade aos anticoagulantes
• Trombocitopenia Induzida por Heparinas ≤ 100 dias (no caso de uso de heparinas)
• Sangramento ativo (incluindo AVCh – 2 a 4 dias)
• Bloqueio espinhal ou coleta de liquor ≤ 4 horas

Relativas

- Trombocitopenia Induzida por Heparinas > 100 dias (no caso de uso de heparinas)
- Plaquetopenia < 100.000/mm³
- Coagulopatia
- HAS não controlada (> 180 × 110 mmHg)

Algumas situações especiais merecem uma observação com relação a dose da profilaxia:

- *Obesidade grau III:* para pacientes com IMC > 40 kg/m² devem receber uma dose maior de profilaxia, mas a literatura ainda não é conclusiva com relação a qual dose é adequada. A sugestão é que a dose seja de 40 mg SC de 12 em 12 horas até que novos dados estejam disponíveis. Caso haja disponível o controle da atividade do fator X, esse pode ser útil. Caso haja impossibilidade de uso de heparina de baixo peso molecular, o uso da heparina não fracionada na dose de 7.500 UI de 8 em 8 horas é aceitável. Em ambos os casos a extensão da profilaxia química por 10 a 15 dias é fortemente recomendável.

- *Insuficiência renal:* para pacientes com *clearance* de creatinina < 30 mL/min, a dose da profilaxia deve ser reduzida. As opções são usar HNF e fazer o controle de TTPa ou usar metade da dose de HBPM, podendo ou não fazer o controle com a atividade do fator X. Pode-se ainda, a depender do risco do paciente, optar apenas por profilaxia mecânica.

A profilaxia iniciada antes do procedimento não aumenta o sangramento durante o procedimento. A profilaxia deve ser iniciada em 12 a 24 horas antes do procedimento em pacientes de alto risco e 2 a 4 horas antes do procedimento em pacientes de risco moderado.

Caso o paciente seja submetido à anestesia espinhal (raquianestesia ou peridural), a profilaxia deve ser feita 12 horas antes (HBPM) ou 4 a 6 horas antes da anestesia (HNF). Se optar por iniciar após o procedimento, deve-se esperar pelo menos 2 a 4 horas após punção lombar.

Se a equipe que cuida do paciente não se sentir confortável em seguir as orientações anteriores, a profilaxia deve ser realizada no máximo 24 horas após o procedimento.

A duração da profilaxia depende principalmente do tipo de procedimento a ser realizado. Como descrito antes, é muito comum que a profilaxia seja interrompida logo que o paciente receba alta hospitalar. Porém, consenso recente corroborou a recomendação de se manter a profilaxia em domicílio pelo tempo indicado mesmo para pacientes que recebam alta antes de completada a profilaxia.

A profilaxia deve ser mantida por:

- *Cirurgia em geral:* 7 a 10 dias ou enquanto houver risco.
- *Cirurgia oncológica abdominal e pélvica com intuito curativo:* 4 semanas.

- *Artroplastia de joelho:* 10 a 14 dias, com sugestão para extensão por 4 a 5 semanas.
- *Artroplastia de quadril/cirurgia para correção de fratura de quadril:* 4 a 5 semanas.

Os pilares da profilaxia devem levar em conta:

- Paciente correto (avaliação do risco).
- Medicação correta (a depender do procedimento e das contraindicações).
- Dose correta (a depender do risco).
- Mantida pelo tempo necessário (manter após a alta e atentar para o tempo recomendado, especialmente as profilaxias estendidas).

Os métodos mecânicos (meia elástica compressão gradual e compressão pneumática intermitente), são reservados para as seguintes situações:

- *Paciente baixo risco TEV:* é **preferível** o uso da compressão pneumática intermitente em relação ao uso de meias elásticas. Atenção especial deve ser dada à existência de lesão de pele prévia e doença arterial periférica.
- *Pacientes com alto risco de TEV:* **contraindicação** ao uso de profilaxia química (ex. risco de sangramento maior, sangramento gastrointestinal ativo, coagulopatia, ou em condições cirúrgicas especiais como neurocirurgia e ressecção transuretral de próstata).

Em **associação** com a profilaxia química em pacientes de alto risco de TEV, sendo preferido o uso de compressão pneumática sobre a meia elástica. Nesses casos o mais adequado seria o uso de métodos mecânicos, a serem iniciados no intraoperatório.

Controle glicêmico perioperatório

A crescente prevalência de diabetes *mellitus* associa-se a maiores taxas de mortalidade precoce e a altos custos em saúde pública. Pacientes com diabetes têm sido submetidos cada vez mais a procedimentos cirúrgicos e muitas vezes acabam por apresentar maiores períodos de hospitalização do que os não portadores de hiperglicemia. Acredita-se que isso ocorre por diversos motivos relacionados às múltiplas comorbidades desses pacientes e às complicações micro e macrovasculares, maior risco de infecção perioperatória, polifarmácia complexa somada a erros de insulinização e controle glicêmico, além de dificuldades no manejo perioperatório[41].

Estudos prévios com pacientes submetidos a revascularização miocárdica evidenciaram a associação de maiores valores de hemoglobina glicada (HbA1C) com a ocorrência de complicações como infecção de ferida operatória esternal, infarto agudo do miocárdio e morte, especialmente naqueles que mantinham HbA1C > 8,5%. Outras linhas de evidência também associam maiores taxas de infecção pulmonar e disfunção renal aguda no seguimento pós-operatório de pacientes hiperglicêmicos não controlados. Dessa forma, alguns centros preconizam o valor de corte de HbA1C máximo de 8,5% para cirurgias eletivas, e recomendam postergar o procedimento nos casos de pacientes com valores superiores a esse, até otimizado o seu controle glicêmico. Ressalta-se a importância do controle glicêmico no momento de avaliação pré-operatória para otimizar a implantação de medidas de recuperação dos níveis glicêmicos e condicionamento clínico do paciente para a cirurgia[41,42].

Os procedimentos cirúrgicos e anestésicos apresentam efeitos neuroendócrinos importantes, levando a maior estímulo a liberação de hormônios contrarreguladores como epinefrina, glucagon, GH e cortisol, além de citocinas inflamatórias, IL-6 e TNF-α, resultando em reduzida secreção e maior resistência insulínica, maior estímulo a lipólise e catabolismo proteico, com maior incidência de hiperglicemia e por vezes até indução de cetose[43]. A magnitude dessas alterações neuroendócrinas varia de forma individual e relaciona-se com o tipo de anestesia empregada, porte cirúrgico e fatores pós-operatórios como uso de corticosteroides, manutenção de dietas parenterais ou enterais e complicações infecciosas[41,43].

O manejo glicêmico perioperatório carece de linhas de evidência fortes e consolidadas, sendo que diversos protocolos de insulinoterapia são baseados em opiniões de especialistas. Não há um consenso na literatura científica acerca da melhor estratégia de controle glicêmico, no entanto, fundamenta-se que os principais objetivos dessa avaliação sejam a prevenção da ocorrência de estado hiperosmolar ou de cetoacidose, a manutenção do balanço hidroeletrolítico, a mais breve possível reconciliação medicamentosa e alimentar, além da prevenção de episódios de hiperglicemia pronunciada ou hipoglicemia no seguimento pós-operatório.

A avaliação pré-operatória formal do paciente com diabetes deve ser feita de forma precoce e detalhada, com dados de história clínica adequados, exame físico, investigação complementar com eletrocardiograma de repouso, avaliação de função renal, glicemia de jejum e hemoglobina glicada, solicitada nas últimas 4 ou 6 semanas[4]. Presença de comorbidades como doença arterial coronariana ou cerebrovascular, doença renal crônica e neuropatia autonômica devem ser reconhecidas e avaliadas antecipadamente, tendo em vista que podem se agravar ao longo do manejo perioperatório e principalmente na indução de procedimentos anestésicos. Frequentemente, nota-se o controle glicêmico irregular nos primeiros dias após ao procedimento cirúrgico, devido à absorção errática de insulina subcutânea, alterações de padrão alimentar, sintomas álgicos e eméticos presentes e efeito residual de contrarreguladores do pós-operatório recente. Evidencia-se a importância de infor-

mar previamente o paciente a respeito de possíveis alterações de manejo glicêmico no contexto pré e pós-operatório, incluindo a necessidade de medidas de correção de hipo/hiperglicemia.

Aferições e alvos glicêmicos[41-45]

• *Cirurgias de pequeno porte:* com apenas uma refeição não realizada pelo paciente, controle glicêmico a admissão.

• *Cirurgias de médio/grande porte:* Há recomendações de glicemia capilar em intervalos de 4 em 4 horas e 6 em 6 horas, sendo necessário ponderar conforme necessidade para atingir o controle otimizado. Se uso de insulina em bomba de infusão contínua (BIC), deve-se manter aferição glicemia capilar de 1 em 1 hora. Atentar para melhor controle com glicemia venosa ou arterial em pacientes hemodinamicamente instáveis.

Apesar da grande divergência na literatura, na prática clínica os valores glicêmicos entre 140 e 200 mg/dL são considerados aceitáveis no manejo perioperatório, sendo que algumas diretrizes consideram 110 a 180 mg/dL para pacientes não críticos. Prima-se essencialmente pela segurança do paciente em reduzir eventos iatrogênicos hipoglicêmicos, que podem se manifestar com palpitações, sudorese, irritabilidade, ansiedade, alterações do nível de consciência e até mesmo crises convulsivas e coma, a depender dos níveis de hipoglicemia. Em uma metanálise de ensaios clínicos randomizados comparando controle intensivo e controle convencional, evidenciou-se maior risco de hipoglicemia com controle intensivo, sem maior benefício de redução em complicações infecciosas, cardiovasculares ou mortalidade nesse grupo.

• *Infusão endovenosa de glicose:* manter a infusão de glicose endovenosa enquanto paciente estiver em jejum, seja na noite anterior ao procedimento, no intraoperatório ou no seguimento pós-operatório, sendo recomendada a infusão de 5 a 10 g de glicose por hora (SG 5% a velocidade de infusão de 150 mL/hora) em acesso distinto da infusão insulínica. O uso de solução glico-insulina-potássica (GIK) pode apresentar riscos importantes, como no contexto de episódios de redução da glicemia em relação ao alvo desejado, ao diminuir-se a velocidade de infusão aumenta-se risco de hiperglicemia, o que pode acarretar em hiperglicemia progressiva, sendo que em pacientes com diabetes *mellitus* tipo 1 está associada a rápida evolução para cetose.

O manejo de antidiabéticos orais e insulina encontra-se detalhado nas Tabelas 19.4 e 19.5.

Tabela 19.4 – Manejo de terapia anti-hiperglicemiante e porte cirúrgico proposto[41].

Agentes anti--hiperglicemiantes	Porte cirúrgico				
	Pequeno porte			Médio/Grande porte	
	Dias antes da cirurgia	Cirurgia pela manhã	Cirurgia à tarde	Dias antes da cirurgia	Dia da cirurgia/PO
Biguanidas – metformina*	Não fazer uso de 24 a 48 horas antes da cirurgia	Não fazer uso em nenhum período do dia	Não fazer uso em nenhum período do dia	Não fazer uso de 24 a 48 horas antes da cirurgia	Não fazer uso em nenhum período do dia, reconciliar após alimentação e hidratação VO regulares.
Glitazonas – pioglitazona	Sem alterações	Sem alterações	Sem alterações	Não fazer uso de 24 a 48 horas antes da cirurgia	Não fazer uso em nenhum período do dia, reconciliar após alimentação e hidratação VO regulares.
Glinidas – repaglinida, nateglinida	Sem alterações	Não fazer uso dose matinal, reconciliar após alimentação e hidratação VO regulares	Não fazer uso em nenhum período do dia	Sem alterações	Não fazer uso em nenhum período do dia, reconciliar após alimentação e hidratação VO regulares.
Sulfonilureias – glimepirida, glicazida, glibencamida	Sem alterações	Não fazer uso dose matinal, reconciliar após alimentação e hidratação VO regulares	Não fazer uso em nenhum período do dia	Sem alterações	Não fazer uso em nenhum período do dia, reconciliar após alimentação e hidratação VO regulares.
Acarbose	Sem alterações	Sem alterações	Sem alterações	Sem alterações	Não fazer uso em nenhum período do dia, reconciliar após alimentação e hidratação VO regulares.
Análogos GLP-1** – exenatide, lixisenatide, liraglutide	Sem alterações	Sem alterações	Sem alterações	Sem alterações	Não fazer uso em nenhum período do dia, reconciliar após alimentação e hidratação VO regulares.
Inibidores DPP – IV** – vildagliptina, saxagliptina, sitagliptina, linagliptina	Sem alterações	Sem alterações	Sem alterações	Sem alterações	Não fazer uso em nenhum período do dia, reconciliar após alimentação e hidratação VO regulares.
Inibidores de SGLT-2*** – canaglifozina, empaglifozina, dapaglifozina	Sem alterações	Não fazer uso em nenhum período do dia	Não fazer uso em nenhum período do dia	Interromper uso de 24 a 48 horas antes da cirurgia – risco de hipovolemia e cetose euglicêmica	Não fazer uso em nenhum período do dia, reconciliar após alimentação e hidratação VO regulares.

*Maior risco de complicações com insuficiência renal aguda, em procedimentos contrastados, pacientes com doença renal crônica, devendo ser omitida de 24 a 48 horas antes, no dia da cirurgia e no mínimo 48 horas no pós-operatório. Recomenda-se a avaliação por especialista ou clínico para sua reintrodução. **Análogos GLP-1 e Inibidores DPP-IV podem alterar motilidade gástrica e piorar evolução abdominal em seguimento pós-operatório. ***Inibidores SGLT-2 atentar risco de hipovolemia e ocorrência de cetose euglicêmica.

Fonte: Adaptada de Association of Anaesthetists of Great Britain and Ireland. Per-operative management of the surgical patient with diabetes 2015. Anaesthesia 2015; 70: 1427-40.

Tabela 19.5 – Manejo de insulinoterapia a depender do porte cirúrgico.

Insulinas/horário de aplicação		Porte cirúrgico e horário da cirurgia			
			Pequeno		Procedimentos complexos/médio e grande porte
		Dia anterior à cirurgia	Manhã Checar glicemia a admissão	Tarde Checar glicemia a admissão	
Uma aplicação ao dia	Longa ação manhã	Reduzir a dose em 20%	Reduzir a dose em 20%	Reduzir a dose em 20%	Insulina BIC, pode-se continuar o uso de 80% dose habitual, mas manter vigilância glicêmica
Lantus, Levemir, Insulatard, Humulin I,Insuman	Longa ação noite	Reduzir a dose em 20%	Manter a dose habitual	Manter a dose habitual	Insulina BIC, pode-se continuar o uso de 80% dose habitual, mas manter vigilância glicêmica
Duas aplicações ao dia	Longa ação *Novomix 30, Humulin M3, Humalog Mix 25, Humalog Mix 50, InsumanComb 25, Insuman Comb 50, Levemir, Lantus*	Sem alterações	Aplicar metade da dose matinal, mantenha dose noturna prévia	Aplicar metade da dose matinal, mantenha dose noturna prévia	Insulina BIC, reconciliar após alimentação e hidratação VO regulares
	Rápida e intermediária ação *Novorapid, Humulin S, Apidra, Insulatard isofânica*	Sem alterações	Calcule a dose total de Insulina matinal: aplique metade dessa dose com a Insulina ação intermediária, não aplicar insulina rápida ação na manhã, mantenha dose noturna prévia	Calcule a dose total de Insulina matinal: aplique metade dessa dose com a Insulina ação intermediária, não aplicar insulina rápida ação na manhã, mantenha dose noturna prévia	Insulina BIC, reconciliar após alimentação e hidratação VO regulares
Três ou mais aplicações ao dia		Sem alterações	Basal – bôlus: Não aplicar insulinas rápida ação matinal e pré-almoço, aplicar 80% longa-ação. Mistas: metade da dose matinal, não aplicar dose pré-almoço	Aplicar dose matinal prévia, não aplicar doses pré-almoço	Insulina BIC, reconciliar após alimentação e hidratação VO regulares
Bomba de insulina		Sem alterações	Sem alterações	Sem alterações	Insulina BIC, ligar somente após alimentação e hidratação VO regulares

Fonte: Adaptada de Association of Anaesthetists of Great Britain and Ireland. Per-operative management of the surgical patient with diabetes 2015. Anaesthesia 2015; 70: 1427-40.

Analgesia e antiemêse[41]

O benefício de medidas anestésicas e analgésicas associadas (locais e sistêmicas) é notório no controle glicêmico, assim como a manutenção de medicações antieméticas profiláticas no contexto de proporcionar a reconciliação medicamentosa e alimentar precoce no seguimento pós-operatório. Atentar também a algumas linhas de evidência que demonstram maior risco de abscessos epidurais e quadros sépticos após o uso de bloqueadores neuroaxiais nos pacientes com neuropatia diabética autonômica.

A reconciliação dos antidiabéticos no pós-operatório deve ser individualizada e avaliada por especialista clínico, ciente das complicações ocorridas após procedimentos e efeitos colaterais específicos de cada medicação, reconciliando tais medicações com alvo na segurança do paciente. Se no seguimento pós-operatório o paciente não apresente intercorrências, mantiver aporte alimentar regular e controle glicêmico otimizado, livre de infusão endovenosa de insulina, considera-se clinicamente otimizado para a reintrodução dos antidiabéticos de uso prévio.

Situações especiais

Diabetes *mellitus* tipo 1[41,43,44]

Pacientes com DM1 possuem maior risco de cetoacidose, sendo necessárias algumas recomendações diferentes do DM2. Deve-se atentar para a manutenção do uso de insulinas de longa-duração em situações de normoglicemia, assim como fornecimento de doses de insulina de curta-ação pré-refeições, pelo risco de hiperglicemias pós-prandiais. Nos pacientes DM1 com episódios frequentes de hipoglicemia ou glicemias de jejum próximas ao limite inferior da normalidade, evidencia-se maior prudência ao reduzir insulina longa-duração noturna em 10-20% da dose usual, à aplicação na noite anterior ao procedimento cirúrgico. A dose de insulina basal deve ser mantida em pelo menos 50% da dose diária, mesmo mantendo-se o paciente em jejum. No manejo com insulina em infusão contínua, se diagnosticado episódio de hipoglicemia, recomenda-se reduzir a infusão de insulina e aumentar a infusão de glicose; não optar pela parada da infusão de insulina, pois em pacientes DM1 tal medida está relacionada ao aumento de risco de cetose.

Insulina em infusão contínua[41,44]

O uso de insulina em bomba de infusão contínua é recomendado para procedimentos complexos e de longa duração. Estudos comparativos com uso de insulina subcutânea mostraram maior variabilidade de glicemias, provavelmente relacionada a absorção errática de insulina subcutânea no contexto perioperatório. Por conta de sua meia-vida curta, a insulina de rápida ação pode ser facilmente titulada, proporcionando controle glicêmico adequado e maior segurança no seu manejo. Ressalta-se a importância da aferição glicêmica de horário, 1 em 1 hora, atentando-se para valores não confiáveis aferidos por glicemia capilar em pacientes críticos, com hipotermia/hipertermia, hipoperfusão, uso de vasopressores, sendo nesses casos recomendada a utilização de glicemia venosa/arterial para guiar a terapia.

No manejo pós-operatório de pacientes com uso de insulina prévio e em uso de insulina BIC, desligar a bomba de infusão somente 30 a 60 minutos após a aplicação de insulina subcutânea, sendo importante que o paciente realize uma refeição antes dessa aplicação.

Procedimentos de emergência[41]

No contexto de cirurgias de emergência, não haverá tempo hábil para otimização do controle glicêmico, sendo recomendado manter glicemia capilar de horário e correção conforme dextro. A coleta de hemoglobina glicada para melhor compreender o controle prévio do paciente pode ajudar a estimar necessidade de doses maiores de insulinoterapia. Também, é recomendado manutenção perioperatória com insulina em bomba de infusão contínua até a otimização do padrão alimentar e hidratação via oral. Avaliar também a necessidade de endocrinologistas ou clínicos para seguimento daqueles pacientes de alto risco cirúrgico e difícil controle glicêmico.

Manejo perioperatório de pacientes em uso de corticosteroides

O uso de protocolos de reposição de corticosteroides (CE) no manejo perioperatório é utilizado desde a década de 1950, com o reconhecimento de episódios de insuficiência adrenal associado a interrupção dessas medicações antes do procedimento cirúrgico. Desde então, diferentes linhas de evidência têm questionado a necessidade de doses suprafisiológicas no contexto perioperatório. Diversos estudos de observação e intervenção não demonstraram força de associação relevante entre redução de episódios de hipotensão e níveis reduzidos de cortisol. Estudos de coorte retrospectiva em pacientes com doença inflamatória intestinal e ensaios clínicos randomizados com pacientes submetidos a cirurgia colorretal, compararam a reposição com altas doses de CE (hidrocortisona 100 mg, 3 vezes ao dia) a dose equivalente ao uso pré-operatório, e não evidenciaram diferença de eventos como necessidade de vasopressores, ocorrência de hipotensão postural ou uso de doses adicionais de CE para manutenção de estabilidade hemodinâmica[46].

A necessidade de doses adicionais deve ser avaliada individualmente, levando-se em conta também o uso prévio de CE, tipo e duração do procedimento cirúrgico planejado. Nota-se grande estímulo a secreção de ACTH e cortisol, durante a incisão cirúrgica e ao longo de todo procedimento, no entanto valores mais elevados são vistos durante a redução do efeito anestésico, extubação e no pós-operatório recente com o início de episódios álgicos. Pacientes submetidos a cirurgia de maior porte apresentam maiores respostas de cortisol e, em geral, cursam com a normalização após o quarto ou quinto dia de pós-operatório[46,47].

O uso prolongado de CE exógeno atua como *feedback* negativo no eixo hipotálamo-hipófise-adrenal (HHA), reduzindo secreção de CRH e consequentemente de ACTH, o que reduz a capacidade das adrenais de secretar cortisol, podendo até levar a sua atrofia. Não há consenso em relação a quantos dias de interrupção do uso de CE exógeno são necessários para normalização do eixo HAA. Estudos recentes afirmam que períodos de até um ano livre de doses significativas de CEs pode ser suficiente para essa recuperação acontecer de forma sustentada[46].

Não há indicação de reposição para pacientes com uso diário de baixas doses, como prednisona < 10 mg ou equivalente, mesmo em uso prolongado, esses pacientes devem ser manejados com a manutenção da dose habitual, monitorização hemodinâmica e não exigem investigação do eixo HHA[47,48].

Para pacientes com doses superiores a prednisona 20 mg/diaia ou equivalente em uso há mais de três semanas e pacientes em seguimento por Síndrome de Cushing, recomenda-se o uso de doses adicionais de CE, conforme descrito no Quadro 19.9[46-49].

Para pacientes em uso de corticosteroides de forma tópica, inalatória, intra-articulares ou espinais, ou pacientes em investigação de patologia adrenal, recomenda-se a iniciar a avaliação eixo hipotálamo hipófise adrenal para melhor manejo perioperatório.

Grupos de pacientes indicados para investigação do eixo HHA[47]:

- Pacientes com uso de fluticasona inalatória com dose diária superior a 750 mcg há mais de três semanas, principalmente crianças.
- Pacientes com CE tópicos de alta potência, como clobetasol, em doses diárias superiores a dois gramas (2 g), aplicação em superfícies com perda de barreira de proteção cutânea com maior absorção sistêmica.

- Pacientes submetidos a três ou mais aplicações intra-articulares ou espinais de CE até três meses antes do procedimento cirúrgico.
- Pacientes em investigação de sintomas correlatos a quadro cushingoide ou mesmo de insuficiência adrenal.

A investigação deve ser feita a partir da avaliação de cortisol sérico matinal, antes das oito horas da manhã, com suspensão da dose habitual de CE por 24 horas. Valores de cortisol inferiores a 5 mcg/dL são altamente sugestivos de supressão eixo HHA, com necessidade de dose adicional no manejo perioperatório (Tabela 19.10). Valores superiores a 10 mcg/dL evidenciam manutenção funcional do eixo HHA, sem necessidade de acréscimo de CE. Para valores de cortisol entre 5 e 10 mcg/dL recomenda-se prosseguir a investigação com teste de supressão ACTH ou acréscimo de corticosteroide empiricamente no contexto perioperatório.

Em relação ao teste de supressão de ACTH faz-se com cortrosina 250 mcg, e subsequente avaliação de cortisol de resposta em 30 min. Valores > 18 mcg/dL conferem resposta adrenal preservada, não havendo necessidade de dose de reforço perioperatória.

Atentar para vigilância infecciosa em contexto pós-operatório, lembrando que corticosteroides podem suprimir a resposta febril.

Pacientes submetidos a cirurgia de emergência e com uso de corticosteroides em dose suspeita de supressão eixo HHA, devem receber reforço conforme recomendado na Tabela 19.10. Não se recomenda postergar o procedimento para avaliar integridade do sistema HHA.

Discussão do caso clínico e avaliação de riscos

O paciente previamente apresentado será submetido a uma cirurgia oncológica abdominal com proposta curativa, de porte intermediário. É idoso, portador de HAS, doença arterial coronariana e insuficiência cardíaca com fração de eje-

Quadro 19.9 – Recomendação de dose de reposição de corticosteroide baseado no porte da cirurgia proposta.		
Porte cirúrgico	**Procedimento**	**Manejo de corticosteroide recomendado**
Pequeno	Procedimentos sob anestesia local, superficiais hernioplastias inguinais, laparoscopias.	Usar dose habitual de CE na manhã do dia de cirurgia.
Intermediário	Cirurgias vasculares de membros inferiores, colocação de prótese articular.	Usar dose habitual de CE na manhã do dia de cirurgia, além de hidrocortisona 50 mg na indução anestésica e 25 mg de 8 em 8 horas por 24 horas. Reconciliar dose prévia em seguida.
Alto	Cirurgias cardíacas, esofagectomia, colectomia total.	Usar dose habitual de CE na manhã do dia de cirurgia, além de hidrocortisona 100 mg na indução anestésica e 50 mg de 8 em 8 horas por 24 horas, com desmame pela metade no dia seguinte, para reconciliar a dose de manutenção em seguida.

Fonte: Adaptado de Elliott D. Clinical Guideline for Perioperative Steroid Replacement. Royal Cornwall Hospitals NHS 2015.

ção reduzida (40%), ou seja, 3 fatores de risco do e*score* RCRI (doença arterial coronariana, insuficiência cardíaca e cirurgia intraperitoneal). Possui, no entanto, boa capacidade funcional estimada (> 4 METs). Está em uso de medicações para as comorbidades que possui, porém é possível otimizá-las.

Dessa forma, dividindo a estratificação de riscos e orientações por sistemas, temos o seguinte:

Risco cardiovascular: alto.

Orientações sugeridas: se possível, titular dose de betabloqueador com meta de frequência cardíaca de 60 bpm, mantendo o betabloqueador, IECA e aspirina no perioperatório. Por ser portador de aterosclerose manifesta, deve-se trocar sinvastatina por uma estatina de alta potência (como atorvastatina 40 mg/dia ou rosuvastatina 20 mg/dia) se for viável financeiramente.

Deve-se realizar monitorização com ECG no pós-operatório imediato (POi), 1º e 2º dias de pós-operatório, além da dosagem de troponina no 1º, 3º e 7º dias de pós-operatório.

Não teria benefício de nova avaliação de isquemia cardíaca, uma vez que teve revascularização recente, não teve mudanças de sintomas e tem boa capacidade funcional.

Risco pulmonar

- Alto (cirurgia abdominal alta, anestesia geral, duração prevista > 3 horas, idade entre 70 e 80 anos, perda de peso recente e anemia).
- Orientações sugeridas: *vide* orientações para pacientes de risco moderado a alto.

Risco renal

- Alto (HAS, sexo masculino, insuficiência cardíaca, idade > 56 anos, cirurgia intraperitoneal e creatinina > 1,2).
- *Vide* orientações para pacientes de alto risco de insuficiência renal.

Risco de *delirium*

- Alto (idade, uso de medicações psicotrópicas, dor prevista para o pós-operatório, necessidade de UTI para pós-operatório).
- *Vide* orientações para alto risco de *delirium*.

Risco de TEV

- Alto (idade > 60 anos, cirurgia oncológica de porte intermediário a alto).
- Orientações: enoxaparina 40 mg subcutâneo 1 vez ao dia. Considerar iniciar no momento da internação, suspendendo dose ao menos 12 horas antes da cirurgia e retomando em 24 a 48 horas do pós-operatório, discutindo com a equipe cirúrgica o risco de sangramento. Indicada profilaxia estendida, mantendo medicação por 4 semanas após a cirurgia, mesmo que o paciente venha a ter alta hospitalar.

- Considerar uso de compressor pneumático intermitente associado à profilaxia química, a se iniciar no intraoperatório e mantido, em especial, nos dias em que ainda não for possível a profilaxia química.

Risco de hiperglicemia e risco de insuficiência adrenal

- Baixos (paciente sem diabetes *mellitus* e sem exposição crônica a corticosteroides).

Referências

1. Machado FS. Determinantes clínicos das complicações cardíacas pós-operatórias e de mortalidade geral em até 30 dias após cirurgia não cardíaca. Dissertação [tese]. São Paulo: Faculdade de Medicina da Universidade de São Paulo; 2001.
2. Fleisher Lee A, et al. 2014 ACC/AHA guideline on perioperative cardiovascular evaluation and management of patients undergoing noncardiac surgery. Circulation 2014: CIR-0000000000000106.
3. Ainsworth BE, et al. Compendium of physical activities: an update of activity codes and MET intensities. Med Sci Sports Exerc 2000; 32(9 suppl): S498-S504.
4. Devereaux PJ, et al. Perioperative cardiac events in patients undergoing noncardiac surgery: a review of the magnitude of the problem, the pathophysiology of the events and methods to estimate and communicate risk. Canad Med Assoc J 2005; 173(6): 627-34.
5. Gupta Prateek K, et al. Development and validation of a risk calculator for prediction of cardiac risk after surgery. Circulation 2011: CIRCULATIONAHA-110.
6. Bilimoria KY, et al. Development and evaluation of the universal ACS NSQIP surgical risk calculator: a decision aid and informed consent tool for patients and surgeons. J Am Coll Surg 2013; 217(5): 833-42.
7. McFalls EO, Ward HB, Moritz TE, Goldman S, Krupski WC, Littooy F, et al. Coronary-artery revascularization before elective major vascular surgery. N Engl J Med 2004; 351: 2795-804.
8. Devereaux PJ, et al. Aspirin in patients undergoing noncardiac surgery. New Engl J Med 2014; 370(16): 1494-503.
9. Gerstein NS, et al. Should more patients continue aspirin therapy perioperatively? Clinical impact of aspirin withdrawal syndrome. Ann Surg 2012; 255(5): 811-9.
10. Levine GN, et al. 2016 ACC/AHA Guideline Focused Update on Duration of Dual Antiplatelet Therapy in Patients With Coronary Artery Disease: A Report of the American College of Cardiology/American Heart Association Task Force on Clinical Practice Guidelines: An Update of the 2011 ACCF/AHA/SCAI Guideline for Percutaneous Coronary Intervention, 2011 ACCF/AHA Guideline for Coronary Artery Bypass Graft Surgery, 2012 ACC/AHA/ACP/AATS/PCNA/SCAI/STS Guideline for the Diagnosis and Management of Patients With Stable Ischemic Heart disease. Circulation 2016; 134(10): e123-e155.
11. POISE Study Group. Effects of extended-release metoprolol succinate in patients undergoing non-cardiac surgery (POISE trial): a randomised controlled trial. Lancet 2008; 371(9627): 1839-47.
12. Devereaux PJ, Beattie WS, Choi PT-L, et al. How strong is the evidence for the use of perioperative beta blockers in non-cardiac surgery? Systematic review and meta-analysis of randomised controlled trials. BMJ 2005; 331: 313-21.
13. Roshanov PS, et al. Withholding versus Continuing Angiotensin-converting Enzyme Inhibitors or Angiotensin II Receptor Blockers before Noncardiac Surgery an Analysis of the Vascular Events in Noncardiac Surgery Patients Cohort Evaluation Prospective Cohort. Anesthesiology. J Am Soc Anesthesiologists 2017; 126(1): 16-27.
14. Arozullah, et al. Ann Surg 2000 Aug; 232(2): 242-53.
15. Arozullah, et al. Ann Intern Med 2001 Nov; 135(10): 847-57.
16. Gupta H, et al. Mayo Clin Proc 2013 Nov; 88(11): 1241-9.
17. Smetana GW, et al. Preoperative Pulmonary Risk Stratification for Noncardiothoracic Surgery: Systematic Review for the American College of Physicians. Ann Intern Med 2006; 144: 581-95.

18. Canet, et al. Anesthesiology 2010; 113: 1338.

19. Lawrence VA, et al. Strategies to Reduce Postoperative Pulmonary Complications after Noncardiothoracic Surgery: Systematic Review for the American College of Physicians. Ann Intern Med 2006; 144: 596-608.

20. Schmid M, Sood A, Campbell L, et al. Impact of smoking on perioperative outcomes after major surgery. Am J Surg 2015; 210: 221.

21. Liu SS, Wu CL. Effect of postoperative analgesia on major postoperative complications: a systematic update of the evidence. Anesth Analg 2007; 104: 689.

22. Liccardi G, et al. Bronchial asthma. Curr Opin Anesthesiol 2012; 25: 30-7.

23. Spieth PM, et al. Chronic obstructive pulmonar disease. Curr Opin Anesthesiol 2012; 25: 24-9.

24. KDIGO Clinical Practice Guideline for Acute Kidney Injury. Kidney Int Suppl 2012; 2.

25. Hobson C, Girish S, Azra B. Acute kidney injury in the surgical patient. Crit Care Clin 2015; 31(4): 705-23.

26. Ichai C, et al. Société française de néphrologie (SFN). (2016). Acute kidney injury in the perioperative period and in intensive care units (excluding renal replacement therapies). Ann Int Care 6, 48. Avaliable from: http://doi.org/10.1186/s13613-016-0145-5

27. Goren O, Matot I. Update on perioperative acute kidney injury. Curr Opin Crit Care 2016 Jun 2.

28. Biteker M, Dayan A, Tekke'in AI, et al. Incidence, risk factors, and outcomes of perioperative acute kidney injury in noncardiac and nonvascular surgery. Am J Surg 2014; 207: 53-9.

29. Kheterpal S, Tremper KK, Heung M, et al. Development and validation of an acute kidney injury risk index for patients undergoing general surgery: results from a national data set. Anesthesiology 2009; 110: 505-15.

30. Optimal perioperative management of the geriatric surgical patient – ACS NSQIP/AGS Best Practice Guidelines 2012.

31. American Geriatric Society Abstracted. Clinical Practice Guideline for Postoperative Delirium in Older Adults. JAGS 2015; 63: 142-50.

32. Inouye SK, van Dyck CH, Alessi CA, et al. Clarifying confusion: the confusion assessment method. A new method for detection of delirium. Ann Intern Med 1990; 113(12): 941-8.

33. Geerts WH, Pineo GF, Heit JA, et al. Prevention of Venous Thromboembolism the Seventh ACCP Conference on Antithrombotic and Thrombolytic Therapy. Chest 2004; 126: 338S-400S.

34. Gould MK, Garcia DA, Wren SM, et al. Prevention of VTE in Nonorthopedic Surgical Patients: Antithrombotic Therapy and Prevention of Thrombosis, 9th ed. American College of Chest Physicians Evidence-Based Clinical Practice Guidelines. Chest 2012; 141 (suppl 2): e227S-e277S.

35. Cohen AT, Tapson VF, Bergmann JF, et al. Venous thromboembolism risk and prophylaxis in the acute hospital care setting (ENDORSE study): a multinational cross-sectional study. Lancet 2008; 371: 387-94.

36. Arcelus JI, Felicissimo P. Venous thromboprophylaxis duration and adherence to international guidelines in patients undergoing major orthopedic surgery: Results of the international, longitudinal, observational DEIMOS registry. Thrombosis Res 2013; 131: e240-e246.

37. Arcelus JI, Monreal M, Caprin JA. Clinical presentation and time-course of postoperative venous thromboembolism: Results from the RIETE Registry. Thromb Haemost 2008 Mar; 99(3): 546-51.

38. Gould MK, Garcia DA, Wren SM, et al. Prevention of VTE in Nonorthopedic Surgical Patients: Antithrombotic Therapy and Prevention of Thrombosis, 9th ed. American College of Chest Physicians Evidence-Based Clinical Practice Guidelines. Chest 2012; 141(suppl 2): e227S-e277S.

39. Falck-Ytter Y, Francis CW, Johanson NA, et al. Prevention of VTE in Orthopedic Surgery Patients: Antithrombotic Therapy and Prevention of Thrombosis, 9th ed. American College of Chest Physicians Evidence-Based Clinical Practice Guidelines. Chest 2012; 141(suppl 2): e278S-e325S.

40. Afshari A, Ageno W, Ahmed A, et al. European Guidelines on perioperative venous thromboembolism prophylaxis. Executive summary. Eur J Anaesthesiol 2017; 34: 1-7.

41. Association of Anaesthetists of Great Britain and Ireland. Per-operative management of the surgical patient with diabetes 2015. Anaesthesia 2015; 70: 1427-40.

42. Australian Diabetes Society working group of Vincent Wong Glynis Ross, Jennifer Wong, David Chips. Perioperative Diabetes Management Guidelines. Austr Diab Soc 2012 Jul: 6-8.

43. Jacober SJ, Sowers JR. An update on perioperative management of diabetes. Arch Intern Med 1999 Nov 8; 159(20): 2405-11.

44. Perioperative management of blood glucose in adults with diabetes mellitus. UpToDate 2016 Sep. Avaliable from: https://www.uptodate.com/contents/perioperativemanagementofbloodglucoseinadultswithdiabetesmellitus/

45. Standards of Medical Care in Diabetes 2016: Summary of Revisions. Diabetes Care 2016; 39(Suppl 1): S4.

46. Kelly KN, Domajnko B. Perioperative Stress-Dose Steroids. Clin Colon Rectal Surg 2013; 26(3): 163-7.

47. The management of the surgical patient taking glucocorticoids. UpToDate 2017 Feb. Available from: https://www.uptodate.com/contents/themanagementofthesurgicalpatienttakingglucocorticoids/

48. Loh N, Atherton M. Guidelines for perioperative steroids. Update Anaesth 2003; 16: 1.

49. Elliott D. Clinical Guideline for Perioperative Steroid Replacement. Royal Cornwall Hospitals NHS 2015.

Rastreamento de câncer no adulto

20

- *Edla Renata Cunha Cavalcante*
- *Yara Ceres e Silva Ferreira Lima*
- *Juliana Florinda de Mendonça Rêgo*
- *Paulo Marcelo Gehm Hoff*

CASO CLÍNICO

Mulher, 60 anos, previamente tabagista (50 maços/ano), com diagnóstico de hipertensão há 5 anos, controlada com anti-hipertensivos. Realiza exercício físico irregular, atualmente com IMC de 28 kg/m², e diz frequentar regularmente churrascarias e pizzarias. Nos antecedentes familiares, sua mãe e sua irmã tiveram diagnóstico de câncer colorretal aos 60 e 58 anos, respectivamente. Comparece à consulta com o clínico desejando realizar *check-up*. Quais as condutas e orientações para o rastreamento de câncer que devem ser instituídas para essa paciente?

Incidência do câncer no Brasil e a importância do rastreamento de neoplasias no adulto

Em todo o mundo, em especial nos países em desenvolvimento, os casos de câncer vêm crescendo de forma significativa. Esse processo vem se intensificando desde o século passado, principalmente devido ao crescimento populacional, ao aumento da expectativa de vida e às melhorias no diagnóstico do câncer.

O câncer de pele não melanoma representa a neoplasia mais frequente em todo o mundo, apresentando, contudo, baixa morbimortalidade. Excluindo essa neoplasia, os tipos de câncer mais incidentes no mundo são: pulmão (1,8 milhão/ano), mama (1,7 milhão/ano), intestino (1,4 milhão/ano) e próstata (1,1 milhão/ano). Contudo, quando analisamos por gênero, os mais frequentes no sexo masculino são: pulmão (14,5%), próstata (13,5%), intestino (10,9%), estômago (7,2%) e fígado (7,2%). Já nas mulheres, as maiores incidências encontradas são: mama (24,2%), intestino (9,5%), pulmão (8,4%), colo do útero (6,6%) e tireoide (5,1%).

A estimativa para o Brasil, para o biênio 2018-2019, aponta a ocorrência de cerca de 600 mil casos novos de câncer, sendo esperados 170 mil casos de câncer de pele não melanoma e cerca de 420 mil casos novos dos demais tipos de câncer. Como nos países em desenvolvimento, excluindo os casos de câncer de pele não melanoma, os tipos mais frequentes, em homens, serão próstata (31,7%), pulmão (8,7%), intestino (8,1%), estômago (6,3%) e cavidade oral (5,2%). Já nas mulheres, os cânceres de mama (29,5%), intestino (9,4%), colo do útero (8,1%), pulmão (6,2%) e tireoide (4,0%) figuram entre os principais.

Diante dessa alta incidência de câncer, é fundamental que medidas para prevenção e rastreamento sejam incorporadas na rotina da gestão da saúde. O diagnóstico precoce de câncer permite que o tratamento seja instituído em fases iniciais da doença, possibilitando maior taxa de cura, melhor resposta terapêutica e maior sobrevida global. Além disso, alguns exames realizados no rastreamento de algumas neoplasias podem detectar e tratar lesões em fase pré-câncer, evitando assim a evolução dessas para uma lesão cancerígena.

Câncer de mama

Após o câncer de pele não melanoma, o câncer de mama é a neoplasia mais frequente nas mulheres do Brasil e do mundo. Essa doença, além de ser muito incidente, também representa a principal causa de mortalidade por câncer nessa população.

O câncer de mama, em mais de 90% dos casos, ocorre de forma aleatória, sem qualquer relação com hereditariedade. Alguns dos fatores que podem influenciar o desenvolvimento dessa neoplasia estão relacionados à maior exposição a hormônios sexuais, por exemplo, a menarca precoce, a menopausa tardia, a primeira gestação após 35 anos de idade e a exposição a estrógenos exógenos. Contribuem também o alcoolismo, o sedentarismo e a obesidade. Nos casos em que a gênese do tumor está relacionada à hereditariedade, as principais mutações estão nos genes BRCA 1, BRCA 2 e p53.

O rastreamento de neoplasia deve ser realizado a fim de diagnosticar precocemente a doença ou lesões pré-cancerígenas e estabelecer medidas curativas. O câncer de mama, quando identificado em estádios iniciais (lesões menores que 2 cm de diâmetro), apresenta prognóstico favorável e a chance de cura pode chegar próximo a 100%.

Nos países que implantaram efetivos programas de rastreamento, a mortalidade por esse tipo de câncer está em queda. Estima-se que cerca de 25 a 30% das mortes por câncer de mama, na população entre 50 e 69 anos, podem ser evitadas com estratégias de rastreamento populacional que garantam alta cobertura da população-alvo, boa qualidade dos exames e tratamento adequado.

A mamografia é o principal método de rastreio, sendo indicada pelo Ministério da Saúde para todas as mulheres, bianualmente, dos 50 aos 69 anos. Sua realização antes dos 50 anos deve seguir uma indicação individualizada, como por exemplo uma história familiar de câncer de mama em parentes de primeiro grau. O argumento contra a realização indiscriminada da mamografia antes dos 50 anos é de que isso pode levar a resultados falsos positivos, gerando estresse psicológico e biópsias desnecessárias. Além disso, há maior probabilidade de o câncer de mama na mulher jovem apresentar um comportamento tumoral mais agressivo, com rápida velocidade de crescimento, resultando no que é conhecido como "tumor de intervalo", ou seja, mesmo a realização de exames da mama anualmente pode não ser capaz de detectar precocemente esse tumor. Já em mulheres com mais de 75 anos, não há evidência suficiente para embasar a realização da mamografia periódica. Também não existem evidências que demonstrem superioridade da ressonância magnética da mama em relação a mamografia, devendo ser solicitada apenas em casos específicos, como em mulheres jovens portadoras do gene do BRCA. A ultrassonografia das mamas é geralmente utilizada como exame complementar à mamografia e não é recomendada para o rastreamento populacional como exame isolado.

O Ministério da Saúde e o U. S. Preventive Services Task Force (USPSTF) divergem nas recomendações de rastreio da população. Para o Ministério da Saúde, a faixa etária indicada para realizar a mamografia a cada dois anos é entre 50 e 69 anos, já a USPSTF recomenda rastreamento bianual entre os 50 e os 74 anos. Com uma orientação de início mais precoce, a American Cancer Society, o National Comprehensive Cancer Network (NCCN), o National Cancer Institute (NCI) e a Sociedade Brasileira de Mastologia recomendam que a mamografia seja realizada a partir dos 40 anos, anualmente, podendo ser realizada a cada 2 anos a partir dos 50 anos, e devendo ser interrompida apenas quando a paciente não apresenta condições clínicas de tratamento caso seja detectada neoplasia.

Em mulheres portadoras de mutação nos genes que aumentam o risco do desenvolvimento do câncer de mama (como, por exemplo, o BRCA 1 e 2, o TP53 e o PTEN), o rastreamento deve seguir um protocolo específico e iniciar-se precocemente.

Câncer de próstata

Se, no mundo, o câncer de próstata é o segundo mais incidente em homens, no Brasil ele ocupa a primeira po-

sição nessa população. Com isso, a estimativa de risco de o homem brasileiro ter câncer de próstata é de 61,86 casos novos a cada 100 mil homens. Apesar de sua elevada frequência, essa neoplasia ocupa a quinta causa de morte por câncer no sexo masculino, representando 6% dos óbitos por câncer no mundo. Podemos observar, portanto, que, apesar de ser frequente, o câncer de próstata apresenta um comportamento geralmente indolente, sendo considerado um câncer de bom prognóstico se tratado precocemente.

A incidência do câncer de próstata aumenta de forma considerável com a idade do paciente, sendo mais prevalente após os 50 anos. Alguns fatores contribuem para um maior risco de desenvolver essa neoplasia, como a raça negra, a história familiar de homens com câncer de próstata diagnosticados antes dos 60 anos, o consumo excessivo de álcool, o tabagismo, e uma dieta rica em aminas heterocíclicas e hidrocarbonetos policíclicos aromáticos. De forma contrária, há evidências de que uma dieta rica em frutas, vegetais ricos em carotenoides e leguminosas agem como fatores protetores.

Assim como acontece em países como Austrália, Canadá e Reino Unido, o Ministério da Saúde brasileiro e o USPSTF não recomendam a realização de programa de rastreamento de câncer de próstata na população por meio de dosagem de PSA e toque retal. Trata-se de uma recomendação controversa e baseia-se no fato de que a maioria dos estudos realizados evidenciarem pouca ou nenhuma redução na mortalidade caso esses pacientes sejam diagnosticados precocemente.

Além disso, o rastreio da população com PSA leva a um maior número de biópsias prostáticas, podendo resultar em resultados falsos positivos ou na detecção de uma doença indolente que não traria consequências maiores durante a vida do paciente, levando em ambos os casos a um tratamento desnecessário e não isento de complicações.

Portanto, há dúvidas quanto ao rastreamento populacional de rotina, já que até agora não há comprovação dos benefícios. Contudo, é importante que haja realização de medidas de prevenção primária e estímulo ao diagnóstico precoce através de observação de sintomatologia.

Vale citar que a Sociedade Brasileira de Urologia, de forma diferente do descrito anteriormente, recomenda que homens a partir de 50 anos devem procurar um profissional especializado para avaliação individualizada. Aqueles da raça negra ou com parentes de primeiro grau com câncer de próstata devem começar aos 45 anos. O rastreamento deverá ser realizado após ampla discussão de riscos e potenciais benefícios. Após 75 anos, deverá ser realizado apenas naqueles com expectativa de vida acima de 10 anos.

Anualmente, a campanha Novembro Azul chama a atenção do homem para sua própria saúde e promove o conhecimento sobre o câncer de próstata.

Câncer de colo uterino

O câncer do colo do útero é considerado um importante problema de saúde pública, sendo o quarto tipo de câncer mais comum nas mulheres no mundo. Afeta principalmente os países em desenvolvimento, onde ocupa o segundo lugar em incidência de câncer em mulheres, contrastando com os dados de países desenvolvidos, nos quais não aparece entre os dez mais comuns. A incidência do câncer do colo do útero vem diminuindo ao longo das últimas três décadas, o que se deve à implementação de programas de prevenção. Os últimos dados sobre mortalidade no Brasil conferem que ocorreram 5.430 mortes por câncer do colo do útero em mulheres em 2013. Com relação à população mundial, no ano de 2012 houve 265 mil mortes, sendo os países em desenvolvimento responsáveis por 87% desses óbitos. Esse tumor apresenta alto potencial de prevenção e de cura quando diagnosticado precocemente, ficando atrás somente do câncer de pele não melanoma.

O principal fator de risco para o desenvolvimento do câncer do colo do útero é a infecção pelo papilomavírus humano (HPV), que deve a sua transmissão ao ato sexual desprotegido. Entretanto, mais de 90% dessas novas infecções por HPV regridem espontaneamente em seis a 18 meses. Existem hoje 13 tipos de HPV reconhecidos como oncogênicos. Desses, os mais comuns são o HPV16 e o HPV18. Para que ocorra a evolução das lesões pró-oncogênicas para câncer, faz-se necessária a persistência da presença do vírus HPV. Além disso, já está bem documentada a associação com outros fatores de risco como tabagismo e estados de imunossupressão, como a infecção por HIV e o uso crônico de corticoides e de outras drogas imunossupressoras. Dessa forma, medidas comportamentais como a cessação do tabagismo e o uso de preservativos são de grande importância para a prevenção primária dessa neoplasia.

No Brasil, há duas vacinas atualmente disponíveis e aprovadas pela ANVISA para a prevenção primária do câncer de colo uterino: a vacina bivalente, que tem como alvo os sorotipos 16 e 18 do HPV, os quais são responsáveis por 70% dos carcinomas cervicais e 50% das lesões pré-invasivas; e a vacina quadrivalente, que além de ser ativa contra esses dois sorotipos, também tem os sorotipos 6 e 11 como alvo, os quais são os principais causadores das verrugas genitais. O FDA aprovou a vacina quadrivalente em 2006 e a vacina bivalente em 2009 para uso em mulheres entre 9 e 26 anos. Isso ocorreu após estudos mostrarem que o uso dessa vacina em uma população não exposta aos vírus HPV mostrou uma eficácia entre 92 e 98% na prevenção de lesões pré-neoplásicas e neoplásicas. O Ministério da Saúde em 2014 iniciou a campanha de vacinação de meninas adolescentes contra o vírus HPV. A vacina oferecida é a quadrivalente e a população alvo são meninas entre 9 e 13 anos. Naquelas com diagnóstico de HIV, a vacina é ofertada entre 9 e 26 anos. O Brasil em 2017 foi o primeiro país da América Latina e o sétimo do mundo a ofertar a vacina contra o HPV para os meninos de 12 e 13 anos na rotina do Calendário Nacional de Vacinação do Sistema Único de Saúde (SUS). A faixa etária será ampliada de forma gradativa, estimando-se que até 2020 sejam incluídos os meninos de 9 até 13 anos. Deve ser enfatizado que a aplicação da vacina contra o HPV não isenta as mulheres de realizarem o exame Papanicolau periodicamente.

O rastreamento do câncer do colo do útero no Brasil, recomendado pelo Ministério da Saúde, é o exame citopatológico em mulheres de 25 a 64 anos. A rotina é a repetição do exame Papanicolau a cada três anos após dois exames normais consecutivos realizados com um intervalo de um ano. Já a USPSTF recomenda que seja realizado o rastreamento em mulheres de 21 a 65 anos através do exame de Papanicolau a cada 3 anos.

Para que o programa de rastreamento tenha impacto nos desfechos de incidência e mortalidade do câncer de colo uterino, é preciso que as medidas de profilaxia primária e secundária sejam realizadas pela maior parte da população feminina. Somente com a interação entre a qualidade dos serviços prestados, um bom seguimento das pacientes e uma abordagem terapêutica adequada das lesões pré-neoplásicas e neoplásicas, o programa de prevenção e controle do câncer de colo cumprirá seu objetivo.

Câncer colorretal

Tanto no cenário brasileiro quanto no mundial, excluindo o câncer de pele não melanoma, o câncer colorretal é o terceiro mais incidente em homens e o segundo em mulheres. Com relação à mortalidade, ocupa o terceiro lugar em óbito por câncer nas mulheres e o quarto nos homens.

O câncer de cólon e reto tem apresentado diminuição da incidência e da mortalidade nos países desenvolvidos, fato amplamente atribuído à instituição de medidas para seu rastreamento. Pode ser interpretado como uma doença do "estilo de vida", em que a obesidade ou sobrepeso, o sedentarismo, o tabagismo, o consumo excessivo de álcool e a dieta desequilibrada são considerados fatores de risco modificáveis. Dessa forma, uma alimentação rica em frutas, legumes e verduras, com baixa ingestão de carnes vermelhas ou processadas, além da ausência do tabagismo, de uma prática regular de atividade física e de um índice de massa corpórea em um valor considerado saudável são considerados fatores protetores.

A história familiar de câncer colorretal, principalmente em parentes com menos de 50 anos de idade, além da presença de múltiplos pólipos colônicos, o diagnóstico de doença inflamatória intestinal e a idade são outros fatores de risco para o desenvolvimento da doença. Apesar de alguns casos apresentarem influência genética, na maioria das vezes trata-se de um câncer esporádico. Após os 50 anos, observa-se aumento importante nas taxas de incidência dessa neoplasia em ambos os sexos e, por esse motivo, a maioria dos consensos recomenda o início do rastreamento a partir dessa idade na população em geral.

A história natural do câncer colorretal propicia condições ideais para prevenção e detecção precoce da doença, uma vez que provavelmente a maioria dos carcinomas de cólon e reto desenvolvem-se a partir de pólipos inicialmente benignos em um processo de carcinogênese que ocorre ao longo de anos. Portanto, a detecção e a remoção desses pólipos têm como consequência a redução da incidência do câncer colorretal. Essa teoria, conhecida como sequência adenoma-carcinoma, foi descrita pela primeira vez por Morson, em 1978.

Há três tipos de métodos utilizados para rastrear o câncer colorretal: o método laboratorial (pesquisa de sangue oculto nas fezes), os métodos endoscópicos (retossigmoidoscopia e colonoscopia) e os métodos radiológicos (enema baritado e colonoscopia virtual).

A pesquisa de sangue oculto nas fezes é o mais barato e o de mais fácil aplicabilidade, porém pode levar a um considerável número de resultados falsos positivos. Além disso, tem baixa sensibilidade para detecção de pólipos e por isso seu maior papel está na detecção precoce do câncer colorretal, e não na sua prevenção. A recomendação é de que seja realizado anualmente a partir dos 50 anos e, caso positivo, o paciente seja submetido a uma colonoscopia.

Os métodos endoscópicos, além de permitirem o diagnóstico precoce do tumor ou de sua lesão pré-neoplásica, possibilitam a ressecção dos pólipos, interrompendo a sequência adenoma-carcinoma citada anteriormente. A retossigmoidoscopia flexível necessita de preparo intestinal mínimo e é possível ser realizada sem sedação, porém tem como ponto negativo o fato de identificar lesões apenas nos 60 cm distais do cólon (cólon descendente, sigmoide e reto), onde acredita-se que se iniciem 60 a 80% das neoplasias do intestino grosso. A colonoscopia é capaz de visualizar todo o cólon, porém exige um preparo intestinal rigoroso e é feita sob sedação. A recomendação é que a colonoscopia seja realizada uma vez a cada 10 anos caso esteja sem alterações.

A colonoscopia virtual realizada através de tomografia computadorizada e o enema baritado com duplo contraste permitem a visualização da lesão, porém não é possível realizar a biópsia dessa nem o tratamento endoscópico. Dessa forma, caso haja alteração na colonoscopia virtual ou no enema baritado, o paciente deverá ser submetido a um exame endoscópico.

No Brasil, não se considera viável e custo-efetiva, atualmente, a implantação de programas populacionais de rastreamento para câncer colorretal. A orientação do Ministério da Saúde é fortalecer a estratégia de diagnóstico precoce e, nos casos sintomáticos, oferecer a pesquisa de sangue oculto nas fezes e a colonoscopia caso o primeiro exame esteja alterado ou já no início da investigação. O rastreamento para os pacientes assintomáticos é recomendado apenas para a população de alto risco. Nos casos de alto risco com história familiar de câncer colorretal (sem caracterizar popilose adenomatosa familiar ou síndrome de Lynch), o rastreamento deve ser iniciado 10 anos antes da idade em que o familiar foi diagnosticado com a neoplasia. As opções de rastreamento recomendadas são: pesquisa de sangue oculto nas fezes anualmente associada ou não à retossigmoidoscopia a cada 5 anos; ou colonoscopia a cada 10 anos.

A USPSTF recomenda como opções para rastreamento: colonoscopia a cada 10 anos, pesquisa de sangue oculto nas fezes uma vez por ano, retossigmoidoscopia a cada 5 anos associada ou não à pesquisa de sangue oculto nas fezes anual, ou colonoscopia virtual a cada 5 anos. Esses exames devem ser realizados entre 50 e 75 anos. Acima dessa idade, a indicação deve ser individualizada.

Nos casos de pacientes de alto risco para o desenvolvimento de neoplasia colorretal, como os portadores da Síndrome de Lynch ou de polipose adenomatosa familiar, o rastreamento deve seguir recomendações específicas para cada uma dessas patologias.

A sobrevida do câncer colorretal é dependente do estádio da doença. Em geral, quanto mais cedo diagnosticada a doença, maior a possibilidade de cura e maior a sobrevida global do paciente. A aplicabilidade dos exames de rastreamento dessa neoplasia tem resultado na redução da mortalidade por câncer específica. Além disso, o consumo de uma dieta rica em fibras, a realização de atividade física regular, evitar o consumo de carnes processadas e de álcool previnem o surgimento do câncer colorretal.

Câncer de pulmão

Na epidemiologia mundial, quando somados ambos os sexos e excluindo-se o câncer de pele não melanoma, o câncer de pulmão ocupa o primeiro lugar em incidência e também em mortalidade por câncer. No Brasil, é o segundo câncer mais incidente em homens e o quarto em mulheres.

O tabagismo é o principal fator de risco para o desenvolvimento dessa neoplasia, apesar de aproximadamente 20% dos pacientes não apresentarem histórico desse hábito. Dessa forma, a principal orientação como profilaxia primária é evitar ou interromper o uso de cigarros. Outros fatores de risco também podem ser evitados, como a exposição aos carcinógenos ocupacionais e ambientais (hidrocarbonetos aromáticos policíclicos, radônio, asbesto, sílica cristalina e alguns metais) e à poluição do ar relacionada principalmente à exaustão de motor a diesel.

O câncer de pulmão é classificado em dois grupos: o carcinoma de pequenas células e os carcinomas de células não pequenas. Dentro desse segundo grupo, estão incluídos o adenocarcinoma, o carcinoma de células escamosas e o carcinoma de grandes células, sendo o adenocarcinoma o mais frequente. O câncer de pulmão é um dos tipos de câncer mais agressivos, com uma letalidade bastante elevada. O diagnóstico precoce tem um papel fundamental na sobrevida global: nos pacientes em estádios iniciais (IA) chega a 70%, enquanto os pacientes em estádio IV (metástases à distância) apresentam sobrevida de 2%.

Por volta da década de 1960, iniciaram-se estudos para o rastreio dessa neoplasia, a maior parte deles utilizando o estudo citológico do escarro e a radiografia de tórax, porém nenhum mostrou resultado satisfatório. O papel da tomografia de tórax de baixa densidade no rastreio do câncer de pulmão foi avaliado no *National Lung Screening Trial*, com dados iniciais publicados em 2011 no *New England Journal of Medicine*. Com uma população formada por pacientes tabagistas ou ex-tabagistas que tinham cessado há menos de 15 anos, com carga tabágica maior ou igual a 30 maços/ano e idade entre 55 e 74 anos, esse estudo mostrou que o uso de tomografia de tórax de baixa densidade pode reduzir em 20% a mortalidade câncer-específica quando comparado com a radiografia de tórax convencional.

Apesar de ainda não ser uma medida recomendada pelo Ministério da Saúde brasileiro, o USPSTF orienta que seja realizada a triagem anual para câncer de pulmão com uma tomografia de baixa densidade para todos os indivíduos entre 55 e 80 anos que apresentem uma carga tabágica igual ou superior a 30 maços/ano, sejam eles tabagistas ativos ou que interromperam o hábito de fumar há menos de 15 anos. O rastreamento deve ser descontinuado quando o indivíduo estiver há mais de 15 anos sem fumar ou se adquirir alguma doença que limite sua expectativa de vida ou que não permita a realização de uma cirurgia pulmonar curativa. Deve-se destacar que a realização periódica dessa tomografia está relacionada a algumas limitações e riscos, como os resultados falsos positivos que levarão a procedimentos desnecessários e não isentos de complicações e da radiação cumulativa decorrente das múltiplas tomografias.

Outras neoplasias

Para a população em geral, não existem estudos que mostrem benefício da realização de exames de rastreamento para outras neoplasias além das citadas anteriormente. Em casos específicos da presença de patologias hereditárias que aumentem a incidência de determinadas neoplasias, os exames devem ser realizados de acordo com protocolo específico. A dosagem de marcadores tumorais sanguíneos com intuito de rastrear alguns tumores, como por exemplo o Ca-125 para tumores de ovário, não mostrou benefício até o momento, podendo ter como consequência resultados falsos positivos. Dessa forma, não está indicada a solicitação desses marcadores no rastreamento populacional.

As orientações anteriores estão resumidas na Tabela 20.1.

Tabela 20.1 – Rastreamento de câncer no adulto para a população em geral.		
Neoplasia	**Ministério da Saúde**	**USPSTF**
Mama	Mamografia bianual dos 50 aos 69 anos.	Mamografia bianual dos 50 aos 74 anos.
Colo uterino	Exame citopatológico dos 25 aos 64 anos.	Exame citopatológico dos 21 aos 65 anos.
Cólon e reto	Não recomenda rastreamento na população em geral, apenas nos casos com risco aumentado para desenvolvimento da neoplasia.	• Colonoscopia a cada 10 anos, ou • Pesquisa de sangue oculto nas fezes uma vez por ano; ou • Retossigmoidoscopia a cada 5 anos associada ou não à pesquisa de sangue oculto nas fezes anual; ou • Colonoscopia virtual a cada 5 anos. • Realizar entre os 50 e 75 anos ou iniciar 10 anos antes da idade em que o familiar fora diagnosticado com essa neoplasia.
Pulmão	Não há indicação de rastreamento.	Se carga tabágica > 30 maços/ano, Tomografia de baixa densidade entre 55 e 80 anos.
Próstata	Não há indicação de rastreamento.	Não há indicação de rastreamento.

Fonte: Elaborada pela autoria.

RESPOSTA DO CASO CLÍNICO

Como profilaxia primária, a paciente deverá ser orientada quanto a mudanças do estilo de vida, como a cessação do tabagismo, a prática regular de atividade física, uma alimentação balanceada e a redução do seu IMC para níveis dentro da normalidade.

A mamografia deve ser realizada a cada 2 anos dos 50 aos 69 anos. Já o exame Papanicolau ou a colpocitopatologia oncótica deve ser realizado anualmente em todas as mulheres dos 25 aos 64 anos, podendo ser trienal caso apresente dois exames normais consecutivos. Dessa forma, ambos os exames devem ser solicitados.

Deverá também iniciar rastreio para câncer de pulmão realizando uma tomografia de tórax de baixa densidade anualmente, pois está na faixa etária entre os 55 e 74 anos e apresenta carga tabágica maior ou igual a 30 maços/ano.

Por apresentar idade superior a 50 anos e história familiar positiva para neoplasia de cólon, o rastreio de câncer colorretal também deve ser realizado por meio da pesquisa de sangue oculto nas fezes anualmente, ou associado a retossigmoidoscopia ou colonoscopia virtual a cada 5 anos, ou uma colonoscopia a cada 10 anos.

Referências

1. Guerra MR, Gallo CVM, Azevedo G, Mendonça S. Risco de câncer no Brasil: tendências e estudos epidemiológicos mais recentes. Rev Bras Cancerologia 2005; 51(3): 227-34.

2. Bray F, Ferlay J, Soerjomataram I, et al. Global Cancer Statistics, 2018. Cancer J Clin 2018; 68:394-424.

3. Instituto Nacional do Câncer (INCA). Estimativa 2018: Incidência de câncer no Brasil/Instituto Nacional de Câncer José Alencar Gomes da Silva. Rio de Janeiro: INCA; 2018.

4. Brasil. Ministério da Saúde. Instituto Nacional de Câncer José de Alencar Gomes da Silva (INCA). Diretrizes para a detecção precoce do câncer de Mama no Brasil. Rio de Janeiro: INCA; 2015.

5. Vieira SC, et al. Oncologia clínica. Teresina: Fundação Quixote; 2012.

6. Siu AL. U.S. Preventive Services Task Force. Screening for Breast Cancer: U.S. Preventive Services Task Force Recommendation Statement. Ann Intern Med 2016 Feb 16; 164(4): 279-96.

7. Mandelblatt JS, Cronin KA, Bailey S, et al. Effects of Mammography Screening Under Different Screening Schedules: Model Estimates of Potential Benefits and Harms. Ann Intern Med 2009; 151(10): 738-47.

8. Moyer VA. Screening for Prostate Cancer: U.S. Preventive Services Task Force Recommendation Statement. Ann Intern Med 2012; 157: 120-34.

9. Belinelo RGS, Almeida SM, Oliveira PP, Onofre PSC, Viegas SMF, Rodrigues AB. Exames de rastreamento para o câncer de próstata: vivência de homens. Escola Anna Nery. Rev Enfermagem 2014; 18(4).

10. Brasil. Ministério da Saúde. Instituto Nacional de Câncer José de Alencar Gomes da Silva (INCA). Diretrizes brasileiras para o rastreamento do câncer do colo do útero. Atualização 2016. Rio de Janeiro: INCA; 2016.

11. Moyer VA. U.S. Preventive Services Task Force. Screening for cervical cancer: U.S. Preventive Services Task Force Recommendation Statement. Ann Intern Med 2012 Jun 19; 156(12): 880-91.

12. Kwan CK, Fung AY, Tse CT, Ip FC. Quadrivalent vaccine against human papillomavirus to prevent high-grade cervical lesions. N Engl J Med 2007; 356: 1925-27.

13. Paavonen J, Naud P, Salmeron J, et al. Efficacy of human papillomavirus (HPV)-16/18 AS04-adjuvanted vaccine against cervical infection and precancer caused by oncogenic HPV types (PATRICIA): final analysis of a double-blind, randomised study in young women. Lancet 2009; 374: 301-14.

14. Lin JS, Piper MA, Perdue LA, et al. Screening for Colorectal Cancer: Updated Evidence Report and Systematic Review for the US Preventive Services Task Force. Jama 2016 Jun 21; 315(23): 2576-94.

15. Hill MJ, Morson BC, Bussey HJ. An etiology of adenoma-carcinoma sequence in large bowel. Lancet 1978 Feb 4; 1(8058): 245-7.

16. Brasil. Ministério da Saúde. Política Nacional de Promoção da Saúde. Disponível em: http://portal.saude.gov.br/portal/arquivos/pdf/PNPS2.pdf

17. Brasil. Ministério da Saúde. Secretaria de Atenção à Saúde. Departamento de Atenção Básica. Rastreamento/Ministério da Saúde, Secretaria de Atenção à Saúde, Departamento de Atenção Básica. Brasília: Ministério da Saúde; 2010.

18. American Cancer Society. Cancer Facts & Figures 2016. Atlanta, GA: American Cancer Society; 2016.

19. American Cancer Society. Colorectal Cancer Facts & Figures 2014-2016. Atlanta, GA: American Cancer Society; 2014.

20. Moyer VA. U.S. Preventive Services Task Force. Screening for lung cancer: U.S. Preventive Services Task Force Recommendation Statement. Ann Intern Med 2014 Mar 4; 160(5): 330-8.

21. Aberle DR, Adams AM, Berg CD, et al. Reduced lung-cancer mortality with low-dose computed tomographic screening. National Lung Screening Trial Research Team. N Engl J Med 2011 Aug 4; 365(5): 395-409.

22. American Lung Association. Lung Cancer Screening: Coverage in Health Insurance Plans [accessed at 2016 Feb 18]. Avaliable from: www.lung.org/assets/documents/lung-cancer/interactive-library/lung-cancer-screening-implementation.pdf

23. National Comprehensive Cancer Network. NCCN Clinical Practice Guidelines in Oncology. Lung Cancer Screening 2016; 1 [accessed at 2016 Feb 18]. Available from: www.nccn.org/professionals/physician_gls/pdf/lung_screening.pdf

Transstornos do humor

- *Iolanda Calvo Tibério*
- *José Antonio Atta*
- *Renério Fraguas Jr.*
- *Rachel Emy Straus Takahashi*

CASO CLÍNICO

Helena Maria, 49 anos, casada, 3 filhos (24, 21 e 12 anos), microempresária, natural e procedente de São Paulo.

Helena Maria há 2 meses procurou atendimento médico pela primeira vez (para seus problemas atuais). Queixava-se na época (e os sintomas persistem até hoje, alguns piores, outros melhores) de fraqueza difusa e cansaço, sonolência, dores de cabeça (sempre teve dores de cabeça), mas eram ocasionais. Atualmente são quase diárias, e às vezes duram até 4 dias para melhorar, perda do apetite (mesmo assim ganhou 3 kg nos últimos meses), dores pelo corpo todo. Todos esses sintomas apareceram há 4 meses e estão piorando. Refere também irritabilidade, "explodindo" facilmente, principalmente com os filhos. Queixa-se também de esquecimentos constantes (por exemplo, onde colocou as chaves, se havia ou não trancado a porta da frente ao sair, dentre outros). É tabagista atual (de um terço a meio maço por dia), há cerca de 30 anos, consome bebidas alcoólicas de forma eventual. Nega problemas de saúde outros, a não ser a cefaleia ocasional. Os dois primeiros partos foram naturais, o último cesariana. As gestações ocorreram sem problemas médicos. Pai ainda vive, hipertenso. Mãe falecida de problemas cardíacos, quando tinha 56 anos. O exame clínico mostrou poucos dados alterados, com pressão arterial, exame do pescoço, do tórax, do coração sem alterações. O abdome é ligeiramente doloroso difusamente, sem outras especificações. O exame das articulações não mostrou nada relevante, a não ser um possível nódulo de Bouchard em dedo mínimo de mão direita. Apresenta dor à palpação de alguns grupos musculares, principalmente braço direito, região cervical e panturrilhas. Inicialmente foi suspeitada de hipotireoidismo ou fibromialgia. Pelo cansaço e o fato de ser fumante, pensou-se também em DPOC. Foram solicitados exames. No retorno, após quase um mês, os sintomas continuavam presentes e Helena refere estar tomando dipirona e paracetamol, todos os dias, para controlar as dores. O exame clínico não mostrou alterações em relação ao anterior, a não ser uma possível fraqueza muscular em perna direita (muito difícil de caracterizar) e dolorimento difuso à palpação de alguns grupos musculares. Os exames laboratoriais de função tireoidiana e a espirometria vieram normais. Os outros exames solicitados estavam normais, à exceção de triglicérides um pouco elevados. Assim, o médico suspeitou de possível miopatia incipiente. Foram solicitados novos exames (eletroneuromiografia e enzimas musculares). Por causa da cefaleia, prescreveu-se amitriptilina na dose de 25 mg/dia. Após duas semanas, retorna à consulta com os exames solicitados (CPK e aldolase) normais, assim como hemograma e proteína C-reativa. A paciente apresentou piora importante da sonolência com a introdução da amitriptilina, deixando de usar a medicação alguns dias depois da introdução. Os sintomas permanecem inalterados, com piora do cansaço. Agora, Helena apresenta dificuldade para sair da cama pela manhã. O exame clínico novamente não mostrou alterações. O médico que a atende perguntou-lhe como estavam as coisas em casa, ao que respondeu que tudo estava bem, com exceção dos filhos que a estavam deixando "maluca". Ao explorar mais esse aspecto, Helena conta que seu filho do meio está tendo muitos problemas com drogas, consumindo maconha de forma regular. Além disso, o filho mais velho acabara de voltar a morar com os pais, por ter se separado da esposa há pouco tempo. Em função dessas preocupações, apresenta dificuldade para relaxar, ficando sempre muito antenada a tudo o que está acontecendo a sua volta. Fica esperando os filhos chegarem à noite, e não consegue dormir enquanto não chegam. Nesses momentos, costuma pensar muito em acidentes, assaltos etc. Ao ser indagada sobre se tem pensado muito em doenças, refere que sim, está preocupada com sua saúde. Perguntada sobre pensamentos de morte, refere que pensa muito na morte e que algumas vezes pensou que morrer não seria muito ruim, mas logo a lembrança dos filhos a faz desviar dessa linha de pensamento. Refere estar muito triste com a vida como um todo, sentindo-se deprimida quase todo o tempo. Não tem mais prazer em fazer coisas antigamente prazerosas, como palavras cruzadas ou artesanato, conversar com as amigas, assistir filmes.

1. Qual é a principal hipótese diagnóstica para a condição clínica que Helena desenvolveu há 4 meses?

2. Quais são os principais diagnósticos diferenciais? Por quê?

3. Considerando custo-benefício, qual é a conduta médica de maior impacto na vida de Helena desde o início dos sintomas?

4. Como diferenciar uma reação de adaptação (luto, por exemplo) de um episódio depressivo?

5. O diagnóstico de transtorno bipolar é pouco comum, mas alguns dados da história pregressa podem nos alertar para isso. Cite alguns dados importantes

6. No tratamento de pacientes deprimidos, quais devem ser as metas de melhora de sintomas? Por quanto tempo deve ser mantido o tratamento?

7. Qual é a conduta terapêutica, indicada para Helena, nessa consulta?

Introdução

Os transtornos de humor incluem os transtornos depressivos e os transtornos bipolares do humor.

O transtorno depressivo é caracterizado principalmente por sintomas de tristeza na maior parte do dia e na maioria dos dias (humor triste, vazio ou irritável), além de anedonia, frequentemente acompanhado de sintomas somáticos. Engloba a depressão maior, transtorno disfórico menstrual, transtorno depressivo persistente (distimia), entre outros.

O transtorno bipolar do humor é uma doença crônica caracterizada pela alternância de episódios depressivos com episódios de hipomania ou mania (com ou sem sintomas psicóticos). Existem 3 subtipos principais: TBH tipo 1 (casos em que ocorrem episódios de mania, hipomania e depressão); TBH tipo 2 (casos em que ocorrem episódios de hipomania e depressão); TBH sem especificação, ou ciclotimia (casos com oscilação de humor que não fecham critérios para episódios maníacos ou depressivos).

Epidemiologia

A prevalência da ocorrência de pelo menos um episódio depressivo ao longo da vida é estimada entre 15 e 21% na população geral, e pessoas do sexo feminino têm risco cerca de 1,5 a 3 vezes mais alto que as pessoas do sexo masculino. O pico de incidência do primeiro episódio ocorre entre 20 e 30 anos de idade.

O transtorno depressivo persistente (distimia) representa uma nova consolidação do transtorno depressivo maior crônico e do transtorno distímico no DSM V. A prevalência em 12 meses nos Estados Unidos é de aproximadamente 0,5% para transtorno depressivo persistente e de 1,5% para transtorno depressivo maior crônico.

A prevalência ao longo da vida do transtorno bipolar do humor tipo 1 é aproximadamente 1%, e o transtorno bipolar de humor tipo 2 de aproximadamente 1,1%. O tipo 1 é mais comum em países com pessoas com renda elevada. Os sintomas geralmente se iniciam antes dos 20 anos.

Esses transtornos trazem prejuízos funcionais nas esferas psicológicas, sociais, profissionais, comportamentais e familiares dos pacientes. Quando não tratados adequadamente, a incapacitação gerada tem um elevado impacto social e econômico. O transtorno depressivo é a principal causa de anos perdidos por morte prematura ou vividos com limitação da doença nos países desenvolvidos e a previsão é a de que esse padrão se reflita no mundo inteiro nos próximos 30 anos.

Etiologia/fatores de risco

A depressão tem etiologia multifatorial. São fatores de risco para um episódio de depressão maior:

- Afetividade negativa (neuroticismo).

- Experiências adversas principalmente na infância ou também na vida adulta.

- Familiares de primeiro grau de indivíduos com transtorno depressivo maior têm risco 2 a 4 vezes mais elevado de desenvolver a doença que a população em geral.

- Presença de outros transtornos maiores não relacionados ao humor.
- Uso de substâncias psicoativas.
- Ansiedade.
- Transtorno da personalidade (o subtipo *borderline* está entre os mais comuns).
- Condições médicas crônicas ou incapacitantes como diabetes, obesidade mórbida e doença cardiovascular.

Os fatores de risco da distimia aproximam-se muito aos da depressão maior. São eles: afetividade negativa, presença de transtornos de ansiedade ou transtorno da conduta, experiência adversa na infância (principalmente perda ou separação dos pais), e ter familiares de primeiro grau com transtornos depressivos.

O principal fator de risco para o transtorno de humor bipolar é a história familiar. O risco é 10 vezes maior em pessoas com parentes adultos com transtornos bipolar tipo I e tipo II. O risco aumenta com o grau de parentesco. É observada uma congregação familiar de indivíduos com esquizofrenia e transtorno bipolar, a origem genética provavelmente é partilhada pelos dois.

Quadro clínico

Transtornos depressivos

O quadro clínico do transtorno depressivo tem como principais sintomas o humor deprimido (tristeza presente na maior parte do dia, e em quase todos os dias) e a anedonia. A fadiga e a insônia geralmente são os primeiros sintomas relatados pelos pacientes. Além dos sintomas dos critérios diagnósticos (Quadros 21.1 e 21.2), sintomas físicos como palpitação, dores, tonturas e disfunção gastrointestinal também podem estar presentes, e boa parte dos pacientes procuram atenção médica por outros profissionais que não psiquiatras. A demora na detecção dos sintomas depressivos associados por um profissional gera muitas vezes um subdiagnóstico. Os transtornos depressivos podem ocorrer de forma isolada, de forma persistente – transtorno depressivo persistente – e associado a outros transtornos mentais.

Quadro 21.1 – Critérios para episódio depressivo (DSM V).

A. Cinco (ou mais) dos seguintes sintomas estiveram presentes durante o mesmo período de duas semanas e representam uma mudança em relação ao funcionamento anterior; pelo menos um dos sintomas é (1) humor deprimido ou (2) perda de interesse ou prazer.

1. Humor deprimido na maior parte do dia, quase todos os dias.
2. Acentuada diminuição do interesse ou prazer em todas ou quase todas as atividades na maior parte do dia, quase todos os dias.
3. Perda ou ganho significativo de peso sem estar fazendo dieta (ex. uma alteração de mais de 5% do peso corporal em um mês), ou redução ou aumento do apetite quase todos os dias.
4. Insônia ou hipersônia quase todos os dias.
5. Agitação ou retardo psicomotor quase todos os dias.
6. Fadiga ou perda de energia quase todos os dias.
7. Sentimentos de inutilidade ou culpa excessiva ou inapropriada (que podem ser delirantes) quase todos os dias (não meramente autorrecriminação ou culpa por estar doente).
8. Capacidade diminuída de pensar ou concentrar-se ou indecisão, quase todos os dias (por relato subjetivo ou observação feita por outros).
9. Pensamentos de morte recorrentes (não apenas medo de morrer), ideação suicida recorrente sem um plano específico, ou tentativa de suicídio ou plano específico de cometer suicídio.

B. Os sintomas causam sofrimento clinicamente significativo ou prejuízo no funcionamento social, profissional ou em outras áreas importantes da vida do indivíduo.

C. O episódio não é atribuível aos efeitos de alguma substância ou a outra condição médica.

D. A ocorrência do episódio depressivo maior não é mais bem explicada por transtorno esquizoafetivo, esquizofrenia, transtorno esquizofreniforme, transtorno delirante, outro transtorno do espectro da esquizofrenia e outro transtorno psicótico especificado ou transtorno da esquizofrenia e outro transtorno psicótico não especificado.

E. Nunca houve um episódio maníaco ou um episódio hipomaníaco.

Nota 1: Os Critérios A-C representam um episódio depressivo maior.

Nota 2: Respostas a uma perda significativa (ex. luto, ruína financeira, perdas por um desastre natural, uma doença médica grave ou incapacidade) podem incluir os sentimentos de tristeza intensos, ruminação acerca da perda, insônia, falta de apetite e perda de peso observados no Critério A, que podem se assemelhar a um episódio depressivo. Embora tais sintomas possam ser entendidos ou considerados apropriados à perda, a presença de um episódio depressivo maior, além da resposta normal a uma perda significativa, também deve ser cuidadosamente considerada. Essa decisão requer inevitavelmente o exercício do julgamento clínico com base na história do indivíduo e nas normas culturais para a expressão de sofrimento no contexto de uma perda.

Fonte: Modificado de American Psychiatric Association. *Manual diagnóstico e estatístico de transtornos mentais (DSM-5)*. 5. ed. Porto Alegre; 2014.

Quadro 21.2 – Critérios para episódio depressivo persistente (distimia) (DSM V).

A. Humor deprimido na maior parte do dia, na maioria dos dias, pelo período mínimo de 2 anos.

B. Presença, enquanto deprimido, de duas (ou mais) das seguintes características:
1. Apetite diminuído ou alimentação em excesso.
2. Insônia ou hipersonia.
3. Baixa energia ou fadiga.
4. Baixa autoestima.
5. Concentração pobre ou dificuldade em tomar decisões.
6. Sentimentos de desesperança.

C. Durante o período de dois anos (um ano para crianças ou adolescentes) de perturbação, o indivíduo jamais esteve sem os sintomas dos Critérios A e B por mais de dois meses.

D. Os critérios para um transtorno depressivo maior podem estar continuamente presentes por dois anos.

E. Jamais houve um episódio maníaco ou um episódio hipomaníaco e jamais foram satisfeitos os critérios para transtorno ciclotímico.

F. A perturbação não é mais bem explicada por um transtorno esquizoafetivo persistente, esquizofrenia, transtorno delirante, outro transtorno do espectro da esquizofrenia e outro transtorno psicótico especificado ou transtorno do espectro da esquizofrenia e outro transtorno psicótico não especificado.

G. Os sintomas não se devem aos efeitos fisiológicos de uma substância ou a outra condição médica.

H. Os sintomas causam sofrimento clinicamente significativo ou prejuízo no funcionamento social, profissional ou em outras áreas importantes da vida do indivíduo.

Nota: Caso tenham sido satisfeitos todos os critérios para um episódio depressivo maior em algum momento durante o episódio atual da doença, tais indivíduos devem receber diagnóstico de transtorno depressivo maior.

Fonte: American Psychiatric Association. *Manual diagnóstico e estatístico de transtornos mentais (DSM-5).* 5. ed. Porto Alegre; 2014.

Transtorno bipolar do humor

No transtorno bipolar do humor há alternância entre episódios de mania (Quadro 21.4) ou hipomania (Quadro 21.3) e episódios depressivos (Quadro 21.1), acompanhados ou não de sintomas psicóticos. É descrito que a maioria dos indivíduos acometidos por essa doença se apresentam a maior parte do tempo com sintomas depressivos (subsindrômicos ou em episódio depressivo), sendo os episódios de eutimia mais raros. Além dos episódios de mania e depressão, pode haver o episódio misto. Esse estado é de difícil diagnóstico, e muito frequente no TBH; ele consiste na presença simultânea de sintomas depressivos e maníacos. A ciclagem rápida consiste na ocorrência de quatro ou mais episódios da doença em um período de 12 meses, na maioria das vezes associado ao uso de antidepressivos ou ao abuso de drogas, com destaque para o álcool.

O TBH tipo 1 compreende casos com presença de episódio maníaco. O TBH tipo 2 compreende os casos nos quais ocorrem a alternância de episódios hipomaníacos e depressivos. O transtorno bipolar sem especificação (ciclotímico) é caracterizado por sintomas de elevação de humor e sintomas depressivos, porém sem preencher critérios para mania ou depressão.

Quadro 21.3 – Episódio hipomaníaco (DSM V).

A. Um período distinto de humor anormal e persistentemente elevado, expansivo ou irritável e aumento anormal e persistente da atividade ou energia, com duração mínima de quatro dias consecutivos e presente na maior parte do dia, quase todos os dias.

B. Durante o período de perturbação do humor e aumento de energia e atividade, três (ou mais) dos seguintes sintomas (quatro se o humor é apenas irritável) persistem, representam uma mudança notável em relação ao comportamento habitual e estão presentes em grau significativo:
1. Autoestima inflada ou grandiosidade.
2. Redução da necessidade de sono (ex. sente-se descansado com apenas três horas de sono).
3. Mais loquaz que o habitual ou pressão para continuar falando.
4. Fuga de ideias ou experiência subjetiva de que os pensamentos estão acelerados.
5. Distratibilidade (isso é, a atenção é desviada muito facilmente por estímulos externos insignificantes ou irrelevantes), conforme relatado ou observado.
6. Aumento da atividade dirigida a objetivos (seja socialmente, no trabalho ou escola, seja sexualmente) ou agitação psicomotora.
7. Envolvimento excessivo em atividades com elevado potencial para consequências dolorosas (ex. envolvimento em surtos desenfreados de compras, indiscrições sexuais ou investimentos financeiros insensatos).

(Continua)

(Continuação)

Quadro 21.3 – Episódio hipomaníaco (DSM V).

C. O episódio está associado a uma mudança clara no funcionamento que não é característica do indivíduo quando assintomático.

D. A perturbação do humor e a mudança no funcionamento são observáveis por outras pessoas.

E. O episódio não é suficientemente grave a ponto de causar prejuízo acentuado no funcionamento social ou profissional ou para necessitar de hospitalização. Existindo características psicóticas, por definição, o episódio é maníaco.

F. O episódio não é atribuível aos efeitos fisiológicos de uma substância.

Nota 1. Um episódio hipomaníaco completo que surge durante tratamento antidepressivo, mas que persiste em um nível de sinais e sintomas além do efeito fisiológico desse tratamento, é evidência suficiente para um diagnóstico de episódio hipomaníaco. Recomenda-se, porém, cautela para que 1 ou 2 sintomas (principalmente aumento da irritabilidade, nervosismo ou agitação após uso de antidepressivo) não sejam considerados suficientes para o diagnóstico de episódio hipomaníaco nem necessariamente indicativos de uma diátese bipolar.

Nota 2. Os Critérios A-F representam um episódio hipomaníaco. Esses episódios são comuns no transtorno bipolar tipo I, embora não necessários para o diagnóstico desse transtorno.

Fonte: American Psychiatric Association. *Manual diagnóstico e estatístico de transtornos mentais (DSM-5).* 5. ed. Porto Alegre; 2014.

Quadro 21.4 – Episódio maníaco (DSM V).

A. Um período distinto de humor anormal e persistentemente elevado, expansivo ou irritável e aumento anormal e persistente da atividade dirigida a objetivos ou da energia, com duração mínima de uma semana e presente na maior parte do dia, quase todos os dias (ou qualquer duração, se a hospitalização se fizer necessária).

B. Durante o período de perturbação do humor e aumento da energia ou atividade, três (ou mais) dos seguintes sintomas (quatro se o humor é apenas irritável) estão presentes em grau significativo e representam uma mudança notável do comportamento habitual:
   1. Autoestima inflada ou grandiosidade.
   2. Redução da necessidade de sono (ex. sente-se descansado com apenas três horas de sono).
   3. Mais loquaz que o habitual ou pressão para continuar falando.
   4. Fuga de ideias ou experiência subjetiva de que os pensamentos estão acelerados.
   5. Distratibilidade.
   6. Aumento da atividade dirigida a objetivos (seja socialmente, no trabalho ou escola, seja sexualmente) ou agitação psico-motora (isso é, atividade sem propósito não dirigida a objetivos).
   7. Envolvimento excessivo em atividades com elevado potencial para consequências dolorosas (ex. envolvimento em surtos desenfreados de compras, indiscrições sexuais ou investimentos financeiros insensatos).

C. A perturbação do humor é suficientemente grave a ponto de causar prejuízo acentuado no funcionamento social ou profissional ou para necessitar de hospitalização a fim de prevenir dano a si mesmo ou a outras pessoas, ou existem características psicóticas.

D. O episódio não é atribuível aos efeitos fisiológicos de uma substância (ex. droga de abuso, medicamento, outro tratamento) ou a outra condição médica.

Nota: Um episódio maníaco completo que surge durante tratamento antidepressivo, mas que persiste em um nível de sinais e sintomas além do efeito fisiológico desse tratamento, é evidência suficiente para um episódio maníaco e, portanto, para um diagnóstico de transtorno bipolar tipo I.

Nota: Os Critérios A-D representam um episódio maníaco. Pelo menos um episódio maníaco na vida é necessário para o diagnóstico de transtorno bipolar tipo I.

Fonte: American Psychiatric Association. *Manual diagnóstico e estatístico de transtornos mentais (DSM-5).* 5. ed. Porto Alegre; 2014.

Diagnóstico

O diagnóstico de depressão maior, distimia e TBH são feitos por intermédio da entrevista clínica (Quadros 21.1 a 21.4). Na avaliação de um episódio depressivo, geralmente são indicados exames laboratoriais que podem modificar a apresentação do quadro e a resposta à terapia medica-mentosa. São solicitados hemograma, função tireoidiana, dosagem de vitamina B12, ácido fólico. Exames de ima-gem estão reservados a casos de instalação incomum, iní-cio abrupto, sintomas psicóticos ou início após os 60 anos.

O diagnóstico de TBH é mais fácil de ser feito quando o paciente apresenta-se em episódio maníaco. Nos casos em que os pacientes apresentam episódio de depressão re-corrente, é fundamental questionar sobre sinais de mania e hipomania (principalmente se o paciente tiver história familiar). Aproximadamente 70% dos pacientes recebem outro diagnóstico antes do diagnóstico de TBH.

Diagnóstico diferencial e comorbidades associadas

Transtornos depressivos

Os principais diagnósticos diferenciais do transtorno depressivo maior são:

- Transtorno de humor bipolar.
- Transtorno disfórico da menstruação.
- Transtorno de adaptação com humor deprimido.
- Transtorno do humor devido a outra condição médica (demência, hipotireoidismo, anemia importante, doenças carências, AVC, síndromes paraneoplásicas, infecção do SNC).
- Transtorno depressivo ou bipolar induzido por substância/medicamento.
- Transtorno de déficit de atenção/hiperatividade.

Comorbidades associadas ao transtorno depressivo maior:

- Transtorno relacionado a substâncias.
- Transtorno de pânico.
- Transtorno obsessivo-compulsivo.
- Anorexia nervosa, bulimia nervosa.
- Transtorno da personalidade *borderline*.

Os principais diagnósticos diferenciais de transtorno depressivo persistente:

- Transtorno depressivo maior ou transtorno bipolar do humor.
- Transtornos psicóticos crônicos (ex. transtorno esquizoafetivo, esquizofrenia, transtorno delirante).
- Transtorno de humor relacionado à condição médica.
- Transtorno de humor induzido por substância.

Paciente com transtorno depressivo persistente tem maior risco para comorbidade psiquiátrica em geral e para transtornos de ansiedade e transtornos por uso de substâncias em particular. Quando o início é precoce, está frequentemente associado aos transtornos da personalidade.

Transtorno bipolar do humor

Os principais diagnósticos diferenciais do transtorno bipolar do humor tipo 1 são:

- Transtorno depressivo maior.
- Outros transtornos bipolares.
- Transtorno de ansiedade generalizada, transtorno de pânico, transtorno de estresse pós-traumático ou outros transtornos de ansiedade.
- Transtorno bipolar induzido por substância/medicamento ou por condição médica.
- Transtornos por uso de substâncias.
- Transtorno de déficit de atenção/hiperatividade.
- Transtornos com irritabilidade acentuada.

Os principais diagnósticos diferencias do TBH tipo 2 são:

- Transtorno depressivo maior.

- Transtorno ciclotímico.
- Transtornos do espectro da esquizofrenia e outros transtornos psicóticos relacionados.
- Transtorno de pânico e outros transtornos de ansiedade.
- Transtornos por uso de substância.
- Transtorno de déficit de atenção/hiperatividade.
- Transtornos da personalidade.
- Outros transtornos bipolares.

Pacientes com TBH frequentemente têm outras comorbidades mentais associadas. As mais frequentes são os transtornos de ansiedade (que ocorrem em cerca de 75% dos indivíduos), transtorno por uso de álcool (cerca de 50%), TDAH, transtorno do controle de impulso de conduta, transtorno por uso de substância. Os indivíduos adultos com TBH tipo 1 têm elevadas taxas de síndrome metabólica e enxaqueca.

Tratamento

Nos transtornos depressivos, o objetivo do tratamento é a remissão completa dos sintomas para que o paciente, além de assintomático, também retome a sua funcionalidade anterior à doença.

Já nos transtornos bipolares do humor, além da remissão dos sintomas agudos, também tem-se como objetivo a profilaxia da recorrência (estabilização).

É importante, antes da escolha do tratamento, avaliar o risco de autoagressividade, heteroagressividade, capacidade de seguir orientações médicas, suporte social, debilitação física e a presença de outras condições médicas em tratamento. Após essa avaliação, é fundamental determinar se o paciente pode receber tratamento ambulatorial ou tem indicação de internação.

Transtornos depressivos

Terapia não medicamentosa

Nos casos de depressão leve a moderada, psicoterapia, acompanhada ou não de medicação, é o tratamento de escolha. Técnicas de psicoterapia comportamentais cognitivas são as que têm mais evidência de eficácia. Porém, outras linhas de terapia também são indicadas para o manejo da depressão, como a psicanálise e terapia interpessoal.

A eletroconvulsoterapia, a estimulação transcraniana por corrente contínua e a estimulação magnética transcraniana também são opções, mas devido ao custo mais elevado, raramente são utilizadas como primeira escolha. Atividade física aeróbia e meditação também são aparentemente eficazes.

Terapia medicamentosa

Os principais fármacos utilizados para o tratamento do quadro depressivo são os antidepressivos. Nas depressões leves e moderadas é dada preferência à prescrição de inibidores seletivos de recaptura de serotonina (IRSS) por apresentarem boa tolerabilidade e baixo custo. Nos quadros moderados e graves frequentemente são prescritos inibidores mistos de noradrenalina e serotonina, antidepressivos tricíclicos ou IRSS. O período esperado para se observar uma resposta após introdução do medicamento gira em torno de 2 a 8 semanas. Nesse período, pode haver piora dos sintomas ansiosos nos pacientes, e pode ser indicado uso de benzodiazepínicos como sintomáticos durante essas primeiras semanas.

Se, após o período adequado de ação dos medicamentos, os sintomas persistirem deve-se antes otimizar a aderência ou a dose do antidepressivo e apenas depois considerar a troca do antidepressivo.

Se mesmo após a troca de duas classes de antidepressivos não for observada resposta deve-se adotar outra estratégia para potencializar a ação medicamentosa. A potencialização se dá por meio da associação de outros antidepressivos com ação complementar ou ainda associando lítio, hormônios tireoidianos, antipsicóticos atípicos ou estimulantes. Essa última etapa deve ser feita por médicos psiquiatras.

A fase aguda do tratamento dura de 8 a 12 semanas, onde se espera a remissão dos sintomas, com retorno à funcionalidade prévia ao quadro. Após a fase aguda, há uma fase de manutenção, que deve ser de 6 a 9 meses, visando a prevenção de recorrência. Para episódios recorrentes, devemos tratar por mais tempo que um primeiro episódio, por até 24 meses e, eventualmente, podemos optar pela não suspensão da medicação.

Transtorno bipolar do humor

Tratamento não medicamentoso

A intervenção psicoeducacional voltada para o paciente e seus familiares é fundamental nesses casos. Nessa abordagem, eles são orientados sobre a doença, principalmente quanto à percepção precoce de sinais premonitórios de agudizações e sobre o tratamento.

A terapia cognitiva comportamental e a eletroconvulsoterapia também têm boa eficácia. O tratamento não medicamentoso deve sempre ser associado ao farmacológico.

Tratamento medicamentoso

As principais classes farmacológicas indicadas nesses casos são os estabilizadores de humor (lítio, valproato, lamotrigina e carbamazepina) e os antipsicóticos de segunda geração (aripripazol, asenaprina, olanzapina, risperidona, ziprasidona).

Idealmente, usar estabilizadores de humor que tenham eficácia antimaníaca e antidepressiva, sem produzir sintomas da polaridade oposta do episódio. Porém ainda não existe um estabilizador completo que tenha esse grau de eficácia, sendo geralmente necessária a combinação de um ou mais estabilizadores.

O uso de antidepressivos no tratamento de TBH tem um risco de induzir a episódios de mania, episódios mistos e ciclagem. É indicado que o uso de antidepressivos seja feito com associação de um estabilizador de humor ou antipsicótico de segunda geração.

Discussão do caso de Helena Maria

Trata-se de mulher de 49 anos com queixas difusas e inespecíficas, havendo valorização das queixas somáticas pela paciente e pelo médico que a atendeu. Na sequência de atendimentos, foram valorizados sintomas que induziram a diagnósticos menos prevalentes, dada a falta de dados de vida da senhora Helena. De modo simplista, pode-se dizer que não sabemos quem é Helena? O que faz em seu cotidiano, com quem mora, como mora, o que pensa e sente. Seus medos e anseios expressos por meio de sua sintomatologia. O que Helena tem a nos dizer com suas queixas? O que espera dos profissionais de saúde? Por que buscou ajuda? Que expectativas tem em relação à consulta?

Os casos de depressão muitas vezes se manifestam com sintomas somáticos, e com uma tendência dos pacientes e profissionais de saúde em minimizarem os sintomas psíquicos, valorizando as queixas somáticas. O quadro inicial é bastante inespecífico, mas com alguns dados presentes que podem desde o início levar à suspeição de algum transtorno psíquico, como irritabilidade e dificuldade de concentração. Um diagnóstico diferencial importante a ser considerado é fibromialgia, mas os pontos dolorosos obtidos ao exame clínico não são tão difusos quanto o habitual, apesar de haver outros elementos que poderiam auxiliar o diagnóstico (fraqueza, alteração de sono).

No retorno médico, a situação continua inalterada e o exame clínico mostra uma discutível fraqueza muscular. Apresentação clínica e exames solicitados anteriormente descartam alterações tireoidianas, bem como alterações cardíacas e pulmonares que justifiquem o cansaço. Nessa consulta, pelo fato de não ter apresentado melhora, o exame clínico continuar não fornecendo dados indicativos e os resultados laboratoriais não levarem a nenhuma direção, teria sido oportuno e interessante refazer a história clínica, deixando a paciente se manifestar livremente sobre seu cotidiano, vida pessoal, familiar, sentimentos e sensações, ampliando o foco da discussão para sintomas psíquicos, como foi feito na consulta seguinte, quando ficou mais fácil fazer o diagnóstico. Ao questionar Helena sobre sua vida, vários sintomas de depressão (humor depressivo, anedonia, alteração de sono, alteração de apetite, pensamentos de morte...) e alguns sintomas de ansiedade (excesso de preocupações, dores musculares difusas por contratilidade muscular) sugerindo o diagnóstico de episódio depressivo maior, com alguns sintomas ansiosos associados.

A presença de sintomas inespecíficos e acometendo vários órgãos e sistemas, em que a formulação de hipóteses diagnósticas plausíveis fica muito difícil, deve nos levar a pensar em doenças raras (lembrando que doenças raras são raras!) ou ainda em manifestações somáticas de transtornos psíquicos. Nesses casos, é interessante pensar na possibilidade diagnóstica, considerar a pessoa do paciente, os dados epidemiológicos (alta prevalência de episódios depressivos ao longo do tempo; gênero e faixa etária), e não apenas as doenças somáticas que levam a determinados sintomas. As perguntas-chave (sobre humor e anedonia principalmente), se presentes, podem nos guiar para continuar a investigação, por meio da anamnese, de transtornos psíquicos. A leitura do capítulo revela um conjunto de sinais e sintomas acessíveis por meio de uma conversa franca, sem julgamentos, sem pressão de tempo, com talvez mais de um encontro, entre médico e paciente, a fim de formar vínculo e estabelecer confiança. Exames subsidiários podem ser indicados para auxiliar a afastar diagnósticos confundidores.

Referências

1. American Psychiatric Association. Manual diagnóstico e estatístico de transtornos mentais (DSM-5). 5 ed. Porto Alegre; 2014.
2. NICE (National Institute for Health and Care Excellence). Bipolar disorder: The management of bipolar disorder in adults, children and adolescents in primary and secondary care. Avaliable from: http://www.nice.org.uk/guidance/cg185
3. Junirio RF, Humes EC, Vieria MEB. Psiquatria interdisciplinar. 1 ed. São Paulo: Manole; 2016.

Tontura

22

- *Alan Alves do Amaral*
- *Rodrigo de Paiva Bezerra*
- *Norberto Anizio Ferreira Frota*

CASO CLÍNICO 1

Mulher, 70 anos, com antecedente patológico de hipertensão arterial sistêmica, diabetes *mellitus* e dislipidemia, em acompanhamento neurológico devido à hemicrania paroxística. Há dois dias, após conversa telefônica com seu filho, iniciou de forma súbita queixa de tontura, com sensação de desequilíbrio e borramento visual (diplopia), associado à dificuldade para deambular. Procurou atendimento em unidade de emergência onde fez uma tomografia de crânio, que não mostrou alterações agudas, recebendo alta para sua residência com uso de betaistina e difenidramina. Apresentou melhora da diplopia após 48 horas, porém persistiu com desequilíbrio e náuseas, o que motivou procurar atendimento com seu médico neurologista.

CASO CLÍNICO 2

Homem, 55 anos, com antecedente de lombalgia crônica há vários anos. Dez dias atrás teve exacerbação da dor ao se levantar de manhã levando a episódio de síncope com traumatismo cranioencefálico. Após recobrar a consciência, conseguiu levantar-se sozinho, porém ficou desde então com vertigem rotatória de curta duração ao se movimentar. Nega novos episódios de quedas e relata ter quadro de "labirintite" semelhante há 20 anos com melhora depois de pouco mais de um mês. Devido à persistência do quadro, resolveu procurar atendimento médico.

Introdução

Os casos clínicos descritos abordam um sintoma bem prevalente nos consultórios do clínico, principalmente nas emergências.

Definir o que quer dizer tontura na maioria dos casos é difícil, com veremos a seguir. Várias condições clínicas podem apresentar quadro de tonturas; tanto doenças benignas quanto potencialmente graves.

Uma abordagem sistematizada baseada em dados objetivos da história clínica associado a exame físico com base em manobras simples e específicas melhorou a acurácia do diagnóstico, assim como a solicitação excessiva de exames complementares e melhora do prognóstico do paciente[1].

Epidemiologia e definições

Para correta avaliação da prevalência de queixas de tontura e/ou vertigem na população há que se fazer um esforço inicial de conceituar diferentes sintomas que podem se apresentar sob essas nomenclaturas. Convivem nesse campo termos de difícil definição por parte de médicos e pacientes, por exemplo: vertigem, tontura, desequilíbrio, pré-síncope e alterações psicogênicas.

Em geral apenas uma anamnese detalhada pode diferenciar esses espectros, o que torna difícil a avaliação epidemiológica. No Brasil, alguns estudos se dedicam a avaliar tais dados, tendo sido encontradas prevalências de tonturas dentre a população de São Paulo em um estudo transversal com cerca de 2.000 participantes ao redor de 42% e de vertigem ao redor de 8,3%; dentre esse público cerca de dois terços apresentou ainda algum grau de limitação das atividades habituais pela doença[1].

Quanto aos idosos – que são largamente acometidos por queixas relacionadas ao tema – a prevalência nesse extrato pode chegar a 74% em estudos brasileiros[2], com aumento do risco de quedas e de outras comorbidades como depressão e ansiedade[3].

Dados americanos revelam que queixas relacionadas a tonturas corresponde a 5,6 milhões de consultas por ano, sendo que dessas entre 17 e 42% recebem diagnóstico de Vertigem paroxística posicional benigna – VPPB[4].

A seguir, discutiremos algumas definições:

Quadro 22.1 – Tipos de queixas de tontura.

Tontura	Termo inespecífico que conjuga sensação de perturbação do equilíbrio corporal, definida como uma percepção errônea, uma ilusão ou alucinação de movimento, desequilíbrio, distorção visual e sensação de desorientação espacial de tipo rotatório ou não[4]. Sendo, portanto, frequentemente utilizado para descrever sintomas de vertigem, desequilíbrio, pré-síncope e outras alterações psicogênicas.
Vertigem	Sensação ilusória de movimento de si mesmo ou dos arredores, na ausência de movimentação real.
Vertigem posicional	Sensação rotatória desencadeada por mudanças na posição da cabeça em relação ao eixo gravitacional.
Desequilíbrio	Sensação de instabilidade que ocorre quando o paciente realiza marcha.
Pré-síncope ou lipotimia	Conjunto de manifestações que costumam preceder um evento de síncope: mal-estar, sensação de debilidade, visão turva, palidez, sudorese, perda do equilíbrio e um certo grau de obnubilação.
VPPB	Vertigem paroxística posicional benigna é caracterizada com uma afecção dos canais semicirculares que desencadeia repetidos episódios de vertigem posicional.

Fonte: Elaborado pela autoria.

Anamnese

O primeiro passo na anamnese dos pacientes com tontura é tentar definir se o quadro se relaciona a: vertigem, desequilíbrio, pré-síncope ou outras queixas inespecíficas relacionadas (migrânea, depressão, ansiedade, uso de medicações, síndrome do pânico).

Desequilíbrio relaciona-se a quadros de instabilidade, podendo ser avaliado desde o momento em que o paciente se levanta até a forma como se desloca ao consultório, avaliando suas alterações de marcha. Haverá um predomínio de queixas e limitações de deslocamento que devem ceder ou atenuar-se quando o paciente deita-se ou senta-se.

Os quadros de lipotimia ou pré-síncope devem levar em conta fatores de risco cardiovascular e tendem a se manifestar com repetidos quadros de hipotensão, proximidade do limiar da perda de consciência e escurecimento visual. Devem ser avaliados então quanto a possíveis arritmias, valvopatias, sintomas de insuficiência cardíaca ou eventos isquêmicos miocárdicos prévios.

Quando definido que os sintomas correspondem a um quadro vertiginoso um dos enfoques mais importantes de anamnese e exame físico corresponde à definição de síndrome vertiginosa de origem central ou periférica. Conforme definição que consta na Tabela 22.1, a anamnese para avaliação de vertigem deve definir duração (episódico ou prolongado) e frequência das crises; predomínio rotatório (como estar em um redemoinho) ou oscilatória (balanço, sensação de estar num barco). Abordar e ponderar fatores de risco para patologias de sistema nervoso central (SNC) é importante para avaliar a probabilidade pré-teste aumentada de alterações em exames complementares (Quadro 22.2).

A incidência de lesões importantes no SNC em pacientes com queixa de tontura quando se avaliam atendimentos de emergência variam de 5 (hospitais gerais) a 27% (centros de emergência neurológica)[5].

Quadro 22.2 – Fatores de risco para patologia de SNC para pacientes que se apresentam em atendimentos de urgência.

Fator de risco	Descrição e *odds ratio* relacionado
Idade	Risco aumentado em diferentes estudos para idades > 65 anos (6,15)[6].
Ataxia ou desequilíbrio	Razão de riscos aumentada para ataxia (11,39)[6] e instabilidade de marcha (9,3)[7].
Sinais neurológicos focais	Presença de sinais focais associados a tontura (11,78)[6] (5,6)[7].
AVC prévio	Razão de riscos aumentada (3,89)[6].
Fatores de risco cardiovascular	Risco aumentado para DM (3,57)[6].
HINTS test	Alteração compatível em HINTS *test* (2,82)[8].

AVC: acidente vascular cerebral; DM: diabetes *mellitus*.
Fonte: Elaborado pela autoria.

O Quadro 22.3 aborda sintomas e sinais periféricos e centrais das síndromes vestibulares:

Quadro 22.3 – Características diferenciais entre lesões periféricas e centrais.

Sinais sugestivos de lesão periférica Labirinto ou nervo vestibular	Sinais sugestivos de lesão central Cerebelo ou tronco
• Principalmente vertigem.	• Desequilíbrio constante.
• Sintomas auditivos podem estar presentes.	• Ausentes.
• Sem déficits neurológicos associados.	• Podem estar presentes disartria, disfagia, alterações visuais, diplopia, déficits neurológicos focais.
• Intermitente.	• Constante.
• Sintomas mudam com posição da cabeça.	• Inalterados.
• Roomberg + e alteração de marcha para o lado lesado podem estar presentes.	• Alteração importante do equilíbrio com dificuldade de caminhar e tendência a quedas.
• Reflexo Vestibulo-Ocular (RVO) alterado do lado lesado.	• RVO raramente alterado ou em sobreposição à síndrome periférica prévia.
• Desvio skew.	• Desvio skew +.
Nistagmo	
• Horizonte rotatório-rotatório.	• Pode ter direção variada, vertical ou torcional, para o lado lesado.
• Não muda de direção.	
• Latência de segundos.	• Sem latência.
• Fatigável, melhora com a fixação do olhar.	• Não fatigável, pode ser espontâneo e não melhora a fixação do olhar.
• Mal-estar importante quando nistagmo de posição.	• Ausência de mal-estar.

Fonte: Elaborado pela autoria.

Exame físico

O exame físico de pacientes com queixa de tontura tem por principal objetivo ajudar no diagnóstico diferencial entre causas sistêmicas, vestibulares periféricas ou etiologias centrais.

Todos os pacientes com queixa de tontura, principalmente quando a história clínica é sugestiva de lipotimia, devem ser submetidos a aferição da pressão arterial (PA) após 5 minutos de repouso deitado, seguido de aferição após dois minutos em ortostase para pesquisar hipotensão postural.

Durante a espera para ser realizada a aferição da PA em ortostase, pode-se examinar o equilíbrio estático. O sinal de Romberg é a ocorrência de desequilíbrio ou queda ao fechar os olhos. Esse achado foi descrito inicialmente em pacientes com Tabes Dorsalis[9], sugerindo uma ataxia sensitiva. Podemos observar desvios mantidos para o lado acometido nas vestibulopatias periféricas. Pacientes com lesão no vérmis cerebelar ou arquicerebelo apresentam dificuldade em assumir a posição de tandem (pé ante pé)[10].

No exame dos nervos cranianos é fundamental a análise da motricidade ocular, não somente com o objetivo de observar paresia, mas também com o intuito de pesquisar desalinhamentos horizontais ou verticais (Desvio Skew). Outro aspecto importante e muitas vezes negligenciado é a avaliação dos movimentos oculares de seguimento e de sacadas. Alterações nesses movimentos sugerem lesões centrais[11]. Alteração no reflexo vestibulo-ocular sugere lesões periféricas (HInts).

A presença de nistagmo pode ocorrer tanto em lesões periféricas como centrais. Nas lesões periféricas eles tendem a se horizontais e sempre para o mesmo lado, com aumento de intensidade ao desviar o olhar para o lado da fase rápida. No Quadro 22.3 temos as características dos nistagmos central *versus* periférico.

Provas cerebelares como index-nariz; index-index, disdiadococinesia e rechaço devem ser realizadas de rotina. Alterações nessas provas são sugestivas de acometimento em sistema nervoso central. A despeito de apresentarem alta especificidade, sua sensibilidade é baixa, principalmente para lesões acometendo o vérmis cerebelar, ponte e mesencéfalo[10].

A paciente do caso 1 não apresentava nenhuma alteração em provas cerebelares apendiculares citadas no parágrafo anterior. Foi observado no equilíbrio dificuldade na postura em tandem com tendência à queda para a esquerda. No exame dos nervos cranianos observamos a ocorrência de intrusões sacádicas durante o seguimento ocular e paresia das sacadas verticais. Esses achados sugerem alteração em controle do olhar vertical no mesencéfalo.

Se todos os exames anteriores forem normais, não devemos esquecer de examinar a sensibilidade profunda em MMII por meio da palestesia (vibração) e da artrestesia. Déficits sensitivos podem levar a queixas de tontura/desequilíbrio, algumas vezes sem ocasionar queixas de parestesias[12].

A presença de vertigem rotatória relacionada à mudança postural de curta duração, com exame neurológico normal, nos obriga a realizar manobras para avaliar a presença de cupulolitíase.

O caso dois se encaixa nessas características anteriores. Foi realizada a manobra de Dix-Hallpike (Figura 22.1) que foi positiva a E, sendo realizada a manobra de Epley com melhora dos sintomas (Figura 22.2).

No Quadro 22.4 temos um resumo dos achados descritos anteriormente.

Quadro 22.4 – Alterações no exame físico e significados.

Exame físico	Significado
Hipotensão postural	Disautonomia/lipotimia.
Romberg	Ataxia sensitiva. Podem ser observadas quedas sempre unilaterais em labirintopatias.
Alterações em tandem	Lesões em vérmis cerebelar/arquicerebelo.
Alterações em index-nariz/Index-index	Lesões em hemisférios cerebelares e vias cerebelares.
Alteração em motricidade ocular	Lesões mesencéfalo/ponte
Alteração do reflexo vestibulo-ocular	Lesões periféricas Em raros casos pode ser observado em isquemia da artéria labiríntica.
Desvio Skew	Lesões na comunicação do sáculo/utrículo até o mesencéfalo.
Hipopalestesia/Anartrestesia	Lesões fibras mielinizadas ou coluna dorsal da medula.
Dix-Hallpike	Cupulolitíase.

Fonte: Elaborado pela autoria.

A presença de alteração em motricidade ocular, dificuldade em controle do tronco ou alterações cerebelares são muito específicas para lesões centrais, porém pouco sensíveis (menos de 30%). Com base nisso, foram publicados, em 2009, três aspectos importantes que devem ser examinados para descartar síndrome vestibular por lesões centrais em detrimento de periféricas (HINTS).

Bateria HINTS

A bateria *Head Impulse-test, Nistagmus* e *Test-of-Skew* (HINTS)[3] foi desenvolvida baseada em estudo prospectivo para avaliação de síndrome vestibular aguda (vertigem súbita de minutos a horas, associados a náuseas e ou vômitos associados à instabilidade de marcha) com a finalidade de excluir ou diagnosticar infartos da circulação posterior. A despeito de alta suspeição clínica, nem sempre o paciente apresentará sintomas cerebelares típicos como dismetria, disartria ou ataxia. Com relação aos exames de imagem, a tomografia computadorizada de crânio apresentar baixa sensibilidade, cerca de 16%, para infartos agudos e a ressonância nuclear magnética nem sempre está disponível nas situações de urgência.

A avaliação à beira-leito utilizando a bateria HINTS mostrou-se como uma ferramenta importante para excluir infarto de circulação posterior com sensibilidade maior em relação à ressonância nuclear magnética (100% × 72%) para o diagnóstico de síndrome vestibular aguda de origem central nas primeiras 48 horas. Além disso, para os médicos treinados, leva-se cerca de um minuto para a realização da bateria.

Quando o *Head-impulse test* ou Reflexo Vestibulo-Ocular (ROV) está alterado, isso é, quando há um atraso (correção do olhar em sácades) no alinhamento do olho à manobra, estamos diante de um quadro que sugere fortemente origem periférica. O sistema vestibular do lado afetado, em que ocorreu o atraso no alinhamento ocular, está lesado. Quando o exame está normal, o paciente não apresenta alteração à manobra, e não podemos excluir lesão central. Importante lembrar que o VOR é um fraco preditor de lesão central.

Na avaliação do nistagmo, normalmente pode ser horizontal às miradas extremas. Quando ocorre uma lesão aguda unilateral do sistema vestibular periférico, uma assimetria da atividade leva a um desvio lento da mirada ocular para o lado da lesão (fase lenta do nistagmo), seguido por uma movimentação rápida, saque ocular de correção no sentido contrário da lesão (fase rápida do nistagmo). Nas lesões periféricas, a fase rápida é sempre contrária ao lado afetado. Lembrar que o nistagmo periférico não muda a direção na fase rápida com movimentação ocular e tende a diminuir ou ser suprimido com a fixação ocular. Nas lesões de origem central, o nistagmo pode ser horizontal, vertical, torsional e multidirecional; além de mudar com a direção do olhar e não se alterar com a fixação do olhar.

O Teste do *Skew* avalia o olhar conjugado no sentido vertical. O desvio vertical quando presente é um sinal específico (100%) e pouco sensível (40%)[3] de acometimento de doença central. Pode ser mais facilmente detectado pelo teste de cobertura alternada dos olhos.

Logo, uma avaliação da bateria HINTS com ROV negativo, nistagmo com alteração da fase rápida e desalinhamento do olhar vertical (Teste de Skew) positivo, sugerem uma SVA de origem central. Já um teste com ROV positivo, nistagmo que não altera a fase rápida e alinhamento do olhar vertical sugere uma SVA de origem periférica.

Abordagem (quadro clínico e TTO) das principais causas de tonturas periféricas

Vertigem paroxística posicional benigna (VPPB)

Essa é a causa mais comum de vertigem. A característica principal dessa doença é a presença de episódios recorrentes, de curta duração (segundos a poucos minutos) de vertigem rotatória, associado ou não a náuseas e vômitos, desencadeado por mudança movimentação cefálica ou do corpo (olhar para cima, se deitar, se levantar ou se virar)[14]. O paciente pode, algumas vezes, especificar qual o lado que ao se virar na cama desencadeia os sintomas, já ajudando a localizar em qual lado está ocorrendo a cupulolitíase.

Essa doença é causada pela migração dos otólitos para os canais semicirculares, mais comumente o posterior. Diversos fatores podem ser desencadeantes para esse quadro, como infecções em vias aéreas superiores e traumatismo craniano, podendo em algumas situações ocorrer de forma espontânea.

Os sintomas tendem a serem pior de manhã e melhoram durante o dia. O diagnóstico é feito a partir das manobra de Dix-Hallpike (Figura 22.1) e a correção pode ser feita com a manobra de Epley (Figura 22.2) ou de Semont (Figura 22.3), sendo a primeira a mais efetiva[14]. Caso a história seja compatível, porém não seja observado nistagmo a manobra de Dix-Hallpike ou ocorra nistagmo horizontal, deve ser realizada o teste de rolamento deitado (Figura 22.4). A presença de sintomas desencadeados por essa manobra, com nistagmo, indica presença de acometimento no canal semicircular lateral, sendo necessário realizar a manobra corretiva de Lempert Roll (Churrasqueiro) (Figura 22.5)[14]. Pode ser observada melhora espontânea, porém o tratamento leva à resolução mais breve.

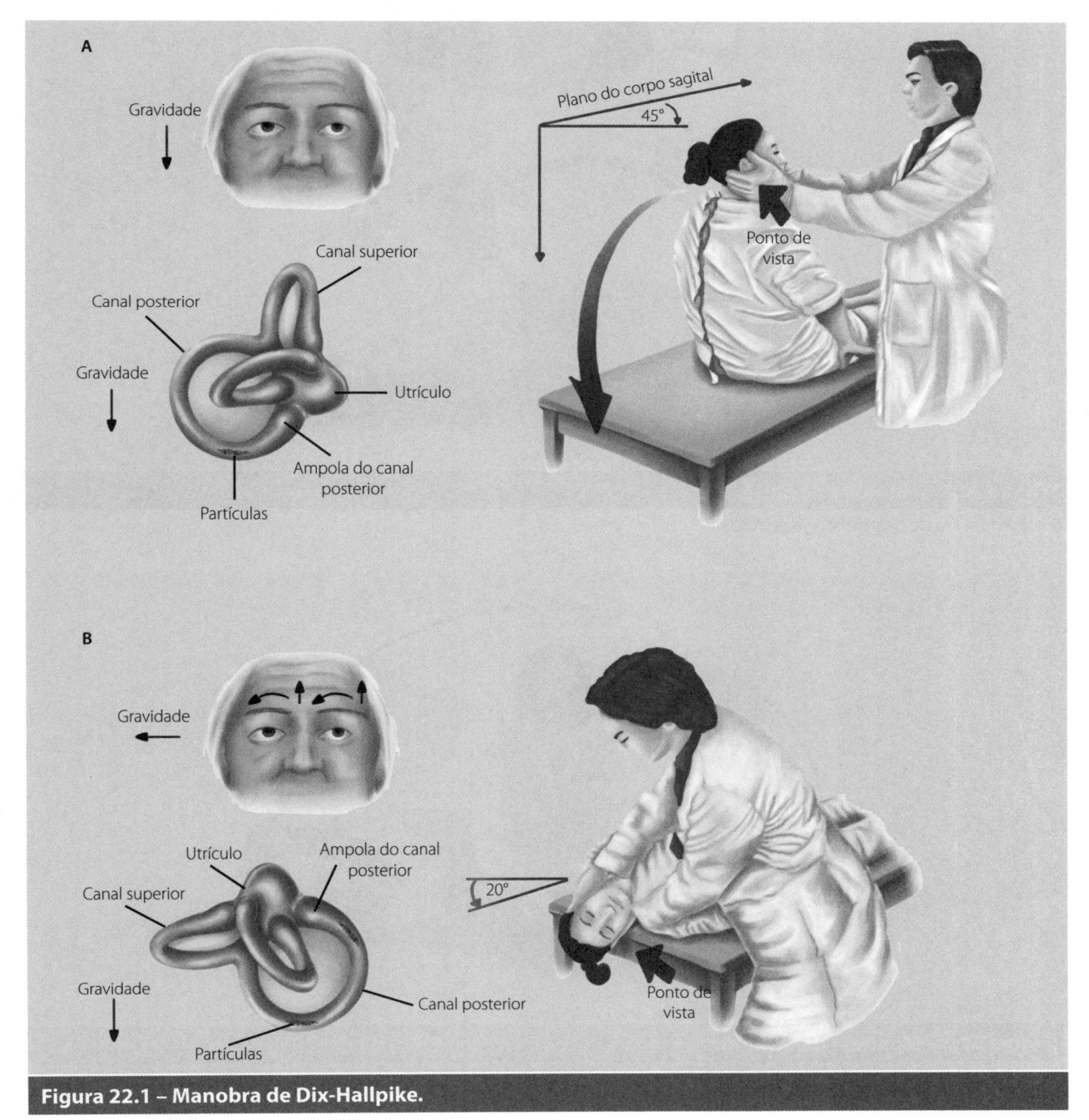

Figura 22.1 – Manobra de Dix-Hallpike.

Fonte: Adaptada de Bhattacharyya et al., 2017.

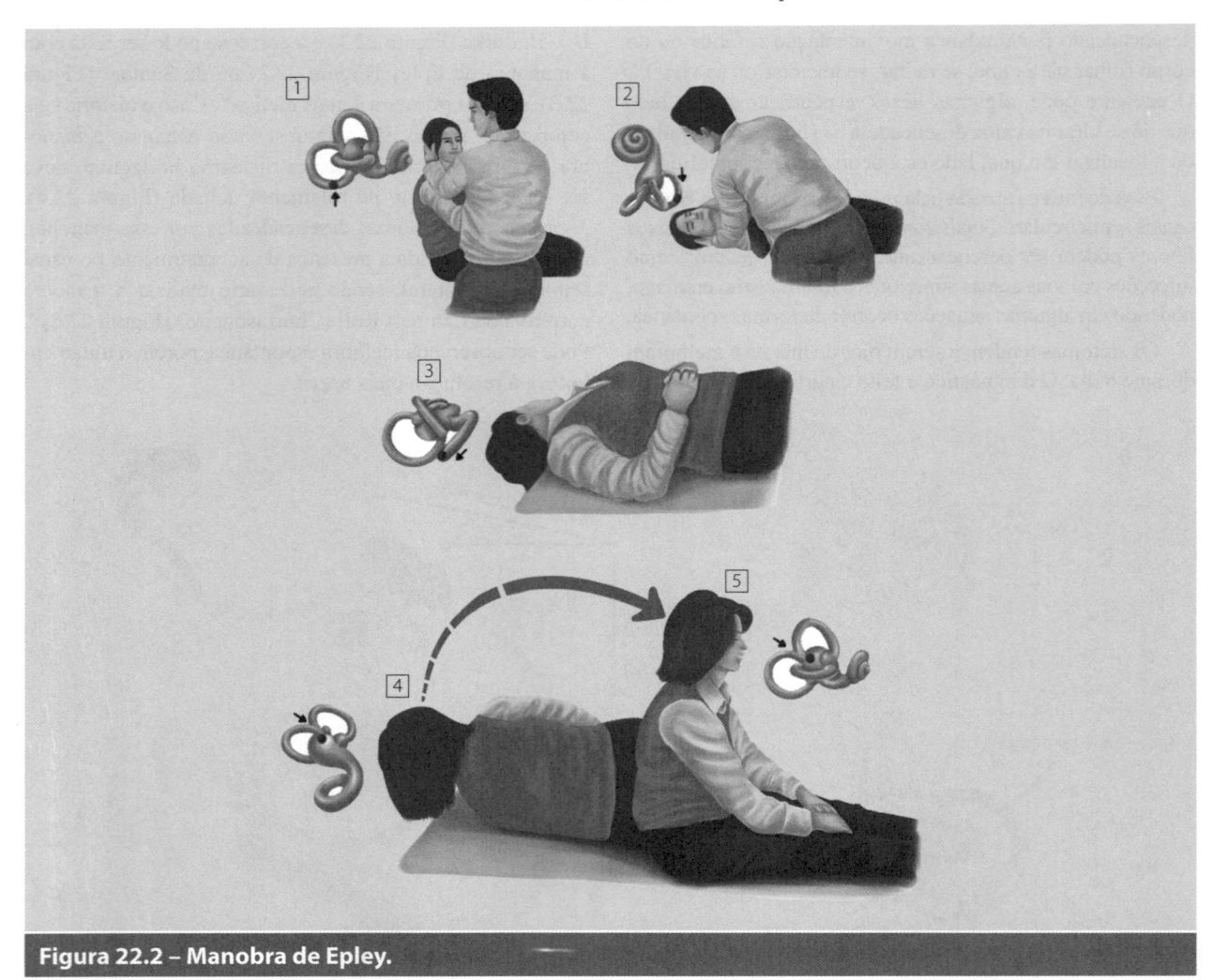

Figura 22.2 – Manobra de Epley.

Fonte: Adaptada de Bhattacharyya et al., 2017.

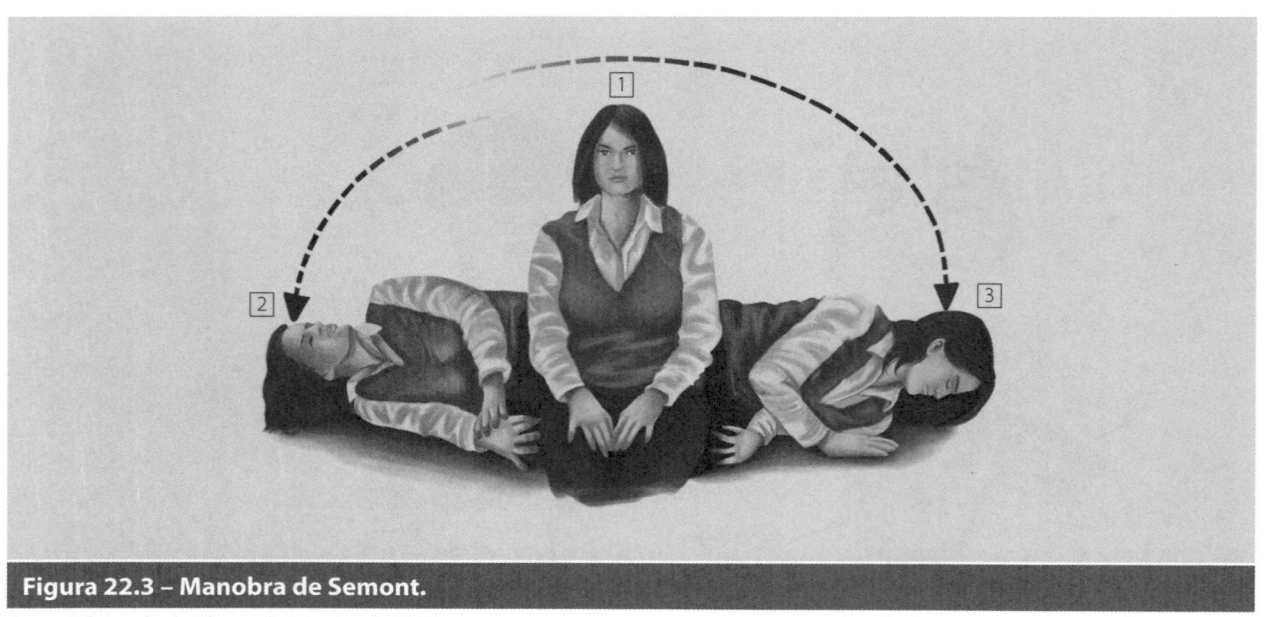

Figura 22.3 – Manobra de Semont.

Fonte: Adaptada de Bhattacharyya et al., 2017.

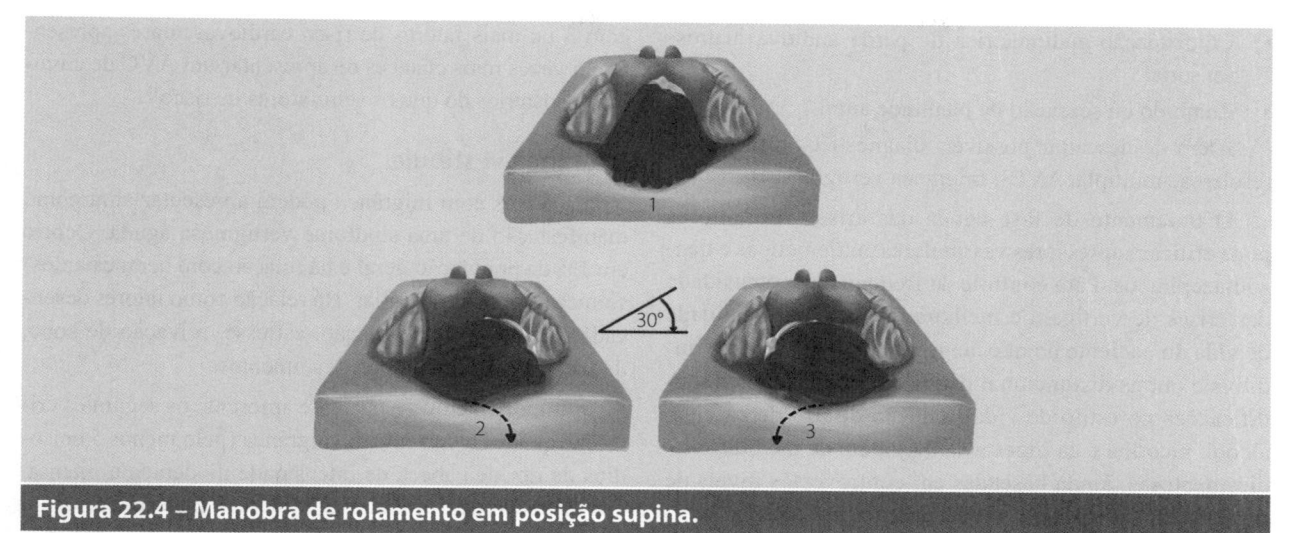

Figura 22.4 – Manobra de rolamento em posição supina.

Fonte: Adaptada de Bhattacharyya et al., 2017.

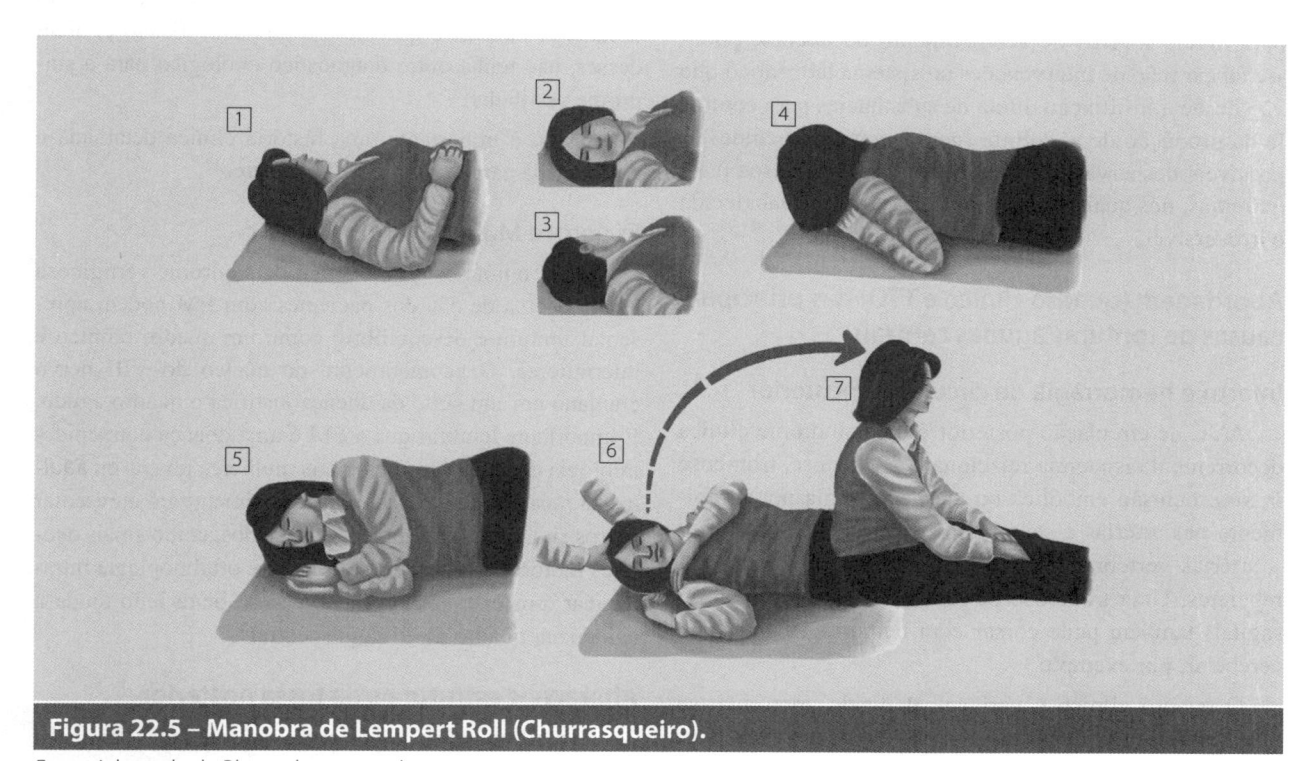

Figura 22.5 – Manobra de Lempert Roll (Churrasqueiro).

Fonte: Adaptada de Bhattacharyya et al., 2017.

Doença de Ménière

A tríade clássica da Doença de Ménière concerne vertigem esporádica, zumbido e perda auditiva. Sua fisiopatologia envolve o aumento significativo do volume endolinfático do ducto coclear, sáculo e utrículo, onde a quantidade habitual de endolinfa pode passar de média de 20 µl para indivíduos sadios para cerca de seu triplo (64 µl) nos acometidos pela doença em estudos recentes de RMN e reconstrução volumétrica 3D[14].

Seu diagnóstico é clínico, com base em anamnese (que em geral denota pelo menos 3 anos de crises de vertigem esporádica antes do diagnóstico), avaliação otológica e neurológica, e resposta ao tratamento.

A Academia Americana de Otorrinolaringologia e Cirurgia de Cabeça e Pescoço (AAO-HNS) propõe os seguintes critérios diagnósticos:

• Pelo menos dois episódios de vertigem rotacional com duração de 20 minutos ou mais.

- Confirmação audiométrica de perda auditiva neurossensorial.
- Zumbido ou sensação de plenitude aural.

Além de descartar possíveis diagnósticos diferenciais (esclerose múltipla, AVCs, migrânea vertiginosa).

O tratamento de fase aguda das crises vertiginosas pode utilizar supressores vestibulares, antieméticos e benzodiazepínicos. Para controle da frequência e intensidade das crises de vertigem e melhorar impacto na qualidade de vida do paciente no que tange ao zumbido, à perda auditiva e outras disfuncionalidades, lançamos mão de modificações no estilo de vida (redução do uso de cafeína, álcool, nicotina e da ingesta salina) além de medidas medicamentosas, ainda baseadas em controversos níveis de evidência. São em geral medicamentos de escolha: antivertiginosos (betaistina), diuréticos (hidroclorotiazida)[15]; corticoides sistêmicos podem ter seu papel tendo em vista possíveis mecanismos imunomediados para tal doença e, para níveis severos de acometimento da doença, pode-se lançar mão de intervenções no sistema labiríntico que vão desde a infiltração direta de substâncias para controle da produção de endolinfa (gentamicina/corticoides) a possíveis desnervações e labirintectomia em casos mais extremos, nos quais, por exemplo, há surdez estabelecida e irreversível.

Abordagem (quadro clínico e TTO) das principais causas de tonturas agudas centrais

Infarto e hemorragia de circulação posterior

AVC de circulação posterior é uma síndrome clínica decorrente de isquemia relacionada à estenose, trombose *in situ,* oclusão embólica ou até hemorragia por rompimento das artérias e seus ramos da circulação posterior – artérias vertebrais (porção intracraniana), basilar, cerebelares. Uma trombose de seio venoso (transverso ou sagital) também pode cursar com hemorragia na região cerebelar, por exemplo.

O quadro clínico é variável, podendo apresentar-se com síndromes deficitárias, motoras e/ou sensitivas, bem como síndromes cruzadas, disartria, alterações de campo visual, como a hemianopsia homônima (acometimento occipital), ataxia, desequilíbrio e instabilidade postural (acometimento cerebelar), disfagia (acometimento bulbar), diplopia (acometimento de núcleo de nervos cranianos da motricidade ocular na ponte), vertigem e tontura (acometimento cerebelar) com ou sem náuseas e vômitos e até rebaixamento do nível de consciência (acometimento talâmico bilateral ou infarto de tronco por trombose de artéria basilar)[16].

O sintoma mais frequente de AVC isquêmico de circulação posterior é a tontura, chegando a quase metade dos casos[17]. Pacientes que apresentam quadro de tontura aguda com 3 ou mais fatores de risco cardiovasculares apresentam 5 vezes mais chances de apresentar um AVC de circulação posterior do que os sem fatores de risco[18].

Migrânea vestibular

Pacientes com migrânea podem apresentar aura como manifestação de uma síndrome vertiginosa aguda. Ocorre em 1% da população geral e há relação com herança autossômica dominante familiar. Há relação como fatores desencadeantes como menstruação, estresse, privação de sono, desidratação e certos tipos de alimentos.

É importante que o paciente apresente os seguintes critérios: quadro recorrente de migrânea (pelo menos 5 episódios de dor de cabeça de intensidade moderada a intensa, com duração de 5 minutos a 72 horas;, história prévia ou atual de migrânea com ou sem aura; metade dos episódios com sintomas vestibulares com uma ou mais características (aura visual, foto e fonofobias e dor com localização unilateral, pulsátil e que piora à atividade física) e, além desses, não tenha outro diagnóstico etiológico para a síndrome vestibular.

Assim, é importante uma história clínica detalhada e direcionada para definir esse diagnóstico[19].

Esclerose Múltipla (EM)

A EM é uma causa incomum de síndrome vertiginosa aguda. Cerca de 5% dos pacientes com EM podem apresentar tontura e desequilíbrio como um quadro crônico e intermitente. O acometimento do núcleo do VIII nervo craniano por um surto da doença justifica o quadro agudo. É importante lembrar que a EM é uma doença com epidemiologia definida (acomete mais mulheres jovens ou adultas da raça branca), o paciente normalmente irá apresentar outros sintomas neurológicos associados, como sinais oculares motores (paralisia do VI nervo e oftalmoplegia intranuclear, por exemplo) e a avaliação à beira leito ajuda a evidenciar quadro de etiologia central[20].

Alterações estruturais da fossa posterior

As malformações de Chiari são deformidades da junção craniocervical que consistem no deslocamento para baixo do conteúdo neural da fossa craniana posterior através do forame magno. Essa herniação está associada às vezes com malformações do tronco encefálico e cerebelo, levando à disfunção de nervos cranianos e do equilíbrio de maneira progressiva[21].

Tumores do ângulo pontocerebelar

A grande maioria dos tumores do ângulo pontocerebelar são os neuromas do acústico, também chamados de shwanomas, que crescem na porção vestibular do VIII nervo craniano tanto nas porções intra quanto extrameatais. O crescimento progressivo no ângulo cerebelopontino conduzirá eventualmente à compressão do tronco cerebral e/ou cerebelo, oclusão do quarto ventrículo e, posteriormente, encarceramento, levando a sintomas de perda auditiva como quadro de tonturas. O tratamento é cirúrgico ou com radioterapia[22].

Epilepsia

A tontura como manifestação de quadro epiléptico focal com alteração do nível de consciência (antiga crise parcial complexa) é rara, com episódios que duram de poucos segundos a minutos. O diagnóstico clínico fica mais evidente quando ocorre generalização secundária e pode ser confirmada por meio do estudo eletroencefalográfico, evidenciando alterações em lobos temporais. O tratamento é feito com drogas antiepilépticas como a carbamazepina e em casos refratários com cirurgia[23].

Outras

Doenças Neurodegenerativas associadas à síndrome parkinsoniana (Paralisia Supranuclear Progressiva, Atrofia de Múltiplos Sistemas) ou ataxia hereditária progressiva, drogas (álcool), medicamentos (aminoglicosídeos, sedativos e antiepilépticos), distúrbios metabólicos (Diabetes)[1].

No Quadro 22.5 apresentamos etiologias fundamentais que podem cursar com queixa de tontura.

Quadro 22.5 – Doenças mais frequentes que cursam com queixas de tontura.

Etiologia	Características clínicas	Investigação	Tratamento
Lipotimia	Queixas de turvação visual ao se levantar e no exame físico observada hipotensão postural,	Tilt test	Reposição volêmica
Vertigem posicional paroxística benigna	Episódios recorrentes de vertigem ao se deitar, virar na cama ou outros movimentos cefálicos, de curta duração. Exame físico e neurológico normais.	Manobra de Dix-Hallpike	Manobra de Epley Posicionamento lateral
D. Ménière	Episódio de vertigem de duração de minutos a horas, associado a zumbido com perda auditiva. Exame físico com alterações vestibulares (Fukuda), RVO.	Audiometria Nistagmovestibulografia	Betaistina
Neurinite vestibular	Instalação súbita, sintomas intensos de vertigem, náuseas e vômitos (síndrome harmônica), podendo ser observada hipoacusia.	Sem necessidade	Corticoide e antieméticos e antivertiginosos
AVC isquêmico	Quadro súbito de tontura, desequilíbrio ou (47% dos casos) associado a alt. de nervos cranianos, disartria, disfagia, sintomas motores e/ou sensitivos, hemianopsia, e até rebaixamento do nível de consciência.	Tomografia computadorizada de crânio sem contraste (na fase aguda do AVC isquêmico a RMN é mais sensível)	Depende da etiologia: antiagregação, anticoagulação, considerar descompressão de fossa posterior.
AVC hemorrágico (hemorragia Intraparenquimatosa)			Controle pressórico, considerar drenagem do hematoma e descompressão de fossa posterior.
Esclerose múltipla (desmielinização aguda; "surto")	Síndrome vertiginosa aguda associada a acometimento de núcleo de nn cranianos (III, IV, VI), oftalmoplegia intranuclear.	Ressonância magnética de crânio	Pulso com corticoide em altas doses; considerar imunossupressão ou TTO específico.

(Continua)

Quadro 22.5 – Doenças mais frequentes que cursam com queixas de tontura.

Etiologia	Características clínicas	Investigação	Tratamento
Lesões angulo-pontocere-belares	Quadro lentamente progres-sivo, normalmente associado à perda auditiva, com altera-ções cerebelares.	Ressonância Magnética de Crânio	Cirurgia ou radioterapia
Migrânea vestibular	Vertigem associada a episódios de cefaleia com característica de migrânea.	Sem necessidade	Antimigranosos
Vertigem-fóbica	Episódios de queixa de tontura, caracterizada por sensação de mal-estar inespecífico, muitas vezes em ambientes com muitas pessoas. Exame físico normal. Muitas vezes associado a quadro de ansiedade.	Sem necessidade	Antidepressivos

Fonte: Elaborado pela autoria.

Abordagem da tontura aguda baseada no tempo e fatores desencadeantes

Utilizando as características clínicas temporais de ins-talação, fatores desencadeantes associados a um exame físico voltado para excluir quadros agudos graves, a abor-dagem sindrômica da tontura de início agudo em quatro clínicas que facilitam o diagnóstico etiológico.

Avaliação temporal leva em conta o início, a evolução e a duração do quadro e os fatores desencadeantes são des-critos como ações, movimentos ou situações que provocam o aparecimento do sintoma intermitente.

As 4 síndromes vestibulares (SV) são:

- *Síndrome Vestibular Episódica Desencadeada* (SVED): quadro de tontura associada a um fator desencadean-te como a movimentação da cabeça, rolar na cama, levantar-se rapidamente. Exemplo: VPPB, hipotensão ortostática.
- *Síndrome Vestibular Episódica Espontânea* (SVEE): apresenta episódios de tontura com duração de alguns minutos a horas, sem fatores desencadeantes, habitual-mente com episódios semelhantes (ex. doença de Mé-nière, migrânea vestibular, síncope vasovagal, arritmia cardíaca).
- *Síndrome Vestibular Aguda Pós-Exposição* (SVAPE): quadro súbito de tontura após exposição a agente tó-xico-medicamentoso, infeccioso ou traumático, por exemplo: intoxicação por drogas ilícitas, medicamen-tos (ototóxicos), neuronite vestibular.
- *Síndrome Vestibular Aguda Espontânea* (SVAE): qua-dro súbito de curso monofásico com duração superior a um dia ou semanas. A instalação geralmente ocorre entre segundos a horas, e a tontura pode apresentar ou não ca-racterística vertiginosa, e cursar com piora a movimenta-ção da cabeça, com náuseas e ou vômitos, instabilidade

da marcha ou desequilíbrio e nistagmo, com duração su-perior a 24 horas (ex. AVC de fossa posterior).

Dentre os pacientes com tonturas no pronto-socorro, cerca de 3 a 5% constituem quadros isquêmicos, porém, quando se restringem os pacientes com quadro de Síndro-me Vestibular Aguda, essa porcentagem chega a 25%, se considerarmos os fatores de risco cardiovasculares. Atra-sos no diagnóstico e tratamento imediatos podem resultar em incapacidades e morte. A despeito de a maioria não ser candidata à trombólise, a instituição da profilaxia secundá-ria e intervenções precoces podem evitar complicações na fossa posterior.

A abordagem do paciente com tonturas com base nas características temporais e fatores desencadeantes é uma ferramenta importante para a avaliação da tontura, princi-palmente, na sala de emergência[24].

Tratamento medicamentoso

Tabela 22.1 – Tratamento farmacológico.

Classe	Posologia
Anti-histamínicos	
Dimenidrato (50 mg)	50 mg VO ou EV de 4 em 4 horas ou de 6 em 6 horas
Meclizina (25 e 50 mg)	25 mg VO de 4 em 4 horas ou de 6 em 6 horas
Prometazina (25 mg)	25 a 50 mg VO ou IM de 4 em 4 horas ou de 6 em 6 horas
Betaistina (8, 16 e 24 mg)	8 a 24 mg, VO (máximo 48 mg/dia)

(Continua)

(Continuação)

Tabela 22.1 – Tratamento farmacológico.	
Classe	**Posologia**
Anticolinérgicos	
Escopolamina (10 e 20 mg)	10 a 20 mg VO ou EV de 4 em 4 horas ou de 6 em 6 horas
Benzamida	
Metoclopramida (10 mg/ comprimido ou 5 mg/ mL)	5 a 10 mg VO ou IM ou EV em 4 em 4 horas ou de 6 em 6 horas
Benzodiazepínicos	
Clonazepam (0,5 e 2 mg)	0,25 a 0,5 mg de 8 em 8 horas
Diazepam (5 e 10 mg)	5 a 10 mg VO ou IM ou EV de 4 em 4 horas ou de 6 em 6 horas
Lorazepam (1 e 2 mg)	1 a 2 mg VO ou IM ou EV de 6 em 6 horas ou de 8 em 8 horas

VO: via oral; IM: intramuscular; EV: endovenoso.

Obs.: Evitar os bloqueadores de canais de cálcio antivertiginosos, como flunarizina e cinarizina, pelo risco de síndrome parkinsoniana, principalmente relacionado como o uso prolongado[26].

Fonte: Adaptada de Newman-Toker DE, Edlow JA. TiTrATE.

ESTUDO DE CASO 1

Paciente realizou Ressonância Magnética de Crânio que mostrou AVC isquêmico em tálamo e mesencéfalo à esquerda. Investigação etiológica com estudo de vasos, Ecocardiograma e holter não encontrou nenhuma etiologia embólica. Foi realizada dupla antiagregação plaquetária por 3 meses, depois mantida com aspirina. Paciente evoluiu com melhora progressiva dos sintomas e em 3 meses estava com exame neurológico normal.

ESTUDO DE CASO 2

Paciente apresentou melhora dos sintomas após segunda sessão de realocação de otólitos, sem recorrência de sintomas.

Conclusão

A queixa de tontura é um desafio na prática clínica, sendo necessária abordagem cuidadosa em todos os casos, conforme discutido previamente. Para finalizar, apresentamos um fluxograma como sugestão para avaliação de pacientes com essa queixa.

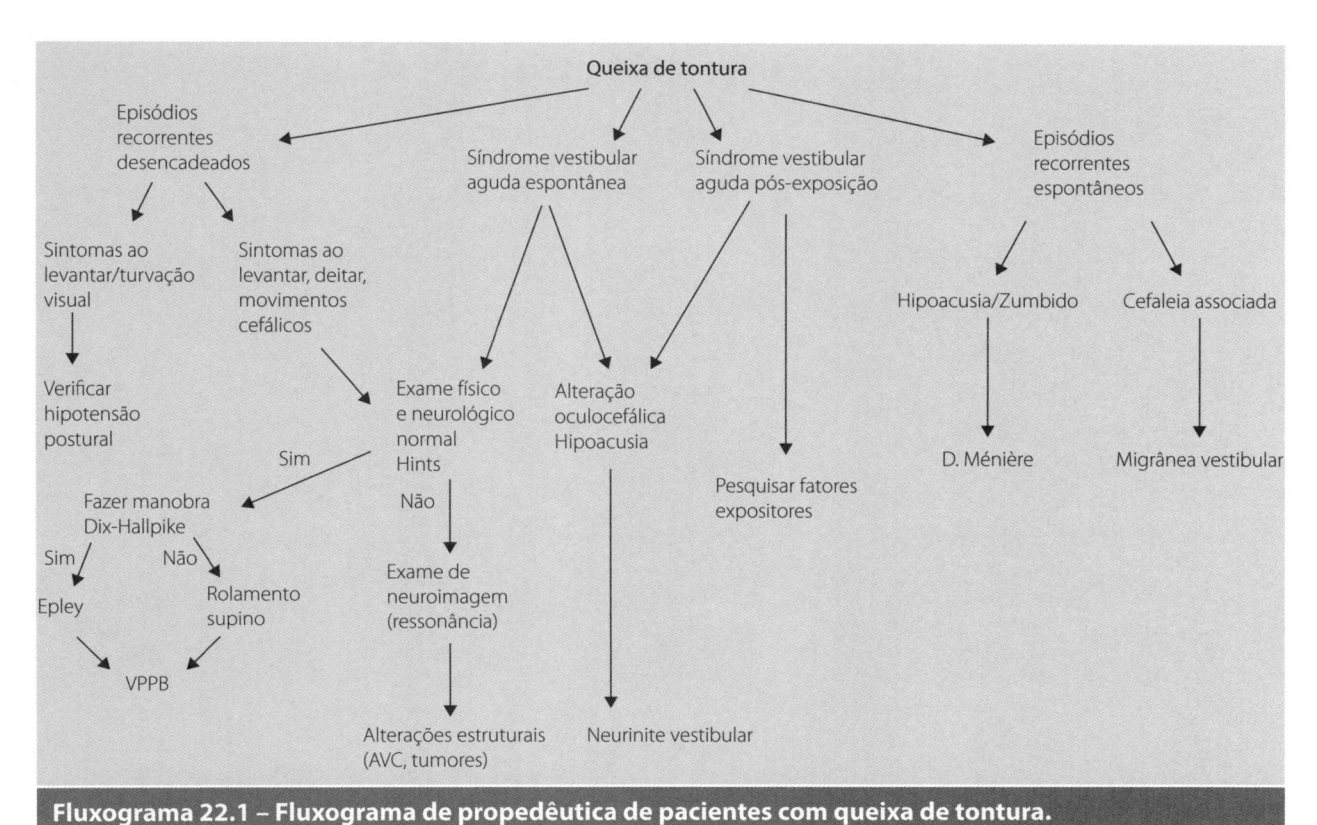

Fluxograma 22.1 – Fluxograma de propedêutica de pacientes com queixa de tontura.

Fonte: Elaborado pela autoria.

Referências

1. Edlow JA. A New Approach to the Diagnosis of Acute Dizziness in Adult Patients. Emerg Med Clin North Am (Elsevier) 2016; 34(4): 717-42.

2. Bittar RSM, Mezzalira R, Grasel SS, Oiticica J. Dizziness profile and clinical features: a population based survey in São Paulo City, Brazil. Med Express (São Paulo) 2015; 2(1): M150106.

3. Kattah JC, Talkad AV, Wang DZ, Hsieh YH, Newman-Toker DE. HINTS to diagnose stroke in the acute vestibular syndrome: Three-step bedside oculomotor examination more sensitive than early MRI diffusion-weighted imaging. Stroke 2009; 40(11): 3504-10.

4. Cnyrim CD, Newman-Toker D, Karch C, Brandt T, Strupp M. Bedside differentiation of vestibular neuritis from central "vestibular pseudoneuritis." J Neurol Neurosurg Psychiatry.

5. Ganança MM, Caovilla HH. Desequilíbrio e reequilíbrio. In: Ganança MM. Vertigem tem cura? O que aprendemos nestes últimos 30 anos. São Paulo: Lemos Editorial; 1998. p. 13-9.

6. Royl G, Ploner CJ, Leithner C. Dizziness in the emergency room: diagnoses and misdiagnoses. Eur Neurol 2011; 66: 256-63.

7. Cheung CS, Mak PS, Manley KV, et al. Predictors of important neurological causes of dizziness among patients presenting to the emergency department. Emerg Med J 2010; 27: 517-21.

8. Chase M, Joyce NR, Carney E, et al. ED patients with vertigo: can we identify clinical factors associated with acute stroke? Am J Emerg Med 2012; 30: 587-91.

9. Kerber KA, Meurer WJ, Brown DL, et al. Stroke risk stratification in acute dizziness presentations: a prospective imaging-based study. Neurology 2015; 85(21): 1869-78.

10. Campbell WW. DeJong – O exame neurológico. Marcha e postura. Rio de Janeiro: Guanabara-Koogan; 2007. p. 440-6.

11. Campbell WW. DeJong – O exame neurológico. Marcha e postura. Rio de Janeiro: Guanabara-Koogan; 2007. p. 427-38.

12. Campbell WW. DeJong – O exame neurológico. Marcha e postura. Rio de Janeiro: Guanabara-Koogan; 2007. p. 126-161.

13. Campbell WW. DeJong – O exame neurológico. Marcha e postura. Rio de Janeiro: Guanabara-Koogan; 2007. P. 370-5.

14. Bhattacharya N, Gubbels SP, Schwartz SR, et al. Clinical Practice Guideline: Benign Paroxysmal Positional Vertigo (Update). Otolaryngol-Head Neck Surg 2017; 156(3S): S1-S47.

15. Morita N, Kariya S, Farajzadeh Deroee A, Cureoglu S, Nomiya S, Nomiya R, et al. Membranous labyrinth volumes in normal ears and Meniere disease: a three-dimensional reconstruction study. Laryngoscope 2009; 119(11): 2216-20.

16. Claes J, Van de Heyning PH. A review of medical treatment for Ménière's disease. Acta Otolaryngol Suppl 2000; 544: 34.

17. Merwick Á, Werring D. Posterior circulation ischemic stroke. BMJ 2014; 348.

18. Searls DE. Symptoms and Signs of Posterior Circulation Ischemia in the New England Medical Center Posterior Circulation Registry. Arch Neurol 2012; 69(3): 346.

19. Lee C, Su Y, Ho H, Hung S. Characteristics TD. Risk of Stroke in Patients Hospitalized for Isolated Vertigo. Stroke 2011; (2): 48-52.

20. Lempert T, Olesen J, Furman J, Waterston J, Seemungal B, Carey J, et al. Vestibular migraine: Diagnostic criteria. J Vestib Res Equilib Orientat 2012; 22(4): 167-72.

21. Pula JH, Newman-Toker DE, Kattah JC. Multiple sclerosis as a cause of the acute vestibular syndrome. J Neurol 2013; 260(6): 1649-54.

22. Sperling NM, Franco RA, Milhorat TH. Otologic manifestations of Chiari I malformation. Otol Neurotol 2001; 22(5): 678-81.

23. Stangerup SE, Caye-Thomasen P. Epidemiology and Natural History of Vestibular Schwannomas. Otolaryngol Clin North Am (Elsevier) 2012; 45(2): 257-68.

24. Milosrdnice S. The Differential Diagnosis of Vertigo and Epilepsy. 2007 Jan: 37-44.

25. Newman-Toker DE, Edlow JA. TiTrATE: a novel approach to diagnosing acute dizziness and vertigo. Neurol Clin 2015; 33: 577-99.

26. Strupp M, Dieterich M, Brandt T. The treatment and natural course of peripheral and central vertigo. Dtsch Arztebl Int 2013; 110(29-30): 505-16.

27. Fabiani G, Pastro PC, Froehner C. Parkinsonism and other movement disorders in outpatients in chronic use of cinnarizine and flunarizine. Arq Neuropsiquiatr 2004; 62(3 B): 784-8.

Cefaleias

23

- *Vinícius Boaratti Ciarlariello*
- *Tércio Luz Barbosa*
- *Rodrigo de Paiva Bezerra*

ESTUDO DE CASO 1

Paciente de 35 anos em seguimento no ambulatório de cefaleia devido à enxaqueca crônica. As crises começaram aos 14 anos, mas eram infrequentes até o nascimento do primeiro filho há 4 anos. Apresentava 1 crise por semana durando até 6 horas, caracterizada por dor unilateral (principalmente à direita), pulsátil, de forte intensidade (8 em 10 na escala analógica de dor), que piora ao esforço e associada a náusea, fotofobia e fonofobia. Refere ainda que, logo antes do início das crises, percebia fenômenos luminosos (manchas de várias cores no campo visual direito), durando em média 20 minutos. Nos últimos cinco meses, passou a apresentar um aumento da frequência e da intensidade dos episódios, agora cerca de 3 vezes na semana, sendo 10 em 10 na escala de dor. Fazia uso intercalado de dipirona 1 g com paracetamol 500 mg, apresentando melhora parcial das crises no início. Entretanto, com o aumento da intensidade e frequência, passou a não mais apresentar alívio com os analgésicos. O exame neurológico não tinha alterações. Solicitados exames complementares de sangue e de imagem, os quais também foram normais. Além do quadro de dor, a paciente referia estar desanimada e que sentia falta de prazer com atividades que outrora desempenhava com satisfação, com sentimento de culpa e choro imotivado. Foi orientada a cessar com as medicações analgésicas, e iniciou-se amitriptilina 25 mg todos os dias na hora de dormir e um curso breve (7 dias) de dexametasona. No retorno, a paciente relata que descontinuou a amitriptilina por causa de sedação diurna e constipação. Essa foi trocada então para nortriptilina em uma dose de 10 mg, e a dose foi titulada para 50 mg ao longo de 2 meses. No terceiro mês, ela estava tolerando bem a medicação, com melhora relativa dos sintomas depressivos, mas experimentando apenas 3 dias de dor de cabeça por mês. Dessas, apenas metade eram moderadamente intensas, e responsivas prontamente ao uso de naratriptano 2,5 mg.

ESTUDO DE CASO 2

Homem de 38 anos é admitido no setor de emergência depois de ter apresentado um quadro de cefaleia holocraniana de intensidade 10 em 10 na escala analógica de dor, que começou e atingiu a intensidade máxima da dor em menos de 1 minuto. Ele descrevia a dor como uma bomba disparada em sua cabeça, e muito intensa. O paciente evolui então com sonolência e rebaixamento do nível de consciência, sendo intubado e encaminhado para leito em Unidade de Terapia Intensiva. A acompanhante do paciente referiu que ele apresentava história pregressa de enxaqueca episódica e depressão. Afirmou também que a presente dor era diferente dos eventos que ele se queixava frequentemente, sendo essa mais intensa e rapidamente progressiva. Os sinais vitais e o exame neurológico da paciente pouco antes da intubação mostravam uma pressão arterial de 195 × 112 mmHg, com uma pontuação de 6 na Escala de Coma de Glasgow e rigidez de nuca importante, sem febre. A Tomografia Computadorizada de Crânio sem contraste revelou um extenso sangramento dentro das cisternas basilares, típico de hemorragia subaracnoide aneurismática. A complementação do exame com uma Angiotomografia Arterial Intracraniana comprovou a suspeita, e topografou um aneurisma de 6,0 × 3,5 mm no topo da artéria basilar.

Introdução

Muito provavelmente a cefaleia tem sido uma aflição constante da humanidade desde o primeiro indivíduo da espécie *Homo sapiens,* que apareceram há aproximadamente 200 mil anos. Entretanto, recentemente estudos sistemáticos têm sido regularmente conduzidos para elucidar a fisiopatologia e tratamento das desordens atribuídas aos quadros de cefaleia[1], influenciados pelo ilustre trabalho, em 1938, de Harold George Wolf (1898-1962) e John Ruskin Graham (1909-1980) correlacionando os efeitos benéficos da ergotamina no mecanismo vascular.

Desde a criação da Sociedade Brasileira de Cefaleia, em 21 de junho de 1978, desenvolvimentos substanciais ocorreram em pesquisa e prática clínica no campo terapêutico para cefaleias no Brasil. Atualmente, a Sociedade tem quase 300 membros ao longo do país, trabalhando ativamente para melhorar a saúde da população em geral e, em particular, diagnosticar e tratar esse transtorno[1].

Em julho de 2013, a terceira edição da Classificação Internacional das Cefaleias foi apresentada durante Congresso da *International Headache Society* em Boston (EUA) e publicada na revista *Cephalalgia,* sendo designada por ICHD-3 beta (com tradução para o português em 2014). Por fim, a versão final dessa edição é publicada em 2018 na mesma revista. Ela é um instrumento fundamental para aqueles que se dedicam em particular ao estudo das cefaleias, devendo ser consultado eventualmente de tempos em tempos. A nova publicação engloba mais de 150 tipos de cefaleia, distribuídos em 3 partes e 14 subgrupos[2].

Epidemiologia

Estudos epidemiológicos são importantes para entender o escopo da cefaleia em uma determinada região, para conhecer as causas, mecanismos e história natural, para estimar a carga da doença para indivíduos e sociedade, e para ajudar prestadores de cuidados de saúde e autoridades governamentais a aplicar apropriadamente recursos, considerando a cefaleia como um determinante de saúde pública[3].

Segundo relatório da Organização Mundial da Saúde (OMS) de 2011, as cefaleias representam uma das queixas mais frequentes nas consultas médicas, sendo um transtorno prevalente e incapacitante, ainda que subvalorizado[4]. Estima-se que cerca de 90% da população apresentará alguma forma de cefaleia durante a vida[5]. São o principal motivo de visitas a consultórios de neurologistas, e um dos diagnósticos mais frequentemente relatados por médicos da atenção primária[3]. O estudo *Global Burden of Disease* de 2015 (GBD 2015) estimou a carga de 315 doenças (prevalência, mortalidade, anos de incapacidade global ajustado – DALY, e anos vividos com incapacidade – YLD) em 195 países no período de 1990 a 2015[6]. Os transtornos neurológicos foram classificados em 2015 como o principal grupo de causas de incapacidade (avaliado pelo DALY e YLD) e o segundo grupo de causas fatais, perdendo apenas para as doenças cardiovasculares[6].

As cefaleias acarretam um sofrimento físico e mental para o indivíduo e para a sociedade, trazendo prejuízos funcionais, sociais, emocionais, econômicos e laborais[7]. Do ponto de vista econômico, os prejuízos calculáveis podem ser de forma direta (gastos em saúde) ou indireta (redução da produtividade). Dois grandes estudos foram realizados para demonstrar o impacto econômico da enxaqueca (principal cefaleia primária no mundo), sendo que o primeiro estudo (AMPP – American Migraine Prevalence and Prevention study) foi uma pesquisa populacional longitudinal com americanos, sendo patrocinada pela National Headache Foundation[8,9]. O segundo grande estudo realizado foi o International Burden Migraine Study (IBMS), conduzido com uma metodologia digital por plataforma na internet para recrutar pacientes na América do Norte (Estados Unidos e Canadá), na Europa (Alemanha, Espanha, França, Itália e Reino Unido), na Ásia/Oceania (Austrália e Taiwan) e no Brasil[8,10].

A perda de produtividade global associada a enxaqueca crônica foi estimada em 67 dias em um período de 3 meses[8,11], sendo que semanalmente perdem-se 4,6 horas de produtividade em média[8]. Já em pacientes com enxaqueca episódica, a perda de produtividade foi estimada em 13,5 dias para o mesmo período[8,11]. Isoladamente, esses números podem dar a falsa impressão de não serem preocupantes, mas analisando a nível populacional os prejuízos sociais e econômicos são alarmantes e demonstram um problema de saúde pública. Nos Estados Unidos, a perda individual de produtividade ultrapassa os 5 mil dólares por ano e representam cerca de 70% do gasto total anual com a enxaqueca crônica[9]. A estimativa da carga anual da enxaqueca para a sociedade pode atingir os 13 bilhões de dólares[3].

Além desses dois grandes estudos mundiais, há um estudo brasileiro realizado com funcionários de uma empresa pública brasileira do ramo petrolífero[7]. Foram avaliados 993 funcionários, dos quais cerca de 50% tiveram dores de cabeça nos últimos 30 dias, sendo que a maioria apresentou pelo menos duas crises ou mais por mês. Conforme demonstrado em estudos populacionais, a cefaleia tipo tensional foi a afecção mais frequentemente observada, seguida pela enxaqueca. A estimativa de gastos indiretos da empresa com cefaleias é de R$ 13.245,67 para cada mil funcionários, podendo chegar a um gasto em torno de 160 mil reais por ano para cada mil funcionários. Transpondo esses valores para toda a empresa no referido momento do inquérito, a qual constava com 41 mil funcionários, a ocorrência de cefaleias pode ocasionar um prejuízo indireto anual de quase 6 milhões de reais.

De acordo com o estudo GBD2015, a cefaleia tipo tensional (CTT) e a enxaqueca tiveram juntas a maior prevalência de incapacidade por doenças crônicas entre 2010 e 2015, sendo que separadamente a CTT encontra-se na 2ª posição (atrás de cáries permanentes) e a enxaqueca na 5ª posição (atrás de anemia ferropriva e de perda auditiva)[12]. No mesmo período, a enxaqueca esteve entre as 10 principais causas de anos vividos com incapacidade (YLD) e de anos de incapacidade global ajustado (DALY) no mundo[12,13].

Inúmeros estudos epidemiológicos foram realizados em diferentes populações do Brasil. Entretanto, apenas alguns realmente estudaram populações inteiras de uma região ou até mesmo do país. Uma revisão de literatura de 2015 avaliou seis estudos epidemiológicos populacionais brasileiros, sendo que cinco deles incluíram seis cidades inteiras de diferentes regiões do país e um deles teve base nacional por via telefônica[14-16]. Ela mostrou uma prevalência média de cefaleia em 1 ano de 70,6% (masculino: 61,6% e feminino: 77,8%)[3]. Esse dado foi semelhante ao apresentado no estudo com base populacional, que demonstrou uma prevalência média de cefaleia em 1 ano de 72,2%[3,14-16].

Nesse mesmo estudo de 2015, foi analisada separadamente a prevalência média em 1 ano de cada tipo de cefaleia, sendo encontrado os seguintes dados[3]:

- Enxaqueca apresentou uma prevalência média em 1 ano de 15,8% (masculino: 9,0% e feminino: 22,0%).
- Cefaleia tipo tensional apresentou uma prevalência média em 1 ano de 29,5% (masculino: 28,1% e feminino: 30,3%).
- Cefaleia crônica diária apresentou uma prevalência média em 1 ano de 6,1% (masculino: 3,1% e feminino: 8,7%).

Esses dados foram consoantes com aqueles apresentados pelos estudos anteriores populacionais de base nacional[14-16], os quais demonstraram uma prevalência média em 1 ano de enxaqueca de 15,2% (com diferença estatisticamente significativa para sexo, sendo 2,2 vezes mais prevalente no sexo feminino do que no masculino, com porcentagens absolutas de 20,9 *versus* 9,3%, respectivamente)[14] e de cefaleia crônica diária de 6,9% (também com diferença estatisticamente significativa para sexo, sendo 2,4 vezes mais prevalente no sexo feminino do que no masculino, com valores absolutos de 9,5 *versus* 4%, respectivamente)[16]. A prevalência média em 1 ano de cefaleia tipo tensional apresentou discrepância entre a revisão de literatura e o estudo populacional de base nacional específico para cefaleia do tipo tensional apresentou um resultado de 13% de prevalência média (com diferença estatisticamente significativa para sexo, sendo 1,6 vezes mais prevalente no sexo masculino do que no feminino, com valores absolutos de 15,4 *versus* 9,5%, respectivamente)[15].

Vale ressaltar que nesses números não foram incluídos os diagnósticos de enxaqueca provável e cefaleia tipo tensional provável. A prevalência média em 1 ano desses diagnósticos pode variar de 18,5[3] a 26,3%[14] para enxaqueca provável, e de 16,4[3] a 22,6%[15] para cefaleia tipo tensional provável. Esse quadro mostra que os diagnósticos dessas condições podem ainda ser mais frequentes do que o apresentado.

As prevalências de outras cefaleias primárias, como as cefaleias autonômicas trigeminais (nas quais se inclui a cefaleia em salvas), são consideravelmente menores, sendo que a dessa última é de aproximadamente 0,4%[5]. Alguns autores consideram que a cefaleia em salvas é um pouco mais comum do que ainda é descrito, podendo ser responsável por até 6% do total de casos de cefaleia[17]. Essa discrepância tem sido explicada pela falta de familiaridade dos profissionais com os critérios diagnósticos da condição[17].

A falta de conhecimento dos critérios diagnósticos, por sua vez, é um fato importante observado que impacta diretamente na dificuldade prática de realizar o diagnóstico diferencial entre cefaleias primárias e secundárias. Além disso, há um impacto direto na propedêutica complementar e no tratamento, sendo que parece haver uma preferência pelo encaminhamento ao neurologista[18]. Com isso, fica clara a necessidade de se conhecer os critérios diagnósticos para as principais cefaleias, bem como saber diferenciar um quadro primário de um provavelmente secundário.

Classificação e definição das cefaleias

Antes de definir cefaleia, devemos levar em conta que podemos estar nos referindo tanto a um sintoma quanto a uma síndrome clínica. Logo, a caracterização da cefaleia durante a anamnese é de extrema importância para o diagnóstico e o tratamento apropriados. Em uma abordagem sintomática, as cefaleias podem ser definidas por dor ou sensação incômoda na cabeça ou parte dela.

As cefaleias podem ser divididas de forma simplificada em dois grandes grupos[2]:

- **Cefaleias primárias**, as quais são causadas por distúrbios neuroquímicos em estruturas sensíveis a dor na cabeça. Elas não são um sintoma, e sim representam a própria doença. As cefaleias primárias mais relevantes para o clínico são: enxaqueca, tensional e trigeminal em salvas.
- **Cefaleias secundárias**, as quais devem ser encaradas como um sintoma e são atribuídas a uma condição causal, que pode ser o mecanismo da doença (por exemplo, dissecção arterial no contexto de um acidente vascular cerebral) ou a própria doença (como dor de cabeça por uma meningite bacteriana). Elas podem ser atribuídas a uma gama variada de causas, sendo as mais relevantes a saber: vasculares (hemorragia intracraniana, malformações arteriovenosas, angiomatoses, arterites e vasculites, trombose venosa cerebral), infecciosas centrais ou sistêmicas, tóxico-metabólicas (exposição e abstinência de substâncias) e doenças craniofaciais (distúrbios da articulação temporomandibular, distonias, doenças dos seios paranasais).

Síndromes clínicas

A cefaleia afeta metade dos adultos pelo menos uma vez por ano. Isso representa um percentual significativo de casos atendidos anualmente no departamento de emergência, com taxas superiores a 4%. Nas Unidades Básicas de Saúde, esse número pode representar cerca de 10% dos atendimentos de problemas agudos[19].

O objetivo do médico emergencista e no ambulatório é primeiro diferenciar uma causa secundária, que pode ameaçar a vida do paciente, de uma síndrome benigna de cefaleia primária. Felizmente as causas secundárias são menos frequentes quando comparadas às primárias, no entanto o não reconhecimento daquelas pode resultar em morbidade e mortalidade elevadas[20].

Cefaleias primárias

As cefaleias primárias são aquelas em que o sintoma (dor de cabeça) é a própria doença ou síndrome. No Quadro 23.1, estão listados os tipos de cefaleias primárias e suas principais subdivisões. O caso 1 traz uma ilustração bem representativa de um dos principais tipos desse grupo. A Tabela 23.1 resume as principais características clínicas da enxaqueca, da cefaleia tipo tensional e da cefaleia em salvas.

Quadro 23.1 – Cefaleias primárias.

Enxaqueca (migrânea):
- com aura
- sem aura
- formas específicas

Cefaleias tipo tensional:
- episódica
- crônica

Cefaleias autonômicas trigeminais:
- salvas (Cluster Headache)
- hemicrania Paroxística
- cefaleia neuralgiforme unilateral de curta duração
  - com hiperemia conjuntival e lacrimejamento (SUNCT)
  - com sintomas cranianos (SUNA)
- Hemicrania contínua

Outras cefaleias primárias:
- Primária da tosse
- Primária do exercício
- Primária associada a atividade sexual
- Em trovoada primária
- Cefaleia por estímulo do frio
- Cefaleia por pressão externa
- Primária do tipo guinada/"furador de gelo"
- Cefaleia numular
- Cefaleia hípnica
- Cefaleia persistente diária

Fonte: Headache Classification Committee of the International Headache Society. The International Classification of Headache Disorders, 3rd edition. *Cephalalgia.* 2018; 38(1): 1–211.

Enxaqueca (migrânea)

A enxaqueca (ou migrânea) pode iniciar na infância, a partir dos 10-14 anos de idade, mas começa a aumentar a incidência atingindo pico máximo por volta dos 35 aos 39 anos de idade, sendo 2 a 3 vezes mais frequente em mulheres. Ocorre então uma diminuição da incidência, sobretudo em mulheres após a menopausa. É uma doença que acarreta grande comprometimento da qualidade de vida, estando associada a fatores de risco como asma, acidente vascular cerebral, depressão, ansiedade e dor crônica.

O quadro clínico pode vir associado a sintomas premonitórios neurovegetativos, como bocejo, compulsões, irritabilidade, euforia, depressão, fadiga e dor cervical, que podem persistir. Aura ocorre em 25% dos casos e incluem distúrbios visuais positivos (fosfenos, espectro de fortificação), negativos (escotomas, turvação) ou distorções (metamorfopsia, micropsia, macropsia). Podem ainda estar associadas alterações sensitivas, como dormências ou formigamentos, tonturas ou até déficit neurológicos focais transitórios, motores ou de linguagem (afasias). Alguns estímulos alimentares, olfativos, luminosos ou sonoros são desencadeadores de crises (chamados de *triggers*), classicamente conhecidos por também poder fazer parte da fase premonitória. Quando a dor se torna crônica, pode ser caracterizada como uma sensibilidade alterada a um estímulo habitualmente não doloroso, denominada alodínea. A variedade desses sintomas reflete as complexas disfunções no sistema nervoso central.

Existem vários mecanismos fisiopatológicos para explicar tanto os sintomas premonitórios e a aura, bem como a crise álgica. O conceito antigo de ser um distúrbio vascular primário foi refutado por novas evidências apresentadas nas duas últimas décadas. A ativação do sistema autonômico trigeminal por meio da depressão alastrante de Leão, bem como a sensibilização dos neurônios nociceptivos trigeminais das meninges, a participação do sistema serotoninérgico e do peptídeo relacionado ao gene da calcitonina, parecem ser os mecanismos atualmente mais bem aceitos. Além disso, ressalta-se o componente genético hereditário, através dos genes MTHF-R, DRD4, SCN1A, CACNA1A, ATP1A2.

Cefaleia tipo tensional

A cefaleia tensional é o tipo mais comum de dor de cabeça, sendo o subtipo episódico infrequente (menos de 1 episódio por mês) o mais prevalente, quando comparado aos subtipos episódicos frequentes (1 a 14 episódios de dor por mês) e crônico (15 ou mais episódios de dor por mês). Acomete indivíduos de todas as idades, predominando na faixa dos 12 aos 41 anos, e discretamente no sexo masculino.

As características são mais brandas do que a da enxaqueca, não apresentando sintomas premonitórios. O quadro álgico é de leve a moderada intensidade, de caráter em "peso", "aperto" ou "tensão", sendo sempre **NÃO** pulsátil e sem piora com atividades físicas. Não há náuseas ou vômitos. Fotofobia ou fonofobia não são regra, podem aparecer isoladamente uma ou outra, mas não as duas. Por vezes, chama a atenção uma hipersensibilidade muscular pericraniana e no trapézio (ou *tender points*). Dentre os principais fatores desencadeantes estão o estresse físico e o mental.

O mecanismo fisiopatológico ainda é incerto, porém de certo é multifatorial com sensibilização e ativação de sistema nociceptor miofasciais. Felizmente, a cefaleia tensional não está relacionada ao risco aumentado para outras doenças crônicas, vasculares ou degenerativas.

Tabela 23.1 – Principais características da enxaqueca (migrânea), cefaleia tipo tensional e cefaleia em salvas.

	Migrânea	Tensional	Salvas
• Localização	• **Unilateral** (70%) Bifrontal/Holocraniana (30%)	• **Bilateral**	• **Unilateral** (sempre)
• Característica	• **Pulsátil** • **Segmento anterolateral** • Moderada a **intensa**	• **Em aperto/pressão** • **Segmento posterior** • **Leve** a moderada	• **Perfurante** ou **em pontada** • (Peri-) orbital ou temporal • **Lancinantes**
• Duração	• 4-72 horas	• 30 min. – 7 dias	• 15 min. – 3 horas
• Apresentação	• **Gradual e progressiva**	• Oscilante	• **Aguda** (máx. em 10 min.) • Explosiva
• Agravantes	• **Agravada por exercícios**		
• Atitude	• Paciente **quieto**	• Paciente **irritável**	• Paciente **agitado**
• Sintomas associados	• **Fatores de deflagração** • Fotofobia e/ou fonofobia • Náusea e/ou vômitos • Aura	• *Tender points* • Situações de estresse	• Disfunções autonômicas • Lacrimejamento • Hiperemia ipsilateral • Rinorreia/ptose • Palidez/sudorese • Síndrome de Horner
• Epidemiologia	• **Mulheres jovens** • Pico entre 25 e 50 anos	• **Tipo mais comum de cefaleia primária** (31-74% em 1 ano)	• **Homens jovens** • Pico entre 25 e 50 anos

Fonte: The International Classification of Headache Disorders, 3rd edition. *Cephalalgia.* 2018;38(1): 1–211.

Cefaleias Autonômicas Trigeminais

As Cefaleias Autonômicas Trigeminais (CAT) são um grupo de cefaleias primárias com características similares, sendo comum a todas elas os ataques de forte intensidade estritamente unilateral de duração variável, acompanhados de sintomas autonômicos cranianos. As CAT compartilham características clínicas; no entanto, as diferenças existentes é que definem cada uma delas, sendo elas: Cefaleia em Salvas (do inglês, *Cluster Headache*), Hemicrania Paroxística (HP), *Short-lasting Unilateral Neuralgiform headache with Conjunctival injection and Tearing* (SUNCT), *Short-lasting Unilateral Neuralgiform headache with cranial Autonomic features* (SUNA) e Hemicrania Contínua de acordo com a Classificação Internacional de Transtornos de Cefaleia (ICHD-3).

Com os estereótipos da apresentação clínica, um diagnóstico inicial correto é feito em apenas 21% dos pacientes com hemicrania paroxística, e o atraso no diagnóstico atraso pode chegar a 6 anos[21]. A diferenciação é crucialmente importante uma vez que os tratamentos são diferentes. As principais características diferenciais das CAT são: a) duração dos ataques; b) frequência dos ataques; c) presença de sintomas associados; d) presença de *triggers;* e) resposta a medicamentos específicos. A história detalhada do paciente e o uso de um diário de cefaleia são os melhores métodos para o diagnóstico correto. Em casos de sobreposição de sintomas, a resposta ao tratamento específico pode auxiliar no processo de diagnóstico[22]. A Tabela 23.2 traz um resumo das principais características das CAT.

Tabela 23.2 – Cefaleias Autonômicas Trigeminais.

	Hemicrânia Contínua	SUNCT/SUNA	Hemicrânia paroxística	Salvas (*Cluster*)
• Localização	• **Unilateral** (sempre) • (Peri-)orbital ou temporal	• **Unilateral** (sempre) • (Peri-)orbital	• **Unilateral** (sempre) • (Peri-)orbital ou temporal	• Unilateral (sempre) • (Peri-)orbital ou temporal
• Característica • Intensidade • Duração • Frequência	• Opressão, pontada • Varia • **Horas a dias** • **Contínua**	• Perfurante, pontada • Intensa → lanci- nante • **1-600 seg.** • **Até 200/dia**	• Perfurante, latejante • Intensa • **2-15 min. (máx. 30 min.)** • **Até 40/dia**	• Perfurante, pontada • **Lancinante** • **15 min. - 3 horas** • **Até 8 dias**

(Continua)

(Continuação)

Tabela 23.2 – Cefaleias Autonômicas Trigeminais.				
	Hemicrânia Contínua	**SUNCT/SUNA**	**Hemicrânia paroxística**	**Salvas (Cluster)**
• Epidemiologia • Homem/Mulher • Idade de início	• **Raro** • Mulheres (1:1.8) • 20 a 40 anos	• **0.05%** • Homens 8:1 • 30-50 anos	• 0.02-0.05% • Mulheres (1:3) • 20-40 anos • 10% das CATs	• 0.1% • Homens (4:1) • 20-40 anos • **80% das CATs**
Sintomas • Autonômicos • Migranosos • Ritmo circadiano	• Ocasional (+) • Pode ter • Não	• Sim (+) • **Raro** • Não	• Sim (++) • Sim (comum) • Não	• Sim (++) • Sim • **Sim**
Triggers • Álcool • Cutâneo	• Não (-) • Raro	• Não (–) • **Sim**	• Ocasional • Raro	• **Sim (++)** • Não
Tratamento • Indometacina • Sumatriptano • Resposta O$_2$	• **Sim** • Ocasionalmente • 0%	• Não • 0% • 0%	• **Sim** • **30%** • 0%	• Não • 90% • 70%
• Abortivo	• Indometacina dose alta • Naproxeno (?)	• Lidocaína EV (1.3 → 3.3 mg/kg/h)	• Indometacina • Naproxeno (?)	• Oxigenoterapia • Sumatriptano SC/Nasal
• Profilaxia	• Indometacina dose alta • Verapamil/TPT/VLP	• Lamotrigina • TPT/GBP	• Indometacina • Verapamil/TPT/VLP	• Verapamil/Lítio • TPT/VLP/MLT

Legenda: EV: endovenoso; GBP: gabapentina; MLT: melatonina; SC: subcutâneo; TPT: topiramato; VLP: divalproato de sódio.
Fonte: Adaptada de Newman LC. Trigeminal autonomic cephalalgias. Contin Lifelong Learn Neurol. 2015;21:1041–1057; Burish M. Cluster Headache and Other Trigeminal Autonomic Cephalalgias. Continuum (Minneap Minn). 2018; 24(4): 1137-1155.

Os sintomas autonômicos, que são sempre ipsilaterais a dor, resultam da hiperatividade simpática não contrabalançada pela atividade parassimpática, e incluem: hiperemia conjuntival, lacrimejamento, congestão nasal, rinorreia, edema palpebral, sudorese ou rubor facial, sensação de plenitude auditiva, miose e ptose palpebral. Eles estão presentes em diferentes graus, sendo o mais comum o lacrimejamento, ocorrendo em cerca de 75% dos pacientes[22]. Por serem raras, apresentarem-se de forma aguda, por vezes com sinais de alarme (como o pico da dor em curto tempo) e não haver biomarcadores específicos, a primeira crise de uma CAT deve ser investigada, dando ênfase na exclusão de doenças do seio cavernoso e da fossa pituitária, com a realização de Ressonância Magnética de Crânio com contraste.

Cefaleia Crônica Diária (*Chronic Daily Headache*)

Cefaleia Crônica Diária (CCD) é um termo descritivo e não um diagnóstico. Ela engloba alguns tipos de cefaleia primária, embora algumas cefaleias secundárias também possam ocorrer, devendo assim ser excluídas. Elas têm por característica comum ocorrer por pelo menos 15 dias por mês, durante pelo menos 3 meses ao ano. Dentre as cefaleias que podem estar associadas com CCD temos: a enxaqueca crônica, a cefaleia tensional crônica, hemicrania

contínua, cefaleia nova diária e persistente e cefaleia por uso excessivo de analgésicos.

Cefaleia nova diária e persistente

Cefaleia nova diária e persistente é um tipo de cefaleia que se desenvolve em pacientes que não apresentam história prévia de qualquer outro tipo de cefaleia primária. Nesse tipo de cefaleia o início é agudo e o paciente apresenta sintomas que atingem o pico máximo em 3 dias; por vezes com algumas características ora migranosas ora tensionais, porém sem encaixar num padrão específico. Normalmente deve-se excluir causas secundárias e o paciente pode apresentar dores mais difíceis de tratar. Pode-se lançar mão de tratamento antimigranoso.

Cefaleias secundárias

As cefaleias secundárias são aquelas em que o sintoma (dor de cabeça) é originado de uma outra condição, outra doença, estando a cefaleia inserido no contexto de um espectro clínico, a exemplo do caso 2, no início do capítulo, de uma cefaleia súbita (*thunderclap headache),* como forma de apresentação de uma hemorragia subaracnoide aneurismática. O Quadro 23.2 traz os principais tipos de cefaleias secundárias.

Quadro 23.2 – Principais cefaleias secundárias.

Cefaleias atribuídas ao trauma ou a lesões na cabeça e/ou pescoço:
- Trauma cranioencefálico
- Craniotomia

Cefaleias atribuídas a distúrbios vasculares da cabeça e/ou pescoço:
- Acidente Vascular Isquêmico (AVC e AIT)
- **Hemorragia Intracraniana não traumática** (intraparenquimatosa, subaracnoide, subdural aguda)
- **Malformação vascular não rota** (aneurisma, malformação arteriovenosa, fístula dural, angioma cavernoso, Sturge Weber)
- Arterite (arterite de células gigantes, vasculite primária do SNC, vasculite secundária do SNC) e Vasculopatias intracranianas crônicas (CADASIL, MELAS, CAA)
- Distúrbio Cervical Carotídeo ou Vertebral (**dissecção arterial**, pós-endarterectomia, pós-angioplastia cervical)
- Distúrbio venoso (**trombose venosa cerebral**, pós-angioplastia venosa)
- Outros distúrbios arteriais intracranianos (vasoconstricção cerebral reversível, dissecção arterial intracraniana)
- **Apoplexia pituitária**

Cefaleias atribuídas a distúrbios intracranianos não vasculares:
- **Hipertensão intracraniana** (idiopática, secundária) e Hipotensão intracraniana (idiopática, pós-punção, fístula liquórica)
- Doenças inflamatórias intracranianas não infecciosas (neurossarcoidose, meningite asséptica)
- **Neoplasia intracraniana**
- **Crise epiléptica**

Cefaleias atribuídas ao uso ou a retirada de substâncias:
- Óxido nítrico, inibidores da fosfodiesterase, **monóxido de carbono**, **álcool**, cocaína
- **Abuso de Medicação Analgésica** (ergotamina, triptanos, analgésicos não opioides, anti-inflamatórios, opioides, cafeína)

Cefaleias atribuídas a infecções:
- Intracranianas (**meningite, meningoencefalite, abscessos**)
- Sistêmicas

Cefaleias atribuídas a distúrbios da homeostase:
- Hipóxia e/ou hipercapnia (elevada altitude, viagem de avião, mergulho, apneia)
- **Diálise**
- Crises hipertensivas (feocromocitoma, **encefalopatia hipertensiva**, pré-eclampsia, eclampsia)
- Hipotireoidismo

Cefaleias atribuídas a distúrbios do pescoço, olhos, ouvidos, nariz, seios paranasais, dentes e estrutura facial:
- Crânio, pescoço (**distonia cervical**), olhos (**glaucoma agudo de ângulo fechado, defeito de refração**), ouvidos, seios paranasais (rinossinusite aguda, crônica ou recorrente), articulação temporomandibular

Cefaleias atribuídas a lesões dolorosas de nervos cranianos ou faciais:
- **Neuralgia do Trigêmeo** (clássica, secundária a esclerose múltipla, compressiva), **Neuropatia Trigeminal Dolorosa** (herpética, pós-lesão herpética, pós-traumática)

Cefaleias atribuídas a distúrbios psiquiátricos:
- Somatização e distúrbios psicóticos

Observação: Os diagnósticos destacados em tons de cinza diferente devem ser de atenção do médico não neurologista, seja por alguma característica peculiar (epidemiológica ou clínica), seja pela sua gravidade.

Fonte: Headache Classification Committee of the International Headache Society. The International Classification of Headache Disorders, 3rd edition. *Cephalalgia.* 2018; 38(1): 1-211 e Long BJ, Koyfman A. (*in press*) Benign Headache Management in the Emergency Department. *J Emerg Med.* 2018. DOI: 10.1016/j.jemermed.2017.12.023.

Abordagem do paciente com cefaleia

Anamnese

Primeiramente, independente do cenário em que o paciente esteja, é de suma importância a caracterização da dor de cabeça, uma vez que essa irá guiar o raciocínio clínico para um dos seguintes quadros:

- **Cefaleia com padrão primário**: caracteriza inequivocamente alguma síndrome de cefaleia primária (ex. enxaqueca com aura) e sem sinais de alarme.

- **Cefaleia com sinais de alarme**, alertando para uma possível causa secundária, a qual pode representar um padrão secundário duvidoso ou padrão primário com elementos de risco para etiologia secundária (ex. paciente com quadro de cefaleia tensional apresentando uma crise nova semelhante a enxaqueca ou a salvas).

- **Cefaleia com padrão secundário**, a qual frequentemente apresenta sinais de alarme, mas que determinam investigação específica (ex. paciente com cefaleia contínua em região occipital direita que piora com decúbito, associada a turvação visual → suspeita de trombose venosa cerebral).

Quadro 23.3 – Anamnese dirigida para cefaleia.

- *Idade de início*

- *Qualidade da dor:* em aperto, pulsátil, fincada.

- *Localização da dor:* frontal, temporal, parietal ou occipital (e suas combinações), holocraniana, cervicalgia (anterior ou posterior), retro ou periorbitária.

- *Lateralidade:* unilateral ou bilateral.

- *Intensidade:* leve, moderada ou intensa, limitante (ou não) para atividades, pior dor da vida.

- *Apresentação e evolução (principalmente no pronto-socorro):* súbita ou insidiosa, progressão rápida ou lenta, tempo ao pico máximo de dor (menos ou mais que 1 minuto), duração da dor (minutos, horas ou dias), acordou com* ou pela* dor.

- *Frequência das crises:* quantidade de eventos em um determinado tempo (semana, mês).

- *Sintomas associados (prévios ou durante as crises):* incômodo com luz (fotofobia), barulho (fonofobia) ou cheiros (osmofobia), náuseas ou vômitos, sintomas autonômicos lateralizados (como lacrimejamento, coriza, sudorese facial, obstrução nasal), ptose palpebral, sintomas visuais positivos (fosfenos, escotomas, raios de fortificação) ou negativos (turvação, escurecimento), diplopia, sintomas auditivos (zumbido, hipoacusia), vertigem, parestesias, perda de força, perda de consciência.

- *Fatores agravantes ou desencadeantes:* trauma, mudança de decúbito (ao deitar), manobras de Valsalva (tossir, evacuar, espirro), esforço físico, atividade sexual.

- *Fatores de melhora:* medicações, mudança de decúbito, dormir.

- *Evolução do padrão das crises:* seguimento com mudança do padrão de crises, principalmente em piora dos eventos.

- *Antecedentes pessoais e medicações em uso*

- *Antecedentes familiares*

- *Hábitos de vida:* atividade física, hábitos de sono, alimentação, uso de tabaco e álcool, uso de outras substâncias

- *Realização de tratamento prévio e resposta ao tratamento*

Fonte: Adaptado de Galdino GS, Albuquerque TIP, Medeiros JLA. Cefaleias primárias – abordagem diagnóstica por médicos não neurologistas. Arq Neuropsiquiatr 2007; 65(3-A): 681-4.

Vale ressaltar que os padrões de cefaleia não são necessariamente excludentes, podendo um paciente apresentar-se com uma queixa clássica de enxaqueca e, ainda sim, poder apresentar uma causa secundária; ou mesmo com um quadro de cefaleia em trovoada (*Thunderclap headache*) simulando uma cefaleia em salvas. Entretanto, alguns padrões de cefaleia, principalmente quando presentes sinais e/ou sintomas de alarme, devem ser investigados no intuito de descartar causa subjacente. Na Tabela 23.5, encontram-se os pontos básicos a serem questionados em uma anamnese de um paciente com queixa de cefaleia. Para exemplificar o registro do evento álgico de uma paciente com enxaqueca sem aura, poderíamos ter:

> "Paciente com relato de cefaleia pulsátil, em região temporal esquerda, de forte intensidade e limitante com início insidioso e piora ao longo do dia, durando em média 6 a 12 horas e associada a náuseas, fotofobia e fonofobia. *Apresenta cerca de 2 episódios por semana, agravadas por esforço físico e* melhora com analgésicos e descanso em local escuro e calmo. Percebe que as crises pioram no período menstrual, após ingestão de queijos ou bebidas alcoólicas, e em períodos de estresse. Nega piora com decúbito, Valsalva, diplopia, perda de força, formigamentos e sintomas precedentes a crise."

Exame físico neurológico

O exame físico do paciente com cefaleia deve começar por um exame clínico geral, incluindo os sinais vitais, bem como por uma breve avaliação de funções psíquicas, os quais não serão destrinchados por fugir ao escopo deste capítulo. No que diz respeito ao exame neurológico, idealmente ele deve ser feito de forma completa, o que muitas vezes pode ser complexo e árduo, principalmente em um cenário de emergência, o que pode gerar uma subavaliação das funções neurológicas mais importantes ao fato em questão. Recomenda-se que uma sequência lógica e sistematizada deva ser seguida a fim de contemplar os principais tópicos do exame neurológico. O paciente em coma deve ser considerado como uma urgência neurológica, e sua avaliação não será contemplada nesse capítulo pela sua complexidade e particularidade. Os principais pontos a serem avaliados são:

- **Consciência, estado mental** (orientação, atenção, memória evocativa, linguagem, abstração) e **linguagem** (fala, compreensão, capacidade de nomeação e repetição, escrita e leitura).
- **Pupilas e nervos cranianos** (óptico, oculomotor, troclear, trigêmeo, abducente, facial, vestibulococlear, glossofaríngeo, vago, acessório, hipoglosso).
- **Motricidade e Reflexos.**
- **Sensibilidade**, **pontos de gatilho da dor** (*trigger points*) **e de enrijecimento muscular** (*tender points*), e **sinais meníngeos.**
- **Coordenação e marcha**.

Quadro 23.4 – Principais síndromes clínicas secundárias.

• **HSA**	• Principal causa a ser investigada (TC + PL)
• **Cefaleia sentinela**	• 10 a 43% das HSA(a) apresentam CS < 1 mês • Microrroturas que "babam" sangue • Sinais sugestivos de HSA estão **ausentes**
• **Sd. de Vasoconstrição Cerebral Reversível (RCVS)**	• **_Thunderclaps_ recorrentes** ou cefaleia contínua • **FR:** múltiplas drogas (anfetaminas, _ecstasy_, cocaína, _cannabis_, pseudoefedrina, ISRS, triptanos, ergot), mulheres jovens, puérperas, migrânea. • **Pode apresentar sintomas focais** e áreas de isquemia à AngioRM
• **Trombose Venosa Central** Falso (-) da TC: • Com sinais focais: 10% • Sem sinais focais: 25%	• Cefaleia é o sintoma mais comum (90%) + sinais focais (85%) com déficit focal uni-/bilateral, convulsões, obnubilação e/ou papiledema • **_Thunderclap Headache_** (13%) • **RM + AngioRM com venografia**
• **Dissecção de Art. Cervical**	• Cefaleia e/ou **cervicalgia** (60-90%) progressivas • **_Thunderclap Headache_** (20%) **ipsilateral** • **Síndrome de Horner**, zumbido pulsátil, sopro audível, neuropatia de NC → pode causar AIT, AVEi e HSA • **Angio RM**/T1 FAT-SAT ou Angio TC cabeça e pescoço
• **Hipotensão Intracraniana Espontânea**	• Cefaleia ortostática + náuseas/vômitos, tontura, alterações auditivas, diplopia, visão turva e/ou radiculopatia em MMSS • Baixa pressão LCR + Realce Difuso da Dura (RM)
• **Apoplexia pituitária**	• **_Thunderclap Headache_** + **oftalmoplegia** + Déficit de Acuidade **Visual** + alt. consciência
• **Crise hipertensiva com Sd. de Encefalopatia Posterior Reversível (PRES)**	• Cefaleia (20%) + (agitação, dispneia, dor torácica, lipotimia, epistaxe) + (alt. consciência, convulsões, náuseas/vômitos, sinais neurológicos focais) • **RM** edema subcortical parietoccipital + ou – núcleos da base, tronco e cerebelo
• **Meningite**	• Cefaleia intensa, vômitos de padrão central, febre, crise convulsiva, confusão mental, rigidez nucal • TC sem contraste → **LCR**

Legenda: AIT: ataque isquêmico transitório; AngioRM: angiorressonância magnética de vasos; AngioTC: angiotomografia computadorizada de vasos; AVE: acidente vascular encefálico (AVEi: denota subtipo isquêmico); FR: fatores de risco; HSA: hemorragia subaracnoidea (a: denota subtipo aneurismático); ISRS: inibidores seletivos de recaptação de serotonina; LCR: líquido cefalorraquidiano (liquor); MMSS: membros superiores; PL: punção lombar; RM: ressonância magnética de encéfalo; TC: tomografia computadorizada de crânio.

Fonte: Adaptado de Hainer BL, Matheson EM. Approach to Acute Headache in Adults. Am Fam Physician 2013; 87(10): 682-7.

Sinais de alarme

Após a realização de uma anamnese detalhada e um exame físico adequado, deve-se tentar buscar elementos que sugiram um risco aumentado para uma etiologia secundária, definidos como sinais de alarme. Alguns deles podem indicar um processo específico, como um quadro febril sugerindo uma neuroinfecção ou uma cefaleia em trovoada definida como a pior dor da vida sugerindo um evento vascular hemorrágico. Entretanto, nem sempre eles determinam uma causa necessariamente oculta. Uma síndrome clínica primária pode se apresentar com mudança no padrão de dor durante sua evolução no tempo, seja pela multiplicidade de tipos de crises (ex. espectro enxaqueca

sem aura – cefaleia tipo tensional), pela evolução para cronicidade (ex. cefaleia tipo tensional episódica infrequente evoluindo para cefaleia tipo tensional crônica), ou pela associação com outros tipos de cefaleia (ex. cefaleia em salvas associada a cefaleia por abuso de analgésicos).

Os sinais de alarme devem ser considerados assim como eventos que aumentam a probabilidade de o evento ser consequência a uma condição subjacente (e não definidora dela), indicando a necessidade de investigação adicional complementar para confirmar ou descartar essa suspeita. A Figura 23.1 apresenta um acrônimo criado pelos autores para facilitar a memorização dos sinais de alarme das cefaleias[23-27].

RED FLAGS

C ONSCIÊNCIA	Sonolência, confusão, torpor Uso de drogas
E XAME NEUROLÓGICO ALTERADO	Papiledema, aura > 1 h, rigidez de nuca, meningismo, paresia, distúrbio visual
F ATORES PRECIPITANTES ou de RISCO	Valsalva, tosse, sexo, traumas, mudança de posição da cabeça, FR para TVC, refratárias
A CORDA **PELA** DOR	
L ESÃO NEUROLÓGICA	TCE, nistagmo, oftalmoplegia, convulsões, sinais neurológicos focais
E VOLUÇÃO RÁPIDA DA DOR	Pico máximo da dor em < 1 minuto (*Thunderclap Headache*)
I DADE > 40 ANOS MUNOSSUPRIMIDOS*	*Câncer, HIV, corticoides, transplantados
A LTERAÇÃO DO PADRÃO DA DOR	Mudança da frequência, das características e dos sintomas associados à dor
S INAIS SISTÊMICOS	Febre, perda de peso, gestação, HIV, livedo, claudicação de mandíbulas, imunossupressão

Figura 23.1 – Acrônimo mnemônico criado pelos autores para sinais de alarme das cefaleias.

Fonte: Adaptada de Long BJ, Koyfman A. (in press) Benign Headache Management in the Emergency Department. J Emerg Med. 2018. DOI: 10.1016/j.jemermed.2017.12.023.

Tratamento das cefaleias primárias

Deve-se entender que o tratamento de qualquer cefaleia primária perpassa por medidas de diversas naturezas, mas podem ser classificadas simplificadamente em dois tipos: tratamento medicamentoso e não medicamentoso. Vale ressaltar que nenhuma medida isolada é mais eficaz do que uma abordagem multifacetada da síndrome clínica do paciente[32,33]. Isso porque frequentemente o paciente apresenta outras queixas concomitantes ao quadro álgico, além de comorbidades eventualmente, que devem ser consideradas no tratamento de forma particular e individualizada. Não há uma fórmula mágica ou um "tratamento padrão", por mais que sistematicamente se tente fazer, em especial nos cenários onde há uma limitação de recursos e práticas. No entanto, como o tratamento deve ser individualizado, não se pode assumir uma prática secular de não fornecer o tratamento mais indicado ao paciente por julgar que ele não irá aderir ou ter condições de realizar, sem antes mesmo expor e ponderar os fatos.

Recomendações gerais

- A recomendação de atividade física mínima para saúde mental e corporal é de no mínimo 150 minutos por semana, dividido em pelo menos 3 dias na semana (com tempo mínimo por dia de 50 minutos).
- O melhor exercício é o aeróbico, devendo ser individualizada a intensidade do exercício de acordo com a capacidade funcional do paciente. Se possível, realizar um teste ergoespirométrico, que permite a quantificação dos limiares aeróbicos.
- Deve-se orientar o paciente a começar e terminar a atividade física sem ultrapassar o limite do seu cansaço, aumentando posteriormente a intensidade conforme condicionamento.
- Preferencialmente realizar alongamentos antes e depois das atividades.
- Quando não estão contraindicados, exercícios de musculação são bem-vindos, mas deve-se evitar a sobrecarga do músculo trapézio ou exercícios que forcem a região cervical para frente.
- Caminhada, corrida, hidroginástica, natação, ciclismo, dança, esportes coletivos são alternativas adequadas.
- Caso não seja possível incluir na agenda do paciente um horário destinado para a prática de atividade física, pode-se orientar deslocamentos a pé e trocar elevadores por escadas.
- Fisioterapia, acupuntura, massagem, yoga, meditação e relaxamentos são práticas alternativas que podem servir de adjuvante no controle da dor e beneficiar o controle de outros fatores associados a síndrome, como transtornos de ansiedade.
- Psicoterapias podem beneficiar paciente com cefaleia crônica, sendo que a terapia cognitiva comportamental pode reduzir os sintomas álgicos e ajudar a controlar fatores comportamentais e emocionais associados.

- Avaliar a qualidade do sono e instituir tratamento para os possíveis distúrbios associados faz parte do manejo do quadro álgico.
- A higiene do sono faz parte das orientações básicas para o tratamento dos distúrbios do sono.

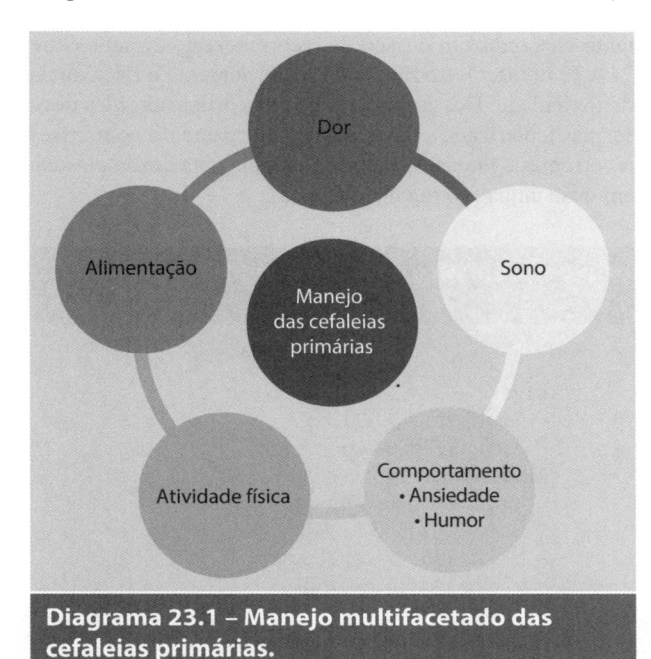

Diagrama 23.1 – Manejo multifacetado das cefaleias primárias.

Fonte: Adaptado de: Peres M. Dor de cabeça: O que ela quer com você? São Paulo: Integrare, 2008.

Tratamento medicamentoso abortivo

O tratamento abortivo das cefaleias primárias se baseia nos mecanismos fisiopatológicos de deflagração da dor. De modo geral, pode ser realizado com analgésicos em uma escala de potência para níveis diferentes de dores, associado ou não a medicamentos específicos para algum tipo de crise específica. Alguns conceitos importantes a serem sedimentados são:

- Medicamentos que não agem nos mecanismos fisiopatológicos específicos daquele tipo de dor apresentam risco aumentado de sistematicamente falhar no tratamento e, possivelmente, amplificar a complexidade do tratamento. Um exemplo desse conceito é o uso de opioides para o tratamento abortivo de enxaqueca. Eles podem até apresentar algum efeito em uma pequena parcela dos pacientes com enxaqueca, mas não há bases fisiopatológicas que sustentem esse tratamento, uma vez que meninges não apresentam receptores para opioides.
- Quanto antes o medicamento abortivo adequado for iniciado, maior a chance de a crise efetivamente cessar. Muitos pacientes relatam que tentam não usar a medicação, restringindo apenas ao momento de aumento de intensidade, não conseguindo sucesso no controle da crise após o uso.

- De fato, deve-se evitar o uso abusivo de analgésicos sem controle adequado por profissional, uma vez que eles podem induzir a um quadro de cefaleia intensa refratária por abuso de medicação. Pacientes com enxaqueca são particularmente mais susceptíveis, e o uso de medicações analgésicas abortivas por mais que 10 dias no mês é considerado um fator de risco para a indução de um quadro de cefaleia por abuso de medicação. Dessa forma, estão indicados para um quadro agudo episódico ou como ponte para terapia profilática de manutenção.
- Os pacientes em geral apresentam eventos com diferentes intensidades, devendo eles estarem orientados a usar o medicamento adequado para cada tipo de crise. Alguns pacientes ainda podem precisar de mais de um tipo de medicação para uma crise e talvez em formulações diferentes. Um exemplo seria o paciente que apresenta náuseas intensas durante a crise que impossibilitam a ingestão de medicamentos por via oral. Uma opção nesse caso seriam medicamentos por vias alternativas, como *sprays* nasais ou injeções subcutâneas.

As duas cefaleias mais comuns tanto no ambiente ambulatorial geral quanto especializado são a cefaleia tipo tensional e a enxaqueca. Alguns autores até as consideram um espectro de doença, cuja uma das extremidades estão eventos periódicos/pulsáteis, de mais forte intensidade e sintomas associados, e na outra extremidade um quadro mais sustentado de dor opressiva, de menor intensidade e menos sintomas gerais. Estão apresentadas na Tabela 23.3 as principais medicações utilizadas no tratamento abortivo e no tratamento profilático dessas duas cefaleias mais comuns.

O tratamento da enxaqueca deve ser abordado a partir de uma escala analgésica a depender do grau de dor, na qual crises leves podem ser manejadas com analgésicos simples, como dipirona (1000 mg) ou paracetamol (750 a 1000 mg); escalonada para anti-inflamatórios não esteroidais nos casos moderados, podendo ainda sim associar antieméticos com benefício no controle álgico mesmo na ausência de náuseas. Nas crises intensas e limitantes, o tratamento combinado de anti-inflamatórios com medicamentos específicos (como os triptanos) deve ser fornecido, podendo-se ainda incluir o corticosteroide e/ou agonistas dopaminérgicos em casos de crises refratárias.

Em um cenário de emergência, o tratamento abortivo da crise em geral será mais agressivo, devendo-se preferencialmente ser realizado com formulações parenterais. O uso de analgésicos simples associados com anti-inflamatórios não esteroidais está sempre indicado por via endovenosa. Como terapia adjuvante, podem-se usar antieméticos mesmo na ausência de náuseas (metoclopramida 10 mg endovenosa). Triptanos parenterais são uma excelente primeira opção para abortar crises mais graves, podendo ser seguida da administração da combinação de analgésicos simples, anti-inflamatórios e antieméticos. Vale relembrar nesse ponto que o tratamento mais eficaz para a intensidade da dor deve ser fornecido o mais precocemente possível. Agonistas dopaminérgicos (clorpromazina) são eficazes no tratamento de crises de enxaqueca, estando indicados para casos graves e/ou refratários. A dose utilizada nesses casos é de até 0,1 miligrama por quilograma de peso de clorpromazina endovenosa, com um número necessário para tratar (NNT) de dois em até 60 segundos. Além disso, há o benefício significativo da redução de recorrência das crises dentro de 24 horas nos pacientes tratados com clorpromazina.

Uma confusão comum nos prontos-socorros é o uso de corticosteroides visando cessar a crise. Deve-se ter em mente um conceito importante, corticosteroides não aumentam a taxa de sucesso do tratamento abortivo, no entanto eles reduzem o risco de recorrência de eventos entre 24 e 72 horas. O uso frequente ainda aumenta o risco ainda de toxicidade. Dessa forma, o uso de corticosteroides deve ser particularizado e considerado em paciente com crises recorrentes e intensas, a dar preferência pela dexametasona em dose única (10 mg endovenosa).

Tabela 23.3 – Medicações utilizadas no tratamento abortivo e profilático da cefaleia tipo tensional e enxaqueca[33-39,44].

		Cefaleia tensional	Enxaqueca
Abortivo		• Paracetamol (750 a 1.000 mg) • Aspirina (1.000 mg) • Dipirona (1.000 mg) • Ibuprofeno (600 mg) • Cetoprofeno (50 mg) • Naproxeno (500 mg) • Diclofenaco (50 mg)	**Leves:** • Paracetamol (1.000 mg) • Aspirina (1.000 mg) **Moderados:** • Ibuprofeno (600 mg) • Naproxeno (500 a 1.250 mg) • Diclofenaco (50 a 100 mg) • Cetorolaco (20 a 30 mg) **Intensas/Limitantes:** • Sumatriptano (50 a 100 mg VO) • Sumatriptano (20 mg nasal) • Sumatriptano (6 mg IM 1 vezes no dia) • Rizatriptano (5 a 10 mg) • Zolmitriptano (2,5 a 10 mg) • Naratriptano (2,5 a 5 mg)
		Associação com: • Cafeína • Relaxantes musculares • Carisoprodol (125 mg) • Ciclobenzaprina (5 mg) • Antagonista dopaminérgico • Metoclopramida (10 mg) • Clorpromazina (0,05 mg/kg) • Antagonistas Histamínicos • Difenidramina (25 mg)	**Associação com:** • Antagonista dopaminérgico • Metoclopramida (10 mg) • Clorpromazina (0,05 mg/kg) • Corticosteroide • Dexametasona (8 mg por 3 dias; 4 mg por mais 3 dias)
Profilático	A	• Amitriptilina (25 mg) → (75 mg)	• Topiramato (25 mg) → (200 mg) • Valproato (250 mg) → (750 mg) • Propranolol (20 mg) → (160 mg) • Metoprolol (50 mg) → (100 mg) • Timolol (10 mg) → (20 mg)
	B	• Venlafaxina (75 mg) → (150 mg) • Clomipramina (75 mg) → (150 mg) • Mirtazapina (30 mg) • Nortriptilina (10 mg) → (50 mg)	• Amitriptilina (25 mg) → (75 mg) • Venlafaxina (37,5 mg) → (150 mg) • Atenolol (25 mg) → (100 mg) • Nadolol (20 mg) → (80 mg)
	C	• Tizanidina (2 mg) → (12 mg)	• Nortriptilina (10 mg) → (50 mg) • Carbamazepina (200 mg) → (600 mg) • Escitalopram (10 mg) → (20 mg)

Legenda: Níveis de evidência do tratamento profilático para enxaqueca e para cefaleia tipo tensional. **A**: tratamentos com eficácia estabelecida por dois ou mais estudos clínicos classe 1. **B**: tratamentos provavelmente efetivos e comprovados por um estudo clínico classe 1 ou dois estudos classe 2. **C**: tratamentos possivelmente efetivos e comprovados por um estudo clínico classe 2.

Fonte: Adaptada de Silberstein SD. Practice parameter: evidence-based guidelines for migraine headache (an evidence-based review): report of the Quality Standards Subcommittee of the American Academy of Neurology. Neurology 2000;55(6):754.

No caso da cefaleia tipo tensional, o tratamento é baseado no tratamento agudo das crises, enquanto o quadro ainda não esteja caracterizado como uma cefaleia crônica (pelo menos dois eventos por semana, todas as semanas ao longo de 3 meses). Pode-se usar medicamentos isolados de forma escalonada baseado na intensidade da dor ou até mesmo associação de medicamentos com classes diferentes. A associação de analgésicos simples com a cafeína é mais efetiva do que cada um separado, principalmente para paciente que falham em monoterapia. É importante ressaltar que o paciente deve ser orientado a não fazer uso abuso desses remédios (limite máximo de 10 a 15 dias no mês) uma vez que eles podem levar a um tipo específico de cefaleia secundária, chamada cefaleia por abuso de analgésicos. Em geral, quando o paciente chega nesse ponto, o processo já está crônico e a efetividade dos analgésicos tende a diminuir com a o aumento da frequência das crises (cronicidade), necessitando de dessensibilização e de tratamento profilático com moduladores de dor crônica.

Casos mais graves, principalmente no contexto de manejo em cenário de pronto-socorro, pode-se ainda lançar mão das associações com agonistas dopaminérgicos (metoclopramida e, em último caso, doses baixas de clorpromazina) e antagonistas de histamina (difenidramina). Além disso, a cefaleia tipo tensional está intimamente ligada com comorbidades, como estresse, ansiedade e depressão, devendo-se sempre se atentar para a abordagem desses sintomas. A Tabela 23.3 traz um resumo das principais medicações utilizadas no tratamento abortivo da enxaqueca e da cefaleia tipo tensional.

Nas Cefaleias Autonômicas Trigeminais (CAT), o tratamento abortivo é dependente da definição do padrão de acometimento da doença, sendo cada um definido por seus critérios diagnósticos específicos. Para as cefaleias em salvas (tipo mais comum de CAT), o tratamento pode ser dividido em 3 momentos: abortivo, ponte, profilático. A maioria dos pacientes irá eventualmente precisar das três formas de tratamento. Dentre as opções para o tratamento abortivo das cefaleias em salvas, deve-se priorizar a utilização de medicações por via não oral como, por exemplo, a oxigenioterapia em máscara não reinalante, considerada parte da primeira linha de tratamento. Deve-se usar oxigênio em fração de 100% a uma vazão mínima de 10 L/min. por aproximadamente 15 minutos, não havendo limite máximo diário. Um detalhe importante é que a não resposta a oxigenioterapia, quando adequadamente realizada, não inviabiliza o diagnóstico de cefaleia em salvas. Alguns pacientes ainda assim apresentam apenas retardo na evolução da dor, mas sem a abortar permanentemente. Outra opção de primeira linha é o sumatriptano subcutâneo, na dose de 6 miligramas, que pode garantir um alívio dos sintomas em cerca de 15 minutos. Formulações intranasais de triptanos podem ser alternativas para pacientes resistentes ou com alguma impossibilidade de aplicação sub-

cutânea, mesmo que aqueles sejam pouco menos eficazes do que esses últimos.

A hemicrania paroxística é o protótipo da CAT responsiva a indometacina, devendo-se iniciar com doses baixas (25 mg 3 vezes ao dia) juntamente com as refeições devido a intolerância gástrica que ela pode gerar, aumentando-se a dose em uma semana para 50 mg 3 vezes ao dia. Em geral, o paciente responde de maneira adequada no segundo dia ao atingir a dose efetiva de 150 mg por dia, mas pode demorar até cerca de 2 semanas para responder. É prudente associar um inibidor de bomba de prótons para todos os pacientes no intuito de reduzir os efeitos colaterais da medicação. Pela fisiopatologia semelhante, a hemicrania contínua também é responsiva a indometacina, mas com necessidade de doses maiores, 300 a 500 mg por dia.

Por fim, o tratamento de primeira linha da SUNCT e da SUNA deve ser já inicialmente o tratamento profilático com lamotrigina, com resposta em até 75% dos pacientes. Deve-se começar com doses baixas de 25 mg por dia por duas semanas, sendo dobrada a dose (50 mg por dia) por mais duas semanas. A partir de então as doses podem ser gradativamente aumentadas até 200 mg por dia, com intervalo mínimo de incremento semanal, sendo recomendado que esses pacientes já estejam em acompanhamento com especialista.

Tratamento medicamentoso profilático

O tratamento profilático para a enxaqueca está indicado quando o paciente apresenta: a) crises incapacitantes e/ou prolongadas; b) crises não responsivas a medicações abortivas; c) contraindicações ou efeitos colaterais graves ao uso de medicações abortivas; d) comportamento de uso abusivo de analgésicos na fase aguda; e) cinco ou mais episódios por mês; ou f) quando esses episódios vêm acompanhados de sintomas específicos, como aura persistente ou basilar, infarto migranoso, déficit de força ou relacionado a período menstrual. Deve-se informar ao paciente que o objetivo principal do tratamento profilático, em princípio, não é zerar completamente os surtos, mas sim reduzir a frequência, intensidade e duração das crises; melhorar a funcionalidade e qualidade de vida; e evitar a progressão para quadro crônico. Posteriormente, pode-se discutir com o paciente, já em tratamento profilático, alternativas para aproximar a zero o número de eventos. Como já vimos, a Tabela 23.3 pontua as principais medicações utilizadas no tratamento profilático da enxaqueca, além de discriminar a indicação por nível de evidência.

Outro ponto importante é individualizar a indicação da medicação profilática para o perfil do paciente, uma vez que cada classe apresenta benefícios e efeitos colaterais específicos. A depender das comorbidades ou de outros sintomas associados do paciente, deve-se priorizar por uma ou por outra medicação. Pacientes com distúrbios do sono por hiperativação cortical podem ser tratados com antidepressivos tricíclicos à noite ou até mesmo em associação com inibidores de recaptação de serotonina pela manhã para controle de sintomas ansiosos, ou ainda sim com melatonina. Para mulheres em idade fértil, deve-se evitar anticonvulsivantes pelo risco de teratogênese em caso de gravidez inesperada. Além disso, pacientes com tendência a ganho de peso ou já em sobrepeso/obesidade, deve-se evitar tratamentos que possam aumentar o peso (valproato e amitriptilina) e priorizar aqueles que possam induzir a uma redução do peso, como topiramato e melatonina. O propranolol é uma excelente medicação para o tratamento profilático da enxaqueca, e muitas vezes esquecido, podendo ser indicado na maioria dos perfis de pacientes, exceto naqueles com bloqueios de condução cardíaca, asma, doenças arteriais oclusivas periféricas ou com tendência à hipotensão.

O tratamento profilático da cefaleia tipo tensional é semelhante ao da enxaqueca, estando indicado nas seguintes situações: a) crises incapacitantes e/ou prolongadas; b) crises não responsivas a medicações abortivas; c) contraindicações ou efeitos colaterais graves ao uso de medicações abortivas; d) comportamento de uso abusivo de analgésicos na fase aguda; e) cefaleia tipo tensional episódica frequente (de 1 a 14 episódios no mês); ou f) cefaleia tipo tensional crônica (acima de 15 episódios no mês). Os objetivos do tratamento, bem como a escolha da medicação a ser introduzida, também seguem os mesmos racionais do tratamento profilático da enxaqueca e devem ser explicitados ao paciente antes de iniciar o tratamento profilático. A Tabela 23.4 mostra os principais efeitos a serem considerados na indicação do tratamento profilático para enxaqueca e para cefaleia tipo tensional.

O tratamento preventivo das Cefaleias Autonômicas Trigeminais, da mesma forma que o abortivo, é direcionado para o padrão de acometimento da doença. Nas cefaleias em Salva, todos os pacientes com quadro crônico devem receber tratamento preventivo. Não há evidências de que manter pacientes com cefaleia em salvas episódica em tratamento diário com profiláticos irá prevenir novos surtos no futuro. Entretanto, quando o tratamento profilático está indicado, até esse começar a fazer efeito, o paciente necessita de medicamentos adjuvantes associados que façam a transição a partir do tratamento abortivo, denominado assim de tratamento "ponte". Em geral, utiliza-se os corticosteroides por cerca de 2 semanas, dentre as opções: prednisona 60 mg com desmame gradual de 10 mg a cada 2 dias; dexametasona 4 mg 2 vezes ao dia por uma semana, seguido por 4 mg ao dia por mais uma semana; ou ainda, metilprednisolona. Dentre as opções de tratamento profilático para cefaleias em salvas, o verapamil é considerada a medicação de primeira escolha, podendo-se chegar até doses mais altas do que aquelas utilizadas no tratamento adjunto anti-hipertensivo. Pode-se iniciar com doses de 240 miligramas por dia, aumentando a cada duas semanas com eletrocardiogramas seriados antes e duas semanas depois de cada aumento. Outras opções são o lítio, o topiramato, o divalproato de sódio e a melatonina. Pacientes que não responderam a primeira linha em dose otimizada, beneficiam-se da adição de uma nova medicação ao esquema terapêutico ao invés da troca de medicação.

Nos casos da hemicrania paroxística e da hemicrania contínua, o tratamento de primeira escolha é também a indometacina, com doses menores que as utilizadas para tratamento abortivo de crises. Entretanto, a indometacina não é bem tolerada por muitos pacientes, mesmo com medicações adjuvantes para reduzir efeitos colaterais. Medicações alternativas seguem a mesma linha geral da cefaleia em salvas, mas o benefício real é parcial. A Tabela 23.5 resume o tratamento abortivo e profilático das Cefaleias Autonômicas Trigeminais.

Tabela 23.4 – Principais efeitos considerados na indicação do tratamento profilático para enxaqueca e para cefaleia tensional[32-46].

	Tricíclicos	ISRS/IRSN	TPT	VLP	β-Bloq	Melatonina
Insônia	++	+	+	/	-	+++
Ansiedade	++	+++	++	+	/	+
Depressão	+	++	+	+	/	+
Humor	-	++	++	+++	/	+
Peso (ganho)	+++	+	---	++	/	-
Dor crônica	+++	+	+++	+++	/	++
Gravidez	C	C	C	D	C	C

Legenda: ISRS: inibidores seletivos de recaptação de serotonina; IRSN: inibidores de recaptação de serotonina e noradrenalina; TPT: topiramato; VLP: divalproato de sódio; β-Bloq: betabloqueadores.

Fonte: Adaptada de Silberstein SD, Holland S, Freitag F, Dodick DW, Argoff C, Ashman E. Evidence-based guideline update: Pharmacologic treatment for episodic migraine prevention in adults. Neurology 2012; 78: 1337-45.

Tabela 23.5 – Tratamento abortivo e profilático das cefaleias autonômicas trigeminais[40-43,46].

		Hemicrania contínua	SUNCT/SUNA	Hemicrania paroxística	Salvas (Cluster)
Abortivo	**Primeira**	• Indometacina (25 mg 3×) até (150 mg 3×)		• Indometacina (25 mg 3×) até (50 mg 3×)	• Oxigenoterapia (10-15 L/min.) • Sumatriptano (6 mg SC) • Sumatriptano (10 mg IN)
	Refratário		• Lidocaína EV (1.3-3.3 mg/kg/h por 10 dias em UTI)		• Prednisona (60-10 mg) • Dexametasona (4-2 mg)
Profilático	**Primeira**	• Indometacina (25 mg 3×) até (150 mg 3×)	• Lamotrigina (25-200 mg)	• Indometacina (25 mg 3×) até (50 mg 3×)	• Verapamil (80 mg 2×) até (160 mg 2×) • Lítio (300-900 mg)
	Alternativas	• Verapamil (80 mg 2×) • Topiramato (50-200 mg) • Divalproato (500-1.500 mg) • Melatonina (3-25 mg)	• Topiramato (50-200 mg) • Gabapentina (300-2.700 mg)	• Verapamil (80 mg 2×) • Topiramato (50-200 mg) • Divalproato (500-1.500 mg) • Melatonina (3-25 mg)	• Topiramato (50-200 mg) • Divalproato (500-1.500 mg) • Melatonina (6-25 mg)

Fonte: Adaptada de: Newman LC. Trigeminal autonomic cephalalgias. Contin Lifelong Learn Neurol. 2015;21:1041-1057; May A, Leone M, Afra J, Linde M, Sándor PS, Evers S. EFNS Task Force. EFNS guidelines on the treatment of cluster headache and other trigeminal autonomic cephalalgias. Eur J Neurol 2006; 13(10): 1066.

Referências

1. Valença MM, Silva AA, Bordini CA. Headache Research and Medical Practice in Brazil: An Historical Overview. Headache 2015; 55(S1): 4-31.

2. Headache Classification Committee of the International Headache Society. The International Classification of Headache Disorders, 3rd ed. Cephalalgia 2018; 38(1): 1-211.

3. Queiroz LP, Silva Jr AA. The Prevalence and Impact of Headache in Brazil. Headache 2015; 55(S1): 32-8.

4. World Health Organization. Atlas of headache disorders and resources in the world 2011. WHO Library Cataloguing-in-Publication Data; 2011. 35 p.

5. Smith TR. Epidemiology and impact of headache: an overview. Prim Care Clin Office Pract 2004; 31: 237-41.

6. GBD 2015 Neurological Disorders Collaborator Group. Global, regional, and national burden of neurological disorders during 1990-2015: a systematic analysis for the Global Burden of Disease Study 2015. Lancet Neurol 2017; 16: 877-97.

7. Vincent M, Rodrigues AJ, Oliveira GV, Souza KF, Doi LM, Rocha MBL, et al. Prevalência e custos indiretos das cefaleias em uma empresa brasileira. Arq Neuro-Psiquiatr 1998; 56(4): 734-43.

8. Lanteri-Minet M. Economic Burden and Costs of Chronic Migraine. Curr Pain Headache Rep 2014; 18: 385-92.

9. Munakata J, Hazard E, Serrano D, Klingman D, Rupnow MF, Tierce J, et al. Economic burden of transformed migraine: results from the American Migraine Prevalence and Prevention (AMPP) Study. Headache 2009; 49: 495-508.

10. Payne KA, Varon SF, Kawata AK, Yeomans K, Wilcox TK, Manack A, et al. The International Burden of Migraine Study (IBMS): study design, methodology and baseline cohort characteristics. Cephalalgia 2011; 31: 1116-30.

11. Blumenfeld AM, Varon SF, Wilcox TK, Buse DC, Kawata AK, Manack, et al. Disability, HRQoL and resource use among chronic and episodic migraineurs: Results from the International Burden of Migraine Study (IBMS). Cephalalgia 2011; 31: 301-15.

12. GBD 2015 Disease and Injury Incidence and Prevalence Collaborators. Global, regional, and national incidence, prevalence, and years lived with disability for 310 diseases and injuries, 1990-2015: a systematic analysis for the Global Burden of Disease Study 2015. Lancet 2016; 388: 1545-1602.

13. GBD 2015 DALYs and HALE Collaborators. Global, regional, and national disability-adjusted life-years (DALYs) for 315 diseases and injuries

and healthy life expectancy (HALE), 1990-2015: a systematic analysis for the Global Burden of Disease Study 2015. Lancet 2016; 388: 1603-58.

14. Queiroz LP, Peres MFP, Piovesan E, et al. A nationwide population-based study of migraine in Brazil. Cephalalgia 2009; 29: 642-9.

15. Queiroz LP, Peres MFP, Piovesan E, et al. A nationwide population-based study of tension-type headache in Brazil. Headache 2008; 49: 71-8.

16. Queiroz LP, Peres MFP, Kowacs F, et al. Chronic daily headache in Brazil: A nationwide population-based study. Cephalalgia 2008; 28: 1264-9.

17. Cefaleia em salvas e outras cefaleias trigêmino-autonômicas. Tratado de Neurologia da Academia Brasileira de Neurologia. Elsevier; 2013. v. 1, cap. 19, p. 156-61.

18. Galdino GS, Albuquerque TIP, Medeiros JLA. Cefaleias primárias – abordagem diagnóstica por médicos não neurologistas. Arq Neuropsiquiatr 2007; 65(3-A): 681-4.

19. Universidade Aberta do SUS. Eventos agudos na Atenção Básica – Cefaleias. Santa Catarina: (UFSC); 2013. 31 p.

20. Long BJ, Koyfman A. Benign Headache Management in the Emergency Department. J Emerg Med 2018; 54(4): 458-68.

21. Irimia P, Cittadini E, Paemeleire K, Cohen AS, Goadsby PJ. Unilateral photophobia or phonophobia in migraine compared with trigeminal autonomic cephalalgias. Cephalalgia 2008; 28: 626-30.

22. Newman LC. Trigeminal autonomic cephalalgias. Contin Lifelong Learn Neurol 2015; 21: 1041-57.

23. Newman LC, Lipton RB. Emergency department evaluation of headache. Neurol Clin 1998; 16: 285-303.

24. Hainer BL, Matheson EM. Approach to Acute Headache in Adults. Am Fam Physician 2013; 87(10): 682-7.

25. Lynch KM, Brett F. Headaches that kill: a retrospective study of incidence, etiology, and clinical features in cases of sudden death. Cephalalgia 2012; 32(13): 972-8.

26. Clinch CR. Evaluation of Acute Headaches in Adults. Am Fam Physician 2001; 63: 685-92.

27. Dodick DW. Headache as a symptom of ominous disease. What are the warning signals? Postgrad Med 1997; 101(5): 46.

28. Charles A. Migraine. N Engl J Med 2017; 377(6): 553-61.

29. Amin FM, Asghar MS, Hougaard A, et al. Magnetic resonance angiography of intracranial and extracranial arteries in patients with spontaneous migraine without aura: A cross-sectional study. Lancet Neurol 2013; 12(5): 454-61.

30. Kurth T, Winter AC, Eliassen AH, et al. Migraine and risk of cardiovascular disease in women: prospective cohort study. BMJ 2016; 353: 2610.

31. Lund N, Barloese M, Petersen A, Haddock B, Jensen R. Chronobiology differs between men and women with cluster headache, clinical phenotype does not. Neurology 2017; 88(11): 1069-76.

32. Peres M. Dor de cabeça: O que ela quer com você? São Paulo: Integrare; 2008.

33. Harris P, Loveman E, Clegg A, Easton S, Berry N. Systematic review of cognitive behavioral therapy for the management of headaches and migraines in adults. Brit J Pain 2015; 9(4): 213-24.

34. Tfelt-Hansen P, Henry P, Mulder LJ, Scheldewaert RG, Schoenen J, Chazot G. The effectiveness of combined oral lysine acetylsalicylate and metoclopramide compared with oral sumatriptan for migraine. Lancet 1995; 346(8980): 923.

35. Bigal ME, Bordini CA, Speciali JG. Intravenous chlorpromazine in the emergency department treatment of migraines: a randomized controlled trial. J Emerg Med 2002; 23(2): 141.

36. Migliardi JR, Armellino JJ, Friedman M, Gillings DB, Beaver WT. Caffeine as an analgesic adjuvant in tension headache. Clin Pharmacol Ther 1994; 56(5): 576.

37. Silberstein SD, Holland S, Freitag F, Dodick DW, Argoff C, Ashman E. Evidence-based guideline update: Pharmacologic treatment for episodic migraine prevention in adults. Neurology 2012; 78: 1337-45.

38. Silberstein SD. Practice parameter: evidence-based guidelines for migraine headache (an evidence-based review): report of the Quality Standards Subcommittee of the American Academy of Neurology. Neurology 2000; 55(6): 754.

39. Giacomozzi ARE, Vindas AP, Silva Jr AA, Bordini CA, Buonanotte CF, Roesler CAP, et al. Latin American consensus on guidelines for chronic migraine treatment. Arq Neuropsiquiatr 2013; 71(7): 478-86.

40. Robbins MS, Starling AJ, Pringsheim TM, Becker WJ, Schwedt TJ. Treatment of Cluster Headache: The American Headache Society Evidence-Based Guidelines. Headache 2016; 56: 1093-106.

41. Francis GJ, Becker WJ, Pringsheim TM. Acute and preventive pharmacologic treatment of cluster headache. Neurology 2010; 75(5): 463-73.

42. May A, Leone M, Afra J, Linde M, Sándor PS, Evers S. EFNS Task Force. EFNS guidelines on the treatment of cluster headache and other trigeminal-autonomic cephalalgias. Eur J Neurol 2006; 13(10): 1066.

43. Burish M. Cluster Headache and Other Trigeminal Autonomic Cephalalgias. Continuum (Minneap Minn). 2018; 24(4): 1137-1155.

44. Gilmore B, Michael M. Treatment of Acute Migraine Headache. Am Fam Physician. 2011;83(3):271-280.

45. Loder E, Rizzoli P. Pharmacologic Prevention of Migraine: A Narrative Review of the State of the Art in 2018. Headache. 2018;0:1-12.

46. Weaver-Agostoni J. Cluster Headache. Am Fam Physician. 2013;88(2):122-128.

Tremor

24

- *Juliane Rompkoski*
- *José Renato das Graças Amaral*

CASO CLÍNICO

Paciente R. M. K., masculino, 35 anos, natural e procedente de São Paulo-SP, casado, professor de Física, vem à primeira consulta com queixa principal de tremor em suas mãos.

O paciente relata que há mais de três anos tem notado tremores em ambas as mãos, de alta frequência, que ocorre principalmente quando estende os braços ou faz algum movimento, pior em situações de estresse e ansiedade, e melhor ao repouso. Relata que durante todo esse período o tremor não apresentou piora, porém devido à mudança atual de emprego, está incomodando-o em seu trabalho.

Nega outros antecedentes, uso de medicações, traumas, cirurgias ou internações prévias. Nega tabagismo, relata etilismo social.

Relata que mãe e irmão mais velho apresentam os mesmos sintomas. Nega história de doença de Parkinson na família.

Ao exame físico apresenta-se em bom estado geral, lúcido, orientado no tempo e espaço, anictérico, acianótico, afebril, corado, hidratado. PA 120 × 70 mmHg, FC = pulso = 72 bpm, FR 14 irpm. No exame neurológico apresenta força grau V globalmente, sensibilidade preservada, reflexos superficiais e profundos presentes, marcha sem alterações, tremor em ambas as mãos, de baixa amplitude e alta frequência, em flexão-extensão, com piora à extensão dos membros superiores e durante realização de manobra index-nariz. Propedêutica cardíaca, pulmonar e abdominal sem alterações.

Definição e abordagem inicial

Tremor é classicamente definido como um movimento rítmico, oscilatório e involuntário de uma determinada parte do corpo, sendo o distúrbio de movimento mais comum no mundo. Dessa forma, é essencial ao médico ter em mente as diversas etiologias que podem apresentar esse sintoma.

Os tremores podem ser divididos em diversos tipos. O último consenso sobre sua classificação remonta a 1998, e uma reformulação dessa deve ser finalizada em breve. A maneira mais fácil de estabelecer o diagnóstico diferencial entre os tremores é a partir da identificação das situações que os desencadeiam: *repouso, postura, ação* ou uma combinação delas.

Dizemos que o tremor é de repouso quando o corpo não está ativado e está completamente sem interferência da gravidade, ou seja, está apoiado. Pode ser desencadeado pela atividade mental ou ação de outras partes do corpo, e melhora quando há contração muscular do segmento afetado. O tremor postural, como o nome sugere, manifesta-se a depender da posição do indivíduo e exacerba-se com a resistência à gravidade (ex. durante a manobra de manter os braços estendidos). Já o tremor de ação caracteriza-se pelo desencadeamento durante a contração muscular, como em tarefas como desenhar, escrever, índex-nariz etc. Tremores posturais e de ação ocorrem nas duas situações.

As causas mais comuns de tremor são o tremor essencial, o tremor fisiológico exacerbado e a doença de Parkinson e as síndromes correlatas (parkinsonismos). Ao abordar a queixa de tremor devemos, inicialmente, avaliar suas características epidemiológicas e clínicas. Assim, um indivíduo com um tremor de ação, mas que também se manifesta a depender da postura, de início na juventude, com repercussão variável em suas atividades diárias provavelmente sofre de tremor essencial, enquanto um indivíduo com tremor de repouso, que melhora com a ação, deve sofrer de doença de Parkinson. É fundamental conhecer o histórico clínico e eventuais medicamentos em uso – condições como hipertireoidismo levam a tremor fisiológico exacerbado, bem como medicamentos como broncodilatadores beta-2 agonistas e xantinas. Outros sintomas neurológicos costumam estar ausentes nos casos de tremor essencial, mas tanto as síndromes parkinsonianas como lesões cerebelares ou de tronco cerebral trazem outros sintomas e sinais associados.

Ao exame é importante certificar-se de que se trata de tremor, e não outro distúrbio do movimento, como distonia, coreia, atetose ou movimentos discinéticos. Além dos fatores de ativação (repouso, posição ou ação) é importante caracterizar o tremor em termos de sua distribuição anatômica e de sua frequência e amplitude. Geralmente, a frequência e a amplitude têm uma relação inversa entre si – tremores rápidos têm pouca amplitude, e tremores mais lentos são mais exuberantes. Embora na literatura seja muito habitual a discriminação da frequência em Hertz, na prática clínica é muito mais fácil falarmos em tremores "rápidos" ou "lentos", bem como classificar a amplitude como "discreta" ou "evidente", já que não temos como efetivamente aferir tais características das oscilações. Grosso modo, o tremor fisiológico e o tremor essencial são rápidos e finos, o tremor cerebelar e o rubral são grosseiros.

A distribuição anatômica e a simetria também são importantes fatores para a caracterização clínica da doença: classicamente o tremor da doença de Parkinson é assimétrico e inicia-se num membro superior, enquanto o tremor essencial tende a ser simétrico e não raramente acomete a cabeça.

Distrair o paciente com uma tarefa mental ou motora (com um segmento corporal distinto do que se está avaliando) pode evidenciar melhor um tremor de repouso discreto. Tremores posturais podem ser avaliados em manobras de resistência contragravitacional, e os de ação são mais bem caracterizados quando solicitado ao paciente para manter os membros superiores elevados por um período, realizar o teste índex-nariz, pedir para o paciente pegar um copo, escrever ou desenhar.

Outros aspectos do exame neurológico merecem ser observados, como a marcha, sinais de acometimento cerebelar ou bulbar e outros fenômenos da motricidade, como rigidez e bradicinesia.

Discussão do caso clínico e abordagem diagnóstica

No caso clínico inicial, o paciente é jovem e apresenta um tremor de extremidades superiores em flexo-extensão, que ocorre durante movimento e piora do teste índex-nariz. Tem ainda história familiar positiva, o que é característico do tremor essencial benigno, o distúrbio de movimento mais comum.

O diagnóstico da maioria das patologias é clínico, porém alguns exames laboratoriais devem ser pedidos, se quadro clínico compatível, na avaliação inicial para descartar causas menos frequentes, sendo, entre eles: função tireoidiana, dosagem de ceruloplasmina e cobre urinário para diagnóstico de doença de Wilson, glicemia capilar para descartar hipoglicemia, metanefrinas urinárias se suspeita de feocromocitoma, e dosagem de metais pesados se hipótese de intoxicação ambiental for aventada.

Exames de imagem cerebral só devem ser solicitados se suspeita de causas estruturais do tremor, como acidentes vasculares cerebrais, tumores, traumas.

Principais causas de tremores

Tremor fisiológico

Presente em todas as pessoas, mas normalmente não é visível, com frequência geralmente em torno de 8 a 12 Hz, de baixa amplitude (fino e rápido), caracteristicamente postural e de ação, pode tornar-se perceptível em situações como estresse e fadiga muscular, e em situações patológicas como hipoglicemia, hipertireoidismo, abuso de cafeína, e como efeito adverso de determinados medicamentos. As drogas que mais comumente desencadeiam a exacerbação do tremor fisiológico são os beta-agonistas, epinefrina, anfetaminas, inibidores seletivos da receptação da serotonina, levodopa, nicotina, lítio, valproato, corticosteroides e xantinas.

Tremor essencial (TE)

Esse termo foi designado antigamente a essa síndrome para diferenciá-la da doença de Parkinson, entretanto se formos pensar bem é um tanto quanto equivocado, visto que essa condição pode ser tão grave a ponto de ser incapacitante.

O TE é a forma mais comum de tremor, com uma prevalência entre 0,4 e 5%, tendo um aumento de prevalência com a idade. Um estudo brasileiro na cidade de Bambuí encontrou uma prevalência de 7,4% em pacientes acima de 64 anos, sem diferença entre os sexos. É classicamente definido como uma síndrome hereditária, que se caracteriza por ser postural e de ação, acometendo principalmente membros superiores e menos frequentemente o segmento cefálico. Em geral, apresenta início insidioso, apresentando-se com dois picos, um na adolescência e outro após os 50 anos.

No Consenso da Sociedade de Distúrbios do Movimento de 1998 foram propostos alguns critérios para o diagnóstico tanto para confirmar quanto para excluir a condição (Quadro 24.1). Novos critérios foram propostos recentemente por *Bain P* et al., que simplificaram esses critérios e adicionaram alguns secundários. (Quadro 24.1).

A fisiopatologia continua inexplicada, sendo fortemente associado um componente genético, chegando a ter entre 30 a 70% dos casos história familiar positiva. No exame físico o TE aparece quando o paciente mantém os membros superiores estendidos e elevados imediatamente, e também piora no final de uma tarefa direcionada. O diagnóstico é essencialmente clínico a partir desses critérios, uma vez afastadas causas secundárias (deve ser diferenciado de tremor fisiológico exacerbado).

Quadro 24.1 – Critérios diagnósticos segundo Consensus Statement of the Movement Disorder Society on Tremor.

Critérios de inclusão	Critérios de exclusão
• Tremor postural ou cinético, bilateral, simétrico, envolvendo mãos e antebraços que é visível e persistente.	• Outros sinais neurológicos anormais, principalmente distonia.
• Tremor adicional ou isolado da cabeça pode ocorrer na ausência de postura anômala.	• Presença de outras causas conhecidas para desencadeamento de tremores psicogênicos, incluindo uso ou retirada recente de medicamentos.
	• Evidências clínicas ou história de tremores psicogênicos.
	• Tremor ortostático primário.
	• Tremor isolado vocal.
	• Tremores específicos, posição específica ou tarefa específica, incluindo tremor ocupacional ou de escrita. • Tremor isolado de língua ou queixo.
	• Tremor isolado de pernas.
	• Evidência convincente de aparecimento súbito ou deterioração progressiva.

Fonte: Consensus Statement of the Movement Disorder Society on Tremor 1998.

Quadro 24.2 – Critérios diagnósticos de TE segundo Bain P. *et al.*

Critérios maiores	Critérios secundários
• Tremor de ação bilateral das mãos e dos antebraços (mas não tremor de repouso).	• Longa duração (>3 anos)
• Ausência de outros sinais neurológicos, exceto fenômeno de roda denteada.	• História familiar positiva
• Tremor isolado da cabeça sem sinais de distonia.	• Resposta benéfica com álcool

*Fenômeno de roda denteada – rigidez anormal da musculatura caracterizada por movimentos espasmódicos quando realizado estiramento passivo.

Fonte: Bain P. *et al.*

Em suma, um tremor grosseiro, bilateral, com piora postural e à ação, num sujeito com história familiar positiva, e com início na juventude provavelmente é tremor essencial. Não obstante, há casos de diagnóstico difícil, e o erro diagnóstico na classificação do TE é frequente, sobretudo às custas de tremor fisiológico exacerbado (geralmente por drogas), tremor ortostático, neuropático, ataxia espinocerebelar, distonia e doença de Parkinson.

O tratamento é indicado caso o tremor seja prejudicial ao paciente. Pode ser feito um tratamento intermitente em pacientes em que o tremor piora em determinadas situações, como apresentações públicas ou estresse social, podendo nesses casos o paciente fazer uso da medicação antes dessas ocasiões. O propranolol pode ser usado nesses casos numa dose de 10 a 20 mg uma hora antes do evento. Deve-se atentar antes de prescrever as contraindicações ao uso dessa medicação, como bloqueios cardíacos, asma e insuficiência cardíaca descompensada.

Entretanto, pacientes com tremor que persistentemente causa prejuízo devem fazer tratamento contínuo. Para esses pacientes o tratamento de primeira escolha é o uso em monoterapia de propranolol ou primidona. Caso o tremor seja refratário a essa terapia, pode ser tentada a associação dessas duas medicações. É importante salientar que estudos recentes mostraram uma perda de eficácia dessas drogas e necessidade de aumento de dose da medicação em um ano. Caso haja falha dessas medicações de primeira linha, podem ser usados outros medicamentos como resgate, como gabapentina, topiramato, nimodipino, outros betabloqueadores e anticonvulsivantes.

Tabela 24.1 – Medicações, doses e efeitos colaterais.

Medicação	Dose	Efeitos colaterais
Propranolol	Intermitente: 10 a 20 mg Contínuo: 60 a 320 mg/d	Tontura, bradicardia, disfunção erétil e fadiga
Primidona	Iniciar com 25 mg antes de dormir, elevar a cada 4 a 5 dias 25 mg até 250 mg. Se não houver resposta, cessar medicação. Se resposta parcial, pode ser elevada até 500 mg.	Sonolência, tontura, fadiga, depressão, náuseas, vômitos, ataxia
Gabapentina	1.200 mg – iniciar com dose de 300 mg/d em pacientes idosos	Sonolência, tontura, instabilidade de marcha
Topiramato	Iniciar com 25 mg 1 a 2 vezes ao dia, aumentar de 25 a 50 mg por semana, até 400 mg	Náuseas, parestesias, dificuldade de concentração

Fonte: Elaborada pela autoria.

Em pacientes com refratariedade ao tratamento clínico ou incapacidade funcional grave há possibilidade de tratamento cirúrgico. Dentre as técnicas atuais, a estimulação profunda cerebral parece ser preferida em relação a talamotomia, devido a menor taxa de complicações.

Outros tremores posturais e de ação

Tremor ortostático

Trata-se de uma entidade rara, caracterizada por um tremor rápido limitado às pernas e tronco, que se inicia tão logo o indivíduo se levanta, mas não quando sentado ou deitado, e que melhora com a marcha ou com o apoio (em uma parede, por exemplo). É mais comum após a sexta década, e pode ser uma causa de desequilíbrio. Por ser de alta frequência e baixa amplitude, pode ser de difícil visualização; ao exame pode ser identificado palpando-se ou mesmo auscultando com o estetoscópio a oscilação nos músculos das panturrilhas quando o paciente estiver parado em pé.

Tremor psicogênico

Geralmente é um diagnóstico de exclusão, porém algumas características podem gerar a suspeita como progressão rápida, ocorrência tanto em repouso quanto em movimento, envolvendo vários membros, com características complexas, podendo exacerbar-se quando observado por terceiros. Geralmente, o tremor cede à distração e piora ao exame; certas manobras, como bater com a mão numa mesa de modo ritmado e solicitar que o paciente siga o ritmo podem ajudar a esclarecer que se trata de causa psicogênica (os pacientes procuram acompanhar o ritmo; em nenhum outro tremor é possível ter esse controle).

Tremor tarefa-específico e postura específico

Envolto em controvérsias sobre ser ou não uma variante do tremor essencial, esse tremor (pouco comum) não possui uma fisiopatologia clara. Alguns exemplos desses tremores são o tremor primário da escrita, com característica de ser em pronação/supinação e não ocorrer em outras atividades, dos músicos e atletas, sempre envolvendo a manifestação do sintoma a partir do mesmo estímulo. Por sua própria natureza, percebe-se que é uma condição problemática para seu portador. Pode ser tratado com as mesmas drogas destinadas ao tremor essencial, também pode-se aplicar doses baixas de toxina botulínica na musculatura afetada.

Tremor cerebelar

Também denominado tremor intencional, esse tremor geralmente apresenta baixa frequência, pode estar associado a outros sinais cerebelares como ataxia, disartria, nistagmo e dismetria. Caracteristicamente ocorre durante ação, piorando ao atingir o alvo, porém pode também ter um componente postural. O tratamento medicamentoso tem resposta pouco satisfatória, havendo poucos casos relatados com melhora com topiramato. O tratamento cirúrgico com talamotomia ou estimulação cerebral profunda do núcleo ventral intermediário do tálamo também apresentaram respostas inconclusivas.

Tremor distônico

A contração conjunta de músculos agonistas e antagonistas num mesmo segmento leva à distonia. Quando tal fenômeno ocorre como oscilações rítmicas, surge o tremor distônico, geralmente em associação a distonia focal como torcicolo distônico e tremor cefálico. Nem sempre o diagnóstico da distonia é fácil, tornando difícil o esclarecimento da causa do tremor. O tremor distônico pode surgir tanto em repouso como em determinadas posturas e ações; geralmente é grosseiro. Pode aliviar com o toque da região afetada.

Tremor neuropático

Neuropatias periféricas podem ocasionar tremor postural e de ação, que sempre virá acompanhado das outras características definidoras da neuropatia – acometimento motor e/ou sensitivo do segmento afetado.

Tremor de repouso

Síndromes parkinsonianas

São as principais causas de tremores de repouso. O tremor desaparece durante o sono, piora em situações de estresse e marcha. O tremor da doença de Parkinson caracteristicamente inicia-se em uma mão, podendo com o tempo acometer a mão contralateral, perna ipsilateral e face. Nem sempre está associado a outras manifestações da doença de Parkinson, entretanto muitas vezes é o seu primeiro sinal. O diagnóstico é mais fácil quando outros dos sinais cardinais da doença acompanham o quadro (bradicinesia, rigidez e instabilidade postural). O tremor da doença de Parkinson geralmente tem amplitude moderada e movimento em prono-supinação ou em "contar moedas". Há pacientes parkinsonianos com tremor exuberante, com componente postural e de ação; portanto, há casos em que o diagnóstico entre Parkinson e tremor essencial não é tão fácil. Os casos de parkinsonismos atípicos e secundários a medicação antidopaminérgica apresentam tremor semelhante ao da doença de Parkinson, com a diferença de não apresentarem a assimetria que lhe é característica. O tratamento do tremor da doença de Parkinson e síndromes correlatas baseia-se nas medicações dopaminérgicas e anticolinérgicas.

Tremor rubral

Também chamado de tremor de Holmes, é um tremor raro decorrente de lesão nas conexões entre o tálamo e o tronco superior e o cerebelo. É também um tremor de repouso, grosseiro, que pode piorar com a postura. As principais causas são esclerose múltipla e trauma cranioencefálico.

Referências

1. Silva DJ. Classificação, etiologia e tratamento do tremor. Transtornos do movimento, diagnóstico e tratamento. 2 ed. Omnifarma; 2016. p. 289-305.

2. Deuschl, Giinther, et al. Consensus Statement of the Movement Disorder Society on Tremor. Mov Disorders 1998 Sep 3; 13: 2-23.

3. Tarsy D. Overview of tremor. In: Hurtig HI, Waltham MA, editors. UpToDate 2016 Dec 14.

4. Tarsy D. Essencial Tremor: Clinical features and diagnosis. In: Hurtig HI, Waltham MA, editors. UpToDate 2016 Dec 19.

5. Tarsy D. Essencial Tremor: Treatment and Prognosis. In: Hurtig HI, Waltham MA, editors. UpToDate 2016 Dec 14.

6. Tarsy D. Surgical treatment of essential tremor. In: Hurtig HI, Waltham MA, editors. UpToDate 2016 Dec 14.

7. Barbosa MT, Caramelli P, Cunningham MC, et al. Prevalence and clinical classification of tremor in elderly. A community-based survey in Brazil. Mov Disorders 2013; 28: 640-6.

8. Govert F, Deuschi G. Tremor entities and their classification: an update. Curr Opin Neurol 215; 28: 393-9.

9. Espay AJ, Lang AE, et al. Essentials Pitfalls in Essential Tremor. Mov Disord 2017. DOI: 10.1002/mds.26919 (ainda não publicado).

10. Alty JE, Kempster PA. A practical guide to the differential diagnosis of tremor. Postgrad Med J 2011 Sep; 87(1031): 623-9.

11. Rana AQ, Vaid HD. A Review of Primary Writing Tremor. Int J Neurosci 2012 Mar; 122(3): 114-8.

Abordagem da crise epiléptica

25

- *Marcele Schettini de Almeida*
- *Tiago Pinho Feijó*

CASO CLÍNICO

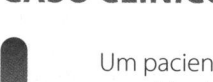

Um paciente de 62 anos foi trazido ao pronto-socorro (PS) por estar apresentando crises convulsivas repetidas há 2 horas. O acompanhante relata início por abalos motores no braço esquerdo e versão cefálica para o mesmo lado. O paciente tem diagnóstico recente de neoplasia de pulmão (ainda em estadiamento). Ao exame, apresenta nível de consciência flutuante, sem febre ou rigidez nucal. Ao estímulo doloroso, percebe-se diminuição da movimentação do lado esquerdo.

Introdução

Uma crise epiléptica é definida como manifestação clínica de uma atividade elétrica cerebral anormal sustentada. Entre 5 a 10% da população pode apresentar uma crise ao longo da vida.

A **crise epiléptica provocada** ocorre quando existe algum fator desencadeante, seja um quadro sistêmico como abstinência a drogas ou álcool, alteração tóxica, metabólica e quadro infeccioso, ou uma afecção neurológica como um evento vascular, trauma, infecção do sistema nervoso central (SNC). Se houver proximidade temporal entre o evento sistêmico/neurológico e a crise, denomina-se então **crise sintomática aguda**. Essas geralmente tendem a não recorrer após a retirada/resolução do fator causal. Caso essa seja secundária a um evento cerebral antigo, denomina-se **crise sintomática remota**.

Já a **crise não provocada** ou espontânea caracteriza-se pela ocorrência de uma ou mais crises num período de 24 horas na ausência de fatores precipitantes. Há tendência a não recorrência de novos eventos.

Define-se **epilepsia** como a ocorrência de duas ou mais crises epilépticas não provocadas (espontâneas) com intervalo maior que 24 horas ou pela presença de uma crise associada a risco de recorrência em 10 anos maior que 60% (semelhante ao risco de uma terceira crise não provocada). Sua prevalência é de aproximadamente 0,5%.

A epilepsia é uma das condições neurológicas mais comuns. Estima-se que acometa entre 50 e 70 milhões de pessoas no mundo.

O fenômeno da epileptogênese (processo pelo qual uma região cerebral se torna hiperexcitável e desenvolve a habilidade de gerar espontaneamente crises) ainda não é completamente compreendido. Crises são uma via final comum de diversas doenças do SNC. Enquanto alguns pacientes com extensas alterações estruturais podem não apresentá-las, outros com neuroimagem estrutural normal podem padecer de quadros refratários.

Etiologia

A Liga Internacional contra Epilepsia (ILAE) define algumas possíveis causas:

- *Causa estrutural:* pode ser adquirida, como acidente vascular cerebral (AVC), trauma e infecção, ou genética, como malformações do desenvolvimento cortical.
- *Causa genética:* secundária a mutações genéticas conhecidas ou presumidas. São exemplos a síndrome de Dravet relacionada à mutação no gene SCN1A e a epilepsia ausência da infância, respectivamente.
- *Causa infecciosa:* pode ser causada por diversos agentes, como por exemplo bactérias, vírus, fungos ou parasitas.
- *Causa metabólica:* associada a distúrbios metabólicos conhecidos ou presumidos nos quais as crises são um sintoma cardinal como porfiria, uremia e erros inatos do metabolismo.
- *Causa imune:* através de inflamação imunomediada do SNC como encefalites associadas a anticorpos contra receptores de neurotransmissores ou canais iônicos (NMDA e LGI-1, respectivamente).

Classificação das crises epilépticas

Baseado em dados clínicos e de eletroencefalograma (EEG), as crises podem ser classificadas em focais (ou parciais), generalizadas ou desconhecidas.

- *Crises focais*: originam-se de redes neurais restritas a um hemisfério cerebral e podem ainda ser subclassificadas em **com** ou **sem comprometimento de consciência** (previamente chamadas de parciais simples ou complexas, respectivamente). Podem caracterizar-se por fenômenos **motores** ou **não motores** (sensitivos, autonômicos, cognitivos, emocionais ou parada comportamental) e evoluir ou não para *crise tônico-clônica bilateral* (anteriormente chamada de generalização secundária).

- *Crises do lobo temporal*: geralmente se iniciam por aura (sem comprometimento de consciência) como desconforto epigástrico ascendente ou sensação de medo, que podem ser seguidas de parada comportamental e arresponsividade, automatismos manuais ou orais e posturas distônicas de membros. No período pós-ictal, é comum confusão mental, fadiga e afasia (se a crise envolver o lado dominante da linguagem). A maioria das crises focais se originam do lobo temporal.

- *Crises do lobo frontal*: têm manifestações predominantemente motoras, podendo ocorrer frequentemente durante o sono e costumam ter curta duração (em torno de 30 segundos). Podem ser relatados abalos clônicos que se iniciam na mão e passam a envolver proximalmente o membro superior e posteriormente a face (*marcha jacksoniana*). É possível que haja manutenção da consciência mesmo com manifestação motora bilateral.

- *Crises do lobo occipital*: costumam apresentar-se com alterações visuais súbitas. Essas podem ser complexas, como as alucinações bem formadas quando envolvem o córtex visual suplementar, ou fenômenos mais elementares (luzes e cores) ao envolver o córtex visual primário.

- *Crises do lobo parietal*: comumente apresentam alterações sensitivas no dimídio contralateral do corpo.

- *Crises generalizadas*: originam-se de algum ponto do córtex cerebral e que rapidamente envolvem redes distribuídas bilateralmente (em ambos hemisférios). Podem ser subclassificadas em **motoras** (tônica, clônica, tônico-clônica, mioclônica, mioclônico-tônico-clônica, atônicas, mioclônico-atônica, espasmos epilépticos) ou **não motoras** (ausências típicas e atípicas).

- *Crises generalizadas tônico-clônicas* (*grande mal*): geralmente se apresentam sem aura. Acontece perda súbita da consciência, vocalização, seguida de contração tônica dos músculos axiais e apendiculares (fase tônica) e, posteriormente, contrações ritmadas dos membros (fase clônica). Geralmente, duram menos de dois minutos e podem ocorrer incontinências fecal e urinária, além de mordedura de língua. O período pós-ictal costuma ser mais prolongado do que nas crises focais.

- *Crises mioclônicas*: apresentam abalos motores difusos ou focais, súbitos e muito breves (o soluço, por exemplo, é uma mioclonia não epiléptica do diafragma), isolados ou repetidos. A consciência costuma estar preservada.

- *Crises tônicas*: apresentam postura rígida do corpo com eventuais assimetrias como versão do olhos e cabeça para um dos lados. Geralmente, são breves (menos de 20 segundos) e acontecem durante o sono. São comumente associadas a outro tipos de crises em pacientes com epilepsia de difícil controle, como a síndrome de Lennox-Gastaut.

- *Crises atônicas*: são incomuns e caracterizam-se por perda súbita da consciência e do tônus postural, levando frequentemente a quedas e traumatismos. Estão também associadas a quadros graves comumente acompanhados de retardo mental ou encefalopatia.

- *Crises de ausência (pequeno mal)*: também são classificadas como generalizadas. Tipicamente, apresentam-se por súbita parada comportamental, arresponsividade e olhar vago por 10 a 20 segundos. É comum a ocorrência de piscamentos. Não costuma haver confusão após. O paciente, geralmente criança, pode voltar prontamente à atividade que fazia antes da crise. Por conta disso, podem facilmente passar despercebidas. A crise pode ser provocada, mesmo no consultório, por hiperventilação por 2 a 3 minutos. Ausências atípicas costumam ter início e término menos abruptos e achados eletrográficos diferentes das típicas. Costumam ocorrer em pacientes encefalopáticos ou com atrasos do desenvolvimento.

Visite o site www.epilepsydiagnosis.org para acessar o manual diagnóstico *online* das epilepsias da ILAE, desenvolvido principalmente para médicos da atenção primária e secundária. Essa é uma ótima ferramenta de estudo e educação.

Aspectos clínicos

Alguns pacientes apresentam pródromos com alterações inespecíficas como cefaleia, alteração do humor, letargia horas antes das crises. Esses fenômenos devem ser diferenciados das auras. Essas já são manifestações ictais subjetivas (crises focais sem comprometimento de consciência).

Apesar da natureza imprevisível das crises epilépticas, alguns pacientes podem apresentá-las predominantemente ou exclusivamente durante o sono ou período menstrual, estresse emocional, períodos de privação de sono, ingestão alcoólica. Febre, infecções, algumas medicações e estímulos luminosos também podem agir como precipitantes de crises.

O exame clínico interictal (entre crises) frequentemente não revela anormalidade. Achados focais como hemiparesia, afasia ou déficit de campo visual podem sugerir origem focal das crises.

Exames complementares

Exames iniciais devem incluir glicemia, função renal e hepática, eletrólitos, hemograma e eventualmente testes toxicológicos. Em pacientes com diagnóstico prévio de epilepsia em uso regular de fármacos antiepilépticos (FAEs) deve-se também solicitar, se disponível, o nível sérico do fármaco em questão.

Em suspeita de neuroinfecção, pode ser indicada coleta de liquor se não houver contraindicações à punção.

O eletrocardiograma deverá ser realizado com o objetivo principal de identificar distúrbios de ritmo cardíaco.

Síncopes podem ser diagnóstico diferencial ou até mesmo a causa da crise epiléptica (síncope convulsiva).

Após uma primeira crise epiléptica, é mandatória investigação com neuroimagem. Num cenário de PS, prioriza-se tomografia computadorizada (TC) de crânio por suas maiores disponibilidade e agilidade na realização. Principalmente na presença de indícios clínicos ou eletrográficos de crises focais e TC normal, deve-se realizar uma ressonância magnética (RM) por sua maior sensibilidade em identificar lesões focais.

O EEG é de fundamental importância na definição diagnóstica, classificação de crises e, eventualmente, implicações de prognóstico.

A presença de alterações epileptiformes ocorre somente em aproximadamente metade dos paciente epilépticos. A sensibilidade pode ser aumentada se o exame for realizado precocemente após uma crise, prolongando-se o tempo de registro, fazendo-se privação de sono, hiperpneia, fotoestimulação intermitente, ou ainda com exames seriados.

No PS, o EEG tem papel fundamental no diagnóstico de estado de mal epiléptico não convulsivo. Pacientes que apresentam uma crise epiléptica e que não recuperam o nível de consciência dentro de 1 a 2 horas devem ser submetidos à monitorização prolongada com EEG.

Diagnóstico diferencial

O diagnóstico da crise epiléptica é essencialmente clínico. Crises podem se apresentar de uma forma muito semelhante a outras patologias como síncope, acidente vascular cerebral (AVC), ataque isquêmico transitório (AIT), crises não epilépticas de origem psicogênica (CNEP), distúrbios do sono, distúrbios do movimento e enxaqueca.

Dentre as condições citadas, a síncope vaso-vagal é um importante diagnóstico diferencial. Essa apresenta-se com perda de consciência geralmente precedida por mal-estar, palidez, sudorese, náusea e costuma ter curta duração e recuperação completa. Não é rara, contudo, a ocorrência de abalos musculares, perda de controle esfincteriano ou postura rígida. Costuma ocorrer em associação a dor, estresse emocional, mudanças posturais.

Arritmias cardíacas podem causar perda súbita da consciência sem os pródromos comumente observados na síncope vaso-vagal.

A crise não epiléptica psicogênica é um desafio diagnóstico pela sua grande semelhança à crise epiléptica. Alguns dados semiológicos podem sugerir uma natureza psicogênica: movimentos de lateralização da cabeça, olhos cerrados, abalos de membros fora de fase e de padrão variável, movimentos de báscula de quadril e postura em opistótono. O EEG durante o evento não demonstra qualquer atividade epileptiforme. Muitos dos pacientes que as apresentam são também de fato epilépticos. É mais comum em adultos jovens, sendo mais prevalente no sexo feminino. O registro de eventos em monitorização por vídeo-EEG é o padrão ouro para o diagnóstico. O tratamento envolve acompanhamento psiquiátrico.

Alguns marcadores séricos têm sido utilizados para ajudar na diferenciação entre crise epiléptica, síncope e CNEP. Níveis de prolactina e de creatina-fosfoquinase (CPK) são os mais utilizados. Porém, não apresentam boa acurácia. Espera-se que ambos estejam aumentados nas crises epilépticas, mas alguns estudos demonstraram elevação da prolactina também após episódio de síncope e sua baixa sensibilidade na crise epiléptica impede seu uso no diferencial com CNEP. A CPK frequentemente apresenta-se elevada em crises tônico-clônicas generalizadas, mas não em crises focais.

Tratamento

A eficácia do tratamento da **crise sintomática aguda** depende do rápido controle ou reversão da etiologia da crise. O uso de FAE nesse contexto não tem benefício na maioria das situações. Se a crise já tiver cessado, não há necessidade de benzodiazepínico. O fármaco deverá ser reservado para crises prolongadas. Nos casos secundários à lesão neurológica está indicado o uso de FAE por um curto período, com o objetivo de prevenir novas crises na fase aguda da lesão. Já naqueles provocados por alterações tóxico-metabólicas não há benefício do uso de FAE. A correção da causa subjacente é o fator mais determinante no controle das crises.

A abordagem da **primeira crise epiléptica não provocada** deve ser baseada na definição do risco de recorrência. Pacientes que apresentam crise única não provocada sem fatores de risco associados têm cerca de 35% de chance de recorrência. O tratamento imediato da primeira crise reduz o risco de nova crise pelos próximos dois anos sem, contudo, melhorar o prognóstico no longo prazo nem alterar a qualidade de vida dos pacientes. É seguro, portanto, não iniciar FAE.

Nos pacientes que apresentam uma segunda crise, o risco aumenta para 75%. Nesses casos, define-se o diagnóstico de **epilepsia** e indica-se o uso de FAE.

Alguns fatores estão associados a um maior risco de recorrência: alteração em exame de imagem (TC ou RM) à qual se poderia atribuir a origem da crise (como um AVC prévio no lobo frontal esquerdo e uma crise focal motora à direita) ou atividade epileptiforme no EEG. Nesse contexto, devido ao levado risco de recorrência, o início da terapia antiepiléptica já está autorizado.

O objetivo do tratamento é o máximo de controle das crises, com o mínimo de efeitos colaterais e manutenção/restauração da qualidade de vida.

A identificação de fatores desencadeantes tais como ingestão alcoólica, privação de sono, estresse, menstruação é importante para a implementação de medidas comportamentais capazes de otimizar o controle.

O tratamento farmacológico visa inibir a ocorrência e propagação da crise através do aumento da inibição neuronal ou da redução do estímulo excitatório. Não existe um claro benefício de um FAE sobre outro em termos de eficácia, mas há uma tendência de alguns fármacos mais recentes terem melhor tolerabilidade. Atualmente existem mais de 15 fármacos disponíveis no mercado nacional.

O tipo de crise pode ter implicações importantes na escolha do FAE. Existem **fármacos de amplo espectro** de ação, que podem ser utilizados no tratamento de crises focais ou generalizadas como ácido valpróico, topiramato, lamotrigina e levetiracetam. Lamotrigina pode piorar ou precipitar crises mioclônicas. Outros de **curto espectro** devem ser usados em crises **generalizadas** como etossuximida (útil somente em crises de ausência) ou de **início focal** (que podem ou não evoluir para convulsão bilateral) como carbamazepina, fenobarbital, fenitoína (esses três podem também ser eficazes em crises de início generalizado tônico-clônicas e, ao mesmo tempo, piorar alguns outros tipos de crises generalizadas), oxcarbazepina, gabapentina, vigabatrina (essas também têm potencial de piorar alguns tipos crises de início generalizado), pregabalina e lacosamida.

A seleção do fármaco deverá ser individualizada para cada paciente. Devem-se considerar algumas variáveis como o tipo de crise, os possíveis efeitos colaterais, interação com outras medicações, idade, sexo, comodidade posológica, custo e disponibilidade. Sempre que possível, o início do tratamento deve ser em monoterapia. Cerca de metade dos pacientes com diagnóstico recente de epilepsia alcançará controle das crises com apenas uma medicação.

Medicações indutoras (fenobarbital, carbamazepina e fenitoína) ou inibidoras (ácido valpróico) do metabolismo hepático podem diminuir ou aumentar, respectivamente, níveis de outros fármacos metabolizados pela mesma via. A eficácia de anticoncepcionais orais, por exemplo, pode ser diminuída pela indução enzimática.

Tabela 25.1 – Fármacos antiepilépticos de uso oral.

Fármacos de uso oral	Dose usual em adultos
Fenobarbital	100 a 200 mg/dia 1 a 2 vezes
Fenitoína	200 a 400 mg/dia 2 a 3 vezes
Carbamazepina	400 a 1.600 mg/dia 2 a 3 vezes
Ácido valpróico	1.500 a 2.000 mg/dia 2 a 3 vezes
Topiramato	200 a 600 mg/dia 2 vezes
Lamotrigina	100 a 500 mg/dia 2 a 3 vezes
Gabapentina	900 a 1.800 mg/dia 3 vezes
Primidona	750 a 1.500 mg/dia 3 vezes
Oxcarbazepina	600 a 2.400 mg/dia 2 a 3 vezes
Pregabalina	150 a 600 mg/dia 2 a 3 vezes
Lacosamida	200 a 400 mg/dia 2 vezes
Levetiracetam	1.000 a 3.000 mg/dia 2 vezes
Vigabatrina	3.000 mg/dia 2 vezes
Etossuximida	100 a 1.500 mg/dia 2 vezes
Clobazam	10 a 40 mg/dia 1 a 2 vezes
Clonazepam	0,5 a 20 mg/dia 1 a 3 vezes
Nitrazepam	5 a 10 mg/dia 1 a 2 vezes

Fonte: Elaborada pela autoria.

Pacientes que não tiveram crises controladas por dois fármacos, isolados ou em associação, são considerados refratários ao tratamento clínico e devem ser encaminhados a serviços especializados. Alguns podem se beneficiar de tratamentos cirúrgicos, neuromodulação (estimulação do nervo vago, estimulação cerebral profunda) ou dieta cetogênica.

Estado de mal epiléptico (*status epilepticus*)

É uma emergência médica definida por crise epiléptica com duração maior que 5 minutos ou crises repetidas sem recuperação da consciência entre elas. Pode ser classificado em focal ou generalizado, convulsivo ou não.

O tratamento deve se iniciar com benzodiazepínico venoso (diazepam 10 mg ao longo de 2 minutos, podendo ser repetido após 10 minutos) seguido de um FAE de longa ação como fenitoína (fase de ataque venoso de 20 mg/kg sem diluição ou em solução fisiológica a uma velocidade menor que 50 mg/min.). Ácido valpróico venoso é uma alternativa, especialmente se houver história de hipersensibilidade à fenitoína ou tratar-se de uma síndrome epiléptica generalizada. Se as crises persistem, pode-se proceder um novo ataque, com metade da dose inicial, de fenitoína (10 mg/kg). No caso de refratariedade, os próximos passos são fenobarbital venoso (20 mg/kg a uma velocidade menor que 100 mg/min., com atenção especial à possibilidade de instabilidade hemodinâmica e respiratória) ou midazolam, propofol ou tiopental em infusão contínua (esses com necessidade de intubação e ventilação mecânica). Programa-se, então, introdução simultânea de outros FAEs por via enteral com objetivo de manutenção do controle do *status* e possibilitar desmame das medicações venosas contínuas. Nessa etapa, indica-se monitorização contínua por EEG com o intuito de identificar possível persistência das crises mesmo sem manifestação clínica/motora (estado de mal epiléptico não convulsivo – EMENC). A maioria dos pacientes recobra consciência após uma crise convulsiva generalizada dentro de 30 minutos. Rebaixamento persistente de consciência por mais de 1 hora pode estar relacionado a EMENC.

CASO CLÍNICO (CONTINUAÇÃO)

Glicemia capilar, funções renal e hepática, eletrólitos, provas de coagulação e hemograma foram normais. Tomografia computadorizada (TC) de crânio sem contraste evidenciou imagem nodular subcortical frontal direita com edema digitiforme perilesional. O EEG demonstrou atividade epileptiforme interictal envolvendo a região frontotemporal direita.

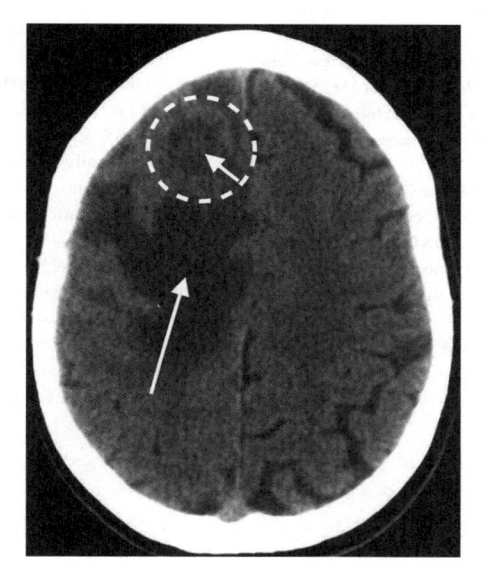

Figura 25.1 – TC de crânio evidencia lesão nodular frontal direita (seta pequena e círculo) com edema circunjacente (seta grande).

Fonte: Acervo pessoal do Doutor Tiago Pinho Feijó.

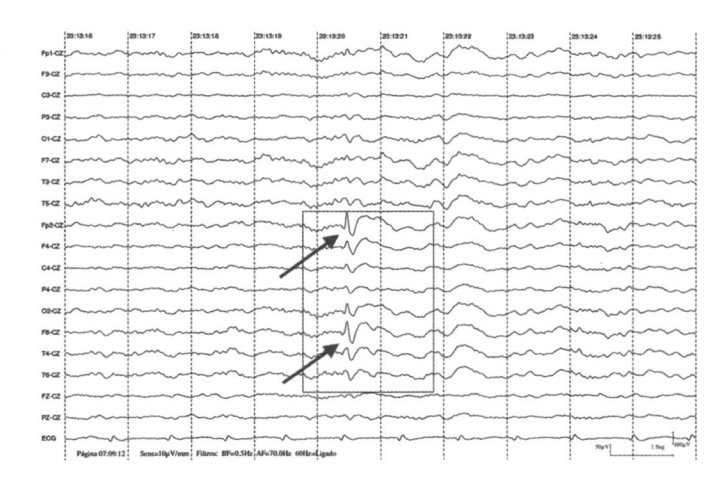

Figura 25.2 – EEG com atividade epileptorme interictal na região frontotemporal direita (setas).

Fonte: Acervo pessoal do Doutor Tiago Pinho Feijó.

Definido estado de mal epiléptico (focal) caracterizado por crises focais motoras sem comprometimento de consciencia. O paciente recebeu diazepam (10 mg venoso) durante uma das crises seguido de fenitoína (dose de ataque de 20 mg/kg, venosa). As crises cessaram após 30 minutos.

Referências

1. Marson AG, Al-Kharusi AM, Alwaidh M, Appleton R, Baker GA, Chadwick DW, et al. The SANAD study of effectiveness of carbamazepine, gabapentin, lamotrigine, oxcarbazepine, or topiramate for treatment of partial epilepsy: an unblinded randomised controlled trial. Lancet 2007 Mar 24; 369(9566): 1000-15.

2. Singh A, Trevick S. The Epidemiology of Global Epilepsy. Neurol Clin 2016; 34: 837-47.

3. Beghi E, Leone M, Solari A. Mortality in patients with a first unprovoked seizure. Epilepsia 2005; 46 Suppl 11: 40-2.

4. Beleza PL. Acute symptomatic seizures: a clinically oriented review. Neurologist 2012 May; 18(3): 109-19. doi: 10.1097/NRL.0b013e318251e6c3.

5. Brigo FL, Nardone R, Bongiovanni LG. Value of tongue biting in the differential diagnosis between epileptic seizures and syncope. Seizure 2012 Oct; 21(8): 568-72.

6. Huttunen JM, Kurki MI, von und zu Fraunberg M, Koivisto T, Ronkainen A, Rinne J, et al. Epilepsy after aneurysmal subarachnoid hemorrhage: A population-based, long-term follow-up study. Neurology 2015 Dec 1; 85(22): 1997.

7. Burneo JG, Tellez-Zenteno J, Wiebe S. Understanding the burden of epilepsy in Latin America: A systematic review of its prevalence and incidence. Epilepsy Res 2005; 66: 63-74.

8. Lindsten H, Nyström L, Forsgren L. Mortality risk in an adult cohort with a newly diagnosed unprovoked epileptic seizure: a population-based study. Epilepsia 2000 Nov; 41(11): 1469-73.

9. Loiseau J, Loiseau P, Guyot M, Duche B, Dartigues JF, Aublet B. Survey of seizure disorders in the French southwest. I. Incidence of epileptic syndromes. Epilepsia 1990 Jul-Aug; 31(4): 391-6.

10. Loiseau J, Picot MC, Loiseau P. Short-term mortality after a first epileptic seizure: a population-based study. Epilepsia 1999 Oct; 40(10): 1388-92.

11. Marson AG, Al-Kharusi AM, Alwaidh M, Appleton R, Baker GA, Chadwick DW, et al. The SANAD study of effectiveness of valproate, lamotrigine, or topiramate for generalised and unclassifiable epilepsy: an unblinded randomised controlled trial. Lancet 2007 Mar 24; 369(9566): 1016-26.

12. Szita B, Hidasi Z. Psychogenic nonepileptic seizures: overview and implications for practice. Orv Hetil 2016 May 15; 157(20): 767-75.

13. Fisher RS, Cross JH, French JA, Higurashi N, Hirsch E, Jansen FE, et al. Operational classification of seizure types by the International League Against Epilepsy: Position Paper of the ILAE Commission for Classification and Terminology. Epilepsia 2017. doi:10.1111/epi.13670

14. Fisher RS, Cross JH, D'Souza C, French JA, Haut SR, Higurashi N, et al. Instruction manual for the ILAE 2017 operational classification of seizure types. Epilepsia 2017. doi:10.1111/epi.13671

15. Scheffer IE, Berkovic S, Capovilla G, Connolly MB, French J, Guilhoto L, et al. ILAE classification of the epilepsies: Position paper of the ILAE Commission for Classification and Terminology. Epilepsia 2017.

Abordagem de linfonodomegalias

26

- *Rainne André Siqueira*
- *Guilherme Henrique Hencklain Fonseca*

CASO CLÍNICO

Paciente do sexo masculino, 70 anos, previamente hígido, refere história clínica de aparecimento progressivo de vários gânglios cervicais e inguinais não dolorosos há cerca de 1 mês, associado a sudorese noturna, perda de peso não intencional maior do que 10% do peso nos últimos 6 meses, com hiporexia, adinamia e palidez mucocutânea. Nega febre, tosse, dispneia, exantema, cefaleia, icterícia, artralgias, bem como demais sintomas associados ao quadro. Negava ainda uso de quaisquer medicamentos, uso de drogas injetáveis, contato sexual de risco, história de viagem recente, atividade rural atual ou pregressa, contato com portadores de TB, antecedentes de etilismo/tabagismo importantes e demais dados epidemiológicos importantes.

No exame clínico, foram evidenciados linfonodos palpáveis medindo cerca de 3 cm de diâmetro, de consistência de borracha, aderido a planos profundos, indolores, sem evidências de supuração e de sinais flogísticos, em cadeias cervical anterior e posterior bilateralmente, supraclavicular direito e região inguinal bilateralmente, além de hepatoesplenomegalia de pequena monta.

Introdução

A presença de aumento de um ou mais linfonodos é um achado bastante comum na prática clínica, representando, na maior parte das vezes, uma resposta adaptativa normal a um estímulo imunológico, porém também pode ser uma manifestação clínica de uma doença inflamatória ou neoplásica grave subjacente[1].

Tendo em vista a multiplicidade de etiologias possíveis, tanto benignas quanto malignas, e, consequentemente, a possibilidade de estabelecimento de um amplo diagnóstico diferencial diante de um paciente com linfonodomegalias, é essencial que seja realizada uma anamnese detalhada e um exame físico minucioso a fim de possibilitar a identificação das principais causas durante a avaliação inicial.

Na grande maioria dos casos, principalmente em indivíduos jovens, a história clínica cuidadosa associada a um exame clínico criterioso por si só já permitem a definição da causa mais provável da linfonodomegalia, como faringoamigdalite, otite, dermatite, tinea, conjuntivite, abscesso dentário e outros.

Diante de um quadro de linfonodomegalia cuja causa não foi elucidada mesmo após a obtenção de uma história clínica e exame físico completos e da realização de exames complementares adequados para tal, é recomendado prosseguir a investigação clínica com exames de maior acurácia diagnóstica, como a biópsia do linfonodo.

Avaliação inicial

Anamnese

Perguntas fundamentais na história clínica de um paciente com linfonodomegalias:

- A linfonodomegalia é aguda ou crônica?
- A linfonodomegalia é generalizada ou localizada?
- Qual a idade do paciente?
- Presença de sintomas constitucionais?
- Presença de outros sintomas associados ao quadro?
- Presença de dados epidemiológicos relevante?
- Uso ou abuso de alguma medicação?

O quadro de linfonodomegalias secundário a uma infecção viral ou bacteriana, na maior parte dos casos, apresenta evolução aguda, de dias a poucas semanas, ao passo que as doenças neoplásicas (sobretudo, doenças linfoproliferativas) e as doenças inflamatórias granulomatosas (como a tuberculose, sarcoidose e infecção fúngica) tendem a cursar mais comumente com evolução mais arrastada, ao longo de semanas a meses.

Pacientes com idade avançada apresentam acometimento linfonodal por neoplasia com maior frequência do que pessoas jovens. Pacientes com > 40 anos de idade com linfadenopatias têm um risco de 4% de câncer, enquanto os pacientes com < 40 anos de idade têm um risco de 0,4%[2]. Assim, o aparecimento de linfonodomegalia em um paciente idoso deve levantar a suspeita clínica de neoplasia que deve ser incluída no diagnóstico diferencial e ser descartada durante a investigação diagnóstica.

Uma investigação completa de sintomas constitucionais e de demais sintomas relacionados a outros órgãos, tais como febre, sudorese noturna, perda de peso, presença de lesões cutâneas e de mucosas, cefaleia, artralgias, dispneia, tosse, icterícia, úlceras genitais, dor abdominal, dentre outros, também é de fundamental importância. A presença de febre, perda de peso, fadiga ou sudorese noturna deve levantar principalmente a possibilidade de tuberculose, doença linfoproliferativa, doenças autoimunes e neoplasias.

Além disso, torna-se mister a investigação de dados epidemiológicos que podem fornecer importantes pistas para o diagnóstico, tais como contato prévio ou recente com paciente com tuberculose, contato sexual de risco, uso de drogas injetáveis, hábitos de vida, história de viagem recente, história familiar e história ocupacional. Nesse contexto, deve-se realizar um questionário sobre o uso de medicamentos, visto que certas medicações (Quadro 26.1) podem causar linfonodomegalias isoladamente ou mesmo a doença do soro, que pode cursar com febre, exantema, hepatoesplenomegalia, simulando, muitas vezes, doenças neoplásicas, como linfoma[1].

Quadro 26.1 – Agentes potenciais causadores de linfonodomegalias.		
Alopurinol	Captopril	Carbamazepina
Cefalosporinas	Fenitoína	Hidralazina
Ouro	Penicilina	Pirimetamina
Primidona	Quinidina	Sulfonamidas

Fonte: Adaptado de Ferrer, 1998.

Exame físico

- Trata-se mesmo de linfonodomegalia?
- A linfonodomegalia é localizada ou generalizada?
- Quais as características básicas do linfonodo aumentado (tamanho, consistência, localização, presença ou não de aderência a planos profundos, presença ou não de dor, conglomeração e supuração)?

É imprescindível que se faça um exame físico completo e criterioso, incluindo a palpação das cadeias submandibulares, cervicais anteriores e posteriores, supraclaviculares, axilares e inguinais, assim como a palpação de fígado e baço.

Inicialmente, deve-se assegurar de que realmente se trata de um aumento linfonodal, visto que várias outras estruturas podem ser confundidas com linfonodo, como uma glândula parótida aumentada (ex. por caxumba), lipomas, cistos branquiais, abcessos e demais tumorações e abaulamentos, tais como hérnia inguinal, que pode ser confundido na prática com linfonodomegalia inguinal[3].

O tamanho é a característica principal de um linfonodo. Como regra geral, considera-se um linfonodo aumentado quando esse apresenta diâmetro maior do que 1 cm. Contudo, gânglios cervicais e inguinais de até 1 a 1,5 cm podem ser considerados normais, por serem resultados de infecções locais prévias ou de traumatismos repetidos, se as demais características forem normais. Alguns autores consideram que os linfonodos epitrocleares maiores do que 0,5 cm ou inguinais maiores que 1,5 cm devam ser considerados patológicos[4].

De forma global, quanto maior o linfonodo, maior a probabilidade de se tratar de um processo neoplásico. Porém vale ressaltar que várias causas benignas, tais como doenças infecciosas/granulomatosas (ex. tuberculose) e outras doenças atípicas (ex. doença de Kikuchi-Fujimoto) também podem causar linfonodomegalias volumosas, simulando, muitas vezes, neoplasias malignas[5].

Além do tamanho, é extremamente valioso avaliar as demais características básicas do linfonodo aumentado. Linfonodos endurecidos (consistência de pedra) e aderidos a planos profundos são altamente sugestivos de doença neoplásica metastática, ao passo que a presença de linfonodo de consistência mole ou fibroelásticos e dolorosos fala a favor de doença inflamatória, podendo essa ser de natureza infecciosa ou não, especialmente se há sinais flogísticos locais. Linfonodos com consistência de borracha são classicamente descritos em linfomas e leucemias crônicas[6-7].

Os linfonodos normalmente são livres e móveis no espaço subcutâneo. Assim, quando há fixação a planos profundos, essa pode ser devido à invasão (neoplasia maligna) ou à inflamação no tecido ao redor do gânglio. A aderência a planos profundos é tradicionalmente considerada um dos sinais clínicos de maior probabilidade de potencial chance de acometimento linfonodal por processo neoplásico[4-5].

A presença de linfonodos conglomerados (coalescência ganglionar) formando verdadeiros "blocos linfonodais" não é infrequente na prática clínica e deve sempre levantar principalmente a possibilidade de uma doença inflamatória crônica (tuberculose, micose profunda, sarcoidose, dentre outros) e neoplasia maligna[8].

A presença de dor local geralmente denota uma inflamação aguda e ocorre por distensão da cápsula do linfonodo devido ao seu crescimento rápido e recente, porém também pode ocorrer devido à hemorragia dentro do gânglio, à estimulação imunológica ou à invasão maligna do linfonodo[3-6].

Vale ressaltar ainda que o achado de linfonodos cervicais supurativos é classicamente descrito na tuberculose ganglionar (forma conhecida também como escrófula), paracoccidioidomicose e actinomicose.

A Tabela 26.1 resume as principais diferenças entre as características do linfonodo acometido por causas benignas e malignas[6].

Tabela 26.1 – Características clínicas para diferenciação de linfadenopatias benignas e malignas.

Características	Malignas	Benignas
Tamanho	> 2 cm	< 2 cm (< 1 cm)
Consistência	Duro, firme e pétreo	Macio
Duração	2 semanas	< 2 semanas
Mobilidade	Fixo (aderido)	Móvel
Localização	Supraclavicular, epitroclear ou generalizado	Inguinal e submandibular
Sensibilidade	Geralmente, não sensível e indolor	Geralmente, sensível e doloroso

Fonte: Adaptada de Abba, 2012.

A distinção entre linfonodomegalia localizada e generalizada é bastante útil no processo de estabelecimento do diagnóstico diferencial, sendo necessário, para tanto, a palpação cuidadosa de todas as cadeias linfonodais para melhor definição diagnóstica. Considera-se a linfonodomegalia como generalizada quando essa acomete duas ou mais cadeias linfonodais não contíguas simultaneamente[7].

Enquanto a presença de linfonodomegalias localizadas nos faz procurar processos inflamatórios/infecciosos locais (Tabela 26.2), a linfonodomegalia generalizada quase sempre indica a presença de uma doença sistêmica[8].

Linfadenopatias localizadas são comuns e 55% de todos os casos acometem linfonodos na região da cabeça e pescoço, incluindo na região cervical. Em contraste, 1% de todos os casos de linfadenopatias são atribuídos a linfonodos supraclaviculares, 5% a linfonodos axilares e 14% a linfonodos inguinais[9].

Quando a linfonodomegalia for localizada, as regiões de drenagem dos linfonodos acometidos devem ser examinadas, buscando a detecção de lesões cutâneas, infecções locais ou tumorações[7]. A presença de linfonodomegalia palpável nas regiões supraclaviculares têm alto risco de malignidade (estimado em 90% nos pacientes com idade superior a 40 anos e 25% nos com idade inferior a 40 anos)[2-4]. A região supraclavicular esquerda recebe drenagem da região torácica e abdominal e o encontro do gânglio de Virchow (linfonodo supraclavicular esquerdo habitualmente grande e de consistência pétrea) é altamente associado com câncer gastrintestinal[5-7]. Em nosso meio, há se destacar ainda o frequente comprometimento de linfonodos supraclaviculares por tuberculose na prática clínica, levando-se em consideração a alta prevalência dessa patologia no nosso país.

Tendo em vista que a diferenciação de um Quadro de linfonodomegalia em causas benignas ou malignas comumente representa um verdadeiro desafio diagnóstico na prática clínica, frequentemente se faz necessário, durante a investigação diagnóstica, lançar mão de exames complementares cuja precisão diagnóstica é maior, como a biópsia do linfonodo.

Tabela 26.2 – Grupo de linfonodos: localização, drenagem linfática e diagnóstico diferencial.

Localização do gânglio	Drenagem linfática	Causas
Submandibular	Língua, glândulas salivares, submandibulares, lábios e bocas, conjuntivas	Infecção da cabeça e pescoço, seios da face, orelhas, olhos, couro cabeludo, faringe
Mentoniano	Lábio inferior, assoalho da boca, ponta da língua, bochecha	Síndrome de mononucleose (EBV, CMV, toxoplasmose)
Jugular	Língua, tonsilas, pavilhão auricular, parótida	Faringite (viral ou bacteriana), rubéola
Cervical posterior	Couro cabeludo e pescoço, pele dos braços e peitorais, tórax, gânglios cervicais e axilares	Tuberculose, linfomas, tumores malignos da cabeça e pescoço
Occipital	Couro cabeludo e cabeça	Infecção local
Retroauricular	Conduto auditivo, pavilhão auricular	Infecção local

(Continua)

Tabela 26.2 – Grupo de linfonodos: localização, drenagem linfática e diagnóstico diferencial.

Localização do gânglio	Drenagem linfática	Causas
Pré-auricular	Pálpebras e conjuntivas, região temporal, pavilhão auricular	Infecção local
Supraclavicular direito	Mediastino, pulmão e esôfago	Câncer de pulmão, retroperitoneal ou gastrintestinal
Supraclavicular esquerdo (nódulo de Virchow)	Tórax, ducto torácico, via abdominal	Linfoma, câncer retroperitoneal ou torácico, infecção fúngica ou bacteriana
Axilar	Braços, parede torácica e mama	Infecções, doença da arranhadura do gato, linfomas, câncer de mama, implantes de silicone, brucelose e melanoma
Epitroclear	Cotovelo e mão	Infecções, linfoma, sarcoidose, tularemia, sífilis secundária
Inguinal	Pênis, escroto, vulva, vagina, períneo, região glútea, parede abdominal baixa, canal anal	Infecções da perna ou pé, doenças sexualmente transmissíveis, linfoma, tumores pélvicos, peste bubônica

Fonte: Adaptada de Ferrer, 1998.

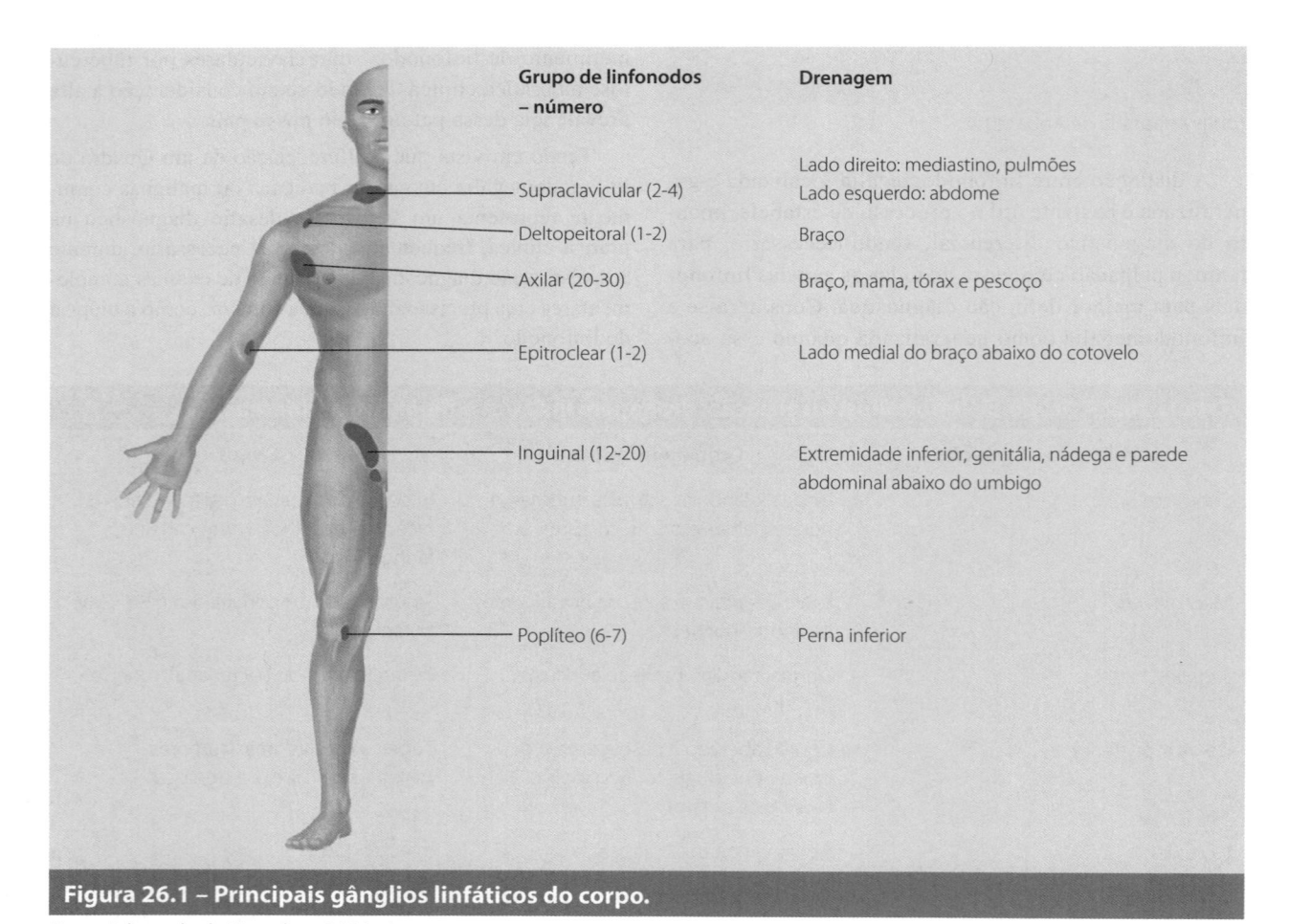

Grupo de linfonodos – número	Drenagem
Supraclavicular (2-4)	Lado direito: mediastino, pulmões Lado esquerdo: abdome
Deltopeitoral (1-2)	Braço
Axilar (20-30)	Braço, mama, tórax e pescoço
Epitroclear (1-2)	Lado medial do braço abaixo do cotovelo
Inguinal (12-20)	Extremidade inferior, genitália, nádega e parede abdominal abaixo do umbigo
Poplíteo (6-7)	Perna inferior

Figura 26.1 – Principais gânglios linfáticos do corpo.

Fonte: Adaptada de Uptodate, 2016.

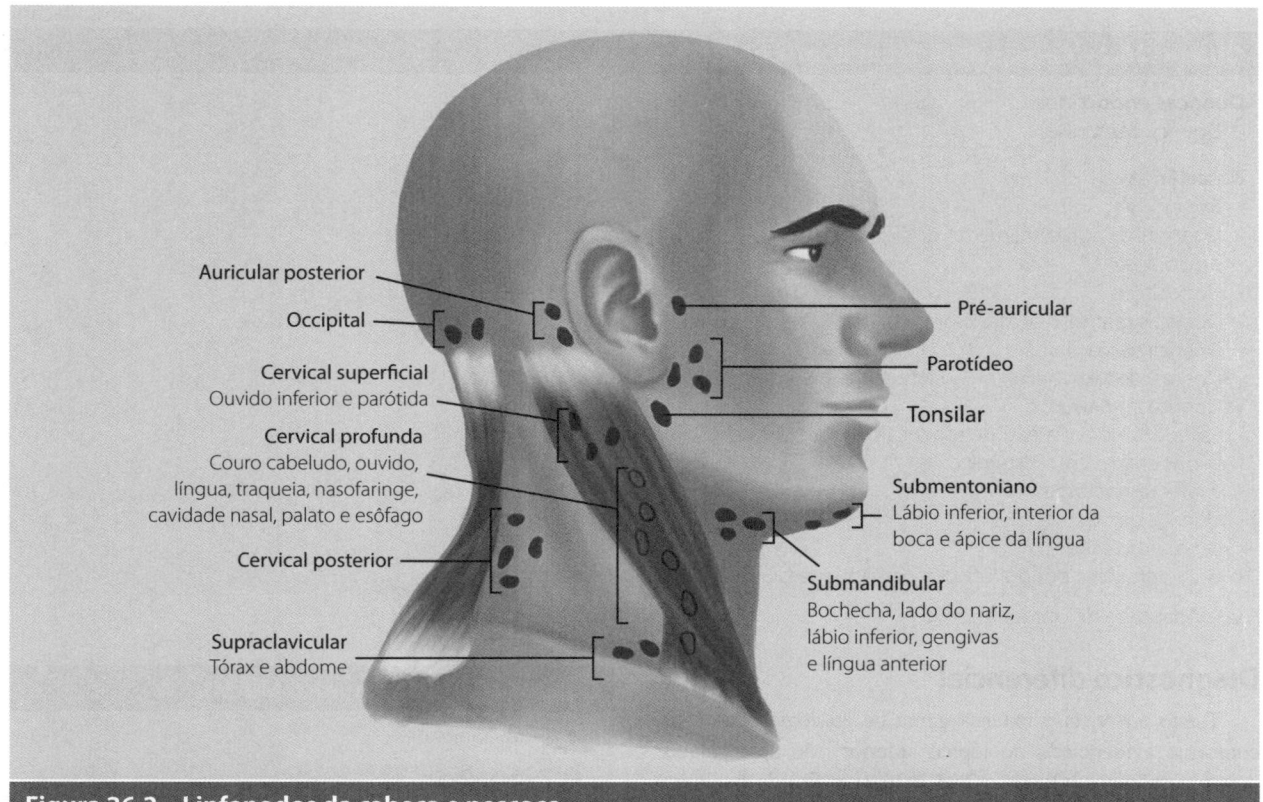

Figura 26.2 – Linfonodos da cabeça e pescoço.

Fonte: Adaptada de Uptodate, 2016.

Etiologias

São inúmeras as condições clínicas associadas a linfono-domegalias. Em geral, divide-se em causas infecciosas, imu-nomediadas (autoimunes), malignas, doenças de depósitos, endócrinas e outras, conforme evidenciado no Quadro 26.2.

Quadro 26.2 – Causas de linfadenopatia periférica.

Doenças infecciosas
- Por vírus: EBV, CMV, HBV, HIV, herpes simplex, varicela-zóster, sarampo, rubéola, caxumba, vírus da dengue
- Por bactérias: faringite estreptocócica, infecções de pele, tularemia, doença da arranhadura do gato, brucelose, leptospirose, linfogranuloma venéreo, febre tifoide
- Por microbactérias: *Mycobacterium tuberculosis*; microbactérias atípicas
- Por fungos: histoplasmose, paracoccidioidomicose, criptococose
- Por protozoários: toxoplasmose, leishmaniose
- Por espiroquetas: sífilis secundária, doença de Lyme

Doenças neoplásicas
- Câncer escamoso (espinocelular) de cabeça e pescoço
- Metástase
- Linfomas
- Leucemias

Doenças linfoproliferativas
- Linfadenopatia angioimunoblástica com disproteinemia
- Doença linfoproliferativa autoimune
- Doença de Rosai-Dorfman
- Linfohistiocitose hemofagocítica

Doenças imunológicas
- Doença do soro
- Hipersensibilidade a fármacos (ex. fenitoína)

(Continua)

Quadro 26.2 – Causas de linfadenopatia periférica.

Doenças endócrinas
- Doença de Addison

Miscelâneas:
- Sarcoidose
- Doenças de armazenamento dos lipídios
- Amiloidose
- Histiocitose
- Doenças granulomatosas crônicas
- Doença de Castleman
- Doença de Kikuchi-Fujimoto (linfadenite histiocítica necrotizante)
- Doença de Kawasaki
- Pseudotumor inflamatório (doença de IgG4)
- Lúpus eritematoso sistêmico
- Artrite reumatoide
- Doença de Still
- Dermatomiosite
- Granulomatose eosinofílica com poliangeíte (síndrome de Churg-Strauss)

Fonte: Adaptado de Uptodate, 2016.

Diagnóstico diferencial

Tendo em vista a extensa gama de etiologias possíveis, conforme evidenciado no tópico anterior, são apresentados dois mnemônicos (Quadros 26.3 e 26.4), a fim de facilitar a realização do diagnóstico diferencial diante de um caso clínico de linfonodomegalias de etiologia a esclarecer[8-10].

Quadro 26.3 – Mnemônico CHICAGO.

C	**C**âncer: hematológico (linfoma de Hodgkin, linfoma não Hodgkin e leucemias) e metastático (pulmão, mama, estômago, rim...)
H	**H**ipersensibilidade a fármacos: fenitoína, dapsona, cefalosporinas...
I	**I**nfecções: vírus, bactérias, fungos, protozoários...
C	**C**olagenoses: lúpus eritematoso sistêmico, artrite reumatoide, dermatomiosite,...
A	**A**típicas doenças linfoproliferativas: doença de Castleman, granulomatose linfomatóide, granulomatose com poliangeíte (granulomatose de Wegener)...
G	**G**ranulomatoses: microbacterioses (tuberculose e atípicas), histoplasmose, paracoccidioidomicose, criptococose, sarcoidose, doença da arranhadura do gato (bartonelose), beriliose, silicose...
O	**O**utros: doença de Kikuchi-Fujimoto (linfadenite histiocítica necrotizante), doença de Rosai-Dorfman (histiocitose sinusal com linfadenopatia maciça), doença de Kimura, doença de IgG4, síndrome linfoproliferativa autoimune (Síndrome de Canale-Smith), doenças de depósito (doença de Fabry, doença de Tangier, doença de Gaucher, doença de Niemann-Pick...)

Fonte: Adaptado de Habermann TM, Steensma DP. Lymphadenopathy. Mayo Clin Proc 2000; 75(7): 723-32.

Quadro 26.4 – Mnemônico MIAMI.

M	**M**alignidade
I	**I**nfecções
A	**A**utoimunes
M	**M**iscelânea
I	**I**atrogênico

Fonte: Adaptado de Bazemore AW, Smucker DR. Lymphadenopathy and malignancy. Am Fam Physician 2002; 66: 2103-13.

Exames complementares

Os exames complementares (laboratoriais e de imagem) são úteis para a investigação e confirmação da causa da linfonodomegalia a partir da suspeita clínica elaborada durante a avaliação inicial. A solicitação de tais exames deve ser realizada de forma individualizada baseada nas hipóteses diagnósticas[3]. Diante de um caso de adenomegalia generalizada sem causa aparente após a avaliação clínica inicial, sugere-se considerar a solicitação de hemograma completo, FAN, VDRL, VHS, sorologia para HIV, Epstein-Barr, toxoplasmose e raio X de tórax[11]. Alguns desses, como exemplificado a seguir, poderão fornecer pistas diagnósticas importantes.

Caso persista a indefinição diagnóstica a despeito das medidas descritas anteriormente, deve-se realizar a punção ou a biópsia da linfonodomegalia.

Hemograma completo – costuma ser inespecífico na maioria das doenças, porém alguns achados podem ajudar no processo de elaboração do diagnóstico diferencial: a presença de linfocitose com atipias sugere fortemente mononucleose infecciosa ou síndromes mono-*like*, enquanto a presença de blastos reforça bastante a hipótese de leucemias agudas (ou linfomas leucemizados). Leucocitose com neutrofilia pode sugerir infecção bacteriana, ao passo que linfopenia pode ser um dado indicativo de lúpus eritematoso sistêmico ou infecção por HIV.

Testes sorológicos – na suspeita clínica, existem testes específicos para a pesquisa de doenças infecciosas, como pesquisa de anticorpos IgM e IgG para EBV, CMV e toxoplasmose, pesquisa de PCR para tuberculose, sorologia para hepatites virais, sorologia para sífilis (VDRL e FT-ABS), anti-HIV (ELISA e Western Blot), entre outras[7].

Radiografia de tórax – a presença de alargamento do mediastino fala a favor de linfomas, tuberculose, sarcoidose e câncer metastático. Já o achado de lesões parenquimatosas pulmonares pode sugerir tuberculose, sarcoidose e histoplasmose[3].

Ultrassonografia: permite confirmar que o nódulo palpável é realmente um linfonodo e descrever suas características fundamentais como, por exemplo, presença de necrose central, achado bastante comum sobretudo nas malignidades e doenças inflamatórias granulomatosas (tuberculose, sarcoidose, entre outras). Pode ainda ser útil na avaliação de hepatoesplenomegalia no contexto de uma doença sistêmica. A Tabela 26.3 exemplifica as principais diferenças entre as características ultrassonográficas de linfonodomegalia benigna e maligna[10] e Quadro 26.5 contém os principais achados ultrassonográficos de linfonodos acometidos por processo neoplásico maligno[12].

Quadro 26.5 – Achados ultrassonográficos sugestivos de malignidade.

- Forma arredondada
- Hilo ausente
- Necrose intranodal
- Calcificações
- Edema nos tecidos moles
- Vascularização periférica

Fonte: Ahuja AT, Ying M, 2005.

- *Tomografia computadorizada:* pode ser útil para avaliar melhor a extensão da região acometida, determinando a localização exata do(s) linfonodo(s) aumentado(s) antes da excisão cirúrgica, sobretudo na região cervical, além de poder revelar linfonodomegalias em outros territórios que não podem ser evidenciados pelo exame físico, como na região mediastinal e abdominal.

- *Punção-biópsia por agulha (PAAF):* procedimento mais simples, barato e mais facilmente realizado do que a biópsia do linfonodo, em que é obtida a citologia por aspiração de agulha do linfonodo, apresentando boa acurácia no diagnóstico das principais entidades clínicas que cursam com linfonodomegalias (exceto linfomas) e podendo fornecer informações importantes, particularmente nos casos em que a biópsia ganglionar convencional é proibitiva ou tecnicamente difícil, porém apresenta alta taxa de resultados falsos negativos em virtude de a amostra ser pequena e de o procedimento ser realizado às cegas. No caso de suspeita de neoplasias de cabeça e pescoço, o primeiro exame deve ser uma punção com biópsia com agulha fina; porém, no caso de suspeita diagnóstica de linfoma ou caso a PAAF seja inconclusiva, deve-se proceder à realização da biópsia, de preferência excisional[10],[11].

- *Biópsia de linfonodo:* a retirada cirúrgica e o exame histolopatológico do linfonodo são os passos finais na investigação de um paciente com linfonodomegalia. É o método diagnóstico de escolha para linfonodomegalia localizada ou generalizada inexplicadas, visto que muitos diagnósticos só poderão ser finalmente estabelecidos a partir da análise histopatológica da amostra linfonodal retirada. Tal exame deverá ser realizado quando não for possível determinar a causa através da história clínica, exame físico e demais exames complementares ou se houver um aumento significativo no tamanho do linfonodo ou mesmo a sua persistência. O linfonodo escolhido para ser removido completamente (biópsia excisional) deve ser o maior deles, porém, se não houver um linfonodo predominante, a ordem decrescente de escolha deverá ser a região supraclavicular, cervical, axilar e inguinal. Na suspeita de processo infeccioso, além do exame histológico habitual, devem ser feitas culturas e pesquisa para bactérias, fungos e microbactérias. Já na suspeita de processo neoplásico, a imuno-histoquímica deve ser realizada, além da histologia habitual, a fim de tentar determinar o sítio primário do tumor[3-11].

Tabela 26.3 – Critérios ultrassonográficos de linfadenopatias benignas e malignas.

	Forma	Bordas	Razão L/S	Ecogenici-dade interna	Hilo	Fluxo de sangue	IR	IP
Benigna	Ovoide	Variável	> 2	Isoecoico	Presente (normal)	Hilar	< 0,8	<1,5
Maligna	Redonda	Alongado	< 2	Hipoecoico	Ausente	Periférico	> 0,8	>1,5

Legenda: L/S: Relação do maior eixo pelo menor eixo do linfonodo; IR: Índice de Resistividade; IP: Índice de Pulsatilidade.
Fonte: Adaptada de Mohseni S, 2014.

Algoritmo diagnóstico

O Algoritmo 26.1 ilustra um algoritmo diagnóstico que orienta, de forma esquemática, o manejo clínico de um paciente com linfadenomegalia, sem etiologia aparente, após a anamnese completa[11].

Discussão do caso clínico

Trata-se de um paciente de 70 anos, sem comorbidades conhecidas, com Quadro de linfonodomegalia generalizada (acometimento de > 2 cadeias linfonodais não contíguas) associada a hepatoesplenomegalia. Apesar de não excluir completamente, a ausência de febre fala contra a presença de um processo infeccioso, ao passo que a presença de sintomas sistêmicos, tais como perda de peso, adinamia e sudorese noturna, associado ao Quadro de adenomegalias generalizadas sugere doença linfoproliferativa (sobretudo, linfoma não Hodgkin, nesse caso) como uma das principais hipóteses diagnósticas. O diagnóstico diferencial é amplo e deve incluir doença neoplásica metastática, doenças granulomatosas crônicas (tuberculose, sarcoidose, brucelose, entre outras), doenças autoimunes (LES, Doença de Still, entre outras) e outras causas de linfonodomegalias atípicas. A conduta inicial nesse caso inclui a realização de exames complementares, tais como hemograma completo, sorologias virais, perfil de autoimunidade, USG cervical (para confirmar e caracterizar melhor as adenomegalias cervicais, além de possibilitar guiar a biópsia linfonodal), TC de tórax e abdome/pelve (para confirmar e caracterizar melhor o achado de hepatoesplenomegalia no exame físico). Nesse caso, diante da suspeita diagnóstica principal de linfoma, a conduta definitiva para esclarecimento diagnóstico é a realização de biópsia excisional linfonodal, de preferência da cadeia supraclavicular ou cervical.

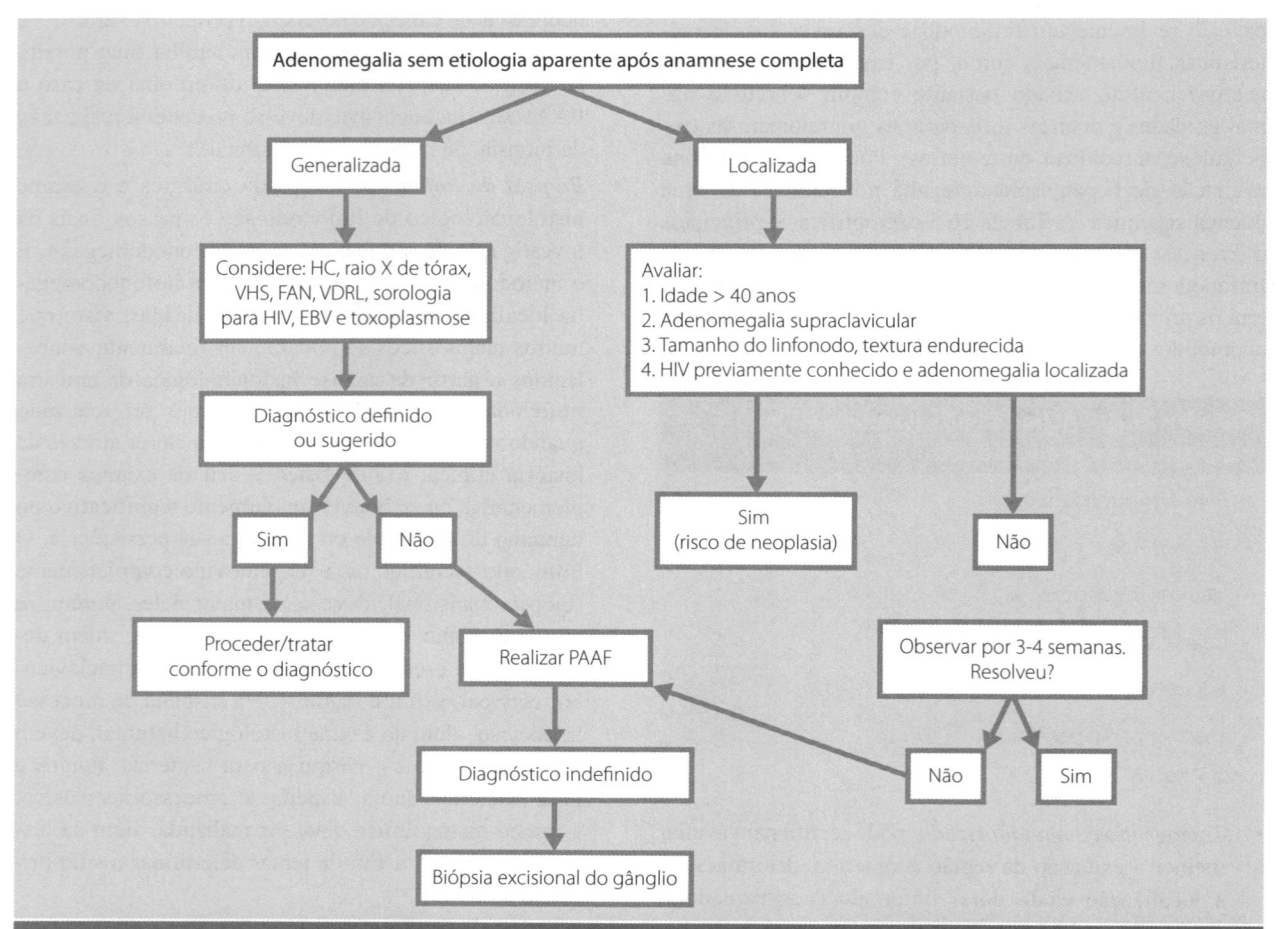

Algoritmo 26.1 – Algoritmo diagnóstico sugerido para manejo de adenomegalia sem etiologia aparente após anamnese completa.

Fonte: Motyckova G, Steensma DP, 2012.

Referências

1. Ferrer R. Lymphadenopathy: differential diagnosis and evaluation. Am Fam Physician 1998; 58(6): 1313-20.

2. Fijten GH, Blijham GH. Unexplained lymphadenopathy in family practice: an evaluation of the probability of malignant causes and the effectiveness of physicians' workup. J Fam Pract 1988; 27: 373-6.

3. Cavalcanti EFA. Linfonodomegalia. In: Cavalcanti EFA, Martins HS. Clínica médica: dos sinais e sintomas ao diagnóstico e tratamento. Barueri (SP): Manole; 2007. p. 15-23.

4. Bazemore AW, Smucker DR. Lymphadenopathy and malignancy. Am Fam Physician 2002; 66: 2103-13.

5. Motyckova G, Steensma DP. Why does my patient have lymphadenopathy or splenomegaly? Hematol Oncol Clin N Am 2012; 26: 395-408.

6. Abba AA, Khalil MZ. Clinical approach to Lymphadenopathy. Ann Nigerian Med 2012; 6: 11-7.

7. Fletcher RH. Evaluation of peripheral lymphadenopathy in adults. This topic last updated: 2016 Dec 13 [online]. UptoDate 2016 Dec 16. Available from: http://www.uptodate.com/contents/evaluation-of-peripheral-lymphadenopathy-in-adults

8. Habermann TM, Steensma DP. Lymphadenopathy. Mayo Clin Proc 2000; 75(7): 723-32.

9. Allhiser JN, McKnight TA, Shank JC. Lymphadenopathy in a family practice. J Fam Pract 1981; 12: 27-32.

10. Mohseni S, Shojaiefard A, Khorgami Z, Alinejad S, Ghorbani A, Ghafouri A. Peripheral Lymphadenopathy: Approach and Diagnostic Tools. Iranian J Med Sci 2014; 39(2 Suppl): 158-70.

11. Dourado LBK, Boueri FMV. Adenomegalia. In: Nunes MPT, Lin CN, Martins MA, Augusto KL, Pavanelli MC, Souza MRB, et al. Clínica médica: grandes temas na prática. São Paulo: Atheneu; 2010. p. 181-94.

12. Ahuja AT, Ying M. Sonographic Evaluation of Cervical Lymph Nodes. Am J Roentgenology 2005; 184(5) 1691-9.

Psicofármacos na prática clínica

27

- *Lennon Soares Mesquita Cavalcante de Vasconcelos*
- *Natália Suellen Braga da Silva*
- *Lenôra Maria de Barros e Silva*
- *Joel Porfirio*

CASO CLÍNICO

Era uma manhã de domingo quando sr. Claudemir Silva, de 72 anos, começou a responder sobre como o tempo estava bom para ir à praia, quando na verdade chovia. Foi o bastante para chamar a atenção de sua família, uma vez que o quadro de desorientação havia iniciado naquele dia, mas há 2 dias já havia iniciado retenção urinária, com dificuldade maior que o habitual para iniciar o jato urinário. Esse idoso já passara o final de semana sem interagir, alheio às atividades da casa, já aborrecia seus netos por dormir durante o dia, permanecer acordado e agitado durante a noite, sem responder claramente o que lhe era questionado. Sr. Claudemir mantinha tratamento para depressão com amitriptilina 75 mg ao dia, além de hidroclorotiazida 25 mg por hipertensão, metformina 2 g com insulina NPH 10 u noturna para seu diabetes, além de finasterida e tansulosina prescritas pelo seu urologista já há dois anos, e havia perdido seu seguimento. Fora levado à unidade de atendimento de urgência, onde fora diagnosticado com infecção urinária e prescrito ciprofloxacino 500 mg 12-12h por 14 dias. Não foi uma semana fácil para a família Silva, a desorientação piorou. O que aconteceu?

Introdução

O campo de atuação da psiquiatria é um desafio à parte, uma vez que o diagnóstico geralmente só pode ser alcançado com uma boa coleta de informações e costuma ser essencialmente clínico e, via de regra, de exclusão. As medicações utilizadas na psiquiatria são facilmente encontradas em prescrições de hospitais gerais de clínica médica, sendo em grandes proporções prescritas por médicos não psiquiatras, estando entre as situações mais comuns os casos de *delirium*, de agitação psicomotora e de insônia (que costuma mobilizar toda a equipe assistencial, comumente solicitando intervenção farmacológica), além dos transtornos de ansiedade e de humor, facilmente encontrados em portas de entrada do sistema de saúde (emergência e unidades básicas de saúde).

Os avanços da medicina têm proporcionado maior qualidade de vida dentro da maior longevidade que as populações estão gradualmente alcançando, tornando cada vez mais prevalentes doenças outrora associadas à alta letalidade, mas atualmente manifestas sob a forma de doenças crônicas não transmissíveis. Como resultado, veem-se cada vez mais pacientes portadores de múltiplas comorbidades, entre elas os transtornos psiquiátricos em suas mais variadas expressões, exigindo do clínico maior destreza no manejo inicial de medicações e no tratamento de patologias psiquiátricas de alta prevalência sem a necessidade imperiosa do especialista.

Os psicofármacos, apesar da dificuldade burocrática da dispensação, já fazem parte das causas de dependência química em parcela da população, influenciando ainda efeitos deletérios crônicos como o uso de benzodiazepínicos relacionados ao início de quadros demenciais.

O clínico deve ter em seu uso cotidiano o conhecimento sobre o uso de antidepressivos, sedativos, antipsicóticos e agentes estabilizadores de humor, tendo a responsabilidade de entender as indicações, intervalos de dose, efeitos colaterais e interações medicamentosas de suas prescrições. Esse capítulo trata dessas informações e de algumas das graves complicações decorrentes do uso desses fármacos.

Antidepressivos

A simplicidade do nome "antidepressivos" não traduz a diversidade de substâncias e seus mecanismos de ação aí incluídos, tampouco a variação de indicações encontradas na prática clínica, refletidas na alta frequência de uso. Entre as principais indicações, afora a própria depressão, estão o tratamento dos transtornos de ansiedade, dos transtornos alimentares, da migrânea, da dor crônica, do tabagismo, por exemplo, a depender do mecanismo de ação específico de cada fármaco.

Esse grupo heterogêneo é composto por diversas classes: Inibidores Seletivos de Recaptação de Serotonina (ISRS), Inibidores da Recaptação de Norepinefrina e Serotonina (IRNS), Tricíclicos (ADT), Ação Mista (AM), Inibidores da Monoaminaoxidase (IMAO). Cada classe já indica seu mecanismo de ação e seu potencial para efeitos colaterais, embora comumente haja diferenças marcantes entre duas substâncias da mesma classe. No grupo Ação Mista, encontram-se fármacos com mecanismos de ação diferentes entre si.

Por não haver evidência robusta de diferença de eficácia antidepressiva entre si, os fatores mais comuns de indicação são os efeitos colaterais e a potencial interação medicamentosa, essa última especialmente relevante em pacientes com patologias clínicas, além de acessibilidade. Entretanto, há indicações específicas como o uso de bupropiona no tratamento do tabagismo, para pacientes em estágio motivacional de ação; o uso de amitriptilina e ISRS na profilaxia de migrânea; o de IRNS, especialmente a duloxetina, para dores crônicas.

Considerando as comorbidades de um paciente com transtorno depressivo, existem melhores medicações indicadas a fim de não prejudicar a doença prévia. O caso da síndrome das pernas inquietas, uma entidade de diagnóstico exclusivamente clínico de transtorno do sono, recomenda-se o uso de bupropiona ou trazodona.

Considerando a síndrome metabólica e obesidade, que pode ter relação com sintomas depressivos com o ganho de peso e sedentarismo, é indicado o uso de ISRS, como fluoxetina e sertralina, que podem se relacionar à perda de peso nos primeiros 6 meses, e após existe a possibilidade de recuperar o peso perdido.

O diagnóstico de fibromialgia pode ser um desafio ao clínico, devendo aplicar a revisão de 2016 dos critérios diagnósticos da mesma, deve indicar o uso de duloxetina (em dose de 60 a 120 mg), tendo sua utilidade no tratamento da dor, melhora da depressão e consequentemente uma melhora global. Não tendo efeito diferente do placebo para distúrbios do sono. Outras opções para esse diagnóstico com boa evidência clínica são: pregabalina (150 a 450 mg/dia) e gabapentina (900 a 3.600 mg/dia), em conjunto com atividade física, ciclobenzapina (2,5 a 10 mg/dia).

Na enxaqueca, cefaleia primária, em obedecendo indicações de crises frequentemente recidivantes, pode-se utilizar medicações psicoativas para o controle. A frequência das crises > 2 crises por mês, grau importante de incapacidade, falha no uso da medicação abortiva para crises, subtipos específicos como: hemiplégica, basilar, atípicas, infarto migranoso e na falha das medidas não farmacológicas na prevenção devem ser levados em conta na decisão clínica de iniciar medidas medicamentosas, devendo se manter por pelo menos 12 meses. Estudos de boa qualidade metodológica em testes para profilaxia da migrânea crônica indicam uso da toxina botulínica, topiramato (50 a 100 mg/dia), valproato de sódio (1 g/dia); já a amitriptilina (25 mg/dia) parece apresentar maior evidência na cefaleia crônica diária.

Destacando a importância das medicações psicotrópicas no controle da dor neuropática e crônica, deve-se ressaltar o papel no manejo da neuralgia do trigêmeo, entidade debilitante que permite boa resposta com topiramato (50 a 100 mg/dia) e carbamazepina (300 a 2.400 mg/dia). Essa deve ser utilizada com cautela em idosos, pelo risco de sonolência e interações medicamentosas; pode ser preferível a oxcarbamazepina.

Considerando dores inflamatórias crônicas, como a osteoartrite, diagnóstico cada vez mais frequente com o envelhecimento da população, o uso da venlafaxina (75 a 300 mg) e duloxetina (30 a 60 mg) mostrou melhora nos escores de quadro álgico.

Uma grande dificuldade na prática clínica é a abordagem nos pacientes geriátricos, considerando a interface depressão e demência, ora coexistindo ora em diagnóstico diferencial. A frequência de quadros depressivos, em estudos internacionais, chega a 10% em comunidade geriátrica até 40% dos idosos internados em hospitais e unidades de cuidados aos idosos. Existem estudos que evidenciam que apenas metade dos idosos depressivos são diagnosticados pelo médico da atenção primária, mas apenas um em cinco são tratados adequadamente. Entende-se que a depressão pode causar déficit de cognitivo, mas o quadro demencial necessita do déficit cognitivo com repercussão funcional.

O clínico precisa ter em mente que o diagnóstico deve ser buscado antes da terapêutica em condições eletivas. Nessa população, o cuidado de introdução da droga em dose mínima e o aumento lento (prática *start low and go slow*) deve ser respeitado. Uma surpresa é o uso do citalopram que, nessa faixa etária, deve ter a dose máxima de 20 mg, por correlação importante com alargamento de QT não tão frequente quanto outras medicações de sua classe.

É importante frisar que existem diversos estudos questionando a eficácia de medicações antidepressivas em comparação ao placebo, sobretudo em casos leves a moderados, respaldando ainda mais a necessidade da psicoterapia e atividade física na melhora dos transtornos do humor.

Tabela 27.1 – Antidepressivos na prática clínica.

Medicação	Dose a alvo (mg)	Principais efeitos colaterais	Comentários específicos
ISRS		Náusea no início do uso. Diminuição de libido, retardo ou anorgasmia.	
Fluoxetina	20 a 80		• Acessível. • Usada em: transtornos alimentares, controle de impulsos, migrânea
Paroxetina	20 a 60	Ganho de peso e sonolência	• Mais utilizada em t. ansiedade
Fluvoxamina	50 a 300		• Mais utilizada em TOC
Sertralina	50 a 200		• Pouca interação medicamentosa
Citalopram	20 a 60		• Pouca interação medicamentosa
Escitalopram	10 a 30		• Pouca interação medicamentosa
IRNS		Náusea no início do uso. Diminuição de libido, retardo ou anorgasmia	
Venlafaxina	75 a 300	Hipertensão arterial em doses altas.	
Desvenlafaxina	50 a 200	Síndrome de retirada mais frequente.	• Menor interação em relação à venlafaxina
Duloxetina	60 a 120		• Usada em casos de dor crônica
ADT		Ganho de peso, sonolência, constipação intestinal, hesitação miccional, visão turva, possíveis arritmias cardíacas, piora da cognição, efeitos sexuais	
Amitriptilina	75 a 300 25*	Por ser a mais anticolinérgica, tem mais efeitos colaterais proporcionalmente.	• Usada em casos de dor crônica
Clomipramina	75 a 300	Mais serotonérgica, se assemelha à ISRS.	• Mais usada em TOC e ansiedade
Imipramina	75 a 300		
Nortriptilina	50 a 150	Menor perfil de efeitos anticolinérgicos.	• Preferível em idosos, entre a classe
IMAO		Raramente usados pelo risco de crise hipertensiva e de síndrome serotonérgica. Limitação dietética (evitar alimentos com tiramina) e impossibilidade de uso concomitante de medicações serotonérgicas e noradrenérgicas	
Tranilcipomina	30 a 60	Ativação e insônia. Deve ser usado de dia.	• Em crises hipertensivas, uso de fentolamina ou nifedipina
Moclobemida	300 a 600	Menos efeitos colaterais e interação medicamentosa, por ser iMAO reversível.	• A dose deve ser dividida em 2 a 3 tomadas
Demais antidepressivos			
Bupropiona	150 a 300	Piora da ansiedade, insônia. Contraindicada em histórico de convulsões ou TCE grave.	• Noradrenérgica e dopaminérgica • Usada no tratamento do tabagismo • Uso de dia
Mirtazapina	15 a 60	Sonolência e ganho de peso.	• Usada em pacientes com insônia e com hiporexia
Trazodona	150 a 600 25 a 100**	Sonolência.	• Formulação Retard permite dose única à noite
Agomelatina	25 a 50	Monitorar aumento de transaminases.	• Agonista de melatonina, mas não é indutor do sono • Tomada à noite
Vortioxetina	10 a 20	Náusea nos primeiros dias. Prurido é possível, mas incomum.	• Melhoria em sintomas cognitivos de pacientes deprimidos

*25 mg: usada em profilaxia de migrânea; **50 a 100 mg: dose para indução de sono.

Fonte: Elaborada pelos autores.

Complicação ao uso de antidepressivos

A Síndrome Serotoninérgica pode ocorrer devido à hiperestimulação dos receptores de serotonina, gerando diversos efeitos sistêmicos. A síndrome não é exclusiva dos inibidores da recaptação da serotonina, mas também pode ser desencadeada por tramadol, fentanil, linezolida, metoclopramida, ondansetrona, valproato de sódio e lítio. O descontrole químico que gera alterações de consciência e neuromusculares com disfunção autonômica deve trazer o diagnóstico diferencial nas diversas especialidades clínicas, como ao clínico que inicia o antidepressivo, ao anestesiologista com o uso do opioide e antiemético, ao intensivista com o paciente grave e hipotenso pela disautonomia, além do nefrologista recebendo as complicações da rabdomiólise e hipernatremia geradas pelo quadro.

O reconhecimento do padrão na intoxicação medicamentosa por síndromes predominantes auxilia no diagnóstico diferencial do caso. O quadro inicia em menos de 12 horas do contato com a medicação, as pupilas tornam-se midriáticas, o tônus muscular e reflexos estão aumentados, há presença de sialorreia e pele sudoreica e quente.

A terapia de base consta em suspender a droga responsável, suporte clínico (vasopressores se hipotensão pela disautonomia, intubação orotraqueal se rebaixamento do nível de consciência, hidratação vigorosa na rigidez muscular intensa, benzodiazepínicos nas convulsões). Existem medicações relacionadas para bloquear o efeito serotoninérgico, como a ciprohepatadina.

Outro efeito descrito como potencial complicação ao uso dos ISRS é a Síndrome da Secreção Inapropriada do Hormônio Antidiurético (SIADH), com patogênese ainda não bem compreendida, porém com diversos relatos na literatura. O diagnóstico é abordado na investigação de uma hiponatremia com osmolaridade plasmática reduzida e aumento na excreção urinária de sódio, elevando assim a osmolaridade urinária, descartando outras causas como: tireoideanas, nefropatias, cardiopatias, insuficiência adrenal e hepatopatia.

Essa reação adversa ao medicamento costuma surgir nas primeiras semanas de uso, não depende da dose e costuma normalizar após suspensão da medicação. Apesar de reação idiossincrática, costuma ocorrer mais em idosos, mulheres, pacientes que já fazem uso de diuréticos (principalmente sendo tiazídicos). Sugere um controle laboratorial nos primeiros meses de uso das medicações na pesquisa de paraefeitos.

Antipsicóticos de primeira e segunda geração

Essa classe de psicofármacos, menos amplamente utilizada que a dos antidepressivos e a dos benzodiazepínicos, possui propriedades que devem ser bem conhecidas de forma a guiar a melhor escolha para o perfil de paciente com indicação de utilizá-la.

São úteis em pacientes com quadros de agitação psicomotora e sintomas psicóticos, tais como delírios, alucinações ou agressividade; porém, mesmo seu uso estando indicado, idealmente deve ser associado a medidas comportamentais.

Quanto às gerações de medicamentos antipsicóticos, classificamos em pertencentes à **primeira geração ou típicos** (ou de alta potência) aqueles que atuam basicamente bloqueando receptores dopaminérgicos D2 no Sistema Nervoso Central (SNC) e em pertencentes à **segunda geração ou atípicos** (ou de baixa potência) aqueles cujo mecanismo de ação envolve outros mecanismos além do bloqueio dopaminérgico. Os antipsicóticos de primeira geração incluem o haloperidol (Haldol®), a clorpromazina (Amplictil®) e a pimozida (Orap®) e são, de longe, as mais utilizadas na prática clínica e as mais estudadas.

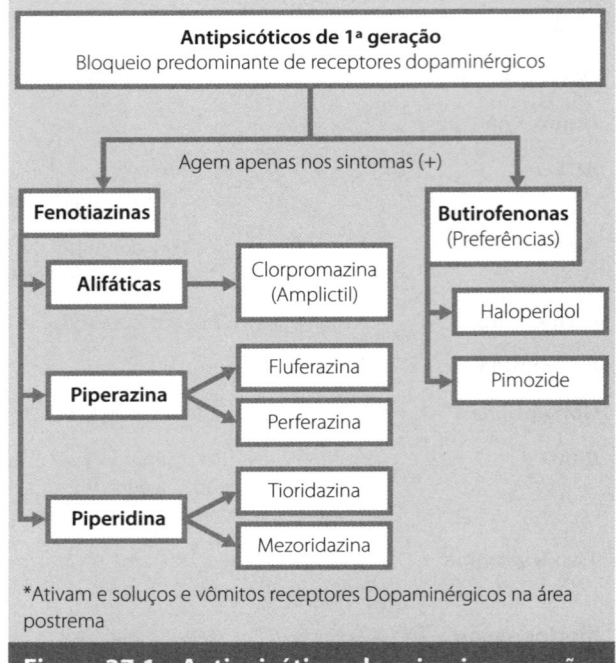

Figura 27.1 – Antipsicóticos de primeira geração (classes).

Fonte: Elaborada pelos autores.

O perfil de efeitos desejados e colaterais pode ser compreendido a partir de uma visão sobre as vias dopaminérgicas existentes no SNC, intrinsecamente relacionadas a teorias que tentam explicar o protótipo de doenças com manifestações psicóticas, a **Esquizofrenia**. Há quatro principais vias dopaminérgicas no SNC, a saber: via mesolímbica, via mesocortical, via tuberoinfundibular e via nigroestriatal, das quais estão implicadas na hipótese da esquizofrenia as duas primeiras. A ocorrência de hiperatividade dopaminérgica na via mesolímbica está associada à ocorrência de **sintomas positivos** (alucinações, delírios e agitação psicomotora), logo, sua inibição é benéfica em pacientes com tais sintomas. Na via mesocortical, a alteração é justificada por uma hipoatividade dopaminérgica e está associada à presença de **sintomas negativos** (embotamento afetivo, distanciamento afetivo com interação social dificultada e outras manifestações que afetam o convívio em sociedade), de onde se infere que tais drogas têm pouca ou nenhuma atuação sobre as manifestações mencionadas. As vias tuberoinfundibular e nigroestriatal são as principais responsáveis pelo perfil de efeitos colaterais dessa classe, respectivamente **galactorreia** e **sintomas extrapiramidais**, uma vez que a dopamina atua como fator inibidor da secreção de prolactina na adeno-hipófise e da produção de movimentos pelo corpo estriado (núcleo caudado e putâmen), modulando-os.

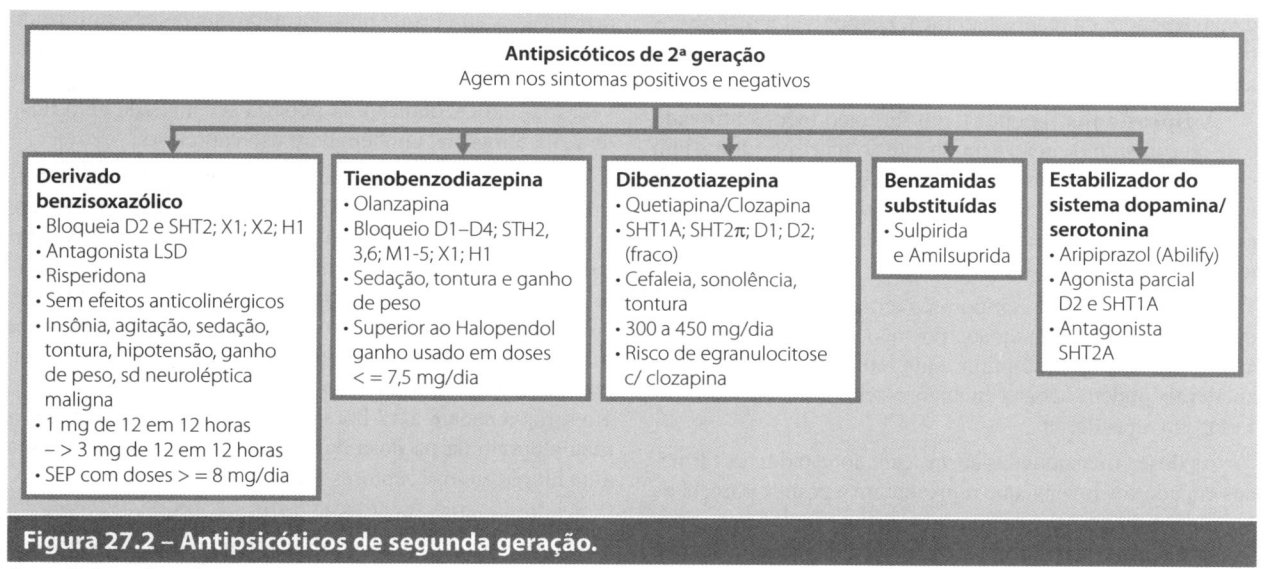

Figura 27.2 – Antipsicóticos de segunda geração.

Fonte: Elaborada pelos autores.

O fármaco mais utilizado dentre os de primeira geração é o **haloperidol**. O uso desses fármacos na **esquizofrenia** produz boa resposta sobre os sintomas positivos e praticamente nenhuma sobre os negativos. O perfil de efeitos colaterais inclui, principalmente, **sintomas extrapiramidais**, os quais incluem: tremores de repouso semelhante ao encontrado em pacientes com doença de Parkinson, acatisia, discinesia tardia e distonia. As alifáticas tendem a causar sedação por atuarem também em receptores histamínicos H1, bem como podem levar à hipotensão postural por bloqueio alfa 1 adrenérgico.

Já os antipsicóticos de segunda geração têm como protótipo a **clozapina** (Leponex) e podem ser didaticamente organizados segundo sua estrutura química e perfil de ação em receptores.

Essa classe de fármacos demonstra efeito também sobre os sintomas negativos, ao contrário dos de primeira geração. Tanto a **clozapina** (Leponex) quanto a **quetiapina** (Seroquel) são **dibenzotiazepinas**, tendo a primeira droga a característica importante de apresentar menor afinidade pelo receptor D2, podendo atuar bloqueando a via mesolímbica, cujo excesso de dopamina não reflete a situação fisiológica na via, ao passo que se dissocia com facilidade dos receptores dopaminérgicos (hipótese da dissociação de Kapur) presentes na via nigroestriatal, em que fisiologicamente há níveis mais elevados de dopamina, fato que leva à maior dificuldade em ocorrer sintomas extrapiramidais (porém podem ocorrer em doses muito elevadas). A clozapina reserva-se a casos refratários de esquizofrenia, tem ampla faixa terapêutica (ver tabela a seguir) e há que se ter o cuidado de solicitar **hemogramas semanais durante as primeiras 18 semanas**, pelo risco de **agranulocitose** em cerca de 1% dos usuários. Após esse período, espaça-se a solicitação para mensal. A quetiapina antagoniza também os receptores 5-HT1a, 5HT-2 (hipótese de Meltzer), D1 e D2 e, embora quimicamente semelhante à clozapina, prescinde de monitorização hematológica.

A **risperidona** (risperdal) é um derivado benzoxazólico e atua bloqueando os receptores D2, 5HT2, α1, α2 e H1, não possuindo efeitos anticolinérgicos. Inicia-se em doses de 1 mg a cada 12 horas e pode-se progredir até 3 mg

Tabela 27.2 – Resumo das vias dopaminérgicas no SNC e dos efeitos de seu bloqueio por antipsicóticos.

Via dopaminérgica	Localização	Efeito
Mesolímbica	Núcleo *accumbens*	Controle dos sintomas positivos
Mesocortical	Córtex pré-frontal	Controle dos sintomas negativos
Tuberoinfundibular	Inibe secreção de prolactina	Hiperprolactinemia, galactorreia, irregularidade menstrual ou amenorreia e disfunção sexual
Nigroestriatal	Núcleos da base	SEP* (parksonismos, acatisia, distonia e discinesia tardia)

*SEP: sintomas extrapiramidais.

Fonte: Elaborada pela autoria.

a cada 12 horas. Doses superiores a 8 mg diários associam-se a SEP. A **olanzapina** (Zyprexa®), muito utilizada por psiquiatras, é uma tienobenzodiazepina e atua bloqueando os receptores D1-D4, 5HT2, 5HT3, 5HT6, M1-5, α1 e H1 e tem bastante eficácia em esquizofrenia e mania aguda. A dose preconizada para esquizofrenia e mania (tanto aguda quanto prevenção de recorrência) é de 5-20 mg uma vez ao dia, a depender da resposta clínica. Disponível em apresentação parenteral (intramuscular), é útil em casos de agitação psicomotora e surtos psicóticos.

A **ziprasidona** (geodon), um fármaco menos utilizado e de mecanismo de ação semelhante ao da risperidona, tem seu uso mais bem empregado em casos menos graves de esquizofrenia ou outros transtornos psicóticos. Uma vantagem de seu uso é a menor indução de sintomas extrapiramidais e de síndrome metabólica.

Vale ressaltar que, embora os antipsicóticos de segunda geração sejam vantajosos por não se associarem tanto à ocorrência de SEP, é importante lembrar que tais efeitos colaterais podem ocorrer quando esses fármacos são utilizados em altas doses.

As doses mencionadas se aplicam ao uso desses fármacos em adultos jovens, que representam a grande parcela da população diagnosticada com transtorno bipolar e esquizofrenia e demais transtornos de espectro das ditas psicoses. Quanto à utilização de antipsicóticos em idosos, dois importantes diagnósticos que conduzem à prescrição de antipsicóticos são o **estado confusional agudo (*delirium*)**, e as **síndromes demenciais**, sendo importante saber que a Food and Drug Administration (FDA) *não recomenda o uso de antipsicóticos de segunda geração para esse grupo de pacientes,* embora a sociedade americana de geriatria não contraindique essa utilização. Vários estudos mostram resultados discordantes desde aqueles que mostram não inferioridade dos antipsicóticos de segunda geração (risperidona, quetiapina e olanzapina) em relação ao haloperidol em doses baixas, entre 2 a 3 mg/dia, com o benefício de menor percentual de SEP, bem como aqueles em que esses mesmos fármacos não se mostraram sequer superiores ao placebo. Dessa forma, na população geriátrica, a melhor opção é sempre individualizar o tratamento e conduzir em conjunto com especialistas. Destaca-se aqui o uso da quetiapina, que pode ser introduzida em doses baixas, de 25 mg uma vez ao dia e ser lentamente aumentada (cerca de 25 a 50 mg por dia) até a obtenção de efeito terapêutico. A dose máxima será inferior à necessária em adultos jovens e não está bem estabelecida, motivo pelo qual a ANVISA orienta uso cauteloso. Outro fármaco que pode ser utilizado é a risperidona, iniciando com dose de 0,5 mg por dia, à noite, e aumentando lentamente para até de 1 a 2 mg duas vezes ao dia. A olanzapina poderia ser iniciada com dose de 2,5 a 5 mg/dia, também com uso cauteloso.

Uma utilização importante dos antipsicóticos de primeira geração é no manejo de **soluços incoercíveis**, em que se pode usar a clorpromazina por via intravenosa, com o cuidado de administrar lentamente a medicação para evitar hipotensão. A dose inicial pode ser feita via intramuscular, de meio a um frasco ampola (12,5 a 25 mg), com manutenção de 25 a 50 mg por via oral a cada 6 a 8 horas, por 7 a 10 dias. Outra opção seria o haloperidol na dose de 1 a 4 mg a cada 8 a 12 horas. Também podemos utilizar a metoclopramida na dose de 10 mg a cada 6-8 horas, pois atua bloqueando receptores D2.

Uma complicação importante do uso de antipsicóticos é a **Síndrome Neuroléptica Maligna**, uma reação imprevisível e idiossincrática que é mais comum em homens jovens e com o uso do haloperidol, sobretudo injetável, embora possa ocorrer com qualquer dos antipsicóticos. Consiste na ocorrência de **alteração de nível de consciência, elevação de temperatura (pode ser severa), rigidez muscular e disautonomia**, com tratamento de suporte baseado em hidratação vigorosa, controle de temperatura e balanço hídrico rigoroso, pelo risco de rabdomiólise. A suspensão do uso do antipsicótico é obrigatória, bem como a suspensão de quaisquer fármacos que possuam ação sobre o sistema nervoso central. Idealmente, o manejo deve ser feito em ambiente de UTI, pois pode ser preciso proceder intubação orotraqueal. Além do tratamento de suporte, pode-se administrar agonistas dopaminérgicas como a bromocriptina (2,5 mg a cada 8 horas) e o relaxante muscular dantrolene (0,25 a 2 mg/kg IV a cada 12 horas).

Tabela 27.3 – Antipsicóticos na prática clínica.

Medicamento	Apresentações	Doses (mg/dia)	Número de tomadas diárias	Outros usos	Efeitos colaterais
Haloperidol	Comprimidos de 1 e 5 mg Solução oral de 2 mg/mL Solução injetável de 5 mg/mL	2,5 a 20	1 a 3	Intervalos menores em agitação; Doses menores no *delirium* e em idosos	Síndrome extrapiramidal; síndrome neuroléptica maligna.
Clorpromazina	Comprimidos de 25 e 100 mg Solução injetável 5 mg/mL	25 a 100	2 a 3 1 p/insônia	Soluço persistente	Mais sedativa que o haloperidol; Hipotensão; Uso IM 1 mg equivale a 4 mg VO

(Continua)

(Continuação)

Tabela 27.3 – Antipsicóticos na prática clínica.

Medicamento	Apresentações	Doses (mg/dia)	Número de tomadas diárias	Outros usos	Efeitos colaterais
Risperidona	Comprimidos de 1, 2 e 3 mg	2 a 8	1 a 3	Doses menores no *delirium* e em idosos	Insônia, sedação, tontura e hipotensão
Ziprasidona	Comprimidos 40 e 80 mg Ampola de 20 mg	80 a 160	2	Preferível em portadores de síndrome metabólica	Tontura e sedação. Uso em casos não complicados
Olanzapina	Comprimidos de 2,5, 5 e 10 mg Ampola de 10 mg	2,5 a 30	1 a 2		Sedação e síndrome metabólica
Quetiapina	Comprimidos de 25, 100, 200 e 300 mg	150 a 800	2 a 3* 1 p/insônia	Insônia e agitação nas demências, em doses menores	Sedação, tontura, sonolência, Sd. metabólica e cefaleia
Clozapina	Comprimidos de 25 e 100 mg	12,5 a 900	12 em 12 horas	Uso em casos refratários aos demais antipsicóticos	Agranulocitose, sedação, hipotensão, redução do limiar convulsivo, síndrome metabólica

*A formulação de liberação prolongada (XRO ou XR) pode ser administrada em dose única.

Fonte: Elaborada pela autoria.

Lítio e estabilizadores de humor/ anticonvulsivantes no tratamento do transtorno bipolar

O tratamento do TAB inclui o manejo do quadro agudo (depressão bipolar ou mania), a manutenção da resposta e a prevenção de recorrências, com especial atenção ao tratar o quadro depressivo, pelo risco de desencadear mania.

O **carbonato de lítio** é a medicação mais utilizada e mais estudada no tratamento do Transtorno Afetivo Bipolar (TAB), porém associada a alguns efeitos adversos que podem ser extremamente graves e ameaçadores à vida. Possui meia vida de 12 horas e excreção renal, fato que deve gerar especial atenção na população nefropata. Seu mecanismo de ação envolve semelhança com íons como sódio, alterando seu transporte em neurônio e células musculares, elevando os níveis de serotonina e reduzindo os níveis de noradrenalina na fenda sináptica. Há várias hipóteses para tentar justificar essa redução da neurotransmissão noradrenérgica, possivelmente envolvendo a inibição da adenilatociclase e da inositol 1-fosfatase. Um dos motivos pelos quais ocorre o aumento da quantidade de serotonina seria o aumento da captação de seu precursor, o triptofano. O lítio também possui efeito sobre os sistemas glutamatérgico e GABAérgico, promovendo o aumento da concentração sináptica de glutamato, com posterior *up-regulation* da atividade de transporte desse neurotransmissor, bem como promovendo elevação dos níveis de GABA na fenda, também levando ao *up-regulation* de seus receptores no hipocampo. Estudos com resultados bastante divergentes indicam que pode haver redução de volume em determinadas áreas do cérebro em pacientes portadores de TAB, em comparação com controles, mas estudos *a posteriori* ainda são necessários para se tirar conclusões concretas. O lítio se mostrou superior ao placebo em relação ao controle da mania aguda, em redução do risco de suicídio (que pode ser até 30 vezes superior à população não portadora de TAB) e em prevenção de recorrências (previne mais a mania que a depressão). Importante lembrar que o lítio também possui efeito antidepressivo e neuroprotetor, possivelmente retardando a evolução para quadros demenciais, por atuar na via do glicogênio-sintase-quinase-3, que regula processos que podem gerar apoptose, inflamação e depósito de amiloide em tecidos, gerando até estudos que questionam sua utilidade em quadros demenciais como a doença de Alzheimer.

As doses costumam ser mais elevadas na mania aguda.

Quanto aos efeitos adversos mais graves do lítio, temos o **hipotireoidismo**, com necessidade de dosagem periódica de TSH, o **Diabetes *insipidus* nefrogênico** e a **intoxicação pelo Lítio**.

O carbonato de lítio apresenta um estreito índice terapêutico, com níveis entre 0,6 e 1,4 mg/dL e por ser um fármaco com eliminação exclusivamente renal, os pacientes submetidos ao seu uso devem ter seus níveis sempre monitorizados.

Alguns fatores aumentam o risco de intoxicação e precisam ser lembrados na hora da prescrição do fármaco:

1 – idade avançada;

2 – insuficiência renal;

3 – dietas hipossódicas;

4 – uso de drogas nefrotóxicas (anti-inflamatórios não hormonais e aminglicosídeos);

5 – uso de anti-hipertensivos (inibidores da enzima conversora da angiotensina e diuréticos tiazídicos);

6 – patologias que cursam com redução do volume sanguíneo efetivo circulante (cirrose, insuficiência cardíaca congestiva, síndrome nefrótica)

Por interferir na excreção de sódio, o lítio pode causar poliúria como efeito colateral, aumentando o risco de toxicidade, iniciar com a menor dose possível e manter a monitorização da litemia diminui o risco.

Todavia, mesmo com essas precauções, alguns pacientes podem apresentar o quadro de intoxicação aguda, bastando para isso a ocorrência de desidratação, uso inadvertido de medicações com potencial interação e, mais raramente, o uso abusivo pelo próprio paciente do fármaco.

Os sintomas iniciais do quadro podem ser facilmente confundidos com quadros virais; por isso, o inventário medicamentoso deve ser sempre lembrado. Pacientes com níveis de litemia entre 1,5 e 2 mg/dL podem apresentar náuseas, vômitos, astenia intensa, tremor de extremidades, disartria e edema, sobretudo de membros inferiores.

Se precocemente diagnosticados a re-hidratação e a suspensão temporária da medicação são suficientes para a reversão dos sintomas. Caso não ocorra a identificação dos sintomas, o quadro pode evoluir com sonolência ou agitação psicomotora, que se manifesta por coreoatetose, fasciculações, hiperreflexia, hipertonia muscular, podendo chegar a convulsões e coma.

Nos casos graves, a internação é mandatória, devendo o paciente ser submetido a monitorização intensiva com controle rigoroso de eletrólitos, função renal e enzimas musculares pelo risco de rabdomiólise. A hidratação vigorosa com soro fisiológico deve ser prontamente estabelecida, bem como a correção de distúrbios hidro-eletrolíticos. A diálise está formalmente indicada se os níveis de litemia atingirem 4 mg/dL.

Infelizmente, a reversão costuma ser lenta e as sequelas não são incomuns, sendo a persistência dos tremores e a ataxia os mais observados.

Tabela 27.4 – Níveis de litemia alvo por tipo de episódio.

Episódio	Alvo de litemia	Monitorização de litemia
Mania aguda	0,8 a 1,4 mg/dL	Medir com uma semana após atingir a dose a ser testada e espaçar segundo nível e resposta. Lembrar que a intoxicação é diagnóstico clínico e que a litemia comumente não se correlaciona com a gravidade dos sinais de intoxicação.
Depressão unipolar	0,6 a 1,2 mg/dL	
Manutenção	0,6 a 1,2 mg/dL	

Fonte: CORDIOLI, A V; GALLOIS, C B; ISOLAN, L. Psicofarmacos: consulta rapida. 5. ed. Porto Alegre: Artmed, 2017. p. 254.

O segundo fármaco mais utilizado no TAB é o **ácido valproico/divalproato de sódio**, com efeito superior ao placebo e comparável ao lítio no tratamento e na prevenção de episódio maníaco, sendo ainda mais efetivo em cicladores rápidos. Atua potencializando a ação do ácido gama-amino-butírico (GABA), tanto de forma quantitativa (aumento de sua liberação e redução de sua metabolização) quanto qualitativa. Assim como o lítio, possui mais efeito no manejo da mania que da depressão. O efeito profilático é superior ao terapêutico para depressão e é preferível em casos de ciclagem rápida, episódios mistos e associação com sintomas ansiosos. A dose preconizada deve ser alcançada para manter nível sérico entre 50 a 120 mcg/mL.

Sobre outros fármacos que podem ser utilizados, a **lamotrigina**, com uso ainda pouco respaldado por estudos controlados, mas até o momento o único anticonvulsivante eficaz (não inferior ao lítio) no manejo da depressão bipolar, inclusive sem elevar o risco de ciclagem maníaca, apresentou bons resultados em relação à redução da recorrência dos episódios de depressão e mania. Deve ser iniciada em doses baixas, de 25 mg/dia, com aumento semanal de 25 mg/dia, de forma a evitar efeitos adversos como a Síndrome de Steven Johnson ou outras manifestações dentro do espectro de necrose epidérmica tóxica (NET), podendo atingir até 400 mg/dia. Notar que a associação de lamotrigina com ácido valproico pode aumentar o risco de dessas manifestações.

A **carbamazepina**, anticonvulsivante com ações antinociceptivas, demonstrou efeitos benéficos em comparação ao placebo, no entanto, ainda com maiores taxas de recaída e abandono em relação ao lítio. Caso venha a ser utilizado, pode-se fazer doses diárias de até 800-1.600 mg/dia, podendo ter seu nível sérico dosado para melhor acompanhamento.

Outros anticonvulsivantes, como o **topiramato** e a **gabapentina/pregabalina** não demonstraram efeitos benéficos no tratamento do TAB; porém, o topiramato tem utilidade como adjuvante no tratamento em decorrência de seu efeito adverso de perda ponderal, contrabalanceando o ganho de peso induzido pelo lítio ou pelo ácido valproico. O topiramato também encontra uso no tratamento da enxaqueca, devendo ser utilizado em doses baixas, entre 50 a 100 mg/dia. Quanto à gabapentina e a pregabalina, seu uso encontra muito respaldo na dor neuropática, com a ressalva de que a margem de doses utilizada na gabapentina pode ser muito ampla, o que, por vezes, inviabiliza seu uso. Para melhorar a resposta, a pregabalina tem menor margem de dose. A pregabalina também pode ser utilizada no Transtorno de Ansiedade Generalizada.

Benzodiazepínicos

Grupo de medicações que se ligam ao receptor gama-aminobutírico (GABA), potencializando a atividade inibitória natural desse neurotransmissor sobre o cérebro, sendo assim um depressor do Sistema Nervoso Central (SNC) com potencial danoso de interação com álcool e barbitúricos. A margem de segurança dos benzodiazepínicos é relativamente ampla, e os casos de óbito costumam estar associados à overdose concomitante de outros depressores do SNC, por insuficiência respiratória. Em casos de intoxicação aguda, além do suporte circulatório, ventilatório e de via aérea, deve-se fazer uso de flumazenil endovenoso 0,3 mg, com doses adicionais de 0,3 mg a cada minuto até a reversão do rebaixamento de consciência.

É muito importante lembrar que, em geral, devem ser empregados na melhoria sintomática imediata, com uso previsto somente para o curto prazo, como nas primeiras semanas da terapia de transtorno de pânico, enquanto as demais medidas aguardam resposta, devendo ser informado ao paciente o plano de posterior redução gradual. O uso prolongado pode levar à tolerância e à dependência, sobretudo nos medicamentos de menor meia-vida e, como vem sendo melhor apontado recentemente, aumenta o risco de demência após meses de uso[20].

Comumente lembrados por sua ação ansiolítica e hipnótica, também encontram importante indicação em crises convulsivas (diazepam), mioclonia (clonazepam) e na síndrome de abstinência de álcool, discutida a seguir. Tendo o mesmo mecanismo de ação, as diferenças de uso clínico se dão principalmente pela variação de velocidade de absorção, potência e meia-vida, onde, por exemplo, o Midazolam, por ter meia-vida curta, é usado como hipnótico, inclusive em indução anestésica, mas não como ansiolítico.

Embora não tenha relação estrutural com os benzodiazepínicos, cabe lembrar a indicação da buspirona, um agonista serotoninérgico 5-HT1A para o transtorno de ansiedade generalizada. Sem risco de abuso ou dependência, é bem tolerada em idosos e em pacientes com problema pulmonar, mas tem como desvantagens a necessidade de fragmentação da dose em três tomadas diárias e a relativa demora para o início

dos benefícios, comparada ao início imediato dos benzodiazepínicos. A dose diária varia de 30 a 60 mg.

Síndrome de Abstinência Alcoólica (SAA)

A Síndrome de Abstinência Alcoólica (SAA) é uma complicação grave e potencialmente fatal. A retirada súbita ou grande redução da quantidade habitual do álcool, ou do próprio benzodiazepínico se usado em grande dose cronicamente, leva ao estado de hiperexcitabilidade do SNC, inclusive autonômico, o que explica as manifestações clínicas: ansiedade, sudorese, taquicardia, hipertensão arterial, cefaleias, insônia, náusea/vômitos, parestesia, alucinações (auditivas, táteis e/ou visuais, essas últimas mais comuns que nos transtornos psiquiátricos primários) desorientação, rebaixamento de consciência e convulsões.

Assim, as duas maneiras de complicação da SAA são o *delirium tremens*, nome que se dá especificamente a essa causa de rebaixamento do nível de consciência, e as convulsões.

Os sintomas costumam começar nos dois primeiros dias de interrupção do consumo, especialmente a convulsão, precoce quando presente, e devem ser tratados com benzodiazepínicos em razão da tolerância cruzada gabaérgica, o que diminui a hiperexcitabilidade neuronal. O diazepam é a medicação de escolha pelo início rápido de ação, alta potência e meia-vida longa. A exceção são os pacientes hepatopatas, tratados com lorazepam, por esse apresentar menor complexidade na metabolização, sofrendo somente a etapa de glucuronidação e sem metabólitos ativos.

Nos casos de convulsão, a indicação é semelhante encontrada em outras crises convulsivas, com uso de diazepam endovenoso puro e lento.

O tratamento da SAA é a administração de diazepam 10 mg a cada hora, repetidamente, até alívio dos sintomas

Tabela 27.5 – Alguns benzodiazepínicos de uso comum na prática clínica.

Medicação	Absorção oral	Meia-vida (h)	Uso comum	Comentários
Alprazolam	Intermediária	14	Ansiolítico Hipnótico	Existem apresentações sublinguais e de liberação lenta.
Clonazapam	Rápida	30	Ansiolítico Mioclonias Vertigem	Existe apresentação sublingual.
Diazepam	Rápida	40 a 60*	Ansiolítico Hipnótico Convulsões SAA[1]	Evitar uso IM, por cristalização e absorção errática.
Lorazepam	Intermediária	14	Ansiolítico SAA	Preferível em hepatopatas. Injetável indisponível no Brasil.
Midazolam	Rápida	2,5	Hipnótico	Quando injetável em agitação, necessita de suporte ventilatório.

*Meia-vida longa, de 60 horas, do metabólito ativo: demetildiazepam; [1]Síndrome de Abstinência Alcoólica.

Fonte: CORDIOLI, A V; GALLOIS, C B; ISOLAN, L. Psicofarmacos: consulta rápida. 5. ed. Porto Alegre: Artmed, 2017. p. 254.

da abstinência, ou sedação leve, sinal que a hiperexcitabilidade neuronal está resolvida. A via oral é preferível, mas se não for possível, pode ser feito lentamente por via endovenosa a depender do grau de tolerância, doses altas podem ser alcançadas, o que pode assustar os profissionais assistentes, mas bons parâmetros são a regularização da pressão arterial e da taquicardia, bem como a interrupção dos tremores grosseiros. Nos pacientes hepatopatas, lorazepam 2 mg a cada 2 horas é a escolha. A dose utilizada no primeiro dia deve ser gradualmente diminuída; uma das maneiras comuns é a retirada de 25% da dose total a cada dia.

Cabe ainda lembrar que pacientes dependentes de álcool estão em risco de carência de tiamina (vitamina B1), necessitando de profilaxia da Síndrome de Wernicke-Korsakoff, com uso parenteral de uma ampola de 100 mg de tiamina por dia, pelo menos por 3 dias, na profilaxia, ou mais tempo com uso de 100 mg três vezes por dia, em caso de persistência de confusão mental após a resolução dos demais sintomas de abstinência, mesmo na ausência de oftalmoplegia ou alteração de marcha, posto que nem sempre a tríade de Wernicke está presente e que após lesões estruturais, o quadro é irreversível.

ESTUDO DE CASO (conclusão)

Esse paciente provavelmente está apresentando um Estado Confusional Agudo, ou *delirium*, uma verdadeira emergência médica por aumentar mortalidade, maior tempo de internação, maior chance de se tornar institucionalizado e recentemente estudos sugerindo como fator de risco para quadro demencial. O senhor Claudemir apresenta múltiplas comorbidades, polifarmácia, apresentando um quadro infeccioso em uso de medicações precipitantes de *delirium*, evoluindo com quadro de déficit cognitivo agudo com desorientação, devendo sempre ser citado o instrumento CAM – Confusion Assessment Method, devendo ser tratado imediatamente.

Um clínico, após receber o paciente, iniciou haloperidol 1 mg, por via oral, de 12 em 12 horas com resolução de quadro de desorientação. Realizou substituição de amitriptilina por escitalopram, trocou ciprofloxacino por ceftriaxona, pois a atividade anticolinérgica dos medicamentos anteriores piora o quadro, e realizou as orientações urológicas. Paciente evoluiu com importante melhora clínica tendo recebido alta hospitalar ao dia seguinte, mantendo acompanhamento ambulatorial com geriatria em seguimento.

Referências

1. Magni LR, et al. Fluoxetine versus other types of pharmacotherapy for depression. Cochrane Database Syst Rev 2013; 7: CD004185. DOI: 10.1002/14651858.CD004185.pub3

2. Fournier JC, DeRubeis RJ, Hollon SD, et al. Antidepressant drug effects and depression severity: a patient-level meta-analysis. Jama 2010; 303(1): 47-53.

3. Shultz E, Malone DA. A practical approach to prescribing antidepressants. Cleveland Clin J Med 2013; 80(10): 625-31. DOI: 10.3949/ccjm.80a.12133.

4. Lackamp J, Schlachet R, Sajatovic M. Assessment and management of major depressive disorder in older adults. Psychiatr Danubina 2016; 28: 95-8.

5. Dines P, Hu W, Sajatovic M. Depression in later-life: An overview of assessment and management. Psychiatr Danubina 2014; 26: 78-84.

6. Síndrome das pernas inquietas: diagnóstico e tratamento. Opinião de especialistas brasileiros. Arq Neuro-Psiquiatr (São Paulo) 2007 Sep [access on 2017 Jan 23]; 65(3a): 721-7. Available from <http://www.scielo.br/scielo.php?script=sci_arttext&pid=S0004-282-2007000400035X&lng=en&nrm=iso>. http://dx.doi.org/10.1590/S0004-282X2007000400035

7. I Diretriz brasileira de diagnóstico e tratamento da síndrome metabólica. Arq Bras Cardiol (São Paulo) 2005 Apr [access on 2017 Jan 23]; 84(supl. 1): 3-28. Available from <http://www.scielo.br/scielo.php?script=sci_arttext&pid=S0066-782X2005000700001&lng=en&nrm=iso>. http://dx.doi.org/10.1590/S0066-782X2005000700001

8. Lin JH, Huang MW, Wang DW, Chen YM, Lin CS, Tang YJ, et al. Late-life depression and quality of life in a geriatric evaluation and management unit: an exploratory study. BMC Geriatr 2014; 14: 77.

9. Park M, Unützer J. Geriatric depression in primary care. Psychiatr Clin North Am 2011; 34(2): 469-87.

10. INFARMED. Citalopram – Risco de prolongamento do intervalo QT: circular informativa no. 230/CD, de 09/11/2011. Lisboa: INFARMED; 2011.

11. Dalpubel D, Gesualdo GD, Souza ÉN, Oliveira NA, Oliveira KFN, Vale FAC. Sintomas depressivos no comprometimento cognitivo leve: revisão sistemática. Rev Hosp Univ Pedro Ernesto 2016; 15(1): 20-7.

12. Chagas NMS, Borges DGS, Chagas MHN. Delirium como fator de risco para demência em idosos: uma atualização. J Bras Psiquiatr (Rio de Janeiro) 2016 Mar [access on 2017 Jan 23]; 65(1): 94-8. Available from http://www.scielo.br/scielo.php?script=sci_arttext&pid=S0047-20852016000100094&lng=en&nrm=iso http://dx.doi.org/10.1590/0047-2085000000109

13. Lôbo RR, Silva Filho SRB, Lima NKC, Ferriolli E, Moriguti JC. Delirium. Medicina (Ribeirão Preto) 2010; 43(3): 249-57.

14. Koo BB, et al. Restless Legs Syndrome and Depression: Effect Mediation by Disturbed Sleep and Periodic Limb Movements. Am J Geriatr Psych 24(11): 1105-1116. DOI: 10.1016/j.jagp.2016.04.003

15. Moshe SL, Perucca E, Ryvlin P, Tomson T. Epilepsy: new advances. Lancet 2015; 385: 884-98. [PMID:25260236]

16. Kamada M, Netto Mattar AG, Fontana MP. Use of lithium in Alzheimer's treatment. Rev Soc Bras Med 2016 Jan-Mar; 14(1): 63-6.

17. Zung S, Michelon L, Cordeiro Q. O uso do lítio no transtorno afetivo bipolar. Arq Med Hosp Fac Cienc Med Santa Casa São Paulo 2010; 55(1): 30-7.

18. Shirama FH, Miasso AI. Consumo de psicofármacos por pacientes de clínicas médica e cirúrgica de um hospital geral. Rev Latino-Am Enfermagem [Internet] jul.-ago. [acesso em: 23 jan. 2017]; 21 (4): [08 telas]. Disponível em: www.scielo.br/pdf/rlae/v21n4/pt_0104-1169-rlae-21-04-0948.pdf

19. Lima MCP, Menezes PR, Carandina L, Cesar CLG, Barros MBA, Goldbaum M. Transtornos mentais comuns e uso de psicofármacos: impacto das condições socioeconômicas. Rev Saúde Pública 2008; 42(4): 717-23.

20. Moncrieff J, Wessely S, Hardy R. Active placebos versus antidepressants for depression. Cochrane Database Syst Rev 2004; 1: CD003012. DOI: 10.1002/14651858.CD003012.pub2

21. Islam MM, Iqbal U, Walther B, Atique S, Dubey NK, Nguyen PA, et al. Benzodiazepine Use and Risk of Dementia in the Elderly Population: A Systematic Review and Meta-Analysis. Neuroepidemiology 2016; 47(3-4): 181-91.

22. Long D, Long B, Koyfman A. The emergency medicine management of severe alcohol withdrawal. Am J Emerg Med 2017 Feb 4.

23. Hennemann-Krause L, Sredni S. Farmacoterapia sistêmica da dor neuropática. Rev Dor (São Paulo) 2016 (acesso em: 04 mar. 2017); 17(supl. 1): 91-94. Disponível em: <http://www.scielo.br/scielo.php?script=sci_arttext&pid=S1806-00132016000500091&lng=pt&nrm=iso>. http://dx.doi.org/10.5935/1806-0013.20160057

24. Moreno RA, Moreno DH, Soares MBM, Ratzke R. Anticonvulsivantes e antipsicóticos no tratamento do transtorno bipolar. Rev Bras Psiquiatr 2004; 26(Supl. III): 37-43.

25. Lacerda ALT, Soares JC, Tohen M. O papel dos antipsicóticos atípicos no tratamento do transtorno bipolar: revisão da literatura. Rev Bras Psiquiatr 2002; 24(1): 34-43.

Polifarmácia na prática clínica

28

- *Ítalo Mendonça Lima*
- *Lenôra Maria de Barros e Silva*

> "Aos doentes tenha por hábito duas coisas –
> ajudar, ou pelo menos não produzir danos."
>
> *(Hipócrates)*

CASO CLÍNICO

Paciente, sexo masculino, 82 anos, com diagnóstico de hipertensão arterial sistêmica, diabetes *mellitus* tipo 2, dislipidemia e glaucoma, procura atendimento médico ambulatorial com relato de tontura e 03 episódios de queda nos últimos seis meses. Deseja iniciar uso de polivitamínico pois acha que pode estar fraco.

Seu exame físico evidencia:

- bom estado geral, corado, hidratado, eupneico, afebril, anictérico;
- ausculta pulmonar sem alterações FR 16 ipm;
- ritmo cardíaco regular em 2 tempos, com BNF, sem sopros com FC de 45 bpm PA deitado de 120 × 70 e PA sentado de 100 × 50, sem turgência de jugular, sem edema de membros inferiores;
- abdome depressível, indolor, sem visceromegalias ou tumorações;
- extremidades bem perfundidas com pulsos periféricos simétricos.

Polifarmácia

É notória a transição demográfica vivenciada pela população brasileira e mundial, processo iniciado principalmente a partir da década de 1970, como consequência do significativo aumento da expectativa de vida média e redução da taxa de fecundidade. Existe uma estimativa de que no ano de 2025 o número de pessoas maiores de 60 anos terá aumentado em 15 vezes em comparação ao ano de 1950.

Esse aumento significativo e crescente no número de pacientes idosos vem ocasionando, como consequência, aumento na prevalência de enfermidades crônicas, além de sequelas decorrentes do avançar da idade. Tal situação vem levando a uma condição cada vez mais recorrente em ambulatórios de quaisquer especialidades médicas: a polifarmácia.

Sua definição é controversa na literatura, mas costuma ser caracterizada como o uso de cinco ou mais medicamentos de forma simultânea. Alguns autores consideram também como polifarmácia o uso de qualquer fármaco desnecessário, independentemente da quantidade de fármacos em uso ou ainda o uso de qualquer medicação sem prescrição médica.

Alguns fatores podem ser implicados como possíveis causadores desse fenômeno:

- a automedicação;
- o forte apelo da indústria farmacêutica;
- a medicalização presente na formação de muitos profissionais de saúde;
- o acompanhamento simultâneo do paciente por diversos especialistas, dentre tantos outros.

Vale ressaltar que, embora venha se tornando cada vez mais comum nos dias atuais, a polifarmácia já vem sendo alvo de preocupação há vários anos, não somente no Brasil. Em estudos publicados no final da década de 1950 nos Estados Unidos, já se observava a preocupação por parte dos autores da importância do conhecimento do médico a respeito não somente da farmacodinâmica das medicações, mas, principalmente, de seus possíveis efeitos adversos se não utilizados da forma adequada. Já se falava, à época, que o ideal seria cuidar de cada enfermidade com apenas um fármaco, sempre que possível. Além disso, era ressaltada a importância de se iniciar com baixas doses com aumentos graduais quando necessários, como forma de minimizar possíveis efeitos colaterais e interações entre medicamentos.

Como já citado anteriormente, a transição demográfica mundial, com o progressivo envelhecimento populacional, contribuiu ainda mais para o estabelecimento da polifarmácia na prática clínica. No Reino Unido e Estados Unidos, por exemplo, cerca de um terço de todas as prescrições médicas são direcionadas a pacientes idosos. É notório que regimes terapêuticos que incluem dois ou mais fármacos para o tratamento de uma condição única têm sido cada vez mais utilizados, com o intuito de otimizar situações clínicas que são muito prevalentes em idosos, como a hipertensão arterial sistêmica, insuficiência cardíaca, diabetes *melitus*, doenças cardíacas isquêmicas, doença de Alzheimer, entre outras.

Somado a isso, existe a problemática da automedicação. Prova disso foi a constatação de que idosos norte--americanos foram responsáveis pela aquisição de 40% das medicações vendidas sem prescrição médica. No Brasil, a situação não é muito diferente: estima-se que cerca de um ¼ da população consuma 60% das medicações produzidas no país, em especial os pacientes com mais de 60 anos. Além disso, devem ser ressaltados os prejuízos econômicos. Ainda nos EUA, para cada dólar gasto em medicamentos, é gasto U$ 1,33 para tratar efeitos adversos ocasionados pela toxicidade.

A população idosa torna-se mais vulnerável aos efeitos nocivos da polifarmácia devido às alterações fisiológicas decorrentes do avançar da idade, que modificam as respostas farmacocinéticas e farmacodinâmicas às drogas, alterando seus processos de distribuição, metabolismo e excreção do organismo. Tais mudanças incluem, principalmente, perda da função renal e hepática, além da diminuição de massa corporal magra. De todas elas, a queda no *clearance* renal é a mais relevante, ocasionando maior dificuldade para excreção de drogas hidrossolúveis. Esse detalhe é particularmente importante para fármacos que possuem limites terapêuticos estreitos, como digoxina, lítio e gentamicina.

Outro fator que deixa os idosos mais suscetíveis aos malefícios da polifarmácia é a maior complexidade de seu contexto clínico, levando à necessidade de um maior número de medicamentos. Uma pesquisa nacional realizada nos Estados Unidos com uma população adulta não institucionalizada indicou que 40% das pessoas acima de 65 anos utilizam cinco ou mais medicamentos por semana, enquanto 12% utilizam 10 ou mais fármacos. Como consequência,

observa-se que uma a cada 5 medicações utilizadas nesse grupo populacional provavelmente esteja sendo inapropriada. O risco de efeitos adversos aumenta em 13% com o uso de 2 medicamentos, de 58% quando aumenta para cinco e podendo chegar a 82% quando consumidos 7 ou mais fármacos simultaneamente.

Um fato interessante é a constatação de que, embora o grupo de pacientes com 60 anos ou mais seja aquele que mais vem apresentando crescimento percentual nas últimas décadas, é insuficientemente representado em ensaios clínicos que testam a eficácia de drogas. Esse desequilíbrio dificulta e torna inapropriada a extrapolação dos resultados para esse grupo populacional.

A polifarmácia tem uma associação com a ocorrência e gravidade das reações adversas aos medicamentos (RAM), precipitação de interações medicamentosas (IM), além de acúmulo de toxicidade. Como consequência, ocasiona erros na administração das medicações e aumenta as taxas de abandono ou má adesão ao tratamento, com aumento da morbimortalidade. Ressalta-se ainda que toda essa problemática acarreta em maiores custos ao paciente, pois são ainda agregados gastos com idas a especialistas, atendimentos em unidades de urgência/emergência e internações hospitalares. Estima-se que, em países desenvolvidos, o custo anual seja algo em torno de 76,6 bilhões de dólares.

O risco de ocorrência de RAM se eleva em cerca de 3 a 4 vezes quando ocorre a polifarmácia, o que pode simular síndromes geriátricas como episódios de confusão mental, incontinências e quedas. Já está bem estabelecida a forte relação de quedas em idosos com a utilização de determinados fármacos, em especial as drogas psicoativas (antidepressivos, ansiolíticos, neurolépticos e hipnóticos). Além dessas, outras drogas também merecem destaque, como os antiarrítmicos, vasodilatadores e diuréticos.

Importante ressaltar ainda que a ocorrência de RAM leva a desfechos negativos, como quebra na relação de confiança entre médico e paciente, retarda o tratamento e limita a autonomia do idoso, com consequente queda de sua qualidade de vida. E ainda acarreta o início da cascata terapêutica, na qual uma medicação é prescrita para tratar o efeito colateral de outra.

Diante do exposto, não resta dúvida: o número de medicações que um paciente usa é, de longe, o principal fator de risco para o surgimento de problemas relacionados ao uso das mesmas.

As interações medicamentosas costumam ser classificadas em:

- *Menores:* efeitos são geralmente leves, ocasionam poucas moléstias, não requerendo tratamento adicional.
- *Moderadas:* podem ocasionar deterioração na situação clínica do paciente, requerendo tratamento adicional.
- *Maiores:* efeitos potencialmente ameaçadores à vida do paciente, podendo ocasionar danos graves e permanentes.

Ocorrem quando determinado medicamento influencia na ação do outro, podendo dar origem aos mais variados desfechos clínicos, de maior ou menor gravidade. Na população mais idosa, são inúmeros os fármacos utilizados de modo frequente e que são potencialmente interativos, devendo, pois, ser evitado seu uso de forma concomitante (Tabela 28.1).

A avaliação por parte do profissional médico se faz de extrema importância no sentido de evitar a polifarmácia. Cabe a ele verificar a combinação entre o fármaco e sua indicação, identificando a utilização desnecessária de determinada medicação, bem como observando se essa combinação é ideal para cada paciente. Uma alternativa consiste na elaboração de uma lista na qual devem ser avaliados para cada medicamento itens importantes como: escolha, dose, eficácia, efeitos colaterais, facilidade de uso, custo-benefício e interações com outras medicações.

Outra forma de abordagem do profissional na prevenção dos malefícios da polifarmácia na população geriátrica seria a utilização dos Critérios Explícitos, exemplificados pela lista de Beers e pelos critérios STOPP (do inglês Screening Tool of Older Person's Prescription). Ambos incluem uma lista de medicamentos identificados por especialistas como de alto risco para uso na população idosa, pelos efeitos adversos relatados junto a esse grupo populacional. Alguns deles já são bem definidos, assim como seus principais efeitos adversos (Tabela 28.2).

Nesse contexto, chegou-se a um consenso de que determinados fármacos devem ser evitados em pacientes mais idosos, exceto diante de uma situação mais específica (relação risco/benefício). Tal estratégia (Critérios Explícitos) traz ainda como vantagem sua possibilidade

de utilização também por profissionais fora da área da saúde, em razão de sua rapidez e facilidade de aplicação, através da comparação da lista com a prescrição médica do paciente.

Entretanto, é válido salientar que deve haver um bom senso na sua utilização. Por exemplo, a simples presença de um critério explícito no esquema terapêutico do paciente não deve ser necessariamente suficiente para sua retirada ou substituição. Como já salientado, deve sempre ser feita uma análise mais aprofundada da real indicação de determinado fármaco.

Diante disso, se faz necessária a criação de meios que permitam ao médico monitorar as medicações em uso pelos pacientes. Primeiramente, obter junto ao paciente uma lista sempre atualizada contendo as medicações das quais ele faz uso, inclusive com terapias alternativas. Tal lista deve incluir não somente o nome e posologia, mas também a indicação de cada droga. Além disso, uma abordagem multidisciplinar (incluindo farmacêuticos, enfermeiros e outros profissionais da saúde) deve ser instituída para identificar a efetividade e efeitos adversos das medicações. Finalmente, o real engajamento do paciente, exercendo papel fundamental em todas as etapas do cuidado.

Desse modo, todo o esforço deve ser feito no intuito de se evitar a exposição dos pacientes, em especial aqueles maiores de 60 anos, aos possíveis malefícios da polifarmácia. Ele passa não apenas pela compreensão do médico a respeito das mudanças decorrentes do declínio fisiológico no idoso, mas principalmente no estabelecimento de uma boa relação médico-paciente, pautada em um processo de confiança que envolva ambas as partes. Esse é, sem dúvida, o alicerce fundamental para a boa prática clínica e sucesso terapêutico de toda e qualquer enfermidade.

Quadro 28.1 – Interações medicamentosas e seus desfechos clínicos.

Medicamento	Interage com	Desfecho clínico
Amiodarona	1. Anticoagulantes 2. Cisaprida	1. Aumento do efeito anticoagulante 2. Risco de arritmias cardíacas
Anti-inflamatórios não esteroidais	1. Betabloqueadores, tiazídicos, IECA 2. Anticoagulantes 3. Antidepressivos ISRS	1. Queda do efeito hipotensor 2. Aumento do efeito anticoagulante 3. Aumento de reações adversas no TGI
Betabloqueadores	1. Bloqueadores canais de cálcio 2. Antidiabéticos orais	1. Hipotensão 2. Alterações glicêmicas, sedação e hipotensão
Digoxina	1. Amiodarona, Benzodiazepínicos 2. Hidroclorotiazida, Furosemida	1. Intoxicação digitálica
Captopril	1. Espironolactona 2. Furosemida 3. Antiácidos 4. Sulfato ferroso	1. Hipercalemia e alterações no ECG 2. Hipotensão 3. Queda do efeito hipotensor

Fonte: Adaptado de Secoli SR. Polifarmácia: interações e reações adversas no uso de medicamentos por idosos. Rev Bras Enferm (Brasília) jan.-fev. 2010; 63(1): 136-40.

Quadro 28.2 – Medicamentos associados a reações adversas na população idosa.

Fármaco	Reações adversas
Anti-inflamatórios não esteroidais	• Hemorragias gastrintestinais • Prejuízo da função renal • Elevação de níveis pressóricos
Benzodiazepínicos	• Hipotensão • Fadiga • Visão borrada • Confusão mental
Drogas anticoli-nérgicas	• Redução de motilidade do TGI • Retenção urinária • Boca seca • Hipotensão ortostática
Antidepressivos tricíclicos	• Hipotensão ortostática • Sedação
Digoxina	• Distúrbios no TGI • Redução de condução elétrica cardíaca
Neurolépticos	• Sedação • Discinesia tardia • Distonia

Fonte: Adaptado de Secoli SR, 2010.

Desprescrevendo

Diante dos grandes riscos relacionados à polifarmácia, a desprescrição tem sido prática cada vez mais adotada, sobretudo na população geriátrica e de pacientes sob cuidados paliativos. A desprescrição requer o mesmo cuidado e habilidade exigidos para prescrição.

O ato de reavaliação de receituário deve ser incorporado à prática clínica com o intuito de identificar a falta e/ou o excesso de medicações. Sempre que possível, reduzir doses, substituir por medicações com menores interações medicamentosas e deixar apenas como se necessário fármacos antes usados continuamente.

Um exemplo clássico e atual é a prescrição indiscriminada de inibidores de bomba de prótons a um enorme número de pacientes, sem nenhuma indicação clínica e por tempo indeterminado. Nesse contexto, seguem também analgésicos, ansiolíticos, indutores do sono e tantos outros.

Desprescrever, no entanto, não pode ser interpretado apenas com a suspensão imediata e abrupta de determinado medicamento.

O ato começa com a mudança de postura profissional. Muitas vezes, com o intuito de maximizarmos a importância de determinado medicamento, acompanhamos a prescrição com a frase: "esse remédio deve ser tomado para o resto da vida, você nunca deverá suspendê-lo". Assim reforçamos a cultura de que independente de que fase da vida ou da doença, o tratamento deverá ser o mesmo, e seguido sem revisões ou questionamentos de maneira ininterrupta. Dessa forma,

não é incomum identificarmos pacientes idosos, frágeis, portadores de doenças crônico-degenerativas em fases avançadas, convictos de que o uso de determinadas medicações de fato nunca deverá ser interrompido. Com isso, a cascata terapêutica torna-se constante, assim como o aumento de efeitos colaterais e de interações medicamentosas.

Ainda para a desprescrição, a parceria e a confiança entre o paciente e a equipe de saúde são essenciais. Ao iniciar o processo de retirada de qualquer medicação é preciso que o paciente sinta-se amparado pela equipe.

Criando o ambiente favorável para a identificação de polifarmácia e todos os seus riscos, algumas etapas tornam o processo de desprescrição mais seguro e eficaz.

1. Revisar o receituário procurando medicações sem indicações claras, medicações com efeitos que se sobrepõem, medicações visando metas terapêuticas inadequadas, cascatas terapêuticas, doses inadequadas.

2. Analisar a possibilidade de retirada ou substituição dessas medicações. Questionar sobre o impacto que uma possível retirada, desmame ou substituição terão na sobrevida e qualidade de vida do paciente.

3. Agir, ou seja, explicar ao paciente a inadequação encontrada e propor a retirada, redução ou substituição da mesma. Deixando claro quais são os objetivos almejados com tal medida e como o processo deverá ocorrer.

4. Ajustar o esquema terapêutico à fase de vida e da doença atual, explicando ao paciente que a mesma doença diagnosticada aos 40 anos pode ter uma abordagem diferente aos 60, 70, 80, 90 anos, sem que isso traga aumento de morbimortalidade, muito pelo contrário.

5. Monitorizar a desprescrição, por fim, é tão importante como monitorizar a introdução de qualquer medicação. O paciente precisa entender que a equipe de saúde estará atenta a possíveis efeitos indesejados pela retirada da medicação.

Seguindo essas etapas, é possível que um grande número de pacientes se beneficie de maneira segura de uma prescrição médica mais adequada e eficaz.

Colocando como balizadores da nossa conduta a segurança e a qualidade de vida do paciente, estaremos caminhando para a construção de um dos pilares da boa pratica médica, "primeiro, não prejudicar".

Discussão do caso clínico

O inventário medicamentoso do paciente evidenciou o uso de:

* atenolol 50 mg pela manhã;
* hidroclorotiazida 25 mg pela manhã;
* captopril 25 mg de 8 em 8 horas;
* metformina 850 mg após o café da manhã e após o jantar;
* sinvastatina 40 mg à noite;
* betaistina 24 mg pela manhã (iniciado pelo paciente, sem prescrição);
* colírio de timolol 0,5% 1 gota em cada olho de 12 em 12 horas.

O paciente foi esclarecido sobre a forte possibilidade de seus sintomas, tontura e quedas serem secundários à hipotensão postural causada pela combinação de medicações prescritas. Foi orientado a suspender o uso de betaistina e hidroclorotiazida e reduzir a dose do atenolol para 25 mg pela manhã, devendo retornar para avaliação em um prazo de quinze dias para apresentar exames complementares e reavaliação dos sintomas.

No retorno, o paciente referiu melhora dos sintomas, mas não resolução. Dessa vez, o exame físico detectou uma frequência cardíaca de 60 bpm e pressão arterial de 130 por 70 deitado e 120 por 50 sentado.

Foi orientada a suspensão do atenolol e substituição do captopril por losartana 50 mg pela manhã, com nova avaliação em 15 dias.

No novo retorno, paciente referia sentir-se melhor e negava novos episódios de tontura e queda e tinha melhora da sensação de astenia. Foi novamente examinado, agora com frequência cardíaca de 72 bpm e pressão arterial de 130 por 70 deitado e 130 por 60 sentado.

Paciente foi orientado sobre a importância de acompanhamento regular e sobre o risco de automedicação, evoluindo desde então com melhor adesão terapêutica e resolução dos sintomas apresentados.

Referências

1. Benetos A, et al. Polypharmacy in the Aging Patient. J Am Med Assoc 2015 Jul; 314(2).
2. Budnitz DS, et al. Emergency hospitalizations for adverse drug events in older americans. New Engl J Med 2011; 365(21): 2002-12.
3. Silva R, Schmidt OF, Silva S. Polifarmácia em geriatria. Rev AMRIGS (Porto Alegre) abr.-jun. 2012; 56(2): 164-74.
4. Jansen J, et al. Too much medicine in older people? Desprescribing through shared decision making. British Med J 2016 (acesso em: 31 jan. 2017). Disponível em: <http://www.bmj.com/content/353/bmj.i2893>.
5. Lebrão ML, Laurenti R. Saúde, bem-estar e envelhecimento: o estudo SABE no município de São Paulo. Rev Bras Epidemiol (São Paulo) 2005; 8(2): 127-41.
6. Lucchetti G, et al. Fatores associados à polifarmácia em idosos institucionalizados. Rev Bras Geriatr Gerontol (Rio de Janeiro) 2010; 13(1): 51-8.
7. Milton JC, Hill-Smith I, Jackson SHD. Prescribing for older people. British Med J 2008 Mar; 336: 606-09.
8. Scott IA, et al. Reducing inappropriate polypharmacy: the process of desprescribing. Jama Intern Med 2015 Mar; 175(5): 827-34.
9. Secoli SR. Polifarmácia: interações e reações adversas no uso de medicamentos por idosos. Rev Bras Enferm (Brasília) jan.-fev. 2010; 63(1): 136-40.
10. Toy EC, et al. Casos clínicos em geriatria. Porto Alegre: AMG; 2015. p. 341-56.
11. Scott IA, Le Couteur DG. Physicians need to take the lead in desprescribing. Int Med J 2015; 45.

Abordagem da tosse crônica

29

- *Bruna Ferolla Lanna Carvalho Peres*
- *Fabricio André Martins da Costa*
- *Kristopherson Lustosa Augusto*
- *Chin An Lin*

CASO CLÍNICO

C. M. S., 46 anos, mulher, natural e procedente de São Paulo, divorciada, cabeleireira. Previamente hipertensa há 5 anos, em uso de captopril 25 mg de 8 em 8 horas e anlodipina 5 mg de 12 em 12 horas e portadora de rinite alérgica desde a infância sem uso de medicação para controle.

Relata como queixa principal tosse seca de início há aproximadamente três meses com piora à noite. Nega dispneia, febre, perda de peso. Refere episódios eventuais de pirose principalmente após a alimentação. Durante esse período, buscou serviço de saúde quando foi solicitada uma radiografia de tórax que não possuía alterações. Foi prescrito na época budesonida nasal por um mês devido ao antecedente de rinite alérgica sem melhora dos sintomas.

Em relação à história familiar, a mãe é hipertensa e diabética, pai falecido e um irmão portador de rinite alérgica e asma.

Nega tabagismo ou etilismo. Mora em residência de dois cômodos com cinco pessoas. Nega contato com portador de tuberculose.

A paciente não apresentava alterações no exame físico.

Abordagem inicial

- É um reflexo do trato respiratório a uma agressão química, física, imunológica ou bacteriana. Podendo reverter ou desencadear arritmias cardíacas.

- É um dos principais mecanismos de defesa do trato respiratório, ajudando o batimento ciliar na remoção de partículas. Também é um importante disseminador de gotículas para o ambiente, podendo transmitir diversas doenças, que vão desde um resfriado comum à tuberculose.

- Ao menos 12% da população geral apresenta tosse crônica: com duração maior que oito semanas.

- Constitui-se uma das maiores causas que levam os pacientes a procurarem diversos serviços médicos, gerando um número expressivo de exames para o diagnóstico do sintoma.

- A tosse crônica é mais comum em mulheres do que homens e predomina na quinta e sexta década de vidas.

- Como abordagem inicial, é muito importante a história clínica e exames físicos precisam ser detalhados. As causas mais comuns da tosse crônica são facilmente identificáveis com uma boa anamnese.

- Exames complementares como radiografia de tórax e espirometria são úteis no diagnóstico.

Na história clínica, a caracterização do tipo e o padrão da tosse são importantes para o diagnóstico:

1) Presença de expectoração, sua cor, volume, odor, aspecto da secreção (purulenta, sanguinolenta, hialina, rósea, dentre outras). A maioria dos pacientes com tosse crônica a descreve como seca ou com pequena quantidade de secreção.

2) Fatores de melhora e de piora e ainda horário predominante.

3) Sintomas concomitantes: dispneia associada, sibilo, febre, dispepsia, refluxo gastroesofágico, rinorreia, congestão nasal, emagrecimento e hemoptise. A presença desses sintomas pode direcionar os diagnósticos: sibilo sugere asma, febre e emagrecimento podem estar presentes em tuberculose, e hemoptise em quadros mais graves como câncer de pulmão ou pneumonia.

4) Devem se averiguar hábitos como tabagismo, uso de medicamentos que possuem tosse como efeito colateral como os IECAs e história prévia de atopia. Sempre é

válida, na investigação clínica, a suspensão dos IECAs e estimular a cessação do fumo em tabagistas.

5) Estabelecer a duração da queixa: até três semanas (aguda), acima de três semanas (subaguda) e acima de oito semanas (crônica). Essa caracterização é importante para guiar o diagnóstico: dentre as causas de tosse aguda destacam-se a crise aguda de asma, exacerbação aguda de DPOC, exposição intensa à fumaça, uso de inibidor de enzima conversora de angiotensina, tromboembolismo arterial, aspiração de corpo estranho e infecções de vias aéreas superiores. Já na tosse crônica, diversas doenças respiratórias podem causar a tosse como a asma, DPOC e bronquiectasia, além de doenças não relacionadas ao trato respiratório, como doença do refluxo gastroesofágico e rinossinusite. Causas mais raras como fibrose intersticial e bronquite eosinofílica também cursam com tosse e devem ser lembradas. As principais causas de tosse crônica podem guardar entre si a característica comum de haver envolvimento inflamatório incidindo nas vias aéreas.

Vários estudos apontam para três doenças principais, ou uma associação entre elas, como causa da tosse crônica, chegando a 94% das causas identificáveis em indivíduos não fumantes e com radiografia de tórax normal, segundo Palombini et al. (Quadro 29.1)[1]. São elas: asma, doença do refluxo gastroesofágico e síndrome da tosse das vias aéreas superiores. Vale ressaltar que essas três entidades podem apresentar tosse persistente como único sintoma.

Quadro 29.1 – Causas de tosse crônica.

• Doença do refluxo gastro-esofágico • Síndrome da tosse de vias aéreas superiores • Asma variante tussígena	• Bronquite eosinofílica • Bronquiectasia • Carcinoma broncogênico • Pneumopatia intersticial • Insuficiência cardíaca em fase inicial • Bronquite crônica* • Uso de IECA* • Pneumonia atípica • Aspiração de corpo estranho • Asma ocupacional • Polipose nasal • Psicogênica • Massas intratorácicas (adenomegalias, bócio mergulhante, aneurismas)

*Quando os pacientes são tabagistas e/ou usuários de inibidores da enzima conversora de angiotensina, a etiologia da tosse, em geral, recai sobre essas causas.

Fonte: Elaborado pela autoria.

Nos pacientes tabagistas abre-se o leque diagnóstico. Além das três principais causas citadas acima, a doença pulmonar obstrutiva crônica (DPOC), abrangendo uma doença inflamatória crônica que atinge as vias aéreas e parênquima pulmonar, constitui uma importante causa de tosse crônica nessa população. A tosse pode ainda ser seca como resultado dos efeitos irritantes da fumaça do cigarro. Vale lembrar que a tosse crônica em fumantes de cigarro é dose-relacionada. A mudança no padrão da tosse no tabagista deve alarmar o médico devido ao risco aumentado de câncer de pulmão.

Em áreas endêmicas de tuberculose, esse diagnóstico deve ser aventado caso não haja resposta ao tratamento das causas iniciais, sintomas constitucionais concomitantes ou história de contato próximo com paciente bacilífero, além de história de imunossupressão (HIV, neoplasia, uso de quimioterapia, dentre outros).

Quadros crônicos de tosse podem levar o indivíduo a uma gama de complicações como, por exemplo, insônia, incontinência urinária, dentre outros. O Quadro 29.1 mostra as principais complicações nesses casos.

Quadro 29.2 – Principais complicações da tosse crônica.

Sistema	Complicações
Cardiovascular	• Hemorragia subconjuntival, lipotímia ou síncope, hipotensão arterial, arritmias, deslocamento de cateteres e sondas.
Neurológica/ Psiquiátrica	• Convulsões, tontura, insônia, ansiedade, radiculopatias, síncope, fístula liquórica nasal.
Gastrintestinal	• Ruptura de baço, episódios de refluxo gastroesofágico, ruptura de reto abdominal, disfunção de gastrostomia, hérnia inguinal.
Trato genitourinário	• Incontinência urinária, inversão da bexiga.
Trato respiratório	• Pneumomediastino, exacerbação da asma, trauma de laringe, pneumotórax, fratura de costelas, mudança de estilo de vida.

Fonte: Adaptado de Irwin RS, Boulet LP, Cloutier MM et al. Managing a cough as a defense mechanism and as a symptom. A consensus panel report of the American College of Chest Physicians. Chest 1998; 114(suppl 2):133S

Discussão do caso clínico e abordagem diagnóstica

Síndrome da tosse de vias aéreas superiores

No caso clínico, o quadro de tosse tem duração de três meses com piora à noite ao deitar e a paciente tem história prévia de rinite alérgica, devendo portanto ser levantada a hipótese de tosse crônica por síndrome da tosse de vias aéreas superiores (antigamente chamada de gotejamento pós-nasal).

Trata-se de uma das causas mais comuns responsáveis pela tosse, que inclui diversas causas: laringite e faringite aguda, além da nasofaringite aguda (resfriado comum: observa-se ainda que mesmo após a melhora do quadro viral, a orofaringe e a nasofaringe podem continuar com um processo inflamatório que persiste por mais algum tempo, algo como 2 a 4 semanas, a chamada síndrome pós-infecciosa que é causa tanto de tosse aguda quanto crônica), e gotejamento pós-nasal (provocado pela rinite alérgica, perene não alérgica, vasomotora e sinusite).

Os pacientes que sofrem de tosse das vias superiores geralmente contam uma história em que sentem "pingar secreção" na garganta e não raras vezes apresentam rinorreia com características que variam de mucosa a mucopurulenta. Outra queixa que pode estar presente é o fato de a tosse piorar quando o paciente se deita, à noite. Essa não sendo, portanto, exclusiva de DRGE. O quadro clínico é caracterizado pela tosse e pelo gotejamento na garganta, pela necessidade de limpar a garganta, obstrução nasal, rinorreia, rouquidão, halitose e cefaleia. No exame clínico, a orofaringe sob exame direto apresenta-se com hiperemia e algumas vezes se visualiza secreção na transição entre a naso e a orofaringe.

Em decorrência das variadas etiologias, não há um exame complementar, seja laboratorial ou de imagem, que possa dar o diagnóstico de certeza. Dessa forma, deve-se firmar o diagnóstico baseado em história e exame clínico. Nos casos de suspeita de rinossinusite, na anamnese, além dos sintomas clássicos como congestão nasal, rinorreia, espirros, secreção purulenta, dor óssea em topografia de seios nasais, sensação de peso facial, deve-se questionar sobre doenças sistêmicas e hábitos pessoais como tabagismo, consumo de cocaína, exposição a inalantes tóxicos e poluição ambiental. A tomografia de seios da face pode ser útil nesses casos, principalmente quando na incapacidade de se fazer um diagnóstico clínico, ausência de reposta terapêutica ou na possibilidade de estruturas adjacentes também estarem acometidas. Deve-se ressaltar que a tomografia, apesar de útil, não deve ser o primeiro passo na investigação diagnóstica, exceto nos casos de sinais e sintomas unilaterais e suspeita de complicações. Cabe ainda dizer que pacientes assintomáticos podem ter tomografia alterada.

O tratamento é simples, por isso, mesmo que não exista certeza diagnóstica, é justificável iniciar o tratamento empírico. O tratamento consiste em diminuir ou abolir a secreção nasal, podendo usar anti-histamínicos de preferência de primeira geração (mais potentes, porém mais sedativos) e de segunda geração para casos em que a sedação possa ser um inconveniente. Também podem ser utilizados alguns descongestionantes orais e lavagem nasal mecânica com soro fisiológico, sendo essa manobra um potente mecanismo de remoção de secreção nasal. Em casos de rinite alérgica, corticosteroide nasal está indicado. Na prevalência de espirros/prurido, os medicamentos de maior benefício são os corticoides tópicos e orais e os anti-histamínicos orais, enquanto pacientes muito secretivos se beneficiam mais de corticoides tópicos e orais e brometo de ipratrópio e os com bloqueio se beneficiam com descongestionantes tópicos e corticoides orais.

Em relação aos pacientes com rinossinusite crônica, preconizava-se antigamente tratamento com antibióticos por um período mais prolongado, cerca de 14 a 21 dias. Estudos demonstram que a rinossinusite seria causada por um processo inflamatório crônico e não por uma infecção bacteriana persistente e, portanto, o uso de antimicrobianos não deveria ser feito de rotina. É necessário identificar qual paciente se beneficia do uso de antimicrobianos em casos de reagudização clínica e priorizar o isolamento do patógeno através de cultura e antibiograma para um tratamento guiado visto os crescentes números de resistência bacteriana. O uso de corticosteroides também se mostrou benéfica nos pacientes com rinossinusite crônica, principalmente nos casos associados a pólipos nasais. Não há evidências de melhora da tosse crônica com cirurgias nasais (Quadro 29.3).

Quadro 29.3 – Tosse com origem em vias aéreas superiores.
• Modificação ambiental, se características de origem alérgica.
• Corticosteroide nasal para os casos evidenciados de rinite alérgica.
• Terapia com anti-histamínicos de 1ª geração (mais lipofílicos, mais potentes, porém mais sedativos). Se efeito colateral importante, usar os de 2ª geração (menos lipofílicos e menos sedativos).
• Associar descongestionante nasal, se necessário.
• Resposta terapêutica deve ocorrer em uma semana.
• Não utilizar de forma rotineira antimicrobianos para tratamento de rinossinusite

Fonte: Elaborado pela autoria.

Asma/DPOC

A presença de sibilos relatada ou flagrada durante o exame clínico leva à suspeita de asma e/ou DPOC (Doença Pulmonar Obstrutiva Crônica), especialmente no componente de bronquite crônica, onde há produção abundante de secreção por pelo menos três meses ao ano, ao menos dois anos seguidos. Além de haver produção abundante de secreção, o que por si só já seria suficiente para provocar a tosse, há a estimulação dos receptores aferentes de tosse que ficam especialmente em grandes e pequenas vias aéreas que levam a um quadro persistente de tosse, com alguns intervalos de melhora.

Na asma, o diagnóstico é essencialmente clínico, baseado em história detalhada sobre antecedentes pessoais de manifestação de asma, desde sua infância até os presentes dias, e na presença de sibilos no exame físico. A tosse pode ser estimulada pelo exercício e/ou contato com ar frio, mas isso também acontece com pacientes não asmáticos. Variabilidade do pico de fluxo nas medidas diárias e exacerbação noturna são sinais muito sugestivos dessa condição.

Uma espirometria com prova farmacológica, empregando broncodilatador, pode contribuir para o diagnóstico, havendo a reversibilidade da limitação do fluxo aéreo nos casos de asma e a não reversibilidade nos casos de DPOC. A espirometria não é um exame diagnóstico isento de falhas e, muitas vezes, pode se apresentar como sendo normal. O teste de broncoprovocação com metacolina pode ser um incremento útil para a espirometria, o problema é que esse teste pode levar o paciente a um eventual quadro de crise de asma.

Existem casos de asma em que o paciente apresenta basicamente tosse como único sintoma, com pouco sibilo ou ausência do mesmo no exame físico. É a variante asma com tosse. Esses indivíduos apresentam receptores da tosse mais sensíveis a diferentes substâncias inaladas quando comparados a asmáticos e pessoas normais, porém demonstram um grau de hiper-responsividade à metacolina menos intenso nos asmáticos clássicos. As alterações inflamatórias das vias aéreas de pacientes com variante asma com tosse são semelhantes às encontradas na asma: infiltração eosinofílica e espessamento subepitelial da mucosa brônquica, provocando remodelamento das vias aéreas. Nesses casos, a espirometria é fundamental no diagnóstico, evidenciando um padrão obstrutivo reversível com broncodilatador. A confirmação de que a tosse é devido à asma é feita com a melhora do quadro com o tratamento da asma. O tratamento desses pacientes é semelhante ao da asma, com melhora do quadro com broncodilatadores e resolução completa normalmente após oito semanas com o uso de corticoides inalatórios.

Em relação à doença pulmonar obstrutiva crônica (DPOC), a suspeição baseia-se na presença de exposição ambiental como fumaça de cigarro, fogão a lenha, poeira e produtos químicos, e sintomas respiratórios de dispneia e principalmente tosse. O paciente desenvolve a doença na meia idade, diferente da asma que surge no início da vida. A tosse em geral é produtiva e está presente de forma intermitente ou todos os dias, com frequência ao longo do dia sendo raramente apenas noturna. A dispneia do paciente com DPOC é progressiva e persistente, tendendo a piorar com atividade física e durante as exacerbações da doença. A confirmação é feita com a realização da espirometria que evidencia obstrução ao fluxo aéreo sem reversão com broncodilatadores. A espirometria é importante ainda para o estadiamento da doença.

Nesses pacientes, o tratamento mais eficiente e custo efetivo é o abandono do tabagismo ou da exposição ambiental, o que leva cerca de 90% dos indivíduos a melhorarem o quadro de tosse e retardar a progressão da doença.

Além das medidas de controle ambiental, no tratamento tanto de asma quanto de DPOC, há emprego de medicações que visam o alívio sintomático (resgate) e evitar crises ou descompensações futuras (manutenção).

As medicações de resgate compreendem beta-2 agonista de curta ação, anticolinérgicos e corticosteroide de uso sistêmico administrados por via oral ou parenteral por curto período de uma a duas semanas durante as crises/exacerbações. O uso de broncodilatador por via oral não é indicado. As medicações de manutenção compreendem beta-2 agonista de ação longa, anticolinérgicos de ação longa, corticosteroide inalatório e de uso sistêmico (usar em casos selecionados e de forma criteriosa), medicamentos que melhoram sobremaneira a qualidade de vida dos pacientes asmáticos.

Os pacientes asmáticos devem iniciar seu tratamento com corticoide inalatório em dose baixa e posteriormente aumentando a dose do corticoide inalatório ou associando outras drogas, como beta-2 agonista de longa duração, se mantiver a asma parcialmente/não controlada após três meses. Em relação aos pacientes portadores de asma variante com tosse, experiência clínica evidencia também o benefício do tratamento com corticoide inalatório. O uso de antagonistas do receptor de leucotrieno, como o montelucaste, também demonstraram melhora do quadro nesses pacientes.

Já os pacientes com DPOC apresentam maior benefício com beta-2 agonista de longa duração, devendo o corticoide inalatório ser adicionado apenas nos pacientes que apresentaram uma melhora sintomática e espirométrica com seu uso e naqueles pacientes com VEF1 menor que 50% na espirometria e com exacerbações frequentes. Nos pacientes portadores de DPOC, estudos mostram que o beta-2 agonista de curta duração, assim como o ipratrópio, a teofilina e o corticoide inalatório podem melhorar a tosse.

Em casos de exacerbação da DPOC, diagnosticados pela presença de dois dos três critérios (piora da dispneia, aumento do volume do escarro e purulência do mesmo), o uso de antibióticos está indicado, além do aumento da dose e frequência do broncodilatador e em alguns casos o corticoide oral.

O uso de alguns mucolíticos, como acetilcisteína, apresentam efeitos benéficos em longo prazo na DPOC, tornando mais fluido o muco e facilitando sua expulsão. Com relação aos antitussígenos (como a codeína, dexametorfano), que atuam em nível central e têm como objetivo suprimir a tosse, deve se diferenciar patologias que não podem ser curadas, quando seu uso para supressão da tosse pode ser considerado, das patologias em que a cura leva a melhora da tosse, e nesses casos o seu uso é desnecessário. No caso da DPOC, em geral os antitussígenos não devem ser utilizados em pacientes com doença estável e, quando indicados, devem ser usados por um curto período de tempo, atentando sempre, pois a dose efetiva é muito próxima da dose tóxica. Já o uso de expectorantes deve ser evitado.

Reabilitação respiratória está indicada para todos os estadiamentos de DPOC. A oxigenoterapia está indicada para os pacientes com DPOC que apresentam uma paO_2 inferior a 55 mmHg ou uma $SatO_2$ abaixo de 88% e para os pacientes com paO_2 entre 55 mmHg e 60 mmHg e $SatO_2$ de 89% associado a policitemia vera, insuficiência cardíaca congestiva ou hipertensão pulmonar. Nesses pacientes, o oxigênio deve ser usado por tempo superior a 15 horas por dia, visando uma $SatO_2$ entre 90 e 92%, valor no qual se previne a hipóxia tecidual enquanto minimiza os efeitos deletérios que podem ocorrer com a terapia de oxigênio. A longo prazo, a oxigenoterapia tem mostrado aumento de sobrevida com melhora na pressão arterial pulmonar, policitemia, mecânica pulmonar, capacidade de exercício e redução na frequência de hospitalização.

Durante o tratamento da asma/DPOC, alguns pacientes podem desencadear tosse pelos próprios medicamentos inalatórios utilizados. Nesses pacientes, há uma boa melhora da tosse com a troca do dispositivo ou com uso de espaçador.

A vacina contra a gripe deve ser realizada anualmente para esses pacientes. Não há evidências para a recomendação do uso generalizado da vacina antipneumocócica para pacientes portadores de DPOC.

Doença do refluxo gastroesofágico (DRGE)

O caso clínico apresenta uma paciente com tosse crônica que piora durante o período da noite e que possui hábitos alimentares ruins. Apesar de apresentar queixa de sintomas clássicos da DRGE, como pirose e regurgitação, cerca de 40% dos pacientes com tosse crônica por refluxo gastroesofágico podem ser assintomáticos devido a refluxos não ácidos. O refluxo gastroesofágico pode ter o conteúdo gástrico chegando até a região da laringe/faringe, gerando o que alguns autores denominam de refluxo laringofaringeano. A diferença anatômica que difere o refluxo gastroesofágico do laringofaringeano é que naquele o esfíncter inferior é incompetente, ao passo que, nesse, é o esfíncter superior do esôfago que apresenta incompetência.

Os sintomas do refluxo gastroesofágico são geralmente mais comuns, porém não exclusivamente ocorrem, em posição de deitado, e os do refluxo laringofaringeano em posição supina, durante exercício. Os possíveis mecanismos fisiopatológicos da tosse provocada por refluxo gastroesofágico são: estímulo de acidez no esôfago distal levando a um reflexo de tosse, estimulação dos receptores de tosse nas vias aéreas superiores e aspiração do conteúdo gástrico.

Os pacientes que apresentam esse quadro de tosse normalmente queixam-se de dispepsia, sensação de pirose retroesternal, piora pós-prandial da tosse e ao se deitar, logo após se alimentar. Muitos pacientes acabam por apresentar também broncoespasmo provocado pela aspiração de conteúdo gástrico.

O diagnóstico é baseado na história detalhada, e o exame clínico, muitas vezes, não apresenta nada de relevante, salvo se houver sibilo. Exames como endoscopia digestiva alta podem revelar doença de refluxo gastroesofágico, e às vezes pode flagrar hérnia de hiato, mas o exame normal não afasta essa hipótese diagnóstica. Outra alternativa é fazer o exame de monitoramento de pH esofagiano (pHmetria de 24 horas).

O tratamento é, muitas vezes, empírico e feito a partir do uso de inibidor da bomba de prótons (omeprazol, lanzoprazol e outros) duas vezes ao dia por três meses. Novos estudos revelam que o tratamento da tosse com o uso de IBPs é mais eficaz em pacientes com sintomas de pirose, regurgitação e acidez aumentada na pHmetria. Os pacientes assintomáticos não apresentam melhora significativa da tosse com esse tratamento.

Não há evidências de que a cirurgia antirrefluxo seja efetiva no tratamento da tosse crônica, devendo ser considerada apenas nos pacientes que possuem outras indicações válidas para a realização da mesma. O antecedente de cirurgia antirrefluxo não descarta que a tosse seja decorrente de DRGE. O uso de procinéticos também não mostrou benefício no controle da tosse crônica.

As principais medidas comportamentais não têm comprovação para o tratamento da tosse crônica mas devem ser estimuladas devido à melhora no quadro de refluxo (Quadro 29.4).

Quadro 29.4 – Medidas para tratamento da doença do refluxo gastroesofágico.

- Modificação de alimentos e bebidas que piorem refluxos. Exemplo: álcool, gasosos e xantinas. Evidência questionável.
- Diminuição de peso.
- Cessação do tabagismo.
- Evitar drogas desencadeantes: AINEs, beta-agonistas, corticosteroide, bifosfonatos, antidepressivos tricíclicos, anticolinérgicos.
- Evitar refeições duas horas antes de dormir.
- Não ingerir ou ingerir o mínimo de líquidos antes das refeições.
- Cabeceira da cama elevada.
- Inibidor de bomba de prótons ou bloqueador histamínico H_2.
- Considerar cirurgia para casos refratários.

Fonte: Elaborado pela autoria.

Síndrome pós-infecciosa

Outra causa comum de tosse são as infecções de vias aéreas superiores, sejam virais (quadro autolimitado) ou bacterianas. As infecções de vias aéreas superiores bacterianas geralmente sucedem as virais e podem durar semanas, se não forem tratadas. Mesmo após a infecção, o paciente pode ter a persistência do quadro por até oito semanas em decorrência do processo inflamatório provocado pela infecção e pelo gotejamento pós-nasal. Os agentes mais comuns são *Mycoplasma pneumoniae, Chlamydia, Bordetella pertussis, Haemophilus influenza, Streptococcus pneumoniae*. O paciente pode ter como única manifestação clínica a tosse, que pode ser seca, mas geralmente é produtiva. O diagnóstico de tosse crônica pós-infecciosa na maioria das vezes é de exclusão, principalmente quando secundária a infecção por vírus, com duração de mais de oito semanas da tosse. O tratamento baseia-se em antibióticos apropriados (macrolídeos, quinolonas respiratórias e amoxicilina com clavulanato), além de anti-histamínicos em casos de gotejamento pós-nasal e até corticosteroides nos pacientes com inflamação e hiperreatividade brônquica transitória (Quadro 29.4).

Bronquiolite eosinofílica

É uma causa de tosse crônica que vem apresentando uma razoável prevalência, em alguns trabalhos chegando a 13%, porém de difícil diagnóstico diferencial com asma variante tussígena e tosse atópica.

Essa doença é suspeitada quando a contagem de eosinófilos no escarro é superior a 3% e não são evidenciados sinais de hiperresponsividade brônquica ou variação no *peak flow*, apresentando somente inflamação eosinofílica nas vias aéreas, podendo haver progressão para asma em torno de 10% dos casos. A mensuração de óxido nítrico exalado também pode contribuir para a hipótese de bronquite eosinofílica. O diagnóstico definitivo é dado por meio de biópsia da mucosa brônquica, raramente necessária e a resposta terapêutica aos corticosteroides inalatórios é muito boa, com a eosinofilia desaparecendo do escarro em duas semanas.

Bronquiectasia

Bronquiectasia também constitui uma causa comum de tosse persistente, em cerca de 4% dos casos. Paciente com história de infecções de vias aéreas de repetição desde a infância e com tosse produtiva abundante, persistente e relacionadas com a mudança postural é potencialmente portador de bronquiectasia. A grande maioria das bronquiectasias tem como etiologia a infecção das vias aéreas; entretanto, outras causas possíveis são: transplante de pulmão e de medula óssea, Síndrome da Imunodeficiência Adquirida (Aids), obstruções intrabrônquicas (neoplasia, corpo estranho) e extrabrônquicas (linfonodomegalia), aspergilose broncopulmonar alérgica.

O exame físico pode revelar baqueteamento digital, halitose e estertores localizados ou difusos, além de sinais de obstrução ao fluxo aéreo.

Exames complementares como broncoscopia (em caso de bronquiectasias em brônquios de grande e médio calibres) e tomografia computadorizada de tórax, podem revelar brônquios ectasiados, com paredes espessadas e trajetos sinuosos. Bronquiectasias difusas, principalmente em jovens, devem levantar a suspeita de fibrose cística. Fisioterapia respiratória, antibióticos quando em exacerbações por infecção, vacina antigripal e corticoterapia quando presença de broncoespasmos são os tratamentos indicados. A cirurgia é indicada quando há sintomas importantes e incontroláveis mesmo com tratamento clínico, hemoptise grave ou recorrente e nos casos de infecção recorrente ou grave quando for passível de ressecção.

Uso de inibidores de enzima conversora de angiotensina

No caso, a paciente em questão é hipertensa e toma regularmente inibidor de enzima conversora de angiotensina (IECA), o que pode ser a causa de tosse seca e persistente. Em virtude do problema com o metabolismo de bradicininas, a tosse pode ser um efeito colateral do uso de IECA em cerca de 20% dos usuários, principalmente do sexo feminino e descendentes chineses. A tosse não é dose dependente.

O quadro clínico obedece a uma coincidência com o início de uso do IECA, ocorrendo geralmente nas primeiras duas semanas do início da medicação; porém, pode iniciar até seis meses após. A suspensão do IECA em substituição com o antagonista de receptor de angiotensina II resolve o problema em uma a quatro semanas, podendo levar até três meses para melhora da tosse. (Quadro 29.5)

> **Quadro 29.5 – Principais aspectos da tosse induzida por IECA.**
>
> - O começo pode se dar entre a primeira semana até o sexto mês do início do uso do fármaco.
> - A tosse desaparece em 1 a 4 dias até três meses após a suspensão do tratamento.
> - Recorre independentemente da troca do IECA*.
> - Mais comuns no sexo feminino.
> - Geralmente não se acompanha de sinais de obstrução aérea.
> - A troca por um bloqueador de receptor de angiotensina resolve o problema.
>
> *IECA: Inibidor da enzima conversora de angiotensina 2.
> *Fonte:* Elaborado pela autoria.

Neoplasia de pulmão

Câncer de pulmão é outra causa de tosse persistente, embora seja mais rara (2%) e geralmente acompanhada de emagrecimento/caquexia, às vezes com escarro hemóptico. A maior parte dos casos de câncer de pulmão que se manifestam com tosse são causados por tumores localizados nas vias aéreas centrais de grande calibre, onde os receptores de tosse são mais comuns.

Câncer de pulmão deve ser considerado sempre como etiologia possível em fumantes com quadro de tosse nova ou mudança no padrão da tosse crônica do cigarro, tosse que persiste por mais de um mês após a cessação do tabagismo e em casos de hemoptise sem a presença de infecção das vias aéreas (Quadro 29.6).

O exame clínico é pobre e muitas vezes pode ter alguns ruídos adventícios (como sibilo, respiração soprosa) na presença de alguma obstrução de brônquios, ou ausência de ruídos respiratórios quando há atelectasia provocada pela compressão por tumor. Os exames complementares mais indicados são tomografia de tórax e broncoscopia (eventualmente com biópsia transbrônquica) e/ou biópsia a céu aberto (biópsia por radiointervenção).

> ### Quadro 29.6 – Considerar investigação de neoplasia como etiologia de tosse em:
>
> - Tabagistas ou ex-tabagistas, independente da carga tabágica, inclusive fumantes passivos.
> - Mudança no padrão da tosse em fumantes com bronquite crônica.
> - Hemoptise sem presença de infecção de via aérea.
> - Tosse persistente por mais de um mês após cessação do tabagismo.
> - Outros sintomas constitucionais, como emagrecimento.
> - Fenômenos paraneoplásicos.
>
> *Fonte:* Elaborado pela autoria.

Tuberculose

Tuberculose é um dos maiores problemas mundiais de saúde, principalmente nos países em desenvolvimento, como o Brasil. Aproximadamente 1,9 milhão de pessoas morre por ano por tuberculose e 1,9 bilhão está infectada. Apesar da tuberculose não ser umas das três principais causas de tosse crônica, por ser contagiosa e ter alta morbi/mortalidade, deve ser considerada precocemente na evolução da tosse crônica em áreas de alta prevalência e em populações de alto risco. Pacientes com tosse por mais de duas a três semanas devem ser investigados com radiografia de tórax e pesquisa direta de BAAR no escarro em três amostras. Radiografia de tórax e teste tuberculínico devem ser feitos em todo contato de adulto com tuberculose pulmonar bacilífera.

Além da tosse crônica, outros sintomas como febre, sudorese noturna, perda de peso e hemoptise são sugestivas de tuberculose. O teste anti-HIV deve ser oferecido a todos os pacientes com diagnóstico de tuberculose.

O tratamento é feito com esquema RHEZ por seis meses (2 RHEZ/4 RH) em esquema supervisionado, podendo se estender em alguns casos particulares.

Algumas causas mais raras de tosse que devem ser citadas são: colagenoses (vasculite de Churg-Strauss, granulomatose de Wegener) e tumores de pescoço que podem comprimir as vias aéreas nessa região.

Disfunção de Cordas Vocais (DCV)

A Disfunção de Cordas Vocais (DCV) é uma alteração funcional caracterizada pela adução das cordas vocais durante a inspiração e/ou no início da expiração, cujos sinais e sintomas clínicos podem ser confundidos com outras patologias respiratórias, principalmente asma brônquica. Predomina no sexo feminino e na faixa etária de 20 a 25 anos, podendo ocorrer em qualquer idade.

Os sinais e sintomas de DCV são inespecíficos, sendo os mais comuns: tosse, chiado, estridor, dispneia, rouquidão e sufocamento. Alguns pacientes referem dificuldade de deglutir ou dor na garganta e no tórax, e sintomatologia de DRGE como pirose e regurgitação. A tosse crônica ocorre em cerca de 80% dos pacientes. Os sintomas por serem inespecíficos dificulta o diagnóstico da DCV, necessitando de alta suspeição clínica, inclusive para evitar evento adverso com tratamento errôneo de outra patologia. Na anamnese, chama a atenção a ausência de história pessoal e familiar de atopia e a ausência de resposta ao tratamento para asma.

Os sintomas de DCV podem ser desencadeados por problemas emocionais, esforço físico, inalação de irritantes como cigarro, perfumes, agentes de limpeza e outras substâncias químicas, gotejamento pós-nasal, DRGE. Em alguns casos, nenhum fator desencadeante é identificado.

A DCV pode ocorrer isolada ou associada a outras patologias, o que dificulta mais ainda seu diagnóstico. Um estudo revelou que cerca de 40 a 50% dos pacientes têm DCV e asma associados, enquanto cerca de 40% apresentava DRGE junto.

Os principais exames utilizados no diagnóstico de DCV são a laringoscopia e a espirometria, utilizando a alça fluxo volume. A nasofibrolaringoscopia é o principal exame no diagnóstico da DCV, evidenciando obstrução de 50% ou mais da via aérea no nível da glote. Na espirometria, espera-se uma curva fluxo volume com obstrução das vias aéreas extratorácicas com achatamento da alça inspiratória.

O tratamento varia de acordo com os sintomas apresentados pelo paciente e incluem suporte respiratório, terapia farmacológica (drogas anti-DRGE, antialérgicos, antidepressivos, ansiolíticos) e fonoterapia.

As principais causas de tosse crônica estão exemplificadas no Quadro 29.7:

Quadro 29.7 – Principais causas de tosse crônica, características e seus tratamentos.

Diagnóstico	Principais características	Tratamento
Tosse das vias aéreas superiores	Tosse, gotejamento pós-nasal, rinorreia	Anti-histamínico, corticoide tópico, descongestionante tópico
Asma/DPOC	Tosse, sibilo, dispneia, espirometria com padrão obstrutivo reversível (asma) ou não (DPOC)	Manutenção: corticoide inalatório, beta-2 de longa, anticolinérgico de longa Alívio: beta-2 de curta, anticolinérgico de curta, corticoide oral Vacina contra gripe anual
DRGE	Tosse, pirose, regurgitação	Inibidor da bomba de prótons, medidas comportamentais
Síndrome pós-infecciosa	Tosse persistente após infecção	Anti-histamínicos, corticoide tópico (se inflamação), avaliar antibioticoterapia
Bronquite eosinofílica	Tosse, eosinófilo superior a 3% no escarro, ausência de hiperresponsividade brônquica	Corticoide inalatório
Bronquiectasia	Tosse produtiva com mudança postural, infecções de repetição	Fisioterapia respiratória, vacina antigripal, corticoide se broncoespasmo, antibioticoterapia nas exacerbações
Uso de IECA	Tosse seca, início nas duas semanas após uso do IECA	Suspensão do IECA
Tuberculose	Tosse a mais de três semanas, perda de peso, sudorese noturna	Esquema RIPE (2 meses RIPE + 4 meses RI)
Disfunção de Cordas Vocais	Tosse, estridor, dispneia, rouquidão	Suporte respiratório, fonoterapia, terapia farmacológica (IBP, ansiolítico, antialérgico)

Fonte: Elaborado pela autoria.

Broncoscopia e tomografia de tórax

Tendo em vista que as principais causas de tosse crônica são diagnosticáveis ou fortemente presumidas pela anamnese, raramente esses exames são solicitados.

No entanto, quando há alteração na radiografia de tórax, suspeita de neoplasia de pulmão por outros sintomas associados ou manifestações paraneoplásicas, esse(s) exame(s) pode(m) ser solicitado(s). Na suspeita de corpo estranho, deve ser realizado imediatamente esses exames.

Além disso, pacientes que apresentam radiografia de tórax e espirometria normais e os diagnósticos de asma, síndrome da tosse de vias aéreas superiores e DRGE já foram excluídos baseados em testes diagnósticos ou tratamento empírico, devem ser referenciados para especialistas e está recomendada a tomografia de tórax para avaliação de doenças do parênquima pulmonar. A broncoscopia também pode contribuir para o diagnóstico de doenças como a bronquite eosinofílica e a traqueomalácia.

Alguns pacientes, mesmo após intensa investigação, permanecem sem causa definida para a tosse crônica; é o que chamamos de tosse crônica não explicada. Diante desse quadro, surge uma nova hipótese de que alterações nos neurônios controladores da tosse seriam o distúrbio primário nesses pacientes, e causas identificáveis, como asma e DRGE, o gatilho. Além da tosse hipersensitiva, os pacientes podem apresentar sensação de irritação no tórax ou garganta, disfonia e percepção de obstrução da laringe. Nesses casos, estudos randomizados com controle placebo mostraram efetividade na modulação da hiper-responsividade neuronal. Morfina usada em baixas doses com liberação lenta (5 mg duas vezes ao dia) reduziu a gravidade da tosse, assim como o uso da gabapentina e pregabalina, ambas iniciadas em dose baixa de 300 mg e aumentadas até 1800 mg/dia. A amitriptilina usada na forma de 10 mg à noite também mostrou-se superior ao uso da codeína, tendo como vantagem efeito sedativo. Em caso de uso dessas medicações, deve-se estar atento aos efeitos colaterais como tontura e náuseas no uso da morfina e sedação, vertigem e até mesmo depressão com o uso de gabapentina.

Intervenções não farmacológicas como terapia da fala, exercícios respiratórios, técnicas de supressão de tosse e aconselhamento ao paciente também vêm sendo estudadas com alguns resultados promissores.

Para facilitar o raciocínio diagnóstico, será apresentado um algoritmo que serve como guia para o clínico geral na abordagem dos casos de tosse.

Perguntas-chave para o algoritmo

1. Uso de inibidor de enzima conversora de angiotensina (IECA)?

   Suspensão do fármaco e troca por categoria de anti-hipertensivo BRA.

2. Tabagista?

Cessação do tabagismo e se critérios clínicos preenchidos, conduzir como bronquite crônica.

3. Contato próximo com paciente com tuberculose?

Colher BAAR no escarro (três amostras, no mínimo) e radiografia de tórax.

4. Sinais de imunossupressão?

Encaminhar ao infectologista

5. Radiografia de tórax e espirometria normais?

Avaliar métodos diagnósticos e tratamento empírico para asma, DRGE e síndrome da tosse de vias aéreas superiores

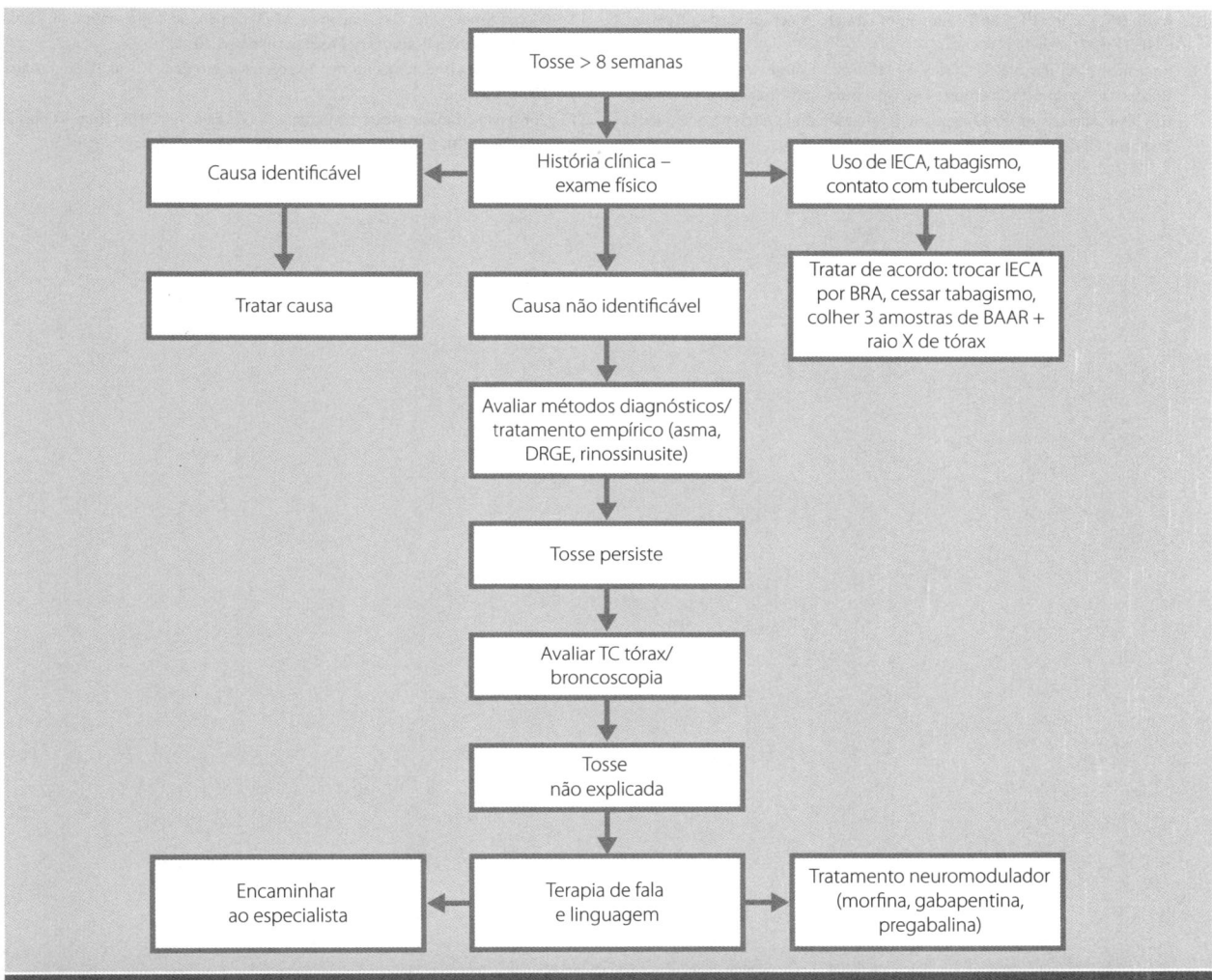

Figura 29.1 – Algoritmo para a abordagem do paciente com tosse crônica.

Considerações finais

A tosse é um sintoma dos mais incômodos e estigmatizantes. O paciente com tosse geralmente sente-se excluído socialmente. Apesar de os sintomas geralmente serem relacionados a doenças não malignas, o paciente que sofre de tosse normalmente fica ansioso e quer ver o caso resolvido o mais rápido possível.

Deve-se ter sempre uma boa história clínica e exame físico, muitas vezes já conseguindo realizar o diagnóstico, ou pelo menos, direcionando exames complementares adequados para fazer o diagnóstico e instituir o tratamento correto.

Referências

1. Smith JA, Woodcok A. Chronic Cough. N Engl J Med 2016; 375: 1544-51.
2. Gibson P, Wang G, McGarvey L, et al. Treatment of Unexplained Chronic Cough: CHEST Guideline and Panel Report. CHEST 2016; 149: 27-44.
3. Morice AH, Millqvist E, Belvisi MG, et al. Expert opinion on the cough hypersensitivity syndrome in respiratory medicine. Eur Resp J 2014; 44: 1132-48.
4. Irwin RS, Master MD, French CT, et al. Overview of the Management of Cough: CHEST Guideline and Expert Panel Report. CHEST 2014; 146: 885-9.
5. Pratter MR. Overview of Commom Causes of Chronic Cough: ACCP Evidence-Based Clinical Practice Guidelines. CHEST 2006; 129: 59S-62S.
6. Irwin RS. Complications of Cough: ACCP Evidence-Based Clinical Practice Guidelines. CHEST 2006; 129: 54S-58S.

7. Rosen MJ. Chronic Cough Due To Tuberculosis and Other Infections: ACCP Evidence-Based Clinical Practice Guidelines. CHEST 2006; 129: 197S-201S.

8. Irwin RS, Baumann MH, Bolser DC, et al. Diagnosis and Management of Cough Executive Summary: ACCP Evidence-Based Clinical Practice Guidelines. CHEST 2006; 129: 1S.

9. Palombini BC, Villanova CA, Araújo E, et al. A Pathogenic Triad in Chronic Cough: Asthma, Postnasal Drip Syndrome and Gastroesophageal Reflux Disease. CHEST 1999; 116: 279.

10. Irwin RS, Curley FJ. The Treatment of Cough. A compreensive Review. CHEST 1991; 99: 1477.

11. Smyrnios NA, Irwin RS, Curley FJ. Chronic Cough with a History of Excessive Sputum Production. The Spectrum and Frequency of causes, Key Components of the Diagnostic Evaluation and Outcome of Specific Therapy. CHEST 1995; 108: 991.

12. BTA Committee on Tuberculosis, BTA Guidelines on Tuberculosis Group2. III Diretrizes para tuberculose da Sociedade Brasileira de Pneumologia e Tisiologia. J Bras Pneumologia 2009; 35(10).

13. Silvestri RC, Weinberger SE. Evaluation of subacute and chronic cough in adults. 21th Century Uptodate. Versão 16.2. Disponível em: www.uptodate.com

14. Weiberger SE, Silvestri RC. Treatment of subacute and chronic cough in adults. 21th Century Uptodate. Versão 16.2. Disponível em: www.uptodate.com

15. Global Strategy for the Diagnosis, Management, and Prevention of Chronic Obstructive Pulmonary Disease (updated 2016).

16. II Diretrizes brasileiras no manejo da tosse crônica. J Bras Pneumologia 2006; 32(6).

17. Consenso Rinossinusites: evidências e experiências 2013. Braz J Otorhinolaryngol 2015; 81(1 Supl. 1): S1-S49.

Fraqueza muscular

- *Maria do Patrocínio Tenório Nunes*
- *Júlia Biegelmeyer*
- *Neuro Rodrigues de Almeida Neto*

Introdução

O termo "Fraqueza" é utilizado por muitos pacientes ao procurarem assistência médica, seja no ambulatório ou em unidades de urgência e emergência. Assim como outros termos na medicina, "cansaço" e "fraqueza" é inespecífico e necessita de refinamento para que possamos compreender o que acontece com o paciente. Apesar de a propedêutica geral orientar que as queixas sejam escritas na anamnese com termos ditos pelo paciente, é comum, na Neurologia, que os termos sejam transformados do vocabulário do paciente para termos mais específicos e/ou técnicos a partir da impressão do profissional, a fim de direcionar possibilidades diagnósticas e melhorar entendimento do caso.

"Fraqueza" pode representar *astenia, adinamia, abulia, dispneia, perda de força muscular focal ou generalizada, ataxia motora ou sensitiva, apraxias,* entre outros sintomas. Por esse motivo, durante a avaliação, devemos seguir determinadas etapas no raciocínio. A primeira delas é definir se a perda de força pode ser detectada pelo examinador – Fraqueza Muscular Objetiva. Essa última significa prejuízo na capacidade de produzir mudança no estado de repouso muscular ou mesmo de manutenção de determinada postura que exija algum esforço. Esse prejuízo pode ser agudo ou insidioso, focal ou generalizado, proximal ou distal, acometer mais extensores que flexores ou ao contrário, progressivo ou estacionário, isolado ou associado a outros sinais (fasciculações, espasticidade, rigidez, hipotonia, hipo/hiper-reflexia, sinais de liberação piramidal, alterações esfincterianas, déficits de sensibilidade e assim por diante). O Quadro 30.1 sugere exame neurológico de rastreio para alterações de vias e funções que nos dão pistas da topografia da lesão.

Denominamos "Plegia" a ausência de contração muscular e "Paresia" um déficit em menor grau (tudo que seja diferente da completa incapacidade de movimentar determinado músculo ou grupamento muscular). Para tornar a avaliação do grau de força menos subjetivo, com o mínimo de variação entre examinadores, houve necessidade de padronização. A Tabela 30.1 traz orientação que data de 1981, pelo Conselho de Pesquisa Médica de Londres[1].

Quadro 30.1 – Exame neurológico dirigido.

- Orientação temporo-espacial, conteúdo e nível de consciência e linguagem.
- Reflexo fotomotor direto e consensual.
- Avaliação de movimento dos olhos, face e língua.
- Inspeção dos membros, procurar atrofia, tremores ou fasciculações.
- Teste de força dos punhos, aperto de mão, bíceps, tríceps e abdução dos ombros.
- Teste de flexão e extensão de quadris, pernas e pés.
- Teste de reflexos estilorradiais, bicipitais, tricipitais, patelares, Aquileu e cutâneo plantar.
- Pesquisa de sensibilidade profunda em dedos dos pés e mãos.
- Avaliação de coordenação – Index nariz e calcâneo joelhos.
- Marcha.

Fonte: Elaborado pelo autor.

Tabela 30.1 – Graduação de força muscular.

Achado ao exame clínico	Grau de força muscular
Ausência de contração	Zero (0)
Contração visível e palpável	Um (1)
Movimento ativo, quando a gravidade é excluída (movimento no plano horizontal)	Dois (2)
Movimento ativo, contra a gravidade	Três (3)
Movimento ativo, vence a gravidade e contra resistência moderada	Quatro (4)
Força normal	Cinco (5)

Fonte: London Medical Research Council, 1981.

A partir do momento em que identificamos que se trata de uma fraqueza objetiva, avaliamos o grau de força (sempre comparando ambos os lados), sua localização e padrão e quais outros dados do exame físico estão presentes, podemos iniciar o processo diagnóstico. O Método Clínico é fundamental na Neurologia. Sem ele, em casos sem padrões clássicos de apresentação, podemos nos equivocar no diagnóstico. Devemos iniciar pelo *diagnóstico sindrômico*, associando fraqueza a outros dados como dito acima. Usando a Neuroanatomia e fisiologia acharemos o(s) provável(eis) locais de lesão no sistema nervoso; teremos então o *diagnóstico topográfico*. Após avaliação do histórico e exames complementares (direcionados a hipótese inicial), formamos o *diagnóstico pa-* *tológico e etiológico*. Por fim, o *diagnóstico funcional*, o qual nos dirá sobre prognóstico e possíveis limitações, se permanentes ou temporárias, entre outras informações. Esses dois últimos nos levam ao planejamento terapêutico. Importante salientar que mesmo que um tratamento específico não esteja disponível em nosso tempo, a incerteza do diagnóstico e prognóstico podem gerar mais transtornos ao ser humano que a doença em si[2].

A Figura 30.2, a seguir, oferece uma ideia geral do caminho que faremos até o diagnóstico, quando avaliamos uma pessoa com Fraqueza Muscular. Vamos então para um caso clínico, onde poderemos aplicar o que aprendemos até aqui.

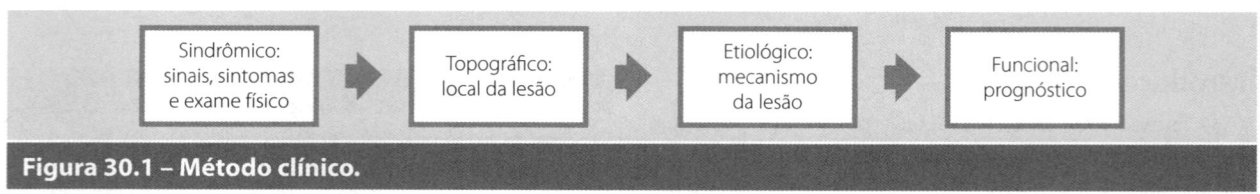

Figura 30.1 – Método clínico.

Fonte: Elaborada pela autoria.

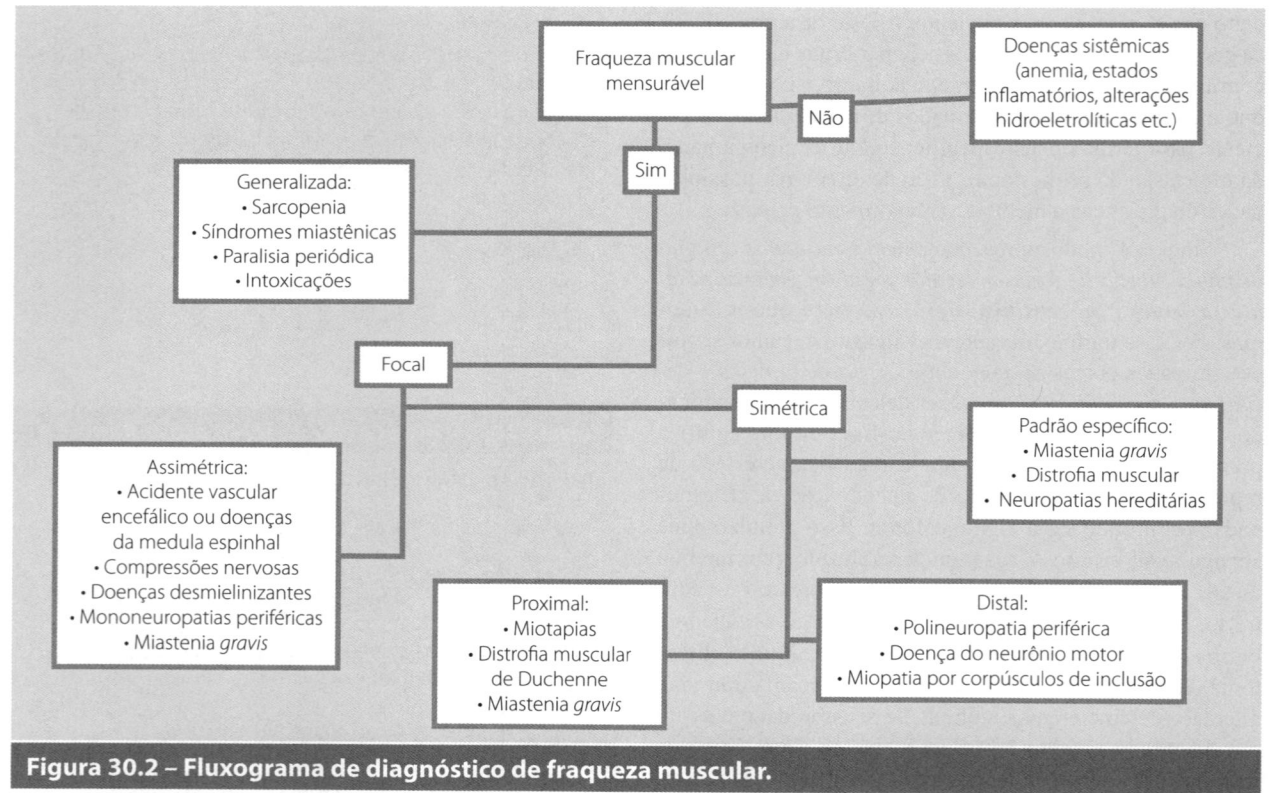

Figura 30.2 – Fluxograma de diagnóstico de fraqueza muscular.

Fonte: Adaptada de UpToDate®.

CASO CLÍNICO

A. C., homem, 80 anos, natural e procedente da cidade de São Paulo, comerciante aposentado e viúvo. Tem três filhos saudáveis (dois homens e uma mulher).

Queixa principal e duração: *Fraqueza* há dois dias.

História da moléstia atual: Paciente *hipertenso* e diabético há 8 anos, bem controlado em uso de captopril 25 mg três vezes ao dia e metformina 850 mg três vezes ao dia, sem outras comorbidades conhecidas ou hábitos nocivos. Sem história de viagens recentes ou uso de outros medicamentos. Previamente independente para atividades básicas da vida diária e instrumentais. Dá entrada em um hospital escola de São Paulo queixando-se de *falta de ar* após *queda* da própria altura em seu quarto há dois dias. Filho relata que, após passar o dia 24 de dezembro sem queixas, na noite de Natal iniciou *dor em flanco e lombar à direita* de média intensidade, sem características específicas, fatores de melhora ou piora. Devido ao incômodo, foi levado ao pronto-socorro, sendo avaliado, medicado e, após melhora, liberado para casa. Passou o resto da noite e do dia seguinte bem, exceto por *pequenos tropeções* não julgados como anormais pelos familiares. Durante a noite do dia 26, queixou-se de *dificuldade para urinar*. Ao levantar para ir ao banheiro, caiu ao lado da cama, por *perda de força nas pernas*, batendo a região occipital no chão. Socorrido por familiares, foi colocado sentado na cama. Não há queixas de febre, diarreia ou vômitos. Nesse momento, queixava-se de dor nos locais de impacto. Ficou em observação, em casa, pelos familiares e, algumas horas depois, passou a apresentar queixa de *dispneia*, sendo levado novamente ao mesmo pronto-socorro já com dificuldade para movimentar os MMII. No novo atendimento, com MMII já sem movimento, apresentava algum grau de *confusão mental e agitação*, estável hemodinamicamente, afebril, com *saturação à oximetria de pulso* em ar ambiente = 85%, sendo fornecido O_2 em máscara a 16 L/min, com melhora da saturação e da agitação e posterior necessidade de cateter nasal a 2 L/min.

Exame físico após estabilização: Paciente acamado, monitorizado, com acesso venoso periférico, máscara com O_2 e *sonda vesical de demora* devido a identificação de globo vesical na admissão. Saturando 99% com cateter de O_2 a 2 L/min, frequência cardíaca = 75 batimentos/minuto, pressão arterial = 150/80 mmHg e frequência respiratória = 18 incursões/minuto. *Adormecido e facilmente despertado pelo chamado do examinador*. Orientado no tempo e no espaço, obedecendo a comandos, fala articulada, porém de muito *baixo volume*, sussurrante, incapaz de tossir, afebril, anictérico, acianótico, hidratado, corado, amplitude ventilatória baixa, bem perfundido, sem outras alterações a ectoscopia. Não havia equimoses ou outros sinais de trauma. Ausculta cardíaca sem peculiaridades; pulmonar com roncos de transmissão, murmúrio vesicular reduzido globalmente e *abolido em base esquerda*, com alguns estertores finos nessa região. Abdome: ruídos hidroaéreos normais, *com extrema flacidez* da parede abdominal, deixando visualizar abaulamentos provenientes do conteúdo abdominal, onde não se palpavam massas, visceromegalias; indolor à palpação superficial ou profunda. Ao **exame neurológico**, destacavam-se força grau 0 abaixo do abdome, grau 3 em MMSS, simétrica, reflexos abolidos em MMII e normoativos em MMSS, nível sensitivo em T6, sem alterações de nervos cranianos ou do reflexo fotomotor. Reflexo cutâneo plantar não obtido bilateralmente.

Reflita por alguns minutos com base no fluxograma de diagnóstico (Figura 30.2).

Discussão do caso clínico

Um homem idoso, hipertenso e diabético queixa-se de perda de força nas pernas, falta de ar e queda da própria altura. Num primeiro momento, devemos lidar com as emergências clínicas, a hipoxemia, cuja causa não sabemos ainda, corrigindo-a. Felizmente, nosso paciente respondeu a oferta de O_2 em máscara.

Seguindo em frente e mantendo a queixa principal em mente (Fraqueza Muscular), o paciente tem fatores de risco para vasculopatias (HAS e DM) e desenvolveu perda de força aguda. Logo, obrigatoriamente, devemos pensar em uma das entidades mais frequentes da neurologia, isso é, o acidente vascular encefálico. Mas primeiro, vejamos o caso com mais calma.

Notem que, quando examinamos nosso paciente, identificamos paraplegia (plegia em ambos os membros inferiores) associado a paresia dos membros superiores **simé**tricas, falando contra evento cerebrovascular, que costuma gerar déficits assimétricos, como vimos no fluxograma anterior. Obviamente, não podemos excluir evento cerebrovascular, uma vez que existem variações anatômicas das artérias cerebrais anteriores que podem ramificar-se de um tronco comum, propiciando isquemias das faces mediais de ambos os hemisférios cerebrais, onde se localiza o córtex motor primário, responsável pelo movimento das pernas. Entretanto, isso é incomum. Poderíamos ainda ter um Infarto Venoso por trombose do Seio Sagital (IVTSS) por represamento e, consequentemente, redução do fluxo arterial gerando o mesmo padrão de apresentação clínica. Improvável a hipótese de IVTSS sem queixa de cefaleia? Sim, porém não impossível. Cerca de 89% dos pacientes com trombose venosa central apresentam cefaleia[3]. Certo, sigamos em frente!

Paraplegia flácida arreflexa: devemos pensar em acometimento de nervos periféricos. A Síndrome de Guillain-Barré é uma neuropatia aguda/subaguda que assume um padrão de acometimento multirradicular, isso é, acometimento distal e proximal precoce (raízes caudais e rostrais) ainda que possa iniciar com sintomas distais. É a principal causa de paraparesia flácida no Brasil na era pós-poliomielite. Dias a poucas semanas após uma síndrome diarreica ou gripal, tipicamente, o paciente inicia disestesias, geralmente formigamento, em pés e mãos, e perda de força ascendente, iniciada nos membros inferiores, podendo ter sintomas disautonômicos, como flutuações de pressão arterial e esfincterianos. Nas formas mais graves, pode acometer neurônios responsáveis pela ventilação, gerando insuficiência respiratória.

Começamos a pensar, então, em outras regiões no neuro eixo em que as fibras motoras, de ambos os lados do corpo, estão próximas, facilitando lesão simultânea. Lembram da anatomia da nossa principal via motora, o sistema piramidal? Vejam a Figura 30.3 Chama-nos a atenção, nesse momento, a queixa de "dificuldade para urinar" e uns dos dados mais importantes do exame físico, o nível sensitivo em T6. Temos então paraplegia aguda, com alterações esfincterianas e nível sensitivo, sugerindo fortemente lesão da medula espinhal.

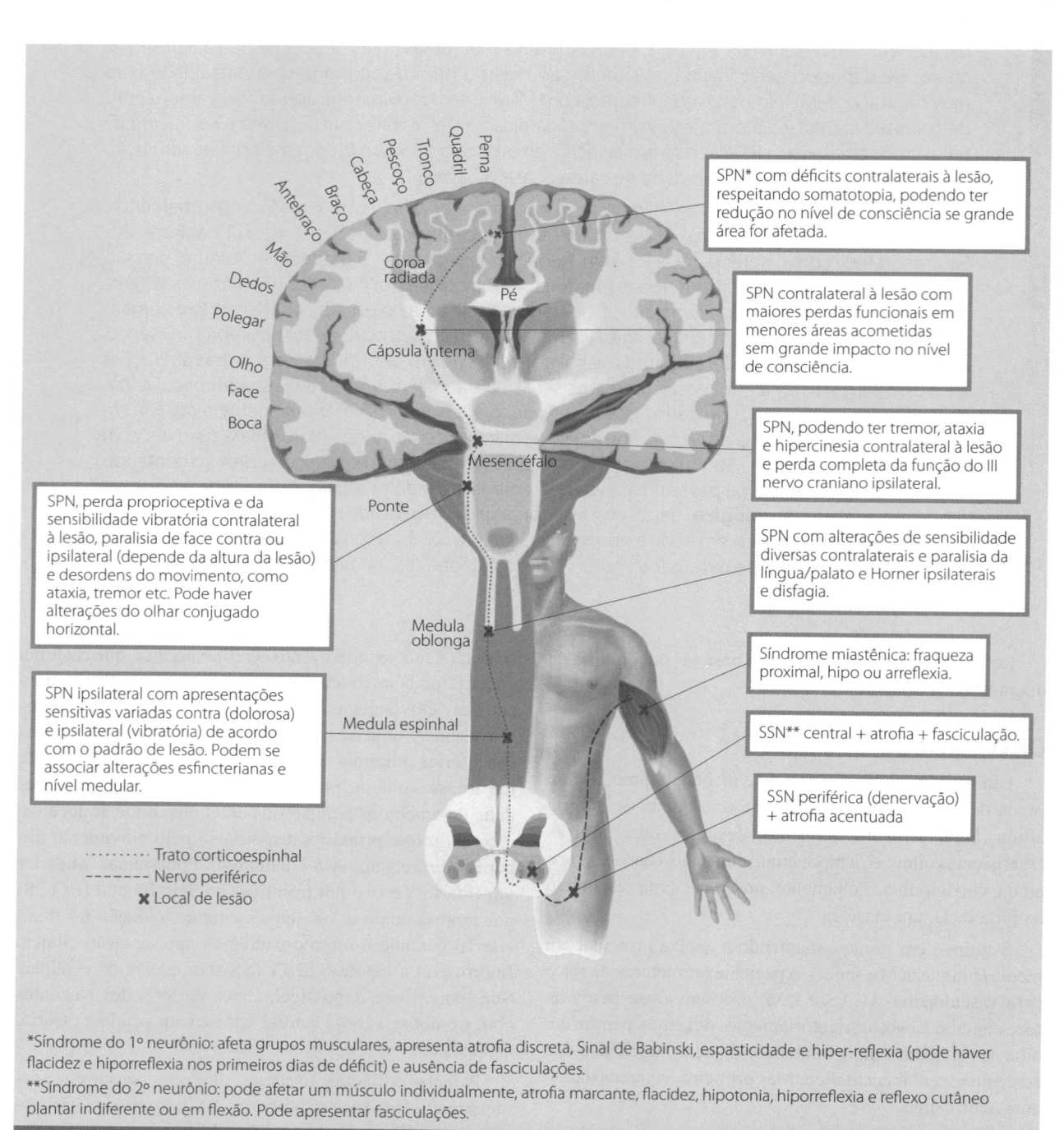

*Síndrome do 1º neurônio: afeta grupos musculares, apresenta atrofia discreta, Sinal de Babinski, espasticidade e hiper-reflexia (pode haver flacidez e hiporreflexia nos primeiros dias de déficit) e ausência de fasciculações.

**Síndrome do 2º neurônio: pode afetar um músculo individualmente, atrofia marcante, flacidez, hipotonia, hiporreflexia e reflexo cutâneo plantar indiferente ou em flexão. Pode apresentar fasciculações.

Figura 30.3 – Pontos de lesão do trato piramidal e achados no exame físico.

Fonte: Elaborada pela autoria.

Importante porém, lembrar, que as raízes partem da região dorsal e vão em direção ventral e distal. Logo, a extremidade mais distal (periférica) dos neurônios estão perto da linha média anterior (centro do abdome). Em casos de neuropatias periféricas (comprimento dependente), acontece um fenômeno de hipo/anestesia em gota, referindo-se a uma região circular no abdome de perda de sensibilidade, a qual pode mimetizar nível sensitivo. Para esclarecermos a dúvida, devemos avaliar a sensibilidade do paciente no dorso, onde testamos a parte proximal das terminações nervosas. No nosso paciente, o nível medular foi confirmado dessa forma, excluindo acometimento apenas periférico das fibras.

Falta ainda esclarecimento de alguns dados: o que acontece com a função ventilatória desse paciente? Não esperaríamos esse tipo de alteração apenas em níveis de C3 e C4, responsáveis pela inervação diafragmática pelo nervo frênico? Poderia haver mais de uma lesão? A resposta depende da etiologia. Dentro das etiologias, temos causas traumáticas, vasculares, inflamatórias (infecciosas, autoimunes ou idiopáticas), neoplásicas, degenerativos e tóxico-metabólicas.

A história de trauma, mesmo sendo de baixa energia, em um paciente fragilizado por uma osteoporose ou acometimento neoplásico das vértebras, pode justificar compressão medular após fratura. Uma radiografia panorâmica de coluna pode nos informar se há desabamento e fraturas vertebrais. Um método mais apurado seria a tomografia de coluna torácica (dirigida ao nível sensitivo do paciente em questão) e mesmo a ressonância magnética para avaliação mais sensível e específica das condições da medula, sendo essa última o método de escolha em casos de suspeita de compressões medulares agudas.

Os mesmos fatores de risco de um AVC aumentam a chance do paciente em questão apresentar Isquemia Medular. O dado da história que poderia se encaixar nesse diagnóstico seria dor abdominal e lombar que o paciente apresentou. Cerca de 70% dos pacientes com isquemia medular apresentam dor no território acometido. Necessitaríamos de uma angiotomografia para procurar oclusão arterial e ressonância magnética de medula para detectar o território de isquemia. Porém, essa doença ocorre de minutos a horas, de modo mais abrupto do que o caso em discussão e com determinadas síndromes clínicas devido aos territórios vasculares da medula. Temos:

• Síndrome da Artéria Espinhal Anterior (mais comum), levando a perda motora e das sensibilidades dolorosa e de temperatura, poupando sensibilidade vibratória e propriocepção. Pode gerar disfunção de esfíncteres e provocar disautonomias em caso de infartos dos seguimentos de C7 a T1 onde temos a coluna lateral da medula, ponto de integração do Sistema Nervoso Simpático4.

• Síndrome da Artéria Espinhal Posterior, havendo total anestesia abaixo do nível de lesão sendo normalmente unilateral5.

• E ainda outras apresentações atípicas que podem gerar Síndrome de Brown-Sequard, acometimento transverso e central da medula.

Outra hipótese importante são as causas inflamatórias. Devemos avaliar o padrão do acometimento medular por meio de Ressonância Magnética e coleta de liquor. Analisa-se no liquor: citologia geral e diferencial, proteínas, glicorraquia, bacterioscopia, cultura, pesquisa de agentes como fungos, BAAR, Vírus Epstein Barr (EBV), Citomegalovírus (CMV), Herpes Simplex e Varicela-zóster, HTLV e HIV. Lembrando que estamos lidando com um quadro agudo, grave e de progressão em dois dias. Etiologias degenerativas têm progressão mais insidiosa. A deficiência de vitamina B12 pode gerar quadros de mielite, com padrão de degeneração combinada subaguda (lesão posterior e anterior da medula), porém também se apresenta de forma mais insidiosa, o exame físico é característico e pode estar associada a outros sintomas (polineuropatia periférica e anemia, por exemplo).

Portanto, as hipóteses etiológicas mais plausíveis são mielopatias inflamatórias e isquemia medular. Exames a serem solicitados para investigação diagnóstica: hemograma (avaliar macrocitose – pensando em deficiência de vitamina B12), exames gerais como linha de base (função renal e hepática, por exemplo), sorologias, liquor, angiotomografia e Ressonância Magnética dos segmentos medulares acometidos, esses últimos com urgência, pois estamos lidando com uma Urgência Neurológica.

Exames complementares em neurologia

Tomografia Computadorizada (TC)

A TC é um método que interpõe o paciente a uma fonte de raios-x e múltiplos detectores, os quais alimentam um *software* que por sua vez monta a imagem. A densidade de cada pixel que enxergamos na imagem é determinada de acordo com a capacidade do conjunto de átomos que compõem o tecido atenuar (bloquear) os feixes de raios-x que passam por ele. Quanto maior o número atómico, maior a atenuação. As densidades são medidas em Unidades Hounsfield. Aos ossos, é dado o valor de "+1,000" (Branco), enquanto ar é estabelecido o valor "-1,000" (Preto)[6].

Vantagens do método:

• É um método de rápida realização, importante para casos de trauma.

• Mostra claramente sangramentos agudos e subagudos no Sistema Nervoso central.

• Mostra estruturas ósseas com detalhes.

• Seu custo é menor do que da Ressonância Magnética.

• Desvantagens do método:

• Não revela isquemias agudas e subagudas ou edema, apenas após 12 horas aproximadamente, da ocorrência.

• Não permite avaliar bem a fossa posterior devido aos artefatos inerentes ao método.

• Não distingue a substância branca da cinzenta tão bem quanto a Ressonância Magnética.

• Expõe o paciente a radiação ionizante.

Ressonância Magnética (RM)

Por sua vez, mais recentemente, a RM elevou o nível de detalhamento e aplicações da neuroimagem. Ao submetermos um objeto examinado a um Pulso de Radiofrequência (PRF), estando o objeto imerso em um Campo Magnético, conseguimos influenciar os prótons distribuídos nos tecidos à medida em que esses absorvem a energia do PRF e entram em ressonância. Existe uma parte dos prótons que tem seu sinal/atividade cancelado e outro que aumenta a quantidade de energia. Então, o PRF é interrompido. Aqueles prótons que tiveram seus sinais bloqueados voltam lentamente ao seu estado original, dando origem à imagem pesada em T1. Aqueles energizados voltam mais rapidamente ao seu estado prévio, formando a imagem em T2. Esse processo é denominado relaxamento e gera o *echo*. A variação de tempo para receber os *echos* é substrato para que o *software* transforme sinais elétricos dos detectores nas imagens que vemos[6].

Vantagens do método

- A imagem pode ser manipulada de distintas formas para estudar diversas alterações no sistema nervoso.
- Alto nível de detalhamento.
- Avalia o tronco encefálico e cerebelo sem artefatos.

Desvantagens do método

- Não consegue identificar sangramento subaracnóideo agudo ou subagudo.
- O escaneamento produz ruídos altos, podendo necessitar de sedação em crianças e pessoas que não o tolerem.

- Duração do exame bem maior, tornando-o inseguro em determinadas situações.
- Muito mais caro que a tomografia computadorizada.
- Paciente com próteses metálicas, em geral, não podem realizar o exame.

Punção lombar – análise do líquido cefalorraquidiano (liquor)

As informações fornecidas pela análise do liquor são fundamentais para o diagnóstico de certas doenças neurológicas, principalmente as inflamatórias, infecciosas, síndrome de hipertensão intracraniana e hemorragia subaracnoidea. No caso do nosso paciente, a indicação da coleta do liquor foi para elucidação etiológica. Outras indicações da punção lombar são injeção de meio de contraste para mielografia, quimioterapia intratecal e anestésicos.

A grande complicação do procedimento é a herniação de estruturas no sistema nervoso central, a qual costuma ocorrer quando temos elevadas pressões intracranianas geradas por efeito de massa. A suspeita de hipertensão intracraniana em um paciente com cefaleia pode ser melhor avaliada com oftalmoscopia (fundo de olho), a qual revelará em alguns casos papiledema[6]. Em casos mais graves, há a Tríade de Cushing, composta por hipertensão, bradicardia e bradipneia.

Na Tabela 30.2, a seguir, estão listadas análises de diversos componentes do liquor, bem como exemplos de anormalidades e respectivas possíveis etiologias.

A Tabela 30.3, resume as possíveis alterações na angiotomografia, ressonância magnética e liquor[7-9].

Tabela 30.2 – Análise do liquor.

Etiologia	Citologia	Proteinorraquia	Glicorraquia	Outras informações
Infecção bacteriana	• Leucócitos > 50/mm³, geralmente muito elevado.	100 a 250 mg%	Menor que metade da glicemia	• Bacterioscopia positiva
Infecção viral, fúngica e por espiroqueta	• Leucócitos 10-100/mm³	50 a 200 mg%	Pouco reduzida	• Sorologias positivas, PCR[#] pode identificar agente.
Tuberculose	• Leucócitos > 25/mm³	100 a 1.000 mg%	<50 mg/dL	• Cultura em meio específico e pesquisa de BAAR.
HSA*	• Hemácias >500/mm³ e leucócitos discretamente elevados	60 a 150 mg%	Normal ou pouco reduzida	• Aspecto xantocrômico após centrifugação, elevadas pressões de abertura.
AVCh, trauma**	• Hemácias 50 a 200/mm³ e leucócitos discretamente elevados	50 a 150 mg%	Normal	• Pressão pode estar elevada.
Isquemia	• Normal ou poucos leucócitos	Normal	Normal	• Aumento da pressão se provocar efeito de massa.
Esclerose múltipla	• Normal ou poucos leucócitos	Normal ou pouco elevada	Normal	• Aumento de IgG[##] e bandas oligoclonais.

*Hemorragia subaracnoidea; **Acidente vascular encefálico hemorrágico; #Polimerase Chain Reaction; ##Imunoglobulina G.

Fonte: Adaptada de Adams and Victor's Principles of Neurology.

Tabela 30.3 – Sumário de padrões em exames complementares de acordo com nosologia.

Etiologia		Liquor	Angiotomografia	Ressonância magnética
Inflamatória	Infeccioso	Pleocitose, hipoglicorraquia, hiperproteinorraquia, identificação do agente	Normal ou captação de contraste em abscessos meníngeos ou epidurais por exemplo).	Hipersinal em T2, podendo apresentar espessamento meníngeo.
	Autoimunes, idiopáticas, desmielinizantes	Normal, hiperproteinorraquia, glicose normal, estéril, discreta pleocitose (<100/mm³).	Normal	Captação do gadolínio, número e extensão das lesões, normalmente mais de um segmento.
Isquêmica		Normal (podendo apresentar discretos pleocitose e aumento de proteína)	Identificação da artéria culpada (oclusão).	Hipersinal em nas imagens pesadas em T2 e restrição à difusão. Território definido aumenta a especificidade.

Fonte: Elaborada pela autoria.

Evolução do caso clínico

Os exames de imagem confirmaram mielite longitudinalmente extensa, acometendo diversos segmentos torácicos e cervicais, principalmente ao redor do canal central da medula, por vezes acometendo toda a extensão transversa do segmento. A angiotomografia não demonstrou obstruções arteriais ou tromboses, mas a cúpula diafragmática esquerda estava paralisada na metade do hemitórax, gerando atelectasia da maior parte o lobo inferior do pulmão esquerdo. Temos então a explicação da hipoxemia, hipoventilação secundária à fraqueza muscular da caixa torácica e paralisia diafragmática. Além disso, a tomografia demonstrou calcificações aórticas esperadas para a idade. No liquor, encontramos citologia de 2560 leucócitos/mm³, 16 hemácias/mm³, linfócitos, 7%, monócitos, 13%, neutrófilos, 68%, eosinófilos, 1%, macrófagos, 6%. Glicose 47 mg/dL com glicemia de 180 mg/dL e proteínas 965 mg/dL. Entretanto, apesar de tudo indicar causa infecciosa, não conseguimos identificar nenhum agente nos exames microbiológicos e as sorologias resultaram todas negativas para os agentes pesquisados.

O termo mielite longitudinalmente extensa se refere a um processo inflamatório que acomete três ou mais níveis medulares. A doença exemplar de tal achado é a neuromielite óptica, também chamada de doença de Devic. É uma doença inflamatória autoimune, desmielinizante, causada pelo ataque dos canais de água, chamados aquoporina 4, pelo sistema humoral. Acomete mais frequentemente pacientes jovens do sexo feminino. Portanto, a epidemiologia e as alterações liquóricas da neuromielite óptica são bem menos expressivas que as do nosso paciente, deixando-nos em dúvida quanto ao diagnóstico etiológico. As principais hipóteses, ainda que com alguns elementos atípicos, foram mielopatias infecciosas e, considerando epidemiologia, mielopatia isquêmica. Paciente recebeu tratamento empírico para varicela, a principal causa infecciosa, suporte clínico e controle estrito das comorbidades.

Informações complementares

Como podemos observar na Tabela 30.4, as causas neurológicas de fraqueza muscular são anatomicamente variadas e decorrentes de um amplo conjunto de doenças e condições. Reconhecer os níveis anatômicos e as condições associadas é consequência de uma boa anamnese, exame clínico e revisão das opções diagnósticas apresentadas. O objetivo primário deste capítulo não é tratar de cada uma delas.

A eletroneuromiografia pode ser necessária em casos específicos, nos quais há dúvida sobre a topografia exata, porção do nervo afetada e natureza da lesão. A biópsia de músculo pode ser útil em casos de dúvida clínica e quando exames complementares realizados anteriormente não são capazes de revelar o tipo e mecanismo de lesão, inclusive eventualmente dando o diagnóstico etiológico.

Tabela 30.4 – Etiologias e apresentação das doenças neurológicas.			
Localização	**Mecanismo de lesão**	**Modo de instalação**	**Sinais e sintomas**
Cerebral	AVC, tumor, metástase	Agudo ou subagudo	Fraqueza ou paralisia, na maior parte das vezes, do lado do corpo oposto à lesão cerebral. Alterações eventuais da linguagem, da deglutição, da personalidade e dos processos do pensamento
Medula espinhal	Trauma, estenose de canal raquimedular, causas vasculares (obstrução, supressão de irrigação), esclerose múltipla, mielites, deficiência de vitamina B12	Agudo, subagudo ou insidioso	Fraqueza ou paralisia dos membros superiores e inferiores abaixo do nível da lesão, perda progressiva da sensibilidade abaixo do nível da lesão, dor nas costas. Funções intestinais, vesicais e sexuais podem ser afetadas
Ponta anterior da medula espinhal	Esclerose lateral amiotrófica, amiotrofia espinhal progressiva, doença de Kennedy, atrofia muscular monomélica, atrofia muscular espinhal da infância	Insidioso	Perda progressiva do trofismo e da força muscular, mas sem perda da sensibilidade
Raízes nervosas espinhais	Trauma, discopatia, doenças infecciosas, degenerativas, tumores	Agudo, subagudo ou insidioso	Dor no pescoço e fraqueza ou adormecimento de um membro superior, dor lombar com irradiação para um membro inferior (ciática) e fraqueza ou adormecimento do membro inferior
Plexopatia ou mononeuropatia	Diabetes, trauma, neuropatia motora multifocal com bloqueio de condução, mononeurite múltipla	Agudo, subagudo ou insidioso	Fraqueza ou paralisia dos músculos e perda da sensibilidade da área inervada pelo nervo lesado
Polineuropatia	Doenças sistêmicas adquiridas: diabetes *mellitus*, deficiência de folato, síndrome de Guillain-Barré etc.	Subagudo/insidioso	Fraqueza ou paralisia dos músculos e perda da sensibilidade das áreas inervadas pelos nervos afetados
Junção neuromuscular	Miastenia grave, síndrome de Eaton-Lambert, intoxicação por curare, envenenamento por inseticida, organofosforado, botulismo	Agudo, subagudo ou insidioso	Paralisia ou fraqueza de muitos músculos
Muscular	Distrofia muscular (doença de Duchenne), infecções ou distúrbios inflamatórios (miosite viral aguda, polimiosite), doenças sistêmicas, efeito colateral de medicamentos, doença grave, longo período acamado, idade avançada, desnutrição, doença de Addison	Insidioso	Fraqueza muscular progressiva generalizada Músculos sensíveis ou dolorosos e fracos
Origem psicológica	Depressão, sintomas imaginários, histeria (reação de conversão), fibromialgia	Variável	Queixa de fraqueza generalizada, paralisia sem evidência de lesão nervosa

Fonte: Adaptada da versão eletrônica do Manual Merck.

Referências

1. Medical Research Council. Aids to the examination of the peripheral nervous system, Memorandum no. 45. Her Majesty's Stationery Office. London; 1981.

2. Ropper AH, M.D., Samuels MA, M.D., Kle JP, M.D., PhD. Adams and Victor's Principles of Neurology. 10th ed. McGraw-Hill Education; 2014. chapter 3, p. 45-63.

3. Ferro JM, Canhão P, Stam J, et al. Prognosis of cerebral vein and dural sinus thrombosis: results of the International Study on Cerebral Vein and Dural Sinus Thrombosis (ISCVT). Stroke 2004; 35: 664.

4. Foo D, Rossier AB. Anterior spinal artery syndrome and its natural history. Paraplegia 1983; 21: 1.

5. Novy J, Carruzzo A, Maeder P, Bogousslavsky J. Spinal cord ischemia: clinical and imaging patterns, pathogenesis, and outcomes in 27 patients. Arch Neurol 2006; 63: 1113.

6. Ropper AH, M.D., Samuels MA, M.D., Kle JP, M.D., PhD. Adams and Victor's Principles of Neurology. 10th ed. McGraw-Hill Education; 2014. chapter 2, p. 13-19.

7. Mutarelli EG. Manual de exames complementares em neurologia. 1. ed. São Paulo: Almed; 2006.

8. Haines DE. Neuroanatomy: An Atlas of Structures, Sections, and Systems. 6th ed. Lippincott Williams & Wilkins; 2004. p. 1-7.

9. Kraushaar G, Patel R, Stoneham GW. West Nile Virus: a case report with flaccid paralysis and cervical spinal cord: MR imaging findings. AJNR Am J Neuroradiol 2005; 26: 26.

10. UpToDate®.

Lombalgia

31

- *Rafael Alves Cordeiro*
- *Ivo Antônio Mendes de Menezes*
- *Fernando Villela Andrigueti*
- *Leandro Lara do Prado*

CASO CLÍNICO

L.F.A., masculino, 38 anos, advogado, natural e procedente da cidade de São Paulo.

Queixa principal: dor lombar com irradiação para membro inferior esquerdo há um dia.

História da moléstia atual: refere dor lombar de forte intensidade e início súbito durante treino de musculação na academia. Após um exercício de agachamento livre com 80 kg, sentiu dor lancinante na coluna lombar, em pontada e contínua que o impediu de continuar a atividade esportiva. Relata já ter apresentado episódios de dores na coluna, mas nunca com irradiação e com a intensidade da queixa atual. Quantifica como nove a intensidade de sua dor, em uma escala descritiva de "0" (ausência de dor) a "10" (dor máxima). A dor é agravada pela flexão da coluna lombar e pela manobra de Valsalva. Apresenta irradiação para membro inferior esquerdo, seguindo pela face lateral da coxa e da perna até dorso do pé e hálux. Além da dor, descreve parestesias nas regiões mencionadas. Nega fraqueza muscular e dificuldade para urinar ou evacuar. Relata uso de dipirona 500 mg de 8/8 horas, mas sem melhora até o momento da consulta. É um profissional autônomo; nega insatisfação com o trabalho.

Exame clínico: bom estado geral, corado, hidratado, eupneico, acianótico, anictérico, afebril. Ausculta cardíaca e pulmonar sem particularidades. Exame abdominal sem alterações. Giordano negativo.

Inspeção estática: constituição física normal, sem deformidades, amiotrofias, crescimento anômalo de pelos, manchas café com leite e lipomas. Nota-se simetria dos ombros, das espinhas ilíacas e do trocanter maior, além de curvas fisiológicas normais.

Inspeção dinâmica: apresenta marcha em posição antálgica. A mobilidade da coluna lombar encontra-se limitada para a flexão devido à dor. A deambulação com apoio no calcanhar é discretamente mais difícil à esquerda, e a deambulação na ponta dos dedos é normal.

Palpação: apresenta dor à palpação da musculatura paravertebral lombar baixa à esquerda, notando-se hipertonia muscular nesse local. Ausência de dor à palpação das cristas ilíacas e das bursas trocantéricas.

Exame neurológico: a pesquisa dos reflexos tendíneos profundos (patelar e Aquileu) são normais e simétricos. Sensibilidade reduzida em face lateral da coxa e perna esquerdas. Força muscular grau 4 para o extensor do hálux esquerdo e grau 5 para o extensor do hálux direito e para o restante da musculatura flexora e extensora dos membros inferiores. Teste de elevação dos membros inferiores estendidos (Lasegue) positivo a partir de 45°. Deambulação com apoio nos calcanhares e na ponta dos dedos (*vide* inspeção dinâmica).

Manobras especiais: piora da dor lombar com a manobra de Valsalva. Os testes de Gaenslen e Patrick-Fabere são negativos. Teste de Schöber não realizado devido à piora da dor com a flexão da coluna.

Hipótese diagnóstica: lombociatalgia aguda por hérnia de disco com compressão da raiz L5 à esquerda.

Conduta: paciente jovem, com lombociatalgia aguda após esforço e irradiação típica de raiz L5. Não há sinais de alerta na história. O déficit neurológico é discreto e não exige conduta de urgência.

Exames de imagem, laboratoriais e eletrofisiológicos não são necessários em primeira instância. A hérnia de disco é a principal causa de lombociatalgia aguda. O diagnóstico é essencialmente clínico e nunca deve se basear em exames de imagem que não guardem correspondência com a clínica do paciente. O tratamento é conservador e consiste em analgesia eficiente e precoce (analgésicos simples, relaxantes musculares, anti-inflamatórios; pode-se considerar o uso de glicocorticoides em doses regressivas e por curto período). O objetivo é o retorno precoce às atividade laborais. A história natural das lombociatalgias por hérnia de disco é muito favorável, com a maioria dos pacientes totalmente recuperados em até 8 semanas.

O intuito desse capítulo é discutir de maneira prática e objetiva o quadro clínico, investigação e abordagem terapêutica das principais causas de lombalgias agudas e crônicas.

Visão geral

A maioria das pessoas referirá pelo menos um episódio de dor lombar durante a vida, sendo essa, portanto, uma das causas mais comuns de procura à assistência médica em ambulatórios e unidades de pronto atendimento. Tal fato tem grande impacto econômico no Brasil e no mundo, já que a lombalgia é um dos principais motivos de absenteísmo laboral, compensação financeira e aposentadoria por incapacidade. No Brasil, a prevalência de dor lombar crônica é estimada entre 4,2 e 14,7%, com impacto nas atividades laborais em até 76,7% dos casos. Segundo dados do IBGE de 2013, as dores na coluna estão entre as 5 condições crônicas de saúde mais prevalentes em adultos. Pacientes com baixa satisfação no trabalho, transtornos do humor e baixo nível socioeconômico estão particularmente em risco para cronificação dos sintomas.

A lombalgia é definida como dor e desconforto localizados entre a margem inferior das últimas costelas e a prega glútea. Quando a dor é irradiada com trajeto radicular para um ou ambos os membros inferiores, o quadro é denominado lombociatalgia. Quanto à duração, a dor lombar é definida como aguda quando dura até 4 semanas, subaguda se tem duração entre 4 e 12 semanas e crônica aquela que ultrapassa 12 semanas.

A dor lombar é dita específica quando pode ser atribuída a causas conhecidas, como infecções, neoplasias, osteoporose com fraturas, compressões nervosas e doenças inflamatórias (espondilartrites). Contudo, a forma mais comum de dor lombar é a lombalgia inespecífica (mais de 80% dos casos), também denominada lombalgia mecânica comum, quando não há uma causa anatômica específica subjacente.

Aproximadamente 90% dos pacientes com lombalgia aguda apresentam evolução favorável, com melhora em poucas semanas. Apesar da recuperação relativamente rápida, há tendência de recorrência dos sintomas dolorosos, e cerca de 50% dos pacientes com lombalgia aguda resolvida apresentarão novo episódio em um ano. O objetivo primário da avaliação inicial do paciente com lombalgia é a identificação dos casos potencialmente graves e que necessitam de investigação adicional com exames laboratoriais e de imagem. Além disso, é importante a analgesia adequada para promover o retorno do paciente às suas atividades laborais o mais precocemente possível.

Anamnese

Uma anamnese criteriosa é a etapa mais importante para o diagnóstico e condução adequada das dores lombares. Não é rara a valorização equivocada de alterações em exames radiológicos sem que elas sejam as verdadeiras responsáveis pela queixa álgica. Quando o paciente já se apresenta no consultório com exames de imagem da coluna lombar, eles não devem ser avaliados antes da realização da anamnese e do exame físico. Assim, evita-se que o médico, já sugestionado, atribua as queixas clínicas a alterações imagenológicas, sem que elas justifiquem o quadro clínico. Outro aspecto importante é a atenção para fatores psicológicos e trabalhistas que contribuem para a cronificação de uma parte dos casos.

Na anamnese de um paciente lombálgico, devem ser abordadas as seguintes questões para um diagnóstico correto:

- *Tempo de evolução da lombalgia:* aguda (menos de 4 semanas), subaguda (entre 4 e 12 semanas), crônica (mais do que 12 semanas) ou aguda recidivada.
- *Ritmo da dor:* mecânico (melhora ao repouso e piora com o movimento) ou inflamatório (piora com repouso prolongado, associa-se à rigidez matinal que melhora com movimentos).
- *Início da dor:* súbito, após esforço, progressivo ou após trauma.
- *Irradiação da dor:* dor localizada, dor com irradiação incaracterística ou irradiação com trajeto radicular para o membro inferior (L4, L5 ou S1). Trajeto L4: face anterolateral da coxa, medial da perna e medial do pé. Trajeto L5: face lateral da coxa, lateral da perna, dorso do pé e hálux. Trajeto S1: face posterior da coxa, posterior da perna, lateral do pé e planta (Figuras 31.1, 31.2 e 31.3).
- *Fatores de melhora ou piora:* além das características que remetem aos ritmos mecânico ou inflamatório, saber se a dor é pior com a flexão ou com a extensão da coluna. Exemplos clássicos são de hérnia de disco sintomática com dor pior à flexão e síndrome do canal estreito com dor pior à extensão do tronco.

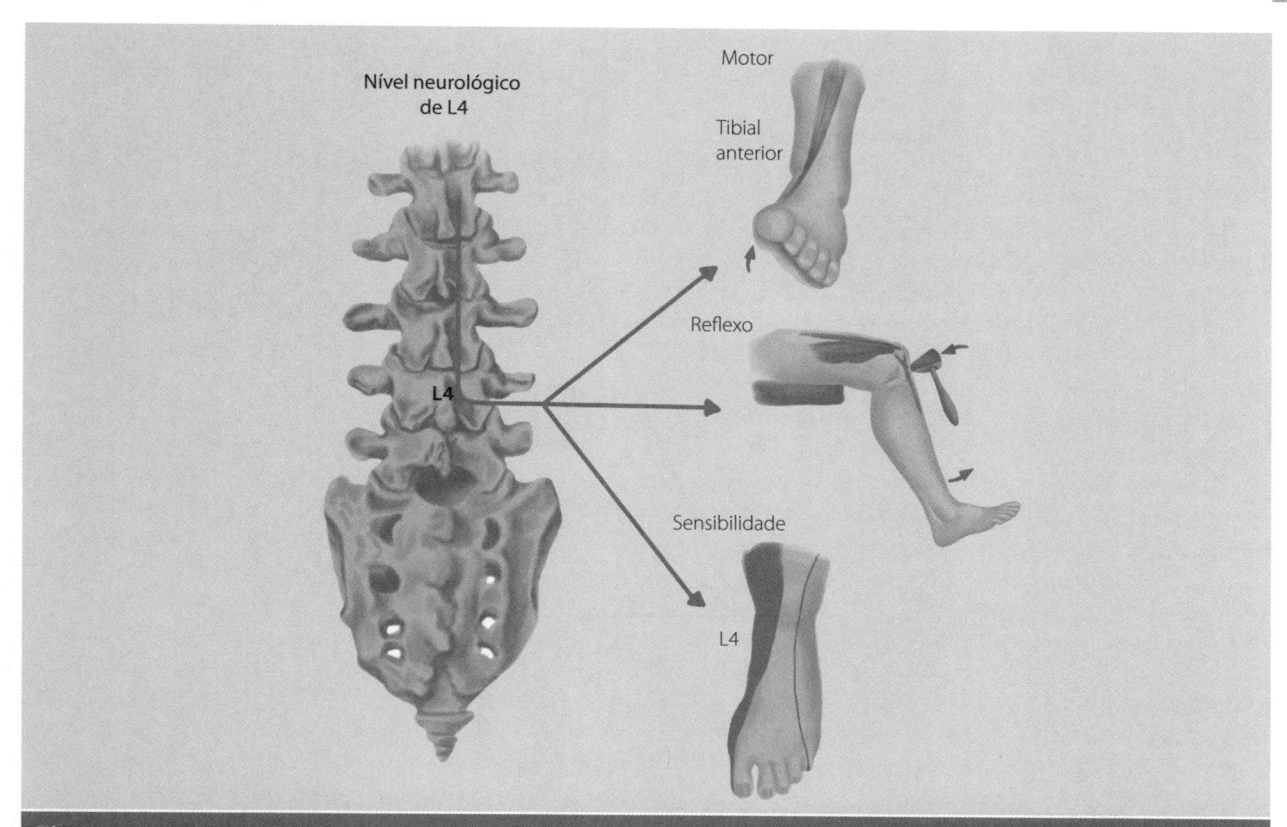

Figura 31.1 – Motricidade, sensibilidade e reflexo da raiz L4.

Fonte: Adaptada de Barros-Filho T, Lich O. Exame Físico em Ortopedia. 2. ed. São Paulo: Sarvier.

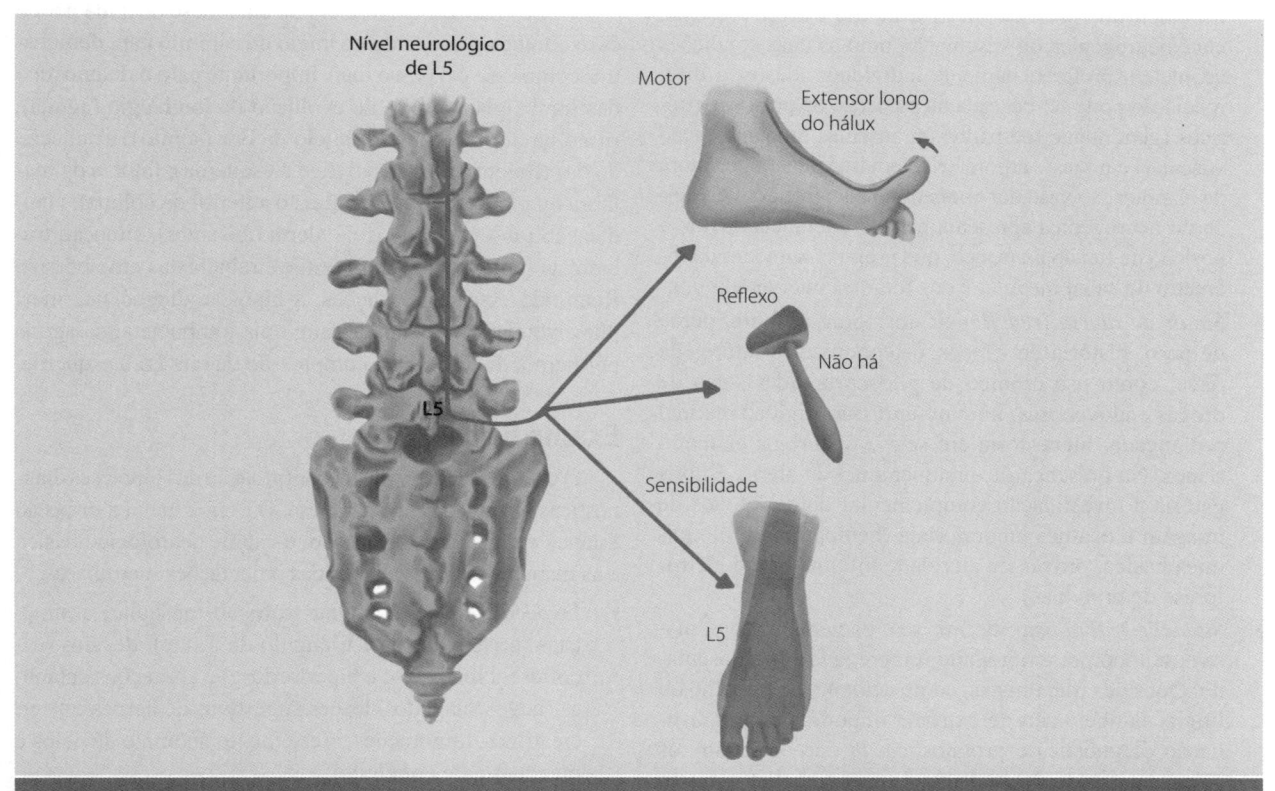

Figura 31.2 – Motricidade, sensibilidade e reflexo da raiz L5.

Fonte: Adaptada de Barros-Filho T, Lich O. Exame Físico em Ortopedia. 2. ed. São Paulo: Sarvier; 2001.

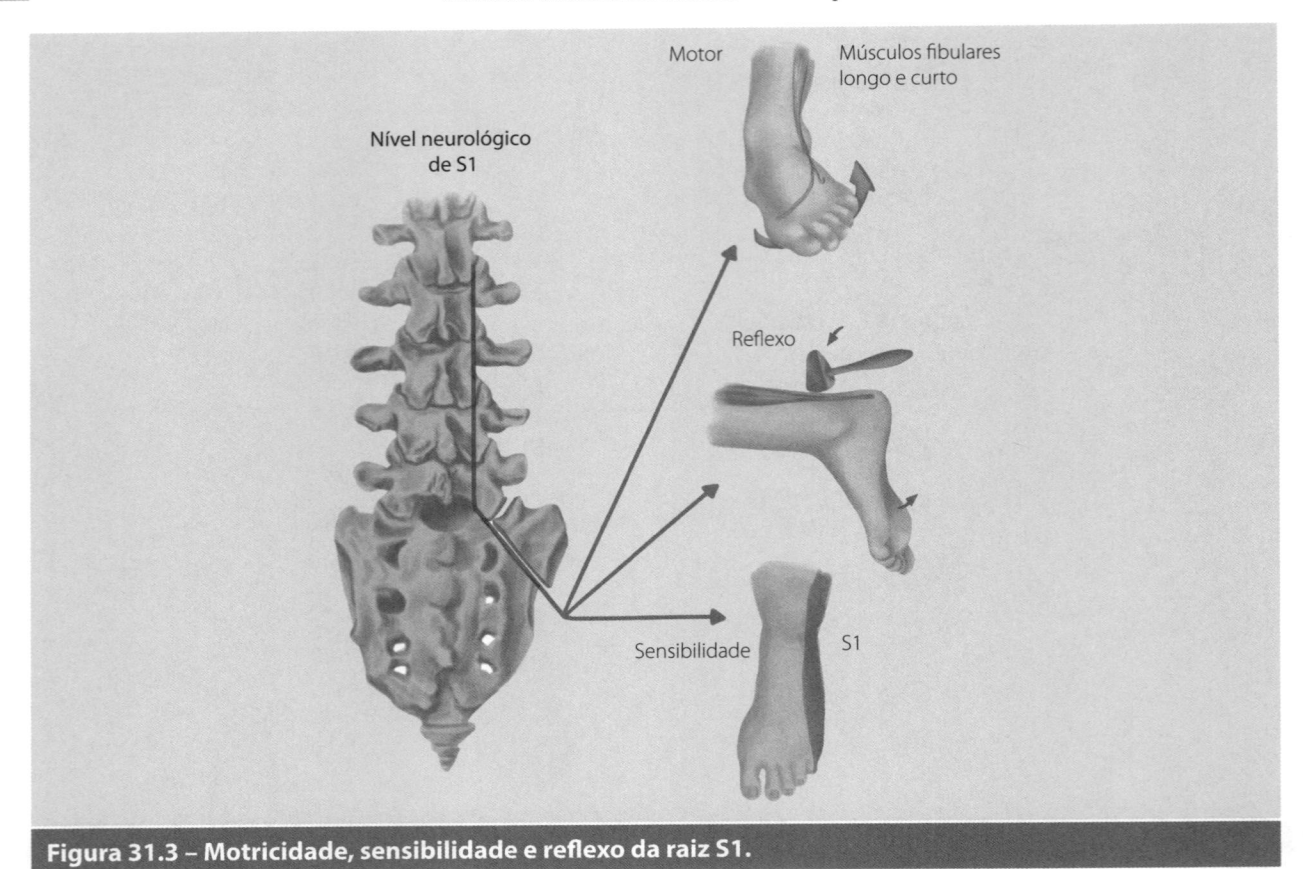

Figura 31.3 – Motricidade, sensibilidade e reflexo da raiz S1.

Fonte: Adaptada de Barros-Filho T, Lich O. Exame Físico em Ortopedia. 2. ed. São Paulo: Sarvier; 2001.

- *Claudicação:* presente ou ausente. Se estiver presente, ela é neurogênica ou vascular? Como as duas condições acometem preferencialmente indivíduos idosos, a diferenciação pode ser baseada na palpação de pulsos periféricos (geralmente reduzidos ou ausentes na claudicação vascular) e no teste ergométrico em bicicleta (a dor piora na claudicação vascular enquanto o paciente com claudicação neurogênica apresenta melhor tolerância devido à posição de flexão do tronco, que propicia aumento do diâmetro do canal medular e dos forames intervertebrais).

- *Sinais de alerta (**red flags**):* dor noturna, febre, perda de peso, história de câncer, osteoporose (e fatores de risco, como uso crônico de glicocorticoides), uso de drogas endovenosas, imunossupressão, rigidez matinal prolongada, hipoestesia em sela e distúrbios esfincterianos. Na presença de qualquer sinal de alerta, é obrigatória a investigação complementar com métodos de imagem e exames laboratoriais (hemograma e bioquímica básica, provas de atividade inflamatória e eletroforese de proteínas).

- *Situação trabalhista:* definir se o paciente é ativo, inativo, autônomo, empregado, empregador ou aposentado. Questões trabalhistas, como acidente de trabalho ou litígio, também são de extrema importância para avaliação diagnóstica e prognóstica, já que os substratos psicossociais de insatisfação com o trabalho e busca por benefícios e indenizações favorecem a cronificação das queixas.

Vamos realizar o exercício da anamnese dirigida para o caso clínico apresentado no início do capítulo para demonstrar como esse é o passo mais importante para o diagnóstico das lombalgias: tempo de evolução da lombalgia (aguda), ritmo da dor (mecânico), início da dor (súbito), irradiação da dor (trajeto L5 característico à esquerda), fatores de melhora ou piora (piora com a flexão anterior da coluna), claudicação (ausente), sinais de alerta (ausentes), situação trabalhista (autônomo, sem questões trabalhistas envolvidas). Reunindo essas informações, a hipótese diagnóstica mais plausível para o caso é, de fato, uma lombociatalgia aguda por hérnia de disco com compressão da raiz L5 à esquerda.

Exame físico

O exame físico auxilia na confirmação das hipóteses diagnósticas formuladas na anamnese. O exame inclui a inspeção estática e dinâmica, a palpação, o exame neurológico básico e as manobras para avaliação das articulações sacroilíacas.

- *Inspeção estática:* avaliar trofismo muscular, assimetrias (cristas ilíacas e triângulo de Talhe), desvios (escoliose, hipercifose e hiperlordose) e alterações cutâneas (nevos suspeitos, lesões sugestivas de herpes-zóster, cicatrizes, tumorações, crescimento anômalo de pelos e manchas café com leite).

- *Inspeção dinâmica e mobilidade da coluna:* avaliar dor à flexão anterior, flexão lateral (direita e esquerda), extensão e rotações do tronco; limitação à flexão (Teste de Schöber modificado), marcha, coordenação e equilíbrio.

O Teste de Schöber auxilia na avaliação da redução da mobilidade da coluna. Com o paciente em pé, é feita a primeira marcação entre as espinhas ilíacas posterossuperiores (na altura dos pontos de Vênus). Em seguida, realiza-se uma segunda marcação 10 cm acima da primeira. É solicitado que o paciente realize a flexão máxima do tronco, mantendo os joelhos estendidos para que a distância entre as duas marcas seja medida. O teste é considerado alterado se não ocorrer ganho de mais de 5 cm entre as duas marcas na flexão máxima.

A escoliose funcional reduz-se com a flexão anterior do tronco, enquanto a escoliose fixa não se altera com essa manobra, podendo o examinador observar a giba escoliótica.

- *Palpação:* processos espinhosos (em busca de dor localizada) e musculatura paravertebral (em busca de contraturas musculares e pontos-gatilho miofasciais). Nessa etapa, também pode ser útil realizar a palpação dos pulsos periféricos, que, quando reduzidos ou ausentes, podem sugerir a insuficiência arterial como responsável pela queixa de claudicação.

Exame neurológico básico

- *Sensibilidade:* normal ou alterada (definir raiz conforme descrito na anamnese).
- *Avaliação da marcha:* nos calcanhares (dorsiflexão do pé – recruta o miótomo de L5) e na ponta dos pés (flexão plantar – recruta o miótomo de S1).
- *Reflexos (definir se estão normoativos e simétricos, ou se há hiper-reflexia ou hiporreflexia):* patelar (avalia raiz de L4) e aquileu (avalia raiz de S1). Note que a raiz de L5 não é avaliada por reflexos profundos.

- *Teste da elevação dos membros inferiores estendidos (Laségue):* o teste é utilizado para avaliar ciatalgia e é considerado positivo se reproduz ou intensifica a dor com trajeto radicular entre 30 e 70° de elevação (Figura 31.4). A manobra pode ser sensibilizada realizando-se a elevação dos membros associada à dorsiflexão do pé (aumenta o estiramento do nervo ciático). Quando a dor ocorre apenas na face posterior da coxa e acima de 70° de elevação do membro, o teste não deve ser considerado positivo, pois o sintoma é, em geral, atribuído ao encurtamento dos músculos isquiotibiais.
- *Teste de estiramento do nervo femoral:* o teste é utilizado para avaliar a queixa de cruralgia (dor na face anterior da coxa) por compressão da raiz de L2, L3 ou L4. Com o paciente em decúbito ventral, realiza-se a flexão passiva do joelho (até encostar o calcanhar no glúteo) e extensão passiva do quadril. O teste será considerado positivo se houver intensificação da dor/parestesia na face anterior da coxa devido à radiculopatia das referidas raízes.

Manobras para avaliação das articulações sacroilíacas

- *Patrick/Fabere (flexão, abdução e rotação externa do quadril):* com o paciente em decúbito dorsal, realiza-se a flexão, abdução e rotação externa do quadril, colocando-se o calcanhar sobre o joelho contralateral estendido. O examinador deve então exercer pressão sobre o joelho fletido e sobre a espinha ilíaca anterossuperior do lado oposto (Figura 31.5). O teste é considerado positivo para sacroileíte se houver dor profunda sobre o lado do membro inferior estendido (pressão sobre a espinha ilíaca anterossuperior). Não é raro o paciente se queixar de dor ipsilateral ao joelho fletido; nesses casos, a dor provavelmente tem origem na musculatura do compartimento adutor da coxa ou na articulação coxofemoral do quadril fletido.

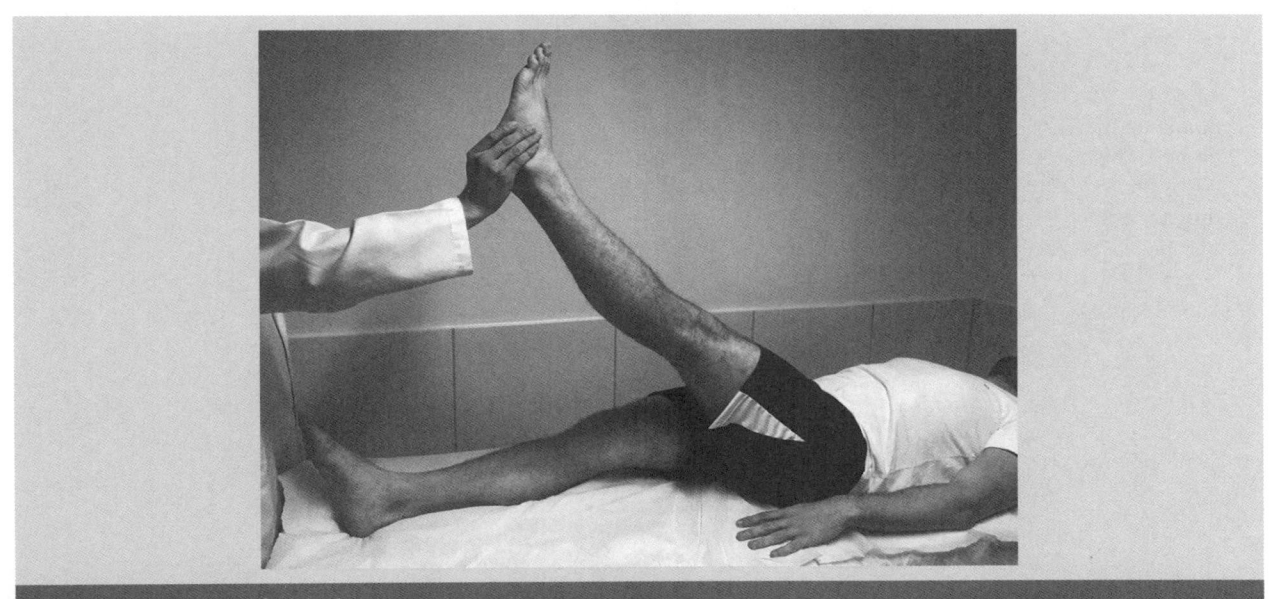

Figura 31.4 – Teste de Laségue.

Fonte: Arquivo pessoal do autor Ivo Menezes.

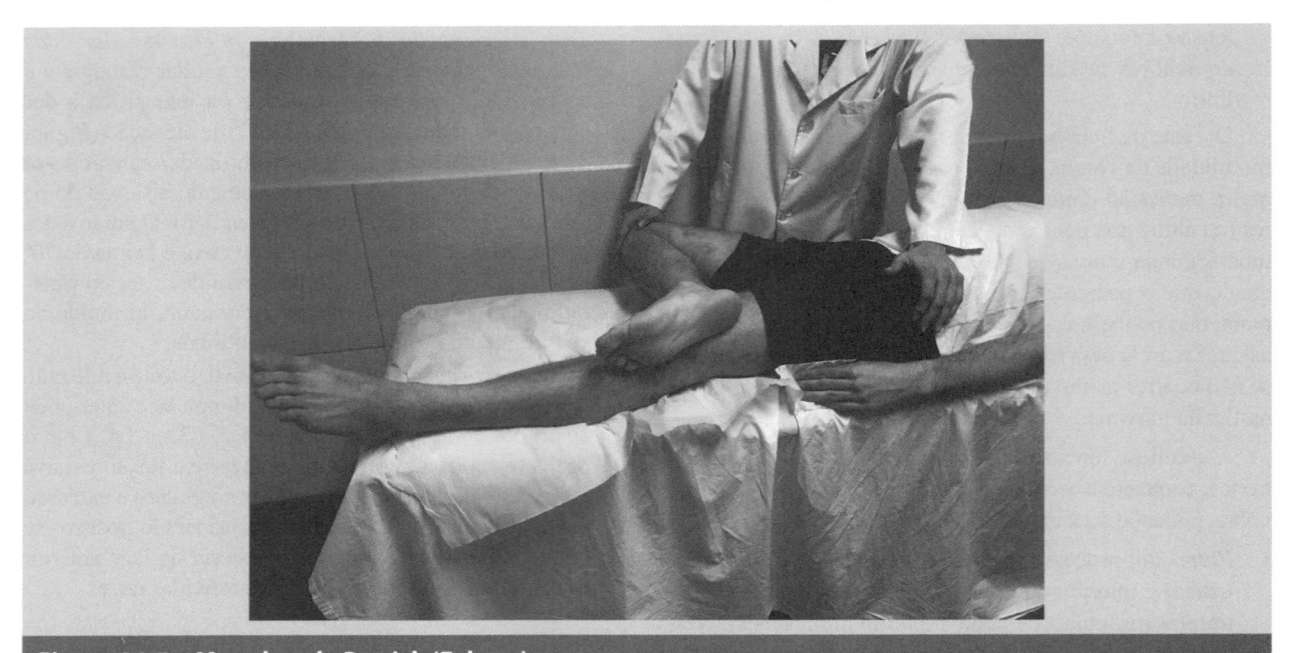

Figura 31.5 – Manobra de Patrick (Fabere).

Fonte: Arquivo pessoal do autor Ivo Menezes.

- *Gaenslen:* o paciente em decúbito dorsal e com os joelhos e quadris fletidos é posicionado na borda da mesa de exame. Nessa posição, uma das nádegas deve estar apoiada sobre a mesa e a outra deve permanecer na margem da mesa, permitindo que o membro inferior do lado testado fique pendente, enquanto o joelho oposto permanece fletido (Figura 31.6). O teste será positivo para sacroileíte se houver dor ipsilateral ao membro que está para fora da mesa.

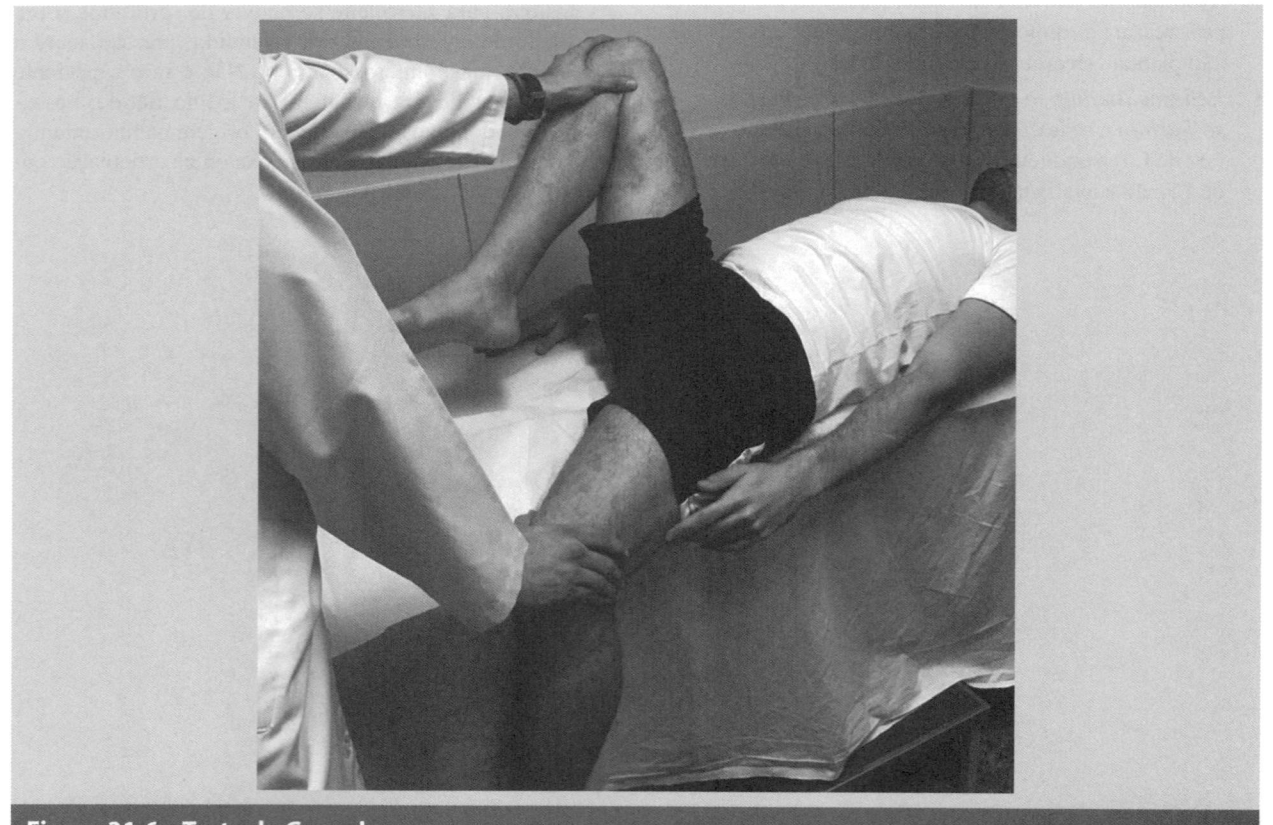

Figura 31.6 – Teste de Gaenslen.

Fonte: Arquivo pessoal do autor Ivo Menezes.

• *Sinais de Waddell (sinais não orgânicos):* reação excessiva/exagerada durante o exame físico, sensibilidade (dor ao leve toque) superficial ou generalizada, déficit neurológico não dermatomérico ou inconsistente (melhora com o paciente distraído ou ausente para atividade espontânea, como se vestir e levantar da mesa) e dor lombar ao pressionar o topo da cabeça. A presença dos sinais de Waddell sugere componente psicológico da dor e maior risco de cronificação da queixa.

O diagnóstico não deve se basear em exames de imagem que não guardem correspondência com a clínica do paciente.

Dor lombar de origem visceral

Patologias abdominais e pélvicas podem causar dor referida e provocar queixas de dor lombar (aguda ou crônica). As principais causas viscerais que devem ser lembradas são: pielonefrite, nefrolitíase, gravidez tubária, afecções pancreáticas, aneurisma de aorta abdominal, endometriose, doença inflamatória pélvica, neoplasias retroperitoneais e prostatite.

Lombalgia aguda

Lombalgia inespecífica (lombalgia mecânica comum)

É a forma mais prevalente de lombalgia aguda. Nesses casos, não se identifica alteração estrutural que justifique a dor lombar e, muitas vezes, os achados de exames complementares não são condizentes com a clínica apresentada. A dor, como o próprio nome já diz, apresenta ritmo mecânico (piora com o esforço e alivia com o repouso), é localizada, sem irradiação e alterações neurológicas. Pode estar associada a obesidade, sedentarismo, insuficiência da musculatura abdominal e paravertebral, postura e ergonomia inadequadas. Geralmente possui curso autolimitado, com duração média de três a quatro dias. Pacientes com transtornos de humor e insatisfação laboral estão sob maior risco de cronificação.

Fratura vertebral osteoporótica

As fraturas vertebrais são as manifestações mais comuns da osteoporose. Essas fraturas são clinicamente sugeridas pela presença de dor aguda no dorso de um paciente osteoporótico ou com fatores de risco para osteoporose. Entretanto, a maioria das fraturas vertebrais osteoporóticas são assintomáticas no momento de sua ocorrência. A presença de uma fratura vertebral aumenta substancialmente o risco de uma fratura subsequente, tanto vertebral quanto não vertebral. Nesse sentido, o clínico deve estar atento aos fatores de risco para osteoporose, que incluem: idade avançada, fratura prévia, história de quedas, tabagismo atual, uso de glicocorticoides e doenças inflamatórias crônicas como a artrite reumatoide.

Embora a anamnese e o exame físico possam sugerir a presença de fratura vertebral em alguns casos, o diagnóstico é feito com radiografias em perfil das regiões lombar e torácica. No caso de uma fratura vertebral clínica, a dor aguda pode ser manejada com analgésicos simples, anti-inflamatórios não hormonais, opioides e calcitonina em *spray* nasal (por período curto). Programas de exercícios podem beneficiar pacientes com osteoporose, porém a flexão e rotação forçadas do tronco devem ser evitadas.

Hérnia de disco

A hérnia de disco surge a partir de um processo degenerativo do disco intervertebral e corresponde à migração do núcleo pulposo para além dos limites fisiológicos do ânulo fibroso. É a etiologia mais comum de radiculopatia lombossacral aguda em indivíduos entre 20 e 60 anos e ocorre principalmente nos níveis L4-L5 e L5-S1.

O diagnóstico é eminentemente clínico. O paciente apresenta dor lombar intensa associada à irradiação para membro inferior (dor/parestesia) com trajeto radicular quase sempre unilateral. Em raras situações, quando a hérnia é volumosa e central, a irradiação pode ser bilateral. Na dependência da raiz acometida, algumas alterações específicas de sensibilidade, motricidade e reflexos reduzidos podem estar presentes (*vide* exame físico). Déficits motores mais graves, como pé caído e síndrome da cauda equina, são raros.

A evolução das lombociatalgias por hérnia de disco é favorável, com resolução da dor em até 8 a 12 semanas na maioria dos pacientes, sem relação com a melhora radiológica. A imagem de conflito disco-radicular pode permanecer por semanas a meses e, portanto, a ressonância magnética não é capaz de separar os casos de evolução satisfatória e insatisfatória. Não é rara a identificação de hérnias de disco na ressonância magnética de indivíduos assintomáticos ou cujo quadro clínico não é atribuído à presença da hérnia. Isso ocorre porque o conflito disco-raiz não é o único fator necessário para o surgimento da radiculalgia; é também importante a participação de diversas citocinas pró-inflamatórias e fatores neurogênicos que estimulam e amplificam o processo inflamatório local.

Síndrome da cauda equina

A síndrome da cauda equina é decorrente da compressão das raízes nervosas distais ao cone medular. O paciente pode apresentar lombalgia associada à dor radicular, paresia de membros inferiores, hipoestesia em sela no períneo e disfunção esfincteriana (vesical e/ou anal). Causas possíveis incluem grandes herniações discais, neoplasias, abscessos e hematomas. Os pacientes suspeitos para essa síndrome devem ser submetidos a exame de imagem (ressonância magnética, se possível) e encaminhados para avaliação neurocirúrgica imediata.

Tratamento das lombalgias agudas

Apenas um terço dos pacientes com dor lombar aguda procura assistência médica. Daqueles que procuram auxílio, cerca de 80% melhoram em poucas semanas.

O repouso absoluto e prolongado não é recomendado, pois não está associado à recuperação mais rápida, além de propiciar descondicionamento e retardo no retorno ao trabalho. Os pacientes devem ser orientados ao retorno precoce e gradual às suas atividades diárias, sobretudo as laborais, desde que elas não envolvam levantamento de peso e movimentos de flexão/torção forçada da coluna.

Durante o episódio de lombalgia/lombociatalgia mais intensa, a fisioterapia inicial baseia-se principalmente em técnicas de analgesia e relaxamento muscular. Após a resolução do episódio, pode ser indicada a reabilitação com ênfase no alongamento e fortalecimento das musculaturas abdominais e paravertebrais, com o objetivo de diminuir o risco de novas crises.

O objetivo da terapia medicamentosa é a analgesia precoce e eficaz. Pacientes que não obtiverem controle satisfatório da dor em até 4 semanas devem ser reavaliados para otimização analgésica e investigação adicional, se necessário.

A analgesia baseia-se na utilização de:

- Analgésicos simples (sugestões: dipirona 1 g de 6 em 6 horas e paracetamol 500 mg de 6 em 6 horas).
- Anti-inflamatórios não hormonais (sugestões: naproxeno 500 mg de 12 em 12 horas, ibuprofeno 300 a 600 mg de 8 em 8 horas, cetoprofeno 150 mg de 12 em 12 horas, diclofenaco 50 mg de 8 em 8 horas, nimesulida 100 a 200 mg de 12 em 12 horas, celecoxibe 200 mg de 12 em 12 horas ou meloxicam 15 mg 1 vez ao dia). Atenção deve ser dada às contraindicações desses fármacos (renal, gastrointestinal e cardiovascular), aos grupos de risco para efeitos adversos e à necessidade de proteção gástrica.
- Relaxantes musculares (sugestões: ciclobenzaprina 5 a 15 mg/dia ou carisoprodol 250 a 350 mg de 8 em 8 horas). Principalmente em relação à ciclobenzaprina, dá-se preferência à prescrição inicial em doses baixas e no período noturno, pois a sonolência é um efeito adverso comum.
- No caso de lombociatalgia intensa por hérnia de disco, pode-se considerar o uso de glicocorticoides em doses regressivas e opioides fracos por curto período (pouca evidência na literatura, benefício questionável).
- Para pacientes com sintomas radiculares que não responderam às medidas citadas, pode-se considerar a infiltração peridural de glicocorticoides, com o objetivo de alívio sintomático mais rápido.

As indicações cirúrgicas para as hérnias discais são de exceção, porém não devem ser negligenciadas. A síndrome da cauda equina é uma indicação absoluta de intervenção cirúrgica, cuja descompressão das raízes comprometidas deve ser realizada em caráter de urgência (< 24 horas do início dos sintomas). Déficits neurológicos progressivos ou déficits motores maiores, como a apresentação de um paciente com pé caído, também devem ser referenciados para avaliação cirúrgica. Além disso, pode-se considerar a indicação cirúrgica em casos de má resposta ao tratamento conservador otimizado em pacientes com sintomas radiculares e dor incapacitante após 8 a 12 semanas. Para os candidatos a procedimentos cirúrgicos, é obrigatória a realização de exame de imagem (preferencialmente a ressonância magnética) para a definição precisa do nível da discopatia. É importante salientar que pacientes com componentes psiquiátricos ou de litígio trabalhista possuem mais chance de apresentar respostas insatisfatórias ao tratamento conservador e cirúrgico.

Lombalgia crônica

Conforme mencionado, a lombalgia crônica é definida como dor lombar que dura mais de 12 semanas, correspondendo a cerca de 7 a 10% dos casos. A identificação precoce dos sinais de alerta garante a adequada investigação da etiologia da dor e o adequado manejo terapêutico. As causas mais comuns de lombalgia crônica estão descritas a seguir.

- *Lombalgia inespecífica (mecânica comum):* o padrão de dor é o mesmo da lombalgia mecânica comum aguda, e os achados radiológicos podem não ser condizentes com a clínica apresentada. Não há alteração neurológica associada.
- *Síndrome do canal estreito:* o canal medular pode se estreitar devido a alterações degenerativas da coluna vertebral. Tanto a artrose das articulações interapofisárias quanto a hipertrofia do ligamento amarelo ou protrusões discais podem contribuir para a diminuição do diâmetro do canal. O início se dá geralmente após os 50 anos de idade e o sintoma mais típico é a claudicação neurogênica, caracterizada por dor e/ou parestesia irradiada para membros inferiores durante deambulação ou ortostase prolongada. A flexão da coluna geralmente melhora os sintomas, e a extensão do tronco piora os sintomas.
- *Espondilolistese:* definida como anteriorização de uma vértebra em relação à vértebra adjacente. Pode ocorrer por fratura da *pars interarticularis* ou por alteração degenerativa. Na maioria das vezes, a espondilolistese é assintomática, sendo um achado de exame. Quando o desalinhamento for maior que 25% do tamanho da vértebra, há maior chance de sintomas. Pode haver irradiação da dor para a face posterior da coxa.
- *Espondilartrites axiais:* incluem-se nesse grupo a espondilite anquilosante e as espondilartrites não radiográficas. Caracteristicamente apresentam-se com dor lombar de ritmo inflamatório em indivíduos com menos de 45 anos de idade. A investigação deve incluir demais manifestações pertinentes ao grupo das espondilartrites, como artrite periférica, dactilite, uveíte, psoríase e doença inflamatória intestinal. Avaliação de antecedente familiar de espondilartrite e pesquisa de HLA-B27 fazem parte da investigação.
- *Infecções:* a espondilodiscite pode apresentar etiologia bacteriana, micobacteriana ou fúngica. Além dos discos

intervertebrais e corpos vertebrais, as articulações sacroilíacas também podem ser acometidas. Fatores de risco incluem: imunossupressão, diabetes *mellitus*, insuficiência renal, malignidades, uso de drogas endovenosas, bacteremia precedente, cirurgia na coluna e dispositivos intravasculares. A dor costuma ser localizada, insidiosa e pode tornar-se refratária à analgesia. Sinais de alerta como emagrecimento e febre podem estar presentes.

- *Neoplasias:* podem ser primárias (mieloma múltiplo) ou secundárias a metástases principalmente de próstata, mama, rins ou pulmões. A dor é contínua, de intensidade progressiva, sem alívio com repouso e com despertar noturno. Sinais de alerta presentes.

Investigação

Em casos de cronificação da dor, presença de sinais de alerta ou falha de resposta ao tratamento, a investigação deve ser feita com auxílio de exames laboratoriais e de imagem. Porém, como já destacado nesse capítulo, o diagnóstico não deve ser atribuído a alterações imagenológicas sem correspondência clínica. Não é raro, por exemplo, que o paciente se apresente no consultório com uma ressonância magnética com alterações degenerativas da coluna e redução da amplitude do canal medular sem que isso determine, obrigatoriamente, a clínica de síndrome do canal estreito com claudicação neurogênica.

A radiografia simples anteroposterior e lateral, em geral, permite a identificação de alterações estruturais (como as fraturas osteoporóticas) e de alinhamento. As incidências oblíquas podem ser de particular interesse na investigação de espondilólise (fratura da *pars interarticularis*) e de hipertrofia das articulações interapofisárias.

A tomografia fornece mais detalhes anatômicos que a radiografia simples, sendo indicada em suspeitas de tumores e fraturas complexas, além de poder dar detalhes sobre as dimensões do canal vertebral e dos forames intervertebrais. Devido à melhor definição das partes moles, a ressonância magnética é indicada na suspeita de patologias inflamatórias e infecciosas, neoplasias e radiculopatias. Além disso, ela fornece mais subsídios para planejamento cirúrgico em pacientes com indicação.

Tratamento das lombalgias crônicas

O tratamento das lombalgias com causa específica, como as espondilartrites, neoplasias ou infecções, deve ser direcionado à doença subjacente.

Uma vez que a cronificação das lombalgias mecânicas está frequentemente relacionada a fatores psicossociais e ocupacionais, é difícil haver grandes ensaios clínicos de boa qualidade ou metanálises comparando populações semelhantes. As evidências sugerem que a combinação de terapia medicamentosa, terapia cognitivo-comportamental e atividade física é melhor que qualquer das terapias isoladas.

A primeira intervenção a ser incentivada é a manutenção das atividades diárias. Quanto maior o tempo de afastamento da rotina, mais dificultoso torna-se o retorno.

Devem ser estimulados exercícios de alongamento e fortalecimento abdominal e paravertebral. Para isso, os pacientes podem ser inseridos em programas de reabilitação sob a orientação de profissionais capacitados. As atividades aeróbicas com objetivo de perda de peso e condicionamento cardiopulmonar também devem ser incentivadas.

Reeducação Postural Global (RPG) e massagem podem contribuir no alívio temporário da dor, mas, pelo fato de trabalhos placebo-controlados serem de difícil execução, carecem de comprovação.

Acupuntura é um método bastante utilizado para alívio dos sintomas. Pode-se atingir controle parcial da dor e melhora funcional. Outros métodos físicos, como ultrassom, ondas de *laser* e estimulação elétrica nervosa transcutânea (TENS) apresentam resultados conflitantes.

Uma vez que a associação entre dor lombar crônica e transtornos do humor é frequente, avaliação e tratamento adequados devem ser oferecidos. A depressão e a catastrofização, quando presentes, representam importantes alvos no tratamento da dor, já que podem estar intimamente associadas com a intensidade da dor relatada, sensibilidade à dor, incapacidade e resposta insatisfatória ao tratamento. Dessa forma, a terapia cognitivo-comportamental pode ser aplicada, com o intuito de trabalhar os processos emocionais negativos e criar estratégias para melhorar as interações sociais.

O uso de anti-inflamatórios não hormonais por curto período de tempo pode ajudar no controle da dor, particularmente nas exacerbações da lombalgia crônica. Analgésicos simples e anti-inflamatórios podem ser utilizados conforme descrito no tratamento das lombalgias agudas. Relaxantes musculares parecem ter melhor contribuição no tratamento das lombalgias agudas, sem benefício plenamente comprovado para as lombalgias crônicas. Da mesma maneira, não há evidências para o uso de opioides fracos (tramadol e codeína) no tratamento da lombalgia crônica. Entretanto, opioides fracos podem ser considerados por curto período de tempo nas exacerbações da lombalgia crônica em pacientes com contraindicações aos anti-inflamatórios.

Como em outras situações em que a dor crônica está presente, é racional o uso de antidepressivos como forma de tratamento da dor em pacientes com ou sem depressão associada. Já para os pacientes com dor radicular crônica (dor neuropática), podem ser consideradas medicações anticonvulsivantes. As opções mais utilizadas são:

- *Antidepressivos tricíclicos em baixa dose* (sugestão: amitriptilina 25-50 mg/d).
- *Antidepressivos de ação dual* (sugestão: duloxetina 60 mg/d). Para alguns pacientes, pode ser conveniente iniciar o tratamento com a dose de 30 mg/dia para adaptação por 1 a 2 semanas antes de aumentar a dose para 60 mg/d.
- *Anticonvulsivantes* (sugestão: gabapentina 300 mg de 8 em 8 horas até a dose máxima de 3.600 mg/dia ou pregabalina 75 mg de 12 em 12 horas até a dose máxima de 600 mg/dia).

Referências

1. Nascimento PRC, Costa LOP. Prevalência da dor lombar no Brasil: uma revisão sistemática. Cad. Saúde Pública 2015; 31(6): 1141-1156.

2. Instituto Brasileiro de Geografia e Estatística. Disponível em: http://www.ibge.gov.br/home/estatistica/populacao/pns/2013/default_xls.shtm.

3. Borenstein D. Mechanical low back pain – a rheumatologist's view. Nat Rev Rheumatol 2013; 9(11): 643-53.

4. Ropper AH, Zafonte RD. Sciatica. N Engl J Med 2015; 372(13): 1240-8.

5. Ensrud KE, Schousboe JT. Vertebral fractures. N Engl J Med 2011; 364(17): 1634-42.

6. el Barzouhi A, Vleggeert-Lankamp CL, Lycklama à Nijeholt GJ, Van der Kallen BF, van den Hout WB, Jacobs WC, et al. Leiden-The Hague. Magnetic resonance imaging in follow-up assessment of sciatica. N Engl J Med 2013; 368(11): 999-1007.

7. Edwards RR, Cahalan C, Mensing G, Smith M, Haythornthwaite JA. Pain, catastrophizing, and depression in the rheumatic diseases. Nat Rev Rheumatol 2011; 7(4): 216-24.

8. Radu AS. Abordagem prática das algias vertebrais comuns. In: Natour J. Coluna vertebral – conhecimentos básicos. 2 ed. São Paulo: ETCetera; 2004.

9. Defino HLA. Coluna lombar. In: Barros Filho TEP, Lech O. Exame físico em Ortopedia. 2. ed. São Paulo: Sarvier; 2001.

10. Koes BW, van Tulder M, Lin CW, Macedo LG, McAuley J, Maher C. An updated overview of clinical guidelines for the management of non-specific low back pain in primary care. Eur Spine J 2010; 19(12): 2075-94.

11. Helfenstein Jr M, Goldenfum MA, Siena C. Occupational low back pain. Rev Assoc Med Bras 2010; 56(5): 583-9.

12. Borenstein DG. A clinician's approach to acute low back pain. Am J Med 1997; 102(1A): 16S-22S.

13. Deyo RA, Weinstein JN. Lowback pain. N Engl J Med 2001; 344(5): 363-370.

14. Stump PRNG, Kobayashi R, Campos AW. Lombociatalgia. Rev Dor 2016; 17(Supl. 1): 63-66.

15. Joaquim AF. Initial approach to patients with acute lower back pain. Rev Assoc Med Bras 2016; 62(2): 186-191.

16. Casazza BA. Diagnosis and treatment of acute low back pain. Am Fam Physician 2012; 85(4): 343-50.

17. Thomas E, Silman AJ, Croft PR, Papageorgiou AC, Jayson MI, Macfarlane GJ. Predicting who develops chronic low back pain in primary care: a prospective study. BMJ 1999; 318(7199): 1662-7.

18. Ferrari R. Imaging studies in patients with spinal pain: Practice audit evaluation of Choosing Wisely Canada recommendations. Can Fam Physician 2016; 62(3): 129-37.

19. National Institute for Health and Care Excellence (UK). Low Back Pain and Sciatica in Over 16s: Assessment and Management; 2016.

20. Nickerson EK, Sinha R. Vertebral osteomyelitis in adults: an update. Br Med Bull 2016; 117(1): 121-38.

21. Hagen KB, Hilde G, Jamtvedt G, Winnem M. Withdrawn: Bed rest for acute low-back pain and sciatica. Cochrane Database Syst Rev 2010 Jun 16; (6): CD001254.

22. Hesselstrand M, Samuelsson K, Liedberg G. Occupational Therapy Interventions in Chronic Pain – A Systematic Review. Occup Ther Int 2015; 22(4): 183-94.

23. Chou R, Loeser JD, Owens DK, Rosenquist RW, Atlas SJ, Baisden J, et al. Interventional therapies, surgery, and interdisciplinary rehabilitation for low back pain: an evidence-based clinical practice guideline from the American Pain Society. Spine (Philadelphia, PA 1976) 2009; 34(10): 1066-77.

Osteoartrite

32

- *Jobson Lopes de Oliveira*
- *Raimundo João de Oliveira Neto*
- *Maria Lúcia Bueno Garcia*
- *Kristopherson Lustosa Augusto*

CASO CLÍNICO

F. M. S., 60 anos, sexo feminino, costureira.

Paciente refere que há cerca de sete anos vem apresentando frequentemente quadro de dor nos dedos das mãos, bilateralmente, pior ao final do dia, principalmente nos dias de trabalho, com períodos de edema e calor durante vários dias, com alívio ao repouso articular. Queixa-se que acorda com os "dedos duros", recuperando a movimentação em poucos minutos, e há dois anos surgiram nódulos distais, prejudicando sua atividade laboral. Refere também inchaço em ambos os joelhos, pior à direita, com dor à deambulação, mais intensa ao final do dia e, assim como nas mãos, rigidez matinal de duração de poucos minutos. Refere que seus joelhos "estalam" quando faz movimento de extensão. Refere ganho ponderal não aferido nos últimos anos, nega febre ou outros sintomas. Paciente sedentária, nega etilismo e tabagismo. Afirma que, quando procura atendimento médico, é prescrito paracetamol ou anti-inflamatórios não hormonais por curtos períodos, com alívio parcial do quadro.

Antecedente familiar: mãe com "reumatismo" de joelhos.

Ao exame físico, a paciente apresentava-se em bom estado geral, IMC 35,2 kg/m². No exame musculoesquelético, apresentava joelhos com crepitação à flexão e extensão, principalmente à direita, além de discreto geno valgo; aumento articular de consistência firme, sem sinais flogísticos. Nas mãos, presença de nódulos de Heberden e Bouchard bilateralmente. Nos pés, presença de edema em 1ª metatarsofalangeana bilateralmente, com discreto desvio lateral (hálux valgo). Ausência de sequela funcional. Sem alteração clínica das outras articulações (Figuras 32.1 e 32.2) e sem alterações em outros sistemas.

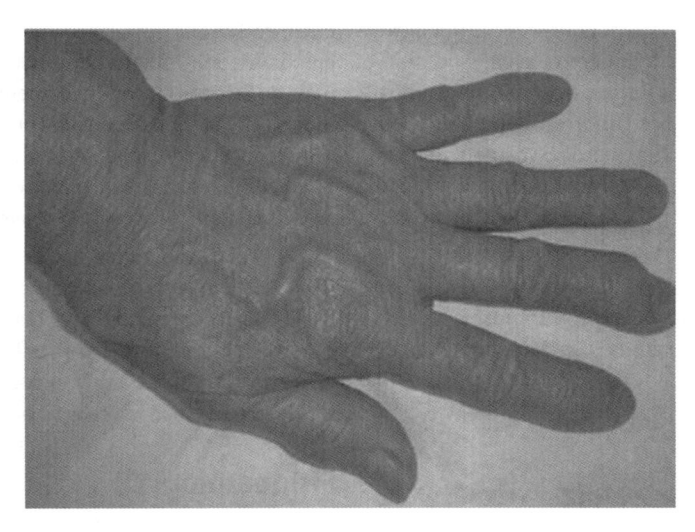

Figura 32.1 – Mão da paciente. Observe a presença de nódulos de Bouchard (interfalangeana proximal) e de Heberden (interfalangeana distal).

Fonte: Acervo do dr. Kristopherson Lustosa.

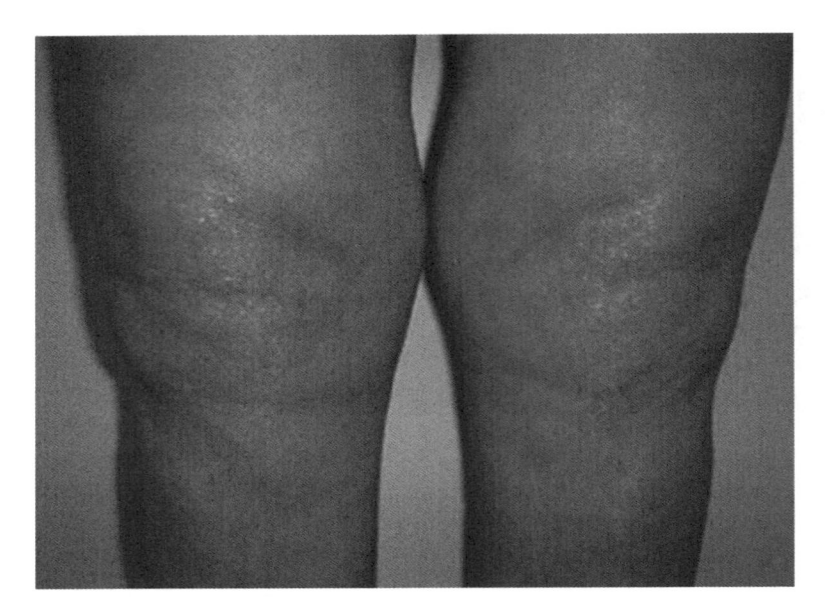

Figura 32.2 – Joelhos da paciente.

Fonte: Acervo do dr. Kristopherson Lustosa.

Introdução

A osteoartrite (OA) é a doença articular mais comum no mundo, sendo responsável por cerca de 30% da procura de atendimento em ambulatórios de Reumatologia. Consiste na forma mais comum de artrite, afetando as articulações diartrodiais, ou seja, aquelas com amplitude de movimento e protegidas pela cápsula sinovial, como as interfalangeanas distais (IFD) e proximais (IFP), joelhos, quadris e facetárias das vértebras.

Anteriormente, a osteoartrite era definida como uma degeneração da cartilagem articular resultante do desgaste mecânico. O conceito atual da OA leva em consideração o acometimento de todos os componentes da articulação (cartilagem, osso subcondral, ligamentos e cápsula sinovial), envolvendo complexos processos biomecânicos, bioquímicos e genéticos que, por fim, resultam na falência da articulação como um todo. Esses processos podem estar restritos a uma única articulação, algumas ou generalizados, e os fatores responsáveis podem variar de acordo com a articulação acometida por OA.

As principais articulações afetadas por OA são as mãos, joelhos, quadris, coluna cervical e lombar e os pés. Ao longo desse capítulo, revisaremos as características de cada uma delas.

Classificação

A osteoartrite pode ser classificada em localizada ou generalizada (isso é, apresentando um padrão poliarticular). Essa última afeta principalmente mulheres idosas, envolvendo as articulações das mãos (com a formação dos clássicos nódulos de Heberden e Bouchard) e evoluindo com acometimento de joelhos, quadris ou coluna. Com relação à etiologia, distinguem-se dois tipos: OA primária (ou idiopática) e OA secundária, por exemplo, atribuída a quadros pós-traumáticos ou cirurgias prévias da articulação, anomalias congênitas ou do desenvolvimento da articulação (displasia de quadril, diferença de tamanho entre os membros inferiores), distúrbios metabólicos (hemocromatose), doenças endócrinas (acromegalia) e doenças inflamatórias crônicas (artrite reumatoide).

Epidemiologia

A osteoartrite é mais comum em mulheres, embora a razão para isso não seja ainda conhecida. Nos EUA, a OA afeta cerca de 12% da população entre 25 e 74 anos. A prevalência aumenta com a idade, de modo que, entre indivíduos com mais de 80 anos, aproximadamente 80% apresentam critérios radiográficos de osteoartrite (presença de osteófitos com ou sem redução do espaço articular). Entretanto, em qualquer faixa etária, apenas cerca de metade das pessoas com características radiográficas de osteoartrite apresentam sintomas.

A osteoartrite é uma grande causa de dor e incapacidade física. Estima-se que, em países em desenvolvimento, o impacto socioeconômico é alto, correspondendo de 1 a 2,5% do Produto Interno Bruto. No Brasil, dados da Previdência Social mostram que a OA é a quarta doença que leva à aposentadoria (6,2%) e a segunda em relação ao auxílio-doença (10,5%).

Fisiopatologia

Os principais componentes da cartilagem articular são água (70%) e matriz extracelular, composta predominantemente de colágeno tipo II e proteoglicanos, que proporcionam a resistência do tecido. As células responsáveis pelo equilíbrio entre a formação e reciclagem dos elementos da matriz são os condrócitos. Com o envelhecimento, a habilidade dos condrócitos de manter os componentes da matriz cartilaginosa sofre um declínio. Além disso, fatores que desencadeiam sobrecarga sobre a cartilagem, como trauma, excesso de peso e mau alinhamento (deformidades em valgo e varo do joelho, por exemplo), acarretam mudanças na atividade dos condrócitos. Essas células passam a produzir mediadores pró-inflamatórios e catabólicos, como interleucina 1 e fator de necrose tumoral (TNF), além de enzimas que degradam os componentes da matriz. A degradação cartilaginosa expõe o osso subcondral à sobrecarga. A resposta fisiológica do tecido ósseo é a formação, nas margens articulares, de projeções ósseas irregulares, chamadas de osteófitos. O processo também é acompanhado de formação de cistos subcondrais e redução progressiva do espaço articular.

Fatores de risco

Diversos fatores de risco estão envolvidos com o desenvolvimento de osteoartrite, sendo a idade o principal deles. A obesidade eleva o risco não só por aumentar a sobrecarga articular (como nos joelhos), mas também pela ação de produção aumentada de adipocinas pelos adipócitos, que acarretam aumento da inflamação na cartilagem. Chama a atenção o fato de que a obesidade está fortemente correlacionada com OA de mãos e joelhos, mas guarda pouca ou nenhuma relação com OA de quadril. Os motivos para isso não são conhecidos.

O Quadro 32.1 mostra os principais fatores de risco divididos nas articulações mais frequentemente acometidas por OA.

Quadro 32.1 – Principais fatores de risco de osteoartrite.

Fatores comuns: idade, sexo feminino, doenças clínicas associadas, como acromegalia, hemocromatose, diabetes, entre outras

1. OA de joelhos:
- obesidade
- história familiar
- deformidade articular (valgismo ou varismo)
- sexo feminino
- atividades laborais com levantamento de carga (ex. estivadores)
- atividades esportivas (ex. futebol)
- trauma

2. OA de mãos:
- atividades profissionais com esforço repetitivo manual
- história familiar (fortemente implicado)
- sexo feminino
- obesidade

3. OA de quadril:
- displasia do acetábulo
- impacto femoroacetabular
- história familiar
- atividades esportivas (ex. futebol, tênis)
- trauma

Fonte: Elaborado pela autoria.

Manifestações clínicas

Conforme anteriormente mencionado, apenas cerca de metade dos pacientes com osteoartrite estrutural (radiográfica) exibem sintomas. A razão para isso permanece desconhecida. Geralmente, os sintomas se desenvolvem de modo insidioso, embora possam ocorrer surtos de artrite. No Quadro 32.2, são destacadas as principais características clínicas da OA.

Quadro 32.2 – Principais aspectos clínicos da osteoartrite.

- Rigidez matinal < 30 minutos
- Dor intermitente e protocinética
- Piora com o esforço físico e melhora com o repouso
- Instabilidade de marcha (OA de joelhos ou quadril)
- Limitação funcional progressiva (mecânica ou por dor)
- Nas mãos: Nódulos de Heberden em IFD e Bouchard em IFP
- Crepitações ao movimento passivo ou ativo (OA de joelhos)
- Deformidades em valgo ou varo

Fonte: Elaborado pela autoria.

O principal sintoma é a dor. Ela é caracteristicamente agravada pelo movimento, associada à dificuldade e à instabilidade no início da movimentação por alguns minutos (dor protocinética) e melhora em repouso. Entretanto, em alguns casos, pode persistir por horas de descanso até resolução completa. Em fases mais avançadas, pode ser contínua e até noturna, além de poder haver discreto grau de rigidez matinal. O quadro álgico está associado com fadiga, alterações do sono e de humor e piora na qualidade de vida.

O quadro clínico, em geral, é intermitente, com períodos de melhora e de exacerbação, que pode ser referida por alguns pacientes sob exposição ao frio.

O quadro álgico na osteoartrite decorre de alterações nas estruturas circunvizinhas da cartilagem articular, tendo em vista que ela não é inervada. Dentre os mecanismos de dor na OA, podem-se citar inflamação da sinóvia e bursa, espasmos musculares e elevação periosteal pelos osteófitos.

A instabilidade de marcha é ocasionada pela atrofia da musculatura de suporte do joelho e quadril, podendo levar o paciente a quedas ou receio em deambular, gerando mais períodos de inatividade e mais atrofia muscular, perpetuando essa situação e agravando a OA. Os pacientes podem referir também sensação de "travamento" ou falseio da articulação.

Com a evolução da doença, ocorre limitação funcional progressiva, com incapacidade de realizar atividades do dia a dia, como escrever (OA de mãos), deambular (OA de joelhos) e agachar-se (OA de quadril).

No exame físico, inúmeros dados semiológicos podem ajudar a firmar um diagnóstico de OA. Na osteoartrite de joelhos (Figuras 32.2 e 32.3), anteriormente chamada de gonartrose, nota-se aumento rígido do volume da articulação, associado a crepitações à movimentação ativa e passiva, que podem ser audíveis ou palpáveis. Um discreto edema articular pode estar presente, além de deformidades em valgo (geno valgo) ou em varo (geno varo). Ocorre dor principalmente à movimentação ativa e instabilidade de marcha com o progresso da doença. O compartimento tibiofemoral medial é o mais acometido, seguido pelo patelofemoral.

Na osteoartrite de mãos, podem ocorrer dor importante e limitação do movimento. Nota-se, ainda, o característico acometimento da 1ª articulação carpometacarpal (rizartrose), assim como o surgimento de proeminências ósseas em interfalangeanas proximais (nódulos de Bouchard) e interfalangeanas distais (nódulos de Heberden), geralmente assimétrico. A presença desses nódulos configura o quadro clínico conhecido como OA nodal. Com o avanço da doença, ocorre atrofia das musculaturas interóssea, tenar e hipotenar, além de desvio ulnar ou radial da articulação (Figura 32.4).

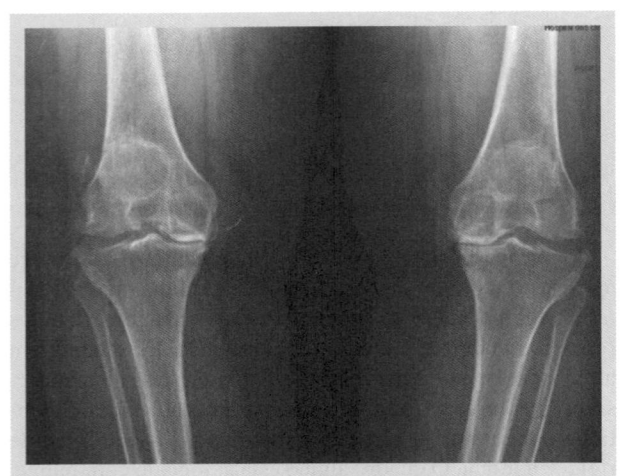

Nota: Observe os sinais de OA bilateral, com redução de espaço articular, predominantemente no compartimento medial e formação de osteófitos nas margens.

Figura 32.3 – Radiografia anterior de joelhos.

Fonte: Acervo do dr. Kristopherson Lustosa.

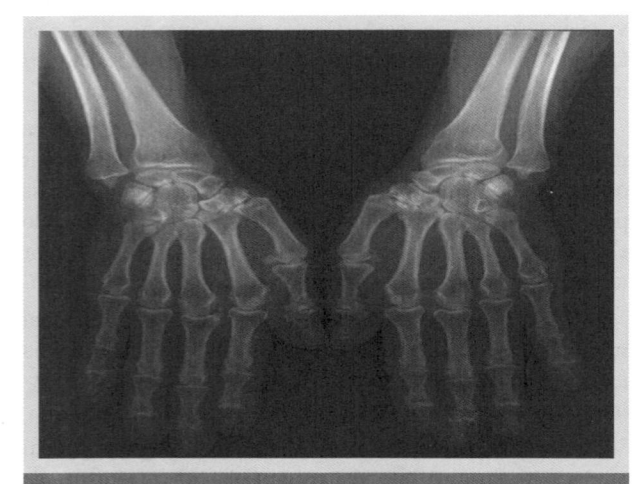

Figura 32.4 – Radiografia de OA de mãos.

Fonte: Acervo do dr. Kristopherson Lustosa.

Uma forma menos comum de osteoartrite, porém mais agressiva, consiste na OA erosiva. Inicia-se em idade mais

precoce (40 a 50 anos), com predomínio em mulheres, apresentando um caráter mais agudo e com sinais flogísticos mais exuberantes (edema, calor, dor) do que a OA nodal, afetando geralmente as IFD e IFP e poupando as metacarpofalangeanas. Na radiografia de mãos, caracteriza-se pela presença de erosões centrais com aspecto de "asa de gaivota" nas IFD e IFP.

Na osteoartrite de coluna, os osteófitos podem ocasionar pinçamento de raízes nervosas, resultando em parestesias e dores neuropáticas (Figura 32.5). Pode haver ainda contratura da musculatura paravertebral, o que contribui para o quadro de cervicalgia ou lombalgia.

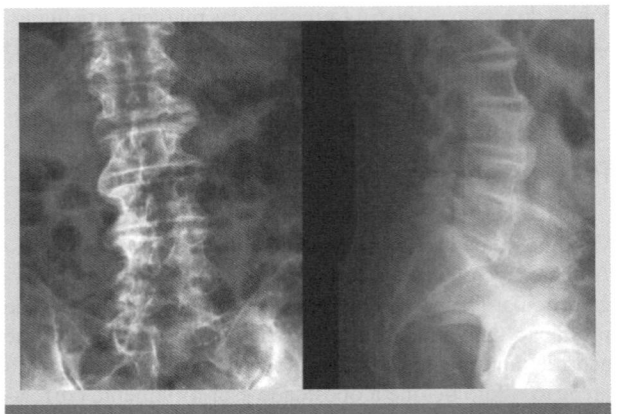

Figura 32.5 – Radiografia de OA de coluna.

Fonte: Acervo do dr. Kristopherson Lustosa.

A osteoartrite de quadril (Figura 32.6), também chamada de coxartrose, pode manifestar-se com dor localizada na região anterior do quadril ou irradiada para região distal da coxa. O paciente pode reclamar de dor ao se levantar da posição sentada ou deitada e no início da marcha, com melhora da dor ao repouso. Ao exame físico, tanto a movimentação passiva quanto a ativa da articulação promovem dor. O primeiro movimento afetado é a rotação interna do quadril. Além disso, existem estruturas próximas à articulação coxofemoral que podem causar dor (ex. bursite trocantérica) e mascarar ou mimetizar a osteoartrite de quadril.

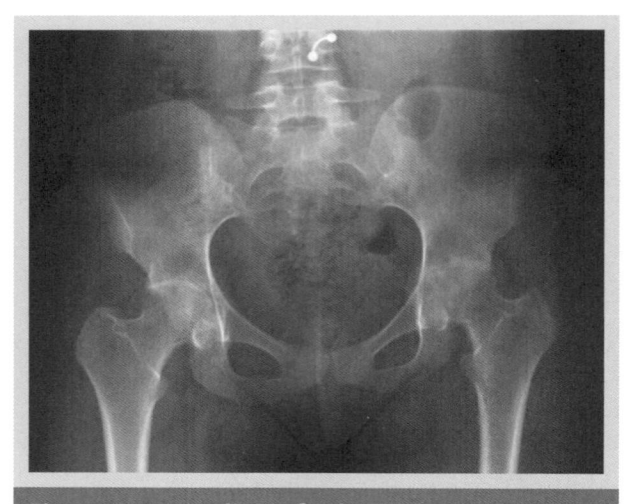

Figura 32.6 – Radiografia de OA de quadril.

Fonte: Acervo do dr. Kristopherson Lustosa.

Na osteoartrite de pés, a articulação mais afetada é a primeira metatarsofalangeana, geralmente bilateral, ocasionando dor à deambulação. Ao exame físico, observa-se desvio lateral do primeiro pododáctilo (hálux valgo), com aumento articular medial, popularmente chamado de joanete. Os demais pododáctilos também podem ser afetados, apresentando-se cruzados entre si ou fletidos.

Por fim, na OA de ombro, pode haver comprometimento tanto de suas articulações principais (glenoumeral e acromioclavicular) quanto estar associada à lesão concomitante dos tendões dos músculos do manguito rotador, resultando em dor local.

Exames complementares

Os achados radiográficos típicos de OA são:

- Presença de osteófitos;
- Diminuição do espaço articular;
- Cistos ósseos;
- Esclerose subcondral.

É rara a condição de paciente com osteoartrite sem alterações radiológicas evidentes. Nesse caso, impõe-se a pesquisa de outras hipóteses diagnósticas, discutidas adiante.

A ultrassonografia e a ressonância nuclear magnética podem auxiliar na avaliação de lesões de estruturas intra ou extra-articulares, como meniscopatia, bursite, sinovite e tendinopatia.

As provas de atividade inflamatória, como PCR e VHS, estão geralmente negativas ou em baixos títulos. A análise do líquido sinovial evidencia baixa celularidade (contagem de leucócitos < 2000 células/mm^3), com predomínio mononuclear e ausência de cristais. Os autoanticorpos apresentam-se negativos ou em níveis baixos.

Diagnóstico

O diagnóstico de osteoartrite é feito durante a anamnese e exame físico, não necessitando de exames complementares. Entretanto, é recomendável solicitar radiografia das articulações acometidas, de modo a corroborar o diagnóstico e também para seguimento evolutivo das alterações radiográficas ao longo do tempo.

Os critérios diagnósticos de OA definidos pelo American College of Rheumatology (ACR) para mãos, quadril e joelhos são mostrados nos Quadros 32.3, 32.4 e 32.5, respectivamente.

Quadro 32.3 – Critérios diagnósticos para OA de mãos – necessária presença dos itens 1, 2, 3 e 4 ou 1, 2, 3 e 5.

1. Dor ou rigidez nas mãos na maioria dos dias no último mês.
2. Aumento articular de consistência firme em duas ou mais articulações da mão.
3. Edema em menos de duas articulações metacarpofalangeanas das mãos.
4. Aumento articular de consistência firme de duas ou mais articulações IFD.
5. Deformidade de uma ou mais das seguintes articulações: 2ª e 3ª IFP, 2ª e 3ª IFD, e 1ª CMC.

Legenda: IFD: interfalangianas distal; IFP: interfalangianas proximal; CMC: carpometacarpal.
Fonte: Altman R et al. The American College of Rheumatology criteria for the classification and reporting of osteoarthritis of the hand. Arthritis Rheum 1990;33:1601-10.

Quadro 32.4 – Critérios diagnósticos para OA de quadril – necessária presença dos itens 1, 2 e 3 ou 1, 2 e 4 ou 1, 3 e 4.

1. Dor no quadril na maioria dos dias no último mês.
2. VHS ≤ 20 mm/hora.
3. Presença de osteófitos nas radiografias femorais e/ou acetabulares.
4. Redução do espaço articular coxofemoral na radiografia do quadril.

Fonte: Altman R et al. Development of criteria for the classification and reporting of osteoarthritis. Classification of osteoarthritis of the knee. Diagnostic and Therapeutic Criteria Committee of the American Rheumatism Association. Arthritis Rheum 1986;29:1039-49.

Quadro 32.5 – Critérios diagnósticos para OA de joelho.

Critérios clínicos: necessária presença dos itens 1, 2, 3 e 4 ou 1, 2 e 5 ou 1, 4 e 5.
1. Dor no joelho na maioria dos dias no último mês.
2. Crepitação na movimentação ativa da articulação.
3. Rigidez matinal ≤ 30 minutos de duração.
4. Idade ≥ 38 anos.
5. Aumento ósseo do joelho no exame físico.

Critérios clínicos e radiológicos: necessária presença dos itens 1 e 2 ou 1, 3, 5 e 6 ou 1, 4, 5 e 6.
1. Dor no joelho na maioria dos dias no último mês.
2. Presença de osteófitos marginais na radiografia de joelho.
3. Líquido sinovial típico de OA.
4. Idade ≥ 40 anos.
5. Rigidez matinal ≤ 30 minutos de duração.
6. Crepitação na movimentação ativa da articulação.

Fonte: Altman R et al., 1986.

Diagnóstico diferencial

Para quadros clínicos evidentes de osteoartrite, fica fácil estabelecer um diagnóstico adequado. Porém, a existência de outras morbidades sempre deve ser aventada se houver mudança do padrão clínico.

Pacientes com sinais inflamatórios muito exuberantes, sintomas sistêmicos, como febre, elevação de provas de atividade inflamatória ou rigidez matinal maior que uma hora merecem sempre uma investigação de diagnósticos diferenciais.

O aumento de reagentes de fase aguda (ex. PCR e VHS) e a presença de autoanticorpos, como fator reumatoide (FR) e anticorpo antipeptídeo citrulinado cíclico (antiCCP), em um paciente com sintomas de sinovite simétrica nas mãos, falam a favor de um diagnóstico alternativo à OA, no caso, artrite reumatoide. Pacientes com artrite acompanhados de outros sintomas sistêmicos, como febre, perda de peso, serosite (derrame pleural ou pericárdico), alterações de pele (*rash*, úlceras orais) e de urina (hematúria, leucocitúria, presença de cilindros) devem ser investigados para lúpus eritematoso sistêmico, com pesquisa de FAN e de autoanticorpos (como antiDNAds e antiSm). O Quadro 32.6 mostra os principais diagnósticos diferenciais de OA.

Quadro 32.6 – Principais diagnósticos diferenciais de OA.

- Artrite reumatoide
- Gota
- Condrocalcinose
- Artrite reativa
- Lúpus eritematoso sistêmico
- Artrite psoriásica
- Artrite séptica
- Fibromialgia

Fonte: Elaborado pela autoria.

Prognóstico

Os principais fatores de mau prognóstico para osteoartrite são mostrados no Quadro 32.7:

Quadro 32.7 – Fatores de mau prognóstico na OA.

OA de quadril	• Sexo feminino • Dor noturna • Capacidade funcional inicial ruim • Osteófitos femorais isolados com esclerose subcondral • Alterações radiográficas na avaliação inicial da doença
OA de joelhos	• Obesidade • Deformidade em varo ou valgo • Alterações mais evidentes em radiografias iniciais
OA de mãos	• Idade tardia de surgimento da doença

Fonte: Elaborado pela autoria.

Tratamento

Diversas modalidades de tratamento são propostas para osteoartrite. O tratamento de OA inclui um somatório de benefícios, incluindo aspectos comportamentais e de entendimento da doença pelo paciente, medidas não farmacológicas e farmacológicas e até abordagem cirúrgica. No entanto, dados na literatura médica são conflitantes ou merecem estudos maiores e mais bem desenhados para a maioria dos fármacos.

Os principais objetivos do tratamento da osteoartrite são:

- controle da dor e dos demais sinais flogísticos, quando presentes;
- ganho funcional e melhora da qualidade de vida dos pacientes;
- diminuição da progressão da doença;
- prevenção de deficiências;
- atender necessidades e interesses ocupacionais;
- educação dos pacientes quanto à natureza da doença e seu manejo;
- reforço psicossocial.

O tratamento inicial dos pacientes com OA pode ser feito pelo médico generalista, sendo indicado referenciar para o especialista os casos graves, de diagnóstico incerto e refratários a analgésicos simples.

Abordagem não farmacológica

O Quadro 32.8 lista as principais medidas não farmacológicas do tratamento de OA.

Quadro 32.8 – Medidas não farmacológicas para tratamento de osteoartrite.

- Redução de peso;
- Fortalecimento muscular com exercícios aeróbicos, isométricos e de baixo impacto;
- Auxiliadores de marcha, se necessário;
- Uso de órteses, palmilhas e dispositivos adesivos;
- Termoterapia;
- Estimulação nervosa elétrica transcutânea;
- Participação em programas de Tai Chi e acupuntura.

Fonte: Elaborado pela autoria.

Repouso articular

A dor que piora com o esforço físico é a base para o repouso articular como tratamento da osteoartrite. Curtos períodos de descanso para a articulação, geralmente de 12 a 24 horas, podem aliviar sintomas álgicos; no entanto, longos períodos de inatividade podem aumentar ainda mais a atrofia muscular e diminuir a mobilidade articular, gerando mais dor e instabilidade de marcha na OA de joelho. Assim, essa modalidade terapêutica atua exclusivamente no controle da dor agudizada em casos de maior gravidade funcional, não havendo diminuição na progressão da doença e contribuindo para aumento de morbidade e pior prognóstico.

Perda de peso

A obesidade está amplamente relacionada com o desenvolvimento da osteoartrite de joelhos e mãos, mas não com a de quadril. Por meio de dieta balanceada e atividade física regular, a perda ponderal resulta em diminuição da progressão da doença, além de melhora do condicionamento físico do paciente.

Exercícios

A maioria dos estudos sugere que programas de atividade física regular auxiliam o tratamento de pacientes com osteoartrite. Os benefícios parecem ser maiores em pacientes com sintomas leves, reduzindo bastante a dor, com melhora perdurando mesmo após cessação de sua prática. Há também melhora na densidade mineral óssea, na saúde mental, como na depressão, além do ganho global na diminuição de risco cardiovascular. Contudo, no planejamento da atividade física, deve-se ter cautela com pacientes com risco cardiovascular aumentado (idosos, diabéticos, hipertensos, coronariopatia prévia), avaliando a necessidade de realizar rastreamento específico para doença coronariana.

O fortalecimento da musculatura do quadríceps da coxa promove melhora clínica evidente em pacientes com OA de joelhos. Exercícios de baixo impacto articular, como hidroginástica e natação, são indicados para pacientes mais sintomáticos.

Os programas devem incluir atividades de alongamento, aquecimento, exercícios isométricos, de movimentação passiva articular, aeróbicos, além de esportes recreacionais, quando possível. É fundamental o apoio de profissionais da área da Fisioterapia e Educação Física na orientação e supervisão dos pacientes antes de realizar o exercício. A progressão da capacidade funcional do paciente associado à melhora dos sintomas é que orientarão o grau de aumento de intensidade nas atividades. Porém, efeitos sinérgicos são vistos quando essas modalidades de atividades são oferecidas em conjunto.

Tai Chi

O Tai Chi é um exercício tradicional chinês que usa técnicas de meditação e relaxamento para fortalecer a mente, a força, o condicionamento físico, a flexibilidade e o equilíbrio, agindo em pacientes com dores, depressão e ansiedade. Contudo, apesar de seus potenciais benefícios físicos e mentais, agindo em estados de dores crônicas, suas evidências no tratamento da osteoartrite têm sido inconclusivas em estudos realizados.

Órteses e agentes físicos

Diversos são os tipos de tratamento nessa área, como: goteiras elásticas, palmilhas antivaro, braçadeiras, fitas adesivas de joelho, calçados ortopédicos, entre outros, sendo bastante úteis tanto para controle sintomatológico quanto para estabilidade da marcha dos pacientes, além de serem medidas baratas e de simples execução.

Já os agentes físicos, entre eles, termoterapia, estimulação nervosa elétrica transcutânea (TENS), ultrassonografia e acupuntura também auxiliam no tratamento da dor secundária à osteoartrite.

O uso de palmilhas de cunho lateral exibe benefício em pacientes com OA de joelhos com acometimento predominante do compartimento tibiofemoral medial, reduzindo a dor durante a deambulação.

Já estudos com o uso de bengalas e muletas não mostraram benefício significativo na osteoartrite de quadril e joelho, podendo ainda sobrecarregar outras articulações, como punho e ombro.

Abordagem farmacológica

O Quadro 32.9 aborda as principais medidas farmacológicas para o tratamento de osteoartrite.

Quadro 32.9 – Medidas farmacológicas para tratamento de osteoartrite.

- Analgésicos comuns: paracetamol, dipirona
- Anti-inflamatórios não esteroidais (AINEs)
- Condroitina
- Glicosamina
- Diacereína
- Injeções intra-articulares de glicocorticoides
- Injeções intra-articulares de ácido hialurônico
- Analgésicos opioides para dor refratária

Fonte: Elaborado pela autoria.

Paracetamol e anti-inflamatórios

O tratamento farmacológico deve ser instituído em pacientes com OA sintomática refratários a medidas não farmacológicas. Esse tipo de tratamento se baseia em alívio dos sintomas, pois não são modificadores da história natural da doença. Analgésicos comuns, como paracetamol ou dipirona, são os fármacos de escolha iniciais para o tratamento da dor refratária às medidas não farmacológicas ou para associação com elas.

Os anti-inflamatórios não esteroidais (AINEs) se mostram mais eficientes do que o paracetamol ou a dipirona no alívio da dor em pacientes com OA, sendo uma alternativa aos casos refratários aos analgésicos comuns. São utilizados tanto em monoterapia quanto em associação com os primeiros. Deve-se dar preferência pelos de curta a moderada ação, como o naproxeno.

É necessário sempre observar os possíveis efeitos colaterais desses medicamentos, como: úlceras, sangramentos do trato gastrointestinal, alergia cutânea, nefrotoxicidade. Os riscos são maiores em pacientes idosos.

Portanto, o tratamento deve ser individualizado, levando em conta a intensidade da dor, os riscos cardiovascular, renal, gástrico e hepático de base, história de efeitos colaterais prévios às drogas e demais comorbidades do doente.

Mudanças nas classes de AINEs podem trazer benefícios importantes na sintomatologia do paciente. Após duas a quatro semanas do uso da dose máxima de algum tipo de AINE sem resposta clínica satisfatória, outro AINE pode ser tentado.

Pacientes com moderado a alto risco de doença péptica ou sangramento gastrointestinal devem utilizar um inibidor de bomba de prótons, como omeprazol. Em paciente em anticoagulação, devemos, de preferência, evitar o uso de AINEs.

Anti-inflamatórios tópicos e a capsaicina também podem ser úteis na diminuição dos sintomas, com a vantagem de menor incidência de efeitos colaterais.

Opioides

Opioides de baixa potência, como codeína e tramadol, devem ser inicialmente evitados em pacientes com osteoartrite, principalmente em idosos, em virtude dos consideráveis efeitos adversos, como sedação, náuseas, confusão mental e constipação.

No entanto, para casos de dor refratária ou para curtos períodos de tratamento em exacerbações agudas, esses medicamentos são muito efetivos, sendo indicados também nos casos de graves efeitos colaterais dos AINEs e paracetamol.

Injeções intra-articulares de glicocorticoides ou de ácido hialurônico

Em osteoartrite de padrão mono ou oligoarticular, essa modalidade terapêutica pode ser muito útil, principalmente se há contraindicações ao uso do paracetamol ou AINEs. O risco de infecção periarticular ou articular pode ser minimizado pelo uso de técnica asséptica e aplicação lateral. Os efeitos são mais bem vistos nas duas primeiras semanas de tratamento. Aplicações trimestrais parecem seguras quanto ao dano articular no caso do corticosteroide.

A injeção intra-articular de ácido hialurônico tem o potencial de promover a recomposição da viscoelasticidade normal do líquido sinovial. Parece ter um efeito muito modesto na diminuição da dor quando comparado ao placebo, porém alguns pacientes podem ter boa resposta a essa terapêutica. A dose recomendada é de 3 a 5 infiltrações com intervalo semanal. Não apresenta efeitos colaterais graves, podendo ocorrer dor no local da aplicação com melhora após alguns dias.

Condroprotetores

Os sulfatos de glicosamina e de condroitina atuam na síntese de proteoglicanos da cartilagem, podendo parcialmente inibir a degradação da cartilagem. O benefício dessas medicações, entretanto, é controverso quanto à redução de sintomas e da progressão da doença. A dose habitual de glicosamina é de 500 mg, 3 vezes por dia, podendo ser usada em monoterapia ou associada à condroitina na dose de 400 mg, 3 vezes por dia.

A diacereína, fármaco com possível ação anti-inflamatória e analgésica, pode ser usado no tratamento de osteoartrite

com resultados modestos. Seus efeitos colaterais gastrointestinais frequentes, como náusea, *flatus* e diarreia, limitam o seu uso. Carece de mais estudos para confirmar sua eficiência.

Antimaláricos

Alguns serviços no Brasil vêm utilizando hidroxicloroquina ou cloroquina para casos de OA erosiva principalmente de mãos, com base na opinião de especialistas. Um estudo pequeno mostrou benefício na maioria dos casos refratários a AINEs e paracetamol e tenta dar suporte a essa conduta. Mais ensaios devem ser realizados para obter melhor nível de evidência.

Abordagens cirúrgicas

As técnicas cirúrgicas para OA são restritas para casos de grande limitação da articulação acometida ou refratariedade ao tratamento clínico, menos invasivo. As mais validadas são:

- *Artroplastia total:* é uma das técnicas mais efetivas para controle da dor, com melhora funcional importante. As próteses duram em média 10 anos, com mais complicações em obesos, e contraindicado se infecção ativa, membro extensor desfuncionante ou irrigação sanguínea ineficaz.
- *Artroscopia:* lavagem e retirada de debris. Parece haver melhora de sintomas a curto prazo, porém estudos não demonstraram melhores resultados se comparados ao placebo. Não foram comprovados também benefícios a longo prazo da artroscopia com desbridamento do menisco ou do labrum acetabular para alívio dos sintomas na AO.
- *Implantes autólogos de cartilagem:* essa modalidade é mais voltada para pacientes com lesões localizadas, especialmente pacientes jovens com lesão cartilaginosa focal devido a traumatismo.
- *Artroplastia parcial:* procedimento útil para pacientes em que há acometimento grave de um único compartimento articular.
- *Osteotomia:* principalmente usada em pacientes jovens, porém sem alterações radiológicas importantes, no intuito de corrigir desvios de eixos articulares, como na presença de displasia. Pode ser usada também nos casos em que já há alterações radiológicas significativas para modificar o centro de alinhamento, deslocando a carga para outra região articular. Outra indicação ocorre nos casos de OA unicompartimental, adiando em até 10 anos uma artroplastia total.
- *Artrodese:* deve ser usada como último recurso quando a artroplastia total não for efetiva ou em pequenas articulações, como no carpo.

Discussão do caso clínico

No caso do capítulo, tem-se uma mulher de 60 anos, sedentária, obesa (fatores de risco para OA), que trabalha com atividades manuais (fator de risco para OA de mãos), além da possível história familiar de OA (mãe com "reumatismo"), apresentando quadro de dor articular em mãos e joelhos, intermitente, protocinética, associado à rigidez matinal de minutos, já apresentando deformidade articular, com alívio ao uso de paracetamol e anti-inflamatórios. Adicionalmente, os achados do exame físico, como IMC 35,2 kg/m², crepitação de joelhos ao movimento de flexão e extensão, geno valgo, nódulos de Heberden e Bouchard, ausência de sequela funcional e ausência de outros sinais flogísticos (calor, rubor) e sistêmicos corroboram a hipótese de osteoartrite.

Nesse caso, não há necessidade de exames laboratoriais para o diagnóstico de OA. Porém, a presença de sinais de OA à radiografia das articulações acometidas associada a provas de atividades inflamatórias normais ou pouco expressivas confirmam se tratar de caso de OA sem associação a outras doenças concomitantes.

Referências

1. Hochberg M. Rheumatology. sixth edition. Philadelphia (PA): Mosby/Elsevier; 2015.
2. lyn-Jones S, et al. Osteoarthritis. Lancet 2015; 386: 376-387.
3. Seda H, Seda AC. Osteoartrite. Sociedade Brasileira de Reumatologia (acesso em: 26 jan. 2017). Disponível em: http://www.reumatologia.com.br/www/2016/02/01/osteoartrite-artrose/
4. Martel-Pelletier J, et al. Osteoarthritis. Nat Rev Dis Primers 2016; 2: 16072.
5. Banks S. Erosive osteoarthritis: a current review of a clinical challenge. Clin Rheumat 2010; 29: 297-706.
6. Kalunian KC. Nonpharmacologic therapy and pharmacology therapy of osteoarthritis. 21th century Uptodate. Versão 16.2. Last literature review: julho, 2016.
7. OARSI guidelines for the non-surgical management of knee osteoarthritis. Osteoarthritis Research Society International. Elsevier; 2014. Osteoarthritis and Cartilage 2014; 22: 363-388.
8. Kalunian KC. Initial pharmacologic therapy of osteoarthritis. 21th century Uptodate. Versão 16.2. Last literature review: maio, 2016.
9. Kalunian KC. Treatment of osteoarthritis resistant to initial pharmacologic therapy. 21th century Uptodate. Versão 16.2. Last literature review: novembro, 2016.
10. Dohert M. Clinical manifestations and diagnosis of osteoarthritis. 21th century Uptodate. Versão 16.2. Last literature review: agosto, 2016.
11. Kalunian KC. Risk factors for and possible causes of osteoarthritis. 21th century Uptodate. Versão 16.2. Last literature review: junho, 2015.
12. Richard F. Pathogenesis of osteoarthritis. 21th century Uptodate. Versão 16.2. Last literature review: junho, 2016.
13. Hochberg MC. Recommendations for the Use of Nonpharmacologic and Pharmacologic Therapies in Osteoarthritis of the Hand, Hip, and Knee. American College of Rheumatology. 2012 April (acessado em: 27 jan. 2017); 64(4): 465-474. Disponível em: http://mqic.org/pdf/2012_ACR_OA_Guidelines_FINAL.PDF.
14. OARSI guidelines for the non-surgical management of knee osteoarthritis. Osteoarthritis Research Society International. Osteoarthritis and Cartilage 2014; 22: 363-388.
15. Reumamecum 2016-2017. 3ª ed. Permanyer Brasil.

Osteoporose

- *Jobson Lopes de Oliveira*
- *Andreza Liara Machado de Oliveira Guedes*
- *Maria Helena Favarato*

ESTUDO DE CASO 1

Uma mulher de 68 anos procura atendimento ambulatorial para consulta de rotina. Segue em ambulatório por hipertensão arterial há 10 anos, em uso de enalapril 20 mg ao dia. Refere menopausa aos 51 anos, sem terapia de reposição hormonal. Sua mãe é falecida por complicações decorrentes de uma fratura de colo de fêmur. É tabagista atual, nunca bebeu. Sedentária atualmente, jogou basquetebol na escola, dos 14 aos 17 anos.

Ao exame: altura 1,57 m (relata que perdeu 1 cm em relação a quando jogava basquetebol na escola), peso 66,3 kg (IMC 26,89 kg/m^2), PA 128/84 mmHg, restante sem alterações.

Ela traz densitometria óssea solicitada na última consulta: Colo fêmur T −2,3 Vertebral T −1,8.

Essa paciente deverá ser tratada para osteoporose? Qual seu risco de fraturas?

ESTUDO DE CASO 2

Mulher de 82 anos agenda a primeira consulta em ambulatório de Clínica Médica. Acaba de ter alta após correção cirúrgica de fratura do punho direito, que aconteceu devido à queda no banheiro. Nos últimos meses, teve outras três quedas: não enxergou o degrau da escada, tropeçou no tapetinho da cozinha e caiu em seu quarto ao se levantar, mas não teve nenhuma repercussão nessas quedas anteriores. Agora está com muito medo de cair.

Antecedentes pessoais: hipertensão, insônia, doença do refluxo gastroesofágico, perda de memória recente. Em uso: hidroclorotiazida, enalapril, sertralina, clonazepam, hidróxido de alumínio.

História social: até essa queda e cirurgia, a paciente era independente para as atividades instrumentais e executivas, morava sozinha. Tem um casal de filhos.

Ao exame: Altura 1,47 m (relata ter 1,52 m na juventude), peso 43,2 kg, IMC = 19,99 kg/m^2, PA 102/56 mmHg. Apresenta cifose à inspeção. Dificuldade para iniciar marcha. Avaliação cognitiva não mostra comprometimento de qualquer espécie.

Diante dessa paciente, pergunta-se:

O histórico de quedas influencia no seu risco de fratura?

Qual abordagem diagnóstica e terapêutica você sugere?

ESTUDO DE CASO 3

Homem de 62 anos, portador de doença de Crohn há 25, com duas cirurgias prévias por fístulas. História de difícil desmame de corticosteroides, atualmente em uso de prednisona 10 mg/dia e azatioprina. Ao exame: fácies cushingoide, cifose proeminente. Altura hoje 4 cm menor do que a registrada em prontuário há 2 anos.

Ele traz densitometria óssea realizada no último mês, que mostra T lombar −1,8 e −1,2 no colo femoral.

Como se faz diagnóstico de osteoporose induzida por corticoides? Qual o período de maior risco? Como tratar?

Introdução

A osteoporose é a doença osteometabólica mais comum e tem grande impacto global de saúde: fraturas de quadril têm mortalidade associada de 5 a 20% em um ano, além de grande morbidade associada, com dor e perda de funcionalidade, e de deterioração da qualidade de vida.

Caracteriza-se por diminuição da densidade mineral óssea (DMO) – *defeito quantitativo* – e deterioração da microarquitetura óssea – *defeito qualitativo* –, levando à fragilidade óssea e predispondo a fraturas. Fisiologicamente, o osso é uma estrutura dinâmica, com contínua formação por osteoblastos e absorção pela atividade dos osteoclastos. Na osteoporose, há um desequilíbrio desse processo, com predomínio da atividade osteoclástica.

A Organização Mundial de Saúde (OMS) define osteoporose como DMO abaixo de 2,5 desvios-padrão em relação à média de indivíduo normal jovem (T-*score*).

Fisiopatologia

Determinantes da massa óssea – Pico de massa óssea

A massa óssea, em qualquer momento da vida, depende do pico de massa óssea, ou quantidade de osso adquirida durante o crescimento e consolidação, e da perda óssea concomitante.

Um dos fatores que influencia o desenvolvimento de osteoporose, o pico de massa óssea difere conforme a região estudada e é atingido ao final da adolescência. Varia também de acordo com o sexo, sendo de 5 a 10% maior nos homens; etnia, sendo menor em brancos e asiáticos; tamanho e peso corporal e fatores genéticos, que podem ser responsáveis por 50 a 80% da massa óssea em determinados sítios. Nas mulheres, ocorre aproximadamente aos 20 anos no fêmur proximal e aos 30 anos na coluna e antebraço. Após esse pico, ocorre uma perda de aproximadamente 0,3% ao ano, com acentuação nos 10 primeiros anos após a menopausa, devido ao hipoestrogenismo, sendo mais pronunciada nos indivíduos sedentários e com ingestão inadequada de cálcio e vitamina D.

No sexo masculino, a densidade mineral óssea (DMO) tem importante aumento durante a puberdade, em resposta à crescente produção de hormônios sexuais, sendo a densidade óssea espinhal máxima atingida em torno dos 20 anos, e a densidade máxima femoral atingida um pouco mais tarde.

Aspectos nutricionais

Alguns autores afirmam que a osteoporose é uma doença pediátrica, dado que fatores comportamentais e nutricionais na infância e adolescência levam à incapacidade de atingir o pico de massa óssea, com consequências futuras. Dentre os fatores nutricionais, a ingestão de cálcio e vitamina D é de grande importância, tanto na fase de crescimento e desenvolvimento quanto considerando a ingestão de cálcio durante a vida. Como fatores comportamentais, a exposição solar também pode ser considerada, pois influencia a produção de vitamina D.

Na fase adulta, após o pico de massa óssea e senescência, a ingestão adequada de cálcio, com suplementação quando necessário, retarda a perda óssea associada ao período pós-menopausa, com estudos mostrando que a ingestão adequada de cálcio e suplementação de vitamina D reduzem o risco de fraturas.

A baixa ingestão proteica relaciona-se com complicações pós-operatórias de fraturas e sarcopenia, aumentando o risco global.

Deficiências de fosfato e magnésio, muitas vezes associadas a síndromes disabsortivas, aceleram a perda óssea.

Há estudos sugerindo que deficiência de vitaminas C e K podem estar associadas à redução da DMO. Hipervitaminose A relaciona-se com perda óssea e risco de fraturas.

Atividade física

Os ossos se adaptam à carga mecânica sofrida, com maior densidade associada a exercícios de impacto, particularmente durante a infância.

Determinantes da massa óssea – Fatores constitucionais

Fatores hormonais

Alterações na função ovariana podem prejudicar a aquisição do pico de massa óssea, sendo demonstrada menor massa óssea em mulheres com amenorreia de diferentes causas, como exercício excessivo, anorexia nervosa, hiperprolactinemia, hipogonadismo.

Idade

A perda de massa óssea relacionada à idade é universal, ocorrendo em todos os sítios, mas podendo ser influenciada por fatores genéticos, hormonais e ambientais.

Sarcopenia

Pode ser relacionada ao processo de envelhecimento, ao sedentarismo e erros dietéticos, como baixa ingestão proteica e deficiência de vitamina D. Além de contribuir para o risco de queda, aumenta o risco de fraturas.

Etilismo e tabagismo

O excesso de álcool compromete a formação óssea e relaciona-se com o risco de fraturas, o que, somado às deficiências nutricionais relacionadas ao etilismo e ao aumento do risco de queda, configura o abuso de álcool como grande fator de risco para osteoporose.

O tabagismo promove efeito tóxico sobre os osteoblastos e leva ao aumento da degradação óssea pela promoção de menopausa precoce, além de estar relacionado a menor massa corporal e sedentarismo, aumentando o risco de osteoporose.

Atividade física

Maiores níveis de atividade física ao longo da vida estão associados a menor risco de fratura, por benefícios multifatoriais: melhora do trabeculado ósseo com exercícios de carga, aumento da massa muscular, com características protetoras sobre os ossos e sobre o risco de queda, e aumento de equilíbrio e alongamento, também associados à redução do risco de quedas.

Doenças crônicas e medicações

Algumas doenças estão associadas ao desenvolvimento de osteoporose, sendo consideradas causas secundárias, sendo elas: hipogonadismo, deficiência de vitamina D, hipercalciúria idiopática, doenças disabsortivas, doença pulmonar obstrutiva crônica, distúrbios alimentares, doenças inflamatórias, em especial a artrite reumatoide, hipertireoidismo, mieloma múltiplo, hiperparatireoidismo, imobilidade e algumas doenças genéticas.

Quanto a medicações, são relacionadas à osteoporose as seguintes, entre outras: glicocorticoides (acima ao equivalente de 5 mg de prednisona por dia por mais de 3 meses), anticonvulsivantes, heparina, varfarina, ciclosporina, tacrolimus, drogas citotóxicas, antiandrogênicos e análogos de GnRH.

Risco de queda

A maior parte das fraturas relacionadas à osteoporose é decorrente de quedas. Os fatores de risco para quedas podem ser divididos entre intrínsecos, como alterações de equilíbrio, dificuldade de deambulação, déficits sensoriais, fragilidade; ou extrínsecos, como medicações (anti-hipertensivos, neurolépticos, sedativos, psicotrópicos em geral, antidiabéticos orais, diuréticos etc.), uso de álcool, perigos ambientais, entre outros.

Remodelação óssea

O tecido ósseo sofre constante remodelação, regulada por forças mecânicas e elétricas, hormônios, fatores de crescimento e citocinas, que promovem reabsorção e formação óssea, num processo de renovação chamado de *turnover* ósseo, que ocorre principalmente no osso trabecular esponjoso, encontrado na coluna, quadril e punho. Em torno de 25% do osso esponjoso é renovado a cada ano, enquanto 3% do osso cortical, chamado de compacto ou lamelar, é trocado nesse período.

Ativação de osteoclastos

Os precursores osteoclásticos derivam de linhagem monocitária circulante ou de precursores macrofágicos na medula óssea, fundindo-se para gerar osteoclastos multinucleados, capazes de degradar os componentes orgânico e inorgânico da matriz óssea. Osteócitos podem atuar como mecanorreceptores de alterações ósseas mecânicas locais e disparar o processo de remodelamento. A formação, ativação e atividade dos osteoclastos são reguladas por citocinas locais, como o RANKL (Ligante do Receptor ativador do fator nuclear kappa-B – *receptor activator of nuclear factor-kappa-B ligand*), interleucinas 1 e 6, fatores estimuladores de colônia (CSF) e hormônios, como paratormônio, 1,25-di-hidroxivitamina D e calcitonina. A ativação por sinalização de membrana se dá pela via do RANK/RANKL – ligação do ligante do receptor RANK ao receptor RANK –, que promove a diferenciação dos precursores de osteoclastos e aumenta a atividade e longevidade dos osteoclastos maduros.

A osteoprotegerina, quando ligada ao RANK, leva à inibição da diferenciação e atividade dos osteoclastos.

Fase de formação

Após a reabsorção, os osteoclastos entram em processo de apoptose, sendo substituídos por osteoblastos, que preenchem os túneis deixados pelos osteoclastos com novas unidades de osso lamelar. Durante o processo de formação óssea pelos osteoblastos, ocorre síntese de proteínas: colágeno, osteocalcina, entre outras, que são depositadas na matriz, que é uma substância do tecido ósseo na qual se encontram lacunas onde se situam as células ósseas (osteócitos), e sofrem mineralização, formando cristais de hidroxiapatita, com fosfato de cálcio e fósforo. O tamanho e disposição desses cristais determinam a rigidez óssea, e o colágeno contribui para a flexibilidade óssea, necessária na absorção de energia perante um impacto. O equilíbrio entre rigidez e flexibilidade é essencial para a resistência óssea.

Assim, o processo de remodelação óssea corrige microfraturas ósseas consequentes da exposição contínua, ao longo do tempo, de forças sobre os ossos, prevenindo a ocorrência de seu acúmulo patológico e evitando a ocorrência de fraturas ósseas. O desequilíbrio nesse processo, com predomínio da reabsorção/atividade osteoclástica, com redução do número de trabéculas e descontinuidade delas, pode levar à diminuição da resistência óssea.

Em áreas de suporte de peso, como as vértebras e o fêmur proximal, as trabéculas se orientam no sentido de suportar as forças de pressão mecânica, colocando-se perpendicularmente a elas. Na osteoporose, há perda de trabéculas de suporte, com grande prejuízo da resistência óssea, pois há perda da estrutura orientada para a carga.

Ação dos hormônios sexuais

Em homens, com o aumento da idade, há redução na eficiência dos osteoblastos, com diminuição da espessura das trabéculas e diminuição do seu volume, porém com sua conectividade preservada.

Para as mulheres, a perda de espessura das trabéculas é gradual até a menopausa, quando há uma aceleração abrupta na taxa de perda óssea, fase que pode durar de 5 a 10 anos. Nessa fase, não há apenas redução na atividade dos osteoblastos, mas também aumento da atividade dos osteoclastos, que podem perfurar as trabéculas, com perda da conectividade entre elas. Essa capacidade de perfurar as trabéculas se deve ao aumento da longevidade dos osteoclastos, que resulta da diminuição dos níveis de estrógeno – hormônio que promove apoptose de osteoclastos – e aumento da produção de RANKL.

Efeitos em ossos longos

Com o envelhecimento, o diâmetro dos ossos longos aumenta, enquanto sua camada cortical torna-se menos espessa. Isso se dá pela soma, em anos, dos processos de remodelamento. Alguns estudos mostram que, nos homens, essa perda de camada cortical é contrabalanceada pelo aumento do componente periosteal, o que nas mulheres não ocorre, aumentando o risco de fratura.

Epidemiologia

A osteoporose é mais frequente nas mulheres e sua incidência vem aumentando em função da maior longevidade alcançada pela população feminina. Pode acometer até 70% das mulheres com mais de 80 anos.

Em ambos os sexos, a incidência de fraturas de quadril aumenta exponencialmente com a idade, embora nas mulheres o aumento comece aproximadamente 10 anos mais cedo. Mulheres brancas têm, após os 50 anos, 30% de chance de desenvolver fraturas por osteoporose ao longo da vida. A prevalência de lesões vertebrais ou fraturas em mulheres varia em torno de 16 a 18%, contra 5 a 6% nos homens. Entretanto, a taxa de mortalidade associada a grandes fraturas, fraturas de quadril e vertebrais é maior nos homens do que nas mulheres. Além disso, os homens são frequentemente menos avaliados e recebem menos tratamento após uma fratura de quadril.

A prevalência da osteoporose também varia com a região do mundo. Dados da OMS de 2003 revelaram uma prevalência de 17% nas idosas norte-americanas e caucasianas, contra 12% nas hispano-americanas, e 8% nas afro-americanas.

Os principais fatores clínicos de risco para fratura são: idade avançada e fratura anterior. Outros fatores clínicos para fratura são: terapia com glicocorticoides, parentes de primeiro grau com história de fratura, baixo peso corporal, sexo feminino, raça branca, baixa ingesta de cálcio, tabagismo atual, etilismo, demência, quedas recorrentes, atividade física inadequada, artrite reumatoide e osteoporose secundária (por exemplo, hipogonadismo ou menopausa antes dos 45 anos, má absorção, doença hepática crônica, doença inflamatória intestinal).

Os glicocorticoides, quando comparados à osteoporose pós-menopausa, estão associados a fraturas mesmo com níveis mais altos de DMO, inclusive normais, devendo, por isso, receber tratamento mais agressivo.

Nos homens, a baixa massa óssea pode ser devido à aquisição de um baixo pico de massa óssea, perda óssea em curso, ou ainda, redução da formação óssea durante o processo de remodelação. Dentre eles, de 40 a 60% têm osteoporose idiopática. Hipogonadismo, terapia com glicocorticoides, doença gastrointestinal, deficiência de vitamina D, fármacos anticonvulsivantes, hipercalciúria e abuso de álcool estão entre as causas identificáveis mais comuns de osteoporose em homens. Homens que realizam terapia antiandrogênica devem ser monitorados com densitometria óssea.

Na pré-menopausa, os fatores de risco para osteoporose são semelhantes aos da osteoporose pós-menopausa e osteoporose em homens e incluem: tabagismo, doença inflamatória intestinal, doença celíaca, fibrose cística, hipertireoidismo anterior ou atual, hipercalciúria, hiperparatireoidismo, osteogênese imperfeita, depressão (relação complexa: indivíduos com depressão tendem a ter outros fatores de risco para baixa massa óssea, como o uso de antidepressivos), hipercortisolismo e hábitos (tabagismo, etilismo, imobilidade e sedentarismo).

Rastreamento

A triagem não é rotineiramente recomendada para mulheres na menacma, estando indicadas em caso de história de fratura por fragilidade e de causas secundárias de osteoporose. São considerados fraturas de fragilidade quando ocorrem após uma queda da própria altura ou menos ou na ausência de trauma. É importante lembrar que fraturas de estresse não são consideradas fraturas de fragilidade, pois são causadas por lesões repetitivas.

Após a menopausa, a densitometria está indicada para as pacientes com 65 anos ou mais, e as pacientes com menos de 65 anos devem realizar densitometria se apresentarem fatores de risco clínicos para fraturas.

Nos homens, a densitometria está indicada naqueles com manifestações clínicas de baixa massa óssea, como osteopenia radiográfica, história de fraturas de fragilidade, perda de mais de 4 cm de altura e naqueles com fatores de risco para fraturas.

Avaliação inicial

Na avaliação inicial do paciente com suspeita de osteoporose, devem ser considerados a densidade mineral óssea e os fatores de risco e afastadas as causas secundárias da doença, conforme descritas anteriormente e na Tabela 33.1. Alguns exames bioquímicos estão indicados para afastar causas secundárias e avaliação do perfil metabólico: cálcio total, albumina, fósforo, creatinina, fosfatase alcalina, PTH, vitamina D, calciúria de 24 horas e *clearance* de cálcio, TSH, hemograma, VHS, testosterona para homens, hormônios sexuais em mulheres com distúrbios menstruais, eletroforese de proteínas. Sugere-se também solicitar radiografias de coluna lombar e torácica.

A densitometria óssea é a principal ferramenta para avaliação da osteoporose, mas, além de sua realização, sugere-se utilizar um instrumento de avaliação do risco de fratura, considerando outros fatores de risco, como: história familiar, fraturas prévias, artrite reumatoide, consumo de álcool, tabagismo, causas potenciais de osteoporose secundária (como hipogonadismo, doenças inflamatórias, hipertireoidismo, mieloma múltiplo, doenças disabsortivas, entre outras). A ferramenta FRAX, com base nos dados clínicos do paciente (fratura prévia, consumo de álcool, tabagismo, uso de corticosteroides, presença de artrite reumatoide, e densidade mineral óssea), avalia o risco em 10 anos de fratura de quadril e de fratura osteoporótica maior. Considera-se, com base nessa estimativa, que se devem tratar os pacientes com risco em 10 anos de fratura osteoporótica maior acima de 20% ou maior do que 3% para fratura de quadril.

As taxas de reabsorção e formação óssea podem ser inferidas pela medida da atividade enzimática das células responsáveis, como fosfatase alcalina e fosfatase ácida, ou pela medida de componentes da matriz óssea que são liberados na circulação durante a reabsorção ou formação, sendo considerados marcadores de remodelamento. Assim, podem ser solicitados como marcadores de formação óssea fosfatase alcalina total e fração óssea, P1NP e osteocalcina, e como marcadores de reabsorção óssea CTX (C-telopeptídeo), NTX (N-telopeptídeo), fosfatase ácida tartarato-resistente e hidroxiprolina (urina). Clinicamente, são úteis para o acompanhamento do tratamento, pois podem se modificar em questão de 3 a 6 meses, enquanto as mudanças na densitometria ainda não ocorreram (1 a 2 anos), porém ainda são pouco disponíveis na prática.

Diagnóstico

O diagnóstico clínico é dado quando o indivíduo apresenta fratura de fragilidade. Na ausência desse tipo de fratura, a avaliação da DMO pela técnica de densitometria óssea por dupla emissão de raios X (DXA) é o exame de escolha para o diagnóstico. T-*score* é o número de desvios-padrão abaixo da média de DMO para adultos jovens. Na DXA, um T-*score* $\leq -2,5$ é consistente com osteoporose, enquanto o valor entre $-1,0$ e $-2,5$ representa osteopenia. Na mulher, após a menopausa, a coluna lombar e o fêmur proximal são os locais primeiramente acometidos, sendo a densitometria o exame mais utilizado para o diagnóstico, sendo também útil para prever risco de fraturas e monitorar resposta à terapia.

De acordo com a OMS, o T-*score* não deve ser usado nas crianças, nos homens abaixo de 50 anos e nas mulheres antes da menopausa. Nesses casos, usamos o Z-*score*, que é o número de desvio-padrão abaixo ou acima da média de DMO para pessoas da mesma idade. A Tabela 33.2 explicita a classificação pela densitometria óssea.

Tabela 33.1 – Causas secundárias de osteoporose.

Causas secundárias de osteoporose	Exemplos
Genéticas	• Homocistinúria, osteogênese imperfeita, Síndrome de Ehlers-Danlos, Doença de Gaucher, doenças do armazenamento do glicogênio, hemocromatose, hipofosfatasia, hipercalciúria idiopática, Síndrome de Marfan, porfiria, Síndrome de Ehlers-Danlos, Síndrome de Riley-Dayme, Síndrome de Turner.
Endocrinopatias	• Diabetes *mellitus*, insuficiência adrenal, Síndrome de Cushing, adiposidade central, hiperparatireoidismo, tireotoxicose.
Gastrointestinais	• Doença celíaca, doença inflamatória intestinal, cirrose biliar primária, *bypass* gástrico, cirurgia gastrointestinal, doença pancreática.
Hematológicas	• Doença falciforme, hemofilia, talassemia, mieloma múltiplo, leucemia, linfomas, gamopatias monoclonais.
Hipogonadismo	• Insensibilidade aos andrógenos, hiperprolactinemia, amenorreia atlética, pan-hipopituitarismo, anorexia nervosa e bulimia, menopausa prematura, insuficiência ovárica prematura.
Reumatológicas	• Lúpus, artrite reumatoide, espondilite anquilosante.
Neurológicas	• Acidente vascular encefálico, mal de Parkinson, esclerose múltipla, lesão da medula espinal.
Consumo	• Álcool, tabaco, medicamentos (glicocorticoides, inibidores da bomba de prótons, anticonvulsivantes, inibidores seletivos da recaptação de serotonina, lítio, heparina, alumínio, inibidores da aromatase, barbitúricos, quimioterápicos, tiazolidinedionas, metotrexato, entre outros).
Outras	• HIV, doença renal, doença hepática, anorexia nervosa.

Fonte: Adaptada das Diretrizes do Ministério da Saúde.

Tabela 33.2 – Classificação da OMS baseada na média de desvio-padrão da DMO de um adulto jovem do sexo feminino.

Classificação	T-score
Normal	≥ -1
Osteopenia	Entre -1 e $-2,5$
Osteoporose	$\leq -2,5$
Osteoporose estabelecida	$\leq -2,5$ e com fratura por fragilidade

Fonte: Adaptada das Diretrizes do Ministério da Saúde.

Tratamento

O tratamento da osteoporose tem como objetivo principal evitar fraturas e pode se dar por meio de mudanças de estilo de vida ou por terapia farmacológica específica.

As recomendações universais de prevenção de osteoporose (nos indivíduos saudáveis) ou prevenção do risco de fraturas (naqueles com osteoporose diagnosticada ou com risco aumentado, calculado pelo FRAX – *vide* a seguir) são mostradas no Quadro 33.1.

Quadro 33.1 – Recomendações universais para todos os pacientes.

- Ingestão adequada de cálcio (1.200 mg/dia), preferencialmente pela alimentação;
- Aporte adequado de vitamina D (800 a 1.000 UI/dia);
- Evitar índice de massa corpórea (IMC) baixo;
- Atividade física regular;
- Cessação de tabagismo;
- Evitar ingestão de álcool excessiva;
- Prevenção de quedas.

Fonte: Adaptado das Diretrizes do Ministério da Saúde.

Medidas nutricionais

A deficiência de cálcio pode ocasionar hiperparatireoidismo secundário, resultando em aumento da reabsorção óssea. A National Osteoporosis Foundation (NOF) recomenda para todos os indivíduos uma ingestão de cálcio de 1.200 mg/dia. A suplementação de cálcio é recomendada quando o aporte nutricional é insuficiente. O carbonato de cálcio é o suplemento de menor custo, geralmente encontrado na apresentação de 500 mg de cálcio elementar por comprimido, devendo ser tomado concomitantemente ou logo em seguida das refeições, uma vez que a secreção gástrica favorece a solubilização do sal e, portanto, sua melhor absorção. O citrato de cálcio pode ser ingerido longe das refeições e é recomendado para pacientes com gastrite atrófica, câncer gástrico, uso de inibidores de bomba de prótons e litíase renal, uma vez que o citrato inibe a cristalização de sais de cálcio nos túbulos renais.

A suplementação de cálcio não é isenta de efeitos adversos. Constipação intestinal é um dos principais efeitos

colaterais, especialmente com o carbonato de cálcio. O estudo *Women's Health Initiative* mostrou um risco aumentado de 17% para nefrolitíase. O aumento do risco de infarto agudo do miocárdio relacionado ao uso de suplementos de cálcio foi verificado em algumas metanálises, porém esse assunto é controverso devido a limitações metodológicas da análise dos resultados desses estudos. Apesar disso, recomenda-se a preferência do aporte de cálcio pela dieta (rica em leite e derivados, como queijo e iogurte) em pacientes com doenças cardiovasculares.

A vitamina D desempenha um papel fundamental no metabolismo ósseo e na *performance* muscular, além de reduzir o risco de quedas. Sua deficiência ocasiona raquitismo em crianças e osteomalácia em adultos. A concentração sérica de 25-OH de vitamina D reflete os estoques da vitamina no organismo. A deficiência de vitamina D é definida como um valor inferior a 20 ng/mL, enquanto a insuficiência é demonstrada por valores entre 21 a 29 ng/mL.

A NOF recomenda uma ingestão diária de 800 a 1.000 unidades internacionais (UI) de vitamina D para adultos com idade igual ou maior a 50 anos. O objetivo é manter níveis superiores a 30 ng/mL e menores que 100 ng/mL, quando se observa toxicidade, geralmente associada à hipercalcemia. A deficiência de vitamina D é tratada com a reposição de vitamina D3 (colecalciferol), na dose de 50 mil UI por semana, por 2 a 3 meses, seguido de terapia de manutenção, na dose de 1.000 a 2.000 UI/dia.

Exercícios físicos

A atividade física regular deve ser recomendada para todos os pacientes. A frequência deve ser de pelo menos 30 minutos, 3 vezes por semana. A melhora da força muscular e do equilíbrio ajuda a prevenir quedas. Além disso, observa-se modesta melhora da densidade mineral óssea. Entretanto, tais benefícios são perdidos caso o programa de atividade física seja interrompido. É importante ressaltar que indivíduos com osteoporose devem evitar exercício de torção ou flexão da coluna e exercícios abdominais, pelo risco aumentado de fratura vertebral, mesmo assintomática.

Índice de Massa Corpórea (IMC)

Um baixo IMC ($< 18,5$ a 20 kg/m²) em mulheres idosas está relacionado com risco aumentado de fraturas. O risco é maior ainda em indivíduos sarcopênicos. Assim, manter o índice de massa corpórea normal e evitar sarcopenia são objetivos do tratamento.

Cessação de tabagismo e evitar uso excessivo de álcool

A ingestão de três ou mais doses diárias de álcool é prejudicial para a saúde do osso, além de aumentar o risco de quedas. Além disso, pacientes tabagistas devem ser fortemente encorajados a abandonar o hábito.

Risco de quedas

É fundamental uma abordagem multifatorial de avaliação de risco para quedas, como condições patológicas (arritmias cardíacas, distúrbios de visão, agitação, síndrome da fragilidade do idoso) e o uso de medicamentos que causam sonolência (como sedativos) ou hipotensão (como anti-hipertensivos). Fatores ambientais, como tapetes soltos, baixa iluminação, obstáculos no chão e superfícies escorregadias, também devem ser modificados.

Recomendações de tratamento específico

A decisão do tratamento específico para osteoporose baseia-se numa estimativa de risco para eventos adversos futuros, no caso, risco de fraturas. Um dos instrumentos mais utilizados na avaliação de risco consiste no Fracture Risk Assessment Tool (FRAX), que estima a probabilidade em 10 anos de fratura de quadril ou fratura osteoporótica maior (vertebral, úmero proximal, rádio e quadril) em pessoas de 40 a 90 anos virgens de tratamento e de diferentes países, incluindo o Brasil. Os fatores levados em consideração pelo FRAX são a densidade óssea do colo femoral (em g/cm²), sexo, idade, peso, altura, fratura prévia, pais com fratura de quadril, tabagismo, etilismo (> 3 doses diárias), uso de glicocorticoide oral por mais de 3 meses (dose de prednisona de igual ou superior a 5 mg diária ou doses equivalentes de outros glicocorticoides), artrite reumatoide e osteoporose secundária. O algoritmo do FRAX para a população brasileira está disponível no site www.shef.ac.uk/FRAX.

De acordo com a NOF, as indicações de terapia específica para o tratamento de osteoporose são:

1) História de fratura de quadril ou vertebral.
2) T-score ≤ –2,5 no colo do fêmur ou coluna vertebral.
3) Baixa massa óssea (T-score entre –1,0 e –2,5 no colo femoral ou coluna vertebral) e uma probabilidade de 10 anos de uma fratura de quadril ≥ 3%, ou uma probabilidade de 10 anos de uma fratura relacionada com osteoporose ≥ 20% com base no escore FRAX.

As principais medicações estão listadas na Tabela 33.3, bem como suas doses.

Bisfosfonatos

Os bisfosfonatos são as drogas de primeira linha para o tratamento de osteoporose na pós-menopausa e na osteoporose induzida por corticoide. Eles são drogas antirreabsortivas, agindo por meio da inibição da atividade dos osteoclastos, com subsequente diminuição do remodelamento ósseo e ganho de massa óssea, com redução do risco de fraturas vertebrais e não vertebrais. As drogas dessa classe aprovadas para o tratamento de OP são o alendronato, o risedronato, o ibandronato e o ácido zoledrônico.

Não devem ser utilizados por paciente com *clearance* de creatinina ≤ 35 mL/min, gestantes, lactantes e crianças. Os bisfosfonatos orais podem causar esofagite, devendo ser tomados em jejum, com um copo de água cheio, 30 a 60 minutos antes do café da manhã e não se pode deitar por igual período de tempo. Existe risco aumentado de osteonecrose de mandíbula, embora a incidência seja baixa. O uso prolongado de bisfosfonatos (mais de 5 anos) está relacionado com a chance de fraturas atípicas, geralmente em diáfise de ossos longos (como o fêmur), devido à supressão exagerada

do remodelamento. Desse modo, é recomendável que, após 5 anos de uso de bisfosfonatos, em pacientes com ganho de massa óssea verificado em densitometrias de controle e sem novos episódios de fratura, seja aventada a possibilidade de suspensão do bisfosfonato, devendo o paciente ser monitorizado ambulatorialmente com densitometrias e radiografias de coluna torácica e vertebral anualmente.

Modulador seletivo do receptor de estrogênio

A principal medicação dessa classe é o raloxifeno. São compostos que interagem com os receptores de estrogênio de maneira agonista ou antagonista, dependendo do tecido específico. O raloxifeno reduz o risco de fratura vertebral, mas sem efeito em relação às de quadril e outras não vertebrais. Existe risco aumentado de eventos tromboembólicos venosos com essa medicação.

Denosumabe

O denosumabe é um anticorpo monoclonal humano direcionado contra o ligante do receptor ativador do fator nuclear kappa-B (RANKL). O RANKL é um composto fundamental na diferenciação e na atividade dos osteoclastos. O denosumabe, ao reduzir a atividade dos osteoclastos, promove um ganho expressivo na densidade mineral óssea. Apesar de o custo do medicamento ainda ser alto, é uma boa opção para pacientes que não responderam ao tratamento com bisfosfonatos ou ainda naqueles com disfunção renal importante. A suspensão da medicação, todavia, resulta em aumento do *turnover* ósseo, com perda óssea acelerada e aumento do risco de fraturas. Por isso, caso seja suspenso, é necessário que outras drogas sejam iniciadas.

Terapia de reposição de estrógeno

Estrógenos isolados ou em associação com progesterona (em pacientes com útero) reduzem a perda óssea da pós-menopausa. O efeito na redução do risco de fraturas, porém, é contrabalanceado pelo risco aumentado de eventos cardiovasculares e tromboembólicos, tornando a reposição de estrógeno não mais utilizada de rotina na prevenção de osteoporose.

Ranelato de estrôncio

O estrôncio é um cátion divalente, cujo mecanismo de ação no tratamento de osteoporose é pouco compreendido, aparentando ter um duplo efeito, isso é, inibindo a reabsorção e aumentando a formação óssea. Seu uso reduz o risco de fraturas vertebrais e não vertebrais. Entretanto, efeitos colaterais importantes foram observados, com reações dermatológicas graves e aumento do risco de infarto agudo do miocárdio.

Teriparatida

A teriparatida consiste na fração N-terminal de 34 aminoácidos do PTH, tendo efeito anabólico. A secreção contínua do PTH tem efeito reabsortivo ósseo. Entretanto, a administração intermitente de PTH estimula os osteoblastos, inibindo sua apoptose, o que leva a um aumento da formação óssea, principalmente no osso trabecular (como na coluna). Observa-se redução de risco de fraturas vertebrais e não vertebrais. A teriparatida é de elevado custo, sendo indicada para pacientes com OP grave (T-*score* de –3,5 ou inferior sem fratura, ou T-*score* de –2,5 ou inferior com fratura) ou pacientes com intolerância ou ausência de resposta aos bisfosfonatos. Existe preocupação de aumento de risco de oste-

ossarcoma. É contraindicada na presença de metástases ósseas, na doença de Paget e na hipercalcemia. Deve ser utilizada com injeções subcutâneas diárias por um período de 18 a 24 meses. Após o término do tratamento, deve ser substituída por terapia antirreabsortiva, como bisfosfonatos.

Tabela 33.3 – Tratamentos farmacológicos para osteoporose.

Classe da droga	Medicação e dose	Mecanismo de ação	Efeitos colaterais	Notas
Bisfosfonatos	• Alendronato: 10 mg/dia (VO) ou 70 mg/semana (VO); • Risedronato: 35 mg/semana (VO) ou 150 mg/mês (VO); • Ibandronato: 150 mg/mês (VO) ou 3 mg a cada 3 meses (IV); • Ácido zoledrônico: 5 mg/anual (IV).	• Diminui reabsorção óssea por inibição dos osteoclastos.	• Esofagite; • Osteonecrose de mandíbula; • Fratura atípica (uso por mais de 5 anos).	• Não usar se *clearance* de creatinina ≤ 35 mL/min; • Bisfosfonatos orais devem ser tomados em jejum; • Não deitar por 30 a 60 min após a tomada da medicação.
Modulador seletivo do receptor de estrogênio	• Raloxifeno 60 mg/dia (VO)	• Agonista de estrógeno no tecido ósseo, levando à redução da ação dos osteoclastos; • Antagonista de estrógeno no tecido mamário.	• Risco de tromboembolismo; • Fogachos; • Cãibras.	• Considerar em mulheres com história de câncer de mama e que tenham osteoporose; • Não reduz risco de fraturas não vertebrais.
Inibidor do RANKL	• Denosumabe 60 mg a cada 6 meses (SC)	• Diminui a reabsorção óssea por inibição da atividade e diferenciação dos osteoclastos	• Hipocalcemia; • Risco de celulite no local de aplicação; • Osteonecrose de mandíbula (muito raro); • Fraturas atípicas (muito raro).	• Sem restrição para pacientes com disfunção renal.
Terapia de reposição de estrógeno	• Estrógeno isolado ou conjugado com progesterona (doses variadas).	• Supressão da ação dos osteoclastos, diminuindo a reabsorção óssea.	• Aumento de riscos cardiovasculares (AVC, IAM); • Aumento de risco tromboembólico; • Risco de câncer de mama.	• Não são terapias de primeira linha devido aos riscos.
Duplo mecanismo de ação	• Ranelato de Estrôncio 2 g/dia (VO)	• Aumento de formação óssea e redução de reabsorção por mecanismo desconhecido.	• Risco de IAM; • Risco de reação dermatológica alérgica.	• Evitar em pacientes com fator de risco para doenças cardiovasculares.
Hormônio da paratireoide	• Teriparatida 20 mcg/dia (SC)	• Efeito anabólico em osteoblastos, com aumento de formação óssea.	• Risco de osteossarcoma; • Náusea; • Cãibras; • Tontura; • Hipercalcemia.	• Evitar em pacientes com risco de osteossarcoma (doença de Paget, radiação óssea, metástases ósseas); • Tempo de uso de 18 a 24 meses; • Quando interrompido, deve ser iniciada terapia antirreabsortiva, como bisfosfonatos.

Legenda: VO: via oral; IV: intravenosa; SC: subcutâneo; AVC: acidente vascular cerebral; IAM: infarto agudo do miocárdio.

Fonte: Adaptada de: Golob AL, Laya MB. *Osteoporosis: screening, prevention, and management.* Med Clin North Am. 2015;99:587-606.

Osteoporose induzida por corticoide

Osteoporose induzida por corticoide é a causa mais comum de osteoporose secundária e a primeira causa de osteoporose em pessoas jovens. A perda óssea com o uso de corticosteroides é multifatorial, tem predomínio da baixa formação óssea e inicia-se precocemente como a terapia, sendo também relacionada com sua dose e duração. Como já dito anteriormente, o risco de fratura não é totalmente estimado pela densitometria óssea, uma vez que alterações na qualidade óssea, bem como no risco de quedas, estão relacionadas. Assim, existe debate acadêmico sobre qual o limiar de T-*score* que deve ser utilizado para indicação de tratamento. Prevenção deve ser considerada em todos os indivíduos que recebem corticoides, especialmente se a previsão de tratamento for superior a 3 meses. Alguns autores sugerem iniciar o tratamento quando o T-*score* é menor que −1,5, pois a perda óssea pode superar 10% no primeiro ano de tratamento com corticosteroides. Talvez uma abordagem mais ampla, usando mais dados clínicos, seja mais útil, inclusive com o uso da ferramenta FRAX, porém ela não deve ser usada em mulheres na pré-menopausa, em homens abaixo de 40 anos ou em indivíduos que já receberam tratamento antiosteoporose previamente. Mesmo quando pode ser utilizado, considera-se o uso de corticoide como variável dicotômica, não levando em consideração a dose ou tempo de uso, nem se uso prévio ou atual. O FRAX foi incluído em algumas diretrizes de tratamento. A Associação Americana de Reumatologia recomenda tratamento em mulheres pós-menopausa e em homens acima de 50 anos que vão começar corticosteroides orais quando a probabilidade de fratura maior osteoporótica pelo FRAX for superior a 10% em 10 anos e naqueles com probabilidade < 10% quando a dose for maior que o equivalente a 7,5 mg/dia ou mais de prednisona. De acordo com a IOF – Fundação internacional para osteoporose –, a decisão de tratamento para mulheres pós-menopausa e homens acima de 50 anos expostos a corticosteroides por mais de 3 meses deve ser feita de acordo com o FRAX ajustado pelo uso do corticosteroides, mesmo sem densitometria óssea. O tratamento pode ser considerado diretamente em pacientes de alto risco: fratura prévia, idade maior ou igual a 70 anos, uso de corticosteroides igual ou maior que 7,5 mg/dia de prednisona ou equivalente, ou T-*score* menor ou igual a -2,5.

Características do paciente e da doença de base do paciente também influenciam o risco de fraturas e devem ser ponderadas. Um dado importante é o de que a inflamação associada a doenças inflamatórias sistêmicas também aumenta o risco de osteoporose e fraturas, e o uso de corticosteroides, nesse contexto, pode ser até benéfico para o risco global.

Medidas gerais de tratamento

- Deve-se registrar a altura de todos os pacientes ao início do tratamento com corticosteroides, monitorizando queda de altura, pois ela pode estar relacionada a fraturas vertebrais assintomáticas.
- Revisão da indicação do corticosteroide deve ser sempre realizada, mantendo a menor dose pelo menor tempo possível.
- Avaliação do risco de quedas e adaptação de fatores modificáveis.
- Evitar sedentarismo nessa população.
- Evitar dor em membros inferiores, facilitando a deambulação.
- Suporte nutricional para manter bom aporte de cálcio (objetivo: 1.000 a 1.500 mg/dia) e proteínas.
- Suplementação de vitamina D – indicada (geralmente 800 a 2.000 UI/dia), embora haja controvérsia sobre seu papel na recuperação da DMO na osteoporose induzida por corticoides.

Tratamento farmacológico

Há evidências que suportam o uso de bisfosfonatos e de teriparatida para o tratamento de osteoporose induzida por corticoides, embora os estudos não tenham utilizado incidência de fraturas como desfecho primário e tiveram curta duração – um ano, em média – e não tenham incluído grande número de homens e mulheres na pré-menopausa.

Bisfosfonatos – alendronato, risedronato e zoledronato – previnem perda óssea na coluna e quadril em pacientes que iniciam corticosteroides e aumentam a DMO em pacientes com uso crônico de corticoides. Discute-se o risco de osteonecrose de mandíbula e de fraturas atípicas com uso prolongado de bisfosfonatos, sendo o uso concomitante de corticosteroides um fator de risco para essas complicações. Caso usados em pacientes em idade fértil, deve-se orientar contracepção e preferir agentes de mais curta duração, pois bisfosfonatos cruzam a barreira placentária.

A baixa formação óssea na osteoporose induzida por corticoides é o racional fisiopatológico para a indicação de teriparatida nessa situação. Em ensaio clínico de comparação direta entre teriparatida e alendronato, o aumento da DMO foi maior no grupo da teriparatida, e houve menos fraturas vertebrais nesse grupo.

Discussão sobre os casos apresentados

Caso 1

A paciente tem indicação de realização da densitometria óssea como rastreamento por ser mulher acima de 65 anos, conforme recomendação da USPTF. Além da realização da densitometria, sugere-se utilizar um instrumento de avaliação do risco de fratura, considerando outros fatores de risco, como: história familiar, fraturas prévias, artrite reumatoide, consumo de álcool, tabagismo, causas potenciais de osteoporose secundária (como hipogonadismo, doenças inflamatórias, hipertireoidismo, mieloma múltiplo, doenças disabsortivas, entre outras). A ferramenta FRAX, com base nos dados clínicos do paciente (fratura prévia, consumo de álcool, tabagismo, uso de corticosteroides, presença de artrite reumatoide e densidade mineral óssea), avalia o risco em 10 anos de fratura de quadril e de fratura osteoporótica maior. Considera-se, com base nessa estimativa, que se deve tratar os pacientes com risco em 10 anos de fratura osteoporótica maior acima de 20% ou maior que 3% para fratura de quadril. Assim, aplicando-se a ferramenta, temos (Figura 33.1):

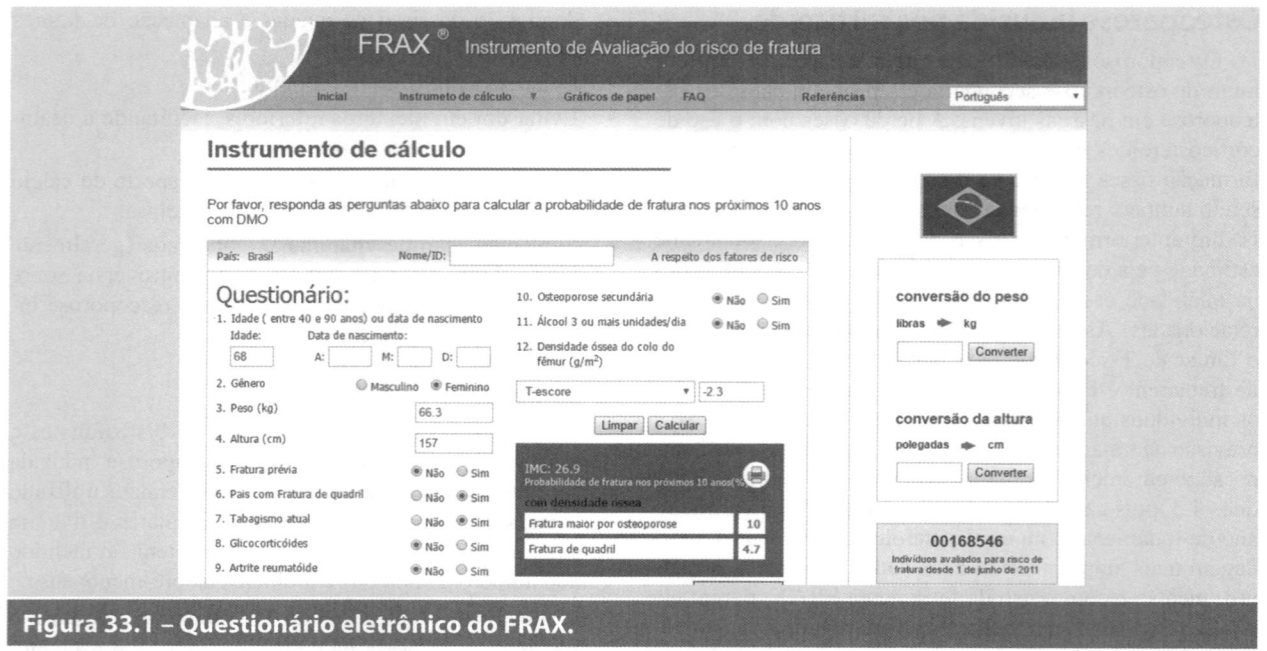

Figura 33.1 – Questionário eletrônico do FRAX.

Fonte: Adaptada de: <https://www.sheffield.ac.uk/FRAX/tool.aspx?lang=pt>.

Para essa paciente, portanto, é interessante tratar a osteoporose, pois há risco aumentado de fratura de quadril. Assim, vale a pena orientar:

- Atividade física regular, de preferência com carga, envolvendo equilíbrio e força.
- Orientações para minimizar risco de quedas.
- Ingestão de 1.200 mg de cálcio todos os dias, combinando dieta e suplementos, caso necessário.
- Dosagem de vitamina D, reposição em caso de deficiência, com manutenção de 800 a 2.000 UI ao dia.

Além disso, existe indicação pelo FRAX de tratamento medicamentoso, podendo ser utilizados bisfosfonatos, denosumabe e terapia de reposição hormonal caso a paciente tivesse sintomas de menopausa, o que é pouco provável, dado que a menopausa se deu há 17 anos.

Caso 2

Existem alguns fatores que promovem aumento do risco de baixa densidade mineral óssea e fratura, entre eles: fratura prévia, fratura em familiar de primeiro grau, mulheres, idade, brancos e asiáticos, hipogonadismo, menopausa, perda de peso, baixa ingestão de cálcio, tabagismo, etilismo, imobilidade, risco de queda, doenças crônicas inflamatórias, má absorção intestinal, hipercalciúria, medicações como anticonvulsivantes, corticosteroides, entre outras. Alguns fatores afetam o pico de massa óssea, sendo considerados na segunda a terceira décadas de vida: ingestão de cálcio baixa, pouca exposição solar, baixa atividade física, imobilização prolongada, puberdade tardia, uso de medicações e doenças na infância e adolescência.

A história de quedas é fator de risco para quedas futuras, bem como o uso de medicações (por exemplo, psicotrópicos, medicações que causam hipotensão postural),

demência e baixa capacidade funcional, doenças neurológicas e cardiovasculares e perda visual.

Como exames complementares, poderiam ser indicados radiografia de coluna para avaliação de possíveis fraturas vertebrais desconhecidas pela paciente até o momento e densitometria óssea, que será útil para monitorização do tratamento, já que ele estará indicado para essa paciente. Conforme as informações clínicas de que já dispomos, essa paciente tem indicação de tratamento pela presença de fratura patológica, idade e história de quedas recorrentes.

Para esse tratamento, deve-se considerar:

- Atividade física para fortalecimento e equilíbrio;
- Ajuste das medicações para redução do risco de quedas, especialmente rever prescrição de diuréticos e benzodiazepínicos. Pode-se considerar a troca da classe de antidepressivo, pois há evidência de que inibidores da recaptação de serotonina podem ser associados a aumento do risco de fraturas;
- Reposição de cálcio e vitamina D antes de iniciar o tratamento medicamentoso da osteoporose;
- Pode haver restrição do uso de bisfosfonatos por via oral pela história de sintomas de refluxo gastroesofágico bastante sintomático.

Caso 3

O uso crônico de corticosteroides é a causa mais comum de osteoporose secundária, atingindo mais da metade dos usuários crônicos de corticosteroides, especialmente prevalente naqueles portadores de doenças inflamatórias crônicas, que são mais um fator de risco para osteoporose. Esse paciente apresenta, ainda, desabsorção, idade mais avançada, entre outros fatores.

Perda rápida de massa óssea se dá mais frequentemente nos primeiros 6 meses de uso e está mais associada à redução dos marcadores de formação óssea do que ao aumento dos marcadores de reabsorção.

O tratamento para esse paciente deve se iniciar com reposição de cálcio e vitamina D, em preparo para terapia medicamentosa. Considerando os bisfosfonatos, alendronato e risedronato mostraram-se capazes de reduzir fraturas associadas à osteoporose induzida por corticoides. Pela possibilidade de hipogonadismo relacionado à doença de base, sugere-se dosar testosterona, com reposição somente se dosagem baixa. Existe evidência de que a reposição de testosterona em homens com hipogonadismo leve à manutenção da densidade mineral óssea, mas não à redução da incidência de fraturas.

Referências

1. Rozen H, Drezner M. Overview of the management of osteoporosis in postmenopausal women. In: UpToDate (acesso em: 16 jan. 2017).
2. Eastell R. Identification and management of osteoporosis in older adults. Medicine 2017; 45: 55-61.
3. Golob AL, Laya MB. Osteoporosis: screening, prevention, and management. Med Clin North Am 2015; 99: 587-606.
4. Eastell R, et al. Postmenopausal Osteoporosis. Nat Rev Dis Primers 2016 Sep 29; 2: 16069.
5. Cosman F, et al. Clinician's Guide to Prevention and Treatment of Osteoporosis. Osteoporos Int 2014 Oct; 25(10): 2359-81.
6. Fuller R. Reumamecum 2016-2017. 3ª ed. Permanyer Brasil.
7. Papadakis MA, McPhee SJ. Current Medical Diagnosis & Treatment. fifty-sixth edition.
8. Kasper, Fauci, Hauser, Longo, Jameson, Loscalzo. Harrison's Manual of Medicine. 19th edition.
9. Ministério da Saúde do Brasil. Portaria nº 224, de 26 de março de 2014, Aprova o Protocolo Clínico e Diretrizes Terapêuticas da Osteoporose. Ministério da Saúde, Secretaria de Atenção à Saúde.
10. Cappola AR, Shoback DM. Osteoporosis Therapy in Postmenopausal Women with High Risk of Fracture. Jama 2016; 316(7): 715-6.
11. Rosen CJ, Black DM, Greenspan SL. Vignettes in osteoporosis: a road map to successful therapeutics. J Bone Min Res 2004; 19: 3-10.
12. Black DM, Rosen CJ. Postmenopausal osteoporosis. N Engl J Med 2016; 374: 254-62.
13. Braz MG. Doenças osteometabólicas. In: Martins MA. Manual do residente de clínica médica. Barueri (SP): Manole; 2015.
14. Cosman F, Dempster D. Pathogenesis of osteoporosis. In: Hochberg MC, Silman AJ, Smolen JS, Weinblatt, Weisman MH. Rheumatology. Philadelphia: Elsevier; 2007.
15. Briot K, Roux C. Glucocorticoid-induced osteoporosis. RMD Open 2015; 1: e000014. doi:10.1136/rmdopen-2014-000014.

Abordagem das monoartrites

34

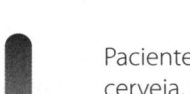

- *Dennise de Oliveira Nogueira Farias*
- *Renata de Almeida Leitão*
- *Leandro Lara do Prado*

CASO CLÍNICO

Paciente masculino, 52 anos, que, após comemoração de seu aniversário com churrasco e bastante cerveja, há 1 dia acordou subitamente com dor, calor, edema e eritema em tornozelo direito. Nega febre, trauma no local ou outras queixas sistêmicas. É hipertenso mal controlado, em uso irregular de losartan e refere que já apresentou quadro semelhante previamente. Procura atendimento no pronto-socorro apresentando dor intensa na articulação referida.

Introdução

Queixas articulares são muito comuns na prática clínica. O acometimento de uma articulação pode ser caracterizado como monoartrite, monoartralgia, ou até mesmo confundido com quadros de acometimento periarticular. É papel do clínico diferenciar tais entidades e realizar correto diagnóstico diferencial.

Monoartrite é caracterizada por calor, edema, rubor e dor em uma articulação, embora sinais flogísticos possam não ser encontrados quando há acometimento de articulações mais profundas, como ombros e sacroilíacas. A artrite com padrão inflamatório classicamente piora com o movimento, melhora com o repouso e dificulta a mobilização do paciente. O processo pode ser agudo (até duas semanas) ou crônico (> 4 semanas), e é importante termos em mente que um quadro de monoartrite pode ser o início de um quadro de poliartrite, o que direcionará a avaliação para outro grupo de diagnósticos diferenciais: artrite reumatoide (AR), lúpus eritematoso sistêmico (LES), espondilartrites, entre outros.

Na avaliação de um paciente com queixa articular, a história clínica detalhada e o exame físico minucioso, além de artrocentese com estudo do líquido sinovial, quando indicado, são essenciais para o correto diagnóstico do quadro e conduta. Alguns casos, como na artrite infecciosa, podem ocasionar rápida destruição articular, justificando-se, portanto, uma conduta urgente e agressiva. Lembre-se: a principal preocupação na abordagem dos pacientes com monoartrite é afastar a presença de infecção do espaço articular.

A gota geralmente afeta homens entre a 4ª e 5ª décadas de vida, com hiperuricemia decorrente de hiperprodução ou falha na eliminação de ácido úrico. Por outro lado, a pseudogota é mais comum em mulheres.

Etiologia

As monoartrites podem ser divididas em causas inflamatórias e não inflamatórias, com base no resultado do estudo do líquido sinovial. Entre as causas inflamatórias, existem as infecciosas bacterianas (gonocócicas e não gonocócicas) ou de outras causas (tuberculose, fungos e vírus), além das artrites microcristalinas (gota e pseudogota). Doenças sistêmicas também podem apresentar monoartrite de padrão inflamatório, como na artrite psoriásica, artrite reativa, AR e LES.

Em adultos jovens, a causa não traumática mais comum é a artrite gonocócica, por vezes associada a comportamento sexual de risco. A forma não gonocócica é mais comum em crianças, idosos, imunossuprimidos e diabéticos, muitas vezes proveniente de disseminação hematogênica de uma infecção a distância.

Entre as causas não inflamatórias, as principais etiologias são osteoartrite, trauma, osteonecrose, tumores benignos e malignos, hemartrose (especialmente em hemofílicos e usuários de anticoagulantes orais) e amiloidose. Para facilitar a abordagem diagnóstica do quadro de monoartrite, podemos classificá-lo, ainda, em agudo (até duas semanas de duração) ou crônico (acima de 4 semanas de duração) (Tabela 34.1).

Tabela 34.1 – Diagnóstico diferencial das monoartrites.

Tipo	Aguda	Crônica
Inflamatórias	• Bacteriana gonocócica • Bacteriana não gonocócica • Gota • Pseudogota • Doenças reumatológicas sistêmicas	• Tuberculose • Fungos • Borreliose (doença de Lyme), HIV • Doenças reumatológicas sistêmicas
Não inflamatórias	• Osteoartrite • Trauma • Osteonecrose asséptica	• Hemartrose • Neoplasia • Artropatia neuropática (Charcot)

Fonte: Elaborada pela autoria.

Diagnóstico

O diagnóstico se baseia na história clínica, exame físico e, essencialmente, pela análise do líquido sinovial por meio da artrocentese da articulação acometida nos casos de monoartrite aguda. Diante da suspeita de artrite infecciosa, tratamento imediato deve ser estabelecido.

Quando estamos diante de um quadro de monoartrite crônica, geralmente dispomos de mais tempo para realizar o diagnóstico correto. A artrocentese ainda deve ser realizada quando indicada e, nesses casos, exames laboratoriais direcionados e exames de imagem ganham mais importância.

Anamnese

Primeiramente, devem-se excluir processos osteoarticulares caracterizados como emergência clínica, com alta morbidade e até mortalidade caso o paciente não seja rapidamente tratado. Monoartrite de início agudo, com presença de edema e eritema importantes, associada a sintomas sistêmicos (febre alta, mal-estar geral e hiporexia) deve levar à suspeita de artrite infecciosa, requerendo internação imediata e início precoce de antibioticoterapia. Entretanto, cabe lembrar que a ausência de febre e demais sintomas sistêmicos não exclui o diagnóstico de artrite infecciosa, sendo comum a ausência de sintomas sistêmicos em idosos e imunocomprometidos.

História criteriosa do início e características da dor com tempo de duração, tipo da dor, fatores de melhora e piora, sintomas associados, relação com trauma, história prévia de queixa articular, além de histórico familiar de queixas e doenças articulares, devem fazer parte da anamnese. Artrite que piora com exercício, classicamente está associada com trauma, osteoartrite, artrite por cristais e artrite infecciosa. Artrite que piora com o repouso articular, associada à rigidez matinal, é mais relacionada com doenças reumatológicas autoimunes. Sexo, idade, articulação acometida,

história de trauma prévio, uso de drogas endovenosas, corticoterapia, imunossupressão, viagens recentes e relação sexual desprotegida devem ser questionados e ajudam no diagnóstico diferencial.

Acometimento extra-articular associado ao quadro deve ser levado em consideração. O acometimento ocular pode estar associado às espondilartrites (uveíte anterior) ou à doença de Behçet (uveíte posterior). Presença de leucorreia/uretrite, tenossinovite e acometimento cutâneo direciona o diagnóstico para artrite gonocócica. História prévia de uretrite ou diarreia precedendo o quadro articular levanta a suspeita de artrite reativa.

A avaliação de pacientes previamente portadores de doenças reumatológicas, como AR e gota, deve ser especialmente criteriosa, uma vez que nada impede que esses pacientes tenham doenças sobrejacentes (AR + artrite infecciosa, por exemplo). Dor articular desproporcional ao quadro prévio, com sinais de flogose mais intensos, devem ser suficientes para que artrite séptica seja investigada nesses pacientes.

Exame físico

Artrite pode ter origem em diversas estruturas que compõem a articulação, como sinóvia, líquido sinovial, cartilagem articular, ligamentos intra-articulares, cápsula e osso justa-articular. O acometimento extra-articular envolve ligamentos extra-articulares, tendões, bursas, músculo, fáscia, osso, nervo e pele. A diferenciação entre condição articular e periarticular é um desafio e requer avaliação cuidadosa e detalhada, com inspeção, palpação e manobras específicas para cada articulação. Essa avaliação é mais simples em articulações do esqueleto apendicular, mas algumas articulações são inacessíveis à inspeção e palpação, fazendo com que exames de imagem ganhem importância.

Desordens articulares estão associadas com limitação do movimento articular passivo e ativo, edema articular, crepitação, instabilidade e deformidades. A presença de crepitação à palpação indica degeneração significativa da cartilagem articular, e a presença de deformidade indica tempo prolongado de lesão articular ou doença com evolução agressiva.

Desordens extra-articulares tendem a manter movimentação articular passiva inalterada, mas com limitação e dor à movimentação articular ativa e com edema que excede os limites normais da articulação. Além disso, acometimento periarticular raramente apresenta crepitação, instabilidade e deformidade óssea.

Durante a inspeção, é comum observarmos que o paciente se apresenta com flexão da articulação acometida. Isso se deve ao fato de que é nessa posição que as estruturas intra-articulares ficam submetidas a menor pressão, o que reduz a dor, caracterizando posição antálgica. Por isso, quadros crônicos podem ocasionar contraturas em flexão.

Algumas manobras específicas são realizadas durante a avaliação articular. No caso da pesquisa de derrame articular no joelho, podemos realizar o teste do golpe patelar, quando o examinador percute levemente a superfície patelar para avaliar a presença de flutuação. O teste é positivo quando há flutuação (sinal da tecla), indicando derrame articular > 100 mL. Outro teste pode ser realizado para pesquisar derrames articulares de menor volume. Com o joelho estendido, o examinador comprime a região suprapatelar e lateral da patela, deslocando o fluido presente e causando abaulamento na região medial patelar (sinal da protuberância).

Exames de imagem

Exames de imagem ajudam na avaliação de pacientes com monoartrite, principalmente em determinadas articulações cujo exame físico pode não definir a presença de derrame articular, mas não devem nunca atrasar a punção articular e o início de tratamento antibiótico na suspeita de artrite infecciosa aguda.

A radiografia deve sempre ser solicitada naqueles pacientes com história prévia de trauma articular e para excluir tumor e osteonecrose. Outras estruturas também podem estar visíveis na radiografia, como calcificação de tecidos moles, sugerindo dor por acometimento extra-articular.

A ultrassonografia é um exame simples, que pode ser feito à beira do leito e que detecta derrame articular e sinovite com facilidade, além de poder guiar a artrocentese. Entretanto, depende da disponibilidade do aparelho e do operador.

A tomografia e a ressonância magnética não devem ser solicitadas de rotina para avaliação de paciente com monoartrite, sendo reservadas para guiar procedimento em articulações de difícil acesso, como quadril, sacroilíaca ou esternoclavicular, e para realizar diagnóstico diferencial quando há suspeita de doenças reumáticas, longo tempo de queixa articular ou suspeita de deformidade articular. A ressonância magnética também pode ser usada para distinguir lesões ligamentares de sinovite.

Exames laboratoriais

A principal avaliação laboratorial necessária para o paciente com monoartrite é o estudo do líquido sinovial, que será abordado em tópico específico. Isso é válido tanto em casos de monoartrite aguda como crônica.

Outros exames laboratoriais podem e devem ser solicitados para guiar o diagnóstico diferencial. O hemograma pode mostrar leucocitose com desvio à esquerda em até dois terços dos casos de monoartrite inflamatória, principalmente artrite infecciosa bacteriana. Hemoculturas devem ser solicitadas, mas não têm alta sensibilidade. Quando o líquido sinovial apresenta características hemorrágicas, TAP, TTPA, tempo de sangramento e plaquetas devem ser solicitados.

Provas de atividade inflamatória, como PCR e VHS, podem estar aumentadas nas artrites inflamatórias, mas não são específicos e podem aumentar também em artropatias não inflamatórias e na presença de malignidade. Quando o paciente já é portador de doença autoimune, como AR ou LES, o aumento de VHS pode estar associado à atividade da doença, mas o aumento da PCR indica infecção ativa, podendo guiar a decisão de iniciar ou não antibioticoterapia. VHS e PCR também ajudam a acompanhar a resposta ao tratamento instituído.

A dosagem do nível sérico de ácido úrico é importante para o diagnóstico de gota e para avaliar resposta ao tratamento. Normalmente, valores inferiores são encontrados nas mulheres devido ao efeito uricosúrico do estrógeno. Hiperuricemia é encontrada nos casos de gota em algum momento durante sua evolução, mas seus níveis não se correlacionam com a gravidade da doença, e durante a crise aguda de gota esses níveis podem estar normais.

Exames sorológicos, especialmente para hepatite B, C e HIV, também podem ser solicitados durante a investigação. Pacientes com padrão de artrite inflamatória, mas com cultura do líquido sinovial negativa para bactérias, podem ser testados para borreliose (doença de Lyme) e realizado teste tuberculínico (PPD), dependendo da clínica e epidemiologia.

Exames direcionados para doenças autoimunes, como fator reumatoide, antiCCP, anticorpos antinucleares e complemento são reservados para pacientes que possuem quadro clínico compatível, história familiar para autoimunidade ou para aqueles que evoluem com quadro oligo/poliarticular, já que não são utilizados como *screening*. Pesquisa de HLA-B27 pode ser solicitada quando há forte suspeita clínica para espondilartrites.

Artrocentese

As características do líquido sinovial são essenciais para o diagnóstico diferencial. Cor e viscosidade devem ser observadas. A xantocromia é sugestiva de uma hemorragia recente devido a trauma ou coagulopatia. O líquido transparente pode ser normal ou relativamente não inflamatório, e o turvo pode ser sugestivo de líquido inflamatório ou séptico.

A artrite bacteriana não gonocócica costuma apresentar leucometria muito elevada (não sendo raros casos acima de 100.000/mm³), como também a artrite por depósitos de cristais, porém ela raramente apresenta contagem acima de 100.000/mm³. Na artrite gonocócica, geralmente encontramos níveis mais baixos, na faixa de 30.000 a 40.000/mm³.

Tabela 34.2 – Análise do líquido sinovial.		
Líquido sinovial	**Infeccioso**	**Não infeccioso**
Leucometria	> 100.000 (> 95% PMN)	2.000-100.000 (> 50% PMN)
Cultura	Positiva	Negativa
Aparência	Turva	Translúcida
Coloração	Amarelo	Amarelo

Fonte: Elaborada pela autoria.

A coloração de Gram para bactérias é relativamente pouco sensível, e uma coloração para Gram negativa não descarta infecção. A cultura do líquido sinovial é um teste sensível para artrite bacteriana não gonocócica (90%), mas com baixa sensibilidade (menor que 25%) em casos de *Neisseria gonorrhoeae*, e seu diagnóstico depende geralmente de cultura de faringe, uretra, cérvice e reto.

O exame do líquido sinovial por microscopia de luz polarizada é sensível para cristais de monourato de sódio, sendo os de pirofosfato de cálcio mais difíceis de visualizar por sua birrefringência fracamente positiva. Deve-se lembrar que a presença de cristais no líquido não deve afastar a possibilidade de artrite séptica, pois pode haver concomitância entre doença por depósito de cristais e artrite infecciosa.

Artrite infecciosa não gonocócica

Como já dito anteriormente, todo quadro de monoartrite aguda deve ser considerado e conduzido, até prova contrária, como artrite bacteriana não gonocócica devido à alta morbimortalidade associada ao quadro. Por isso, o tratamento antibiótico empírico deve ser iniciado de imediato, de preferência, logo após a artrocentese.

As principais bactérias responsáveis pelo quadro são cocos Gram-positivos (*Staphylococcus aureus* e *Streptococcus sp.*) e bacilos Gram-negativos. A infecção da articulação ocorre principalmente por via hematogênica, mas pode ocorrer também por inoculação direta da bactéria na articulação a partir de porta de entrada, principalmente após trauma, ou ainda por contiguidade a partir de infecções adjacentes à articulação. Artrite séptica não gonocócica após procedimento articular (artrocentese ou artroscopia) é rara. Usuários de drogas intravenosas, imunossuprimidos (doença ou uso de glicocorticoides), portadores de prótese articular e doenças crônicas são mais susceptíveis. Vale lembrar que os pacientes com artrite reumatoide têm maior incidência de artrite infecciosa, principalmente por *S. aureus*, devido à articulação cronicamente inflamada, uso de glicocorticoides e deformidades ósseas.

Como o principal mecanismo de disseminação da artrite séptica é por via hematogênica, a procura do sítio primário de infecção deve ser realizada nos pacientes com quadro confirmado. Lembre-se que endocardite bacteriana pode liberar êmbolos que se depositam nas articulações, causando artrite séptica.

O quadro clínico é caracterizado por dor à movimentação articular, derrame articular e flogose local. Lembre-se que em articulações mais profundas, como ombro, sacroilíacas e quadril, os sinais de flogose podem ser pouco evidentes. Febre e queda do estado geral podem estar presentes, mas sua ausência não exclui a possibilidade de artrite séptica. Pacientes idosos e imunossuprimidos podem apresentar poucos sintomas sistêmicos. As articulações tipicamente acometidas são as grandes articulações, como joelho, quadril e tornozelo. Entre usuários de droga endovenosa, as articulações da coluna, sacroilíaca e esternoclavicular são mais acometidas que as do esqueleto apendicular.

Exames laboratoriais gerais e estudo do líquido sinovial devem ser realizados antes do início da terapia antibiótica, mas o início do tratamento deve ser o mais rápido possível diante da possibilidade de artrite séptica e jamais deve ser retardado. Leucocitose e aumento de provas de atividade inflamatória (PCR e VHS) são comuns. Hemocultura pode ser positiva em até 70% dos casos quando o agente etiológico é o *S. aureus*, mas a sensibilidade decresce muito quando se trata de outros agentes infecciosos.

A artrocentese, além de aliviar a dor do paciente e de reduzir o dano articular por diminuir a pressão intra-articular, é essencial para o diagnóstico. O líquido sinovial apresenta-se turvo ou francamente purulento, com aumento na contagem de leucócitos, com predominância de neutrófilos. Proteínas totais e LDH estão elevados. Glicose está reduzida. O material deve ser levado para bacterioscopia direta com coloração pelo Gram e para cultura. Devemos solicitar também pesquisa de cristais com luz polarizada para excluir diagnóstico de artropatia por cristais. Lembre-se que a confirmação de artropatia por cristais não exclui artrite infecciosa, uma vez que as duas doenças podem estar associadas. O diagnóstico definitivo é feito pela presença de bactérias no Gram ou crescimento bacteriano na cultura.

O tratamento deve ser iniciado empiricamente e se basear nos fatores de risco e idade de cada paciente. A terapia inicial deve ser feita com medicação endovenosa. Os estudos não evidenciaram diferença estatística quando comparado antibiótico EV ao intra-articular, sendo desnecessária a infusão intra-articular de antibiótico. Cefalosporinas de terceira geração (cefotaxima ou ceftriaxone) são a terapia indicada para pacientes com infecção comunitária. Na presença de cocos Gram-positivos, iniciar oxacilina. Se suspeita de *S. aureus* meticilina-resistente (MRSA), iniciar vancomicina. Se presença de bacilo Gram-negativo ou fatores de risco para *Pseudomonas,* iniciar cefepime ou piperacilina-tazobactam. A duração do tratamento depende do agente isolado, da resposta clínica, dos fatores de risco e das comorbidades do paciente.

Artrite gonocócica

Artrite gonocócica é uma das causas mais frequentes de artrite aguda entre jovens sexualmente ativos e sem história prévia de artrite. Acomete preferencialmente mulheres (3:1), sendo fatores como menstruação, gravidez e puerpério predisponentes para infecção.

A artrite secundária à infecção pela *Neisseria gonorrhoeae*, um diplococo Gram-negativo sexualmente transmissível, é causada tanto pela ação de imunocomplexos formados como pela ação direta da proliferação bacteriana na articulação após sua disseminação por via hematogênica. Os sintomas de uretrite/cervicite podem ocorrer um dia ou até semanas após o contato sexual e apenas um quarto dos pacientes é sintomático ou refere sintomas prévios ao diagnóstico de artrite, portanto não espere sintomas geniturinários para suspeitar do quadro. Entre os que relatam sintomas pela infecção inicial pelo *N. gonorrhoeae,* as queixas geniturinárias são as mais frequentes.

O quadro clínico clássico é caracterizado pela tríade de poliartrite, tenossinovite e dermatite. Vale ressaltar que o padrão principal de acometimento articular em um quadro de infecção gonocócica disseminada é de poliartralgia ou poliartrite aditiva/migratória, atingindo preferencialmente joelhos, punhos, tornozelos e cotovelos (grandes articulações), sendo a monoartrite inicial quadro observado em pequena parcela dos casos. No geral, após alguns dias de poliartrite/artralgia migratória, inicia fase com monoartrite clássica (fase mais crônica da doença gonocócica).

Dermatite está presente na maioria dos quadros (cerca de dois terços), mas pode passar despercebida por muitos pacientes, visto que as lesões são indolores na maioria das vezes. A presença de dermatite e tenossinovite ajuda na diferenciação entre artrite gonocócica e não gonocócica, visto que são sinais raramente presentes na artrite séptica não gonocócica. Sintomas gerais, como febre e calafrios, também estão presentes, principalmente quando o paciente desenvolve a tríade dermatite/artrite/tenossinovite.

No exame físico, percebem-se alterações características de artrite (dor, calor, rubor e edema) na articulação acometida e, devido à tenossinovite, há dor durante a palpação de estruturas periarticulares. Lesão cutânea não notada pelo paciente pode ser percebida pelo médico examinador, sendo a lesão clássica uma pústula necrótica não dolorosa de base eritematosa.

Alguns exames laboratoriais podem ser feitos diante de um quadro compatível. Além do hemograma completo, que pode evidenciar leucocitose com desvio para esquerda, PCR e VHS geralmente estão elevados. A hemocultura pode ser positiva em até 30% dos casos. Entretanto, o exame indispensável é a punção e análise do líquido sinovial da articulação acometida.

A análise do líquido sinovial evidencia líquido purulento/turvo, leucometria aumentada (média de 50.000 células/mL), com predomínio de neutrófilos, mas com contagem celular inferior à encontrada na artrite séptica não gonocócica (que geralmente atinge nível > 100.000 células/mL). A coloração pelo Gram e a cultura do líquido não são tão sensíveis devido à fisiopatologia da doença, que pode estar associada com depósito de imunocomplexos, e não somente a ação bacteriana direta, sendo positivas em cerca de 25 a 50% dos casos, respectivamente.

O diagnóstico também pode ser dado por meio de testes moleculares com amplificação do ácido nucleico a partir da secreção uretral e cervical do paciente, sendo considerados os testes mais sensíveis para diagnóstico, porém pouco acessíveis no nosso meio. Exames de imagem, na maioria das vezes, não são necessários para o diagnóstico.

O diagnóstico diferencial inclui, principalmente, artrite séptica não gonocócica, devido à morbimortalidade associada ao quadro, além de artrite pós-infecciosa, como artrite reativa, que também está associada com tenossinovite. Quando fatores de risco para meningococcemia e endocardite bacteriana estiverem presentes, também devem ser considerados.

O tratamento é feito com o uso de terapia antimicrobiana, tendo as cefalosporinas de terceira geração como primeira escolha (ceftriaxona, cefotaxima). A resposta após início do antibiótico costuma ser rápida, com melhora importante em 24 a 48 horas. Casos complicados com cardite, meningite e osteomielite (manifestações raras da infecção gonocócica disseminada) podem ter resposta medicamentosa mais lenta e requerem tratamento mais prolongado.

Após melhora local e sistêmica, o tratamento pode ser completado com ciprofloxacino oral ou amoxicilina, caso o germe seja sensível à penicilina. Devido à alta prevalência de coinfecção com *Chlamydia trachomatis*, o Ministério da Saúde recomenda que seja associada azatioprina ou doxiciclina ao esquema antibiótico, e que os parceiros sexuais do paciente também sejam tratados. A resposta medicamentosa é excelente, e são raros os casos adequadamente tratados que apresentam sequela articular.

Tabela 34.3 – Tratamento da artrite infecciosa.

Agente	Terapia primeira escolha	Terapia alternativa
Neisseria gonorrhoeae	• Ceftriaxona 2 g EV 1 vez ao dia	• Ciprofloxacina, cefotaxima
S. aureus	• Oxacilina 2 g EV de 4 em 4 horas	• Vancomicina, clindamicina
S. aureus (MRSA)	• Vancomicina 500 mg EV de 6 em 6 horas	• Teicoplanina, linezolida
S. pyogenes; S. pneumoniae	• Penicilina cristalina	• Clindamicina, vancomicina, ceftriaxona
Enterococcus	• Ampicilina 500-1.500 mg EV de 4 em 4 até 6 em 6 horas + gentamicina 5,1 mg/kg/dia	• Vancomicina, teicoplanina, linezolida
H. influenzae	• Ceftriaxona 2 g EV 1 vez ao dia	• Cefuroxima, cefotaxima
Pseudomonas	• Piperacilina + tazobactam 4,5 g EV de 6 em 6 horas	• Cefepima, amicacina, carbapenêmico

Fonte: Elaborada pela autoria.

Artrites microcristalinas (gota e artrite por pirofosfato de cálcio)

Gota

Gota é uma artrite inflamatória que atinge especialmente homens de meia-idade, podendo se manifestar como monoartrite, oligoartrite ou até poliartrite com deformidade óssea. Também pode apresentar associação com outros distúrbios metabólicos, como dislipidemia, alterações glicêmicas, síndrome metabólica, hipertensão e doença cardiovascular. Obesidade é um dos fatores de risco para hiperuricemia e gota, além de ingesta aumentada de carnes vermelhas, frutos do mar, peixes e bebidas alcóolicas, uso de medicações, como betabloqueadores, levodopa, diuréticos tiazídicos e algumas enfermidades, como doenças mieloproliferativas, síndrome de lise tumoral e anemias hemolíticas.

Crises de gota são geralmente desencadeadas por eventos específicos, como trauma, cirurgia, doenças intercorrentes, excesso de ingestão alcoólica ou drogas. Estudos sugerem que pacientes portadores de gota têm risco aumentado para aterosclerose.

A inflamação é dependente da interação entre o cristal de monourato de sódio e o neutrófilo polimorfonuclear na articulação, induzindo a produção de mediadores inflamatórios, como interleucina-1 (IL-1), que ativa o NALP3, amplificando a mediação inflamatória, além de interleucina-6 (IL-6), fator de necrose tumoral-α (TNF-α) e quimiotáticos como interleucina-8 (IL8 ou CXCL8) e oncogene relacionado ao crescimento (CXCL1). A deposição na articulação de cristais de monourato de sódio ocorre por aumento na produção ou deficiência na excreção renal.

Tabela 34.4 – Critérios ACR/EULAR para diagnóstico de gota.

Critério de entrada (apenas aplicar os critérios abaixo aos que satisfazem esse critério de entrada)	Pelo menos um episódio de edema, dor ou sensibilidade em uma articulação periférica ou bursa		*Score*
Critério suficiente (se encontrado, pode classificar como gota sem aplicar os critérios abaixo)	Presença de cristais MSU em uma articulação sintomática ou bursa (ou seja, líquido sinovial) ou tofos		
Critérios (a utilizar se o critério não for satisfeito)	Padrão de comprometimento da articulação/bursa durante o(s) episódio(s) sintomático	Tornozelo ou meio pé (como parte do episódio mono ou oligoarticular sem envolvimento da primeira articulação metatarsofalangeana)	1
		Envolvimento da primeira articulação metatarsofalangeana (como parte mono ou oligoarticular)	2
	Características do episódio sintomático: • Eritema que sobrepõe a articulação afetada (relatado pelo paciente ou observado pelo médico)	Uma característica	1
	• Não suporta o toque ou a pressão na articulação afetada	Duas características	2
	• Grande dificuldade em caminhar ou incapacidade de usar a articulação afetada	Três características	3
	Curso do(s) episódio(s) • Presença (sempre) de ≥ 2, independentemente do tratamento anti-inflamatório:		
	• Tempo até a dor máxima < 24 horas	Episódios típicos	1
	• Resolução dos sintomas em ≤ 14 dias	Episódios típicos recorrentes	2
	• Resolução completa (para o nível basal) entre episódios sintomáticos		
	• Evidência clínica de tofos	Presente	4
Laboratório	Urato de soro: Medido pelo método uricase (tentar dosar no período intercrítico)	< 4 mg/dL (< 0,24 mmol/L)†	-4
		6 – < 8 mg/dL (0,36 – < 0,48 mmol/L)	2
		8 – < 10 mg/dL (0,48 – < 0,60 mmol/L)	3
	Análise de líquido sinovial de um sintomático	≥ 10 mg/dL (≥ 0,60 mmol/L)	4
		MSU negativo	-2
Imagem	Evidências de imagem de deposição de urato em articulação sintomática (sempre) ou Bursa – USG ou DECT	Presente (qualquer modalidade)	4
	Radiografia convencional das mãos e/ou pés demonstra pelo menos uma erosão	Presente	4

Fonte: 2015 Gout classification criteria: an American College of Rheumatology/European League Against Rheumatism collaborative initiative.

Quadro clínico e diagnóstico

Pacientes com gota intermitente aguda geralmente apresentam uma monoartrite aguda, acometendo principalmente a primeira articulação metatarsofalangeana (podagra), podendo também acometer joelhos, punhos e cotovelos. Pode haver febre e adinamia associados. Alguns pacientes são assintomáticos (hiperuricemia assintomática), devendo-se tratar homens quando acima de 13 mg/dL e mulheres quando acima de 9 mg/dL.

Pacientes com gota crônica podem apresentar erosão óssea e sinovite crônica. Os tofos se formam por agregados de cristais envelopados semelhantes a granuloma.

Em 2015, o ACR/EULAR definiu os novos critérios de gota. Os episódios sintomáticos foram definidos em pacientes apresentando edema, dor ou sensibilidade em uma articulação periférica. O cristal de monourato de sódio foi considerado elemento obrigatório dos critérios de classificação. O líquido sinovial deve ser aspirado sempre de uma articulação sintomática, e, se houver presença de cristais de monourato de sódio, o indivíduo será considerado tendo gota sem avaliar o restante dos critérios de classificação.

A ultrassonografia ou tomografia computadorizada com dupla energia (*dual energy CT*) aparecem como modalidades de imagem com utilidade para evidenciar a deposição de urato (sinal do duplo contorno, definido como aumento hiperecogênico irregular ao método da ultrassonografia). Ressonância magnética não apresenta dados suficientes para apoiar seu uso. A radiografia convencional das mãos e/ou pés pode demonstrar uma erosão relacionada com a gota, definida como uma ruptura cortical com margem esclerótica (erosão em saca-bocado).

A pontuação máxima possível no critério final é 23. A pontuação ≥ 8 classifica um indivíduo como tendo gota.

Tratamento

• *Gota aguda*

O tratamento deve ser introduzido nas 24 horas após o início, lembrando que, caso o paciente já faça uso de terapia redutora de urato, não reduzir ou suspender a dose. O arsenal terapêutico consta de anti-inflamatórios (AINEs), glicocorticoides e colchicina, usados individualmente ou combinados. A terapia de combinação inicial é uma opção apropriada para um ataque de gota aguda grave, com envolvimento de múltiplas articulações grandes ou poliarticular. Dentre os AINEs, há a recomendação de utilizar o naproxeno, diclofenaco ou indometacina para o tratamento da gota aguda.

A colchicina oral também é uma das opções adequadas, desde que introduzida em até 36 horas após o início dos ataques. A dose inicial é de 1,0 mg, seguida por 0,5 mg, 1 hora mais tarde, podendo ser seguido de uma dose de profilaxia de ataque de gota de 0,5 mg uma ou duas vezes por dia (a menos que seja necessário ajuste de dose) 12 horas mais tarde, até que a crise de gota se resolva. Seus efeitos colaterais são náuseas, vômitos e diarreia, muitas vezes dificultando seu uso.

No caso dos glicocorticoides (prednisona ou prednisolona), iniciar pelo menos 0,5 mg/kg por dia durante 5 a 10 dias, seguido de descontinuação. São preferíveis em pacientes com função renal alterada. Recomenda-se adicionalmente a opção de glicocorticoide intra-articular para casos de uma ou duas grandes articulações.

• *Gota crônica*

Inicialmente, devemos saber se o paciente é um hiperprodutor, hipoexcretor ou se apresenta associação de ambos, dosando ácido úrico em urina de 24 horas. A terapia redutora de urato pode ser iniciada durante um ataque agudo de gota, desde que o manejo anti-inflamatório efetivo tenha sido instituído, realizando monitorização regular dos níveis de urato sérico a cada 2 a 5 semanas durante a titulação da medicação.

A meta é alcançar um alvo de urato, no mínimo, de 6 mg/dL, em alguns casos até < 5 mg/dL nos pacientes portadores de tofos. A terapia com inibidor de xantina oxidase (XOI), como alopurinol ou febuxostate, é recomendada como a abordagem farmacológica de primeira linha. A dose inicial de alopurinol não deve ser superior a 100 mg/dia, seguido de titulação ascendente gradual da dose de manutenção de alopurinol a cada 2 a 5 semanas, até uma dose máxima apropriada para gota, que pode exceder 300 mg/dia.

Dentre seus efeitos colaterais, destacam-se prurido, erupção cutânea, aumento de transaminases hepáticas e eosinofilia. A síndrome de hipersensibilidade ao alopurinol é caracterizada por lesões cutâneas graves e disfunções renal e hepática. Deve-se ter cautela em pacientes com função renal alterada.

Dentre os agentes uricosúricos, que agem inibindo trocas de urato no túbulo proximal, a probenecida foi recomendada como a primeira escolha entre esses agentes. Uma história de urolitíase contraindica seu uso, uma vez que a probenecida e a benzobromarona são associadas a um risco de urolitíase.

A combinação de agente inibidor de xantina oxidase e um agente uricosúrico é apropriada quando o alvo de urato sérico não foi atingido. A pegloticase é apropriada para pacientes com refratariedade ou intolerância aos fármacos anteriores.

Lembrar que a educação do paciente sobre dieta, estilo de vida, manejo de comorbidades e adesão ao tratamento são de extrema importância. Os níveis de urato devem ser medidos a cada seis meses, e, quando o paciente for considerado livre de cristais, a dose deve ser ajustada para manutenção.

Artrite por pirofosfato de cálcio ou pseudogota

Os cristais de pirofosfato de cálcio também podem cursar com monoartrite, de forma aguda ou crônica, como também podem se apresentar de forma assintomática. O quadro clínico é bastante semelhante à gota, podendo atingir articulações dos joelhos, punhos, tornozelos, ombros e quadril, sendo o joelho a mais acometida. Pode se apresentar de forma aguda ou crônica. Na fase aguda, a crise típica desenvolve-se rapidamente com dor, eritema, calor e edema articular associado a febre em alguns casos. O exame físico revela dor articular com sinais de sinovite. A forma crônica, mais rara, acomete com mais frequência mulheres idosas, atingindo principalmente médias e grandes articulações, sendo o joelho o sítio mais comum, seguido pelo punho, ombro, cotovelo e quadril. Também pode ser uma condição assintomática, detectada como condrocalcinose incidental na radiografia.

Exames de imagem, como a radiografia e ultrassonografia, podem evidenciar presença de condrocalcinose e calcificações articulares. A análise do líquido sinovial detecta cristais romboides com birrefringência fracamente positiva.

Os principais agentes farmacológicos usados para o controle da dor são AINEs, colchicina e glicocorticoides.

Espondilartrites

As espondilartrites (artrite reativa, artrite psoriásica e artrite associada à doença inflamatória intestinal) ocasionalmente podem se manifestar como monoartrite inflamatória (apresentação pseudosséptica), principalmente em articulações de membros inferiores. O acometimento de trato gastrointestinal e/ou genitourinário previamente ao quadro articular pode guiar o diagnóstico para espondilartrite.

A artrite reativa é uma forma de artrite com líquido sinovial estéril, soronegativa, que ocorre decorrente de infecção a distância. O principal padrão de acometimento é oligoarticular, assimétrico, com acometimento preferencial de joelhos. A dactilite ("dedo em salsicha") é achado frequente. A presença de artrite, uretrite e conjuntivite constitui a tríade clássica da artrite reativa, que pode estar associada com outros achados, como balanite circinada, ceratoderma blenorrágico e uveíte anterior. Não existe exame complementar específico para o diagnóstico de artrite reativa, sendo sempre de exclusão e com base em anamnese e exame físico. Como é uma manifestação de infecção prévia, o tratamento é sintomático, com uso de AINES, sendo a primeira escolha, e glicocorticoides para pacientes selecionados ou com pouca resposta aos AINES. Sulfassalazina e metotrexato podem ser utilizados nos casos crônicos. Ainda é controverso o tratamento com antibioticoterapia para clamídia nos casos de artrite reativa após infecção venérea.

Monoartrites crônicas – TB e fungos

São os casos com duração de semanas ou até meses. Primeiramente, com o auxílio de exames de imagem e coleta do líquido sinovial associado à história clínica, devemos distinguir se estamos diante de um caso de monoartrite inflamatória ou não inflamatória. As infecções indolentes, que podem ter como causas micobactérias, fungos ou vírus, podem ser uma causa para a monoartrite inflamatória, como também doenças autoimunes.

A osteoartrite é a principal causa de monoartrite crônica não inflamatória, assim como osteonecrose e lesões estruturais. O tratamento varia de acordo com a causa base.

Discussão do caso clínico

Estamos tipicamente diante de um paciente do sexo masculino, na quinta década de vida, que apresentou quadro típico de monoartrite aguda após abuso de carne vermelha e bebida alcóolica. Sem contar que o paciente faz uso de losartan, medicação que está associada ao aumento dos níveis de ácido úrico. Diante disso, o que pensar?

Primeiramente, toda monoartrite aguda deve ser abordada com artrocentese para estudo do líquido sinovial. Devemos descartar processo infeccioso até que se prove o contrário. Pois bem, o procedimento foi realizado e evidenciou presença de cristais de monourato de sódio. Portanto, pelo que apreendemos no capítulo, podemos fechar o diagnóstico de gota.

Deve-se instituir a terapêutica adequada (tratamento da fase aguda com AINE, colchicina ou glicocorticoide, e, após resolução, iniciar terapia redutora de urato) com otimização do tratamento anti-hipertensivo. Também devemos orientar mudanças no estilo de vida e adesão medicamentosa, parte primordial do tratamento.

Tabela 34.5 – Diagnóstico e tratamento das artrites microcristalinas.

Gota	Acometimento	Líquido sinovial	Tratamento
• Mais comum em homens de meia-idade	• Primeira articulação metatarsofalangeana (podagra), podendo também acometer joelhos, punhos e cotovelos	• Presença de cristal de monourato de sódio	• Fase aguda: AINEs, colchicina, glicocorticoide • Crônico: terapia redutora de urato
Pseudogota	**Acometimento**	**Líquido sinovial**	**Tratamento**
• Mais comum em mulheres e a partir da 6ª década	• Nas grandes articulações: joelhos (mais acometida), punhos, tornozelos, ombros e quadril	• Presença de cristais de pirofosfato de cálcio com birrefringência fracamente positiva	• Controle da dor: AINEs, glicocorticoides e colchicina

Fonte: Elaborada pela autoria.

Referências

1. Cush JJ, Lipsky PE. Approach to Articular and Musculoskeletal Disorders. In: Longo, et al. Harrison's Principles of Internal Medicine. 18 ed. New York: McGraw Hill; 2013. cap. 331. p. 2818-28.

2. Cush JJ, Lipsky PE. Approach to Articular and Musculoskeletal Disorders. In: Longo, et al. Harrison's Principles of Internal Medicine. 18 ed. New York: McGraw Hill; 2013. cap. 334. p. 2842-48.

3. Matteson EL, Osmon DR. Infections of bursae, joints and bones. In: Goldman L, et al. Goldman-Cecil Medicine. 25 ed. Philadelphia: Elsevier; 2016. cap. 272. p. 1805-10.

4. Schumacher HR, Chen LX. Musculoskeletal Signs and Symptoms. In: Klippel JH, editors. Primer on the Rheumatic Diseases. 13 ed. Georgia: Springer; 2008. cap. 3. p. 42-46.

5. Pasoto SG, Martins HS. Artrite. In: Martins HS, Brandão Neto RA, Velasco IT. Medicina de emergência: abordagem prática. 11 ed. São Paulo: Manole; 2016. cap. 26. p. 494-506.

6. Imboden JB, Hellmann DB, Stone JH. Current Reumatologia: diagnóstico e tratamento. 3 ed. New York: McGraw Hill; 2014. p. 7-14, p. 26-35, p. 332-38, p. 339-44, p. 345-47, p. 348-56, p. 368-72.

7. Gomes RS, Araújo DB, Flato UAP. Diagnóstico da monoartrite aguda na emergência. Rev Bras Clínica Médica (São Paulo) mar. 2009; 7(2): 104-110.

8. Chachá RCV, Louzada Jr P. Monoartrite e poliartrite aguda. Rev Faculdade de Medicina Ribeirão Preto abr. 2003; 36(2): 418-26.

9. Santos F. Gota: uma revisão. Rev Médica UFPR [s.l.] 2 maio 2016; 3(1): 25-31.

10. Khanna D, et al. 2012 American College of Rheumatology guidelines for management of gout. Part 2: Therapy and antiinflammatory prophylaxis of acute gouty arthritis. Arthritis Care & Research (Wiley-Blackwell) [s.l.] 28 set. 2012; 64(10): 1447-61.

11. Khanna D, et al. 2012 American College of Rheumatology guidelines for management of gout. Part 1: Systematic nonpharmacologic and pharmacologic therapeutic approaches to hyperuricemia. Arthritis Care & Research (Wiley-Blackwell) [s.l.] 28 set. 2012; 64(10): 1431-46.

12. Richette P, Doherty M, Pascual E, et al. 2016 updated EULAR evidence-based recommendations for the management of gout. Annals of the Rheumatic Diseases Published Online First; 2016 July 25.

13. Neogi T, et al. 2015 Gout Classification Criteria: An American College of Rheumatology/European League Against Rheumatism Collaborative Initiative. Arthritis & Rheumatology [s.l.] out. 2015; 67(10): 2557-68.

14. Martins MA, et al. Manual do residente de clínica médica. São Paulo: Manole; 2015. cap. 4. p. 9-11; cap. 138. p. 614-18; cap. 226. p. 950-53.

15. Helfgott SM. Overview of monoarthritis in adults. 2015 (acesso em: 20 dez. 2016). Disponível em: <http://www.uptodate.com/contents/overview-of-monoarthritis-in-adults?source=search_result&search=monoartrite&selectedTitle=1~56>.

16. Goldenberg DL, Sexton DJ. Septic arthritis in adults. 2016 (acesso em: 10 jan. 2017). Disponível em: <http://www.uptodate.com/contents/septic-arthritis-in-adults?source=search_result&search=monoartrite&selectedTitle=3~56>.

Abordagem das poliartrites

35

- *Sergio Luiz Oliveira Nunes*
- *Diogo Souza Domiciano*
- *Luciana Parente Costa Seguro*

CASO CLÍNICO

J.M.S., 42 anos, sexo feminino, apresenta há quatro meses dor e edema em mãos e punhos; há dois meses evoluiu com os mesmos sintomas nos joelhos. Refere que a dor é pior pela manhã e tem sensação de que as mãos ficam travadas ao acordar (às 8 horas) e melhoram por volta do meio-dia. Sente fadiga e refere perda de 3 kg nos últimos dois meses (57 para 54 kg). Nega fotossensibilidade, úlceras orais, alteração urinária ou de hábito intestinal. Nega sintomas oculares e lombalgia.

No exame, apresenta edema e calor em articulações interfalangeanas proximais, metacarpofalangeanas, punhos e joelhos, bilateralmente (de forma simétrica). Sem lesões cutâneas.

Diante de um paciente com sintomas articulares, o primeiro passo é caracterizar se há artrite verdadeira ou dor por acometimento periarticular.

Ao constatar artrite, deve-se caracterizar o modo de apresentação (agudo ou crônico), o padrão de envolvimento articular (poliarticular ou oligoarticular, simétrico ou assimétrico, com ou sem envolvimento axial) e a presença de manifestações extra-articulares.

Tempo de início dos sintomas

- *Poliartrite aguda (< 6 semanas), especialmente se acompanhada de febre:* considerar doença inflamatória e excluir infecção ou artrite cristalina.
- *Poliartrite crônica, início insidioso:* diferenciar inflamatória e não inflamatória.

Exemplos de padrão de acometimento articular

- *Aditiva:* artrite reumatoide (AR) e outras doenças reumáticas sistêmicas.
- *Migratória:* febre reumática, gonocócica, Lyme, leucemia aguda da infância.
- *Intermitente:* artrite por cristais, reumatismo palindrômico, febre familiar do mediterrâneo, doença de Whipple.

Fases iniciais de AR, LES, sarcoidose, Still. Espondilartropatias (artrite dura semanas).

Características da dor

- *Inflamatória:* dor difusa na articulação, presente ao repouso e à mobilização. Rigidez matinal > 30 a 60 minutos, pior pela manhã e após períodos de inatividade, podendo apresentar dor noturna. Pode ser acompanhado de sintomas constitucionais.
- *Mecânica:* dor que aparece aos movimentos da articulação envolvida, podendo se manter após o repouso. Rigidez após repouso < 30 minutos. Quando acomete grandes articulações, os pacientes podem se queixar de instabilidade articular.

Número e distribuição das articulações acometidas

- *Poliartrite:* 5 ou mais articulações acometidas;
- *Oligoartrite:* de 2 a 4 articulações acometidas;
- *Monoartrite:* apenas uma articulação acometida.

Na Tabela 35.1, estão relacionadas as principais causas de poliartrite aguda e crônica.

Tabela 35.1 – Principais causas de poliartrite aguda e crônica.

Poliartrite aguda		Poliartrite crônica	
Infecciosa	**Inflamatória**	**Inflamatória**	**Não inflamatória**

• Virais
  • Comuns: rubéola (inclusive vacina), hepatites B e C, parvovírus, EBV, HIV, Chikungunya
  • Ocasionais: sarampo, hepatite A, coxsackie, adenovírus, varicela-zóster, herpes simples, CMV
• Bacterianas:
  • Febre reumática aguda
• Gonocócica:
  • Endocardite bacteriana
  • Lyme
	• Artrite reumatoide
	• Artrite idiopática juvenil
	• LES e outras doenças reumatológicas sistêmicas
	• Espondilartrites
	• Gota poliarticular
	• Sarcoidose
	• Reumatismo palindrômico
		• Artrite reumatoide
		• Artrite idiopática juvenil
		• LES e outras doenças reumatológicas sistêmicas
		• Espondilartrites
		• Gota poliarticular
		• Artropatia por pirofosfato de cálcio
		• Sarcoidose
		• Reumatismo palindrômico
		• Chikungunya
			• Osteoartrite
			• Hipotireoidismo
			• Hemocromatose
			• Paraneoplasias

Fonte: Adaptada de Current Rheumatology Diagnosis and Treatment. 2 ed., 2007.

Artrite Reumatoide (AR)

É a causa mais comum de poliartrite crônica inflamatória, com prevalência de 1% na população geral. Caracteriza-se por:

- poliartrite de grandes e pequenas articulações, com frequente acometimento de mãos e punhos;
- simétrica;
- erosiva e deformante;
- afeta mais mulheres (2 a 3 vezes mais do que homens);
- presença de manifestações sistêmicas: rigidez matinal (em geral > 1 hora), fadiga, perda de peso;

- fator reumatoide e/ou antiCCP positivos em 75-80% dos casos.

Diagnóstico

Em fases iniciais, não há deformidades articulares típicas, devendo a suspeita diagnóstica ocorrer na presença de sinovite sem causa aparente (excluir infecções crônicas). O diagnóstico precoce é fundamental para prevenir a progressão da doença, as deformidades articulares e a incapacidade física. Dessa forma, os antigos critérios diagnósticos foram revistos em 2010 e levam em consideração a presença de sinovite, positividade para FR e/ou antiCCP, alteração de VHS e/ou PCR e duração dos sintomas (Tabela 35.2).

Tabela 35.2 – Critérios diagnósticos de artrite reumatoide pelo ACR/EULAR – 2010[1].

≥ 6 pontos define artrite reumatoide		
Critérios		**Pontuação**
Acometimento articular (sinovite aguda)	• 1 grande articulação*	0 pontos
	• de 2 a 10 grandes articulações	1 ponto
	• de 1 a 3 pequenas articulações**	2 pontos
	• de 4 a 10 pequenas articulações	3 pontos
	• > 10 articulações (pelo menos uma pequena)	5 pontos
Sorologia	• FR e antiCCP negativos	0 pontos
	• FR ou antiCCP baixa positividade (≤ 3 × valor de referência)	2 pontos
	• FR ou antiCCP alta positividade (> 3 × valor de referência)	3 pontos
Reagentes de fase aguda	• PCR e VHS normais	0 pontos
	• PCR e VHS elevados	1 ponto
Duração dos sintomas	• < 6 semanas	0 pontos
	• ≥ 6 semanas	1 ponto

*Grande articulação: Joelho, tornozelo, quadril, ombro e cotovelo. **Pequena articulação: MCF (metacarpofalangianas), IFP (interfalangianas proximais), MTF 2-5 (metatarsofalangianas), IF polegar.

Nota: Pontuação < 6 pontos não exclui o diagnóstico, sendo necessária reavaliação dos critérios em todas as consultas.

Fonte: Adaptada de ACR (American College of Rheumatology) e EULAR (European League Against Rheumatism).

A AR poupa as articulações interfalangeanas distais e o esqueleto axial (coluna), com exceção da coluna cervical (pode acometer a articulação C1-C2 e causar subluxação atlantoaxial).

O FR pode estar presente em outras doenças reumáticas, infecções e em indivíduos idosos.

O anticorpo antipeptídeo citrulinado cíclico (antiCCP) é um teste de alta especificidade (90 a 95%) para AR e sua positividade prediz doença erosiva.

Imagem

Com base em radiografias de mãos e punhos, pés e antepés, em AP, bem como das outras articulações acometidas, cujos achados são osteopenia periarticular, cistos e erosões marginais, devem ser realizadas no início e seguimento anual.

Radiografia dinâmica de coluna cervical, em AP e perfil (neutro, extensão e flexão máximas): para rastreamento de subluxação atlantoaxial (anual).

Outros exames de imagem disponíveis são o ultrassom (com a desvantagem de ser operador dependente) e a ressonância magnética (altos custo e complexidade para realização do exame), que são mais sensíveis (alterações em semanas) e podem ser solicitados em casos iniciais em que há dúvida diagnóstica.

Na AR inicial, nem sempre o paciente preenche os critérios diagnósticos. Mesmo assim, deve ser tratado precocemente, visto que 90% dos pacientes apresentam erosões já nos dois primeiros anos da doença.

Dessa forma, deve-se ter atenção especial em todo paciente com:

- artrite em três ou mais articulações por mais de três meses;
- rigidez matinal > 30 minutos;
- dor à compressão das metacarpofalangeanas ou metatarsofalangeanas.

Algumas características conferem pior prognóstico à AR:

- idade de início mais precoce;
- > 20 articulações acometidas;
- FR em altos títulos;
- antiCCP positivo;
- VHS e/ou PCR persistentemente elevados;
- manifestações extra-articulares: nódulo reumatoide, síndrome de Sjögren secundária, episclerite e/ou esclerite, doença pulmonar intersticial, pericardite, vasculite sistêmica e síndrome de Felty;
- erosões nos dois primeiros anos da doença (raios X de mãos e pés).

Tratamento da AR[2,3]

Tratamento não medicamentoso

- Educação do paciente e de seus familiares.
- Abordagem multidisciplinar (reumatologia, fisioterapia, terapia ocupacional, fisiatria, ortopedia) com o objetivo de manutenção do estado funcional e da prática das atividades da vida diária.
- Orientações de proteção articular.
- Exercícios de fortalecimento muscular.
- Exercícios de alongamento.
- Exercícios aeróbicos, para manutenção do condicionamento físico.
- Órteses podem ser utilizadas em casos de deformidades, para contenção, alinhamento e melhora funcional.

Tabela 35.3 – Avaliação inicial e seguimento de AR.	
Medidas subjetivas (em todas as consultas)	• Duração da rigidez matinal • Intensidade da dor articular • Limitação da função
Exame físico (em todas as consultas)	• Contagem de articulações dolorosas e edemaciadas • Problemas articulares mecânicos: limitação da amplitude de movimento, crepitação, instabilidade e deformidades • Manifestações extra-articulares
Laboratório (solicitar em todas as consultas)	• Hemograma completo • VHS e/ou PCR • Função renal • Enzimas hepáticas • Urina 1 • Lipidograma
Radiografia (inicial e anual)	• Mãos e punhos • Pés e antepés • Demais articulações comprometidas • Coluna cervical
Vacinas (inicial e anual)	• Atualização vacinal, incluindo dT, influenza anual, pneumocócica, hepatite B (contraindicadas as vacinas de vírus vivo em pacientes imunossuprimidos)
Avaliação de infecções (em todas as consultas)	• Avaliação clínica • Sorologias na avaliação inicial e quando necessário: Hepatites B e C, HIV, sífilis

Fonte: Adaptada do Consenso Brasileiro.

Tratamento medicamentoso

O tratamento medicamentoso tem como objetivos principais o controle da dor e a diminuição da progressão da doença e consiste no uso de analgésicos, anti-inflamatórios (não hormonais e glicocorticoides) e uso de drogas modificadoras do curso da doença (DMCD).

- *Anti-inflamatórios não hormonais (AINH)*
- Utilizados para redução da dor e da inflamação.
- Pode ser usado qualquer AINH (nenhum se mostrou superior).

- Deve ser avaliada associação com protetores gástricos (inibidores de bomba de prótons) para prevenção de complicações gastrointestinais.
- Fazer uso criterioso se alto risco de doença cardiovascular.
- Evitar o uso em caso de: diabetes, insuficiência renal, insuficiência cardíaca, hipertensão arterial sistêmica, insuficiência arterial periférica, doença gastrointestinal, hepatopatia, distúrbios da coagulação ou alergia prévia ao medicamento.

• Glicocorticoides

- Prednisona em dose até 15 mg/dia para quadro articular, para controle sintomático e como modificador do curso de doença.
- Associação de cálcio, vitamina D (e, em alguns casos, bisfosfonatos) para prevenção de osteoporose, caso haja previsão do uso do medicamento por 3 meses ou mais.
- Deve-se utilizar o corticoide na menor dose e pelo menor tempo possível, para evitar seus efeitos colaterais.
- Doses mais altas podem ser necessárias para manifestações extra-articulares (1 mg/kg/dia ou pulsoterapia).
- Infiltrações com glicocorticoides estão indicadas nos casos de mono ou oligoartrites persistentes.

• Drogas modificadoras do curso da doença (DMCD)

Devem ser usadas em todos os pacientes com AR, iniciadas já no momento do diagnóstico, para diminuir a progressão da doença (Tabela 35.4).

• Agentes modificadores da resposta biológica

Indicados para pacientes que persistem com atividade de doença apesar do tratamento com os DMCD convencionais. O custo elevado e a via de administração parenteral são limitações, e seu uso deve ser indicado e monitorado por médico especialista (reumatologista).

Monitorização: deve ser feito rastreamento inicial para tuberculose (com radiografia de tórax e PPD e/ou IGRA) e sorologias (hepatites B e C, HIV). Solicitar hemograma e enzimas hepáticas a cada 4-12 semanas, assim como monitorização clínica para complicações infecciosas. Estão disponíveis para uso no Brasil:

- AntiTNF-α: adalimumabe, certolizumabe, etanercepte, golimumabe, infliximabe;
- Depletor de células B (antiCD20): rituximabe;
- Bloqueador da coestimulação de linfócito T: abatacepte;
- Antirreceptor de interleucina-6 (IL-6): tocilizumabe.

Tratamento cirúrgico

- Tem como objetivos melhora da qualidade de vida e melhora funcional. Testes de qualidade de vida devem ser realizados ao avaliar indicação cirúrgica.
- Sinovectomia cirúrgica pode ser realizada em casos de mono/oligoartrite persistente por mais de seis meses, apesar de tratamento clínico otimizado.
- Correção de tendões nos casos de ruptura.
- Artroplastia (quadril, joelho, articulações dos dedos).
- Artrodese.

Tabela 35.4 – Drogas modificadoras do curso da doença sintéticas e imunossupressoras[2,3].

DMCD	Dose	Toxicidade	Monitoramento sugerido nos consensos
• Metotrexato (MTX) (VO: 2,5 mg/cp ou SC/IM: 25 mg/mL)	• Inicial: 10 mg 1 vez por semana (aumento de 5 a 10 mg a cada 2 a 4 semanas com exames) • Máxima: 30 mg 1 vez por semana	• Hematológica (anemia, neutropenia) • Hepática (elevação AST/ALT) • Gastrointestinal (mucosite)	• Fármaco padrão no tratamento da AR. • Hemograma, AST/ALT, creatinina a cada 4 a 12 semanas por seis meses e depois a cada 1 a 2 meses. • Associar ácido fólico 5-10 mg 1 vez por semana até diariamente, 24 horas após tomar o MTX. • Descartar gravidez atual.
• Hidroxicloroquina (VO: 400 mg/cp)	• Até 5 mg/kg/dia (dose máxima: 400 mg/dia)	• Retiniana (irreversível) • Otológica • Cardíaca (sistema de condução) • Leucopenia • Pigmentação cutânea	• Avaliação oftalmológica com fundo de olho e campo visual inicial. Avaliação anual em pacientes de risco: > 5 anos de uso, crianças e idosos, insuficiência renal ou hepática. • Hemograma.
• Difosfato de cloroquina (VO: 150 ou 250 mg/cp)	• Até 4 mg/kg/dia (dose máxima: 250 mg/dia)		

(Continua)

(Continuação)

Tabela 35.4 – Drogas modificadoras do curso da doença sintéticas e imunossupressoras[2,3].

DMCD	Dose	Toxicidade	Monitoramento sugerido nos consensos
• Leflunomida (VO: 20 mg/cp)	• Dose: 20 mg/dia ou em dias alternados.	• Hematológica • Hepática	• Hemograma, AST/ALT, creatinina a cada 4 a 12 semanas
• Sulfassalazina (VO: 500 mg/cp)	• Dose: 1 a 3 g/dia	• Hematológica • Hepática • Gastrointestinal	• Hemograma, AST/ALT a cada 8 a 12 semanas
• Azatioprina (VO: 50 mg/cp) Imunossupressor	• Dose: 1 a 3 mg/kg/dia	• Hematológica • Hepática	• Hemograma, AST/ALT, fosfatase alcalina a cada 4 a 8 semanas. • Considerar se manifestações extra-articulares ou vasculites.
• Ciclosporina (VO: 50/100 mg/cp) Imunossupressor	• Dose: 3 a 5 mg/kg/dia	• Renal • Pode descompensar diabetes e aumentar o ácido úrico sérico.	• Pressão arterial e creatinina (registrar basal) • Diminuir dose ou suspender se hipertensão ou aumento de 30% na creatinina.
• Ciclofosfamida (VO: 50 mg/cp ou IV: 200 ou 1.000 mg/fr) Imunossupressor	• Dose: 2 a 2,5 mg/kg/dia via oral ou pulsoterapia com 0,75 a 1 g/m² de superfície corporal IV a cada 4 semanas.	• Hematológica • Hepática Urológica (cistite hemorrágica) • Falência gonadal	• Hemograma, AST/ALT, urina tipo I a cada 4 semanas. • Reservado para manifestações extra-articulares graves.

Fonte: Adaptada do Consenso Brasileiro.

Quadro 35.1 – Algoritmo da Sociedade Brasileira de Reumatologia para tratamento da AR[3].

1º Iniciar monoterapia com DMCD ao diagnóstico (preferir MTX).

2º após 3 meses: Se resposta parcial ou intolerância ao MTX:
• Trocar ou associar um outro DMCD sintético.

3º após 3 meses: Se houver falha:
• Associar um DMCD sintético + DMCD biológico (antiTNF como primeira opção ou abatacepte ou tocilizumabe).

4º após 3 a 6 meses: Se houver falha ou intolerância ao biológico:
• Manter DMCD sintética e mudar o DMCD biológico (outro antiTNF ou abatacepte ou rituximabe ou tocilizumabe).

Nota: A qualquer momento, pode-se associar corticoide e/ou AINHS e/ou corticoide intra-articular e/ou analgésicos simples para controle dos sintomas.

Fonte: Adaptado da Sociedade Brasileira de Reumatologia para tratamento da AR.

Espondilartrites

As espondilartrites são um grupo de doenças que têm como características comuns:

• acometimento de esqueleto axial (coluna e sacroilíacas);
• lombalgia inflamatória;
• oligoartrite assimétrica, com predomínio em membros inferiores;
• entesopatias (inflamação e dor nos locais de inserção dos tendões e ligamentos), principalmente tendão do calcâneo e fáscia plantar;
• presença de sintomas sistêmicos: rigidez matinal, fadiga;
• acometimento extra-articular, sendo o mais frequente a uveíte anterior aguda unilateral;
• associação ao HLA-B27;
• FR negativo.

Tendo em vista o diagnóstico precoce e a prevenção de deformidades e incapacidade funcional, foram estabelecidos os critérios de classificação para espondilartrites pelo grupo ASAS (Assessment on SpondyloArthritis International Society) (Quadro 35.2).

Quadro 35.2 – Critérios de classificação para espondilartrites (ASAS-2013)[5].

Lombalgia por ≥ 3 meses e idade de início < 45 anos
Sacroileíte diagnosticada por método de imagem* + ≥ 1 critério adicional para SpA. ou HLA-B27 positivo + ≥ 2 critérios adicionais para SpA.
Critérios adicionais para SpA:
Artrite; entesite (calcâneo); dor lombar inflamatória; psoríase; dactilite; doença de Crohn ou retocolite ulcerativa; história familiar de SPA; PCR elevada; HLA-B27

*O critério de imagem deve obedecer às orientações dos critérios de Nova Iorque modificados ou apresentar apena inflamação ativa em sacroilíacas pela ressonância magnética; SpA: Espondilartrites.

Fonte: Adaptado de ASAS – Assessment on SpondyloArthritis International Society.

As espondilartrites compreendem cinco grupos de doenças:

1. espondilite anquilosante;
2. artrite psoriásica;
3. enteroartropatia;
4. artrite reativa;
5. espondilartropatia indiferenciada.

Espondilite anquilosante (EA)

Geralmente se inicia no adulto jovem, de 20 a 40 anos, sendo mais frequente em homens (3:1).

EA é uma doença caracterizada por inflamação das ênteses, seguida de um processo de reparação do tecido lesionado, culminando em neoformação óssea, com consequente limitação da mobilidade articular.

Predomina o acometimento axial com lombalgia e dor em nádegas alternante, de caráter inflamatório (rigidez matinal, piora após repouso, melhora com atividade, dor noturna), iniciando-se nas articulações sacroilíacas e ascendendo à coluna vertebral.

Cursa com limitação de movimento em coluna cervical, torácica e lombar e pode evoluir para a posição do esquiador (retificação da lordose lombar, hipercifose dorsal e retificação da lordose cervical).

Apresenta artrite periférica em 30 a 40% dos casos (em geral, oligoartrite assimétrica de predomínio em membros inferiores).

Entesites periféricas são frequentes principalmente no tendão de Aquiles e na fáscia plantar.

Uveíte anterior aguda unilateral pode ocorrer em 40% dos pacientes, sendo o acometimento extra-articular mais comum. Insuficiência aórtica pode estar presente em até 10% dos casos.

HLA-B27 está presente em 90% dos pacientes, porém apenas 5% dos portadores do antígeno desenvolvem a doença.

Deve-se avaliar a mobilidade da coluna nos pacientes com suspeita de EA:

- rotação cervical;
- expansibilidade torácica;
- índice de Schober (amplitude da flexão da coluna lombar);
- avaliação de sacroileíte: teste de Patrick ou Fabere (flexão, abdução e rotação externa do quadril, gerando dor na sacroilíaca contralateral).

Imagem

São achados frequentes:

- *Radiografia de bacia (AP e Ferguson):* sacroileíte bilateral simétrica.
- *Radiografia de coluna (AP e perfil):* osteopenia difusa, quadratura dos corpos vertebrais lombares, sindesmófitos, ossificação do ligamento longitudinal anterior (coluna em bambu).
- *Ressonância magnética de sacroilíacas:* exame mais sensível e pode ser solicitado em casos iniciais com dúvida diagnóstica.

Diagnóstico

O diagnóstico de EA é firmado a partir da sacroileíte em imagem por raio X de bacia associado a mais um critério clínico (Quadro 35.3). Atualmente, a ressonância magnética permite a confirmação precoce de inflamação em sacroilíacas em pacientes com quadro clínico sugestivo, como presença de dor lombar inflamatória (Quadro 35.2).

Quadro 35.3 – Critérios de Nova Iorque modificados para diagnóstico de EA[6].

Presença de critério 4a ou 4b + pelo menos 1 critério clínico (1 a 3)
1. Lombalgia inflamatória ≥ 3 meses que melhora com exercício e não é aliviada pelo repouso.
2. Limitação da mobilidade lombar nos planos sagital e frontal.
3. Redução da expansibilidade torácica.
4a. Sacroileíte unilateral graus III ou IV.
4b. Sacroileíte bilateral graus II a IV.

Fonte: Adaptado de Van der Linden S et al. Arthritis Rheum 1984; 27:361-8.

Artrite psoriásica (APs)

A artrite psoriásica é a doença articular que acompanha a psoríase. Possui prevalência de 0,1 a 1% na população geral e 4 a 30% nos pacientes com psoríase. É classificada clinicamente em cinco formas (Moll and Wright)[7]:

- Oligoartrite assimétrica, com predomínio em membros inferiores (70%).
- Poliartrite simétrica semelhante à AR (15%).
- Clássica, com acometimento predominante de articulações interfalangeanas distais (5%).
- Mutilante (com intensa absorção óssea e telescopagem digital) (< 5%).
- Espondilítica com sacroileíte assimétrica (isolada: 5%; acompanhando outras formas: 40%).

É frequente na APs a presença de alterações ungueais (*pitting nails*, distrofia) e dactilite (dedos em salsicha, que correspondem à tenossinovite dos flexores). A artrite costuma aparecer após o diagnóstico cutâneo (70%), porém pode apresentar-se antes ou simultaneamente com o acometimento da pele.

Tabela 35.5 – Critérios de classificação da artrite psoriásica.

Doença articular inflamatória estabelecida (articulação, coluna ou êntese) + ≥ 3 Pontos dos seguintes:	
1. Psoríase cutânea*	Atual: 2 pontos
	Prévia: 1 ponto
	História familiar: 1 ponto
2. Distrofia ungueal	Onicólise, *pitting*, hiperqueratose: 1 ponto
3. Fator reumatoide negativo	Qualquer método, exceto látex: 1 ponto
4. Dactilite	Atual ou pregressa**: 1 ponto
5. Radiografia	Neoformação óssea justa-articular: 1 ponto

*Pontuar somente uma vez cada critério (considerar maior pontuação).
**Documentada por reumatologista.
Fonte: Adaptada de Taylor W et al. Arthritis Rheum 2006; 54:2665-73.

Enteroartropatia

Acometimento articular relacionado às doenças inflamatórias intestinais (DII, Crohn e retocolite ulcerativa). Acomete de 10 a 22% dos pacientes com DII. O quadro clínico é caracterizado por:

- oligoartrite assimétrica, com predomínio em membros inferiores;
- entesite;
- acometimento axial é semelhante ao da EA (sacroileíte simétrica);
- manifestações extra-articulares: a mais comum é a uveíte anterior aguda unilateral (11%). Outras: eritema nodoso, pioderma gangrenoso.

Artrite reativa

Artrite que sucede em 1 a 4 semanas a um episódio de infecção dos tratos geniturinário (TGU) ou gastrointestinal (TGI). Os agentes mais frequentes são: clamídia (TGU) e salmonela, *Shigella*, *Yersinia* e *Campylobacter* (TGI).

Quadro clínico

- Artrite: oligoartrite assimétrica, com predomínio de membros inferiores (90%);
- Uretrite (46%);
- Conjuntivite (31%);
- Entesite;
- Lombalgia inflamatória (50%);
- Manifestações extra-articulares: balanite circinada (sendo 26% com ulceração rasa na glande ou corpo do pênis), ceratodermia blenorrágica (sendo 23% com *rash* papuloescamoso acometendo palmas e plantas, semelhante à psoríase pustulosa), distrofia ungueal (13%), aftas orais (15%), uveíte anterior aguda unilateral (20%);
- Síndrome de Reiter: tríade artrite reativa, conjuntivite e uretrite.

Tabela 35.6 – Comparação entre as espondilartrites.

	Espondilite anquilosante	Artrite psoriásica	Artrite reativa	Enteroartropatia
Prevalência	0,1%	0,1 a 1%	Incerta	Incerta
Homem: mulher	3:1	1:1	9:1 (TGU) 1:1 (TGI)	1:1
Acometimento axial Sacroileíte Sindesmófitos	100% Bilateral Simétricos	20% Unilateral Assimétricos	20% Unilateral Assimétricos	15% Bilateral Simétricos
Artrite periférica	30 a 40% Mono/oligoarticular Quadril, joelho, tornozelo	95% Oligo/poliarticular Joelho, tornozelo, mãos com IFD	90% Mono/oligoarticular Joelho, tornozelo	20% Mono/oligoarticular Joelho, tornozelo
Uveíte anterior aguda	40%	15%	20%	11%

(Continua)

Tabela 35.6 – Comparação entre as espondilartrites.				
	Espondilite anquilosante	Artrite psoriásica	Artrite reativa	Enteroartropatia
Lesões mucocutâneas	–	Psoríase Distrofia ungueal	Úlceras orais Distrofia ungueal Balanite circinada Ceratodermia blenorrágica	Eritema nodoso Pioderma gangrenoso
Dactilite	Incomum	25%	30 a 50%	Incomum
HLA-B27	90%	40% (axial 50%)	50 a 80% (axial 90%)	30% (axial 50%)

Fonte: Adaptada de Current Rheumatology Diagnosis and Treatment, 2007.

Tratamento das espondilartrites[10]

Tratamento não farmacológico

- Educação do paciente e de seus familiares.
- Abordagem multidisciplinar (reumatologia, fisioterapia, terapia ocupacional, fisiatria, ortopedia, oftalmologia) com o objetivo de manutenção do estado funcional e da prática das atividades da vida diária.
- Orientações de proteção articular.
- Exercícios de fortalecimento muscular com ênfase na musculatura abdominal (estabilização da coluna).
- Exercícios de alongamento, com ênfase na manutenção da amplitude de movimento e correção postural.
- Exercícios aeróbicos e respiratórios para manutenção do condicionamento físico;
- Incentivar cessação do tabagismo.

Tratamento farmacológico

Leva em consideração os tipos de acometimento: axial (coluna e articulações sacroilíacas) e periférico (artrite e entesite).

• Anti-inflamatórios não esteroidais e glicocorticoides

- AINHs são a base do tratamento, especialmente na EA, eficazes tanto na doença axial quanto na periférica.
- Não há evidência de AINH superior, podendo ser usado qualquer um. Se não houver resposta após um mês de uso, tentar trocar de AINH.
- O uso deve ser contínuo, em dose plena, com retirada lenta e gradual após remissão clínica e laboratorial.
- Evitar o uso em caso de: diabetes, insuficiência renal, insuficiência cardíaca, hipertensão arterial sistêmica, insuficiência arterial periférica, doença gastrointestinal, hepatopatia, distúrbios da coagulação ou alergia prévia ao medicamento.
- Corticoterapia sistêmica deve ser evitada, pois tem efeito limitado sobre os sintomas.

• Infiltração intra-articular com glicocorticoides

Considerar infiltração intra-articular com glicocorticoides no caso de monoartrite periférica.

• Sulfassalazina e metotrexato

Podem ser usados nos quadros articulares periféricos nos pacientes que não responderam a AINH em dose plena por 3 meses. Dar preferência à sulfassalazina.

• Agentes biológicos antiTNF (adalimumabe, certolizumabe, etanercepte, infliximabe e golimumabe)

Indicados nos quadros axiais não responsivos a AINH em dose plena por três meses ou nos quadros periféricos sem resposta a sulfassalazina ou metotrexato por seis meses.

Lúpus Eritematoso Sistêmico (LES)

O LES é o protótipo das doenças autoimunes e pode acometer virtualmente qualquer órgão e sistema. É mais comum em mulheres (9:1), em idade fértil (de 15 a 40 anos), com prevalência de 1:1.000 na população geral.

A artralgia é o sintoma mais frequente do LES, ocorrendo em 95% dos pacientes. Artrite verdadeira ocorre em 70% dos pacientes e caracteriza-se por:

- poliartrite simétrica;
- pequenas e grandes articulações;
- acomete com frequência as mãos;
- transitória ou persistente;
- não erosiva e em geral não deformante (diferente da AR);
- em alguns casos, com deformidades redutíveis (artropatia de Jaccoud), secundárias à frouxidão de cápsulas, ligamentos e tendões).

Outra causa de dor articular no LES, podendo haver artrite associada, é a osteonecrose asséptica (ONA). O local mais comum de acometimento é a cabeça do fêmur. Em geral, está associada ao uso de glicocorticoides.

Diante de um paciente com poliartrite, deve-se pensar em LES quando há manifestações clínicas multissistêmicas sugestivas da doença e presença de autoanticorpos (Tabela 35.7).

Tabela 35.7– Critérios diagnósticos do LES (SLICC* 2012)[13].

Critérios clínicos

1. Lúpus cutâneo agudo (incluindo *rash* malar, lúpus bolhoso; necrólise epidérmica tóxica variante do lúpus; *rash* maculopapular; fotossensibilidade) ou lúpus cutâneo subagudo.

2. Lúpus cutâneo crônico (incluindo *rash* discoide, lúpus hipertrófico, paniculite lúpica, lúpus mucoso; lúpus eritematoso *tumidus*; lúpus pérnio)

3. Úlceras orais ou nasais

4. Alopecia não cicatricial

5. Sinovite ou artralgia com rigidez matinal em ≥ 2 articulações

6. Serosite (pleurite ou pericardite)

7. Renal (proteinúria ≥ 500 mg/dia ou cilindros hemáticos no sedimento urinário)

8. Neurológico (convulsões, psicose, mononeurite múltipla, mielite, neuropatia periférica ou craniana, estado confusional agudo)

9. Anemia hemolítica

10. Leucopenia (< 4.000/mm³) ou linfopenia (< 1.000/mm³)

11. Plaquetopenia (< 100.000/mm³)

Critérios imunológicos

1. FAN positivo

2. Anti-dsDNA positivo

3. AntiSm positivo

4. Antifosfolípide positivo (Anticoagulante lúpico, VDRL falso +, anticardiolipina em títulos moderados ou altos, β2-glicoproteína I positiva)

5. Complemento baixo (C3, C4 ou CH50)

6. Coombs direto positivo (na ausência de anemia hemolítica)

Fonte: SLICC: Systemic Lupus International Collaborating Clinics.

O diagnóstico de lúpus é estabelecido na presença de quatro critérios, sendo pelo menos um clínico e um laboratorial, ou se houver nefrite lúpica comprovada por biópsia associada à FAN ou antiDNAds positivos.

Atualmente, com a utilização das células Hep-2 como substrato antigênico para realização do FAN em imunofluorescência indireta, a presença de FAN negativo praticamente exclui o diagnóstico de LES, dada a alta sensibilidade do teste.

Tratamento do LES[14]

Tratamento não farmacológico

• Educação do paciente e seus familiares.

• Orientação da importância da aderência.

• Atividade física regular, exceto quando apresentar doença em atividade.

• Fotoproteção com protetores solares (FPS > 15) mais de uma vez ao dia, evitando exposição solar prolongada.

• Controle dos fatores de risco cardiovasculares, evitando o tabagismo.

Tratamento farmacológico

• Os glicocorticoides são fundamentais no tratamento das diversas manifestações do LES. Pela sua potência anti-inflamatória, são usados na fase de indução, com dose de acordo com a gravidade da atividade. Na fase de manutenção, tentar usar a menor dose pelo menor tempo possível.

• Recomenda-se o uso contínuo de hidroxicloroquina (até 5 mg/kg/dia, dose máxima de 400 mg/dia) a todos os pacientes (exceto se houver contraindicações), pois ela reduz a necessidade do uso de glicocorticoide e a probabilidade de nova agudização da doença. Monitorização oftalmológica inicial e anual em pacientes de risco (> 5 anos de uso, crianças e idosos, portadores de insuficiência renal ou hepática).

• Os imunossupressores são usados como poupadores de glicocorticoides, como drogas de manutenção, e a escolha também é baseada na gravidade do acometimento (Tabela 35.8).

Tabela 35.8 – Imunossupressores no tratamento do LES[14].

Imunossupressor	Dose	Indicação
Metotrexato	• 10 a 25 mg/semana	• Articular e quadros leves.
Azatioprina	• 2 a 3 mg/kg/dia	• Indução de quadros leves sem envolvimento renal e manutenção de quadros renais.

(Continua)

Tabela 35.8 – Imunossupressores no tratamento do LES[14].

Imunossupressor	Dose	Indicação
Ciclofosfamida	• Pulsoterapia com 0,5 a 1 g/m² mensal, por 6 meses ou 500 mg quinzenal por 3 meses.	• Indução de atividade renal e quadros graves. Considerar em dificuldade de aderência medicamentosa e absorção via oral comprometida.
Micofenolato mofetil (MMF)	• Indução: 3 g/dia, manutenção: 2 g/dia	• Indução e manutenção de atividade renal e quadros graves.
Leflunomida	• 20 mg/dia	• Articular e quadros leves
Talidomida	• 100 mg/dia	• Quadros cutâneos refratários (cuidado com neuropatia e teratogenicidade – não usar em mulheres em idade fértil)
Dapsona	• 100 mg/dia	• Cutâneo bolhoso
Belimumabe	• 10 mg/kg IV – D0, D14, D28 e depois a cada 28 dias.	• Atividade clínica, em especial cutânea e articular, SLEDAI > 10, e atividade laboratorial (antiDNAds + e complemento baixo). Poupador de corticoide.
Rituximabe	• 1 g, IV, D0 e D14 (1º ciclo) e depois ciclos semestrais de 1 a 2 g.	• Maior evidência para atividade hematológica (plaquetopenia e anemia hemolítica) e laboratorial (antiDNAds + e complemento baixo). Evidência em relatos/séries de casos para atividade refratária.

Fonte: Adaptada de Consenso Brasileiro de Lúpus Eritematoso Sistêmico.

Cuidados adicionais

- Durante o uso de glicocorticoides em doses ≥ 5 mg por tempo ≥ 3 meses, deve ser realizada prevenção de osteoporose com associação de vitamina D, cálcio e, em alguns casos, bisfosfonatos (cuidado com mulheres em idade fértil).
- Medidas adicionais são fundamentais para o controle dos quadros renais e incluem: o controle rigoroso da hipertensão e proteinúria, uso de IECA (inibidores da enzima conversora de angiotensina) ou BRA (bloqueador do receptor de angiotensina), cessação do tabagismo e dieta hipossódica.
- Orientar anticoncepção nos momentos de doença ativa ou em casos de uso de droga teratogênica (como MTX, leflunomida, MMF, ciclofosfamida, talidomida, belimumabe e rituximabe). Anticoncepção preferencial com métodos de barreira e progestágenos (desogestrel 75 mcg/VO contínuo, medroxiprogesterona 150 mg/ IM 3/3 meses ou DIU de progesterona). Evitar uso de estrógenos.

Resposta do caso clínico

Relembrando o caso do início do capítulo, trata-se de uma paciente com poliartrite crônica, simétrica, de pequenas e grandes articulações, sem outras manifestações associadas.

Seus exames mostraram anemia discreta de doença crônica, VHS e PCR elevados, FR positivo em altos títulos. Sorologias virais negativas, FAN negativo, função tireoideana normal. Radiografia de mãos e pés com intensa osteopenia periarticular.

Feito o diagnóstico de AR e iniciado tratamento agressivo precoce com AINH dose plena, prednisona 7,5 mg/ dia e metotrexato 15 mg/semana. Associados ácido fólico, cálcio e vitamina D.

Referências

1. Aletaha D, et al. 2010 Rheumatoid arthritis classification criteria: an American College of Rheumatology/European League Against Rheumatism collaborative initiative. Arthritis Rheum 2010 Sep; 62(9): 2569-81.

2. Bértolo MB, Brenol CV, Schainberg CG, et al. Atualização do Consenso Brasileiro no Diagnóstico e Tratamento da Artrite Reumatoide. Rev Bras Reumatol 2007; 47(3): 151-9.

3. Mota LMH, et al. Consenso 2012 da Sociedade Brasileira de Reumatologia para o Tratamento da Artrite Reumatoide. Rev Bras Reumatol 2012; 52(2): 152-174.

4. Dougados M, Van der Linden S, Juhlin R, et al. The European Spondylarthropathy Study Group preliminary criteria for the classification of spondylarthropathy. Arthritis Rheum 1991; 34: 1218-27.

5. Van der Berg R, et al. ASAS modification of the Berlin algorithm for diagnosing axial spondyloarthritis: results from the spondyloarthritis caught early (SPACE) – cohort and from the assessment of spondyloarthritis international society (ASAS) – cohort. Ann Rheum Dis 2013 Oct; 72(10): 1646-53.

6. Van der Linden S, Valkenburg HA, Cats A. Evaluation of diagnostic criteria for ankylosing spondylitis: a proposal for modification of the New York criteria. Arthritis Rheum 1984; 27: 361-8.

7. Moll JMH, Wright V. Psoriatic arthritis. Semin Arthritis Rheum 1973; 3: 55-78.

8. Taylor W, Gladman D, Helliwell P, et al. Classification criteria for psoriatic arthritis: development of new criteria from a large international study. Arthritis Rheum 2006; 54: 2665-73.

9. Imboden J, Hellmann D, Stone J. Current Rheumatology Diagnosis and Treatment. 2 ed. New York: McGraw Hill; 2007.

10. Protocolo Clínico e Diretrizes Terapêuticas, Espondilite Ancilosante. Portaria SAS/MS nº 640, de 24 de julho de 2014.

11. Tan EM, Cohen AS, Fries JF, et al. The 1982 revised criteria for the classification of systemic lupus erithematosus. Arthritis Rheum 1982; 25: 1271-7.

12. Hochberg MC. Updating the American College of Rheumatology revised criteria for the classification of systemic lupus erythematosus (letter). Arthritis Rheum 1997; 40: 1725.

13. Petri M, Orbai AM, Alarcón GS, et al. Derivation and validation of the Systemic Lupus International Collaborating Clinics classification criteria for systemic lupus erythematosus. Arthritis Rheum 2012; 64: 2677.

14. Borba EF, Latorre LC, Brenol JCT, et al. Consenso de Lúpus Eritematoso Sistêmico. Rev Bras Reumatol 2008; 48: 196-207.

Abordagem das oligoartrites

36

- *Camila Nobre Bulhões*
- *Leandro Lara do Prado*
- *Celio Roberto Gonçalves*

CASO CLÍNICO

Paciente masculino, 39 anos, branco, solteiro, caminhoneiro, refere que há uma semana evoluiu com dor, edema, rubor e calor de joelho direito e tornozelos. Refere também "dedo em salsicha", hiperemia ocular com secreção purulenta, úlceras orais e descamação de mãos. Há 4 semanas, relatou quadro de diarreia com febre por 4 dias. Nega doenças ou cirurgias prévias. Não faz uso de medicações. História familiar: pai com espondilite anquilosante.

Ao exame físico: artrite de joelho direito e tornozelos. Espessamento de tendão de Aquiles bilateral. Conjuntivite e aftas orais. Hiperqueratose palmar.

Exames laboratoriais: hemograma, função renal e perfil hepático sem alterações. PCR 26 mg/dL, VHS 33 mm. Urina 1 normal. Coprocultura positiva para *Campylobacter*.

Abordagem propedêutica

Diante de um paciente com a queixa de dor articular, devemos questionar:

a) *Qual a característica da dor?* Mecânica – dor que piora com a movimentação e tem rigidez protocinética, que é a dificuldade fugaz de iniciar o movimento de determinada articulação. Inflamatória – dor que melhora com o movimento, associada à rigidez matinal, que é a dificuldade de mobilização da articulação pela manhã e que, em geral, tem duração de mais de uma hora.

b) *Há edema, calor e rubor associados?* A presença de pelo menos um desses sinais caracteriza que o paciente não tem apenas uma artralgia (dor articular), mas, sim, uma artrite.

c) *Qual o tempo de duração da artrite?* Aguda – até duas semanas; Subaguda – de duas a seis semanas; Crônica – mais de seis semanas.

d) *Qual o número de articulações envolvidas?* Monoarticular – 1 articulação; Oligoarticular – 2 a 4 articulações; Poliarticular – mais de 4 articulações.

e) *Qual o padrão de distribuição da artrite?* Simétrico ou assimétrico; grandes ou pequenas articulações; membros superiores ou inferiores; aditivo ou migratório.

f) *Existem outras queixas?* Sintomas sistêmicos como febre e perda ponderal; alterações de pele e fâneros; fraqueza muscular; alterações oftalmológicas; entre outras.

No exame físico articular, iniciamos com a inspeção, em busca de edema, rubor e deformidades. À palpação, procuram-se dor, calor, crepitações, derrame articular e também alterações periarticulares das bursas e tendões. Devemos, então, testar a amplitude do movimento ativa (o paciente realiza o movimento) e passiva (o examinador realiza o movimento), observando se existe redução ou bloqueio articular.

Introdução e conceitos

As mais variadas doenças podem ser causa de artrite, e a mesma doença pode fazê-la de maneiras diferentes, ou seja, apresenta-se por vezes como monoarticular, outras como oligoarticular ou poliarticular. Isso ocorre, por exemplo, com a artrite reumatoide (AR) – nas formas iniciais ou precoces, um paciente com AR pode ter padrão de artrite oligoarticular ou até monoarticular, e não o padrão típico poliarticular simétrico (como será abordado no próximo capítulo). Dessa forma, diante de uma oligoartrite, devemos pensar não só em causas que classicamente causam acometimento de duas a quatro articulações, como também em apresentações atípicas de outras doenças.

Abordaremos, assim, as principais causas clássicas de oligoartrite – infecciosas e inflamatórias, agudas e crônicas – e citaremos outras doenças que eventualmente podem cursar de oligoartrite.

Oligoartrites agudas e subagudas

Clinicamente caracterizadas pelo acometimento de duas a quatro articulações, as oligoartrites agudas (com duração de até duas semanas) e as subagudas (de 2 a 6 semanas de duração), têm como principais causas infecção gonocócica disseminada, artrite séptica não gonocócica e a fase de abertura das espondilartrites; logo, as causas infecciosas devem ser excluídas.

Infecção Gonocócica Disseminada (IGD)

Quadro clínico

A IGD é a causa mais comum de artrite em jovens com vida sexual ativa. Há dois espectros de apresentação da doença: artrite purulenta mono ou oligoarticular, em geral sem tenossinovite ou acometimento cutâneo, e a tríade artrite\artralgia, tenossinovite e dermatite. Importante ressaltar que alguns autores descrevem o quadro articular como oligoarticular, enquanto outros descrevem como acometimento poliarticular. Auxiliam no diagnóstico a história de exposição sexual e o quadro inicial de artralgia migratória. Rara em outras etiologias de artrite, a tenossinovite pode ocorrer em até dois terços dos casos, principalmente em mãos, punhos, tornozelos e joelhos. As lesões cutâneas associadas são do tipo vesiculares ou maculopapulares, podendo ser também pústulas com componente hemorrágico. As principais articulações acometidas são joelhos, cotovelo e punhos.

Diagnóstico e tratamento

Na suspeita diagnóstica, deve-se proceder com artrocentese e análise do líquido sinovial com cultura, celularidade e pesquisa de cristais. Na síndrome artrite/dermatite, o líquido sinovial tem habitualmente menos de 20.000 células/mm^3, e a cultura é negativa. Na artrite séptica gonocócica, o líquido sinovial tem mais de 50.000 células/mm^3, e as culturas podem ser positivas. Caso haja sintoma de descarga uretral ou corrimento vaginal, deve-se proceder à cultura uretral nos homens, que tem sensibilidade de 95%, e endocervical nas mulheres, que tem sensibilidade de 80-90%. O tratamento da infecção gonocócica disseminada deve ser feito com ceftriaxona 1 g IV ou IM, diariamente por 14 dias.

Artrite séptica não gonocócica

A maior parte dos casos de artrite séptica não gonocócica é monoarticular, mas até 20% dos casos apresentam-se com o envolvimento de mais de uma articulação, em geral duas ou três. Esse padrão oligoarticular da artrite séptica é visto principalmente em pacientes com artrite reumatoide ou outras doenças do tecido conjuntivo e em pacientes em sepse.

Espondilartrites

Quadro clínico

Entre as espondilartrites, destacamos a artrite reativa pelo seu início classicamente agudo, mas com potencial de se tornar crônica. Configura uma artrite inflamatória secundária a uma infecção, porém o líquido sinovial é asséptico. Em geral, caracteriza-se por uma oligoartrite assimétrica, preferencialmente de membros inferiores. Classicamente ocorre de uma a quatro semanas após infecções intestinais pelas bactérias *Shigella sp*, *Salmonella sp*, *Campylobacter jejuni*, *Yersinia sp* ou genitourinárias por *Chlamydia trachomatis*. Há estimativas de que 6 a 30% dos indivíduos com o quadro intestinal desenvolvam a artrite, enquanto apenas 1 a 3% dos indivíduos com uretrite não gonocócica serão acometidos. Ambos os sexos são acometidos com a mesma frequência, porém há predominância masculina quando a infecção precipitante é sexual. As articulações mais acometidas são joelhos, tornozelos, quadril e metatarsofalangeanas. Pode, entretanto, assumir um padrão axial com sacroiliíte, frequentemente assimétrica, e acometimento ascendente de coluna, como na espondilite anquilosante, sendo o quadro axial mais comum em pacientes com HLA B27 positivo. Com frequência, são encontradas entesites, sendo o tendão de Aquiles e a fáscia plantar os locais mais acometidos, e a dactilite (dedo em salsicha) é, em geral, de distribuição assimétrica. Os acometimentos extra-articulares incluem: uretrite (inclusive nos pacientes com quadro infeccioso intestinal), prostatite nos homens, salpingite e vulvovaginite nas mulheres; conjuntivite, em geral, autolimitada, mas que pode evoluir para episclerite, ceratite e úlcera de córnea; uveíte anterior que pode ocorrer em até 30% dos pacientes; balanite circinada, úlceras orais, espessamento ungueal e ceratodermia – lesões hiperceratóticas – principalmente em região palmoplantar e escroto.

Diagnóstico e tratamento

Há uma dificuldade, muitas vezes, em estabelecer o diagnóstico, já que as infecções precipitantes podem ser assintomáticas. A diarreia é, em geral, autolimitada. Os sintomas geniturinários são discretos tanto em homens quanto em mulheres. Pelo potencial de cronificação, a despeito do início agudo, o primeiro contato com o médico acontece meses após o quadro clínico inicial, e os pacientes já não se recordam da infecção precipitante. Diante de um paciente com artrite assimétrica, predominantemente de membros inferiores e história de infecção geniturinária prévia, devem-se coletar: a) PCR para *Chlamydia trachomatis*, considerado atualmente o padrão-ouro, na urina ou em células epiteliais por meio de *swab* urogenital; b) cultura ou pesquisa para *Chlamydia trachomatis*, com sensibilidade de 70 a 90% e 80 a 90%, respectivamente. Caso a infecção prévia seja gastrointestinal, deve-se proceder à: a) coprocultura; b) coprocultura específica para *Campylobacter* (caso não esteja disponível, o Gram nas fezes ajuda no diagnóstico); c) cultura para *Yersinia enterocolitica*. O tratamento da infecção gastrointestinal com antibiótico só é feito na fase aguda da diarreia infecciosa, podendo utilizar ciprofloxacino 500 mg, 2 vezes ao dia, por 7 a 10 dias, ou sulfametoxazol 800 mg/trimetoprim 160 mg, 2 vezes ao dia, por 7 a 10 dias. No caso de a infecção inicial ser geniturinária, deve-se tratar sempre para *Chlamydia trachomatis*, com azitromicina 1 g em dose única ou doxiciclina 100 mg, 2 vezes ao dia por 14 dias. Na fase de inflamação aguda, também são usados anti-inflamatórios não hormonais (AINH) e glicocorticoides. Para os pacientes crônicos, devem-se usar drogas modificadoras da doença, como a sulfassalazina, o metotrexato e a azatioprina.

Gota

Quadro clínico

As crises de gota oligoarticulares são comuns, porém ocorrem, em geral, após alguns anos de evolução da doença. No início, as crises são tipicamente monoarticulares, entretanto, raramente as crises são oligoarticulares desde a abertura da doença. Deve-se pensar em gota nos pacientes do sexo masculino, com história de ácido úrico elevado, libação alcoólica e alimentar, obesidade, síndrome plurimetabólica.

Diagnóstico e tratamento

A investigação é feita com artrocentese que evidencia um líquido sinovial, em geral, com 30.000 a 75.000 células/mm³, pesquisa de cristais positiva, com formato de agulha, e birrefringência negativa. O ácido úrico sérico, durante as crises, pode ser alto, normal ou diminuído. O tratamento da crise é feito com AINH e, caso existam contraindicações, pode ser feito com colchicina, ou ainda, glicocorticoide.

Parvovírus B19

Quadro clínico

As manifestações articulares do parvovírus B19 são raras em crianças, porém um tanto quanto comuns em adultos. Em geral, são mais proeminentes nas fases iniciais de infecção, coincidindo com o aparecimento dos anticorpos IgM, durante a intensa viremia. Nos adultos, tem padrão simétrico, sobretudo de mãos, punhos, joelhos e tornozelos. Deve-se suspeitar de artrite por parvovírus em pacientes com febre, anemia ou pancitopenia e erupção cutânea tipo face esbofeteada, que é muito mais expressiva em crianças. Em adultos, pode ocorrer exantema macular nas extremidades, com progressão caudal.

Diagnóstico e tratamento

O método diagnóstico mais sensível é a identificação do DNA viral no sangue periférico ou na medula óssea por meio do método PCR-Elisa (*polymerase chain reaction – enzyme-linked immunosorbent assay*). Os anticorpos IgM já são detectados após o terceiro dia de sintomas. A maioria dos pacientes não requer tratamento específico, porém alguns necessitam de anti-inflamatórios não hormonais pelo quadro articular, e aqueles com infecção persistente, incluindo os casos de artrite crônica pelo parvovírus B19, têm benefício de usar imunoglobulina humana endovenosa.

Febre reumática (FR)

Quadro clínico

A artrite é critério diagnóstico maior e manifestação clínica mais frequente da febre reumática aguda. Tipicamente, acomete grandes articulações, de forma migratória. Deve-se pensar em febre reumática (primeiro surto) em pacientes entre 5 e 15 anos, com história de faringoamigdalite (1 a 5 semanas, média de 3 semanas) pelo estreptococo beta-hemolítico do grupo A. Outras manifestações possíveis são: cardite, nódulos subcutâneos, eritema marginado, febre, aumento de PCR e VHS, aumento de intervalo PR no eletrocardiograma e coreia.

Diagnóstico e tratamento

Deve-se proceder com cultura de orofaringe ou teste rápido para estreptococo e coleta de antiestreptolisina O (ASLO). Os critérios de Jones modificados ainda são o "padrão-ouro" para o diagnóstico de FR, e a divisão dos critérios em maiores ou menores é feita de acordo com a especificidade, e não com a frequência das manifestações. São necessários dois critérios maiores ou um maior e dois menores.

Tabela 36.1 – Critérios de Jones modificados.	
Critérios maiores	**Critérios menores**
Cardite	Febre
Artrite	Artralgia
Coreia de Sydenham	VHS ou PCR elevados
Eritema marginado	Aumento de intervalo PR no ECG
Nódulos subcutâneos	

Nota: Evidência de infecção pelo estreptococo do grupo A por meio de cultura de orofaringe, teste rápido e elevação dos títulos de ASLO.
Fonte: Gewitz MH et al. Revision of the Jones Criteria for the Diagnosis of Acute Rheumatic Fever in the Era of Doppler Echocardiography. A Scientific Statement From the American Heart Association. Circulation. 2015;131:1806-1818.

Endocardite

A endocardite bacteriana pode causar uma oligoartrite em articulações sépticas (decorrente de disseminação hematogênica), ou líquido sinovial inflamatório estéril (provavelmente decorrente da doença de complexo imune). Deve-se aventar a possibilidade de artrite secundaria à endocardite em pacientes com valvopatias ou próteses valvares, sob tratamentos dentários recentes, renais crônicos dialíticos e usuários de drogas injetáveis. Na avaliação clínica, a suspeita de endocardite aumenta com a presença de febre associada a: sopro regurgitante novo, novas arritmias ou distúrbios de condução, petéquias, hemorragias subungueais, nódulos de Osler e lesões de Janeway, além de manchas de Roth. Pelo menos três hemoculturas devem ser colhidas com intervalo de 20 a 30 minutos entre elas, em sítios diferentes.

Quadro 36.1 – Critérios diagnósticos de endocardite infecciosa, critérios de Duke modificados.

Critérios maiores

Hemoculturas positivas:

- Organismos típicos cultivados em duas hemoculturas diferentes: *Streptococcus* do grupo *viridans*, *S. aureus*, Hacek (*Haemophilus*, *Actinobacillus*, *Cardiobacterium*, *Eikenella* ou *Kingella*), ou *Streptococcus bovis*; *Enterococcus* adquiridos em comunidade na ausência de uma fonte primária de infecção;
- Hemoculturas persistentemente positivas com outros organismos: duas hemoculturas positivas com mais de 12 horas de intervalo entre elas; ou positividade em todas de 3 ou a maioria de 4, com intervalo entre a primeira e a última coleta maior do que 1 hora; ou
- Cultura, teste de biologia molecular ou sorologia IgG fase 1 > 1:800 para *Coxiella burnetii*.

Evidência de envolvimento endocárdico:

- Ecocardiograma demonstrando massa intracardíaca oscilante sem outra explicação ou abscesso, ou nova deiscência parcial de uma valva protética, ou nova regurgitação valvar.

Critérios menores

Predisposição à EI:

- EI prévia, uso de droga injetável, valva cardíaca protética ou lesão cardíaca causando fluxo sanguíneo turbulento.

Febre acima de 38 °C.

Fenômeno vascular:

- Embolismo arterial, infarto pulmonar, aneurisma micótico, hemorragia intracraniana ou conjuntival, ou lesões de Janeway.

Fenômeno imunológico:

- Glomerulonefrite, nódulos de Osler, manchas de Roth, fator reumatoide positivo.

Achados microbiológicos que não preenchem os critérios maiores.

Nota: O diagnóstico definitivo de EI requer dois critérios maiores, ou um maior e três menores. EI provável requer um critério maior e um critério menor ou três critérios menores.

Fonte: Li JS et al. Proposed modifications to the Duke criteria for the diagnosis of infective endocarditis. Clin Infect Dis. 2000 Apr;30(4):633-8. Epub 2000 Apr 3.

HIV/SIDA

A artrite relacionada à infecção pelo HIV pode ocorrer em qualquer fase da doença e é autolimitada, com resolução dentro de seis semanas. O padrão de acometimento mais comum é uma oligoartrite não erosiva de membros inferiores, porém também são descritos acometimentos monoarticulares, poliarticulares, simétricos ou não, de outras articulações. A artralgia pura é descrita, sobretudo, na fase aguda da doença. Há suspeita de síndrome retroviral aguda em pacientes com promiscuidade sexual e/ou atividade sexual desprotegida, que evoluem com febre, mialgia, linfadenomegalia, faringite, além da artrite/artralgia. Um teste rápido para HIV deve ser colhido.

Chikungunya

Quadro clínico

O acometimento articular pelo vírus Chikungunya é variável de acordo com o tempo de doença. Na fase aguda (ou febril), observamos mais comumente oligo/poliartralgia simétrica, que pode abranger grandes ou pequenas articulações, porém com predominância de articulações distais. Alguns pacientes apresentam tenossinovite. Na fase subaguda, quando ocorre o desaparecimento da febre, o quadro clínico pode evoluir com persistência ou agravamento dos sintomas articulares, incluindo oligo/poliartrite distal, exacerbação da artralgia nas articulações já acometidas na fase aguda e tenossinovite hipertrófica subaguda em punhos e tornozelos. Deve-se suspeitar da doença diante de um quadro febril com cefaleia, dor retro-orbitária, lesões cutâneas tipo exantema macular ou maculopapular, além do quadro articular.

Diagnóstico e tratamento

A doença pode ser confirmada por isolamento viral por meio de PCR (reação da cadeia da polimerase), na fase de viremia, até o oitavo dia após início dos sintomas. A sorologia IgG e IgM pelo método Elisa também pode ser realizada, geralmente sendo positiva após o quarto dia de início dos sintomas. Na fase aguda da doença, medidas de suporte, como hidratação e repouso, estão indicadas. Analgésicos e antipiréticos, como o paracetamol, podem ser utilizados, devendo-se evitar o uso de AINH nessa fase, pelo risco de coinfecção ou confusão diagnóstica com dengue. Caso a dor seja refratária, podem-se usar tramadol e codeína.

Dengue

Quadro clínico

O quadro articular ocorre mais comumente em adultos, do sexo feminino, e a artralgia é mais prevalente que a artrite. Além disso, o comprometimento articular é usualmente de curta duração, autolimitado e não deixa sequelas. As articulações mais atingidas são: joelhos, tornozelos, cotovelos, interfalangeanas proximais e metacarpofalangeanas.

Diagnóstico e tratamento

Na suspeita de dengue, pode-se coletar pesquisa viral (antígeno NS1) entre o terceiro e quarto dias, ou, a partir do sexto dia, a sorologia. O tratamento é feito apenas com medicações sintomáticas, como dipirona e paracetamol, sendo contraindicados os AINH e o ácido acetilsalicílico.

Oligoartrites crônicas

Espondilartrites

Dentre as espondilartrites com apresentação oligoarticular e evolução crônica, destacaremos a artrite psoriásica e a enteroartrite (artrite periférica associada a doenças inflamatórias intestinais). No entanto, podemos ter um quadro de espondilite anquilosante, que acomete o esqueleto axial (articulações sacroilíacas e coluna), associado a um quadro de oligoartrite assimétrica de grandes articulações de membros inferiores.

Artrite psoriásica

• *Quadro clínico*

Tem um amplo espectro de apresentação clínica, sendo um dos cinco padrões classicamente descritos a artrite oligoarticular. A artrite é predominantemente assimétrica e envolve principalmente joelhos e pequenas articulações de mãos e pés. Associadas ao quadro, os pacientes apresentam a dactilite e a entesite. Em 75% dos casos, o quadro cutâneo de psoríase precede o quadro articular; em 15% dos casos, os quadros articular e cutâneo aparecem ao mesmo tempo; e em 10% o quadro articular precede o cutâneo. Pode ocorrer acometimento ocular, sendo o principal a conjuntivite, em geral crônica, além de uveíte anterior aguda ou crônica.

• *Diagnóstico e tratamento*

O tratamento das lesões cutâneas, dependendo da gravidade, é feito com cremes esteroides, derivados do ácido retinoico ou pomada de vitamina D3, além de fototerapia. Casos mais graves requerem uso de medicação sistêmica, como o metotrexato, a leflunomida, a ciclosporina ou agentes imunobiológicos. O tratamento inicial de escolha para o quadro articular são os AINH. Porém, glicocorticoides em baixas doses (prednisona até 10 mg/dia) podem ser usados com segurança e sem fenômeno de rebote da lesão cutânea. Nos casos que não respondem aos AINH isolados e também na artrite erosiva periférica, podem-se usar drogas modificadoras do curso da doença (DMCDs), como a sulfassalazina, leflunomida, metotrexato ou ciclosporina, além de agentes imunobiológicos, como os antiTNFα (infliximabe, adalimumabe, etanercepte, golimumabe ou certolizumabe) e os inibidores de IL-17 (secuquinumabe).

Tabela 36.2 – Critérios classificatórios da artrite psoriásica.

Doença articular inflamatória estabelecida	E pelo menos três pontos nos seguintes:
Psoríase cutânea atual	2 pontos
História de psoríase	1 ponto
História familiar de psoríase	1 ponto
Dactilite	1 ponto
Neoformação óssea justa-articular	1 ponto
Fator reumatoide	1 ponto
Distrofia ungueal	1 ponto

Fonte: Adaptada de Grupo Caspar.

Enteroartrites

• *Quadro clínico*

Os sintomas articulares são a manifestação extraintestinal mais comum nas doenças inflamatórias intestinais (DII). O padrão oligoarticular assimétrico, principalmente de membros inferiores (joelhos e tornozelos), está relacionado aos períodos de atividade da DII, tem curso clínico autolimitado, porém recorrente. Entretanto, na maioria das vezes, não evolui com destruição articular.

Diagnóstico e tratamento

O tratamento da artrite periférica se baseia no controle do quadro intestinal. Deve-se evitar o uso de AINH pela possibilidade de agravamento da doença intestinal; alternativamente, podem-se utilizar glicocorticoides em doses baixas (prednisona 5-15 mg/dia). Caso o paciente mantenha atividade articular, são indicados DMCDs (metotrexato, sulfassalazina, azatioprina) e/ou antiTNFα (infliximabe, adalimumabe, certolizumabe).

Hepatite C

Na infecção crônica pelo vírus da hepatite C, dois padrões são observados: o mono/oligoarticular e o poliarticular. O primeiro é intermitente, relacionando-se com a crioglobulinemia mista sintomática, sendo mais acometidas as médias e grandes articulações. O segundo padrão assemelha-se à artrite reumatoide, acometendo pequenas articulações.

Chikungunya

Quadro clínico

A prevalência da fase crônica do Chikungunya pode chegar a mais de 50% dos pacientes. Os principais fatores de risco para a cronificação do quadro articular são: idade acima de 45 anos, desordem articular preexistente e maior intensidade das lesões articulares na fase aguda. O padrão mais comum é de oligo/poliartrite simétrica que persiste ou recidiva nas mesmas articulações acometidas na fase aguda. Podem ocorrer artrite assimétrica e monoarticular. Também há relatos de dores nas regiões sacroilíaca, lombossacra e cervical. Alguns pacientes poderão evoluir com artropatia destrutiva semelhante à artrite psoriásica ou artrite reumatoide.

Diagnóstico e tratamento

Nessa fase, os AINH podem ser utilizados para sintomas articulares refratários aos analgésicos. Caso o paciente tenha evidência de artrite ou não responda aos AINH, há relatos de caso de boa resposta com glicocorticoides, metotrexato e sulfassalazina.

Artrite idiopática juvenil

Quadro clínico

A artrite idiopática juvenil tem formas de apresentação variadas, sendo uma delas a oligoarticular. Essa é a forma mais frequente, tem predominância no sexo feminino e acomete até quatro articulações durante os seis primeiros meses de doença. É caracterizada por artrite assimétrica de início precoce (até os 6 anos), preferencialmente de joelhos e tornozelos, associada à alta positividade de anticorpos antinucleares (FAN). Os pacientes com a forma oligoarticular têm alto risco de desenvolver uveíte anterior crônica.

Quadro 36.2 – Formas clínicas da artrite idiopática juvenil segundo a Liga Internacional de Associações para o Reumatismo (ILAR).

Definição

Artrite com duração mínima de seis semanas em uma ou mais articulações, idade de início inferior a 16 anos e exclusão de outras causas de artrite

Classificação em tipos ou categorias
(definidas pelas manifestações clínicas durante os primeiros seis meses da doença, mutuamente exclusivas*)

1. Artrite sistêmica
   - Definição: artrite em uma ou mais articulações acompanhada ou precedida por febre de duração mínima de duas semanas e acompanhada por pelo menos uma das seguintes manifestações:
     - exantema evanescente (não fixo); adenomegalia generalizada; hepato e/ou esplenomegalia;
     - serosite.
   - Exclusões: a, b, c, d.

2. Oligoartrite
   - Definição: artrite em uma a quatro articulações durante os seis primeiros meses de doença. Duas subcategorias são reconhecidas:
     - oligoartrite persistente: compromete até quatro articulações durante todo o curso da doença;
     - oligoartrite estendida: compromete cinco ou mais articulações após os seis primeiros meses de doença.
   - Exclusões: a, b, c, d, e

3. Poliartrite fator reumatoide negativo
   - Definição: artrite em cinco ou mais articulações durante os seis primeiros meses de doença; teste para fator reumatoide (FR) negativo
   - Exclusões: a, b, c, d, e

4. Poliartrite fator reumatoide positivo
   - Definição: artrite em cinco ou mais articulações durante os seis primeiros meses de doença; dois ou mais testes para FR positivos, com intervalo de, pelo menos, três meses, durante os seis primeiros meses de doença.
   - Exclusões: a, b, c, e

5. Artrite psoriásica
   - Definição: artrite e psoríase, ou artrite e pelo menos dois dos seguintes critérios: dactilite, sulcos ou depressões ungueais (*nail pitting*) ou onicólise; ou psoríase em um parente de primeiro grau.
   - Exclusões: b, c, d, e

6. Artrite relacionada à entesite
   - Definição: artrite e entesite ou artrite ou entesite acompanhada de pelo menos dois dos seguintes critérios: história de dor na articulação sacroilíaca; presença do antígeno HLA B27; início de artrite em menino após os seis anos; uveíte anterior aguda sintomática, história de espondilite anquilosante, artrite relacionada à entesite, sacroiliíte com doença intestinal inflamatória, síndrome de Reiter ou uveíte anterior aguda em um parente de primeiro grau.
   - Exclusões: a, d, e

7. Artrites indiferenciadas
   - Definição: artrite que não preenche critérios para nenhuma das categorias anteriores ou que preenche critérios para duas ou mais categorias.

*Lista de exclusões: a: psoríase no paciente ou em parente de primeiro grau; b: artrite em menino HLA B27 positivo, após os seis anos; c: espondilite anquilosante, artrite relacionada à entesite, sacroiliíte com doença intestinal inflamatória, síndrome de Reiter ou uveíte anterior aguda, ou presença de qualquer uma das manifestações descritas em um parente de primeiro grau; d: presença de fator reumatoide IgM em, pelo menos, duas ocasiões, com intervalo de três meses; e: presença de AIJ sistêmica no paciente.

Fonte: Petty et al., 1998 e 2004.

Diagnóstico e tratamento

O tratamento da artrite pode ser feito com AINH, DMCDs (metotrexato, leflunomida) ou agentes imunobiológicos, como os antiTNFα, inibidores de IL-6, bloqueadores da coestimulação, entre outros. Os quadros de uveíte podem ser inicialmente tratados com glicocorticoides tópicos, porém, nos casos refratários, deve-se introduzir o glicocorticoide sistêmico. DMCDs e agentes imunobiológicos também são efetivos no tratamento desse quadro oftalmológico.

Doença de Still do adulto

Na doença de Still do adulto, a artrite ocorre em mais de 90% dos casos, e, em geral, é a manifestação mais tardia. Inicialmente, pode não estar presente o quadro de sinovite, mas apenas artralgia inflamatória e rigidez matinal. A artrite pode ser oligoarticular, mas, na maioria das vezes, ela é aditiva, acometendo grandes e pequenas articulações. Deve-se pensar em doença de Still em pacientes adultos com febre, exantema cutâneo evanescente que aparece nos picos febris, odinofagia, linfadenopatia e esplenomegalia. Laboratorialmente, FAN e fator reumatoide são negativos, e ocorre elevação importante de ferritina, leucocitose com neutrofilia associada, além de aumento de transaminases.

A evolução da doença de Still é variável: a remissão ocorre em um terço dos pacientes após um período sintomático longo, que pode ter duração de até um ano. Um terço dos pacientes tem evolução policíclica, com recidivas que podem ocorrer anos após a primeira atividade, com remissão entre as crises. Em outro terço dos casos, há a atividade persistente, na qual a artrite crônica é o sintoma principal.

O tratamento da doença de Still do adulto é feito com glicocorticoides em doses de até 1 mg/kg/dia; DMCD, como o metotrexato; agentes biológicos, como antiTNF-α e bloqueadores de interleucina-6.

Referências

1. Hochberg MC, et al. Reumatology. sixth edition. Philadelphia: Elsevier; 2015.
2. Carvalho MA, et al. Reumatologia: diagnóstico e tratamento. 4ª ed. São Paulo: AC Farmacêutica; 2014.
3. Imboden JB, et al. Current Reumatologia: diagnóstico e tratamento 3ª ed. Porto Alegre: Artmed; 2014.
4. Firestein G, et al. Kelley's Textbook of Reumathology. ninth edition. Elsevier; 2012.
5. Brasil. Ministério da Saúde. Secretaria de Vigilância em Saúde. Departamento de Vigilância das Doenças Transmissíveis. Febre da chikungunya: manejo clínico. Brasília; 2015.
6. Brasil. Ministério da Saúde. Secretaria de Vigilância em Saúde. Diretrizes nacionais para a prevenção e controle de epidemias de dengue. Brasília; 2009.
7. McDonald JR. Acute Infective Endocarditis. Infect Dis Clin N Am 2009; 23: 643-64.
8. Sociedade Brasileira de Cardiologia, Sociedade Brasileira de Pediatria, Sociedade Brasileira de Reumatologia. Diretrizes brasileiras para o diagnóstico, tratamento e prevenção da febre reumática. Arq Bras Cardiol 2009; 93(3 supl. 4): 1-18.
9. Kerle K, et al. Disseminated gonococcal infection. Am Fam Physician (United States) 1992; 45(1): 209-14.
10. Consenso Brasileiro de Espondiloartropatias: espondilite anquilosante e artrite psoriásica, diagnóstico e tratamento – primeira revisão. Rev Bras Reumatol jul./ago. 2007; 47(4): 233-42.

Diagnósticos diferenciais em edemas

37

- *Rodrigo Freddi Miada*
- *Júlia Biegelmeyer*
- *Maria do Patrocínio Tenório Nunes*

CASO CLÍNICO

B.G.C, 17 anos, sexo feminino, previamente hígida, natural e procedente de Guarulhos, estudante, conta que há 4 dias iniciou quadro de edema generalizado, predominantemente em face (palpebral), que é pior ao acordar. Notou, concomitantemente, redução do volume urinário e alteração no seu aspecto, que está com coloração avermelhada. Há 1 dia apresentando dispneia aos moderados esforços.

A paciente refere que fez uso recente, há cerca de 13 dias, de antibiótico (penicilina) para tratamento de faringoamigdalite bacteriana.

Ao exame físico, apresentava-se em regular estado geral, corada, taquipneica e anictérica. Frequência cardíaca = 88 batimentos/minuto, frequência respiratória = 27 incursões/minuto, Sat. O_2 95%, em ar ambiente, repouso; pressão arterial = 174 × 112 mmHg. Anasarca, com destaque para edema em face. Ausculta cardíaca normal e ausculta pulmonar revelando estertores finos, em ambas as bases. Membros inferiores apresentando edema com sinal de godet positivo (2+/4+).

Pacientes com queixa de edema são comuns na prática clínica. Dessa forma, é extremamente importante que o médico tenha conhecimento da fisiopatologia e dos mecanismos de formação de edemas e das características semiológicas nas diversas síndromes edemigênicas, a fim de chegar a um diagnóstico correto e tomar condutas adequadas.

Na sequência, faremos uma discussão do caso exposto, com o intuito de aplicar, na prática clínica, o conhecimento proposto ao longo desse capítulo.

Introdução

Edema é definido como o acúmulo anormal de fluido no espaço intersticial e é clinicamente identificado como um "inchaço" palpável e/ou visível.

Há registros babilônicos descrevendo sintomas de sobrecarga de volume compatíveis com edema, demonstrando que essa é uma condição clínica presente e identificada na humanidade desde tempos remotos. No entanto, o reconhecimento de elementos fisiopatológicos que possibilitaram maior compreensão dos mecanismos de formação de edema data do final do século XIX, com a descrição da lei de Starling.

Esse capítulo tem como objetivo permitir o entendimento da fisiologia dos mecanismos que levam à formação de edema, assim como os elementos semiológicos a partir dos quais possamos nos embasar para chegar a um diagnóstico pertinente, em meio aos diversos diferenciais possíveis, entre as síndromes edemigênicas.

Fisiologia – mecanismos de formação de edemas

Para que ocorra a formação de edemas, é necessária uma conjunção de fatores, entre os quais podemos destacar:

1. Alteração da hemodinâmica capilar, com elementos que favoreçam o movimento de fluido do espaço intravascular em direção ao espaço intersticial.

2. Drenagem linfática insuficiente para remoção do excesso de fluido no interstício.

3. Retenção renal de sódio e água.

Importante salientar que, nos casos de edemas localizados, estão envolvidos apenas os fatores que influenciam no fluxo de fluido ao longo do leito capilar de determinada região (1 e 2), enquanto nos casos de edemas generalizados/sistêmicos, há necessidade também de alteração dos mecanismos de controle do volume corporal total (3).

Hemodinâmica capilar

Em 1986, Ernest Starling descreveu a equação que permitiu o entendimento das forças envolvidas no movimento de fluidos por meio de membranas capilares, ao longo do leito capilar.

Ultrafiltração (fluxo de fluido) = Kf × [(Pcap-Pint) – (πcap – πint)]

Pcap: Pressão hidrostática intravascular; Pint: Pressão hidrostática intersticial;

πcap: Pressão oncótica intravascular; πint: Pressão oncótica intersticial;

Kf: Constante determinada pela permeabilidade capilar

Em suma, o fluxo de fluido no nível capilar depende da permeabilidade da parede capilar (Kf) e de um balanço das pressões hidrostática e oncótica nos espaços intravascular e intersticial.

Assume-se que, em condições fisiológicas, na extremidade arteriolar do leito capilar, o gradiente de pressão hidrostática Pcap-Pint (ΔP) seja maior que o gradiente de pressão oncótica πcap-πint (Δπ), favorecendo o influxo de fluido em direção ao espaço intersticial. Ao longo do capilar, todavia, a pressão hidrostática tende a diminuir, devido à ultrafiltração em direção ao interstício, e, em contrapartida, a mesma saída de fluido intravascular ocasiona um aumento da concentração das proteínas intracapilares, o que resulta no aumento da pressão oncótica. Dessa forma, na extremidade venosa do leito capilar, haverá a tendência de inversão dos gradientes de pressão (Δπ > ΔP), permitindo o retorno do fluido para o espaço intravascular. O volume de líquido excedente no espaço intersticial será drenado pelos vasos linfáticos, permitindo, dessa forma, a homeostase completa dos volumes intravascular e intersticial, evitando a formação de edemas.

Atualmente, sabe-se que, além das variáveis descritas por Starling, outros elementos, vinculados à estrutura do espaço intersticial – moléculas de glicosaminoglicanos e matriz colágena – podem interferir na relação de forças previamente descrita. Perturbações em alguma das variáveis do equilíbrio de forças de Starling, de modo que a resultante seja favorável ao movimento do fluido em direção ao interstício, poderão resultar na formação de edemas. Assim sendo, podemos destacar entre elas:

Aumento da pressão hidrostática intravascular

Diferentemente da extremidade arterial do leito capilar, cujo esfíncter pré-capilar realiza ajuste fino da pressão que será transmitida aos capilares, a extremidade venosa não possui mecanismos de autorregulação eficientes, de tal forma que aumentos da pressão venosa levam à elevação subsequente da pressão hidrostática no leito capilar. A pressão venosa pode se elevar em duas situações:

1) Aumento da volemia corporal, que resulta em elevação de volume do sistema venoso, por mecanismos diversos (ex. ICC, doenças renais).

2) Obstrução venosa localizada (ex. TVP, cirrose).

Redução da pressão oncótica intravascular

A pressão oncótica ou pressão osmótica coloidal é determinada principalmente pelo conteúdo proteico, com destaque para a albumina. Situações que determinem hipoalbuminemia (ex. síndrome nefrótica, desnutrição) podem levar à diminuição da pressão oncótica e, consequentemente, favorecer o influxo de fluido em direção ao interstício – formação de edemas.

Aumento da permeabilidade capilar

O aumento da permeabilidade capilar, motivado por lesões vasculares, favorece o influxo de fluido e moléculas proteicas pela membrana capilar em direção ao interstício. Dentre as situações que geram aumento de permeabilidade capilar, podemos destacar: queimaduras, traumas, sepse, processos inflamatórios sistêmicos, reações alérgicas, SARA, entre outras.

Retenção renal de sódio e água

A retenção renal de sódio e água pode ocorrer em decorrência de doença renal primária instalada (ex. insuficiência renal), que resulta em diminuição da filtração glomerular. A retenção hidrossalina, nesse caso, expande a volemia, tornando o paciente hipervolêmico e com acúmulo de líquido no espaço intersticial (edemaciado).

Entretanto, a retenção de sódio e água pode corresponder a um mecanismo compensatório à diminuição do volume de sangue arterial efetivo (ex. insuficiência cardíaca ou cirrose).

A redução do volume de sangue arterial efetivo (VSAE) se correlaciona à diminuição do débito cardíaco, gerando, consequentemente, hipoperfusão tecidual. Sistemas neuro-hormonais contrarregulatórios são ativados (em resposta à hipoperfusão renal) com o objetivo de aumentar o VSAE, melhorando o débito cardíaco e a perfusão tecidual. Os principais sistemas envolvidos nessa regulação são o sistema nervoso autônomo simpático (ativado a partir de sensores de volume e pressão, presentes nos grandes vasos e nos rins) e o sistema renina-angiotensina-aldosterona, que promove aumento na reabsorção tubular de sódio e água. Por meio desses mecanismos, aumenta-se o volume de sangue arterial efetivo, restabelecendo o equilíbrio hemodinâmico, entretanto, podendo, como efeito colateral, promover a formação de edema devido ao aumento do volume corporal total.

Etiologia das síndromes edemigênicas

Diversas são as causas etiológicas que culminam com a formação de edemas. O Quadro 37.1 lista essas causas e as agrupam segundo o mecanismo fisiopatológico responsável pela gênese do edema (aumento da pressão hidrostática capilar; diminuição da pressão oncótica relacionada a hipoalbuminemia, aumento da permeabilidade capilar e obstrução linfática).

Quadro 37.1 – Principais mecanismos de edema, com exemplos de situações.

Causas etiológicas de edemas

Aumento da pressão hidrostática capilar, relacionado ao aumento do volume plasmático, secundário à retenção renal de sódio

- Insuficiência cardíaca (inclusive cor pulmonale).
- Insuficiência renal, síndrome nefrítica (retenção primária de sódio).
- Fase inicial da cirrose hepática.
- Drogas: anti-inflamatórios não esteroidais (AINES), glicocorticoides, glitazonas, insulina, estrógeno, progestágeno, andrógeno, testosterona, vasodilatadores (hidralazina, minoxidil, diazoxide), bloqueadores de canal de cálcio (principalmente di-hidropiridínicos: anlodipino, nifedipino).
- Edema gestacional e pré-menstrual.

Aumento da pressão hidrostática capilar, relacionado à obstrução ou à insuficiência venosa

- Cirrose e obstrução venosa hepática
- Trombose venosa profunda
- Estenose venosa
- Insuficiência venosa

Diminuição da pressão oncótica capilar relacionada à hipoalbuminemia

- Síndrome nefrótica
- Enteropatia perdedora de proteína
- Insuficiência hepática
- Desnutrição

Aumento da permeabilidade capilar

- Queimadura
- Trauma
- Sepse ou síndrome inflamatória sistêmica
- Reações alérgicas
- Síndrome do desconforto respiratório agudo (SDRA)
- Diabetes *mellitus*

Obstrução linfática

- Linfedema secundário à linfadenectomia
- Filariose

Nota: Veja que a cirrose hepática representa exemplo de causa local ou sistêmica, com mais de uma possibilidade de mecanismo, dependendo da evolução do quadro.

Dentre as causas citadas, podemos destacar, dada a relevância clinicoepidemiológica, a insuficiência cardíaca congestiva, síndromes nefrótica e nefrítica, insuficiência renal, cirrose e edemas de etiologia hepática, linfedema, trombose venosa profunda e insuficiência venosa.

Na sequência, serão abordados os aspectos semiotécnicos que permitem racionalizar os diagnósticos diferenciais, para se chegar ao diagnóstico correto.

Aspectos semiológicos das síndromes edemigênicas

Abordaremos os elementos semiológicos relevantes na avaliação do paciente com edema, com a finalidade de orientar o raciocínio lógico e permitir o diagnóstico etiológico para o quadro edemigênico.

A anamnese e o exame físico detalhados são suficientes na maioria dos casos para o esclarecimento diagnóstico em pacientes com edemas.

Algumas questões importantes devem ser abordadas **na anamnese** de um paciente com quadro de edema:

- Há comorbidades, fatores de risco ou uso de medicamentos que podem cursar com doença cardíaca, renal ou hepática?
- Onde o edema se localiza? Ou é difuso?
- Em qual local do corpo se iniciou?
- Qual é o período do dia em que se manifesta de maneira mais exuberante? Em que regiões do corpo?
- Há sintomas associados? (dispneia, ortopneia, dispneia paroxística noturna, ascite, oligoanúria, hematúria macroscópica, urina espumosa, entre outros)
- O edema é intermitente, progressivo ou persistente?

Estima-se que o edema se torne clinicamente aparente após aumento de 2,5 a 3 litros de volume intersticial (cerca de 4 a 5% do peso corporal). Para avaliá-lo, é possível lançar mão de recurso semiológico conhecido como sinal de godet ou do cacifo (Figura 37.1). Esse sinal é realizado comprimindo-se a região pré-tibial com o polegar por cerca de 10 segundos, observando a formação posterior de depressão local (costuma ser graduada de 1 a 4+, embora não exista nenhuma validação na literatura). Esse sinal reflete a mobilização do excesso de fluido no espaço intersticial.

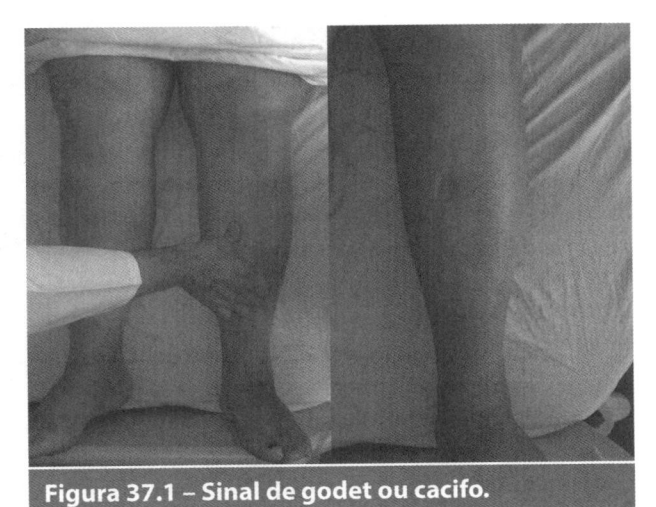

Figura 37.1 – Sinal de godet ou cacifo.

Fonte: Disciplina de Clínica Geral e Propedêutica.

Edema de etiologia renal

O edema de etiologia renal tende a se localizar preferencialmente na face, com a presença de edema bipalpebral, uma vez que se trata de um tecido altamente elástico, o que permite o acúmulo de grande quantidade de líquido. Trata-se de edema que piora com o decúbito, e, por esse motivo, é considerado matinal, com tendência a se dissipar ao longo do dia na face (caráter gravitacional), com piora do edema dos membros inferiores (MMII) no período vespertino.

O edema de etiologia renal pode ser causado por duas síndromes distintas:

Síndrome nefrótica

Síndrome caracterizada por proteinúria maior que 3,5 g/dia, hipoalbuminemia, edema e hiperlipidemia, podendo haver lipidúria. Pode derivar de glomerulopatias ou ser secundária a condições que cursam com lesões da membrana basal glomerular e/ou dos pedicelos das células epiteliais glomerulares (ex. diabetes *mellitus*, amiloidose, lúpus eritematoso sistêmico e processos infecciosos).

A lesão na membrana basal glomerular e/ou dos pedicelos glomerulares condiciona aumento da permeabilidade glomerular, resultando em um incremento da excreção renal de moléculas maiores (proteicas), podendo haver queixa espontânea de urina espumosa. Dessa forma, com a diminuição de proteínas séricas (sobretudo albumina – hipoalbuminemia), haverá redução da pressão oncótica capilar, que resultará em movimento de fluido em direção ao espaço intersticial. Esse deslocamento de fluido para o interstício gera um grau de redução no volume de sangue arterial efetivo (VSAE), que pode levar à redução do débito cardíaco e da perfusão renal. Como mecanismo compensatório, ativam-se os sistemas neuro-hormonais, culminando em reabsorção de sódio e água pelos rins.

Portanto, a fisiopatologia que explica a formação de edema na síndrome nefrótica envolve tanto a diminuição da pressão oncótica pela hipoalbuminemia quanto o aumento da pressão hidrostática, secundário à retenção renal, compensatória de água e sódio.

Quando o quadro é intenso, pode haver anasarca (edema generalizado), além de derrames cavitários (ascite, derrame pleural, derrame pericárdico).

Síndrome nefrítica

Síndrome caracterizada por edema, hipertensão e hematúria macro ou microscópica (presença de hemácias dismórficas ou cilindros hemáticos na urina tipo I). Está associada a processos imunológicos diretos ou pós-infecciosos que culminam com deposição de imunocomplexos ou anticorpos direcionados a estruturas da membrana basal glomerular, resultando em processo inflamatório glomerular (glomerulonefrite). A agressão à membrana basal gera fendas na parede capilar glomerular, permitindo a passagem de hemácias e proteínas em níveis não nefróticos (< 3,5 g/dia).

Do ponto de vista fisiopatológico, semelhantemente à **insuficiência renal crônica**, a formação de edema nas síndromes nefríticas está vinculada à retenção renal de sódio e água, resultante da diminuição da taxa de filtração glomerular e da alta reabsorção de sódio, já no túbulo proximal. A retenção de sódio e água gera aumento da volemia, que resulta em edema e elevação da pressão arterial.

Edema de etiologia cardíaca

A formação de edema na insuficiência cardíaca está fundamentalmente vinculada à queda do débito cardíaco, resultando em aumento da pressão venosa sistêmica e diminuição do volume de sangue arterial efetivo (VSAE), que é percebido por receptores sensíveis a volume e pressão presentes no arco aórtico, seio carotídeo e arteríola aferente renal. Como resposta, há a ativação dos sistemas neuro-hormonais, com destaque para o sistema nervoso autônomo simpático e o sistema renina-angiotensina-aldosterona, resultando em retenção hidrossalina.

Portanto, o mecanismo fisiopatológico de formação dos edemas na insuficiência cardíaca envolve dois fatores que levam ao aumento da pressão hidrostática: 1) aumento do volume corporal total (volemia) decorrente da retenção de sódio e água pelos mecanismos descritos, e 2) aumento da pressão venosa sistêmica decorrente da falha da bomba cardíaca.

Clinicamente, esse edema caracteriza-se por ser gravitacional, predominando em membros inferiores, como resultado da elevação da pressão venosa sistêmica e intensificando-se ao longo do dia (edema vespertino).

Pode coexistir congestão pulmonar se a insuficiência cardíaca comprometer o lado esquerdo do coração. Dessa forma, o paciente apresentará história de dispneia progressiva, insidiosa, geralmente associada à ortopneia. Por esse motivo, tende a dormir com a cabeceira elevada, fato que explica ser rara a observação de edema de face.

Outros sinais e sintomas podem acompanhar o edema de membros inferiores nos pacientes com insuficiência cardíaca congestiva, dentre os quais podemos destacar dispneia progressiva aos esforços, ortopneia, dispneia paroxística noturna (secundária à redistribuição de fluido dos tecidos periféricos após assumir o decúbito, intensificando a congestão pulmonar e fazendo com que o paciente acorde durante a noite com dispneia), estertores finos, inspiratórios à ausculta pulmonar, nictúria, tosse, taquicardia com ritmo de galope – 3ª bulha, desvio do *ictus cordis*, estase jugular, derrame pleural, hepatomegalia e ascite.

O diagnóstico de insuficiência cardíaca é eminentemente clínico e pode ser realizado por meio dos critérios de Framingham. Alguns exames complementares podem reforçar o diagnóstico, como radiografia de tórax, eletrocardiograma e ecocardiograma.

Edema de etiologia hepática

Em quadros de hepatopatia crônica, a formação de ascite e edema envolve mecanismos multifatoriais.

1) Redução da pressão coloidosmótica, resultante da diminuição da síntese de albumina pelos hepatócitos lesionados.

2) A alteração arquitetural hepática dificulta o fluxo de sangue e linfa nos sinusoides hepáticos, ocasionando aumento da pressão no território venoso (portal) e linfático (intra-hepáticos), caracterizando a hipertensão portal, que ocasiona aumento da pressão hidrostática no território portal.

3) Aumento da capacitância esplâncnica secundário à hipertensão portal, promovendo "aprisionamento" de sangue no território mesentérico, provocando redução do VSAE (*underfilling*). Em resposta à diminuição do VSAE, ocorre a ativação dos mecanismos compensatórios neuro-hormonais (sistema simpático e SRAA), que culminam com retenção de sódio e água.

4) Acredita-se que exista produção elevada de óxido nítrico pelo endotélio de indivíduos cirróticos, promovendo maior vasodilatação arterial periférica, que agrava a redução do VSAE, com ativação compensatória do sistema simpático e do SRAA, contribuindo também para a retenção de sódio e água.

A hipertensão portal torna o território esplâncnico mais vulnerável ao desenvolvimento de edema, sobretudo quando na presença de hipoalbuminemia. Nessa situação, ocorre a produção de ascite pela transudação de líquido para a cavidade peritoneal (característica clínica dos edemas associados à etiologia hepática).

A anamnese, antecedentes pessoais (etilismo, possível exposição a vírus das hepatites B e C, drogas hepatotóxicas) e exame físico revelando ascite, presença de circulação colateral (*spiders*), queda de pelos, ginecomastia, hiperemia palmar, entre outros, são dados fundamentais no raciocínio clínico.

Outras etiologias na formação de edema

Linfedema

O linfedema é caracterizado pelo acúmulo de líquido intersticial oriundo da malformação ou disfunção do sistema linfático, que é responsável pela drenagem do excesso de fluido no espaço intersticial. Pode ser primário (doenças congênitas) ou secundário a traumatismos, doenças infecciosas (filariose, linfangite, celulites e erisipelas de repetição), neoplasias, remoção cirúrgica de linfonodos e fibrose secundária à irradiação.

Clinicamente, o linfedema acomete as extremidades, principalmente inferiores, e geralmente de forma gradual e progressiva. Em 50% dos casos, é unilateral. No início, é um edema macio, depressível e que regride com decúbito. Com o tempo, há alteração da pele, que se torna grossa,

perde as pregas naturais, e o edema passa a ser duro e não depressível (difícil compressão). Algumas vezes, o diagnóstico definitivo necessita ser realizado por método invasivo, com linfografia.

Insuficiência venosa periférica ("varizes")

Caracteriza-se por edema de membros inferiores, associado a veias superficiais túrgidas (varizes), que promovem aumento da pressão hidrostática no leito venoso dessa região. Em estágios avançados, podem ocorrer alterações dermatológicas, como a dermatite ocre, lipodermatodistrofia e úlceras venosas.

Aproveitamos esse espaço para lembrar que temperaturas ambientais elevadas, membros pendentes por longos períodos, associados a imobilismo (viagens), podem ocasionar edema localizado, de pouca expressão, quase sempre em membros inferiores, dada a posição sentada. Cumpre ao médico avaliar cuidadosamente a ocorrência concomitante de varizes.

Angioedema (edema alérgico)

Também denominado edema angioneurótico ou edema de Quincke, é ocasionado pela liberação de histamina e outros mediadores inflamatórios liberados por mastócitos, previamente sensibilizados, quando o indivíduo entra em contato com alérgenos específicos. Esses mediadores inflamatórios liberados pelos mastócitos provocam aumento da permeabilidade capilar na hipoderme, mucosas e tecido celular subcutâneo, podendo o edema atingir seu pico em minutos a horas. Trata-se de edema localizado, assimétrico, frio e indolor, que pode estar associado a prurido e lesões cutâneas urticariformes.

As principais causas de processos alérgicos são alimentares, medicamentosas, associadas a picadas de insetos ou após processos infecciosos.

Trombose venosa profunda (TVP)

O edema provocado pela TVP ocorre por aumento da pressão venosa regional, resultante da obstrução do leito vascular pelo processo trombótico. Ocorre, portanto, aumento da pressão hidrostática do leito venoso, e, por esse motivo, o edema costuma ser localizado, compressível, unilateral, podendo ter sinais flogísticos associados (rubor, calor, dor). Sinais semiológicos podem auxiliar na suspeição desse diagnóstico, tais como: sinal da bandeira (positiva quando há diminuição da mobilidade de uma panturrilha em relação à contralateral, caracterizando empastamento de panturrilha), sinal de Bancroft (palpação da musculatura da panturrilha, sendo positivo quando o paciente refere dor) e sinal de Homans (dorsiflexão passiva do pé, positivo quando o paciente relata dor na panturrilha). Além disso, deve-se ter em mente esse diagnóstico quando o paciente apresentar fatores de risco para desenvolvimento de tromboembolismo venoso (trombofilias, imobilismo, uso de anticoncepcionais, tabagismo, obesidade, história prévia, entre outros).

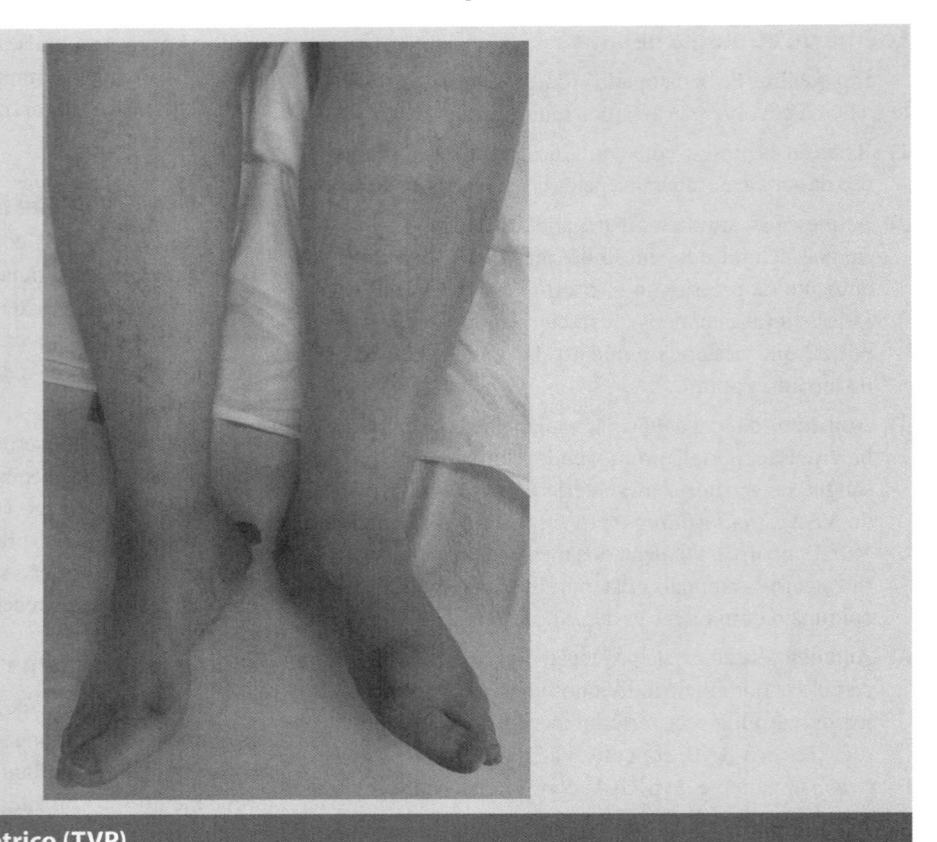

Figura 37.2 – Edema assimétrico (TVP).

Fonte: Disciplina de Clínica Geral e Propedêutica.

Edema de etiologia endócrina-tireoidiana (mixedema)

Esse tipo de edema não se enquadra na definição clássica (acúmulo anormal de fluido no espaço intersticial). Ocorre depósito de mucopolissacarídeos no tecido subcutâneo, submucosa e espaços endoteliais. Clinicamente, apresenta-se como espessamento da pele e edema não compressível (sinal de godet negativo), tendo como localização típica, principalmente no hipertireoidismo de Graves, a região pré-tibial e o dorso dos pés.

As Tabelas 37.2 e 37.3, apresentadas a seguir, sintetizam as principais etiologias relacionadas à formação de edemas, mencionando os mecanismos fisiopatológicos envolvidos, aspectos semiológicos relevantes e exames complementares pertinentes para o diagnóstico e tratamento, de forma sumária.

Tabela 37.2 – Edemas generalizados – diagnósticos diferenciais.

Etiologia	Fisiopatologia	Semiologia	Exames complementares	Tratamento
Síndrome nefrótica	• ↑ P hidrostática cap. (retenção de sódio e água) • ↓ π oncótica cap. (hipoalbuminemia)	• Urina espumosa • Edema facial e matinal • Anasarca • Derrames cavitários	• Proteinúria > 3,5 g/dia • Hipoalbuminemia < 3 • Hiperlipidemia	• Restrição hidrossalina • Diurético • iECA ou BRA • Tratamento causa de base
Síndrome nefrítica/ IRA	• ↑ P hidrostática cap.	• Hipertensão arterial • Hematúria • Edema facial e matinal • Oligoanúria • Náuseas	• Urina 1 (hematúria com dismorfismos eritrocitários + cilindros) • ↑ Creatinina e ureia (azotemia) • Eletrólitos	• Tratamento causa de base • Hemodiálise (grave)

(Continua)

(Continuação)

Tabela 37.2 – Edemas generalizados – diagnósticos diferenciais.

Etiologia	Fisiopatologia	Semiologia	Exames complementares	Tratamento
Insuficiência cardíaca congestiva	• ↑ Pressão venosa • ↓VSAE (retenção de sódio e água) • ↑ P hidrostática cap.	• Dispneia aos esforços progressiva • Ortopneia • Dispneia paroxística noturna • Estase jugular • Hepatomegalia • Edema de MMII (vespertino/ gravitacional)	• Radiografia de tórax • Eletrocardiograma • Ecocardiograma	• Restrição hidros-salina • Diurético • Vasodilatadores • Mudança de estilo de vida
Cirrose hepática	• ↑ P hidrostática cap. (retenção de sódio e água) • ↓ π oncótica cap. (hipoalbuminemia) • ↑ Permeabilidade capilar • ↓VSAE	• Ascite • Edema de MMII • Circulação colateral (spiders) • Perda de pelos • Ginecomastia • Eritema palmar	• Tempo de Protrombina • Bilirrubinas • Enzimas hepáticas • Proteínas totais e frações • USG abdome • Biópsia hepática • EDA	• Restrição hidros-salina • Diuréticos • Paracentese terapêutica • Tratamento causas de base tratáveis • Controle de complicações

Fonte: Coelho EB. Mecanismos de formação de edema. Medicina (Ribeirão Preto) jul./dez. 2004; 37: 189-98.

Tabela 37.3 – Edemas localizados – diagnósticos diferenciais.

Etiologia	Fisiopatologia	Semiologia	Exames complementares	Tratamento
Erisipela/Celulite	• ↑ Permeabilidade capilar	• Edema (turgor) • Calor • Dor • Rubor • Febre		• Antibioticoterapia • Analgesia
Trombose venosa profunda (TVP)	• ↑ Pressão venosa • ↑ Pressão hidrostática cap.	• Edema assimétrico • Flogismo local • Sinal da bandeira • Sinal de Bancroft • Sinal de Homans	• USG doppler venoso	• Anticoagulação
Linfedema	• Obstrução linfática	• Edema assimétrico • Edema duro e não depressível	• Linfograma	• Tratamento causa de base • Meia elástica compressiva
Angioedema	• ↑ Permeabilidade capilar (liberação de histamina e mediadores inflamatórios por mastócitos)	• Edema assimétrico • Frio • Indolor • Urticária • Prurido		• Afastar alérgeno • Anti-histamínico • Corticoterapia • Adrenalina M (anafilaxia)
Mixedema	Deposição de mupopolissacarídeos	Edema simétrico Indolor Duro e não depressível Tornozelos (pré-tibial)	TSH T4 livre	Hipertireoidismo: metimazol, propiltiouracil Hipotireoidismo: levotiroxina

Fonte: Coelho EB. Mecanismos de formação de edema. Medicina (Ribeirão Preto) jul./dez. 2004; 37: 189-98.

O Organograma 37.1 sumariza o raciocínio e a avaliação do paciente com edema, a fim de que se possa chegar ao diagnóstico correto.

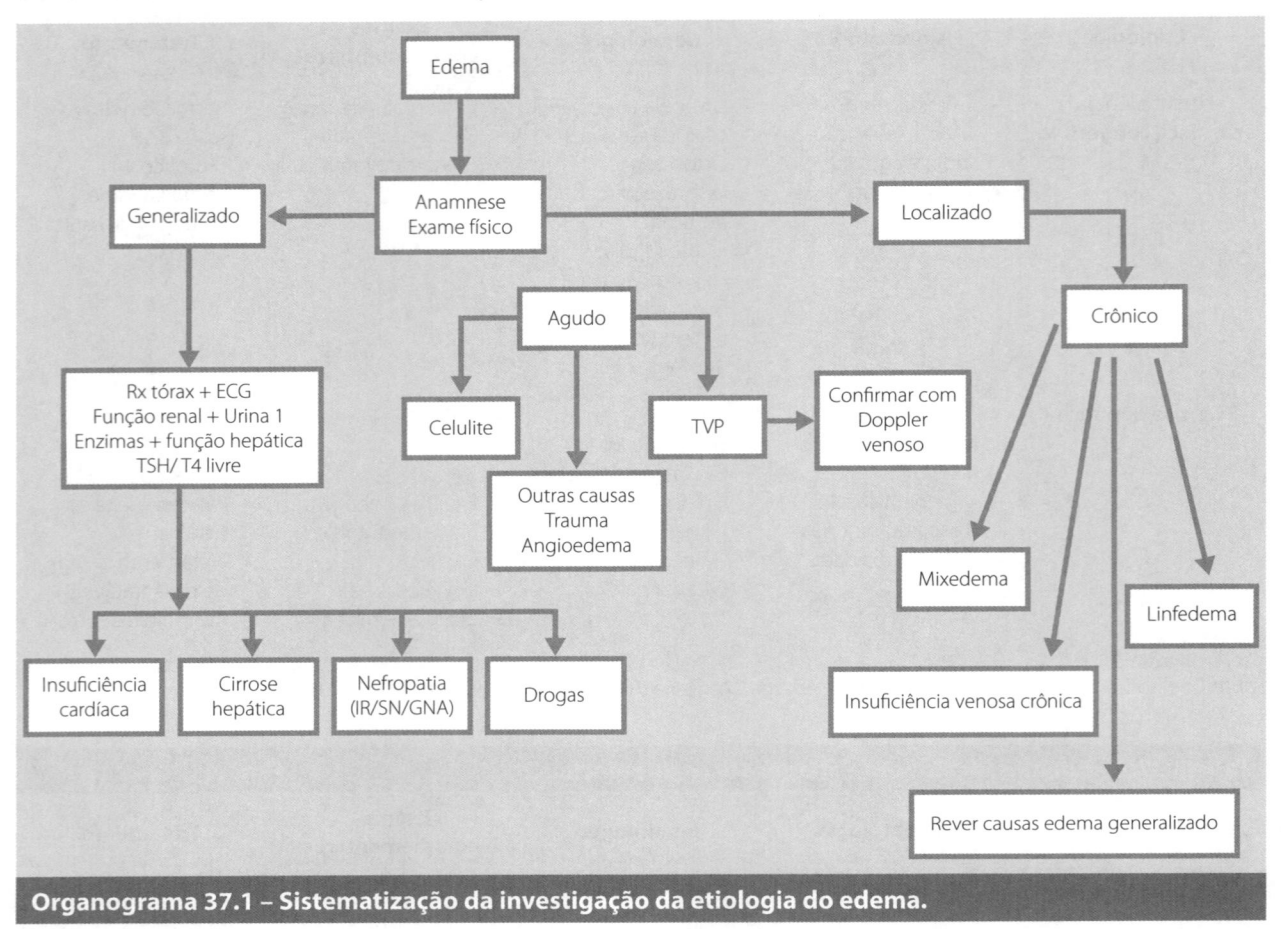

Organograma 37.1 – Sistematização da investigação da etiologia do edema.

Fonte: Sterns RH. Pathophysiology and etiology of edema in adults. UpToDate 2016 Jul 25.

Discussão do caso clínico inicial

Como visto ao longo desse capítulo, o edema de etiologia renal tende a se localizar preferencialmente na face, predominantemente nas pálpebras, e de caráter matinal. Além disso, corrobora para o raciocínio da etiologia renal nesse caso a ocorrência de hematúria e oligúria.

Seguindo o raciocínio clínico, diante de um quadro com edema de etiologia renal, hematúria, oligúria e hipertensão arterial de instalação aguda, deve-se pensar, como hipótese provável, em síndrome nefrítica. Com a história recente de infecção de vias aéreas superiores, o diagnóstico mais provável nesse caso é de glomerulonefrite pós-estreptocócica.

O diagnóstico de GNDA (glomerulonefrite difusa aguda ou pós-estreptocócica) é feito a partir da suspeita clínica e de achados compatíveis com o quadro. A demonstração de infecção por estreptococo beta-hemolítico do grupo A pela cultura de orofaringe ou pele ou exame sorológico (ASLO) positivo confirma a suspeita clínica quando o conjunto de sinais e sintomas está presente.

Não há tratamento específico para o caso, sendo necessária internação para terapia de suporte e vigilância da função renal.

A apresentação do caso é clássica, direcionando para GNDA e exames confirmatórios.

Do ponto de vista didático, que outras possibilidades seriam viáveis para uma jovem, de 17 anos, anasarcada e hipertensa?

Por se tratar de pessoa do sexo feminino, em idade fértil, uma hipótese menos provável seria de doença autoimune, como já comentado, acometendo a membrana basal glomerular. Entretanto, a instalação é súbita, e não há outros sintomas e sinais associados, embora pudesse se tratar de afecção predominantemente renal.

Os níveis pressóricos elevados ao exame físico remetem à possibilidade de hipertensão arterial sistêmica. Por se tratar de pessoa jovem, far-se-ia necessário explorar antecedentes familiares e causas secundárias para hipertensão. Torna-se difícil explicar o edema generalizado em tão pouco tempo (4 dias), a menos que a paciente estivesse hipertensa há mais tempo (assintomática), com lesão renal progressiva.

Cumpre destacar que em mulheres em idade fértil, hipertensas e edemaciadas é fundamental proceder à cuidadosa avaliação do ciclo menstrual, diante da possibilidade (remota, no caso) de eventual gestação que estivesse cursando com doença hipertensiva específica da gestação.

Embora com menos frequência, por motivos que extrapolam esse capítulo, ainda ocorrem casos de omissão de informação, quase sempre por receio do julgamento de terceiros e outros mecanismos psicossociais mais complexos.

Referências

1. Coelho EB. Mecanismos de formação de edema. Medicina (Ribeirão Preto) jul./dez. 2004; 37: 189-98.

2. Benseñor IM, Atta JÁ, Martins MA. Semiologia clínica. 1ª ed. Sarvier; 2002.

3. Martins HS, Damasceno MCT, Awada SB. Pronto-socorro: medicina de emergência. 3ª ed. São Paulo: Manole; 2013.

4. Sterns RH. Pathophysiology and etiology of edema in adults. UpToDate 2016 Jul 25.

5. Sterns RH. Clinical manifestations and diagnosis of edema in adults. UpToDate 2016 Aug 29.

6. Sterns RH. General principles of treatment of edema in adults. UpToDate 2015 Sep 04.

Alterações do hábito intestinal

- *Arthur Ivan Nobre Oliveira*
- *Carolina de Castro Moraes*
- *Fernando Marcuz Silva*

CASO CLÍNICO

Paciente do sexo feminino, 22 anos, estudante do sexto ano do curso de medicina, procura atendimento no ambulatório de Clínica Médica devido a dor abdominal, iniciada há 8 meses, localizada em mesogástrio, de moderada intensidade, tipo cólica, com irradiação para fossa ilíaca esquerda, algumas vezes desencadeada pela alimentação. A dor é acompanhada de evacuações líquido-pastosas, às vezes com muco, mas sem sangue (geralmente inferior a 5 episódios/dia). Há dois meses, pioraram a frequência e a intensidade dos episódios. A dor não interrompe seu sono à noite. A paciente nega perda de peso ou febre. Sedentária, nega comorbidades conhecidas, uso crônico de medicações, tabagismo ou etilismo. Ao exame físico, apresenta bom estado geral, está corada, anictérica, hidratada e afebril. Abdome plano, flácido e hipertimpânico, doloroso à palpação profunda difusamente, sem sinais de irritação peritoneal, massas ou aumento de vísceras.

Diarreia

A diarreia é uma das queixas mais frequentes do trato gastrointestinal, podendo estar associada à importante morbidade e, eventualmente, aumento de mortalidade (em especial para crianças e pacientes com outras patologias associadas). Apresenta importante impacto econômico, com elevação dos custos em saúde e diminuição dos dias trabalhados da população.

Quanto ao tempo de evolução, pode ser classificada em diarreia aguda (duração menor que 15 dias), subaguda ou persistente (duração dos sintomas entre 16 e 30 dias) e crônica (acima de 30 dias). Para cada grupo, correspondem causas mais frequentes que devem nortear a investigação.

No âmbito ambulatorial, ganha importância especial o grupo das diarreias crônicas, que será o enfoque principal desse capítulo.

Conceito

Define-se diarreia pela presença de anormalidades da consistência, volume e frequência das fezes. Didaticamente, caracteriza-se pela ocorrência de mais de três evacuações por dia e/ou a produção diária de fezes com peso total maior que 200 g.

Epidemiologia/Causas (Quadro 38.1)

As principais causas de diarreia distribuem-se de acordo com fatores ambientais (nível socioeconômico, hábitos de higiene, saneamento básico, entre outros) e individuais (idade, predisposição genética, fatores imunológicos e comorbidades). Em regiões desenvolvidas, destacam-se as causas funcionais, seguidas pelas doenças inflamatórias intestinais. Em regiões em desenvolvimento, as causas infecciosas ganham maior importância.

Quadro 38.1 – Classificação das diarreias crônicas orgânicas conforme o mecanismo.
Aquosas osmóticas
• Abuso de laxantes osmóticos (magnésio, fosfato, sulfato)
• Má absorção de carboidratos
• Intolerância à lactose
• Doença celíaca
• Doença de Whipple
• Deficiência de sais biliares

(Continua)

Quadro 38.1 – Classificação das diarreias crônicas orgânicas conforme o mecanismo.

Aquosas secretoras

- Congênitas (cloridrorreia congênita)
- Má absorção ileal de sais biliares
- Doenças inflamatórias intestinais
- Vasculites intestinais
- Drogas e toxinas
- Abuso de laxativo estimulante

Distúrbios da motilidade

- Pós-vagotomia, pós-simpatectomia
- Neuropatia diabética autonômica
- Síndrome do intestino irritável
- Diarreias endócrinas
- Hipertireoidismo, carcinoma medular da tireoide
- Doença de Addison
- Gastrinoma, vipoma, somatostatinoma
- Carcinoide
- Mastocitose
- Outros tumores
- Carcinoma de cólon, linfoma, adenoma viloso
- Idiopáticas – diarreia secretória epidêmica e diarreia secretória esporádica

Inflamatórias

- Doença inflamatória intestinal
- Colite microscópica
- Colite isquêmica
- Colite actínica
- Diverticulite aguda
- Jejunoileíte ulcerativa
- Neoplasias (linfomas; adenocarcinoma colorretal)
- Infecciosas
  - Colite pseudomembranosa
  - Infecção bacteriana invasiva (ex. tuberculose, *Yersinia* sp., *Salmonela* sp., *Yersinia*, *Campylobacter* sp., *Shigela* sp.)
  - Infecções virais ulcerativas (ex. citomegalovírus, herpes simplex, HIV)
  - Infecções parasitárias invasivas (ex. *Strongyloides stercoralis*)
- Infecções por protozoários (ex. *Giardia lamblia; Entamoeba histolytica, Cryptosporidium*)

Esteatorreia

- Má digestão:
  - Insuficiência pancreática exócrina
  - Alterações de ácidos biliares luminais
- Má absorção grave:
  - Doença da mucosa (ex. doença celíaca grave, Doença de Whipple)
  - Síndrome do intestino curto
  - Supercrescimento bacteriano em intestino delgado
  - Isquemia mesentérica crônica

Fonte: Fine KD, Lawrence RS. AGA technical review on the evaluation and management of chronic diarrhea. Gastroenterology 1999; 116(6): 1464-86.

Abordagem inicial

A avaliação do paciente com diarreia deve incluir história clínica detalhada, exame físico e, caso necessário, exames complementares (ver Algoritmo 38.1).

História clínica

Caracterizar detalhadamente o tempo de início do quadro, o número de evacuações, a quantidade e o aspecto das fezes (consistência, coloração e esteatorreia), presença de restos alimentares, muco, pus ou sangue. Deve-se pesquisar ainda sobre a associação com dor abdominal, sintomas sistêmicos (febre, emagrecimento), uso de medicamentos (em especial antibióticos, laxativos, AINEs e antidepressivos), história de viagens recentes e os antecedentes familiares e pessoais (atenção ao uso de quimioterapia ou radioterapia prévios, comorbidades como a diabetes *mellitus* e cirurgias prévias). Os hábitos alimentares devem ser cuidadosamente descritos (avaliar consumo excessivo de leite, cafeína, fibras, frutas e/ou frutos do mar).

Exame clínico

Na maioria dos casos, o exame clínico é inconclusivo, porém pode eventualmente indicar a causa e, sobretudo, a gravidade da diarreia. Avaliar o estado nutricional e volêmico do paciente, presença de linfadenopatias, úlceras orais, exame abdominal completo e anorretal.

Exames laboratoriais

Exames laboratoriais são um passo importante na investigação. Hemograma completo, eletrólitos, função re-

nal, proteínas e frações, sorologia para HIV, glicemia e dosagem hormonal (inicialmente TSH e T4 livre) são necessários para a maioria dos casos.

Outros exames inespecíficos podem ser usados como marcadores indiretos de má absorção, entre eles ferritina, vitamina D, ácido fólico e vitamina B12.

Pela avaliação das fezes, pode-se inferir o mecanismo principal envolvido. A medida do peso, pH e a quantidade de eletrólitos, além de pesquisar sangue oculto, leucócitos e gordura fecal. Destacam-se em importância a pesquisa de toxinas A e B para *Clostridium difficile*, a coprocultura, o parasitológico de fezes, a calprotectina e a dosagem de laxativos.

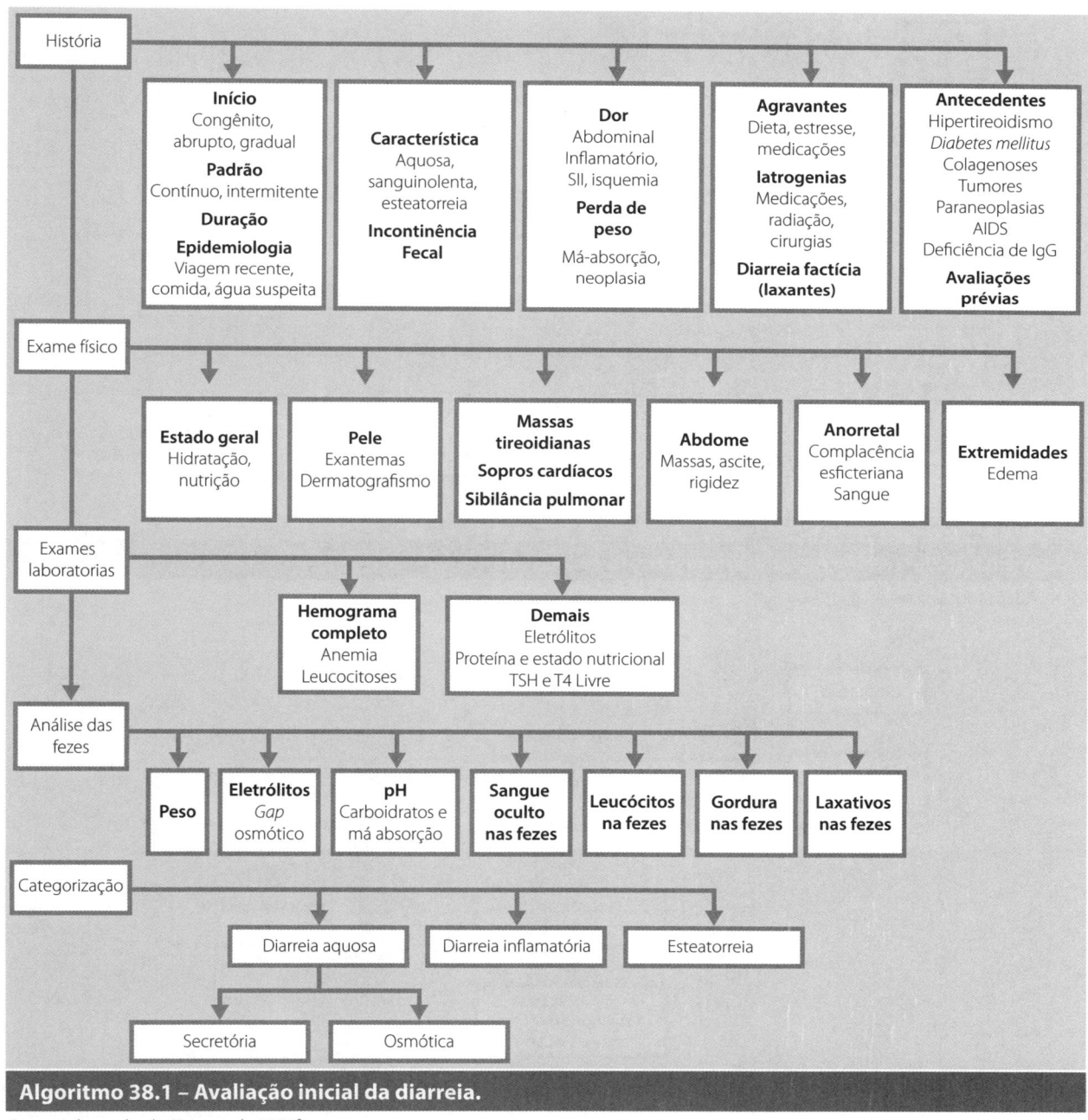

Algoritmo 38.1 – Avaliação inicial da diarreia.

Fonte: Adaptado de Fine et al., 1999[2].

Abordagem orientada pelo tipo de diarreia

A seguir, serão apresentados os principais grupos de causas de diarreia e sua abordagem.

Diarreia aquosa (Algoritmos 38.2 e 38.3)

Classicamente caracterizada pela frequência aumentada e consistência aquosa das fezes. O mecanismo básico envolve a diminuição da absorção da água e eletrólitos. Pode ser dividida em secretora, quando ocorre um transporte anormal de íons pelo epitélio intestinal, ou osmótica, quando há solutos osmoticamente ativos poucos absorvíveis na luz intestinal.

Diarreia inflamatória (Algoritmo 38.4)

Caracterizada clinicamente pela presença de muco e sangue. Costuma positivar leucócitos e sangue oculto nas fezes. A fisiopatologia envolve alterações estruturais da mucosa intestinal ou infecções.

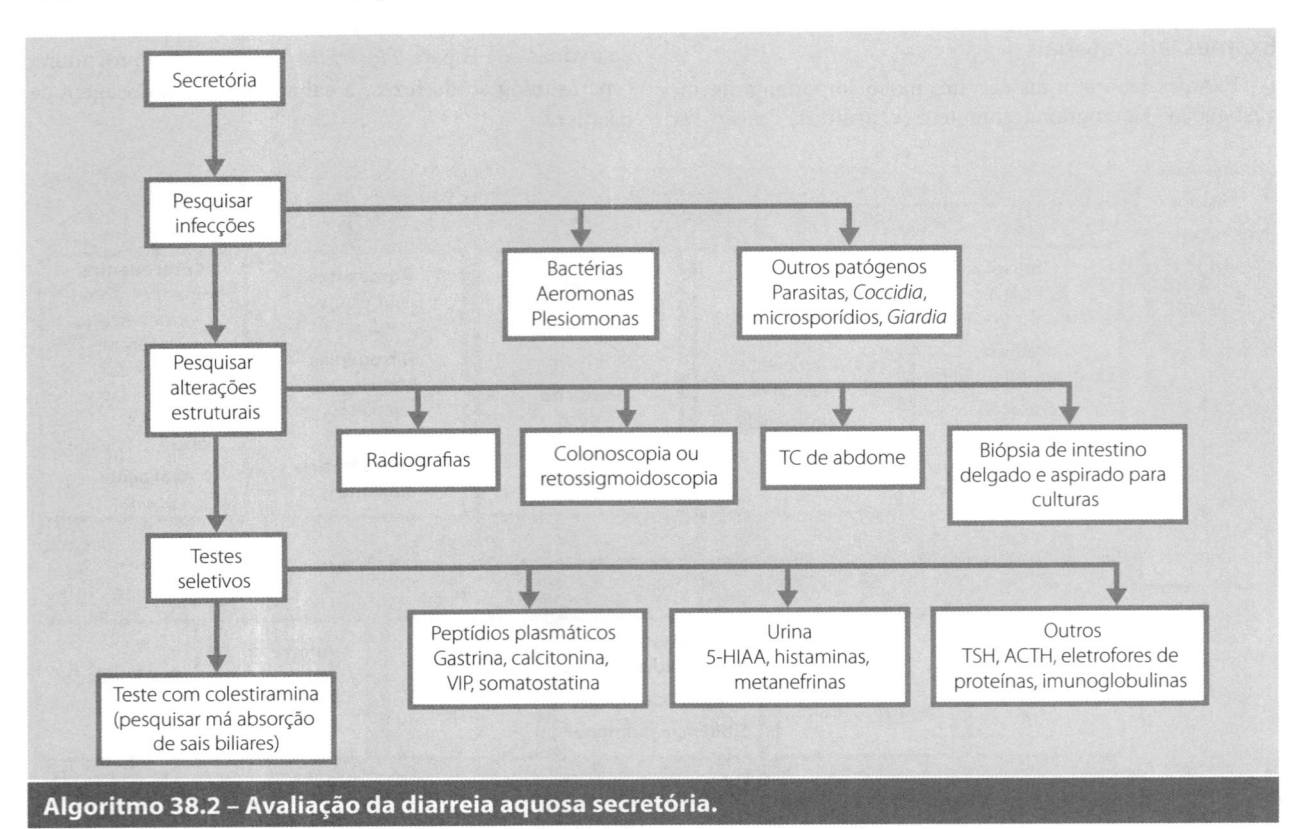

Algoritmo 38.2 – Avaliação da diarreia aquosa secretória.

Fonte: Adaptado de Fine et al., 1999[2].

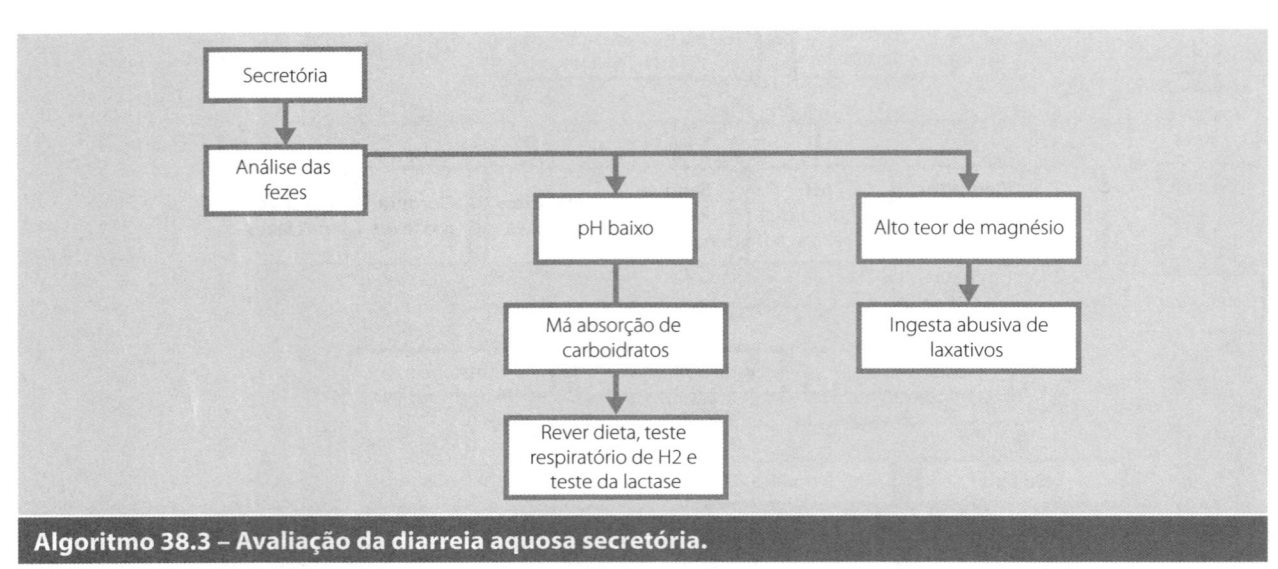

Algoritmo 38.3 – Avaliação da diarreia aquosa secretória.

Fonte: Adaptado de Fine et al., 1999[2].

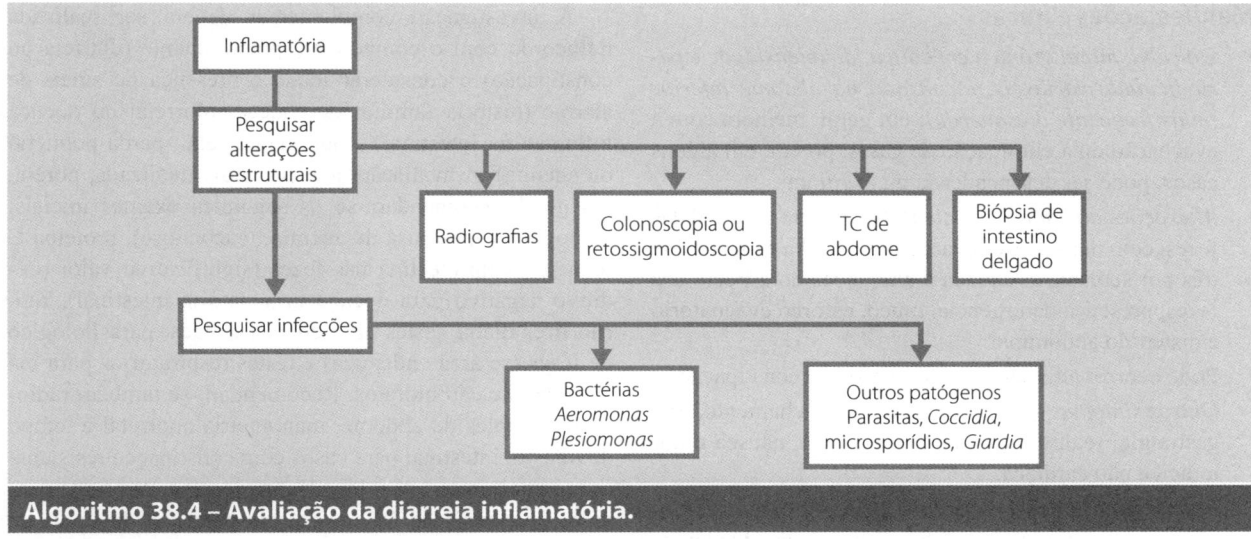

Algoritmo 38.4 – Avaliação da diarreia inflamatória.

Fonte: Adaptado de Fine et al., 1999[2].

Diarreia com perda de gordura (Algoritmo 38.5)

Definida pela presença de mais de 7 g/dia de gordura na fezes, após dieta de 100 g de gorduras por dia. Ocorre comprometimento da solubilização das fezes e/ou da absorção de gorduras. Pode estar associada a dor abdominal, flatulência, distensão e perda ponderal.

Tratamento

O tratamento da diarreia crônica visa à reposição hidroeletrolítica, quando necessário, e o controle de sintomas até um diagnóstico definitivo da causa, quando um tratamento específico deve ser implementado. O tratamento das doenças funcionais, das parasitoses intestinais e das doenças inflamatórias intestinais será melhor descrito a seguir.

Síndrome do intestino irritável (SII)

Na última década, foram obtidos novos conhecimentos a respeito das doenças funcionais do trato gastrointestinal, que foram recentemente sintetizados pelo consenso Roma IV, publicado em 2016. Foram caracterizadas cinco entidades clínicas distintas: síndrome do intestino irritável (SII); constipação funcional; diarreia funcional; distensão abdominal/*bloating* funcional; desordens intestinais funcionais inespecíficas e a constipação induzida por opioides. Nesse capítulo, destacaremos a SII e a constipação funcional.

A síndrome do intestino irritável caracteriza-se por dor abdominal crônica, associada a alterações do hábito intestinal (constipação e/ou diarreia), na ausência de outra doença orgânica que justifique os sintomas.

Epidemiologia

A prevalência na população varia entre 6 e 20%, embora apenas um terço procure serviço médico. Afeta de 2 a 3 mulheres para cada homem, e principalmente indivíduos mais jovens (com menos de 50 anos).

Fisiopatologia

Apresenta mecanismos multifatoriais, porém ainda não completamente estabelecidos. Dentre os fatores descritos, destacam-se hipersensibilidade visceral, fatores psicossociais, anormalidades motoras, modificações da imunidade da mucosa e da flora intestinal, suscetibilidade genética e intolerância a determinados tipos de alimentos.

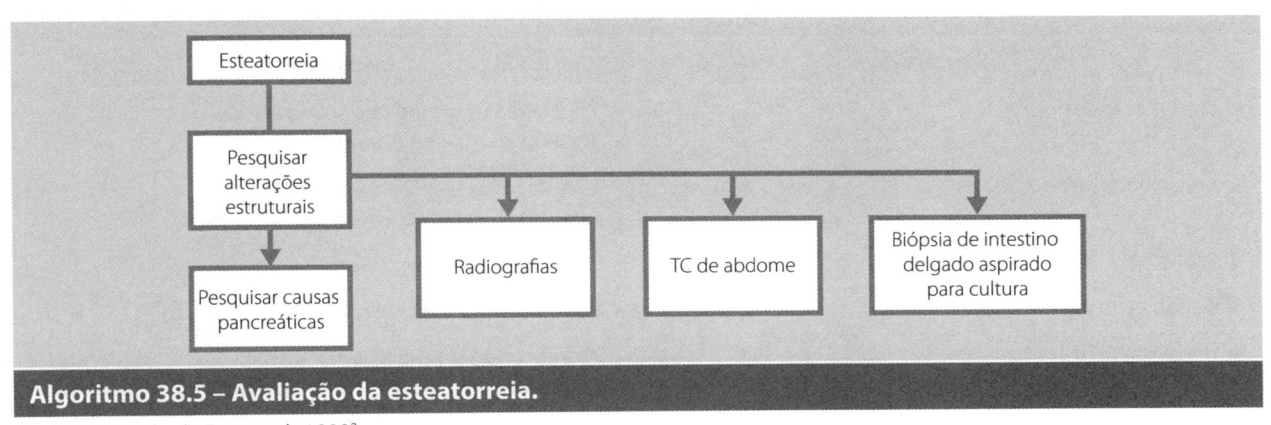

Algoritmo 38.5 – Avaliação da esteatorreia.

Fonte: Adaptado de Fine et al., 1999[2].

Manifestações clínicas

- *Dor abdominal crônica em cólica, de intensidade e periodicidade variáveis, localizada no abdome inferior (mais frequente à esquerda)*: em geral, melhora com a evacuação ou a eliminação de gases, porém, em alguns casos, pode ser desencadeada ou até piorar.
- *Alterações do hábito intestinal*: frequência anormal das fezes, com mais de três evacuações por dia e menos que três por semana, associada a alterações do aspecto das fezes, presença de urgência, muco, esforço evacuatório e distensão abdominal.
- Pode ocorrer alternância entre diarreia e constipação.
- *Outros sintomas gastrointestinais*: empachamento, epigastralgia, regurgitação, pirose, disfagia, náusea e dor torácica não cardíaca.
- *Manifestações extraintestinais*: podem ocorrer disfunção sexual, migrânia, cefaleia, ansiedade, dismenorreia, dispareunia, cistite intersticial, fibromialgia, entre outros.
- *Corroboram com o diagnóstico*: piora dos sintomas conforme a alimentação, associação direta com fatores emocionais e evolução clínica em remissão-recidiva.

Diagnóstico

Para a maioria dos pacientes, o diagnóstico deve ser eminentemente clínico, com a exclusão de sinais de alarme e com necessidade mínima de exames complementares.

Os novos critérios diagnósticos estabelecidos pelo Roma IV são:

1. Dor abdominal recorrente, pelo menos um dia por semana nos últimos três meses, com sintomas iniciados há pelo menos seis meses;
2. Dor abdominal associada a dois ou mais dos seguintes critérios:
   - Relacionada à evacuação (incluindo a melhora ou piora da dor);
   - Associada com mudança no aspecto das fezes;
   - Associada com mudança na frequência das fezes.

A investigação complementar deverá ser realizada de acordo com o componente predominante (diarreia ou constipação) e considerar idade e presença de sinais de alarme (história familiar de câncer colorretal ou doença inflamatória intestinal, sangramento retal, perda ponderal ou anemia). A avaliação deve ser individualizada, porém, em geral, recomendam-se os seguintes exames iniciais: hemograma (pesquisa de anemia, leucocitose), proteína C reativa e calprotectina nas fezes (significativo valor preditivo negativo para doença inflamatória intestinal), função tireoidiana, testes para doença celíaca, parasitológico de fezes (se área endêmica) e testes respiratórios para má absorção de carboidratos. Recomendam-se também radiografia simples de abdome, manometria anorretal e tempo de trânsito intestinal para casos com constipação resistente às medidas gerais. A colonoscopia deve ser realizada para todos com mais de 50 anos ou na presença de sinais de alarme.

Tratamento

O tratamento da síndrome do intestino irritável é sempre um desafio, devido à elevada taxa de resposta ausente ou incompleta. O médico deve tranquilizar o paciente quanto à benignidade da doença, explicando o seu caráter funcional, a dificuldade no tratamento, o baixo risco de complicações graves e a não necessidade de exames subsidiários.

Medidas gerais, como a prática regular de exercícios físicos, higiene do sono, estratégias para a redução do estresse e o tratamento adequado de comorbidades psiquiátricas, parecem estar associadas ao melhor controle dos sintomas.

Mudanças dietéticas também são recomendadas. Suplementação de fibras solúveis para constipados. Restrição de glúten para alguns indivíduos com dor abdominal recorrente e predomínio de diarreia. A restrição de *FODMAPs* (*fermentable oligosaccharides, disaccharides, monosaccharides, and polyols*) também está comprovadamente associada à melhora dos sintomas.

O tratamento medicamentoso encontra-se detalhado na Tabela 38.1.

Tabela 38.1 – Tratamento medicamentoso da síndrome do intestino irritável.

Diarreia	Medicamento
Agonistas opioides	• Loperamida 2 a 4 mg (até 16 mg ao dia) • Eluxadoline 100 mg (2 vezes ao dia)
Sequestradores de sais biliares	• Colestiramina (4 g (2 a 3 vez ao dia) • Colestipol(2 g (2 vezes ao dia)
Probióticos	• Múltiplos disponíveis
Antibióticos	• Rifaximina 550 mg (3 vezes ao dia por 14 dias)
Antagonistas 5-HT3	• Alosetron (0,5 a 1 mg (2 vezes ao dia) • Ondansetron 4 a 8 mg (3 vezes ao dia)

(Continua)

(Continuação)

Tabela 38.1 – Tratamento medicamentoso da síndrome do intestino irritável.

Constipação	Medicamento
Psyllium	• Até 30 g/dia
PEG	• 17 a 34 g/dia
Ativadores dos canais de cloro Agonista do receptor guanilato ciclase	• Lubiprostone 8 mcg (2 vezes ao dia) • Linaclotida 290 mcg (1 vez ao dia)
Dor abdominal	**Medicamento**
Antiespasmódicos	• Mebeverina 200 mg (2 vezes ao dia) • Hioscina 10 mg (3 vezes ao dia)
Antidepressivos tricíclicos	• Amitriptilina 10 a 50 mg/dia
Inibidores da recaptação de serotonina	• Paroxetina 10 a 40 mg/dia • Sertralina 25 a 100 mg/dia • Citalopram 10 a 40 mg/dia
Antibióticos	• Rifaximina 550 mg (3 vezes ao dia por 14 dias)

Fonte: Lacy BE et al. Bowel disorders. Gastroenterology 2016; 150(6): 1393-1407.

Verminoses

As parasitoses intestinais mais frequentemente associadas à diarreia crônica em áreas endêmicas estão sintetizadas na Tabela 38.2.

Tabela 38.2 – Verminoses mais comuns, quadro clínico e tratamento.

Doença/parasita	Manifestações clínicas	Tratamento
Amebíase (*Entamoeba hystolytica*)	Clínica variada: • Assintomática • Amebíase disseminada (disenteria, colite, megacólon tóxico e amebomas) • Extraintestinal (abscesso de fígado e pulmão, lesão em pele, genital).	• Metronidazol 500 a 750 mg, 3 vezes ao dia, por 7 a 10 dias, ou Tinidazol 2 g/dia, por 2 dias
Ascaridíase (*Ascaris lumbricoides*)	Oligossintomáticos • Se em grande número, pode causar dor abdominal e obstrução. Pode obstruir o trato biliar • Durante a migração, pode causar síndrome de Loeffler (tosse, hemoptise, pneumonia eosinofílica)	• Albendazol 400 mg dose única (escolha) ou • Mebendazol 100 mg, 2 vezes ao dia, por 3 dias
Ancilostomíase (*Ancylostoma duodenale* ou *Necator americanus*)	• Anemia ferropriva, distúrbios nutricionais, metabólicos e gastrointestinais	• Albendazol 400 mg dose única (escolha) ou • Mebendazol 100 mg, 3 vezes ao dia, por 3 dias
Esquistossomose (*Schistossoma mansoni*)	• Maioria assintomática	• Oxamniquina 15 mg/kg em dose única (escolha) ou praziquantel 40 mg/kg/dia em 3 doses por 1 dia
Criptosporidíase (*Cryptosporidium parvum* *C. hominis*)	Assintomático • Diarreia aquosa aguda ou crônica (podendo apresentar grave desidratação) • Assume quadros mais graves em imunocomprometidos	• Suporte + tratamento da imunodeficiência • Espiramicina 50 mg/kg/dia, 2-3 vezes ao dia, por 10 a 14 dias ou • Nitazoxanida 500 mg 2 vezes ao dia até melhora

(Continua)

Tabela 38.2 – Verminoses mais comuns, quadro clínico e tratamento.		
Doença/parasita	**Manifestações clínicas**	**Tratamento**
Enterobíase (*Enterobius vermicularis*)	• *Comuns:* prurido anal e vulvovaginites. • *Raros:* anorexia, irritabilidade, dor abdominal	• Mebendazol 100 mg, 2 vezes ao dia, por 3 dias e repetir em 2 semanas; ou • Albendazol 400 mg, dose única e repetir em 2 semanas
Giardíase (*Giardia intestinalis*)	• Varia entre assintomáticos até diarreias graves por má-absorção (em crianças ou imunodeprimidos)	• Metronidazol 250 mg 2 vezes ao dia por 7 dias ou Tinidazol 2 g em dose única
Tricuríase (*Trichuris trichiura*)	• Infestações intensas podem causar dor abdominal, diarreia e prolapso retal (em crianças)	• Mebendazol 100 mg, 2 vezes ao dia, por 3 dias ou Albendazol 400 mg dose única
Teníase (*Taenia saginata*) (*Taenia solium*)	• *Taenia saginata:* dor abdominal, apendicite ou colangite • *Taenia solium:* dor abdominal, risco de cisticercose	• Praziquantel 7,5 a 10 mg/kg em dose única

Fonte: Benseñor IM. Medicina em ambulatório – diagnóstico e tratamento. São Paulo: Sarvier; 2005.

Doença inflamatória intestinal

A doença inflamatória intestinal (DII), representada principalmente pela retocolite ulcerativa idiopática (RCUI) e pela doença de Crohn (DC), são entidades de evolução crônica, apresentando uma ampla gama de manifestações e complicações clínicas, melhor descritas a seguir.

Fisiopatologia

A DII resulta de um processo inflamatório crônico, associado a uma conjugação de fatores ainda não totalmente estabelecidos. A retocolite ulcerativa idiopática (RCUI) acomete a mucosa e eventualmente a submucosa do cólon, caracteristicamente de forma contínua e simétrica. A doença de Crohn (DC) se caracteriza por inflamação transmural, podendo acometer qualquer área do tubo digestivo, em geral com padrão salteado.

Dentre os principais mecanismos conhecidos, destacam-se: fatores ambientais (maior prevalência em centros urbanos, forte associação com tabagismo e uso prévio de antibióticos), predisposição genética, anormalidades da microbiota intestinal, aumento da permeabilidade intestinal e resposta anormal da imunidade inata e adaptativa da mucosa intestinal.

Epidemiologia

A incidência da RCUI, nos Estados Unidos, está em torno de 2 a 10 por 100 mil habitantes por ano, e a da DC, em 3 a 14 por 100 mil ao ano. Tem apresentação bimodal, com o primeiro pico entre 15 e 40 anos, e o segundo, menos comum, entre 50 e 80 anos.

O fator genético é significativo, assim, familiares de primeiro grau de portadores de doenças inflamatórias têm um risco 3 a 20 vezes maior do que o resto da população. Outros fatores de risco associados são o tabagismo (aumenta o risco para a DC e exerce papel protetor para a RCUI). Episódios prévios de gastroenterocolite e uso frequente de antibióticos na infância também parecem estar associados à incidência aumentada de DII.

Quadro clínico

A DII costuma se manifestar por diarreia crônica, associada ou não com manifestações sistêmicas inespecíficas.

A RCU, classicamente, é marcada por múltiplas evacuações em pequena quantidade, associadas a tenesmo, urgência e hematoquezia (independentemente da extensão de cólon acometida). Outros sintomas possíveis são: dor abdominal, desidratação, febre, taquicardia e desnutrição. As formas leves são as mais frequentes (cerca de 60% dos casos), apresentando sintomas autolimitados, sem comprometimento da qualidade de vida; casos moderados (30%) apresentam sintomas limitantes, como diarreia diária, anemia ferropriva leve e sangramentos digestivos, exigindo tratamento específico para o controle adequado. Casos severos/fulminantes (menos de 10%) são marcados por sintomas sistêmicos graves (febre, sangramentos volumosos, desidratação, elevação de PCR, entre outros sintomas), exigindo internação hospitalar e tratamento imediato. A localização mais comum é a proctite e a colite distal (80% dos pacientes), sendo a pancolite limitada a 20% dos casos. Mais raramente, pode ocorrer um processo inflamatório em íleo distal denominado *backwash ileitis*, que deve ser diferenciado do acometimento ileal pela DC.

A doença de Crohn tende a apresentar evolução insidiosa, com quadro clínico variável, de acordo com as regiões do trato gastrointestinal acometidas. A diarreia pode apresentar o mesmo padrão da RCUI, porém, em geral, não está associada a urgência ou tenesmo e se apresenta mais comumente com sinais de má absorção. Sintomas sistêmicos como febre e perda ponderal são mais frequentes do que na RCUI. Devido ao acometimento transmural, podem ocorrer, entre outras complicações, estenoses intestinais, obstrução ao trânsito, abscessos intra-abdominais e formação de fístulas.

A localização da DC é bem variável. Cerca de 80% dos pacientes apresentam acometimento ileal, sendo um terço deles de forma exclusiva, e 20% deles têm doença limitada ao cólon (reto poupado em metade desses casos). Aproximadamente um terço desenvolve doença perianal ao longo da vida, 10% deles já desde o diagnóstico. O acometimento do trato gastrointestinal alto ocorre em 5 a 15% e deve ser pesquisado apenas se sintomas sugestivos. Em 5 a 10% dos casos de colite por DII não é possível determinar precisamente de qual das duas entidades se trata, sendo utilizado o termo "colite não classificada". Na Tabela 38.3, estão sumarizadas as principais diferenças entre as duas entidades.

As manifestações extraintestinais podem ocorrer em até 30% dos pacientes, em ambas as doenças. As mais comuns são as articulares (incidência de até 20%, com poliartralgias, poliartrites e/ou sacroileíte), cutâneas (cerca de 10 a 15% dos pacientes, em especial eritema nodoso e o pioderma gangrenoso) e oftalmológicas (5 a 10% dos pacientes, com risco de uveíte, episclerite, entre outros). Há

ainda maior incidência de nefrolitíase e colelitíase, além do risco aumentado de eventos tromboembólicos venosos (risco aumentado em 2 a 3 vezes).

Diagnóstico

Não existe um teste padrão-ouro para o diagnóstico das doenças inflamatórias intestinais, recomendando-se a análise conjunta da anamnese e exame físico detalhados, além da realização obrigatória de exames complementares.

Dentre os exames laboratoriais, recomendam-se hemograma completo, provas de atividade inflamatória (PCR, VHS e a alfa-1-glicoproteína ácida), eletrólitos e marcadores indiretos de má absorção (perfil do ferro, zinco, magnésio, vitamina B12, vitamina D e ácido fólico). Marcadores sorológicos como o pANCA, para a RCU, e o ASCA, para a DC, apresentam acurácia limitada, portanto não são recomendados de rotina, podendo, no entanto, auxiliar na diferenciação entre as doenças.

Na avaliação das fezes, recomenda-se a medida da calprotectina e lactoferrina, pela boa correlação com o grau de atividade endoscópica e histológica. A pesquisa de toxinas A e B para *Clostridium difficile* também deve ser realizada para o diagnóstico diferencial.

Tabela 38.3 – Principais diferenças entre RCUI e DC.		
	RCUI	**DC**
Histológico	• Restrita à mucosa e submucosa	• Acometimento transmural
Local do acometimento	• Limitada ao cólon e reto	• Pode acometer todo o trato gastrointestinal
Evolução	• Mais comumente com padrão em surtos e remissão	• Doença insidiosa e de piora progressiva
Febre	• Menos frequente	• Comum
Dor abdominal	• Variável (leve)	• Comum
Diarreia	• Muito comum em pequena quantidade	• Razoavelmente comum, quantidade variável
Sangramento retal	• Muito comum	• Variável
Perda de peso	• Razoavelmente comum	• Comum
Sinais de desnutrição	• Razoavelmente comum	• Comum
Doença perianal/fístula	• Ausente	• Presente
Massa abdominal	• Ausente	• Presente
Atraso de crescimento	• Raro	• Comum
Estreitamento/fístulas/perfuração/ megacólon tóxico	• Negativo	• Comuns
Câncer colorretal	• Comum	• Razoavelmente comum
P-ANCA	• 70% dos pacientes	• Ocasional
ASCA	• Ocasional	• Cerca de 50% dos pacientes

Fonte: Adaptada de Gomollón F, et al. 3rd European Evidence-based Consensus on the Diagnosis and Management of Crohn's Disease 2016. Part 1: Diagnosis and Medical Management. J Crohn's and Colitis 2016: jjw168. Magro F, et al. Third European Evidence-based Consensus on the Diagnosis and Management of Ulcerative Colitis. Part 1: definitions, diagnosis, extra-intestinal manifestations, pregnancy, cancer surveillance, surgery, and ileo-anal pouch disorders. J Crohn's and Colitis 2017; 11(6): 649-70.

Dos exames radiológicos, destacam-se a enterografia por tomografia computadorizada ou por ressonância nuclear magnética, ambos com acurácia semelhante para estimar o grau de atividade, em especial para avaliação de acometimento de intestino delgado e pesquisa de complicações locais. Outros exames disponíveis são a ultrassonografia de intestino (com boa acurácia em centros experientes) e o trânsito intestinal (caso os demais exames não estejam disponíveis).

Avaliação endoscópica é essencial para todos os pacientes, com a colonoscopia sendo exame obrigatório. A endoscopia digestiva alta deve ser realizada em crianças e em adultos com sintomas que sugiram acometimento do trato gastrointestinal alto. A enteroscopia e/ou cápsula endoscópica, pela sua pouca disponibilidade e custo elevado, devem ser reservadas para algumas situações especiais, quando os exames não invasivos não forem conclusivos ou houver necessidade de intervenção (por exemplo, para dilatação de estenoses de delgado, sangramento de origem desconhecida e impactação de cápsula endoscópica).

Tratamento

O tratamento das DII é uma área em constante evolução, com numerosos trabalhos em desenvolvimento no momento.

Resumidamente, inclui:

- suporte nutricional e hidroeletrolítico;
- sintomáticos antidiarreicos e analgésicos;
- reposição de déficits nutricionais (em especial ferro, vitamina B12 e vitamina D);
- anti-inflamatórios: aminossalicilatos (sulfassalazina; mesalazina), corticosteroides (prednisona e budesonida);
- imunossupressores: azatioprina, mercaptopurina, metotrexato e ciclosporina;
- terapia biológica: infliximabe; adalimumabe; certolizumabe, vedolizumabe e ustequinumabe (até o momento, os únicos liberados no Brasil para uso em DII);
- antibióticos: formalmente recomendados para doença perianal, abscesso intra-abdominal e bolsite, além de indicação relativa para exacerbações da diarreia. Os mais utilizados são o metronidazol e as quinolonas;

Tratamento cirúrgico

- RCUI: indicação de cirurgia restrita aos casos refratários, para alguns casos de colite fulminante ou às complicações (entre elas, o câncer do cólon). A cirurgia de escolha é a proctocolectomia com confecção de bolsa ileal.
- DC: as cirurgias estão indicadas em pacientes com acometimento de cólon refratários ao tratamento clínico ou nos casos complicados por fístulas complexas, abscessos e ou estenoses extensas.
- Cirurgia de emergência se faz necessária quando ocorre perfuração intestinal ou megacólon tóxico sem resposta ao tratamento clínico.

O tratamento da RCUI se baseia na estratégia tradicional *step up*, iniciado com o uso isolado de aminossalicilatos (oral ou combinado com o tópico). Caso haja resposta ausente ou parcial, introduzir corticosteroide oral e avaliar imunossupressor de manutenção. Para os casos refratários, considerar introdução de imunobiológico ou procedimento cirúrgico. Em casos moderados/severos ou complicados com colite fulminante, pode-se iniciar já com corticoide sistêmico e introdução precoce de imunossupressores e, posteriormente, de biológicos.

Para a DC, o estadiamento clínico do paciente e a presença ou não de fatores de risco para complicações devem ser considerados na escolha da melhor abordagem terapêutica. Formas leves podem ser tratadas com budesonida oral ou corticoide sistêmico. Formas moderadas, sem fatores de mau prognóstico, podem receber corticoide oral e azatioprina ou metotrexato para manutenção. Para as formas moderadas/graves com complicações e/ou fatores de mau prognóstico, recomenda-se terapia combinada com biológicos e azatioprina, dispensando o uso de corticosteroides sistêmicos (estratégia *top down*).

O resumo do tratamento medicamentoso é apresentado na Tabela 38.4.

Tabela 38.4 – Tratamento medicamentoso.

Gravidade da doença	RCUI distal	RCUI extensa	DC
Leve	• Aminossalicilatos VO ou VR • Corticosteroide VR	• Aminossalicilatos VO + VR	• Budesonida VO
Moderada	• Aminossalicilatos VO ou VR • Corticosteroide VR	• Aminossalicilatos VO + VR • Corticosteroide VO	• Corticosteroide (budesonida) VO ou • Azatioprina ou mercaptopurina VO
Grave	• Corticosteroide VO ou IV	• Corticosteroide VO ou IV • Ciclosporina IV • Infliximabe IV	• Corticosteroide VO • Metotrexato SC ou IV • Infliximabe IV/Adalimumab SC/Vedolizumab IV/Certolizumab SC
Refratária	• Corticosteroide VO ou IV • Azatioprina ou mercaptopurina	• Corticosteroide VO ou IV • Azatioprina ou mercaptopurina	• Infliximabe IV

(Continua)

(Continuação)

Tabela 38.4 – Tratamento medicamentoso.

Gravidade da doença	RCUI distal	RCUI extensa	DC
Doença perianal		• Metronidazol ou ciprofloxacino VO • Infliximabe IV • Azatioprina VO	
Remissão	• Aminossalicilatos VO ou VR • Azatioprina ou mercaptopurina VO	• Aminossalicilatos VO ou VR • Azatioprina ou mercaptopurina VO	• Azatioprina ou mercaptopurina VO • Possivelmente

Legenda: VO: via oral; VR: via retal; IV: via intravenosa.

Fonte: Adaptada de Gomollón F, et al. 3rd European Evidence-based Consensus on the Diagnosis and Management of Crohn's Disease 2016. Part 1: Diagnosis and Medical Management. J Crohn's and Colitis 2016: jjw168. Harbord M, et al. Third European Evidence-based Consensus on the Diagnosis and Management of Ulcerative Colitis. Part 2: Current Management. J Crohn's and Colitis 2017: jjx009.

Constipação

A constipação é uma das queixas gastrointestinais mais comuns da atenção médica e pode interferir de forma significativa na qualidade de vida do paciente. Raramente está relacionada a doenças com risco de morte, recomendando-se que a realização de exames complementares seja feita de forma racional e conservadora. Nesse tópico, abordaremos essencialmente a constipação funcional.

Definição

A constipação funcional se trata de uma desordem intestinal na qual predominam a dificuldade para evacuar, a baixa frequência de evacuações ou as evacuações incompletas. Segundo os novos critérios pelo Roma IV, o diagnóstico é definido por:

1. Sintomas presentes por mais de três meses, com início há pelo menos seis meses do diagnóstico.

2. Presença de dois ou mais dos seguintes sintomas:

   ▪ esforço excessivo em mais de 25% das evacuações;

   ▪ fezes endurecidas ou em cíbalos em mais de 25% das evacuações;

   ▪ sensação de evacuação incompleta em mais de 25% das evacuações;

   ▪ sensação de obstrução anorretal em mais de 25% das evacuações;

   ▪ manobras manuais para facilitar a evacuação em mais de 25% das evacuações;

   ▪ menos de três evacuações por semana;

   ▪ fezes amolecidas ou pastosas que raramente ocorrem sem auxílio de laxante;

   ▪ não existem critérios suficientes para classificar como síndrome do intestino irritável.

Epidemiologia

A prevalência varia entre 12 e 19%, sendo mais frequente em mulheres não brancas e acima de 60 anos. O sedentarismo, o nível educacional reduzido e a baixa classe econômica são fatores de risco conhecidos. A baixa ingesta ou restrições alimentares podem aumentar a sua prevalência.

Causas de constipação (Quadro 38.2)

O alentecimento do trânsito intestinal pode ser idiopático ou de causa secundária. Dentre as causas secundárias, destacam-se as doenças metabólicas e neurológicas, lesões obstrutivas do trato gastrointestinal (como câncer colorretal), endocrinopatias (como diabetes *mellitus*) e doenças psiquiátricas, como a anorexia nervosa. A constipação também pode ser secundária a diversas drogas (em especial àquelas com ação anticolinérgica), à aganglionose (doença de Hirschsprung), ao dissinergismo da defecação ou do assoalho pélvico e à síndrome do intestino irritável.

Quadro 38.2 – Causas de constipação.

Medicamentos constipantes

- Antagonistas 5-HT3:
  - Antiácidos: alumínio ou cálcio
  - Anticolinérgicos
  - Anticonvulsivantes
  - Antidepressivos tricíclicos
  - Anti-histamínicos
  - Antiparkinsonianos
  - Antipsicóticos
  - Bloqueadores do canal de cálcio
  - Diuréticos
  - Metais e minerais: arsênico, ferro, chumbo
  - Narcóticos
  - Suplementos alimentares à base de ferro e/ou cálcio
  - Uso abusivo de laxativos

Mecânicas

- Estreitamento do cólon, reto ou ânus:
  - Radioterapia, colite isquêmica, doença diverticular, complicações cirúrgicas, estenose anal
  - Câncer de cólon/reto
  - Prolapso retal ou retocele
  - Doença de Hirschsprung (aganglionose segmentar congênita)
  - Megacólon

(Continua)

(Continuação)

Quadro 38.2 – Causas de constipação.

Distúrbios metabólicos, endócrinos e do tecido conectivo

- Hipercalcemia
- Hipocalemia
- Insuficiência renal
- Hipotireoidismo
- Hiperparatireoidismo
- Hipopituitarismo
- Diabetes *mellitus*
- Porfiria
- Gravidez
- Amiloidose
- Intoxicação pelo chumbo

Distúrbios neurológicos

- Esclerose múltipla
- Neuropatia autonômica
- Doença de Parkinson
- Doença de Chagas
- Acidente vascular cerebral
- Doença de von Recklinghausen
- Tumores intracranianos
- Lesões de medula espinhal
- Sífilis terciária

Funcional

- Constipação por trânsito lento
- Disfunção do assoalho pélvico
- Síndrome do intestino irritável (SII)

Outros

- Hábitos alimentares:
- Dieta pobre em fibras, consumo inadequado de líquidos, anorexia
- Depressão
- Doenças degenerativas das articulações
- Imobilidade
- Déficit cognitivo

Fonte: Adaptado de Locke GR et al., 2001.

Abordagem

A avaliação inicial do paciente com queixa de constipação deve incluir história clínica e exame físico detalhados. Deve-se sempre inquirir sobre a presença de sinais de alarme, uso de medicamentos recentes e presença de doenças sistêmicas ou neurológicas associadas. O registro do hábito evacuatório em um diário de duas semanas pode auxiliar a abordagem.

Ao exame clínico, pesquisar sinais de doenças sistêmicas. Sempre realizar o toque retal, que permite avaliar lesões anorretais, alterações do esfíncter anal e presença de massas anorretais.

Na ausência de sinais de alarme, recomenda-se tratamento empírico inicial, reservando-se a complementação da investigação apenas aos casos de resposta parcial ou ausente.

Exames laboratoriais podem ser úteis para afastar causas orgânicas e para identificar distúrbios hidroeletrolíticos, disfunção renal, diabetes *mellitus* e hipotireoidismo (causas orgânicas de constipação). Outros exames potencialmente úteis:

- *Retossigmoidoscopia e colonoscopia:* permitem localizar e identificar lesões anatômicas do cólon, além de permitir biópsias direcionadas;
- *Trânsito intestinal:* os marcadores radiopacos são ingeridos e, em sequência, são realizados raios X periódicos que mostrarão como está o trânsito colônico;
- *Manometria anorretal:* recomendada quando há suspeita de alteração evacuatória. Faz diagnóstico diferencial de doença de Hirschsprung e da disfunção de assoalho pélvico;
- *Defecograma e eletromiografia:* podem ser usados para avaliação de casos graves de constipação, com diagnóstico não definido pelos exames anteriores.

Tratamento

O tratamento inicial consiste em educação e alterações dos hábitos de vida. Todos os pacientes devem ser orientados a praticar exercícios físicos regulares e atender prontamente à vontade de defecar. Se possível, deve-se estimular um horário de defecação, de preferência pós-prandial e em horários mais adequados à rotina do paciente. Dieta com maior percentual de fibras (verduras, cascas, bagaços, frutas e cereais) juntamente com maior quantidade de líquidos auxilia na formação do bolo fecal. Os laxantes de volume incluem o *psyllium*, a metilcelulose e a policarbofila.

Laxativos emolientes e hiperosmolares têm efeito osmótico, alterando a consistência das fezes, facilitando o trânsito e a evacuação. Dentre eles, destacam-se:

- Sorbitol e lactulose são açúcares de ação lenta (24 a 48 horas para efeito ótimo). O uso excessivo pode levar à flatulência e distensão abdominal.
- Óleo mineral é uma escolha interessante em virtude do preço. Não é recomendado para uso em idosos ou alguns pacientes neurológicos devido ao risco de aspiração pulmonar.
- Polietilenoglicol (PEG), com ação osmótica, é uma das melhores alternativas, já usado de rotina no serviço para preparo de colonoscopia, em geral bem tolerado.
- Laxativos salinos (hidróxido de magnésio; citrato de magnésio) utilizam sais de magnésio com efeito osmótico.

Laxativos estimulantes pertencem às famílias das antraquinonas (*senna, aloe* e cáscara-sagrada), no bisacodil e na fenolftaleína. Eles são medicamentos eficazes, mas o uso excessivo e sem vigilância pode causar distúrbios hidroeletrolíticos, enteropatia perdedora de proteínas, sobrecarga de sódio e alterações estruturais da mucosa intestinal (não comprovadas).

A escolha do laxativo deve se basear na fisiopatologia subjacente à constipação (disfunção do assoalho pélvico ou trânsito colônico), no custo do medicamento e nos seus efeitos colaterais.

Em caso de insucesso do tratamento inicial, podem-se associar:

- *Procinéticos:* prucaloprida e tegaserode, análogos serotoninérgicos, podem ser usados para melhorar o trânsito colônico e costumam ser bem tolerados, embora apresentem o risco teórico de complicações isquêmicas (principalmente para o segundo).
- *Manobras manuais como desimpactação, enema ou solução glicerinada:* podem estar indicadas, especialmente quando da presença de fecalomas.

- *Outros tratamentos de resgate disponíveis são:* toxina botulínica, lubiprostona e linaclotide (os últimos foram descritos no tópico destinado à SII).

O tratamento cirúrgico é um tema controverso. Pode ser indicado em casos graves e confirmados de trânsito intestinal lento (padrão inércia colônica), não responsivos ao tratamento clínico otimizado, após exclusão de causas anatômicas e de pseudo-obstrução intestinal (por estudos radiológicos e manométricos) e com função anorretal comprovadamente normal. A cirurgia de escolha é a colectomia subtotal com anastomose ileorretal.

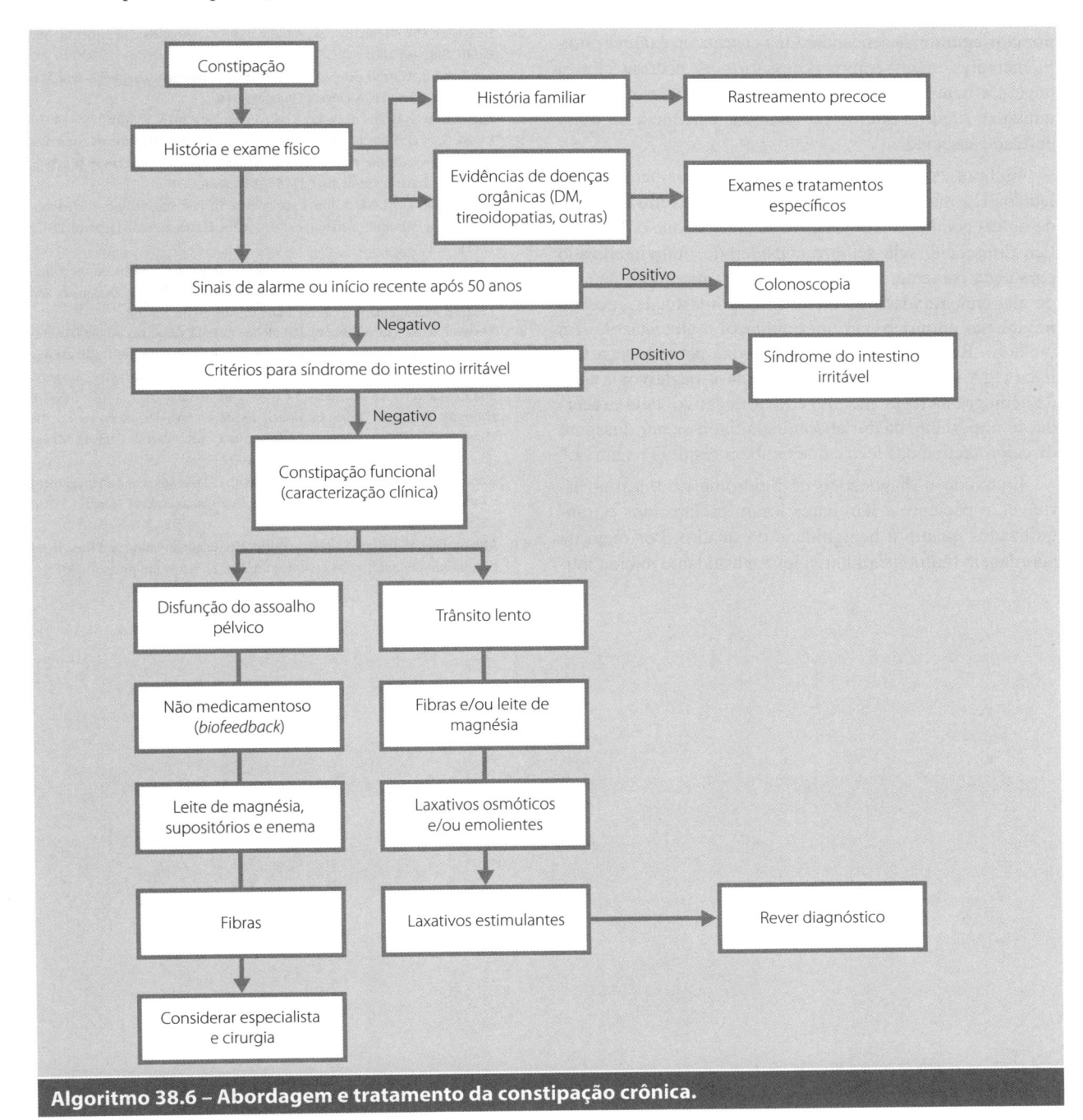

Algoritmo 38.6 – Abordagem e tratamento da constipação crônica.

Fonte: Adaptado de Fine et al., 1999.

Discussão do caso clínico

O presente caso trata de uma paciente jovem, sem comorbidades conhecidas, evoluindo com dor abdominal crônica, relacionada com mudança do hábito intestinal, sem qualquer sinal de alarme evidente. Exame físico inocente. Pessoa jovem, sem sinais de comprometimento físico, com história clínica arrastada, sem evidências clínicas de complicações. O conjunto de dados sugere fortemente tratar-se de uma Síndrome do Intestino Irritável.

Como apresentado ao longo do texto, as doenças funcionais do trato gastrointestinal são bastante frequentes na rotina clínica, e alguns casos específicos podem não ser tão claros como o descrito, gerando confusão diagnóstica e, por conseguinte, desencadear uma cascata de exames complementares, nem sempre necessários. A história clínica deve ser bem descrita, questionando-se ativamente sobre qualquer sinal de alarme ou qualquer evidência de outra entidade associada.

Embora existam os critérios diagnósticos bem estabelecidos (Roma IV), que **independem da exclusão** direta de outras condições clínicas, recomenda-se que o diagnóstico diferencial seja sempre considerado, individualizado para cada paciente. A paciente do caso, moradora de área de alta endemicidade para parasitoses intestinais, recebeu tratamento empírico com metronidazol e albendazol, sem melhora. Realizada pesquisa sorológica para Doença Celíaca (IgA sérico e antitransglutaminase negativos), além de hemograma (sem anemia) e PCR negativo. Pela exacerbação importante da dor abdominal, optou-se por dosagem de calprotectina nas fezes, que também resultou negativa.

Efetivado o diagnóstico de Síndrome do Intestino Irritável, a paciente e familiares foram esclarecidos e tranquilizados quanto à benignidade do quadro. Por meio de abordagem multidisciplinar, a jovem estudante iniciou mudanças de estilo de vida, com prática regular de exercícios físicos e higiene do sono, prescritos mebeverina 200 mg para controle da dor e loperamida 2 mg, em eventuais exacerbações da diarreia. Para modulação da dor e controle do transtorno de ansiedade identificado ao longo das consultas, introduziu-se nortriptilina, sob acompanhamento com psicólogo. A paciente, após algumas semanas, apresentou redução significativa dos sintomas e melhora importante da qualidade de vida.

Referências

1. Fine KD, Lawrence RS. AGA technical review on the evaluation and management of chronic diarrhea. Gastroenterology 1999; 116(6): 1464-86.
2. Benseñor, IM. Medicina em ambulatório – diagnóstico e tratamento. São Paulo: Sarvier; 2005.
3. Schiller LR, Darrell SP, Sellin JH. Chronic Diarrhea: Diagnosis and Management. Clin Gastroenterol Hepatol 2016.
4. Lacy BE, et al. Bowel disorders. Gastroenterology 2016; 150(6): 1393-1407.
5. Lucak S, et al. Current and emergent pharmacologic treatments for irritable bowel syndrome with diarrhea: evidence-based treatment in practice. Ther Adv Gastroenterol 2016: 1756283X16663396.
6. Lovell RM, Ford AC. Global prevalence of and risk factors for irritable bowel syndrome: a meta-analysis. Clin Gastroenterol Hepatol 2012; 10(7): 712-21.
7. Gomollón F, et al. 3rd European Evidence-based Consensus on the Diagnosis and Management of Crohn's Disease 2016. Part 1: Diagnosis and Medical Management. J Crohn's and Colitis 2016: jjw168.
8. Magro F, et al. Third European Evidence-based Consensus on the Diagnosis and Management of Ulcerative Colitis. Part 1: definitions, diagnosis, extra-intestinal manifestations, pregnancy, cancer surveillance, surgery, and ileo-anal pouch disorders. J Crohn's and Colitis 2017; 11(6): 649-70.
9. Harbord M, et al. Third European Evidence-based Consensus on the Diagnosis and Management of Ulcerative Colitis. Part 2: Current Management. J Crohn's and Colitis 2017: jjx009.
10. Rao SSC, Rattanakovit K, Patcharatrakul T. Diagnosis and management of chronic constipation in adults. Nat Rev Gastroenterol Hepatol 2016; 13(5): 295-305.
11. Mearin F, et al. Irritable bowel syndrome with constipation and functional constipation in adults: Treatment (Part 2 of 2). Atencion primaria 2017.

Perda de peso não intencional

- *Ricardo Barbosa Filho*
- *Francisco Daniel Cavalcante Vidal*
- *Bruna Carla Ferreira Mendes*
- *Kristopherson Lustosa Augusto*

CASO CLÍNICO

Homem, 76 anos, vai à unidade básica de saúde para avaliação acompanhado por familiares. Os filhos informam que o pai mantinha peso de 71 kg até cerca de 12 meses atrás, quando notaram emagrecimento progressivo. Familiares contam que o paciente tem deixado de realizar tarefas domésticas habituais (não faz café, não lava suas roupas, nem a louça da cozinha), e que há uma semana ele se perdeu no bairro voltando da padaria próxima a sua casa.

Como antecedentes pessoais, ficou viúvo há cerca de um ano e meio, e está morando sozinho atualmente. Possui hipertensão arterial sistêmica e é tabagista ativo desde os 20 anos (50 maços/ano). Nega etilismo. Refere fazer uso de captopril 25 mg três vezes ao dia. Não faz visitas regulares ao serviço de saúde para consultas médicas de rotina.

No interrogatório sobre os diversos aparelhos, nega alterações de hábito intestinal ou sangramentos. Tem cansaço para caminhar dois quarteirões, mesmo no plano. Relato de sibilância eventual. Nega dor torácica.

Ao exame físico, apresenta-se em bom estado geral, emagrecido, afebril, acianótico, anictérico, com desorientação temporoespacial, peso de 60 kg, altura de 1,76 m, IMC: 19,37 kg/m^2. Sem alterações à avaliação cardiopulmonar, com pressão arterial de 150 × 80 mmHg, saturação de oxigênio de 95% em ar ambiente. Abdome indolor, plano, sem massas patológicas palpáveis. Sem outras alterações dignas de nota em exame físico.

Introdução

A perda de peso involuntária é definida como a redução de 5% ou mais do peso corporal em um período de 6 a 12 meses[7]. Sua incidência varia de acordo com a população estudada entre 0,6 e 7,3% por ano, e a prevalência pode chegar a 7%[22]. Caracteriza, portanto, uma condição clínica importante e frequente, podendo ter causas graves subjacentes e incorrer em risco de morte.

Em um estudo que avaliou emagrecimento em pessoas idosas, verificou-se que a redução de peso involuntária está associada à deterioração da capacidade funcional e da qualidade de vida e também ao aumento de mortalidade nessa população em um período de 12 meses[22].

A perda involuntária de peso é consequente de um déficit energético e acontece quando as necessidades nutricionais do organismo não são supridas adequadamente ou quando o consumo metabólico está intensificado. Esse desequilíbrio pode ser devido à ingesta calórica reduzida ou a perdas de substrato energético pelo trato urinário (como na síndrome nefrótica) ou pelo trato gastrointestinal (como na síndrome de má absorção). Ainda pode decorrer do aumento do gasto energético resultante de uma vasta gama de doenças, como tireotoxicose, neoplasias de trato gastrointestinal e infecção por HIV.

Outro conceito importante é o de caquexia[7]. Trata-se de uma síndrome complexa que leva à redução ponderal importante marcada por perda de massa muscular com ou sem perda concomitante de massa gordurosa. A fisiopatologia da caquexia, que foi melhor estudada em pacientes com neoplasias malignas, envolve a ativação do sistema pró-inflamatório, principalmente com produção de interleucinas 1 e 6 e fator de necrose tecidual alfa, que atuam na promoção de lipólise, perda de massa muscular e anorexia. A caquexia é uma condição associada a uma causa secundária e não ocorre apenas devido à baixa ingesta de nutrientes e calorias. Em geral, a caquexia denota mau prognóstico e estado funcional prejudicado e associa-se a maiores índices de hospitalização.

Na abordagem de pacientes idosos, ressalta-se que a fisiologia do envelhecimento cursa com alterações da composição da massa corporal, levando ao aumento do percentual de gordura e diminuição da massa muscular e da densidade óssea. Isso pode levar a uma perda ponderal esperada de até 100 g/ano a partir dos 60 anos[21]. Ocorrem, ainda, diversas alterações, como desbalanço entre hormônios orexígenos e sacietógenos e modificações sensoriais de olfato e paladar que contribuem para a chamada "anorexia do envelhecimento", que envolve a redução de apetite e consequente intensificação de emagrecimento em idosos[6].

Principais etiologias da perda de peso involuntária e seus mecanismos de ação

Afecções do trato gastrointestinal

Neoplasias e outras diversas patologias do trato gastrointestinal (úlceras, parasitoses) podem causar sintomas como dor, distensão gástrica, saciedade precoce, náuseas e vômitos, obstrução ou semiobstrução intestinais.

Enfermidades que cursam com síndrome de má absorção, como doença celíaca ou insuficiência pancreática, causam emagrecimento por incapacidade de absorção de nutrientes.

Cardiopatias

A insuficiência cardíaca em seus estágios mais avançados está associada à caquexia cardíaca. Ocorre maior mortalidade nas classes funcionais New York Heart Association IV (NYHA IV), quando há perda importante de massas magra e gorda devido ao estado inflamatório crônico. A perda de peso pode estar oculta se houver quadro de congestão associado.

Nefropatias

A insuficiência renal desencadeia quadro inflamatório sistêmico crônico e pode levar à perda de peso, principalmente em seus estágios avançados. Atentar ao emagrecimento devido ao uso de diuréticos.

Transtornos psiquiátricos e consumo de drogas

Depressão e transtornos alimentares podem ocasionar redução de peso devido à diminuição no consumo de alimentos. Hábitos purgativos (vômitos induzidos, uso de laxativos) também podem estar presentes, principalmente nos distúrbios alimentares.

O uso crônico de álcool prejudica a ingestão alimentar e associa-se a deficiências nutricionais, como déficit de vitamina B12 e tiamina. O consumo de tabaco, anfetaminas e cocaína também está associado à diminuição de peso.

Doenças reumatológicas

Devido ao quadro inflamatório, essas condições se associam ao emagrecimento como sintoma constitucional, principalmente na artrite reumatoide e nas vasculites associadas ao ANCA (anticorpos anticitoplasma de neutrófilos).

Endocrinopatias

Diabetes *mellitus*, principalmente do tipo 1, pode levar à redução de peso pela incapacidade de utilização da glicose decorrente da deficiência insulínica, ainda que haja aumento do apetite. Também no hipertireoidismo, em que o aumento de secreção hormonal tireoidiana promove metabolismo acelerado, cujo sintoma cardinal é o emagrecimento, ainda que associado à hiperfagia.

No feocromocitoma, há um estado hiperadrenérgico e aumento do gasto energético como consequência da liberação de enormes quantidades de catecolaminas. Outras endocrinopatias que podem levar à redução ponderal são insuficiência adrenal, síndrome carcinoide e hipopituitarismo.

Doenças neurológicas

Síndromes demenciais, doença de Parkinson, esclerose lateral amiotrófica, acidente vascular encefálico com sequelas, entre outras variedades de acometimentos neurológicos, podem tanto comprometer as funções motoras envolvidas no ato de se alimentar quanto evoluir com disfagia, por exemplo.

Doenças infecciosas

Tuberculose e infecção pelo HIV (vírus da imunodeficiência humana), além de promoverem estado inflamatório crônico, podem ocasionar infecções no trato gastrointestinal, levando à desabsorção. Na Síndrome da Imunodeficiência Adquirida (Aids), a instalação de infecções secundárias à imunodeficiência é causa importante de emagrecimento.

Síndrome de fragilidade do idoso

Com origem em mecanismos inflamatórios e hormonais e relacionada às multimorbidades do idoso, a Síndrome de Fragilidade caracteriza-se por perda de peso como sintoma cardinal, associada à fadiga, redução de força muscular, prejuízo de desempenho físico e exaustão[3].

Podem-se também dividir as causas de perda ponderal não intencional entre aquelas em que o apetite está preservado ou não (Quadro 39.1).

Quadro 39.1 – Causas de perda de peso involuntária.
Com diminuição do apetite:
• Neoplasias
• Infecção pelo HIV
• Endocrinopatia
• Insuficiência cardíaca
• Doenças psiquiátricas
• Doenças do trato gastrointestinal
• Uso de álcool e/ou drogas ilícitas
• Fragilidade do Idoso
Com aumento do apetite:
• Hipertireoidismo
• Diabetes *mellitus* (principalmente no tipo 1)
• Má absorção
• Feocromocitoma

Fonte: Huffman GB. Evaluating and treating unintentional weight loss in the elderly. Am Fam Physician 2002 Feb 15; 65(4): 640-50.

História clínica e exame físico

Uma anamnese bem realizada, com história clínica detalhada e exame físico adequado, pode auxiliar sobremaneira na investigação de perda de peso involuntária[2,7,15,16,22]. Um passo essencial para iniciar a abordagem é documentar e quantificar o emagrecimento. Nem sempre há dados objetivos que mensurem a real perda ponderal, o que pode prejudicar a avaliação. Por vezes, faz-se necessário averiguar se as vestimentas estão largas ou a prótese dentária frouxa para se ter confirmação do emagrecimento.

A diminuição de ingestão alimentar pode, por um lado, relacionar-se ao contexto social em que o indivíduo está inserido. Portanto, é fundamental questionar o meio em que vive o paciente, a renda familiar e sua relação com os cuidadores, uma vez que o indivíduo com baixa renda ou pouco suporte social pode não se alimentar de maneira correta por não ter acesso aos alimentos com aporte nutricional adequado ou por inabilidade em preparar refeições[3,7]. Alguns desses pacientes, como aqueles com quadros demenciais, podem perder a capacidade funcional de levar o alimento à boca ou mesmo esquecer se já realizaram a refeição ou não, necessitando da ajuda de terceiros para executar tais funções[1,3,22].

Por outro lado, a redução do consumo de alimentos pode se relacionar a sintomas depressivos ou pode ser promovida deliberadamente no caso de indivíduos com transtornos psiquiátricos, como distúrbios alimentares, cabendo averiguar, ainda, se não há intenção de emagrecer, com adesão a dietas.

Nem todos os pacientes possuem queixas e sintomas que direcionem a perda de peso como decorrente do acometimento específico de determinado órgão ou sistema orgânico. Dessa forma, a história clínica deve ser pormenorizada e com busca ativa de informações.

É de extrema importância a avaliação da saúde bucal[7,11,14]. Dor ou dificuldades na mastigação por dentes em mau estado de conservação, além de periodontite, lesões em mucosas ou na cavidade oral ou mesmo candidíase, frequentemente prejudicam a ingesta alimentar. Verificar a adequação de próteses dentárias também é necessário.

Na abordagem dos múltiplos sistemas, sinais e sintomas, como febre, tosse persistente, expectoração, hemoptise, dispneia, lesões cutâneas, disfonia, aumento de volume abdominal, ascite, surgimento de icterícia, alterações urinárias como hematúria ou urina espumosa, sangramento uterino anormal, alterações de secreção vaginal, artralgias, entre muitos outros, são exemplos que podem guiar a investigação. O próprio sintoma de inapetência pode acompanhar uma miscelânea de doenças e contribuir para a diminuição de ingesta alimentar.

Além disso, sintomas gastrointestinais constituem uma das principais causas orgânicas de perda ponderal não intencional[1,7,11,14,16]. Portanto, deve-se interrogar sobre odinofagia, queixas dispépticas, alterações do hábito intestinal ou de características das fezes (diarreia, fezes em fita, entre outras), náuseas e vômitos, bem como disfagia (para sólidos e/ou líquidos). Queixas como disgeusia e redução do olfato e do paladar podem reduzir o prazer em alimentar-se, principalmente em idosos.

Indagar sobre sintomas depressivos como tristeza, anedonia, insônia, choro recorrente e irritabilidade na procura por distúrbios de humor. Disfunções neurológicas e alterações cognitivas chamam a atenção para a possibilidade de enfermidades neurológicas e síndromes demenciais.

Uma maneira prática de recordar alguns dos principais itens da anamnese relacionados ao emagrecimento não intencional é utilizar a mnemônica dos 9 "D's" (Quadro 39.2)[3,14,19].

Quadro 39.2 – Os nove "D's" da perda de peso não intencional.

- Dentição
- Disgeusia
- Disfagia
- Diarreia
- Doenças crônicas
- Depressão
- Demência
- Disfunção
- Drogas

Fonte: Adaptado de Robbins L.J. Evaluation of weight loss in the elderly. Geriatrics; 1989.

Ao realizar o exame físico, deve-se fazer uma procura ativa por adenomegalias, crescimentos de massas e/ou tumorações de qualquer localização, lesões cutâneas, como nevos com características de malignidade ou alterações de pigmentação da pele. A avaliação abdominal cuidadosa em busca de visceromegalias, ausculta cardíaca e pulmonar, palpação de tireoide e mamas, avaliação articular, além de exame neurológico e do aparelho geniturinário podem trazer informações valiosas[2,7,11,14,16]. A presença de edema ou mesmo de anasarca deve ser considerada e pode ocultar um emagrecimento subjacente. Achados como queilite angular, glossite atrófica, alterações de pele e anexos (unhas e cabelos) que sugiram deficiências nutricionais podem sinalizar para contribuintes do emagrecimento.

Ressalta-se a importância da queixa de dor crônica de etiologias múltiplas no contexto de perda ponderal, tendo em vista que tais pacientes frequentemente têm prazer reduzido em alimentar-se, além da associação não rara entre dor crônica e depressão[12].

Outro ponto fundamental é elencar os medicamentos em uso pelo paciente. Levando-se em consideração que parcela significativa dos indivíduos sob investigação são idosos e que muitos deles usam diversas medicações, o inventário medicamentoso deve ser feito de forma detalhada. Várias drogas cursam com efeitos colaterais, como anorexia, disfagia, náuseas e vômitos, que podem resultar em emagrecimento (Tabela 39.1)[1,3,5].

Tabela 39.1 – Medicações e seus efeitos colaterais.

Anorexia	• Anfetaminas, anticonvulsivantes, antipsicóticos, benzodiazepínicos, digoxina, levodopa, opioides, inibidores seletivos de recaptação de serotonina (ISRS)
Boca seca	• Anticolinérgicos, anti-histamínicos, clonidina, diuréticos de alça
Disgeusia/ disosmia	• Alopurinol, inibidores da enzima conversora de angiotensina (IECA), antibióticos (ex. ciprofloxacino, claritromicina, doxiciclina, etambutol, metronidazol), anticolinérgicos, anti-histamínicos, bloqueadores dos canais de cálcio, hidralazina, hidroclorotiazida
Disfagia	• Bisfosfonados, doxiciclina, glicocorticoides, sais de ferro
Náuseas e vômitos	• Bisfosfonados, digoxina, agonistas dopaminérgicos, ferro, levodopa, metformina, opioides, inibidores seletivos de recaptação de serotonina (ISRS), estatinas

Fonte: Gaddey HL, Holder K. Unintentional weight loss in older adults. Am Fam Physician 2014; 89: 718-22.

É necessário estimar o gasto energético dos investigados. Devem-se avaliar as atividades físicas realizadas e considerar que pacientes com síndromes demenciais ou distúrbios neurológicos e psiquiátricos podem ter consumo calórico aumentado por agitação psicomotora e sintomas como perambulação noturna ou mesmo movimentos musculares involuntários recorrentes no caso de pacientes com coreia e discinesia, por exemplo[3,10].

Abordar ainda possíveis restrições dietéticas que o indivíduo possa ter, voluntariamente empreendidas ou orientadas por profissionais de saúde, visto que restrições de carboidratos, sal e proteínas podem ter impacto em perda ponderal, principalmente em idosos. A organização de um recordatório alimentar ajuda a dimensionar o aporte calórico diário do paciente e a avaliar possíveis carências de nutrientes específicos (proteínas, vitaminas, ferro etc.) na dieta.

Também é relevante investigar hábitos de vida como tabagismo, consumo de drogas ilícitas ou álcool, além de contato com outros tóxicos como fumaças e exposições ocupacionais (solventes, algodão, areia e amianto). Estudos demonstram que a presença de antecedente de tabagismo sinaliza para perda de peso possivelmente decorrente de causa orgânica[2,14]. Inquirir sobre comportamentos de risco, como sexo desprotegido e compartilhamento de seringas, além do recebimento de transfusões de hemoderivados previamente.

Por fim, interrogar sobre a ocorrência de injúrias recentes à saúde, como infecções de repetição, descompen-

sações de doenças crônicas e hospitalizações, ocasiões em que pode haver redução acentuada de peso. Certificar-se de que os pacientes estão recebendo tratamento adequado para suas doenças e de que existe adesão à terapêutica proposta é de auxílio na avaliação da perda ponderal. Muitas vezes, o emagrecimento tem origem multifatorial, com colaboração de múltiplas morbidades, associadas a efeitos colaterais de medicações, e, ainda, a más condições sociais, sobretudo em idosos[2,7].

Exames complementares

Não existem protocolos universais validados para investigação de perda de peso anormal. Estudos demonstram que uma abordagem inicial incluindo história clínica e exame físico detalhados, associados a exames complementares direcionados a achados da anamnese são suficientes para determinar a causa do emagrecimento em grande parte dos pacientes[7,14,16]. No entanto, quando essa avaliação inicial é negativa e não sinaliza nenhuma etiologia para a redução ponderal, deve-se lançar mão de exames complementares. Sugere-se pesquisa laboratorial, que inclui hemograma completo, ureia, creatinina, dosagem sérica de eletrólitos (cálcio, fósforo, sódio, potássio, magnésio), glicemia de jejum, hemoglobina glicada, proteínas totais e frações, aspartato aminotransferase, alanina aminotransferase, fosfatase alcalina, gama glutamil transferase, bilirrubinas totais e frações, desidrogenase láctica, hormônio tireoestimulante, tiroxina livre, proteína C reativa ou velocidade de hemossedimentação, sorologias (para hepatites e HIV se fatores de risco), urina tipo 1 e radiografia de tórax[7,11,14,16]. Certificar-se de que o rastreio de neoplasias está adequado, no caso de o indivíduo ter indicação (mamografia, colonoscopia, pesquisa de sangue oculto em fezes, citologia oncótica uterina etc.)[7]. Considera-se a realização de ultrassonografia de abdome ou tomografia computadorizada de abdome caso a história clínica direcione para tal necessidade[7,11,14,16].

Possíveis alterações encontradas nesses exames devem guiar o prosseguimento da investigação (após achado de hipercalcemia, por exemplo, é aconselhável solicitar eletroforese de proteínas).

Mesmo após investigação clínica e exames complementares, cerca de 10 a 30% dos casos permanecem sem diagnóstico. Esses pacientes devem ser reavaliados em um intervalo de um a seis meses, uma vez que algumas doenças surgem de maneira insidiosa. Sugere-se não prosseguir com a realização às cegas de exames mais sofisticados (como tomografia computadorizada de corpo inteiro), com o risco de achados que não tenham relação com a perda ponderal (como os incidentalomas)[14,16].

Os estudos demonstram que dificilmente doenças graves que cursem com perda de peso, como neoplasias malignas, não se manifestam com alterações na investigação inicial. Tais casos, a princípio não esclarecidos, relacionam-se, com frequência, a causas benignas de emagrecimento, de forma que aguardar a reavaliação, em geral, não ocasiona desfechos desfavoráveis[14].

Tratamento

O tratamento da perda de peso não intencional deve ser direcionado para a etiologia do problema. A terapêutica específica para doenças crônicas (diabetes, doença pulmonar obstrutiva crônica, doenças reumatológicas, entre outras) que estejam mal compensadas ou sem tratamento pode atuar definitivamente na interrupção da perda de peso. Abordagens não medicamentosas também são úteis a diversos indivíduos, e o auxílio da equipe multidisciplinar é essencial.

Pacientes com baixo peso necessitam de dietas com 30 a 35 kcal/kg/dia, sendo 20% ou mais desse total composto por proteínas. Indivíduos idosos desnutridos devem manter um aporte calórico ainda mais intenso, em torno de 40 kcal/kg/dia[1,3]. Atentar para o fato de que o Índice de Massa Corpórea (IMC) que sinaliza eutrofia em adultos é de 18,5 a 25 kg/m². No entanto, em idosos, o IMC desejável é maior, entre 22 e 27 kg/m²[4]. A participação do nutricionista é de grande importância durante o seguimento desses pacientes, e a terapia nutricional deve ser cuidadosa, dado o risco de síndrome de realimentação.

Outros profissionais de saúde indispensáveis são fonoaudiólogos, que podem abordar os possíveis distúrbios da deglutição; dentistas, para avaliação e tratamento de pacientes com más condições dentárias e de higiene oral; psicólogos, para auxílio nos transtornos do humor. Fisioterapeutas e educadores físicos também são importantes, visto que o exercício físico regular e bem orientado pode melhorar o apetite e prevenir a sarcopenia[3,10,11,14].

Na abordagem não farmacológica, podem-se usar estratégias como estimular a ingestão alimentar em porções mais frequentes – ainda que em menor quantidade –, encorajar o paciente a consumir alimentos que lhe são saborosos, reduzir restrições dietéticas e incentivar o ato da refeição na companhia de outras pessoas[1,20]. Orienta-se, ainda, aumentar o aporte proteico-calórico das refeições estimulando o consumo de mel, óleos saudáveis, como o azeite, ovos, carnes, leite e seus derivados e até mesmo preparados proteicos, como *whey protein*. Diversos suplementos nutricionais industrializados estão disponíveis para promover incremento de calorias, proteínas e outros nutrientes na dieta. Ressalta-se que tais suplementos não devem substituir as refeições principais[13,17].

Alguns medicamentos podem ser utilizados com o intuito de promover o ganho de peso por três possíveis mecanismos: 1) agentes orexigênicos (atuam na promoção do apetite): glicocorticoides e agentes progestacionais (medroxiprogesterona, megestrol, entre outros). Em alguns países onde é legalizado, tem sido utilizado o marinol, um canabinoide indicado no tratamento de anorexia de pacientes com Síndrome da Imunodeficiência Adquirida (SIDA), e alguns estudos estão sendo realizados em pacientes com Doença de Alzheimer. 2) agentes anabólicos (aumentam a síntese proteica, estimulam o apetite e diminuem o catabolismo): hormônios do crescimento e terapia androgênica com testosterona. 3) agentes anticatabólicos (inibem o catabolismo): ômega 3, inibidores da gliconeogênese (hidralazina) e medicamentos com atividade anticitocinas, como talidomida e melatonina. Importante observar que não há grande gama de estudos que comprove a eficácia dessas medicações, e elas não devem ser utilizadas indiscriminadamente[1,3,10,11,20].

Mesmo sem existir a indicação formal, outros medicamentos, e algumas vezes até seus efeitos colaterais, podem ser utilizados na tentativa de promover ganho de peso. Medicações como alguns antidepressivos (mirtazapina, entre outros), possuem efeitos no aumento do apetite e atuam com o duplo benefício de promover ganho ponderal e tratar o transtorno depressivo, atuando na causa do emagrecimento[11].

Discussão do caso clínico

O paciente apresentado no caso apresenta redução ponderal significativa de mais de 10% do peso em 12 meses, caracterizando perda de peso involuntária. Identificam-se na história múltiplas possíveis causas para o emagrecimento, e essa etiologia multifatorial é bastante comum na prática clínica.

Na abordagem da questão social, verifica-se que reside sozinho e é viúvo. Dessa forma, é mandatório investigar como são preparadas as refeições, quais os tipos de alimentos consumidos e a frequência alimentar. Por outro lado, devido ao relato de abandono de tarefas habituais, é importante abordar se não há concomitância de sintomas depressivos, como anedonia. Sabe-se que o transtorno depressivo pode contribuir sobremaneira para a perda ponderal.

Os familiares referem paciente com desorientação topográfica (perdeu-se no bairro) associada a queixas de possível disfunção em atividades de vida diária. Por conseguinte, é indicada avaliação neurocognitiva para investigar a hipótese diagnóstica de Síndrome Demencial.

Outros contribuintes devem ser investigados, como a possibilidade de doença pulmonar e/ou cardíaca, considerando-se a grande carga tabágica e os sintomas de dispneia e sibilância. E é sempre necessário abordar efeitos colaterais de medicações. Ainda que o paciente use regularmente apenas captopril, sabe-se que os inibidores da enzima conversora de angiotensina podem desencadear disgeusia, que poderia atuar no emagrecimento.

Haja vista a história clínica e o exame físico, devem-se solicitar exames gerais laboratoriais (hemograma completo, função renal, tireoidiana e hepática, eletrólitos, entre outros) e radiografia de tórax na busca de causas orgânicas para o emagrecimento. Orientações como o aumento do conteúdo energético-proteico das refeições já podem ser empreendidas. E é indispensável orientar os familiares sobre a necessidade de estarem próximos ao paciente e envolvê-los nos cuidados e no suporte nutricional.

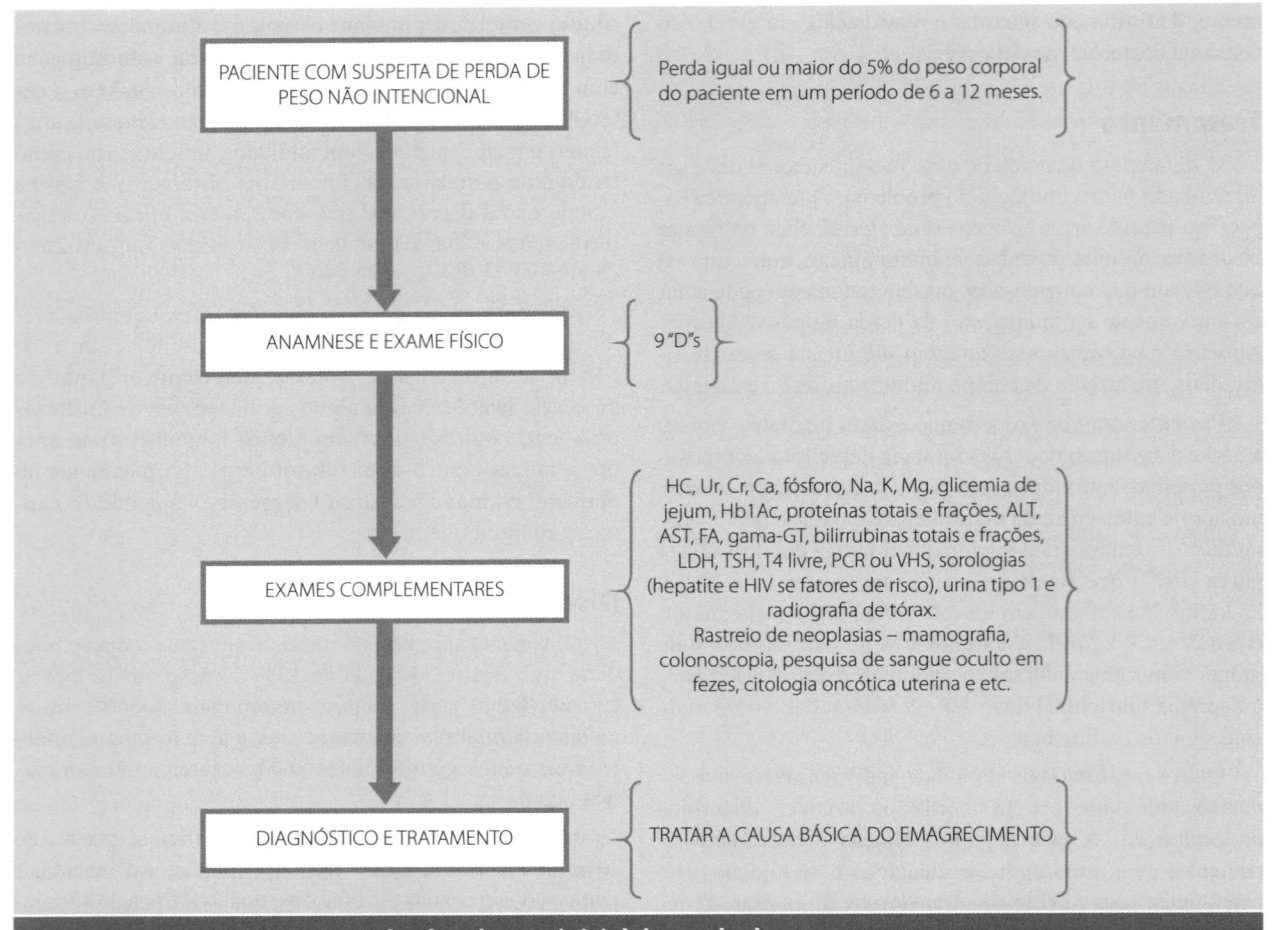

Algoritmo 39.1 – Fluxograma de abordagem inicial da perda de peso.

Fonte: Bouras EP, Lange SM, Scolapio JS. Rational approach to patients with unintentional weight loss. Mayo Clin Proc 2001; 76: 923-29.

Referências

1. Alibhai SMH, Greenwood C, Payette H. An approach to the management of unintentional weight loss in the elderly. CMAJ 2005; 172: 773-80.

2. Bilbao-Garay J, Barba R, Losa-García JE, et al. Assessing clinical probability of organic disease in patients with involuntary weight loss: a simple score. Eur J Intern Med 2002; 13: 240.

3. Bouras EP, Lange SM, Scolapio JS. Rational approach to patients with unintentional weight loss. Mayo Clin Proc 2001; 76: 923-29.

4. Calle EE, Thun MJ, Petrelli JM, Rodriguez C, Heath CW Jr. Body-mass index and mortality in a prospective cohort of U.S. adults. N Engl J Med 1999; 341: 1097-105.

5. Carr-Lopez SM, Phillips SK. The role of medications in geriatric failure to thrive. Drugs Aging 1996; 9: 221-5.

6. Clarkston WK, Pantano MM, Morley JE, Horowitz M, Littlefield JM, Burton FR. Evidence for the anorexia of aging – gastrointestinal transit and hunger in healthy elderly vs young adults. Am J Physiol 1997; 41: R243-8.

7. Evans TA, Gupta R. Approach to the patient with weight loss. UpToDate. Watham, MA, 2017 (acesso em: jan. 2017).

8. Fauci A, et al. Harrison Medicina Interna. 18ª ed. Rio de Janeiro: McGraw-Hill; 2013.

9. Fried L, Tangen CM, Walston J, Newman AB, Hirsch C, Gottdiener J, et al. Frailty in Older Adults: evidence for a phenotype. J Gerontol 2001; 56(3): M146-56.

10. Gaddey HL, Holder K. Unintentional weight loss in older adults. Am Fam Physician 2014; 89: 718-22.

11. Huffman GB. Evaluating and treating unintentional weight loss in the elderly. Am Fam Physician 2002 Feb 15; 65(4): 640-50.

12. Johnson K, Politis MD, Hansen AR, McKenzie LE, Duncan DT, Zhang J. It is a painful somatic symptom, not the history of cancer/malignancy that is associated with depression: findings from multiple national surveys. Pain 2017 Apr; 158(4): 740-46.

13. Lipschitz DA. Approaches to the nutritional support of the older patient. Clin Geriatr Med 1995; 11: 715-24.

14. McMinn J, Steel C, Bowman A. Investigation and management of unintentional weight loss in older adults. BMJ 2011; 342: d1732.

15. Metalidis C, Knockaert DC, Bobbaers H, Vanderschueren S. Involuntary weight loss. Does a negative baseline evaluation provide adequate reassurance? Eur J Intern Med 2008; 19: 345-9.

16. Moriguti JC, Moriguti EKU, Ferrioli E, Cação JC, Iucif Jr N, Marchini JS. Involuntary weight of loss in elderly individuals: assessment and treatment. Med J/Rev Paul Med (São Paulo) 2001; 119(2): 72-7.

17. Morley JE. Anorexia in older persons: epidemiology and optimal treatment. Drugs Aging 1996; 8: 134-55.

18. Papadakis MA, McPhee SJ. Current medical diagnosis & treatment. 56th ed. New York: McGraw-Hill Education; 2017. p. 36-7.

19. Robbins LJ. Evaluation of weight loss in the elderly. Geriatrics 1989; 44: 31-34, 37.

20. Stajkovic S, Aitken EM, Holroyd-Leduc J. Unintentional weight loss in older adults. Canadian Med Assoc J 2011; 183(4): 443-49.

21. Wallace JI, Schwartz RS. Epidemiology of weight loss in humans with special reference to wasting in the elderly. Int J Cardiol 2002; 85: 15-21.

22. Wong CJ. Involuntary weight loss. Med Clin North America 2014; 98: 625-43.

Obesidade e síndrome metabólica

- *Mateus Paiva Marques Feitosa*
- *Rafael Baima de Melo Lima*
- *Iara Bento*

CASO CLÍNICO 1

F.T.O., homem, 45 anos, solteiro, sem filhos, empresário.

Paciente comparece em consulta de rotina trazendo últimos exames solicitados pelo clínico. Assintomático, nega comorbidades.

Não faz uso de medicações. Tabagista 40 maços/ano, sedentário.

Exame físico: bom estado geral; peso: 107 kg; altura: 1,70 m; imc: 37 kg/m², circunferência abdominal: 110 cm; cardiovascular: pa sentado/bilateral: 150 × 100 mmhg, confirmada com 2 medidas; respiratório sem alterações.

Exames laboratoriais: Glicemia de jejum: 103 mg/dL, hemoglobina glicada: 5,7%, colesterol total: 220 mg/dL, HDL: 35 mg/dL, Triglicérides: 135 mg/dL.

Qual o principal diagnóstico do paciente do caso clínico 1 e as abordagens terapêuticas?

Discussão: Paciente apresentando 3 dos 5 critérios para o diagnóstico de síndrome metabólica conforme NCEP-ATPIII3: circunferência abdominal > 102 cm, PA maior que 130 × 85 mmHg, e níveis de HDL-c menores que 40 mg/dL fechando o diagnóstico.

A abordagem terapêutica deve enfatizar mudança de estilo de vida com dieta hipossódica e hipocalórica, atividade física regular em média 30 minutos 5 vezes por semana, objetivando perda de peso entre 5 e 10% do peso corporal e redução de circunferência abdominal.

Deve ser iniciado tratamento medicamentoso para hipertensão arterial e orientado sobre riscos do tabagismo e necessidade de parar de fumar como medida preventiva de eventos cardiovasculares, cerebrovasculares e neoplasias.

CASO CLÍNICO 2

A.G.S., mulher, 37 anos, casada, dois filhos.

Paciente refere que sempre foi acima do peso durante toda a infância e adolescência, porém ganhou 20 kg após última gestação, há 5 anos, e não conseguiu mais perder peso. Fez tratamento prévio nos últimos 3 anos com uso de diversas medicações como sibutramina, orlistate, sem redução de peso significativa. Apresenta hábito alimentar hiperfágico. Sedentária.

AP: Hipertensa, Glicemia de jejum alterada

Em uso: Losartana 50 mg de 12/em 12 horas, Anlodipino 5 mg/dia, Glifage XR 500 mg 3 capsulas por dia

Exame físico: Bom estado geral, poucas estrias esbranquiçadas no abdome; altura: 1,65 m; peso: 103,4 kg; PA: 130 × 90 mmHg; cardiovascular e respiratório sem particularidades; abdome globoso, flácido, indolor.

Qual a proposta terapêutica para a paciente do caso clínico 2 e quais exames devem ser solicitados para exclusão de causas secundárias de obesidade?

Discussão: Paciente com IMC 37,9 kg/m², sendo classificada como obesidade grau 2, já foi submetida a tratamento clínico por mais de dois anos sem sucesso e apresentando comorbidades, como hipertensão arterial e glicemia de jejum alterada, sendo, portanto, candidata a cirurgia bariátrica como tratamento para obesidade.

Antes de ser submetida a procedimento cirúrgico, devem ser descartadas causas de obesidade secundárias a endocrinopatias e possivelmente reversíveis, tais como hipotireoidismo, solicitando TSH, síndrome de Cushing, realizando dosagem de cortisol urinário de 24 horas e acromegalia com dosagem de IGF-1.

A obesidade é um dos maiores problemas de saúde pública atual. Nos EUA, estima-se que um terço da população é obesa, sendo responsável por 17% dos custos em saúde. Está relacionada com diversas doenças, tais como: hipertensão arterial, diabetes *mellitus*, distúrbios do sono, osteoartrite, asma, câncer, fibrilação atrial (FA) e NASH (esteato-hepatite não alcoólica).

Quadro 40.1 – Complicações e comorbidades associadas à obesidade.

- Síndrome da apneia obstrutiva do sono – Síndrome de hipopneia do obeso
- Dislipidemia
- Pré-diabetes – Diabetes *mellitus* tipo 2
- Hipertensão arterial sistêmica
- Mortalidade cardiovascular
- Doença hepática gordurosa não alcoólica
- Síndrome do ovário policístico
- Infertilidade feminina
- Hipogonadismo masculino
- Asma
- Osteoartrose – osteoartrite
- Incontinência urinária de esforço
- Doença do refluxo gastroesofágico
- Depressão

A etiologia da obesidade é, na maioria das vezes, multifatorial, a partir de uma complexa interação ambiental e genética, culminando em um balanço energético positivo. Entretanto, em raros casos, pode ser originada de causas primárias genéticas, tais como: mutações no gene da leptina, melanocortina, síndrome de Prader-Willi, e de origem secundária: causas endócrinas (hipotireoidismo, síndrome de Cushing), psiquiátricas (transtornos de alimentação, depressão) e decorrente do uso de medicações (anticoncepcionais orais, antidepressivos tricíclicos, anticonvulsivantes).

Diagnóstico

O diagnóstico é feito a partir do IMC que é calculado dividindo-se o peso em kg pelo valor da altura elevada à segunda potência em metros. No diagnóstico de obesidade, o IMC é prático e isento de custos, entretanto não leva em consideração a diferença entre massa magra e massa gordurosa, além de haver diferença considerável entre etnias e faixas etárias. Entretanto, atualmente, é utilizado no diagnóstico e na definição terapêutica.

Tabela 40.1 – Classificação internacional da obesidade segundo o índice de massa corporal (IMC) e risco de doença (Organização Mundial de Saúde), que divide em graus ou classes.

IMC (kg/m²)	Classificação	Obesidade grau/classe	Risco de doença
Abaixo de 18,5	Magro ou baixo peso	0	Normal ou elevado
Entre 18,6 e 24,9	Normal ou eutrófico	0	Normal
Entre 25,0 e 29,9	Sobrepeso ou pré-obeso	0	Pouco elevado
Entre 30,0 e 34,9	Obesidade grau I	I	Elevado
Entre 35,0 e 39,9	Obesidade grau II	II	Muito elevado
Acima de 40	Obesidade grau III	III	Muitíssimo elevado

Fonte: Adaptada da Organização Mundial de Saúde.

A avaliação do inventário alimentar, motivos de insucesso em tentativas de perda ponderal prévias, uso de medicações, prática de atividade física e presença de comorbidades clínicas e psiquiátricas devem ser avaliados para a recomendação de práticas de prevenção e tratamento da obesidade.

Tratamento

A prática de atividade física e dieta balanceada são pilares essenciais para o controle da obesidade. Estima-se que mais de 50% das mortes mundiais estão relacionadas à dieta inadequada. Apesar de evidências atuais reforçarem que o seguimento de dietas específicas é capaz de reduzir a resistência insulínica e progressão da aterosclerose, a maioria da população não segue as recomendações, corroborando para a alta prevalência de sobrepeso e obesidade.

Há uma percepção pelos clínicos de que a taxa de sucesso de perda ponderal sustentada é quase nula, entretanto, estudos apontam que até 20% dos pacientes com sobrepeso são capazes de manter por mais de um ano uma perda ponderal de 10% ou mais do peso corporal.

A perda ponderal moderada, definida como uma redução de 5 a 10% do peso inicial, é capaz de aumentar a sensibilidade à insulina nos tecidos muscular e hepático. O estudo Look Ahead identificou que pacientes diabéticos e obesos com perda de 8,6% do peso inicial apresentaram redução da pressão sistólica em 6,8 mmHg, triglicerídeos de 30 mg/dL e HbA1C 0,64%, entretanto não foi detectada redução da morbimortalidade cardiovascular em 9,6 anos de acompanhamento.

Psicoterapia (principalmente com terapia cognitivo-comportamental) de alta intensidade (com pelo menos 14 visitas em 6 meses) foi capaz de obter perda ponderal de pelo menos 60% dos pacientes que a realizaram, sendo mais eficaz que o aconselhamento simples durante uma consulta médica; entretanto, ainda é pouco disponível em larga escala.

O uso de fármacos é formalmente indicado pelo FDA para tratamento da obesidade quando há falha no tratamento conservador não medicamentoso em pacientes com:

- IMC > 30; ou
- IMC > 25 associado a comorbidades agravadas pela obesidade (DM, HAS, DLP, Sahos, entre outras); ou
- Circunferência abdominal > 102 em homens ou > 88 em mulheres.

Sibutramina, orlistate e liraglutida são medicações atualmente aprovadas pela Anvisa como tratamento para obesidade no Brasil. Associação de fentermina/topiramato e naltrexone/bupropiona são opções aprovadas pelo FDA com boa eficácia e perda de peso de 3 a 5% do peso corporal sustentada por mais de um ano, mas ainda não disponíveis no Brasil.

A sibutramina é um inibidor da recaptação de noradrenalina e serotonina na fenda sináptica. Com isso, possui efeitos sacietógenos (inibe a fome no centro hipotalâmico) e tem um pequeno efeito de aumentar o gasto energético basal. Dentre os principais efeitos colaterais, estão: boca seca, insônia, tremores, constipação, taquicardia (aumento de 2 a 4 bpm) e hipertensão (aumento de 3 a 5 mmHg).

As contraindicações da sibutramina incluem: doença cardiovascular estabelecida, ICC, arritmias, hipertensão arterial mal controlada e presença de diabetes associado a outro fator de risco para doença cardiovascular.

O orlistate é um inibidor da lipase do trato gastrointestinal que dificulta a digestão das gorduras ingeridas, evitando a absorção de 30% delas, sendo eliminadas nas fezes. É uma droga bastante segura do ponto de vista cardiovascular. Como efeitos colaterais, temos: diarreia, flatulência e até deficiência de vitaminas lipossolúveis (A, D, E e K).

Como contraindicações do orlistate, temos: doenças intestinais inflamatórias, colestase e síndromes disabsortivas.

A liraglutida representa o grupo dos análogos do GLP-1, ou seja, possui o efeito semelhante a esse hormônio e de maior meia-vida no organismo. Atua promovendo a liberação de insulina dependente da glicemia, retarda o esvaziamento gástrico e tem ação direta de inibição do apetite via hipotálamo. Dentre seus efeitos colaterais, o mais comum é a náusea.

O uso das medicações deve ser individualizado de acordo com as características e comorbidades dos pacientes, sempre pesando os benefícios e os possíveis efeitos colaterais.

O estudo Scale avaliou o uso de liraglutida no tratamento de paciente com sobrepeso/obesidade com o placebo. Houve uma redução de pelo menos 10% do peso corporal em 33% da população estudada contra apenas 11% do grupo placebo, sendo liberada pelo FDA e atualmente pela Anvisa para o tratamento da obesidade.

A cirurgia bariátrica pode ser uma opção para obesidade grau II (IMC 35-39,9 kg/m^2) associada a uma ou mais comorbidades, ou obesidade grau III (IMC maior ou igual a 40 kg/m^2). Dentre essas comorbidades, temos: síndrome metabólica (descrita a seguir), hipertensão arterial sistêmica, diabetes tipo 2, dislipidemias, doença hepática gordurosa não alcoólica e esteato-hepatite não alcoólica (NASH) etc. É necessário também resistência aos tratamentos conservadores há pelo menos 2 anos e ausência de contraindicações (causas endócrinas tratáveis, doenças psiquiátricas graves sem controle). Após a cirurgia, 60% dos pacientes diabéticos e hipertensos evoluem com bom controle pressórico e glicêmico, não necessitando mais do uso de medicações. Apesar de ser a terapia de maior eficácia a longo prazo, ainda há um custo elevado, além de complicações decorrentes da desabsorção e uma taxa de recidiva entre 5 e 20% dos pacientes submetidos à cirurgia, que voltam a se tornar obesos.

A caracterização de síndrome metabólica considerou cinco parâmetros: circunferência abdominal, níveis de pressão arterial sistêmica e concentrações séricas de glicemia de jejum, TG e de HDLc, proposta inicialmente pelo NCEP-ATPIII3, em 2001, preconiza o diagnóstico de síndrome metabólica na presença de pelo menos três dos seguintes critérios: cintura abdominal > 88 cm para mulheres ou > 102 cm para homens, HDLc < 50 mg/dL para mulheres ou < 40 mg/dL para homens, TG > 150 mg/dL, pressão arterial com valores de corte considerando 130 × 85 mmHg e glicemia de jejum > 110 mg/dL. Está associada com risco duas vezes maior para doenças cardiovasculares, agravando o risco cardiovascular de intermediário para alto.

Apesar de não fazer parte dos critérios diagnósticos, a redução da fração LDL do colesterol comprovadamente reduz o risco de eventos cardiovasculares. Níveis de HDL abaixo de 40 mg/dL estão relacionados com uma maior mortalidade, porém ainda não há comprovação que o seu aumento esteja relacionado com redução de eventos cardiovasculares. A terapia com fibratos para a redução de triglicerídeos demonstra resultados conflitantes em relação à redução de mortalidade por evento cardiovascular.

A primeira diretriz brasileira de prevenção de doença cardiovascular indica intervenções (com nível de evidência IB), tais como redução de 5 a 10% do peso corporal em um ano com posterior manutenção, dieta com baixa quantidade de gorduras trans e saturada, além de ingestão adequada de fibras, atividade física de pelo menos 30 minutos 5 vezes por semana e uso de antidiabéticos para os pacientes com intolerância à glicose.

Referências

1. Heymsfield SB, et al. Mechanisms, Pathophysiology, and Management of Obesity. N Engl J Med 2017 Jan 19; 376(3): 254-266.

2. ABESO (Associação Brasileira para o Estudo da Obesidade e da Síndrome Metabólica). Diretrizes brasileiras de obesidade. 4 ed. São Paulo; 2016.

3. Yeh JS, M.D., M.P.H, Kushner RF, M.D., Schiff GD, M.D. Obesity and Management of Weight Loss. N Engl J Med 2016 Sep 22; 375: 1187-89.

4. Apovian, et al. Pharmacological Management of Obesity: An Endocrine Society Clinical Practice Guideline. J Clin Endocrinol Metab 2015 Feb; 100(2): 342-62.

5. Pi-Sunyer X, Astrup A, Fujioka K, et al. A randomized, controlled trial of 3.0 mg of liraglutide in weight management. N Engl J Med 2015; 373: 11-22.

6. Townsend SA, Newsome PN. Non-alcoholic fatty liver disease in 2016. Br Med Bull 2016 Sep; 119(1): 143-56. Epub 2016 Aug 19.

7. Rock CL, et al. Effect of a free prepared meal and incentivized weight loss programm on weight loss maintenance in obese and overweight women: a randomized controlled trial. Jama 2010 Oct 27; 304(16): 1803-10.

8. Value of Primordial and Primary Prevention for Cardiovascular Disease A Policy Statement from the American Heart Association. Circulation 2011; 124: 967-90.

9. I Diretriz Brasileira de Prevenção Cardiovascular. Sociedade Brasileira de Cardiologia. dez. 2013; 101(6 Supl. 2): ISSN-0066-782X.

10. ESC/EAS Guidelines for the Management of Dyslipidaemias. The Task Force for the Management of Dyslipidaemias of the European Society of Cardiology (ESC) and European Atherosclerosis Society (EAS); 2016.

11. World Health Organization. Obesity: preventing and managing the global epidemic. Report of a World Health Organization Consultation. Geneva: World Health Organization. WHO. Obesity Technical Report Series 2000; 284: 256.

Abordagem diagnóstica de febre

41

- *Diogo Haruo Kogiso*
- *Lauro Vieira Perdigão Neto*

CASO CLÍNICO

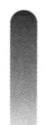

Homem, 55 anos, branco, solteiro, presidiário há 3 anos, trabalhava como caminhoneiro antes de ser condenado, natural e procedente de São Paulo. Há 2 meses vem apresentando episódios de febre recorrente, associados a fraqueza, perda ponderal de 5 kg no período (atualmente com 70 kg) e surgimento de nódulos pelo corpo. Refere ser usuário de cocaína em pó e injetável.

Introdução

A temperatura aferida de um paciente varia de acordo com o sítio escolhido para a mensuração (a temperatura retal é aproximadamente 0,7 °C maior que a oral, que, por sua vez, é aproximadamente 0,3 °C superior à temperatura axilar), e, de acordo com o método escolhido, sendo os centrais (retal, esofágica, vesical, artéria pulmonar) mais precisos que os periféricos (axilar, oral, membrana timpânica).

Em condições fisiológicas, a temperatura corporal é controlada pelo centro termorregulatório localizado no hipotálamo anterior e apresenta variações relacionadas ao ritmo circadiano e outras condições, como ciclo menstrual, gestação e estado pós-prandial. Um estudo com aferições de temperatura oral de 148 indivíduos saudáveis mostrou uma variação de 35,6 a 38,2 °C, com média de 36,8 °C, sendo observados valores menores às 6 h da manhã, e valores maiores no final da tarde.

O aumento da temperatura corporal está presente, em especial, nas doenças infecciosas, mas também se encontra em outras situações, patológicas ou não. A febre ocorre quando o *set point* hipotalâmico é alterado, o que desencadeia mecanismos para aumentar a temperatura corporal. Inicialmente ocorrem a redução da perda de calor pela pele por meio da vasoconstrição e o aumento da termogênese nos músculos, no fígado e no tecido adiposo. Em alterações maiores do *set point*, ocorrem os tremores/calafrios, que aumentam a produção muscular de calor.

Quando o *set point* hipotalâmico é reduzido, seja por resolução do insulto inicial ou por uso de antitérmicos, ocorre o aumento da perda de calor por meio da sudorese, respiração e vasodilatação.

Definições

É importante que os termos febre, hipertermia e hiperpirexia sejam diferenciados.

A febre, como descrito anteriormente, é um aumento da temperatura corporal mediado por citocinas, com consequente aumento do *set point* do centro termorregulatório hipotalâmico, tendo como principais causas doenças infecciosas, doenças inflamatórias sistêmicas, neoplasias, trombose, pós-operatório, abstinência alcoólica, drogas, trauma e hemorragia intracraniana.

Hipertermia se refere a aumentos da temperatura sem alteração do *set point* hipotalâmico, tendo como exemplos exercício intenso, desidratação, insolação, hipertireoidismo, drogas (síndrome anticolinérgica, síndrome neuroléptica maligna, anfetaminas) e doença factícia. Nas ocasiões em que não há alteração do *set point* hipotalâmico, o uso de antitérmicos não reduz a temperatura corporal, uma vez que eles agem normalizando o termostato corporal.

Hiperpirexia é uma situação de alta gravidade na qual se observa febre > 41,5 °C, podendo ocorrer em infecções graves e em hemorragias intracranianas.

Abordagem

As principais ferramentas para o diagnóstico etiológico de uma condição que se apresenta com aumento de temperatura são a anamnese e o exame físico detalhados e bem direcionados. Por ser um sintoma presente em diversas patologias, a abordagem diagnóstica varia bastante conforme as informações fornecidas pelo paciente. O Quadro 41.1 traz as principais causas de febre e hipertermia.

Quadro 41.1 – Principais causas de febre.

Causas infecciosas:

- Gripe, amigdalite, faringite, sinusite, otite média;
- Pneumonia, tuberculose;
- Pielonefrite, doença inflamatória pélvica;
- Abscesso dentário;
- Gastrenterocolite aguda, hepatites virais, abscessos intra--abdominais;
- Celulite, erisipela, abscessos cutâneos;
- Endocardite, miocardite;
- Meningite, encefalite;
- Osteomielite, espondilodiscite, artrite infecciosa;
- Bacteremia;
- Dengue, chikungunya, zika, leptospirose, febre amarela, malária;
- Mononucleose infecciosa e síndromes mono-like: HIV agudo, Chagas agudo, toxoplasmose, citomegalovirose, sífilis;
- Doenças exantemáticas: catapora, sarampo, rubéola, exantema súbito, Kawasaki;
- Micoses sistêmicas: histoplasmose, criptococose, para-coccidioidomicose, coccidioidomicose, blastomicose;
- Parasitoses: amebíase, teníase, giardíase, leishmaniose, esquistossomose;
- Infecções relacionadas à assistência à saúde;

Causas não infecciosas:

- Acidente vascular encefálico, hemorragia intracraniana;
- Tromboembolismo pulmonar, infarto agudo do miocárdio, trombose venosa, tromboflebites;
- Pancreatite aguda, apendicite, colecistite aguda, diverticulite;
- Isquemia intestinal, hemorragia digestiva, doenças inflamatórias intestinais;
- Pneumonite química, sarcoidose;
- Neoplasias sólidas e hematológicas;
- Vasculites, colagenoses, gota, Febre reumática;
- Abstinência alcoólica, *delirium tremens*, cocaína, anfetaminas;
- Politrauma, queimadura extensa, pós-operatório, rabdomiólise;
- Síndromes hemolíticas: CIVD, anemia falciforme;
- Hipo/hipertireoidismo, feocromocitoma;
- Reações transfusionais, reação a contraste, animais peçonhentos;
- Drogas: antibióticos (sulfonamidas, betalactâmicos, vancomicina), anti-histamínicos, antiepilépticos (fenitoína, barbitúricos), anti-hipertensivos (hidralazina, metildopa), antiarrítmicos, antitireoidianos, antimaláricos.

Fonte: Adaptado de: Cunha BA, Lortholary O, Cunha CB. Fever of unknown origin: a clinical approach. Am J Med 2015; 128: 1138.e1.

O contexto do atendimento já pode iniciar o direcionamento do raciocínio diagnóstico. As hipóteses aventadas para uma febre são diferentes no ambulatório (infecções crônicas, doenças inflamatórias, neoplasias), no pronto--socorro (infecções agudas, intoxicações) e na UTI (medicamentosa, infecções associadas a dispositivos invasivos, trombose, reações transfusionais).

A identificação do paciente, como sexo, idade, estado civil, procedência e ocupação, traz informações importantes que já ajudam a direcionar o raciocínio.

Na maioria dos casos, a febre virá acompanhada de outros sintomas que ajudarão a formular hipóteses diagnósticas: tosse/dispneia (pneumonia, infecção de vias aéreas superiores, tuberculose, tromboembolismo pulmonar), dor de garganta (amigdalite, mononucleose), disúria (infecção de trato urinário), vômitos/diarreia (enterocolites, doenças inflamatórias intestinais), dor abdominal (apendicite, pancreatite), cefaleia (meningite, dengue), perda ponderal (neoplasias, infecções crônicas, colagenoses, hipertireoidismo). Porém, muitas vezes, os sintomas associados são inespecíficos, e, com alguma frequência, o único sintoma que o paciente relata é a febre.

Quando a etiologia da febre não é clara, deve-se tentar caracterizar o sintoma da forma mais detalhada possível, de forma a identificar um padrão para prosseguir a investigação: como e quando a febre iniciou? Como foi a evolução dela ao longo do tempo? Em qual horário do dia ela aparece? Quais as temperaturas aferidas? Houve uso recente de algum produto diferente ou medicação (febre por medicamento)? Houve alguma exposição ou evento prévio ao início da febre? Deve-se atentar também para a possibilidade de a febre ter múltiplas etiologias, especialmente em pacientes idosos, imunocomprometidos e portadores de múltiplas comorbidades.

Além da caracterização da febre, deve-se ativamente perguntar sobre sintomas específicos, que muitas vezes o paciente não relata espontaneamente, como taquicardia (hipertireoidismo, feocromocitoma), mialgia (dengue, leptospirose), artralgia/artrite (doenças reumatológicas), alterações cutaneomucosas (colagenoses, doenças exantemáticas, farmacodermias), adenomegalias (linfomas, doenças mono-like), perda ponderal (neoplasias, tuberculose, infecções crônicas), corrimento/secreção genital (doenças sexualmente transmissíveis, moléstias inflamatórias pélvicas).

Os antecedentes pessoais, os hábitos e os vícios podem trazer informações como risco para infecção por HIV, neoplasias prévias, uso de drogas/medicações e internações prévias. Da mesma forma, quando antecedentes familiares são questionados, pode-se descobrir alguma patologia com componente genético importante (neoplasias, autoimunidades, hemoglobinopatias).

É importante também que sejam investigadas condições de moradia, viagens e atividades recentes, assim como contato com animais ou pessoas de outras regiões, contato com pessoas doentes e possibilidade de gravidez, de forma a buscar informações que ajudem a formular hipóteses baseadas na epidemiologia das doenças (febre maculosa, febre amarela, dengue, doença da arranhadura do gato, leishmaniose, rabdomiólise, aborto retido).

No exame físico, deve-se atentar para alterações de sinais vitais (importante lembrar que a febre, por si só, pode ser causa de taquicardia e taquipneia), alterações de pele e mucosas (exantemas, púrpuras, teleangiectasias, sinais de infecção, sinais de vasculite, sinais de trombose, alterações de cor, alterações nas unhas), linfonodomegalias, alterações neurológicas (sinais meníngeos, sinais focais), alterações cardíacas (sopros cardíacos, atrito pericárdico), alterações pulmonares (estertores, abolição de murmúrios vesiculares, egofonia), alterações abdominais (massas palpáveis, hepatoesplenomegalia, sinais de ascite).

Depois de realizados anamnese minuciosa e exame físico detalhado, devem-se considerar os dados obtidos e formular as hipóteses diagnósticas, classificando-as em baixa, média e alta probabilidade. Os exames laboratoriais e radiológicos a serem inicialmente solicitados devem ser direcionados para as hipóteses mais prováveis. Caso os resultados sejam inconclusivos, a investigação das causas menos prováveis deve ser iniciada.

Quanto aos exames laboratoriais, o hemograma é fundamental, pois pode trazer informações que mudam a probabilidade de algumas hipóteses iniciais. A partir dele, podem-se observar anemias (anemia falciforme, anemia de doença crônica), neutrofilia (infecções bacterianas agudas), linfomonocitose (tuberculose, doenças inflamatórias crônicas, infecções virais), eosinofilia (infecções parasitárias, reações de hipersensibilidade), linfopenia (HIV, imunodeficiências), citopenias (invasão medular, mielodisplasias), presença de blastos (leucemias), entre outras alterações específicas, como rouleaux de hemácias (mieloma múltiplo), hipersegmentação de neutrófilos, presença de esquizócitos, dacriócitos, esferócitos, hemácias falcizadas, entre outros. Reagentes de fase aguda, como PCR (Proteína C Reativa), VHS (Velocidade de Hemossedimentação) e procalcitonina elevados sugerem alguma condição inflamatória, porém são pouco específicos, sendo a procalcitonina mais específica para infecções. VHS bastante aumentado pode estar presente em doenças inflamatórias, como artrite reumatoide, doença de Still, lúpus eritematoso sistêmico e arterite temporal.

Na suspeita de infecção, além do hemograma e de provas inflamatórias, é importante que sejam coletadas culturas (sangue, urina e outras pertinentes ao caso), urina tipo 1 (quando houver suspeita de infecção do trato urinário) e exames de imagem compatíveis com suspeitas: raio X de tórax na suspeita de infecção respiratória, ultrassonografia para pesquisa de infecções de pele e partes moles ou intra-abdominais (apendicite, colecistite, colangite, diverticulite, abscessos caviários), tomografias computadorizadas (dependendo da suspeita e dos resultados prévios dos exames de imagem). Na suspeita de endocardite, o ecocardiograma transtorácico é mandatório (se normal, o ecocardiograma transesofágico se faz necessário para melhor investigação). Função renal e perfil hepático são exames importantes, uma vez que fazem parte da avaliação de muitas doenças que causam febre.

Dependendo das hipóteses iniciais, especialmente se há suspeita de imunodepressão ou infecção crônica, é importante que as sorologias para HIV e hepatites B e C sejam solicitadas. Em caso de síndrome mono-like, as sorologias para HIV, sífilis, Epstein-Barr vírus, citomegalovírus, toxoplasmose, Chagas e hepatites devem ser solicitadas. Na suspeita de tuberculose pulmonar, devem ser realizadas pesquisa e cultura de bacilo ácido-álcool resistente

(BAAR) no escarro; na suspeita de tuberculose pleural, a dosagem da adenosina desaminase (ADA) no líquido pleural se destaca como um dos testes de melhor rendimento e baixo custo. Para o diagnóstico de tuberculose renal, a pesquisa e cultura de BAAR em várias amostras de urina se faz necessária; para tuberculose em outros sítios, culturas de abscessos, histopatológico e ressonância magnética são exames que podem ajudar. Malária pode ser diagnosticada por meio do exame de esfregaço de sangue ou gota espessa. Infecções de sistema nervoso central devem sem avaliadas mediante coleta e análise do líquido cefalorraquidiano.

Na suspeita de neoplasia, normalmente é necessária a realização de exames de imagem para pesquisa do sítio primário e de acometimento secundário. Em geral, são solicitadas tomografias de tórax, abdome e pelve, mamografia, colonoscopia e endoscopia digestiva alta. Para identificação da neoplasia, na maioria das vezes é necessária a realização da análise histopatológica da lesão suspeita. Para investigação de neoplasia hematológica, é necessária a realização de mielograma e biópsia de medula óssea.

Quando se suspeita de febre de etiologia não infecciosa e não neoplásica, exames como perfil tireoidiano, FAN (Fator antinúcleo), ANCA (Anticorpo anticitoplasma de neutrófilo), fator reumatoide, D-dímero/USG Doppler, tomografia computadorizada (TC) de crânio, enzimas pancreáticas, dosagem de cortisol, entre outros, podem ter seu valor. Porém, mais uma vez, toda investigação deve ser guiada pelas hipóteses baseadas na história e no exame físico.

Por fim, uma hipótese que deve ser considerada, especialmente quando história e exame físico apresentam inconsistências, e a investigação diagnóstica traz apenas resultados inconclusivos, é a de febre de origem factícia (manipulação de termômetro, injeção de substância tóxica), que normalmente tem como base algum ganho secundário relacionado à doença ou ao serviço de saúde, ou algum transtorno psiquiátrico.

Situações especiais

Idosos

Uma particularidade dessa população é que frequentemente há redução da resposta a insultos que geram inflamação sistêmica, de forma que, mesmo com substâncias pirogênicas circulando na corrente sanguínea, os pacientes podem não apresentar febre, ou apresentar aumentos de temperatura menores que o esperado. Pacientes idosos também apresentam maior susceptibilidade a infecções novas ou reativadas (tuberculose, herpes-zóster etc.), além de serem uma população de maior risco para neoplasias. Em pacientes institucionalizados (asilos, casas de repouso), deve-se sempre aventar a possibilidade de infecções por micro-organismos resistentes.

Infecção pelo HIV

A infecção pelo vírus da imunodeficiência humana (HIV) traz vários cenários que envolvem a febre como achado principal. Na síndrome retroviral aguda, que usualmente acontece em poucas semanas após a exposição e infecção pelo HIV, a febre é comum, mas a associação ocasional com *rash* e linfadenopatia, configurando uma síndrome mononucleose-like, facilita a investigação. Durante a infecção crônica, episódios de febre podem acometer o paciente portador de HIV, pela própria replicação viral, mas podem representar, ainda, infecção oportunista ou malignidade. A frequência de febre em pacientes com infecção pelo HIV é dependente da contagem de linfócitos CD4, do uso de terapia antirretroviral, da prevalência de doenças endêmicas locais e do uso de profilaxias para infecções oportunistas.

A tuberculose é uma importante causa de febre em pacientes com infecção pelo HIV em todo o mundo, e, no Brasil, é um sério problema da saúde pública, com profundas raízes sociais. Nesse grupo de pacientes, as formas extrapulmonares são mais frequentes do que em indivíduos imunocompetentes. É importante lembrar, ainda, a incidência de micobacterioses atípicas nesses pacientes.

Em pacientes com CD4 abaixo de 200 células/mm³, as infecções fúngicas ganham destaque. A pneumocistose responde por cerca de 10% dos casos de febre em pacientes com Aids. Sintomas respiratórios exuberantes com poucos achados radiológicos reforçam esse diagnóstico. As manifestações clínicas da criptococose variam desde colonização assintomática da via aérea até pneumonia grave, com evidência de síndrome de angústia respiratória aguda. No entanto, a maioria dos pacientes com criptococose apresenta envolvimento do SNC, e, portanto, sinais e sintomas de meningite subaguda ou meningoencefalite, como febre, cefaleia, paralisia de nervos cranianos, letargia, coma, ou perda de memória durante várias semanas; outros locais possíveis de infecção por *Cryptococcus* spp. são: pele, próstata, olho, corrente sanguínea, endocárdio, ossos, peritônio, linfonodos e trato geniturinário. A histoplasmose responde por cerca de 7% dos casos de febre relacionada ao HIV, e essa frequência pode ser maior em casos de áreas endêmicas.

Com relação às doenças causadas por protozoários, destacam-se a leishmaniose visceral e a toxoplasmose. A leishmaniose visceral é causa de febre em pacientes com Aids, especialmente em áreas de alta prevalência da infecção, como o Nordeste brasileiro, e frequentemente o quadro febril vem associado a outros achados: hepatoesplenomegalia e pancitopenia. A neurotoxoplasmose, por sua vez, é uma infecção oportunista de alta prevalência, que causa sintomas e sinais neurológicos, eventualmente associados à febre.

As neoplasias representam cerca de 8% dos quadros de febre relacionada ao HIV, principalmente linfomas, especialmente não Hodgkin. Febre de origem desconhecida devido a linfoma de sistema nervoso central ou sarcoma de Kaposi é menos comum. Outros tumores têm ganhado destaque, como o carcinoma broncogênico e o hepatoma. Episódios de febre causados por medicações utilizadas no cenário de infecção pelo HIV não são raros, especialmente com terapia antirretroviral, sulfametoxazol/trimetoprim e betalactâmicos.

Neoplasias e neutropenia

Mesmo em pacientes não neutropênicos, a febre não é um sinal raro em pacientes portadores de câncer. Apesar de muitas vezes ser justificado por quadro infeccioso, o quadro febril muitas vezes é causado pela própria neoplasia. Em séries de casos de pacientes com febre de origem indeterminada, entre 5 e 41% dos pacientes têm diagnóstico de neoplasia. As malignidades que cursam mais frequentemente com febre são linfoma, leucemia, câncer de cólon, carcinoma renal e carcinoma hepatocelular ou tumor metastático no fígado. Mais raramente, outros tumores podem causar febre: micose fungoide, neoplasia de trato biliar, tumor de sistema nervoso central, câncer de mama e de pâncreas, entre outros.

Pacientes com câncer, especialmente com neoplasias hematológicas, frequentemente se apresentam neutropênicos devido à quimioterapia. Nesse grupo de pacientes, a febre se torna um alarme relevante, já que, apesar de poder representar atividade da doença de base, muitas vezes é o único sinal de infecção ameaçadora de vida. É importante saber que apenas a metade das infecções em pacientes neutropênicos é microbiologicamente documentada; dessa forma, culturas negativas não excluem a possibilidade de quadro infeccioso nesses pacientes. As causas mais prováveis de febre em pacientes neutropênicos são: bacteremia por translocação bacteriana, infecção de pele, mucosite, infecção urinária, infecção respiratória por vírus, bactérias, micobactérias ou fungos (fusariose, aspergilose) e infecção pelo *Clostridium difficile*. Para o diagnóstico de certeza, são exames que podem auxiliar: hemocultura para germes piogênicos, fungos e micobactérias, urocultura, PCR (reação em cadeia da polimerase) para vírus em secreção respiratória, curva sérica de galactomanana, TC de tórax, pesquisa de toxina de *C. difficile* (baixa sensibilidade) ou PCR de genes codificadores de toxinas de *C. difficile* (baixa especificidade) nas fezes.

Estudo da medula óssea e exames de imagem (TC ou RNM de tórax, abdome ou pelve) são importantes para a investigação de febre de causa neoplásica. A PET/CT tem sido utilizada como uma ferramenta útil na investigação de febre de origem indeterminada nos últimos anos, com resultados conflitantes. Tal exame pode localizar sítios de anormalidades, mas sem identificar a patologia de base. Esses exames de imagem modernos podem ajudar na investigação, mas devem ser complementados com avaliação da medula óssea, com biópsias, ou ainda, com exames laboratoriais.

Transplantes de órgão sólido

A causa e o manejo da febre em pacientes submetidos a transplante de órgãos sólidos (TOS) dependem da intensidade e da duração da imunossupressão, da exposição (viagens, infecções comunitárias ou infecções relacionadas à assistência à saúde) e das manifestações associadas. Ao estado de imunossupressão relacionado ao tratamento é adicionado o efeito imunossupressor da doença subjacente, insuficiência renal, diabetes ou outras condições imunossupressoras (infecção por citomegalovírus, vírus Epstein-Barr ou HIV). Três períodos diferentes são reconhecidos para facilitar o diagnóstico diferencial de febre de origem desconhecida em pacientes submetidos a TOS: < 6 semanas, de 6 semanas a 6 meses e > 6 meses após o transplante. No primeiro período, as infecções são, em sua maioria, relacionadas à internação ou ao procedimento cirúrgico. No segundo período, a imunossupressão é intensa e, portanto, a maioria das infecções é oportunista. A partir de 6 meses do transplante, a frequência de infecções oportunistas cai, e aumenta o número de infecções comuns à população geral. Os sintomas clínicos devem direcionar a abordagem diagnóstica. Meningoencefalite aguda sugere uma causa viral (citomegalovírus, vírus varicela-zóster, vírus do Nilo Ocidental). Lesões cutâneas podem sugerir histoplasmose ou fusariose, meningite subaguda ou crônica sugere tuberculose ou criptococose, enquanto lesões cerebrais focais sugerem nocardiose, toxoplasmose, aspergilose ou linfoma. A febre pode ser uma manifestação clínica da rejeição de transplante.

Viajantes

As viagens internacionais têm sido cada vez mais frequentes em todo o mundo, e a estimativa é de que cerca de 2 bilhões de pessoas façam alguma viagem internacional no ano de 2030. Dessa forma, as viagens são, cada vez mais, vias de disseminação de patógenos, de introdução de micro-organismos em novas regiões e de disseminação de infecções. De acordo com o GeoSentil Surveillance Network, 28% dos viajantes que retornam ao país de origem tiveram febre como motivo principal de procura pelo médico. Em um estudo de Bottieu, doenças tropicais foram causa de febre em 36% dos viajantes doentes, tendo a malária como o principal diagnóstico, seguido por infecções por riquétsias, dengue, esquistossomose, gastrenterite e amebíase invasiva. Nas casuísticas envolvendo o tema, infecções cosmopolitas não são raras e respondem por cerca de um terço dos casos, com infecções respiratórias, gastrenterite bacteriana, mononucleose, infecções de pele e partes moles e infecção geniturinária como as causas mais frequentes do grupo. A frequência de determinadas causas de febre em viajantes depende da região geográfica. Pacientes que viajam para a África Subsaariana e para a Oceania têm malária como diagnóstico principal. Viajantes para o sudeste da Ásia e do Caribe têm dengue como principal causa. Viajantes com febre que retornam da região Centro-sul da Ásia têm infecção intestinal como principal motivo. Embora não liderem o *ranking*, condições dermatológicas são mais frequentes entre viajantes da Oceania, Sudeste da Ásia, Américas Central e do Sul e Caribe.

As arboviroses transmitidas pelo mosquito *Aedes aegypti* têm destaque há alguns anos em várias regiões do globo, especialmente dengue, zika e chikungunya. A dengue tem se espalhado rapidamente no mundo e, nos últimos 50 anos, a incidência aumentou 30 vezes. No Brasil, há transmissão continuada desde 1986, com ocorrência de epidemias, geralmente associadas com a introdução de novos sorotipos (1, 2, 3 ou 4) em áreas anteriormente indenes ou por alteração do sorotipo predominante. Atualmente, circulam no país os quatro sorotipos da doença.

Infecções hospitalares

Pacientes apresentam frequentemente episódios de febre enquanto internados. Apesar de parte desses episódios ser justificada por persistência de infecção adquirida na comunidade, por complicação não infecciosa adquirida no ambiente hospitalar ou pela doença de base, muitas vezes tal quadro febril representa a manifestação de infecção hospitalar.

Define-se infecção hospitalar toda infecção adquirida após 48 horas de internação, à exceção daquelas infecções cujo período de incubação é superior a esse intervalo, como a varicela, por exemplo. O risco de infecção relacionada à assistência à saúde é aumentado na presença de alguns fatores de risco, como idade, comorbidades, uso prévio de antimicrobianos, internação prolongada e necessidade de terapia intensiva. Além desses, os fatores mais frequentemente relacionados às IRAS são a presença de dispositivos invasivos (cateter venoso central, sonda vesical de demora e tubo orotraqueal) e a exposição a procedimentos cirúrgicos. Portanto, as infecções hospitalares mais frequentes são: infecção de corrente sanguínea associada a cateter venoso central, pneumonia hospitalar (especialmente associada à ventilação mecânica), infecção do trato urinário associada à sonda vesical de demora e infecção de sítio cirúrgico.

As infecções relacionadas ao acesso vascular estão entre as infecções hospitalares mais comuns, correspondendo a 15% de todas as IRAS. Nos Estados Unidos, estima-se que as ICS ocorram em 3 a 7% de todos os pacientes portadores de CVC, resultando em aproximadamente 80.000 ICS por ano, e com mortalidade atribuível a essas infecções entre 4 e 20%. Foi demonstrado ainda que as ICS-CVC são de 2 a 7 vezes mais frequentes em pacientes internados em UTI. As ICS podem ser classificadas como secundárias ou primárias. São ditas secundárias quando o micro-organismo isolado na hemocultura se origina de infecção em outro sítio, e primárias quando o foco de infecção não é identificado. Se um paciente tem cateter intravascular no momento do diagnóstico, a infecção primária de corrente sanguínea é associada a ele. A maior parte das ICS hospitalares está associada ao uso de CVC, já que tais dispositivos constituem o mais importante fator de risco para o desenvolvimento dessa infecção. Os micro-organismos podem ter acesso ao cateter por um entre cinco mecanismos: contaminação do cateter durante a sua inserção, relacionada à quebra de técnica asséptica; migração de micro-organismos colonizantes da pele periorifício de entrada, por meio da superfície externa do cateter; contaminação do "hub"; infusão de soluções contaminadas; e disseminação hematogênica de um foco infeccioso a distância. Com relação aos micro-organismos encontrados nas ICS-CVC, a incidência dos agentes etiológicos tem se modificado nas últimas décadas, com maior participação de Gram-negativos e *Candida* spp., mas, de forma geral, varia de hospital para hospital.

Outra causa de febre em pacientes internados é pneumonia. Muitas vezes, ela se associa à tosse e secreção respiratória, mas em alguns pacientes esses últimos sinais são discretos ou tardios. A pneumonia relacionada à assistência à saúde é geralmente de origem aspirativa, sendo a principal fonte as secreções das vias áreas superiores, seguida pela inoculação exógena de material contaminado ou pelo refluxo do trato gastrointestinal. A pneumonia é a segunda infecção nosocomial mais frequente e a infecção mais comum em unidades de terapia intensiva. Nos pacientes intubados, a incidência dessa infecção é no mínimo 7 vezes maior do que naqueles que não necessitam do ventilador. A pneumonia associada à ventilação mecânica (PAV), definida como uma infecção pulmonar que surge depois de 48 horas após intubação endotraqueal e instituição da ventilação mecânica invasiva, como também até 48 horas após a extubação, é uma das infecções hospitalares mais incidentes nas unidades de terapia intensiva, com taxas que variam de 9 a 40% das infecções adquiridas nesta unidade e de elevada mortalidade. As taxas de PAV podem variar de acordo com a população de pacientes, com a duração da ventilação mecânica e com os métodos de prevenção aplicados. Os critérios clínicos convencionais para diagnóstico incluem febre, leucocitose, presença de expectoração purulenta e aparecimento de um novo e persistente infiltrado pulmonar à radiografia de tórax. Geralmente, as pneumonias hospitalares de início precoce são provocadas principalmente pelos mesmos micro-organismos causadores de pneumonia da comunidade, como *Streptococcus pneumoniae* e *Haemophilus influenzae*. Por sua vez, a etiologia das pneumonias tardias (> 4 dias de internação) depende da epidemiologia microbiana de cada hospital, mas costumam ser causadas por enterobactérias (*Enterobacter* spp., *E. coli*, *Klebsiella pneumoniae*, *Proteus* spp., *Serratia* spp.), *Pseudomonas aeruginosa*, *S. aureus* e *Acinetobacter* spp. Apesar da grande importância da pneumonia no âmbito hospitalar, o diagnóstico etiológico correto apresenta muitas dificuldades, principalmente nas pneumonias relacionadas ao uso do ventilador. Os métodos disponíveis atualmente para diagnosticar pneumonia nosocomial incluem hemocultura, aspirado traqueal e lavado broncoalveolar. É importante que antimicrobianos apropriados sejam administrados em doses terapêuticas adequadas, evitando o surgimento de cepas resistentes. O tratamento empírico inicial pode ser alterado após a identificação do micro-organismo, levando a um tratamento mais direcionado, com a possibilidade de diminuir o espectro de antimicrobianos utilizados. É importante lembrar que, no paciente intubado, a febre pode ser resultado de vários fatores, e não necessariamente um processo infeccioso. O próprio uso de antimicrobianos e infecção em outro sítio podem ter relação com o processo febril.

A Infecção do Trato Urinário (ITU) adquirida no ambiente hospitalar é uma infecção frequente, o que a torna um importante problema de saúde. Quando diagnosticada 48 horas após a admissão, é denominada infecção do trato urinário nosocomial, a principal infecção relacionada à assistência à saúde (40 a 60% das infecções hospitalares). São fatores de risco para ITU nosocomial: presença de sonda vesical, duração da cateterização, presença de comorbidades, idade avançada e maus cuidados com o cateter. É importante lembrar que 80% delas estão relacionadas ao uso de cateter vesical de demora. O risco de adquirir ITU é maior em gestantes, crianças, pacientes geriátricos, diabéticos, urológicos, pacientes sob cuidados em UTI e imunossuprimidos. Dentre os pacientes com idade igual ou superior a 60 anos, a febre frequentemente é o único sintoma dessa infecção. A frequência e a sensibilidade dos uropatógenos variam entre diferentes hospitais.

As infecções de sítio cirúrgico (ISC) são importantes infecções relacionadas à assistência à saúde no Brasil, ocupando a terceira posição entre todas as infecções em serviços de saúde e compreendendo de 14 a 16% daquelas encontradas em pacientes hospitalizados. As ISC são as maiores fontes de morbidade e mortalidade entre os pacientes submetidos a cirurgias. Estima-se que as ISC prolonguem o tempo de internação, em média, por mais de sete dias. A fonte mais frequente é a microbiota endógena do paciente; estima-se que, após 24 horas do procedimento, a ferida cirúrgica está com epitélio formado e, portanto, protegida da contaminação exógena. Infecções a distância podem ser fonte de micro-organismos que contaminam a ferida cirúrgica e devem ser pesquisadas e tratadas antes de cirurgias eletivas. Os fatores de risco referentes ao hospedeiro são: diabetes *mellitus*, tabagismo, obesidade, desnutrição, idade avançada, imunossupressão, infecções de sítios distantes, tempo de internação pré-operatório, tricotomia extensa, tempo intraoperatório prolongado, falha na técnica cirúrgica, uso de drenos e inadequação da antibioticoprofilaxia. Os agentes mais frequentes de ISC são os colonizantes comuns da pele do paciente: *S. aureus*, *S. epidermidis* e outros *Staphylococci* coagulase negativa. Em cirurgias abdominais, existe uma maior frequência de enterobactérias e *Enterococcus* spp. Com relação ao tratamento, muitas vezes é importante a abertura da cicatriz, para drenagem de abscesso e retirada do material infectado (e envio para cultura, após coleta asséptica), com aplicação de curativos contínuos, antibioticoterapia e cicatrização por segunda intenção.

Discussão do caso clínico

O paciente apresenta quadro de febre de evolução subaguda, associado a sintomas inespecíficos. A epidemiologia reforça algumas hipóteses: o fato de ser presidiário faz lembrar tuberculose, o uso de drogas injetáveis deve suscitar a hipótese de endocardite infecciosa, os nódulos pelo corpo podem ser sinal de um linfoma, e a perda ponderal, apesar de inespecífica, pode ser sinal de uma neoplasia. Outra hipótese que deve ser avaliada é a infecção pelo HIV, que, se presente, abre um leque de doenças oportunistas a serem consideradas, além de aumentar a probabilidade de apresentações atípicas de doenças mais comuns (ex. tuberculose extrapulmonar).

Inicialmente, a anamnese deve ser complementada, sendo questionado o padrão da febre (vespertina, noturna, frequência), outros sintomas (tosse, sudorese, dor, diarreia, prurido). No exame físico, deve-se fazer uma avaliação completa, com atenção especial ao exame cardíaco e pulmonar. Devem-se pesquisar lesões cutâneas, sinais meníngeos e focais, massas abdominais (hepatoesplenomegalia) e linfonodomegalias.

Os exames devem ser direcionados às hipóteses mais prováveis após completados anamnese e exame físico. A sorologia para HIV é essencial, exames inespecíficos como hemograma, função renal e hepática podem não ajudar no diagnóstico, mas serão importantes na condução do caso, assim como outras sorologias como hepatites B e C e sífilis. Deve ser solicitada pesquisa de BAAR no escarro (se ela estiver presente em pelo menos 3 amostras) e, dada a epidemiologia, considerar a solicitação de cultura para micobactérias com antibiograma. O ecocardiograma é importante para afastarmos ou confirmarmos endocardite. Caso a avaliação inicial sugira a hipótese de neoplasia, tomografias e biópsias serão os exames de escolha, e um possível sítio para coleta de material são os linfonodos aumentados.

No caso, após questionado, o paciente relatou apresentar tosse, eventualmente produtiva, e o exame físico não apresentava alterações significativas, assim como os exames laboratoriais. A pesquisa de BAAR no escarro foi negativa nas 2 primeiras amostras, mas mostrou-se positiva na terceira coleta. O raio X de tórax aparentemente não mostrava alterações. Foi realizada tomografia de tórax que mostrou áreas com lesão em "árvore em brotamento", e mínimo derrame pleural. Feito o diagnóstico de tuberculose pulmonar, foi iniciado tratamento com rifampicina, isoniazida, pirazinamida e etambutol, e posteriormente encaminhado de volta ao serviço médico do presídio para continuação do tratamento.

Referências

1. Mackowiak PA, Wasserman SS, Levine MM. A critical appraisal of 98.6 degrees F, the upper limit of the normal body temperature, and other legacies of Carl Reinhold August Wunderlich. Jama 1992; 268(12): 1578.

2. Lee-Chiong TL Jr, Stitt JT. Disorders of temperature regulation. Compr Ther 1995; 21: 697.

3. Niven DJ, Gaudet JE, Laupland KB, et al. Accuracy of peripheral thermometers for estimating temperature: a systematic review and meta-analysis. Ann Intern Med 2015; 163: 768.

4. Mortola JP. Gender and the circadian pattern of body temperature in normoxia and hypoxia. Respir Physiol Neurobiol 2016.

5. Hirschmann JV. Fever of unknown origin in adults. Clin Infect Dis 1997; 24: 291.

6. Cunha BA, Lortholary O, Cunha CB. Fever of unknown origin: a clinical approach. Am J Med 2015; 128: 1138.e1.

7. Horowitz HW. Fever of unknown origin or fever of too many origins? N Engl J Med 2013; 368: 197.

8. Reuven P, Dinarello CA. Pathophysiology and treatment of fever in adults. UpToDate (acesso em: jan. 2017).

9. Bor DH. Approach to the adult with fever of unknown origin. UpToDate. Acesso em Jan 2017.

10. Margarido BCMT. Febre. Manual do residente de clínica médica. 1ª ed. 2015. cap. 1.

11. Korzeniewski K, Gawe; B, Krankowska D, Wasilczuk K. Fever of unknown origin in returning travellers. Int Marit Health 2015; 66(2): 77-83.

12. Thwaites GE, Day NP. Approach to Fever in the Returning Traveler. N Engl J Med 2017 Feb 9; 376(6): 548-60.

13. Unger M, Karanikas G, Kerschbaumer A, Winkler S, Aletaha D. Fever of unknown origin (FUO) revised. Wien Klin Wochenschr 2016 Nov; 128(21-22): 796-801.

14. Loizidou A, Aoun M, Klastersky J. Fever of unknown origin in cancer patients. Crit Rev Oncol Hematol 2016 May; 101: 125-30.

15. Yamanouchi M, Uehara Y, Yokokawa H, et al. Analysis of 256 cases of classic fever of unknown origin. Intern Med 2014; 53(21): 2471-5.

16. Abellán-Martínez J, Guerra-Vales JM, Fernández-Cotarelo MJ, et al. Evolution of the incidence and an etiology of fever of unknown origin (FUO), and survival in HIV-infected patients after HAART (Highly Active Antiretroviral Therapy). Eur J Intern Med 2009 Sep; 20(5): 474-7.

17. Cunha BA, Lortholary O, Cunha CB. Fever of unknown origin: a clinical approach. Am J Med 2015 Oct; 128(10): 1138.e1-1138.e15.

18. Dellinger EP. Prevention of Hospital-Acquired Infections. Surg Infect (Larchmt) 2016 Aug; 17(4): 422-6.

19. Boev C, Kiss E. Hospital-Acquired Infections: Current Trends and Prevention. Crit Care Nurs Clin North Am 2017 Mar; 29(1): 51-65.

20. Rupp ME, Majorant D. Prevention of Vascular Catheter-Related Bloodstream Infections. Infect Dis Clin North Am 2016 Dec; 30(4): 853-68.

21. Koulenti D, Tsigou E, Rello J. Nosocomial pneumonia in 27 ICUs in Europe: perspectives from the EU-VAP/CAP study. Eur J Clin Microbiol Infect Dis 2016 Jun 10.

22. Spalding MC, Cripps MW, Minshall CT. Ventilator-Associated Pneumonia: New Definitions. Crit Care Clin 2017 Apr; 33(2): 277-92.

23. Chenoweth CE, Saint S. Urinary Tract Infections. Infect Dis Clin North Am 2016 Dec; 30(4): 869-85.

24. Ban KA, Minei JP, Laronga C, et al. American College of Surgeons and Surgical Infection Society: Surgical Site Infection Guidelines, 2016 Update. J Am Coll Surg 2017 Jan; 224(1): 59-74.

Febre de origem indeterminada

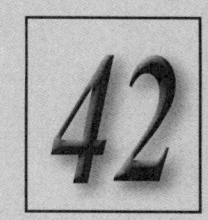

- *Evelyn Pereira da Silva Feitoza*
- *Arnaldo Lichtenstein*

CASO CLÍNICO

Homem, 58 anos, vem ao pronto-socorro queixando-se de febre aferida por volta de 38,5 ºC e sudorese importante há 3 meses, sem outros sintomas associados.

Procurou diversos pronto-atendimentos, sem diagnóstico ou tratamento definitivos, apenas realizações de hemograma e bioquímica básicas, sendo evidenciada apenas leucocitose (15.600 neutrófilos aumentados) e sem alteração eletrolítica.

Negava coriza, sintomas gastrointestinais, respiratórios, tabagismo, etilismo e uso de drogas injetáveis.

Referia HAS e obesidade grau 1 e uso de enalapril para controle daquela.

Exame físico: foram evidenciados febre 38,7 °C e sopro sistólico 3+/6+ em foco mitral.

Sem alterações aos exames pulmonar, abdominal, membros e neurológico.

Foi proposta internação para investigação, com a pista inicial de um sopro sistólico.

Foram realizados exames laboratoriais gerais, com repetição de hemograma e PCR, ECG e ecocardiograma uni e bidimensional com Doppler colorido.

Mantinha leucocitose no mesmo valor, PCR maior que 300, ECG com sobrecarga atrial e vegetação em válvula mitral, sendo prontamente proposta coleta de hemoculturas.

Após três dias, houve crescimento de *Micobacterium bovis*, foi iniciada antibioticoterapia e realizada colonoscopia, sendo evidenciados pólipos, realizadas biópsias, com evidência de material benigno, pólipo adenomatoso.

Introdução

Apesar das descobertas de ferramentas diagnósticas e possibilidades terapêuticas até os dias de hoje, a Febre de Origem Indeterminada (FOI) permanece como um dos desafios não resolvidos na medicina.

A FOI pode ser um sinal de aproximadamente 200 causas descritas na atualidade.

A definição foi criada em 1961 por Petersdorf e Beeson, com os seguintes critérios diagnósticos:

- Febre comprovada e maior que 38,3 °C em três ou mais ocasiões;
- Duração da febre por no mínimo três semanas;
- Diagnóstico incerto após uma semana de investigação em hospital.

Com relação aos critérios de definição, o valor da temperatura foi usado para excluir pacientes que tivessem temperatura diária variável, ou seja, fisiológica, e a duração foi para diminuir as causas infecciosas mais simples, em que se declararia ou cederia espontaneamente, não sendo, assim, critério para FOI.

Com o avanço das tecnologias, houve uma necessidade de mudança nos critérios a partir de uma nova proposta feita por Durack e Street, em 1991, na qual a temporalidade, dada a investigação nosocomial, foi substituída por três dias de internação ou três consultas ambulatoriais.

Com relação à necessidade da avaliação intra-hospitalar e sua temporalidade fixa em uma semana, seria pelo objetivo de uma avaliação mais ampla e ágil, em que se conclui que seria um tempo ótimo para definição de todos os resultados dos exames solicitados, de acordo com as causas mais comuns e tratáveis.

Hoje em dia, com a possibilidade da realização ambulatorial, permite-se de forma menos custosa e mais confortável também investigar sem a necessidade da internação hospitalar.

Etiologia

Com o passar do tempo, melhorias no campo técnico-científico aconteceram, facilitando as investigações e esclarecendo os diagnósticos.

Apesar do surgimento de novas hipóteses diagnósticas, as etiologias mais prevalentes permanecem, tornando a FOI um diagnóstico incomum na prática médica, que, na maioria das vezes, são apresentações incomuns de etiologias comuns.

Para uma melhor estrutura das possíveis causas, Petersdorf e Beeson também idealizaram uma subclassificação, reunindo as principais categorias dos possíveis diagnósticos de FOI, de acordo com as características apresentadas: infecciosa, neoplásica, inflamatória e miscelânea.

Alguns autores ainda consideram FOI não diagnosticada ou idiopática uma quinta categoria, essa representando cerca de 10 a 50% dos casos.

Outras categorias de FOI são em condição de hospedeiro, como transplantados, HIV, neutropênicos e viajantes.

Nesse capítulo, será abordada somente a FOI da forma clássica, ou seja, em indivíduos imunocompetentes, a mais comum entre as outras classificações.

Um fato importante para ter em mente quando estamos sem diagnóstico é: quanto maior o tempo de febre, menos provável será a causa infecciosa.

Neoplasias

Paciente com suspeita de neoplasia deve apresentar uma significante perda de peso (> 0,9 kg/semana), anorexia, prurido após banho quente, e principalmente se acompanhado de adenomegalias.

As causas de febre nesses pacientes se dão por duas razões: pela inflamação do próprio tumor e complicações infecciosas.

- Linfoma (principalmente não Hodgkin);
- Leucemia;
- Carcinoma de células renais;
- Carcinoma hepatocelular e tumores metastáticos hepáticos.

Neoplasias menos comuns são mieloma múltiplo e mixoma atrial.

Infecções

Em se tratando de etiologia infecciosa, deve-se ter atenção às patologias com comprometimento da imunidade, como insuficiência renal crônica ou uso de medicação imunossupressora (corticoterapia/imunobiológicos) e aos agentes oportunistas.

Abscessos

Geralmente os abscessos são ocultos e localizam-se na região abdominal ou pélvica e desenvolvem-se em pacientes com maior predisposição a eles, como portadores de cirrose, diabetes, usuários de imunossupressores, esteroides anabolizantes e pós-operatório.

Para se ter um adequado diagnóstico etiológico além da suspeita do agente, deve-se proceder à análise da forma adequada, com os respectivos testes. A seguir encontram-se o agente e o teste a ser solicitado.

As infecções crônicas agrupam-se de acordo com os tipos de organismos relacionados.

Bactérias

Poucas bactérias se manifestam sem sinal localizatório da infecção.

Geralmente, a maioria das causas infecciosas se resolve em menos de três semanas, porém algumas persistem em locais não facilmente detectáveis, gerando osteomielite, abscessos subfrênicos ou no trato urinário e prostatite.

As causas bacterianas dividem-se em: causas culturáveis, infecção oculta e organismos intracelulares, ou seja, não culturáveis. Eles são diagnosticados apenas por meios sorológicos e, entre essas etiologias, encontra-se uma gama de causas que pode causar febre prolongada.

- *Osteomielite:* em FOI, acometem locais não tão evidentes, como mandíbula e vértebras, sendo de difícil localização e gerando atraso no diagnóstico.
- *Endocardite:* mesmo em casos potencialmente suspeitos, é difícil o isolamento do agente (2 a 5%), principalmente em usuários de drogas e usuários prévios de antibióticos.

Deve-se dobrar a atenção ao diagnóstico de determinados agentes, pois alguns patógenos apresentam maior dificuldade de isolamento em cultura, devendo, assim, notificar o laboratório para atentar ao possível crescimento deles e prolongar o seu tempo de cultivo.

- Grupo Hacek (*Haemophilus* spp., *Actinobacillus*, *Cardiobacterium*, *Eikenella* e *Kingella)*: mínimo de incubação de 7 a 21 dias.

Infecções bacterianas não culturáveis

Dentre as bactérias menos encontradas, as Gram-negativas (*Bartonella*, *Coxiella* e *Rickettsia* spp.) são todas capazes de causar um quadro infeccioso indolente, e nenhuma dessas bactérias é cultivada em técnicas microbiológicas padrão.

A identificação desses organismos baseia-se na realização de testes sorológicos ou moleculares específicos, logo, a suspeita é necessária para diagnosticá-las.

Rickettsioses: qualquer infecção Gram-negativa da família *Rickettsiaceae*, que usa o carrapato, ácaro ou piolho como vetores, são agentes mais difíceis de lidar, porém vale ter em mente quando houver qualquer história epidemiológica. Causam tifo e febre maculosa.

Bartonella: relaciona-se com a febre da arranhadura do gato, usa vetores como pulgas e carrapatos para acometimento de cachorros e gatos, principalmente com a espécie *Bartonella henselae*.

Coxiella burnetti e a Febre Q: relacionam-se ao gado, cabra ou carneiro como hospedeiro, sendo altamente contagiosa e caracterizando-se por febre, cefaleia e lesão cutânea ulcerada e crostosa característica.

Febre entérica: a salmonela tifoide pode provocar uma febre sem localização. A febre se inicia em baixo grau, com aumento progressivo, e resolução até a quarta semana.

O diagnóstico se dá pelo isolamento da *Salmonella typhi* ou *Salmonella paratyphi* das fezes, urina ou sangue. A hemocultura é sensível em apenas 65% dos casos, exigindo, na maior parte das vezes, um tratamento empírico com maior dificuldade em isolar o agente.

Brucelose: na maior parte das vezes, a infecção com Brucella spp. provoca febre de baixo grau.

A brucelose, também conhecida como febre de Malta, de Gibraltar, mediterrânea ou ondulante, é uma doença zoonótica infecciosa, com acometimento de vários órgãos e pode não ter sinais localizatórios.

A aquisição se dá pela via oral em geral, prolifera-se no linfonodo satélite e migra para os testículos, articulações e útero. Existem indícios na história clínica com características geográficas, exposição a cabras e camelos ou leite não pasteurizado. O diagnóstico é feito em cultura, identificação direta da bactéria ou sorologia.

Yersiniose: as espécies enteropatogênicas de Yersinia (*Y. enterocolitica* e *Y. paratuberculosis*) podem causar doenças febris crônicas, principalmente quando a apresentação se manifesta por enterocolite, artrite e adenite (principalmente do mesentérico), respectivamente. É um patógeno raro no nosso meio e geralmente acomete crianças, idosos e pessoas em situação de imunodepressão.

O diagnóstico pode ser feito em cultura de fezes ou secreções potencialmente infectadas e em testes sorológicos.

Tuberculose: a infecção por *Mycobacterium tuberculosis* é uma causa comum de FOI, particularmente se em localização extrapulmonar (ex. osso, rim, miliar).

Os sintomas da tuberculose ativa são primariamente causados pela resposta imune ao bacilo, e esse fato, aliado ao tempo de replicação lento do organismo, torna mais difícil o diagnóstico da tuberculose com cultura ou testes moleculares. Imagens podem auxiliar também no diagnóstico, e, em última análise, o diagnóstico pode depender de um teste terapêutico.

Quanto à tuberculose, as formas extrapulmonares e miliares são as mais diagnosticadas. Em casos em que há acometimento pulmonar, os pneumopatas e imunodeficientes apresentam manifestações menos claras da infecção, sendo mais prolongado o tempo até o diagnóstico.

Com relação às etiologias parasitárias, as mais prevalentes são a leishmaniose e a malária.

A mononucleose infecciosa, causada por vírus Epstein-Barr (EBV), citomegalovírus (CMV) ou toxoplasma, bastante comum, raramente causam uma febre que dura mais de três semanas.

Com relação às causas fúngicas, as micoses profundas devem ser consideradas em viajantes.

Os fungos endêmicos são caracterizados pela sua distribuição geográfica restrita e sua capacidade em causar doença em indivíduos saudáveis.

Infecção pulmonar ou disseminada com fungos dos gêneros *Histoplasma*, *Blastomyces*, *Coccidiodes* e *Paracoccidiodes* podem causar febre, porém com raridade.

Doença inflamatória

A maior parte das hipóteses inflamatórias se concentra nas doenças reumatológicas. Um ponto de grande importância na investigação da etiologia de causa inflamatória é a idade do paciente a ser pesquisado. Causa inflamatória em adultos jovens se dá principalmente por Doença de Still, que se caracteriza por episódios febris diários, artrite e *rash*.

Já nos idosos, a causa mais evidenciada é arterite de células gigantes, em pacientes com mais de 50 anos, acompanhada de cefaleia, perda de visão abrupta, sintomas associados à polimialgia reumática, febre e VHS maior que 100 mm.

Se a claudicação mandibular estiver presente, ela aponta como grande indício de tal diagnóstico, devendo ser biopsiada a artéria temporal, para tentativa de confirmação diagnóstica.

Outras causas encontradas são: poliarterite nodosa, arterite de Takayasu, granulomatose com poliangeíte e crioglobulinemia mista.

Miscelânea

Quando não é enquadrada em nenhuma categoria acima, estamos diante de causa em miscelânea. Alguns exemplos desse grupo são: desordem homeostática de calor, febre factícia, febre familiar do Mediterrâneo, que se caracteriza por episódios febris recorrentes associados a dor abdominal e/ou torácica (peritonite, pericardite ou pleurite) e artrite/sinovite de grandes articulações, cujo surgimento, na maioria das vezes, ocorre antes dos 30 anos.

Drogas

As drogas mais relevantes em causar febre são aminoglicosídeos e hidralazina.

Geralmente a febre ocorre logo após início do uso, porém pode manifestar-se após semanas ou meses. O diagnóstico é feito por um teste terapêutico, que consiste em suspender a droga, e a grande maioria defervesce em 72 horas. Caso necessite reintroduzir alguma droga, não aplicar a mesma classe e observar atentamente o retorno dos efeitos.

Um terço dos pacientes hospitalizados sofre com reações adversas a drogas, que se manifestam na forma de alergia, reação idiossincrásica ou alteração na termorregulação.

Eosinofilia e *rash* só estão presentes em 25% dos casos, não podendo ser excluídas caso não estejam presentes.

Classes medicamentosas relacionadas:

- Antibióticos: sulfonamidas, penicilinas, vancomicina, antimaláricos, anti-histamínicos e aminoglicosídeos;
- Antiepiléticos: barbitúricos e fenitoína;
- Anti-inflamatórios;
- Anti-hipertensivos: hidralazina e metildopa;
- Antiarrítmicos: quinidina e procainamida;
- Antitireoidianos.

Tabela 42.1 – Agentes etiológicos e diagnóstico.

Etiologia	Agente/diagnóstico
Infecção bacteriana	• Abcesso oculto • Infecção do trato urinário complicada • Endocardite com cultura negativa • Tuberculose • Osteomielite • *Coxiella burnetti* (Febre Q) • Rickettsiose • Febre entérica • Brucelose
Viral	• Mononucleose • Epstein-Barr • Vírus da imunodeficiência humana
Parasita	• Malária • Toxoplasmose
Fungo	• Histoplasmose
Inflamatória	• Arterite de células gigantes • Doença de Still • Lúpus eritematoso sistêmico • Poliarterite nodosa • Granulomatose com poliangeíte (Granulomatose de Wegener) • Febre familiar do Mediterrâneo
Neoplasia	• Linfoma não Hodgkin • Leucemia • Carcinoma de células renais • Neoplasia hepatocelular • Metástases
Miscelânea	• Drogas • Tromboembolismo pulmonar • Doença inflamatória intestinal • Sarcoidose • Hipertireoidismo • Febre factícia

Fonte: Adaptada de Pyrexia of unknown origin: causes, investigation and management. 2016 Royal Australian College of Physicians.

Epidemiologia

Após a avaliação de diversas fontes, ainda há divergências em relação à prevalência das etiologias, pois, com o avanço das tecnologias, esses índices têm apresentado mudanças. A epidemiologia está diretamente ligada ao nível socioeconômico e cultural do local avaliado, fator esse mantido desde a descoberta da FOI.

Em países desenvolvidos, há um predomínio de doenças inflamatórias, e, em segundo lugar, neoplasias, respectivamente com 22 e 7% para infecção, e miscelânea 16 e 4%. Em 51%, nenhum diagnóstico foi atribuído, análise essa realizada por Beresford et al., em Sidney, publicação realizada em 2015 na Australian College of Physicians, enquanto em países subdesenvolvidos predominam as infecções, sendo tuberculose a maior causa evidenciada, conforme descrito anteriormente, e, em segundo lugar, neoplasias.

As transformações geográficas dos últimos tempos, como a migração dos povos, merecem uma reflexão, podendo ser relevantes para a análise, pois expedições a lugares pouco conhecidos, onde são desconhecidos os possíveis riscos locais, o aquecimento global e questões socioeconômicas fazem das zoonoses e outras causas infecciosas fatores importantes.

Neoplasias

As neoplasias mais relacionadas à FOI são as associadas ao sistema reticuloendotelial, sendo, em geral, os linfomas e comumente os mais avançados e de padrão mais agressivo.

Nos últimos anos, houve uma diminuição na proporção dos tumores sólidos, sendo atribuída ao uso mais disseminado de imagens, corroborando, assim, com o diagnóstico precoce.

Infecção

Atualmente, os índices tornaram-se discretamente mais baixos pelo avanço dos métodos de identificação dos agentes e uso previamente indiscriminado de antibiótico.

Ainda há um predomínio importante de bactérias como agentes mais prevalentes, em segundo lugar, vírus, e, progressivamente, fungos e parasitas.

Em países subdesenvolvidos, a tuberculose e os abscessos ainda são as causas mais comuns.

Inflamatória

A maior parte das hipóteses inflamatórias são divididas em causas autoimunes/reumatológicas, vasculíticas e granulomatosas.

Entre a categoria, há um predomínio diagnóstico para a Doença de Still, possivelmente por não ser essa etiologia tão conhecida e ter mecanismo de ação obscuro.

Houve uma redução nos índices do lúpus eritematoso sistêmico, principalmente pelos novos critérios diagnósticos, esclarecendo e iniciando tratamento mais precocemente.

Miscelânea

A proporção de casos sem categoria aumentou, sendo relacionada a novas etiologias descobertas e ao uso mais agressivo do tratamento médico em fases precoces.

Prognóstico

Uma revisão publicada em 2016 na *Revista Europeia Central da Medicina* evidenciou que, em relação ao prognóstico, de 12 a 35% dos pacientes morreram, onde depende da natureza da doença subjacente, porém é pior onde há atraso no diagnóstico e um bom prognóstico, quando a resolução da febre se der em quatro semanas (FOI Virginia).

FOI no Brasil (Tabela 42.2)

As últimas avaliações da situação da FOI no Brasil têm mais de 20 anos e fazem uma análise das etiologias, mas não consegue avaliar de forma fidedigna as nossas prevalências nem avaliar se os fluxos de investigação utilizados mundialmente são aplicáveis à nossa realidade.

Diagnóstico da FOI

Para definir que um paciente tem FOI, além da história e exame físico minuciosos, deve-se realizar uma avaliação laboratorial básica, porém abrangente, a ponto de identificarmos alterações mais comuns e prontamente tratáveis.

São eles:

- Hemograma;
- Hemocultura: três amostras de sítios diferentes com intervalo mínimo de uma hora entre elas;
- Bioquímica, incluindo enzimas hepáticas e bilirrubinas; caso estejam anormais, seguir investigação com sorologias para hepatites;
- Urina 1 e urocultura;
- Radiografia de tórax.

Além de:

1. Certificar-se da real existência da febre, com diários de temperatura, aferições em ambiente adequado (postos de saúde/hospitais) e definir valor da temperatura, visto que só são relevantes temperaturas maiores ou iguais a 38,3 °C.
2. História e exame físico minuciosos: atentar-se à possibilidade de retornar à história e reexaminar, caso necessário, diversas vezes. Se necessário, conversar com pessoas de convívio próximo do paciente.

Em todos os níveis de investigação, deve-se estar atento ao surgimento de pistas diagnósticas, o que nem sempre consegue-se adequar a alguma classe etiológica, mas caso seja algum sinal ou sintoma que nos indique alguma possibilidade diagnóstica, justifica-se o seguimento da investigação direcionada a tal causa.

- *Anamnese:* história pessoal de infecção, doença imunossupressora e internação prévias, hábitos alimentares, história familiar e vacinação.
- *Viagens recentes:* detalhar datas, locais visitados, epidemias existentes no local e atividades realizadas pode ser de grande valia para atentar a alguma causa.
- *Exposições profissionais:* contato com animais e insetos, profissionais de saúde, de limpeza de locais infectados ou expostos à toxina potencialmente relacionada à FOI merecem maior atenção.

Tabela 42.2 – Causas de febre de origem indeterminada em estudo realizado em 1989 no Brasil, em 54 pacientes.				
Infecciosas (43%)	**Neoplásica (17%)**	**Colagenoses (17%)**	**Miscelânea (19%)**	**Não diagnosticada (8%)**
Tuberculose	Doença de Hodgkin	Lúpus eritematoso sistêmico	Tireoidite subaguda	
Endocardite	Adenocarcinoma	Doença de Still	Arterite de células gigantes	
Abscesso	Metástases	Síndrome relacionada ao lúpus	Polimialgia reumática	
Malária	Linfomas	Deficiência de C1q	Hepatite granulomatosa	
Toxoplasmose	Leucemias		Corpo estranho intra--abdominal	
Peri-hepatite gonocócica			Drogas	
Salmonelose			Paniculite granulomatosa	
Esquistossomose			Anemia hemolítica	
Febre de Katayama				

Fonte: Febre de origem indeterminada em adultos. Revista da Sociedade Brasileira de Medicina Tropical 38(6):507-513, nov.-dez., 2005.

- Drogas lícitas e ilícitas.
- Procedimentos invasivos ou cirurgias.
- *Periodicidade:* algumas etiologias têm o padrão bem definido na sua febre, como malária e a febre de Pel--Ebstein, ponto de bastante discussão e poucas certezas.

A febre de Pel-Ebstein se caracteriza por febre de padrão intermitente, com intervalos de dias a semanas.

Em avaliação de alguns estudos, observou-se que a febre de Pel-Ebstein pode ajudar a fortalecer a hipótese de linfoma de Hodgkin, porém a da malária não teve sensibilidade nem especificidade suficientes para diagnóstico, assim como o teste do naproxeno, no qual a rápida e acentuada diminuição da temperatura após o uso do medicamento poderia distinguir a febre da malignidade, e, especial, os linfomas de causas infecciosas. Isso também não foi específico o suficiente para ser útil na definição da etiologia.

3. *Exame físico:* no exame físico, devemos procurar os sinais localizatórios ou qualquer outro que nos indique a etiologia mais provável, onde seguiremos para melhor investigação. Vários sinais se assemelham e se misturam nas etiologias, porém apontam para causas diferentes. São elas:

- *Hepatomegalia/esplenomegalia, linfadenomegalia:* infecciosa e neoplásica.
- *Orquite/epididimite:* infecciosa (tuberculose, EBV).
- *Bradicardia relativa:* neoplásica (linfoma e acometimento do SNC) e infecciosa (tifo, malária, babesiose, leptospirose).
- *Manchas de Roth:* neoplásica (linfoma, mixoma atrial), infecciosa (endocardite) e inflamatória (periarterite nodosa e LES).
- *Sopros cardíacos:* neoplásica, infecciosa e inflamatória (manifestação cardiovascular, LES).
- *Etiologia infecciosa:* dor localizada em região óssea, principalmente na mandíbula e vértebra, arcada dentária para descartar abscesso oculto, orquite/epididimite, visceromegalias, pp hepatomegalia/esplenomegalia.
- *Etiologia inflamatória: rash*, artrite, úlceras orais, Raynaud, diferença de pulso/pressão arterial em membros.
- *Etiologia neoplásica:* dor em região esternal, pré-leucemia e desordens mieloproliferativas.
- *Miscelânea:* há maior probabilidade de ser diagnosticada pela história do que pelo exame físico, porém, em relação à febre factícia, a bradicardia relativa pode ser uma pista importante.
- *Fundoscopia:* exame com custo reduzido e de fácil realização, em que se detectam alterações, corroborando para etiologias inflamatórias como LES, arterite de células gigantes/arterite temporal, periarterite nodosa e Doença de Still e etiologia infecciosa: toxoplasmose, tuberculose, histoplasmose e doença da arranhadura do gato.
- *Exame ocular:* manchas de Roth, previamente citadas, e aumento da glândula lacrimal: artrite reumatoide, LES e sarcoidose.

Tabela 42.3 – Métodos diagnósticos para infecção.

Tipos de infecção	Diagnóstico
Bacteriana	
• Endocardite	• Imagem e hemocultura
• Abscesso oculto	• Imagem e cultura do local acometido
• Osteomielite	• Imagem e cultura do fragmento
• Febre entérica	• Cultura de sangue e secreção
• Tuberculose	
• Brucelose	• Imagem e cultura (material)
• Yersiniose	• Imagem e cultura da bactéria
• Coxiellose	• Cultura e sorologia
• Rickettsiose	• Sorologia e PCR
• Bartonelose	• Sorologia e PCR
	• Sorologia
Viral	
• CMV	• Sorologia
• EBV	• Sorologia
Parasita	
• Malária	• Gota espessa, PCR e *dipstick*
• Leishmaniose	• Cultura, PCR e histologia
• Toxoplasmose	• Sorologia
Fungo	
• Histoplasmose	• Cultura a 30 graus e sorologia a 37°C
• *Blastomyces*	• Cultura a 30 graus e sorologia a 37°C
• Coccidiose	• Cultura a 30 graus e sorologia a 37°C

Fonte: Adaptada de Infectious causes of fever of unknown origin, Clinical Medicine 2015 v. 15, n. 3: 285-7.

Em 2007, Bleeker-Rovers et al. definiram o termo "pista potencialmente diagnóstica" (PPD), conceito esse em que se estabelece na investigação inicial alguma causa ou local possivelmente acometido, assim como em toda análise diagnóstica da medicina.

Assim, formular as pistas, discriminar a classificação em que melhor se enquadra e seguir as investigações individualizadas para tal tornaram-se uma grande chave para o diagnóstico (Algoritmo 42.1). Essas pistas aumentam a chance do diagnóstico em 62%, de acordo com a publicação de 2014 por Elizabeth C. Hersch et al., pois norteiam as investigações, evitando, assim, maiores fatores confundidores, tempo e gastos desnecessários.

Durante a investigação, atentar-se especialmente às apresentações atípicas das doenças mais prevalentes, e, caso não sejam encontradas PPD, deve-se investigar de forma global, na tentativa de esclarecer algum ponto a ser seguido. Não é sugerido que essa avaliação seja realizada inicialmente, pela possibilidade de confundir e atrapalhar as hipóteses, e, assim, pular as etapas diagnósticas.

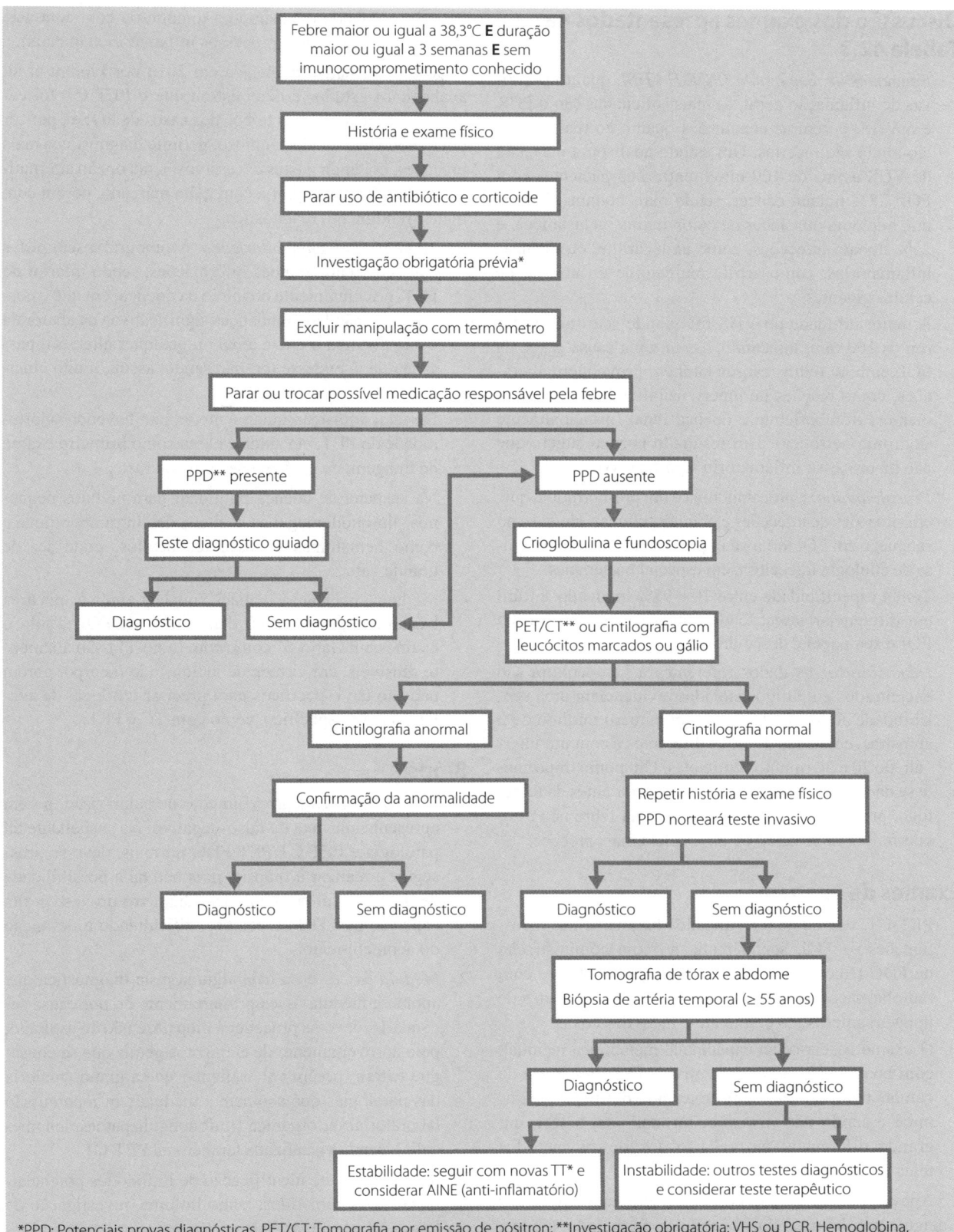

Febre maior ou igual a 38,3°C **E** duração maior ou igual a 3 semanas **E** sem imunocomprometimento conhecido

História e exame físico

Parar uso de antibiótico e corticoide

Investigação obrigatória prévia*

Excluir manipulação com termômetro

Parar ou trocar possível medicação responsável pela febre

PPD** presente → Teste diagnóstico guiado → Diagnóstico / Sem diagnóstico

PPD ausente → Crioglobulina e fundoscopia → PET/CT** ou cintilografia com leucócitos marcados ou gálio

Cintilografia anormal → Confirmação da anormalidade → Diagnóstico / Sem diagnóstico

Cintilografia normal → Repetir história e exame físico. PPD norteará teste invasivo → Diagnóstico / Sem diagnóstico

Tomografia de tórax e abdome. Biópsia de artéria temporal (≥ 55 anos) → Diagnóstico / Sem diagnóstico

Estabilidade: seguir com novas TT* e considerar AINE (anti-inflamatório)

Instabilidade: outros testes diagnósticos e considerar teste terapêutico

*PPD: Potenciais provas diagnósticas, PET/CT: Tomografia por emissão de pósitron; **Investigação obrigatória: VHS ou PCR, Hemoglobina, contagem de plaquetas, leucócitos e diferencial, eletrólitos, creatinina, proteínas totais, eletroforese de proteínas, fosfatase alcalina, AST/ALT (transaminases), DHL (desidrogenase lática), CPK (creatina fosfatoquinase), FAN (fator antinuclear), FR (fator reumatoide), Urina 1, hemoculturas (3 amostras), urocultura, Raio X de tórax, Ultrassonografia de abdome e TT (teste tuberculínico).

Algoritmo 42.1 – Fluxograma de diagnóstico e investigação.

Fonte: Adaptado de Approach to the adult with fever of unknown origin-uptodate, 2018.

Discussão dos exames apresentados na Tabela 42.3

- *Reagentes de fase aguda (PCR E VHS):* quanto às provas de inflamação geral, as mais solicitadas são o PCR e o VHS, porém as conclusões quanto ao real benefício ainda são incertas. Um estudo analisou a elevação de VHS acima de 100 mm/h entre 263 pacientes com FOI: 58% tinham câncer, sendo mais comuns o linfoma, mieloma ou câncer de cólon/mama metastáticos, e 25% tinham infecções, como endocardite, ou doenças inflamatórias, como artrite reumatoide ou arterite de células gigantes.

  A maior utilidade do VHS foi quando seu título superou os 100 mm, indicando, assim, uma causa grave da FOI, embora outras causas também provoquem alterações, como reações de hipersensibilidade aos medicamentos, tromboflebite e doença renal (principalmente síndrome nefrótica). Um resultado normal sugere que não há processo inflamatório significativo.

- *Procalcitonina:* a procalcitonina é um pró-hormônio que, em situações de infecções e grandes traumas, eleva-se no sangue, e em FOI torna-se importante apenas em pesquisa de etiologia infecciosa, em especial bacterianas.

  Tem a especificidade entre 70 e 98%, podendo ser útil em diferenciar infecção de outras causas, porém em FOI o seu papel é desconhecido.

- *Hemocultura:* os dados referentes à hemocultura são encontrados em artigos isolados, evidenciam uma sensibilidade acima de 90%, em um número mínimo de 3 amostras, coletadas de sítios diferentes e com um intervalo de 20 a 30 minutos entre elas. Um ponto importante se dá pelo fato de a bacteremia ocorrer antes da febre; logo, prescrever e aguardar a coleta na febre não deve ocorrer em detrimento de uma coleta mais precoce.

Exames de imagem

- PET-CT: exame muito utilizado atualmente nas investigações de FOI, sendo realizado com administração de FDG (fluorodesoxiglicose, análogo da glicose com radiofármaco), na maior parte das vezes com cortes de imagem amplos, do crânio até o meio das coxas.

  O exame baseia-se na capacidade metabólica tecidual, com boa correlação entre a atividade inflamatória de células patológicas, além de ter boa definição anatômica e sendo não invasivo, tornando-se, assim, um grande diferencial em relação aos outros métodos mais utilizados.

  Apesar de nem sempre conseguir ser exato em definir o diagnóstico, há mais dois benefícios no método: ajuda a precisar o local de uma possível biópsia e exclui patologia focal, estreitando ainda mais as hipóteses diagnósticas.

  Em análise publicada por Jin Shang et al., foram avaliados 50 casos de FOI e estimados uma acurácia de 90,5%, sensibilidade de 93,8% e especificidade de 80% para o PET Scan quando comparado à tomografia com contraste (método esse ruim para processos inflamatórios iniciais).

  Uma metanálise publicada em 2016 por Florent et al. analisou 14 estudos e demonstrou que o PET CT foi capaz de diagnosticar dois terços dos casos de FOI, e, por ser um método não tão dispendioso, permite diagnósticos mais precoces, evitando gastos excessivos. Uma opção alternativa ao PET é a cintilografia com gálio marcado, porém com menor rendimento diagnóstico.

- *Tomografia computadorizada:* a tomografia sem pistas não acrescenta grandes informações, sendo inferior ao PET, principalmente no início da doença, em que é possível que não haja mudanças significativas na anatomia e não distinga o que é atual ou qualquer alteração passada que já pudesse ter, não sendo, assim, muito elucidativa para a investigação.

  De fácil aquisição atualmente, e, não havendo oportunidade do PET, ela ainda é eleita como primeiro exame de imagem, de preferência com contraste.

  Na suspeita de doença pulmonar para nódulos pequenos, linfonodomegalias e alterações intra-abdominais, como hematomas e abscessos ocultos, pode ser de grande valia.

- Medicina nuclear: a avaliação nuclear ainda é uma área bastante controversa no diagnóstico de FOI. Tanto o exame com Gálio-67 como com Índio-111 são altamente sensíveis, em virtude de incluir todo o corpo, porém não são tão específicos para precisar um local de avaliação mais específico, como com TC e PET.

Biópsia

1) *Artéria temporal:* procedimento de baixo risco, porém apresenta alta taxa de falso-negativo. Na suspeita de tal patologia e PET CT/PET FDG normais, deve-se prosseguir e realizar a biópsia, pois não há a possibilidade de descartar tal etiologia pelo diâmetro do vaso e alta captação do FDG no cérebro, dificultando a definição do acometimento.

2) *Medula óssea:* caso haja alguma pista diagnóstica que aponte a medula óssea primariamente ou por causa secundária, deve-se proceder à biópsia, e não ao aspirado, pelo aproveitamento de elementos gerais que se consegue extrair, porém vale salientar que a grande maioria das patologias que acomete a medula tem repercussão laboratorial ou orgânica (linfonodal/hepatoesplenomegalia), sendo visualizada também na PET CT.

3) *Adenopatias:* na identificação de linfonodos potencialmente comprometidos, como linfoma, investigação de lesões hilares ou mediastinais, deve-se proceder à biópsia ou exérese (preferencial, caso seja possível).

   Outra possibilidade do diagnóstico de endocardite é o ecocardiograma transesofágico, em que a positividade é maior que 90%, sendo negativo para pequenas vegetações ou aquelas que já embolizaram.

Tratamento empírico – quando realizar

Quando não se encontra um diagnóstico nem as pistas, o paciente pode apresentar-se desconfortável pelos picos febris ou alguma lesão com risco de dano irreversível, havendo necessidade de administração de algum medicamento.

Ao optar pela administração, devem-se pesar o risco do atraso diagnóstico, o falseamento das possíveis pistas e o atraso no tratamento definitivo da suspeita etiológica precocemente em detrimento de maiores investigações, acarretando prejuízo para o paciente, porém, em alguns momentos, há a necessidade desse uso.

1. *Antitérmicos:* sua administração não necessita do conhecimento do mecanismo da febre para pacientes com intolerância a picos febris e mal-estar importante, como cefaleia, artralgia, mialgia, fadiga associada a temperaturas altas.

   Tentam-se evitar anti-inflamatórios, corticoide e acetaminofeno, pelos mesmos motivos apresentados acima.

2. *Corticoides:* podem ser administrados, porém, se houver alguma mudança no quadro, deve-se encarar como possível pista para alguma etiologia, como "teste terapêutico". Seu uso seria aplicado na suspeita de arterite temporal, pela possibilidade de evolução progressiva e sintomas potencialmente debilitantes, como amaurose.

3. *Antibioticoterapia:* para casos em que haja forte suspeita de endocardite com culturas negativas, e tuberculostáticos, em casos de risco de disseminação por doença ativa.

Referências

1. Bor DH, MD. Approach to the adult with fever of unknown origin. Uptodate. Literature review current through: Oct 2017. This topic last updated: Apr 27, 2016.
2. Bor DH, MD. Etiologies of fever of unknown origin in adults. Uptodate. Literature review current through: Oct 2017. This topic last updated: Apr 25, 2016.
3. Mulders-Manders C, Simon A, Bleeker-Rovers C. Fever of unknown origin. Royal College of Physicians 2015. Clin Medicine 2015; 15(3): 280-4.
4. Beresford RW, Gosbell IB. Pyrexia of unknown origin: causes, investigation and management. Royal Austral Coll Physicians 2016; 1011-16.
5. Hersch EC, Robert COH. Prolonged Febrile Illness and Fever of Unknown Origin in Adults. Am Fam Physician 2014 July 15; 90(2): 91-4.
6. Unger M, et al. Fever of unknown origin (FUO) revised. Wiener Klinische Wochenschrift. The Central Eur J Medicine 2016; 128: 796-801.
7. Burke A, Cunha MD, et al. Fever of Unknown Origin: A Clinical Approach. Am J Medicine 2015; 128: 1138.e1-1138.e15.
8. Shang J, et al. Recent trends in the distribution of causative diseases of fever of unknown origin. Wiener Klinische Wochenschrift. The Central Eur J Medicine 2017 January.
9. McGregor AC, Moore DA. Infectious causes of fever of unknown origin. Clinical Medicine 2015. Royal Coll Physicians 2015; 15(3): 285-7.
10. Zenone T. Démarche diagnostique des fièvres récurrentes prolongées chez l'adulte Diagnostic (Diagnostic approach of recurrent fevers of unknown origin in adults). La Revue de Médecine Interne 2015 July; 36(7): 457-66.
11. Lambertucci JR, et al. Febre de origem indeterminada em adultos. Revista da Sociedade Brasileira de Medicina Tropical nov.-dez. 2005; 38(6): 507-13.
12. Tokmak H, et al. Diagnostic contribution of 18F-FDG-PET/CT in fever of unknown origin. Int J Infectious Diseases 2014; 19: 53-8.
13. Besson FL, et al. Contribution of 18F-FDG PET in the diagnostic assessment of fever of unknown origin (FUO): a stratification-based meta-analysis. Eur J Nuclear Medicine and Molecular Imaging.

Anticoagulação na prática clínica

43

- *Carla Luana Dinardo*
- *Gabriel Leiros Romano*

CASO CLÍNICO

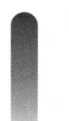

Paciente de 71 anos, com antecedente pessoal de hipertensão arterial sistêmica e insuficiência cardíaca, vem ao consultório médico com queixa de palpitações há um mês. Ao exame físico, encontram-se bulhas arrítmicas e frequência cardíaca de 102 bpm. Eletrocardiograma compatível com fibrilação atrial.

Introdução

A decisão de anticoagular um paciente deve sempre pesar o risco de sangramento contra os benefícios de se evitarem eventos tromboembólicos. No caso de trombose venosa profunda proximal, por exemplo, não anticoagular leva a 10% de risco de tromboembolismo pulmonar fatal e 20 a 50% de recorrência tromboembólica[1]. No caso da fibrilação atrial, a anticoagulação está associada a uma redução de risco relativo de acidente vascular cerebral em torno de 68%[2]. A anticoagulação, sobretudo oral, exige controle laboratorial e ambulatorial frequentes. Conhecer as indicações, métodos, rotinas de seguimento e complicações da anticoagulação é atribuição dos médicos clínicos, tendo em vista o grande benefício dessa terapêutica quando bem indicada e os riscos potenciais evitáveis com o manejo correto.

Esse capítulo abordará as indicações mais comuns de anticoagulação, bem como a forma prática de aplicação e controle desse tratamento.

Indicações de anticoagulação

A anticoagulação, na prática clínica, pode ser indicada em três situações principais:

- *Profilaxia primária:* o objetivo é evitar a ocorrência de evento tromboembólico.
- *Profilaxia secundária:* o objetivo é evitar a recorrência de evento tromboembólico.
- *Terapêutica:* o objetivo é tratar complicação tromboembólica aguda.

As indicações de anticoagulação, no cotidiano do clínico geral, são múltiplas. A Tabela 43.1 descreve as principais situações clínicas que exigem anticoagulação/terapia antitrombótica, bem como o tipo de tratamento necessário em cada uma delas.

Tabela 43.1 – Indicações clínicas de tratamento anticoagulante/antitrombótico.

Doença	Situação	Tratamento proposto
Fibrilação atrial (FA), crônica (FAC) ou paroxística (FAP)	• FA com acidente vascular cerebral isquêmico (AVCi), acidente isquêmico transitório (AIT) ou embolização sistêmica prévia.	• Anticoagulação com drogas antivitamina K (AVK) indefinidamente.
	• FAC/FAP e dois dos seguintes fatores de risco: idade maior que 75 anos, HAS, DM, disfunção ventricular ou ICC.	• Anticoagulação com AVK.
	• FAC/FAP e apenas um dos fatores de risco descritos acima.	• Anticoagulação com AVK ou Aspirina® (75 a 325 mg/dia).

(Continua)

(Continuação)

Tabela 43.1 – Indicações clínicas de tratamento anticoagulante/antitrombótico.

Doença	Situação	Tratamento proposto
Fibrilação atrial (FA), crônica (FAC) ou paroxística (FAP)	• Paciente com menos de 75 anos e sem os fatores de risco acima descritos.	• Aspirina® (75 a 325 mg/dia), pelo baixo risco de AVCi.
	• FAC/FAP e estenose mitral.	• Anticoagulação com AVK.
	• FAC/FAP e prótese valvar.	• Anticoagulação com AVK (intensidade apropriada para o tipo de prótese).
Valvopatias e próteses valvares	• Doença valvar reumática complicada ou em combinação com FAC, embolismo prévio ou trombo atrial.	• Anticoagulação com AVK. Não é recomendada anticoagulação nos casos não complicados, com ritmo sinusal e sem aumento de volume atrial.
	• Prótese valvar mecânica.	• Anticoagulação com AVK. Se história de doença vascular ou presença de fatores de risco adicionais para tromboembolismo, recomenda-se o acréscimo de Aspirina® à droga AVK, salvo em situações de alto risco de sangramento.
	• Prótese biológica.	• Aspirina® está indicada. Na presença de outros fatores de risco para tromboembolismo, sugere-se anticoagulação com AVK.
Tromboembolismo venoso (TEV): trombose venosa profunda (TVP) e tromboembolismo pulmonar (TEP)	• Todos sem contraindicação* à anticoagulação.	• Anticoagulação parenteral inicial com HBPM, HNF ou fondaparinux. Manter ao menos 5 dias até que INR esteja acima de 2,0. As drogas AVK devem ser iniciadas concomitantemente com a anticoagulação parenteral.
	• TVP/TEP com fator desencadeador claro.	• Os agentes AVK devem ser mantidos por 3 meses.
	• TVP/TEP idiopáticos.	• Manter anticoagulação por 3 meses e avaliar individualmente riscos e benefícios de mantê-la indefinidamente (sobretudo se TVP proximal e TEP).
	• Tromboembolismo venoso de repetição, trombofilia** ou câncer ativo.	• Anticoagulação indefinidamente (enquanto mantiver condição ativa, no caso de câncer).
Infarto agudo do miocárdio com supra de ST	• Pacientes submetidos à fibrinólise, à angioplastia primária ou a nenhum tipo de reperfusão.	• Aspirina® indefinidamente. HNF, HBPM ou fondaparinux são indicados na fase aguda.
	• No caso de trombólise.	• Aspirina® indefinidamente e clopidogrel nos primeiros 28 dias após o evento.
Angina instável (AI) e infarto agudo do miocárdio sem supra de ST		• Anticoagulação com HNF ou HBPM associado ao clopidogrel e à Aspirina®.
Acidente vascular cerebral isquêmico (AVCi)	• AVCi não cardiogênico.	• Aspirina® ou sua combinação com dipiridamol devem ser mantidos indefinidamente.
	• AVCi associado à FAC/FAP.	• Anticoagulação com AVK.

*Contraindicações absolutas à anticoagulação incluem sangramento intracraniano, sangramento ativo grave, cirurgia recente de coluna, olho ou crânio e hipertensão maligna. Contraindicações relativas incluem cirurgias grandes recentes, AVC recente, sangramento de TGI ativo, HAS grave, insuficiência renal ou hepática e plaquetopenia < 50 × 10 9/L. **Trombofilias que exigem anticoagulação definitiva: homozigose ou dupla heterozigose para Fator V Leiden ou protrombina mutante e deficiência de antitrombina, o restante é controverso. A anticoagulação definitiva também está indicada para tromboses em sítios atípicos, como abdominal ou de seio venoso cerebral. AI: angina instável; AIT: ataque isquêmico transitório; AVCi: acidente vascular cerebral isquêmico; AVK: droga antivitamina K (cumarínicos); DAP: doença arterial periférica; FAC: fibrilação atrial crônica; FAP: fibrilação atrial paroxística; HBPM: heparina de baixo peso molecular; HNF: heparina não fracionada; IAM: infarto agudo do miocárdio; TEP: tromboembolismo pulmonar; TEV: tromboembolismo venoso; TVP: trombose venosa profunda.

Fonte: Adaptada de Hirsh et al.

Tratamento

O uso de anticoagulantes depende do evento (agudo ou crônico) a ser tratado ou prevenido. As modalidades de anticoagulação possíveis são anticoagulação parenteral e anticoagulação oral.

Anticoagulação parenteral

Indicada para anticoagulação inicial de tromboembolismo venoso (TEV), infarto agudo do miocárdio (IAM) e angina instável (AI). Dentre as modalidades terapêuticas possíveis, destacam-se as heparinas não fracionadas (HNF) e as heparinas de baixo peso molecular (HBPM). Deve-se ressaltar que os inibidores diretos da trombina (hirudina, bivalirudina e argatroban) e o fondaparinux também são opções terapêuticas possíveis.

Heparinas não fracionadas (HNF)

Representam uma mistura de glicosaminoglicanas sulfatadas que se ligam à antitrombina (AT) e catalisam a inativação da trombina e dos fatores Xa, IXa, XIa e XIIa. Como se ligam a várias proteínas plasmáticas, a células endoteliais e a macrófagos, apresentam farmacocinética pouco previsível.

Na anticoagulação inicial de pacientes com TEV, a HNF pode ser utilizada tanto na forma intravenosa contínua quanto na forma subcutânea intermitente. Entretanto, estudos mostram que a via intravenosa é mais eficaz que a subcutânea, pois atinge o alvo terapêutico mais rápido e apresenta menor taxa de recorrência de eventos tromboembólicos, sendo, dessa forma, a primeira escolha[3].

As doses recomendadas para infusão venosa contínua são 80 U/kg *bolus* e 18 U/kg/h em infusão contínua[4], ou *bolus* de 5.000 U seguido pela infusão de, no mínimo, 32.000 U/dia[5]. É necessário reforçar que o Colégio Americano de Cardiologia recomenda doses mais baixas de HNF para tratamento de angina instável e infarto agudo do miocárdio sem supra de ST, a saber: 60 a 70 U/kg *bolus* (máximo de 5.000 U), seguido por 12 a 15 U/kg/h (máximo de 1.000 U/h). No caso de infarto agudo do miocárdio com supra de ST em que há uso concomitante de trombolíticos, a dose de HNF é ainda mais baixa: 60 U/kg *bolus* (máximo de 4.000 U), seguido por 12 U/kg/h (máximo de 1.000 U/h)[6].

Como a resposta anticoagulante à HNF é variável, a monitoração de seu efeito é necessária. A orientação classicamente proposta é manter a relação do tempo de tromboplastina parcial ativada (TTPA) entre 1,5 e 2,5, sendo baseada em estudos da década de 1970[2]. Entretanto, sabe-se que a mesma concentração de heparina pode levar a medidas de TTPA variáveis, dependendo do reagente e do aparelho utilizado para medição. Dessa forma, recomenda-se selecionar, para fins de monitoração, uma faixa de TTPA que se correlacione com nível de heparina de 0,3 a 0,7 U antiXa ou 0,2 a 0,4 por titulação de protamina[2] (Tabela 43.2).

Tabela 43.2 – Variáveis para ajuste de infusão de heparina[4].

Variáveis	Ajuste
Dose inicial	• 80 U/kg *bolus* e, a seguir, 18 U/kg/hora
TTPA < 35 s	• 80 U/kg *bolus* e aumento de 4 U/kg/hora
TTPA 35-45 s	• 40 U/kg *bolus* e aumento de 2 U/kg/hora
TTPA 46-70 s*	• Sem modificações
TTPA 71-90 s	• Reduzir infusão em 2 U/kg/hora
TTPA > 90 s	• Pausar infusão por 1 hora e, a seguir, reduzir infusão em 3 U/kg/hora

*Intervalo terapêutico de TTPA que correspondia à atividade antiXa entre 0,3 e 0,7 U/mL.

Fonte: Adaptada de Raschke et al.

Resistência à HNF é definida como a necessidade de doses muito altas do fármaco para se obter TTPA terapêutico, apresentando várias causas (deficiência de AT, aumento do *clearance* de heparina, elevação de proteínas ligadoras de heparina, elevação de fator VIII e/ou fibrinogênio). Em pacientes usando doses superiores a 35.000 U de HNF/dia, recomenda-se que o ajuste da dose seja feito baseando-se nos níveis de antiXa[2].

O principal efeito colateral da HNF é sangramento, que pode ser controlado pela infusão de protamina. Cada 1 mg de protamina neutraliza 100 U de HNF, devendo ser infundida quantidade suficiente para neutralizar a heparina infundida nos últimos 60 a 90 minutos (meia-vida da HNF). É importante identificar fatores que conferem risco de anafilaxia com o uso da protamina (alergia a peixe, uso de insulinas contendo protamina e vasectomia prévia), já que, na presença deles, deve-se pré-medicar o paciente com corticosteroides e anti-histamínicos.

Outros efeitos colaterais da HNF são plaquetopenia induzida por heparina (TIH), que leva à redução da contagem de plaquetas e manifestações trombóticas. Na suspeita desse diagnóstico, a HNF deve ser suspensa, e o uso tanto de HBPM quanto de cumarínicos está contraindicado, podendo o paciente ser tratado com fondaparinux, sendo essa a principal indicação desse medicamento. Outros eventos adversos são osteoporose e, mais raramente, lesões cutâneas e elevação de transaminases.

Heparinas de baixo peso molecular (HBPM)

Derivam da despolimerização da HNF, resultando em moléculas menores, com menor ligação a proteínas plasmáticas (farmacocinética mais previsível) e maior atividade inibitória do fator Xa via AT. O fármaco mais utilizado dessa classe é a enoxaparina por via subcutânea, mas também são disponíveis dalteparina, tinzaparina, nadroparina e a reviparina.

461

As HBPM podem ser usadas na profilaxia e tratamento de TEV, bem como no tratamento de síndromes coronarianas agudas. São administradas tipicamente em doses profiláticas baseadas no peso ou fixas e em doses terapêuticas baseadas no peso[2] (Tabela 43.3).

Tabela 43.3 – Doses terapêuticas de diferentes heparinas para tratamento de TEV.	
Fármacos	**Regime**
Enoxaparina	1,0 mg/kg de 12 em 12 horas*
Dalteparina	200 UI/kg 1 vez ao dia
Tinzaparina	175 UI/kg 1 vez ao dia
Nadroparina	6.150 UI 12 em 12 horas**
Reviparina	4.200 UI 12 em 12 horas***

*Dose de 1,5 mg/kg 1x ao dia também pode ser utilizada. Principalmente em paciente com TEV não grave/recorrente; **Para pacientes entre 50 e 70 kg; ***Para pacientes entre 46 e 60 kg.
Fonte: Adaptada de Hirsh et al.

A monitoração de sua ação pode ser feita pelos níveis de antiXa, porém não é recomendada como rotina, sendo reservada às situações de insuficiência renal (Clcr < 30 mL/min), obesidade e gestação[2,7,8]. No caso da obesidade, recomenda-se que as doses profiláticas sejam ajustadas por peso e não fixas, visto que a segunda opção leva a níveis antiXa muito inferiores aos desejados.

Os pacientes com insuficiência renal (Clcr < 30 mL/min) apresentam menor *clearance* das HBPM e maior risco de sangramentos. Recomenda-se o uso de HNF ou, caso o uso de HBPM seja necessário, recomenda-se monitoração de antiXa e/ou redução das doses preconizadas em 50% (válido tanto para profilaxia quanto para tratamento)[2].

Não há forma comprovada para reverter a ação das HBPM em caso de sangramento. A protamina reverte a atividade anti-IIa e neutraliza apenas parcialmente ação antiXa. Na prática clínica, quando a última dose de HBPM foi administrada há menos de 8 horas, pode-se utilizar 1 mg de protamina para cada 100 U antiXa de HBPM (1 mg de enoxaparina é igual a 100 unidades antiXa, aproximadamente). Caso a HBPM tenha sido aplicada há mais de 8 horas, doses menores podem ser utilizadas.

Uso de HBPM apresenta menor incidência de TIH e osteoporose. Entretanto, seu uso não está autorizado como tratamento de TIH, visto que há reação cruzada dos anticorpos previamente formados.

Anticoagulação oral

Os cumarínicos representam a opção atual para anticoagulação oral, sendo a varfarina o fármaco dessa classe de uso mais difundido. Estudos randomizados mostraram sua utilidade na profilaxia primária e secundária de tromboembolismo venoso, prevenção de embolização sistêmica em pacientes com fibrilação atrial ou próteses valvares, como tratamento adjunto na profilaxia de embolismo sistêmico após IAM e na redução de risco de reinfarto.

Os cumarínicos têm ação antivitamina K, limitando a carboxilação de radicais glutâmicos dos fatores de coagulação II, VII, IX e X e, com isso, interferindo em sua ação coagulante. O fármaco também age inibindo as proteínas C, S e Z, que são anticoagulantes naturais, fato que justifica sua ação protrombótica inicial nos primeiros 3 a 5 dias de utilização, pela meia-vida mais curta desses fatores anticoagulantes naturais.

O metabolismo dos cumarínicos é influenciado pelo uso concomitante de vários medicamentos e por hábitos alimentares. Tais fatores devem ser monitorados quando indicado o uso desse fármaco.

O tratamento é monitorado por meio do *international randomized ratio* (INR), que é obtido a partir do tempo de protrombina do paciente. O alvo terapêutico deve variar não somente de acordo com a condição clínica que indicou a anticoagulação, mas também de acordo com as características do paciente. De forma geral, a anticoagulação moderada, com alvo de INR entre 2 e 3, é adequada para a maior parte das indicações apresentadas[9]. Há controvérsia a respeito do alvo adequado para pacientes com próteses valvares, embora o acima descrito seja o proposto na maior parte das diretrizes.

Recomendam-se doses iniciais de varfarina entre 5 e 10 mg ao dia para todos os pacientes, com exceção de idosos, desnutridos, portadores de insuficiência cardíaca ou hepática, em pós-operatório valvar ou em uso de medicações que sabidamente elevam o nível sérico do fármaco (ex. amiodarona), em que doses menores ou iguais a 5 mg ao dia são mais seguras[2].

Caso a ação anticoagulante deva ser atingida rapidamente (ex. tromboembolismo venoso agudo), a varfarina deve ser iniciada junto com a heparina, sendo essa última mantida até que haja duas medidas de INR dentro do alvo desejado. Tal medida é necessária, pois a ação antitrombótica da varfarina é dependente da redução de protrombina, que apresenta a maior meia-vida, e, dessa forma, é o último fator a reduzir seus níveis séricos após o início da administração do fármaco. Caso não seja necessária ação anticoagulante rápida (ex. fibrilação atrial crônica), os cumarínicos podem ser iniciados sem heparina concomitante, desde que não haja trombofilia subjacente (situação que obriga uso concomitante de heparina)[2].

A monitoração inicial deve ser feita após a segunda ou terceira dose da medicação. Em pacientes internados, ela deve ser repetida 2 a 3 vezes por semana por 1 ou 2 semanas e, posteriormente, de forma mais espaçada de acordo com o INR. Em pacientes ambulatoriais, mesmo quando as doses de cumarínicos estão estáveis, o controle deve ser feito, no máximo, a cada quatro semanas.

O ajuste da medicação deve ser feito de acordo com o descrito na Tabela 43.4. É importante ressaltar que todas as vezes em que a vitamina K for indicada (salvo em situações de sangramento grave), o objetivo não será normalizar o INR, mas trazê-lo aos níveis terapêuticos, visto que doses excessivas desse antagonista podem levar à resistência de ação dos cumarínicos por até uma semana.

Tabela 43.4 – Ajuste da dose de cumarínicos de acordo com INR.	
INR	**Proposta**
Fora do alvo terapêutico (acima ou abaixo)	• Aumento ou redução de 5 a 20% da dose cumulativa semanal, com controle de INR mais precoce. • Caso o INR esteja muito próximo ao alvo terapêutico, pode-se optar por monitoração mais frequente sem mudança da dose.
Acima do alvo terapêutico, inferior a 5 e paciente sem sangramento significativo	• Redução da dose conforme descrito. • Suspensão de uma dose, com monitoração precoce e reintrodução em dose mais baixa quando o INR estiver no alvo terapêutico.
Acima do alvo terapêutico, entre 5 e 9 e paciente sem sangramento significativo	• Suspensão de uma ou duas doses; • Omissão de uma dose, com administração de vitamina K oral na dose de 1 a 2,5 mg. • Monitoração e reintrodução da droga em dose mais baixa quando INR estiver no alvo terapêutico.
Acima do alvo terapêutico, acima de 9 e paciente sem sangramento significativo	• Suspensão da droga e administração de vitamina K oral de 2,5 a 5 mg. • Monitoração frequente, com doses adicionais de vitamina K se necessário, e reintrodução do cumarínico em doses menores quando o INR estiver no alvo terapêutico.
Elevado (INR > 2) e paciente com sangramento significativo	• Vitamina K intravenosa 10 mg, com repetições a cada 12 horas caso o INR permaneça elevado. • Plasma fresco congelado ou complexo protrombínico ativado ou fator VII recombinante, a depender das disponibilidades do serviço.

Fonte: Adaptada de Hirsh et al.

Novos anticoagulantes orais

Os novos anticoagulantes orais apresentam algumas vantagens sobre a varfarina, como melhor farmacodinâmica, maior índice terapêutico e ausência de necessidade de monitorização na maioria dos casos. Em contrapartida, apresentam desvantagens, como custo e ausência de um antídoto específico[11]. Eles pertencem basicamente a duas classes: os inibidores diretos da trombina – dabigatran, e os inibidores do fator X ativado (Xa) – rivaroxaban e apixaban, todos aprovados para uso em prevenção de eventos embólicos na fibrilação atrial crônica de origem não valvar[11]. Essas novas medicações têm mais problemas de aderência do que a varfarina, pois têm meia-vida curta, e dois deles (apixaban e dabigatran) necessitam de duas doses diárias, e, devido ao alto custo, devem ser escolhidos preferencialmente quando houver: alergia à varfarina, boa condição socioeconômica, boa função renal, ausência de valvulopatia e INR muito lábil com uso de varfarina.

Conclusão

A anticoagulação representa, quando adequadamente indicada, estratégia capaz de evitar a ocorrência de eventos tromboembólicos e toda morbidade por eles acarretada. Trata-se de um tratamento que exige cautelosa monitoração e conhecimento não somente dos fármacos a serem utilizados, mas também de seus efeitos colaterais e interações com outros elementos. O clínico deve estar apto para lidar não somente com as rotinas de anticoagulação, mas também com suas potenciais complicações.

Discussão do caso clínico

Trata-se de um caso clínico bastante comum no cotidiano do clínico geral. A fibrilação atrial, além dos inegáveis efeitos adversos sobre o *status performance* cardíaco, também implica risco de eventos tromboembólicos, como o acidente vascular cerebral isquêmico, a oclusão arterial aguda de membros e o abdome agudo isquêmico. Contribuem para aumentar tais riscos a idade do paciente e o fato de ele ter insuficiência cardíaca congestiva. Pesando-se os riscos de sangramento *versus* os benefícios da anticoagulação oral, nesse caso, optou-se por iniciar cumarínico oral no intuito de evitar eventos tromboembólicos futuros. Para auxiliar o clínico nessa decisão, estão validados escores de risco de eventos tromboembólicos e de risco de sangramentos, devendo o INR ser mantido entre 2 e 3, e o mais estável possível. No caso da fibrilação atrial, tem-se o escore CHA2DS2-VASc, que pontua as seguintes condições: insuficiência cardíaca/disfunção de ventrículo esquerdo, hipertensão arterial, idade, diabetes *mellitus*, evento tromboembólico prévio, doença arterial (doença arterial periférica ou infarto) e gênero, escore esse que demonstra em percentual a chance de acidente vascular encefálico (AVE). Em contrapartida, existem escores de risco de sangramento, um dos mais utilizados na prática é o HAS-BLED, que analisa hipertensão arterial sistólica, disfunção renal, disfunção hepática, idade, AVE prévio, sangramento maior prévio, labilidade no controle do INR, uso de drogas que predispõem sangramento e uso de álcool, auxiliando na decisão de anticoagular o paciente. Porém, é preciso deixar claro que nenhum escore de risco substitui o bom senso e a autonomia do médico e do paciente nessa decisão, devendo ser incluídos valores socioeconômicos nessa escolha[11].

Referências

1. Lichtman MA, WJ Williams. Williams hematology. 7 ed. New York, London: McGraw-Hill; 2006.

2. Hirsh J, et al. Antithrombotic and thrombolytic therapy: American College of Chest Physicians Evidence-Based Clinical Practice Guidelines (8th edition). Chest 2008; 133(6 Suppl): 110S-112S.

3. Hull RD, et al. Continuous intravenous heparin compared with intermittent subcutaneous heparin in the initial treatment of proximal-vein thrombosis. N Engl J Med 1986; 315(18):1109-14.

4. Raschke RA, et al. The weight-based heparin dosing nomogram compared with a "standard care" nomogram. A randomized controlled trial. Ann Intern Med 1993; 119(9): 874-81.

5. Prandoni PMC, Marchiori A. Subcutaneous adjusted-dose unfractionated heparin vs fixed-dose low-molecular-weight heparin in the initial treatment of venous thromboembolism. Arch Intern Med 2004; 164(10): 1077-83.

6. Braunwald E, et al. ACC/AHA guidelines for the management of patients with unstable angina and non-ST-segment elevation myocardial infarction. A report of the American College of Cardiology/American Heart Association Task Force on Practice Guidelines (Committee on the Management of Patients with Unstable Angina). J Am Coll Cardiol 2000; 36(3): 970-1062.

7. Abbate R, et al. Monitoring of low-molecular-weight heparins in cardiovascular disease. Am J Cardiol 1998; 82(5B): 33L-36L.

8. Kessler CM. Low molecular weight heparins: practical considerations. Semin Hematol 1997; 34(Suppl 4): 35-42.

9. Oake N, et al. Anticoagulation intensity and outcomes among patients prescribed oral anticoagulant therapy: a systematic review and meta-analysis. CMAJ 2008; 179(3): 235-44.

10. Russell DH, MBBS, Msc, Garcia DA, MD. Disponível em: http://www.uptodate.com/contents/management-of-warfarin-associated-bleeding-or-supratherapeutic-inr?source=see_link (acessado em: 02 abr. 2017).

11. Spina GS. Manual prático de anticoagulação oral. São Paulo: nVersos; 2014.

Interpretação do hemograma e diagnóstico diferencial das principais anemias

- *Guilherme Henrique Hencklain Fonseca*
- *Tomás Fraga Ferreira da Silva*

CASO CLÍNICO

Mulher, de 22 anos de idade, procura médico generalista com queixa de cansaço e perda de peso nos últimos seis meses. Tratada previamente como depressão. História prévia de osteoporose. Na anamnese, relatava diarreia leve, ocasional e piora do desempenho nas aulas de educação física da escola. Sem menstruação há 4 anos por uso contínuo de anticoncepcional oral. Ao exame físico, evidenciou-se palidez cutaneomucosa, sem outras alterações.

Em investigação complementar, hemograma com hemoglobina (Hb) de 9,5 g/dL, hematócrito (Ht) de 30%, volume corpuscular médio (VCM) de 70 fL, hemoglobina corpuscular média (HCM) em 29,5 pg, concentração de hemoglobina corpuscular média (CHCM) de 30 g/dL, índice de anisocitose (RDW) de 18,5%, além de 4.200 leucócitos totais, 2.390 neutrófilos, 1.470 linfócitos, 250 eosinófilos e 453 monócitos, 670 mil plaquetas e observação do esfregaço com poiquilocitose e anisocitose importantes, com pesquisa de corpúsculos de Howell-Jolly.

Introdução

O hemograma é um dos exames mais frequentemente solicitados na prática clínica. Somente nos Estados Unidos, mais de 100 milhões de hemogramas são solicitados anualmente, com custo unitário de 11 a 55 dólares. No imaginário popular e de boa parte dos médicos, esse é um exame de saúde geral, por estar alterado em uma miríade de doenças. No entanto, somente de 10 a 15% dos hemogramas estão alterados e somente 0,3% dos exames mudam a conduta do médico. Além disso, boa parte das informações importantes nesse exame são comumente negligenciadas. A interpretação adequada do hemograma se inicia pela indicação oportuna do exame e da compreensão dos índices hematimétricos, possibilitando a formulação racional do diagnóstico diferencial das anemias, evitando, frequentemente, investigações desnecessárias.

O exame de sangue evoluiu com a medicina. A teoria dos 4 humores, dos antigos gregos e romanos, provavelmente baseava-se no aspecto do sangue após a sedimentação. A disseminação dos microscópios no século XVII permitiu a observação direta e a descrição acurada dos corpúsculos sanguíneos por van Leeuwenhoek. A observação de lâminas de sangue periférico associada à clínica do paciente levou, nos séculos seguintes, a diagnósticos mais precisos de doenças parasitárias, das leucemias e das anemias. Nos anos 1930 do século XX, Wintrobe desenvolveu os índices hematimétricos, um conjunto de dados derivados de contagens diretas que permitiu estabelecer novas classificações das anemias. A partir dos anos 1970, houve a explosão da automação nos exames laboratoriais, e o hemograma, antes um procedimento trabalhoso e demorado, passou a ser mais amplamente utilizado. A automação permitiu análises mais detalhadas do sangue, elaboração de gráficos e histogramas, e a geração de novos índices, como o RDW (*red cell width*).

Como qualquer exame complementar, o hemograma tem limitações. Conhecer os fatores que podem influenciar a análise do hemograma auxilia em uma interpretação mais adequada. Essas limitações podem estar presentes em qualquer fase da análise do hemograma (pré-analítica, analítica e pós-analítica). O hemograma é a base do diagnóstico hematológico. Nesse capítulo, analisaremos sua contribuição para o diagnóstico da anemia, também das plaquetopenias e das alterações dos leucócitos, como as leucemias.

O hemograma como um exame laboratorial

O hemograma é geralmente colhido em veia periférica, em tubos de EDTA (tubo roxo). O EDTA (ácido etilenodiamino tetra-acético) é um quelante de cálcio que age como anticoagulante na amostra. Eventualmente, algumas pessoas podem ter aglutinação plaquetária induzida pelo EDTA, levando a diagnósticos errôneos de plaquetopenia. Nessas situações, a contagem plaquetária é mais bem definida pelo uso do citrato como anticoagulante, porém o EDTA é o anticoagulante que permite melhor observação microscópica sem artefatos.

A coleta do sangue deve ser efetuada por pessoa treinada, com assepsia adequada do sítio de punção, evitando garroteamento prolongado e coletas acima de sítios de infusão de fluidos intravenosos, o que poderia causar anemia artefatual. Atualmente, a maior parte das coletas é feita com tubos a vácuo, devendo-se prestar atenção ao preenchimento adequado do volume estabelecido. É importante notar que variações da coleta, como tempo excessivo de garroteamento ou coletas em diferentes posições do paciente (se deitado ou sentado), podem levar a variações do hematócrito. Alterações súbitas do hemograma que não sejam coerentes com a clínica do paciente podem ser decorrentes de erros pré-analíticos ou mesmo troca de amostras. Antes de tomar decisões nessas situações, como realização de exames invasivos ou procedimentos transfusionais, vale a pena conferir se o resultado do hemograma é reprodutível.

Quando um hemograma é solicitado, vários parâmetros são observados:

- Hemoglobina (Hb) em g/dL, que reflete a quantidade de hemoglobina circulante. Os valores de referência variam de acordo com a população, etnia, sexo e idade, mas, em geral, assume-se que o valor normal seja de pelo menos 13 g/dL para homens e 12 g/dL para as mulheres;

- Hematócrito (Ht) em porcentagem (%), que é a fração ocupada pelos eritrócitos em uma coluna de sangue centrifugado. "Crito" é derivado do grego *krites*, que significa julgar (origem da palavra "crítica") ou separar.

- Hemácias/eritrócitos (Hm) em número/mm³ é o número de células circulantes em um determinado volume. Antigamente era contado em hemocitômetros, hoje á automaticamente contado nos aparelhos, por métodos de citometria.

- Volume corpuscular médio (VCM) em fL é um índice hematimétrico clássico, derivado originalmente da divisão do hematócrito pelo número de hemácias. Esse valor situa-se entre 80 e 100 femtolitros (10^{-15} litros). O VCM é a base da classificação morfológica das anemias.

- Hemoglobina corpuscular média (HCM) em pg/célula, que é o produto de valor da hemoglobina dividido pelo número de hemácias. O valor reflete a quantidade média de hemoglobina em cada eritrócito, situando-se ao redor de 30 picogramas (10^{-12} gramas). Esse é um índi-

ce de "cor", inferindo-se, por exemplo, a hipocromia a partir desse valor.

- Concentração de hemoglobina corpuscular média por volume de eritrócitos (CHCM) em g/dL, que é a divisão do hematócrito pela hemoglobina. Essa é uma medida de concentração. Antigamente era muito utilizada no diagnóstico precoce das ferropenias. Seu valor é elevado nas esferocitoses. É um parâmetro muito útil no controle de qualidade dos laboratórios.

- Índice de anisocitose (*red cell width* – RDW) em porcentagem (%). Esse índice é totalmente derivado dos contadores automáticos e permite reconhecer precocemente variações no tamanho das hemácias. Resumindo de forma simplista, as hemácias têm uma distribuição próxima do normal em seu tamanho. O RDW é o cálculo desse coeficiente de variação ou do desvio-padrão do tamanho das hemácias. A ferropenia incipiente, por exemplo, leva a variações do tamanho da hemácia antes de levar à microcitose plena. Essa variação inicial pode ser precocemente detectada pela medida do RDW.

- Leucometria e o diferencial das células individuais por mm³. Essas podem ser expressas em número absoluto e porcentagem, mas é comum na conferência manual a discriminação por meio da fórmula leucocitária que descreve a proporção em um total de 100 células e que segue a padronização a seguir: basófilos/eosinófilos/mielócitos/metamielócitos/bastões/segmentados/linfócitos/monócitos

- Plaquetometria com a contagem por mm³ e, por vezes, o volume plaquetário médio (VPM) em femtolitros.

Originalmente, o hemograma era realizado com técnicas manuais trabalhosas e demoradas associada à confecção e leitura de todos os esfregaços de sangue periférico. Cada hemograma levava 30 minutos para ser efetuado. Hoje, com a automação, um laboratório é capaz de processar e liberar em poucas horas centenas de exames. Os índices hematimétricos são calculados diretamente pelos aparelhos automatizados. Cada célula de uma amostra passa pelos contadores e são gerados histogramas que expressam quantidade e distribuição do tamanho de cada tipo celular. Com relação às hemácias, o histograma tem a forma de sino, semelhante a uma distribuição normal, seu ponto central reflete o VCM, a dispersão da curva é o RDW (Figura 44.1). O histograma de plaquetas segue a mesma lógica, sendo possível calcular o VPM. É importante lembrar que cada fragmento ou célula que passa pelo sensor gera um sinal. Se as plaquetas estiverem agregadas, haverá geração de um sinal único onde deveria haver dezenas de sinais. O histograma de leucócitos (Figura 44.2) é capaz de diferenciar os diversos tipos celulares, e, caso sejam percebidas discrepâncias numéricas ou qualitativas, alertar o analista da necessidade de rever a lâmina de sangue periférico.

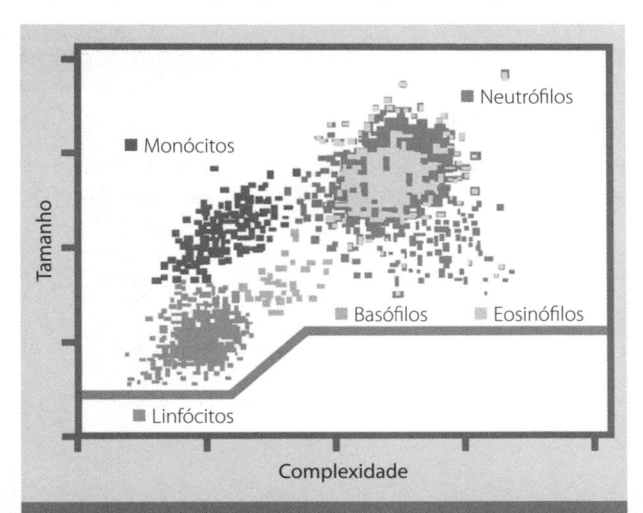

Figura 44.1 – Histograma de contador automatizado (CellDyn 3700SL), mostrando a distribuição das plaquetas e das hemácias. Destacados os parâmetros medidos na série vermelha.

Fonte: Arquivo dos autores utilizando analisadores automáticos.

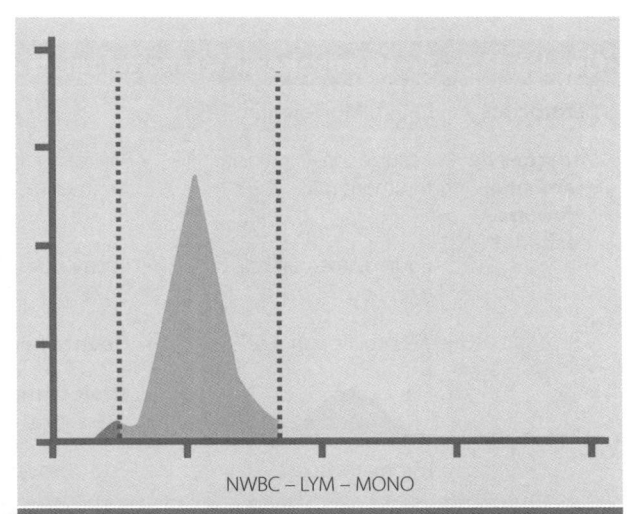

Figura 44.2 – Histograma de contador automatizado (CellDyn 3700SL), mostrando a distribuição dos diferentes tipos de leucócitos. *Flags* são gerados se a distribuição e o número de células estiverem fora destes parâmetros, obrigando o técnico e o médico a avaliar a lâmina no laboratório.

Fonte: Arquivo dos autores utilizando analisadores automáticos.

Esfregaço de sangue periférico

O esfregaço de sangue periférico descreve a análise microscópica de uma parte da mesma amostra biológica do hemograma, corada, normalmente, pelo método de Wright-Giemsa, ou mais comumente, no Brasil, pelo método de Leishman.

Nem todas as amostras são submetidas ao exame microscópico. Os aparelhos modernos de contagem automatizada têm autonomia para liberar a maior parte dos hemogramas sem necessidade de observação pelo olho humano. Os aparelhos são programados para reconhecer algumas alterações (*flags*) que alertam o usuário quanto à necessidade de observar o esfregaço.

O esfregaço revela alterações normalmente invisíveis aos métodos automatizados. É comum a estimativa da contagem de cada elemento, principalmente para conferência com alterações do método automatizado. Essas alterações podem direcionar a investigação, dependendo de sua especificidade para a causa das anemias. O esfregaço também pode ser mais sensível para detectar alterações precoces em certas etiologias, como morfologias aberrantes em anemias, carências iniciais sem repercussão no VCM, ou em anemias de causa combinada – B12 com ferropenia – com populações eritrocíticas heterogêneas. A análise do esfregaço é mandatória quando há aglutinação da amostra, *rouleaux* e se há suspeita de hematozoários, como a malária. Eventualmente, a análise do esfregaço permite diagnósticos não previamente considerados, como de doenças genéticas (como a eliptocitose), hipoesplenismo ou a crioglobulinemia. Os principais achados encontram-se no Quadro 44.1. O melhor local para análise é a borda do esfregaço, onde as células encontram-se em camada única.

Quadro 44.1 – Principais alterações morfológicas no esfregaço de sangue periférico.		
Eritrócitos	**Morfologia**	**Significado**
Variações de tamanho, forma e achados	Anisocitose (diversos tamanhos)	• Variabilidade de tamanho/volume dos eritrócitos
	Poiquilocitose(diversas morfologias)	• Combinação de diversas alterações morfológicas na mesma amostra
	Esferócitos	• **Esferocitose hereditária, anemia hemolítica autoimmune (AHAI)**, anemias microangiopáticas, sepse por *Clostridium*
	Dacriócitos (lágrima)	• **Eritropoiese extramedular** (talassemias, mielofibrose, mieloftise), anemia megaloblástica, ferropenia grave, mielodisplasia, anemia hemolitica

(Continua)

467

Quadro 44.1 – Principais alterações morfológicas no esfregaço de sangue periférico.

Eritrócitos	Morfologia	Significado
Variações de tamanho, forma e achados	Esquizócitos/Hemácias fragmentadas	• Microangiopatias (PTT, SHU), coagulação intravascular disseminada (CIVD), fragmentação mecânica (prótese valvar, maratonista). Deficiência severa de B12 ou ferro
	Equinócitos/*burr cells* (crenados)	• Uremia, desnutrição, artefato
	Acantócitos/*spur cells*	• **Doença hepática**, doença renal, abetalipoproteinemia, esplenectomia
	Eliptócitos	• **Eliptoctose hereditária**, ferropenia, mielodisplasia, anemia megaloblástica, talassemias
	Estomatócitos	• Estomatocitose hereditária, alcoolismo, artefato
	Eritrócitos em alvo	• **Talassemias**, ferropenia, colestase, hiperesplenismo, outras hemoglobinopatias (especialmente hemoglobinopatia SC), artefato, doença hepática
	Eritrócitos aglutinados	• Paraproteinemia, anemia hemolítica autoimune (AHAI) a frio
	Fenômeno de *Rouleaux*	• Hiperproteinemia (hiperglobulinemia)
	Corpúsculos de Döhle e granulações tóxicas (neutrófilos)	• Infecções, grandes queimados, estados inflamatórios graves, doença de May-Hegglin
	Neutrófilos hipersegmentados (> -5)	• **Anemia megaloblástica (B12 ou folato)**, medicações que interferem na síntese do DNA (hidroxiureia)
	Células de Gumprecht	• Células rompidas – observadas frequentemente na Leucemia linfoide crônica
	Blastos/Outras células	• Leucemias, linfomas, invasão por células neoplásicas
	Bite cells	• Hemólise oxidativa (deficiência de G6PD), Doença de Wilson
	Policromasia/ policromatofilia	• Reticulocitose, problemas de maturação das hemácias
	Eritrócitos falciformes	• Doenças falciformes – não observado espontaneamente no sangue periférico de indivíduos com traço falciforme
	Padrão leucoeritroblástico	• Ocupação medular (fibrose, infiltração neoplásica), recuperação de anemia nutricional, anemia hemolítica de instalação ou agravamento súbito
Inclusões	Pontilhado basofílico	• Intoxicação por chumbo, arsênio, talassemias, álcool, anemia sideroblástica, megaloblástica, falciforme
	Corpúsculos de Howell-Jolly	• Esplenectomia (cirúrgica ou autoesplenctomia) • Excesso de destruição periférica (AHAI), problemas de maturação celular (SMD)
	Eritroblastos (eritrócitos nucleados)	• Eritropoiese extramedular, ocupação medular como mielofibrose e mieloftise, hemólise
	Parasitas	• Malária, babesiose
	Corpúsculos de Heinz	• Hemólise oxidativa (deficiência de G6PD), talassemias, hemoglobinas instáveis
	Corpúsculos de Pappenheimer	• Anemia sideroblástica, sobrecarga de ferro, anemia megaloblástica, distúrbios da maturação eritroide
	Bastonetes de Auer	• Leucemia mieloide aguda

(Continua)

(Continuação)

Quadro 44.1 – Principais alterações morfológicas no esfregaço de sangue periférico.		
Eritrócitos	**Morfologia**	**Significado**
Tamanho	Microcitose (VCM < 80)	• Ferropenia, talassemia, doença crônica, sideroblástica
	Macrocitose (VCM > 100)	• Megaloblástica, mielodisplasia, anemia aplásica, reticulocitose, doença hepática, alcoolismo, hipotireoidismo, drogas (hidroxiureia, zidovudina, quimioterápicos)
	Hipocromia (HCM/CHCM)	• Ferropenia, talassemias

Fonte: Elaborado pela autoria.

Contagem de reticulócitos

Os reticulócitos são células jovens, recém-liberadas da medula óssea. Essas células são assim chamadas pelo seu aspecto reticulado quando observadas com coloração supravital (ex. azul cresil brilhante). Elas foram descobertas em 1865, por Erb, e inicialmente acreditava-se que seu aspecto era decorrente do envelhecimento da célula. No entanto, estudos posteriores demonstraram que o retículo é o remanescente do RNA da fase nucleada da eritropoiese. Essas células circulam normalmente por um dia antes de exaurir o RNA e depois não são mais visualizadas no sangue periférico. Como elas circulam, em média, por um dia, são encontradas normalmente de 0,5 a 2,5% no sangue periférico.

A contagem de reticulócitos fornece informações valiosas sobre a resposta medular perante um quadro de anemia. A compensação esperada diante de um déficit de oxigenação tecidual é um recrutamento medular por meio, principalmente, da maior síntese e liberação de eritropoietina (EPO) pelas células de revestimento dos capilares peritubulares renais, via sinalização HIF alfa (fatores induzidos por hipóxia). Uma falha nesse processo de sinalização ou nos passos seguintes (quantidade e qualidade da produção da EPO, reconhecimento do hormônio pela medula, capacidade de multiplicação celular baseada em ferro, folato ou B12, ocupação medular por elementos estranhos, entre outras) resulta em reticulocitose abaixo do esperado para o grau de anemia e caracteriza resposta medular insuficiente.

Em pacientes com hemólise, no entanto, essa porcentagem é tipicamente maior; já em indivíduos com quadro de anemia decorrente de falta de produção, a contagem de reticulócitos é reduzida.

Nos quadros hemolíticos, há um encurtamento da vida média das hemácias, podendo ocorrer um aumento relativo dos reticulócitos na circulação. Para evitar esse tipo de artefato, é sugerido fazer a correção dos reticulócitos de acordo com o valor de hemoglobina. Há vários tipos de fórmulas: a mais simples corrige a porcentagem de reticulócitos, multiplicando seu valor pela relação entre o hematócrito encontrado dividido pelo hematócrito ideal (reticulócitos X hematócrito encontrado/hematócrito ideal). Outras fórmulas, como o índice de produção reticulocitária (IPR), levam em conta a liberação do reticulócito mais precoce em condições de anemia mais intensa. A fórmula do IPR é (reticulócitos/tempo de maturação *versus* hematócrito encontrado/hematócrito ideal, sendo o tempo de maturação de 1 para hematócrito maior que 40%; 1,5 para hematócrito entre 30 e 39; 2 para hematócrito entre 20 e 29, e 2,5 para hematócrito menor que 20%). Um IPR maior que 3 é sugestivo de resposta normal da medula óssea, enquanto abaixo de 2 revela uma medula óssea provavelmente ineficiente.

A descrição clássica dos reticulócitos foi efetuada em lâminas coradas de sangue periférico. Hoje, no entanto, essa contagem é feita com maior precisão em contadores automáticos. O uso da contagem absoluta de reticulócitos, nesse contexto, substitui as fórmulas descritas acima, com contagens absolutas acima de 100.000, sendo sugestivas de resposta medular adequada.

Sempre importante lembrar que a contagem de reticulócitos deve ser solicitada pelo médico, não sendo prontamente exibida no hemograma. Os reticulócitos são especialmente importantes em condições nas quais os sinais bioquímicos sugerem hemólise, como nas anemias megaloblásticas, mas os reticulócitos são bem reduzidos. Apesar de ser um sinal muito sugestivo de perdas ou hemólise, os reticulócitos podem estar elevados em situações de liberação prematura de precursores por desorganização da estrutura medular, como nas mielofibroses, e nos estados de infiltração medular neoplásica. Por outro lado, a contagem de reticulócitos pode estar reduzida em estados claramente hemolíticos, como nas Anemias Hemolíticas Autoimunes (AIHA), que, em 20% dos adultos, pode ocorrer reticulocitopenia, condição associada com pior prognóstico.

Anemia

Definição

O hemograma tem diversas aplicações, mas a mais importante para o clínico, em seu cotidiano, é a investigação da anemia. A síndrome anêmica constitui uma das manifestações há mais tempo descritas no contexto das apresentações clínicas das doenças e pode estar presente tanto como doença primária ou subjacente a outras condições.

A definição de anemia procura refletir a diminuição da massa eritrocitária total no organismo a partir de mensurações acessíveis e custo-efetivas na prática clínica. A Organização Mundial da Saúde (OMS) fixou a concentração de hemoglobina (Hb) como parâmetro preferencial, com o limite inferior da normalidade para homens de 13 mg/dL, 12 mg/dL para mulheres e 11 mg/dL quando gestantes. Apesar de outros parâmetros, como hematócrito ou número de hemácias, serem usados em algumas definições de anemia, o valor de hemoglobina é o mais amplamente utilizado. Esses valores são algo arbitrário, e há grande variação nos valores de referência dependendo do local de moradia (altitude) e etnia. Em um paciente em acompanhamento, porém, uma queda inexplicada da hemoglobina já poderia ser investigada, mesmo que ainda dentro dos valores de referência.

Manifestações clínicas

Os sinais e sintomas da anemia são resultado da menor oferta tecidual de oxigênio, ocasionada pela queda da hemoglobina circulante, e é muito dependente da causa da anemia, da velocidade de instalação e da reserva orgânica do paciente.

Com a maior disponibilidade do hemograma, frequentemente o achado de anemia é efetuado na investigação de outras queixas ou mesmo em exames de *check-up*. Boa parte da sintomatologia da anemia é muito inespecífica, podendo ser confundida com outras doenças sistêmicas. A queixa mais comum relatada pelos pacientes é de fraqueza, às vezes confundida com depressão. É muito comum o relato de intolerância aos esforços, palidez notada pelos familiares, piora de sintomatologia cardíaca ou respiratória pregressa. Se a anemia é de instalação rápida, os mecanismos de compensação cardíacos, metabólicos e respiratórios não costumam ser tão eficientes, mas anemias de instalação lenta, especialmente de causa nutricional, podem se apresentar com valores de hemoglobina extremamente baixos e surpreendentemente pouco sintomáticos. Não é raro pacientes mais idosos ou coronariopatas terem apresentação como angina *pectoris*.

Por vezes, os sinais e sintomas da causa base são evidentes, como queilite angular, coiloníquia e disfagia na ferropenia grave. Os pacientes são pouco questionados em relação à perversão alimentar, mas esse também é um sintoma relativamente comum e que os pacientes ocultam por se sentirem embaraçados. Nas anemias hemolíticas, especialmente congênitas, é observada icterícia ou úlceras de membros inferiores. A presença de hemoglobinúria é muito importante na avaliação das anemias hemolíticas. Essa alteração é frequentemente confundida com hematúria, mas na urinálise não são observadas hemácias íntegras, somente hemoglobina livre. Esse achado restringe de forma importante o diagnóstico diferencial.

Fisiopatologia

Nosso organismo produz aproximadamente 2 milhões de eritrócitos a cada segundo, que circulam por aproxima-

damente de 100 a 120 dias em nosso sistema circulatório. Nesse tempo, a célula viaja por aproximadamente 480 quilômetros em 170 mil ciclos cardíacos, sendo submetida diariamente a diversos ciclos de deformação da membrana e estresses oxidativos, osmóticos e de cisalhamento. Apesar de resistir a esses múltiplos desafios, a hemácia é uma célula anucleada, com capacidade sintética limitada e que gera energia por meio de um sistema enzimático que herda de sua fase nucleada na medula óssea, mas que vai se tornando progressivamente senescente. Ao final de 4 meses de jornada pelo nosso corpo, as hemácias são destruídas e recicladas no sistema reticuloendotelial, com seu conteúdo utilizado na produção de novas células. O processo de produção e destruição das hemácias é estritamente regulado, com a medula óssea recebendo estímulos diversos, tanto positivos quanto negativos, e que determinam a massa eritrocitária global.

A compreensão, mesmo básica, do ciclo normal de vida das hemácias é a base da classificação fisiopatológica das anemias. Os fatores causais de um processo anêmico têm origem em três mecanismos essenciais: menor produção de células pela medula óssea, aumento da destruição dos eritrócitos ou perda sanguínea não totalmente compensada (seja pelo tempo curto de instalação ou por deficiência de ferro após perdas prolongadas).

A gama de condições que leva a cada um desses mecanismos causa diferentes padrões de apresentação clínica e laboratorial que são úteis na abordagem do paciente com anemia. A seguir, apresenta-se uma abordagem a partir desse raciocínio.

Abordagem do paciente e raciocínio diagnóstico

Como em toda a medicina, história e exame físico são essenciais. Em pacientes jovens, é frequente o achado de uma única causa como base da anemia, porém em idosos não raramente é possível observar várias etiologias para a anemia. Em contrapartida, aproximadamente um terço dos idosos com anemia não terá causa esclarecida.

Em um adulto, diferentemente de crianças e adolescentes no estirão, não se espera que a história nutricional possa dar respostas para anemia. Dietas muito restritas, como a dos veganos, pode levar à deficiência de cobalamina (B12), porém o achado de anemia em um adulto raramente deve ser considerado decorrente exclusivamente de padrão alimentar. A história familiar é importante, especialmente nas anemias hemolíticas. O padrão de herança é autossômico dominante em doenças como esferocitose e estomatocitose hereditária. Nas doenças falciformes, a herança é recessiva, e frequentemente o caso observado é o primeiro na família. Doenças associadas à perda sanguínea frequente, como a teleangiectasia hemorrágica hereditária, também devem ser consideradas.

O uso de medicamentos é relevante tanto quando se tem em mente a toxicidade medular de diversas substâncias comumente utilizadas na prática clínica (sulfas, inibidores metabólicos, como o metotrexate) quanto quando se leva em consideração reações idiossincrásicas (aplasia por cloranfenicol), imunes (anemia hemolítica por betalactâmicos) ou em indivíduos susceptíveis (hemólise após uso de antimaláricos, sulfas e analgésicos em portadores de deficiência de G6PD).

Pacientes alcoolistas tendem a ter baixa ingesta de alimentos com conteúdo satisfatório de folato, além de a agressão direta do álcool à medula também causar anemia macrocítica. A exposição ocupacional a metais pesados em refinarias traz suspeitas importantes quando se avalia paciente com exposição ao chumbo (saturnismo e anemia hemolítica) e hidrocarbonetos (benzenismo). Perda ponderal, sudorese noturna e adenopatia são sinais clássicos de doenças linfoproliferativas, granulomatosas e de depósito. Pacientes jovens com história de diarreia têm de ser avaliados para doença celíaca e problemas de absorção seletiva ao ferro. Por fim, mas muito importante, mulheres em idade fértil ou com queixas ginecológicas têm de ser indagadas sobre perdas menstruais irregulares ou aumentadas. Vários pacientes e até mesmo médicos tendem a menosprezar as perdas menstruais como causa de anemia, porém deve-se ter em mente que pequenas perdas acumuladas resultam em déficit importante com o decorrer do tempo. Na literatura e na nossa prática clínica, há exemplos de anemia ferropriva severa decorrente de pequenas perdas diárias, por exemplo, por hemorroidas, que o paciente tende a não valorizar ou ocultar.

Após a anamnese e exame clínico, a interpretação da anemia pelo hemograma e exames subsidiários tem duas abordagens diretas, que, na prática, são complementares, apesar de serem apresentadas separadamente.

Abordagem fisiopatológica

Divide as anemias em hipoproliferativas e anemias por excesso de destruição, tendo como base a resposta medular avaliada pelos reticulócitos circulantes no sangue periférico.

Abordagem morfológica

Leva em consideração os índices e parâmetros hematimétricos para focar a suspeita nas apresentações fenotípicas mais comuns das diversas etiologias.

Para classificar as anemias e dar seguimento ao diagnóstico diferencial, é necessário o conhecimento das informações trazidas pelo hemograma completo com plaquetograma, contagem de reticulócitos e esfregaço de sangue periférico. A seguir, apresentam-se, de forma concisa, os componentes e as principais alterações dos exames complementares citados (Quadro 44.1); já detalhes específicos de cada condição serão apresentados no Quadro 44.2.

• Abordagem fisiopatológica

A base dessa classificação é a contagem de reticulócitos. Relembrando: reticulócitos têm de ser solicitados, pois não estão presentes no hemograma regularmente.

A deficiência na produção dos eritrócitos (medula propriamente hipoproliferativa) ou sua destruição precoce na medula (eritropoiese ineficaz) leva a um quadro com *reticulocitose abaixo do esperado* e permite a delimitação das hipóteses diagnósticas, descritas a seguir.

Quadro 44.2 – Padrões mais comuns das anemias de acordo com o VCM.	
Microcítica **(VCM < 80 fL)**	• Anemia ferropriva; • Talassemias; • Doença crônica/inflamação; • Anemia sideroblástica (chumbo, congênita, álcool, fármacos).
Normocítica **(VCM 80-100 fL)**	• Perda sanguínea; • Anemia ferropriva precoce; • Doença crônica/inflamação; • Invasão medular, anemia aplásica, aplasia eritroide pura; • Doença renal crônica; • Hipotireoidismo, hipopituitarismo, hipogonadismo; • Anemias hemolíticas.
Macrocítica **(VCM > 100 fL)**	• Álcool; • Deficiência de B12/folato; • Síndromes mielodisplásicas (SMD); • Leucemia mieloide aguda (LMA); • Reticulocitose (hemolíticas, perda sanguínea, resposta após tratamento de anemia carencial); • Fármacos (zidovudina, hidroxiureia, citarabina, metotrexate, azatioprina, imatinibe, outros); • Doença hepática; • Hipotireoidismo (menos comum); • Mieloma múltiplo.

Fonte: Elaborado pela autoria.

- *Anemias por falta de produção* (Figura 44.3): são aquelas nas quais a medula não responde apropriadamente para o grau de anemia. É o grupo responsável pela maioria dos quadros de anemia. A causa responsável por essa preponderância são as anemias nutricionais. Seguem as causas de anemia por falta de produção:

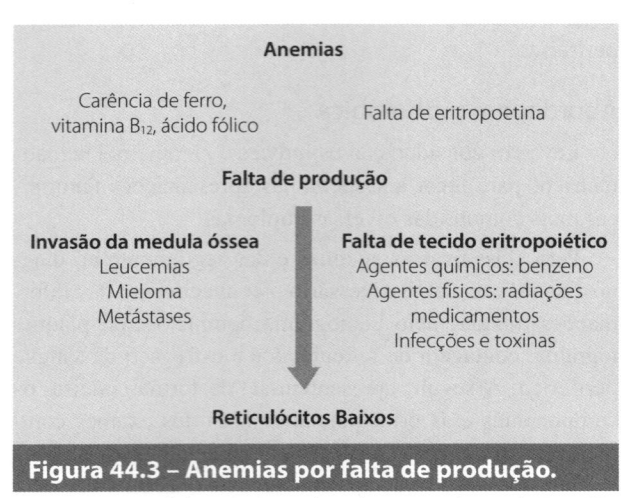

Figura 44.3 – Anemias por falta de produção.

Fonte: Figura cedida pela Disciplina de Hematologia da FMUSP.

1. *Anemias carenciais:* ferropriva, B12 e folato.

2. *Diminuição do número de precursores eritroides:* anemia aplásica, aplasia pura da série vermelha, infecção por parvovírus B18.

3. Supressão medular por medicamentos, quimioterapia, radiação.

4. Infiltração medular, seja por doenças da hematopoese (mielodisplasia, leucemias, mieloma) ou exógenas à medula óssea (doenças de depósito, infecções e neoplasias).

5. Causas sistêmicas com menor estímulo à eritropoiese: EPO (doença renal crônica), hipotireoidismo, hipogonadismo, hiperparatireoidismo.

6. Anemia das doenças inflamatórias (doenças autoimunes, doença inflamatória intestinal, infecções subagudas ou crônicas).

7. *Eritropoiese ineficaz/defeitos de maturação:* anemia megaloblástica: B12 e folato; alfa e betatalassemias; síndromes mielodisplásicas; anemias sideroblásticas; medicamentos: principalmente antimetabólicos, como metotrexate e agentes alquilantes.

Nas situações de eritropoiese ineficaz a medula está hiperplasiada, porém, ineficaz em produzir eritrócitos viáveis, que são destruídos antes de sua saída para a circulação (por apoptose ou bloqueio de maturação, na maioria dos casos). Em geral, apresentam-se com alterações mais floridas na periferia, como macrocitose nos defeitos de maturação nuclear e microcitose nas anormalidades citoplasmáticas, além de morfologias bizarras. Os exemplos mais importantes são:

O achado de reticulocitose (Figura 44.4) indica uma resposta medular apropriada e direciona o diagnóstico para duas situações:

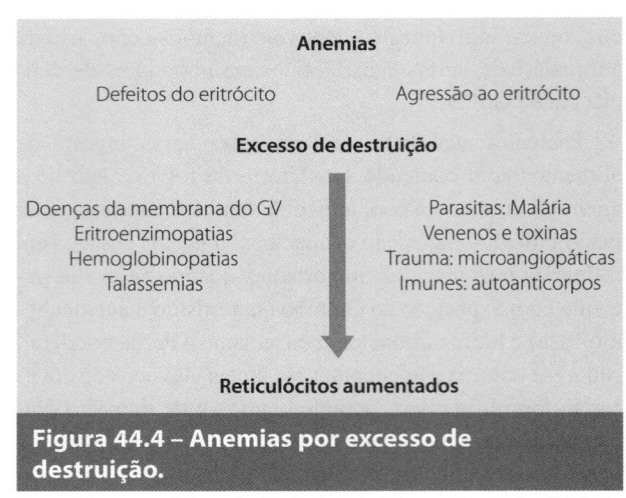

Figura 44.4 – Anemias por excesso de destruição.

Fonte: Figura cedida pela disciplina de Hematologia da FMUSP.

- *Perda sanguínea aguda/subaguda:* embora o diagnóstico seja óbvio em pacientes com quadros hemorrágicos francos, a perda subaguda de sangue leva a uma resposta compensatória com reticulocitose. É importante levar em consideração que a perda sanguínea depleta não somente eritrócitos, como o ferro contido neles, já que o ciclo do ferro em sua fisiologia habitual recicla grande parte do estoque corporal, e a absorção intestinal não é capaz de compensar perdas prolongadas ou de maior monta. Por exemplo, uma perda de 1.200 mL em homens ou 600 mL em mulheres é suficiente para consumir os estoques corporais, e, quando se leva em consideração que até 25% das mulheres que menstruam não possuem ferro em estoque, entendemos como uma perda sanguínea que pode ocasionar anemia ferropriva. Fontes de sangramentos de difícil detecção incluem trato gastrointestinal (gástrico, colônico, esofágico), ginecológico (leiomiomas, metrorragia, hipermenorreia), sangramentos fechados (retroperitoniais em hemofílicos ou pacientes sob anticoagulação) e testes diagnósticos repetidos em pacientes hospitalizados. Perdas em espaço fechado podem ser especialmente desafiadoras, pois a absorção do hematoma pode fazer com que sinais associados classicamente a hemólise, como icterícia e elevação da DHL, surjam, confundindo o diagnóstico.

- *Hemólise:* a destruição precoce dos eritrócitos (antes do tempo previsto de 120 dias) é definida como hemólise. As anemias hemolíticas são um grupo heterogêneo de doenças com diversas classificações possíveis.

1. *Congênitas, em geral defeitos intrínsecos da hemácia:* por defeito na *hemoglobina* (anemia falciforme, talassemia major), no *citoesqueleto/membrana* (esferocitose hereditária, entre outras) ou nas *enzimas intracelulares* (deficiência de G6PD, deficiência de piruvato-quinase).

2. *Adquiridas, em geral, por defeitos extrínsecos: imunes* (AHAI) e *não imunes*, como as microangiopatias (púrpura trombocitopênica trombótica – PTT e síndrome hemolítico-urêmica – SHU), hemoglobinúria paroxística noturna (HPN), a fragmentação mecânica (próteses valvares, maratonistas), os agentes infecciosos (malária), fármacos e agentes tóxicos diretos.

Existe outra distinção a ser feita quando se leva em consideração o local preferencial de ocorrência do processo hemolítico. A hemólise extravascular ocorre, majoritariamente, no sistema reticuloendotelial (fígado e baço) e é o mecanismo mais comum. De maneira oposta, a hemólise intravascular ocorre ainda na circulação, com os mesmos achados da extravascular (hiperbilirrubinemia indireta, au-

mento de LDH e consumo de haptoglobina) associados a marcadores próprios, como a hemoglobinúria, hemoglobinemia e hemossiderinúria (que tem de ser pesquisada com coloração de Perls no sedimento urinário da manhã). As hemólises intravasculares tendem a ser agressivas, com anemia e icterícia graves e instabilidade hemodinâmica (Quadro 44.3).

• Abordagem morfológica

A classificação mais utilizada na prática diária consiste em dividir as anemias de acordo com o VCM Quadro 44.4). Anemias microcíticas são aquelas com VCM abaixo de 80 fL (Figura 44.5), normocíticas, entre 80 e 100 fL (Figura 44.6) e macrocíticas, maior que 100 fL (Figura 44.7).

Quadro 44.3 – Causas de hemólise intravascular e extravascular no adulto.

Extravascular
- Defeitos celulares intrínsecos;
- Deficiências enzimáticas (G6PD, piruvato quinase);
- Hemoglobinopatias (falcêmicos, talassêmicos, hemoglobinas instáveis);
- Defeitos de membrana/citoesqueleto (esferocitose hereditária, eliptocitose hereditária);
- Defeitos celulares extrínsecos;
- Infecções (*Bartonella*, *Babesia*, malária);
- Agentes oxidativos (dapsona, nitritos);
- Outros agentes externos (cobre, chumbo, ofidismo e araneísmo);
- Anemia hemolítica autoimune (a frio ou a quente, induzida por drogas);
- Administração de imunoglobulina intravenosa.

Intravascular
- Anemia hemolítica microangiopática e mecânica (PTT, SHU, estenose aórtica, valva protética);
- Reação transfusional aguda (incompatibilidade ABO);
- Infecção (sepse por *Clostridium*, malária);
- Hemoglobinúria paroxística noturna;
- Intoxicação por cobre, doença de Wilson.

Fonte: Elaborado pela autoria.

Quadro 44.4 – Padrões mais comuns das anemias de acordo com o VCM.

Microcítica **(VCM < 80 fL)**	• Anemia ferropriva; • Talassemias; • Doença crônica/inflamação; • Anemia sideroblástica (chumbo, congênita, álcool, fármacos).
Normocítica **(VCM 80-100 fL)**	• Perda sanguínea; • Anemia ferropriva precoce; • Doença crônica/inflamação; • Invasão medular, anemia aplásica, aplasia eritroide pura; • Doença renal crônica; • Hipotireoidismo, hipopituitarismo, hipogonadismo; • Anemias hemolíticas.
Macrocítica **(VCM > 100 fL)**	• Álcool; • Deficiência de B12/folato; • Síndromes mielodisplásicas (SMD); • Leucemia mieloide aguda (LMA); • Reticulocitose (hemolíticas, perda sanguínea, resposta após tratamento de anemia carencial); • Fármacos (zidovudina, hidroxiureia, citarabina, metotrexate, azatioprina, imatinibe, outros); • Doença hepática; • Hipotireoidismo (menos comum); • Mieloma múltiplo.

Fonte: Elaborado pela autoria.

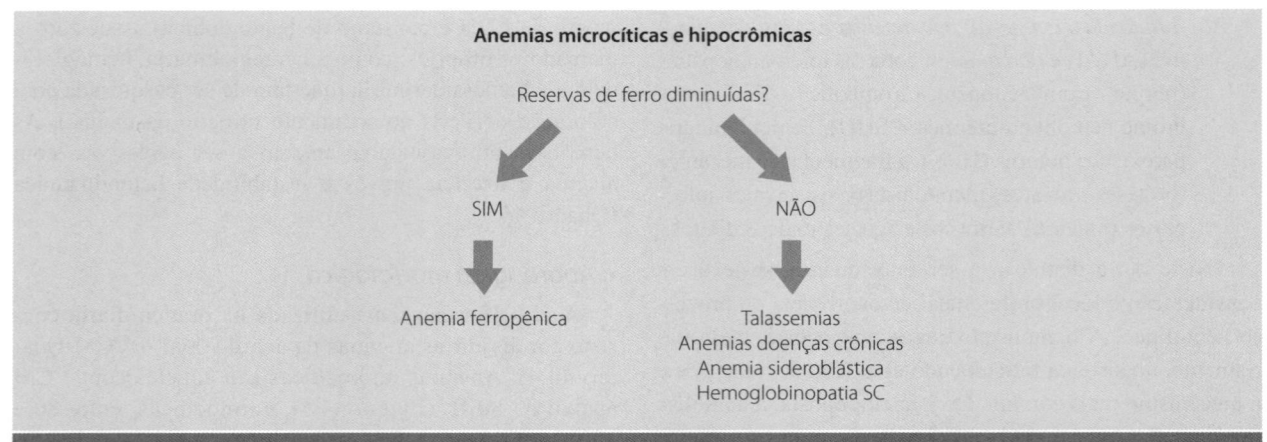

Figura 44.5 – Algoritmo de investigação de anemias microcíticas.

Fonte: Figura cedida pela disciplina de Hematologia da FMUSP.

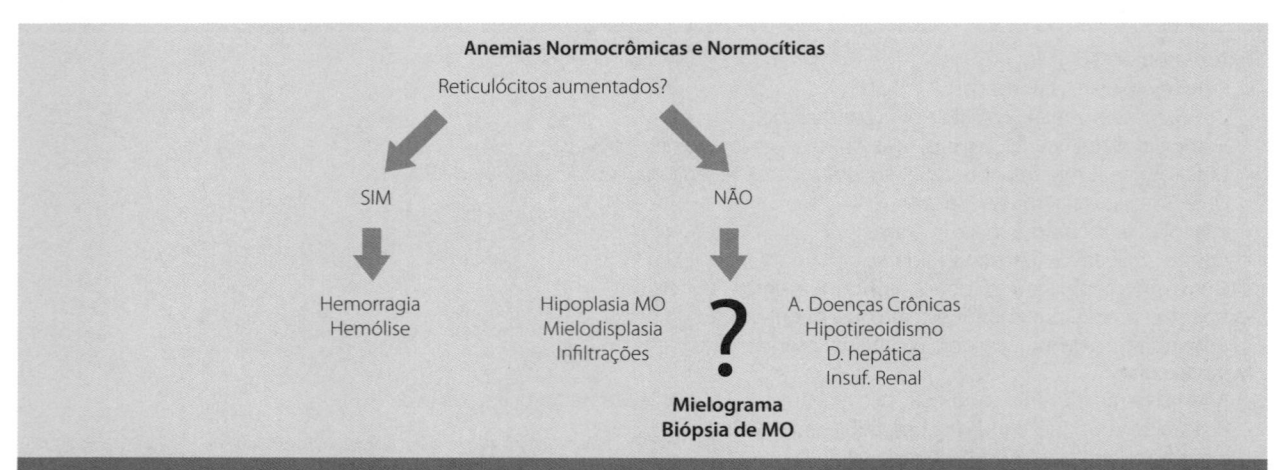

Figura 44.6 – Algoritmo de investigação de anemias normocíticas. É importante distinguir entre doenças sistêmicas evidentes e suspeita de doenças medulares para avaliar a necessidade de avaliação medular.

Fonte: Figura cedida pela disciplina de Hematologia da FMUSP.

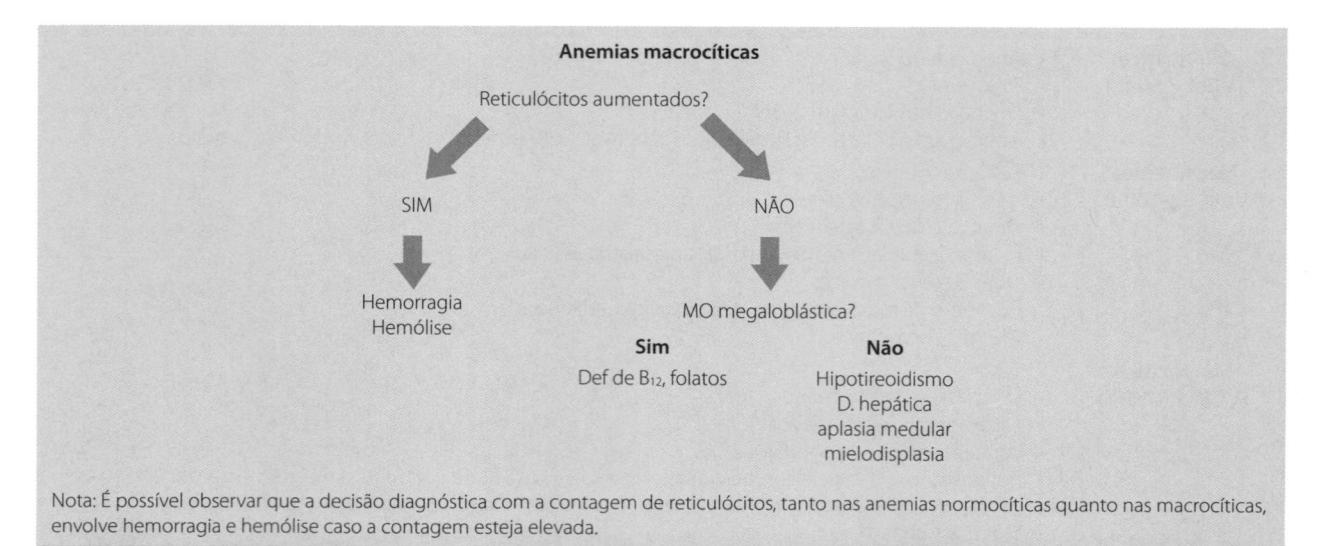

Nota: É possível observar que a decisão diagnóstica com a contagem de reticulócitos, tanto nas anemias normocíticas quanto nas macrocíticas, envolve hemorragia e hemólise caso a contagem esteja elevada.

Figura 44.7 – Algoritmo de investigação de anemias macrocíticas.

Fonte: Figura cedida pela disciplina de Hematologia da FMUSP.

Como é possível notar na classificação morfológica, o papel dos reticulócitos é importante, não sendo uma classificação ou abordagem "puramente" morfológica. Os reticulócitos compartilham o mesmo papel na avaliação diagnóstica das anemias normocíticas e macrocíticas, com anemias hemolíticas podendo cursar com macrocitose, porque os reticulócitos têm volume maior do que as hemácias médias. Dependendo da reticulocitose, poderá ocorrer macrocitose (Figura 44.8).

Vale ressaltar que os padrões apresentados são os fenótipos preferenciais das etiologias mais comuns. Considerar sempre a possibilidade de causas mistas ou associadas como diagnóstico completo. O índice de reticulócitos pode ser solicitado a qualquer momento, de acordo com a necessidade, e o VCM nem sempre exclui causas categorizadas em outra parte (por exemplo, anemia microcítica com estigmas hemolíticos sendo causada por hemólise intravascular prolongada e ferropenia associada).

Etiologias específicas

Na Tabela 44.1, há um guia simplificado para o diagnóstico de anemias com causa específica.

O diagnóstico sempre dependerá da integração dos dados clínicos, epidemiológicos e laboratoriais. Quando a avaliação medular é necessária, é importante o aconselhamento do hematologista, pois há testes laboratoriais muito específicos, como os de análise citogenética ou molecular, evitando punções ou biópsias repetidas.

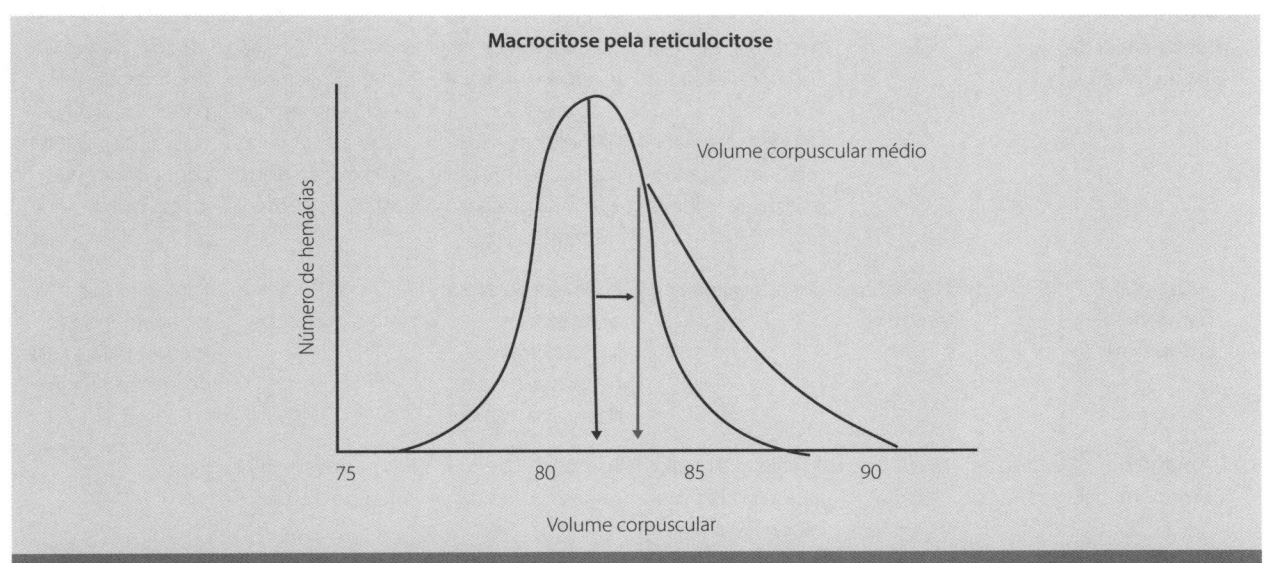

Figura 44.8 – Os reticulócitos são maiores do que as hemácias médias, caso a reticulocitose seja importante o suficiente, haverá aumento do VCM.

Fonte: Arquivo dos autores utilizando analisadores automáticos.

Tabela 44.1 – Principais anemias e suas características básicas.

Tipo de anemia	Ret	VCM	Causas subjacentes	Comentários	Testes auxiliares	Necessidade de avaliação medular
Anemia ferropriva	Baixos	Normal ou baixo	Distúrbios menstruais, perdas gastrointestinais, erros alimentares da infância, gastrectomia, cirurgia bariátrica, coleta excessiva de sangue	Alterações de fâneros e perversão alimentar muito comum	Perfil de ferro (ferro baixo, saturação da transferrina reduzida, ferritina reduzida), investigação ginecológica e endoscópica	Rara, apesar de a ausência de ferro medular ser patognomônica, *cuidado* – ferropenia pode levar a características displásicas
Anemia da doença crônica	Baixos	Normal ou baixo em 1/3 dos casos	Doenças inflamatórias crônicas ou subagudas	Podem estar acompanhadas de carência de ferro	Perfil de ferro (ferro baixo, saturação da transferrina normal ou reduzida, ferritina elevada)	Eventual para necessidade de avaliar ferro medular

(Continua)

Tabela 44.1 – Principais anemias e suas características básicas.

Tipo de anemia	Ret	VCM	Causas subjacentes	Comentários	Testes auxiliares	Necessidade de avaliação medular
Anemia da doença renal crônica	Baixo	Normal	Insuficiência renal com *clearance* menor que 20 mL/minuto	Importante resposta a EPO, pode coexistir com carência de ferro. Correção é necessária para melhor resposta à medicação	Perfil de ferro normal	Rara
Anemia megaloblástica por deficiência de B12 ou folato	Baixos	Elevado	Def. de B12 – Gastrite atrófica, gastrectomia, cirurgia bariátrica, veganos estritos. Def. de folato – anemia hemolítica subjacente, alcoolismo	Alterações de sangue periférico e testes bioquímicos levam a confusão com anemias hemolíticas, especialmente PTT, pela eventual presença de esquizócitos	Dosagem de B12 e folato; Def. de B12 – DHL elevação extrema, gastrina elevada na atrofia gástrica, EDA para confirmação diagnóstica de atrofia	Eventual; o quadro medular é característico e diagnóstico, mas a maior parte dos diagnósticos pode ser feita com exames não invasivos
Anemia hemolítica autoimune	Elevados	Normal ou elevado	Doenças autoimunes	Pode estar associado com doenças linfoproliferativas, neoplasias e outras doenças autoimunes	Testes de hemólise, teste de Coombs	Rara, eventualmente biópsia de medula para avaliar infiltração
Aplasia de medula	Baixo	Normal ou elevado	A maior parte idiopática, pode haver exposição prévia a substâncias tóxicas, hepatite aguda e doenças genéticas	Associada com outras citopenias	Pesquisa para HPN, cariótipo	Sim
Deficiência de G6PD	Elevado	Normal ou alto	Herança ligada ao cromossomo X	Gravidade variável a maior parte dos casos só se manifesta com exposição a medicações oxidantes. Entre crises, hemograma normal	Dosagem de G6PD, pesquisa de corpúsculo de Heinz	Não
Doença falciforme	Elevados	Normal ou baixo	Doença autossômica recessiva	Há vários tipos doenças falciformes, clínica pode gravidade variável	Eletroforese de hemoglobina	Não
Esferocitose	Elevado	Normal ou baixo	Doença autossômica dominante	Associado com esplenomegalia	Curva de fragilidade osmótica	Não
Estomatocitose	Elevado	Elevado	Doença autossômica dominante	Associado com sobrecarga de ferro	Curva de fragilidade osmótica, ectacitometria	Não

(Continua)

(Continuação)

Tabela 44.1 – Principais anemias e suas características básicas.

Tipo de anemia	Ret	VCM	Causas subjacentes	Comentários	Testes auxiliares	Necessidade de avaliação medular
Hemoglobinúria paroxística Noturna	Elevado	Normal ou elevado	Insuficiência medula	Doença clonal adquirida; Leva a importante predisposição trombótica. Boa parte dos paciente apresenta hemoglobinúria	Citometria de fluxo para CD55 e CD59	Sim
Púrpura trombocitopênica trombótica	Elevados	Elevados	Neoplasias, HIV, doenças autoimunes, frequentemente idiopática	Presença de plaquetopenia, esquizócitos e alterações neurológicas	Pesquisa de esquizócitos, excluir doenças autoimunes	Não; prestar atenção no diagnóstico diferencial com megaloblástica e infiltração medular
Síndromes mielodisplásicas	Baixo	Normal ou elevado	Possível exposição prévia a quimioterápicos ou agressores da medula; doenças hematológicas subjacentes (Fanconi, Mieloproliferações)	Mais comum nos idosos, associada com alterações de outras linhagens, e características morfológicas distintivas (pseudoPelger-Huet)	Associação do mielograma/biópsia de medula óssea com testes imunofenotípicos, citogenéticos e moleculares	Síndromes mielodisplásicas

Fonte: Elaborada pela autoria.

Discussão do caso clínico

Paciente jovem do sexo feminino. Nessa faixa etária, a causa mais comum de anemia é a deficiência de ferro causada por perdas menstruais. Apesar de ela não menstruar há 4 anos, poderia ser causa anterior de menor acúmulo de reserva de ferro. Chama a atenção no hemograma a presença de microcitose. Como colocado na Figura 44.5, na investigação de anemia microcítica, a primeira avaliação é a do perfil de ferro.

No caso da paciente: perfil de ferro com ferritina de 15 ng/dL, ferro sérico 10 ug/dL, capacidade total de ligação do ferro (CTLF/TIBC) 430 ug/dL e saturação de transferrina de 2,3%.

Com a confirmação de anemia ferropriva, deve-se proceder em paralelo tanto ao tratamento quanto à investigação da carência. Na maior parte dos pacientes, a investigação deve iniciar pelo trato gastrointestinal. Em idosos, deve-se considerar a possibilidade de neoplasias de cólon, que poderia causar sangramento oculto. Em jovens, a investigação poderia iniciar pelo foco de queixa da paciente, mas deve-se ter em mente que há várias causas de anemia ferropriva (Figura 44.9).

No caso da paciente, chama atenção adicional a presença de Howell-Jolly na periferia. A presença desse remanescente nuclear é associada com asplenia. A falta de baço pode ser cirúrgica, congênita ou associada a doenças que alteram a função esplênica, como doença falciforme ou quadros gastrointestinais crônicos. Como a paciente apresentava diarreia, foi submetida à colonoscopia, que veio com resultado normal, mas a presença de anemia ferropriva, sinais de asplenia, osteoporose em paciente jovem devem lembrar a possibilidade de doença celíaca. Foi realizada EDA com biópsia de duodeno associada a testes sorológicos (antiendomísio, antitransglutaminase), que confirmou a hipótese diagnóstica.

Esse quadro ilustra a vantagem de uma leitura atenta do hemograma, prestando atenção não somente aos valores, mas às características das células e aos índices reticulocitários.

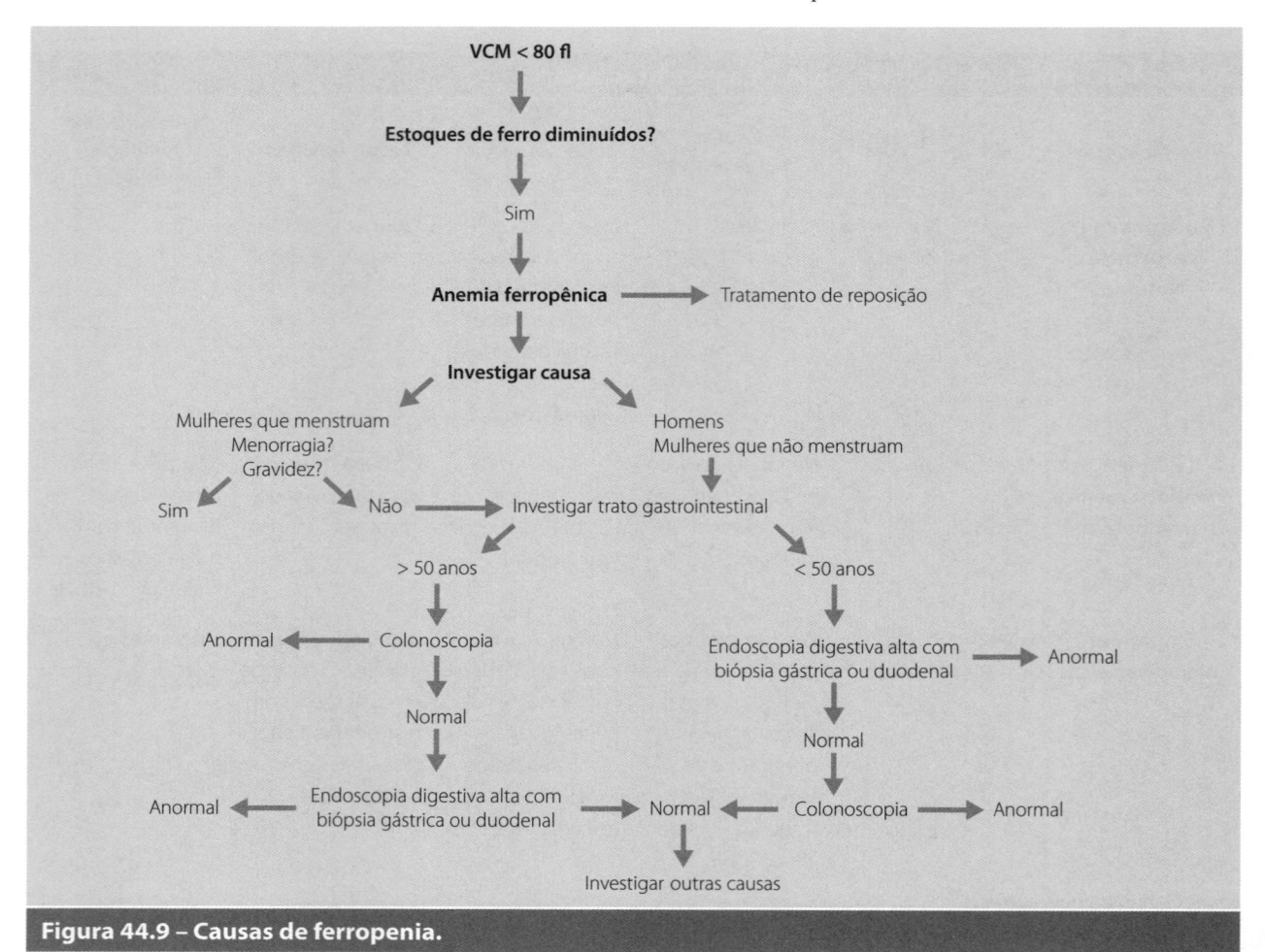

Figura 44.9 – Causas de ferropenia.

Fonte: Figura cedida pela disciplina de Hematologia da FMUSP.

Referências

1. Disponível em: https://www.uptodate.com/contents/approach-to-the-adult-with-anemia.
2. Harrison's Manual of Medicine. 19th ed. capítulos 57, 103, 104, 105, 106, 107, 294.
3. Tefferi A. Anemia in adults: a contemporary approach to diagnosis. Mayo Clin Proc 2003; 78: 1274.
4. Short MW, LTC, MC, USA, Domagalski JE, MAJ, MC, USA. O guideline da sociedade americana de MFC. Madigan Healthcare System, Tacoma, Washington. Am Fam Physician 2013 Jan 15; 87(2): 98-104.
5. Beutler E, Waalen J. The definition of anemia: what is the lower limit of normal of the blood hemoglobin concentration? Blood 2006; 107: 1747.
6. Ruíz-Argüelles GJ. Altitude above sea level as a variable for definition of anemia. Blood 2006; 108: 2131. author reply 2131.
7. Nordenberg D, Yip R, Binkin NJ. The effect of cigarette smoking on hemoglobin levels and anemia screening. Jama 1990; 264: 1556.
8. Robins EB, Blum S. Hematologic reference values for African American children and adolescents. Am J Hematol 2007; 82: 611.
9. Kirkineska L, Perifanis V, Vasiliadis T. Functional hyposplenism. Hippokratia 2014 Jan; 18(1): 7-11.
10. Rosenfeld R. Fundamentos do hemograma. Rio de Janeiro: Guanabara Koogan; 2007.

Distúrbios do equilíbrio acidobásico

- *Gabriel Afonso Dutra Kreling*
- *Bruno Adler Maccagnan Pinheiro Besen*

Introdução

Entende-se como equilíbrio acidobásico as diferentes reações que levam à homeostase da concentração do íon H^+ nos meios intra e extracelular. Inúmeros processos bioquímicos e fisiológicos estão envolvidos em um controle fino que possibilita um ambiente ideal para as reações proteico--enzimáticas. Os distúrbios acidobásicos são parte do cotidiano do clínico, seja no departamento de emergência, em terapia intensiva, em enfermaria, ou até mesmo ambulatorialmente. Neste capítulo, serão abordados os principais distúrbios e um racional de como interpretá-los.

Fisiologia resumida

As reações ocorridas no metabolismo animal apresentam formação de inúmeras moléculas, das quais a produção de CO_2 é de aproximadamente 20.000 mEq/dia. O CO_2, ao se ligar à H_2O, aumenta a concentração de H^+ pela dissociação do ácido carbônico, tendo, portanto, comportamento de ácido e, por ser eliminado pelos pulmões, é chamado de ácido volátil. A produção diária de ácidos fixos (do metabolismo proteico) está na ordem de 1 mEq/kg/dia. A oxidação incompleta da glicose pode produzir 20-30 mEq/dia de ácidos orgânicos.

A produção de ácidos é, portanto, parte do metabolismo normal, e o processo que mantém o pH ideal para as reações ocorridas no organismo se dá por meio da excreção de CO_2 pelos pulmões e de ácidos não voláteis pelos rins, além de finos ajustes mediante soluções-tampão.

Os sistemas-tampão são formados por ácidos fracos que, por estarem pouco dissociados, têm capacidade de receber ou doar H^+ quando há alteração no pH. São sistemas--tampão o ácido carbônico – bicarbonato (principal tampão), as proteínas plasmáticas, a hemoglobina, as proteínas intracelulares e os ossos. Quando existe alguma variação na concentração de H^+, tais reações participam simultaneamente da homeostase, e a intensidade da importância no equilíbrio varia conforme o pK (coeficiente de ionização) e a concentração de cada solução-tampão.

$$H^+ + HCO_3^- \rightleftarrows H_2CO_3 \rightleftarrows H_2O + CO_2$$

Fórmula 45.1 – Fórmula da principal solução-tampão no organismo – o bicarbonato (HCO_3^-). O entendimento dessa reação em equilíbrio é essencial para a compreensão dos distúrbios acidobásicos.

Alterações do metabolismo normal podem interferir na concentração de H^+ por meio de influência hormonal, substratos exógenos, interrupção das vias de controle, perdas orgânicas, injúria tecidual, isquemia e consumo. Ao modificar a homeostase, tais processos patológicos desencadeiam a defesa fisiológica do organismo para restabelecer o equilíbrio acidobásico. A primeira resposta é feita por intermédio dos sistemas-tampão, que agem instantaneamente; a segunda resposta é quando a alteração no pH do sangue e do líquido cefalorraquidiano é percebida pelos quimiorreceptores bulbares centrais, alterando a frequência respiratória, a fim de aumentar ou diminuir a excreção de CO_2, o que ocorre em minutos a horas; a terceira resposta, mais lenta, mas mais efetiva, é o controle da excreção e concentração de bicarbonato e do íon H^+ pelos rins, iniciada após 24 horas do princípio do desequilíbrio.

O pH é a medida matemática da concentração hidrogeniônica, e, por ser uma equação logarítmica, tem relação inversa, isso é, quanto maior a concentração de H^+, menor será o pH e vice-versa.

A concentração de H^+ no sangue é fundamental para manter um meio ideal para diversas reações bioquímicas. Assim, pequenas alterações no pH podem interferir em diferentes mecanismos fisiológicos e bioquímicos, tais como a curva de dissociação da hemoglobina, a estrutura quaternária das proteínas, a ativação enzimática, entre outras, todas responsáveis pela manutenção da vida. A faixa de pH compatível com a vida está entre 6,4 e 7,8.

$$pH = -\log [H^+]$$

Fórmula 45.2 – Determinação matemática do pH. A concentração do H é de 10^{-7} se pH = 7. Quando há alteração em um ponto no pH, a concentração de H^+ altera em 10 vezes (10^{-6} ou 10^{-8}).

Principais abordagens dos distúrbios

Para diagnosticar e interpretar os distúrbios acidobásicos, existem três abordagens principais: a abordagem fisiológica, a abordagem do excesso de bases e a abordagem físico-química.

Abordagem fisiológica

É a teoria mais difundida e a mais utilizada. Apesar de apresentar algumas limitações, será o foco desse capítulo. Utiliza o principal sistema-tampão do organismo e considera as principais variáveis determinantes do pH a pressão parcial de CO_2 (pCO_2) e a concentração de bicarbonato (HCO_3^-) de acordo com a equação de Henderson-Hasselbach[1].

$$pH = pKa + \log \frac{HCO_3^-}{pCO_2}$$

Fórmula 45.3 – Equação de Henderson-Hasselbach. Segundo essa equação, a concentração de bicarbonato é diretamente proporcional ao pH, e a pressão parcial de CO_2 é inversamente proporcional ao pH. pKa: constante de dissociação.

Os processos fisiopatológicos podem ser divididos em: respiratórios, isso é, aqueles que causam variação da pCO_2, e em metabólicos, quando interferem na concentração de HCO_3^-. Como fazem parte de uma reação em equilíbrio, alterações em um provocam respostas na concentração do outro, o que leva às respostas ditas compensatórias.

$$H^+ + HCO_3^- \rightleftarrows H_2CO_3 \rightleftarrows H_2O + CO_2 \qquad \text{(A)}$$

$$H^+ + HCO_3^- \rightleftarrows H_2CO_3 \rightleftarrows H_2O + CO_2 \qquad \text{(B)}$$

$$H^+ + HCO_3^- \rightleftarrows H_2CO_3 \rightleftarrows H_2O + CO_2 \qquad \text{(C)}$$

$$H_+ + HCO_3^- \rightleftarrows H_2CO_3 \rightleftarrows H_2O + CO_2 \qquad \text{(D)}$$

$$H^+ + HCO_3^- \rightleftarrows H_2CO_3 \rightleftarrows H_2O + CO_2 \qquad \text{(E)}$$

$$H^+ + HCO_3^- \rightleftarrows H_2CO_3 \rightleftarrows H_2O + CO_2 \qquad \text{(F)}$$

Fórmula 45.4 – Exemplo da abordagem HCO_3^- – CO_2 na acidose metabólica (o tamanho da fonte representa a diferença de concentração com relação de grandeza meramente didática): O aumento da concentração de H^+ (A) leva ao consumo imediato de HCO_3^-, com produção de H_2CO_3 (B) que se dissocia, também imediatamente, em H_2O e CO_2, aumentando suas concentrações (C). Na tentativa de desviar a equação para que haja o consumo de H^+, o organismo aumenta a frequência respiratória para reduzir os níveis de CO_2 (D) (compensação: alcalose respiratória), com consumo de H_2CO_3 (E) e, consequentemente, de H^+(F), com a tentativa de manter um pH em uma faixa normal.

As respostas compensatórias esperadas de cada processo são antagônicas, isso é, se o processo é uma acidose, a resposta esperada é uma alcalose; se o processo é metabólico, a resposta esperada é respiratória, e vice-versa.

Abordagem do excesso de bases

O excesso de bases, ou *base excess*, significa a quantidade de ácido ou de base que deve ser adicionada a 1 litro de sangue *in vitro* para alterar o pH para 7,4, com pCO_2 fixo em temperatura de 37 °C. Por meio dessa abordagem, é avaliado apenas o componente metabólico dos distúrbios acidobásicos[2].

Por exemplo, se há uma acidose metabólica, é necessário introduzir bases para se atingir o pH de 7,4, portanto, o excesso de base do paciente é negativo. Por outro lado, quando há alcalose metabólica, é necessário introduzir ácidos, tendo o paciente excesso de base positivo.

Valores normais de *base excess* são entre –5 e +5. Por ser um método *in vitro*, sua interpretação *in vivo* é prejudicada por outros fatores, como pela pCO_2.

Abordagem físico-química (método de Stewart)

Levando em consideração a complexidade dos distúrbios acidobásicos e os inúmeros processos envolvidos, em 1981 o fisiologista Peter Stewart propôs uma abordagem matemática mais completa e abrangente, que envolvia outras variáveis que não apenas o bicarbonato e o pCO_2[3].

Para a compreensão, é necessário considerar alguns conceitos físico-químicos fundamentais[4]:

- *Eletroneutralidade:* em uma solução aquosa, a soma das cargas negativas (ânions) deve ser igual à soma das cargas positivas (cátions). A grande aplicação desse conceito é para os ácidos e bases fortes, que, em solução aquosa, estão, por convenção, totalmente dissociados. Para preservar a eletroneutralidade, a água se dissocia para formar cargas positivas (H^+) ou consome cargas positivas para formar mais moléculas de H_2O quando são adicionados ânions e cátions, respectivamente.

Exemplo 1: uma carga positiva e uma negativa, que somadas resultam em zero.

$$HCl \rightarrow H^+ + Cl^-$$

- *Lei da conservação das massas:* a quantidade de determinada substância é fixa, a não ser que seja adicionada, retirada, gerada ou destruída. Esse conceito é aplicado para ácidos e bases fracos.

Exemplo 2: o somatório da concentração da forma dissociada ($2\,H^+$ e $2\,HCO_3^-$) e não dissociada ($1\,H_2CO_3$) é igual à concentração total da substância incompletamente dissociada ($3\,H_2CO_3$).

$$3\,H_2CO_3 \rightarrow 2\,H^+ + 2\,HCO_3^- + 1\,H_2CO_3$$

- *Lei da ação das massas:* toda substância incompletamente dissociada atingirá um equilíbrio de dissociação, a depender das características de cada molécula e do meio da solução, determinando, assim, a sua constante de equilíbrio.

Nessa abordagem, o pH é resultante de três variáveis independentes: pCO_2 (controlada pelo sistema respiratório), diferença de íons fortes (SID – *strong ion difference*) e concentração total de ácidos fracos.

As variáveis dependentes são as consequências das alterações nas variáveis independentes. São variáveis dependentes nessa abordagem: $[H^+]$, $[OH^-]$, $[CO_3^{2-}]$, [íons de ácidos fracos], [porção não dissociada dos ácidos fracos] e $[HCO_3^-]$. Por essa abordagem, portanto, a concentração de bicarbonato não é causa da acidose metabólica, mas consequência da eletroneutralidade e da lei da ação das massas para a manutenção do pH.

No plasma, a concentração de cátions fortes é maior que a de ânions fortes. São considerados íons fortes: Na^+, K^+, Ca^{2+}, Mg^{2+}, Cl^- e $Lactato^-$. Os ácidos fracos são os não voláteis (albumina e fosfato) e a pressão parcial de CO_2.

Como a água se dissocia ou é formada para manter a eletroneutralidade de uma solução, variações na concentração dos íons interferem na concentração de H^+ e, consequentemente, no pH. Se o SID diminui (queda das cargas positivas ou aumento das cargas negativas), ocorre a dissociação da água, com formação de H^+ para ajustar a eletroneutralidade e consequente queda do pH – acidose metabólica. Por outro lado, se o SID aumenta (aumento das cargas positivas ou diminuição das cargas negativas), ocorre a formação de H_2O, com consumo do H^+ e elevação do pH – alcalose metabólica.

A diferença nas concentrações dos íons fortes (cátions fortes – ânions fortes) é o SID aparente (SIDa), tendo como valor normal entre 40 e 42 mEq/L. O resultado é positivo, uma vez que a concentração de cátions fortes é maior que a de ânions fortes. O SIDa engloba, portanto, os ânions não mensuráveis e os ânions provenientes da dissociação de ácidos fracos. Já o SID efetivo (SIDe) é a porção aferível laboratorialmente do SIDa, sendo calculado por meio da soma das concentrações de HCO_3^-, albumina e fosfato, isso é, os ânions provenientes da dissociação dos ácidos fracos, tendo valor normal próximo a –40 mEq/L. As Fórmulas 45.5 e 45.6 mostram, de maneira mais prática, como determinar o SIDa e o SIDe.

$$SIDa = \left([Na^+] + [K^+]\,[Ca_2^+] + [Mg_2^+] \right) - \left([Cl^-] + [lactato^-] \right)$$
$$\text{Valor normal} = 40\,a\,42\,mEq/L$$

$$SIDe = [HCO_3^-] + [Albumina^-] + [Fosfato^-]$$
$$\text{Valor normal} \approx -40\,mEq/L$$

Fórmula 45.5 – Fórmulas SIDa e SIDe.

Quando existe diferença entre SIDa e SIDe, podemos calcular o SIG (*strong ion gap*), que, quando positivo, indica a participação de ânions não mensuráveis no pH (como citrato, cetoácidos, sulfato, piruvato, entre outros).

Basicamente, o SIG são os íons não mensuráveis, o SIDe são os íons provenientes da dissociação dos ácidos fracos, e o SIDa é o somatório de ambos.

$$SIG = SIDa - SIDe$$
$$\text{Valor normal} = 0\,a + 2\,mEq/L$$

Fórmula 45.6 – Fórmula SIG.

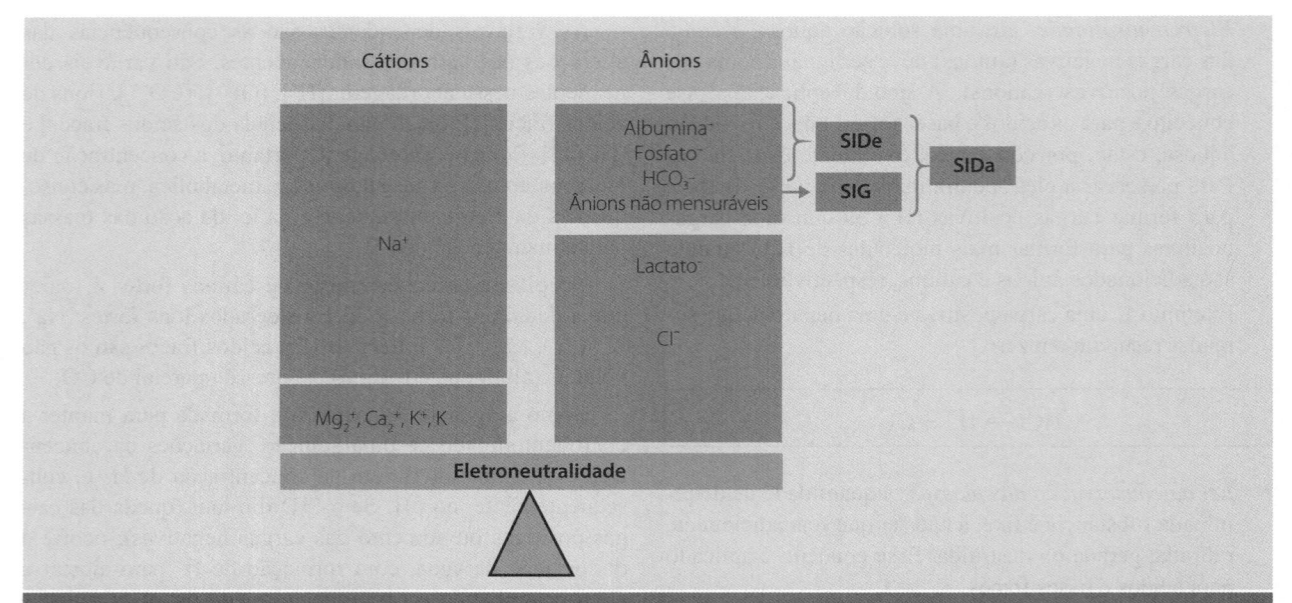

Figura 45.1 – O princípio da neutralidade é como uma balança que não pode se alterar, deve sempre se manter em zero. As mudanças na concentração de H+ são responsáveis por equilibrar as pequenas diferenças entre a concentração de ânions e cátions.

Fonte: Elaborada pela autoria.

Para o método de Stewart, os distúrbios primários são divididos em respiratórios e metabólicos. Nos distúrbios respiratórios, há alteração da pCO_2, e nos distúrbios metabólicos, há alterações do SID e concentração de ácidos fracos.

Diante das alterações do SID, é importante diferenciar alterações catiônicas (distúrbios da água, já que o principal cátion é o Na^+) e alterações aniônicas (alterações no cloro, no lactato ou de ânions não mensuráveis – alteração no SIG).

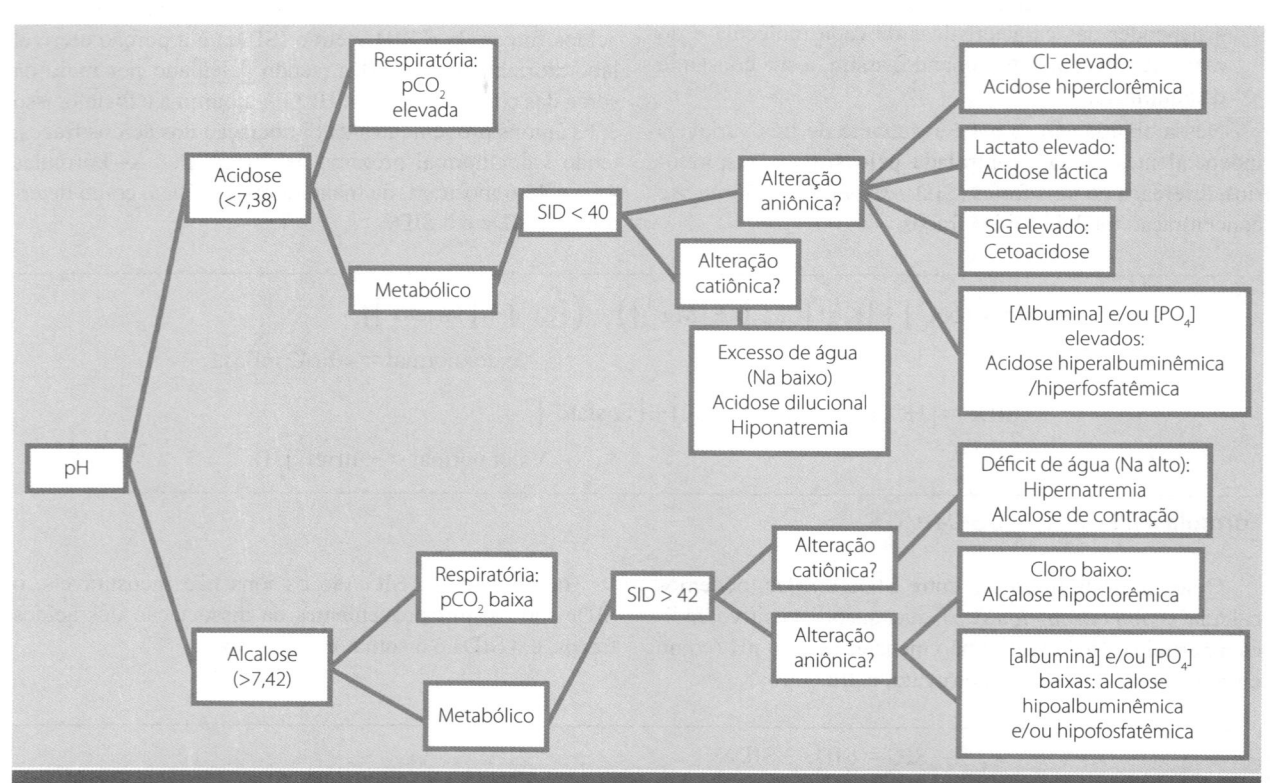

Algoritmo 45.1 – Fluxograma para interpretação rápida dos distúrbios acidobásicos segundo a abordagem de Stewart e as principais causas.

Fonte: Elaborado pela autoria.

A compreensão dessa nova abordagem é essencial principalmente para o manejo do paciente grave na sala de emergência e no ambiente de terapia intensiva, já que apresenta substrato racional fisiopatológico para explicar algumas alterações, como a alcalose de contração, a acidose diluicional, a acidose hiperclorêmica na hiper-hidratação com soro fisiológico. Essa abordagem auxilia no manejo volêmico do paciente, e a sua correta interpretação nos traz informações da etiologia do distúrbio acidobásico envolvido, como demonstrado no algoritmo.

Definições

- *Acidose:* processo que tende a diminuir o pH.
- *Alcalose:* processo que tende a aumentar o pH.
- *Acidemia:* concentração elevada de H^+, isso é, diminuição do pH abaixo do limite da normalidade (pH < 7,38).
- *Alcalemia:* concentração diminuída de H^+, isso é, aumento do pH acima do limite da normalidade (pH > 7,42).
- *Acidose metabólica:* processo que reduz a concentração de bicarbonato e, consequentemente, o pH (ou SID < 40).
- *Alcalose metabólica:* processo que aumenta a concentração do bicarbonato e, consequentemente, o pH (ou um SID > 42).
- *Acidose respiratória:* processo que aumenta a pCO_2 e, consequentemente, reduz o pH.
- *Alcalose respiratória:* processo que reduz a pCO_2 e consequentemente aumenta o pH.
- *Distúrbio simples:* presença de um único distúrbio responsável pela alteração do pH com a sua resposta compensatória esperada.
- *Distúrbio misto:* presença de mais de um distúrbio acidobásico responsável pela alteração do pH, sendo causado por uma resposta compensatória menor ou maior do que a esperada.

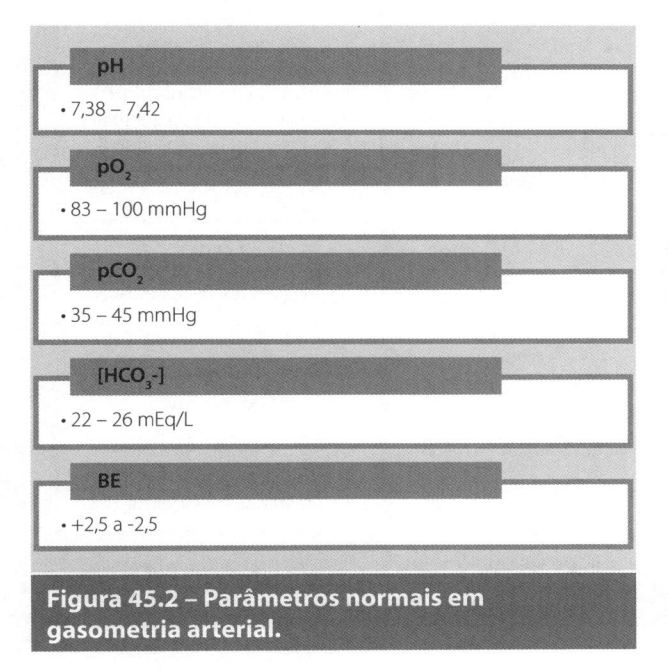

pH
- 7,38 – 7,42

pO₂
- 83 – 100 mmHg

pCO₂
- 35 – 45 mmHg

[HCO₃⁻]
- 22 – 26 mEq/L

BE
- +2,5 a -2,5

Figura 45.2 – Parâmetros normais em gasometria arterial.

Acidose metabólica

CASO CLÍNICO

Paciente masculino, 28 anos, portador de DM tipo 1, com uso irregular de insulinoterapia, dá entrada na sala de emergência com rebaixamento do nível de consciência, padrão ventilatório profundo e rápido. Gasometria arterial em ar ambiente: pH: 6,9, HCO_3^-: 8 mEq/L, pCO_2: 19 mmHg, Na^+: 140 mEq/L, Cl^-: 102 mEq/L, glicemia: 378 mg/dL, Ur.: 69 mg/dL, Creat.: 1,39 mg/dL, cetonúria 3+/4+.

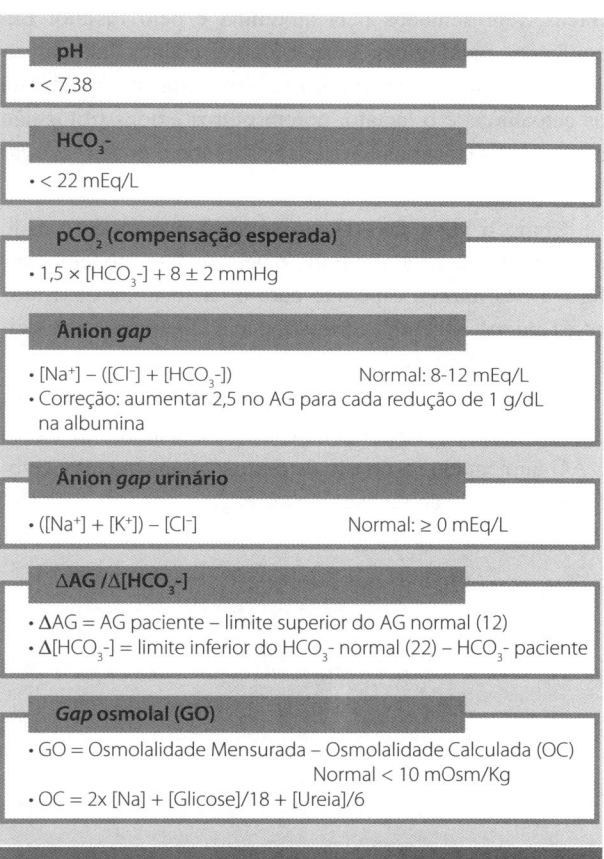

pH
- < 7,38

HCO₃⁻
- < 22 mEq/L

pCO₂ (compensação esperada)
- 1,5 × [HCO₃⁻] + 8 ± 2 mmHg

Ânion *gap*
- [Na⁺] – ([Cl⁻] + [HCO₃⁻])   Normal: 8-12 mEq/L
- Correção: aumentar 2,5 no AG para cada redução de 1 g/dL na albumina

Ânion *gap* urinário
- ([Na⁺] + [K⁺]) – [Cl⁻]   Normal: ≥ 0 mEq/L

ΔAG /Δ[HCO₃⁻]
- ΔAG = AG paciente – limite superior do AG normal (12)
- Δ[HCO₃⁻] = limite inferior do HCO₃⁻ normal (22) – HCO₃⁻ paciente

***Gap* osmolal (GO)**
- GO = Osmolalidade Mensurada – Osmolalidade Calculada (OC)   Normal < 10 mOsm/Kg
- OC = 2x [Na] + [Glicose]/18 + [Ureia]/6

Figura 45.3 – Parâmetros a serem avaliados nas acidoses metabólicas.

A acidose metabólica é ocasionada por perda de bicarbonato, produção endógena aumentada de ácidos ou acúmulo de ácidos no organismo. Gasometricamente, encontramos um pH abaixo do limite esperado, com o HCO_3^- baixo. A compensação esperada é a alcalose respiratória, por meio do aumento da amplitude ventilatória e da frequência respiratória (respiração de Kussmaul), com diminuição da pCO_2 até valores esperados matematicamente calculados (Figura 45.3).

São manifestações da acidose grave: comprometimento da contratilidade miocárdica, redução do débito cardíaco, dilatação arteriolar, diminuição da responsividade cardiovascular às catecolaminas, arritmias cardíacas; hiperventilação, diminuição de força muscular; redução na síntese de ATP, hipercalemia, aumento da degradação de proteínas, resistência insulínica.

Levando em consideração o princípio da eletroneutralidade, dividimos os distúrbios da acidose em relação às diferentes concentrações de íons, interpretadas por meio do cálculo do ânion *gap* (AG). O AG considera os valores do sódio e do potássio (os principais cátions séricos), o bicarbonato e o cloro (os principais ânions séricos), e a diferença entre eles é dada pelos ânions não computados nesse cálculo. Em condições normais, esses são os ânions fracos, representados pela albumina e pelo fosfato. Em condições patológicas, outros ânions podem "alargar" o ânion *gap*. Desses, devemos levar em conta principalmente os cetoanions e o lactato, porém outros ânions (ditos não mensuráveis) e certas intoxicações também podem alargar o ânion *gap*.

Como o valor do AG em condições normais é dado principalmente pela albumina e pelo fosfato, podemos inferir o AG normal esperado para o paciente ao dosarmos esses ânions, sabendo, contudo, que a albumina é o principal ânion responsável.

Dividimos didaticamente, então, a acidose metabólica em AG normal (por perda de HCO_3^- ou acúmulo de cloro) e AG aumentado (acúmulo de outros ânions: lactato, cetoácidos, ânions não mensuráveis etc.).

Para auxiliar na interpretação da acidose metabólica com AG normal, podemos lançar mão do cálculo do AG urinário, que geralmente tem seu valor positivo ou próximo ao zero. Utilizamos o AG urinário para avaliar se a perda de bicarbonato é renal ou extrarrenal, já que na acidose em um rim normal espera-se a acidificação da urina, com eliminação de NH_4^+ (carreador de H^+) e de cloro, o que resulta em um AG urinário negativo. Portanto, se não encontramos a resposta esperada, isso é, o AG urinário é positivo, podemos concluir que a causa da acidose é renal. Essa avaliação, contudo, não é bem validada para pacientes com injúria renal aguda (IRA), na qual os mecanismos de amoniagênese renal podem estar deteriorados pela própria causa da IRA.

Outra avaliação necessária e que auxilia na interpretação dos distúrbios metabólicos é o cálculo da relação da variação de ânion *gap* (ΔAG) e variação da concentração de bicarbonato ($\Delta[HCO_3^-]$). Nas acidoses metabólicas com AG aumentado, o grau de aumento do AG está relacionado com o decréscimo do bicarbonato. Se a relação estiver entre 1 e 2, toda a variação do bicarbonato é explicada pela variação do AG, ou seja, trata-se de uma acidose metabólica com AG aumentado isoladamente; se a relação for maior ou igual a 2, a variação de AG é muito maior que a de bicarbonato, e podemos inferir que há um processo associado que está aumentando a concentração de bicarbonato, ou seja, uma acidose metabólica com AG aumentado associada a uma alcalose metabólica (ex. acidose lática que foi "corrigida" com bicarbonato); e se a relação for menor ou igual a 1, a variação de bicarbonato é maior do que a variação de AG e não é explicada totalmente por ele. Nesse caso, podemos inferir que existe outro distúrbio reduzindo a

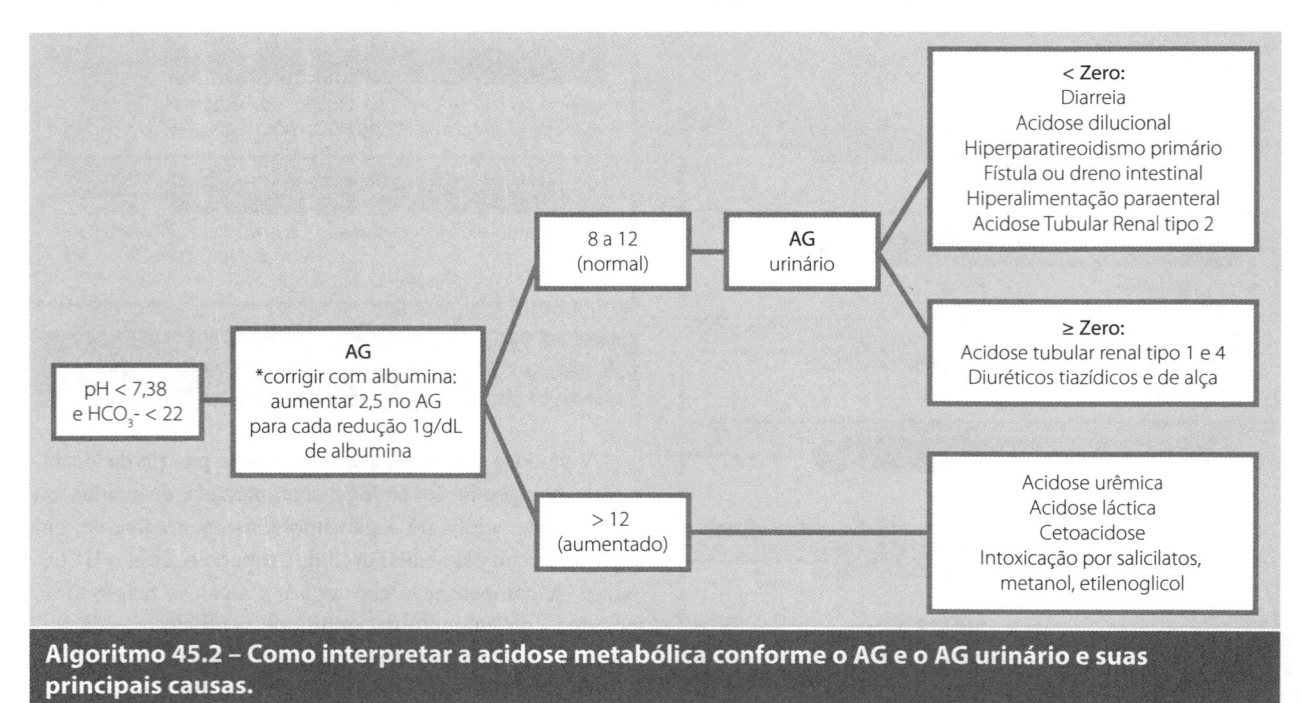

Algoritmo 45.2 – Como interpretar a acidose metabólica conforme o AG e o AG urinário e suas principais causas.

Fonte: Elaborado pela autoria.

concentração de bicarbonato, ou seja, uma acidose metabólica com AG aumentado associada a uma acidose metabólica com AG normal.

Na suspeita de intoxicação por álcoois (como etanol ou metanol), podemos lançar mão do cálculo do *gap* osmolal (GO). Nesse caso, a osmolalidade sérica aumenta à custa da presença de tais moléculas. Portanto, ao medirmos a osmolalidade sérica diretamente, encontraremos uma diferença em relação à osmolalidade calculada, já que o cálculo tem como variáveis apenas a concentração de sódio, glicose e ureia.

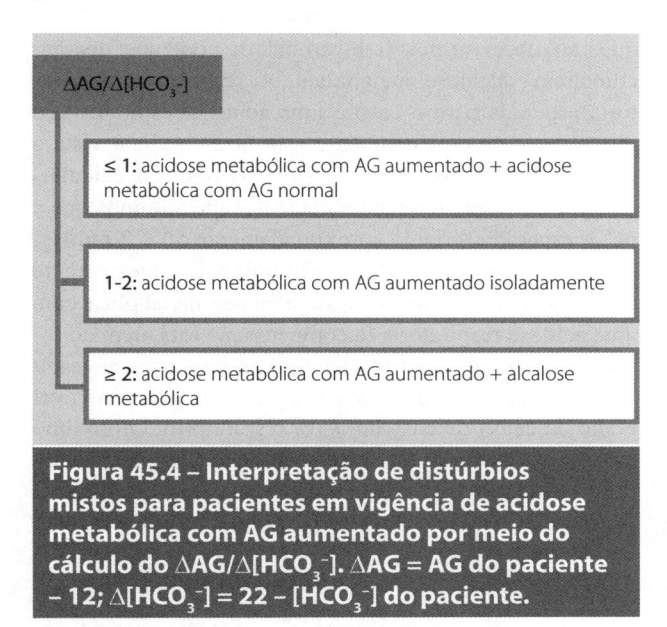

Figura 45.4 – Interpretação de distúrbios mistos para pacientes em vigência de acidose metabólica com AG aumentado por meio do cálculo do $\Delta AG/\Delta[HCO_3^-]$. $\Delta AG = AG$ do paciente – 12; $\Delta[HCO_3^-] = 22 – [HCO_3^-]$ do paciente.

Discussão do caso 1

Ao interpretarmos o caso clínico 1 conforme o fluxograma, percebemos que estamos diante de um caso de acidose (pH < 7,38) com bicarbonato baixo, ou seja, acidose metabólica. A resposta compensatória esperada é a alcalose respiratória, que aparentemente o paciente está realizando clinicamente (respiração de Kussmaul), e, ao calcularmos a resposta esperada, chegamos ao valor de pCO_2 esperado, entre 18 e 22 mmHg, sendo, portanto, um distúrbio simples compensado. O próximo passo na investigação da acidose metabólica é o cálculo do AG, que, nesse caso, é de 30 mEq/L (normal: entre 8 e 12). Estamos diante de uma acidose metabólica compensada, com AG aumentado. Para afinarmos ainda mais a avaliação, podemos calcular o $\Delta AG/\Delta HCO_3^-$, que é 18/14 = 1,28, o que corrobora para que o distúrbio seja puramente uma acidose metabólica com AG aumentado. Ante a história, ao EF, a gasometria e aos achados de hiperglicemia e cetonúria, concluímos que o paciente apresenta o diagnóstico de cetoacidose diabética e deve ter o seu tratamento direcionado para tal (ver tratamento da cetoacidose diabética no capítulo correspondente).

Alcalose metabólica

CASO CLÍNICO 2

Paciente feminina, 68 anos, apresenta há 3 dias um quadro de febre, cefaleia e vômitos incoercíveis. Há um dia apresentou queda do estado geral, rebaixamento do nível de consciência e diminuição do débito urinário. Dá entrada na sala de emergência em mau estado geral: desidratada 3+/4+, escala de coma de Glasgow AO 2 RV 3 RM 5 = 10, PA: 120/80 mmHg, FC: 110 bpm, FR: 6 irpm, Sat. O_2: 94% em ar ambiente. Gasometria arterial: pH: 7,48, HCO_3^-: 38 mEq/L, pCO_2: 62 mmHg, Na^+: 159 mEq/L, Cl^-: 112 mEq/L, K^+: 3,0 mEq/L, glicemia: 72 mg/dL, Ur: 78 mg/dL, Creat: 1,26 mg/dL, Cloreto urinário: 19 mmol/L.

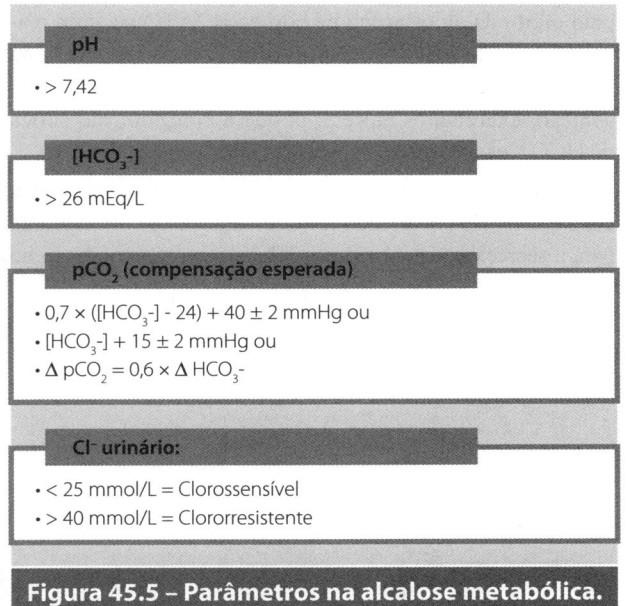

Figura 45.5 – Parâmetros na alcalose metabólica.

Geralmente ocorre pelo acúmulo de álcalis e de um déficit na bicarbonatúria que causam o aumento do pH e da concentração de HCO_3^-. Como resposta compensatória, esperamos uma acidose respiratória por meio da redução da frequência e da amplitude respiratórias (diminuição do volume corrente), com consequente acúmulo de CO_2 e diminuição do pH até valores também calculados.

São sintomas da alcalemia grave (pH > 7,60): cefaleia, tetania, convulsões, letargia, coma, predisposição a arritmias e hipóxia.

Existem quatro mecanismos principais de alcalose metabólica. O primeiro é em situações de depleção de volume, com reabsorção do sódio, do bicarbonato e do cloro, que, por meio do sistema renina-angiotensina-aldosterona (hiperaldosteronismo secundário à depleção de volume), diminui a concentração de H^+ e aumenta a de bicarbonato, induzindo a alcalose. O cloro urinário é, portanto, baixo (o que sugere alta reabsorção renal na tentativa de manter o volume intravascular).

O segundo mecanismo é por perda de secreções gástricas (vômitos ou sondagem aberta), em que, além da contração de volume, há aumento da concentração sérica de bicarbonato por meio da perda do ácido gástrico, já que o conteúdo gástrico apresenta grande quantidade de HCl e, para cada 1 mEq de H^+ secretado, 1 mEq de HCO_3^- é absorvido pelo organismo. Além disso, a diminuição do estímulo da secreção ácida que chega ao duodeno reduz a secreção de HCO_3^- pelo pâncreas, aumentando ainda mais a sua concentração sérica.

O terceiro é devido ao excesso de mineralocorticoide (ou de doenças que mimetizam o excesso de mineralocorticoide) em um paciente normovolêmico (hiperaldosteronismo primário, síndrome de Cushing, hiperreninismo), que causa alcalose por meio da secreção de H^+ nos rins pelo efeito da aldosterona na bomba H^+/ATPase, com reabsorção de Na^+, HCO_3^- e Cl^-, porém, como a volemia está normal e respeitando o princípio da eletroneutralidade da solução, excretamos cloreto, já que a concentração sérica de HCO_3^- está aumentada, sendo o cloro urinário alto.

O quarto mecanismo é a hipocalemia, por favorecer a troca celular de K^+/H^+, ocorrendo acidose intracelular com estímulo para a secreção de potássio nas células renais, além disso, no túbulo distal, a bomba H^+/K^+ ATPase, em vigência de hipocalemia, reabsorve ativamente potássio em troca de H^+.

Para a diferenciação das etiologias da alcalose metabólica, podemos lançar mão da dosagem do cloro urinário, que estará baixo nas situações com depleção de volume (alcaloses metabólicas clorossensíveis) ou estará alto em situações de normovolemia (alcaloses metabólicas clororresistentes). Ressaltamos que, em doentes com IRA, essa avaliação pode não ser fidedigna.

Discussão do caso 2

Estamos diante de um caso de alcalose (pH > 7,42), que, ao observarmos o bicarbonato, podemos denotar como uma alcalose metabólica. A resposta compensatória esperada para o caso é uma acidose respiratória, o que a paciente provavelmente está fazendo, haja vista a frequência respiratória encontrada. Porém, ao calcularmos o valor esperado para a paciente, encontramos que a pCO_2 esperada seria de aproximadamente 50 ± 2 mmHg, e a paciente apresenta pCO_2: 62 mmHg. Estamos perante um caso de distúrbio misto de alcalose metabólica com uma acidose respiratória (a compensação está além do esperado). Tal fato se justifica pelo fato de a paciente estar com rebaixamento do nível de consciência e um provável efeito da causa de base no *drive* respiratório. O próximo passo é observarmos o cloro urinário e avaliar se a paciente apresenta um distúrbio de origem renal ou extrarrenal. O cloro urinário está < 25 mmol/L, ou seja, é clorossensível,

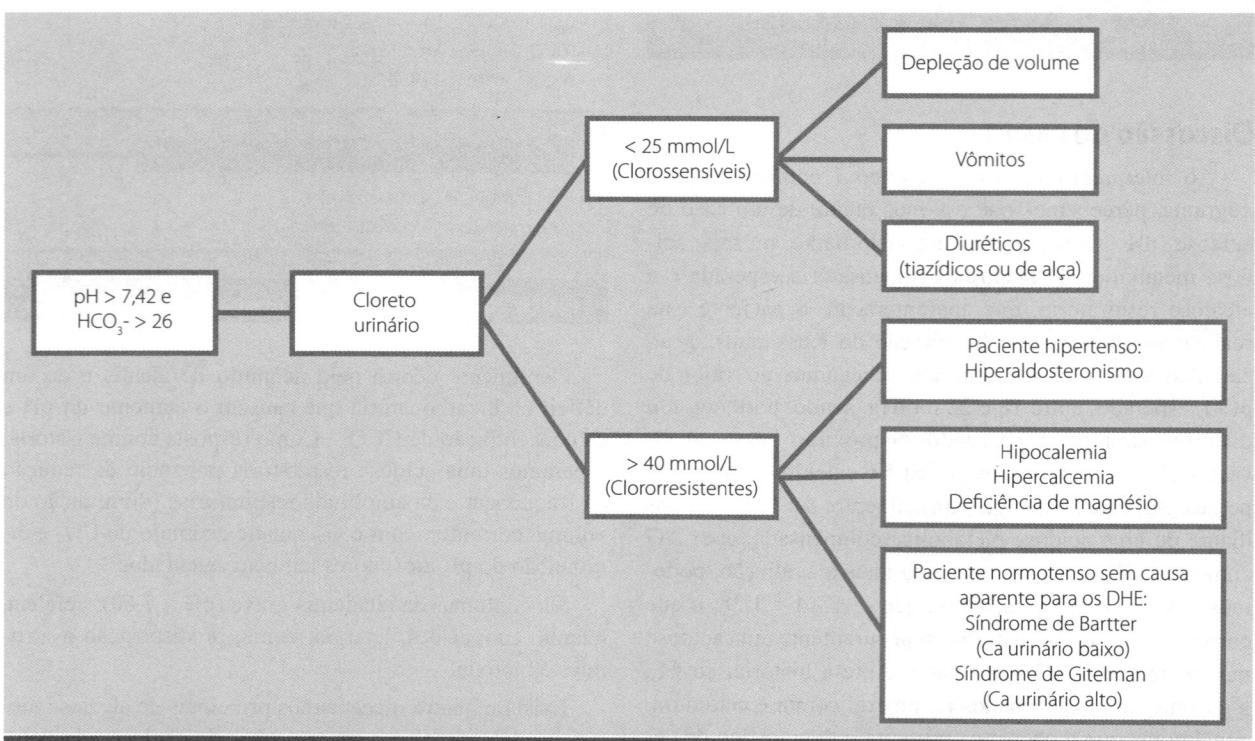

Algoritmo 45.3 – Como interpretar a alcalose metabólica conforme o cloro urinário e suas principais causas.

Fonte: Elaborado pela autoria.

embora, dado o quadro clínico da paciente, a solicitação desse exame não seja imprescindível. O diagnóstico acidobásico dessa paciente é um distúrbio misto, com predomínio de uma alcalose metabólica associada a uma acidose respiratória, clorossensível, tendo como provável causa depleção de volume pelos vômitos incoercíveis, além de perda de H^+ pelo trato gastrointestinal e redução do *drive* respiratório por um rebaixamento do nível de consciência em uma provável infecção do SNC.

Acidose respiratória

CASO CLÍNICO 3

Paciente masculino, 78 anos, tabagista 60 maços/ano, chega à primeira consulta ambulatorial para investigação de dispneia progressiva há 2 anos, com piora nos últimos 2 meses, e referindo piora ainda maior nos últimos 3 dias após uma infecção de vias aéreas superiores. Ao exame, o paciente se encontra em bom estado geral, cianótico em extremidades, FR 16 irpm com o tempo expiratório prolongado e uso de musculatura acessória, ausculta pulmonar com murmúrios vesiculares diminuídos globalmente e sibilos difusos. Você procede à coleta de uma gasometria arterial, que apresenta: pH: 7,32, pCO_2: 62 mmHg, HCO_3^-: 35 mEq/L, pO_2: 50,5 mmHg (ar ambiente), Na^+: 135 mEq/L, Cl^-: 99 mEq/L, Ur.: 28 mg/dL, Creat.: 0,83 mg/dL, glicemia: 129 mg/dL.

A acidose respiratória é causada pelo acúmulo de CO_2 (hipercapnia) e consequente queda do pH. A resposta compensatória é uma alcalose metabólica que, por ser considerada um tampão tardio, tem diferentes cálculos para o aumento da concentração de bicarbonato na fase aguda e na fase crônica do distúrbio.

Os sintomas também são dependentes do tempo de instalação, e, nos casos agudos, geralmente causam insuficiência respiratória do tipo II (hipercápnica) com alterações neurológicas, como cefaleia, *delirium*, sonolência/narcose, papiledema, arritmias e vasodilatação periférica. Nos casos crônicos, os sintomas são menos frequentes e podem estar associados a alterações do parênquima pulmonar e seus efeitos, como a *cor pulmonale*.

As principais causas de acidose respiratória são por inibição do centro respiratório, alterações na musculatura respiratória e da parede torácica, obstrução de vias aéreas superiores e/ou inferiores, distúrbios das trocas gasosas nos capilares pulmonares ou iatrogênica (na ventilação mecânica). Com exceção das causas iatrogênicas, todas as outras apresentam etiologias agudas e crônicas, sendo esse um dos principais distúrbios de equilíbrio acidobásico encontrados nas abordagens ambulatoriais.

Para auxiliar na diferenciação etiológica dos distúrbios respiratórios, podemos lançar mão de calcular o gradiente alveoloarterial de O_2, que está aumentado quando existem patologias do parênquima pulmonar ou que interfiram na sua perfusão. Tal cálculo pode ser utilizado para diferenciar condições pulmonares das não pulmonares tanto para a acidose quanto para a alcalose.

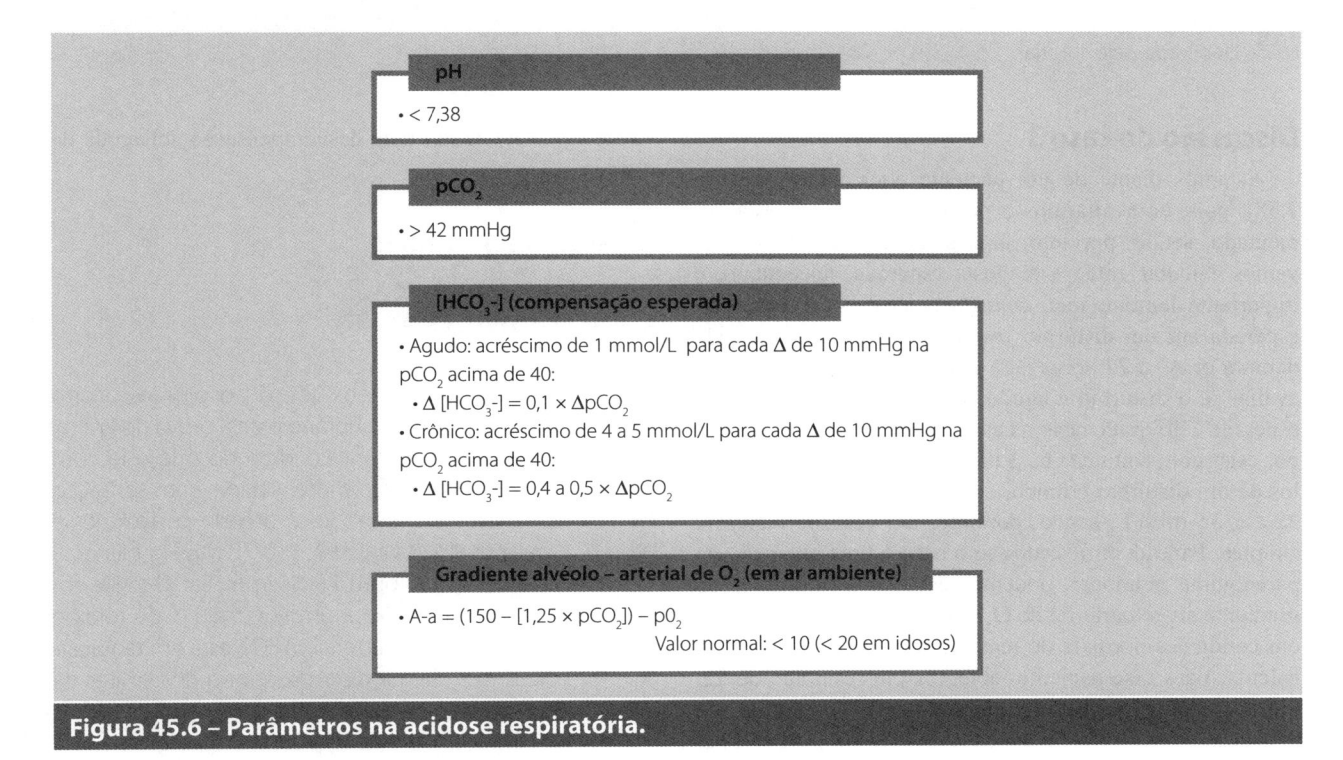

pH
• < 7,38

pCO_2
• > 42 mmHg

$[HCO_3^-]$ (compensação esperada)
• Agudo: acréscimo de 1 mmol/L para cada Δ de 10 mmHg na pCO_2 acima de 40:
  • Δ $[HCO_3^-]$ = 0,1 × ΔpCO_2
• Crônico: acréscimo de 4 a 5 mmol/L para cada Δ de 10 mmHg na pCO_2 acima de 40:
  • Δ $[HCO_3^-]$ = 0,4 a 0,5 × ΔpCO_2

Gradiente alvéolo – arterial de O_2 (em ar ambiente)
• A-a = (150 – [1,25 × pCO_2]) – pO_2
  Valor normal: < 10 (< 20 em idosos)

Figura 45.6 – Parâmetros na acidose respiratória.

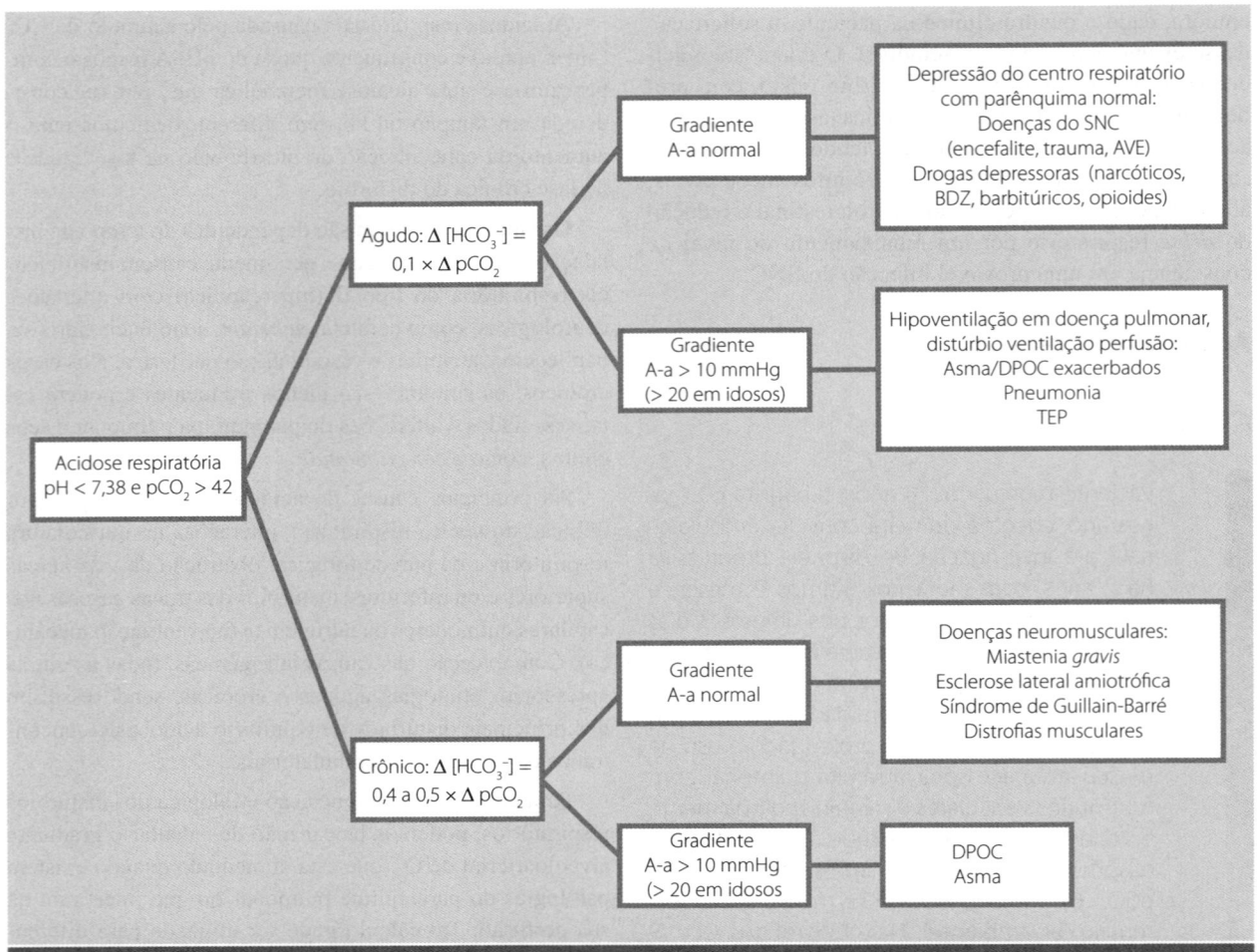

Algoritmo 45.4 – Como interpretar a acidose respiratória conforme o tempo de instalação do distúrbio (agudo – até 72 horas e crônico – após 72 horas) e o gradiente alvéolo capilar de O$_2$ e suas principais causas.

Fonte: Elaborado pela autoria.

Discussão do caso 3

Estamos diante de um paciente com acidose (pH < 7,38), pois, ao avaliarmos o pCO$_2$, notamos que está aumentado, sendo, portanto, uma acidose respiratória. Devemos calcular então a resposta esperada, no entanto, é importante lembrar que, como a resposta compensatória esperada em um distúrbio respiratório é renal, e que ela demora de 48 a 72 horas para atingir o seu pico, devemos avaliar se o distúrbio é agudo ou crônico, pois a resposta esperada é diferente nesses casos. No paciente em questão, por estar com sintomas há 3 dias, podemos fazer os cálculos de um distúrbio crônico, e chegamos a um valor entre 32,8 e 35 mEq/L, sendo, portanto, um caso de distúrbio simples. Para identificarmos se o caso é uma alteração do parênquima pulmonar, podemos calcular a estimativa do gradiente alveoloarterial de O$_2$, considerando um ambiente em condições normais de temperatura e pressão, que, ao calcular para esse paciente, obtemos um resultado de 22, isso é, a causa é provavelmente pulmonar. Ao avaliarmos a história do paciente, podemos julgar ser um provável pa-

ciente com DPOC em uma descompensação subaguda da doença.

Alcalose respiratória

CASO CLÍNICO 4

Paciente de 17 anos chega ao pronto-socorro após ter perdido o horário para a prova do Enem, choroso, taquidispneico, dizendo que está com dor torácica de forte intensidade, com sensação de morte iminente. Você atende o paciente e avalia os sinais vitais: PA: 110/70 mmHg bilateralmente, FC: 112 bpm, FR: 56 irpm, Sat. O$_2$: 98% em ar ambiente. Solicita um ECG, raio X de tórax e uma gasometria arterial. O ECG está em taquicardia sinusal, raio X de tórax dentro dos limites da normalidade e gasometria com pH: 7,54, pCO$_2$: 24, HCO$_3^-$: 20,5 mEq/L, pO$_2$: 110 mmHg.

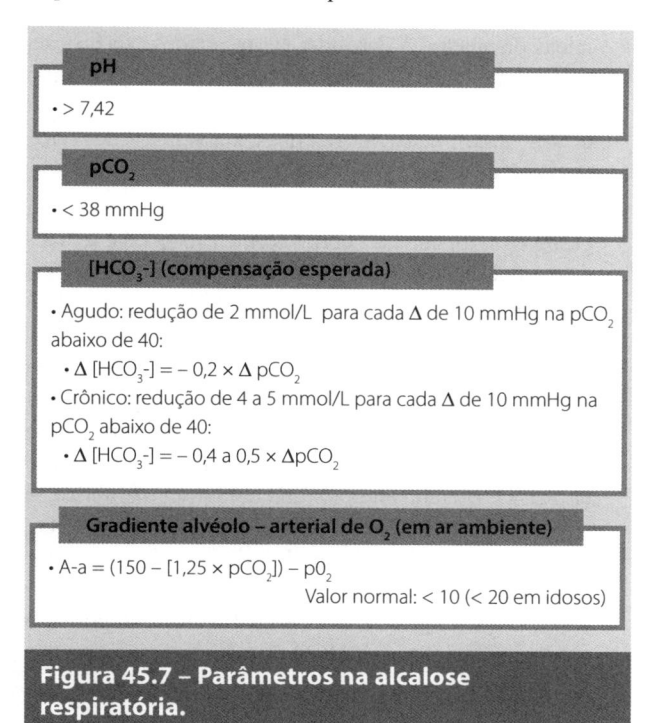

pH
• > 7,42

pCO$_2$
• < 38 mmHg

[HCO$_3^-$] (compensação esperada)
• Agudo: redução de 2 mmol/L para cada Δ de 10 mmHg na pCO$_2$ abaixo de 40:
  • Δ [HCO$_3^-$] = – 0,2 × Δ pCO$_2$
• Crônico: redução de 4 a 5 mmol/L para cada Δ de 10 mmHg na pCO$_2$ abaixo de 40:
  • Δ [HCO$_3^-$] = – 0,4 a 0,5 × ΔpCO$_2$

Gradiente alvéolo – arterial de O$_2$ (em ar ambiente)
• A-a = (150 – [1,25 × pCO$_2$]) – p0$_2$
    Valor normal: < 10 (< 20 em idosos)

Figura 45.7 – Parâmetros na alcalose respiratória.

A alcalose respiratória é causada pela diminuição da pCO$_2$ e consequente aumento do pH. A resposta compensatória é uma acidose metabólica, que, assim como esperado na acidose respiratória, apresenta diferentes níveis esperados de aumento da concentração de bicarbonato, a depender do distúrbio ser crônico ou agudo.

Os principais sintomas da alcalose respiratória são o aumento da irritabilidade do sistema nervoso periférico e central, como alteração da consciência, parestesias, espasmo carpopedal e vertigens, diminuição do fluxo sanguíneo cerebral e arritmias cardíacas.

A diminuição da pCO$_2$ é causada por um aumento no volume-minuto realizado pelo paciente que pode ser devido à hipoxemia, doenças respiratórias (geralmente em suas exacerbações), estimulação direta do centro respiratório e iatrogênica (ventilação mecânica).

As principais causas de alcalose respiratória nos setores de emergência são a hiperventilação voluntária e psicogênica e a hipocapnia, e os sintomas da alcalose podem ser facilmente revertidos, solicitando ao paciente que respire dentro de um saco de papel.

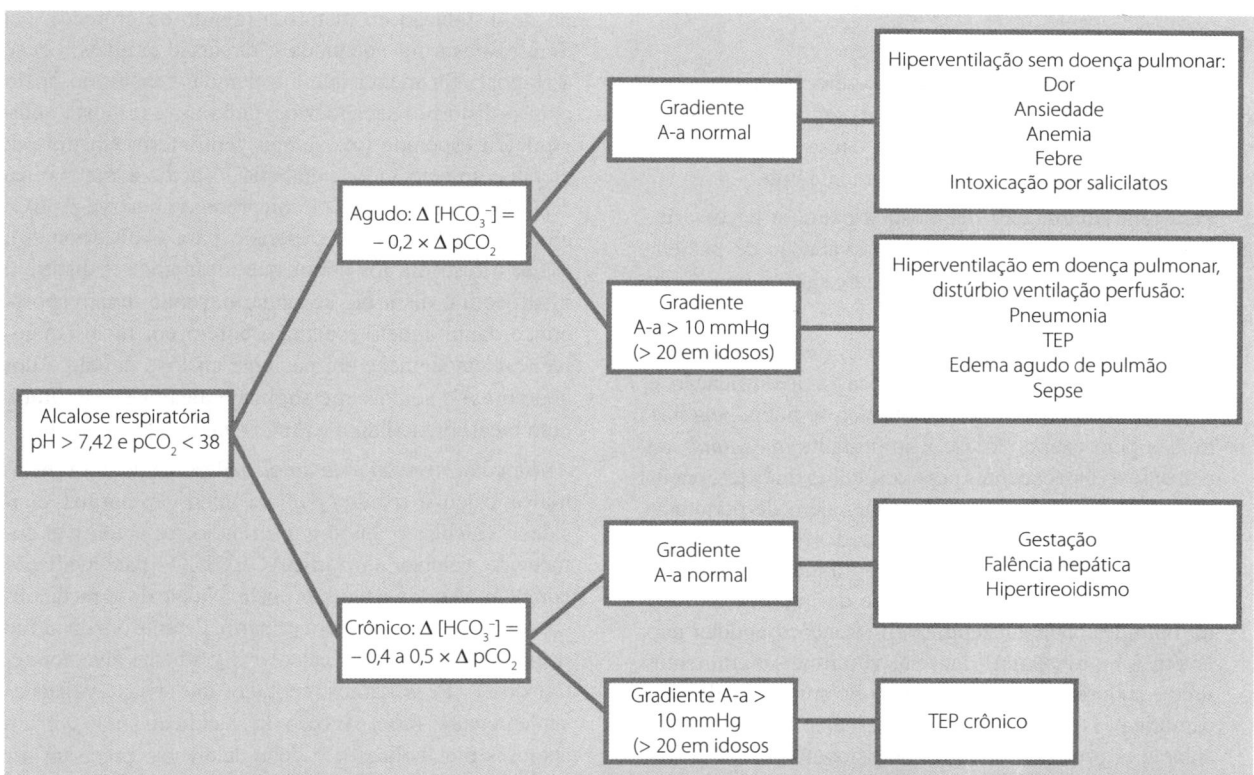

Nota: podemos observar como causas de alcalose e acidose respiratórias o TEP e a pneumonia. O distúrbio encontrado dependerá do grau de acometimento na capacidade de eliminação de CO$_2$, ou seja, nos casos mais graves, há dificuldade de eliminação, e o CO$_2$ é retido, tendo como distúrbio de base acidose respiratória. Já nos casos mais leves, a capacidade de eliminação de CO$_2$ é mantida, porém, devido à dificuldade de troca de O$_2$, há taquipneia com liberação aumentada de CO$_2$, predispondo o paciente à alcalose respiratória.

Algoritmo 45.5 – Como interpretar a alcalose respiratória conforme o tempo de instalação do distúrbio (agudo – até 72 horas e crônico – após 72 horas) e o gradiente alvéolo capilar de O$_2$ e as principais causas.

Fonte: Elaborado pela autoria.

Discussão do caso clínico 4

Caso frequente em serviços de urgência e emergência. Estamos com um paciente com alcalose (pH > 7,42), e, ao buscarmos o distúrbio primário responsável, vemos uma pCO_2 muito alta, sendo, pois, uma alcalose respiratória. Por ser um quadro agudo, devemos calcular a resposta esperada conforme o tempo do quadro (poucos minutos a horas) e chegamos a uma resposta esperada de HCO_3^-, entre 20 e 21 mEq/L. Estamos diante de um distúrbio simples de alcalose respiratória compensada por um processo de acidose metabólica, num quadro agudo. Para avaliarmos se o problema é ou não no parênquima pulmonar, podemos calcular o gradiente alveoloarterial de O_2. Para o caso, chegamos ao valor de 10, isso é, o parênquima pulmonar não interfere no distúrbio do equilíbrio acidobásico. Ao avaliarmos a história, estamos diante de um ataque de transtorno de ansiedade, com aumento da frequência respiratória psicogênica. O tratamento deve ser com orientações, ansiolíticos, caso necessário, e, para tratar o distúrbio acidobásico, solicitar ao paciente que respire em um saco de papel para aumentar a concentração de pCO_2 no ar inspirado.

Passo a passo: da anamnese à interpretação da gasometria

O diagnóstico preciso do distúrbio acidobásico e de sua causa é de suma importância, já que, na grande maioria dos casos, o tratamento é voltado para a causa de base, e não para o distúrbio do equilíbrio propriamente dito.

Para uma abordagem diagnóstica exata, é necessário, pois, realizar uma sistematização da avaliação do paciente. Apresentaremos, aqui, um modelo de sistematização de avaliação.

1. *Anamnese e exame físico (questione, observe e avalie):* como toda abordagem diagnóstica, a identificação e suspeita de um distúrbio acidobásico se inicia pela história e pelo exame físico. É importante *questionar* ao paciente os antecedentes pessoais, como diabetes, pneumopatias, nefropatias, cardiopatias, além de perguntar sobre o uso de medicações e sua adesão (metformina, insulina, diuréticos, salicilatos, antibióticos, laxantes, topiramato), sobre a possibilidade de intoxicação (uso de opioide, benzodiazepínicos), situações agudas que levem à hipovolemia (diarreia, vômitos, sangramento, febre, sudorese excessiva, hiperglicemia com diurese osmótica). No exame físico, *observar* o nível de consciência, a presença de agitação psicomotora ou ansiedade, os sinais de insuficiência respiratória, o padrão ventilatório (taquipneia, respiração de Kussmaul, bradipneia); *avalie* alterações na ausculta cardíaca e respiratória, dor abdominal, perfusão periférica, entre outros.

2. *Solicitação e coleta de exames complementares:* para todos os pacientes com suspeita de distúrbio do equilíbrio acidobásico, solicitar gasometria arterial, glicemia, função renal, sódio, potássio e cloro para uma interpretação inicial do quadro. A depender dos resultados e da história e do exame físico, solicitar sódio, potássio e cloro urinários, albumina, fosfato, lactato arterial, urina 1 (pesquisa de cetonúria), cetoácidos séricos, radiografia de tórax, angioTC de tórax, LCR, TC de crânio, entre outros.

3. *Interpretação da gasometria:* inicialmente, avaliar se a gasometria foi coletada com a técnica adequada, se houve o armazenamento correto e se foi rapidamente levada para análise. É importante lembrar que a gasometria é um exame que sofre muita influência do tempo de armazenamento, da temperatura de armazenamento e da técnica adequada (hemólise, consumo dos gases pelas células sanguíneas etc.). O segundo passo é determinar se a gasometria é realmente arterial por meio da avaliação da Sat. O_2 (geralmente próxima da Sat. O_2 periférica se o paciente tem uma boa perfusão periférica) e do PaO_2. O terceiro passo é avaliar o pH e determinar se estamos diante de uma acidose (pH < 7,38) ou uma alcalose (pH > 7,42). O quarto passo é avaliar qual o distúrbio primário por meio dos valores de HCO_3^- e pCO_2.

4. *Avaliar as respostas compensatórias esperadas e se o distúrbio é simples ou misto:* calcular as respostas esperadas para o distúrbio primário encontrado e o tempo de instalação do distúrbio (agudo ou crônico). (1) Se a resposta for adequada = distúrbio simples; (2) se a resposta for menor que a esperada = distúrbio misto com o distúrbio secundário, sendo uma resposta antagônica à esperada (ex. fadiga ventilatória em um paciente com cetoacidose diabética = acidose metabólica + acidose respiratória com bicarbonato baixo e ΔpCO_2 abaixo (pCO_2 alto) do esperado para o bicarbonato); (3) se a resposta for maior que a esperada = distúrbio misto com o distúrbio secundário, sendo uma resposta concordante àquela esperada, porém em níveis maiores (ex. cetoacidose em paciente ansioso devido à dor abdominal = acidose metabólica + alcalose respiratória com bicarbonato baixo e ΔpCO_2 acima do esperado).

5. *Avaliações direcionadas ao distúrbio:* na acidose metabólica, calcular o ânion *gap*; se ânion gap normal, considerar calcular o ânion *gap* urinário; se ânion gap aumentado, calcular a razão $\Delta AG/\Delta HCO_3^-$ para avaliação complementar de distúrbio misto. Na alcalose metabólica, considerar obter o cloro urinário. Perante um distúrbio respiratório, considerar calcular o gradiente alveoloarterial de O_2. Ressaltamos, contudo, que essas avaliações suplementares (com exceção do cálculo do ânion *gap* em acidoses metabólicas e o delta-delta) não precisam ser sempre realizadas se a história clínica já tiver fornecido a causa do distúrbio de maneira clara. Para tais avaliações, sugerimos utilizar os algoritmos apresentados.

6. *Integrar achados da história e do exame físico com os achados laboratoriais:* tentar agrupar as informações adquiridas na avaliação clinicolaboratorial do doente e elaborar uma hipótese diagnóstica etiológica que guie a terapêutica.

Anamnese e exame físico
- **Questionar:** AP, uso de medicações/intoxicações, morbidades agudas
- **Observar:** Nível de consciência, agitação/ansiedade, sinais de insuficiência respiratória, padrão ventilatório (taqui/bradipneia, Kussmaul)
- **Avaliar:** Alterações na ausculta cardíaca/pulmonar, dor abdominal, perfusão periférica

Solicitar/coletar exames
- Para todos: Gasometria arterial, glicemia, função renal, sódio, potássio e cloro
- Dependendo da suspeita/primeiros resultados: eletrólitos urinários, albumina, fosfato, lactato arterial, cetoácidos urinários/séricos, raio X de tórax, TC de tórax, LCR...

Interpretar a gasometria
1. Avaliar coleta/armazenamento/tempo para análise adequados
2. Determinar se a gasometria é realmente arterial (Sat. O_2 arterial ≈ periférica)
3. Avaliar o pH e determinar se acidose ou alcalose
4. Determinar o distúrbio primário:
   - Acidose: $[HCO_3^-]$ baixo = metabólico; pCO_2 alto = respiratório
   - Alcalose: $[HCO_3^-]$ alto = metabólico; pCO_2 baixo = respiratório

Calcular/avaliar as respostas compensatórias esperadas
- Direcionados para o distúrbio primário e o tempo de evolução (agudo – até 72 horas; ou crônico – mais de 72 horas)
- Resposta adequada = distúrbio simples
- Resposta inadequada = distúrbio misto
  - Resposta menor do que a esperada = distúrbio misto com distúrbio secundário antagônico ao esperado
  - Resposta maior do que a esperada = distúrbio misto com distúrbio secundário igual ao esperado, porém em níveis exacerbados

Avaliações direcionadas ao distúrbio
- Acidose metabólica: calcular ânion *gap*
- AG normal = calcular AG urinário
- AG aumentado = calcular $\Delta AG / \Delta [HCO_3^-]$
- Alcalose metabólica = obter cloro urinário
- Distúrbios respiratórios = calcular o gradiente alveoloarterial (A-a)

Integrar história, EF e laboratório
- Elaborar hipóteses diagnósticas e, caso necessário, uma abordagem diagnóstica aprofundada e uma abordagem terapêutica direcionada

Figura 45.8 – Sequência para avaliação de um distúrbio acidobásico, da anamnese ao diagnóstico.

Fonte: Elaborada pela autoria.

Dúvidas frequentes

Indicações de reposição de bicarbonato

Apesar de muitas vezes a tendência de alguns médicos diante de uma concentração baixa de bicarbonato ser realizar a reposição, é importante frisar que a reposição com $NaHCO_3$ é, em muitas situações, mais nociva do que benéfica. A reposição de bicarbonato aumenta a pCO_2, podendo causar acidose intracelular, o que pode ocasionar redução de reações intracelulares, tais como a contração miocárdica, a conversão hepática de lactato em glicose e o metabolismo de cetoácidos na cetoacidose, por exemplo. O aumento do pH após a infusão do $NaHCO_3$ aumenta a afinidade do Ca à albumina, diminuindo a concentração de Cai, o que prejudica a contratilidade muscular. A elevação do pH também desloca a curva de dissociação da hemoglobina para a direita e leva à menor oferta de oxigênio aos tecidos. Por fim, a cada mEq reposto de HCO_3^-, há aumento de um mEq de sódio, predispondo o paciente à hipernatremia e à hipervolemia[5].

Nas acidoses metabólicas com AG aumentado, o nível de HCO_3^- geralmente está diminuído devido ao seu papel de solução-tampão, com posterior retorno da concentração normal após a correção da acidose, não sendo, portanto, necessária sua reposição nesses casos. Se realizada, pode predispor à alcalose metabólica iatrogênica, uma vez corrigida a causa da acidose. Nesses casos, o tratamento deve ser direcionado à causa de base, e não simplesmente à reposição de bicarbonato de sódio. Portanto, é imprescindível que a indicação de reposição seja cuidadosamente avaliada. Assim, no contexto de pacientes com acidose metabólica aguda, consideram-se indicações de reposição de $NaHCO_3$:

- *Acidose metabólica com AG normal e pH < 7,2.* Essa é uma situação em que se pode ser mais liberal no uso de bicarbonato, porém, ainda assim, levando em conta os riscos da terapia[5].
- *Acidose láctica com pH < 7,10.* Benefício duvidoso do uso de bicarbonato nessa situação[5].
- *Cetoacidose com pH < 6,9.* Benefício duvidoso do bicarbonato, uma vez que pode retardar a correção da cetoacidose[5].

Em todas essas situações, deve-se atentar para garantir que o paciente esteja estável do ponto de vista ventilatório e que não esteja em risco de fadiga respiratória, já que a reposição de $NaHCO_3$ pode aumentar transitoriamente a pCO_2. Se a ventilação estiver adequada, a dose considerada é de 1-2 mEq/kg $NaHCO_3$ em *bolus* EV (em 20 a 30 minutos), com coleta de nova gasometria e eletrólitos 30 minutos depois, podendo ser feita mais uma dose se o pH permanecer < 7,10.

No contexto de pacientes ambulatoriais, a reposição de bicarbonato (via oral) pode ser benéfica para pacientes com doença renal crônica (DRC) e para pacientes com acidose tubular renal[6-7]. Na DRC, o bicarbonato pode retardar a progressão da doença, prevenir perda óssea e melhorar o estado nutricional. Nessas situações, a reposição tem por objetivo normalizar os valores de bicarbonato ($HCO_3^- > 22$ mEq/L). Os sais utilizados nesse contexto são o próprio bicarbonato de sódio, via oral (1-1,5 g/dia), o citrato de sódio e o citrato de potássio (mais utilizado em acidoses tubulares renais).

Distúrbios acidobásicos nas doenças crônicas

Inúmeras patologias crônicas interferem no equilíbrio acidobásico, e a resposta compensatória pode mudar de acordo com o distúrbio primário. Portanto, muitas vezes em consultas ambulatoriais nos deparamos com alterações gasométricas que devem ser interpretadas com um racional fisiopatológico e atentar para sinais gasométricos de descompensações agudas. Citaremos aqui as principais causas crônicas dos distúrbios:

- *Acidose metabólica:* doença renal crônica; diarreia crônica (Doença de Crohn, RCU), acidose tubular renal proximal (tipo 2).
- *Alcalose metabólica:* hiperaldosteronismo primário, uso de diuréticos tiazídicos ou de alça.
- *Acidose respiratória (hipercapnia):* apneia obstrutiva do sono, síndrome de hipoventilação da obesidade, hipotireoidismo, distrofia muscular, DPOC, asma, hipertensão pulmonar.

- *Alcalose respiratória:* transtorno de ansiedade, síndrome da hiperventilação.

O que é a alcalose de contração?

A explicação clássica da alcalose de contração é a alcalose causada pela redução do volume intravascular, com fisiopatologia multifatorial. A primeira explicação pode ser dada por meio da abordagem de Stewart: com a perda de volume plasmático, a concentração principalmente de Na^+ e Cl^- se elevará, porém, como a concentração de Cl^- é previamente menor, a diferença absoluta entre as duas concentrações também aumentará na mesma razão, aumentando, assim, o SID (ex. 1 litro de plasma com concentração de Na^+ de 140 mEq/L, Cl^- 102 mEq/L e SID 40 mEq/L, com redução do volume para meio litro, teremos Na^+ 280 mEq/L, Cl^- 204 mEq/L e SID 80 mEq/L). Além desse fator, a contração de volume leva à secreção de aldosterona, com aumento da secreção renal de H^+ e K^+ e da reabsorção de Na^+ e HCO_3^-, o que perpetua o processo de alcalose metabólica. Apesar do nome classicamente utilizado, há pacientes com aumento do volume extracelular e alcalose metabólica induzida por diuréticos, tornando o nome "alcalose de contração" inadequado, uma vez que a alcalose é, na verdade, causada por uma maior expoliação de cloro do que de sódio pela ação de diuréticos de alça na alça de Henle ascendente espessa, o que leva a um aumento do SID, mesmo que o paciente não apresente "contração" do volume intravascular[1,4].

Quais as diferenças entre as gasometrias venosas e arteriais?

- *Gasometria venosa periférica:* pH = 0,02 a 0,04 menor do que o arterial; HCO_3^- = 1 a 2 mEq/L maior que o arterial; pCO_2 = 3 a 8 mmHg maior que o arterial.
- *Gasometria venosa profunda:* pH = 0,04 a 0,05 menor do que o arterial; HCO_3^- = pouco ou nada maior que o arterial; pCO_2 = 4 a 5 mmHg maior que o arterial.

Conclusão

A interpretação dos distúrbios acidobásicos vai além da interpretação da gasometria arterial. É imprescindível entender as alterações ocorridas no organismo do paciente e buscar explicá-las por meio da fisiopatologia e identificá-las por intermédio da anamnese, exame físico e exames laboratoriais simples para prover o melhor cuidado ao doente em questão.

Referências

1. Berend K, de Vries AP, Gans RO. Physiological approach to assessment of acid-base disturbances. The New England J Medicine 2014; 371(15): 1434-45.
2. Siggaard-Andersen O, Fogh-Andersen N. Base excess or buffer base (strong ion difference) as measure of a non-respiratory acid-base disturbance. Acta Anaesthesiol Scand Suppl 1995; 107: 123-8.
3. Stewart PA. Modern quantitative acid-base chemistry. Canadian J Physiology and Pharmacology. 1983; 61(12): 1444-61.

4. Seifter JL. Integration of acid-base and electrolyte disorders. The New England J Medicine 2014; 371(19): 1821-31.

5. Kraut JA, Madias NE. Treatment of acute metabolic acidosis: a pathophysiologic approach. Nat Rev Nephrology 2012; 8(10): 589-601.

6. Kovesdy CP. Metabolic acidosis and kidney disease: does bicarbonate therapy slow the progression of CKD? Nephrology, dialysis, transplantation: official publication of the European Dialysis and Transplant Association. European Renal Association 2012; 27(8): 3056-62.

7. Rodriguez Soriano J. Renal tubular acidosis: the clinical entity. J Am Soc Nephrol 2002; 13(8): 2160-70.

8. Azevedo LCP, Taniguchi LU, Ladeira JP. Medicina intensiva: abordagem prática. 2ª ed. Barueri (SP): Manole; 2015.

9. Barbosa MBG, Alves CAD, Queiroz Filho H. Avaliação da acidose metabólica em pacientes graves: método de Stewart-Fencl-Figge versus a abordagem tradicional de Henderson-Hasselbach. Rev Bras Ter Intensiva (São Paulo) out./dez. 2006; 18(4).

10. Emmet M, Palmer BF. Simple and mixed acid-base disorders. In: UpToDate. 2017 (acesso em: 24 jan. 2017. Disponível em: https://www.uptodate.com/contents/simple-and-mixed-acid-base-disorders?source=search_result&search=disturbios%20acido%20basicos&selectedTitle=2~150.

11. Knobel E. Condutas no paciente grave. 4ª ed. São Paulo: Atheneu; 2016.

12. Martins HS, et al. Emergências clínicas: abordagem prática. 11ª ed. Barueri (SP): Manole; 2016.

13. Martins HS, et al. Medicina de emergência: revisão rápida. 1ª ed. Barueri (SP): Manole; 2017.

14. Riella MC. Princípios de nefrologia e distúrbios hidroeletrolíticos. 5ª ed. Rio de Janeiro: Guanabara Koogan; 2010.

15. Sterns RH. Strong ions and the analysis of acid-base disturbances (Stewart approach). In: UpToDate. 2017 (acesso em: 24 jan. 2017. Disponível em: https://www.uptodate.com/contents/strong-ions-and-the-analysis-of-acid-base-disturbances-stewart-approach?source=search_result&search=stewart&selectedTitle=1~19.

16. Wiederkehr M, Emmet M. Bicarbonate therapy in lactic acidosis. In: UpToDate. 2017 (acesso em: 24 jan. 2017. Disponível em: https://www.uptodate.com/contents/bicarbonate-therapy=-in-lactic-acidosis?source-search_result&search=acidose láctica&selectedTitle=3~150.

Principais distúrbios hidroeletrolíticos

46

- *Roberta Muriel Longo Roepke*
- *Marcelo Park*

CASO CLÍNICO

Paciente J.J.S., 48 anos, masculino. Etilista de longa data, morador de rua. Procura emergência por tosse com expectoração purulenta, febre e dor pleurítica em hemitórax direito há 5 dias, já sem conseguir se alimentar há 3 dias. Encontra-se emagrecido, hipocorado, desidratado, discretamente taquipneico, referindo dores e fraqueza muscular difusas. Na ausculta pulmonar, murmúrio vesicular diminuído com estertores crepitantes em base direita. Infiltrado com broncograma aéreo e velamento do seio costofrênico na radiografia. Exames laboratoriais com anemia leve macrocítica, leucocitose com desvio à esquerda, além de vários distúrbios hidroeletrolíticos, com Na 129 mEq/L, K 2,4 mEq/L, Mg 0,9 mg/dL.

Distúrbios do sódio e água

Fisiologia básica e causas mais frequentes

As alterações do balanço corporal de sódio e água são bastante comuns nos pacientes graves, resultando em alterações da osmolalidade sérica devido às alterações da concentração do sódio. Nosso sistema de manutenção da osmolalidade sérica é complexo e eficaz a ponto de manter uma faixa estreita entre 285 e 255 mOsm/kg H_2O. A regulação da osmolalidade sérica é realizada por uma série de mecanismos (osmolalidade sérica propriamente dita, natremia, volemia e pressão arterial) que modulam a liberação do hormônio antidiurético, a sede, a apetite pelo sal e o sistema renina-angiotensina-aldosterona.

Os distúrbios do balanço entre água e sódio são chamados disnatremias, e compreendem a hipernatremia (Na > 145 mEq/L) e a hiponatremia (Na < 135 mEq/L). Essas duas entidades serão discutidas neste capítulo, com foco no paciente internado na unidade de terapia intensiva. Por uma questão didática, a hiponatremia é chamada de grave quando o Na é < 121 mEq/L, e a hipernatremia é chamada de grave quando o Na é > 150 mEq/L.

Alguns conceitos devem ser claros ao discutir o tema, e eles são:

- A medida de concentração de sódio pode ser expressa em mEq/L ou mmol/L, já que é monovalente.
- Levamos em conta que as mensurações são feitas com técnicas diretas (pela atividade do íon), como o eletrodo íon seletivo. Assim, dislipidemias e disproteinemias graves não levarão a mensurações alteradas de sódio.

- *Osmolalidade:* medida de osmoles do soluto pela massa do solvente (mOsm/kg H_2O).
- *Osmolaridade:* medida de osmoles do soluto pelo volume do solvente (mOsm/L H_2O). Na prática, há a convenção de uso da osmolalidade, mas do ponto de vista teórico, como a densidade da H_2O é próxima a um, e os seres humanos são constituídos em grande parte de água, as duas grandezas expressam algo muito similar na fisiologia.
- *Tonicidade:* é a osmolalidade efetiva, ou seja, que gera gradiente transmembrana. Por exemplo, na membrana celular, a ureia passa livremente, e, assim, a despeito de ser osmoticamente ativa, não gera gradiente, portanto, tonicidade. Fato diferente do sódio, que não tem passagem livre transmembrana, gerando então um gradiente, e, portanto, tonicidade.
- Osmolalidade calculada = $2 \times (Na + K) + (glicemia/18) + (ureia / 5,6)$.
- Osmolalidade calculada efetiva = $2 \times (Na + K) + (glicemia/18)$.
- *Gap* osmolal = Osmolalidade mensurada − Osmolalidade calculada.
- A quantidade de água corporal humana é de cerca de 60% em crianças e homens não idosos; 50% em mulheres e homens idosos e 45% em mulheres idosas.
- Dessa composição de água descrita, um terço é extracelular e, destes, um quarto intravascular.

Diagnóstico

As manifestações com expressões clínicas mais comuns em 140 pacientes com disnatremias graves estão descritas na Tabela 46.1 (36% dos pacientes eram assintomáticos).

Tabela 46.1 – Sintomas das disnatremias.

Sintomas	Hiponatremia grave (%)	Hipernatremia grave (%)
Câimbras	3	0
Agitação	9	1
Síncope	11	10
Convulsões	16	1
Cefaleia	19	0
Desorientação	20	55
Sonolência	21	65
Vertigem	26	0
Fraqueza	28	15
Queda	30	55
Náusea	38	0

Fonte: Elaborada pela autoria.

Os pacientes disnatrêmicos e assintomáticos, em especial os hiponatrêmicos, apresentam alterações subclínicas importantes, como perda da vigilância visual, perda da atenção dividida, prejuízo nas funções complexas que necessitam de alerta e perda da capacidade de decisão.

Tratamento

Em geral, as disnatremias com duração menor que 48 horas podem ser corrigidas de forma rápida. Mas, se não houver pressa para isso, talvez seja de bom tom a correção lenta sempre.

O Algoritmo 46.1 traz uma proposta de correção das hiponatremias:

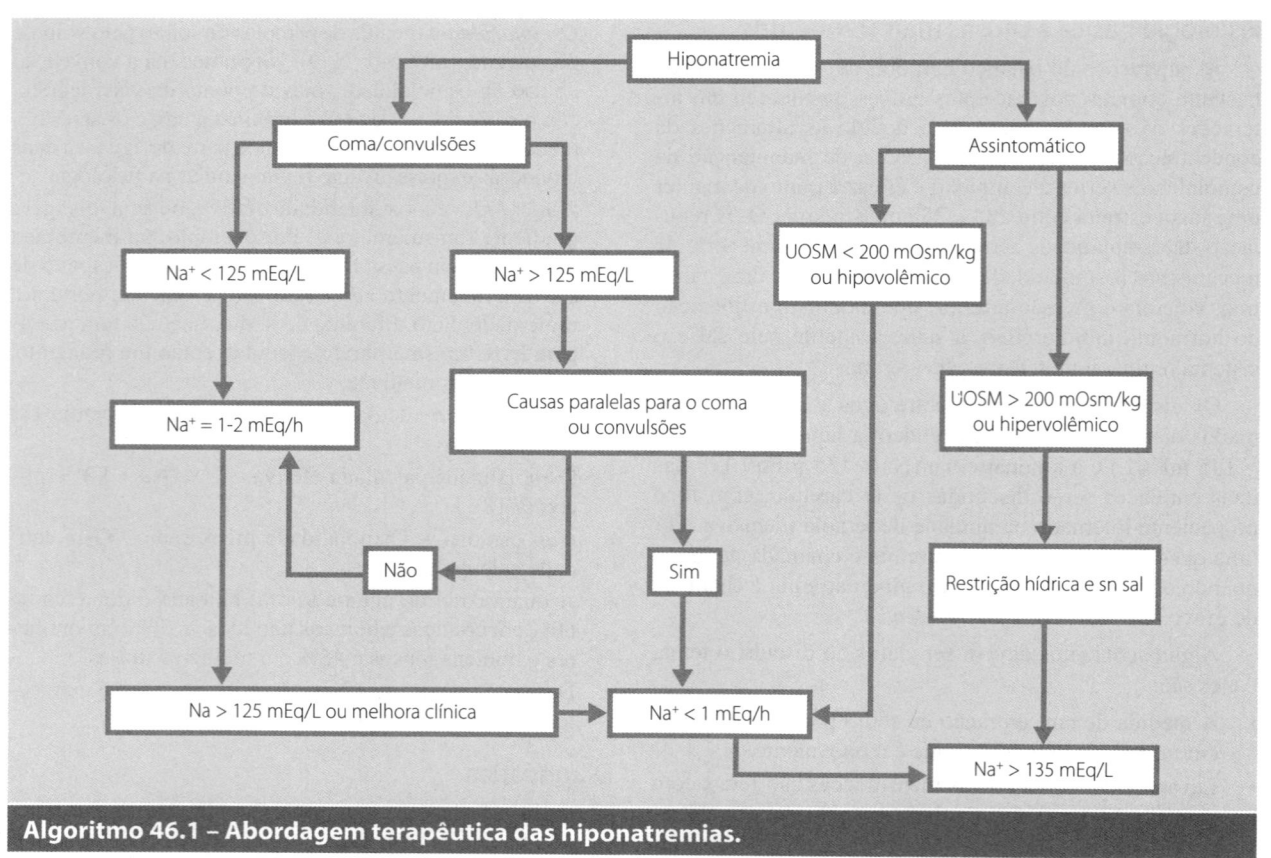

Algoritmo 46.1 – Abordagem terapêutica das hiponatremias.

Fonte: Elaborado pela autoria.

As soluções comerciais têm as seguintes cargas de sódio:

Tabela 46.2 – Concentração de sódio nas soluções habituais.	
Solução	**Carga de sódio (mEq/L)**
Cloreto de sódio 5%	855
Cloreto de sódio 3%	513
Solução 0,9%	154
Ringer lactato	130
Solução 0,45%	77
Cloreto de sódio 20%	3,42 (mEq/mL)
Como montar uma solução semelhante ao NaCl 3%?	
Cloreto de sódio 0,9% ————— 450 mL (69,3 mEq)	
Cloreto de sódio 20% ————— 50 mL (171 mEq)	
Solução resultante: NaCl ~ 2,8% ————— 500 mL (240 mEq)	

Fonte: Elaborada pela autoria.

Na prática clínica, em pacientes sintomáticos, podemos realizar a infusão de alíquotas de 100 mL de cloreto de sódio a 3% até que os sintomas sejam resolvidos, tentando, por segurança, não ultrapassar 300 mL no total.

Para se ter uma noção da variação de sódio na correção das disnatremias, a fórmula de Adrogué e Madias dá alguma ideia do esperado ao final da correção. A fórmula baseia-se no ganho de volume de distribuição e na massa total de eletrólitos (Figura 46.1).

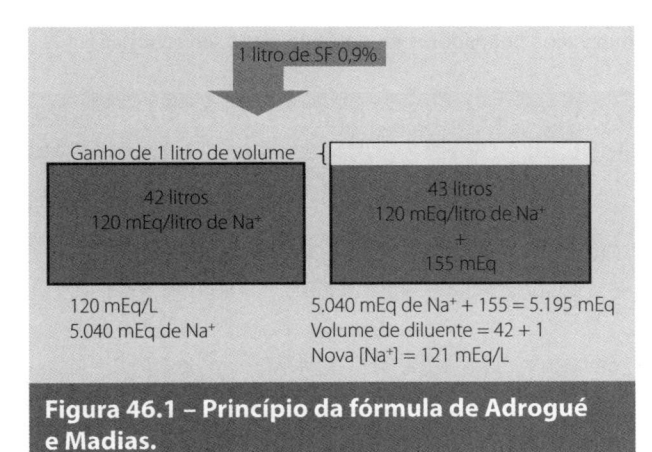

Figura 46.1 – Princípio da fórmula de Adrogué e Madias.

Fonte: Adaptada de Adrogué e Madias, Intensive Care Med, 1997.

A fórmula de predição do sódio tem erros, pois assume que o paciente não vai urinar, suar, vomitar, ter evacuações e nem dialisar. Entretanto o maior fator de erro na predição parece ser o volume urinário elevado. Dessa forma, é recomendado que a infusão seja calculada para o predito, mas que uma coleta de sangue periódica seja feita para evitar erros na correção.

A fórmula de Adrogué e Madias é a seguir representada:

$$\Delta\,[Na^+]_s = \frac{Na_{inf} + Na_s}{TBW + 1}$$

Na qual Na_{inf} é a concentração de sódio do fluido infundido, e Na_s é a concentração de sódio no soro do paciente. TBW representa a quantidade de água corporal extracelular, e a soma do número 1 representa 1 litro do volume infundido sendo acrescentado ao volume de distribuição.

Uma das complicações mais temidas da correção das disnatremias, principalmente das hiponatremias, é a mielinólise central pontina. Ela ocorre em correções rápidas das hiponatremias (em especial), em pacientes etilistas, diabéticos, hipertensos e com insuficiência renal. O quadro clínico mais frequente é letargia (84%), disartria (67%), ataxia (33%), tremor (33%), hipotensão (33%) e hiporreflexia (33%), que podem ocorrer até uma semana após a correção rápida da hiponatremia. Nessa casuística inicial, a melhora dos pacientes com o tempo foi importante. Mas a reindução rápida da hiponatremia também é descrita como uma forma de resolver os sintomas com rapidez, prosseguindo após com a correção mais lenta.

Distúrbios do potássio

Fisiologia básica e causas mais frequentes

É o cátion mais abundante do corpo humano, mantido em níveis séricos estreitos de 3,5 a 5 mmol/L. Essa homeostase é essencial para vários processos fisiológicos, sendo um dos principais determinantes do potencial de membrana celular em repouso e da propagação do potencial de ação neuronal, muscular e cardíaco, além de ser envolvido também no tônus vascular, motilidade gastrointestinal, capacidade de concentração urinária, metabolismo da glicose e insulina e equilíbrio hidroeletrolítico e acidobásico.

Distúrbios do potássio podem envolver três processos: ingestão, distribuição celular e excreção/perdas.

Tabela 46.3 – Causas de hipocalemia.		
Baixa ingesta	***Shift* celular**	**Perdas elevadas**
Desnutrição/má absorção	Atividade beta-adrenérgica (endógena e exógena)	Perdas gastrointestinais (diarreia, vômitos, fístulas)
Alcoolismo	Insulina	Perdas renais (diuréticos, acidoses tubulares renais tipo I/II)
Anorexia	Alcalemia	Hipomagnesemia
	Proliferação celular rápida	Hiperaldosteronismo (Primário ou secundário)

Fonte: Elaborada pela autoria.

Tabela 46.4 – Causas de hipercalemia.		
Oferta excessiva	*Shift* celular	Excreção diminuída
Soro de manutenção com K	Acidemia	Insuficiência renal (aguda ou crônica)
Dieta parenteral	Lise celular (lise tumoral, rabdomiólise)	Drogas (trimetoprim)
Dieta hipercalêmica inadvertida	Drogas (succinilcolina, intoxicação digitálica)	Hipoaldosteronismo (uso de iECA, nefropatia diabética, heparina)
Drogas (penicilina)	Hiperglicemias	AINE

Fonte: Elaborada pela autoria.

Diagnóstico

Hipocalemia é definida por [K⁺] < 3,5 mEq/L, embora seja sintomática, em geral, quando [K+] < 2,5 a 3,0 mEq/L. Manifestações clínicas incluem fraqueza muscular (até tetraparesia flácida), poliúria, íleo paralítico e arritmias, com alterações eletrocardiográficas clássicas.

A hipercalemia produz também sintomas inespecíficos como adinamia, fraqueza muscular e arritmias potencialmente fatais, também com alterações eletrocardiográficas progressivas, mais comuns com [K⁺] > 6,0 mEq/L.

O eletrocardiograma é um exame essencial na propedêutica de pacientes com distúrbios do potássio. Na hipocalemia, encontramos redução da amplitude da onda T e surgimento da onda U; em casos extremos, pode estar associada a taquicardias supraventriculares e ventriculares e bloqueios atrioventriculares. Já na hipercalemia, estão presentes progressivamente: onda T apiculada, alargamento de QRS e desaparecimento da onda P, até um ritmo sinoventricular.

O desenvolvimento dos sintomas depende não só do nível sérico de potássio, mas da velocidade de instalação do distúrbio e de comorbidades, tais como doença cardíaca, renal e o uso de medicamentos (como digitálicos).

Na avaliação de um paciente com distúrbio do potássio, deve-se investigar a etiologia por meio da história clínica e exame físico, que, na maioria dos casos, serão suficientes. Habitualmente, deve-se solicitar função renal, outros eletrólitos e gasometria. Outros exames podem ser solicitados de acordo com o quadro clínico (p. ex.: LDH e ácido úrico na suspeita de lise tumoral).

Tratamento

O tratamento da hipocalemia consiste, basicamente, na reposição do cátion. Contudo, é fundamental pesquisar a causa de base e corrigi-la, se possível (p. ex.: uso excessivo de diuréticos, obstrução intestinal etc.). O cloreto de potássio é a solução mais comum para reposição de potássio. O uso de outros sais de potássio é reservado para situações em que existe uma indicação específica pelo ânion (p. ex.: fosfato de potássio na hipofosfatemia ou citrato de potássio em acidoses tubulares renais).

Em pacientes assintomáticos, podem ser repostos por via oral/enteral de 40 a 100 mEq de KCl por dia por vários dias, sob forma líquida ou comprimidos, com boa biodisponibilidade (absorção de 70%).

Soluções parenterais são reservadas para pacientes com hipocalemia sintomática ([K⁺] normalmente < 2,5 a 3,0 mEq/L) ou quando não toleram a reposição oral. Soluções salinas são o diluente preferencial porque a glicose estimula a liberação de insulina, o que poderia ter um efeito de *shift* celular, piorando a hipocalemia, embora o efeito seja pequeno e preocupante apenas em hipocalemias severas sintomáticas. Entretanto, em pacientes com disnatremias graves, devem-se pesar riscos e benefícios e considerar a diluição em SG 5%, a fim de não induzir/piorar outro distúrbio (hipernatremia) enquanto se corrige a [K⁺] sérica.

O uso de soluções diluídas pode ser proibitivo para pacientes com sobrecarga hídrica, comum entre pacientes críticos. Por esse motivo, é frequente o uso de soluções mais concentradas, em velocidades de infusão de 10 a 40 mEq/h. Apesar dos riscos teóricos de precipitar arritmias por possível hipercalemia transitória próxima ao local de infusão e ação cáustica em veias periféricas, já foi demonstrada segurança no uso de concentrações de até 200 mmol/L em velocidade de 20 mEq/h em veias periféricas ou centrais. Infusões mais rápidas (> 20 mEq/h) devem idealmente ser administradas por veia central.

Hipomagnesemia deve ser pesquisada e corrigida em casos de hipocalemia mantida, de difícil reversão. No caso de hipocalemia induzida por diuréticos, a associação de diuréticos poupadores de potássio pode ser benéfica.

Tabela 46.5 – Principais soluções de potássio disponíveis.	
Solução	Carga de potássio
Xarope de cloreto de potássio 6%	15 mL = 12 mEq
Cloreto de potássio comprimidos 600 mg	600 mg = 6 mEq
Cloreto de potássio 19,1% (ampola)	2,52 mEq/mL
Fosfato de potássio mono/bibásico* (ampola)	2 mEq/mL

*A solução de fosfato de potássio mono/bibásico pode ter concentrações variadas de fosfato e de potássio. Essa é a solução habitualmente utilizada no HCFMUSP.

Fonte: Elaborada pela autoria.

O tratamento da hipercalemia depende da gravidade e do quadro clínico do paciente. Quando há alterações no traçado do ECG, está indicada a infusão de cálcio (gluconato ou cloreto) para estabilização da membrana miocárdica, impedindo a progressão de arritmias. Seu efeito é imediato e com duração de aproximadamente 1 hora. Se persistirem alterações eletrocardiográficas, uma nova infusão de cálcio pode ser repetida.

Medidas que promovem *shift* do extracelular para o intracelular são indicadas com níveis mais altos de potássio (normalmente > 6,0 mEq/L), como inalação com beta-agonistas, solução polarizante (insulina regular + glicose) e correção de acidose com a infusão de bicarbonato, esta apenas quando presente.

Outro grupo de medidas diminui o potássio corporal. O uso de diuréticos de alça tem boa potência e rápido início de ação. Resinas trocadoras de íons, por via oral ou por enemas, aumentam a excreção intestinal de potássio, mas com efeito mais limitado e tardio. Já no caso de hipercalemias severas e refratárias, a diálise é um método muito eficaz, e não se deve esperar a falência de outras terapias para indicar esse método em pacientes com manifestações graves.

Tabela 46.6 – Medidas para hipercalemia.

Medida a ser realizada	Como fazer	Comentários
Estabilização de membrana		
Infusão de cálcio endovenosa	Gluconato de cálcio 10% 10 mL (~ 90 mg) EV, em 5 a 10 minutos	Fazer sempre que ocorrerem alterações eletrocardiográficas
Medidas de *shift* para o intracelular		
Beta-agonistas inalatórios	Fenoterol 10 a 20 gotas até de 4/4 horas	Cuidar com o risco de desencadear taquiarritmias
Solução polarizante = glicoinsulina (1 UI insulina para cada 5 g de glicose)	Insulina regular 10 UI + glicose 10% 500 mL (acesso periférico) ou IR 10 UI + glicose 50% 100 mL (acesso central)	Extrema cautela com hipoglicemia; em pacientes muito hiperglicêmicos, fazer apenas insulina EV
Infusão de bicarbonato	NaHCO$_3$ 8,4% 50 a 100 mL EV, em bureta	Apenas em pacientes com acidose.
Medidas para expoliação de potássio		
Resina de troca	Sorcal® 30 g, diluído em manitol 10% 100 mL, a cada 4 a 8 horas	Pouco efetiva para o curto prazo.
Diuréticos de alça	Furosemida 1 mg/kg EV	Em pacientes anúricos, não apresentará efeito.
Diálise	Hemodiálise é preferível em relação a outros métodos	Não deve ser retardada em pacientes com insuficiência renal e [K$^+$] em ascensão

Fonte: Elaborada pela autoria.

Distúrbios do cálcio

Fisiologia básica e causas mais frequentes

Cálcio é um cátion divalente predominantemente extracelular. Está envolvido na atividade enzimática, liberação de hormônios, coagulação. Cerca de metade do cálcio sérico encontra-se ligado a proteínas, principalmente albumina; a fração livre ou ionizada, correspondente a aproximadamente 45%, é a fração fisiologicamente ativa. Essa ligação depende também de fatores como o pH (aumento no pH liga o cálcio à albumina, diminuindo a fração ionizada; queda no pH tem efeito contrário). Cálcio total normal encontra-se de 8,8 a 10,3 mg/dL, e o cálcio iônico de 4,0 a 5,2 mg/dL. O seu metabolismo é regulado pela liberação do paratormônio (PTH), cujo objetivo principal é manter a [Ca^{2+}] sérica na faixa da normalidade, assim como pela vitamina D, cujo objetivo principal é regular a absorção intestinal de cálcio.

As possíveis causas de distúrbios do cálcio e seus exemplos estão descritos na Tabela 46.7, porém as mais frequentes na prática clínica são o hiperparatireoidismo primário e a hipercalcemia da malignidade.

Tabela 46.7 – Causas de distúrbios do cálcio.

Hipocalcemia	Hipercalcemia
Hipoparatireoidismo (destruição da paratireoide por cirurgia, radiação, doença autoimune)	Hiperparatireoidismo (primário, terciário)
Pseudo-hipoparatireoidismo (resistência ao PTH* – genética ou secundária a outros fatores, como hipomagnesemia)	Excesso de vitamina D (intoxicação, aumento da conversão em doenças granulomatosas, como tuberculose)
Hiperparatireoidismo secundário (deficiência de ou resistência à vitamina D)	Aumento da reabsorção óssea (Hipercalcemia da malignidade – mediada por PTHrp** ou metástases líticas)
Medicamentos (diuréticos de alça)	Medicamentos (tiazídicos, intoxicação por vitamina A, síndrome leite-álcali)
Outros (pancreatite aguda, doença crítica)	Outros (tireotoxicose, imobilismo)
Alcalemia (hiperventilação secundária à crise de ansiedade)	

*PTH: paratormônio; **PTHrp: peptídeo relacionado ao paratormônio.
Fonte: Elaborada pela autoria.

Diagnóstico

Embora existam fórmulas propostas para correção do cálcio para albumina e pH, há pouca correspondência com os verdadeiros níveis de cálcio ionizado, especialmente em doentes críticos. No caso de valores de cálcio total limítrofes ou suspeita clínica de alguma situação em que a ligação do cálcio a proteínas está alterada, a dosagem do cálcio iônico está indicada, embora seja mais cara e não amplamente disponível.

$$CaT\ corrigido = CaT\ medido + [(4,0 - albumina) \times 0,8]$$

A principal manifestação da hipocalcemia é irritabilidade neuromuscular, desde sintomas mais leves, como fadiga e parestesias periorais e de extremidades até espasmo carpopedal, tetania e convulsões. Os sinais de Trousseau e Chvostek também são classicamente descritos. Agudamente, também podem ocorrer arritmias secundárias ao prolongamento do intervalo QT.

A hipercalcemia, por outro lado, quando leve, é geralmente assintomática. Os sintomas ocorrem principalmente com cálcio total > 12 mg/dL ou ionizado > 6,0 mg/dL, incluindo letargia, confusão (até coma), fraqueza muscular, constipação e vômitos (secundários a relaxamento da musculatura lisa gastrointestinal), poliúria, polidipsia e também arritmias associadas ao encurtamento do intervalo QT.

Em ambos os casos, os sintomas refletem a fração ionizada e dependem também da causa de base e da velocidade de instalação do distúrbio. Em qualquer paciente com distúrbio do cálcio, é importante avaliar a concentração de outros íons polivalentes (magnésio, fósforo), pois esses distúrbios habitualmente têm íntima relação entre si. Para o diagnóstico etiológico, é útil a solicitação do nível sérico de PTH (especialmente na suspeita de hiperparatireoidismo primário) ou de 25-OH-Vitamina D, porém a história clínica frequentemente poderá levar ao diagnóstico.

Tratamento

O manejo da hipocalcemia aguda consiste na reposição de cálcio elementar, preferencialmente por via endovenosa em caso de sintomas exuberantes. Inicialmente, deve-se repor de 100 a 200 mg de cálcio elementar. Contudo, como o efeito de infusões de cálcio na calcemia é transitório, deve-se iniciar uma infusão contínua, habitualmente com 0,5 a 1,5 mg/kg/h de cálcio elementar em bomba de infusão. Deficiência de vitamina D e hipomagnesemia também devem ser corrigidas em todos os pacientes. Em pacientes com hipocalcemia do doente crítico, a reposição de Ca é controversa, pois é considerada por muitos uma resposta adaptativa, e deve ser avaliada caso a caso.

Na hipercalcemia aguda grave, a primeira medida consiste na reversão da desidratação com expansão volêmica vigorosa. A terapia antirreabsortiva óssea com bisfosfonatos é realizada em seguida, sendo o pamidronato o mais amplamente disponível e o ácido zoledrônico o mais potente deles. Diuréticos de alça causam potente calciurese, entretanto, a furosemida só deve ser usada após estado de hidratação adequado. Em casos muito graves, a calcitonina pode ser usada devido ao seu início de ação muito rápido (até que se tenha efeito do pamidronato); taquifilaxia ocorre com uso por mais de dois dias. Corticosteroides são opção no tratamento da hipercalcemia apenas quando ela é secundária à doença granulomatosa (como sarcoidose) ou em pacientes com suspeita de linfoma ou mieloma múltiplo, preferencialmente após coleta de biópsia para diagnóstico definitivo. Como última opção, diálise também pode ser indicada em casos graves sintomáticos.

Tabela 46.8 – Medicamentos utilizados para tratar causas de hipocalcemia.		
Substância	**Como administrar**	**Comentários**
Carbonato de cálcio (Comprimido = 1.250 mg) 500 mg de Ca elementar	1 comprimido 3 vezes ao dia (nas refeições).	Pode causar dispepsia e constipação.
Gluconato de cálcio 10% (Ampola = 10 mL) 90 mg de Ca elementar	1 a 2 ampolas EV, lenta, em 5-10 minutos, diluída em SF 100 mL	De escolha para uso EV. Fazer ataque em hipocalcemia sintomática.
Cloreto de cálcio 10% (Ampola = 10 mL) 272 mg de Ca elementar	Meia a 1 ampola EV, lenta	Evitar infusão em veia periférica. Utilizar gluconato, de preferência.
25-OH-Vitamina D (Colecalciferol)	Existem múltiplas formas de administração, IM e VO (gotas ou cápsulas)	Útil em pacientes com osteoporose ou mesmo com doença osteometabólica renal.
Calcitriol (cápsula gelatinosa = 0,25 mcg)	Dose inicial: 0,25 mcg/dia. Pode ser aumentada até 1 a 2 mcg/dia.	Especialmente útil no hiperparatireoidismo secundário.
Como montar a infusão contínua de cálcio?		
Cloreto de sódio 0,9% 890 mL + Gluconato de cálcio 10% 110 mL	Volume total: 1.000 mL	
	Cada mL = ~ 1 mg Ca elementar	

Fonte: Elaborada pela autoria.

Tabela 46.9 – Medidas para o tratamento da hipercalcemia.

Medida	Como fazer	Comentários
Hidratação endovenosa	Solução isotônica 2 a 3 L/dia, com objetivo de manter débito urinário > 100 a 200 mL/h	Cuidar com hidratação excessiva e congestão, especialmente em caso de insuficiência renal.
Calciurese	Furosemida 20 a 80 mg EV, até de 6/6 horas	Iniciar após hidratação apropriada.
Bisfosfonato (pamidronato)	90 mg, EV, em 2 a 4 horas	Dose deve ser corrigida para função renal.
Bisfosfonato (ácido zoledrônico)	4 mg, EV, em 15 minutos	Bisfosfonato de escolha, quando disponível.
Calcitonina*	4 a 8 UI/kg, IM ou SC	Indicada em pacientes com hipercalcemia grave (CaT > 14 mg/dL). Efeito rápido, porém efêmero.
Corticosteroides	Prednisona (ou equivalente) 1 mg/kg	Indicada em pacientes com mieloma, linfoma ou sarcoidose.

*Se o bisfosfonato prescrito for o ácido zoledrônico, não é necessária a calcitonina.
Fonte: Elaborada pela autoria.

Distúrbios do magnésio

Fisiologia básica e causas de distúrbios

O magnésio é o quarto cátion mais abundante no ser humano (~ 23 g), atrás do sódio, potássio, e cálcio, e o segundo íon mais abundante do meio intracelular, atrás do potássio. 53% do depósito corporal é feito nos ossos, 27% nos músculos, 19% nos tecidos frouxos, 0,5% nos eritrócitos e 0,3% no soro. O magnésio extracelular equivale a apenas 1% do magnésio corporal total, e o componente sérico é ligado a proteínas em 19%, em complexo com citrato, bicarbonato e fosfato em 14%, e 67% na forma livre iônica. Por fim, o magnésio é importante para funções que envolvem energia obtida da quebra do ATP, transcrição e replicação do DNA e transdução do RNAm.

As causas mais frequentes de distúrbios do magnésio são:

Tabela 46.10 – Causas de distúrbios do magnésio.

Hipomagnesemia*	Hipermagnesemia
Estados hiperadrenérgicos	Aporte excessivo
Perdas gastrointestinais	Insuficiência renal avançada
Perdas renais (diuréticos e hipercalcemia)	
Etilismo	
Queimaduras	
Pancreatite aguda	
Uso de inibidor de bomba de prótons	

*Algumas causas citadas se superpõem em relação aos mecanismos.
Fonte: Elaborada pela autoria.

Diagnóstico

Hipomagnesemia é definida abaixo de 1,5 mg/dL, sendo normalmente assintomática. Irritabilidade neuromuscular e arritmias cardíacas são mais comuns em níveis ainda mais baixos, < 1,2 mg/dL. É difícil atribuir os sintomas somente ao magnésio, justamente porque a hipomagnesemia também tem efeitos metabólicos que se associam a outros distúrbios, como hipocalemia, hipocalcemia e hiponatremia.

Hipermagnesemia é muito rara, justamente pela capacidade de aumentar a excreção renal quando os níveis séricos estão elevados. Normalmente é iatrogênica e mais comum em pacientes com insuficiência renal.

Tratamento

A reposição do magnésio até níveis normais, ou até no limite superior da normalidade, deve ser considerada na presença de outros distúrbios, como hipocalemia e hipocalcemia, principalmente se de difícil correção, e na presença de arritmias, como fibrilação atrial.

Como a excreção renal do magnésio está diretamente relacionada aos níveis séricos, e infusões rápidas aumentam rápida e transitoriamente esses níveis, a reposição deve ser feita a uma velocidade de 0,5 a 1 g/hora para ser efetiva. Infusões mais rápidas podem ser usadas na crise grave de asma e na taquicardia ventricular *torsades des pointes*, com até 2 g IV em 5 a 15 minutos.

Distúrbios do fósforo

Fisiologia básica e causas de distúrbios

O fósforo é depositado em 85% da sua massa total (~ 700 g) no esqueleto como cristais de hidroxiapatita, e os demais 14% no tecido mole, e 1% no plasma, sendo a concentração intracelular 100 vezes maior que o extracelular. O fosfato tem participação importante na fisiologia humana, como: armazenamento de energia como ATP; componente dos fosfolípides e material genético; porção importante do 2,3-difosfoglicerato, regulador da oxigenação tecidual; regulador do pH; e regulador do sistema de coagulação e imunológico.

As causas mais frequentes de distúrbios do fósforo estão descritas na Tabela 46.11.

Tabela 46.11 – Causas de distúrbios do fósforo.

Hipofosfatemia	Hiperfosfatemia
Alcalose	Síndrome da lise tumoral
Realimentação	Hemólise
Etilismo	Rabdomiólise
Cetoacidose diabética	Infarto mesentérico
Sepse	Insuficiência renal
Síndrome da fome óssea	
Hiperparatireoidismo	
Pós-transplante renal	
Diarreia	
Inibição da anidrase carbônica	

Fonte: Elaborada pela autoria.

Diagnóstico

O valor normal de fosfato no soro varia de 0,80 a 1,45 mmol/L (2,5 a 4,5 mg/dL), mas ele não expressa de forma acurada a quantidade total de fósforo corporal. A hipofosfatemia pode levar a fraqueza muscular, insuficiência respiratória pela fraqueza muscular, disfunção miocárdica com hipotensão (situação de importância alta em pacientes com choque refratário), arritmias cardíacas, rabdomiólise, hemólise, plaquetopenia e aumento da resistência à insulina. A hiperfosfatemia pode manifestar-se como hipocalcemia e tetania, uma vez que a elevação do produto Ca × P > 70 resulta em deposição tissular do complexo Ca com P.

Tratamento

Pacientes sem disfunção hemodinâmica grave devem ter o fósforo corrigido via intravenosa apenas quando ele é menor que 1 mg/dL, e, quando apresentando disfunção hemodinâmica grave, pode-se considerar a correção com fósforo sérico < 2 mg/dL. A infusão de fósforo na forma orgânica como glicose-1-fosfato pode ser realizada na velocidade de 20 mmol/L em 60 minutos, e, na forma inorgânica, a velocidade de infusão é segura de até 45 mmol entre 3 e 6 horas.

Tabela 46.12 – Formas de administração de magnésio e fósforo.

Apresentação	Concentração
Sulfato de magnésio 10% (ampolas de 10 mL)	0,82 mEq/mL
Sulfato de magnésio 50% (ampolas de 4 e 10 mL)	4,1 mEq/mL
Fosfato de potássio mono/bibásico (ampola = 10 mL)	1 mmol/mL (fosfato) 2 mEq/mL (potássio)
Glicerofosfato de sódio (ampola = 20 mL)	1 mmol/mL (fosfato) 2 mEq/mL (sódio)

Fonte: Elaborada pela autoria.

Discussão do caso clínico

Paciente apresenta sinais e sintomas compatíveis com pneumonia. Após coletas de culturas, foi iniciado antibi-ótico e realizada reposição volêmica conservadora. Após resultado de exames, realizada reposição de cloreto de potássio 19,1% 10 ml e sulfato de magnésio 10% 20 ml endovenoso em 2 horas. No entanto, repetidos os exames, mantinha hipocalemia, hipomagnesemia e também hipocalcemia e hipofosfatemia. Optou-se então por reposição mais lenta e prolongada de eletrólitos endovenosos, associado à reposição oral, com exames seriados. Recebeu tiamina pela história de etilismo crônico. Foi iniciada dieta, com progressão lenta, atentando para síndrome de realimentação, pois o paciente é desnutrido crônico. Recebe alta após 7 dias, ainda emagrecido, sem distúrbios hidroeletrolíticos, e com encaminhamento para tratamento da dependência do álcool.

Referências

1. Pokaharel M, Block CA. Dysnatremia in the ICU. Curr Opin Crit Care. 2011;17(6):581-93.
2. Schrier RW. Body water homeostasis: clinical disorders of urinary dilution and concentration. J Am Soc Nephrol. 2006;17(7):1820-32.
3. Verbalis JG. Disorders of body water homeostasis. Best Pract Res Clin Endocrinol Metab. 2003;17(4):471-503.
4. Arampatzis S, Frauchiger B, Fiedler GM, Leichtle AB, Buhl D, Schwarz C, et al. Characteristics, symptoms, and outcome of severe dysnatremias present on hospital admission. Am J Med. 2012;125(11):1125.e1-.e7.
5. Nguyen MK, Ornekian V, Butch AW, Kurtz I. A new method for determining plasma water content: application in pseudohyponatremia. Am J Physiol Renal Physiol. 2007;292(5):F1652-6.
6. Decaux G. Is asymptomatic hyponatremia really asymptomatic? Am J Med. 2006;119(7 Suppl 1):S79-82.
7. Adrogue HJ, Madias NE. Hypernatremia. NEnglJMed. 2000;342(20):1493-9.
8. Adrogué HJ, Madias NE. Aiding fluid prescription for the dysnatremias. Intensive Care Med. 1997;23(3):309-16.
9. Mohmand HK, Issa D, Ahmad Z, Cappuccio JD, Kouides RW, Sterns RH. Hypertonic saline for hyponatremia: risk of inadvertent overcorrection. Clin J Am Soc Nephrol. 2007;2(6):1110-7.
10. Musana AK, Yale SH. Central pontine myelinolysis: case series and review. WMJ. 2005;104(6):56-60.
11. Oya S, Tsutsumi K, Ueki K, Kirino T. Reinduction of hyponatremia to treat central pontine myelinolysis. Neurology. 2001;57(10):1931-2.
12. Weisinger JR, Bellorin-Font E. Magnesium and phosphorus. Lancet. 1998;352(9125):391-6.
13. Noronha JL, Matuschak GM. Magnesium in critical illness: metabolism, assessment, and treatment. Intensive Care Med. 2002;28(6):667-79.
14. Altura BT, Altura BM. A method for distinguishing ionized, complexed and protein-bound Mg in normal and diseased subjects. Scand J Clin Lab Invest Suppl. 1994;217:83-7.
15. Bugg NC, Jones JA. Hypophosphataemia. Pathophysiology, effects and management on the intensive care unit. Anaesthesia. 1998;53(9):895-902.
16. Bollaert PE, Levy B, Nace L, Laterre PF, Larcan A. Hemodynamic and metabolic effects of rapid correction of hypophosphatemia in patients with septic shock. Chest. 1995;107(6):1698-701.
17. Knochel JP. The pathophysiology and clinical characteristics of severe hypophosphatemia. Arch Intern Med. 1977;137(2):203-20.
18. Geerse DA, Bindels AJ, Kuiper MA, Roos AN, Spronk PE, Schultz MJ. Treatment of hypophosphatemia in the intensive care unit: a review. Crit Care. 2010;14(4):R147.
19. Charron T, Bernard F, Skrobik Y, Simoneau N, Gagnon N, Leblanc M. Intravenous phosphate in the intensive care unit: more aggressive repletion regimens for moderate and severe hypophosphatemia. Intensive Care Med. 2003;29(8):1273-8.
20. Fairley J, Glassford NJ, Zhang L, Bellomo R. Magnesium Status and Magnesium Therapy in Critically Ill Patients: A Systematic Review, Journal of Critical Care (2015).
21. Hall JB, Schmidt GA, Kress JP. Principles of Critical Care. 2015, 4th edition.
22. Kruse JA, Carlson RW. Rapid Correction of Hypokalemia Using Concentrated Intravenous Potassium Chloride Infusions. Arch Intern Med. 1990;150(3):613-7.
23. Kruse JA, Clark VL, Carlson RW, Geheb MA (1994). Concentrated Potassium Chloride Infusions in Critically Ill Patients with Hypokalemia. The Journal of Clinical Pharmacology. 34:1077-82.
24. Kelly A, Levine MA. Hypocalcemia in the critically ill patient. J Intensive Care Med. 2013;28(3):166-77.
25. Lee JW. Fluid and Electrolyte Disturbances in Critically Ill Patients. Electrolytes & Blood Pressure:E & BP.2010;8(2):72-81.
26. Friedmann AA. Eletrocardiograma em 7 aulas. 2011.

Alterações prevalentes do fígado e das enzimas hepáticas

47

- *Caio Godoy Rodrigues*
- *Dahir Ramos de Andrade Júnior*

CASO CLÍNICO

Um paciente de 55 anos do sexo masculino procura um médico clínico geral para realizar um *check-up*. Refere ser assintomático. É sedentário e está com sobrepeso. Tinha feito exames pela última vez há dois anos, quando o médico lhe disse que alguns exames do fígado estavam alterados. Não sabia dizer quais. Na ocasião, precisou fazer uma viagem para estágio no exterior e não conseguiu completar a investigação. Dentre os seus exames da época, que trouxe para a consulta, um apresenta alteração das aminotransferases, com AST = 160 UI/L (normal: 40) e ALT = 70 UI/L (normal: 40); GGT e FA eram normais. O paciente negava uso abusivo de álcool, uso de drogas ilícitas, uso de remédios de forma crônica, transfusão de sangue, história de hepatite, casos de hepatite na família, colocação de *piercing* ou adornos, tatuagens etc. O médico, utilizando os conceitos sobre a abordagem diagnóstica da elevação crônica das aminotransferases em 3 fases (*vide* a seguir), solicitou exames para afastar hepatites B e C, a saturação de ferro, a dosagem de ferritina e o ultrassom de abdome. Decidiu também convocar a esposa do paciente para confirmar a negação do abuso de álcool por ele. Os novos exames mostram AST = 200 UI/L, ALT = 90 UI/L (razão AST:ALT > 2:1), com GGT = 120 (normal: 45) e FA normal. Os testes para hepatite crônica B ou C mostraram AgHBs negativo, anti--HBs negativo, anti-HBc negativo e antiVHC negativo. A saturação de ferro era de 20%, e os níveis de ferritina eram de 150 ng/mL. O ultrassom de abdome mostrou esteatose hepática grau I. A esposa foi entrevistada e afirmou que o paciente era alcoólatra crônico. Confrontado com os resultados, o paciente também confirmou uso crônico diário de doses excessivas de álcool. O médico orientou o paciente e o encaminhou para um serviço de tratamento psiquiátrico de dependentes de álcool.

Conceitos

Aminotransferases

As aminotransferases são enzimas indicadoras da lesão do hepatócito de forma sensível, sendo os testes diagnósticos mais úteis para detectar doenças hepatocelulares agudas, como as hepatites. Há duas aminotransferases conhecidas: alanina aminotransferase (ALT) (antiga transaminase glutâmico-pirúvica ou TGP) e aspartato aminotransferase (AST) (antiga transaminase glutâmico-oxalacética ou TGO). Essas enzimas catalisam a transferência de alfa--aminogrupos de alanina (ALT) e ácido aspártico (AST) para alfacetogrupos do ácido cetoglutárico, resultando na formação do ácido pirúvico e ácido oxalacético.

Os métodos específicos para a detecção dessas enzimas se baseiam na detecção do produto das reações por elas catalisadas. Dessa forma, o ácido pirúvico (produto da ação da ALT) é reduzido a ácido lático pela ação da enzi-ma desidrogenase láctica (DHL), na presença da coenzima dinucleótido de nicotinamida e adenina reduzida (NADH). Já o ácido oxalacético (produto da ação da AST) é reduzido a ácido málico pela ação da enzima desidrogenase málica, também na presença de NADH. Nos dois casos, o NADH doa um hidrogênio para a reação. O que se mede é a queda da absorbância do NADH (que absorve luz a 340 nm).

As duas aminotransferases estão presentes no soro em baixas concentrações (até 30 a 40 UI/L). A AST é encontrada em ordem decrescente no fígado, músculo cardíaco, músculo esquelético, rins, cérebro, pâncreas, pulmões, leucócitos e eritrócitos. A ALT está presente principalmente no fígado e músculo esquelético.[1]

O aumento de ALT e AST no soro pode ser devido à lesão ou destruição de tecido rico nas duas enzimas ou por alterações na permeabilidade da membrana celular que permitam a saída das enzimas. É interessante destacar que não há *clearance* urinário ou biliar das aminotransferases. O *clearance* das enzimas é feito por macrófagos/monócitos e pelas células sinusoidais hepáticas.

Nas células, a ALT é encontrada no citosol, enquanto a AST está presente no citosol e na mitocôndria, configurando duas isoenzimas distintas. A atividade da AST mitocondrial responde por 80% da atividade total da enzima no fígado.

A ALT é considerada mais sensível e específica do que a AST para indicar lesão hepatocelular. Outro conhecimento importante é que há pouca correlação entre a extensão da necrose celular e a elevação das aminotransferases. Além disso, o grau de elevação absoluta tem pouco valor em predizer a evolução das doenças hepatocelulares agudas. A rápida queda das aminotransferases é, usualmente, um sinal de recuperação. A única exceção é a hepatite fulminante, em que a rápida queda das enzimas indica mau prognóstico, pois reflete destruição maciça do parênquima.

Como veremos nesse capítulo, devemos ter sempre atenção com a relação AST:ALT, que pode nos dar importantes dicas para a identificação da causa da elevação das enzimas.

Fosfatase alcalina

Fosfatase alcalina (FA) é o nome dado a um conjunto de enzimas que catalisam a hidrólise de um grande número de ésteres de fosfato orgânico, em pH alcalino, cuja reação gera principalmente fosfato inorgânico e radicais orgânicos.[2] A FA, cuja função precisa não é conhecida até hoje, existe em vários tecidos, como: fígado, osso, placenta no primeiro trimestre, rins e intestino (todas isoenzimas distintas). Recentes evidências sugerem que ela tenha papel ativo em *down-regulation* das atividades secretórias do epitélio biliar intra-hepático.[3] Nos ossos, parece estar envolvida no processo de calcificação. Nos vários tecidos, a enzima tem localização conhecida: no osso, está nos osteoblastos, no fígado, na membrana canalicular dos hepatócitos, nos rins, no túbulo proximal, e no intestino, na borda em escova das células da mucosa[4].

Os níveis séricos normais da enzima são derivados primariamente de três fontes: fígado, ossos, e, em menor grau, o intestino[4]. A enzima, cujo sítio de degradação é desconhecido[2], no sangue tem meia-vida de sete dias e seu *clearance* é independente da capacidade funcional do fígado ou da patência dos ductos biliares. O método mais usado para detecção dessa enzima utiliza paranitrofenilfosfato como substrato e um aminoálcool como tampão. O resultado mostra a taxa de liberação de para-aminofenol, ou fosfato, a partir do substrato.

Em crianças e jovens em crescimento, assim como na gravidez, a FA pode estar elevada no sangue de forma normal, podendo atingir até três vezes o limite superior.

As FAs derivadas do fígado, ossos, placenta e intestino têm mobilidade eletroforética distinta, podendo ser distinguidas por eletroforese. Em um estudo com 317 pacientes que apresentavam aumento de FA, a isoenzima hepática era a fonte em 253 pacientes, em 58 ela vinha dos ossos, em 4 vinha de ambos, e somente em 2 pacientes tinha origem intestinal.[5] Idosos acima de 60 anos têm geralmente valores de FA mais altos (até 1,5 vezes o normal) do que adultos jovens.[6] Em geral, a FA sérica é proveniente do fígado em homens idosos, e dos ossos em mulheres idosas.

É interessante destacar que certas famílias podem ter aumento da FA sérica de origem genética, não associada com nenhuma doença.[7]

Os níveis aumentados de FA no soro de pacientes com doenças hepatobiliares são devidos à regurgitação da FA hepática, e não ao menor clareamento da FA do sangue pelo fígado. Uma prova dessa afirmação está no fato de que apenas a FA hepática está presente no soro de pacientes com colestase.[5] Nas doenças colestáticas, ocorre síntese de FA de novo no fígado, seguida por sua liberação na circulação. Esse fenômeno parece ser mediado por ácidos biliares que induzem a síntese da enzima e podem também causar o seu escape para a circulação.[8]

Gamaglutamiltranspeptidase

A gamaglutamiltranspeptidase (GGT), também conhecida como gamaglutamiltransferase, é uma enzima que catalisa a transferência do grupo gamaglutamil, de peptídeos como a glutationa, para outros peptídeos, e para L-aminoácidos. Outras evidências sugerem que a hidrólise da glutationa seja o seu verdadeiro papel fisiológico[9]. A GGT está presente na membrana celular de muitos tecidos, como rins, pâncreas, fígado, baço, coração, cérebro e vesículas seminais[10].

A atividade da enzima é medida utilizando *gamma-L-glutamyl-r-nitroanalide* como substrato. O produto liberado, o cromógeno r-nitroanilina, pode ser medido por método espectrofotométrico.

Testes de função hepática

Para avaliarmos a função da síntese hepática, utilizamos como parâmetros o nível sérico de albumina, que reflete a síntese proteica no fígado, e o tempo de protrombina (TP) com sua relação normatizada internacional (INR). Com esses dois exames, conseguimos avaliar a capacidade funcional hepática, que pode estar diminuída em situações de perda importante de hepatócitos.

Epidemiologia

Um estudo populacional nos Estados Unidos estimou que um nível anormal de ALT pode ser observado em 8,9%[11]. Em grupos específicos, os números variam com referência à frequência do encontro de aumento na ALT e suas causas. Por exemplo, entre os recrutas da Força Aérea Americana, 0,5% (99/19.877) apresentava ALT maior que 2,25 desvios-padrão, ou 55 UI/L. As causas para esse aumento foram encontradas em 12/99 e incluíram: hepatites crônicas B e C, hepatite autoimune e colelitíase.[12] Entre doadores de sangue que tinham aumento de ALT na triagem, as seguintes doenças foram mais prevalentes: doença hepática alcoólica (11 a 48%), esteatose hepática (22 a 56%), hepatite C (17 a 20%) e miscelânea (4 a 8%). Entre 2 e 9% dos casos, nenhum diagnóstico foi encontrado[13,14].

Em um estudo com pacientes que se submeteram à biópsia hepática para investigar enzimas anormais em exames gerais (ALT, GGT ou FA), houve grande predomínio do diagnóstico de esteato-hepatite (66%)[15].

Esses estudos apontam para algumas conclusões gerais referentes às enzimas hepáticas alteradas: a) na maioria dos casos, o diagnóstico da doença hepática de base pode ser feito de forma não invasiva; b) na maioria dos pacientes em que não foi possível firmar o diagnóstico pela história e exames laboratoriais, os dois diagnósticos principais foram: doença hepática alcoólica e esteato-hepatite não alcoólica.

Avaliação inicial/história clínica

Diante de uma elevação assintomática das enzimas hepáticas, é necessário repetir o exame para confirmação antes de abrirmos qualquer investigação clínica[16].

Na anamnese dos pacientes com aumento dos níveis de enzimas hepáticas, é importante ter atenção para os seguintes tópicos: a) uso de qualquer medicação ou produto químico (atenção para fórmulas manipuladas); b) presença de qualquer sintoma relevante acompanhando a alteração laboratorial, como: icterícia, artralgias, mialgias, exantema, anorexia, perda de peso, dor abdominal, febre, prurido, alteração de urina ou fezes.

Os pacientes devem ser questionados para: exposição a drogas parenterais, transfusões, uso de drogas ilícitas, tatuagem, hábitos sexuais, história de viagens recentes, exposição a pessoas com icterícia, exposição a alimentos contaminados, exposição ocupacional e consumo de álcool.

Com relação ao álcool, pela sua importância epidemiológica no nosso meio, devemos questionar ativamente sobre o seu uso abusivo, sendo essa uma das causas mais comuns de elevação de enzimas hepáticas. São considerados valores significativos de consumo de álcool: níveis maiores que 210 gramas de álcool por semana para o homem e 140 gramas por semana para a mulher em um período de dois anos[17].

O uso de vários medicamentos pode causar elevação transitória ou crônica das enzimas hepáticas. Dentre essas drogas, devemos destacar: anti-inflamatórios não esteroidais, acetaminofeno, anticonvulsivantes, estatinas, isoniazida, ciprofloxacino, nitrofurantoína, drogas antiepilépticas e drogas ilícitas. É importante efetuarmos o questionamento sobre o uso ou não dessas drogas nas últimas semanas.

No Brasil, apesar de a vacinação da hepatite B estar no Calendário Nacional de Vacinas, ainda temos uma incidência considerável da hepatite B principalmente na região norte, que é considerada uma área endêmica dessa doença. Devemos buscar na história clínica fatores de risco para potenciais exposições aos vírus das hepatites B e C: uso de drogas injetáveis, transfusão de sangue antes de 1992, comportamento sexual de risco, acidente com materiais biológicos, tatuagens etc. Além disso, é fundamental questionar sobre viagens recentes, principalmente para Ásia, África e América Central, que são zonas endêmicas de Hepatite E. O contato com pessoas com icterícia ou ingestão de água de fonte incerta também deve ser interrogado para avaliar o risco de exposição ao vírus da Hepatite A.

Algumas doenças crônicas estão relacionadas com a elevação das enzimas hepáticas e potencial lesão dos hepatócitos. A obesidade e o diabetes *mellitus* estão ligados à esteatose hepática não alcoólica, uma causa crescente de alteração de enzimas hepáticas. Insuficiência cardíaca direita pode causar aumento das enzimas por congestão hepática. Doença celíaca, alterações da função tireoidiana e deficiência de alfa-1-antitripsina são causas mais raras de elevação das enzimas hepáticas. As doenças inflamatórias intestinais podem levar à lesão hepática quando causam a colangite esclerosante primária.

Exame físico

Ao realizarmos o exame físico de pacientes com alterações das enzimas hepáticas, devemos prestar atenção na presença de estigmas sugestivos de hepatopatia crônica, como eritema palmar, telangiectasias, ginecomastia, redução de pelos e presença de circulação colateral em abdome. No exame abdominal, recomenda-se foco no fígado, no baço e na detecção da presença de ascite (macicez nos flancos, macicez móvel, semicírculos de Skoda com a concavidade para cima e sinal do piparote). Devemos procurar também sinais de insuficiência cardíaca direita, como presença de estase jugular a 45°, estertores finos em bases pulmonares, edema de membros inferiores, hepatomegalia dolorosa (com borda romba) e refluxo hepatojugular.

Padrões de elevação das enzimas hepáticas

As aminotransferases se elevam em todas as doenças hepáticas, porém, em doenças crônicas, como a cirrose hepática, podemos encontrar valores normais, devido à grande destruição de hepatócitos. De forma geral, elevações de até oito vezes o normal dessas enzimas (cerca de 320 UI/L) não são específicas para distinguir entre as várias doenças que podem atingir o fígado. Elevações menores que duas vezes o valor de referência podem até ser consideradas normais, se forem excluídas as condições mais prevalentes que causam elevações dessas enzimas[16].

As alterações das aminotransferases podem ser divididas em elevações agudas (duração < 6 meses) e crônicas (duração > 6 meses). O padrão das alterações é classificado como padrão hepatocelular (elevação desproporcional de aminotransferases em relação à fosfatase alcalina) e padrão colestático (elevação de fosfatase alcalina desproporcional em relação às aminotransferases). Em ambos os padrões, os testes de função hepática podem estar normais ou alterados.

A relação AST:ALT e a magnitude da elevação das enzimas hepáticas podem sugerir algumas etiologias (Quadro 47.1).

Quadro 47.1 – Relação dos níveis de AST e ALT com a etiologia.

Etiologia	Alteração
• Doença hepática alcoólica	• AST:ALT = 2:1; AST < 8 × o VR* e ALT < 5 × o VR.
• Esteato-hepatite não alcoólica	• AST:ALT ≤ 1; AST e ALT < 4 × o VR.
• Hepatite viral aguda ou hepatite relacionada a toxinas	• AST e ALT > 25 × o VR.
• Hepatite isquêmica	• AST e ALT > 50 × o VR.
• Hepatite C crônica	• AST e ALT normais ou até 2 × o VR.
• Hepatite B crônica	• AST e ALT até 2 × o VR.

*Valor de referência.
Fonte: Elaborado pela autoria.

Elevação crônica leve das aminotransferases

Estão nessa categoria os pacientes com elevação das aminotransferases em valores menores ou iguais a quatro vezes o limite superior normal, por período igual ou superior a seis meses. A abordagem desses pacientes pode ser feita em três fases (Quadro 47.2).

Primeira fase da abordagem diagnóstica

Nessa fase, devem-se investigar as causas mais comuns de elevação das enzimas hepáticas, questionando sobre medicações em uso que tenham relação com a elevação das enzimas e informações sobre abuso de álcool. Devemos solicitar testes para hepatites B e C, investigar hemocromatose e esteato-hepatite não alcoólica.

Drogas e lesão hepática

Embora, a rigor, qualquer medicação possa elevar as enzimas hepáticas, os fármacos mais comumente envolvidos são: anti-inflamatórios não esteroidais, acetaminofeno, ciprofloxacino, nitrofurantoína, estatinas, antiepilépticos, fármacos contra a tuberculose (isoniazida), drogas ilícitas etc. Deve-se ter atenção com fármacos como o acetaminofeno, que pode elevar as aminotransferases mesmo em pessoas sadias, e em doses habituais. Em um estudo, 20% de pessoas voluntárias que tomaram 4 g de acetaminofeno por 14 dias tiveram aumento de ALT maior do que cinco vezes o limite superior.[18] Dentre os outros fármacos que podem causar lesão hepática de uso comum na prática clínica, podemos mencionar: amiodarona (esteatose), metotrexato, metildopa, floxuridina (colestase crônica), azatioprina (doença veno-oclusiva), ciclofosfamida (doença veno-oclusiva), tetraciclina (doença veno-oclusiva), contraceptivos orais (trombose da veia hepática) etc.

Quadro 47.2 – Fases diagnósticas na avaliação de aumento crônico leve das aminotransferases (valores ≤ 4 vezes o limite superior).

Fase 1
a) Rever medicações em uso pelo paciente.
b) Questionar o paciente sobre abuso de álcool (razão AST/ALT ≥ 2:1).
c) Solicitar sorologia para hepatites crônicas B e C (AgHBs, Anti-HBc, Anti-HBs, AntiVHC).
d) Solicitar exame de rastreamento para hemocromatose. (saturação de ferro > 60% no homem e 50% na mulher; ferritina > 300 ng/mL no homem e 200 ng/mL na mulher).
e) Investigação de esteato-hepatite (AST/ALT < 1; US de fígado com esteatose).
Fase 2
f) Pesquisar hepatite autoimune, principalmente em mulheres e pacientes com história de doença autoimune (FAN, anticorpo antimúsculo liso, antiLKM1).
g) Pesquisar doença de Wilson (ceruloplasmina sérica, anel de Kayser-Fleischer).
h) Deficiência de alfa-1-antitripsina (dosar alfa-1-antitripsina sérica).
i) Pesquisar congestão venosa crônica (história/diagnóstico de ICC, Budd-Chiari etc.).
Fase 3
j) Realizar biópsia hepática se o diagnóstico não foi obtido nas duas fases anteriores, principalmente se ALT e AST forem maiores que duas vezes o limite superior.

Vários fármacos podem causar colestase crônica, acarretando lesão semelhante à cirrose biliar primária, porém com anticorpo antimitocôndria negativo. Estão nesse grupo os seguintes: amitriptilina, ampicilina, amoxicilina-clavulanato, carbamazepina, clorpromazina, estolato de eritromicina, haloperidol, imipramina, fenitoína, trimetoprim-sulfametoxazol, tiabendazol, tolbutamida, tetraciclina, contraceptivos orais e esteroides anabólicos.[19] Dentre os que causam colestase intra-hepática crônica com ductopenia, podemos mencionar: carbamazepina, clorpromazina, clorpropamida, cotrimoxazol, haloperidol, tiabendazol e antidepressivos tricíclicos.

Abuso de álcool

A informação correta sobre o abuso de álcool é quase sempre difícil de ser obtida. Nesses casos, as duas aminotransferases não ultrapassam 300 UI/L. O diagnóstico pode ser suspeitado pela relação AST:ALT de 2:1 ou maior. Em um estudo com pacientes que foram biopsiados para confirmar a sua doença hepática, mais de 90% daqueles que tinham razão AST:ALT $\geq$ 2 tinham doença hepática alcoólica.[20] A porcentagem atingia 96% se a razão fosse maior que 3. Outro estudo apontou a razão de 2,6 na doença hepática alcoólica *versus* 0,9 na esteato-hepatite não alcoólica.[21] Um dos motivos para a razão AST:ALT ser de 2:1 na doença hepática alcoólica seria a baixa atividade sérica da ALT nessa condição, em decorrência da deficiência de piridoxal-5'-fosfato.[22] A síntese de ALT no fígado requer piridoxal-fosfato mais do que a síntese de AST. Outra possível explicação seria o fato de a AST sair da célula de dois compartimentos (mitocôndria e citosol), enquanto a ALT sai apenas do citosol. Uma elevação de GGT maior que duas vezes o normal, acompanhando a proporção AST:ALT $\geq$ 2, sugere fortemente o diagnóstico de abuso de álcool. Convém salientar, entretanto, que aumentos isolados da GGT não são suficientes para o diagnóstico. O álcool pode também aumentar a liberação da GGT dos hepatócitos.[23]

Testes para hepatites crônicas B e C

Testes para hepatite B no sangue devem ser feitos principalmente se houver epidemiologia favorável. Recomendam-se os seguintes testes para triagem: AgHBs, anti-HBs e anti-HBc. O mesmo critério se aplica ao antiVHC para hepatite C. A elevação das aminotransferases está entre as primeiras alterações laboratoriais das hepatites virais. Essa alteração precede a elevação das bilirrubinas em torno de uma semana. Pode haver aumentos secundários ou persistência de níveis altos das enzimas em casos de recrudescência de hepatite aguda, ou no desenvolvimento de hepatite crônica ativa.

O grau de elevação das aminotransferases ALT e AST e das bilirrubinas é menos proeminente na hepatite C aguda do que nas hepatites agudas A ou B. A ALT atinge, em média, 5,2 vezes o limite da normalidade, em geral superando a AST, que pode atingir 1,2 vezes o limite normal. As bilirrubinas ficam, em média, ao redor de 4 a 5 mg%. Nos casos com evolução para hepatite crônica ativa e cirrose, as aminotransferases apresentam, com frequência, curso flutuante ao longo dos meses, com predomínio da ALT sobre a AST[24]. O emprego das aminotransferases para rastreamento da infecção crônica pelo VHC tem valor limitado, pois 50% dos pacientes VHC positivos (antiVHC positivos e PCR positivos) apresentam valores séricos normais de ALT e AST. Em um estudo, a maioria dos pacientes com hepatite viral crônica tinha AST:ALT menor que 1[25]. A presença de AST:ALT maior que 1 em paciente com doença hepática não alcoólica sugere a presença de cirrose. Em estudo com 139 pacientes que apresentavam hepatite C crônica, a razão AST:ALT $\geq$ 1 teve 100% de especificidade e 53% de sensibilidade para cirrose, considerando a biópsia como padrão de referência[26].

Testes para hemocromatose

A investigação para hemocromatose nessa fase se justifica, por ser ela uma das doenças genéticas mais comuns. A forma hereditária dessa doença é autossômica recessiva, com mutações conhecidas no gene HFE que produzem aumento da absorção intestinal de ferro, talvez por interação com o receptor da transferrina. O acúmulo de ferro acontece nesses pacientes especialmente no fígado, coração, pâncreas e pituitária.

Para efetuarmos o rastreamento da hemocromatose, devemos utilizar a saturação da transferrina, com níveis elevados de > 60% no homem e > 50% na mulher (alteração presente em mais de 90% dos pacientes). Observa-se também aumento na concentração de ferritina, acima de 300 ng/mL no homem e 200 ng/mL na mulher. A ferritina, entretanto, é menos sensível que a saturação de ferro para a detecção de hemocromatose[27]. As enzimas hepáticas comumente são elevadas, e a doença segue curso crônico até a cirrose. O diagnóstico definitivo é obtido com o teste genético ou com a biópsia hepática. Na biópsia, o índice de ferro hepático (concentração de ferro hepático em micromoles/grama de peso seco, dividido pela idade do paciente) maior do que 1,9 indica o diagnóstico de hemocromatose, forma homozigota. O teste genético da mutação HFE tem substituído a biópsia hepática no diagnóstico.

Esteato-hepatite não alcoólica

A esteatose hepática é definida pelo acúmulo de lípides (preferencialmente os triglicérides) em excesso de 5% do peso do fígado. Segundo as últimas definições, agrupamos a esteatose hepática não alcoólica da seguinte forma: a) doença do fígado gorduroso não alcoólica (NAFLD, na língua inglesa): abrange todo o espectro da doença hepática gordurosa em indivíduos sem consumo de álcool significativo, podendo variar do fígado gorduroso à esteato-hepatite e cirrose hepática; b) fígado gorduroso não alcoólico (NAFL): condição em que há presença de esteatose hepática sem evidência de injúria hepatocelular na forma de *ballooning* dos hepatócitos e sem evidência de fibrose hepática; c) esteato-hepatite não alcoólica (NASH): condição com presença de esteatose hepática e inflamação com injúria hepatocelular (*ballonning* dos hepatócitos) com ou sem fibrose hepática. Apenas o paciente com a forma NASH pode apresentar enzimas hepáticas alteradas, com potencial para evoluir para cirrose com insuficiência hepática e, mais raramente, para o câncer hepático[28]. Na forma NASH, portanto, encontramos leve aumento das aminotransferases, da fosfatase alcalina, ou da GGT detectados em exames de *check-up* ou exames admissionais. O aumento das aminotransferases é usualmente menor que quatro vezes o limite superior ao normal. Os pacientes comumente são assintomáticos. O diagnóstico é realizado pela presença de esteatose hepática por exames de imagem (ultrassom ou tomografia computadorizada) ou por histologia, devendo ser excluídas causas secundárias de acúmulo de lípides no fígado, como consumo de álcool excessivo, hepatite C (genótipo 3), desnutrição, nutrição parenteral e uso de medicações[28]. O ultrassom e a tomografia computadorizada (TC) podem sugerir o diagnóstico. Pelo ultrassom, há aumento da ecogenicidade do parênquima hepático conhecido como "fígado brilhante". Pela TC, há diminuição da densidade da imagem hepática. A sensibilidade da imagem é, em geral, de 60%[29], mas pode chegar a 90% se mais da metade dos hepatócitos estiver com infiltração gordurosa. Apesar de a biópsia hepática ser o padrão-ouro para o diagnóstico, devido aos seus custos e riscos, devemos limitar a sua realização a pacientes que se beneficiarão do exame e tenham baixo risco de complicação com o procedimento[28]. A esteato-hepatite não alcoólica é mais comum nas mulheres, e se associa com obesidade e diabetes *mellitus* tipo 2. A razão AST:ALT é menor do que 1.

Segunda fase da abordagem diagnóstica

Se o diagnóstico da elevação das aminotransferases não ocorreu na primeira fase, a próxima fase visa diagnosticar condições hepáticas mais raras, como hepatite autoimune, doença de Wilson, deficiência de alfa-1-antitripsina e congestão venosa crônica.

Hepatite autoimune

A hepatite autoimune é uma hepatite crônica de etiologia desconhecida, em que se verifica a presença de autoanticorpos circulantes e uma alta concentração de gamaglobulina na eletroforese de proteínas. Mais de 80% dos pacientes apresentam hipergamaglobulinemia, geralmente acima de duas vezes o limite superior. A hepatite autoimune clássica (tipo 1) ocorre predominantemente em mulheres de todas as faixas etárias, enquanto a hepatite LKM1 (tipo 2) ocorre geralmente na menina ou mulher jovem. A hepatite autoimune tipo 1 é caracterizada pela presença de autoanticorpos, como o fator antinúcleo (FAN) e/ou o anticorpo antimúsculo liso (de cujo grupo fazem parte os anticorpos antiactina). Títulos de anticorpos antimúsculo liso maiores que 1:320 quase sempre implicam a presença concomitante dos anticorpos antiactina. O anticorpo antimitocôndria pode aparecer eventualmente, bem como o anticorpo anticitoplasma de neutrófilo perinuclear (P-ANCA). Anticorpos antiDNA de fita simples e de fita dupla também podem ocorrer[30]. A hepatite autoimune tipo 2 é definida pela presença de anticorpos contra microssomas fígado/rim (LKM1) e/ou o antígeno citosólico ALC-1. Devemos ter atenção para esse diagnóstico principalmente em pacientes que apresentam outras doenças autoimunes, como púrpura trombocitopênica idiopática, diabetes *mellitus* tipo 1, doença celíaca, tireoidite e retocolite ulcerativa.

Doença de Wilson

Doença autossômica recessiva em que há um defeito genético que impede os hepatócitos de eliminar o cobre absorvido pela dieta por meio da via biliar. A excreção biliar responde por cerca de 85% da excreção total de cobre do organismo, sendo os 15% restantes excretados pelos rins. O defeito genético causa o acúmulo de cobre no interior dos hepatócitos de forma difusa, levando ao aumento homogêneo do fígado. A faixa etária de início dos sintomas normalmente é dos 5 aos 25 anos, porém o diagnóstico deve ser considerado em pacientes com até 40 anos. O diagnóstico é firmado com encontro de baixa ceruloplasmina sérica (presente em 95% dos pacientes) e aumento do conteúdo de cobre hepático na biópsia. Os pacientes devem também ser examinados por um oftalmologista, para pesquisa do anel de Kayser-Fleischer. Se a ceruloplasmina for normal e o anel for ausente, mas persistir suspeita clínica, podemos fazer a pesquisa de cobre quantitativa na urina de 24 horas. Um valor maior que 100 mcg/dia sugere o diagnóstico. A confirmação será feita com biópsia hepática para avaliação quantitativa do cobre. Níveis de cobre maiores que 250 mcg/grama de peso seco confirmam a doença de Wilson.

Deficiência de alfa-1-antitripsina

Doença autossômica recessiva que pode causar cirrose em crianças e em 10 a 15% dos adultos. A alfa-1-antitripsina é uma glicoproteína de 55 Kd produzida principalmente pelo fígado, que inibe várias enzimas destrutivas, como proteases de neutrófilos, elastase, catepsina G e proteinase 3. O diagnóstico é simples, feito por meio da dosagem de alfa-1-antitripsina no soro. A presença de enfisema pulmonar de início precoce pode indicar a deficiência dessa glicoproteína.

Congestão venosa crônica

Nas doenças que provocam congestão venosa crônica, o aumento da pressão venosa transmitida a partir do coração se transfere a todo o tecido hepático, causando estase venosa e queda da saturação de oxigênio. Os hepatócitos da zona III do ácino, localizados próximo à veia centrolobular, são lesados em primeiro lugar por serem os últimos a receber oxigênio a partir do espaço porta. A anormalidade bioquímica mais comum nessa condição é a icterícia discreta, com bilirrubinas em torno de 3 mg/dL. Leves alterações das aminotransferases (acima de 2 a 3 vezes o normal) também podem ocorrer. Por outro lado, nas descompensações cardíacas agudas e graves, pode haver maior icterícia, bem como aumento significativo das aminotransferases[31].

Na síndrome de Budd-Chiari, ocorre obstrução ao fluxo venoso de saída do fígado, podendo ser secundária à trombose das veias supra-hepáticas ou à formação de uma membrana intraluminal na veia cava, acima da desembocadura das veias supra-hepáticas. O diagnóstico da síndrome deve ser investigado pelo ultrassom Doppler das veias supra-hepáticas, TC ou a angiografia por ressonância magnética. O ultrassom Doppler é o teste diagnóstico não invasivo mais útil nesses casos. A venografia permanece como método diagnóstico de referência, mas só deve ser realizada se os testes não invasivos forem negativos, duvidosos ou se persistir forte suspeita clínica da doença.

Na doença veno-oclusiva, ocorre lesão tóxica do endotélio das vênulas terminais do fígado e dos hepatócitos perivenulares, podendo atingir a total obliteração das vênulas hepáticas terminais. Esse fenômeno leva a manifestações semelhantes à síndrome de Budd-Chiari, com presença de hepatomegalia de moderada a maciça, dolorimento hepático e ascite.

Terceira fase da abordagem diagnóstica

A biópsia hepática deve ser considerada se o paciente com elevação crônica das aminotransferases chegou até essa fase sem um diagnóstico claro. A observação clínica também pode ser um recurso, principalmente em pacientes com ALT e AST elevados em níveis baixos, ou seja, menos de duas vezes o limite superior. Nesses casos, a alteração das enzimas pode não corresponder a nenhuma causa patológica, sendo apenas um desvio da normalidade[16]. A biópsia hepática é o melhor recurso diagnóstico para elevações persistentes das aminotransferases, em níveis acima de duas vezes o limite superior.

Grandes elevações das aminotransferases

São classificadas nesse grupo as elevações das aminotransferases excedendo 1.000 UI/L ou 50 vezes o limite superior. As doenças mais comuns responsáveis por esses aumentos das enzimas são: hepatite viral aguda, hepatite isquêmica, hepatite droga-induzida ou toxina induzida (te-

tracloreto de carbono, faloidina) e obstrução biliar aguda[32] (Quadro 47.3). Em raras ocasiões, outras doenças hepáticas podem produzir os mesmos níveis de aminotransferases, a saber: exacerbação de hepatite autoimune, reativação de hepatite B crônica, hepatite delta aguda em portador crônico do vírus da hepatite B, insuficiência cardíaca aguda, síndrome de Budd-Chiari, doença veno-oclusiva, fígado esteatótico agudo da gravidez, infarto hepático, entre outros.

Na hepatite A aguda, os níveis das aminotransferases oscilam na faixa de 600 a 2.000 UI/L, com predomínio de ALT sobre AST. Níveis mais elevados, entre 3.000 e 5.000 UI/L, podem ser encontrados menos frequentemente. As bilirrubinas variam de 5 a 15 mg% na maioria dos casos. O marcador da doença é o antiVHA IgM. Na hepatite B aguda, as aminotransferases também aumentam significativamente no soro, atingindo com frequência valores maiores que 1.000 UI/L. Entre as duas aminotransferases, a ALT também se apresenta mais elevada do que a AST na maioria dos casos. O diagnóstico de hepatite C aguda é raramente feito, sendo constatada elevação mais discreta das aminotransferases.

É importante salientar que o grau de elevação das aminotransferases não se correlaciona com a extensão de necrose hepática na biópsia, não tendo, portanto, valor prognóstico. Entretanto, a rápida queda da AST e ALT, em conjunto com aumento da bilirrubina, e o prolongamento do tempo de protrombina (TP), indicam mau prognóstico em pacientes com hepatite fulminante aguda.

Os pacientes que sofreram prolongada hipotensão sistêmica podem desenvolver hepatite isquêmica. Nessa condição, há também grandes aumentos das aminotransferases, podendo ocorrer icterícia, hipoglicemia e insuficiência hepática. Quase sempre há deterioração renal concomitante[33].

> **Quadro 47.3 – Principais causas de grandes aumentos das aminotransferases (> 50 vezes o limite superior).**
>
> a) Hepatite viral aguda.
> b) Hepatite isquêmica.
> c) Hepatite por droga.
> d) Hepatite por toxina (ex. tetracloreto de carbono, faloidina).
> e) Obstrução biliar aguda.

Elevações isoladas da fosfatase alcalina e/ou da gamaglutamil transpeptidase

Fosfatase alcalina

O primeiro passo na avaliação do aumento da FA é determinar a sua fonte. A determinação das isoenzimas da FA não é um teste amplamente disponível. Uma abordagem simples é determinar a GGT, que aumenta em paralelo com a FA nas doenças hepáticas, mas não se altera nas doenças ósseas (Algoritmo 47.1).

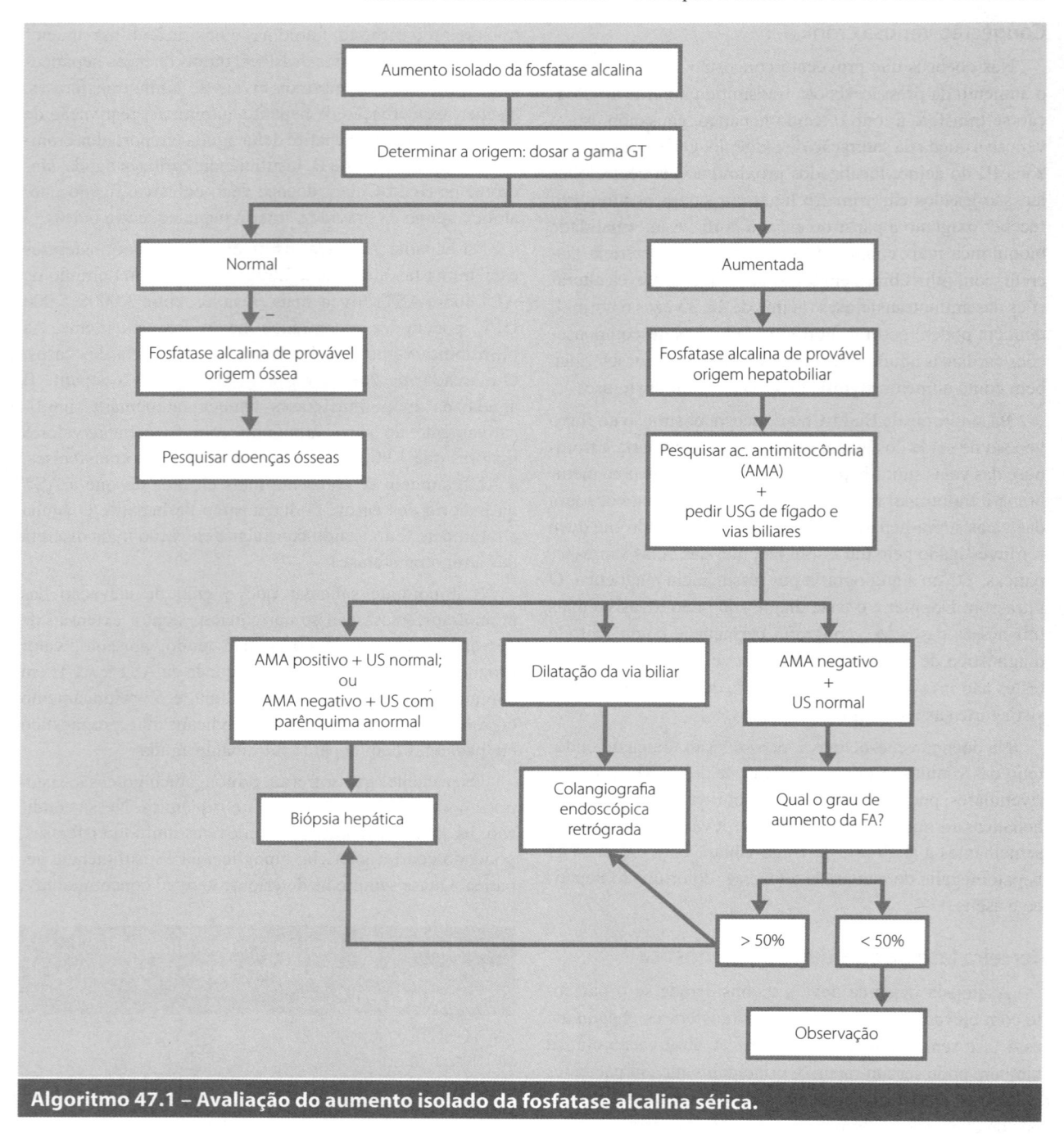

Algoritmo 47.1 – Avaliação do aumento isolado da fosfatase alcalina sérica.

Doença colestática crônica ou doença infiltrativa hepática devem ser consideradas em pacientes com aumento isolado da FA de origem hepática, de forma persistente. As doenças mais comuns que induzem colestase crônica são: obstrução parcial do ducto biliar por cálculo ou tumor, cirrose biliar primária, colangite esclerosante primária, ductopenia biliar do adulto e uso de certos fármacos (esteroides androgênicos e fenitoína). Dentre as doenças infiltrativas do fígado, merecem destaque: sarcoidose, abscesso hepático, tuberculose e lesões metastáticas. Cerca de 75% dos pacientes com prolongada colestase têm valores de fosfatase alcalina aumentados quatro vezes ou mais. Tais elevações ocorrem nas obstru-

ções biliares intra e extra-hepáticas, não conseguindo distinguir entre as duas doenças. Os valores elevados da enzima, portanto, não diferenciam doenças causadoras de obstrução extra-hepática, como: câncer, cálculo no colédoco, colangite esclerosante ou estenose do colédoco, das causas de colestase intra-hepática como: hepatite droga-induzida, cirrose biliar primária e esteatonecrose por álcool[34]. O mecanismo do aumento de FA nessas últimas doenças é desconhecido, mas se deve provavelmente a obstruções biliares localizadas produzidas nessas condições.

Doenças extra-hepáticas como metaplasia mieloide, peritonite, diabetes *mellitus*, tireoidite subaguda e úlcera gástrica não complicada podem produzir aumento isolado da FA. Tumores extra-hepáticos também podem secretar fosfatase alcalina (forma da enzima conhecida como isoenzima Regan) ou causar escape de FA para o soro por mecanismo desconhecido. Estão nessa lista os tumores: osteossarcoma, pulmão, estômago, cabeça e pescoço, rim, ovário, útero, e o linfoma de Hodgkin[35].

Níveis menos aumentados de FA, até três vezes o limite superior do normal, são inespecíficos e ocorrem em todos os tipos de doença hepática, como hepatite viral, hepatite crônica, cirrose e doença infiltrativa do fígado[2]. Elevações dessa magnitude podem ocorrer também em doenças não hepáticas, como insuficiência cardíaca congestiva, linfoma de Hodgkin, metaplasia mieloide, infecções intra-abdominais e osteomielite[5].

Na investigação inicial do aumento de FA de origem hepática, devemos realizar uma ultrassonografia para avaliação do parênquima hepático e dos ductos biliares, além da dosagem de anticorpo antimitocôndria, cuja positividade é altamente sugestiva de cirrose biliar primária. Caso os exames iniciais não apresentem alterações, e os níveis de FA se mantenham elevados até 50% do valor de referência, deve-se progredir a investigação com biópsia hepática, colangiorressonância ou colangiopancreatografia retrógrada para investigação da causa etiológica (Algoritmo 47.1).

Gamaglutamil transpeptidase

O aumento da GGT no soro é encontrado, predominantemente, em doenças do fígado, via biliar e pâncreas. A GGT sérica é um teste diagnóstico sensível para diagnosticar doença hepatobiliar, mas não é específico. A enzima pode estar elevada em ampla relação de doenças não hepáticas, como doença pancreática, infarto do miocárdio, insuficiência renal, doença pulmonar obstrutiva crônica, diabetes *mellitus* e alcoolismo. Fármacos como a fenitoína e os barbitúricos também aumentam a GGT. A maior utilidade clínica da GGT está em proporcionar identificação para a causa de níveis elevados de FA, pois não se altera nas doenças ósseas, ou auxiliar na investigação de abuso de álcool, em pacientes com a relação AST:ALT de 2:1. A elevação isolada da GGT, ou a sua elevação fora de proporção com outras enzimas como FA e ALT, é indicativo de abuso de álcool ou doença hepática alcoólica[36].

O álcool pode induzir a GGT microssomal[9]; entretanto, não há correlação entre níveis séricos elevados de GGT, ou ingestão recente de álcool, com atividade hepática da GGT em pacientes com doença hepática alcoólica comprovada por biópsia[37].

Em um estudo prospectivo com 1.040 pacientes não selecionados, 13% apresentaram elevação da GGT. Desses, 32% tinham doença hepatobiliar. Nos demais pacientes, o aumento da GGT foi atribuído à ingestão de álcool ou remédios, fatores que podem causar aumento temporário da enzima sem lesão hepática[38].

Elevações simultâneas de várias enzimas hepáticas

A abordagem inicial nesses casos deve distinguir entre doença hepatocelular e doença colestática. Como já referido, valores de AST e ALT menores do que oito vezes o normal não distinguem entre os dois grupos, porém valores maiores ou iguais a 25 vezes o normal são vistos primariamente nas doenças hepatocelulares.

O primeiro passo para avaliar doenças de padrão predominantemente colestático deve ser a realização do ultrassom de fígado e vias biliares. O ultrassom é muito útil para detectar dilatação da via biliar intra e extra-hepática, com boa sensibilidade e especificidade. Os falsos-negativos para obstrução extra-hepática podem acontecer em algumas situações, como na obstrução parcial do colédoco, ou em pacientes com cirrose ou colangite esclerosante primária, quando a fibrose impede a dilatação dos ductos intra-hepáticos.

Para observação do colédoco distal, a TC e a colangiografia endoscópica retrógrada são mais adequadas que o US (devido a difícil observação desse segmento pelos gases intestinais interpostos).

Nas formas ictéricas da hepatite B aguda, além do aumento das aminotransferases, pode haver aumento de bilirrubina, com predomínio da bilirrubina direta ou conjugada, que pode atingir valores médios de 10 a 15 mg%. As enzimas colestáticas, GGT e FA, também sobem nas formas ictéricas em níveis moderados.

Na cirrose biliar primária, há grande aumento da FA de origem hepática (acima de 3 a 4 vezes o normal) e do colesterol sérico (pode atingir 1.000 mg/dL em pacientes com xantomas). A GGT aumenta em grau menor. A icterícia é vista tardiamente, mas a sua presença por mais de 3 a 6 meses indica mau prognóstico. As aminotransferases flutuam e ficam em torno de cinco vezes o normal. O anticorpo antimitocôndria é o marcador da doença, sendo detectado por testes Elisa (95% sensíveis e 98% específicos).[39]

Na colangite esclerosante primária, a FA aumenta em torno de duas vezes o normal. As aminotransferases têm aumento discreto (< 5 vezes o normal). O diagnóstico pode ser estabelecido pela colangiografia contrastada, que revela estenoses multifocais, além de dilatações focais dos ductos biliares.

Na fase de cirrose alcoólica, observamos características clínicas e laboratoriais semelhantes aos outros tipos de cirrose. Uma diferença diz respeito à possibilidade de concomitância de hepatite alcoólica com aumento da razão AST:ALT, icterícia, aumento da fosfatase alcalina e alterações hematológicas típicas (macrocitose, leucocitose). A presença dos sinais clínicos de doença hepática crônica, como *spiders*, eritema palmar e ginecomastia, sugerem presença de cirrose.

Elevação das aminotransferases na ausência de doença hepática

Dentre as causas não hepáticas de aumento das aminotransferases, podemos mencionar: doenças musculares, doenças da tireoide, doença celíaca e insuficiência adrenal.

Doenças musculares

Dentre as doenças musculares que elevam as aminotransferases, merecem destaque: polimiosite, dermatomiosite, convulsões, exercício intenso e erros inatos do metabolismo muscular. Nesses casos, as enzimas CPK, DHL e aldolase também podem se elevar. AST e ALT são liberadas pelos músculos acometidos, atingindo valores menores do que 300 UI/L. Apenas na rabdomiólise aguda níveis maiores podem ser atingidos.

A AST eleva-se mais frequentemente do que a ALT em casos de infarto do miocárdio, sendo, nesse caso, de origem cardíaca.

Doenças da tireoide e outras

As doenças da tireoide (hipo e hipertireoidismo) podem elevar as aminotransferases por mecanismo não claro[40], assim como ocorre com a doença celíaca não diagnosticada[41]. Na insuficiência adrenal, pode haver elevação das aminotransferases entre 1,5 e 3 vezes o normal, também por mecanismo não conhecido. A alteração reverte com o tratamento[42]. A anorexia nervosa é outra causa rara de aumento das aminotransferases, podendo atingir 12% dos casos[43].

Miscelânea

O uso de eritromicina ou do ácido para-aminossalicílico pode produzir elevações falso-positivas de AST. Em raras ocasiões, a AST aumenta em virtude da formação da macro AST, ou seja, complexos entre AST e imunoglobulina (IgG)[44].

Aminotransferases normais na presença de doença hepática

Em várias doenças hepáticas as aminotransferases podem ser normais, como na hemocromatose, na lesão hepática por metotrexato ou por amiodarona, na infecção crônica pelo vírus C e na esteato-hepatite. As duas aminotransferases também podem ser normais nos cirróticos, não excluindo o diagnóstico. A uremia pode abaixar os níveis de AST, cujos valores retornam ao normal após diálise[45].

Discussão do caso clínico

O caso clínico apresentado no início do capítulo descreve um paciente que se enquadra na categoria de elevação leve crônica das aminotransferases (aumento ≤ 4 vezes o limite superior). Apresenta a alteração há pelo menos dois anos. Aplicando a técnica de abordagem em três fases sugerida no capítulo, abriríamos a fase 1 questionando sobre o uso de medicações pelo paciente que pudessem alterar as aminotransferases. A resposta seria negativa e, em seguida (item B do Quadro 47.2), perguntaríamos sobre o abuso de álcool, que seria negado pelo paciente. Apesar da negativa, deveríamos manter a suspeita clínica, pela razão entre AST e ALT ser > 2:1, com níveis absolutos das enzimas menores que 300 UI/L. Como não foi possível confirmar a informação inicial sobre o abuso de álcool, foram seguidos os itens C, D e E do Quadro 47.2, com solicitação das sorologias para hepatites B e C (AgHBs, Anti-HBc, Anti-HBs e AntiVHC), rastreamento para hemocromatose (saturação de ferro e ferritina), além da realização de ultrassom de fígado para pesquisa de esteatose. Foi também decidido convocar a esposa do paciente para checar a informação sobre o abuso de álcool. O médico solicitou nova dosagem das enzimas hepáticas, que mostraram manutenção da razão AST:ALT > 2:1, com GGT elevada (reforçando ainda mais a possível existência de abuso de álcool). As sorologias virais e o rastreamento para hemocromatose foram negativos, e o US de abdome mostrou esteatose hepática grau I. Apesar desse último achado, a razão AST:ALT não favorecia a hipótese de esteato-hepatite (pois geralmente a razão é ≤ 1 nessa doença). A entrevista com a esposa foi esclarecedora quanto à existência do abuso de álcool, confirmado, ao final, pelo paciente quando confrontado com os exames. Pelo estigma envolvido com o alcoolismo, a negação da informação sobre a ingesta excessiva de álcool é muito comum, dificultando esse diagnóstico, fato ilustrado nesse caso. A aplicação das fases 2 e 3 do Quadro 47.2 não foi necessária, pois o diagnóstico da causa da elevação crônica leve das aminotransferases foi atingido ao final da fase 1.

Referências

1. Rej R. Aspartate aminotransferase activity and isoenzyme porportions in human liver diseases. Clin Chem 1978; 24: 1971-9.
2. Posen S. Alkaline phosphatase. Ann Intern Med 1967; 67: 183-203.
3. Alvaro D, Benedetti A, Marucci L, Delle Monache M, Monterubbianesi R, Di Cosimo E, et al. The function of alkaline phosphatase in the liver: regulation of intrahepatic biliary epithelium secretory activities in the rat. Hepatology 2000; 32: 174-84.
4. Kaplan M. Alkaline phosphatase. Gastroenterology 1972; 62: 452-68.
5. Brensilver HL, Kaplan MM. Significance of elevated liver alkaline phosphatase in serum. Gastroenterology 1975; 68: 1556-62.
6. Kuwana T, Sugita O, Yakata M. Reference limits of bone and liver alkaline phosphatase isoenzymes in the serum of healthy subjects according to age and sex as determined by wheat germ lectin affinity electrophoresis. Clin Chim Acta 1988; 173: 273-80.
7. Wilson JW. Inherited elevation of alkaline phosphatase activity in the absence of disease. N Engl J Med 1979; 301: 983-4.
8. Hatoff DE, Hardison WG. Bile acids modify alkaline phosphatase induction and bile secretion pressure after bile duct obstruction in the rat. Gastroenterology 1981; 80: 666-72.
9. Shaw LM, Neuman DA. Hydrolysis of glutathione by human liver gamma-glutamyl transferase. Clin Chem 1979; 27: 75-9.
10. Goldberg DM. Structural, functional, and clinical aspects of gamma-glutamyl transferase. Crit Rev Clin Lab Sci 1980; 12: 1-58.
11. Ioannou GN, Boyko EJ, Lee SP. The prevalence and predictors of elevated serum aminotransferase activity in the United States in 1999-2002. Am J Gastroenterol 2006; 101: 76-82.
12. Kundrotas LW, Clement DJ. Serum alanine aminotransferase (ALT) elevation in asymptomatic US AIR FORCE basic trainee blood donors. Dig Dis Sci 1993; 38: 2145-50.

13. Katkov WN, Friedman LS, Cody H, Evans A, Kuo G, Choo QL, et al. Elevated serum alanine aminotransferase levels in blood donors. The contribution of hepatitis C virus. Ann Intern Med 1991; 115: 882-4.

14. Hultcrantz R, Glaumann H, Lindberg G, Nilsson LH. Liver investigation in 149 asymptomatic patients with moderately elevated activites of serum aminotransferases. Scand J Gastroenterol 1986; 21: 109-13.

15. Skelly MM, James PD, Ryder SD. Findings on liver biopsy to investigate abnormal liver function tests in the absence of diagnostic serology. J Hepatol 2001; 35: 195-9.

16. Pratt DS, Kaplan MM. Evaluation of abnormal liver-enzyme results in asymptomatic patients. N Engl J Med 2000 Apr 27; 342(17): 1266-71.

17. Chalasani N, Younossi Z, Lavine JE, et al. The diagnosis and management of non-alcoholic fatty liver disease: practice guideline by the American Gastroenterological Association, American Association for the Study of Liver Diseases, and American College of Gastroenterology. Gastroenterology 2012; 142: 1592.

18. Watkins PB, Kaplowitz N, Slattery JT, Colonese CR, Colucci SV, Stewart PW, et al. Aminotransferase elevations in healthy adults receiving 4 grams of acetaminophen daily: a randomized controlled trial. Jama 2006; 296: 87-93.

19. Zimmerman HJ, Lewis JH. Drug-induced cholestasis. Med Toxicol 1987; 2: 112-60.

20. Cohen JA, Kaplan MM. The SGOT/SGPT ratio – an indicator of alcoholic liver disease. Dig Dis Sci 1979; 24: 835-8.

21. Sorbi D, Boynton J, Lindor KD. The ratio of aspartate aminotransferase to alanine aminotransferase: Potential value in differentiating nonalcoholic steatohepatitis from alcoholic liver disease. Am J Gastroenterol 1999; 94: 1018-22.

22. Diehl AM, Potter J, Boitnott J, Van Duyn MA, Herlong HF, Mezey E. Relationship between pyridoxal 5'phosphate deficiency and aminotransferase levels in alcoholic hepatitis. Gastroenterology 1984; 86: 632-6.

23. Barouki R, Chobert MN, Finidori J, Aggerbeck M, Nalpas B, Hanoune J, et al. Ethanol effects in a rat hepatoma cell line: Induction of gamma-glutamyltransferase. Hepatology 1983; 3: 323-9.

24. Andrade Jr DR, Lopes LHC, Souza FC, Andrade DR. Evolução clínico-bioquímica e histopatológica de hepatite não A, não B pós-transfusional, do quadro agudo até a cronicidade, com duração de 13,3 anos. Arq Gastroenterol (São Paulo) 1989; 26: 105-10.

25. Williams AL, Hoofnagle JH. Ratio of serum aspartate to alanine aminotransferase in chronic hepatitis. Relationship to cirrhosis. Gastroenterology 1988; 95: 734-9.

26. Sheth SG, Flamm SL, Gordon FD, Chopra S. AST/ALT ratio predicts cirrhosis in patients with chronic hepatitis C virus infection. Am J Gastroenterol 1998; 93: 44-8.

27. Charlton MR, Kondo M, Roberts SK, Steers JL, Krom RA, Wiesner RH, et al. Liver transplantation for cryptogenic cirrhosis. Liver Transpl Surg 1997; 3: 359-64.

28. Chalasani N, Younossi Z, Lavine JE, Diehl AM, Brunt EM, Cusi K, et al. The diagnosis and management of non-alcoholic fatty liver disease: practice guideline by the American association for the study of liver diseases.

American college of gastroenterology and the American gastroenterological association. Hepatology 2012; 55(6): 2005-23.

29. Foster KJ, Dewbury KC, Griffith AH, Wright R. The accuracy of ultrasound in the detection of fatty infiltration of the liver. Br J Radiol 1980; 53: 440-2.

30. Czaja AJ, Morshed SA, Parveen S, Nishioka M. Antibodies to single-stranded and double-stranded DNA in antinuclear antibody-positive type 1-autoimmune hepatitis. Hepatology 1997; 26: 567-72.

31. Cohen JA, Kaplan MM. Left-sided heart failure presenting as hepatitis. Gastroenterology 1978; 74: 583-7.

32. Clermont RJ, Chalmers TC. The transaminase tests in liver disease. Medicine 1967; 46: 197-207.

33. Henrion J, Schapira M, Luwaert R, Colin L, Delamoy A, Heller FR. Hypoxic hepatitis: clinical and hemodynamic study in 142 consecutive cases. Medicine (Baltimore) 2003; 82: 392-406.

34. Crofton PM. Biochemistry of alkaline phosphatase isoenzymes. Crit Rev Clin Lab Sci 1982; 16: 161-94.

35. Fishman WH. Immunologic and biochemical approaches to alkaline phosphatase isoenzyme analysis: the Regan isoenzyme. Ann N Y Acad Sci 1969; 166: 745-9.

36. Rollason JG, Pincherle G, Robinson D. Serum gamma-glutamyl transpeptidase in relation to alcohol consumption. Clin Chim Acta 1972; 39: 75-80.

37. Ivanov E, Adjarov D, Etarska M, Stankushev T, Brumbarov K, Kerinova M. Elevated liver gamma-glutamyl transferase in chronic alcoholics. Enzyme 1980; 25: 304-8.

38. Burrows S, Feldman W, McBride F. Serum gamma-glutamyl transpeptidase. Evaluation in screening of hospitalized patients. Am J Clin Pathol 1975; 64: 311-4.

39. Van de Water J, Cooper A, Surh CD, Coppel R, Danner D, Ansari A, et al. Detection of autoantibodies to recombinant mitochondrial proteins in patients with primary biliary cirrhosis. N Engl J Med 1989; 320: 1377-80.

40. Huang MJ, Liaw YF. Clinical associations between thyroid and liver diseases. J Gastroenterol Hepatol 1995; 10: 344-50.

41. Abdo A, Meddings J, Swain M. Liver abnormalities in celiac disease. Clin Gastroenterol Hepatol 2004; 2: 107-12.

42. Boulton R, Hamilton MI, Dhillon AP, Kinloch JD, Burroughs AK. Subclinical Addison's disease: a cause of persistent abnormalities in transaminase values. Gastroenterology 1995; 109: 1324-7.

43. Miller KK, Grinspoon SK, Ciampa J, Hier J, Herzog D, Klibanski A. Medical findings in outpatients with anorexia nervosa. Arch Intern Med 2005; 165: 561-6.

44. Litin SC, O'Brien JF, Pruett S, Forsman RW, Burritt MF, Bartholomew LG, et al. Macroenzyme as a cause of unexplained elevation of aspartate aminotransferase. Mayo Clin Proc 1987; 62: 681-7.

45. Warnock LG, Stone WJ, Wagner C. Decreased aspartate aminotransferase ("SGOT") activity in serum of uremic patients. Clin Chem 1974; 20: 1213-6.

Asma

- *Larissa Barbosa Talharo*
- *Iolanda Calvo Tibério*

CASO CLÍNICO

Mulher de 40 anos, casada, natural de Vitória da Conquista-BA, em São Paulo há 12 anos, trabalha como empregada doméstica há 10.

Paciente relata falta de ar e chiado no peito há um ano. Refere ter quadros de chiado e dispneia recorrentes desde a infância (referindo diagnóstico de "bronquite" na época), com idas frequentes a prontos-socorros. Durante a adolescência, apresentou melhora completa dos sintomas, porém há 10 anos voltou a apresentar crises de dispneia e chiado aos esforços, com piora principalmente após contato com produtos de limpeza, ar frio, poeira e animais domésticos. Entre as crises, apresentava períodos em que ficava assintomática. No último ano, houve piora dos sintomas e, na última crise, há dois meses, precisou procurar o pronto-socorro. Desde então, apresenta limitação para atividade física, sintomas noturnos, três vezes por semana e uso de "bombinha" de salbutamol prescrita no pronto-socorro, de 1 a 2 vezes por dia, com alívio dos sintomas.

Refere, ainda, corrimento nasal claro, diário, piora quando há contato com poeira e lugares com mofo. Tosse principalmente de manhã, com sensação de "catarro escorrendo na garganta". Pirose retroesternal e regurgitação de alimentos, principalmente quando se deita logo após o almoço ou jantar.

- Antecedentes familiares: pai com rinite; mãe e irmão com "bronquite".
- Hábitos e vícios: nega etilismo, nega tabagismo (tabagismo passivo – marido fuma dentro de casa).

No exame clínico apresentava-se em bom estado, apresentava apenas sibilos expiratórios discretos bilateralmente, sem outros achados cardíacos ou pulmonares.

Espirometria obtida da paciente nessa consulta

	Predito	Pré-BD	% do Pred	Pós-BD	% do Pred	% Mudança
CVF (L)	2,53	2,25	89%	2,70	107%	20%
VEF1 (L)	2,03	1,26	62%	1,54	76%	22%
VEF1/CVF	0,80	0,56*	70%	0,57*	71%	2%
FEF 25-75% (L/s)	2,19	0,70	32%	0,72	33%	3%
PEFR (L/s)	5,04	2,52	50%	3,16	63%	25%
V_{ext} %	–	1,30	–	2,32	–	78%

Legenda: BD: broncodilatador; CVF: capacidade vital forçada; VEF1: volume expiratório forçado no primeiro segundo; VEF1/CVF: relação que indica grau de obstrução de vias aéreas (*o valor que deve ser analisado e não a % do predito; utilizar o valor pós-BD para classificar a gravidade); FEF 25 a 75%: fluxo expiratório forçado entre 25 e 75% da CVF e representa obstrução de pequenas vias aéreas; PEFR: pico de fluxo expiratório; V_{ext}: volume retroextrapolado (um dos indicativos de espirometria de boa qualidade, se < 5% da CVF).

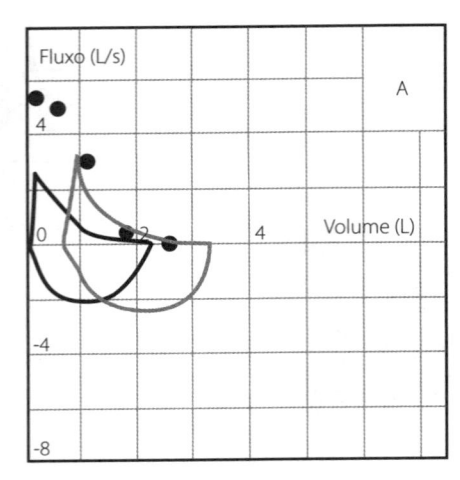
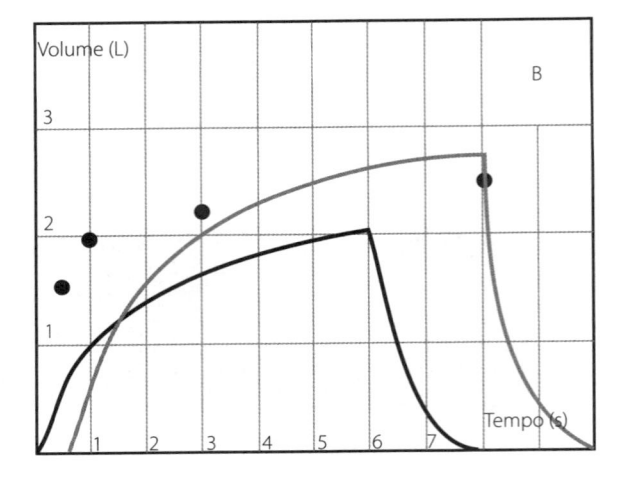

Figura 48.1 – Painel A: curva fluxo-volume, com fase inspiratória (negativa) e expiratória (positiva). Painel B: curva volume-tempo, ambas com os valores pré (preto) e pós-broncodilatador (cinza).

Introdução e epidemiologia

Conhecida pela sua complexa natureza, na qual se pressupõe a participação de diversos fatores e mediadores, sejam eles genéticos, ambientais ou moleculares, o conceito de que a asma se restringe a uma doença única, crônica e inflamatória já não contempla mais essa síndrome clínica, caracterizada pela presença de diversos fenótipos que compartilham entre si bases sintomatológicas e aspectos fisiopatológicos em comum. De acordo com o Global Initiative for Asthma (GINA, 2018), a definição de asma é melhor compreendida como uma doença heterogênea, caracterizada pela inflamação crônica das vias aéreas, sendo composta pela tétrade de sintomas respiratórios: sibilância, dispneia, opressão torácica e tosse, que podem variar em tempo e intensidade, assim como é variável a limitação ao fluxo aéreo, com ou sem tratamento. É importante ressaltar que a asma é uma doença dinâmica, e que a ausência desses sintomas ou uma prova de função pulmonar normal não exime o indivíduo do processo inflamatório crônico subjacente, que está associado primordialmente à hiper-responsividade das vias aéreas a diferentes estímulos, sejam eles diretos ou indiretos.

Estima-se hoje que acometa cerca de 300 milhões de pessoas no mundo, com 346 mil mortes por ano, impondo um oneroso gasto ao sistema de saúde: os custos do SUS com internações por asma em dezembro de 2016 corresponderam a um valor total de R$ 1.186.541,12, sendo o estado de São Paulo o responsável por cerca de 18% desses gastos. Estudos mostram prevalência ao redor de 1 a 16% da população em diferentes países, sendo o Brasil responsável por aproximadamente 20 milhões de asmáticos. A taxa média de mortalidade total até 2016 encontrava-se em torno de 0,52/100.000 habitantes, com tendência à estabilização no período. Graças aos avanços em seu tratamento e elucidação diagnóstica, houve uma queda de 49% na taxa de hospitalizações entre 2000 e 2010, aliviando o absenteísmo no trabalho e na escola.

Fisiopatologia

Muitos são os fatores que influenciam a expressão e o desenvolvimento da asma, sendo a sua principal característica a inflamação brônquica. Tal inflamação é resultante de um amplo e complexo espectro de interações entre células inflamatórias, mediadores e estruturas das vias aéreas. Apesar de a atopia ser classicamente o principal fator predisponente, estudos recentes identificaram que o *locus* associado à concentração total de IgE (imunoglobulina relacionada a processos alérgicos) mostrou pouca ou fraca sobreposição com aqueles relacionados à asma, pondo em dúvida se realmente essa condição de atopia seria o desencadeador primário da susceptibilidade. Isso se torna ainda mais forte quando, ao analisarmos o painel dos fenótipos por meio da análise de grupos (Figura 48.2), constatamos que existem indivíduos muito sintomáticos, mas com pouca inflamação eosinofílica, sendo o contrário também verdadeiro; geralmente são aqueles que respondem mal ao tratamento com corticosteroides, posteriormente discutido nesse capítulo.

Além disso, inúmeros outros fatores emergentes têm contribuído para o início e expressão do processo asmático (Tabela 48.1), englobando, inclusive, a maturação de uma resposta imune e o tempo de exposição a agentes infecciosos durante os primeiros anos de vida, assunto calorosamente debatido, pois os vírus (em especial o rinovírus) são potentes gatilhos para a exacerbação da asma, sendo uma marca para todas as idades a inabilidade do indivíduo de conter os sintomas infecciosos à via aérea superior.

Dentre as anormalidades histopatológicas características da doença, destacam-se: resposta Th2 dependente, IgE mediada, o que promove o remodelamento das vias aéreas e aumento da musculatura lisa por meio de hipertrofia e hiperplasia, componentes intrínsecos do broncoespasmo; infiltração de células inflamatórias, com predomínio de linfócitos TCD4+, eosinófilos e mastócitos, compondo o edema de mucosa, levando ao seu espessamento pela deposição subepitelial de colágeno; hiperplasia de células caliciformes, secretoras de muco que contribuem para a obstrução verificada na luz dos brônquios e hiperplasia das glândulas submucosas.

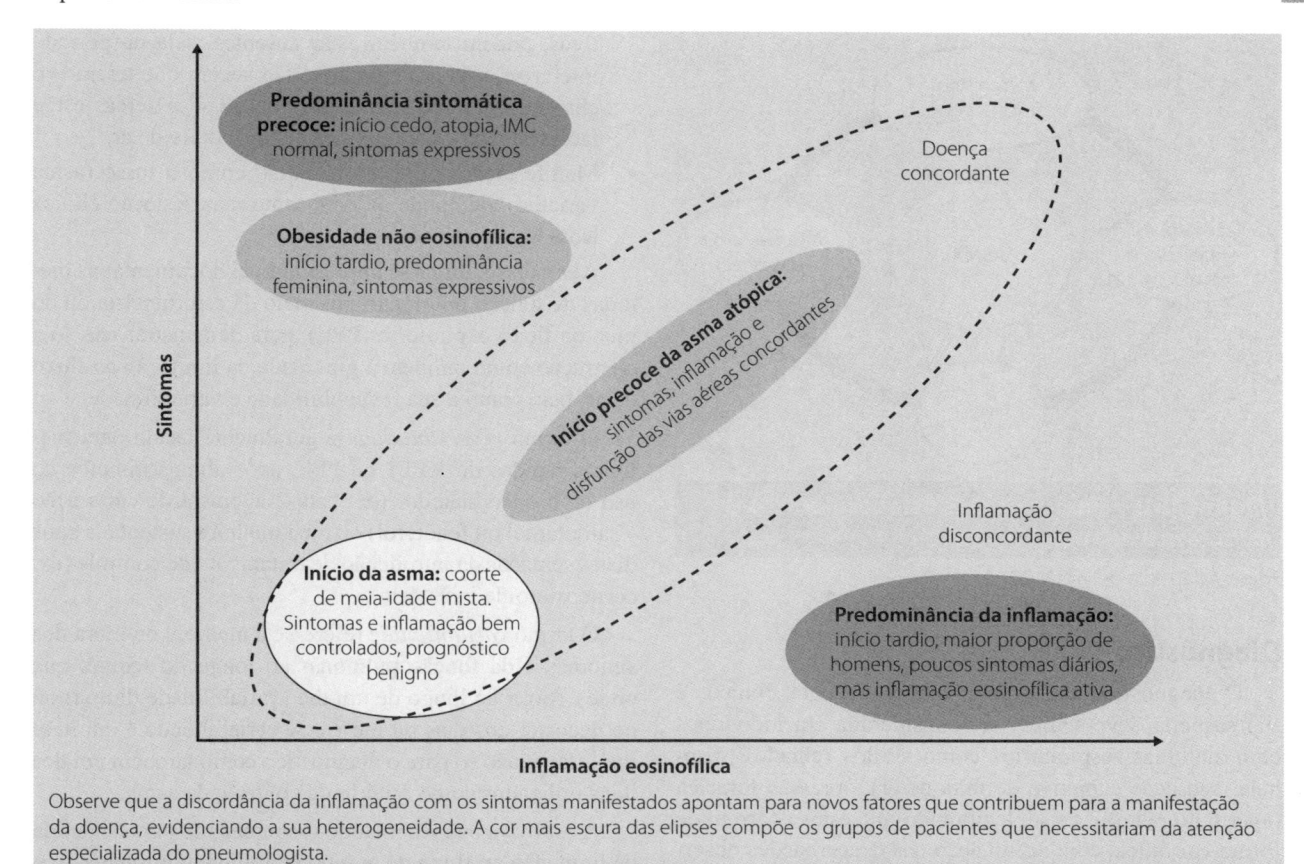

Sintomas

Predominância sintomática precoce: início cedo, atopia, IMC normal, sintomas expressivos

Obesidade não eosinofílica: início tardio, predominância feminina, sintomas expressivos

Doença concordante

Início precoce da asma atópica: sintomas, inflamação e disfunção das vias aéreas concordantes

Inflamação disconcordante

Início da asma: coorte de meia-idade mista. Sintomas e inflamação bem controlados, prognóstico benigno

Predominância da inflamação: início tardio, maior proporção de homens, poucos sintomas diários, mas inflamação eosinofílica ativa

Inflamação eosinofílica

Observe que a discordância da inflamação com os sintomas manifestados apontam para novos fatores que contribuem para a manifestação da doença, evidenciando a sua heterogeneidade. A cor mais escura das elipses compõe os grupos de pacientes que necessitariam da atenção especializada do pneumologista.

Figura 48.2 – Espectro clínico dos fenótipos da asma, identificados pela análise de grupos.

Fonte: Adaptada de: MARTINEZ, F. D.; VERCELLI, D. Asthma. *Lancet* 2013. Disponível em <http://dx.doi.org/10.1016/S0140-6736(13)61536-6>. Acesso em: dez. 2016.

Tais anormalidades, em conjunto, promovem a deposição aumentada de tecido conectivo conjuntivo e proliferação de fibroblastos e miofibroblastos, interferindo na arquitetura pulmonar, levando à irreversibilidade de obstrução que se observa em alguns pacientes. Para entender cada um desses itens, é necessária a revisão do conceito de sensibilização, segundo o qual, após a exposição a determinados alérgenos inalados, as células dendríticas de indivíduos susceptíveis os fagocitam, processando-os e transformando-os em peptídeos, apresentando seus antígenos de superfície aos linfócitos T não comprometidos, de modo a programar a produção da resposta Th2. Nesse processo, estão envolvidas muitas quimiocinas, que atraem as células inflamatórias provenientes da circulação brônquica para as vias respiratórias; citocinas como as interleucinas (IL) 4, IL-5, IL-3 e IL-1, relacionadas, respectivamente, à produção de IgE, indução da migração de eosinófilos e mastócitos, manutenção do processo inflamatório e mediadores como a histamina, prostaglandinas e leucotrienos cisteinílicos, que aumentam o extravasamento da microcirculação e estimulam a secreção de muco.

Uma vez produzidas, as imunoglobulinas (IgE), quando em contato novamente com os aeroalérgenos, são capazes de se ligar à porção Fc dos mastócitos, induzindo a sua degranulação, assim, há liberação de vários mediadores broncoconstritores, bem como citocinas, quimiocinas, fatores de crescimento e neurotrofinas. Na reação inicial a esse conteúdo dos grânulos, há predomínio de broncoespasmo, pela contração da musculatura lisa; aumento da produção de muco e graus variáveis de vasodilatação, processos após os quais há uma reação tardia, com predomínio do infiltrado inflamatório.

Surtos repetidos de exposição aos alérgenos e reações imunes culminam por causar lesões às células do epitélio respiratório, determinando anormalidades no controle neural autonômico pela exposição de terminais nervosos e desencadeamento de efeitos neurais reflexos; perda de enzimas, como a endopeptidase neutra, que decompõem os mediadores da inflamação; alteração na permeabilidade vascular, contribuindo para a transudação celular, hipersecreção de muco com formações de tampões obstrutivos, mudanças na função mucociliar e aumento da reatividade do músculo liso da via aérea inferior. Nesse cenário, temos o remodelamento brônquico, responsável pela perda progressiva da função pulmonar, com reduções do volume expiratório forçado em 1 s (VEF1), da relação VEF1/CVF (capacidade vital forçada) e do fluxo de pico expiratório (FEP), comprometendo a ventilação pelo fator obstrutivo e limitação do fluxo aéreo.

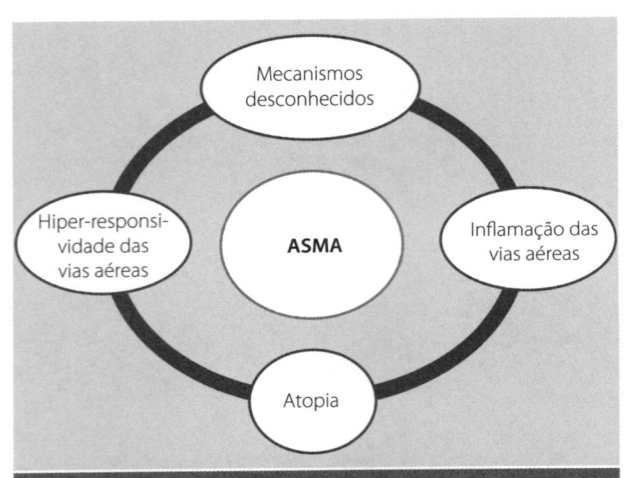

Figura 48.3 – Componentes fisiopatológicos do processo asmático.

Fonte: Adaptada de GINA, 2018.

Diagnóstico

O diagnóstico de asma é eminentemente clínico, e sua suspeita deve sempre ser considerada em indivíduos com sintomas respiratórios como sibilos (chiado), dispneia (sensação subjetiva de falta de ar), opressão torácica (aperto no peito) e tosse, lembrando que estes ocorrem de forma episódica, com acentuação nas exacerbações observadas em indivíduos não tratados ou expostos a um fator desencadeante externo. Nesse aspecto, alguns fatores são fundamentais para pesquisa, como:

- História prévia de sintomas respiratórios na infância, fato comumente observado em adultos asmáticos, cujo curso natural da doença tende a uma remissão na adolescência.
- Evidências de atopia pregressa, como eczemas, rinite alérgica, dermatite.
- História familiar de fenômenos alérgicos.
- Presença de obesidade, fato possivelmente relacionado a mudanças na estrutura e função pulmonar pela limitação à ventilação em decorrência do excesso de tecido adiposo, bem como ao recentemente discutido estado pró-inflamatório dessa condição.
- Exposição ocupacional a aeroalérgenos ou materiais particulados provenientes da poluição ambiental.
- Exposição à fumaça de cigarro (tanto ativa quanto passiva).
- Convívio com micro-organismos, como fungos e epitélio de animais.
- Desencadeamento dos sintomas após exercícios, tipicamente induzidos por broncoespasmo.
- Piora noturna.
- Variabilidade sazonal.
- Variabilidade dos sintomas.
- Presença de sibilos na ausculta pulmonar que, embora quando associados à história sejam altamente suges-

tivos, podem também estar ausentes, seja no período intercrise, seja em uma crise tão severa que teremos o chamado pulmão silente, no qual as vias aéreas estão tão estreitadas que impossibilitam o fluxo de ar.
- Manifestações atípicas da asma, como a tosse (asma variante), que pode ocorrer como manifestação clínica isolada, em idosos.

Além disso, torna-se imprescindível documentar as medidas de função pulmonar, por meio da espirometria ou do pico de fluxo expiratório (PFE), para demonstrar não só a obstrução como também a gravidade da limitação ao fluxo de ar, bem como a sua reversibilidade e variabilidade.

O termo *reversibilidade* é geralmente usado para melhoras rápidas do VEF1 ou PFE, após alguns minutos do uso de broncodilatador (ex. beta-2 agonista de curta ação – salbutamol ou fenoterol) ou uma melhora sustentada após dias a semanas da introdução de tratamento de controle (ex. corticosteroide inalatório).

O termo *variabilidade* refere-se à melhora ou piora dos sintomas e da função pulmonar ao longo do tempo, que pode ocorrer ao longo de um dia (variabilidade diurna) ou no decorrer dos dias ou meses. A variabilidade é um item importante não só para o diagnóstico como também um dos itens utilizados como critério de controle da asma.

A *espirometria* é o método recomendado para a medida de limitação ao fluxo de ar e reversibilidade, fornecendo o diagnóstico funcional de asma. As principais medidas obtidas com a espirometria são:

- Capacidade vital forçada (CVF).
- Volume expiratório forçado no primeiro segundo (VEF1), que classifica a gravidade.
- Relação VEF1/CVF, que define a obstrução.

Os valores preditos para CVF e VEF1 dependem da idade, sexo e altura. Uma relação VEF1/CVF baixa indica diagnóstico espirométrico de obstrução de vias aéreas. A GINA, 2018 (Global Initiative for Asthma) considera obstrução quando essa relação apresentar valor inferior a 0,75 a 0,80, enquanto o NAEPP (National Asthma Education and Prevention Program) correlaciona os valores com idades, que seriam: 8 a 19 anos = 0,85; 20 a 39 anos = 0,80; 40 a 59 anos = 0,75; 60 a 80 anos = 0,70. Quanto menor o VEF1, maior é a gravidade dessa obstrução. Como a CVF apresenta variações (por exemplo, idade) e interfere na medida de VEF1, a relação entre ambos os valores é essencial para a definição de obstrução.

O grau de reversibilidade pode ser avaliado por meio da variação do VEF1 maior ou igual a 12%, cujo cálculo é feito da seguinte maneira: VEF1 pós-BD – VEF1 pré-BD) × 100/VEF1 pré-BD e incremento de 200 mL dos valores pré-broncodilatador. Porém, muitos asmáticos podem não mostrar reversibilidade, especialmente aqueles pacientes em tratamento.

A responsividade também pode ser avaliada com a prova de função pulmonar e corresponde à dose de um broncoprovocador (em geral metacolina), necessária para determinar uma queda de 20% no VEF1. Apesar de a especificidade ser limitada, possui alto valor preditivo negativo e uma sensibilidade moderada, sendo, dessa forma, um teste útil para exclusão diagnóstica em paciente com prova de função pulmonar normal. A limitação dessa prova ocorre, pois outras condições como rinite, DPOC e bronquiectasias também levam à hiper-responsividade das vias aéreas na ausência de asma.

As medidas de *pico de fluxo expiratório* (PFE) são feitas utilizando um medidor de pico de fluxo. O PFE pode ser usado tanto para o diagnóstico quanto para o controle do tratamento; no entanto, cabe ressaltar que, apesar das facilidades do uso do *peak flow*, como o fato de os medidores serem modernos, relativamente baratos e portáteis, a espirometria continua a ser a prova de função pulmonar melhor documentada para medir a reversibilidade da obstrução ao fluxo aéreo e acompanhamento da asma. A limitação do PFE reside no fato de suas medidas não serem substituíveis por outras, como o VEF1, e, assim, a porcentagem do predito de ambas não é equivalente e o PFE pode subestimar o grau de limitação do fluxo, particularmente quando o fenômeno do *air trapping* se agrava.

Ainda assim, o PFE pode ser uma ferramenta útil para confirmação da asma num contexto a curto prazo, cujas medições se dão dentro de duas a quatro semanas, duas vezes por dia e se verifica um aumento em seu valor, de 60 L/min após a inalação com broncodilatador (BD), ou variação > 20% do seu valor pré-BD, ou ainda, uma variação diurna > 10% em duas medidas diárias. É útil também, pois permite acesso à resposta ao tratamento e estabiliza um valor de base para o manejo das exacerbações. Medições a longo prazo são preferíveis para pacientes que não percebem a limitação ao fluxo aéreo (como os idosos), para pacientes com asma grave e exacerbações frequentes ou repentinas e para identificação de causas ocupacionais ou ambientais para os sintomas respiratórios.

Para tanto é imprescindível que o paciente compreenda a técnica correta de medição do PFE: o indivíduo deve estar em pé, e, após uma inspiração profunda, deve-se seguir uma expiração direcionada ao bocal (ocluindo-o perfeitamente com os lábios ao seu redor, sem obstruir o orifício central com a língua) com o máximo de força e rapidez, realizando pelo menos três medidas sequenciais, sempre zerando o medidor entre cada uma delas. Os horários mais indicados para a medição são pela manhã, antes do uso do broncodilatador, momento em que se espera obter o menor valor de PFE, e à noite, após uso de broncodilatador, em que se espera o maior valor de PFE. Utiliza-se o melhor das três medidas. Considera-se um bom controle quando a variabilidade entre as medidas (tanto durante um mesmo dia quanto em relação à melhor medida pessoal) for menor que 20%.

Classificação de gravidade e controle

Inicialmente baseada na gravidade, entendida como a intensidade intrínseca ao processo patológico instaurado, a classificação da asma era descrita pelo grau de sintomas, limitação ao fluxo de ar e variabilidade da função pulmonar, sendo composta basicamente por quatro níveis: intermitente, persistente leve, persistente moderada e persistente grave. No entanto, como dito anteriormente, a dinamicidade da asma permite avanços ou retrocessos em sua condição de base, sujeitando a classificação a mudanças igualmente dinâmicas com o decorrer do tempo, dependendo agora não apenas da gravidade basal, mas também da resposta ao tratamento. Dessa forma, ficou estabelecido que, para pacientes virgens de medicações, essa primeira classificação (Tabela 48.1), com base nas características clínicas e espirométricas, fosse utilizada para a abordagem terapêutica inicial, ao passo que, para pacientes já recebendo algum tratamento, uma nova classificação elaborada (Tabela 48.2), com base no nível de controle, fosse empregada.

Tabela 48.1 – Classificação clínica e espirométrica da gravidade antes de iniciar o tratamento.				
Gravidade	**Intermitente I**	**Persistente leve II**	**Persistente moderada III**	**Persistente grave IV**
Sintomas	< 1 vez por semana (GINA) < 2 vezes por semana (NAEPP)	> 1 vez por semana e < 1 vez ao dia (GINA) > 2 vezes por semana, porém não diários (NAEPP)	Diários Uso diário β2 Exacerbações ≤ 2 vezes por semana Exacerbações afetam atividade	Contínuos Atividade física limitada Exacerbações frequentes
Despertares noturnos	> 2 vezes ao mês	> 2 vezes ao mês	> 1 vez por semana	Frequentes
Prova de função pulmonar	VEF1 ou PFE ≥ 80%; variabilidade PFE ou VEF1 < 20%	VEF1 ou PFE ≥ 80%; variabilidade PFE ou VEF1 entre 20 e 30%	VEF1 ou PFE entre 60 e 80%; variabilidade PFE ou VEF1 > 30%	VEF1 ou PFE ≤ 60%; variabilidade PFE ou VEF1 > 30%

Fonte: Adaptada de Diretrizes Brasileiras para Asma.

Tabela 48.2 – Classificação da gravidade por nível de controle e tratamento.

Característica	Controlada (todos os seguintes)	Parcialmente controlada (qualquer presente)	Não controlada
Sintomas diários	< 2 vezes por semana	> 2 vezes por semana	
Limitação de atividades	Ausente	Presente	
Sintomas noturnos	Ausente	Presente	Três ou mais características da asma parcialmente controlada
Necessidade de tratamento de alívio	< 2 vezes por semana	> 2 vezes por semana	
Prova de Função Pulmonar (PFE ou VEF1)	Normal	< 80% do predito ou da melhor marca pessoal (se conhecida)	
Exacerbações	Ausente	< 1 vez ao ano	1 vez em qualquer semana
Ação no tratamento	Manutenção ou retroceder etapa se controlada por pelo menos 3 meses	Considerar avançar etapa para ganhar controle	Avançar etapa até conseguir controle

Fonte: GINA, 2018.

O objetivo do tratamento da asma é atingir e manter o controle clínico, minimizando o grau de inflamação e a perda da função pulmonar. Para que isso seja alcançado, deve-se ter em mente que, a cada consulta, a avaliação tanto dos sintomas quanto da variabilidade e reversibilidade ao fluxo aéreo devem ser reverificadas, de modo que as manifestações iniciais estejam diminuídas ou ausentes com o tratamento. É interessante notar que esse controle depende não apenas da terapêutica em si, mas também das interações entre os fatores genéticos individuais, o processo patológico subjacente, o ambiente e fatores psicossociais. Assim, os tópicos a serem abordados incluem dois domínios essenciais: o *controle sintomático* e o *risco futuro de desfechos adversos*.

Compondo o rol do controle sintomático, existem alguns questionários que avaliam a frequência e intensidade das manifestações asmáticas, incluindo ferramentas com escores numéricos como *Asthma Control Questionnaire* (ACQ) e o *Asthma Control Test* (ACT), que avaliam pacientes com necessidade de melhor detalhamento do nível de controle. Atualmente, a avaliação mais difundida envolve questões sobre os seguintes aspectos nas últimas quatro semanas: dias por semana em que se experienciam os sintomas, limitações a atividades diárias, despertares noturnos devido à asma e frequência da necessidade de uso de medicação de alívio. A Tabela 48.3 ilustra os níveis de controle conforme a avaliação realizada.

Com relação ao segundo domínio, que leva em consideração o risco futuro de desfechos adversos, como exacerbações, limitação fixa ao fluxo de ar e efeitos colaterais devido ao uso frequente de medicações, os aspectos a serem analisados contemplam os fatores que contribuem para a ineficiência do controle sintomático como técnica inapropriada do uso dos dispositivos medicamentosos, história de exacerbações prévias devido a exposições ambientais e relação com outras comorbidades que dificultam o tratamento correto, contribuindo para perdas cada vez mais progressivas da função pulmonar, que, inclusive, deve ser avaliada idealmente quando do diagnóstico de asma, após 3 e 6 meses do início do tratamento. O Quadro 48.1 resume com melhor propriedade tal domínio.

Tabela 48.3 – Avaliação do controle da asma em adultos, adolescentes e crianças de 6 a 11 anos.

Controle dos sintomas asmáticos	Nível de controle asmático		
Nas últimas quatro semanas, o paciente apresentou:	Bem controlado	Parcialmente controlado	Descontrolado
Sintomas diurnos mais do que duas vezes na semana?			
Algum despertar noturno devido à asma por semana?	Nenhum	1-2	3-4
Necessidade de medicação de alívio para os sintomas mais do que duas vezes na semana?		Sim	Sim
Alguma limitação das atividades devido à asma?			

Fonte: GINA, 2018.

Quadro 48.1 – Fatores de risco para desfechos adversos na asma.

- Avaliar os fatores de risco ao diagnóstico e periodicamente, especialmente em pacientes sob o curso de exacerbações.
- Medir o VEF1 no início do tratamento, depois de 3 a 6 meses do controle para documentar a melhor função pulmonar do paciente, e periodicamente para avaliação de riscos em curso.

• Fatores de risco independentes potencialmente modificáveis para exacerbações:
  • Sintomas asmáticos descontrolados.
  • Uso frequente de SABA (aumento de mortalidade com uso de mais de um dispositivo ou 200 doses/mês).
  • ICS inadequado: não prescrito, má aderência, técnica incorreta de uso.
  • VEF1 baixo, especialmente se < 60% do predito.
  • Problemas psicossociais ou socioeconômicos.
  • Exposições a: tabagismo, alérgenos sensibilizados.
  • Comorbidades: obesidade, rinossinusite, alergias alimentares confirmadas.
  • Eosinofilia sérica ou no escarro.
  • Gravidez.
• Outros fatores de risco independentes maiores para exacerbações:
  • Necessidade de intubação prévia ou hospitalização em UTI.
  • ≥ exacerbação grave nos últimos 12 meses
	A apresentação de um ou mais desses fatores de risco aumenta o risco de exacerbações mesmo se os sintomas estiverem bem controlados.

- Fatores de risco para desenvolver limitação do fluxo aéreo não reversível.
  - Falta de tratamento com ICS.
  - Exposições: fumaça de cigarro, ocupacionais, produtos químicos nocivos.
  - Baixo VEF1 inicial, hipersecreção crônica de muco, eosinofilia sérica ou do escarro.

- Fatores de risco para efeitos colaterais:
  - Sistêmicos: uso de corticosteroides frequente, a longo prazo, altas doses e/ou potentes ICS, uso de inibidores da P450.
  - Locais: altas doses ou ICS potente, técnica inalatória inadequada.

Legenda: ICS: corticoide inalatório; VEF1: volume expiratório forçado em 1 segundo; Inibidores do P450: inibidores do citocromo P450, como ritonavir, cetoconazol, itraconazol; SABA: beta-2 agonista de curta ação.
Fonte: GINA, 2018.

Diagnóstico diferencial e controle de comorbidades

Quando, apesar de toda a avaliação feita, o controle permanecer inadequado, antes que se avance uma etapa no tratamento, devemos sempre questionar se estamos, de fato, diante de uma asma de maior gravidade ou se outras variáveis estão interferindo na evolução da doença. Uma dessas variáveis, que deve ser sempre a primeira hipótese ante o descontrole, é a má aderência por falta de entendimento sobre o uso dos dispositivos inalatórios. Dados recentes apontam que 80% dos pacientes não têm sucesso no tratamento devido à técnica incorreta de uso das medicações. Por isso, é crucial que o médico a verifique, solicitando que o paciente demonstre, a cada consulta, como faz uso do arsenal terapêutico de que dispõe. Após a demonstração, devem-se corrigir eventuais erros encontrados e solicitar novamente que o paciente faça uso da medicação de modo a verificar seu grau de compreensão sobre o que lhe foi ensinado. Isso deve ser repetido quantas vezes o médico julgar necessário. Se, ao contrário, a técnica estiver correta, o próximo passo então é avaliar a presença de comorbidades que, quando descompensadas, impedem um adequado controle da asma. Dentre as comorbidades mais frequentemente encontradas, destacam-se:

- *Rinite*: a maioria dos pacientes (cerca de 75%) com asma tem história positiva para rinite, e 30% dos pacientes com rinite persistente têm ou desenvolvem asma. O tratamento da rinite pode melhorar os sintomas da asma. Glicocorticoide, cromonas, modificadores de leucotrienos e anticolinérgicos podem ser efetivos em ambas as condições.

- *Sinusite*: tanto sinusites agudas quanto crônicas podem piorar a asma. Tomografia computadorizada dos seios da face pode ajudar no diagnóstico questionável de sinusite. A radiografia local é de baixo impacto. O tratamento deve incluir, além de antibióticos (quando clinicamente indicados), medicamentos que reduzam a congestão nasal, como limpeza local (duas vezes ao dia) com solução fisiológica e corticosteroide tópico.

- *Pólipos nasais*: pólipos nasais estão associados à asma, rinite e hipersensibilidade à Aspirina®. Geralmente respondem bem a corticosteroides tópicos.

- *Doença do Refluxo Gastroesofágico (DRGE)*: pode piorar os sintomas noturnos de asma, sendo também um importante diagnóstico diferencial, pois o conteúdo gástrico que reflui devido à incompetência do esfíncter esofágico inferior é um potente gatilho tanto para exacerbações asmáticas, quando a doença de fato está presente, quanto um potencial indutor do broncoespasmo, quando a doença não está presente, secundário a irritação das vias aéreas pelo contato da acidez gástrica. O tratamento com inibidor de bomba de prótons ou antagonistas H2, além de medidas dietético-posturais para DRGE, podem melhorar o controle da asma naqueles pacientes em que existe associação causal.

- *Ansiedade*: comumente associada a afecções crônicas que não possuem cura, mas controle, a interface psíquica é muitas vezes menosprezada, concentrando-se a ação médica nos aspectos físicos da doença. Isso é ainda mais forte em doenças respiratórias, cuja manifestação clínica da dispneia tem uma importante caracterização subjetiva, que está intrinsecamente relacionada ao estado emocional do indivíduo. Segundo estudos conduzidos no HCFMUSP, na Disciplina de Pneumologia, Grupo de Obstrução, evidenciou-se que pacientes com asma controlada e asma não controlada apresentam altos índices de sintomas ansiosos avaliados por inventários específicos. Asmáticos não controlados apresentam escores compatíveis com gravidade de depressão quando se utiliza o inventário de sintomas de Beck. Portadores de asma controlada, por outro lado, têm esses escores em níveis mais leves. Portanto, uma abordagem que incremente de forma significativa a qualidade de vida aumenta o grau de satisfação dos usuários e das equipes de saúde, contribuindo para o melhor controle da doença.

- *Obesidade*: recentemente associada ao processo asmático, sabe-se que o excesso de tecido adiposo, com altos níveis circulantes de leptina, pode contribuir de forma expressiva para a manutenção do estado pró-inflamatório, com consequências deletérias ao remodelamento das vias aéreas. Além disso, a hipoventilação alveolar determinada por situações decorrentes da obesidade, como a apneia obstrutiva do sono, é outro fator importante que contribui para o descontrole da asma. Estudos também conduzidos no HCFMUSP, na Disciplina de Pneumologia, têm demonstrado que um programa de redução de peso contribuiu para o nível de controle da asma e tal melhora não foi acompanhada por mudanças nos marcadores inflamatórios das vias aéreas ou da reatividade brônquica, mas por um aumento na CVF, sugerindo que a perda de peso tem um importante papel no tratamento de indivíduos obesos de difícil controle, talvez por melhorar a ventilação, e, por consequência, a função pulmonar.

Se, a despeito dos esforços empregados no controle da asma, não obtemos um controle satisfatório dos sintomas, devemos questionar se realmente o quadro apresentado é compatível com o diagnóstico de asma, pois, muitas vezes, sibilância, dispneia e tosse com opressão torácica podem estar presentes na manifestação de outras doenças. A doença pulmonar obstrutiva crônica (DPOC), nesse aspecto, desponta como um importante diferencial. Apesar de ter outros comemorativos na história, como exposição ativa ao tabagismo e/ou materiais particulados (produtos da combustão da biomassa), atualmente, uma entidade descrita como Ascos designa um *overlap* entre a asma e o DPOC, sendo difícil a diferenciação entre tais síndromes, uma vez que, embora partam de processos fisiopatológicos diferentes,

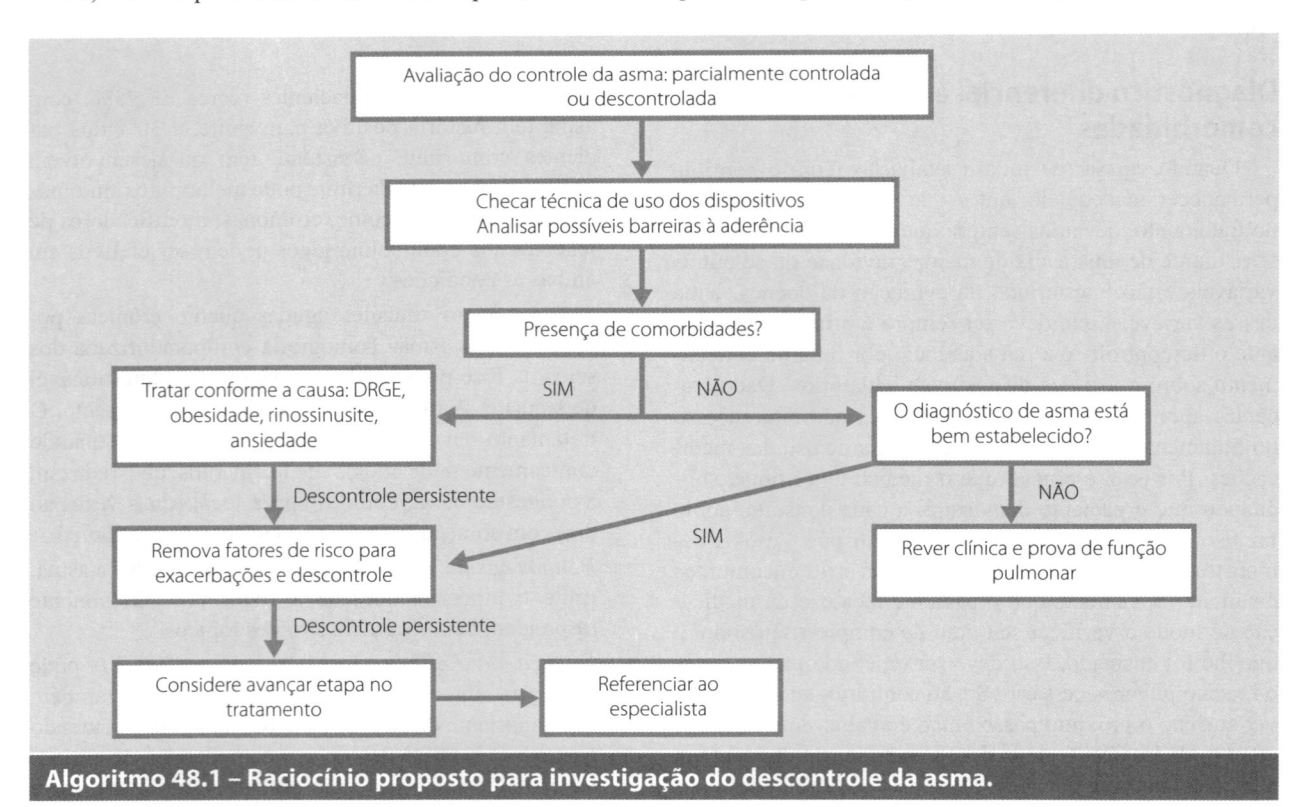

Algoritmo 48.1 – Raciocínio proposto para investigação do descontrole da asma.

Fonte: Elaborado pela autoria.

estas culminam em um final comum: a irreversibilidade da obstrução ao fluxo aéreo e a perda da função pulmonar, com limitações relevantes à qualidade de vida dos indivíduos acometidos. Além disso, outros diagnósticos diferenciais devem ser levados em consideração em relação à asma:

- Doença pulmonar obstrutiva crônica (bronquite crônica e enfisema).
- Doenças pulmonares não obstrutivas (doença difusa do parênquima pulmonar).
- Embolia pulmonar;
- Tosse secundária a fármacos (ex. IECA).
- Obstrução mecânica (paralisia de prega vocal, lesão pós-traumática, estenose laríngea, laringotraqueomalácia, neoplasia primária ou metastática, corpo estranho).
- Cardíaca (insuficiência cardíaca congestiva, prolapso da valva mitral, mixoma atrial).
- Distúrbios somatoformes (disfunção de prega vocal, síndrome de hiperventilação, síndrome do pânico).
- Doenças sistêmicas (fibrose cística, mastocitose, tumor carcinoide).

Cabe lembrar ainda que existem situações especiais que cursam com exacerbações asmáticas e, como tais, necessitam de atenção da equipe médica. São elas:

- *Asma induzida por Aspirina®*: adultos asmáticos podem apresentar exacerbação da asma após ingestão de Aspirina® ou outros anti-inflamatórios não esteroidais. Ocorre mais frequentemente em adultos (3ª e 4ª décadas), em asma grave, associado a pólipos nasais. O quadro inicia-se, em geral, após 1 hora da ingestão da Aspirina®, com rinorreia, obstrução nasal, eritema conjuntival e facial, podendo evoluir para broncoespasmo grave, choque e parada respiratória. O tratamento recomendado é com glicocorticoides e antileucotrienos, além da óbvia proibição do uso de salicilatos.
- *Gravidez*: a gravidade da asma frequentemente se modifica durante a gravidez. Em um terço das pacientes torna-se pior, em um terço fica menos grave e em um terço permanece inalterada. Não há evidências de risco para o feto na maioria das medicações utilizadas para controle da asma, como glicocorticoides inalatórios, beta-2 agonistas, teofilina e modificadores de leucotrieno (especialmente montelucaste). Exacerbações agudas devem ser tratadas agressivamente para evitar hipóxia fetal, o que inclui beta-2 agonista de rápida ação, oxigênio e corticosteroides sistêmicos.
- *Cirurgias*: o risco de complicações perioperatórias é maior quanto maior a gravidade da asma, na realização de cirurgia torácica ou abdominal alta e naquelas em que se fará anestesia geral com intubação orotraqueal. A GINA orienta realização de PFP. Se a VEF1 for menor que 80% do melhor pessoal, considerar curso curto de corticosteroide oral. Caso o paciente tenha utilizado corticosteroide sistêmico nos últimos seis meses, deve-se prescrever hidrocortisona, 100 mg de 8 em 8 horas horas, no período cirúrgico, reduzindo-o após 24 horas para não prejudicar a cicatrização.

- *Asma induzida por exercício*: início dos sintomas durante a atividade física ou após seu término, com pico dos sintomas em 10 a 15 minutos e resolução em 1 hora. Maior risco em locais de clima seco e frio. Dentre os medicamentos úteis em seu manejo, encontram-se: beta-2 curta ou longa, cromoglicato, nedocromil e antileucotrienos.

Tratamento não farmacológico

Devido a sua natureza multifatorial, o tratamento da asma requer não só o controle da hiper-reatividade brônquica e do processo inflamatório que a caracteriza, mas também, e de igual importância, da adoção de medidas que façam parte de um ciclo composto por: educação sobre a doença, controle ambiental, exercícios físicos e perda de peso. O entendimento, a confiança e as habilidades pessoais são pontos de destaque no manejo da educação sobre a asma, pois, à medida que o paciente tem acesso à informação e conhecimento para manipular sua própria condição, ele passa a compartilhar com os profissionais de saúde seus medos, preocupações e expectativas, o que nos permite identificar a adesão ao tratamento e as suas principais angústias e dúvidas. Não raro, sabe-se que muitos pacientes não entendem a diferença entre medicações de alívio e de controle, empecilho imposto ao controle satisfatório da asma, que pode ser facilmente manejado por um treinamento e aconselhamento em saúde. Para isso, a relação médico-paciente deve estabelecer elos de ajuda mútua, sendo fortalecida quando existe uma discussão acerca do assunto e concordância sobre os objetivos do tratamento, permitindo o desenvolvimento de um plano personalizado de automonitoramento. Assim, é possível rever com periodicidade o plano terapêutico e o nível de controle da doença, demonstrando que a educação é parte integral do tratamento não farmacológico da asma, uma vez que permite aos pacientes a interpretação de seus sintomas cardinais, prevenindo suas exacerbações e monitorizando o seu controle.

> **Saiba mais...**
> *Como ensinar o uso correto do dispositivo inalatório ("bombinha"):* agitar o frasco; distanciar dois dedos entre o bocal e a boca ou utilizar espaçador (mais indicado); inspirar e expirar profundamente antes de acionar o aerossol; ao acionar o aerossol, inspirar profundamente, aspirando a medicação; aguardar 10 segundos (contar mentalmente até 10) antes de expirar; aguardar 15 a 30 segundos antes de inalar a segunda dose; sempre após uso de corticosteroide inalatório, enxaguar a boca.

Partindo para o controle ambiental, a recomendação primordial estabelecida no GINA com bom nível de evidência é, sem dúvidas, cessar o tabagismo e evitar a exposição à fumaça do cigarro. Para além das inúmeras substâncias potencialmente tóxicas presentes na queima da nicotina, o tabagismo, ativo ou passivo, aumenta o risco de hospitalizações, a taxa de declínio de função pulmonar e reduz a efetividade dos corticoides inalatórios e sistêmicos. Assim, no controle asmático é fundamental encorajar os pacientes que fumam a abandonar tal hábito, bem como recomendar àqueles que não fumam evitar a exposição passiva à fumaça do cigarro, especialmente em ambientes fechados como o carro e dentro de casa. Lembrando que, para pacientes com carga tabágica superior a dez maços/ano, devemos pesquisar também a possibilidade de DPOC ou *overlap* de asma-DPOC.

Ainda nesse contexto, para uma adequada compreensão acerca do controle ambiental, exposições ocupacionais a aeroalérgenos e sensibilizantes, principalmente no cenário industrial, também fazem parte da abordagem não farmacológica. Apesar disso, os estudos são inconclusivos sobre a exposição a aeroalérgenos em ambientes fechados, como a própria residência, embora a remediação da umidade e do mofo reduza os sintomas asmáticos e a necessidade de uso de medicações em adultos. Essa falta de evidência deixa em aberto tal aspecto, no entanto, é é de bom tom que indivíduos sabidamente atópicos ou sensibilizados evitem exposições a tais gatilhos.

Muito se tem discutido a respeito do papel da atividade física e dos exercícios respiratórios para o controle da asma. Atualmente, as evidências apontam que tais medidas devem, de fato, ser recomendadas, mais pelos benefícios na saúde em termos de redução do risco cardiovascular do que propriamente por incrementos da função pulmonar, com exceção da natação em crianças e adolescentes, que esteve relacionada a um melhor controle asmático. Um aumento na capacidade cardiopulmonar reduz o risco da dispneia sem relação à limitação do fluxo aéreo a ser atribuída à asma. Os exercícios respiratórios e de relaxamento, por sua vez, melhoram os sintomas e a qualidade de vida, contribuindo para o tratamento, inclusive, da ansiedade.

Finalmente, seguir uma dieta saudável, rica em frutas e vegetais, contribui não só para o controle da asma como também previne muitas outras doenças crônicas, incluindo algumas formas de câncer. Além disso, a reeducação alimentar está intrinsecamente relacionada às recomendações para a perda de peso, aspecto emergente no tratamento não farmacológico da asma. Recentemente, um estudo conduzido pelo grupo de obstrução da disciplina de Pneumologia do HCFMUSP demonstrou que, apesar de a melhora dos sintomas respiratórios com a perda de peso não acompanhar mudanças nos marcadores de inflamação das vias aéreas ou da reatividade brônquica, houve um aumento na capacidade vital forçada (CVF), possivelmente relacionada à melhora da mecânica respiratória na ventilação pulmonar, então limitada pelo excesso de tecido adiposo.

O Gráfico 48.1 mostra o impacto do grau da perda de peso na capacidade vital forçada, sugerindo que a perda de peso desempenha um papel importante no tratamento de indivíduos asmáticos que são obesos e não obtêm um controle satisfatório com o tratamento convencional.

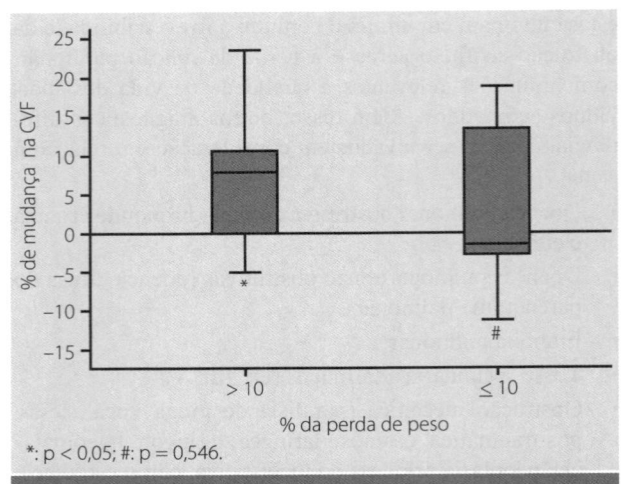

*: p < 0,05; #: p = 0,546.

Gráfico 48.1 – Impacto do grau da perda de peso na capacidade vital forçada.

Fonte: Sérvulo Azevedo Dias-Júnior et al. Effects of weight loss on asthma control in obese patients with severe asthma. European Respiratory Journal 2014 43: 1368-1377.

Tratamento farmacológico

Como vimos, a asma é uma doença heterogênea e dinâmica, sendo a pedra angular de seu tratamento medicamentoso o uso de corticoides inalatórios, que são capazes que diminuir o cerne do processo inflamatório e a hiper-responsividade das vias aéreas. No entanto, para uma melhor compreensão das opções farmacológicas no tratamento da asma, dividimos as medicações em três grupos distintos:

- *Medicações de controle*, representadas pelos corticoides inalatórios (ICS) e beta agonistas de longa ação (LABA), utilizadas para terapia de manutenção, usadas diariamente e em longo prazo, cujo objetivo é diminuir sintomas, inflamação das vias aéreas e risco de futuras exacerbações, bem como reduzir a perda da função pulmonar;
- *Medicações de alívio (resgate)*, compostas por beta agonistas de curta ação (SABA), utilizados sob demanda para atuar com rapidez na reversão do broncoespasmo e alívio dos sintomas ou na deterioração da doença, sendo a imposição frequente de seu uso um alerta para a necessidade de avançar a etapa no tratamento de manutenção. Tais medicações também são úteis na prevenção da broncoconstrição induzida pelo exercício;
- *Medicações complementares*, como: (1) os antagonistas dos receptores de leucotrienos (ALcT), utilizados como tratamento alternativo ou em combinação com as medicações de controle; (2) anticorpos monoclonais anti-IgE (biológicos), representados principalmente pelo omalizumab, quando os ICS, LABA e ALcT não alcançam o devido controle asmático ou quando os pacientes experienciam efeitos adversos intoleráveis ao tratamento convencional.

O tratamento farmacológico, dessa forma, tem a constante necessidade de reavaliação sintomática, pois, em virtude de sua dinamicidade, o controle asmático está sujeito a mudanças frequentes, ora para avançar a etapa (*step up*), ora para regredir a etapa (*step down*). Com isso, existe um ciclo contínuo, representado pelo Fluxograma 48.1.

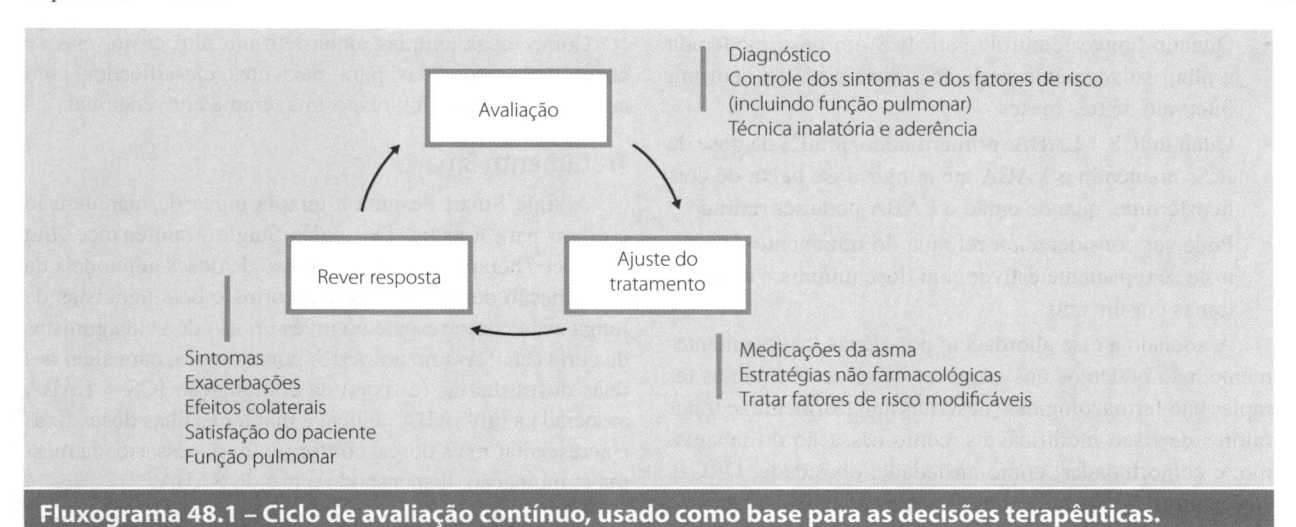

Fluxograma 48.1 – Ciclo de avaliação contínuo, usado como base para as decisões terapêuticas.

Fonte: GINA, 2018.

Para guiar o tratamento medicamentoso, a abordagem mais utilizada segue o escalonamento em etapas, que são dirigidas para a necessidade de controle do momento em que se avalia o paciente, associadas ao tratamento de manutenção. Geralmente, para o início do tratamento naqueles que se apresentam com asma persistente leve, a terapêutica empregada baseia-se no *step* 2, ou ainda, quando o paciente é muito sintomático, como na asma persistente moderada, opta-se pelo *step* 3. A partir de então, o manejo será feito conforme o Fluxograma 48.1 e o Gráfico 48.2: se a asma não está controlada e a técnica de uso dos dispositivos está devidamente checada, assim como a aderência, fazemos o *step up,* a fim de obter o controle

necessário, lembrando que, para cada uma das etapas, a medicação de resgate deve ser fornecida para o rápido alívio dos sintomas. Quando, ao contrário, o paciente apresenta estabilidade sintomática em determinado patamar, por pelo menos três meses, fazemos o *step down,* com objetivo de garantir o controle com a menor dose de medicamento possível, diminuindo a chance de o paciente apresentar efeitos colaterais em virtude das doses utilizadas, o que aumenta a sua segurança no tratamento. Algumas considerações que devemos ter para o retrocesso (*step down*) de etapa de tratamento são:

• Quando houver controle com ICS em baixa dose, isoladamente, passar para dose única diária.

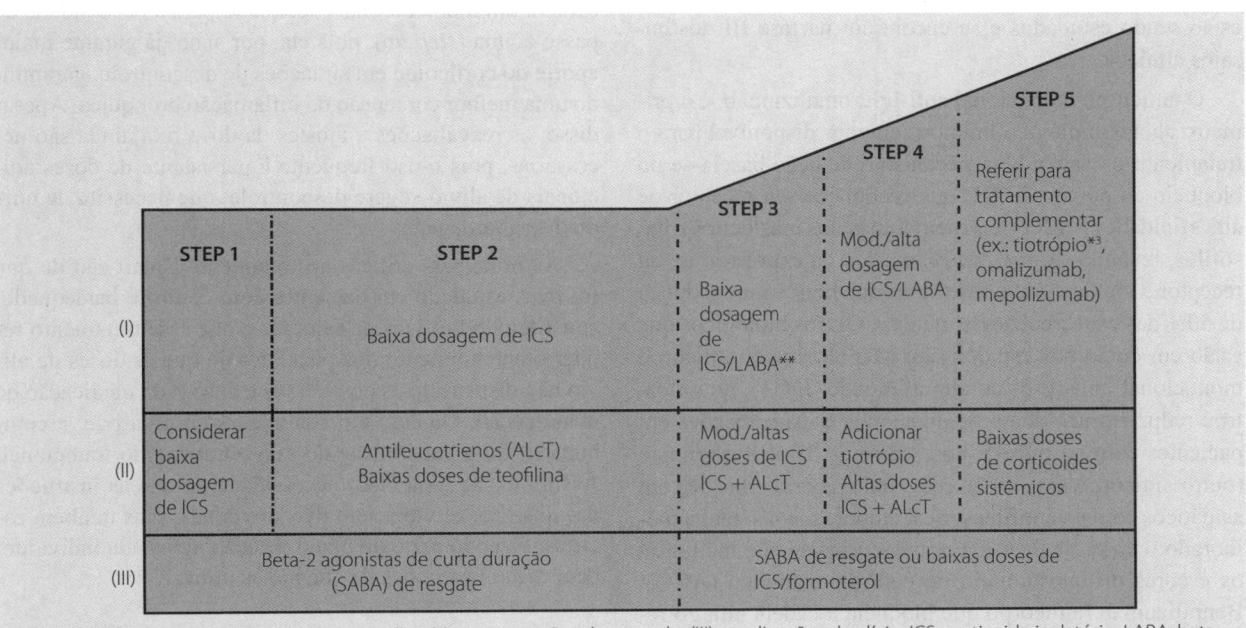

Legenda: (I): medicações de controle de escolha; (II): outras opções de controle; (III): medicações de alívio; ICS: corticoide inalatório; LABA: beta-2 agonistas de longa ação; Mod.: moderada; ALcT: antileucotrienos; (*³): não recomendado em crianças < 12 anos; (**) para crianças de 6 a 11 anos, a medicação de controle de escolha no *step* 3 são doses médias de ICS.

Gráfico 48.2 – Abordagem farmacológica por etapas.

Fonte: GINA, 2018.

- Quando houver controle com ICS em dose moderada a alta, isoladamente, reduzir a dose em 50%, em um intervalo de três meses.
- Quando ICS + LABA, primeiro reduzir 50% da dose de ICS, mantendo o LABA até atingir dose baixa de corticosteroide, quando então o LABA pode ser retirado.
- Pode ser considerada a retirada do tratamento de controle se o paciente estiver com dose mínima e sem sintomas por um ano.

Associado a essa abordagem por etapas, concomitantemente, não podemos nos esquecer de orientar sobre as terapias não farmacológicas (descritas anteriormente) e tratar fatores de risco modificáveis, como cessação do tabagismo, e comorbidades, como ansiedade, obesidade, DRGE, entre outras.

Como parte do processo educacional e automanejo sobre a doença, é importante salientar que a melhora clínica ocorre nos primeiros dias do início do tratamento, mas o benefício completo será evidente após 3 a 4 meses de tratamento. Isso pode demorar ainda mais nos casos graves e nos cronicamente não tratados.

Biológicos na asma

Integrando parte das terapias inovadoras para o tratamento asmático, os anticorpos monoclonais têm despontado como objeto de estudo para a terapêutica de indivíduos com asma grave e se baseiam principalmente no fenótipo manifestado. Apesar de fazer parte do *step 5* na abordagem escalonada, o uso de biológicos ainda não tem uma recomendação formal, visto que muitos desses anticorpos estão sendo estudados e se encontram na fase III dos ensaios clínicos.

O anticorpo monoclonal anti-IgE, omalizumab, é o primeiro agente biológico imunorregulador disponível para o tratamento da asma. Seu mecanismo de ação baseia-se no bloqueio da porção da IgE que reconhece seu receptor de alta afinidade (FcεR1) nas membranas dos mastócitos e basófilos, levando a um *down regulation* da expressão de tal receptor. Com isso, demonstrou-se que houve uma redução de 50% das exacerbações asmáticas. Outros biológicos que estão em curso nos estudos são: Mepolizumab (anticorpo monoclonal anti-IL-5, de alta afinidade, IgG1), que mostrou reduzir o uso de corticoides orais e exacerbações em pacientes com eosinofilia no escarro (> 3%); Reslizumab (outro anticorpo anti-IL-5), reduzindo as exacerbações em asmáticos com eosinofilia sérica; embora ele não tenha melhorado o controle da asma grave, curiosamente melhorou os escores do questionário de controle asmático (ACQ); Benralizumab (anticorpo que bloqueia a cadeia alfa do receptor de IL-5), sendo eficiente em reduzir a eosinofilia nas vias aéreas e no escarro; Dupilumab (anticorpo antirreceptor de IL4); Lebrikizumab (anticorpo anti-IL13), que melhorou a função pulmonar em pacientes com controle insatisfatório, apesar do uso de corticoides inalatórios.

Como essas terapias ainda têm um alto custo, elas se encontram reservadas para pacientes classificados com asma grave e de difícil resposta à terapia convencional.

Tratamento Smart

A sigla Smart designa a terapia única de manutenção e alívio para a asma. Do inglês *Single Maintenance And Revieler Therapy*, que propõe o uso de doses adicionais da combinação de corticoides inalatórios e beta agonistas de longa ação como resgate ao invés do uso de beta agonistas de curta ação. Assim, no *step 3*, por exemplo, para além das duas doses diárias (e fixas) da combinação ICS + LABA associada a um SABA, a ideia é manter as duas doses fixas e acrescentar mais doses, conforme for necessário, da mesma combinação, dispensando o uso do SABA.

Importante ressaltar que a medicação licenciada para uso da terapia Smart é a combinação de budesonida + formoterol nas doses de 100/6 μg ou 200/6 μg, e que as doses adicionais de alívio, conforme necessário, não devem ultrapassar seis a oito inalações em ocasiões de descontrole, somando um total de doze inalações em 24 horas. As doses de 400/12 μg não foram estudadas e, por isso, não se aplicam a essa terapia. Teoricamente, o tratamento Smart relacionou-se a uma melhora dos sintomas e da função pulmonar com doses menores de corticoides inalatórios do que o tratamento tradicional de manutenção com medicações de alívio à parte. Além disso, mostrou também um risco menor de exacerbações, com maior latência do controle da crise asmática.

Outro benefício apontado nas revisões sistemáticas foi que o uso de doses adicionais de budesonida + formoterol tem um momento mais adequado para a necessidade de passo acima (*step up*), pois ela, por si só, já garante maior aporte do corticoide em situações de descontrole, garantindo uma melhor contenção da inflamação brônquica. Apesar disso, as reavaliações e ajustes da dose fixa ainda são necessárias, pois o uso frequente e persistente de doses adicionais de alívio sugere descontrole, que necessita de uma melhor abordagem.

As principais críticas ao tratamento Smart são de que foi mais estudado em pacientes com controle inadequado, constituindo um viés de seleção, e que esse tratamento requer o entendimento dos pacientes de que as doses de alívio não dispensam as doses fixas e diárias da medicação de manutenção. Quando tomada apenas como alívio, a combinação foi menos eficaz do que o tratamento tradicional. Assim, existe uma clara necessidade de que as instruções das doses de alívio sejam não só verbais, mas também escritas, fazendo parte do plano de ação para cada indivíduo, bem como instruções de quando as utilizar.

Discussão do caso clínico

A paciente apresenta episódios recorrentes de sibilância e dispneia desencadeados por alérgenos, irritantes não específicos e exercícios, o que, concomitantemente a sua história pregressa de sintomas respiratórios na infância, sugere-nos o diagnóstico de asma, tendo permanecido assintomática durante o período da adolescência. Caracteristicamente, apresenta piora ao vir para São Paulo (exposição a substâncias irritativas no trabalho – cloro, amoníaco, poluição, clima mais frio e exposição a tabagismo passivo pelo hábito do marido). Além disso, a paciente apresenta evidências de atopia, no caso, a rinite, o que favorece o caráter alérgico de sua asma (como na maioria dos casos), presença de antecedentes familiares de asma, o que ajuda a corroborar a hipótese, na medida em que a asma possui forte componente genético na sua etiologia (25% de risco de a prole desenvolver asma se um dos pais com antecedente e 50% se ambos).

Quanto aos diagnósticos diferenciais, caberia questionar a presença de insuficiência cardíaca, dado seu perfil epidemiológico (natural da Bahia, pode ser originária de região de grande prevalência de doença de Chagas), incluindo a dispneia progressiva aos esforços. Porém, os desencadeantes, os antecedentes e o exame clínico não sugerem tal diagnóstico.

A evolução clínica natural é muito compatível com asma, com períodos de remissão e alternância. Ao longo do tempo descrito, observa-se que clinicamente a doença evoluiu de intermitente para persistente, de acordo com a sintomatologia atual.

A espirometria mostrou distúrbio obstrutivo (VEF1/CVF = 0,57) de gravidade moderada (VEF1 = 76%) com reversibilidade significativa de 20%. A reversibilidade com o uso de broncodilatador é característica da asma.

Quanto ao comportamento inicial, pode-se classificar essa paciente como tendo uma asma persistente moderada e não controlada. Qual abordagem adotar diante desse quadro?

Dada a importância do tratamento não farmacológico, é essencial educá-la quanto a sua doença, orientando sobre medidas comportamentais para controle de suas comorbidades, como a doença do refluxo gastroesofágico (fracionar as refeições, elevar a cabeceira da cama, evitar deitar-se imediatamente depois da refeição), bem como realizar tratamento de rinite alérgica com corticoide intranasal e da sinusite (orientando quanto à importância da lavagem nasal periódica com soro fisiológico). Como temos o dado de que seu fenótipo é provavelmente alérgico, a paciente também deve receber orientação para evitar exposição aos alérgenos e irritantes não específicos acima mencionados.

Além disso, pelo descontrole sintomático e necessidade de medicações, considerando-a virgem de tratamento, poderíamos iniciar seu cuidado no *step* 3 com corticosteroide inalatório (ICS) associado a beta-2 de longa ação: budesonida 200 µg + formoterol 6 µg duas vezes por dia.

Supondo que na consulta de retorno ainda referisse sintomas em frequência superior a duas vezes na semana, sem limitação de atividades, sem sintomas noturnos e sem necessidade de idas ao pronto-socorro, reclassificaríamos seu controle, dizendo que, agora, apresentava asma parcialmente controlada. O tratamento ainda assim seria o mesmo? A resposta é não, pois nosso objetivo será sempre a ausência de sintomas associada ao controle dos componentes desencadeadores da doença, sejam eles a hiper-reatividade brônquica ou a sua inflamação característica. Dessa forma, duas opções são possíveis: realizar o *step up* para a etapa 4 e aumentar o ICS para dose média: budesonida 400 µg + formoterol 12 µg duas vezes por dia ou aplicar a terapia Smart, mantendo a dose prévia e associando a dose de resgate da combinação 200 µg + 6 µg. A paciente precisa também ter o tratamento não farmacológico reforçado: orientações comportamentais, forma de uso dos dispositivos inalatórios e adesão ao tratamento.

Se, após três meses dessa última orientação, a paciente apresentar asma controlada, poderíamos optar pela redução da dose de ICS, retornando à etapa anterior (chamado de *step down*), caso o *step up* tenha sido a escolha na consulta.

Anexos

Nesse tópico, encontram-se informações úteis relacionadas às medicações empregadas na asma.

Tabela 48.4 – Doses diárias equipotentes estimadas de glicocorticoides inalatórios para adultos.

Corticoide inalatório (ICS)	Baixa dose (µg/dia)	Média dose (µg/dia)	Alta dose (µg/dia)
Beclometasona, dipropionato • (Beclort®, Clenil® – 250 mcg/jato, Miflasona® – 200 ou 400 mcg/jato)	200 a 500	> 500 a 1.000	> 1.000 a 2.000
Budesonida • (Budiair®, Busonid®, Miflonid®, Pulmicort® – 200 ou 400 mcg/jato)	200 a 400	> 400 a 800	> 800 a 1.600
Ciclesonida • (Alvesco® – 80 ou 160 mcg/jato)	80 a 160	> 160 a 320	> 320 a 1.280
Flunisolida • (Flunitec® – 250 mcg/jato)	500 a 1.000	> 1.000 a 2.000	> 2.000
Fluticasona • (Flixotide®, Fluticaps® – 50 ou 250 mcg/jato)	100 a 250	> 250 a 500	> 500 a 1.000
Triancinolona • (Azmacort® – 100 mcg/jato)	400 a 1.000	> 1.000 a 2.000	> 2.000

Fonte: Elaborada pela autoria.

Medicações de controle em longo prazo na asma

Glicocorticoides inalatórios

- Dose baixa, média ou alta dos ICS, de acordo com valores da Tabela 48.4:
  - Beclometasona
  - Budesonida
  - Ciclesonida
  - Flunisolida
  - Fluticasona
  - Triancinolona
- *Indicações*: prevenção a longo prazo dos sintomas; supressão, controle e reversão da inflamação; redução da necessidade de corticosteroide oral.
- *Mecanismo de ação*: anti-inflamatório: bloqueia reação tardia a alérgenos e reduz hiper-responsividade de vias aéreas. Inibe produção de citocinas, ativação de proteínas de adesão e migração e ativação de células inflamatórias.
- *Efeitos adversos*: tosse, disfonia e candidíase oral. Em altas doses, pode levar a efeitos sistêmicos dos corticosteroides.
- *Considerações*: uso de espaçadores e limpeza bucal após uso de ICS diminuem os efeitos locais. O risco de uma asma não controlada deve ser pesado contra os possíveis efeitos sistêmicos dos ICS.

Beta-2 agonista de longa ação inalatório

Formoterol (Foradil®, Formocaps®) 12 mcg/cápsula inalação de 12 em 12 horas

- Associação formoterol/budesonida (Alenia®, Foraseq®, Symbicort®): 6/100; 6/200 ou 12/400 de de 12 em 12 horasSalmeterol (Serevent®) 50 mcg de de 12 em 12 horas.
- Associação salmeterol/fluticasona (Seretide®) 25/50, 25/125, 25/250, 50/100, 50-250, 50-500 inalação de 12 em 12 horas.
- *Indicações*: Prevenção a longo prazo dos sintomas, juntamente com ICS. Prevenção de broncoespasmo induzido por exercício.
- *Mecanismo de ação*: broncodilatação: relaxamento de músculo liso por meio da ativação da adenilato ciclase e aumento do AMP cíclico, produzindo antagonismo funcional do broncoespasmo.
- *Efeitos adversos*: taquicardia, tremores musculoesqueléticos, prolongamento do intervalo QTc em overdose. Risco de rara exacerbação grave e com risco de vida.
- *Considerações*: não deve ser usado para tratar sintomas agudos ou exacerbação. Não deve ser usado como monoterapia no controle a longo prazo da asma. Pode ocorrer tolerância com uso regular.

Antileucotrienos

Antagonista do receptor de leucotrieno

Montelucaste (Singulair®) comprimido de 10 mg; mastigável de 4 ou 5 mg (dose de 10 mg VO à noite).

Zafirlucaste (Accolate®) comprimido de 10 ou 20 mg (dose de 20 mg vo 2 vezes ao dia).

- *Indicações*: Controle a longo prazo e prevenção dos sintomas em asma persistente leve para pacientes > 1 ano (Montelucaste) e > 7 anos (Zafirlucaste). Pode também ser usado com ICS como terapia combinada na asma persistente moderada.
- *Mecanismo de ação*: Antagonista do receptor de leucotrieno. Inibição competitiva do receptor CysLT1.
- *Efeitos adversos*:
  - Montelucaste: raros casos de Churg-Strauss (associação incerta);
  - Zafirlucaste: relatos de casos de hepatite reversível e, raramente, insuficiência hepática irreversível, resultando em morte e transplante.
- *Considerações*: podem atenuar broncoespasmo induzido por exercício, mas menos efetivo que ICS. Não utilizar em associação com beta-2 agonista de longa ação inalatório no lugar da associação de beta-2 longa ação com ICS.
- Zafirlucaste: administração pelo menos 1 ou 2 horas após as refeições (evitar redução de biodisponibilidade); metabolismo p450 (cuidado com o uso de varfarina); descontinuar uso se sinais/sintomas de insuficiência hepática (letargia, icterícia, náusea, dor em hipocôndrio direito) e monitoração com ALT.

Inibidor da 5-lipoxigenase

Zileuton (Zyflo®) 600 mg/comprimido; dose 1 cp 4 vezes ao dia (ainda não disponível no Brasil)

- *Indicações*: pacientes > 12 anos de idade; controle a longo prazo e prevenção de sintomas em asma persistente leve; pode ser usado com ICS como terapia combinada na asma persistente moderada.
- *Mecanismo de ação*: inibe a produção de leucotrienos do ácido araquidônico, tanto LTB4 quanto cisteinil leucotrienos.
- *Efeitos adversos*: elevação de enzimas hepáticas tem sido relatada; casos limitados de hepatite e hiperbilirrubinemia reversíveis; cefaleia.
- *Considerações*: Zileuton é inibidor p450 (pode interferir no metabolismo de varfarina e teofilina). Monitorar ALT.

Corticoides sistêmicos

Prednisona (5, 10, 20 mg/cp)

Prednisolona (5, 20 mg/cp 15 mg/5 mL)

Metilprednisolona (4 mg/cp fr-amp: 40 mg/mL; 125 mg/2 mL; 500 mg/8 mL; 1.000 mg/16 mL)

- *Indicações*: para prevenção a longo prazo dos sintomas em asma persistente grave (dose única diária ou em dias alternados). Uso nas exacerbações (curso de 7 dias em média) para ganhar controle de asma não controlada.
- *Mecanismo de ação*: semelhante ao dos corticoides inalatórios.

- *Efeitos adversos*: Curto prazo: hiperglicemia, aumento de apetite, retenção hídrica, ganho de peso, alterações do humor, hipertensão, úlcera péptica e necrose asséptica, descompensação infecciosa. Longo prazo: supressão eixo adrenal, supressão do crescimento, hipertensão, diabetes, síndrome de Cushing, catarata, fraqueza muscular.
- *Considerações*: usar a menor dose efetiva possível como controle na Etapa 5. Exacerbações: uso de 0,5 a 1,0 mg/kg/dia (40-60 mg) de prednisona ou equivalente por 7 dias.

Anti-IgE

Omalizumab (Xolair®) Uso SC. Dose administrada a cada 2 ou 4 semanas e dependente do peso e nível de IgE do paciente pré-tratamento.

- *Indicações*: controle em longo prazo e prevenção de sintomas em adultos (> 12 anos) que possuem asma alérgica persistente moderada ou grave, apresentando controle inadequado com ICS.
- *Mecanismo de ação*: ligação à IgE circulante e prevenção da sua ligação a receptores de alta afinidade (FcεRI) nos basófilos e mastócitos. Diminui a liberação de mediadores do mastócito após exposição a alérgenos. Diminui o número de FcεRIs em células da submucosa e basófilos.
- *Efeitos adversos*: dor e hematoma nos locais de injeção em 5 a 20% dos pacientes. Anafilaxia relatada em 0,2% dos pacientes. Neoplasias malignas em 0,5 contra 0,2% de placebo (associação incerta).

- *Considerações*: monitoração dos pacientes durante a injeção. Estar preparado para tratamento de reação anafilática. Necessita ser guardado sob refrigeração de 2 a 8 °C.

Referências

1. Global Initiative for Asthma (GINA). Global strategy for asthma management and prevention. 2016 (acesso em: nov. 2016). Disponível em: <www.ginasthma.org>.
2. Global Initiative for Asthma (GINA). Global strategy for asthma management and prevention. 2016 (acesso em: nov. 2016). Online appendix. Disponível em: <www.ginasthma.org>.
3. National Asthma Education and Prevention Program (NAEPP): The Expert Panel Report 3 Full Report 2007: Guidelines for the Diagnosis and Management of Asthma. Coordinated by the National Heart, Lung, and Blood Institute of the National Institutes of Health. Disponível em: www.nhlbi.nih.gov.
4. Martinez FD, Vercelli D. Asthma. Lancet 2013 (acesso em: dez. 2016). Disponível em: <http://dx.doi.org/10.1016/S0140-6736(13)61536-6>.
5. Fanta CH. Asthma Drug Therapy. N Engl J Med 2009; 360: 1002-14.
6. Eder W, et al. The Asthma Epidemic. N Engl J Med 2006; 355: 2226-35.
7. Guilleminault L, Ouksel H, Belleguic C, et al. Personalized medicine in asthma: from curative to preventive medicine. Eur Respir Rev 2017; 26: 160010. Disponível em: https://doi.org/10.1183/16000617.0010-2016.
8. Chapman KR, et al. Single maintenance and reliever therapy (SMART) of asthma: a critical appraisal. Thorax 2010; 65: 747-52.
9. Fanta CH. An overview of asthma management. 2016 (acesso em: dez. 2016). Disponível em: <www.uptodate.com>.
10. DiSantostefano RL, et al. The frequency of, and adherence to, single maintenance and riliever therapy instructions in asthma: a descriptive analysis. Prim Care Resp Med 2016; 26: 16038.
11. Dias-Júnior SA, et al. Effects of weight loss on asthma control in obese patients with severe asthma. Eur Resp J 2014; 43: 1368-77.

Doença pulmonar obstrutiva crônica

49

- *Francisco Monteiro de Almeida Magalhães*
- *Frederico Leon Arrabal Fernandes*

CASO CLÍNICO

- *Identificação:* T.L.S., 58 anos, masculino, natural e procedente de São Paulo, casado, seis filhos, católico, branco, comerciante há 22 anos.

- *Queixa e duração:* cansaço aos esforços há dois anos.

- *História pregressa da moléstia atual:* queixa-se de cansaço e intolerância aos esforços iniciada há aproximadamente dois anos. Começou a sentir falta de ar aos grandes esforços, como ao subir a ladeira da rua de sua casa, progredindo para, atualmente, sentir falta de ar aos mínimos esforços, como tomar banho e escovar os dentes. Há cerca de dois meses, passou a apresentar chiado no peito e tosse com expectoração esbranquiçada, diária, sem relação com o período do dia. Nega ortopneia ou dispneia paroxística noturna. Aplicado questionário CAT, com pontuação 22. Referia várias idas ao pronto-socorro no último ano, com o uso de antibióticos e inalações.

- *Antecedentes pessoais:* nega hipertensão arterial sistêmica, diabetes *mellitus* ou infarto agudo do miocárdio prévio.

- *Antecedentes familiares*: mãe com dislipidemia e hipertensão arterial sistêmica; irmão saudável; pai falecido por câncer de pulmão.

- *Hábitos e vícios:* estilo de vida sedentário; nega etilismo; tabagista de dois maços de cigarro por dia há 40 anos (carga tabágica = 80 maços/ano).

Exame físico

- *Geral:* bom estado geral, corado, hidratado, anictérico, acianótico, afebril, extremidades bem perfundidas, FC (frequência cardíaca) = 92 bpm, FR (frequência respiratória) = 24 ipm, $SatO_2$ aa (saturação minimamente invasiva de oxigênio) = 90%, PA (pressão arterial) = 142 × 88 mmHg, peso = 62,2 kg, altura = 1,78 m, IMC (índice de massa corpórea) = 19,63 kg/m².

- *Cardiovascular:* bulhas rítmicas normofonéticas, com sopro sistólico em foco mitral +/6+; ausência de estase jugular a 45°; ausência de B3 (terceira bulha).

- *Respiratório:* murmúrios vesiculares diminuídos globalmente, com roncos e sibilos difusos.

- *Abdome:* globoso, flácido, sem visceromegalias, indolor à palpação profunda.

- *Membros inferiores:* sem edema e sinais de trombose venosa profunda.

Exames complementares

Radiografia de tórax posteroanterior e perfil

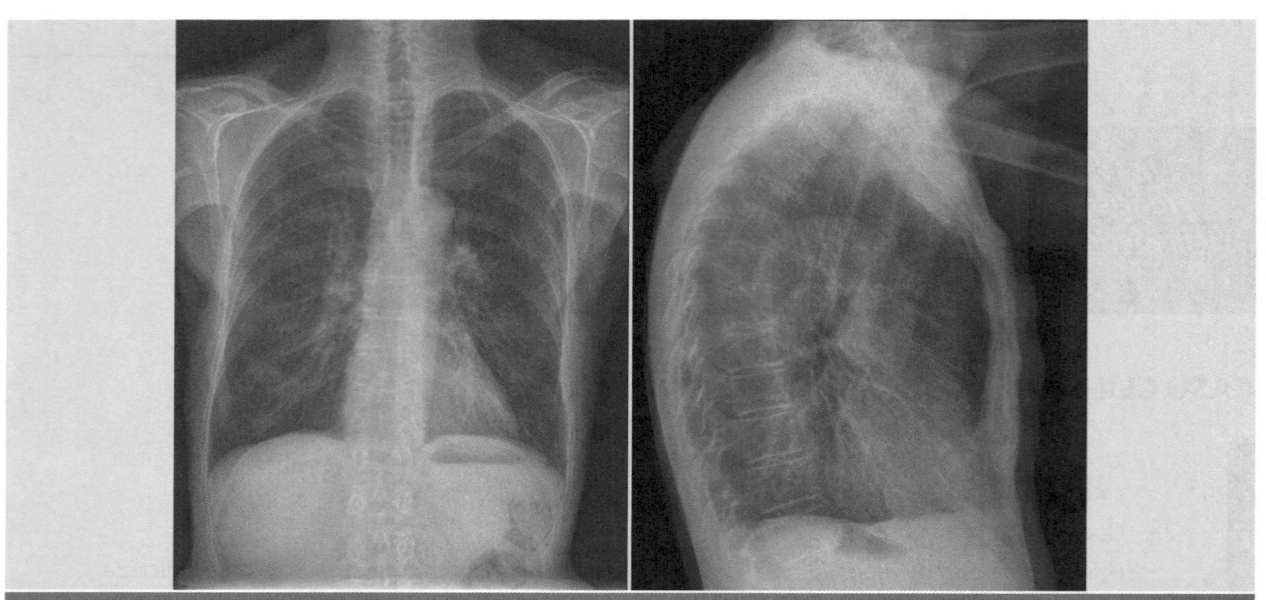

Figura 49.1 – Radiografia de tórax mostra sinais de hiperinsuflação, como retificação do diafragma, aumento do diâmetro anteroposterior, aumento dos espaços intercostais e hipertransparência.

Fonte: Arquivo pessoal do Dr. Frederico Leon Arrabal Fernandes.

Espirometria

	Units	Previsto	Lim. inf.	Pré	% Prev.	Pós	% Pós	% Delta
CVF	L, btps	4,08	> 3,71	**3,23 <**	79	**3,23 <**	79	0
VEF1	L, btps	3,12	> 2,37	**1,40 <**	45	**1,49 <**	48	6
VEF1/CVF	%	76,78	> 58,35	**43,44 <**	57	**46,02 <**	60	6
Fluxo max	L/s	10,24	> 7,78	**4,43 <**	43	**3,84 <**	37	-13
FEF 25-75%	L/s	2,67	> 1,58	**0,45 <**	17	**0,51 <**	19	13
FEF 25%	L/s			1,28		1,55		21
FEF 50%	L/s	3,60	> 2,16	**0,60 <**	17	**0,71 <**	20	19
FEF 75%	L/s	0,87	> 0,52	**0,22 <**	25	**0,20 <**	23	-8
FEF 50/FIF 50	%			20,35	–	42,85		111
Vext.	L			0,02		0,02		33
CVL	L, btps	4,08	> 3,71	**3,51 <**	86	**3,49 <**	85	-1
CI	L, btps	2,90	> 1,22	2,24	77	2,16	74	-4
VRE	L, btps	1,24	1,24	1,27	102	1,33	107	5
Vt	L, btps			1,52		0,92		-39

Figura 49.2 – Espirometria mostra distúrbio ventilatório obstrutivo moderado sem resposta ao broncodilatador.

Fonte: Elaborada pela autoria.

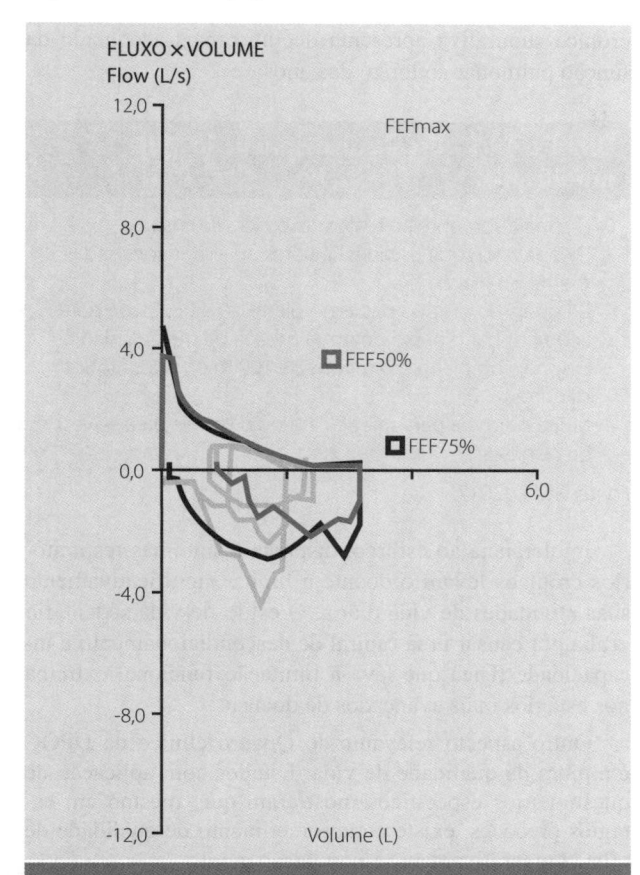

Figura 49.3 – FVC – fluxo *versus* volume. Obstrução fixa é a principal característica espirométrica da DPOC.

Fonte: Arquivo pessoal do Dr. Frederico Leon Arrabal Fernandes.

Gasometria arterial em ar ambiente:

- pH = 7,44
- PaO_2 = 72 mmHg
- HCO_3 = 25,4 mEq/L
- $PaCO_2$ = 44,8 mmHg
- BE = + 3
- $SatO_2$ = 92%

Definição

A doença pulmonar obstrutiva crônica (DPOC) é definida conforme a Global Initiative for Chronic Obstructive Lung Disease (GOLD) como uma doença comum, prevenível e tratável, caracterizada por sintomas respiratórios persistentes e a limitação do fluxo de ar devido a anormalidades nas vias aéreas e/ou alveolares, geralmente causadas por exposição significativa a partículas ou gases nocivos.

O processo inflamatório crônico leva ao remodelamento e aumento do muco nas pequenas vias aéreas e à destruição das fibras elásticas que dão sustentação aos alvéolos e bronquíolos. O conjunto de alterações acarreta aumento da resistência das vias aéreas e redução do recolhimento elástico do tecido pulmonar, ocasionando obstrução do fluxo aéreo.

Para o diagnóstico da doença, é essencial a realização da espirometria, que confirma a obstrução ao fluxo de ar por meio de uma relação entre o volume expiratório forçado no primeiro segundo (VEF1) e a Capacidade Vital forçada (CVF) inferior a 0,70 após o teste com broncodilatador (VEF1/CVF < 0,70 pós-BD).

Epidemiologia

Dentre os portadores de DPOC, 85% apresentam história de tabagismo, e estima-se que 20 a 40% dos tabagistas desenvolverão DPOC. O restante decorre da exposição ocupacional, ambiental e poeira domiciliar. Fatores individuais imunológicos ou genéticos são relevantes na origem da DPOC, e o mais estudado é a deficiência de alfa-1 antitripsina.

Estatísticas norte-americanas apontam a DPOC como a terceira causa de mortalidade, com mais de 120 mil óbitos por ano. Das cinco principais causas de óbito, DPOC é a única cuja morbimortalidade mantém aumento constante.

Como consequência de sua alta prevalência e cronicidade, a DPOC provoca alta utilização de recursos da saúde, com frequentes visitas ao consultório, hospitalizações frequentes por exacerbações, além da necessidade de terapia crônica, como o uso de oxigênio suplementar e vários medicamentos.

O estudo Platino, conduzido em cinco cidades da América Latina, mostrou que a prevalência de limitação não reversível do fluxo aéreo na região metropolitana de São Paulo em indivíduos com mais de 40 anos foi 15,8%, sendo 18% nos homens e 14% nas mulheres. O achado espirométrico é importante para o diagnóstico da DPOC. No entanto, fatores como exposição, comorbidade e sintomatologia também compõem o diagnóstico. Assim, é compreensível que a prevalência encontrada nesse estudo esteja superestimada. Um importante fator avaliado foi o subdiagnóstico da DPOC: 87,5% dos pacientes com obstrução persistente na espirometria não tinham diagnóstico, e apenas 20% dos indivíduos pesquisados no Platino haviam sido submetidos à espirometria em algum momento de suas vidas.

A crescente mortalidade e o aumento da prevalência tornam fundamental o conhecimento do diagnóstico e tratamento dessa condição por profissionais de saúde. Uma análise da U.S. Preventive Task Force concluiu que o rastreamento com espirometria para DPOC em indivíduos fumantes e ex-fumantes assintomáticos não tem impacto na mortalidade ou no prognóstico, dessa forma, não deve ser recomendado. A recomendação vigente é fazer busca ativa de casos, perguntando sobre sintomas com questionário específico e exames simples, como pico de fluxo. Deve-se realizar a espirometria apenas nos indivíduos sintomáticos. Essa abordagem permite detectar uma porcentagem maior de doentes que se beneficiam do tratamento.

Quadro clínico

Os principais sintomas da DPOC são: dispneia, tosse crônica (com ou sem expectoração), sibilância, com variabilidade dos sintomas ao longo do dia ou entre as semanas. Pacientes no início da doença podem se apresentar com exame físico normal ou apenas presença de sibilância e/ou tempo expiratório prolongado. Já pacientes com a doença mais avançada apresentam-se com sinais de hiperinsuflação pulmonar, diminuição dos murmúrios vesiculares, aumento do diâmetro anteroposterior do tórax e sinais de *cor pulmonale* (turgência jugular, hiperfonese de B2 (segunda bulha), hepatomegalia e edema de membros inferiores). Em pacientes em exacerbação podem-se observar dispneia, sinais de esforço respiratório, instabilidade hemodinâmica, insuficiência respiratória e rebaixamento do nível de consciência.

A dispneia é o principal sintoma associado à incapacidade, redução da qualidade de vida e pior prognóstico. É geralmente progressiva com a evolução da doença, presente diariamente, agravada com atividade física e durante exacerbações. Ela pode ser medida de forma objetiva por meio de instrumentos como o índice de dispneia do Medical Research Council (MRC).

O COPD Assessment Test (CAT) é um questionário multidimensional que tem como característica ser um instrumento curto e simples para a quantificação do impacto dos sintomas da DPOC na prática clínica rotineira, além de auxiliar na avaliação geral do estado de saúde, abranger sintomas além da dispneia e facilitar a comunicação entre o paciente e os profissionais de saúde.

Esses índices apresentam boa correlação com o prognóstico da DPOC e são usados para guiar o tratamento, ajustar a dose e a combinação de medicações broncodilatadoras.

Na DPOC, a tosse é o sintoma mais frequente, podendo ser diária ou intermitente, preceder a dispneia ou ser simultânea a ela. Tosse produtiva ou exacerbação aguda costuma abrir o Quadro da doença por volta da quinta década. Foi demonstrado que o portador de DPOC que manifesta tosse

crônica supurativa apresenta declínio mais acentuado da função pulmonar ao longo dos anos.

Quadro 49.1 – Escala de dispneia do MRC modificada.

0 Dispneia somente ao realizar exercício intenso.
1 Dispneia ao subir escadas, ladeiras ou andar apressadamente no plano.
2 Dispneia no próprio passo no plano ou dificuldade para acompanhar o passo de outra pessoa da mesma idade.
3 Dispneia no plano em menos de 100 m ou após alguns minutos.
4 Muita dispneia para sair de casa ou dispneia para se vestir ou se despir.

Fonte: GOLD, 2017.

Intolerância ao esforço, dispneia e sintomas respiratórios crônicos levam o doente a limitar significativamente suas atividades de vida diária. O estilo de vida sedentário acaba por causar uma espiral de descondicionamento e incapacidade física que leva à limitação funcional extrema nos estágios mais avançados da doença.

Outro aspecto relevante do Quadro clínico da DPOC é a piora da qualidade de vida. Estudos com aplicação de questionários específicos mostraram que, mesmo em estágios precoces, existe comprometimento de qualidade de vida comparativamente à população geral.

Comorbidades

A DPOC está associada a múltiplas doenças crônicas e aumento expressivo de comorbidades que podem ter impacto significativo no prognóstico. É importante conhecer que a maioria dos pacientes tem ao menos uma comorbidade, e que pacientes com DPOC têm, em média, mais comorbidades do que indivíduos sem DPOC.

Quadro 49.2 – COPD Assessment Test (CAT).

Nunca tenho tosse	1	2	3	4	5	Tenho tosse o tempo todo
Não tenho nenhum catarro (secreção) no peito	1	2	3	4	5	O meu peito está cheio de catarro (secreção)
Não sinto nenhuma pressão no peito	1	2	3	4	5	Sinto uma grande pressão no peito
Não sinto falta de ar quando subo uma ladeira ou um andar de escada	1	2	3	4	5	Sinto bastante falta de ar quando subo uma ladeira ou um andar de escada
Não sinto nenhuma limitação nas minhas atividades em casa	1	2	3	4	5	Sinto-me muito limitado nas minhas atividades em casa
Sinto-me confiante em sair de casa, apesar da minha doença pulmonar	1	2	3	4	5	Não me sinto nada confiante para sair de casa, por causa da minha doença pulmonar
Durmo profundamente	1	2	3	4	5	Não durmo profundamente devido à minha doença pulmonar
Tenho muita energia (disposição)	1	2	3	4	5	Não tenho nenhuma energia (disposição)

Fonte: GOLD, 2017.

Doenças cardiovasculares, diabetes, depressão, ansiedade, osteoporose, anorexia e perda de peso, câncer de pulmão e disfunção musculoesquelética são comuns nesses pacientes. A Doença do Refluxo Gastroesofágico, quando presente, pode se correlacionar com o aumento do número de exacerbações.

Cânceres (em particular do pulmão, esôfago, pâncreas e mama), ansiedade, cirrose hepática, fibrilação atrial, diabetes, fibrose pulmonar, insuficiência cardíaca, úlcera gastroduodenal e doença coronariana se associaram com maior mortalidade.

Em geral, a presença de comorbidades não deve alterar o tratamento da DPOC, e as comorbidades devem ser tratadas normalmente apesar dela.

O manejo atual da DPOC deve incluir a visão global do paciente, com rastreio e tratamento das comorbidades.

Diagnóstico

O diagnóstico da DPOC é clínico e funcional. A história de exposição tabágica ou a outros agressores deve sempre levantar a suspeita sobre essa condição. A presença de sintomas, como dispneia aos esforços e tosse crônica produtiva, também são indicadores de DPOC.

O rastreio espirométrico da DPOC não é recomendado de rotina em tabagistas assintomáticos. No entanto, deve-se questionar ativamente quanto à presença de sintomas respiratórios que, muitas vezes, podem ser subestimados pelos pacientes, e que, quando identificados, justificam a investigação.

Todos os pacientes que apresentem esses sintomas associados à exposição tabágica maior ou igual a 20 anos/maço, uso de fogão a lenha, exposição a poeira e produtos químicos ocupacionais devem ser submetidos a uma avaliação de função pulmonar com espirometria pré e pós-broncodilatador. A Figura 49.1 mostra um algoritmo simplificado para o diagnóstico e avaliação inicial na suspeita de DPOC.

A espirometria avalia os fluxos e volumes numa manobra expiratória. A capacidade vital forçada (CVF) representa todo o ar que sai do pulmão numa expiração forçada a partir do pulmão completamente cheio. O volume expiratório forçado no primeiro segundo (VEF1) representa o volume de ar expirado no primeiro segundo da manobra forçada. Uma pessoa saudável deve expirar 80% ou mais da sua CVF no primeiro segundo. Uma relação VEF1/CVF menor do que 70% representa obstrução ao fluxo aéreo. Na DPOC, essa relação persiste abaixo de 70%, mesmo após o uso de broncodilatadores.

A classificação da DPOC com base na gravidade da limitação ao fluxo aéreo é medida por meio do VEF1 (Figura 49.2). Apresenta fraca correlação com os sintomas e prejuízo à qualidade de vida. É necessária avaliação associada a aspectos como a gravidade dos sintomas, exacerbações e comorbidades para uma melhor caracterização da gravidade, prognóstico e decisão terapêutica da doença.

A GOLD propõe uma classificação de gravidade com base na avaliação combinada de dois componentes: a limitação ao fluxo de ar evidenciado na espirometria (Tabela 49.1), e, quanto à gravidade dos sintomas, utilizando as escalas mMRC e CAT, além da frequência de exacerbações (Figura 49.4). A classificação da DPOC tem implicações no tratamento e no prognóstico.

Sendo assim, os pacientes atualmente são classificados quanto a sua limitação ao fluxo de ar (I, II, III e IV) e também classificados quanto à sintomatologia (A, B, C e D).

Tabela 49.1 – Classificação atualizada GOLD 2017 (avaliação combinada entre sintomas e espirometria).

Gold	Características
I – leve	VEF1/CVF < 70% VEF1 > 80%
II – moderado	VEF1/CVF < 70% 50 < VEF1 < 80%
III – grave	VEF1/CVF < 70% 30% < VEF1 < 50%
IV – muito grave	VEF1/CVF < 70% VEF1 < 30%

Fonte: GOLD, 2017.

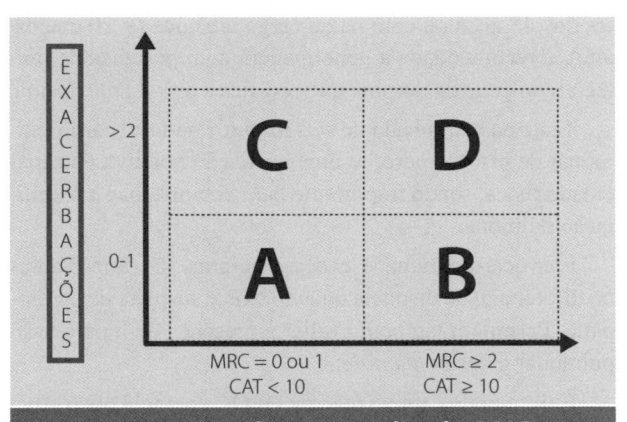

Figura 49.4 – Classificação atualizada GOLD 2017 (avaliação combinada entre sintomas e espirometria).

Fonte: GOLD, 2017.

Outras provas funcionais, como pletismografia, medida de volumes pulmonares por técnicas dilucionais e mensuração da capacidade difusiva, podem ser complementares no diagnóstico e contribuem para diferenciar a DPOC de outras doenças obstrutivas e influenciar no encaminhamento para tratamento cirúrgico ou transplante pulmonar.

A medida de volumes pulmonares pode mostrar a capacidade pulmonar total e volume residual aumentados, caracterizando hiperinsuflação e aprisionamento aéreo. A capacidade difusiva habitualmente encontra-se diminuída na DPOC.

A radiografia de tórax, apesar de não compor os critérios diagnósticos nem predizer prognóstico, deve ser realizada já na fase inicial, principalmente a fim de afastar outros diagnósticos associados ou diferenciais. O exame nos estádios precoces é normal. Com a evolução, é possível observar sinais de hiperinsuflação, como hipertransparência, retificação do diafragma, aumento do diâmetro anteroposterior, horizontalização dos arcos costais, aumento do espaço intercostal e morfologia em gota do coração, retificação ou abaulamento do arco da artéria pulmonar.

A tomografia de tórax, apesar de mais sensível que a radiografia para detectar áreas de enfisema, não é um exame solicitado de rotina, sendo reservada para casos em que se planeja ressecção ou cirurgia de redução de volume pulmonar e tem por objetivo identificar grandes bolhas no parênquima e a presença de bronquiectasias.

Gasometria arterial deve ser solicitada para pacientes com insuficiência respiratória ou VEF1 < 40%, saturação periférica de oxigênio (SpO$_2$) < 92% e em aqueles com manifestações clínicas de hipoxemia (cianose, *cor pulmonale* e hipertensão pulmonar), com objetivo de avaliar a necessidade de oxigenoterapia domiciliar prolongada.

A dosagem de alfa-1 antitripsina faz parte da investigação em todos os indivíduos diagnosticados com DPOC. Em pacientes cuja dosagem é baixa ou em indivíduos com história familiar de DPOC, quando a doença se manifesta antes dos 45 anos ou com baixa carga tabágica (< 20 maços/ano), é recomendada a genotipagem com pesquisa de mutações do gene da Serpina que codifica a alfa-1 antitripsina.

Teste da caminhada de seis minutos ou teste cardiopulmonar de esforço permite uma avaliação objetiva da capacidade física, sendo importante para acompanhar a reabilitação pulmonar.

Eletrocardiograma e ecocardiograma são importantes no diferencial de dispneia quando existe suspeita de cardiopatia. Permitem também avaliar a presença de hipertensão pulmonar e *cor pulmonale*.

É frequente a associação de DPOC e apneia obstrutiva do sono. A polissonografia é fundamental em pacientes obesos ou que apresentam queixa de sonolência diurna e, especialmente, se existem *cor pulmonale* e hipoxemia desproporcionais ao grau de obstrução verificado na espirometria.

Diagnóstico diferencial

Na Tabela 49.2, estão listados os principais diagnósticos diferenciais de DPOC e as características que ajudam a diferenciá-los. É importante ressaltar que uma grande parcela (20 a 30%) dos portadores de DPOC tem asma associada, cerca de 20% dos portadores de DPOC também possuem bronquiectasias e que, devido às comorbidades e fatores de risco cardiovascular associados à DPOC, podemos encontrar insuficiência cardíaca nesses pacientes. As-

sim, mais do que diagnósticos diferenciais, essas podem ser condições associadas que complicam o manejo clínico dessa condição.

Tabela 49.2 – Características dos principais diagnósticos diferenciais da DPOC.	
Asma	• Início nas primeiras décadas de vida. • História familiar de atopia. • Limitação ao fluxo aéreo reversível. • Presença de rinite ou eczema.
Insuficiência cardíaca congestiva	• Cardiomegalia na radiografia de tórax. • Estertores finos em bases. • A espirometria mostra mais restrição do que obstrução. • Ecocardiograma com disfunção ventricular esquerda.
Bronquiectasia	• Grande quantidade de expectoração purulenta. • Infecção bacteriana de repetição. • Crepitação grosseira a ausculta pulmonar. • Radiografia e tomografia de tórax com dilatação e espessamento da parede brônquica.
Tuberculose	• Acomete qualquer idade. • Alta prevalência. • Tosse crônica produtiva, dispneia e sintomas sistêmicos, como febre e emagrecimento. • Pesquisa de BAAR (bacilo álcool-acidorresistente) no escarro confirma o diagnóstico. • Radiografia de tórax com infiltrado pulmonar.

Fonte: Adaptada de GOLD, 2017.

Tratamento

A DPOC é uma doença progressiva, incapacitante e irreversível. Não existe cura, e poucas medidas são eficazes na redução da mortalidade e progressão da doença. Assim, o tratamento é voltado principalmente para o controle sintomático, melhora da capacidade de realizar atividades diárias e redução das exacerbações.

Os objetivos do tratamento ambulatorial da DPOC são:

• Prevenir a progressão da doença.

• Aliviar os sintomas.

• Melhorar a tolerância ao exercício.

• Reduzir exacerbações.

• Reduzir a mortalidade.

Estádios mais iniciais da DPOC são menos sintomáticos. Assim, a prevenção da queda de função pulmonar e progressão da doença é o principal objetivo. Independentemente do estágio da DPOC, é primordial a educação do paciente, disponibilizando informações sobre a doença, seus sintomas, aconselhamento sobre exercício e cessação do tabagismo.

Diante dos objetivos citados acima, alguns tratamentos e intervenções são propostos para todos os pacientes, independentemente da gravidade. Outros são reservados para os estágios mais avançados. A Tabela 49.3 apresenta um resumo do tratamento da DPOC ajustado para cada grau de gravidade da doença.

Medidas gerais

Cessação do tabagismo

Todos os pacientes diagnosticados com DPOC que persistem fumando devem ser orientados a parar de fumar. É frequente o paciente demonstrar um grau elevado de dependência nicotínica e necessitar de tratamento farmacológico. No final desse capítulo, é apresentada uma revisão do tratamento do tabagismo.

Atividade física

Os portadores de DPOC realizam menos atividade física diária do que indivíduos saudáveis, de mesma idade ou fumantes sem DPOC. O sedentarismo leva ao descondicionamento físico, que acaba por piorar a inatividade, em um ciclo vicioso que leva à queda na qualidade de vida, além de aumentar o risco de exacerbações, hospitalizações e mortalidade.

Atualmente, existe uma enorme tendência de intervenções dirigidas ao comportamento, com estímulo à realização de atividade física para todos os pacientes com DPOC, embora ainda não haja guias específicos quanto ao tipo, quantidade, tempo, técnica e métodos de atividade física a serem realizados.

De forma geral, a realização de atividade física regular, por pelo menos 30 minutos, três vezes por semana, estaria relacionado com a redução do risco de hospitalizações e mortalidade.

Reabilitação pulmonar

A reabilitação pulmonar deve ser considerada para todos os pacientes com doença respiratória crônica que permanecem sintomáticos ou que possuem declínio no seu *status* funcional, apesar de terapia medicamentosa adequada.

Ela consiste em um programa multidisciplinar, definido como uma intervenção baseada em uma avaliação completa do paciente, seguida de um tratamento individualizado que inclui treinamento físico, educação e mudança de comportamento, com o intuito de melhorar a autonomia e o desempenho físico e social.

O programa compreende avaliação e orientação nutricional e psicológica, treinamento aeróbio, exercícios de respiração e relaxamento. Um programa completo de re-abilitação tem duração de seis a doze semanas, com duas sessões semanais supervisionadas, que incluem regime de treinamento de caminhada, resistência, força e flexibilidade. Idealmente, os membros superiores e inferiores devem ser treinados. Treinamento muscular inspiratório e estimulação elétrica neuromuscular também podem ser incorporados. Em todos os casos, a intervenção deve ser individualizada para maximizar os ganhos funcionais.

Os benefícios da reabilitação pulmonar são consideráveis, com provada diminuição da dispneia, melhora da tolerância ao exercício, qualidade de vida e menor necessidade de utilização do sistema de saúde. Além disso, novas evidências vêm demonstrando benefícios tanto no decréscimo do número quanto na severidade das exacerbações e impacto na mortalidade, sendo uma das estratégias com melhor custo-benefício no tratamento da DPOC.

Apoio nutricional

As alterações nutricionais com achado de redução de IMC, sobrepeso e obesidade são frequentes na DPOC. A presença de IMC abaixo de 20 kg/m^2 se associa com maior índice de mortalidade.

Vacinas

A vacinação contra o vírus *influenza* reduz em 50% manifestações graves desse patógeno em portadores de DPOC, principalmente em idosos. É recomendada a vacinação anual de todos os portadores da doença.

A vacina antipneumocócica reduz a incidência das formas mais invasivas da doença pneumocócica, por exemplo, pneumonia e meningite. Atualmente, existem duas vacinas disponíveis, a 13-valente, que é realizada apenas uma vez na vida, e a 23-valente, que deve ser aplicada a cada 5 anos até os 65 anos.

Tratamento farmacológico

O tratamento farmacológico é dirigido ao controle sintomático, aliviando a dispneia e levando ao aumento da tolerância ao exercício e melhora dos escores de qualidade de vida. Algumas medicações também reduzem a frequência e a gravidade das exacerbações.

Em todos os estádios da doença, deve-se orientar o uso correto dos dispositivos inalatórios e da medicação broncodilatadora de resgate, se houver sintomas durante as atividades diárias ou piora deles. A medicação de resgate consiste em beta-2 agonista e anticolinérgicos de curta ação.

Broncodilatadores de ação prolongada

A base do tratamento da DPOC estável são os medicamentos broncodilatadores de longa ação. A via de administração preferencial é inalatória, pela ação direta nas vias aéreas e menos efeitos colaterais. Mesmo com efeito limitado na função pulmonar, essas medicações aumentam a tolerância ao exercício físico. O objetivo do tratamento é manter o paciente com dispneia na escala de MRC grau 2 no máximo. Caso já exista maior grau de falta de ar, as medicações broncodilatadoras devem ser associadas.

Beta-2 agonistas de longa duração inalatórios (LABA)

Agem na musculatura lisa da via aérea, promovem relaxamento muscular, aumentam o clareamento mucociliar e diminuem a permeabilidade vascular. Têm duração de ação de aproximadamente 12 horas (Salmeterol e Formoterol). Atualmente, estão disponíveis novos broncodilatadores com 24 horas de ação (Indacaterol, Vilanterol e Olodaterol).

Trata-se de medicação de primeira escolha na DPOC com sintomas frequentes. Os beta-2 agonistas devem ser prescritos para todo paciente com DPOC moderado ou grave. Apresentam bom perfil terapêutico, com melhora da dispneia e função pulmonar, tolerância ao exercício, boa eficácia no médio e longo prazo sobre a qualidade de vida e redução das exacerbações, no entanto, não modificam a mortalidade.

As formulações inalatórias de longa ação são consideradas fármacos seguros, com poucos efeitos indesejáveis ou sistêmicos, sendo taquicardia, tremores e hipocalemia os principais. Em pacientes coronariopatas ou muito idosos, os efeitos adversos podem ser mais pronunciados.

Anticolinérgicos de longa duração inalatórios (LAMAs)

Agem bloqueando os receptores muscarínicos com afinidade pelo receptor M3. Têm duração de ação de aproximadamente 24 horas. Também reduzem a secreção de muco pelo epitélio respiratório. É uma medicação para DPOC com sintomas frequentes e uma alternativa ao beta-2 agonista de longa ação para portadores de DPOC moderada ou grave, proporcionando melhora dos sintomas, melhor capacidade de exercício e reduzindo o número de exacerbações e internações.

O anticolinérgico inalatório tem baixo índice de efeitos indesejados, sendo a xerostomia o efeito adverso mais comum. O tiotrópio é o representante da classe mais conhecido, porém novos anticolinérgicos de longa duração foram lançados recentemente, como Glicopirrônio, Aclidínio e Umeclidínio.

Combinação de broncodilatadores

• Terapia dupla (associação LABA + LAMA)

A combinação do anticolinérgico de longa duração com um beta-2-agonista de longa duração pode levar à melhora da dispneia e função pulmonar. Em paciente GOLD II-IV, cujos sintomas não estão controlados com um único broncodilatador de longa duração, a associação de um segundo broncodilatador de longa duração de outra classe surge com uma alternativa terapêutica. Associações disponíveis no mesmo dispositivo são Tiotrópio-Olodaterol, Umeclidínio--Vilanterol e Glicopirrônio-Indacaterol. Em pacientes com exacerbações frequentes, a associação LABA + LAMA é a medicação de primeira linha, demonstrando superioridade para prevenir as exacerbações perante monoterapia ou a associação de LABA + CI.

• Terapia tripla (associação LABA + CI + LAMA)

As evidências atuais apontam, em termos de eficácia da tripla terapia, discretos benefícios sobre a função pulmonar e qualidade de vida em pacientes portadores de DPOC moderada a grave, com perfil de segurança similar comparada com outras possibilidades terapêuticas (LABA + CI ou monoterapia com tiotrópio).

É possível que exista vantagem clínica quando comparado à dupla terapia broncodilatadora e associação LABA e CI.

Está indicada tentativa de tripla terapia em pacientes com doença grave a muito grave (mMRC 3-4 e/ou VEF1 < 50%) que persistem sintomáticos e com exacerbações frequentes mesmo em uso de dupla terapia broncodilatadora.

• Associação LABA + corticosteroide inalatório (CI)

O tratamento regular não modifica o declínio do VEF1 em pacientes com DPOC. No entanto, há evidências de que reduz a frequência das exacerbações e, assim, melhora a qualidade de vida de pacientes sintomáticos com DPOC e VEF1 < 50% (fase III: DPOC grave; e fase IV: DPOC muito grave) e exacerbações repetidas (duas exacerbações no último ano) ou pacientes com asma associada à DPOC. Um dos problemas em relação ao uso é o aumento da incidência de pneumonia.

Importante lembrar que os corticosteroides inalatórios devem ser usados em pacientes portadores de DPOC sempre em associação com um broncodilatador de ação prolongada (LABA) e nunca como monoterapia.

O uso dos corticosteroides sistêmicos está indicado somente durante as exacerbações.

• Xantinas

A teofilina é um inibidor não específico da fosfodiesterase (PDE), relaxando o músculo liso da via aérea, e tem um discreto efeito broncodilatador.

O limiar entre o nível terapêutico e o de toxicidade é muito estreito, por isso seu uso é muito limitado. Pode ser associado aos broncodilatadores inalados na DPOC moderada ou grave que persiste sintomática após o uso dessas medicações.

Pode causar náuseas, vômitos, diarreia, alterações no nível de consciência, convulsões, taquicardia e arritmias. O nível terapêutico da teofilina deve sempre ser monitorado para evitar a toxicidade.

• Inibidor de fosfodiesterase-4 (roflumilaste)

Reduz a resposta inflamatória nas vias aéreas e é considerado um anti-inflamatório de segunda linha de potencial utilidade em pacientes com DPOC. O fármaco melhora a função pulmonar e reduz a probabilidade de exacerbações, com pouco impacto na qualidade de vida ou sobre os sintomas. Alguns efeitos adversos relativamente comuns são: gastrointestinais (diarreia, náuseas), psiquiátricos e perda de peso.

Indicado para pacientes com bronquite crônica (tosse e expectoração habitual), DPOC grave ou muito grave, associada a história de exacerbações frequentes.

Antibioticoprofilaxia

Não está indicada para todos os pacientes, podendo ser considerada em pacientes que apresentam exacerbações frequentes, apesar da terapêutica inalatória máxima.

Os macrolídeos, como a azitromicina e a eritromicina, são os mais estudados e utilizados, pois foi verificado que possuem interessante efeito imunomodulador, além de propriedades anti-inflamatórias e efeitos antivirais, reduzindo a produção de muco e inibição de virulência bacteriana e formação de biofilme.

A azitromicina foi testada e pode ser usada na forma de 250 mg por dia ou 3 vezes por semana, e resultados recentes demonstraram que terapia com eritromicina ou azitromicina por 6 a 12 meses poderia reduzir efetivamente a frequência de exacerbações em pacientes com DPOC. No entanto, a terapia prolongada pode aumentar o risco de efeitos adversos e resistência aos macrolídeos.

Oxigenoterapia

A oxigenoterapia prolongada, ou seja, no mínimo 15 horas de oxigênio sob cateter nasal com fluxo necessário para manter saturação arterial de oxi-hemoglobina entre 90 e 92% é a única medida que muda a mortalidade dos pacientes com DPOC com hipoxemia grave. Estudos recentes reafirmam que pacientes com hipoxemia leve não apresentam benefício quanto ao uso de oxigenoterapia. O Quadro 49.3 resume as indicações para oxigenoterapia.

Quadro 49.3 – Indicações de oxigenoterapia domiciliar prolongada na DPOC.

Oxigenoterapia contínua por longo tempo

Hipoxemia grave – PaO_2 < 55 mmHg ou $SatO_2$ < 88%

Hipoxemia leve – PaO_2 56-59 mmHg ou $SatO_2$ 89% associada a:
- Edema causado por insuficiência cardíaca direita descompensada
- Evidência de *cor pulmonale*
- Hematócrito > 55%

Fonte: Adaptado de GOLD, 2017.

Tratamento cirúrgico

Em pacientes com DPOC muito grave, podem ser consideradas opções cirúrgicas que podem melhorar os sintomas e modificar a evolução da doença.

A cirurgia de redução do volume do pulmão é considerada uma alternativa útil para um subgrupo de pacientes com DPOC grave, já com a terapia farmacológica máxima, antes de oferecer o transplante. Esse procedimento cirúrgico consiste na ressecção de áreas com predomínio de enfisema e aprisionamento aéreo, podendo levar à melhora da função pulmonar, tolerância ao exercício

Tabela 49.3 – Tratamento farmacológico da DPOC crônica.

Estádio	1ª escolha	Alternativa
Grupo A	• Anticolinérgico de curta duração ou beta-2-agonista de curta duração	• Anticolinérgico de longa duração ou beta-2-agonista de longa duração • (LABA ou LAMA)
Grupo B	• Beta-2-agonista de longa duração (LABA) ou anticolinérgico de longa duração (LAMA)	• Se persistirem os sintomas: • beta-2-agonista de longa duração e anticolinérgico de longa duração • (LABA + LAMA)
Grupo C	• Anticolinérgico de longa duração (LAMA)	• Se história de exacerbações frequentes: • anticolinérgico de longa duração e beta-2-agonista de longa duração (LABA + LAMA)
Grupo D	• Beta-2-agonista de longa duração e anticolinérgico de longa duração (LABA + LAMA) • Obs.: em pacientes com história sugestiva de associação asma/DPOC, a primeira escolha pode ser LABA + CI.	• Sem resposta/história de exacerbações: • terapia tripla (LABA + LAMA + CI) • Paciente com terapia tripla e que mantém exacerbações: • considerar inibidor de fosfodiesterase-4 • considerar macrolídeos

Fonte: GOLD, 2017.

e qualidade de vida. Essa cirurgia reserva-se a paciente com DPOC muito grave, mas com VEF1 ainda maior do que 20% e enfisema de predomínio apical. Consiste na retirada não anatômica dos ápices de ambos os pulmões, reduzindo a hiperinsuflação e melhorando a eficiência mecânica da musculatura respiratória. Atualmente, várias estratégias broncoscópicas de redução do volume pulmonar foram introduzidas, numa tentativa de reduzir os riscos e custos.

O transplante pulmonar é indicado para pacientes com VEF1 < 25%, insuficiência respiratória crônica ou hipertensão pulmonar secundária que continuam a deteriorar apesar de receber tratamento médico máximo. Produz melhora significativa da função pulmonar, das trocas gasosas, da tolerância ao exercício e da qualidade de vida.

Crise/exacerbações

A principal causa de exacerbação da DPOC é infecciosa, ocorrendo com maior frequência nos estágios mais avançados. Os sinais mais sensíveis são: aumento da dispneia, da tosse, do volume do escarro ou mudança na cor da expectoração.

Os agentes infecciosos mais frequentes são: *Haemophilus influenzae* (38 a 70%), *Pneumococus pneumoniae* (25%), *Moraxella catarrhalis* (15%).

Os fatores de risco para má evolução da exacerbação são: idade > 65 anos, dispneia grave, comorbidades significativas, mais de quatro exacerbações nos últimos 12 meses, hospitalização por exacerbação no ano prévio, uso de esteroides sistêmicos nos últimos três meses, uso de antibióticos nos 15 dias prévios e desnutrição.

O tratamento na crise consiste em broncodilatadores inalatórios, corticoterapia sistêmica, oxigenoterapia, ventilação não invasiva ou invasiva (se necessário), além de antibioticoterapia, se necessário. A Tabela 49.3 fornece sugestão de antiembioticoterapia de acordo com estádio clínico da DPOC. Na crise, deve ser utilizado beta-2 agonista de curta ação a cada 20 minutos até 3 doses e, em seguida, de 4 a 4 horas, associado a brometo de ipratrópio a cada 4 horas, até a estabilização do Quadro clínico. O corticosteroide usado, em geral, é a hidrocortisona ou a metilprednisolona IV por até 72 horas, seguido por prednisona ou equivalente por via oral.

A oxigenoterapia deve ser titulada para manter uma $SatO_2$ 88 a 92%. Deve-se observar a presença de hipercapnia e acidose, especialmente em pacientes com alteração no nível de consciência e arritmias cardíacas.

Os critérios para a ventilação não invasiva são: dispneia moderada a grave com uso de musculatura acessória ou movimento abdominal paradoxal; pH sérico entre 7,25 e 7,35 e hipercapnia ($PaCO_2$ > 45 mmHg); frequência respiratória entre 25 e 35 por minuto.

Indicações de ventilação mecânica invasiva: frequência respiratória maior que 35/min, parada respiratória, alteração do nível de consciência, instabilidade hemodinâmica, falha ou contraindicação para ventilação não invasiva, hipoxemia grave (PaO_2 < 40 mmHg), acidose grave (pH < 7,25) e hipercapnia grave ($PaCO_2$ > 60 mmHg).

Tabela 49.4 – Tratamento por grupo.

Grupo	Patógenos mais frequentes	Tratamento recomendado
• DPOC com VEF1 > 50% e sem fatores de risco	• *H. influenzae, M. catarrhalis, S. pneumoniae, M. pneumoniae*	• Betalactâmico + inibidor de betalactamase, cefuroxima, azitromicina/claritromicina
• DPOC com VEF > 50% e com fatores de risco	• *H. influenzae, M. catarrhalis, S. pneumoniae, M. pneumoniae*	• Os anteriores mais: moxifloxacina/gemifloxacina/levofloxacina
• DPOC com VEF1 entre 35 e 50%	• *H. influenzae, M. catarrhalis, S. pneumoniae, M. pneumoniae*	• Moxifloxacina/gemifloxacina/levofloxacina, betalactâmico + inibidor betalactamase
• DPOC com VEF1 < 35%	• *H. influenzae, M. catarrhalis, S. pneumoniae, M. pneumoniae*	• Moxifloxacina/gatifloxacina/levofloxacina, ciprofloxacina se suspeita de *P. aeruginosa*, betalactâmico + inibidor betalactamase (se alergia a quinolonas)
• Fator de risco para *P. aeruginosa* (VEF1 < 35%, hospitalização recente, uso frequente de antibióticos no último ano, corticoterapia, exacerbação com necessidade de ventilação mecânica)	• *P. aeruginosa*	• Ciprofloxacina, betalactâmico com atividade antipseudomonas

Fonte: Adaptada de II Consenso Brasileiro sobre DPOC, 2004.

Cessação do tabagismo

Identificação, redução e controle dos fatores de risco são passos importantes para a prevenção e tratamento de qualquer doença. No caso da DPOC, esses fatores incluem tabagismo, exposições ocupacionais e a poluição do ar, e, entre eles, o tabagismo é o mais comumente encontrado em todo o mundo. Logo, programas de controle do tabagismo devem ser implementados.

A cessação do tabagismo é a única medida que influencia o prognóstico, ao limitar a progressão da doença.

Intervenções eficazes incluem:

- Terapia de substituição de nicotina (transdérmica, gomas e aerossóis nasais).
- Aconselhamento de médicos e outros profissionais da saúde (com ou sem terapia de reposição de nicotina).
- Suporte social (educação e informação a respeito do tabagismo).

Pontos fundamentais para a cessação do tabagismo em relação às estratégias comportamentais:

- Identificação do tabagismo em toda consulta médica, abrangendo tempo de exposição e a quantidade.
- Aconselhamento: recomendar de maneira clara a cessação do tabagismo.
- Avaliação: identificar o momento em que o paciente está disposto a parar de fumar, e, de preferência, marcar uma data para a tentativa.
- Auxílio: estratégias para evitar que o paciente acenda o cigarro.
- Seguimento: manter o contato com o paciente, em especial nas duas primeiras semanas.

O tratamento farmacológico tem como objetivo diminuir os sintomas de abstinência e deve ser usado como coadjuvante da terapia comportamental. As indicações de farmacoterapia são:

- Fumantes de 10 ou mais cigarros por dia.
- Sintomas de abstinência expressivos.
- Fumar o primeiro cigarro antes de 30 minutos ao acordar;
- Tabagistas com Teste de Fagerstrom a partir de 5.
- Insucesso com metodologia comportamental.

Desde que não haja contraindicação clínica na escolha do medicamento, deve-se levar em conta o desejo do paciente.

Terapia de reposição nicotínica

Para a reposição de nicotina, estão disponíveis no Brasil adesivos transdérmicos e gomas de mascar.

- *Goma de mascar*: apresentação de 2 mg. Dose recomendada: 20 gomas/dia no início do tratamento, e a cada quatro semanas reduz-se a dose pela metade.
  - *Efeitos colaterais:* lesões de gengiva, sialorreia, paladar desagradável, amolecimento dos dentes, vômitos, soluços, dores na mandíbula (fadiga muscular).
- *Adesivo transdérmico:* disponível nas dosagens de 7, 14 e 21 mg de nicotina. Recomenda-se que os grandes dependentes iniciem com dose maior (21 mg), seguida de redução mensal e duração de 12 semanas.
  - *Efeitos colaterais:* eritema da pele no local da aplicação (30 a 50% dos casos), infiltrações da derme, hipersalivação, náuseas, vômitos, diarreia e insônia.
  - *Contraindicações:* período inferior a 15 dias de infarto agudo do miocárdio, arritmias, angina instável, gestantes, nutrizes, acidente vascular cerebral e persistência do tabagismo.

Bupropiona

Atua no bloqueio da recaptação neural da dopamina, norepinefrina e menos intensamente da serotonina, no núcleo *accumbens*.

- *Posologia:* um comprimido de 150 mg pela manhã durante os três primeiros dias. Um segundo comprimido de 150 mg, ingerido com intervalo mínimo de 8 horas entre eles, do 4º dia até completar 12 semanas. Cessar o tabagismo em até 14 dias do início do uso do medicamento.
- *Efeitos colaterais:* insônia, cefaleia, boca seca, diminuição dos reflexos, tonturas, ansiedade, elevação da pressão arterial.
- Contraindicações:
  - risco de convulsões (antecedentes convulsivos, epilepsia, convulsão febril na infância, tumor do sistema nervoso central e anormalidades no eletroencefalograma);
  - alcoolistas em fase de retirada do álcool;
  - uso de benzodiazepínicos ou outros sedativos;
  - anorexia nervosa e bulimia;
  - uso de inibidores da monoaminaoxidase (IMAO) nos últimos 15 dias;
  - gravidez e amamentação (segurança não estabelecida);
  - pacientes menores de 18 anos.

Vareniclina (Champix®)

Agonista parcial com alta afinidade pelos receptores acetilcolina-nicotínicos ($\alpha 4\beta 2nAChRs$) que inibem a atividade dopaminérgica produzida pela nicotina e, simultaneamente, produz alívio da fissura e dos sintomas de abstinência.

- *Apresentação:* comprimidos de 0,5 e 1 mg.
- *Duração do tratamento:* 12 semanas. Cessar o tabagismo a partir do 8º dia do início de uso da medicação.
- *Efeitos colaterais:* os mais frequentes são náuseas de pequena e média intensidade e sonhos.

Fármacos de segunda linha

São medicamentos não nicotínicos, de eficácia intermediária ou baixa, com base em estudos com resultados não convincentes na grande maioria das observações. Destacam-se dois: nortriptilina e clonidina.

Discussão do caso clínico

A história clínica desse paciente, com os sinais e sintomas de dispneia progressiva aos esforços, tosse com expectoração esbranquiçada e chiado no peito, faz-nos pensar no diagnóstico de DPOC.

A ausência de ortopneia, dispneia paroxística noturna, estase jugular a 45° e B3 permite diferenciar DPOC da insuficiência cardíaca congestiva, um dos diagnósticos diferenciais.

O antecedente de tabagismo é fundamental para estabelecermos o diagnóstico de DPOC. Lembre-se de que sempre devemos pensar no diagnóstico de DPOC num indivíduo que apresenta os seguintes indicadores: presença de história tabágica, dispneia progressiva, produção crônica de expectoração e tosse crônica.

Além disso, ao exame físico, percebemos algumas características marcantes da doença: aumento do diâmetro craniocaudal e anteroposterior do tórax, indicando represamento de ar; murmúrios vesiculares diminuídos globalmente e presença de ruídos adventícios.

A radiografia de tórax, embora não diagnóstica, mostra: rebaixamento e retificação das cúpulas frênicas, aumento do espaço retroesternal, aumento do diâmetro anteroposterior, retificação de arcos costais, que sugerem o diagnóstico.

A prova de função pulmonar, além de diagnosticar a doença, permite-nos estadiá-la. Uma relação VEF1/CVF < 70% confirma um distúrbio obstrutivo. Confirmado o distúrbio obstrutivo, o próximo passo é avaliar o valor do VEF1, que nos indicará o grau de obstrução e de gravidade funcional da doença.

No paciente em questão, temos um distúrbio obstrutivo, uma vez que a relação VEF1/CVF = 0,6, ou seja, < 0,7. Como o VEF1 pós-broncodilatador desse paciente corresponde a 48% do predito, podemos classificar a doença pulmonar obstrutiva crônica como grave, GOLD III. Por apresentar escala CAT com pontuação 22 e dispneia classificada como mMRC 4, além de apresentar história de exacerbações, o paciente em questão seria classificado como Grupo D (alto risco).

Outra característica presente na espirometria desse paciente é a ausência de resposta ao broncodilatador (VEF1 variou apenas 5% e apenas 50 mL após a administração do broncodilatador), reforçando a hipótese de Doença Pulmonar Obstrutiva crônica.

Na gasometria arterial, há uma redução da PO_2, mas sem atender aos critérios para indicação de oxigenoterapia domiciliar prolongada.

Para esse paciente, foram instituídas as seguintes medidas:

- Orientações quanto à cessação do tabagismo.
- Vacinação contra *influenza* e pneumococo.
- Reabilitação respiratória.
- Beta-2 agonista de curta ação + brometo de ipratrópio nas crises de dispneia.
- Conforme o GOLD 2017, a indicação para o paciente seria iniciar o tratamento com terapia dupla broncodilatadora, com o uso de um beta-2-agonista de longa duração associado a um anticolinérgico de longa duração (LABA + LAMA).

Após dois meses de seguimento, o paciente cessou o tabagismo por meio de medidas comportamentais, apresentando melhora da dispneia e da tosse produtiva.

Referências

1. Diretrizes brasileiras para o manejo da DPOC (Adaptação para o Brasil do Consenso Latino-Americano de DPOC). Sociedade Brasileira de Pneumologia e Tisiologia. 2016.
2. Doença pulmonar obstrutiva crônica. Rev Pneum Paulista out. 2016; 29(3).
3. Global Initiative for Chronic Obstructive Lung Disease. 2017.
4. Han MK. Chronic obstructive pulmonary disease: Definition, clinical manifestations, diagnosis, and staging. UpToDate 2017 (acesso em: 16 jan. 2017). Disponível em: http://www.uptodate.com.
5. Ferguson GT. Management of stable chronic obstructive pulmonary disease. UpToDate 2017 (acesso em: 16 jan. 2017). Disponível em: http://www.uptodate.com.
6. Stoller JK. Management of exacerbations of chronic obstructive pulmonary disease. UpToDate 2017 (acesso em: 16 jan. 2017). Disponível em: http://www.uptodate.com.
7. Diretriz para cessação do tabagismo. J Bras Pneumologia 2008.

Tuberculose

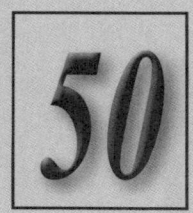

- *Fernanda Barros Viana*
- *Daniel Ayabe Ninomiya*
- *Hermes Ryoiti Higashino*

CASO CLÍNICO

J.M.C., homem, 20 anos, solteiro, estudante, natural e procedente de São Paulo-SP, mora com mãe (auxiliar de enfermagem) e irmão mais novo.

Procurou Unidade Básica de Saúde com queixa de tosse há 2 meses, inicialmente seca, e que, há 3 semanas, tornou-se produtiva, com escarro amarelado, sem sangue. Relata cansaço geral e progressivo no período. À ocasião da piora de tosse, foi atendido em pronto-atendimento e orientado a tomar amoxicilina durante 7 dias, porém não houve melhora. Há 2 semanas, tem observado sensação de febre intermitente e sudorese noturna quase diária, além de perda de cerca de 6 kg no período (peso habitual de 65 kg).

- Antecedentes pessoais: sem comorbidades.
- Hábitos e vícios: nega tabagismo, rara ingestão de cerveja nos fins de semana.
- Sinais vitais: FC 115 bpm/PA 125 × 80 mmHg/FR 22/SatO$_2$ 95% ar ambiente/temperatura axilar 37,1 ºC.
- Exame físico: regular estado geral, descorado 1+/4, hidratado, acianótico, anictérico, sem linfonodos periféricos palpáveis, MV presente bilateralmente com roncos expiratórios esparsos e difusos, sem outros ruídos adventícios, restante do exame clínico sem alterações relevantes.
- Foi realizada radiografia de tórax PA/perfil (Figuras 50.1 e 50.2):

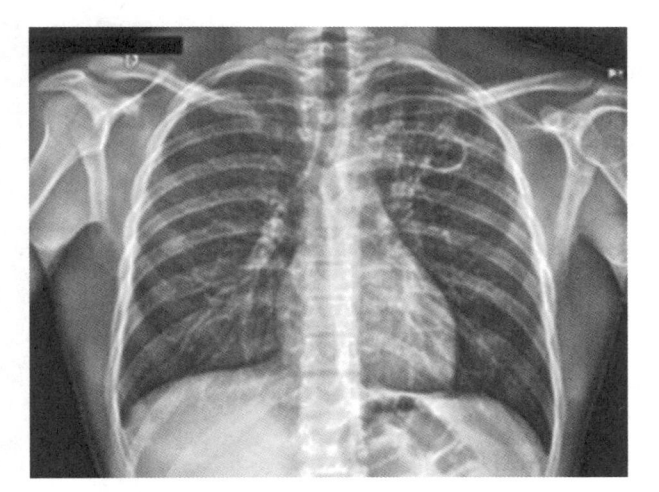

Figura 50.1 – Radiografia de tórax PA.
Fonte: Arquivo pessoal da autoria.

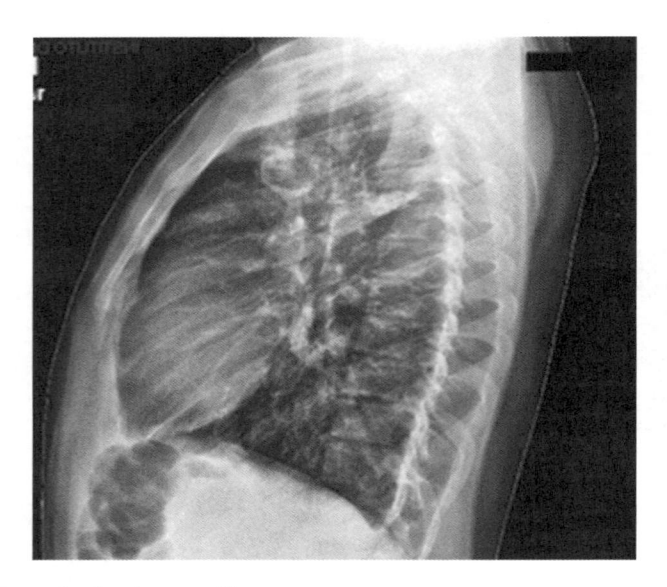

Figura 50.2 – Radiografia de tórax perfil.
Fonte: Arquivo pessoal da autoria.

Introdução

Apresentação do agente etiológico

A tuberculose (TB) é uma das mais importantes causas de morte por doença infecciosa no mundo, com evidências da doença encontradas na coluna vertebral de múmias no Egito antigo e em civilizações pré-colombianas. Foi durante a Revolução Industrial que a tuberculose tornou-se uma questão de saúde pública, a partir da urbanização e da consequente aglomeração de pessoas em péssimas condições de moradia. Nos séculos XVII e XVIII, estima-se que a TB tenha sido responsável por um quarto de todas as mortes em adultos na Europa.

Passou a ser mais bem compreendida com a descrição, em 1882, de seu agente causador, *Mycobacterium tuberculosis*, pelo bacteriologista alemão Robert Koch. Posteriormente, esse micro-organismo seria popularmente conhecido como "Bacilo de Koch".

As micobactérias estão posicionadas do ponto de vista taxonômico na ordem *Actinomycetales*, família *Mycobacteriaceae* e gênero *Mycobacterium*. Outras espécies, como *M. bovis*, *M. africanum*, *M. microti* e *M. canettii*, também são capazes de causar a doença e formam o complexo *M. tuberculosis*.

O *M. tuberculosis* apresenta crescimento lento *in vitro*, com temperatura ótima em torno de 37 ºC. É um micro-organismo aeróbio estrito, imóvel, sensível à radiação ultravioleta e ao calor, não esporula e é um parasito intracelular facultativo, sendo o homem seu único reservatório. Devido à parede celular de alto teor lipídico (ácido micólico), apresenta a característica tintorial de álcool-acidorresistência.

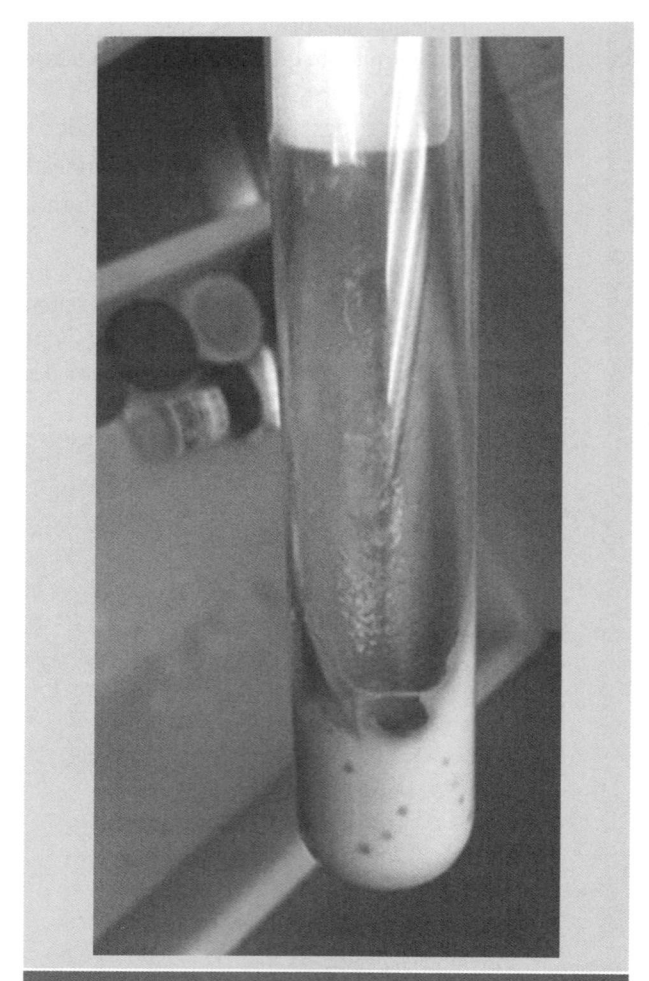

Figura 50.3 – Cultura de micobactéria em meio de *Lowenstein-Jensen.*

Fonte: Arquivo pessoal da autoria.

Epidemiologia

É a doença infecciosa por agente único que mais mata no mundo. São estimadas 1,3 milhão de mortes em 2017. Nesse ano, 10 milhões de pessoas desenvolveram a doença, sendo 9% coinfectados com HIV. De 2000 a 2017, houve queda de 29% na incidência global da doença, e desde 2015, houve queda de 20% na mortalidade por TB nos pacientes que vivem com HIV. No Brasil, a tuberculose é uma *doença de notificação compulsória*, com uma estimativa de 91 mil casos novos diagnosticados em 2017, com 7 mil mortes. É a terceira causa de morte por doenças infecciosas e a primeira entre as doenças definidoras de Aids no nosso país. Segundo a Organização Mundial de Saúde, o Brasil encontra-se entre os 20 países do mundo com o maior número absoluto de casos incidentes de tuberculose.

Em 2015, a Organização das Nações Unidas (ONU) adotou as Metas de Desenvolvimento Sustentável, nas quais consta o fim da epidemia de tuberculose, definida como 10 casos novos por 100.000 pessoas por ano. Atualmente, a incidência nos 30 países mais afetados é de 133 casos novos por 100.000 pessoas por ano. A estratégia de acabar com a epidemia de tuberculose engloba os anos de 2016 a 2035 e tem como meta a redução da mortalidade por tuberculose em 90%, e a incidência em 80% até 2030, e de 95 e 90%, respectivamente, até 2035, comparado aos níveis de 2015. A queda na incidência global entre 2013 e 2017 correspondeu a 2% ao ano, com alguns países, como a Rússia, atingindo 5%. É preciso que haja queda global de 4 a 5% ao ano para que os objetivos sejam alcançados.

Transmissão

A tuberculose é transmitida pela inalação de partículas infectantes aerossolizadas oriundas de tosse, espirro ou fala de um paciente. Essas partículas precisam ser pequenas o suficiente (1-5 µm) para permitir que se ressequem no ar, permaneçam em suspensão por longos períodos (cerca de 30 minutos) no ambiente e alcancem as vias aéreas.

Estima-se que um episódio de tosse ou uma fala de 5 minutos libere cerca de 3.000 partículas infectantes. Embora apenas uma partícula seja suficiente para estabelecer a infecção primária, são necessários múltiplos inóculos de aerossol e exposição prolongada para que haja risco infeccioso. Gotículas de secreção respiratória não têm relevância quanto à transmissão. Entretanto, procedimentos invasivos, como broncoscopia e intubação orotraqueal, além de indução de escarro, podem gerar partículas aerossolizadas. É importante lembrar que o *M. tuberculosis* é muito sensível aos raios UV, o que dificulta a transmissão em ambientes abertos e expostos à luz solar.

Assim, o risco de transmissão está associado a variáveis como carga bacilar do caso-índice, tempo de exposição dos comunicantes e questões ambientais, já que lugares com aglomerações e baixa ventilação facilitam o acúmulo de partículas em suspensão.

Fisiopatologia

A primeira interação entre o hospedeiro e o bacilo de Koch se dá, na quase totalidade dos casos, no interior das vias aéreas superiores, nas quais a barreira mucociliar

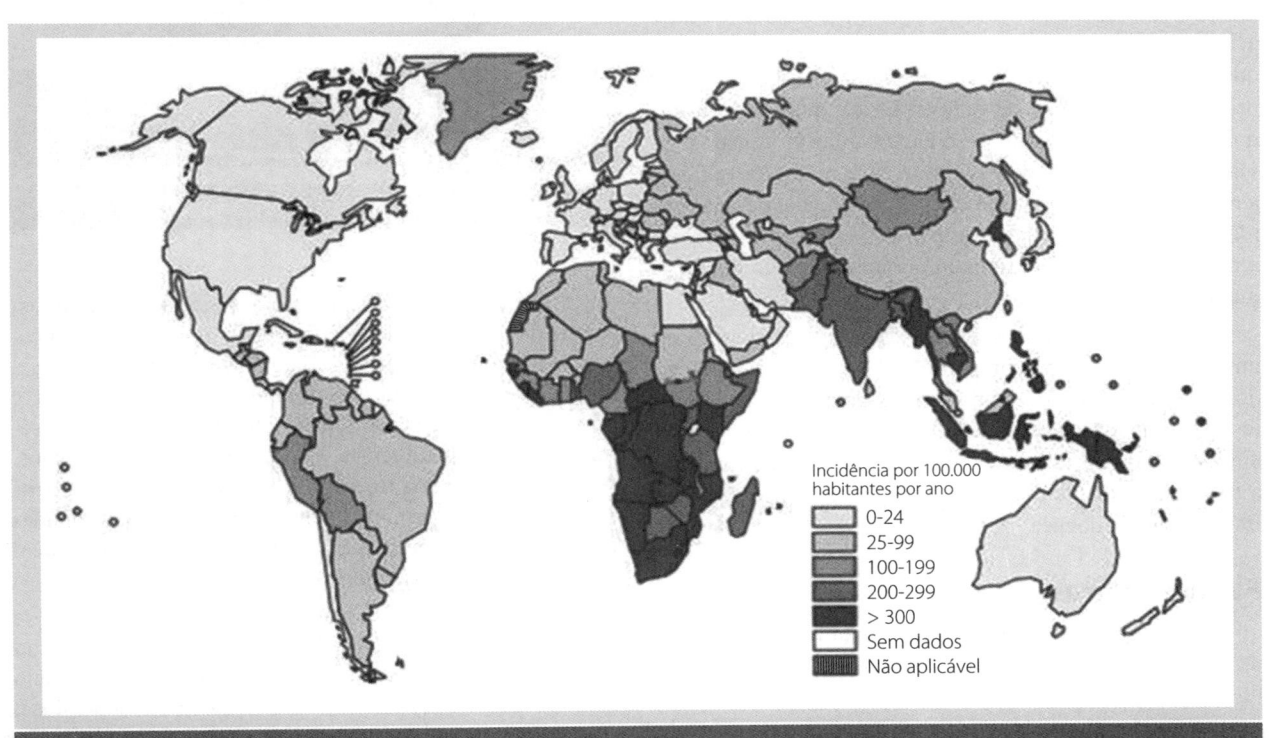

Figura 50.4 – Incidência estimada de tuberculose no ano de 2017.

Fonte: Extraído de *Global Tuberculosis Report*, 2018 – OMS.

exerce um importante papel como barreira física. Vencido esse obstáculo, os bacilos atingem as vias aéreas terminais, onde se inicia a infecção.

Ocorre, a seguir, a destruição bacilar pelos macrófagos alveolares, o que caracteriza o passo inicial da resposta imune inata. Entretanto, observa-se lenta multiplicação intracelular do *M. tuberculosis*, principalmente em macrófagos imaturos, e liberação de antígenos que desencadeiam estímulos aos linfócitos T.

Os linfócitos T ativados liberarão citocinas, como IFNγ e TNFα, que promoverão a proliferação de macrófagos no foco de multiplicação bacilar. Em seguida, há a formação de um nódulo com centro caseoso sólido, em torno do qual células epitelioides e multinucleadas inibem a proliferação de micobactérias, chamado de granuloma. Essa lesão pulmonar é chamada de nódulo de Ghon e pode expressar-se do ponto de vista radiológico como uma lesão justapleural e para-hilar que denota uma infecção primária. Quando associado a uma linfangite ou a uma adenopatia local, dá-se o nome de complexo primário de Ranke. Essa resposta celular do tipo Th1 é altamente eficaz no controle da infecção em 95% dos indivíduos entre 2 e 10 semanas após a infecção inicial, o que impede o surgimento de doença. Métodos como o teste tuberculínico (PPD) e a dosagem de IFNγ no sangue (IGRA) mensuram indiretamente essa resposta. Nos outros 5%, as lesões provocadas pela primoinfecção adquirem caráter progressivo, que pode se expressar como doença disseminada e de maior mortalidade, especialmente em recém-nascidos.

Os bacilos da primoinfecção podem permanecer em estado de viabilidade por muitos anos e até mesmo durante a vida do indivíduo. Ocorrendo queda de imunidade por qualquer motivo, tais bacilos podem se multiplicar e dar origem à tuberculose de reativação nos pulmões ou em qualquer outro órgão em que o bacilo tenha se alojado previamente. Em países de baixa prevalência de tuberculose, a reativação endógena acomete principalmente pessoas em idade avançada, enquanto nos países com alta prevalência, a reinfecção exógena é mais importante, com grande acometimento de adultos jovens.

No cenário da reativação, em caso de manutenção de uma resposta celular de predomínio Th1, ocorre liquefação do conteúdo necrótico e caseoso do granuloma, podendo levar à formação de cavidade e opacidades heterogêneas em lobos superiores, por exemplo. Essa situação favorece a transmissibilidade e permite a perpetuação da cadeia de transmissão da doença.

Formas clínicas

A forma primária corresponde à manifestação em 5% da população, principalmente em crianças e imunodeprimidos, como indivíduos com infecção pelo HIV, usuários de drogas imunossupressoras e diabetes *mellitus* de controle irregular, por exemplo. Conceitualmente, a forma primária é resultante da progressão do complexo primário que se de-

senvolve nos primeiros cinco anos após a primo-infecção. A lesão pulmonar inicial pode adquirir aspecto pneumônico e estender-se à pleura ou escavar. Linfonodos podem aumentar de tamanho e determinar compressão ou perfuração brônquicas e insuflação pulmonar. As formas mais graves são as disseminadas, entre elas a miliar, resultante da difusão de múltiplos e pequenos granulomas por todo o parênquima pulmonar e que podem atingir outros órgãos.

A reativação de foco antigo de tuberculose no pulmão é a forma mais comum da doença em adultos imunocompetentes. Manifesta-se por meio de um curso crônico, com febre, principalmente vespertina, sudorese noturna e emagrecimento, além de tosse por mais de 3 semanas, inicialmente seca e posteriormente produtiva, podendo evoluir com hemoptise, dor torácica e dispneia. A radiografia de tórax pode ser normal ou mostrar opacidades heterogêneas e cavidades nos segmentos posteroapicais dos lobos superiores ou nos segmentos superiores dos lobos inferiores; consolidações e padrão reticulonodular por disseminação broncogênica; nódulos (tuberculoma); banda parenquimatosa representando fibrose local.

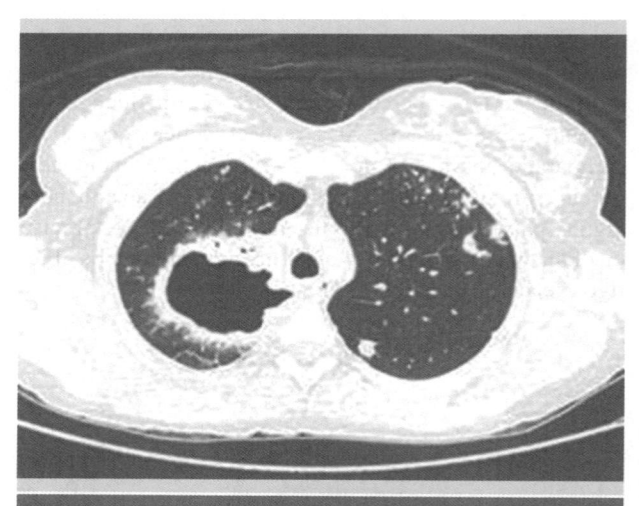

Figura 50.5 – Tuberculose pulmonar cavitária.

Fonte: Arquivo pessoal da autoria.

A forma miliar é uma das apresentações da forma disseminada e está associada à gravidade. A suspeita diagnóstica se dá a partir da radiografia ou da tomografia de tórax, que mostram infiltrado micronodular difuso, bilateral e randômico. Por se tratar de um processo oriundo de disseminação via hematogênica, pode acometer outros órgãos. Assim, é mandatória a pesquisa de tuberculose em outros sítios. Acomete principalmente crianças não vacinadas com BCG na forma de doença primária progressiva, além de idosos e imunodeprimidos.

Dentre os pacientes com imunossupressão, deve-se atentar para a importância da presença da coinfecção do vírus HIV com a tuberculose. Pacientes com infecção pelo HIV apresentam maior risco de infecção pela tuberculose, com mortalidade significativa. Nos pacientes com infecção pelo HIV e contagem de CD4 menor que 200 células/mm^3, ocorre maior prevalência de formas extrapulmonares.

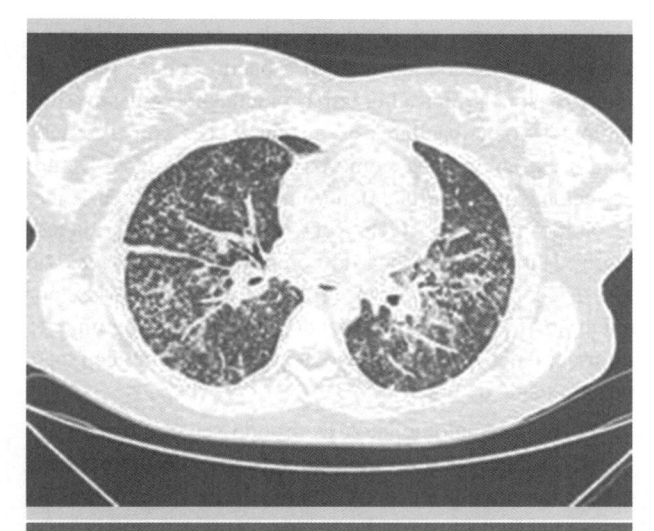

Figura 50.6 – Tuberculose pulmonar com padrão miliar.

Fonte: Arquivo pessoal da autoria.

Dentre as formas extrapulmonares nos imunocompetentes, a TB pleural é a mais prevalente. Ela ocorre por contiguidade ou por via linfática, sendo, na maior parte dos casos, de apresentação unilateral. Quando não há acometimento pulmonar, muitas vezes não há febre ou sintomas constitucionais importantes, sendo o sintoma mais frequente a dor pleurítica. A radiografia de tórax pode evidenciar o derrame pleural, e, em um terço dos casos, observa-se lesão parenquimatosa. O líquido pleural é exsudativo, tipicamente apresenta predomínio de linfócitos (pode haver predomínio neutrofílico no início), glicose normal ou baixa. As pesquisas e cultura para diagnóstico etiológico têm baixa positividade, mas devem ser sempre realizadas na suspeita de TB pleural. Dosagem de adenosina deaminase (ADA) no líquido pleural com valor maior que 40 UI/L pode sugerir diagnóstico de tuberculose pleural. Outras situações também podem levar ao aumento de ADA, como empiema, linfoma e artrite reumatoide. A realização de biópsia de pleura pode auxiliar para corroborar o diagnóstico.

A forma ganglionar pode se apresentar como linfonodomegalia única ou múltipla, de evolução insidiosa. As cadeias linfonodais mais acometidas são cervicais posteriores e supraclaviculares e podem fistulizar. Os principais diagnósticos diferenciais em nosso meio são paracoccidioidomicose e doenças linfoproliferativas. Ocorre associação com doença pulmonar concomitante em menos de 50% dos casos. O diagnóstico se dá em 80% dos casos por aspiração por agulha fina do linfonodo. Quando mesmo assim não é possível o diagnóstico, está indicada a biópsia excisional do linfonodo, e a cultura desse material é positiva em 70 a 80% dos casos.

A tuberculose óssea ocorre por disseminação hematogênica ou por contiguidade, devido aos linfonodos paravertebrais adjacentes. Acomete o adulto preferencialmente na coluna vertebral, na transição toracolombar, acompanhada ou não de abscesso paravertebral. Recebeu o nome de *Mal de Pott* e pode apresentar-se como desde dor lombar crônica até mesmo um quadro sugestivo de compressão medular aguda.

No trato gastrointestinal, a tuberculose é pouco comum. Os principais órgãos acometidos são fígado e baço nas formas disseminadas, intestino (principalmente na região ileocecal) e peritônio. Os achados radiológicos auxiliam na visualização de gânglios em mesentérico e retroperitônio e ascite. A paracentese pode contribuir para o diagnóstico, podendo haver elevação do ADA nesses casos. A laparoscopia pode ser utilizada para realização de biópsia como tentativa de confirmação diagnóstica. Nos casos de suspeita de tuberculose intestinal, está indicada colonoscopia ou enteroscopia com biópsia.

A meningite tuberculosa é encontrada em um terço à metade dos pacientes com tuberculose miliar. Geralmente se apresenta de forma indolente, com cefaleia e febre baixa. Se não diagnosticada, pode evoluir com piora de cefaleia, confusão mental, letargia, coma e morte. A punção liquórica é fundamental para o diagnóstico. O liquor mostra predomínio de células linfomononucleares, com baixa glicorraquia e proteína elevada, com possível predomínio de células polimorfonucleares no início da doença. Situações nas quais há atraso no diagnóstico deixam sequela neurológica em torno de 25% dos casos, mesmo após tratamento adequado.

No trato geniturinário, a TB deve ser suspeitada especialmente nas situações de piúria "estéril" (em que não há crescimento de micro-organismo na cultura de urina convencional). Pode haver também hematúria e proteinúria, além de complicações, como hidronefrose, nefrolitíase e exclusão renal. A cultura da urina do volume total pela manhã por três dias consecutivos em meio para micobactéria confirma o diagnóstico de TB urinária. Exames de imagem, como TC e RM, podem mostrar obstruções ureterais, calcificações, deformidades e lesões renais. Glândulas adrenais também podem ser acometidas, e cerca de 12% dos pacientes apresentam manifestações clínicas de insuficiência adrenal.

Outras formas extrapulmonares de TB são menos frequentes, podendo haver acometimento cardíaco (principalmente pericardite por TB), cutâneo (ex. eritema indurado de Bazin), ocular (ex. uveíte) etc.

Diagnóstico

Exames complementares não específicos

A radiografia de tórax é um importante método na avaliação inicial de uma suspeita de tuberculose pulmonar. Pode sugerir doença em atividade ou passada, além de estimar a extensão do comprometimento e avaliar primariamente outras doenças pulmonares associadas. Em até 15% dos casos confirmados de tuberculose pulmonar não há alterações na radiografia de tórax, particularmente nos imunodeprimidos. Nesses pacientes, a utilização da tomografia de tórax pode aumentar a sensibilidade para identificação de alterações no parênquima pulmonar.

Nas formas extrapulmonares, a utilização de métodos de imagem, como ultrassonografia (USG), tomografia computadorizada (TC) e ressonância nuclear magnética (RNM), pode auxiliar na investigação diagnóstica, a depender da topografia do acometimento da tuberculose.

Exames laboratoriais, como hemograma completo, apresentam alterações inespecíficas. Pode haver alteração da hemoglobina com anemia de doença crônica e, nos casos de tuberculose disseminada com comprometimento medular, alteração também nas séries leucocitárias e plaquetárias. Dosagem de enzimas hepáticas auxilia na avaliação antes do início do tratamento, a fim de identificar possível hepatopatia prévia que possa aumentar o risco de toxicidade com as medicações antituberculose.

Dosagem de adenosina deaminase (ADA) em amostras biológicas extrapulmonares pode auxiliar o diagnóstico de TB em atividade. A elevação da enzima intracelular presente em linfócitos ativados favorece o diagnóstico em um contexto clínico sugestivo e com exames quimiocitológicos favoráveis em liquor (> 8 a 9 U/L), líquido pleural, peritoneal e pericárdico (> 40 U/L).

Exames complementares diagnósticos

A baciloscopia direta ou pesquisa do bacilo álcool-acidorresistente (BAAR), por meio da coloração de Ziehl-Neelsen, realizada em espécime respiratória (escarro, lavado broncoalveolar) e outros materiais biológicos, ainda é a técnica mais utilizada em nosso meio. Permite detectar de 60 a 80% dos casos de TB pulmonar, desde que executada de forma adequada. Devido a essa reduzida sensibilidade, deve ser realizada no mínimo em 2 (duas) amostras de escarro, a primeira por ocasião da avaliação clínica, e a segunda na manhã seguinte em jejum. Convém ressaltar que a baciloscopia em amostras extrapulmonares tem positividade ainda menor. Dessa forma, um resultado negativo não afasta o diagnóstico, e uma baciloscopia positiva não é suficiente para confirmar o diagnóstico, pois álcool-acidorresistência também é propriedade de outros agentes, como as micobactérias não tuberculosas. Caso o paciente com elevada suspeita clínica não seja capaz de produzir amostra adequada de escarro, deve-se tentar a indução de escarro (sempre realizada em adequadas condições de biossegurança), a broncoscopia para realização de lavado broncoalveolar ou até mesmo a coleta de escarro pós-realização de broncoscopia.

A cultura para micobactérias permanece o padrão-ouro, assim, deve ser sempre considerada para fins de elucidação etiológica. Sua sensibilidade varia conforme o material coletado, e um resultado negativo também não afasta o diagnóstico. Habitualmente, são utilizadas as semeaduras em meio sólido (ex. Lowenstein-Jensen) ou em meio líquido (ex. MGIT). Além disso, em caso de crescimento de colônias, a cultura permite a realização de teste de sensibilidade às drogas antituberculose, exame extremamente importante no caso de suspeita de tuberculose resistente ao tratamento convencional.

Testes moleculares, com base na reação em cadeia da polimerase (PCR), destacam-se pela rapidez do resultado, automação, baixa contaminação, elevada especificidade e maior sensibilidade em relação à baciloscopia, apesar do maior custo. É uma alternativa diagnóstica em amostras biológicas paucibacilares e em populações com acometimento extrapulmonar, como os imunodeprimidos. Dentre as técnicas já comercialmente utilizadas, vale citar o teste rápido molecular (GeneXpert® MTB/RIF), que detecta em 2 horas a presença do complexo *M. tuberculosis* e a resistência à rifampicina em amostras respiratórias, por exemplo. Não deve ser utilizado para fins de seguimento do tratamento, e um resultado negativo também não afasta possibilidade de doença.

O exame anatomopatológico pode ser usado para auxiliar o diagnóstico de quaisquer formas de tuberculose, especialmente nas extrapulmonares ou nas pulmonares de apresentação difusa. Alterações histológicas, como processo inflamatório crônico com granuloma e necrose caseosa, são bastante sugestivas de tuberculose, mas não são confirmatórias (para isso, é necessário que outra amostra do espécime coletado seja também armazenada em solução salina fisiológica para semeadura em meio específico e enviada para cultura de micobactérias). Não costuma ser solicitado na investigação inicial da tuberculose por se tratar de exame invasivo, sendo mais importante quando a baciloscopia e exames moleculares são negativos e os achados de exames radiológicos são duvidosos.

Diagnóstico da tuberculose latente

O teste tuberculínico (PPD) e a dosagem de IFNy no sangue (IGRA) avaliam a resposta imune específica contra antígenos do bacilo de Koch e refletem de modo indireto uma infecção pregressa pelo *M. tuberculosis*. Assim, não devem ser utilizados para fins de diagnóstico, e, sim, para avaliar especialmente os indivíduos assintomáticos em que o risco de reativação seja aumentado, como em extremos etários, grupos de alta probabilidade de aquisição recente da infecção (comunicantes intradomiciliares), usuários de antiTNFα, transplantados de órgãos sólidos, infecção pelo HIV e insuficiência renal crônica terminal, por exemplo.

O PPD consiste na observação de uma resposta à hipersensibilidade tardia em indivíduos previamente infectados. É detectável de 48 a 72 horas após o uso intradérmico de um extrato com múltiplas proteínas micobacterianas e sua leitura se dá a partir da medida da induração no local da aplicação. Sua sensibilidade está diretamente relacionada à integridade da resposta imune celular, e existe a possibilidade de o resultado ser positivo em pessoas não infectadas e naquelas recentemente vacinadas com BCG. A reprodutibilidade desse método está relacionada à habilidade de quem realiza a leitura do exame.

Como alternativa ao PPD, existe o ensaio de liberação de interferon-gama (IGRA), que independe de examinador. Consiste na detecção de IFNγ produzido por linfócitos de memória específicos, a partir do estímulo de três antígenos do *M. tuberculosis*. Assim, não produz reação cruzada com vacinação prévia por BCG ou com outras micobactérias não tuberculosas. Além disso, permite diferenciar ausência de liberação do IFNγ por imunossupressão ou por inexistência de infecção latente, o que permite seu emprego em populações imunodeprimidas, que estão sob maior risco de reativação.

Tratamento

Em caso de diagnóstico de tuberculose, está indicado o tratamento para adultos e adolescentes conforme mostrado na Tabela 50.1, que segue a recomendação atual da Organização Mundial de Saúde e que foi revisto pelo Ministério da Saúde em 2009, com a introdução do etambutol como quarto fármaco na fase intensiva do tratamento.

Os esquemas de tratamento são de uso diário e administrados em tomada única, preferencialmente em jejum (uma hora antes do café da manhã).

As formas extrapulmonares de TB, excetuando-se a forma meningoencefálica, são tratadas com tempo total de 6 meses, com o mesmo esquema utilizado para a forma pulmonar. O tratamento da meningoencefalite por tuberculose, cuja duração é a mesma da fase intensiva, de dois meses (com rifampicina/isoniazida/pirazinamida e etambutol), mas com fase de manutenção prolongada para 7 meses (com rifampicina/isoniazida), totalizando 9 meses de tratamento. Convém ressaltar que, no tratamento da TB em sistema nervoso central, deve ser instituído uso concomitante de corticosteroide sistêmico por pelo menos quatro semanas e posterior desmame nas quatro semanas seguintes.

Em alguns outros casos particulares, o tempo de tratamento poderá ser prolongado na fase de manutenção em 3 meses, totalizando 9 meses de tratamento. Essas situações incluem pacientes com forma cavitária, com permanência de baciloscopia positiva ao fim do segundo mês, monorresistência à isoniazida e algumas formas extrapulmonares resultantes da infecção pelo HIV.

Casos de baciloscopia persistentemente negativa, com suspeita clínico-radiológica mantida, devem ser encaminhados para referência para completar elucidação diagnóstica. No entanto, o tratamento pode ser iniciado por diagnóstico de probabilidade, especialmente quando não há melhora de sintomas após tentativa inespecífica com antimicrobianos para foco pulmonar. Caso se inicie o tratamento, ele não deve ser interrompido.

O tratamento oportuno dos bacilíferos é a intervenção fundamental para o controle da tuberculose, pois permite a interrupção da cadeia de transmissão. Entretanto, a condição básica para esse êxito é a adesão do paciente. Ele deve ser acolhido pelas unidades de saúde, nas quais precisa ser informado sobre a doença em si, o tempo de tratamento, os possíveis eventos adversos e a importância da regularidade das tomadas, para evitar complicações e prevenir o surgimento de resistência aos fármacos de escolha.

O tratamento diretamente observado (TDO), que consiste na tomada da medicação supervisionada por profissional de saúde treinado, deve ser oferecido como modalidade terapêutica, e sua escolha deve ser decidida conjuntamente entre paciente e equipe de saúde, considerando a realidade e a estrutura de atenção à saúde existente. O uso de incentivos, como oferta de cesta básica e vale-transporte ao paciente, está recomendado como motivação para o TDO.

Como regra geral, o tratamento será desenvolvido sob regime ambulatorial. A hospitalização para fins de tratamento deve ser feita em casos especiais, como: meningoencefalite tuberculosa, intolerância aos medicamentos de controle difícil em ambulatório, queda do estado geral e/ou necessidade de suporte ventilatório e situação de grande vulnerabilidade social (ausência de residência).

É fundamental na avaliação inicial a solicitação do teste anti-HIV em todos os pacientes com suspeita diagnóstica de tuberculose. O advento do HIV nos países endêmicos para tuberculose tem acarretado importante aumento do número de casos de forma pulmonar com baciloscopia negativa, apresentações atípicas e de formas extrapulmonares. Em países com alto percentual de diagnóstico tardio do HIV, quando a contagem de CD4 é menor que 200 células/mm^3, observam-se maior taxa de mortalidade e mais reações adversas aos fármacos de escolha. A rifampicina, um

Tabela 50.1 – Esquema básico para tratamento da TB em adultos e adolescentes.

Fase de tratamento	Fármacos – Comprimido dose fixa combinada	Faixa de peso	Unidade	Duração
2 RHZE (fase intensiva)	Rifampicina 150 mg + Isoniazida 75 mg + Pirazinamida 400 mg + Etambutol 275 mg	20 a 35 kg	2 comprimidos	2 meses
		36 a 50 kg	3 comprimidos	
		> 50 kg	4 comprimidos	
4 RH (fase de manutenção)	Rifampicina 150 mg + Isoniazida 75 mg	20 a 35 kg	2 comprimidos	4 meses
		36 a 50 kg	3 comprimidos	
		> 50 kg	4 comprimidos	

Legenda: R: rifampicina; H: isoniazida; Z: pirazinamida e E: etambutol.

Fonte: Adaptada do *Manual de recomendações para o controle da tuberculose no Brasil*, 2011.

dos fármacos pilares do tratamento, interage com diversos medicamentos, entre eles alguns antirretrovirais comumente utilizados para tratamento do HIV. Na coinfecção HIV-TB, recomenda-se o início da TARV de forma precoce, entre a segunda e a oitava semana após o início do tratamento para TB. Os pacientes com CD4 menor do que 200 células/mm^3 podem receber mais precocemente (duas semanas), e aqueles com CD4 mais elevado 200 células/mm^3, até a oitava semana.

Seguimento

Devem ser solicitadas baciloscopias de controle mensais nos casos de TB pulmonar, sendo indispensáveis as do segundo, quarto e sexto mês de tratamento. É importante um acompanhamento clínico mensal, com medida do peso em cada consulta, além de avaliar adesão ao tratamento, eventos adversos e novas queixas ou sinais clínicos. É importante que o bacilífero tenha pelo menos duas baciloscopias negativas para comprovar a cura, uma na fase de acompanhamento e outra ao final do tratamento. Se disponível, a radiografia de tórax, a partir do segundo mês de tratamento, pode ser realizada para fins de seguimento, embora eventuais mudanças do ponto de vista radiológico sejam lentas.

Está configurada falha terapêutica quando há persistência de positividade ao fim do tratamento; naqueles que mantêm baciloscopia positiva até o quarto mês; ou naqueles com positividade inicial seguida de negativação e nova positividade por dois meses seguidos, a partir do quarto mês de tratamento. Nos casos em que há persistência de baciloscopia positiva, a solicitação da cultura para micobac-térias e do teste de sensibilidade é fundamental para definir eventuais mudanças no esquema terapêutico. Em caso de necessidade de uso de fármacos alternativos por resistência aos do esquema básico, o paciente deve ser referenciado para atenção especializada.

A solicitação de exames laboratoriais, especialmente transaminases, no seguimento não deve ser universal, e, sim, restringir-se a pacientes ambulatoriais que apresentem eventos adversos importantes com o início do tratamento ou a pacientes que necessitam de vigilância por apresentarem alteração laboratorial hepática oriunda de outra causa ou por apresentarem fatores associados ao desenvolvimento de eventos adversos "maiores".

Eventos adversos

É importante ressaltar que a maioria dos pacientes completa o tratamento sem nenhuma reação adversa relevante, sem necessidade de interrupção. Reações adversas "maiores", que normalmente causam suspensão do tratamento, variam de 3 a 8% e estão associadas a populações de idade acima de 40 anos, dependentes de álcool, desnutrição, antecedente de doença hepática e infecção pelo HIV em imunodepressão avançada. As reações adversas mais frequentes no esquema básico são: mudança na coloração da urina (ocorre universalmente), intolerância gástrica (40%), alterações cutâneas (20%), icterícia (15%) e dores articulares (4%).

Se o esquema básico não puder ser reintroduzido devido à presença de algum desses eventos adversos maiores, o paciente deverá ser tratado com esquemas especiais, conforme a Tabela 50.4:

Tabela 50.2 – Efeitos adversos menores ao tratamento antiTB.

Efeitos adversos	Prováveis fármacos responsáveis	Conduta
Exantema ou hipersensibilidade de moderada a grave	Rifampicina Isoniazida Pirazinamida Etambutol Estreptomicina	Suspender o tratamento; reintroduzir os medicamentos um a um após a resolução do quadro; substituir o esquema nos casos reincidentes ou graves por esquemas especiais sem a medicação causadora do efeito.
Psicose, crise convulsiva, encefalopatia tóxica ou coma	Isoniazida	Suspender a isoniazida e reiniciar esquema especial sem a referida medicação.
Neurite óptica	Etambutol	Suspender o etambutol e reiniciar esquema especial sem a referida medicação. É dose-dependente e, quando detectada precocemente, é reversível. Raramente desenvolve toxicidade ocular durante os dois primeiros meses com as doses recomendadas.
Hepatotoxicidade	Pirazinamida Isoniazida Rifampicina	Suspender o tratamento; aguardar a melhora dos sintomas e redução dos valores das enzimas hepáticas; reintroduzir um a um após avaliação da função hepática; considerar a continuidade do EB ou EE substituto, conforme o caso.

(Continua)

(Continuação)

Tabela 50.2 – Efeitos adversos menores ao tratamento antiTB.

Efeitos adversos	Prováveis fármacos responsáveis	Conduta
Hipoacusia, vertigem, nistagmo	Estreptomicina	Suspender a estreptomicina e reiniciar esquema especial sem a referida medicação.
Trombocitopenia, leucopenia, eosinofilia, anemia hemolítica, agranulocitose, vasculite	Rifampicina	Suspender a rifampicina e reiniciar esquema especial sem a referida medicação.
Nefrite intersticial	Rifampicina	Suspender a rifampicina e reiniciar esquema especial sem a referida medicação.
Rabdomiólise com mioglobinúria e insuficiência renal	Pirazinamida	Suspender a pirazinamida e reiniciar esquema especial sem a referida medicação.

Fonte: Retirada do *Manual de recomendações para o controle da tuberculose no Brasil*, 2011.

Tabela 50.3 – Efeitos adversos menores ao tratamento antiTB.

Efeitos adversos	Prováveis fármacos responsáveis	Conduta
Náusea, vômito, dor abdominal	Rifampicina Isoniazida Pirazinamida Etambutol	Reformular o horário da administração da medicação (duas horas após o café da manhã ou com o café da manhã); considerar o uso de medicação sintomática e avaliar a função hepática
Suor/urina de cor avermelhada	Rifampicina	Orientar
Prurido ou exantema leve	Isoniazida Rifampicina	Medicar com anti-histamínico
Dor articular	Pirazinamida Isoniazida	Medicar com analgésicos ou anti-inflamatórios não hormonais
Neuropatia periférica	Isoniazida (comum) Etambutol (incomum)	Medicar com piridoxina (vitamina B6) na dosagem de 50 mg/dia
Hiperuricemia sem sintomas	Pirazinamida	Orientar dieta hipopurínica
Hiperuricemia com artralgia	Pirazinamida Etambutol	Orientar dieta hipopurínica e medicar com alopurinol e colchicina, se necessário
Cefaleia, ansiedade, euforia, insônia	Isoniazida	Orientar

Fonte: Retirada do *Manual de recomendações para o controle da tuberculose no Brasil*, 2011.

Tabela 50.4 – Esquemas especiais para substituição dos medicamentos de primeira linha.

Intolerância medicamentosa	Esquema
Rifampicina	2HZES/10HE
Isoniazida	2RZES/4RE
Pirazinamida	2RHE/7RH
Etambutol	2RHZ/4RH

Legenda: R: rifampicina; H: isoniazida; Z: pirazinamida; E: etambutol e S: estreptomicina.

Fonte: Retirada do *Manual de recomendações para o controle da tuberculose no Brasil*, 2011.

Outras orientações:

- Deve-se incentivar a cessação do tabagismo, por meio do aconselhamento inicial e, posteriormente, fornecendo tratamento da dependência do tabaco, além da interrupção do uso de bebida alcoólica.

- Mulheres em idade fértil sob uso de contraceptivos hormonais devem ser informadas sobre a perda de eficácia dessas medicações pela interação com a rifampicina. Tais pacientes devem ser orientadas sobre o uso de outros métodos contraceptivos (ex. de barreira) durante o tratamento da tuberculose.

- Em pacientes sem história de tratamento anterior, sob regime ambulatorial, deve-se orientar o uso de máscara comum no ambiente hospitalar ou em contato com grandes aglomerações até cerca de 15 dias de tratamento com melhora clínica, quando deixa de ser infectante.

Pesquisa de comunicantes domiciliares

A ser realizada pela atenção primária, é uma importante ferramenta para prevenir o adoecimento e diagnosticar precocemente os casos de doença ativa. Todos os comunicantes domiciliares do caso-índice devem ser avaliados por meio de história clínica, exame físico, radiografia de tórax e teste tuberculínico. Devem ser priorizados para avaliação crianças menores de 5 anos e portadores de condições de alto risco de progressão de doença (HIV, transplantados em terapia imunossupressora, uso crônico de corticosteroide sistêmico, uso de inibidores de TNF-α, diabetes *mellitus*, insuficiência renal crônica terminal, entre outros).

Em caso de sintomas e de achados radiológicos compatíveis com TB pulmonar (doença), está indicado o diagnóstico precoce e posterior avaliação para tratamento oportuno. Em caso de ausência de evidências clínicas e radiológicas e presença de PPD > 5 mm em adolescentes e adultos, está indicado o tratamento da infecção latente com isoniazida 5 mg/kg (máximo 300 mg) por pelo menos seis meses. Em crianças menores de 10 anos, deve-se atentar se houve exposição recente ou não à BCG, pois ela pode superestimar a leitura do PPD. Dessa forma, é fundamental afastar nos comunicantes o diagnóstico de TB pulmonar (doença), que é tratada com esquema quádruplo, para, a seguir, avaliar a introdução de isoniazida para fins de tratamento de infecção latente.

Discussão do caso

Trata-se de uma suspeita diagnóstica de tuberculose pulmonar. Apresenta sintomas como tosse produtiva há mais de três semanas, emagrecimento, febre e sudorese noturna. Radiografia de tórax evidencia possível imagem compatível com cavidade em ápice esquerdo. Embora tenha trazido para a consulta três baciloscopias negativas, deve-se repetir a coleta de escarro, por ao menos duas amostras, com solicitação de baciloscopia e cultura para micobactérias. Em caso de positividade da baciloscopia, deve-se iniciar o tratamento específico com esquema quádruplo em regime ambulatorial por pelo menos seis meses, reforçando a importância da adesão para o sucesso terapêutico.

É fundamental a solicitação de teste anti-HIV. Além disso, devemos orientar a suspensão do uso de bebida alcoólica durante o tratamento, incentivar a cessação do tabagismo, oferecer a possibilidade do TDO, marcar retorno mensal nas consultas com reforço da adesão e coletar baciloscopias de controle mensais até duas amostras negativas. Em caso de persistência de positividade nas baciloscopias, deve-se checar resultado de cultura e, em caso de crescimento, solicitar o teste de sensibilidade para guiar eventuais mudanças no tratamento.

Nos primeiros 15 dias de tratamento ambulatorial, o paciente deverá ser orientado a usar máscara comum em caso de contato próximo com outras pessoas no ambiente hospitalar e em aglomerações. Além disso, todos os comunicantes domiciliares deverão ser avaliados com o objetivo de afastar TB pulmonar (doença).

Referências

1. Pai M, et al. Tuberculosis. Nat Rev Dis Primers 2016; 2: 1-23.
2. WHO. World Health Organization. Global tuberculosis report 2018: The End TB strategy. Disponível em: http://www.who.int.
3. Brasil. Ministério da Saúde. Departamento de Informática do SUS – DataSUS. Disponível em: http://datasus.saude.gov.br.
4. Brasil. Ministério da Saúde. Secretaria de Vigilância em Saúde. Departamento de Vigilância Epidemiológica. Manual de recomendações para o controle da tuberculose no Brasil. Brasília: Ministério da Saúde; 2011. 288p. Disponível em: http://bvsms.saude.gov.br/bvs/publicacoes/manual_recomendacoes_controle_tuberculose_brasil.pdf.
5. Haas DW. Mycobacterium tuberculosis. In: Mandel GL, et al. Infectious diseases. 7ª ed. 2010. p. 3129-59.
6. Nahid P, et al. Official American Thoracic Society/Centers for Disease Control and Prevention/Infectious Diseases Society of America Clinical Practice Guidelines: Treatment of Drug-Susceptible Tuberculosis. Clin Inf Dis 2016; 63(7): e147-95.
7. Zumla A, et al. Tuberculosis. N Engl J Med 2013; 368: 745-55.

Hipertireoidismo e hipotireoidismo

51

- *Natalia Parente Alencar*
- *Ana Elisa Rabe Caon*
- *Danielle de Magalhães de Barros*
- *Bruno Halpern*

CASO CLÍNICO

Mulher, 27 anos, queixa-se de "ansiedade". Há 2 meses, refere labilidade emocional, insônia, tremores, agitação e palpitações frequentes. Fez uso de clonazepam por conta própria, sem melhora. Nega anedonia, tristeza, fobia e ideação suicida. Apresentou perda ponderal de cerca de 5 kg no período, sem alteração do hábito intestinal, muito embora tenha notado aumento do apetite. No interrogatório sobre diversos aparelhos, relata prurido e hiperemia ocular que atribui a "alergias", constantes nos últimos dois meses e irregularidade menstrual. Antecedentes pessoais: vitiligo, rinite alérgica, tabagista 10 anos/maço e sedentária. Nega uso de medicações e drogas ilícitas.

- Ao exame físico: bom estado geral, normocorada, hidratada, afebril, FC 100 bpm, PA 150/70 mmHg, IMC 21 kg/m^2, proptose ocular, hiperemia conjuntival e lagoftalmo, sem acometimento da musculatura ocular extrínseca, tireoide aumentada difusamente à palpação, sem alterações no exame físico cardíaco, pulmonar e abdominal. Manchas hipocrômicas em dorso de mãos e superfícies extensoras de antebraços, tremores de extremidades e retração e edema palpebral moderados.

- Traz exames recentes: glicemia: 76 TSH < 0,01 mUI/L; T4L: 2,5 ng/dL; beta-HCG negativo.

Discussão do caso clínico

A paciente apresenta quadro clínico sugestivo de tireotoxicose: ansiedade, taquicardia, hipertensão, tremores de extremidades, insônia, perda de peso e irregularidade menstrual. A presença desses sintomas em paciente jovem com doença autoimune (vitiligo) juntamente ao bócio difuso e a oftalmopatia firma o diagnóstico de doença de Graves.

Apesar de menos prováveis, estão entre os diagnósticos diferenciais: transtornos de ansiedade, uso de fármacos/medicamentos (tireotoxicose factícia), tireoidite silenciosa e feocromocitoma.

Em casos dúbios, a dosagem do anticorpo antirreceptor de TSH (TRAb) e a cintilografia com iodo radioativo podem ajudar a confirmar que a etiologia é doença de Graves.

Indica-se betabloqueador para controle sintomático, até que o tratamento de escolha para a paciente seja efetivo no controle do hipertireoidismo. Como terapêutica, pode-se escolher entre o medicamentoso, com as tionamidas, radioiodoterapia (com cautela, devido à oftalmopatia) ou tireoidectomia total, a depender da disponibilidade do serviço e das preferências da paciente.

Hipotireoidismo

Introdução

O hipotireoidismo caracteriza-se por uma produção ou ação inadequada dos hormônios tireoidianos, com consequente redução de seus efeitos metabólicos. É o distúrbio funcional mais comum da tireoide e possui diversas etiologias (Quadro 51.1). Pode ser classificado em primário (falência tireoidiana), secundário (deficiência hipofisária de tireotrofina ou TSH) ou terciário (causa hipotalâmica – deficiência do hormônio liberador de tireotrofina ou TRH). O termo hipotireoidismo central engloba as causas secundária e terciária.

A prevalência de hipotireoidismo clínico é em torno de 0,1 a 2%, sendo 5 a 8 vezes mais comum em mulheres, e frequentemente está associado a outras doenças autoimunes.

O hipotireoidismo primário responde por mais de 95% dos casos, e, no Brasil, como a deficiência de iodo é rara, a causa mais comum é tireoidite crônica autoimune (tireoidite de Hashimoto).

Quadro 51.1 – Etiologias do hipotireoidismo.

Hipotireoidismo primário

- *Funcionamento insuficiente do tecido tireóideo*
  - Tireoidite crônica autoimune (Hashimoto)
  - Remoção cirúrgica
  - Radioiodoterapia ou irradiação externa do pescoço
  - Agenesia congênita
- *Síntese prejudicada*
  - Deficiência de iodo
  - Fármacos: excesso de iodo (inclusive contrastes iodados), tionamidas, amiodarona, lítio, alfainterferon e interleucina 2
- *Transitória*
  - Tireoidite silenciosa ou pós-parto
  - Tireoidite subaguda
  - Após radioiodoterapia para doença de Graves
  - Tireoidectomia subtotal

Hipotiroidismo central

- *Secreção insuficiente de TRH ou TSH*
  - *Hipopituitarismo:* tumores (principalmente macroadenomas), doenças infiltrativas (sarcoidose, tuberculose), necrose hipofisária pós-parto (Síndrome de Sheehan), cirurgia
  - *Doença hipotalâmica:* tumores, irradiação, inflamação
- *Síndrome da resistência aos hormônios tireoidianos*

Fonte: Adaptado de Disorders that cause hypothyroidism. Uptodate, 2017.

Etiologia do hipotireoidismo primário

A secreção menor ou ausente de hormônios tireoidianos (T3 e T4) leva a um aumento do estímulo hipofisário e maior produção de TSH (hormônio tireotrófico) por um mecanismo de retroalimentação positiva. A seguir, são discutidas algumas das principais causas.

Tireoidite de Hashimoto (tireoidite autoimune)

É a causa mais comum de hipotireoidismo adquirido em adultos. Sua prevalência aumenta na meia-idade e é 7 vezes maior nas mulheres. Resulta da destruição autoimune do tecido tireóideo principalmente por linfócitos T citotóxicos que determinam intenso infiltrado linfocítico e fibrose glandular. Praticamente todos os pacientes apresentam pelo menos um autoanticorpo positivo, sendo o mais característico o antitireoperoxidase (antiTPO), presente em cerca de 90% dos casos, enquanto o antitireoglobulina (antiTg) pode estar com seus títulos elevados em cerca de 60%.

Fatores de risco genéticos e adquiridos estão associados com risco aumentado da TH. Portadores do polimorfismo HLA-DR possuem suscetibilidade genética (característica compartilhada por outras doenças autoimunes), o que explica a relação entre TH e outras doenças, como diabetes *mellitus* tipo 1, doença de Addison, anemia perniciosa e vitiligo. Os fatores de risco não genéticos, como ingesta de altas doses de iodo, infecções virais, exposição à radiação e gravidez, podem funcionar como precipitantes do quadro.

A história natural da TH é a perda gradual da função tireoidiana. O início é insidioso, e o achado preliminar pode ser bócio irregular, simétrico, de consistência firme e indolor. Cerca de 10% dos pacientes se apresentam já com glândula atrófica, um sinal de falência tireoidiana. A princípio, a maioria dos doentes são eutireoideos, sendo rara a tireotoxicose transitória inicial, conhecida como Hashitoxicose. Usualmente ocorre aumento de TSH sem alterar os níveis de T3 e T4L, com evolução para hipotireoidismo clássico numa taxa de 5% ao ano.

Outras causas de hipotireoidismo primário

Radioiodoterapia (com I131) é causa comum de hipotireoidismo no nosso meio. A maioria dos pacientes torna-se hipotireoideo dentro do primeiro ano após a iodoterapia para tratamento de Doença de Graves, devido às altas doses de I131 para reduzir as taxas de retratamento. Porém, a frequência de hipotireoidismo resulta também da captação de radioiodo, do tamanho da glândula, dos níveis de hormônios tireoidianos, da idade e do uso de fármacos antitireoidianos.

Após tireoidectomia total, o hipotireoidismo franco aparece no prazo de 2 a 6 semanas e, em 3 meses, surge o mixedema. O hipotireoidismo pós-tireoidectomia subtotal manifesta-se em até 40% dos pacientes dentro de 10 anos, em decorrência da quantidade de tecido remanescente.

A irradiação externa do pescoço após tratamento de câncer de cabeça e pescoço, câncer de mama ou linfomas de Hodgkin e não Hodgkin pode resultar em hipotireoidismo, dependendo da dose de radiação, proteção da tireoide, uso prévio de contrastes iodados e da localização do tumor. Apresenta, geralmente, instalação gradual.

Etiologia do hipotireoidismo central

O hipotireoidismo central tem prevalência estimada na população geral em torno de 0,005%, sendo causa rara de hipotireoidismo. Caracteriza-se por deficiência na produção hormonal tireoidiana por um defeito primário na hipófise anterior ou no hipotálamo, apresentando-se com níveis séricos T4l e T3 baixos, mas, ao contrário do hipotireoidismo primário, apresenta níveis baixos ou inapropriadamente normais de TSH. Geralmente, a deficiência de TSH vem acompanhada de pan-hipopituitarismo ou de deficiências combinadas de outras trofinas hipofisárias (GH, LH, FSH, ACTH), embora possa vir isolada.

Os tumores hipofisários, principalmente macroadenomas, são a causa mais prevalente de hipotireoidismo central, e os efeitos adversos do seu tratamento (cirurgia ou radioterapia) também podem levar ao seu aparecimento.

Sinais e sintomas

O quadro clínico do hipotireoidismo depende da intensidade da deficiência hormonal e do tempo de doença. As manifestações (Tabela 51.1), isoladamente, são inespecíficas, e os quadros leves e oligossintomáticos representam a maioria dos casos diagnosticados, principalmente atualmente onde a popularização dos ensaios de TSH leva a diagnósticos precoces. As queixas mais comuns incluem astenia, intolerância ao frio, pele seca, câimbras, lentidão de raciocínio, alterações de voz e constipação. Aproximadamente dois terços dos pacientes apresentam ganho ponderal modesto, que se deve, sobretudo, à retenção hídrica. No entanto, ao contrário do que se acredita, hipotireoidismo não é uma causa comum de ganho de peso na população.

Sempre se deve excluir hipotireoidismo como causa de demência e depressão em idosos, pois há possibilidade de reversão do quadro com o tratamento.

Coma mixedematoso

É uma rara emergência médica de mortalidade elevada que ocorre em pacientes com hipotireoidismo mal controlado por longos períodos. Geralmente tem fatores desencadeantes, tais como infecções, trauma, acidente vascular encefálico, isquemia coronariana aguda, exposição a baixas temperaturas ou medicamentos, principalmente opioides e hipnóticos. Deve ser suspeitado em pacientes com longa história de fraqueza progressiva, intolerância ao frio, obstipação e pele seca, podendo evoluir para letargia e coma, de forma lenta ou rápida se houver precipitantes. Também podem ser observadas hipotermia, hipercapnia, hiponatremia e bradicardia. Todos os pacientes terão níveis baixos de T3 e T4 livre, com TSH significativamente elevado. O tratamento deve ser iniciado imediatamente com reposição hormonal de levotiroxina, preferencialmente por via endovenosa, e corticoide, pelo risco de insuficiência adrenal concomitante.

Diagnóstico

O diagnóstico de hipotireoidismo é feito basicamente pelos achados laboratoriais, devido à inespecificidade das manifestações clínicas. Hipotireoidismo primário é comprovado pelo valor reduzido de T4 livre e elevado de TSH. A dosagem do T3 total não é marcador sensível, pois se encontra dentro dos limites da normalidade em cerca de 20% dos pacientes com hipotireoidismo estabelecido. TSH aumentado é definido pela concentração sérica acima do limite superior da normalidade da referência do laboratório, porém argumenta-se que os valores normais aumentam com a idade mesmo na ausência de doença tireoidiana, podendo o limite superior ser tão alto quanto 6 a 8 mU/L em octogenários saudáveis.

A dosagem dos autoanticorpos não é indicada de rotina nos pacientes com hipotireoidismo primário. O antiTPO é o grande marcador da doença autoimune, podendo ser útil para confirmação etiológica nos pacientes com bócio, hipotireoidismo subclínico, tireoidite indolor e tireoidite pós-parto.

Ultrassonografia de tireoide não é necessária para o diagnóstico de hipotireoidismo primário, mas quando há suspeita de nódulos ou doença infiltrativa. Na tireoidite de Hashimoto, o aspecto ecográfico típico é de textura heterogênea difusa. Outros exames radiológicos geralmente não são essenciais para o diagnóstico.

Tabela 51.1 – Sinais, sintomas e possíveis alterações laboratoriais do hipotireoidismo.		
Sintomas	**Sinais**	**Alterações laboratoriais**
• Cansaço, fraqueza • Pele seca • Intolerância ao frio • Queda de cabelo • Lentidão de raciocínio, dificuldade de concentração • Rouquidão • Constipação • Ganho de peso com apetite prejudicado • Câimbras • Dispneia • Irregularidade menstrual com menorragia (raro amenorreia) • Disfunção erétil • Redução da libido • Parestesia e mialgia • Distúrbios psiquiátricos (paranoide ou depressivo) • Redução sensorial (paladar, audição e olfato)	• Alterações de pele e fâneros: palidez cutânea, alopecia, cabelo e pele ásperos, unhas secas e quebradiças, madarose • Edema periorbitário e em membros, face e pés sem cacifo (mixedema) • Bradicardia • Síndrome do túnel do carpo • Apneia do sono • Hipertensão convergente • Reflexos tendinosos profundos diminuídos (típico de hipotireoidismo grave) • Macroglossia • Hipotermia • Galactorreia • Derrames serosos das cavidades	• ↑ Colesterol total e LDL • Triglicérides normal ou discretamente elevado • Anemia normocrômica (macrocítica mais raramente) • ↑ Prolactina, ADH, PTH, 1,25 (OH)D • ↑ Transaminases, CPK, DHL, CEA • ↑ PCR, Homocisteína • Hiponatremia, • Hipoglicemia

Fonte: Elaborada pela autoria.

O diagnóstico de hipotireoidismo central é mais difícil, pois o TSH pode ser baixo, inapropriadamente normal ou discretamente elevado (entre 7 e 15, e trata-se de TSH biologicamente ativo). Tipicamente, mostra T4 livre baixo e TSH baixo ou indetectável. Deve-se diferenciar entre causas hipotalâmicas ou hipofisárias, mediante exames de imagem, de preferência ressonância magnética de sela túrcica. É necessária também a avaliação laboratorial dos outros hormônios hipofisários.

Indicações para rastreamento do hipotireoidismo

Há muita divergência na realização do rastreamento populacional do hipotireoidismo. Embora o *screening* possa detectar pacientes com hipotireoidismo subclínico e hipotireoidismo franco em pacientes não diagnosticados, não há evidências suficientes que orientem essa prática de maneira uniforme. Enquanto não há consenso sobre o rastreio populacional entre as principais sociedades profissionais (Tabela 51.2), existe comprovação suficiente para a busca ativa de hipotireoidismo em grupos de alto risco, como história de doença autoimune, história de doença autoimune de tireoide em parente de primeiro grau, história de irradiação do pescoço, história prévia de cirurgia ou doença de tireoide, alteração no exame físico da tireoide, distúrbios psiquiátricos, uso de amiodarona ou lítio, mulheres planejando gravidez e pacientes acima de 60 anos.

Tratamento

Todos os pacientes com hipotireoidismo clínico devem ser tratados com levotiroxina. Os objetivos do tratamento são a eliminação dos sintomas e sinais do hipotireoidismo e a manutenção dos níveis séricos de TSH e T4 livre dentro da normalidade, evitando o hipertireoidismo iatrogênico. O quadro clínico, isoladamente, não tem sensibilidade nem especificidade suficiente para guiar o tratamento, sendo o nível de TSH o melhor marcador do estado eutireoidiano (no caso de hipotireoidismo primário). Nos pacientes com hipotireoidismo central, o TSH não pode ser usado como parâmetro para ajuste de dose, devendo ser feita, nesse caso, a monitorização do tratamento com o T4 livre.

A reposição de levotiroxina depende da função tireoidiana residual, idade, sexo, peso e contexto clínico. Pode-se iniciar com dose plena ou baixa, sendo, no geral, recomendada a introdução de dose plena de levotiroxina entre 1,6 e 1,8 µg/kg em adultos < 60 anos ou quando há função tireoidiana residual mínima. Em pacientes idosos ou coronariopatas, sugere-se iniciar com dose menor, entre 12,5 e 25 µg/dia, progredindo de forma lenta, devendo ser monitorado o princípio dos sintomas de angina.

Há diversas apresentações da levotiroxina no mercado. Recomenda-se que o paciente evite mudar de formulações ao longo do tratamento devido a sutis diferenças de biodisponibilidade entre elas. Para a otimização da absorção da levotiroxina, é recomendada sua tomada em jejum, 1 hora antes do café da manhã, ou na hora de dormir, 3 horas ou mais após a última refeição. Deve-se evitar a ingestão concomitante com medicações ou situações que alterem a sua absorção e metabolização (Tabela 51.3). O início ou descontinuação desses agentes requer nova dosagem de TSH para ajuste de dose. Pacientes em uso de doses altas de levotiroxina (> 200 µg/d) com TSH persistentemente elevado devem também ser avaliados quanto à má aderência.

Novos exames devem ser solicitados em 4 a 8 semanas após o início da reposição, ajuste de dose ou mudança na marca da medicação. Após o eutireoidismo, recomenda-se, inicialmente, seguimento com TSH por 6 meses, e, então, anualmente. O alvo terapêutico, de uma forma geral, é um valor de TSH dentro da faixa de normalidade laboratorial. No entanto, uma meta mais restrita deve ser priorizada em adultos jovens, enquanto manter um TSH mais elevado, em torno de 4 a 6 mIU/L, parece ser mais apropriado em idosos. Devem-se evitar valores subnormais de TSH, particularmente < 0,1 mIU/L, pois podem causar fibrilação atrial, elevações da pressão arterial e osteoporose.

Tabela 51.2 – Recomendações de seis organizações para *screening* de adultos assintomáticos para doença tireoidiana.	
Organização	**Recomendação**
American Thyroid Association	Homens e mulheres > 35 anos a cada 5 anos
American Association of Clinical Endocrinologists	Idosos, especialmente mulheres
American Academy of Family Physicians	Pacientes ≥ 60 anos
American College of Physicians	Mulheres > 50 anos com achados incidentais sugestivos de doença tireoidiana
U.S. Preventive Services Task Force	Evidências insuficientes para o *screening* ou contrário a ele
Royal College of Physicians of London	Não se justifica o *screening* da população de adultos saudáveis

Fonte: Adaptada de ATA/AACE Guidelines 2012.

Tabela 51.3 – Condições que alteram a concentração sérica de levotiroxina.

Diminuem a absorção	Aumentam o *clearance*
• Resina sequestradora de ácido biliar (colestiramina) • Carbonato de cálcio • Hidróxido de alumínio • Inibidor de bomba de prótons • Sulfato ferroso • Quelantes de fósforo • Ciprofloxacino • Bisfosfonados orais • Orlistate • Problemas gastrointestinais (gastrite por *Helicobacter pylori*, doença celíaca, *bypass* jejunoileal, gastrite atrófica) • Dieta (dieta rica em fibras, café expresso, soja)	• Fenobarbital • Fenitoína • Carbamazepina • Sertralina • Carbamazepina • Rifampicina • Inibidores da tirosina quinase (sunitinib) • Estrogênio • Tamoxifeno • Opioides

Fonte: Adaptada de ATA/AACE Guidelines 2012.

Tabela 51.4 – Recomendações para o tratamento de hipotireoidismo subclínico.

Condição	TSH > 4,5 e < 10	TSH > 10
Idade ≤ 65 anos		
Sem comorbidades	Não	Sim
Risco de progressão para hipotireoidismo*	Considerar tratar	Sim
Doença cardiovascular prévia/alto risco**	Considerar se TSH > 7,0	Sim
Sintomas de hipotireoidismo	Considerar teste terapêutico	Sim
Idade > 65 anos	Não	Sim

*Maior risco de progressão para hipotireoidismo: mulheres com antiTPO positivo e/ou mudanças de USG que sugiram tireoidite de Hashimoto e aumento progressivo de TSH; **Foram consideradas doença cardiovascular prévia ou de alto risco as seguintes: síndrome metabólica, dislipidemia, diabetes, hipertensão arterial.

Fonte: Adaptada de Consenso Brasileiro para abordagem clínica e tratamento do hipotireoidismo subclínico em adultos.

Hipotireoidismo subclínico

Hipotireoidismo subclínico é definido como TSH acima do valor de referência com T4 livre normal, considerando o eixo hipotálamo-hipófise normal e descartadas outras causas de elevação do TSH (como pós-tireoidite, pós-radioiodoterapia, insuficiência adrenal primária e recuperação de doença grave). Sua prevalência no Brasil varia de 6 a 19%, sendo mais comum entre mulheres e idosos. Alguns pacientes podem ter sintomas inespecíficos de hipotireoidismo, mas a maioria é assintomática. Uma proporção dos pacientes evolui com hipotireoidismo franco, numa taxa de progressão anual em torno de 4%. Níveis de TSH > 10 mIU/L, autoanticorpos positivos e sexo feminino são fatores que aumentam o risco dessa evolução. No entanto, deve-se levar em consideração que elevações discretas de TSH podem ser uma manifestação normal da idade, principalmente em pacientes acima dos 80 anos.

A confirmação diagnóstica com repetição do TSH em 3 a 6 meses é necessária para descartar aumentos transitórios de TSH (principalmente com valores < 10 mIU/L) ou erros laboratoriais.

Não há estudo clínico randomizado que comprove o benefício do tratamento com levotiroxina em todos os pacientes com diagnóstico de hipotireoidismo subclínico.

A reposição de levotiroxina deve ser individualizada, estando indicada principalmente nos casos de hipotireoidismo subclínico persistente com TSH maior que 10 mUI/L e em mulheres que desejam engravidar ou gestantes. As demais indicações devem ser consideradas conforme características específicas (Tabela 51.4).

A reposição de levotiroxina deve ser iniciada com doses menores, entre 25 e 75 µg/dia, dependendo da concentração inicial do TSH, com reavaliação dos níveis séricos a cada 4 a 6 semanas e ajuste da dose conforme a necessidade. Nos pacientes não tratados, recomenda-se dosar o TSH anualmente.

Hipotireoidismo e gestação

Hipotireoidismo está associado com redução da fertilidade, aumento de aborto e natimortos, hipertensão na gestação e hemorragia pós-parto. Além disso, aumenta as complicações fetais, principalmente déficits cognitivos.

A gestação aumenta a necessidade de hormônios tireoidianos, por isso ajustes devem ser feitos nas mulheres sob tratamento prévio para hipotireoidismo, assim como a função da tireoide deve ser reavaliada, e o tratamento iniciado naquelas com hipotireoidismo subclínico. O ideal é que seja mantido um nível de TSH < 2,5 mIU/L no período pré-gestacional e no primeiro trimestre da gestação. Para o segundo e terceiro trimestres, o alvo de TSH passa a ser < 3,0 mIU/L.

Os níveis de TSH devem ser dosados a cada 4 semanas nos dois primeiros trimestres, e pelo menos uma vez durante o terceiro. Mais de 70% das mulheres necessitarão de aumento da dose para manter o TSH no alvo. Após o parto, a dose necessária de levotiroxina geralmente retorna aos valores pré-conceptivos.

Hipertireoidismo

Introdução

O hipertireoidismo é definido pela hiperfunção da glândula tireoide, enquanto o termo tireotoxicose define qualquer quadro clínico resultante do excesso de circulação sanguínea de hormônios tireoidianos, independentemente da sua origem.

A prevalência de hipertireoidismo na população é estimada em 1 a 2% nas mulheres e 0,1 a 0,2% em homens. A identificação da etiologia é fundamental para definir o tratamento, pois cada causa possui características fisiopatológicas próprias (Quadro 51.2).

Quadro 51.2 – Causas de tireotoxicose.

TSH baixo, captação de radioiodo alta
- Doença de Graves
- Adenoma tóxico
- Bócio multinodular tóxico
- Induzida por secreção de gonadotropina
- Resistência periférica ao hormônio tireoidiano

TSH baixo, captação de radioiodo baixo
- Efeito de Jod-Basedow
- Hipertireoidismo associado à amiodarona
- Struma ovarii
- Carcinoma de tireoide funcionante metastático
- Tireoidites (silenciosa, pós-parto, Hashimoto, aguda, subaguda)
- Induzida por droga (lítio, amiodarona, IFN-alfa, interleucina-2, GM-CSF)
- Tireotoxicose factícia

TSH normal ou elevado
- Adenoma hipofisário produtor de TSH
- Resistência ao hormônio tireoidiano

Fonte: Adaptado de ATA, 2016. Guidelines for Diagnosis and Management of Hyperthyroidism and Other Causes of Thyrotoxicosis.

As causas mais comuns de hipertireoidismo são doença de Graves, bócio multinodular tóxico e adenoma tóxico.

Etiologia

Doença de Graves

É a causa mais frequente de hipertireoidismo, correspondendo a 50 a 80% dos casos. O pico de incidência acontece entre 20 e 40 anos, mas pode ocorrer em qualquer idade, sendo mais comum em mulheres (7:1).

A Doença de Graves (DG) é uma doença autoimune na qual a hiperestimulação do receptor de TSH por anticorpos (TRAb) aumenta a produção e liberação dos hormônios tireoidianos, levando a hipertireoidismo e bócio difuso.

Em pacientes geneticamente suscetíveis, fatores ambientais (tabagismo, ingesta aumentada de iodo, infecção e eventos estressantes) podem precipitar a doença ou sua recorrência.

O quadro clínico é variável, e diversos fatores como idade de início da doença e duração até o diagnóstico podem influenciá-lo. A DG é associada a manifestações de curto prazo, com relato de remissão em até 30% dos casos sem tratamento.

Bócio difuso e oftalmopatia normalmente estão presentes, e mais raramente pode cursar também com dermopatia infiltrativa e acropatia tireóidea. A oftalmopatia é uma inflamação da órbita relacionada à autoimunidade observada em até 50% dos casos, em que 5% dos pacientes terão casos graves. O envolvimento é bilateral em até 95% dos casos, sendo frequentemente assimétrico. A fase de atividade da oftalmopatia se caracteriza por níveis de desconforto ocular, podendo levar à cegueira.

Bócio multinodular tóxico

Causado por células foliculares hiperplásicas (adenomas foliculares benignos novos ou prévios) que desenvolvem autonomia funcional, o bócio multinodular tóxico (BMT) é a segunda principal causa de hipertireoidismo, especialmente em pacientes acima de 50 anos. É comum em populações deficientes de iodo e predomina no sexo feminino, apresentando-se mais frequentemente como bócio multinodular atóxico de longa data, que se torna hiperfuncionante (pode ser desencadeado por ingesta excessiva de iodo).

Pela idade média dos pacientes acometidos, as manifestações cardiovasculares são as mais proeminentes. Ocorrem mais sintomas compressivos no BMT devido à tendência a maior volume da glândula.

Adenoma tóxico

É uma das principais causas de hipertireoidismo no paciente idoso. Assim como o BMT, ocorre quando há autonomia funcional de um nódulo, porém único, provocando hipertireoidismo.

A suspeita clínica se dá quando há nódulo palpável ou visualizado em ultrassonografia, geralmente acima de 4 cm, na vigência de TSH suprimido.

Tireoidites

Grupo heterogêneo de doenças definidas por inflamação da tireoide, com ou sem dor, que podem causar hipertireoidismo, hipotireoidismo ou ambos. A liberação de hormônio tireoidiano na circulação causa hipertireoidismo transitório, passando por uma fase de hipotireoidismo, que pode ou não se resolver espontaneamente. O padrão trifásico clássico (hiper-hipo-eutireoidismo) ocorre tipicamente apenas em algumas condições (tireoidites silenciosa, pós-parto e de Quervain). As tireoidites podem ser agrupadas (Tabela 51.5), conforme evolução clínica, em: aguda, subaguda e crônica (cuja causa principal é a tireoidite de Hashimoto, já abordada na seção "hipotireoidismo"). Tireoidite induzida por fármacos (amiodarona e lítio) e tireoidite fibrosante (Riedel) são do tipo indolor e não serão abordadas nesse capítulo.

O uso de antitireoidianos é contraindicado, devendo-se controlar os sintomas de hipertireoidismo, quando houver, com betabloqueadores, e os de hipotireoidismo com levotiroxina.

Tabela 51.5 – Diagnóstico diferencial das tireoidites.

	Tireoidite pós-parto (subaguda)	Tireoidite silenciosa (subaguda)	Tireoidite de Quervain (subaguda)	Tireoidite supurativa (aguda)
Dor	Indolor	Indolor	Dolorosa	Dolorosa
Causa	Autoimune	Autoimune	Vírus	Infecciosa
Patologia	Infiltração linfocítica	Infiltração linfocítica	Células gigantes, granulomas	Abscesso
Hormônios	Hiper, hipo ou ambos	Hiper, hipo ou ambos	Hiper, hipo ou ambos	Eutireoidismo na maioria
AntiTPO	Elevado	Elevado	Baixo ou ausente	Ausente
VHS	Normal	Normal	Elevado	Elevado
Cintilografia (captação)	< 5%	< 5%	< 5%	Normal
Diagnóstico	Clínica + hormônios	Clínica + hormônios + Cintilografia	Clínica	Clínica + PAAF
Tratamento	Betabloqueador ou levotiroxina	Betabloqueador ou levotiroxina	Sintomáticos (AINE ou corticoide)	Antibiótico + drenagem de abscesso

Fonte: Adaptada de Current Concepts Thyroiditis, NEJM, 2003.

Sinais e sintomas

O hipertireoidismo é nocivo principalmente para os sistemas cardiovascular e ósseo. As manifestações clínicas (Tabela 51.6) variam conforme sua etiologia, níveis hormonais e idade. Fibrilação atrial é mais presente em idosos, que podem relatar somente perda de peso e fraqueza, sem nenhum sinal ou sintoma típico de tireotoxicose, o que é conhecido como tireotoxicose apatética.

Tabela 51.6 – Sintomas mais comuns do hipertireoidismo.

Sintomas	Sinais
Ansiedade/nervosismo	Taquicardia
Sudorese	Bócio
Intolerância ao calor	Tremor
Palpitação	Pele quente e úmida
Fadiga	Sopro tireóideo
Perda de peso	Alterações oculares
Tremores	Fibrilação atrial
Sintomas oculares	Ginecomastia
Hiperdefecação	Eritema palmar
Oligomenorreia/amenorreia	
Aumento do apetite	

Fonte: Elaborada pela autoria.

Diagnóstico

O método mais sensível para a confirmação do hipertireoidismo é a avaliação dos níveis séricos do TSH, T4L e T3. A maioria dos pacientes apresenta TSH baixo ou suprimido, e T4L e T3 elevados, exceto em casos de adenomas hipofisários produtores de TSH (tireotropinomas) e síndrome de resistência aos hormônios tireoidianos, no qual tanto o TSH quanto o T4L e o T3 estão aumentados. É imprescindível definir a etiologia para guiar o tratamento.

O diagnóstico de DG pode ser firmado, na maioria dos casos, em pacientes na faixa etária padrão com sintomas típicos de hipertireoidismo que se apresentam com bócio e oftalmopatia de início recente, sem a necessidade de outros exames complementares. Em caso de clínica duvidosa na ausência de nodulações e de gestação, a dosagem do TRAb positiva confirma DG (TRAb de terceira geração tem sensibilidade de 97% e especificidade de 98% para diagnóstico de DG). Se TRAb negativo, deve-se prosseguir investigação com análise da captação de iodo radioativo, que tem valor na diferenciação das causas de hipertireoidismo (Quadro 51.2). Verifica-se captação baixa nas tireoidites e aumentada na doença de Graves e no bócio multinodular tóxico.

A ultrassonografia de tireoide não deve ser prescrita rotineiramente na avaliação do hipertireoidismo, sendo indicada quando houver presença de nódulos.

Tratamento

As opções de tratamento para as três causas mais comuns de hipertireoidismo são drogas antitireoidianas, radioiodoterapia ou cirurgia. Deve sempre ser tratado para evitar danos cardiovasculares, ósseos e psicológicos, mesmo em pacientes com poucos sintomas.

Como a causa exata da doença de Graves é desconhecida, o tratamento é direcionado para a glândula, e não para imunossupressão, e qualquer uma das três modalidades trata de forma eficiente, relativamente segura e melhora a qualidade de vida. Não há consenso sobre o melhor tratamento, portanto, a escolha depende da etiologia, das condições clínicas, das preferências médicas e do paciente e da disponibilidade local, variando a primeira escolha nos diferentes países (Tabela 51.7).

Betabloqueadores

Indicados nos pacientes sintomáticos com suspeita de hipertireoidismo ou enquanto aguardam os efeitos do tratamento definitivo. No geral, são preferidos os betabloqueadores de longa duração (propranolol, atenolol, metoprolol), mas todos são igualmente eficazes em doses baixas a moderadas na maioria dos casos. Os bloqueadores de canal de cálcio são uma opção em caso de contraindicação ao uso de betabloqueadores.

Drogas antitireoideanas

As drogas antitireoideanas (DAT), conhecidas como tionamidas, inibem a síntese de hormônios tireoidianos ao interferir na ação da tireoperoxidase. As DAT são eficazes no controle do hipertireoidismo por DG, com remissão em cerca de 30 a 50% dos casos, especialmente em pacientes com alta probabilidade: mulheres, tireotoxicose leve, bócio pequeno e títulos baixos ou negativos de TRAb. Nos pacientes com BMNT ou AT, são úteis como ponte antes da cirurgia e da terapia com iodo radioativo. O objetivo do tratamento é atingir o estado eutireóideo e, no caso de DG, aguardar a remissão espontânea, definida por função tireoidiana normal após um ano sem tratamento.

No Brasil, estão disponíveis o propiltiouracil e o metimazol. O metimazol (MMI) é a droga preferida pela melhor posologia e menor risco de efeitos colaterais (dose dependente). Sua dose inicial geralmente é entre 10 e 30 mg, 1 vez ao dia e deve ser reduzida progressivamente até a dose de manutenção (5 a 10 mg/dia), a fim de evitar hipotireoidismo iatrogênico. O propiltiouracil (PTU) é iniciado com doses de 50 a 150 mg, duas a três vezes ao dia, com dose de manutenção entre 50 e 100 mg ao dia. É a droga de escolha na crise tireotóxica (altas doses inibem a conversão de T4 em T3) e em gestantes no primeiro trimestre e lactação.

Tabela 51.7 – Vantagens, desvantagens e contraindicações dos principais tratamentos para doença de Graves.

Modalidade	Vantagens	Contraindicações/Desvantagens
Antitireoidianos	• Baixo custo • Pouco invasivo • Quando há critérios de alta probabilidade de remissão • Baixo risco de hipotireoidismo permanente • Gestantes • Quando há oftalmopatia moderada a grave • Quando há contraindicação para radioiodo ou cirurgia (alto risco cirúrgico ou expectativa de vida limitada) • Cirurgia ou irradiação no pescoço prévios	• Reação adversa grave previamente à DAT • Neutropenia menor que 500/mm³ ou aumento maior que cinco vezes o limite superior do valor de transaminases • Possibilidade de recorrência e monitoramento continuado a longo prazo
Radioiodoterapia	• Baixo custo • Quando há contraindicação ao uso de DAT ou cirurgia • Cirurgia ou irradiação no pescoço prévios	• Gestação e lactação • Suspeita ou neoplasia de tireoide • Não atendimento das normas de segurança para radioiodo • Mulheres com programação de gestação dentro de 4 a 6 meses • Pode haver piora da oftalmopatia • Risco de hipotireoidismo permanente
Cirurgia	• Sintomas compressivos ou bócios grandes • Baixa captação de iodo • Indicação cirúrgica concomitante (hiperparatireoidismo ou nódulo suspeito de neoplasia) • Oftalmopatia moderada a grave	• Alto risco cirúrgico • Gestação (contraindicação relativa): somente realizar se houver necessidade de controle rápido do hipertireoidismo e DAT contraindicada. Realizar preferencialmente no final do segundo trimestre • Alto custo • Mais invasivo • Hipotireoidismo permanente

Fonte: Elaborada pela autoria.

A monitorização do tratamento é realizada por meio da dosagem de T3 e T4l a cada 4 a 8 semanas, até o eutireoidismo. O TSH não deve ser usado como parâmetro, pois pode permanecer suprimido durante meses. O tratamento deve ser mantido por 12 a 24 meses.

A principal causa de falha é a não aderência. Recaídas da DG geralmente acontecem após 6 meses da interrupção das medicações, mas podem ocorrer até anos depois. Até 5% dos pacientes apresentam algum efeito colateral das DATs (Tabela 51.8), sendo 1% grave potencialmente fatais. Nesses casos, a medicação deve ser suspensa e jamais reintroduzida.

Tabela 51.8 – Efeitos colaterais das drogas antitireoidianas.

Comuns	Incomuns
Reações cutâneas	Artrite
Artralgia	Agranulocitose
Febre	Anemia aplástica
Leucopenia transitória	Hepatite/Colestase
	Vasculite ANCA –positiva
	Síndrome Lúpus Like
	Trombocitopenia

Fonte: Elaborada pela autoria.

Cuidados especiais:

- Antes de iniciar o tratamento, solicitar hemograma, transaminases e função hepática.
- Orientar o paciente antes de começar a medicação e em todas as consultas quanto aos efeitos colaterais e sobre a necessidade de suspender a medicação e buscar atendimento médico com urgência em caso de sintomas sugestivos de agranulocitose ou insuficiência hepática.

Radioiodoterapia

Tratamento seguro e de fácil aplicação (via oral), induz resposta inflamatória e posterior destruição local e fibrose, com redução do volume da glândula e hipotireoidismo. Pode causar exacerbação transitória do hipertireoidismo e piora de oftalmopatia de Graves em atividade. A taxa de falha terapêutica é de 20%.

Cuidados especiais:

- Otimizar tratamento de comorbidades antes da administração de iodo radioativo;
- Reintroduzir droga antitireoidiana 7 dias após a administração de iodo radioativo em pacientes com doença de Graves;
- Evitar ingesta excessiva de iodo nos 7 dias anteriores ao tratamento (ex. multivitamínicos, algas);

- Concepção deve ser postergada até 4-6 meses após o tratamento em mulheres e em homens até 3 a 4 meses.

Cirurgia

A tireoidectomia total é um tratamento definitivo do hipertireoidismo, já a tireoidectomia parcial tem 8% de chance de persistência ou recorrência de hipertireoidismo em 5 anos nos pacientes com DG. Tem como vantagens o alívio dos sintomas compressivos do bócio e o rápido controle da disfunção hormonal. É a primeira opção de tratamento para pacientes com bócio multinodular tóxico e adenoma tóxico.

As principais complicações são hipocalcemia (transitória ou permanente), sangramentos, lesão do nervo laríngeo recorrente e complicações relacionadas à anestesia.

Cuidados especiais:

- Controle do hipertireoidismo com DATs antes da cirurgia (diminui o risco de crise tireotóxica no intraoperatório);
- Suspender as DAT no pós-operatório e reduzir betabloqueadores quando em uso;
- Iniciar levotiroxina no pós-operatório na dose apropriada para o paciente e controle de TSH em 6 a 8 semanas.

Hipertireoidismo subclínico

É a supressão persistente do TSH (período de 3 a 6 meses) com níveis de T4l e T3 normais. As principais etiologias são DG, BMT e AT. É uma condição mais leve de hipertireoidismo, mas também pode haver repercussão sobre os sistemas cardiovascular e ósseo, assim como sintomas de hipertireoidismo. O tratamento é controverso (Tabela 51.9), principalmente em pacientes mais jovens, devido à ausência de ensaios clínicos randomizados. Em pacientes sintomáticos, pode-se considerar um *trial* com betabloqueadores.

Tabela 51.9 – Indicações para tratamento de hipertireoidismo subclínico.

Fator	TSH < 0,1 mUI/L	TSH 0,1-0,5 mUI/L
Idade > 65 anos	Sim	Considerar tratar
Idade < 65 anos com comorbidades		
Doença cardíaca	Sim	Considerar tratar
Osteoporose	Sim	Não
Menopausa	Considerar tratar	Considerar tratar
Sintomas de hipertireoidismo	Sim	Considerar tratar
Idade < 65 anos assintomático	Considerar tratar	Não

Fonte: Adaptada de ATA, 2010.

Crise tireotóxica

Condição rara e ameaçadora à vida, que ocorre devido ao agravamento dos sintomas de um estado de hipertireoidismo prévio. Na maioria das vezes, possui algum fator precipitante, como infecção, uso irregular das drogas antitireoidianas, cirurgia, trauma, radioiodoterapia, parto, entre outras. A fisiopatologia ainda é desconhecida, e o diagnóstico é aventado em pacientes com tireotoxicose laboratorial com sinais e sintomas de descompensação sistêmica, auxiliado pelos critérios de Burch e Wartofsky (Tabela 51.10).

O reconhecimento e o tratamento do fator desencadeante são essenciais, e o manejo deve ser feito em ambiente de UTI, devido à alta mortalidade (10 a 30%). As opções medicamentosas (Tabela 51.11) derivam daquelas usadas no hipertireoidismo não complicado, exceto pelas doses mais altas e pela adição frequente de corticoides e soluções iodadas. Administram-se inicialmente betabloqueador, antitireoidiano e corticoide e, após 1-2 horas da tionamida, solução iodada (prevenção para o iodo não servir como substrato para nova síntese hormonal).

Tabela 51.10 – Critérios de Burch e Wartofsky.

Critério	Parâmetro	Pontuação
Termorregulação	37,2 a 37,7	5
	37,8 a 38,2	10
	38,3 a 38,8	15
	38,9 a 39,4	20
	39,4 a 39,9	25
	> 40,0	30
Efeitos no SNC	Agitação	10
	Delirium, psicose, extrema letargia	20
	Convulsão, coma	30
Disfunção gastrointestinal	Diarreia, náusea/vômito, dor abdominal	10
	Icterícia inexplicável	20
Taquicardia	99 a 109	5
	110 a 119	10
	120 a 129	15
	130 a 139	20
	≥ 140	25
Fibrilação atrial	Ausente	0
	Presente	10
Insuficiência cardíaca	Edema leve	5
	Crepitações nas bases	10
	Edema pulmonar	15
Evento precipitante	Ausente	0
	Presente	10

Pontuação: ≥ 45 pontos: altamente sugestivo de crise tireotóxica; 44 a 25 pontos: sugestivo de crise tireotóxica iminente; < 25 pontos: pouco provável.

Fonte: Adaptada de Burch e Wartofsky, 1993.

Tabela 51.11 – Drogas utilizadas no tratamento de crise tireotóxica.	
Betabloqueadores	Propranolol: 60 a 80 mg de 4 em 4 horas via oral ou sonda nasogástrica.
Drogas antitireoidianas	*Propiltiouracil:* ataque 500 a 1.000 mg, seguido por 250 mg de 4 em 4 horas. *Metimazol:* 60 a 80 mg/dia.
Corticoide	*Hidrocortisona:* ataque 300 mg, seguido por 100 mg de 8 em 8 horas.
Soluções com iodo	*Lugol:* 10 gotas 3 vezes ao dia.

Fonte: Adaptada de ATA, 2016.

Referências

1. Vieira A, Carrilho F, Carvalheiro M. Artigos de revisão Tiroidites auto-imunes: apresentação clínica e tratamento. Sociedade Portuguesa de Endocrinologia, Diabetes e Metabolismo. Rev Port Endocrinol D Metab 2008; 2.
2. Jameson JL. Endocrinologia de Harrison. 3 ed. Nova Iorque: McGraw-Hill Global Education Holdings; 2013. p. 448.
3. Sgarbi JA, et al. The Brazilian consensus for the clinical approach and treatment of subclinical hypothyroidism in adults: recommendations of the thyroid Department of the Brazilian Society of Endocrinology and Metabolism. Arq Bras Endocrinol Metab 2013; 57(3).
4. Maia AL, et al. Consenso brasileiro para o diagnóstico e tratamento do hipertireoidismo: recomendações do Departamento de Tireoide da Sociedade Brasileira de Endocrinologia e Metabologia. Arq Bras Endocrinol Metab 2013; 57(3).
5. Bahn RS, et al. The American Thyroid Association and American Association of Clinical Endocrinologists Taskforce on Hyperthyroidism and Other Causes of Thyrotoxicosis. Thyroid 2011; 21(6).
6. Cooper DS. Hyperthyroidism. Lancet 2003; 362: 459-68.
7. Douglas S. Ross, Henry B. Burch, David S. Cooper, M. Carol Greenlee, Peter Laurberg, Ana Luiza Maia, Scott A. Rivkees, Mary Samuels, Julie Ann Sosa, 2016 American Thyroid Association Guidelines for Diagnosis and Management of Hyperthyroidism and Other Causes of Thyrotoxicosis
8. Elizabeth N. Pearce, M.D., Alan P. Farwell, M.D., and Lewis E. Braverman, M.D. Current concepts Thyroiditis. N Engl J Med 2003;348:2646-55.
9. Douglas S Ross, MD. Disorders that cause hypothyroidism. UpToDate 2017 (acesso em: jan. 2017). Disponível em: http://www.uptodate.com.

Diabetes *mellitus*

52

- *Carla Meneses Azevedo Alves de Pinho*
- *Marília Ambiel Dagostin* • *Ingrid Alves de Freitas*
- *Erika Bastos* • *Iara Bento*

CASO CLÍNICO 1

Paciente masculino, 56 anos, vegetariano, com diagnóstico de diabetes há 5 anos em exames de rotina, sedentário, obeso, hipertenso e dislipidêmico. Procurou o consultório médico para tratamento do diabetes e avaliação de varizes de esôfago de fino calibre diagnosticadas em endoscopia digestiva alta realizada por dispepsia. Refere má aderência ao tratamento medicamentoso.

Hábitos:

- Nega etilismo e tabagismo.

Medicamentos em uso:

- Gliclazida 60 mg/dia
- Losartana 50 mg/dia

Antecedentes familiares:

- Pai faleceu por cirrose hepática, provavelmente alcoólica.
- Mãe e dois tios maternos com diagnóstico de diabetes *mellitus* após os 50 anos, em uso de antidiabéticos orais.

Exame físico

- Peso: 89 kg, altura: 1,72 m, IMC: 30,1
- Fundo de olho: ausência de retinopatia diabética
- PA: 150 × 90 mmHg, FC: 92 bpm, Glicemia capilar: 166 mg/dL
- Sem outras alterações no restante do exame físico.

Exames solicitados na consulta

- Hb: 17,5 g/dL; Glicemia de jejum: 180 mg/dL; HbA1c: 8,1%; Colesterol total: 200 mg/dL; Triglicerídeos: 160 mg/dL; HDL: 40 mg/dL; LDL: 128 mg/dL; Creatinina: 0,8 mg/dL; Ureia: 36 mg/dL; TSH: 3,5 mui/l (vr: 0,3-4,0); FA: 36 u/l; GGT: 40 u/l; TGO: 34 u/l; TGP: 78 u/l; Albumina: 3,9 g/dL. Sorologias para hepatites virais e retrovírus negativas. Índice de saturação de transferrina: 52%; ferritina: 500 ng/mL (vr: 23,9-336,2); ferro sérico: 170 ng/mL; presença da mutação c282y em homozigose.
- US abdominal total com esteatose hepática moderada.

Qual a avaliação do caso e conduta terapêutica?

Discussão

O paciente diabético em questão é portador de obesidade, sedentarismo, dislipidemia, hipertensão arterial sistêmica e história familiar de diabetes, portanto, apresenta epidemiologia importante para diabetes *mellitus* 2, tipo mais comum. Entretanto, é imprescindível estar atento para as causas secundárias de DM, uma vez que pode haver melhora do controle glicêmico se o tratamento for também direcionado para o fator etiológico.

O paciente também tem história familiar de cirrose hepática, e, somente no atendimento atual, devido à presença de varizes de esôfago, suspeitou-se de uma hepatopatia. Após dosagem elevada de ferritina e com a confirmação da mutação, foi realizado o diagnóstico de hemocromatose hereditária, que estaria acarretando ou contribuindo para a piora do controle do diabetes.

Diabetes é a endocrinopatia mais comum na hemocromatose, e o diagnóstico precoce dessa patologia é vital para evitar danos em órgãos alvos, como o pâncreas. Na fisiopatologia do DM na hemocromatose têm sido implicados tanto o comprometimento da secreção de insulina, como evento primário, como a resistência à insulina, relacionada com obesidade e disfunção hepática.

Depois de estabelecida, a DM deve ser tratada independentemente da hemocromatose.

O paciente em questão apresenta HbA1c: 8,1%, pressão arterial elevada e perfil lipídico fora do alvo para estratificação de risco, em uso irregular de gliclazida e losartana. Deve ser orientado a realizar mudanças no estilo de vida, como atividade física e acompanhamento nutricional, a fim de promover perda de peso. De acordo com a Associação Americana de Diabetes (ADA), o anti-hipertensivo deve ser ajustado a fim de atingir PA < 140 × 90 mmHg e a terapia com estatina, LDL < 100 mg/dL e triglicerídeos < 150 mg/dL. A meta de HbA1c deve ser individualizada. Preconiza-se a metformina em monoterapia como primeira opção em pacientes com HbA1c < 9,0%.

CASO CLÍNICO 2

Paciente feminina, 42 anos, com diagnóstico de diabetes gestacional aos 38 anos e com antecedente de sobrepeso, hipotireoidismo, vitiligo e hipertensão. Procurou atendimento médico devido à perda de peso (10 kg nos últimos 6 meses) associada a mal-estar, tontura e polidipsia.

Medicamentos em uso:

- Hidroclorotiazida 25 mg/dia
- Levotiroxina 100 mcg/dia

Hábitos:

- Nega etilismo e tabagismo.

Exame físico:

- Peso: 62 kg, altura: 1,66 m, IMC atual: 22,5; PA: 120 × 70 mmHg, FC: 96 bpm, glicemia capilar: 320 mg/dL
- Normocorada, desidratada 2+/4+
- Presença de lesões hipocrômicas em mãos
- Sem outras alterações no restante do exame físico.

Exames solicitados na consulta:

- Hb: 12,8 g/dL; Glicemia de jejum: 240 mg/dL; HbA1c: 10,5%; Colesterol total: 198 mg/dL; Triglicerídeos: 82 mg/dL; HDL: 48 mg/dL; LDL: 133 mg/dL; Creatinina: 0,7 mg/dL; Ureia: 36 mg/dL; TSH: 1,2 mui/l; AntiGAD positivo.

Qual a avaliação do caso e conduta terapêutica?

Discussão

Paciente com antecedente de diabetes durante gestação prévia e com doenças autoimunes associadas: hipotireoidismo e vitiligo. Posteriormente, desenvolve quadro sintomático sugestivo de diabetes: emagrecimento e polidipsia. Realizados exames laboratoriais com diagnóstico de diabetes.

O diagnóstico pode ser feito pela glicemia de jejum maior ou igual a 126 mg/dL, pela hemoglobina glicada maior ou igual a 6,5% e por sintomas de hiperglicemia (poliúria, polidipsia), com uma glicemia aleatória maior ou igual a 200 mg/dL.

Na classificação do tipo de DM, apesar de apresentar antecedente de sobrepeso e uma idade mais avançada, outros dados da história sugerem um quadro de autoimunidade: vitiligo, hipotireoidismo, antiGAD positivo, confirmando diabetes imunomediado. Esse tipo de diabetes corresponde a 5 a 10% dos casos e ocorre por destruição autoimune das células betapancreáticas. Os marcadores autoimunes incluem anticorpos contra as células da ilhota pancreática, anticorpos anti-insulina, autoanticorpos para o GAD e autoanticorpos para as tirosinas fosfatases IA-2 e IA-2beta. O DM1 é definido pela presença de um ou mais marcadores de autoimunidade.

O tratamento do DM1 baseia-se na insulinoterapia. Geralmente a dose é calculada pelo peso, com doses variando de 0,4 a 1,0 ui/kg/dia, sendo dividida em insulina basal e prandial. O alvo da hemoglobina glicada para a paciente deve ser próximo de 6,5 a 7%, pois trata-se de uma paciente jovem sem comorbidades.

O rastreio das complicações microvasculares, como retinopatia e nefropatia, deve ser realizado 5 anos após o diagnóstico nos pacientes com DM1.

Epidemiologia

Diabetes *mellitus* é uma doença crônica, heterogênea, que cursa com hiperglicemia em consequência da deficiência relativa ou absoluta de insulina.

A cada ano, cresce o número de pacientes diabéticos. A IDF (Internacional Diabetes Federation) estimou, em 2015, 415 milhões de indivíduos com idades entre 20 e 79 anos portadores da doença (1 em cada 11 adultos), com projeção para 640 milhões em 2040.

Essa epidemia predomina em países em desenvolvimento, onde se encontram aproximadamente 80% dos diabéticos, devido, sobretudo, à urbanização, com impacto no estilo de vida, e ao crescimento e ao envelhecimento populacional. Infelizmente, ainda hoje a estimativa de pacientes não diagnosticados é em torno de 46%.

Segundo a OMS, existem atualmente no Brasil 16 milhões de diabéticos, e com projeção para 19,2 milhões em 2035. A doença acomete 8,8% das mulheres brasileiras e 7,4% dos homens.

Até o início do século XXI, o diabetes encontrava-se entre as cinco principais causas de morte no mundo. Segundo a IDF, em 2015, 5 milhões de adultos com idades entre 20 e 70 anos faleceram por diabetes (1 morte a cada 6 segundos).

Por se tratar de uma doença de natureza crônica com alterações metabólicas e complicações neuropáticas e vasculares, gera custos elevados para os indivíduos afetados e para a saúde pública. Esses custos variam entre 2,5 e 15% do orçamento anual de um país. No Brasil, o gasto direto relacionado à doença chega a aproximadamente 4 bilhões de dólares por ano.

Causas e tipos

Pré-diabetes

Portadores de pré-diabetes apresentam glicemia de jejum alterada e/ou tolerância diminuída a glicose, sem critérios diagnósticos para diabetes *mellitus*. Possuem alto risco de doença cardiovascular e risco de 25%, nos próximos 5 anos, de evoluir com diabetes *mellitus* tipo 2.

A Associação Americana de Diabetes (ADA) classifica o diabetes *mellitus* em:

1. Diabetes *mellitus* tipo 1;
2. Diabetes *mellitus* tipo 2;
3. Diabetes *mellitus* gestacional;
4. Tipos específicos de diabetes, como diabetes monogênico, doenças do pâncreas exócrino e diabetes induzido por drogas.

Os diabetes tipos 1 e 2 são doenças heterogêneas com apresentação e progressão variáveis. Apesar de o diagnóstico do tipo de diabetes ser importante, alguns pacientes não podem ser classificados no início da terapia. Alguns conceitos, como adultos sendo portadores de tipo 2 e criança de tipo 1, não são mais considerados acurados para o correto diagnóstico.

O diabetes tipo 1 responde por 5 a 10% dos casos da doença. Caracteriza-se pela destruição das células beta-pancreáticas, podendo ser de origem autoimune (90% dos casos) ou idiopática (10%), que leva à deficiência total de insulina. A fisiopatologia envolve fatores genéticos e ambientais. A diabetes tipo 1 apresenta um pico bimodal, entre 4 e 6 anos e entre 10 e 14 anos. Aproximadamente 45% das crianças manifestam a doença até os 10 anos, podendo acometer também outras faixas etárias.

A destruição das células beta pode ocorrer de forma rápida, principalmente em crianças, ou de forma lentamente progressiva, sendo denominada, nesse último caso, diabetes autoimune latente do adulto (LADA). Crianças e adolescentes podem ter como primeira manifestação a cetoacidose diabética, ou hiperglicemia de jejum, que pode evoluir rapidamente após um quadro de infecção ou outro estresse.

Pacientes com DM 1 têm predisposição a outras doenças autoimunes, e a obesidade não é fator excludente do diagnóstico.

A diabetes tipo 2, em 90 a 95% dos casos, caracteriza-se pela perda progressiva das células betapancreáticas, sendo o início do processo a resistência insulínica. Também existe influência de fatores genéticos e ambientais. A obesidade, o sobrepeso, sedentarismo, dieta rica em gorduras, hipertensão, dislipidemia e o envelhecimento são importantes fatores de risco. A maioria dos pacientes com diabetes tipo 2 tem diagnóstico após os 40 anos. Ocorre mais frequentemente em mulheres que tiveram diabetes gestacional e alguns subgrupos raciais, como asiáticos.

Esse tipo de diabetes é diagnosticado tardiamente com frequência, pelo desenvolvimento progressivo da hiperglicemia.

A diabetes gestacional representa o problema médico mais comum que causa complicações na gravidez. Por muitos anos, foi definida como qualquer intolerância à glicose durante a gestação. Porém, atualmente, a Associação Americana de Diabetes classifica pacientes com diagnóstico realizado no primeiro trimestre como portadoras de diabetes preexistente (tipo 2 ou, mais raramente, tipo 1). Ocorre quando a função pancreática não consegue vencer a resistência insulínica decorrente da secreção de hormônios placentários hiperglicemiantes.

No Brasil, cerca de 7% das gestações são complicadas pela hiperglicemia gestacional, aumentando a morbidade e mortalidade perinatal. Representa fator de risco para DM 2 após a gestação, sendo ele de 10 a 63% dentro de 5 a 16 anos após o parto.

Os outros tipos específicos de diabetes são causas menos comuns da doença. A apresentação clínica é variável e depende da etiologia. Seguem as condições relacionadas no Quadro 52.1.

Quadro 52.1 – Outros tipos específicos de diabetes/etiologias.	
Defeitos genéticos na função das células beta	• Maturity Onset Diabetes of the Young (MODY) • Diabetes neonatal transitório • Diabetes neonatal permanente • DM mitocondrial • Outros
Defeitos genéticos na ação da insulina	• Resistência à insulina do tipo A • Leprechaunismo • Síndrome de Rabson-Mendenhall • DM lipoatrófico • Outros
Doenças do pâncreas exócrino	• Pancreatite • Pancreatectomia ou trauma • Neoplasia • Fibrose cística • Pancreatopatia fibrocalculosa • Hemocromatose • Outros
Endocrinopatias	• Acromegalia • Síndrome de Cushing • Glucagonoma • Feocromocitoma • Somatostinoma • Aldosteronoma • Outros
Induzido por medicamentos ou agentes químicos	• Determinadas toxinas • Pentamidina • Ácido nicotínico • Glicocorticoides • Hormônio tireoidiano • Diazóxido • Agonistas beta-adrenérgicos • Tiazídicos • Interferona • Outros
Infecções	• Rubéola congênita • Citomegalovírus • Outros
Formas incomuns de DM autoimune	• Síndrome de Stiff-Man • Anticorpos antirreceptores de insulina • Outros
Outras síndromes genéticas por vezes associadas ao DM	• Síndrome de Down • Síndrome de Klinefelter • Síndrome de Turner • Síndrome de Wolfram • Ataxia de Friedreich • Coreia de Huntington • Síndrome de Laurence-Moon-Biedl • Distrofia miotônica • Síndrome de Prader-Willi • Outros

Fonte: Diretriz da Sociedade brasileira de diabetes 2015-2016.

Tabela 52.1 – Diagnóstico de diabetes *mellitus* e intolerância à glicose por meio de diferentes exames.

Categoria	Jejum	2 horas após 75 g de glicose	HbA1c	Glicemia aleatória
Glicemia normal	< 100	< 140		
Pré-diabetes	≥ 100 a < 126	≥ 140 a < 200	5,7 a 6,4%	
Diabetes *mellitus*	≥ 126	≥ 200	≥ 6,5%	≥ 200 com sintomas clássicos

Fonte: Sociedade Brasileira de Diabetes (SBD) + Associação americana de diabetes (ADA).

Diagnóstico

O diagnóstico de diabetes *mellitus* (DM) pode ser realizado das seguintes formas:

- Glicemia de jejum;
- Glicose sérica após o teste de tolerância com 75 g de glicose via oral;
- Dosagem de hemoglobina glicada;
- Glicemia aleatória maior ou igual a 200 mg/dL, associada à sintomatologia clássica (poliúria, polidipsia, polifagia, perda de peso).

Estima-se que os pacientes com hemoglobina glicada entre 6 e 6,5% têm um risco de 25 a 50% de desenvolver DM em 5 anos, risco 20 vezes maior do que aqueles com HbA1c de 5%.

Segundo a ADA, devem ser submetidos a *screening* para diabetes ou pré-diabetes todos os indivíduos a partir de 45 anos mesmo assintomáticos ou abaixo de 45 anos com fatores de risco: sobrepeso (IMC ≥ 25 kg/m² ou ≥ 23 kg/m² em americanos asiáticos) e que apresentem história prévia de pré-diabetes, diabetes gestacional, parentes de primeiro grau com DM, etnias de risco (africanos, latinos, americanos, asiáticos), doença cardiovascular, hipertensão arterial sistêmica (PA ≥ 140 × 90 mmHg ou em uso de anti-hipertensivos), dislipidemia (HDL < 35 mg/dL ou triglicerídeos > 250 mg/dL), síndrome do ovário micropolicístico ou sedentarismo. Se normais, os testes devem ser repetidos de 3/3 anos, ou em menor intervalo, dependendo dos resultados ou do risco para DM.

DM tipo 1

O diagnóstico é realizado muitas vezes pelo aparecimento de sintomas típicos de hiperglicemia: emagrecimento, poliúria e polidipsia ou, na presença de descompensações agudas, como cetoacidose diabética. Como a doença se caracteriza por um processo autoimune que acarreta a destruição das células beta do pâncreas, podem ser encontrados marcadores de autoimunidade, como anticorpos anti-ilhota e anticorpos antiGAD (GAD65), insulina, tirosina fosfatase IA-2 e IA-2b e ZnT8; entretanto, a presença desses marcadores não se faz necessária para o diagnóstico. Em indivíduos assintomáticos, sabe-se que, quanto maior o número de marcadores de autoimunidade presentes, maior o risco de desenvolver DM 1, e vários estudos vêm sendo realizados pra prevenir o aparecimento de DM nessa população.

Diabetes gestacional

Devido à alta incidência de diabetes gestacional e ao grande número de casos ainda subnotificados, inicia-se o rastreio no primeiro trimestre de gestação, idealmente na primeira consulta de pré-natal. Pacientes com glicemias > ou = 126 mg/dL são diagnosticadas com DM pré-gestacional. Entre a 24 e a 28ª semana de gestação, o diagnóstico pode ser realizado por meio do teste de tolerância à glicose oral com 75 g de glicose, sendo diagnóstico de diabetes gestacional valores de glicemia maiores ou iguais a 92, 180 e 153 mg/dL, respectivamente, nos tempos 0, 60, e 120 minutos após administração da glicose. Qualquer valor alterado já é diagnóstico (Tabela 52.2).

Tabela 52.2 – Diagnóstico de diabetes gestacional por meio de teste de tolerância oral à glicose.

Tempo	0	60 minutos	120 minutos
TTGO 75 g	92	180	153

Fonte: Associação americana de diabetes (ADA).

Maturity-Onset Diabetes of the Young (MODY)

Em geral, o diagnóstico de MODY é considerado em pacientes jovens, não obesos e sem outros fatores de risco para DM 1 ou 2, apresentando hiperglicemia de jejum leve e história familiar de DM não caracterizada como DM tipo 1 ou 2. Pode ser realizado por meio de testes genéticos para detecção de uma das três formas de MODY (GCK-MODY, HNF1A-MODY e HNF4A-MODY). Após o diagnóstico, esses pacientes devem ser encaminhados ao especialista para seguimento clínico e aconselhamento genético.

Complicações e rastreamento

A maioria dos pacientes com diabetes *mellitus* (DM) é assintomática e tende a apresentar sintomas com a progressão da doença e desenvolver complicações, que podem ser dividi-das em micro e macrovasculares, agudas e crônicas.

A complicação aguda mais frequente é a hipoglicemia, que surge em decorrência do tratamento do diabetes e será detalhada no final do capítulo.

Outra complicação aguda importante é a cetoacidose diabética, principal causa de morte em crianças e adolescentes com DM 1, e aproximadamente um terço dos pacientes é diagnosticado nesse contexto. É caracterizada por glicemia ≥ 250 mg/dL, pH ≤ 7,3, bicarbonato ≤ 15 mEq/L e cetonemia devido à deficiência de insulina e liberação de hormônios contrarreguladores que provocam a formação de corpos cetônicos e acidose metabólica.

O estado hiperglicêmico hiperosmolar acontece mais em pacientes com DM 2 e consiste em glicemias mais elevadas (> 600 mg/dL) e osmolaridade sérica > 320 mOsm/kg. Os pacientes podem se apresentar com desidratação, poliúria, polidipsia, náuseas, vômitos, dor abdominal e sonolência ou coma em ambos os eventos.

Vários são os fatores predisponentes: infecções, má adesão ao tratamento hipoglicemiante, ingestão alcoólica, IAM, AVC, uso de drogas e medicações (glicocorticoides, diuréticos tiazídicos, agentes simpaticomiméticos). O tratamento preconizado para essas descompensações é hidratação venosa vigorosa, correção de distúrbios eletrolíticos e insulinoterapia. Bicarbonato é indicado, em baixas doses, para pacientes com pH < 7,1.

As complicações microvasculares do DM compreendem a retinopatia diabética, a doença renal do DM e a neuropatia diabética.

A retinopatia diabética é uma das principais complicações no DM, acometendo cerca de um terço dos pacientes diabéticos, e a causa mais frequente de cegueira em adultos nos países desenvolvidos. Tem relação direta com os níveis de glicemia sérica e com o tempo de doença, além de outros fatores que também estão associados ao seu aparecimento, como nefropatia, dislipidemia e hipertensão.

Pode ser classificada em retinopatia não proliferativa, caracterizada por hemorragia retiniana, microaneurismas, exsudatos algodonosos, anormalidades venosas ou micro-anormalidades vasculares intrarretinianas, e proliferativa, com formação de novos vasos e hemorragia vítrea ou pré-retiniana. O edema macular pode estar presente em qualquer estágio da retinopatia e é a principal causa de perda da visão.

Segundo a Sociedade Brasileira de Diabetes, o tratamento com a fotocoagulação é o padrão-ouro para a retinopatia proliferativa, e os fármacos antiangiogênicos para o edema macular.

O diagnóstico pode ser realizado por meio do exame do fundo de olho ou oftalmoscopia indireta e biomicroscopia da retina, e, uma vez diagnosticados, os pacientes devem ser referenciados para o especialista. Avaliações anuais devem ser realizadas em pacientes com DM 1 após 5 anos do diagnóstico, e em todos os pacientes com DM 2 na ocasião do diagnóstico.

A doença renal do diabetes (DRD) é encontrada em 20 a 40% dos pacientes com DM, podendo já estar presente no momento do diagnóstico no DM 2, e, em geral, a partir de 5 anos de doença no DM 1. É a principal causa de doença renal crônica dialítica e consiste em aumento da excreção urinária de albumina, redução da taxa de filtração glomerular (eGFR) ou sinais de insuficiência renal, podendo ser classificada em estágios (Tabela 52.3).

Tabela 52.3 – Estágios da doença renal crônica.		
Estágio	Descrição	eGFR (mL/min/1,73 m^2)
1º	Injúria renal* com eGFR normal	≥ 90
2º	Injúria renal* com eGFR levemente reduzida	60 a 89
3º	Redução moderada da eGFR	30 a 59
4º	Redução severa da eGFR	15 a 29
5º	Insuficiência renal	< 15 ou diálise

*Relação albumina/Cr ≥ 30 mg/g ou outros sinais de comprometimento renal em histopatológico, urina, sangue ou exames de imagem.

Fonte: Associação Americana de Diabetes (ADA).

O diagnóstico é, portanto, realizado pela detecção de sinais de injúria renal (relação albumina urinária/creatinina ≥ 30 mg/g; concentração de albumina urinária ≥ 14 mg/L; urina de 24 horas ≥ 30 mg/24 horas) ou eGFR < 60 mL/min/1,73 m^2, sendo cada vez mais comum a redução da taxa de filtração glomerular sem apresentar ainda micro-albuminúria.

Devido à associação com maior mortalidade e risco cardiovascular, pacientes com DRD devem ser avaliados anualmente para acompanhar a evolução da doença e resposta ao tratamento. Segundo a ADA, o aporte proteico na alimentação desses pacientes não deve ultrapassar 0,8 g/kg por dia, o controle glicêmico com alvo de HbA1c < 7% é benéfico, e o uso de IECA/BRA para controle pressórico reduz a albuminúria e a progressão da doença. De acordo com a ADA e a Sociedade Brasileira de Diabetes, o alvo de PA recomendado para a maioria dos pacientes é ≤ 140 × 80 mmHg e, para pacientes jovens ou com alto risco de AVC, PA sistólica ≤ 130 mmHg. O uso de estatinas é indicado para pacientes com ≥ 50 anos ou alto risco para evento cardiovascular.

A neuropatia é a complicação mais frequente em diabéticos, afetando cerca de 50% dos pacientes idosos, também diretamente relacionada ao mau controle glicêmico. É uma síndrome de acometimento sistêmico e pode apresentar-se por meio de diversas manifestações clínicas (Tabela 52.4), porém metade dos pacientes com neuropatia periférica é assintomática.

Tabela 52.4 – Formas de acometimento da neuropatia diabética.

Neuropatias difusas	
Polineuropatia sensório-motora simétrica distal.	• Apresentação mais comum. • Geralmente com padrão em bota e luva. • Parestesia, dor em queimação, choques ou agulhadas, diminuição da sensibilidade tátil, térmica e dolorosa.
Neuropatia autonômica (cardiovascular, gastrointestinal, geniturinária, sudomotora, hipoglicemia).	• Intolerância ao exercício, hipotensão postural, taquicardia sustentada em repouso/gastroparesia, saciedade precoce, constipação, diarreia ou incontinência fecal/disfunção erétil, retenção urinária, incontinência/anidrose.
Neuropatias periféricas isoladas: aparecimento súbito com resolução espontânea posteriormente	
Mononeuropatia	
Mononeuropatia múltipla	
Radiculopatia	Dor e alteração de sensibilidade em dermátomo.
Mononeurite craniana	Diplopia, acometimento de 3º, 4º ou 6º pares cranianos, paralisia de Bell também pode acontecer.

Fonte: Sociedade Brasileira de Diabetes (SBD).

A neuropatia diabética predispõe o surgimento de outras complicações, como ulcerações em áreas de pressão por alteração da biomecânica do pé, artropatia de Charcot, internações repetidas, depressão, e, consequentemente, aumento da morbimortalidade.

Como rastreio da neuropatia periférica, deve ser realizado anualmente teste monofilamento de 10 gramas para identificação do pé de risco para ulceração e amputação. Além disso, um exame mais detalhado, com pesquisa dos reflexos tendinosos, sensibilidade térmica e dolorosa é de fundamental importância.

Sinais e sintomas de neuropatia autonômica devem ser checados em todos os pacientes com complicações microvasculares e neuropáticas, questionando ativamente sintomas de alteração do hábito intestinal, como constipação ou diarreia, empachamento pós-prandial, problemas de ereção, aumento ou diminuição da sudorese e, no exame físico, presença de taquicardia de repouso e hipotensão postural.

A terapia farmacológica recomendada e estabelecida para dor neuropática é realizada com pregabalina e duloxetina. Como opções secundárias, podem ser usados antidepressivos tricíclicos, e duais, como a venlafaxina. Podem ser utilizados agentes antioxidantes, tais como o ácido alfalipoico (reduz a formação de espécies reativas de oxigênio), a benfotiamina (diminui o dano vascular no diabetes) e o ácido tióctico. Pacientes com quadro de neuropatia autonômica podem se beneficiar com medidas comportamentais e sintomáticas: antieméticos, procinéticos, loperamida para sintomas gastrointestinais, e treinamento para esvaziamento vesical programado em caso de bexiga neurogênica.

As complicações macrovasculares mais frequentes são: doença cardiovascular, cerebrovascular e doença arterial periférica, que pode se manifestar com isquemia de extremidades, disfunção erétil e angina intestinal. As complicações macrovasculares dependem não só do controle do diabetes, mas de todos os componentes da síndrome metabólica, como melhor controle da pressão arterial e do colesterol.

Metas terapêuticas

O primeiro passo para a avaliação da eficácia da terapêutica no diabetes *mellitus* é a escolha do tipo de exame de monitorização a ser feito. A hemoglobina glicada (HbA1C) reflete a média glicêmica de um período de três meses. Tem seu uso indicado como monitorização por ter valor confiável e ser pouco invasivo, menos trabalhoso para o paciente do que a aferição diária – às vezes pré e pós-prandial e várias vezes ao dia – da glicemia capilar. O valor da HbA1C perde sua credibilidade em indivíduos com episódios de hipoglicemia ou grandes variações da glicemia durante o dia, pois pode ser falsamente normal nesses casos. Para tais pacientes, bem como para aqueles em ajuste de insulinoterapia, é importante a aferição da glicemia capilar. Nesses casos, recomenda-se o uso da glicemia pré-prandial como meta glicêmica, reservando-se a glicemia pós-prandial (aferida entre 1 e 2 horas após a refeição) para os indivíduos que apresentam valores pré-prandiais dentro do alvo e HbA1C persistentemente elevada, conforme a recomendação da American Diabetes Association (ADA).

A hemoglobina glicada, entretanto, apresenta algumas limitações: maior custo, baixa disponibilidade em algumas regiões e influência de alguns fatores que podem reduzir seu valor: hemoglobinopatias, hemólise, uremia, cirrose, hipertireoidismo e mieloma múltiplo; ou aumentar seu valor: ferropenia e idade.

A meta de HbA1C/glicemia capilar deve ser individualizada de acordo com as características do paciente. Estudos demonstraram que valores acima, porém próximos ao normal de HbA1C são eficazes na redução das complicações do DM, sem oferecer os riscos de hipoglicemia e o incômodo da polifarmácia quando se busca controle mais rigoroso.

O controle glicêmico pode ser menos estrito em pacientes de maior idade, menor expectativa de vida, múltiplas comorbidades, complicações vasculares severas já estabelecidas, diagnóstico de longa data, baixa compreensão do tratamento e difícil acesso ao sistema de saúde. Nesses casos, considera-se razoável manter HbA1C < 8,0%. Para indivíduos jovens, com diagnóstico recente, sem complicações e sem outras doenças, recomenda-se buscar valores glicêmicos mais próximos do normal (< 6,5%). As metas, de maneira geral, estão listadas na Tabela 52.5, mas não devem ser o único parâmetro levado em conta na decisão terapêutica do indivíduo.

Tratamento do diabetes *mellitus*

Não farmacológico

As medidas não farmacológicas para tratamento do diabetes *mellitus* envolvem mudanças comportamentais e de estilo de vida que, na verdade, são aplicáveis a todos os indivíduos que buscam promoção de saúde. Em todos os estágios da doença, independentemente da presença de complicações, as mudanças comentadas a seguir estarão recomendadas. Nos pacientes com doença estabelecida, apenas a minoria consegue o controle glicêmico utilizando medidas não farmacológicas isoladamente, mas é inquestionável seu papel na prevenção de complicações e na qualidade de vida. Naqueles com tolerância reduzida à glicose (pré-diabetes), a mudança comportamental pode prevenir o surgimento de doença estabelecida.

- *Educação em diabetes:* o conhecimento sobre a doença, bem como seus fatores de risco e complicações, reflete em melhor controle glicêmico. O paciente deve entender o que o diabetes causa, o que o tratamento promove e quais alimentos, hábitos e atividades deverão ser estimulados ou inibidos.
- *Dieta:* a dieta ideal para o indivíduo com DM deve ser pobre em alimentos que promovem picos glicêmicos, ou seja, carboidratos de rápida absorção:

açúcar refinado, farinha branca, massas e refrigerantes, entre outros. Também deverão ser evitadas frituras e alimentos industrializados, a fim de promover perda de peso e reduzir risco cardiovascular com a melhora do perfil lipídico. Deve-se optar sempre por alimentos integrais, de alto valor nutritivo e baixo aporte calórico.

- *Atividade física:* atividades aeróbicas moderadas por pelo menos 150 minutos por semana são indicadas a pacientes diabéticos. O exercício físico melhora o controle glicêmico, promove perda de peso e reduz o risco de complicações. Para aqueles que tolerarem, o exercício resistido de força também traz benefícios e pode ser realizado conforme as limitações individuais.
- *Vacinação:* o diabetes *mellitus* não é contraindicação a nenhuma vacina do programa nacional de vacinação brasileiro e tampouco há na literatura ponto de corte glicêmico que o seja. É sabido que pacientes com DM têm risco aumentado de infecções complicadas por pneumococo e *influenza*, de modo que a Sociedade Brasileira de Diabetes (SBD) recomenda atenção especial a essas duas vacinas.

A vacina pneumocócica polissacáride (PPSV23) é recomendada a diabéticos de 19 a 49 anos em uma ou duas doses, e naqueles com 65 anos ou mais em uma dose apenas. Já a vacina anti-influenza deve ser administrada anualmente em todos os indivíduos diabéticos. Com relação às demais vacinas, deve ser seguido sem alterações o calendário vacinal do Programa Nacional de Imunizações de acordo com a faixa etária.

Farmacológico

O tratamento medicamentoso do DM tipo 2 está indicado sempre que hábitos saudáveis não forem suficientes para atingir a normoglicemia, como é o caso de um grande número de pacientes. A escolha do fármaco deve ser feita de acordo com as características do indivíduo, considerando contraindicações, facilidade posológica, tolerância aos efeitos adversos e preço de cada medicamento.

Os fármacos são divididos em categorias de acordo com seu mecanismo de ação, conforme exposto na Tabela 52.6.

Tabela 52.5 – Metas terapêuticas gerais do diabetes *mellitus*.		
	American Diabetes Association	**Sociedade Brasileira de Diabetes**
HbA1C	< 7,0%	< 7,0%
Glicemia pré-prandial	80 a 130 mg/dL	< 100 mg/dL
Glicemia pós-prandial	< 180 mg/dL	< 160 mg/dL

Fonte: Sociedade Brasileira de Diabetes (SBD) e Associação Americana de Diabetes (ADA).

Tabela 52.6 – Classes de antidiabéticos e seu mecanismo de ação.

Classe	Ação
Biguanidas	Redução da produção hepática de glicose; em menor escala, aumento da sensibilidade periférica à insulina
Sulfonilureias	Aumento da secreção pancreática de insulina (ação prolongada)
Metiglinidas	Aumento da secreção pancreática de insulina (ação curta, pós-prandial)
Inibidores da alfaglicosidase	Retardo da absorção intestinal dos carboidratos
Glitazonas	Aumento da sensibilidade à insulina em músculos, adipócitos e hepatócitos
Análogos do GLP-1	Aumento da síntese e a secreção de insulina (dependente da glicemia); redução do glucagon
Gliptinas	Inibição da DDP-4, enzima degradadora do GLP-1, com o efeito semelhante aos análogos do GLP-1
Inibidores do SGLT2	Inibição do cotransporte sódio/glicose 2 no túbulo contorcido proximal, promovendo glicosúria

Fonte: Sociedade Brasileira de Diabetes (SBD).

Na escolha do medicamento, deve-se levar em conta o estágio da doença em que o paciente se encontra: em fases iniciais, com diagnóstico recente, glicemia próxima do normal e predomínio da resistência insulínica, está indicada a monoterapia com a metformina, uma biguanida que age diminuindo a produção hepática de glicose. Esses pacientes, em grande parte das vezes, são obesos, portanto, podem se beneficiar também da discreta redução do peso provocada por esse fármaco. A metformina é contraindicada em pacientes com *clearance* de creatinina abaixo de 30 mL/min e pode levar à deficiência de vitamina B12 principalmente em idosos, devendo ser suspeitada em casos de anemia e neuropatia associados.

Se a monoterapia com metformina não alcançar o alvo de hemoglobina glicada após 3 meses, outro fármaco deve ser associado. Considere iniciar insulina com ou sem antidiabéticos orais quando o paciente recém-diagnosticado é sintomático ou apresenta glicada > 10% ou glicemia > 300 mg/dL.

Os fármacos disponíveis no arsenal terapêutico para o DM, sua classe, potência, contraindicações e efeitos adversos estão resumidos na Tabela 52.7.

Tabela 52.7 – Antidiabéticos disponíveis e suas propriedades.

Classe	Fármacos	↓HbA1C	Contraindicações	Efeitos adversos
Biguanidas	Metformina	1,5 a 2,0%	Insuficiências renal, hepática, cardíaca, pulmonar; acidose grave; gravidez	Desconforto abdominal e diarreia
Sulfonilureias	Glibenclamida, Gliclazida, Glimepirida, Glipizida, Clorpropamida	1,5 a 2,0%	Insuficiências renal e hepática; gravidez	Hipoglicemia; ganho ponderal
Metiglinidas	Repaglinida, Nateglinida	1,0 a 1,5%	Gravidez	Hipoglicemia; ganho ponderal discreto
Inibidores da alfaglicosidase	Acarbose	0,5 a 0,8%	Gravidez	Meteorismo; flatulência; diarreia
Glitazonas	Pioglitazona	0,5 a 1,4%	IC classes III e IV; insuficiência hepática; gravidez	Retenção hídrica; anemia; ganho ponderal; IC; fraturas
Inibidores da DDP-4	Sitagliptina, Vidalgliptina, Saxagliptina, Linagliptina, Alogliptina	0,6 a 0,8%	Hipersensibilidade aos componentes	Faringite; infecção urinária; náuseas; cefaleia
Análogos do GLP1	Exenatida, Liraglutida, Lixisenatida	0,8 a 1,2%	Hipersensibilidade aos componentes	Hipoglicemia; náuseas, vômitos e diarreia
Inibidores do SGLT2	Dapagliflozina, Empagliflozina, Canagliflozina	0,5 a 1,0%	Insuficiência renal moderada ou grave	Infecções urogenitais; poliúria

Fonte: Sociedade Brasileira de Diabetes (SBD).

A SBD sugere um algoritmo terapêutico que divide a história natural da doença em 4 etapas progressivas, cada uma com seu tratamento adequado, conforme ilustrado na Tabela 52.8. É importante lembrar que se trata de uma sugestão, e as características do indivíduo, bem como as contraindicações dos fármacos, preço e outros fatores limitantes devem ser levados em conta na decisão, idealmente tomada em conjunto com o paciente.

Tabela 52.8 – Tratamento do DM tipo 2 conforme estágio da doença.

Etapa	Características/apresentação clínica	Opções terapêuticas
1	Hiperglicemia discreta, obesidade e resistência periférica à insulina	Metformina, pioglitazona, acarbose, gliptinas
2	Início da redução da secreção pancreática de insulina	Associar sulfonilureia ou glinidas (secretagogos); alternativas: gliptinas ou insulina basal noturna
3	Doença avançada: perda de peso, complicações presentes	Iniciar insulina basal
4	Clara falência pancreática – insulinopenia	Insulinização plena, com ou sem glitazonas (sensibilizador de insulina)

Fonte: Sociedade Brasileira de Diabetes (SBD).

O uso da insulina no DM tipo 2

Por se tratar de doença progressiva, é parte da história natural do diabetes que, com o passar dos anos, haja necessidade de associação de medicamentos e, no estágio final de falência das células betapancreáticas, insulinização.

Muitos pacientes temem o uso da insulina por vários motivos: injeção subcutânea, ganho de peso e hipoglicemias, entre outros. Mesmo profissionais de saúde, por não terem prática extensa com o uso dos diferentes tipos de insulina, acabam por postergar seu início. Segundo a SBD, a associação de insulina ao esquema terapêutico do paciente não deve ser adiada e se mostrou benéfica em estágios não tão avançados da doença para o melhor controle glicêmico e, consequentemente, redução das complicações.

Recomenda-se que o início da terapia insulínica no paciente com DM tipo 2 seja feito com insulina NPH (*Natural Protamine Hagedorn*) à noite, ao deitar-se (*bedtime*), a fim de obter controle da glicemia de jejum. Em geral, são prescritas inicialmente doses baixas (0,1-0,2 UI/kg) e titula-se até que a glicemia de jejum esteja no alvo. Uma vez atingida a normoglicemia de jejum, caso o paciente permaneça hiperglicêmico no decorrer do dia, associa-se gradualmente novas doses e, para controle pós-prandial, insulina rápida ou análogos ultrarrápidos.

Tratamento do DM tipo 1

Como no diabetes tipo 1 existe falência na produção pancreática de insulina desde o início da doença, é natural que o tratamento seja feito com insulinização plena já ao diagnóstico. A dose diária de insulina é, em geral, entre 0,5 e 1 U/kg de peso, dividida entre insulina basal (40 a 60%) e *bolus* administrado nas refeições.

O esquema clássico é feito com NPH como basal (em 2 ou 3 doses diárias) e insulina regular como *bolus* (3 doses diárias). Também estão disponíveis análogos sintéticos de insulina de ação ultrarrápida ou prolongada para substituição da insulina regular e NPH, respectivamente. As formulações disponíveis, sua duração, início e pico de ação estão descritos na Tabela 52.9. Nos dias atuais, é possível facilitar o uso e o armazenamento da insulina por meio de dispositivos de aplicação: caneta e bomba de infusão contínua.

Tabela 52.9 – Apresentações de insulina disponíveis.

Nome	Classificação	Início de ação	Pico de ação	Duração da ação
Lispro	Ultrarrápida	5 a 15 minutos	30 minutos a 2 horas	3 a 5 horas
Aspart	Ultrarrápida	5 a 15 minutos	30 minutos a 2 horas	3 a 5 horas
Glulisina	Ultrarrápida	5 a 15 minutos	30 minutos a 2 horas	3 a 5 horas
Regular	Rápida	30 minutos a 1 hora	2 a 3 horas	5 a 8 horas
NPH	Intermediária	2 a 4 horas	4 a 10 horas	10 a 18 horas
Glargina	Prolongada	2 a 4 horas	Não tem	20 a 24 horas
Detemir	Prolongada	1 a 4 horas	6 a 8 horas	18 a 22 horas
Degludeca	Prolongada	21 a 41 minutos	Não tem	> 42 horas

Fonte: Sociedade Brasileira de Diabetes (SBD).

Tratamento da hipoglicemia

A hipoglicemia é complicação comum e limitante do tratamento do diabetes. Como a tendência da maioria dos pacientes é ser sintomático nas hipoglicemias e assintomático nas hiperglicemias, eles acabam por preferir o controle não rígido da doença e, consequentemente, ficar mais sujeitos às suas complicações crônicas. É função do médico assistente explicar sobre a possibilidade de hipoglicemia, qual deve ser a conduta do paciente e dos familiares/cuidadores caso venha a acontecer e alterar o tratamento medicamentoso do doente se ocorrer com frequência.

Define-se hipoglicemia como glicemia capilar inferior a 70 mg/dL, mas a maioria dos pacientes só apresenta sintomas quando seus níveis são menores do que 60 mg/dL. Os sintomas iniciais são resultantes da ativação adrenérgica: sudorese, tremores e náuseas. Com valores ainda menores começam a surgir sintomas de neuroglicopenia: sonolência, confusão mental, convulsões e coma.

As orientações a serem dadas aos pacientes quando se identifica hipoglicemia são:

1. Se o paciente estiver consciente e lúcido: ingerir por via oral o equivalente a 15 g de açúcar na forma de carboidrato de rápida absorção, como tabletes de açúcar, água com açúcar, suco de laranja ou refrigerante não *diet*. Aferir novamente a glicemia capilar após 15 minutos e informar o médico.

2. Se o paciente apresentar qualquer alteração do estado mental: levar imediatamente ao serviço de saúde mais próximo para receber suporte de vida e glicose parenteral. Está disponível também a formulação de Glucagon para aplicação subcutânea, que tem efeito hiperglicemiante rápido e eficaz, com a vantagem de poder ser administrado por qualquer indivíduo (não necessariamente profissionais de saúde).

Transplante de pâncreas

Trata-se de modalidade terapêutica cada vez mais utilizada, à medida que os centros de transplante ganham experiência. Relaciona-se com a melhora da qualidade de vida do paciente e redução das complicações agudas do DM, como hipoglicemia e cetoacidose. Ainda não há dados baseados em evidências que comprovem a capacidade do transplante de reverter complicações crônicas já estabelecidas ou preveni-las, caso realizado precocemente no curso do DM. Por outro lado, o paciente transplantado torna-se cronicamente dependente do uso de imunossupressores, sendo complicações infecciosas a maior causa de morte nesse grupo.

De acordo com a SBD, as indicações de transplante se aplicam a pacientes com DM tipo 1 ou DM tipo 2 insulino-dependentes e estão listadas no Quadro 52.2.

Quadro 52.2 – Indicações de transplante pancreático.

- Transplante simultâneo de rim e pâncreas em pacientes com doença renal crônica dialítica ou pré-dialítica;
- Transplante de pâncreas após o de rim em pacientes submetidos a transplante renal com sucesso e *clearance* de creatinina superior a 55 a 60 mL/min e que tenham instabilidade glicêmica importante ou hipoglicemias assintomáticas, apesar do tratamento insulínico otimizado e supervisionado por profissional experiente;
- Transplante isolado de pâncreas em pacientes com crises frequentes de hiper/hipoglicemias, com tratamento insulínico otimizado e supervisionado por profissional experiente. Nesse contexto, a principal indicação é a presença de hipoglicemias assintomáticas;
- Pacientes com problemas clínicos e emocionais com a terapia insulínica que os impeçam de ter vida normal.

Fonte: Sociedade Brasileira de Diabetes (SBD).

Referências

1. American Diabetes Association. Classification and diagnosis of diabetes. In: Standards of Medical Care in Diabetes 2017. Diabetes Care 2017; 40(1): 11-24.
2. American Diabetes Association. Glycemic targets. Sec. 6. In: Standards of Medical Care in Diabetes 2017. Diabetes Care 2017; 40(Suppl 1): S48-S56.
3. Anderson JW, Konz EC. Obesity and disease management: effects of weight loss on comorbid conditions. Obesity research 2001. Disponível em: https://doi.org/10.1038/oby.2001.138.
4. Beagley J, Guariguata L, Weil C, Motala AA. Global estimates of undiagnosed diabetes in adults. Diabetes Res Clin Pract 2014; 103(2): 150-60.
5. Sociedade Brasileira de Diabetes. Diretrizes da Sociedade Brasileira de Diabetes (2015-2016). São Paulo: Sociedade Brasileira de Diabetes. Diretrizes SBD 2016: 4-337. Disponível em: https://www.diabetes.org.br/profissionais/images/2017/diretrizes/diretrizes-sbd-2017-2018.pdf
6. Grandi C, Tapia JL, Cardoso VC. Impact of maternal diabetes mellitus on mortality and morbidity of very low birth weight infants: a multicenter Latin America study. J Pediatr 2015; 91(3): 234-41.
7. European Association for the Study of the Liver. EASL clinical practice guidelines for HFE hemochromatosis. J Hepatology 2010; 53(1): 3-22.
8. International Diabetes Federation. IDF Diabetes Atlas Seventh edition, 2015. International Diabetes Federation, 2015 [acesso em: 30 jan. 2017]. Disponível em: http:www.idf.org/diabetesatlas.
9. Kim C, Newton KM, Knopp RH. Gestational diabetes and the incidence of type 2 diabetes: a systematic review. Diabetes Care 2002; 25(10): 1862-8.
10. Marín-Peñalver JJ, Martín-Timón I, Sevillano-Collantes C, Cañizo-Gómez FJ. Update on the treatment of type 2 diabetes mellitus. World J Diabetes 2016; 7(17): 354-95.
11. McClain DA, Abraham D, Rogers J, Brady R, Gault P, Ajioka R, et al. High prevalence of abnormal glucose homeostasis secondary to decreased insulin secretion in individuals with hereditary haemochromatosis. Diabetologia 2006; 49(7): 1661-69.
12. O'sullivan EP, Mcdermott JH, Murphy MS, Sen S, Walsh CH. Declining prevalence of diabetes mellitus in hereditary haemochromatosis – the result of earlier diagnosis. Diabetes Res Clin Pract (Ireland) 2008; 81(3): 316-20.
13. Ruholamin S, Eshaghian S, Allame Z. Neonatal outcomes in women with gestational diabetes mellitus treated with metformin in compare with insulin: a randomized clinical trial. J Res Med Sci 2014; 19(10): 970-75.
14. Schmidt MI, Matos MC, Reichelt AJ, Forti AC, Lima L, Duncan BB. Prevalence of gestational diabetes mellitus – do the new WHO criteria make a difference? Brazilian Gestational Diabetes Study Group. Diabet Med 2000; 17(5): 376-80.
15. Souza CF, Gross LJ, Gerchman F, Leitão CB. Pré-diabetes: diagnóstico, avaliação de complicações crônicas e tratamento. Arq Bras Endocrinol Metab 2012; 56(5): 275-84.
16. World Health Organization. Who Diabetes country profiles 2016. Geneva: World Health Organization; 2016 [acesso em: 31 jan. 2017]. Disponível em: http://www.who.int/diabetes/country-profiles/bra_en.pdf?ua=1

Diagnóstico diferencial de dor abdominal

53

- *Raquel Megale Moreira*
- *Fernando Marcuz Silva*

CASO CLÍNICO 1

R.M.M., 24 anos, sexo feminino, natural e residente em São Paulo/SP, solteira, católica, estudante. Refere queixa de dor abdominal há cinco dias.

Relata que iniciou Quadro de dor abdominal há cinco dias, tipo cólica, intermitente, inicialmente de fraca intensidade no epigástrio, porém com aumento progressivo com o passar dos dias e localização em região de fossa ilíaca direita, sem irradiação e ausência de fator de melhora ou piora. Há 2 dias com hiporexia, febre a 38 ºC e calafrios.

Possui como antecedentes pessoais asma alérgica e rinite alérgica desde a infância em uso de salmeterol e fluticasona 50/250 mg 1 *puff* de 12 em 12 horas e fluticasona *spray* nasal 1 *puff* de 12/12 horas. Cirurgia prévia de desvio de septo. Nega outras comorbidades. Sem antecedentes obstétricos, tem ciclo menstrual regular, com fluxo moderado, acompanhado de dismenorreia.

Antecedentes familiares: mãe, viva, hipertensa e com intolerância à glicose, e pai falecido aos 47 anos em decorrência de complicações de diabetes *mellitus* tipo 1 e transplantes renal e pancreático.

Na história social, nega tabagismo, etilismo e uso de drogas ilícitas, sexualmente ativa com único parceiro. Refere uso de anticoncepcional oral e preservativos.

Quando interrogada sobre diversos aparelhos, não apresentava outras queixas.

No exame físico, a paciente está em bom estado geral, corada, hidratada, acianótica, anictérica, orientada, eupneica, febril 37,9 ºC. Sinais vitais: PA 125 × 87, FC 102 bpm, FR 20 ipm, SatO$_2$ 96%.

Abdome plano, timpânico, sem visceromegalias, com dor à palpação superficial e profunda em fossa ilíaca direita, descompressão brusca presente em ponto de Mcburney, com ruídos hidroaéreos presentes e normais.

Exames cardíaco, pulmonar e neurológico dentro dos padrões de normalidade. Nas extremidades pulsos simétricos, boa perfusão capilar, sem edemas ou cianose.

CASO CLÍNICO 2

A.F.M., 42 anos, sexo feminino, natural e residente em São Paulo/SP, viúva, católica, comerciante. Refere queixa de dor abdominal há dois anos.

Relata que iniciou Quadro de dor abdominal difusa há dois anos, em crises, tipo cólica, de moderada intensidade, com períodos de acalmia de semanas, que melhora com a evacuação, associada à alternância do habito intestinal, ora de consistência normal, ora de consistência amolecida, com alteração da frequência de evacuação. Não evidencia associação com determinados alimentos, e a suspensão de glúten e lacticínios não melhora o Quadro. Nega febre, não tem sintomas noturnos, perda de peso, sangramentos ou sinais de anemia.

Sem outras queixas nos diversos aparelhos.

Refere como antecedentes pessoais hipertensão arterial em uso de enalapril 5 mg 12/12 horas. Teve 1 gravidez, com 1 parto por cesárea e uma miomectomia e cirurgia de tireoidectomia, para trata mento de carcinoma papilífero, atualmente usando levotiroxina 100 mcg para reposição hormonal.

Antecedentes familiares: mãe, viva, hipertensa e diabética, e pai falecido aos 35 anos por causas cardiovasculares.

História social: nega tabagismo, etilismo e uso de drogas ilícitas.

Ao exame geral: paciente em bom estado geral, eutrófica, corada, hidratada, acianótica, anictérica, afebril. Sinais vitais: PA 133 × 85, FC 84 bpm, FR 16 ipm, SatO$_2$ 97%.

Exames respiratório e cardiovascular sem alterações, assim como o neurológico normal.

Abdome globoso, com ruídos hidroaéreos presentes, timpânico, indolor à palpação, sem massas ou visceromegalias palpáveis.

Abordagem inicial

Dor abdominal é uma queixa frequente no pronto-atendimento, respondendo por cerca de 7% dos atendimentos em emergência nos EUA, acometendo 75% dos adolescentes e 50% dos adultos. No Brasil, não se têm dados exatos. É uma preocupação em pacientes jovens e idosos e exige atenção maior principalmente nos soropositivos HIV e imunossuprimidos.

Ela se apresenta como um grande desafio para o médico, já que muitas vezes o Quadro é inespecífico, atrasando o correto diagnóstico. Pressupõe inúmeras possibilidades, podendo ter causas benignas ou potencialmente fatais, requerendo intervenção rápida.

O retardo no diagnóstico e no tratamento afetam o prognóstico. Os sinais de alerta devem sempre ser identificados para orientar a conduta adequada nos Quadros emergenciais.

O mecanismo da dor abdominal depende de nociceptores, que são terminações nervosas livres, presentes na pele e outros tecidos, que são estimulados por fatores mecânicos, térmicos ou químicos. A distribuição desses nociceptores é variável em diferentes tecidos, justificando as diferentes sensações e intensidades, e a dor pode também variar conforme a percepção de cada pessoa.

A dor abdominal pode ser classificada em três grupos:

- *Dor visceral*: é mediada por inervação de fibras tipo C, aferentes e não mielinizadas, presentes na parede de órgãos intra-abdominais. São estimuladas por estiramento, distensão ou torção. Geralmente há fraca correlação entre a dor e sua localização, tornando-a uma dor vaga, correspondente ao dermátomo inervado pelo órgão comprometido. Ela é percebida no segmento medular onde o nervo espinhal responsável por aquele órgão se insere. Assim, a dor do trato gastrointestinal é percebida na linha média, e as dores laterais relacionam-se a órgãos de inervação unilateral, como rim, ureter e ovários.
- *Dor somática*: originada da irritação do peritônio parietal, é mediada por fibras tipo A, mielinizadas, as quais transmitem informações para a medula por meio de nervos periféricos que correspondem aos dermátomos cutâneos de T6 a L1, com melhor correlação entre a dor e sua localização. Costuma ser uma dor súbita, localizada, intensa e que piora com a palpação, movimento e tosse.
- *Dor referida*: apresenta-se longe do órgão acometido, pode ser percebida na pele ou em tecidos profundos e é bem localizada. Pode ser uma dor abdominal com sintoma extra-abdominal, como a irritação diafragmática, sentida em ombro, ou uma dor de origem extra-abdominal, com sintoma em região abdominal, como no infarto agudo do miocárdio de parede inferior, ou ainda, uma pneumonia da base pulmonar. O Quadro 53.1 evidencia as principais causas de dor abdominal de origem extra-abdominal.

Quadro 53.1 – Causas extra-abdominais de dor abdominal.

Infarto agudo do miocárdio	Embolia pulmonar
Pneumonia	Alterações eletrolíticas
Cetoacidose diabética	Angioedema hereditário
Herpes-zóster	Anemia falciforme
Hipotireoidismo	Insuficiência cardíaca congestiva

Fonte: Elaborado pela autoria.

Ao avaliar um paciente com dor abdominal, o profissional deve focar inicialmente as causas mais comuns nas condições que geram risco de morte. A peritonite é um sintoma e sinal clínico caracterizada por uma sensação dolorosa referida pelo paciente, com uma reação ao exame clínico de desconforto à palpação, que usualmente gera potencial risco de morte.

Uma boa anamnese e um exame físico minucioso são etapas fundamentais não só para o diagnóstico de dor abdominal como para qualquer investigação de sintomas mórbidos.

O profissional deve obter uma história completa, contendo as características da dor e dos sintomas associados, assim como os antecedentes pessoais e familiares, o uso de medicações e a história social.

Para obtermos diagnósticos diferenciais da dor abdominal, é importante primeiro quantificá-la quanto a sua duração: aguda, quando corresponde a minutos ou dias, ou crônica, quando tem maior duração (Algoritmo 53.1).

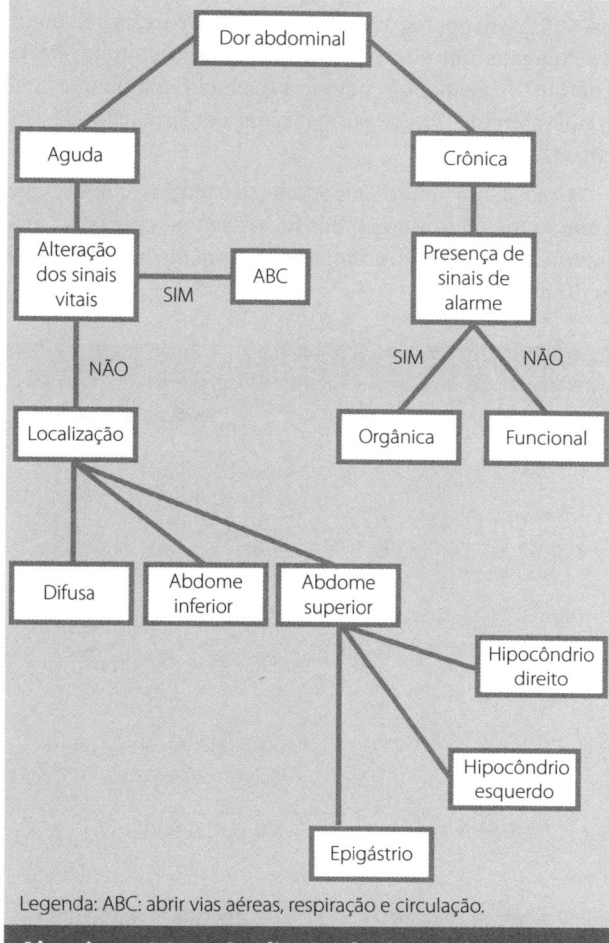

Legenda: ABC: abrir vias aéreas, respiração e circulação.

Algoritmo 53.1 – Avaliação da dor abdominal.

Fonte: Elaborado pela autoria.

Na abordagem da dor aguda, sua etiologia pode ser orientada pela localização e tipo de dor. Embora a localização da dor abdominal guie a abordagem inicial, alguns sintomas e sinais associados podem ser preditivos de certas causas de dor abdominal e auxiliar no estreitamento das opções do diagnóstico diferencial, por exemplo, dor em hipogástrio com febre, disúria, polaciúria e mau cheiro urinário, sugerindo um Quadro de cistite.

Quanto à característica de início da dor, ela pode ser súbita, quando o paciente determina o momento exato do seu início, ou então uma dor de evolução progressiva, que piora em algumas horas, ou ainda uma dor insidiosa, que evolui de forma lenta, sem muitas vezes ter localização precisa.

Além da história, o exame físico é uma ferramenta essencial na abordagem da dor abdominal. Inicia-se com a avaliação dos sinais vitais, o que poderá direcionar para as evidências das doenças com risco de morte (Quadro 53.2). Caso haja alterações nos sinais vitais, deve-se prioritariamente dar curso aos procedimentos de estabilização clínica do paciente. Para pacientes estáveis hemodinamicamente,

deve-se proceder ao exame abdominal completo e o de outros sistemas, guiando-se sempre pela história obtida.

Quadro 53.2 – Doenças com risco de morte.
Ruptura de aneurisma de aorta abdominal
Isquemia mesentérica
Perfuração intestinal
Obstrução intestinal aguda
Gravidez ectópica
Ruptura esplênica
Infarto agudo do miocárdio
Descolamento de placenta

Fonte: Elaborado pela autoria.

Inicialmente, deve-se fazer uma inspeção geral do doente, seguido, então, de um exame detalhado da região abdominal. Segue-se com a ausculta abdominal, que, dependendo da ausência ou presença de sons específicos, pode apontar para algumas etiologias específicas. Posteriormente, fazemos a percussão, que pode identificar ascite, visceromegalias e distensão de alças, seguida pela palpação, a qual avalia sinais de peritonite, localização mais precisa da dor e presença de tumores.

É necessário, também, em muitos pacientes, realizar o toque retal para avaliar lesões perineais e anorretais, e, nas mulheres, efetuar um exame pélvico, quando estiverem em questão diagnósticos diferenciais pertinentes.

Quadro 53.3 – Causas raras de dor abdominal.	
Síndrome compartimental abdominal	Síndrome do pinçamento mesentérico
Porfiria intermitente aguda	Angioedema hereditário
Síndrome de Chilaiddite	Epilepsia mesentérica
Intoxicações exógenas	Infarto renal
Hematoma retroperitoneal	Febre do mediterrâneo
Lúpus eritematoso sistêmico	Púrpura de Henoch-Schonlein
Poliarterite nodosa	Picada de aranha
Feocromocitoma	Hemoglobinúria paroxística noturna

Fonte: Elaborado pela autoria.

Abordagem diagnóstica

A dor abdominal aguda, depois de descartadas causas fatais, pode ser mais facilmente abordada, tendo por base a sua localização.

Dores em abdome superior

Podem ser classificadas como as de hipocôndrio direito, hipocôndrio esquerdo e epigástrio.

O hipocôndrio direito é responsável por dores mais frequentemente procedentes das vias biliares e fígado. Colecistite, colelitíase, coledocolitíase, colangite e disfunção do esfíncter de Oddi são exemplos. Podem ser mais facilmente identificadas por meio da ultrassonografia de abdome superior.

Causas de dor hepática são devidas à distensão da cápsula do órgão, como acontece na hepatite aguda, abscesso hepático, síndrome de Budd-Chiari e trombose de veia-porta (Tabela 53.1).

Dores em epigástrio têm como causa mais frequente etiologia pancreática ou gástrica. Como ocorre na pancreatite aguda, úlcera péptica, refluxo gastroesofágico, gastrite/gastropatia, dispepsia e gastroparesia. Exames de imagem obtidos pela ultrassonografia, tomografia computadorizada ou pela ressonância magnética são frequentemente necessários para confirmação dessas causas.

Uma causa muito importante na prática clínica, que pode se manifestar como dor localizada no epigástrio, é o infarto agudo do miocárdio, sempre com alto risco de morte (Tabela 53.2).

Tabela 53.1 – Principais causas de dor em hipocôndrio direito.

Patologias	Características da dor	Tratamento
Colecistite aguda	Inflamação da vesícula biliar – dor contínua com duração maior de 6 horas e sinal de Murphy +	Colecistectomia videolaparoscópica
Colelitíase	Dor biliar, tipo cólica, que dura menos de 6 horas, tempo de deslocamento do cálculo	Colecistectomia videolaparoscópica em sintomáticos e analgesia
Coledocolitíase	Dor biliar associada à elevação de enzimas hepáticas, icterícia, acolia e coluria	CPRE e colecistectomia
Colangite	Tríade de Charcot – febre, icterícia e dor abdominal	Antibioticoterapia e drenagem da via biliar
Disfunção do esfíncter de Oddi	Dor abdominal por mais de 30 minutos, recorrente – excluir causas estruturais	Cirurgia ou BCC
Hepatites agudas	Presença de pródromos, dor abdominal associada à icterícia	Suporte clínico e tratamento específico da etiologia
Abscesso hepático	Dor abdominal com febre, astenia e perda de peso	Antibioticoterapia/drenagem

Fonte: Elaborada pela autoria.

Tabela 53.2 – Principais causas de dor em epigástrio.

Patologias	Características da dor	Tratamento
Pancreatite aguda	Dor em epigástrio com irradiação para dorso, em faixa, associada a náuseas, vômitos, distensão abdominal – no exame abdome em tábua	Hidratação e analgesia, se necessário antibioticoterapia
Ulcera péptica	Dor epigástrica, com indigestão, empachamento pós-prandial, relacionada à alimentação	IBP, se necessário cirurgia
DRGE	Regurgitação, pirose e azia	IBP
Gastrite	Dor epigástrica relacionada à alimentação	IBP
IAM	Apresentação atípica, dor em queimação, desencadeada pelo exercício e melhora em repouso	AAS + clopidogrel + heparina cateterismo ou trombose

Fonte: Elaborada pela autoria.

O hipocôndrio esquerdo está relacionado principalmente às dores originárias do baço, como esplenomegalia, infarto, abscesso e ruptura (Tabela 53.3). Também são os exames de imagem os mais frequentemente necessários para a confirmação diagnóstica dessas causas.

Dores em abdome inferior

Síndromes de dor em abdome inferior podem ocorrer em um ou ambos os quadrantes e podem ter como diagnósticos diferenciais de suas causas as doenças do aparelho geniturinário e, em mulheres, causas ginecológicas (Tabela 53.4). Novamente, os exames de imagem podem ser necessários para confirmar essas patologias.

Dor abdominal difusa

Diversas são as etiologias de dor abdominal difusa, e o seu diagnóstico depende quase sempre da história e exame físico obtidos. O trato gastrointestinal gera dor por causas obstrutivas, perfurativas, isquêmicas, inflamatórias não infecciosas, como ocorre na Doença de Crohn, na retocolite e na peritonite relacionada à diálise peritoneal, infecciosas, como as gastroenterites e peritonite bacteriana espontânea, neoplásicas, disabsortivas, como na intolerância à lactose e doença celíaca, e as funcionais, como a síndrome do intestino irritável, a constipação e a diarreia funcional. Entretanto, alterações metabólicas e sistêmicas também geram dor abdominal, por exemplo: a cetoacidose diabética e insuficiência adrenal (Tabela 53.5).

Tabela 53.3 – Principais causas de dor em hipocôndrio esquerdo.

Patologias	Características da dor	Tratamento
Infarto esplênico	Dor em quadrante superior esquerdo, esplenomegalia, febre, leucocitose	Suporte clínico
Abscesso esplênico	Dor em hipocôndrio esquerdo, febre, astenia, perda ponderal	Antibioticoterapia
Ruptura esplênica	Dor associada à hipotensão, relacionada normalmente à trauma	Conservador ou cirurgia

Fonte: Elaborada pela autoria.

Tabela 53.4 – Etiologias de dor em abdome inferior.

Patologias	Características da dor	Tratamento
Apendicite aguda	Dor em fossa ilíaca direita associada a hiporexia, náuseas, vômitos e febre baixa	Apendicectomia
Diverticulite	Dor em fossa ilíaca esquerda associada à febre	Antibioticoterapia
Pielonefrite	dor em região lombar ou flanco associada a febre	Antibioticoterapia
Nefrolitíase	Dor inicialmente lombar em cólica com irradiação para região inguinal, podendo apresentar hematúria	Analgesia
Cistite	Dor em baixo ventre, associado à disúria	Antibioticoterapia
Gravidez ectópica	Mulheres em idade fértil e BHCG +, amenorreia, dor abdominal e sangramento vaginal	Cirurgia
Torção de ovário	Dor abdominal em um dos quadrantes de forma súbita	Cirurgia
DIP (doença inflamatória pélvica)	Dor em baixo ventre, associada à dispareunia e corrimento vaginal	Antibioticoterapia
Torção testicular	Dor súbita, com assimetria testicular	Cirurgia

Fonte: Elaborada pela autoria.

Tabela 53.5 – Diagnósticos diferenciais de dores abdominais difusas.

Patologias	Características da dor	Tratamento
DII	Dores podendo estar associadas a sangramentos, fístulas, abscessos perianais	ASA, corticoides, imunossupressores
Gastroenterite viral	Dor abdominal com febre, diarreia e vômitos	Suporte clínico e hidratação
Doença celíaca	Dor abdominal, com diarreia e distúrbios nutricionais como deficiência de ferro	Evitar glúten
Insuficiência adrenal	Dor abdominal associada a perda ponderal, distúrbios eletrolíticos, astenia	Reposição de cortisol
Constipação	Evacuações esporádicas e distensão abdominal, dores em cólica	Mudança de dieta
Intoxicação alimentar	Náuseas, vômitos, febre, dor abdominal e diarreia	Suporte clínico
Cetoacidose diabética	Dor abdominal com hálito cetônico, hiperglicemia	Hidratação e insulinoterapia
Endometriose	Dor pélvica crônica, relacionada ao ciclo menstrual, podendo estar associada a dispareunia e infertilidade	Cirurgia ou tratamento farmacológico

Fonte: Elaborada pela autoria.

Dor abdominal crônica

Na dor abdominal crônica, para uma abordagem prática, deve-se diferenciar a dor de origem orgânica da funcional, essa sempre de caráter benigno. A dor orgânica apresenta sinais de alarme, que podem incluir: perda ponderal, febre, desidratação, distúrbios eletrolíticos, sangramentos, anemia e outros, sendo a idade acima dos 50 anos, dependendo da epidemiologia da dor abdominal em cada local específico, também outro sinal de alarme. Além disso, outro cuidado a se tomar são os casos de dor de parede abdominal, que são frequentemente subdiagnosticados e confundidos com dor visceral.

A abordagem da dor abdominal crônica é a mesma da dor abdominal aguda, exceto pela imposição de um maior critério na solicitação de exames complementares, já que há menor risco imediato de morte e uma história evolutiva mais longa a serem considerados. Sugestões elaboradas pelo Consenso de Roma IV podem ajudar na abordagem dessas diferentes classes de doenças.

São exemplos de dor crônica de base orgânica: doença inflamatória intestinal, doença celíaca, pancreatite crônica, fibrose cística, endometriose e tumores, entre outros. No entanto, só em 5 a 10% dos casos de dor abdominal crônica existe uma patologia orgânica de base.

Uma dor abdominal crônica, que não tenha relação com alguma doença orgânica, apesar de benigna, pode comprometer a qualidade de vida do paciente, e, por isso, ser classificada como um transtorno funcional.

Os transtornos gastrointestinais funcionais mais comumente associados à dor abdominal crônica são: a síndrome do intestino irritável e a síndrome da dor abdominal funcional. Essas desordens, apesar de benignas, possuem certas características fisiopatológicas, incluindo distúrbio de motilidade e hipersensibilidade visceral, gerando repercussões como incapacidade física e psíquica, determinando absenteísmo do trabalho e má qualidade de vida.

A síndrome da dor abdominal funcional é um distúrbio debilitante de dor contínua persistente ou recorrente, que atrapalha a funcionalidade do paciente. Pode ser confundida com síndrome do intestino irritável, que é mais comum. No entanto, não está associada a alterações do habito intestinal ou alimentar e não melhora com a defecação ou eliminação de gases. Deve apresentar duração de pelo menos 6 meses, não ter relação com eventos fisiológicos e determinar perda da capacidade funcional diária.

A síndrome do intestino irritável, outro frequente exemplo de dor funcional, é uma dor ou desconforto abdominal com pelo menos 3 meses de duração, consecutivos ou não, iniciada há pelo menos 6 meses, com ao menos duas das três características: alívio com a defecação, associado à mudança na frequência das fezes e/ou associado a uma mudança na forma das fezes.

Exames laboratoriais e de imagem devem complementar o raciocínio, que se baseou na história clínica e no exame físico, sendo direcionados, em princípio, para confirmar as mais prováveis hipóteses. Outros procedimentos podem ser utilizados na abordagem da dor abdominal, como a lavagem peritoneal, a laparoscopia e até mesmo a laparotomia exploradora.

O hemograma pode dar informações sobre a ocorrência de anemia, leucocitose ou leucopenia e plaquetopenia, fornecendo evidências de gravidade do Quadro clínico, sugerindo doença crônica ou infecciosa. Determinação de eletrólitos, glicemia, gasometria e vitaminas, além de identificar etiologia orgânica, pode indicar doença sistêmica, como a cetoacidose diabética e a insuficiência adrenal. Exames de urina podem indicar causas geniturinárias. Exames mais específicos direcionados pela história clínica, como transaminases, bilirrubinas, tempo de protrombina, amilase, lipase, teste de gravidez, ureia e creatinina são fundamentais para orientar o diagnóstico de doenças hepáticas, renais ou ginecológicas ou até mesmo descartá-lo.

Exames de imagem, como o raio X simples abdominal em decúbito e ortostase evidenciando a cúpula diafragmática, podem diagnosticar pneumoperitônio ou pode ainda identificar sinais de inflamação, obstrução e até consolidações em base pulmonar. Ultrassonografia pode evidenciar ascite, coleções líquidas, visceromegalias, alterações ginecológicas, distensão de determinados órgãos, tais como vesícula e vias biliares.

A tomografia visualiza sinais de inflamação e infecção com melhor precisão que o ultrassom e não é um exame operador dependente, porém tem o malefício da radiação. Avalia também a presença de gases ou líquidos no abdome, alterações e características dos órgãos abdominais, lesões neoplásicas e vasculares.

O emprego da ressonância magnética é mais indicado na avaliação de afecções do pâncreas e vias biliares, mas nem sempre apresenta melhores resultados que a tomografia computadorizada, tendo essa, na maioria das vezes, melhor custo benefício.

Exames mais invasivos, como endoscopia, colonoscopia e colangiopancreatografia retrógrada endoscópica, são mais indicados para investigação de órgãos ocos.

Discussão dos casos clínicos

Caso clínico 1

Considerando a história, os antecedentes e o exame físico obtido, o diagnóstico sindrômico mais provável é de um abdome agudo inflamatório, numa mulher jovem, previamente hígida, com dor no abdome inferior direito, sugestiva de peritonite localizada. A causa mais provável é a de apendicite aguda supurada e bloqueada.

Como a paciente estava estável, propicia-nos tempo de uma abordagem mais criteriosa, com a possibilidade de solicitar exames complementares para confirmação diagnóstica.

Para mulheres em idade fértil e crianças com suspeita de apendicite aguda, é prudente, para afastar outras causas, realizar o BHCG e exames de imagem. Outras hipóteses para essa delimitação anatômica, além de apendicite aguda, por se tratar de uma mulher, são as causas ginecológicas, como gravidez ectópica e salpingo-ooforite, que devem ser consideradas.

No caso, foram realizados exames laboratoriais e ultrassonografia de abdome, que evidenciaram sinais de inflamação/infecção, descartaram a possibilidade de gravidez e

determinaram o achado ultrassonográfico de plastrão, com aderência localizada de alças espessadas, com presença de conteúdo líquido, sugestivo de abscesso, confirmando a hipótese mais provável de apendicite aguda.

A paciente foi submetida à cirurgia, com realização de apendicectomia e lavagem de cavidade, pelo Quadro avançado, sem intercorrências no procedimento, evoluindo com boa recuperação.

Caso clínico 2

Esse caso é de uma dor abdominal crônica, dado o tempo de duração. Numa dor crônica, é necessário inicialmente identificar sintomas ou sinais de alarme, que estão frequentemente relacionados a sintomas de gravidade em doença orgânica, como ocorre em colites, doença celíaca, intolerância alimentar e neoplasias.

O caso, considerando a anamnese e o exame físico obtidos, numa história de sintomas de duração prolongada, em que não se identificam sinais de alarme, tais como: emagrecimento, deficiências nutricionais, sangramentos, sinais de anemia, sintomas sistêmicos e achados anormais no exame físico sugerem um distúrbio funcional.

A história de dor abdominal, que melhora com evacuação, epidemiologicamente torna mais provável a hipótese de síndrome do intestino irritável.

Como a paciente se apresenta hígida, não há necessidade de exames subsidiários, e o tratamento é quase sempre sintomático. O paciente deve ser acompanhado ambulatorialmente, realizar apenas exames de rastreamento e receber suporte para entender que, apesar dos sintomas, a doença é benigna, embora quase sempre recidivante. O estímulo a uma vida saudável e o controle de distúrbios do humor podem ser ferramentas fundamentais para o tratamento.

Considerações finais

Dor é a queixa mais comum que leva uma pessoa a procurar atendimento médico. Por ser uma avaliação subjetiva de cada indivíduo, seu limiar depende de vários fatores. No caso da dor abdominal, a definição do diagnóstico é, muitas vezes, essencial, já que podem ser necessárias condutas imediatas, por eventual risco de morte.

Como existem muitas etiologias possíveis, uma abordagem criteriosa obtida da anamnese e do exame físico é fundamental para a sua condução.

Referências

1. Gans SL, Pols MA, Stoker J, et al. Guideline for the diagnostic pathway in patients with acute abdominal pain. Dig Sur 2015; 32(1): 23-31.
2. Viniol A, Keunecke C, Biroga T, et al Studies of the symptom abdominal pain – a systematic review and meta-analysis. Fam Pract 2014; 31(5): 517-29.
3. Meneghelli UG. Elementos para o diagnóstico do abdomen agudo. Medicina (Ribeirão Preto) 2003; 36: 283-93.
4. Magidson PD, Martinez JP. Abdominal pain in geriatric patient. Emerg Med Clin North Am 2016; 34(3): 559-74.

5. Bom TP, Frascari P, Moura MA, et al. Comparativo entre pacientes com diagnóstico de apendicite aguda atendidos em unidades de pronto atendimento e hospital de emergência. Rev Col Bras Cir 2014; 41(5): 341-4.

6. Sthanguellini V, Chan FKL, Hasler WL, et al. Gastroduodenal Disorders. Gastroenterology 2016; 150: 1380-92.

7. Penner RM, Fishman MB, Majumdar SR. Evaluation of the adult with abdominal pain. UpToDate 2016 (acesso em: 15 fev. 2017. Disponível em: www.uptodate.com

8. Martins MA, Carrilho FJ, Alves VAS, et al. Clínica médica. Doenças do aparelho digestivo, nutrição e doenças nutricionais. 2 ed. São Paulo: Manole; 2016. v. 4.

9. Sperber AD, Drossman DA. Síndrome da dor abdominal funcional: dor abdominal constante ou frequentemente recorrente. Arq. Gastroenterol 2012; 49(supl. 1): 34-8.

10. Howard R, Mertz MD. Irritable Bowel Syndrome. N Engl J Med 2003; 349: 2136-46.

11. Silen W. Abdominal pain. In: Harrison's principles of internal medicine. 17 ed. McGraw-Hill; 2008. p. 91-5.

12. Porto CC. Exame clínico. 5 ed. 2004. p. 37-50.

13. Souza JLS, Santo MA, Moraes JPP. Dor abdominal. Rev Bras Medicina 2006; 63: 69-76.

14. Zakka TM, Teixeira MJ, Yeng LT. Dor visceral abdominal: aspectos clínicos. Rev Dor 2013; 14(4): 311-4.

15. Macaluso C, McNamara R. Evaluation and management of acute abdominal pain in the emergency department. Int J Gen Med 2012; 5: 789-97.

16. Jung PJ, Merrell RC. Acute abdomen. Gastroenterol Clin North Am 1988; 17: 227-44.

17. Ansari P. Acute Abdominal Pain. New York: Department of Surgery, Lenox Hill Hospital; 2014.

18. Pappas A, Toutouni H, Gourgiotis S, et al. Comparative Approach to Non-Traumatic Acute Abdominal Pain Between Elderly and Non-Elderly in the Emergency Department: A Study in Rural Greece. J Clin Med Res 2013; 5(4): 300-4.

19. Chanana L, Jegaraj M, Kalyaniwata K, et al. Clinical profile of non-traumatic acute abdominal pain presenting to an adult emergency department. J Fam Med Prim Care 2015; 4(3): 422-5.

20. Feres O, Parra RS. Abdomen agudo. Medicina (Ribeirão Preto) 2008; 41(4): 430-6.

21. Kraychete DC, Guimarães AC. Hiperalgesia visceral e dor abdominal crônica: abordagem diagnóstica e terapêutica. Rev Bras Anestesiol 2003; 53(6): 833-53.

22. Cartwright SL, Knudson MP. Evaluation of Acute Abdominal Pain in Adults. Am Fam Physician 2008; 77(7): 971-8.

23. Abdullah M, Firmansyah MA. Diagnostic Approach and Management of Acute Abdominal Pain. Acta Med Indones 2012; 44(4): 337-43.

24. Drossman DA, Hasler WL. Rome IV – Functional GI Disorders: Disorders of Gut-Brain interaction. Gastroenterology 2016; 150: 257-61.

Dor pélvica crônica

54

• *Beatriz Carvalho*
• *Kathiane Lustosa Augusto*

CASO CLÍNICO

- A.T.M., 35 anos, casada, professora, natural e procedente de Fortaleza, católica.
- QP: dor pélvica.
- HDA: paciente chega à emergência com história de dor pélvica de forte intensidade que se localizava em região hipogástrica e irradiava para lombar de duração de 3 horas, intermitente. Refere que já havia sentido dores semelhantes e que a recorrência dessa dor era semanal, 3×/semana, ora melhorava com analgesia oral, ora ia à emergência para alívio da dor. Relata ainda que a dor se exacerba durante o período menstrual e que apresenta esse quadro há um ano. Nega náuseas, vômitos e alterações intestinais associadas. Refere piora quando a bexiga está cheia, após a relação sexual. Não há relação com a mudança de decúbito e de posição, mas há exacerbação após atividade física.
- Refere diminuição da qualidade de vida e dificuldade de manter relação sexual, com desejo hipoativo associado.
- Relata ainda sentir-se triste e desanimada, com isolamento social e laboral.
- HGO e HPP: menarca 12 anos G0P0A0
- Dispareunia superficial e de profundidade.
- Última citologia oncótica 2018: sem alterações.
- Nega cirurgias, doenças e comorbidades prévias.
- DUM não lembra – amenorreia há 2 anos.
- Uso de anticoncepcional oral combinado de baixa dosagem há 5 anos, mas de maneira ininterrupta há dois, estando em amenorreia desde então.
- Uso de medicações como AINES, paracetamol, dipirona, tramadol e codeína para alívio da dor semanal.
- HF: nega comorbidades e cânceres.
- IOA: refere disúria, urgência e dor ao enchimento vesical quase diário. Já realizou diversos exames de urina sem identificação de infecção.
- Constipação crônica, caracterizada pelas fezes endurecidas e dificuldade de evacuar.

Introdução

Dor Pélvica Crônica (DPC) é uma condição muito comum na idade reprodutiva da mulher[1,2]. Pode se manifestar por meio de diversas doenças, incluindo endometriose, adenomiose, síndrome do intestino irritável, doença inflamatória pélvica, síndrome da congestão pélvica, síndrome da bexiga dolorosa, aderências pélvicas, disfunções musculoesqueléticas e outras[3]. Embora essa condição impacte diretamente a economia e isolamento social, mais intensamente interfere na qualidade de vida das mulheres, pois geralmente há um atraso diagnóstico, deixando-as sintomáticas por meses, até anos, antes de uma terapia efetiva ser iniciada. Tudo isso é resultado do conhecimento limitado sobre epidemiologia, etiologia e/ou terapia[1,4].

Além disso, devido à falta de uma definição consistente para DPC, os estudos dessa condição são frequentemente heterogêneos, desafiando as comparações de estudos e o desenvolvimento de revisões sistemáticas de melhoria de resultados e metanálises. Nesse capítulo, utilizou-se a definição do Royal College of Obstetricians and Gynaecologists (RCOG), que caracteriza DPC como "dor intermitente ou constante na parte inferior do abdome ou pelve de uma mulher com duração de pelo menos seis meses, não ocorrendo exclusivamente com a menstruação ou relações sexuais e não associada à gravidez[5]".

De etiologia não bem definida, a DPC resulta da interação dos sistemas gastrointestinal, ginecológico, musculoesquelético, neurológico, psicológico e endocrinológico, podendo, ainda, ser influenciada por fatores socioculturais, sendo responsável por 40 a 50% de videolaparoscopias ginecológicas, 10% de consultas ginecológicas e 12% de histerectomias[6].

Apesar de a dor geralmente ser classificada como um sintoma, nesse caso, como é consequência da coexistência de diversas condições, a DPC deve ser considerada uma doença, e as pacientes com esse diagnóstico referem alívio incompleto da dor com tratamentos já realizados pontualmente, deterioração significativa das atividades rotineiras, sinais de depressão e resposta exacerbada a estímulos dolorosos.

Epidemiologia

A DPC tem uma prevalência estimada de 3,8% em mulheres com idade entre 18 e 73 anos; dessas, 60% nunca tiveram o diagnóstico específico da dor, e 20% nunca passaram por investigação para definir a causa da dor. Um estudo realizado no Reino Unido mostra que a DPC é uma condição comum, tendo sua prevalência na atenção primária comparável à enxaqueca, lombalgia e asma[6].

Estudos mostram que a dor está fortemente relacionada à má qualidade de vida. Um estudo transversal realizado em um hospital universitário com 57 mulheres de 25 a 48 anos que foram submetidas à videolaparoscopia por DPC e avaliadas quanto à qualidade de vida e sintomas depressivos[6].

Fisiopatologia

O mecanismo fisiopatológico é complexo, dada a variabilidade de causas, sendo incluídos aspectos biológicos, psicológicos e sociais que podem influenciar na manutenção ou na evolução da dor:

- Inflamação neurológica causada por mudanças eletrofisiológicas, bioquímicas e metabólicas que acontecem pelo estímulo inicial, que estimula o local da origem da dor, exacerbando-a.
- Sensibilidade cruzada entre órgãos que compartilham uma mesma inervação (originada em um mesmo segmento medular).

- Reflexo visceromuscular que leva geralmente a repercussões disfuncionais (dificuldade de micção, incontinência urinária) pode influenciar no desenvolvimento de síndrome miofascial, gerando novos pontos de dor.

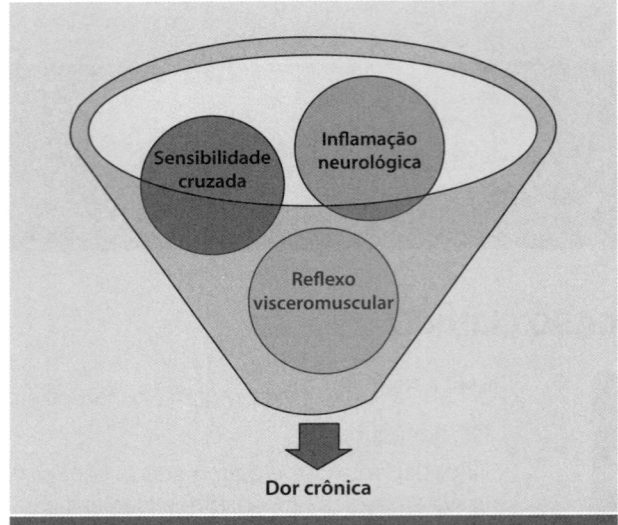

Figura 54.1 – Fisiopatologia da dor crônica.

Fonte: Elaborada pelos autores.

Qualquer órgão que faça parte do abdome ou da pelve pode ser responsável pela DPC, mas os principais são: trato genital superior, vasos sanguíneos, musculatura e fáscia de parede abdominal e do assoalho pélvico, trato urinário superior e trato gastrointestinal. A inflamação ou congestão de órgãos reprodutivos, de trato urinário ou intestinal, sejam de causa fisiológica ou patológica, podem causar dor visceral. Por esse motivo, há uma sobreposição de sintomas (dispareunia, dismenorreia, sintomas gastrointestinais, geniturinários e musculoesqueléticos) justificando a dificuldade de definir a fisiopatologia da dor (Tabela 54.1).

Tabela 54.1 – Condições que podem causar dor pélvica crônica.	
Sistema gastrointestinal (37%)	• Síndrome do intestino irritável • Doença intestinal inflamatória, colite, doença diverticular • Hérnias • Constipação, obstrução intestinal crônica intermitente • Carcinoma de cólon
Sistema urológico (31%)	• Cistite intersticial • Cistite/uretrite aguda recorrente, infecção do trato urinário (ITU) crônica, cistite actínica • Litíase • Síndrome uretral, divertículo/carúncula uretral • Neoplasia vesical

(Continua)

(Continuação)

Tabela 54.1 – Condições que podem causar dor pélvica crônica.	

Sistema genital (20%)	• Extrauterino:
	  • Endometriose
	  • Doença inflamatória pélvica
	  • Massa pélvica/anexial
	  • Aderências
	  • Congestão pélvica
	  • Distopia e prolapso genital
	• Uterinas:
	  • Adenomiose
	  • Miomatose uterina
	  • DIU

Sistema musculoesquelético	• Síndromes miofasciais • Espasmo muscular de assoalho pélvico • Inadequação postural • Fibromialgia • Síndrome do piriforme • Hérnia de disco • Neuralgia (ilioinguinal, ílio-hipogástrico, genitofemoral)

Fonte: Elaborada pelos autores.

Acredita-se que a repetição de estímulos dolorosos de níveis inferiores ao longo do tempo possa resultar em uma percepção a nível central de uma dor mais severa. Essa hipersensibilidade centralizada justifica o fato da inclusão de vários órgãos na causa da DPC, incorporando fatores genéticos e sociais na amplificação da dor[6].

Avaliação do paciente com DPC

Anamnese

Local, duração, padrão durante as atividades, relação com mudança de posição e associação com funções como deambulação são informações importantes para iniciar a investigação.

Dor que está ausente ao acordar que piora progressivamente durante o dia pode estar associada à disfunção de musculatura do assoalho pélvico, bem como a dispareunia de profundidade que pode estar relacionada à endometriose.

A cronologia da dor é importante. Por exemplo, a paciente pode apresentar piora progressiva ao longo do tempo apesar de a patologia diagnosticada não demonstrar evolução, que pode ser justificada por "desgaste" do sistema fisiológico responsável pela dor.

Interrogatório sobre hábitos intestinal e urinário, padrão menstrual, infertilidade e sinais e sintomas relacionados à vida sexual também devem entrar nos questionamentos no momento da consulta, podendo definir o guiar dos possí-

veis diagnósticos. Dispareunia, dismenorreia e infertilidade podem estar correlacionadas à endometriose. Disúria, aumento da frequência urinária, noctúria e infecção do trato urinário de repetição nos levam a pensar em síndrome da bexiga dolorosa.

É importante interrogar sobre tratamentos realizados anteriormente na tentativa de combater o quadro, porque podem interferir num futuro tratamento, tanto na questão fisiopatológica orgânica como psicológica. Tratamentos anteriores sem sucesso podem ter diversas causas: não aderência do paciente, não realização por tempo adequado ou não adequação do tratamento à causa da dor, o que não significa que o tratamento foi indicado indevidamente.

CASO CLÍNICO (continuação)

- Exame físico
  - BEG, normocorada, afebril
  - FC: 88 bpm; FR: 16 rpm
  - PA: 120 × 88 mmHg
  - StO_2: 98% em ar ambiente
  - T: 36,7 ºC
  - EVA: 9/10
  - Marcha antálgica
  - Ausculta cardíaca: BCNF 2T RCR sem sopros.
  - Ausculta pulmonar: MV universal sem ruídos adventícios.
  - Abdome: doloroso à palpação superficial em hipogástrio, plano, timpânico, ausência de sinais de peritonite, pontos com sinal de Carnet presente.
  - Ausência de caracterização de dermátomo neurológico acometido.
- Exame ginecológico
  - Vulva: sem lesões aparentes na ectoscopia. Dor em 3 pontos na região de fúrcula com teste do continente.
  - Vagina especular: ausência de lesões aparentes, colo posterior desviado para a esquerda.
  - Toque vaginal unidigital com presença de contratura do assoalho pélvico difuso, doloroso à palpação e pontos dolorosos em músculo obturador esquerdo e isquiococcígeo esquerdo. Útero retrovertido, doloroso à palpação e fixo, com lesões em uterossacros direito e esquerdo, fundo de saco posterior obliterado e fundo de saco anterior espessado.

Exame físico

A observação da marcha, da maneira de se sentar e de se levantar são alterações evidentes que levam a pensar em disfunções de assoalho pélvico e músculos do quadril.

Seguindo a inspeção, partimos para a palpação de coluna vertebral, musculatura paravertebral e articulação sacroilíaca, que auxilia na identificação de possíveis pontos de dor. Avalia-se o abdome do paciente buscando determinar se a dor é de origem muscular ou visceral, por meio do sinal de Carnet (palpa-se o ponto doloroso e solicita-se que a paciente faça uma dorsoflexão, se a dor exacerbar, tem provável origem muscular), que remete ao diagnóstico, por exemplo, de síndrome miofascial. Nesse momento, também deve ser observada a presença de cicatrizes cirúrgicas e ser realizada a palpação, buscando massas palpáveis, visceromegalias e distensão de alças intestinais.

A avaliação ginecológica em casos de DPC pode ser muito incômoda, mas é de extrema importância para avaliar um possível acometimento de órgãos genitais que justifiquem o quadro, avaliando pontos, estímulo provocador e tipo de dor. Palpa-se inicialmente a vulva, para observar sinais de vulvodinia, que pode apresentar-se com dispareunia e até mesmo vaginismo. O toque vaginal, inicialmente unidigital, é de extrema importância para identificar pontos dolorosos na musculatura do assoalho pélvico, além de identificar contratura do assoalho pélvico, importante causa de dor pélvica crônica. Após palpação do grupo muscular, parte-se para a palpação de órgãos como bexiga, reto e útero, por meio de suas relações com as paredes vaginais. Além da mobilidade uterina, buscam-se espessamentos e/ou nodulações dolorosas em paredes vaginais anteriores, posteriores, fórnice vaginal e uterossacros, além de tentar sentir se há ou não bloqueio do fundo de saco, característico de processos inflamatórios como endometriose e doença inflamatória pélvica crônica.

O toque retal também faz parte do exame físico completo, devendo ser realizado para afastar causas intestinais e para identificar um possível acometimento endometriótico intestinal.

Durante o exame, é importante questionar o paciente se a dor a que está referindo ao estimulado é a mesma dor da qual se queixa, podendo contribuir para a definição da origem da dor crônica (Tabela 54.2).

Exames subsidiários

Devem ser solicitados quando seus resultados interferirem no diagnóstico ou no tratamento. Os exames pedidos mais frequentemente são:

- *Imagem:* ultrassonografia transvaginal e abdominal, tomografia e ressonância magnética de pelve, colonoscopia, cistoscopia. Quando o exame físico não tem alterações significativas, os exames de imagem raramente acrescentam informações essenciais ao diagnóstico ou tratamento. Entretanto, quando há uma suspeita específica de acordo com o quadro clínico, o exame pode ser elucidativo e contribuir positivamente para um tratamento adequado, como no caso da ultrassonografia transvaginal com mapeamento para endometriose ou ressonância pélvica na suspeita de endometriose, por exemplo.
- *Laboratoriais:* marcadores tumorais, urina I, urocultura, sangue oculto nas fezes, cultura de secreção vaginal/uretral têm pouquíssima influência para diagnóstico, ajudam a avaliar extensão e acometimento de acordo com o diagnóstico (tumor pélvico, endometriose profunda, lesão intestinal).
- *Intervencionistas:* videolaparoscopia e histeroscopia não são utilizados rotineiramente para elucidação, por serem métodos invasivos (a ausência de achados nesses dois procedimentos não descarta base física para a causa da dor).

Tratamento

Sendo a doença caracterizada pela coexistência de diversos fatores, o tratamento não deve se basear em cada um deles individualmente. A meta do tratamento é diminuir a sensibilidade ao estímulo álgico. Não se pensa mais em tratamento para DPC que não seja multidisciplinar, envolvendo o profissional médico, fisioterapeuta, psicólogo, nutricionista, para que, assim, a resposta ao tratamento medicamentoso seja rápida e eficaz.

Analgésicos, anti-inflamatórios não esteroidais e opioides mostram-se eficazes no tratamento em situações agudas, mas seu uso para a dor crônica fica prejudicado devido aos seus efeitos adversos pelo uso prolongado, como a toxicidade hepática, danos gástricos e renais, hiperalgesia induzida por opioides e dependência química.

Tabela 54.2 – Origem da dor.	
Somática	• O estímulo doloroso tem origem em estruturas como pele, músculo, fáscia, ossos ou articulações. Geralmente é menos intensa, em pontadas e de fácil localização.
Visceral	• Geralmente em cólica, sem localização específica, podendo estar associada a fenômenos autonômicos (náusea, vômitos) ou a reações emocionais.
Psicológica	• Depressão e distúrbios de personalidade têm influência em quadros álgicos, porém na DPC é menos frequente, o que torna esse um diagnóstico de exclusão.

Fonte: Elaborada pelos autores.

Tabela 54.3 – Tratamento da dor pélvica crônica[7,8].

• **Endometriose:** doença benigna que causa dor por mecanismos inflamatórios, nociceptivos e neuropáticos.	• Anticoncepcional oral combinados/progestágenos. • Agonista GnRH. • Videolaparoscopia (ressecção de focos de doença/órgãos gravemente acometidos).
• **Síndrome miofascial**	• Injeções de anestésico em pontos dolorosos específicos. • Fisioterapia motora.
• **Contratura de assoalho pélvico:** espasmo de músculo de assoalho pélvico é a causa primária mais frequente.	• Fisioterapia. • Injeção de toxina botulínica. • Relaxantes musculares.
• **Síndrome do intestino irritável/constipação**	• Alterações de hábito alimentar. • Ingesta hídrica adequada. • Tratamento medicamentoso específico para a doença.
• **Síndrome da bexiga dolorosa**	• Amitriptilina (ação analgésica). • Injeção de toxina botulínica. • Hidroxizina. • Ciclosporina. • Fisioterapia.

Fonte: Elaborada pelos autores.

Quando o paciente tem atitude ativa para a melhora da dor, o tratamento mostra-se mais efetivo. Por esse motivo, os antidepressivos e a abordagem psicoterapêutica podem ser associados ao tratamento, independentemente da etiologia da dor, melhorando a tolerância a ela, restabelecendo o padrão de sono e reduzindo sintomas que possam somatizar a dor, aumentando a aderência ao tratamento à medida que se evidencia uma efetividade dele.

Tratamentos alternativos como acupuntura, yoga, meditação e estimulação elétrica transcutânea podem ser efetivos no tratamento em casos individuais, mas ainda não há estudos suficientes sobre a sua eficácia no tratamento da DPC[6].

Devem-se tratar as causas identificadas como possíveis para a DPC. Em muitas ocasiões, durante a anamnese e o exame físico, nota-se que a paciente tem endometriose, síndrome da bexiga dolorosa e uma contratura do assoalho pélvico, por exemplo. Então, além de proporcionar analgesia efetiva, convém tratar essas causas também.

HD sindrômica – dor pélvica crônica

• *Diagnósticos prováveis:* endometriose profunda, síndrome da bexiga dolorosa, constipação crônica, síndrome miofascial vaginal e síndrome depressiva.

Exames complementares

• Urocultura negativa.
• *Ultrassom transvaginal com mapeamento para endometriose:* parede de bexiga e compartimento anterior com lesão de 1 cm em ligamento redondo à esquerda, útero RVF com 40 cm^3 com ecotextura homogênea e endométrio de 5 mm. Espessamento bilateral de uterossacros de 0,58 mm, lesão de 1 cm × 0,4 × 0,8 cm em fórnice vaginal, ovários aderidos à serosa do reto e à serosa retrouterina. Sinais de aderências em fundo de saco posterior.

Tratamento

• Tratamento da dor aguda: AINE ou derivados da codeína.
• Tratamento da dor crônica: gabapentina associada à amitriptilina (trataria tanto a DPC quanto a síndrome da bexiga dolorosa).
• Iniciar anticoncepcional oral combinado contínuo ou progestágeno para amenorreia.
• Tratamento da constipação com reeducação alimentar e fibras e possivelmente uso de modificadores do bolo fecal.
• Associar fisioterapia e terapia sexual, relaxante muscular e anestésico local para o tratamento da vulvodinia e da síndrome miofascial.
• Apoio psicoterápico e mudanças no estilo de vida.
• Acompanhamento semestral.

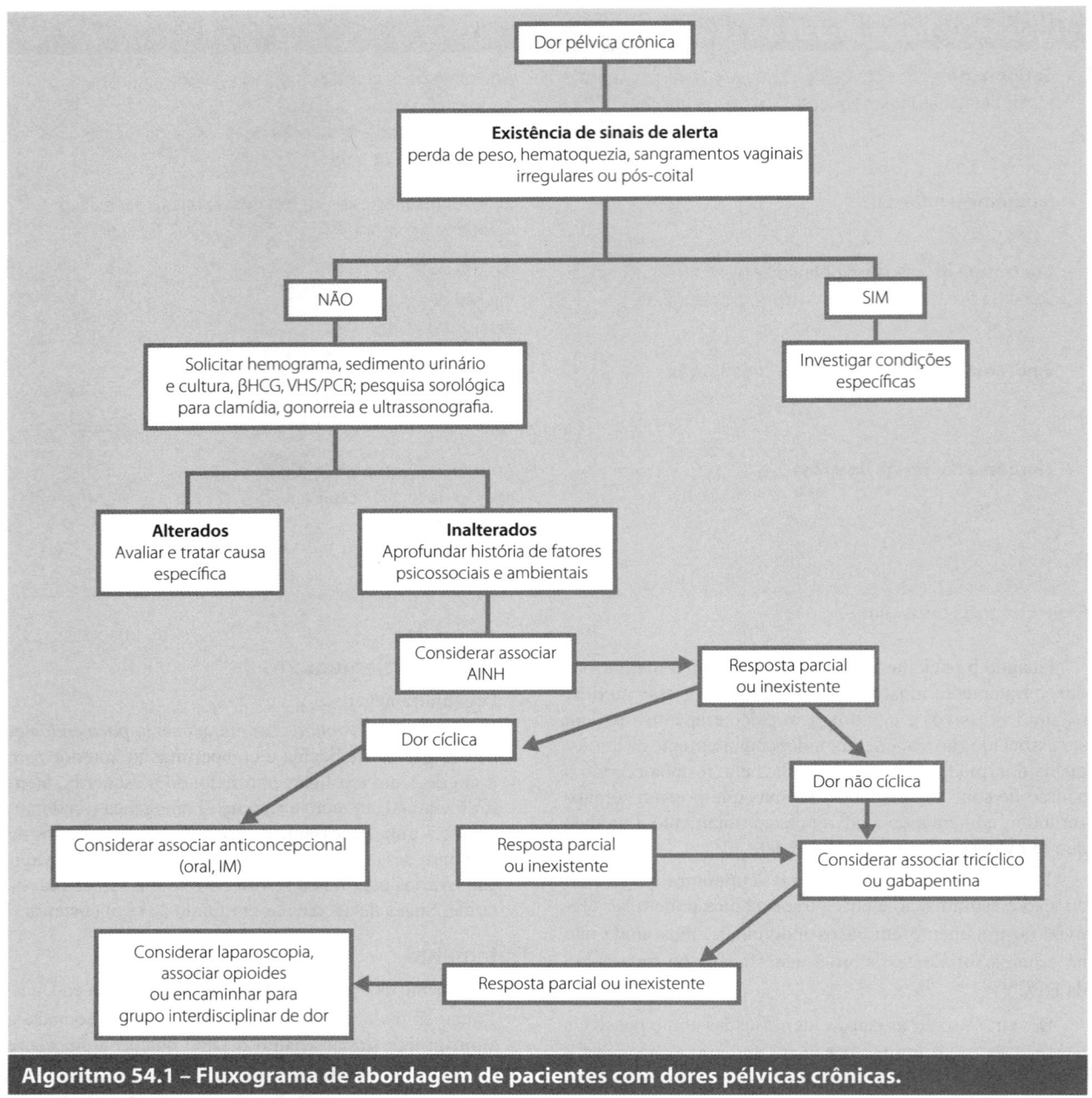

Algoritmo 54.1 – Fluxograma de abordagem de pacientes com dores pélvicas crônicas.

Fonte: Adaptado de Chronic Pelvic Pain in Women, *Am Fam Physician*. 2008 Jun 1;77(11):1535-1542.

Referências

1. Ayorinde AA, Macfarlane GJ, Saraswat L, Bhattacharya S. Chronic pelvic pain in women: an epidemiological perspective. Womens Health (Lond) 2015; 11(6): 851-64.

2. Whitaker LH, Reid J, Choa A, et al. An exploratory study into objective and reported characteristics of neuropathic pain in women with chronic pelvic pain. PLoS ONE 2016; 11(4): e0151950.

3. Seaman HE, Ballard KD, Wright JT, de Vries CS. Endometriosis and its coexistence with irritable bowel syndrome and pelvic inflammatory disease: findings from a national case-control study Part 2. BJOG 2008; 115(11): 1392-96.

4. Tripoli TM, Sato H, Sartori MG, Araujo FF, Girão MJ, Schor E. Evaluation of quality of life and sexual satisfaction in women suffering from chronic pelvic pain with or without endometriosis. J Sex Med 2011; 8(2): 497-503.

5. Grace V, Zondervan K. Chronic pelvic pain in women in New Zealand: comparative well-being, comorbidity, and impact on work and other activities. Health Care Women Int 2006; 27(7): 585-99.

6. Nogueira AA, Reis FJ, Neto OB. Management of chronic pelvic pain in women. Rev Bras Ginecol Obstet 2006; 28(12): 733-40.

7. Cheong YC, Smotra G, Williams ACDC. Non-surgical interventions for the management of chronic pelvic pain (Review). The Cochrane Collaboration. John Wiley & Sons; 2014.

8. Stones W, Cheong YC, Howard FM, Singh S. Interventions for treating chronic pelvic pain in women (Review). The Cochrane Collaboration. John Wiley & Sons; 2010.

9. Guyton AC, Hall JE. Tratado de fisiologia médica. 12ª ed. Rio de Janeiro: Elsevier; 2011.

Infecção do trato urinário

55

- *Augusto Vieira do Amaral*
- *Fernando Peixoto Ferraz de Campos*
- *Lorena Silva Laborda*

CASO CLÍNICO

Paciente do sexo feminino de 16 anos procurou serviço de saúde referindo, há 5 dias, disúria, polaciúria, urgência miccional e dor suprapúbica à micção. Negava febre, dor lombar, sintomas semelhantes no passado. Não possuía antecedentes mórbidos clínicos ou cirúrgicos. Como antecedentes ginecológicos, referia menarca há 2 anos e coitarca há cerca de 1 mês. O exame físico era normal. Diante do quadro clínico, a hipótese diagnóstica mais provável foi de uretrocistite, e o médico atendente optou por iniciar tratamento com antibiótico pelo período de 3 dias.

Passados 5 dias, a paciente retornou, queixando-se de todos os sintomas iniciais, além de calafrios, febre aferida de 39 °C, dor lombar à direita, inapetência, náuseas e vômitos há 2 dias. Relatou não ter feito uso da medicação prescrita. Nesse momento, ao exame físico, estava em regular estado geral, febril, taquicárdica e com pressão arterial de 90/60 mmHg, apresentando ainda sinal de Giordano à direita. Nesse momento, o médico assistente optou por internação hospitalar, prescreveu hidratação e antibioticoterapia endovenosa e coleta de exames séricos e urinários. Os resultados mostraram ureia e creatinina dentro da normalidade, hemograma com leucocitose e neutrofilia com desvio à esquerda e urina tipo 1 com leucocitúria, hematúria e nitrito positivo. A urocultura revelou o crescimento de *Escherichia coli* multissensível.

Após completar o tratamento, a paciente recebeu alta, assintomática e com exame físico normal.

Discussão

O caso apresentado ilustra a forma mais frequente quer seja de infecção do trato urinário (ITU) quer seja a uretrocistite nas mulheres jovens. Vale ressaltar que, além do quadro clínico exuberante, essa paciente é do sexo feminino e iniciou a atividade sexual recentemente, dois fatores de risco para ITU, como veremos mais adiante nesse capítulo. O diagnóstico diferencial poderia ser feito com vulvite ou vulvovaginite, que normalmente são acompanhadas de corrimento que a paciente não referiu nem foi detectado ao exame, ou ser decorrente de reação alérgica a tecido, sabonete, uso abusivo de ducha vaginal ou ao látex do preservativo. A conduta terapêutica adotada seguiu as orientações atuais, dispensando a coleta de exames e baseando o diagnóstico no quadro clínico e epidemiologia, dessa forma considerando-se a ITU como mais provável.

Uma vez não tendo feito uso do antimicrobiano indicado, a infecção ascendeu o trato urinário, atingindo e comprometendo o parênquima renal caracterizado pelo comprometimento do estado geral, quadro esse muito mais grave e que pode colocar em risco a função renal e até a vida, requerendo a internação hospitalar, antibioticoterapia parenteral, medidas de suporte hemodinâmico e coleta de exames laboratoriais. O agente isolado nesse caso é o mais frequentemente encontrado. Não apresentando nenhum fator de risco para o agravamento da doença, é esperado que, com a terapêutica apropriada, a evolução seja satisfatória, sem prejuízo para a função renal, como foi observado nesse caso.

Introdução

A infecção do trato urinário (ITU) compreende as infecções de qualquer parte do trato urinário (uretra, bexiga, ureter e rins). Essa entidade, conhecida desde o Egito antigo, afligiu a humanidade durante séculos até que sua etiologia microbiana foi consolidada com os estudos de Robert Koch (1843-1910) e outros no final do século XIX. Até então, tentativas terapêuticas, agora tidas como paliativas, passaram na Antiguidade e Idade Média, pelo uso de mirra e outras ervas, sangria e ventosas que foram substituídas, no final do século XIX e início do século XX, pelo emprego de: hexamina, mercúrio cromo, azul de metileno, pyridum, acriflavina e ácido mandélico, que, apesar de promissores para a época, não sustentaram seu uso após a introdução da sulfonamida em 1937[1]. Avanços em microbiologia, técnicas de cultura, exames de imagem desenvolvidos no século XX mudaram a história da ITU. Maiores avanços foram conseguidos com a descoberta de novos antimicrobianos, iniciando-se com a nitrofurantoína (1943), seguido da amoxicilina, outros betalactâmicos em 1970 e pelo amplo uso do sulfametoxazol e trimetropin[2].

A ITU é uma entidade muito comum, "perdendo" para o resfriado comum e gripe, e por isso representa um importante problema de saúde pública. Estima-se que 150 milhões de pessoas são acometidas por ano no mundo[3] e representa quase 1% das consultas ambulatoriais. Em 2007, nos EUA, essas consultas somaram 10,5 milhões com predominância entre as mulheres[4,5]. Acredita-se que, aos 32 anos, metade das mulheres já apresentaram pelo menos um episódio de ITU e muitas vão apresentar recorrências[6]. A prevalência é igualmente elevada no ambiente hospitalar, onde aproximadamente 4% dos pacientes que foram submetidos a cateterização vesical e 1% dos que não foram submetidos a esse procedimento apresentam ITU durante sua estadia hospitalar[7,8]. A ITU é uma infecção que ocorre em qualquer idade, e a distribuição por sexo sofre a influência da faixa etária. Na infância, as malformações urológicas assumem papel importante na facilitação da instalação da ITU, enquanto na idade adulta, o início da atividade sexual, alterações do pH vaginal, vaginites e gestação são fatores que explicam a maior incidência de ITU nas mulheres. O homem adulto apresenta maior incidência de ITU na idade avançada, principalmente após os 60 anos, e é a principal causa de bacteremia no idoso. Mesmo na idade avançada, a incidência de infecção urinária na mulher idosa é ainda superior à do homem da mesma faixa etária, e essa diferença se desfaz a partir dos 85 anos[9].

As ITUs são importante causa de morbidade e sequelas, destacando-se, entre elas: i) recorrências, ii) pielonefrite com septicemia, iii) dano à função renal, iv) parto prematuro e v) problemas associados à antibioticoterapia[10].

Com o objetivo de auxiliar o tempo de tratamento antimicrobiano, as infecções urinárias são classificadas em i) ITU baixa (confinadas à bexiga) e alta (pielonefrite) e entre: i) ITUs não complicadas quando acometem indivíduos supostamente sem comorbidades, sem alteração do sistema urinário (neurológicas ou estruturais), e em mulheres pré-menopausa e não grávidas[4,11] e que não sofreram instrumentação urinária[12] e ii) ITUs complicadas, que são associadas a fatores que comprometem o sistema urinário ou as defesas do hospedeiro, quais sejam: i) obstrução do trato urinário; ii) retenção urinária de causa neurológica; iii) imunossupressão de qualquer origem; iv) insuficiência renal; v) transplantados renais; vi) gravidez; vii) presença de corpo estranho na via urinária como cálculos e cateter[13].

Os patógenos urinários estão presentes nos intestinos, na região periuretral, na vagina, e no trato urinário. Sua transmissão pode ser feita a partir do contato direto de pessoa-pessoa (incluindo o contato sexual), via fecal-oral, e possivelmente por meio da água e alimentos[7]. É importante considerar que cepas uropatogênicas podem persistir no trato intestinal mesmo após a eliminação da infecção do trato urinário e ser responsáveis por ITUs recorrentes[4]. A urina é um bom meio de cultura para bactérias, porém a colonização do trato urinário não irá necessariamente resultar em infecção, uma vez que o hospedeiro apresenta a resposta imunológica e possui a micção como mecanismo de clareamento do agente invasor. Bactérias causam infecção quando esses mecanismos estão alterados, como também devido a características do agente (virulência), quais sejam: i) formação de biofilme (aglomerado de bactérias envolvidas por exopolissacarídeo protegendo a bactéria de antibióticos e ação de mecanismos de defesa do hospedeiro); ii) invasão do urotélio; iii) adesinas (componentes da parede celular ou organelas filamentares – fímbrias e flagelos – de superfície da bactéria que medeiam a fixação e invasão do urotélio); iv) toxinas e v) sideróforos (proteínas com alta afinidade pelo ferro, importantes para o metabolismo bacteriano)[7,14,15]. Estudos experimentais em laboratório mostraram que a E. coli, inoculada em animais, invade o epitélio urinário, resiste ao clareamento com antimicrobianos desenvolvendo reservatórios epiteliais quiescentes, ocasionando bacteriúria recorrente. Semelhante achado foi demonstrado em células esfoliadas da urina de mulheres com cistites[16].

A E. coli (de diferentes linhagens genéticas – patótipos causadores de infecção urinária) é o principal uropatógeno encontrado em 74,4% das infecções urinárias comunitárias, 65% das infecções urinárias hospitalares e 47% nas infecções urinárias encontradas em pacientes institucionalizados[17,18]. O grupo da E. coli uropatogênica é reponsável por 80% das ITUs em mulheres supostamente sadias na faixa etária de 18 a 39 anos. Outras enterobacteriáceas como Klebsiella spp., Proteus spp., Pseudomonas aeruginosa, e Gram-positivos como Streptococcus agalactiae e Staphylococcus saprophyticus, Enterococcus faecalis também são uropatógenos cuja frequência varia de acordo com o local do estudo[4,7,12].

Os fatores de risco para o desenvolvimento de ITU são vários e relacionados a i) exposição do hospedeiro a uropatógenos; ii) aumento da colonização por uropatógenos e iii) reação do hospedeiro. A vagina e a região periuretral são contaminadas, o que permite e facilita a constante movimentação de bactérias para o trato urinário. Essa movimentação é aumentada quando da manipulação do trato urinário, colocação de sonda vesical e atividade sexual[7,19]. As mulheres são particularmente susceptíveis devido ao reduzido tamanho da uretra. Esvaziamento vesical incompleto ou deficitário quer seja por causa neurológica, obstrução ao fluxo urinário (no homem, após os 50 anos, a hiperplasia benigna da próstata desempenha papel importante na gênese de ITU) e resposta imune alterada facilitarão a instalação de infecção. A história pregressa de ITU é outro importante fator de risco, uma vez que a recorrência de ITU é muito frequente. A atividade sexual, bem como o uso de diafragma, espermicidas e uso de preservativos sem lubrificante representam exemplos reconhecidos de fatores de risco[7,19]. A vaginose bacteriana facilita a proliferação de *E. coli*, aumentando, dessa forma, o risco de ITU[20,21]. A gravidez, por suas alterações anatômicas, está associada a maior incidência de ITU[22]. No entanto, o aumento da frequência urinária durante a gestação não deve ser confundida com ITU, requerendo muitas vezes o diagnóstico bacteriológico para confirmação de ITU ou bacteriúria. Qualquer tipo de manipulação do trato urinário, principalmente na presença de comorbidades, eleva substancialmente o risco de infecção. Assim, mesmo em pacientes sem comorbidades, a inserção de sonda vesical ainda aumenta o risco de ITU em 4 vezes. A idade avançada é outro fator de risco para ITU. Na população de octogenários, a incidência de ITU em mulheres é de 12,8 e em homens é de 7,8 por 100 pessoas-ano e os fatores associados são: i) fratura de vértebras; ii) incontinência; iii) doenças inflamatórias; iv) demência vascular e v) déficit cognitivo[23,24]. O diagnóstico de diabetes *mellitus* (DM), assim como o mau controle glicêmico e a obesidade são reconhecidamente associados a maior incidência de ITU. O DM aumenta o risco de ITU em 23% nos homens e 24% nas mulheres ajustados para idade, IMC e níveis de vitamina D[25,26]. A susceptibilidade genética à infecção urinária também participa como fator de risco. Essa observação encontra substrato na observação de maior incidência de ITU em mulheres que apresentem história de um ou mais parentes de primeiro grau do sexo feminino com ITU. Nesse particular, evidência maior foi encontrada na demonstração de polimorfismo em genes que codificam a resposta inflamatória (receptores *toll-like*, fator regulador de intérferon, receptores de quimiocinas) em pacientes com bacteriúria assintomática e pielonefrites[4,27,28].

Quadro clínico

Cistite aguda

Dá-se o nome de cistite aguda à infecção urinária baixa – isso é, a infecção que está restrita à bexiga. Todas as manifestações da doença são geradas pela inflamação da mucosa da bexiga e da uretra proximal[29]. Em adultos, os sintomas mais frequentes são disúria (ardência ao urinar), polaciúria (aumento da frequência urinária sem haver aumento do volume urinário total), urgência miccional (desejo súbito e intenso de urinar), dor suprapúbica (geralmente em aperto, contínua e de baixa intensidade) e alteração do aspecto físico da urina, que se torna turva e com odor forte[30]. Febre, calafrios, dor lombar, astenia, náuseas e vômitos são geralmente sintomas ausentes na cistite, e, portanto, a presença de qualquer um deles deve alertar o médico para a possibilidade de infecção urinária alta (pielonefrite, discutida adiante)[30]. O exame físico de pacientes com cistite é frequentemente normal, podendo, em alguns casos, haver dor à palpação de hipogástrio, geralmente discreta e não acompanhada de sinais de peritonite[29]. Ainda

assim, o exame físico cuidadoso de pacientes com queixas sugestivas de infecção urinária baixa deve sempre ser realizado, pois pode fornecer importantes pistas para o diagnóstico de pielonefrite (febre, taquicardia, hipotensão, dor lombar à punho-percussão) ou de outras condições clínicas que entram no diagnóstico diferencial da cistite, como as vulvovaginites (discutidas em mais detalhes em tópico específico nesse capítulo)[31].

Pielonefrite aguda

Pacientes com infecção urinária alta (chamada de pielonefrite aguda), ao contrário de indivíduos com cistite, geralmente apresentam sintomas sistêmicos exuberantes (febre, calafrios, astenia, náuseas, vômitos), reflexo da ação sistêmica de citocinas pró-inflamatórias produzidas no parênquima renal inflamado e lançadas na circulação sistêmica pela vasta vascularização desses órgãos. Além desses sintomas, é frequente a presença de dor lombar em aperto, uni ou bilateral (sendo a primeira mais comum)[29]. Alguns autores[32] afirmam que a tríade clássica da doença é composta por febre, dor lombar e calafrios, sintomas encontrados, em conjunto, na maior parte dos pacientes. Todos os sinais e sintomas de cistite, descritos no tópico anterior, podem ou não estar presentes, sendo importante notar que, mesmo na ausência de todos eles, o diagnóstico de pielonefrite não pode ser afastado[30]. Ao exame físico, indivíduos com pielonefrite aguda frequentemente apresentam queda importante do estado geral, febre, taquicardia e dor lombar à punho-percussão (sinal de Giordano, cuja descrição original é de dor à percussão com golpes secos na região lombar do paciente, aplicados com a borda cubital de uma das mãos, devendo o sintoma ser pesquisado em diferentes alturas bilateralmente)[33]. Em alguns casos pode haver rápida evolução do quadro para sepse grave e disfunção de múltiplos órgãos, o que evidencia a necessidade de pronto reconhecimento da doença para que o tratamento possa ser instituído imediatamente[30]. É importante salientar que a pielonefrite pode mimetizar outras condições clínicas, como a doença inflamatória pélvica aguda (DIPA), discutida em detalhes em tópico específico desse capítulo.

Infecção do trato urinário em situações especiais

Bacteriúria assintomática (BA)

BA é diagnosticada quando há 2 uroculturas de jato médio consecutivas com isolamento de mais que 10^5 ufc (unidades formadoras de colônia)/mL da mesma bactéria em mulheres sem sintomas urinários[34-36]. Em homens, apenas uma cultura de urina seguindo os mesmos critérios acima identifica a BA[37]. Uma única urocultura positiva quando coletada com sonda com mais de 10^2 ufc/mL também estabelece o diagnóstico de BA, tanto em homens quanto em mulheres[38].

Piúria associada à bacteriúria pode estar presente em até 90% de pacientes idosos institucionalizados, em pacientes dialíticos[39,40] sem a presença de qualquer sintoma de infecção e em 70% de mulheres diabéticas com bacteriúria assintomática[41]. Mulheres jovens podem apresentar piúria com urocultura positiva sem significado clínico[42]. Pacientes com sonda vesical de demora invariavelmente vão apresentar piúria e urocultura positiva, sem necessariamente terem qualquer repercussão clínica[43]. Portanto, a presença de piúria acompanhada de bacteriúria não constitui necessariamente indicação para tratamento, visto que não é capaz de diferenciar infecção do trato urinário sintomática ou assintomática.

A prevalência de bacteriúria assintomática varia de acordo com a população estudada, podendo ser quase nula em homens jovens e universal em pacientes submetidos a sondagem vesical a longo prazo.

Tabela 55.1 – Prevalência de bacteriúria assintomática em populações selecionadas.

População	Prevalência
• Mulher jovem pré--menopausada	1 a 5%
• Gestante	1,9 a 9,5%
• Mulher pós-menopausa (50 a 70 anos)	2,8 a 8,6%
• Pacientes diabéticos	
• mulheres	9 a 27%
• homens	0,7 a 11%
• Idosos na comunidade (> 70 anos)	
• mulheres	10,8 a 16%
• homens	3,6 a 19%
• Idosos institucionalizados	
• mulheres	25 a 50%
• homens	15 a 40%
• Pacientes com lesão medular	
• com sonda vesical de demora	23 a 89%
• esfincterotomia com condom	57%

Fonte: Adaptada de Hooton TM. A prospective study of asymptomatic bacteriuria in sexually active young women.

Diabetes *mellitus* (DM)

Os pacientes portadores de DM são sobremaneira mais propensos a desenvolver infecções comparados com a população não diabética. O trato urinário é o sítio de infecção de maior frequência nesses pacientes, que, por sua vez, desenvolvem qualquer tipo de infecção urinária[45,46]. Em estudo[47] envolvendo mais de 70 mil diabéticos, 12,9% das mulheres e 3,9% dos homens desenvolveram ITU em um ano, e essa incidência aumenta com a idade. Os mecanismos implicados na maior incidência de ITU em diabéticos

são variados. Altas concentrações de glicose na urina favorecem o crescimento de uropatógenos, apesar de ainda não ter sido demonstrado que taxas elevadas de HbA_1c estejam relacionadas a maior incidência de ITU. Em contrapartida, concentrações elevadas de glicose no parênquima renal criam condição favorável para o crescimento e multiplicação bacteriana, constituindo um fator propício para instalação de pielonefrite[48,49]. Alteração da imunidade humoral, celular, adquirida ou inata são fatores que têm papel importante na maior incidência de ITU em diabéticos[50,51]. De forma similar, a disfunção autonômica da bexiga urinária que ocorre em até 85% das mulheres com diabetes *mellitus* (dependendo da idade e da duração da doença) é outro fator importante na maior predisposição ao desenvolvimento de infecção. A disfunção do esvaziamento vesical e consequente aumento do resíduo vesical diminui o clareamento bacteriano, facilitando crescimento microbiano nesses pacientes[52]. Cofatores que associados ao DM podem aumentar o risco de ITU são: sexo feminino, obesidade, hipertensão, nefropatia e uso de insullina[53]. Recentemente, novos fármacos para o controle do DM, como o inibidor do cotransportador SGLUT2, que aumenta a glicosúria, podem estar associados a maior incidência de ITU[54].

O diagnóstico de ITU em pacientes diabéticos pode não ser tão fácil como em pacientes não diabéticos, uma vez que nem sempre os sintomas mais frequentes (como disúria, polaciúria, e outros sintomas urinários baixos e dorsalgia) estão presentes, principalmente em pacientes mais idosos[55]. Portanto, nesse grupo de pacientes, qualquer suspeita de ITU deve ser acompanhada de investigação diagnóstica laboratorial antes do início do tratamento. Os agentes etiológicos da ITU nesse grupo de pacientes são semelhantes aos da população em geral, porém há maior incidência de infecção por fungos[56], de enterobacteriáceas e uropatógenos resistentes a carbapenêmicos, fluoroquinolonas e vancomicina, bem como patógenos produtores de betalactamase, muito provavelmente por se tratar de pacientes que se submetem a vários cursos de antibioticoterapia[57-60].

A evolução da ITU em pacientes diabéticos é pior que na população não diabética e é representada por hospitalização prolongada, insuficiência renal, bacteremia e choque séptico. A mortalidade por ITU grave é 5 vezes maior em pacientes diabéticos com mais de 65 anos comparada à população não diabética de mesma idade. A taxa de reinfecção e recidiva é 3 vezes maior em pacientes diabéticos[55,61].

Complicações como pielonefrite enfisematosa (90% dos casos), cistite enfisematosa (67% dos casos)[60], abscesso renal e perinefrético ocorrem mais frequentemente em pacientes diabéticos[62].

Necrose de papila renal (NPR)

A NPR corresponde à necrose coagulativa da pirâmide ou papila renal decorrente de isquemia causada por diversos fatores lesivos à vasculatura da medular renal, que é particularmente vulnerável pela disposição vascular em ambiente hipertônico[63,64]. A NPR associada a drogas como analgésicos, anti-inflamatórios não esteroidais e outras possuem outro mecanismo fisiopatogênico relacionados a substâncias papilotóxicas[65]. A pielonefrite ou a presença de ITU (presente em 70% dos casos) e o diabetes *mellitus* são os principais fatores desencadeantes ou predisponentes para a instalação NPR. Em uma série de 105 paciente diabéticos com pielonefrite, a frequência de NPR foi de 3,8%[66]. Entretanto, há casos (em muito menor número) de NPR em que a infecção está ausente e em outros a infecção é consequência da NPR e não a sua causa. Em mais de 50% dos casos, há uma combinação de fatores desencadeantes, entre eles: i) obstrução do trato urinário; ii) uso de anti-inflamatórios/analgésicos; iii) doença falciforme, alcoolismo crônico/cirrose; iv) rejeição de transplante renal; v) diabetes *mellitus;* vi) vasculite sistêmica; vii) desidratação/choque e viii) outras causas[63]. É interessante lembrar que a primeira descrição de NPR ocorreu em 1877 em um paciente de 70 anos com obstrução urinária por hipertrofia prostática. Vários relatos se seguiram à primeira descrição, e no século XX ficou claro que a maioria dos casos apresentavam infecção (pielonefrite), obstrução do trato urinário e diabetes *mellitus.* Dentre essas várias causas, a infecção ocasiona inflamação do interstício e consequente compressão dos vasos da medula renal que podem já estar alterados por outras causas como diabetes, ação de anti-inflamatórios etc., contribuindo de forma aditiva para isquemia. A NPR é uma entidade que acomete ambos os rins, porém quando a obstrução ou a infecção fazem parte dos fatores desencadeantes, pode ser unilateral. A apresentação clínica é variada, desde casos crônicos, prolongados e redicivantes, até formas agudas e rapidamente progressivas. Essa última, mais rara, porém mais devastadora, pode resultar em morte por septicemia e insuficiência renal aguda[63]. Os casos crônicos podem passar despercebidos. O início pode ser insidioso, o que explica a demora entre os primeiros sintomas e a procura por médico e diagnóstico, principalmente em idosos, diabéticos e alcoolistas. No entanto, é frequente apresentação com febre, sudorese, calafrios, emagrecimento, disúria, dor lombar (cólica nefrética por obstrução ureteral pelas papilas descoladas), dor abdominal, hematúria macroscópica, urina escura e com restos teciduais e debris. Nesses casos, nos exames laboratoriais são frequentes: proteinúria, piúria, leucocitose, azotemia e urocultura positiva. A suspeita deve sempre ser feita em pacientes diabéticos com infecção urinária que perdem agudamente a função renal.

Abscesso Renal (AR) e Perinefrético (APN)

Supuração do parênquima renal ou do espaço perinefrético são entidades que, apesar de apresentarem manifestações clínicas muito semelhantes, são distintas no que se refere à fisiopatologia, complicações e tratamento. A flora bacteriana dessas supurações não difere daquelas da ITU em geral, qual seja: *E. coli, K. pneumoniae e S. aureus,* principalmente[67]. Os abscessos intraparenquimatosos na sua grande maioria ocorrem em rins cronicamente lesados por infecção, como ocorrem nos pacientes com cálculo urinário e refluxo vesicoureteral. Porém, infecções urinárias agudas, principal-

mente em diabéticos, podem causar necrose de parênquima e formação de coleções purulentas. Os fatores de risco para desenvolvimento de abscesso renal são diabetes *mellitus,* idade avançada e presença de cálculo urinário e obstrução urinária de qualquer natureza[68-72]. Menos frequentemente, devemos lembrar de doença policística renal, transplante renal, neoplasia renal, tuberculose, trauma e biopsia renal. Os abscessos perinefréticos, por sua vez, podem ocorrer por extensão de abscessos parenquimatosos ou serem decorrentes de disseminação hematogênica, sem relação com processos intrarrenais. Podem disseminar por contiguidade para gordura perirrenal, musculatura paravertebral, parede abdominal e/ou vísceras intra-abdominais. Clinicamente, o paciente apresenta história insidiosa e gradual caracterizada por mal-estar, perda de peso, febre, calafrio, anorexia, náusea, vômitos, dor em flanco ou no abdome e disúria. O exame físico, geralmente, mostra paciente febril, em mau estado geral, com dor em flanco, posição antálgica (escoliose – com a curvatura da coluna para o lado comprometido), além de sinal de Giordano positivo e eventualmente massa palpável em abdome. O quadro laboratorial caracteriza-se por leucocitose, neutrofilia com desvio à esquerda, anemia. Azotemia pode estar presente a depender do estado clínico do paciente ou da função renal previamente alterada, e a análise de urina pode mostrar piúria ou não, a depender da existência de comunicação entre o abscesso e o sistema urinário coletor. A urocultura é positiva em aproximadamente 60% dos casos, e a hemocultura varia a positividade entre 12 e 50% dos casos[67]. O diagnóstico do AR ou APN será confirmado por exames de imagem, seja a ultrassonografia seja a tomografia computadorizada, que poderão mostrar a presença de cavidades com conteúdo líquido espesso e parede espessada, seja no parênquima renal ou no espaço perirrenal, além de espessamento da fáscia de Gerota, presença de líquido ao redor do rim, apagamento da gordura perirrenal, presença de gás pode ser detectada, aumento do tamanho renal e eventual extensão do processo inflamatório para estruturas contíguas do retroperitônio e plano muscular. A evolução dos abscessos renais e perinefréticos pode ser tormentosa e fatal a depender do tempo para o diagnóstico e a conduta adotada. Casos fatais que cursam com sepse mesmo após a nefrectomia têm sido relatados[67,73]. O tratamento dos abscessos renais e perinefréticos baseia-se na antibioticoterapia dirigida pela cultura quando disponível ou visando os agentes mais frequentes, como os mencionados anteriormente e, se necessário, drenagem ou nefrectomia. Em 1996, Siegel et al.[74] sugeriram que abscessos menores do que 3 cm deveriam ser tratados de forma conservadora e que a drenagem percutânea ou cirurgia era indicada para lesões maiores que 5 cm. No entanto, tais procedimentos estão associados a complicações graves de tal forma que outros autores preconizam a intervenção cirúrgica para abscessos maiores que 5 cm[69,70,75]. Consideramos que a indicação de drenagem, além de ser guiada pelo tamanho do abscesso, deve, de forma marcante, levar em consideração o estado clínico do paciente, e a técnica a ser utilizada, no caso de drenagem, dependerá da *expertise* do cirurgião.

Infecção urinária na gestação

A ITU na gestação é um tópico de grande importância não só pela elevada incidência, como pelas complicações que pode oferecer à gestante e ao feto. Além disso, deve ser encarada de forma particular no que se refere à escolha do antimicrobiano e a conduta a ser tomada. Estima-se que a incidência de bacteriúria assintomática (BA) em gestantes varia entre 2 e 13% (semelhante a mulheres não grávidas), a de cistites varia entre 4% e a de pielonefrite entre 0,4 e 2% das gestações[71]. Acredita-se que essa incidência está relacionada à presença de bacteriúria antes da gestação ou história de ITU antes da gestação[72]. Se a incidência de BA é semelhante entre gestantes e não gestantes, diferentemente a chance de pielonefrite é marcadamente maior, ou seja, em torno de 40%[76-80]. Aproximadamente de 15 a 20% das gestantes com pielonefrite apresentam bacteremia e desenvolvem complicações severas como insuficiência renal aguda, anemia, hemólise, plaquetopenia hipertensão, pré-eclâmpsia, sepsis e choque e síndrome da angústia respiratória do adulto[81,82]. O tratamento de BA na gestação avançada reduz o risco de pielonefrite de 40 para 4%[81]. Alterações urinárias estruturais e funcionais próprias da gestação são responsáveis pela maior incidência de complicações, como: i) dilatação do trato urinário e pequena hidronefrose; ii) redução da peristalse ureteral e diminuição do tônus muscular da musculatura lisa; iii) relaxamento do esfíncter uretral; iv) compressão da bexiga pelo útero gravídico resultando em refluxo vesicoureteral e aumento do resíduo vesical pós-miccional; v) alteração do pH urinário[83]. Os patógenos encontrados nessa população não diferem substancialmente daqueles que causam ITU na população em geral, entretanto os *Staphylococcus* spp. DNAase negativos e o *Streptococcus* do grupo B apresentam maior incidência nessa população. Dessa forma, diante da gravidade das complicações da ITU nas gestantes, qualquer suspeita de infecção ou bacteriúria nessas pacientes deve ser tratada e acompanhada amiúde.

ITU de repetição

ITU de repetição é muito frequente e se define como três episódios de ITU no período de um ano ou dois episódios em seis meses, e cada infecção aparece após completa resolução da infecção precedente. A incidência de ITU de repetição é de 30 a 50% das mulheres[84-86]. Os fatores de risco para ITU de repetição são os mesmos apontados na introdução desse capítulo, somando-se àqueles da idade avançada da mulher, como: i) hipoestrogenismo e ii) incontinência urinária. A maior parte das mulheres com ITU de repetição não apresenta alteração do trato urinário e, portanto, a sua investigação por meio de imagem ou cistoscopia nem sempre é obrigatória. No entanto, algumas situações indicam esse estudo, como: i) trauma ou cirurgia prévia do trato urinário; ii) hematúria após a resolução da infecção; iii) história prévia de litíase urinária; iv) sintomas obstrutivos (esforço excessivo, jato fraco, hesitação, intermitência); v) diabetes; vi) suspeita de fístula urinária e pielonefrite prévia[87].

Diagnóstico diferencial

Uretrite

Uretrite é um dos diagnósticos diferenciais a ser considerado em pacientes sexualmente ativos que tenham queixa de disúria, principalmente se o exame do sedimento urinário demonstrar presença de leucocitúria patológica acompanhada de urocultura negativa[88]. Além da disúria, pode haver corrimento uretral mucoide ou purulento, mas sua presença não é obrigatória para o diagnóstico[88]. Os agentes etiológicos mais comuns de uretrite são: *Neisseria gonorrhoeae*, *Chlamydia trachomatis*, *Mycoplasma hominis*, *Ureaplasma urealyticum* e *Trichomonas vaginalis*[89]. Esses germes frequentemente requerem técnicas laboratoriais específicas para o diagnóstico (Quadro 55.1).

| **Quadro 55.1 – Características diagnósticas dos agentes etiológicos mais frequentes de uretrite.** ||
Agente	**Identificação laboratorial**
N. gonorrhoeae	Pode ser identificada na coloração Gram (diplococos Gram-negativos), por meio de pesquisa de DNA por técnica de PCR ou no crescimento em meio de cultura específico (meio de Thayer-Martin).
C. trachomatis	Pode ser pesquisada por imunofluorescência direta, técnica de PCR ou cultura em células de McCoy.
M. hominis e *U. urealyticum*	Podem ser pesquisados por cultura em meios específicos (U9, M42 ou A7).
Trichomonas vaginalis	Pode ser visualizada no esfregaço com coloração de Papanicolau ou na cultura em meios específicos (Roiron, Kupferberg ou Diamond).

Fonte: Ministério da Saúde. Protocolo clínico e diretrizes terapêuticas: infecções sexualmente transmissíveis.

Devido à indisponibilidade da maior parte desses exames na rede pública de saúde, o Ministério da Saúde recomenda que, quando não for possível a pesquisa do agente, o paciente receba tratamento para *N. gonorrhoeae* e *C. trachomatis*. Na persistência dos sintomas, deverá ser prescrito tratamento para *M. hominis*, *U. urealyticum* e *T. vaginalis*[90].

Vulvovaginites

Vulvovaginites é o nome dado a um grupo de afecções inflamatórias da vulva e da vagina, que têm como principal sintoma o corrimento vaginal. Todavia, assim como a uretrite,

Tabela 55.2 – Características diagnósticas das vulvovaginites.

Etiologia	Prurido	Odor	Aspecto do corrimento	pH	Teste do KOH	Microscopia direta
Vaginose bacteriana	Ausente	Pútrido	Cinza bolhoso	> 4,5	Positivo	*Clue cells**
Candidíase	Intenso	Habitual	Branco grumoso	< = 4,5	Negativo	Hifas
Tricomoníase	Discreto	Ruim	Amarelo	> 4,5	Positivo	Trichomonas

*Células do epitélio vaginal recobertas por bactérias aderidas a sua superfície.

Fonte: Elaborada pela autoria.

as vulvovaginites também podem cursar com queixa de disúria, o que faz com que essas entidades clínicas entrem no leque de diagnóstico diferencial das ITUs[90].

As três principais doenças do grupo são:

- *Vaginose bacteriana:* condição caracterizada por alteração da flora vaginal, que passa a ter menos lactobacilos e mais bacilos Gram-negativos anaeróbios e bactérias atípicas de diversas espécies, com destaque para *Gardnerella vaginalis, Prevotella* spp., *Porphyromonas* spp., *Bacteroides* spp., *Peptostreptococcus* spp., *Mycoplasma homini* e *Ureaplasma urealyticum.*
- *Candidíase:* infecção pelo fungo *Candida albicans.*
- *Tricomoníase:* infecção pelo protozoário *Trichomonas vaginalis.*

Os fatores predisponentes para as vulvovaginites de uma maneira geral incluem imunossupressão, uso recente de antibióticos (provocam alteração da flora normal da vagina), trauma local e menopausa (menor concentração de estrogênio causa redução da espessura do epitélio, favorecendo a infecção, e diminui a produção de glicogênio local, alterando a flora bacteriana)[90]. Pacientes com queixa de disúria e corrimento devem ser questionadas quanto à presença de prurido vaginal e de odor desagradável na secreção referida, além de ser submetidas ao exame ginecológico especular para identificar as características do corrimento. Essas informações, em conjunto com a determinação do pH vaginal, a realização do teste de Whiff (adição de uma gota de KOH 10% em lâmina com material vaginal seguida da identificação do odor resultante, sendo o teste considerado positivo quando há odor pútrido) e a microscopia direta geralmente permitem o diagnóstico etiológico do quadro (Tabela 55.2). O tratamento deve ser dirigido ao agente causador.

Doença inflamatória pélvica

Outra afecção uroginecológica que deve ser lembrada no diferencial das ITU em mulheres é a doença inflamatória pélvica (DIP). Trata-se de entidade infecciosa, frequentemente polimicrobiana, causada, em 85% dos casos, por patógenos transmitidos pela via sexual (*N. gonorrhoeae, Chlamydia trachomatis* e *Mycoplasma genitalium*), comumente em associação com *Mycoplasma homini* e/ou *Ureaplasma urealyticum*[91]. Nas demais pacientes (15%), as bactérias encontradas são da flora entérica, como *Escherichia coli, Bacteroides fragilis* e estreptococos do grupo B ou são patógenos respiratórios: *Haemophilus influenzae, Streptococcus pneumoniae* e *Staphylococcus aureus*[91]. A DIP é uma de doença potencialmente grave, tanto pelas suas complicações imediatas (peri-hepatite, abscesso tubo-ovariano, peritonite, choque séptico) quanto pelas tardias (dor pélvica crônica e infertilidade)[91]. Os principais fatores de risco para a doença adquirida por via sexual (forma mais comum) são múltiplos parceiros, atividade sexual desprotegida e antecedente pessoal de DIP. O principal sintoma da doença é a dor pélvica, de características variáveis, de início agudo (geralmente menor que duas semanas), que eventualmente pode ser confundida com a dor suprapúbica encontrada em alguns casos de cistite aguda[90]. A presença de dor nessa localização na ausência de queixas urinárias, especialmente em uma mulher sexualmente ativa, deve levantar a possibilidade de DIP[90,91]. Essas pacientes devem ser submetidas a exame físico geral e exame ginecológico (inspeção, exame especular e toque bimanual), além de realizar exames laboratoriais (PCR ou VHS, hemograma, hemocultura e, se disponível, microscopia de material obtido da endocérvice, pesquisa de gonococo e pesquisa de *C. trachomatis* por algum dos métodos citados no tópico de uretrites)[92]. Exame qualitativo de urina (urina tipo I) e urocultura também são aconselháveis, uma vez que a ITU é diagnóstico diferencial da DIP[92]. O Ministério da Saúde (MS) recomenda que o diagnóstico seja elaborado com base em critérios diagnósticos (Quadros 55.2, 55.3 e 55.4), sendo considerada positiva a presença de três critérios maiores e um menor *ou* a presença de um critério elaborado[92].

Quadro 55.2 – Critérios maiores para o diagnóstico de DIP segundo o MS.

Critérios maiores
• Dor hipogástrica;
• Dor à mobilização de colo uterino;
• Dor à palpação dos anexos uterinos.

Fonte: Ministério da Saúde. Protocolo clínico e diretrizes terapêuticas: infecções sexualmente transmissíveis.

Quadro 55.3 – Critérios menores para o diagnóstico de DIP segundo o MS.

Critérios menores

- Temperatura axilar > 37,5 °C ou temperatura oral > 38,3 °C;
- Conteúdo vaginal ou secreção endocervical anormais;
- Massa pélvica;
- Mais de cinco leucócitos por campo de imersão em material de endocérvice;
- Leucocitose;
- Proteína C reativa (PCR) ou velocidade de hemossedimentação (VHS) elevados;
- Comprovação laboratorial de infecção cervical pelo gonococo, clamídia ou micoplasma (por algum dos métodos citados no tópico de uretrites).

Fonte: Ministério da Saúde. Protocolo clínico e diretrizes terapêuticas: infecções sexualmente transmissíveis.

Quadro 55.4 – Outros critérios para o diagnóstico de DIP.

Critérios elaborados

- Evidência histopatológica de endometrite;
- Presença de abscesso tubo-ovariano ou de fundo de saco de Douglas em estudo de imagem;
- Laparoscopia com evidência de DIP.

Fonte: Ministério da Saúde. Protocolo clínico e diretrizes terapêuticas: infecções sexualmente transmissíveis.

O tratamento envolve antibioticoterapia com cobertura para os agentes causais mais comuns (*N. gonorrhoeae, C. trachomatis, M. genitalium, M. hominis, U. urealyticum* e anaeróbios). A indicação de tratamento hospitalar ou ambulatorial e a realização ou não de abordagem cirúrgica envolve fatores como a classificação de gravidade da doença e o estado clínico da paciente, sendo uma decisão complexa e que foge ao escopo desse capítulo.

Urolitíase

A calculose dos rins, bexiga e vias urinárias (ou urolitíase) é uma condição frequente que acomete até 15% da população mundial[93]. Além disso, essa doença pode mimetizar ou acompanhar uma ITU[93,94], sendo vital o seu reconhecimento pelo médico para o correto manejo do paciente. Os cálculos podem conter diferentes substâncias químicas. Sua formação depende da saturação urinária, que é influenciada pelo pH e pela presença de inibidores da cristalização (essencialmente água e citrato)[94]. Os principais tipos de cálculo urinário, separados de acordo com a sua constituição, estão demonstrados na Tabela 55.3, em que também estão destacados os fatores de risco e o pH urinário que favorecem sua formação.

A nefrolitíase pode ser totalmente assintomática, sendo eventualmente um achado de exame[93]. O sintoma mais típico da doença é a dor em cólica, que ocorre quando há migração do cálculo da pelve renal para o ureter e por meio desse órgão até a bexiga. A dor possivelmente é causada pela distensão da cápsula renal (secundária à obstrução do fluxo urinário) e pelo espasmo do ureter[93]. As características desse quadro álgico são:

- *Intensidade:* extremamente variável, indo desde um desconforto leve até uma dor insuportável, que leva o paciente a assumir posição antálgica e só cede com uso de analgésicos potentes.
- *Periodicidade:* a dor costuma ocorrer em paroxismos, com duração de 20 a 60 minutos e cujo início é deflagrado pela migração do cálculo para uma porção mais distal do ureter e o consequente espasmo da musculatura dessa nova região atingida.
- *Topografia:* varia de acordo com a localização do cálculo. Quando esse está na pelve ou no terço proximal do ureter, a dor costuma ser referida em região lombar. Conforme haja avanço até o terço médio do ureter, a dor passa a ser sentida nos flancos. Por fim, com a chegada ao terço distal do órgão, é comum o paciente passar a sentir dor na fossa ilíaca, com irradiação para os órgãos genitais.
- *Sintomas concomitantes:* hematúria micro ou macroscópica ocorre na maior parte dos pacientes com litíase sintomática. Náuseas e vômitos podem estar presentes. Ao chegar no ureter distal e na bexiga urinária, o cálculo causa inflamação desses órgãos pelo atrito mecânico,

Tabela 55.3 – Características dos cálculos urinários.

Composição	Fatores de risco	pH urinário
Oxalato de cálcio	Hipercalciúria (idiopática ou por hipercalcemia), hipocitratúria (ocorre em estados acidóticos persistentes, como acidose tubular renal) e hiperoxalúria (geralmente secundária à síndrome disabsortiva)	Variável
Estruvita	Infecção por bactérias produtoras de urease (*Proteus* spp., *Klebsiella* spp.)	Alcalino (> 6)
Ácido úrico	Hiperuricemia	Ácido (< 5)
Cistina	Cistinúria (doença autossômica recessiva)	Ácido (< 5)

Fonte: Ministério da Saúde. Protocolo clínico e diretrizes terapêuticas: infecções sexualmente transmissíveis.

sendo possível a ocorrência de sintomas urinários irritativos (disúria, polaciúria, urgência miccional), mimetizando o sintoma de cistite aguda.

Na suspeita diagnóstica deve-se proceder à realização de exames laboratoriais para a avaliação de complicações, como ITU e injúria renal aguda (urina I, urocultura, hemograma, PCR, ureia e creatinina). Também devem ser realizados exames de imagem para confirmação diagnóstica, sendo os mais utilizados a tomografia computadorizada de abdome sem contraste e a ultrassonografia de rins e vias urinárias. A principal vantagem do primeiro método em relação ao segundo é a maior sensibilidade, especialmente para cálculos de ureter distal (de difícil visualização na ultrassonografia). Já o segundo método tem como vantagens sobre a tomografia o fato de não usar radiação e ter custo inferior[93].

O tratamento da urolitíase sintomática envolve o controle da dor com analgésicos comuns, anti-inflamatórios não esteroidais ou opioides, conforme a necessidade[88]. Se houver ITU associada, essa também deverá ser devidamente tratada. Para auxiliar na expulsão dos cálculos, é recomendável o uso de fármacos que causem relaxamento do músculo liso, como os bloqueadores dos canais de cálcio (nifedipina) ou os agonistas dos receptores alfa-adrenérgicos (tansulosina, doxazosina e terazosina), sendo a segunda classe aparentemente mais eficaz[88]. O fármaco mais utilizado em estudos foi a tansulosina[88]. Em algumas situações, pode ser necessária avaliação do urologista para tomada de decisão quanto à indicação de procedimentos específicos (como litotripsia extracorpórea, litotripsia ureteroscópica, nefrolitotomia percutânea ou remoção laparoscópica)[88]. Dentre essas situações especiais, temos: i) cálculos maiores que 10 mm; ii) dor incontrolável; iii) falha na expulsão do cálculo após 4 a 6 semanas de terapia conservadora; iv) litíase associada à sepse de foco urinário e v) injúria renal aguda.

Idealmente, o cálculo eliminado deve ser recuperado e enviado para análise da sua composição química, o que pode guiar a terapia apropriada. Além disso, o paciente deverá realizar, em regime ambulatorial, exames laboratoriais séricos e urinários específicos, visando determinar a etiologia da litíase para que possa ser realizado o tratamento profilático da doença[88].

Diagnóstico

Bacteriúria assintomática

Gestantes

Mulheres grávidas com BA detectada no início da gestação apresentam o risco de 20 a 30 vezes maior de desenvolver pielonefrite nos meses subsequentes, quando comparadas a gestantes com uroculturas negativas[95-97]. O tratamento da bacteriúria assintomática, nesses casos, diminui o risco de pielonefrite de 20 a 35% para 1 a 4%[98]. Trabalho de parto prematuro e recém-nascidos com baixo peso também ocor-

rem com maior frequência. Estudos de coorte, metanálises e estudos randomizados demonstraram o benefício do tratamento da bacteriúria assintomática nesse grupo de pacientes[99-100]. Atualmente, novos estudos corroboraram os achados anteriores e continuam oferecendo evidência positiva para o rastreamento por meio de urocultura, e tratamento de BA em gestantes[101,102]. A duração da terapêutica, por sua vez, ainda não está bem determinada. Revisão sistemática concluiu que não há evidência suficiente que mostre superioridade entre os tratamentos existentes: dose única, 3, 5 ou 7 dias. Portanto, recomenda-se o período de tratamento com antimicrobiano por 3 a 7 dias[94,103,104].

Idosos

Diversos estudos[105-107] foram feitos estudando BA nessa população, objetivando a determinação de: i) taxa de infecção do trato urinário sintomática; ii) melhora na sobrevida, e iii) alterações de sintomas crônicos de trato urinário. O uso de antimicrobiano, para o tratamento de BA em idosos, não demonstrou benefício e, em contrapartida, demonstrou maior número de eventos adversos, além de reinfecção posterior com agentes multirresistentes.

Adultos (incluindo mulheres não gestantes)

O tratamento de BA com antimicrobiano em adultos não demonstrou redução na incidência de ITU sintomática, complicações de ITU ou mortes relacionadas à ITU quando comparados aos que não foram tratados[108]. Por outro lado, houve, sim, no grupo tratado, mais cura microbiológica, assim como mais efeitos adversos. Portanto, não está indicado rastreamento ou tratamento de BA na população adulta em geral.

Diabéticos

Estudos prospectivos de coorte em mulheres diabéticas com BA não encontraram diferença nas taxas de infecção do trato urinário sintomática, mortalidade ou progressão das complicações do diabetes, quando foram comparadas a mulheres diabéticas sem bacteriúria, mesmo após longo prazo, como 14 anos de seguimento[109]. Também não houve maior taxa de internação hospitalar por pielonefrite[110]. Dessa forma, não estão indicados rastreamento ou tratamento de BA nesse grupo populacional.

Usuários de sonda vesical por longo prazo

Os pacientes com sonda vesical de demora não se beneficiam do rastreamento e tratamento de BA. Para esse grupo de pacientes, um estudo prospectivo e randomizado[111] observou incidência similar de febre entre o grupo que recebeu cefalexina e o grupo placebo após 44 semanas de seguimento. A taxa de reinfecção foi similar, e o agente reinfectante era sensível ao mesmo antibiótico em 75% dos pacientes que não receberam tratamento e em apenas 36% dos que receberam o fármaco. Observação similar foi registrada em estudo subsequente com idosos com SVD[112].

Pacientes que serão submetidos a cirurgia urológica

Pacientes com bacteriúria assintomática submetidos a procedimentos invasivos no sistema genitourinário, com sangramento de mucosa, têm alta taxa de bacteremia e sepse pós-operatória[113]. Análise retrospectiva e prospectiva, assim como estudos randomizados, suportam a efetividade do antimicrobiano em prevenir tais complicações[114-118] em homens com BA submetidos a ressecção transuretral da próstata. O início do tratamento pode ser próximo ao procedimento[118], podendo ser na noite anterior a ele e não é necessário dar continuidade, se a sonda for retirada após o procedimento; do contrário, o antimicrobiano deverá ser mantido até a retirada do dispositivo[113-114].

Cistite

A cistite pode ser subdividida em cistite não complicada, que, por definição, é aquela que ocorre em mulheres adultas, saudáveis, pré-menopausadas, não grávidas, sem doenças das vias urinárias e sem episódios recorrentes. A cistite que ocorre em homens, crianças, gestantes e pessoas com recorrência são consideradas complicadas e as condutas diagnósticas e terapêuticas são diferentes.

Diagnóstico de cistite não complicada

O diagnóstico clássico de cistite baseia-se na presença de bacteriúria associada aos sinais e sintomas que denotem inflamação de segmentos do trato urinário, como disúria, polaciúria, urgência miccional, hematúria e dor suprapúbica. No entanto, na prática clínica, nas cistites não complicadas o diagnóstico deve ser clínico.

Bent et al.[19] avaliaram artigos publicados durante 35 anos (1966-2001) para avaliar a acurácia e precisão da história e exame físico para o diagnóstico de ITU em mulheres. Quatro sintomas (disúria, polaciúria, hematúria, dor lombar) e um sinal clínico (sinal de Giordano) aumentam significativamente a probabilidade do diagnóstico de cistite, enquanto ausência de disúria, ausência de dor lombar, queixa de leucorreia, história de irritação vaginal, assim como presença de leucorreia ao exame especular, diminuíram a probabilidade do diagnóstico de cistite[119]. Um estudo avaliou a combinação dos sintomas como disúria, polaciúria e ausência de leucorreia e determinou uma razão de verossimilhança de 24,6[120]. Em um estudo com pacientes com ITU recorrente, o autodiagnóstico aumentou a probabilidade de ITU[121]. Portanto, a combinação de sintomas como polaciúria, hematúria e disúria (sem dor lombar, no caso, para diagnóstico de cistite) tem uma probabilidade pós-teste de ser ITU de 81%. A combinação de disúria e polaciúria sem leucorreia tem a probabilidade de 96% no pós-teste de ser infecção urinária, não sendo necessário, portanto, por via de regra, a coleta de urina tipo I ou urocultura para o diagnóstico e tratamento[119].

Outro estudo verificou que, mesmo sendo a ausência de leucocitúria um preditor negativo de infecção, quando se utilizava urocultura como padrão-ouro para diagnóstico, as pacientes que foram tratadas com antibiótico, mesmo quando sem leucocitúria, tinham taxas de cura clínica, traduzidas por resolução de sintomas, superiores as que receberam placebo. Esse resultado suporta a prática do uso de tratamento empírico para tratamento de cistite não complicada[122].

Cistite complicada

A coleta de urocultura está indicada para: i) homens; ii) gestantes; iii) pacientes com alterações de vias urinárias; iv) uso de sondas vesicais de demora; v) infecções recorrentes; vi) crianças e vii) mulheres menopausadas com sintomas.

Pielonefrite aguda não complicada

Para o diagnóstico de pielonefrite aguda, o médico deve se basear em sintomas e sinais clínicos, aliados a evidências laboratoriais da doença. Os sinais e sintomas clínicos mais comuns são febre, calafrios, dor em flancos ou lombar, náuseas, vômitos, sensibilidade costo-vertebral. Os sintomas sugestivos de cistite podem estar presentes também, mas, quando ausentes, não excluem o diagnóstico. Até um terço dos idosos, por sua vez, pode não apresentar febre, mas ter sintomas atípicos, como gastrointestinais[123]. Outros sintomas, como alteração do estado mental, incontinência ou retenção urinária, ainda podem estar presentes nos idosos[124].

A combinação leucocitúria, associada à presença de nitrito, tem sensibilidade de 75 a 84% e especificidade de 82 a 98% para diagnóstico de ITU[125]. Por sua vez, urocultura é positiva em 90% ou mais dos pacientes com pielonefrite aguda (melhor rendimento se coletada antes do início de antibioticoterapia). A coleta de hemocultura deve ser reservada para pacientes com dúvida diagnóstica, naqueles imunossuprimidos ou para pacientes com suspeita da fonte de infecção ser hematogênica. A taxa de positividade de hemocultura é próxima de 20%. Em dois estudos, os resultados de hemocultura não modificaram a conduta em pacientes imunocompetentes[126,127]. Também em outro estudo não houve maior taxa de complicações em pacientes não imunossuprimidos que cursaram com bacteremia[128].

Com relação aos exames de imagem, a maioria absoluta dos pacientes não tem benefício com a sua realização. Soulen et al.[129] confirmaram a validade do período de 72 horas de tratamento clínico antes da solicitação de exame de imagem, em um estudo sobre a utilidade da tomografia computadorizada (TC) em pacientes com pielonefrite. Nessa série, 95% dos pacientes com pielonefrite não complicada tornaram-se afebris em 48 horas de terapia com antibiótico apropriado e quase 100%, em 72 horas. Há quase uma concordância universal de que a TC é o exame por imagem de escolha para diagnosticar pacientes com pielonefrite atípica ou para procurar uma potencial complicação da infecção, tal como um abscesso renal ou perinefrético[130,131]. Na maioria dos estudos comparando a TC com o ultrassom

(US), verifica-se a superioridade da TC em detectar complicações parenquimatosas, como abscessos renais ou perinefréticos[129]. Lembra-se, no entanto, o baixo custo e baixo risco do US, que tem cada vez mais a sua técnica aprimorada. Portanto, os exames de imagem estão indicados, via de regra, para os pacientes que não apresentam melhora com o tratamento inicial.

Tratamento

Bacteriúria assintomática

Quando indicado, o tratamento deve ser feito de acordo com o antibiograma, uma vez que tal diagnóstico requer urocultura positiva. Deve-se utilizar o antibiótico de menor espectro, respeitando as especificidades de cada paciente.

Gestantes

O uso de betalactâmicos é o mais recomendado por serem fármacos seguros durante o período gestacional. Cefalexina 500 mg de 6 em 6 horas; amoxicilina-clavulanato 500/125 mg de 8 em 8 horas, amoxicilina, fosfomicina. As quinolonas e tetraciclinas são contraindicadas na gravidez.

Cistites

A escolha do antimicrobiano ideal deve ser individualizada e baseada em padrão de sensibilidade na comunidade, história de alergia prévia, provável aderência ao esquema, disponibilidade do fármaco e custos[132].

Existem discrepâncias em relação às recomendações de acordo com o país, e muitas vezes dentro de microrregiões[132].

Estudos feitos nos Estados Unidos da América, por exemplo, comparando sulfametoxazol-trimetoprim com nitrofurantoína, norfloxacino ou um betalactâmico, mostraram excelentes resultados para os quatro fármacos[133-136]. Arredondo e Garcia[137] propõem o uso empírico de sulfametoxazol-trimetoprim quando a taxa de resistência ao fármaco não exceder 20%. Tal conclusão é baseada na opinião de especialistas, embasada por estudos clínicos, estudos *in vitro* e modelos matemáticos.

Na Europa[138] e no Brasil, o uso de sulfametoxazol-trimetoprim empírico não se sustenta. Um grande estudo epidemiológico feito com mais de 4 mil mulheres de 18 a 65 anos de idade avaliou os agentes infecciosos mais frequentes e a sua resistência aos antimicrobianos em diversos centros do Brasil e em países europeus. Tal trabalho, denominado ARESC (Antimicrobial Resistence Epidemiology In Females with Cystitis), verificou no Brasil uma taxa de sensibilidade da *E. coli* de apenas 54% para sulfametoxazol-trimetoprim, enquanto para fosfomicina essa taxa foi de 97%, para nitrofurantoína de 94,3% e ciprofloxacino de 89,2%[139].

As recomendações brasileiras orientam as quinolonas como primeira alternativa para o tratamento da cistite[140].

Portanto, o tratamento de cistite não complicada pode ser feito da seguinte maneira:

a. Norfloxacino: 400 mg via oral (VO) de 12 em 12 horas por 3 dias ou ciprofloxacino 500 mg de 12 em 12 horas por 3 dias[38].

b. Nitrofurantoína: 100 mg VO de 6 em 6 horas por 5 dias[133,134,136].

c. Fosfomicina trometamol: 3 g de pó, diluídos em meio copo d'água, em única tomada, com a bexiga vazia, antes de dormir[136,141].

Como alternativa, porém, com eficácia inferior:

a. Cefuroxima: 250 mg VO de 12 em 12 horas por 7 dias.

b. Cefalexina: 500 mg VO de 6 em 6 horas por 7 dias.

Devido ao exposto acima, por razão de resistência bacteriana, utilizar caso haja sensibilidade comprovada:

a. Sulfametoxazol-trimetoprim 800/160 mg 2 vezes ao dia, por 3 dias[139].

Pielonefrite não complicada

No passado, classicamente, os pacientes com pielonefrite aguda recebiam tratamento hospitalizados. Atualmente, sabe-se que a terapia ambulatorial obtém sucesso em 90% dos pacientes com quadro não complicado (pacientes não sondados crônicos, sem doenças ou obstruções de vias urinárias, imunocompetentes)[142]. Alguns autores consideram pacientes portadores de diabetes *mellitus* (DM) complicados[142], mas cada caso deve ser considerado individualmente. Os critérios absolutos de hospitalização são intuitivos, como: vômitos persistentes e incapacidade de receber antimicrobiano por via oral, sepse, progressão de ITU inicialmente considerada não complicada, obstrução de trato urinário, diagnóstico incerto. Pode-se considerar internação em casos de pacientes idosos, fragilidade social, alteração de anatomia urinária, situações com resposta imune prejudicada (DM, anemia falciforme, transplantados de órgãos sólidos)[142].

Mais uma vez, o tratamento deve se basear principalmente em padrões de resistência local e individualizada para cada paciente. Alguns autores sugerem administrar uma dose de ATB endovenoso antes de iniciar o tratamento via oral, mas tal conduta não demonstrou melhora de prognóstico[123]. Se o paciente requerer hospitalização, os fármacos de escolha são:

a. *Ciprofloxacino:* 500 mg de 12 em 12 horas por 7 dias[143-145] ou Levofloxacino 500 mg 1 vez ao dia, via endovenosa[143].

b. *Ceftriaxone:* 1 g de 12 em 12 horas, endovenoso ou intramuscular por 14 dias.

Não é necessário usar o mesmo agente na troca da terapia endovenosa para oral[128], assim como não é necessário observação adicional após a referida troca[147].

O espectro pode ser reduzido, de acordo com o resultado do antibiograma, lembrando que as drogas utilizadas para tratamento de cistite, como nitrofurantoína, fosfomicina e norfloxacina não devem ser empregadas para tratamento de infecção do trato urinário alto.

Da mesma maneira, pode-se ampliar o espectro para adequação ao antibiograma ou, empiricamente, situações especiais, como pacientes sabidamente colonizados por agentes multirresistentes e usuários recorrentes e recentes de antimicrobianos.

Referências

1. Nickel JC. Management of urinary tract infections: historical perspective and current strategies: part 1 – Before antibiotics. J Urol 2005; 175: 21-6.
2. Nickel JC. Management of urinary tract infections: historical perspective and current strategies: part 2 – Modern management. J Urol 2005; 175: 27-32.
3. Stamm WE, Norrby SR. Urinary tract infections: disease panorama and challenges. J Infect Dis 2001; 183 (Suppl 1): S1-S4.
4. Hooton TM. Uncomplicated urinary tract infection. New Engl J Med 2012; 366: 1028-37.
5. Schappert SM, Rechtsteiner EA. Ambulatory medical care utilization estimates for 2007. Vital Health Stat 2011; 169: 1-38.
6. Foxman B, Brown P. Epidemiology of urinary tract infections: transmission and risk factors, incidence, and costs. Infect Dis Clin North Am 2003; 17: 227-41.
7. Foxman B. Urinary Tract Infection Syndromes: Occurrence, Recurrence, Bacteriology, Risk Factors, and Disease Burden. Infect Dis Clin North Am 2014; 28: 1-13.
8. Uckay H, Sax A, Gayet-Ageron RC, Mühlemann K, Troillet N, Petignat C, Bernasconi E, Balmelli C, Widmer A, Boubaker K, Pittet D. Swiss-NOSO network. High proportion of healthcare-associated urinary tract infection in the absence of prior exposure to urinary catheter: a cross-sectional study. Antimicrob Resist Infect Control 2013; 2: 5.
9. Schaeffer AJ, Nicolle LE. Urinary tract infections in older men. NEJM 2016; 374: 562-71.
10. Flores-Meireles AL, Wlaker JN, Caparon M, Hultgren SJ. Urinary tract infection: epidemiology, mechanisms of infection and treatment options. Nat Rev Microbiol 2015; 13: 269-84.
11. Nielubowicz GR, Mobley HL. Host-pathogen interactions in urinary tract infection. Nat Rev Urol 2010; 7: 430-41.
12. Foxman B. The epidemiology of urinary tract infection. Nat Rev Urol 2010; 7: 653-60.
13. Lichtenberger P, Hooton TM. Complicated urinary tract infections. Curr Infect Dis Rep 2008; 10: 499-504.
14. Mulvey MA, Schilling JD, Martinez JJ, et al. Bad bugs and beleaguered bladders: interplay between uropathogenic Escherichia coli and innate host defenses. Proc Natl Acad Sci USA 2000; 97: 8829-35.
15. Pitout JD. Extraintestinal pathogenic Escherichia coli: a combination of virulence with antibiotic resistance. Front Microbiol 2012; 3: 9.
16. Rosen DA, Hooton TM, Stamm WE, Humphrey PA, Hultgren SJ. Detection of intracellular bacterial communities in human urinary tract infection. PLoS Med 2007; 4(12): e329.
17. Laupland KB, Ross T, Pitout JD, et al. Community-onset urinary tract infections: a population-based assessment. Infection 2007; 35: 150-3.
18. Poulsen HO, Johansson A, Granholm S, et al. High genetic diversity of nitrofurantoin – or mecillinam-resistant Escherichia coli indicates low propensity for clonal spread. J Antimicrob Chemother 2013; 68: 1974-7.
19. Foxman B, Geiger AM, Palin K, et al. First-time urinary tract infection and sexual behavior. Epidemiology 1995; 6: 162-8.
20. Harmanli OH, Cheng GY, Nyirjesy P, et al. Urinary tract infections in women with bacterial vaginosis. Obstet Gynecol 2000; 9: 710-2.
21. Scholes D, Hooton TM, Roberts PL, et al. Risk factors associated with acute pyelonephritis in healthy women. Ann Intern Med 2005; 142: 20-7.
22. Ramos NL, Sekikubo M, Dzung DT, et al. Uropathogenic Escherichia coli isolates from pregnant women in different countries. J Clin Microbiol 2012; 50: 3569-74.
23. Caljouw MA, den Elzen WP, Cools HJ, et al. Predictive factors of urinary tract infections among the oldest old in the general population. A population-based prospective follow-up study. BMC Med 2011; 9: 57.
24. Eriksson I, Gustafson Y, Fagerstrom L, et al. Prevalence and factors associated with urinary tract infections (UTIs) in very old women. Arch Gerontol Geriatr 2010; 50: 132-5.
25. Hirji I, Guo Z, Andersson SW, et al. Incidence of urinary tract infection among patients with type 2 diabetes in the UK General Practice Research Database (GPRD). J Diabet Comp 2012; 26: 513-6.
26. Saliba W, Barnett-Griness O, Rennert G. The association between obesity and urinary tract infection. Eur J Intern Med 2013; 24: 127-31.
27. Hawn TR, Scholes D, Wang H, et al. Genetic variation of the human urinary tract innate immune response and asymptomatic bacteriuria in women. PLoS One 2009; 4: e8300.
28. Hawn TR, Scholes D, Li SS, et al. Toll-like receptor polymorphisms and susceptibility to urinary tract infections in adult women. PLoS One 2009; 4: e5990.
29. Porth CM, Matfin G. Infecções do trato urinário. In: Porth CM, Matfin G. Fisiopatologia. 9ª ed. Rio de Janeiro: Guanabara Koogan; 2015. p. 852-7.
30. Azzarone G, Liewhr S, O'Connor K. Cystitis. Pediatr Rev (Illinois-USA) dez. 2007 (acesso em: 26 dez. 2016); 28(12): 474-6. Disponível em: <http://pedsinreview.aappublications.org/content/28/12/474>.
31. Heilberg IP, Schor N. Abordagem diagnóstica e terapêutica na infecção do trato urinário: ITU. Rev Assoc Med Bras (São Paulo) 2003 (acesso em: 26 dez. 2016); 49: 109-16. Disponível em: <http://www.scielo.br/scielo.php?script=sci_arttext&pid=S0104-42302003000100043&lng=en&nrm=iso>.
32. Lopes HV, Tavares W. Diagnóstico das infecções do trato urinário. Rev Assoc Med Bras (São Paulo) dez. 2005 (acesso em: 26 dez. 2016); 51(6): 306-8. Disponível em: <http://www.scielo.br/scielo.php?script=sci_arttext&pid=S0104-42302005000600008&lng=en&nrm=iso>.
33. Roriz-Filho JSF, Vilar FC, Mota LM, Leal CL, Pisi PCB. Infecção do trato urinário. Medicina (Ribeirão Preto) 2010; 43: 118-25.
34. Kass EH. Bacteriuria and the diagnosis of infections of the urinary tract. Arch Intern Med 1957; 100: 709-14.
35. Kass EH. Pyelonephritis and bacteriuria: a major problem in preventive medicine. Ann Intern Med 1962; 56: 46-53.
36. Kunin CM. Asymptomatic bacteriuria. Ann Rev Med 1966; 17: 383-406.
37. Gleckman R, Esposito A, Crowley M, Natsios GA. Reliability of a single urine culture in establishing diagnosis of asymptomatic bacteriuria in adult males. J Clin Microbiol 1979; 9: 596-7.
38. Warren JW, Tenney JH, Hoopes JM, Muncie HL, Anthony WC. A prospective microbiologic study of bacteriuria in patients with chronic-indwelling urethral catheters. J Infect Dis 1982; 146: 719-23.
39. Nicolle LE. Asymptomatic bacteriuria in the elderly. Infect Dis Clin North Am 1997; 11: 647-62.
40. Chaudhry A, Stone WJ, Breyer JA. Occurrence of pyuria and bacteriuria in asymptomatic hemodialysis patients. Am J Kid Dis 1993; 21: 180-3.
41. Zhanel GG, Nicolle LE, Harding GM. Prevalence of asymptomatic bacteriuria and associated host factors in women with diabetes mellitus. Manitoba Diabetic Urinary Infection Study Group. Clin Infect Dis 1995; 21: 316-22, 25.
42. Hooton TM, Scholees D, Stapleton AE, et al. A prospective study of asymptomatic bacteriuria in sexually active young women. N Engl J Med 2000; 343: 992-7.
43. Tambyah PA, Maki DG. The relationship between pyuria and infection in patients with indwelling urinary catheters. Arch Intern Med 2000; 160: 673-82.
44. Warren JW, Abrutyn E, Hebel JR, Johnson JR, Schaeffer AJ, Stamm WE. Guidelines for antimicrobial therapy of uncomplicated acute bacterial cystitis and acute pyelonephritis in women. Infectious Diseases Society of America (IDSA). Clin Infect Dis 1999; 29: 745-58.
45. Shah BR, Hux JE. Quantifying the risk of infectious diseases for people with diabetes. Diabetes Care 2003; 26: 510-3.
46. Patterson JE, Andriole VT. Bacterial urinary tract infections in diabetes. Infect Dis Clin North Am 1997; 11: 735-50.
47. Fu AZ, Iglay K, Qiu Y, Engel S, Shankar R, Brodovicz K. Risk characterization for urinary tract infections in subjects with newly diagnosed type 2 diabetes. J Diabetes Complications 2014; 28: 805-10.
48. Park BS, Lee SJ, Kim YW, Huh JS, Kim JI, Chang SG. Outcome of nephrectomy and kidney-preserving procedures for the treatment of emphysematous pyelonephritis. Scand J Urol Nephrol 2006; 40: 332-8.
49. Schneeberger C, Kazemier BM, Geerlings SE. Asymptomatic bacteriuria and urinary tract infections in special patient groups: women with diabetes mellitus and pregnant women. Curr Opin Infect Dis 2014; 27: 108-14.

50. Delamaire M, Maugendre D, Moreno M, Le Goff MC, Allannic H, Genetet B. Impaired leucocyte functions in diabetic patients. Diabet Med 1997; 14: 29-34.

51. Valerius NH, Eff C, Hansen NE, Karle H, Nerup J, Søeberg B, Sørensen SF. Neutrophil and lymphocyte function in patients with diabetes mellitus. Acta Med Scand 1982; 211: 463-7.

52. Truzzi JC, Almeida FM, Nunes EC, Sadi MV. Residual urinary volume and urinary tract infection – when are they linked? J Urol 2008; 180: 182-5.

53. Al-Rubeaan KA, Moharram O, Al-Naqeb D, Hassan A, Rafiullah MR. Prevalence of urinary tract infection and risk factors among Saudi patients with diabetes. World J Urol 2013; 31: 573-8.

54. Nicolle LE, Capuano G, Fung A, Usiskin K. Urinary tract infection in randomized phase III studies of canagliflozin, a sodium glucose co-transporter 2 inhibitor. Postgrad Med 2014; 126: 7-17.

55. Kofteridis DP, Papadimitraki E, Mantadakis E, Maraki S, Papadakis JA, Tzifa G, Samonis G. Effect of diabetes mellitus on the clinical and microbiological features of hospitalized elderly patients with acute pyelonephritis. J Am Geriatr Soc 2009; 57: 2125-8.

56. Sobel JD, Fisher JF, Kauffman CA, Newman CA. Candida urinary tract infections-epidemiology. Clin Infect Dis 2011; 52(Suppl 6): S433-6.

57. Colodner R, Rock W, Chazan B, Keller N, Guy N, Sakran W, Raz R. Risk factors for the development of extended-spectrum beta-lactamase-producing bacteria in nonhospitalized patients. Eur J Clin Microbiol Infect Dis 2004; 23: 163-7.

58. Schechner V, Kotlovsky T, Kazma M, Mishali H, Schwartz D, Navon-Venezia S, Schwaber MJ, Carmeli Y. Asymptomatic rectal carriage of blaKPC producing carbapenem-resistant Enterobacteriaceae: who is prone to become clinically infected? Clin Microbiol Infect 2013; 19: 451-6.

59. Wu YH, Chen PL, Hung YP, Ko WC. Risk factors and clinical impact of levofloxacin or cefazolin nonsusceptibility or ESBL production among uropathogens in adults with community-onset urinary tract infections. J Microbiol Immunol Infec 2014; 47: 197-203.

60. Nitzan O, Elias M, Chazan B, Saliba W. Urinary tract infections in patients with type 2 diabetes mellitus: review of prevalence, diagnosis, and management. Diabetes Metab Syndr Obes 2015; 8: 129-36.

61. Gorter KJ, Hak E, Zuithoff NP, Hoepelman AI, Rutten GE. Risk of recurrent acute lower urinary tract infections and prescription pattern of antibiotics in women with and without diabetes in primary care. Fam Pract 2010; 27: 379-85.

62. Mnif MF, Kamoun M, Kacem FH, Bouaziz Z, Charfi N, Mnif F, Naceur BB, Rekik N, Abid M. Complicated urinary tract infections associated with diabetes mellitus: Pathogenesis, diagnosis and management. Indian J Endocrinol Metab 2013; 17: 442-5.

63. Eknoyan G, Qunibi WY, Grisson RT, Tuma SN, Ayus JC. Renal papillary necrosis: an update. Medicine (Baltimore) 1982; 61: 55-73.

64. Kabalin JN. Anatomy of the retroperitoneum and kidney. In: Walsh PC, editors. Campbell's urology. 6th ed. Philadelphia (PA): Saunders; 1992. v. 1. p. 3-40.

65. Bach PH, Nguyen TK. Renal papilary necrosis – 40 years on. Toxicol Pathol 1998; 26: 73-91.

66. Kumar S, Ramachandran R, Mete U, Mittal T, Dutta P, Kumar V, Rathi M, Jha V, Gupta KL, Sakhuja V, Kohli HS. Acute pyelonephritis in diabetes mellitus: single center experience. Indian J Nephrol 2014; 24: 367-71.

67. Yen DH, Hu SC, Tsai J, Kao WF, Chern CH, Wang LM, et al. Renal abscess: early diagnosis and treatment. Am J Emerg Med 1999; 17: 192-7.

68. Lim SK, NG FC. Acute pyelonephritis and renal abscesses in adults – correlating clinical parameters with radiological (computer tomography) severity. Ann Acad Med Singapore 2011; 40: 407-13.

69. Lee SH, Jung HJ, Mah SY, Chung BH. Renal abscesses measuring 5 cm or less: outcome of medical treatment without therapeutic drainage. Yonsei Med J 2010; 51: 569-73.

70. Horley JD, Jones SR, Sanford JP. Perinephric abscess. Medicine (Baltimore) 1974; 53: 441-51.

71. Matuszkiewicz-Rowinska J, Malyszko J, Wieliczko M. Urinary tract infections in pregnancy: old and new unresolved diagnostic and therapeutic problems. Arch Med Sci 2015; 11: 67-77.

72. Pastore LM, Savitz DA, Thorp JM Jr. Predictors of urinary tract infection at the first prenatal visit. Epidemiology 1999; 10: 282-7.

73. Kawano A, Izutani T, Noro A, Yano A, Owada F, Irie T, Kaneko K, Kawakami S. Serious renal infection: report of three cases. Hinyokika Kiyo 2003; 49: 207-11.

74. Siegel JF, Smith A, Moldwin R. Minimally invasive treatment of renal abscess. J Urol 1996; 155: 52-5.

75. Bamberger DM. Outcome of medical treatment of bacterial abscesses without therapeutic drainage: review of cases reported in the literature. Clin Infect Dis 1996; 23: 592-603.

76. Farkash E, Wientraub AY, Sergienko R, et al. Acute antepartum pyelonephritis in pregnancy: a critical analysis of risk factors and outcomes. Eur J Obstet Gynecol Reprod Biol 2012; 162: 24-7.

77. Gravett MG, Martin ET, Bernson JD, et al. Serious and life-threatening pregnancy-related infections: opportunities to reduce the global burden. Plos Med 2012; 9: e1001324.

78. Foxman B. Epidemiology of urinary tract infections: incidence, morbidity, and economic costs. Am J Med 2002; 113: 5-13.

79. Mazor-Dray E, Levy A, Schlaeffer F, Sheiner E. Maternal urinary tract infection: is it independently associated with adverse pregnancy outcome? J Matern Fetal Neonatal Med 2009; 22: 124-32.

80. Bolton M, Horvath DJ, Li B, et al. Intrauterine growth restriction is a direct consequence of localized maternal uropathogenic Escherichia coli cystitis. Plos ONE 2012; 7: 1-9.

81. Smaill F, Vazquez JC. Antibiotics for asymptomatic bacteriuria in pregnancy. Cochrane Database Syst Rev 2007 Apr 18; (2): CD000490.

82. Hill JB, Sheffield JS, McIntire DD, Wendel GD Jr. Acute pyelonephritis in pregnancy. Obstet Gynecol 2005; 105: 18-23.

83. Jeyabalan A, Lain KY. Anatomic and functional changes of the upper urinary tract during pregnancy. Urol Clin North Am 2007; 34: 1-6.

84. Epp A, Larochelle A, Lavatsis D, et al. Recurrent urinary tract infection. J Obstet Gynaecol Can 2010; 32: 1082-101.

85. Hooton TM. Recurrent urinary tract infection in women. Int J Antimicrob Agents 2001; 17: 259-68.

86. Drekonja DM, Johnson JR. Urinary tract infections. Prim Care Clin Office Prat 2008; 35: 345-67.

87. Dason S, Dason JT, Kapoor A. Guidelines for the diagnosis and management of recurrent urinary tract infection in women. Can Urol Assoc J 2011; 5: 316-22.

88. Grabe M, Bartoletti R, Johansen TEB, Cai T, Çek M, Köves B, Naber KG, Pickard RS, Tenke P, Wagenlehner F, et al. Guidelines on Urological Infections. Eur Assoc Urol 2015 (acesso em: 12 jan. 2017). Disponível em: <http://uroweb.org/guideline/urological-infections>.

89. Agência Nacional de Vigilância Sanitária. Principais síndromes infecciosas. Módulo 1. Anvisa 2004 (acesso em: 12 jan. 2017). Disponível em: <http://www.anvisa.gov.br/servicosaude/microbiologia/mod_1_2004.pdf>.

90. Ministério da Saúde, Secretaria de Vigilância em Saúde. Programa Nacional de DST e AIDS. Controle das doenças sexualmente transmissíveis: manual de bolso. 2 ed. Brasília: Ministério da Saúde; 2006.

91. Brunham RC, Gottlieb SL, Paavonen J. Pelvic inflammatory disease. N Engl J Med 2015; 372: 2039-48.

92. Ministério da Saúde, Secretaria de Ciência, Tecnologia e Insumos Estratégicos. Protocolo clínico e diretrizes terapêuticas: infecções sexualmente transmissíveis. Brasília: Ministério da Saúde; 2015.

93. Korkes F, Gomes SA, Heilberg IP. Diagnosis and Treatment of Ureteral Calculi. J Bras Nefrol 2009; 31(1): 55-61.

94. Heilberg IP, Schor N. Renal stone disease: Causes, evaluation and medical treatment. Arq Bras Endocrinol Metabol 2006; 50: 823-31.

95. Kincaid-Smith P, Bullen M. Bacteriuria in pregnancy. Lancet 1965; 1: 395-9, 27.

96. Nicolle LE. Screening for asymptomatic bacteriuria in pregnancy. In: The Canadian guide to clinical preventive health care. The Canadian Task Force on the Periodic Health Examination. Ottawa, Canada: Communication Group; 1994. p. 100-6.

97. Elder HA, Santamarina BAG, Smith S, Kass EH. The natural history of asymptomatic bacteriuria during pregnancy: the effect of tetracycline on the clinical course and the outcome of pregnancy. Am J Obstet Gynecol 1971; 111: 441-62.

98. Smaill F. Antibiotics for asymptomatic bacteriuria in pregnancy. Cochrane Database Syst Rev 2001; 2: CD000490.61.

99. Mittendorf R, Williams MA, Kass EH. Prevention of preterm delivery and low birth weight associated with asymptomatic bacteriuria. Clin Infect Dis 1992; 14: 927-32.

100. Romero R, Oyarzun E, Mazor M, Sirtori M, Hobbins JC, Bracken M. Meta-analysis of the relationship between asymptomatic bacteriuria and preterm delivery/low birth weight. Obstet Gynecol 1989; 73: 576-82.

101. Gratacos E, Torres PJ, Vila J, Alonso PL, Cararach V. Screening and treatment of asymptomatic bacteriuria in pregnancy prevent-pyelonephritis. J Infect Dis 1994; 169: 1390-2.

102. Uncu Y, Uncu G, Esmer A, Bilgel N. Should asymptomatic bacteriuria be screened in pregnancy? Clin Exp Obstet Gynecol 2002; 29: 281-5.

103. Whalley PJ, Cunningham FG. Short-term versus continuous antimicrobial therapy for asymptomatic bacteriuria in pregnancy. Obstet Gynecol 1977; 49: 262-5.

104. Villar J, Lydon-Rochelle MT, Gulmezoglu AM, Roganti A. Duration of treatment for asymptomatic bacteriuria during pregnancy. Cochrane Database Syst Rev 2000; 2: CD000491.67.

105. Nicolle LE, Mayhew WJ, Bryan L. Prospective, randomized comparison of therapy and no therapy for asymptomatic bacteriuria in institutionalized elderly women. Am J Med 1987; 83: 27-33.

106. Nicolle LE, Bjornson J, Harding GK, MacDonell JA. Bacteriuria in elderly institutionalized men. N Engl J Med 1983; 309: 1420-5.

107. Abrutyn E, Mossey J, Berlin JA, et al. Does asymptomatic bacteriuria predict mortality and does antimicrobial treatment reduce mortality in elderly ambulatory women? Ann Intern Med 1994; 120: 827-33.

108. Zalmanovici TA, Lador A, Sauerbrun-Cutler MT, Leivobici L. Cochrane Database Syst Rev 2015; 8: 4.CD 009534.

109. Semetkowska-Jurkicwicz E, Horoszek-Maziarz S, Galinski J, Manitius A, Krupa-Wojciechowska B. The clinical course of untreated asymptomatic bacteriuria in diabetic patients – 14 year follow-up. Mater Med Pol 1995; 27: 91-5.

110. Harding GKM, Zhanel GG, Nicolle LE, Cheang M. Antimicrobial treatment in diabetic women with asymptomatic bacteriuria. Manitoba Diabetes Urinary Tract Infection Study Group. N Engl J Med 2002; 347: 1576-83.

111. Warren JW, Anthony WC, Hoopes JM, Muncie HL Jr. Cephalexin for susceptible bacteriuria in afebrile, long-term catheterized patients. Jama 1982; 248: 454-8.

112. Alling B, Brandberg A, Secberg S, Svanborg A. Effect of consecutive antibacterial therapy on bacteriuria in hospitalized geriatric patients. Scand J Infect Dis 1975; 7: 201-7.

113. Grabe M. Antimicrobial agents in transurethral prostatic resection. J Urol 1987; 138: 245-52.

114. Cafferkey MT, Falkiner FR, Gillespie DM, Murphy DM. Antibiotic for the prevention of septicaemia in urology. J Antimicrob Chem 1982; 9: 471-7.

115. Grabe M, Forsgren A, Bjork T, Hellsten S. Controlled trial of a short and a prolonged course with ciprofloxacin in transurethral prostatic surgery. Eur J Clin Microbiol 1987; 6: 11-7.

116. Olsen JH, Friis-Moller A, Jensen SK, Korner B, Hvidt V. Cefotaxime for prevention of infectious complications in bacteriuric men undergoing transurethral prostatic resection: a controlled comparison with methenamine. Scand J Urol Nephrol 1983; 17: 299-301.

117. Grabe M, Forsgren A, Hellsten S. The effect of a short antibiotic course in transurethral prostatic resection. Scand J Urol Nephrol 1984; 18: 37-42.

118. Allan WR, Kumar A. Prophylactic mezlocillin for transurethral prostatectomy. Brit J Urol 1985; 57: 46-9.

119. Bent S, Nallamothu BK, Simel DL, Fihn SD, Saint S. Does this woman have an acute uncomplicated urinary tract infection? Jama 2002; 287: 2701-10.

120. Komaroff AL, Pass TM, McCue JD, Cohen AB, Hendricks TM, Friedland G. Management strategies for urinary and vaginal infections. Arch Intern Med 1978; 138: 1069-73.

121. Gupta K, Hooton TM, Roberts PL, Stamm WE. Patient-initiated treatment of uncomplicated recurrent urinary tract infections in young women. Ann Intern Med 2001; 135: 9-16.

122. Richards D, Toop L, Chambers S, Fletcher L. Response to antibiotics of women with symptoms of urinary tract infection but negative dipstick urine test results: double blind randomized controlled trial. BMJ 2005; 331: 143.

123. Bass PF, Jarvis JA, Mitchell CK. Urinary tract infections. Prim Care 2003; 30: 41-61.

124. Cove-Smith A, Almond MK. Management of urinary tract infections in the elderly. Trends in Urology Gynaecology & Sexual Health 2007; 12: 31-34.

125. Semeniuk H, Church D. Evaluation of the leukocyte esterase and nitrite urine dipstick screening tests for detection of bacteriuria in women with suspected uncomplicated urinary tract infections. J Clin Microbiol 1999; 37: 3051-2.

126. McMurray BR, Wrenn KD, Wright SW. Usefulness of blood cultures in pyelonephritis. Am J Emerg Med 1997; 15: 137-40.

127. Velasco M, Martinez JA, Moreno-Martinez A, Horcajada JP, Ruiz J, Barranco M, et al. Blood cultures for women with uncomplicated acute pyelonephritis: are they necessary? Clin Infect Dis 2003; 37: 1127-30.

128. Miller O, Hemphill RR. Urinary tract infection and pyelonephritis. Emerg Med Clin North Am 2001; 19: 655-74.

129. Soulen MC, Fishman EK, Goldman SM, Gatewood OM. Bacterial renal infection: role of CT. Radiology 1989; 171: 703-7.

130. June CH, Browning MD, Smith LP, et al. Ultrasonography and computed tomography in severe urinary tract infection. Arch Intern Med 1985; 145: 841-5.

131. Kawashima A, Sandler CM, Goldman SM. Imaging in acute renal infection. BJU Int 2000; 1986; Suppl(1):70-9.

132. Gupta K, Hooton TM, Naber KG, Wullt B, Colgan R, Miller LG, Moran GJ, Nicolle LA, Raz R, Schaeffer AJ, Soper DA. International Clinical Practice Guidelines for the Treatment of Acute Uncomplicated Cystitis and Pyelonephritis in Women: A 2010 Update by the Infectious Diseases Society of America and the European Society for Microbiology and Infectious Diseases. Clin Inf Dis 2011; 52: e103-e120.

133. Gupta K, Hooton TM, Roberts PL, Stamm WE. Short-course nitrofurantoin for the treatment of acute uncomplicated cystitis in women. Arch Intern Med 2007; 167: 2207-12.

134. Iravani A, Klimberg I, Briefer C, Munera C, Kowalsky SF, Echols RM. A trial comparing low-dose, short-course ciprofloxacin and standard 7-day therapy with co-trimoxazole or nitrofurantoin in the treatment of uncomplicated urinary tract infection. J Antimicrob Chemother 1999; 43(Suppl A): 67-75.

135. Kavatha D, Giamarellou H, Alexiou Z, et al. Cefpodoxime-proxetil versus trimethoprim-sulfamethoxazole for short-term therapy of uncomplicated acute cystitis in women. Antimicrob Agents Chemother 2003; 47: 897-900.

136. Stein GE. Comparison of single-dose fosfomycin and a 7-day course of nitrofurantoin in female patients with uncomplicated urinary tract infection. Clin Ther 1999; 21: 1864-72.

137. Arredondo-Garcia JL, Figueroa-Damian R, Rosas A, Jauregui A, Corral M, Costa A, et al. Comparison of short-term treatment regimen of ciprofloxacin versus long-term treatment regimens of trimethoprim/sulfamethoxazole or norfloxacin for uncomplicated lower urinary tract infections: a randomized, multicentre, open-label, prospective study. J Antimicrob Chemother 2004; 54: 840-3.

138. Grabe M, Bishop MC, Bjerklund-Johansen TE, et al. Guidelines on urological infections. In: EAU Guidelines edition presented at the 25th EAU Annual Congress. Barcelona, 2010. ISBN 978-90-79754-70-0.

139. Richards D, Toop L, Chambers S, Fletcher L. Response to antibiotics of women with symptoms of urinary tract infection but negative dipstick urine test results: double blind randomized controlled trial. BMJ 2005; 331: 143.

140. Lopes HV, Tavares W. Projeto Diretrizes – Associação Médica Brasileira (AMB) e Conselho Federal de Medicina (CFM), Sociedade Brasileira de Infectologia e Sociedade Brasileira de Urologia. Infecções do trato urinário: diagnóstico. 2004.

141. Minassian MA, Lewis DA, Chattopadhyay D, Bovill B, Duckworth GJ, Williams JD. A comparison between single-dose fosfomycin trometamol (Monuril) and a 5-day course of trimethoprim in the treatment of uncomplicated lower urinary tract infection in women. Int J Antimicrob Agents 1998; 10: 39-47.

142. Ramakrishnan K, Scheid DC. Diagnosis and Management of Acute Pyelonephritis in Adults. Am Fam Phisician 2005; 71: 933-42.

143. Peterson J, Kaul S, Khashab M, Fisher AC, Kahn JB. A double-blind, randomized comparison of levofloxacin 750 mg once-daily for five days with ciprofloxacin 400/500 mg twice-daily for 10 days for the treatment of complicated urinary tract infections and acute pyelonephritis. Urology 2008; 71: 17-22.

144. Vogel T, Verreault R, Gourdeau M, Morin M, Grenier-Gosselinl L, Rochette L. Optimal duration of antibiotic therapy for uncomplicated urinary tract infection in older women: a double-blind randomized controlled trial. CMAJ 2004; 170: 469-73.

145. Talan DA, Klimberg IW, Nicolle LE, Song J, Kowalsky SF, Church DA. Once daily, extended release ciprofloxacin for complicated urinary tract infections and acute uncomplicated pyelonephritis. J Urol 2004; 171: 734-9.

146. Caceres VM, Stange KC, Kikano GE, Zyzanski SJ. The clinical utility of a day of hospital observation after switching from intravenous to oral antibiotic therapy in the treatment of pyelonephritis. J Fam Pract 1994; 39: 337-9.

Hipertensão arterial sistêmica

56

- *Iuri Resedá Magalhães*
- *Ryan Falcão*
- *Luiz Bortolotto*

CASO CLÍNICO

Carlos, 62 anos, tabagista, sedentário, obeso (IMC = 32 kg/m^2), com antecedente de depressão e artrite gotosa vem apresentando, em consultas periódicas, níveis de pressão arterial persistentemente elevados. Pai falecido aos 52 anos por infarto agudo do miocárdio. Na consulta atual, sem queixas clínicas, fazendo uso de antidepressivos e alopurinol. Exame físico: bom estado geral, corado, hidratado, lúcido. PA sentado 164/107 mmHg, PA em pé 158/102 mmHg, FC 84 bpm, FR 14 irpm, afebril. Ausculta cardíaca: bulhas rítmicas normofonéticas sem sopros. Pulmões: murmúrio vesicular simétrico bilateralmente sem ruídos adventícios. Abdome: globoso por adiposidade, flácido, indolor, sem visceromegalias palpáveis, ausência de sopros, ruídos hidroaéreos presentes. Extremidades: pulsos periféricos palpáveis e simétricos, sem edema de membros inferiores. Como conduzir e tratar esse caso?

Introdução

A hipertensão arterial representa um fator de risco independente, linear e contínuo para doença cardiovascular (DCV). A partir de 115/75 mmHg, o risco de DCV duplica a cada aumento de 20 mmHg na pressão sistólica e/ou 10 mmHg na pressão diastólica. Além disso, suas complicações, como acidente vascular cerebral (AVC), infarto agudo do miocárdio (IAM), insuficiência cardíaca (IC), insuficiência renal crônica (IRC) e doença vascular periférica geram elevados custos médicos.

No Brasil, a HAS acomete cerca de 36 milhões de adultos. A prevalência varia de acordo com a população estudada e o método de avaliação. Estima-se que a HAS contribui para metade dos óbitos por DCV. Dentre as doenças cardiovasculares, a insuficiência cardíaca foi a principal responsável pelas internações hospitalares.

Fatores de risco

Sabe-se que a pressão arterial aumenta continuamente com a idade. Indivíduos normotensos, aos 55 anos, apresentam 90% de chance de desenvolver HAS ao longo da vida. Com relação à etnia, a raça negra possui maior chance de desenvolver HAS, estando também mais suscetível a evoluir com complicações relacionadas à hipertensão. O baixo nível socioeconômico está associado a uma maior prevalência de hipertensão e a um maior risco de lesões de órgãos-alvo. O consumo excessivo de sal e de bebidas alcoólicas contribui também para ocorrência de HAS. O excesso de peso é um fator de risco importante para hipertensão, podendo ser responsável por até 30% dos casos. O sedentarismo eleva a incidência de HAS em até 30%, quando comparado aos indivíduos ativos.

Técnica de medida da PA

O método mais usado para a medida da pressão arterial é o método indireto, com técnica auscultatória e esfigmomanômetro de coluna de mercúrio ou aneroide. Os aparelhos de coluna de mercúrio possuem a vantagem de se descalibrarem menos frequentemente. Os aparelhos eletrônicos evitam erros relacionados ao observador e podem ser empregados quando validados de acordo com recomendações específicas. Independentemente do aparelho utilizado, eles devem ser testados e calibrados semestralmente.

A medida da pressão arterial deve ser feita com manguitos de tamanho adequado à circunferência do braço. O comprimento da bolsa de borracha do manguito deve corresponder a 80% da circunferência do braço, enquanto a largura deve corresponder a 40%. O paciente deve estar em ambiente calmo, com pelo menos cinco minutos de repouso, sentado, com pernas descruzadas, pés apoiados no chão e dorso recostado na cadeira. O braço deve estar na altura do coração, apoiado, com a palma da mão voltada para cima e o cotovelo ligeiramente fletido. O paciente também deve estar de bexiga vazia, não ter ingerido bebidas alcoólicas, café ou alimentos e nem ter fumado nos últimos 30 minutos.

Quadro 56.1 – Técnica para a medida de PA.

Preparo do paciente para a medida da pressão arterial

1. Explicar o procedimento ao paciente.
2. Repouso de pelo menos 5 minutos em ambiente calmo.
3. Evitar bexiga cheia.
4. Não praticar exercícios físicos de 60 a 90 minutos antes.
5. Não ingerir bebidas alcoólicas, café ou alimentos e não fumar 30 minutos antes.
6. Manter pernas descruzadas, pés apoiados no chão, dorso recostado na cadeira e relaxado.
7. Remover roupas do braço no qual será colocado o manguito.
8. Posicionar o braço na altura do coração (nível do ponto médio do esterno ou 4º espaço intercostal), apoiado, com a palma da mão voltada para cima e o cotovelo ligeiramente fletido.
9. Solicitar para que não fale durante a medida.

Procedimento de medida da pressão arterial

1. Medir a circunferência do braço do paciente.
2. Selecionar o manguito do tamanho adequado ao braço.
3. Colocar o manguito, sem deixar folgas, acima da fossa cubital, cerca de 2 a 3 cm.
4. Centralizar o meio da parte compressiva do manguito sobre a artéria braquial.
5. Estimar o nível da pressão sistólica (palpar o pulso radial e inflar o manguito até seu desaparecimento, desinflar rapidamente e aguardar 1 minuto antes da medida).
6. Palpar a artéria braquial na fossa cubital e colocar a campânula do estetoscópio sem compressão excessiva.
7. Inflar rapidamente até ultrapassar 20 a 30 mmHg, o nível estimado da pressão sistólica.
8. Proceder à deflação lentamente (velocidade de 2 a 4 mmHg por segundo).
9. Determinar a pressão sistólica na ausculta do primeiro som (fase I de Korotkoff), que é um som fraco seguido de batidas regulares e, após, aumentar ligeiramente a velocidade de deflação.
10. Determinar a pressão diastólica no desaparecimento do som (fase V de Korotkoff).
11. Auscultar cerca de 20 a 30 mmHg abaixo do último som para confirmar seu desaparecimento e depois proceder à desinsuflação rápida e completa.
12. Se os batimentos persistirem até o nível zero, determinar a pressão diastólica no abafamento dos sons (fase IV de Korotkoff) e anotar valores da sistólica/diastólica/zero.
13. Esperar de 1 a 2 minutos antes de novas medidas.
14. Informar os valores de pressão arterial obtidos para o paciente.
15. Anotar os valores e o membro.

Fonte: VII Diretriz Brasileira de HAS.

Diagnóstico

A hipertensão arterial sistêmica é diagnosticada quando a pressão sistólica é consistentemente elevada com valores iguais ou maiores que 140 mmHg ou a pressão diastólica maior ou igual a 90 mmHg. Uma única medida da pressão arterial elevada não é suficiente para o diagnóstico de HAS, exceto em situações de emergência ou urgência hipertensivas. Normalmente, várias aferições da pressão são necessárias para o diagnóstico, uma vez que as medidas podem variar com o tempo. Pacientes com níveis tensionais na faixa hipertensiva num primeiro encontro podem ter níveis pressóricos dentro da normalidade em uma segunda ocasião. Numa terceira ocasião, mesmo considerando a variabilidade da PA, uma nova medida elevada é, geralmente, compatível com o diagnóstico de HAS. Outros recursos para diagnóstico da HAS são a MAPA (medida ambulatorial da pressão arterial) e a MRPA (medida residencial da pressão arterial).

Na primeira avaliação em consultório, a pressão arterial deve ser aferida em ambos os membros superiores. Uma diferença maior do que 20/10 mmHg para pressão sistólica/diastólica entre os membros sinaliza a necessidade de investigação de doenças arteriais. Em cada consulta, a PA deve ser medida pelo menos três vezes, com intervalo mínimo de um minuto entre elas, sendo a primeira medida desconsiderada, e a média das duas últimas medidas considerada a pressão arterial do indivíduo. Caso as pressões sistólicas e/ou diastólicas obtidas apresentem diferença maior que 4 mmHg entre elas, deverão ser obtidas três novas aferições até que se obtenham valores com diferença igual ou menor que 4 mmHg, utilizando a média das duas últimas medidas como a pressão arterial do paciente. A medida da PA em posição supina e ortostática deve ser feita, pelo menos, na primeira consulta, e sempre em idosos, diabéticos, alcoolistas, usuários de drogas anti-hipertensivas e portadores de disautonomias. Recomenda-se, sempre que indicado, a medida da pressão fora do consultório, para identificação da hipertensão do avental branco.

Tabela 56.1 – Valores de PA para o diagnóstico de HAS.

	PAS (mmHg)		PAD (mmHg)
Consultório	≥ 140	e/ou	≥ 90
MAPA Vigília Sono 24 horas	 ≥ 135 ≥ 120 ≥ 130	 e/ou e/ou e/ou	 ≥ 85 ≥ 70 ≥ 80
MRPA	≥ 135	e/ou	≥ 85

Legenda: MAPA: medida ambulatorial da pressão arterial; MRPA: medida residencial da pressão arterial.
Fonte: VII Diretriz Brasileira de HAS.

A MAPA e a MRPA são ferramentas úteis no diagnóstico e acompanhamento em algumas situações clínicas durante o acompanhamento do paciente hipertenso (Quadro 56.2). A MAPA é a medida indireta da pressão arterial que ocorre a cada 15 minutos no período de 24 horas. Ao final, o valor médio da PA de 24 horas, o valor médio da PA no período de vigília e o valor médio da PA no período do sono são obtidos. São consideradas anormais na MAPA as médias de PA de 24 horas, vigília e sono ≥ 130/80, 135/85 e 120/70 mmHg, respectivamente. Além disso, a queda fisiológica dos níveis tensionais no período de sono em relação aos níveis tensionais no período de vigília, chamado descenso noturno, pode ser avaliada. A ausência dessa resposta fisiológica, conhecida como ausência de descenso noturno, denota risco cardiovascular aumentado. A MRPA é a medida indireta da pressão arterial no período de vigília, no domicílio ou no trabalho, realizada pelo paciente ou por pessoa treinada, com aparelho validado, durante cinco dias, sendo realizadas três medidas pela manhã e três medidas à noite. Valores médios de PA ≥ 135/85 mmHg são considerados anormais. Ambos os exames, MAPA e MRPA, mostram-se úteis para o diagnóstico de hipertensão do avental branco. A hipertensão do avental branco refere-se ao aumento dos níveis pressóricos, maiores ou iguais a 140/90 mmHg na PA sistólica/diastólica apenas quando a aferição é realizada pelo profissional de saúde. Quando a medida é aferida em casa, por parentes ou amigos, ou quando os valores da PA são determinados pela MAPA, quase todas as medidas são normais. O efeito do avental branco, fenômeno distinto, é o aumento da PA no consultório quando comparada aos valores registrados durante a vigília na MAPA ou na MRPA, sem haver mudança no diagnóstico de normotensão ou hipertensão.

Quadro 56.2 – Indicações para a medida da PA fora do consultório.

Indicações clínicas para MAPA ou MRPA

- Suspeita de HAB
  - HA estágio 1 no consultório
  - PA alta no consultório em indivíduos assintomáticos sem LOA e com baixo risco CV total
- Suspeita de HM
  - PA entre 130/85 e 139/89 mmHg no consultório
  - PA < 140/90 mmHg no consultório em indivíduos assintomáticos com LOA ou com alto risco CV total
- Identificação do EAB em hipertensos
- Grande variação da PA no consultório na mesma consulta ou em consultas diferentes
- Hipotensão postural, pós-prandial, na sesta ou induzida por fármacos
- PA elevada de consultório ou suspeita de pré-eclampsia em mulheres grávidas
- Confirmação de hipertensão resistente

Indicações específicas para MAPA

- Discordância importante entre a PA no consultório e em casa
- Avaliação do descenso durante o sono
- Suspeita de HA ou falta de queda da PA durante o sono habitual em pessoas com apneia de sono, DRC ou diabetes
- Avaliação da variabilidade da PA

Legenda: HAB: Hipertensão do avental branco; HA: hipertensão arterial; HM: hipertensão mascarada; LOA: lesão de órgão-alvo; EAB: efeito do avental branco; DRC: doença renal crônica.

Fonte: VII Diretriz Brasileira de HAS.

Classificação

Considerando que o risco cardiovascular eleva-se de modo linear e contínuo com o aumento da pressão arterial, percebeu-se a necessidade de classificar a HAS em estágios clínicos. De acordo com o nível pressórico, o paciente pode ser classificado como normotenso, pré-hipertenso, hipertenso em estágios 1, 2 ou 3. Quando a PAS e a PAD situam-se em categorias diferentes, a maior deve ser utilizada para classificar a PA e guiar a terapêutica. Há ainda aqueles pacientes que são classificados com hipertensão sistólica isolada, quando a PAS ≥ 140 mmHg e a PAD < 90 mmHg.

Tabela 56.2 – Classificação da PA de acordo com a medida casual no consultório.

Classificação	PAS (mmHg)	PAD (mmHg)
Normal	≤ 120	≤ 80
Pré-hipertensão	121-139	81-89
Hipertensão estágio 1	140-159	90-99
Hipertensão estágio 2	160-179	100-109
Hipertensão estágio 3	≥ 180	≥ 110
Hipertensão sistólica isolada	≥ 140	< 90

Fonte: VII Diretriz Brasileira de HAS.

Etiologia

Em cerca de 90 a 95% dos casos, a HAS é de causa desconhecida. Nomeamos essa entidade de hipertensão primária ou essencial. Os 5 a 10% restantes compõem o grupo da hipertensão secundária. A grande importância do diagnóstico das patologias que causam hipertensão secundária reside no fato de que a maioria delas possui tratamento específico, alcançando-se, em alguns casos, a cura da doença hipertensiva. No entanto, investigar todos os hipertensos para causas secundárias é algo impraticável. Os exames investigativos são complexos, de custos elevados e, quando realizados de modo aleatório, geram, em sua maioria, resultados inconclusivos ou negativos. Dessa forma, apenas diante de dados clínicos ou laboratoriais sugestivos de hipertensão secundária deve-se proceder à investigação.

O Quadro 56.3 traz os achados, sinais e sintomas mais característicos das principais causas de hipertensão arterial secundária e as respectivas abordagens diagnósticas.

O início da HAS antes dos 30 ou após os 50 anos de idade, sintomas de apneia durante o sono, sonolência diurna excessiva, fácies ou biótipo de doenças que cursam com hipertensão, além de alterações ao exame físico, como sopros ou massas abdominais, assimetria de pulsos, sudorese excessiva e palpitações são achados que podem sugerir causas de hipertensão secundária. Sempre é válido afastar a possibilidade de aumento da pressão arterial devido ao uso de medicamentos ou drogas.

Quadro 56.3 – Achados sugestivos de hipertensão secundária.

Achados	Suspeita diagnóstica	Estudos diagnósticos adicionais
• Ronco, sonolência diurna, obesidade	• Apneia obstrutiva do sono	• Polissonografia
• Hipertensão resistente ao tratamento ou • Hipertensão com hipopotassemia ou • Hipertensão com tumor abdominal	• Hiperaldosteronismo primário	• Relação aldosterona/renina, tomografia de adrenais
• Insuficiência renal, doença cardiovascular aterosclerótica, edema, ureia elevada, creatinina elevada, proteinúria/hematúria	• Doença renal parenquimatosa	• Taxa de filtração glomerular, ultrassonografia renal
• Sopro sistólico/diastólico abdominal edema pulmonar súbito, alterações de função renal por medicamentos	• Doença renovascular	• Angiografia por ressonância magnética ou angiotomografia computadorizada, ultrassonografia com Doppler, renograma, arteriografia renal
• Uso de simpaticomiméticos, perioperatório, estresse agudo, taquicardia	• Catecolaminas em excesso	• Confirmar normotensão em ausência de maior liberação de catecolaminas
• Pulsos em femorais reduzidos ou retardados, raios X de tórax anormal	• Coarctação da aorta	• Doppler ou tomografia computadorizada de aorta
• Ganho de peso, fadiga, fraqueza, hirsutismo, amenorreia, face em "lua cheia", "corcova" dorsal, estrias purpúricas, obesidade central, hipopotassemia	• Síndrome de Cushing	• Cortisol basal e, em seguida, teste de supressão com dexametasona
• Uso de medicamentos/substâncias pró-hipertensivas	• Efeito adverso de medicamento/substância	• Eliminar o uso do medicamento, se possível
• Hipertensão paroxística, cefaleias, sudorese, palpitações, taquicardia	• Feocromocitoma	• Catecolaminas e metabólicos de catecolaminas em sangue e urina
• Fadiga, ganho de peso, perda de cabelo, hipertensão diastólica, fraqueza muscular	• Hipotireoidismo	• Dosagem de TSH
• Intolerância ao calor, perda de peso, palpitações, hipertensão sistólica, exoftalmia, tremores, taquicardia	• Hipertireoidismo	• Dosagem de TSH
• Litíase urinária, osteoporose, depressão, letargia, fraqueza muscular	• Hiperparatireoidismo	• Dosagem de cálcio sérico e níveis de PTH
• Cefaleia, fadiga, problemas visuais, aumento de mãos, pés e língua	• Acromegalia	• Dosagem de hormônio do crescimento

Fonte: VII Diretriz Brasileira de HAS.

Investigação clinicolaboratorial

Na avaliação clinicolaboratorial do paciente com pressão arterial elevada, três objetivos são fundamentais. Em primeiro lugar, é necessário confirmar o diagnóstico de hipertensão arterial. Em segundo lugar, deve-se estratificar o risco cardiovascular, utilizando como parâmetros o estágio clínico da HAS, os fatores de risco cardiovasculares e a presença de lesões de órgãos-alvo ou doença cardiovascular instalada. A definição de uma meta pressórica e a elaboração de um plano terapêutico dependem de uma boa estratificação. Quando indicada, a investigação de hipertensão secundária apresenta-se como terceiro objetivo.

A anamnese, o exame físico e uma avaliação laboratorial inicial são os elementos utilizados para alcançar tais objetivos. Com relação à anamnese, devem-se obter história clínica completa, tempo de diagnóstico, evolução no tratamento, medicações utilizadas previamente e história familiar. Deve-se fazer questionamento ativo sobre fatores de risco cardiovasculares, hábitos de vida e condições socioeconômicas. No interrogatório sistemático, devem-se pesquisar indícios que sugiram causas secundárias.

O exame físico deve ser realizado em ambiente e condições adequados, fazendo a aferição com a técnica correta. A medida deve ser realizada em ambos os membros superiores. Dados antropométricos fazem parte do exame físico e, quando alterados, podem aumentar o risco cardiovascular do paciente. Deve-se proceder a exame minucioso, procurando ativamente alterações que sugiram lesão em órgão-alvo ou causas secundárias de HAS.

A análise de urina permite a detecção de proteinúria e/ou dismorfismo eritrocitário, tornando possível o diagnóstico de glomerulopatias. A creatinina plasmática e o ritmo de filtração glomerular estimam a função renal. A hipercalcemia em pacientes hipertensos que não fazem uso de diuréticos pode sugerir o diagnóstico de hiperaldosteronismo primário. O ácido úrico elevado é fator de risco, independentemente de morte cardiovascular. Por meio da glicemia de jejum, pode-se detectar a presença de diabetes *mellitus* ou de glicemia de jejum alterada. O perfil lipídico alterado aumenta o risco cardiovascular. O eletrocardiograma pode sugerir o diagnóstico de sobrecarga ventricular esquerda, configurando lesão de órgão-alvo.

Quadro 56.4 – Avaliação clínica.

Exame físico

- Medição da PA nos dois braços
- Peso, altura, IMC e FC
- Circunferência abdominal

Sinais de LOA

- Cérebro: déficits motores ou sensoriais
- Retina: lesões à fundoscopia
- Artérias: ausência de pulsos, assimetrias ou reduções, lesões cutâneas, sopros
- Coração: desvio do ictus, presença de B3 ou B4, sopros, arritmias, edema periférico, crepitações pulmonares

Sinais que sugerem causas secundárias

- Características cushingoides
- Palpação abdominal: rins aumentados (rim policístico)
- Sopros abdominais ou torácicos (renovascular, coartação de aorta, doença da aorta ou ramos)
- Pulsos femorais diminuídos (coartação de aorta, doença da aorta ou ramos)
- Diferença da PA nos braços (coartação de aorta e estenose de subclávia)

Fonte: VII Diretriz brasileira de HAS.

Quadro 56.5 – Rotina básica inicial.

Exames iniciais

- Análise de urina (GR:1; NE:C)
- Potássio plasmático (GR:1; NE:C)
- Creatinina plasmática (GR:1; NE: B)
- Ritmo de filtração glomerular estimado (GR:1; NE: B)
- Glicemia de jejum (GR:1; NE:C) e HbA1c (GR:1; NE:C)
- Colesterol total, HDL, triglicérides plasmáticos (GR:1; NE:C)
- Ácido úrico plasmático (GR:1; NE:C)
- Eletrocardiograma (GR:1; NC)

Para o cálculo do ritmo de filtração glomerular estimado (RFG-e), preconiza-se a utilização da fórmula CKD-EPI.7 A interpretação dos valores (estágios) para classificação da DRC é feita de acordo com a National Kidney Foundation (NKF).7 RFG-e (mL/min/1,73 m²) Estágio 1: ≥ 90 = normal ou alto; Estágio 2: 60-89 = levemente diminuído; Estágio 3a: 45-59 = leve a moderadamente diminuído; Estágio 3b: 30-44 = moderada a extremamente diminuído; Estágio 4: 15-29 = extremamente diminuído; Estágio 5: < 15 = doença renal terminal (KDIGO).

Fonte: VII Diretriz brasileira de HAS.

A avaliação laboratorial inicial do hipertenso tem como objetivo identificar lesões subclínicas ou clínicas em órgãos-alvo. Dessa forma, deve-se solicitar análise de urina, creatinina plasmática, potássio sérico, ácido úrico, glicemia de jejum, colesterol total (CT), HDL-colesterol (HDL), triglicerídeos plasmáticos (TG) e eletrocardiograma, além de calcular a taxa de filtração glomerular (Quadro 56.5).

O ecocardiograma e a pesquisa de microalbuminúria não devem ser solicitados rotineiramente, sendo recomendados em situações específicas. Nos pacientes com suspeita clínica de insuficiência cardíaca, hipertensos com três ou mais fatores de risco e naqueles com sobrecarga ventricular esquerda eletrocardiográfica o ecocardiograma está indicado.

Quadro 56.6 – Exames recomendados para populações indicadas.

Exame/avaliação	População recomendada e indicação
Radiografia de tórax	Acompanhamento de pacientes com suspeita clínica de comprometimento cardíaco (GR: IIa; NE: C) e/ou pulmonar. Avaliação de hipertensos com comprometimento da aorta quando o ecocardiograma não está disponível.
Ecocardiograma	Presença de indícios de HVE ao ECG ou pacientes com suspeita clínica de IC (GR: I; NE: C).
Albuminúria	Pacientes hipertensos diabéticos, com síndrome metabólica ou com dois ou mais FR.
US das carótidas	Presença de sopro carotídeo, sinais de DCV ou presença de doença aterosclerótica em outros territórios.

(Continua)

Quadro 56.6 – Exames recomendados para populações indicadas.

Exame/avaliação	População recomendada e indicação
US renal ou com Doppler	Pacientes com massas abdominais ou sopro abdominal (GR: IIa; NE: B).
HbA1c	História familiar de DM tipo 2 ou diagnóstico prévio de DM tipo 2 e obesidade (GR: IIa; NE: B).[14]
Teste ergométrico	Suspeita de DAC estável, DM ou antecedente familiar para DAC em pacientes com PA controlada (GR: IIa; NE: C).[15]
VOP (Velocidade de onda de pulso)	Hipertensos de médio e alto risco.
RNM do cérebro	Pacientes com distúrbios cognitivos e demência.

Fonte: VII Diretriz Brasileira de HAS.

A pesquisa da relação albumina/creatinina (mg/g ou mg/mmol) em amostra isolada de urina para pesquisa de microalbuminúria deve ser solicitada para hipertensos diabéticos, portadores de síndrome metabólica e hipertensos com três ou mais fatores de risco (normal: < 30 mg/g; microalbuminúria: 30 a 300 mg/g). Exames adicionais estão indicados após a avaliação básica quando se encontram alterações no exame físico ou nos exames complementares iniciais (Quadro 56.6).

Tratamento

Objetivo

O tratamento medicamentoso e não medicamentoso da hipertensão arterial sistêmica é guiado por metas, que são definidas por dois pilares: o risco cardiovascular do paciente e o estágio de hipertensão que o paciente está classificado. É válido salientar que o tratamento não consiste apenas em baixar os níveis pressóricos. O objetivo final é reduzir o risco cardiovascular global, por meio do combate aos fatores de risco para aterosclerose e eventos cardiovasculares. A terapêutica, quando bem instituída, está associada a uma redução média de 40% na incidência de AVC, 25% na incidência de IAM e mais de 50% na incidência de IC.

O risco cardiovascular deve ser avaliado em todo paciente hipertenso, pois, além de dar ideia de prognóstico, guia o tratamento. Não há dados suficientes na população brasileira que suportem a utilização de um único escore de risco, devendo, sempre que possível, uma análise multifatorial para basear as decisões terapêuticas. A VII Diretriz Brasileira de Hipertensão sugere utilizar o sistema de classificação indicado na Tabela 56.3, incluindo apenas risco baixo, moderado e alto. É importante observar que condições como doença renal crônica, diabetes *mellitus*, doença cardiovascular e lesão em órgão-alvo classificam os pacientes com alto risco, independentemente dos níveis da pressão arterial.

Na Tabela 56.4, apresentam-se os fatores de risco adicionais mais prevalentes. A Figura 56.1 traz um fluxograma de como realizar a avaliação do risco cardiovascular do paciente hipertenso. Observa-se que muitas variáveis estão associadas ao alto risco, além da própria pressão arterial. A grande importância de seguir uma avaliação sistematizada é evitar classificar erroneamente um paciente de alto risco, que apresenta morbimortalidade mais significativa, em grupos de risco menos elevado.

Tabela 56.3 – Estratificação de risco no paciente hipertenso de acordo com fatores de risco adicionais, presença de lesão em órgão-alvo e de doença cardiovascular ou renal.

	PAS 130-139 ou PAD 85-89	HAS estágio 1 PAS 140-159 ou PAD 90-99	HAS estágio 2 PAS 160-179 ou PAD 100-109	HAS estágio 3 PAS ≥ 180 ou PAD ≥ 110
Sem fator de risco	sem risco adicional	risco baixo	risco moderado	risco alto
1-2 fatores de risco	risco baixo	risco moderado	risco alto	risco alto
≥ 3 fatores de risco	risco moderado	risco alto	risco alto	risco alto
Presença de LOA, DCV, DRC ou DM	risco alto	risco alto	risco alto	risco alto

Legenda: PAS: pressão arterial sistólica; PAD: pressão arterial diastólica; HAS: hipertensão arterial sistêmica; DCV: doença cardiovascular; DRC: doença renal crônica; DM: diabetes *mellitus*; LOA: lesão em órgão-alvo.

Fonte: VII Diretriz Brasileira de HAS da Sociedade Brasileira de Cardiologia.

Tabela 56.4 – Fatores de risco adicionais nos pacientes com HAS.

Fatores de risco	LOA subclínica	DCV estabelecida ou doença renal
• Idade > 55 anos (H) e > 65 anos (M)	• Hipertrofia ventricular esquerda	• Doença cerebrovascular
• História familiar de doença cardiovascular precoce: < 55 anos (H) e < 65 anos (M)	• Espessura mediointimal da carótida > 0,9 mm ou placa carotídea	• Doença da artéria coronária
• Dislipidemias	• VOP carótido-femoral > 10 m/s	• Doença arterial periférica sintomática dos membros inferiores
• Tabagismo	• ITB < 0,9	• Doença renal crônica estágio 4 (RFG-e < 30 mL/min/1,73 m²) ou albuminúria > 300 mg/24 horas
• Circunferência da cintura aumentada	• Doença renal crônica estágio 3 (RFG-e 30-60 mL/min/1,73 m²	• Retinopatia avançada: hemorragias, exsudatos, papiledema
• História familiar de HAS	• Albuminúria entre 30 e 300 mg/24 h ou relação albumina-creatinina urinária 30 a 300 mg/g	
• Diabetes *mellitus* ou intolerância à glicose		

Legenda: VOP: velocidade da onda de pulso; ITB: índice tornozelo-braquial; RFG-e: ritmo de filtração glomerular estimado.

Fonte: VII Diretriz Brasileira de HAS da Sociedade Brasileira de Cardiologia.

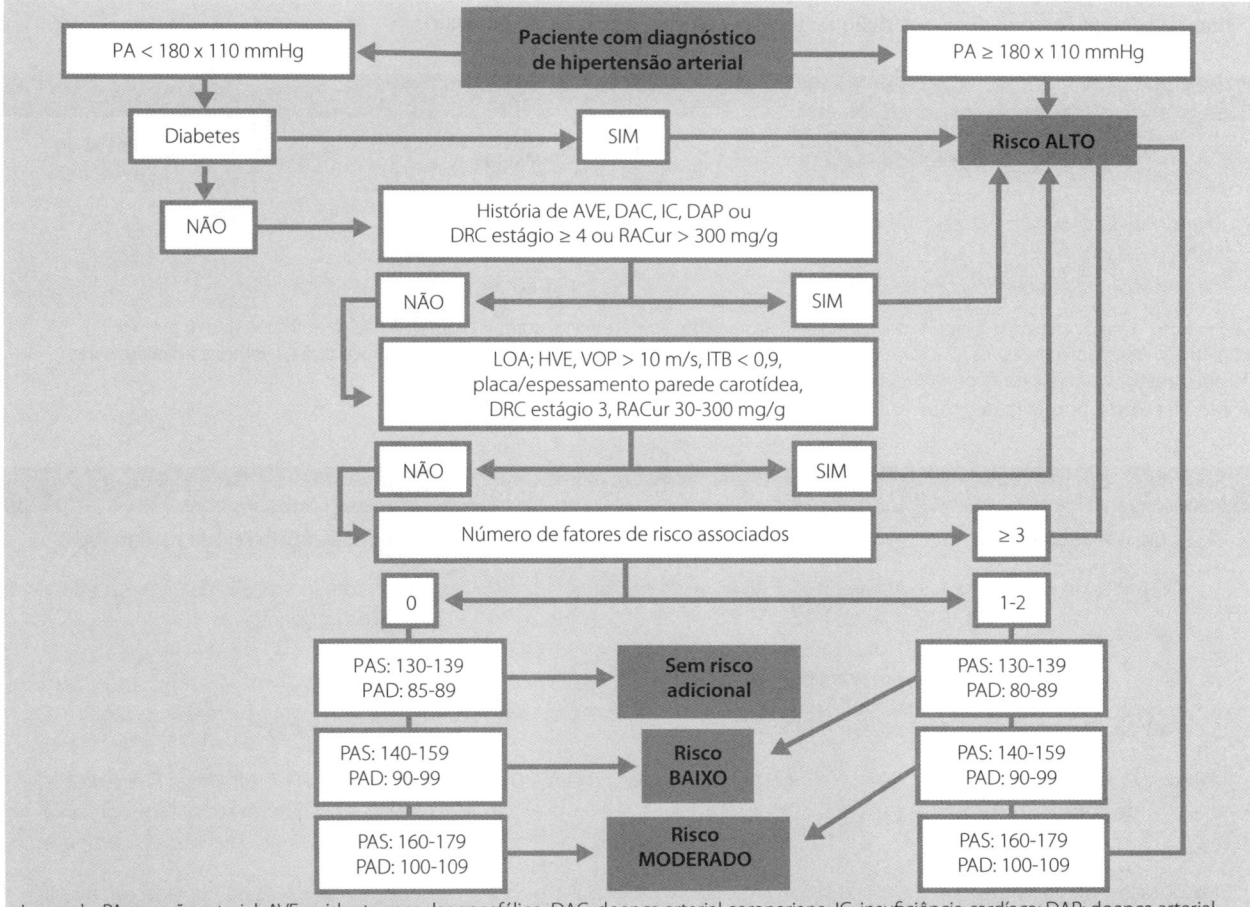

Legenda: PA: pressão arterial; AVE: acidente vascular encefálico; DAC: doença arterial coronariana; IC: insuficiência cardíaca; DAP: doença arterial periférica; DRC: doença renal crônica; RACur: relação albumina/creatinina urinária; LOA: lesão de órgão-alvo; HVE: hipertrofia ventricular esquerda; VOP: velocidade da onda de pulso; ITB: índice tornozelo-braquial; PAS: pressão arterial sistólica; PAD: pressão arterial diastólica. Fatores de risco: sexo masculino, idade > 55 anos (homem) ou > 65 anos (mulher), história familiar, tabagismo, dislipidemia, obesidade e resistência à insulina.

Figura 56.1 – Fluxograma de classificação de risco CV adicional no paciente hipertenso.

Fonte: VII Diretriz Brasileira de HAS.

Outro aspecto fundamental no tratamento do paciente hipertenso é o momento de início das intervenções farmacológicas e não farmacológicas. De maneira geral, as mudanças no estilo de vida devem ser iniciadas ao diagnóstico, inclusive para pacientes pré-hipertensos. A terapia farmacológica também deve ser iniciada ao diagnóstico na grande maioria dos pacientes, excetuando-se aqueles com hipertensão estágio I e risco cardiovascular baixo ou moderado, nos quais se pode aguardar de 3 a 6 meses de intervenções no estilo de vida para reavaliar níveis pressóricos. Pacientes pré-hipertensos de alto risco CV ou DCV preexistente também devem iniciar tratamento medicamentoso no momento do diagnóstico caso apresentem PAS 130-139 mmHg e/ou PAD 85-89 mmHg.

Após início do tratamento, a otimização da terapêutica deverá sempre ser guiada por metas (Tabela 56.5).

Terapia não medicamentosa

A perda de peso é a medida não farmacológica mais eficaz em reduzir a pressão arterial. Programas regulares de atividade física, por pelo menos 60 minutos por dia, de 3 a 5 dias na semana, associados à restrição de ingesta calórica são medidas necessárias para redução da massa corpórea. Uma diminuição de 5 a 10% do peso corporal já é suficiente para reduzir a pressão arterial. A meta é alcançar índice de massa corporal inferior a 25 kg/m² e circunferência da cintura inferior a 94 cm para homens e 80 cm para mulheres. Além disso, a perda de peso tem o benefício adicional de reduzir a resistência periférica insulínica e reduzir a insulinemia.

A mudança de hábito alimentar também se mostrou eficaz na redução da pressão arterial. O consumo de uma dieta DASH (*Dietary Approaches to Stop Hypertension*), pobre em sódio, gorduras saturadas, colesterol, e rica em frutas, verduras, alimentos integrais, leite desnatado e derivados, com maior quantidade de fibras, potássio, cálcio e magnésio, está associada a benefícios no controle da PA. A suplementação dietética de potássio com alimentos como banana, laranja, melão, feijão, ervilha, cenoura e beterraba promove redução modesta da PA. Recomenda-se cautela na suplementação de potássio em pacientes renais crônicos, usuários de inibidores da ECA, bloqueadores dos receptores de angiotensina e diuréticos poupadores de potássio.

Tabela 56.5 – Metas a serem atingidas.

Categoria	Meta	Classe	Nível de evidência
• Hipertensos estágio 1 e 2, com risco CV baixo e moderado e HA estágio 3	< 140/90 mmHg	I	A
• Hipertensos estágio 1 e 2 com risco CV alto	< 130/80 mmHg	I	A

Legenda: CV: cardiovascular; HA: hipertensão arterial. *Para pacientes com doenças coronarianas, a PA não deve ficar < 120/70 mmHg, particularmente com a diastólica abaixo de 60 mmHg, pelo risco de hipoperfusão coronariana, lesão miocárdica e eventos cardiovasculares. **Para diabéticos, a classe de recomendação é IIB, nível de evidência B.
Fonte: VII Diretriz brasileira de HAS.

Tabela 56.6 – Redução da pressão arterial de acordo com as modificações no estilo de vida.

Modificação	Recomendação	Redução aproximada na pas/PAD
Controle de peso	• Manter IMC < 25 kg/m² até 65 anos • Manter IMC < 27 kg/m² após 65 anos • Manter CA < 80 cm nas mulheres e < 94 cm nos homens	• 20-30% de diminuição da PA para cada 5% de perda ponderal
Padrão alimentar	• Adotar dieta DASH	• Redução de 6,7/3,5 mmHg
Redução do consumo de sódio	• Reduzir a ingestão de sódio diária para 2,0 g	• Redução de 2 a 7 mmHg na PAS e de 1 a 3 mmHg na PAD, com redução progressiva de 2,4 a 1,5 g sódio/dia, respectivamente
Moderação no consumo de álcool	• Limitar o consumo diário de álcool a 1 dose nas mulheres e pessoas com baixo peso e 2 doses nos homens	• Redução de 3,31/2,04 mmHg, com a redução de 3-6 para 1-2 doses/d

Legenda: IMC: índice de massa corporal; CA: circunferência abdominal; PAS: pressão arterial sistólica; PAD: pressão arterial diastólica. *Uma dose contém cerca de 14 g de etanol e equivale a 350 mL de cerveja, 150 mL de vinho e 45 mL de bebida destilada. **Associar abandono do tabagismo para reduzir o risco cardiovascular. ***Pode haver efeito aditivo para algumas das medidas associadas.
Fonte: VII Diretriz Brasileira de HAS.

Limitar a ingesta de sal em 5 g (equivalente a 2,0 g de sódio) por dia mostrou redução da PA em 2 a 7 mmHg. Os alimentos ingeridos diariamente possuem cerca de 2 g de sal, portanto, é recomendado o acréscimo de apenas 4 g de sal aos alimentos (equivalente a cerca de quatro colheres de café rasas). Estudos demonstram também que a redução no consumo de sal está associada a menor prevalência de complicações cardiovasculares e regressão da hipertrofia miocárdica.

O consumo de álcool em pequena quantidade exerce efeito protetor para o sistema cardiovascular. Entretanto, quando consumido em quantidades superiores a 30 g por dia para homens e 15 g por dia para mulheres, aumenta os níveis pressóricos e o risco cardiovascular.

Todo paciente hipertenso, inclusive aqueles em tratamento medicamentoso, deve praticar exercícios físicos regularmente. Evidências mostram que a prática regular de exercícios físicos está associada não só à redução dos níveis tensionais, mas também à redução de risco de eventos cardiovasculares, como AVC e doença arterial coronária.

O tabagismo não promove elevação sustentada da pressão arterial. Seu efeito é semelhante ao da cafeína, elevando a PA agudamente, com retorno aos valores pressóricos basais 15 a 20 minutos após seu consumo. Entretanto, seu uso está diretamente relacionado ao aumento do risco cardiovascular. Assim, o tabagismo deve ser prontamente combatido.

Terapia medicamentosa

Atualmente, diversas classes de fármacos, diferindo em relação à potência, comodidade posológica, efeitos adversos, preços e contraindicações encontram-se disponíveis. O fármaco ideal deve ser eficaz por via oral, ser bem tolerado, ter fácil regime posológico e ser de baixo custo.

No tratamento, alguns aspectos importantes devem ser considerados. Os fármacos devem ser iniciados com as menores doses efetivas preconizadas, podendo-se aumentá-las de modo gradativo, pois, quanto maiores forem as doses, maiores serão as chances de efeitos adversos. Para que se possa avaliar a eficácia de um esquema anti-hipertensivo, é necessário aguardar pelo menos quatro semanas. Dessa forma, ajustes de doses, mudança de associações ou substituição de monoterapia só devem ser realizados após esse período.

O conceito de sinergismo farmacológico é outro aspecto fundamental. Sinergismo é um tipo de resposta farmacológica obtida a partir da associação de dois ou mais medicamentos, cuja resultante é maior do que a simples soma dos efeitos isolados de cada um deles. Considerando esse conceito, é possível obter controle pressórico utilizando-se baixas doses dos fármacos, evitando o surgimento de efeitos colaterais relacionados a doses maiores. Dessa forma, muitas vezes é mais interessante iniciar terapêutica combinada em baixas dosagens do que insistir em esquemas monoterápicos com doses elevadas. Sabe-se que, em indivíduos com mais de 50 anos, a pressão sistólica é o fator de risco cardiovascular mais importante que a pressão diastólica, e que a grande maioria dos hipertensos nessa faixa etária necessitarão de dois ou mais anti-hipertensivos para atingir suas metas pressóricas. Além disso, por melhor que seja a terapia prescrita, o controle pressórico só será atingido se os pacientes estiverem motivados e confiantes.

Atualmente, as classes de anti-hipertensivos consideradas preferenciais para controle da PA em monoterapia inicial são diuréticos tiazídicos, inibidores da enzima conversora de angiotensina, bloqueadores dos receptores de angiotensina e bloqueadores dos canais de cálcio. Existem situações em que a escolha de um ou outro fármaco modifica-se de acordo com comorbidades preexistentes.

É válido salientar que, diante de arsenal terapêutico amplo, deve-se sempre checar a adesão terapêutica medicamentosa e não medicamentosa antes de prescrever outra classe de anti-hipertensivo ou aumentar a dose de medicações já prescritas. Existem questionários validados para tal finalidade, como a Escala de Adesão Terapêutica de 8 itens de Morisky. O reforço da importância de seguir o tratamento adequado deve ser feito rotineiramente, mesmo naqueles pacientes com bom controle pressórico.

Diuréticos tiazídicos

São medicações baratas e de fácil adesão, tomadas uma vez ao dia, pela manhã. Agem no túbulo contorcido distal do néfron, inibindo a reabsorção de NaCl. Seu efeito anti-hipertensivo inicial é decorrente de seus efeitos diuréticos e natriuréticos, com diminuição em torno de 10% da volemia. Com o uso crônico, a volemia é restabelecida, e a redução da resistência vascular periférica determina o controle dos níveis pressóricos. A alta ingestão salina, o uso de anti-inflamatórios não esteroidais, a insuficiência renal (ClCr < 30 mL/min.) e a hipopotassemia podem determinar resistência à ação anti-hipertensiva dos tiazídicos. São considerados anti-hipertensivos de escolha para todos os pacientes hipertensos sem fatores modificadores que indiquem uso de outros fármacos específicos. Com relação à dose ideal, observou-se que doses na faixa de 12,5 a 25 mg/dia tiveram a mesma eficácia em reduzir a PA e os eventos cardiovasculares, com melhor perfil de tolerabilidade e menor número de efeitos adversos quando comparada a doses maiores. Seus efeitos adversos principais ocorrem geralmente com doses maiores que 50 mg/dia e incluem: hipocalemia, hiponatremia, hipomagnesemia, hipovolemia, hiperuricemia, hiperglicemia e hiperlipidemia. Apesar de poderem causar efeitos metabólicos, em doses de até 25 mg/dia são bastante seguros em dislipidêmicos e portadores de diabetes *mellitus*. Por elevarem a reabsorção de cálcio no túbulo distal, esses fármacos beneficiam os portadores de nefrolitíase por hipercalciúria idiopática e os portadores de osteoporose. São contraindicados em portadores de gota e hiperparatireoidismo primário. Além disso, os diuréticos tiazídicos estão associados à ocorrência de disfunção erétil.

Bloqueadores dos canais de cálcio (BCC)

São fármacos que agem bloqueando os canais de cálcio da musculatura lisa vascular e do tecido cardíaco, determinando a redução da resistência vascular periférica, cronotropismo negativo e inotropismo negativo. São divididos em dois grupos, di-hidropiridínicos e não di-hidropiridínicos. Verapamil e diltiazem, agentes não di-hidropiridínicos, têm ação predominantemente cardíaca, sendo úteis também no controle da frequência cardíaca em portadores de taquiarritmias. Podem provocar depressão miocárdica e bloqueio atrioventricular. Os agentes di-hidropiridínicos possuem ação predominantemente periférica, podendo ser de curta ou de longa ação. Os fármacos de curta ação, especialmente a forma líquida da nifedipina, podem desencadear quedas bruscas da PA e taquicardia reflexa. As de longa ação apresentam esse efeito com bem menos frequência. Cefaleia, tonturas, rubor facial, mais frequentes com di-hidropiridínicos de curta duração, e edema maleolar, com preferência pelo sexo feminino, são os efeitos adversos mais comuns dos BCC. O verapamil, em especial, está associado à ocorrência de constipação intestinal.

Inibidores da enzima conversora da angiotensina (IECA)

A angiotensina II, produzida a partir da angiotensina I sob ação da ECA, é um potente vasoconstritor arterial periférico e estimula também a síntese de aldosterona, hormônio produzido pelo córtex da adrenal, determinando aumento da reabsorção de sódio e da excreção de potássio nos túbulos renais. Os IECA, ao inibirem a síntese de angiotensina II, promovem a diminuição da resistência vascular periférica e queda da pressão arterial. Possuem também propriedades natriuréticas e tendência à hipercalemia por inibirem a produção de aldosterona. Os IECA também possuem efeitos nefroprotetores, por meio da vasodilatação da arteríola eferente, com consequente diminuição da pressão de filtração glomerular. Dessa forma, são capazes de retardar o declínio da função renal em nefropatas.

São eficazes no tratamento de HAS, reduzindo a morbidade e mortalidade cardiovascular. Pacientes portadores de insuficiência cardíaca, IAM com disfunção ventricular e nefropatia diabética ou de outras etiologias são os que mais se beneficiam.

Tosse seca e alteração no paladar são os efeitos colaterais mais comuns, enquanto angioedema e erupções cutâneas ocorrem com menor frequência.

Bloqueadores de receptores de angiotensina II (BRA)

Atualmente, os BRA são considerados medicamentos de primeira linha no tratamento da HAS. Agem por meio do bloqueio dos receptores da angiotensina II, promovendo vasodilatação arterial periférica, semelhante aos IECA. Possuem a vantagem de não inibir a síntese de bradicinina, responsável pela tosse seca e pelo broncoespasmo, que podem ser desencadeados pelo uso de IECA. Essa classe de fármacos, assim como os IECA, deve ser usada preferencialmente em portadores de IC, IAM com disfunção ventricular e em nefropatas diabéticos ou de outras etiologias.

Betabloqueadores (BB)

Os BB agem reduzindo o débito cardíaco e inibindo a síntese de renina pelo aparelho justaglomerular.

Atualmente, não são mais considerados medicação de primeira linha no tratamento da hipertensão arterial, sendo reservados para populações específicas. Estudos e metanálises recentes, a maioria utilizando atenolol, sugerem não haver redução de eventos cardiovasculares, principalmente AVC, em pacientes hipertensos com mais de 55 anos, recomendando que, nessa situação, seu uso seja reservado para indicações compulsórias, como coronariopatias, IC sistólica e taquiarritmias.

A principal contraindicação dos BB é o broncoespasmo. Outras contraindicações clássicas são bloqueio atrioventricular de 2º e 3º graus, IC sistólica descompensada, angina de Prinzmetal, glaucoma de ângulo fechado, intoxicação por cocaína e claudicação intermitente. Insônia, depressão, astenia, disfunção sexual e alterações metabólicas são os efeitos colaterais mais comuns. Com relação ao perfil metabólico, podem acarretar intolerância à glicose, hipertrigliceridemia com elevação do LDL-c e redução do HDL-c. A intensidade desses efeitos metabólicos está relacionada a doses elevadas e à seletividade dos BB, não sendo, portanto, contraindicados em pacientes diabéticos e/ou dislipidêmicos.

Inibidores diretos da renina

O único representante da classe disponível para uso clínico é o alisquireno. Age inibindo diretamente a ação da renina, diminuindo, em última análise, a formação de angiotensina II. Outros mecanismos desse fármaco são o bloqueio do receptor celular próprio renina/prorrenina e a diminuição da síntese intracelular de angiotensina II. Estudos de eficácia anti-hipertensiva comprovam sua capacidade, em monoterapia, de redução da PA com intensidade semelhante aos demais anti-hipertensivos. A dose é de 150 mg/dia. Não existem evidências de seus benefícios sobre morbimortalidade.

Outros fármacos

Os anti-hipertensivos de ação central (clonidina e alfa-metildopa) e os vasodilatadores de ação direta (hidralazina e minoxidil) constituem opções de segunda linha para o tratamento da hipertensão arterial sistêmica. As drogas de ação central funcionam como agonistas de receptores alfa-2 adrenérgicos do SNC, determinando inibição do tônus simpático e redução da resistência vascular periférica. Quando usados em monoterapia, possuem reduzido efeito hipotensor. Por atuarem no SNC, seus efeitos indesejáveis incluem sonolência, sedação, xerostomia, fadiga, disfunção sexual e hipotensão postural. A metildopa pode ocasionar também anemia hemolítica, alterações hepáticas e galactorreia. Para gestantes, a metildopa figura como droga de escolha para tratar hipertensão. A clonidina, se suspensa de modo abrupto, pode ocasionar hipertensão rebote. Os fármacos vasodilatadores de ação direta agem ocasionando relaxamento da musculatura lisa vascular e determinando

redução da resistência vascular periférica. Não devem ser usados em monoterapia por produzirem taquicardia reflexa e excesso de retenção hídrica.

Estratégia terapêutica

Diante de um paciente com diagnóstico confirmado de hipertensão, deve-se estabelecer o seu risco cardiovascular e programar a terapêutica baseada em metas. Dependendo do risco cardiovascular e do estágio da hipertensão, pode-se obter a meta pela monoterapia ou associação de fármacos, sempre optando por drogas com mecanismos de ação diferente. De fato, a maioria dos pacientes, ao diagnóstico ou ao longo do seu tratamento, necessitará de mais de uma droga anti-hipertensiva para atingir metas pressóricas. A combinação IECA + BCC mostrou-se eficaz para reduzir morbimortalidade cardiovascular e progressão da doença renal, sendo a combinação de escolha pela diretriz europeia. Deve-se evitar a combinação de IECA + BRA pelo aumento de eventos adversos. A Figura 56.2 apresenta um diagrama com possíveis esquemas terapêuticos, destacando as combinações preferenciais, as possíveis, porém menos testadas, e aquelas não recomendadas. Um fluxograma para tratamento do paciente é apresentado na Figura 56.3.

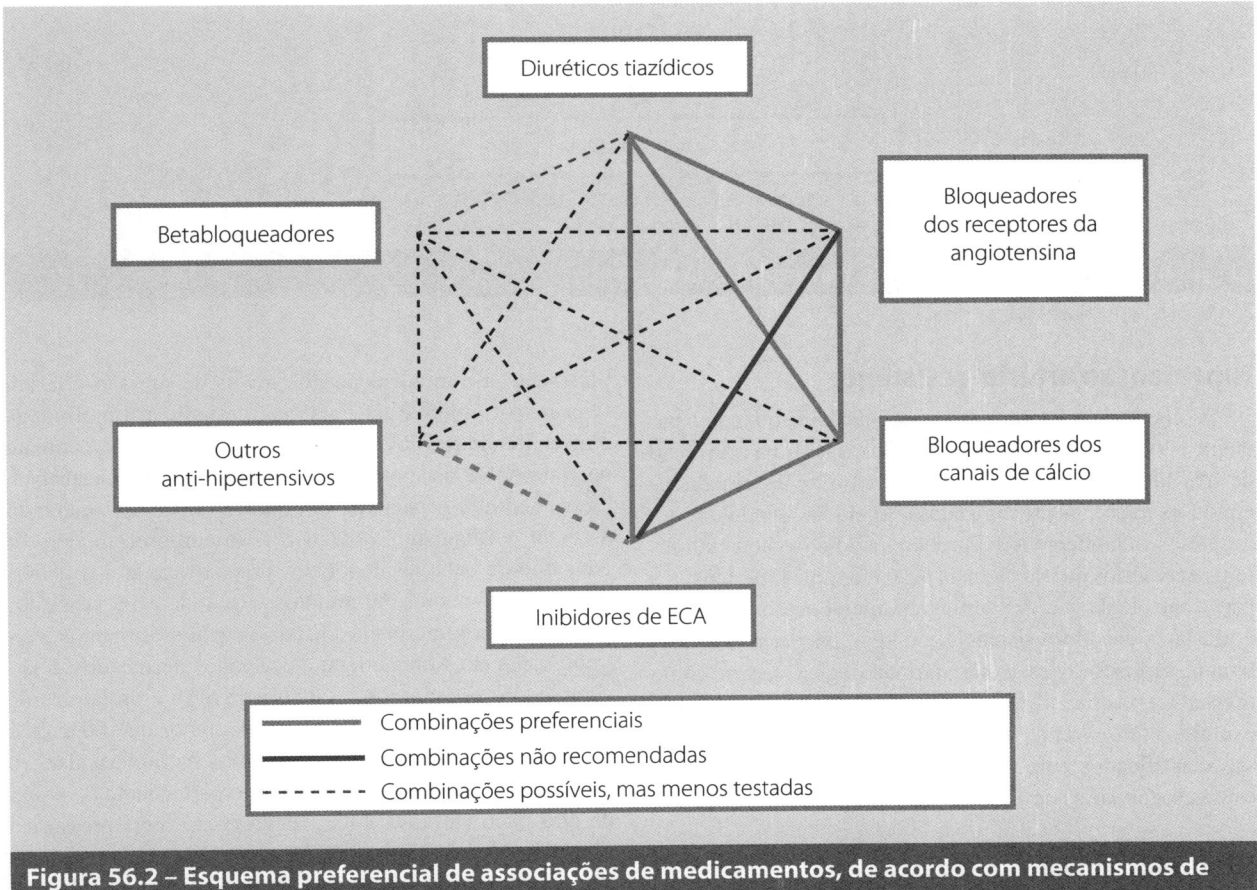

Figura 56.2 – Esquema preferencial de associações de medicamentos, de acordo com mecanismos de ação e sinergia.

Fonte: VII Diretriz Brasileira de HAS. Adaptada de Journal of Hypertension 2013, 25:1751-1762.

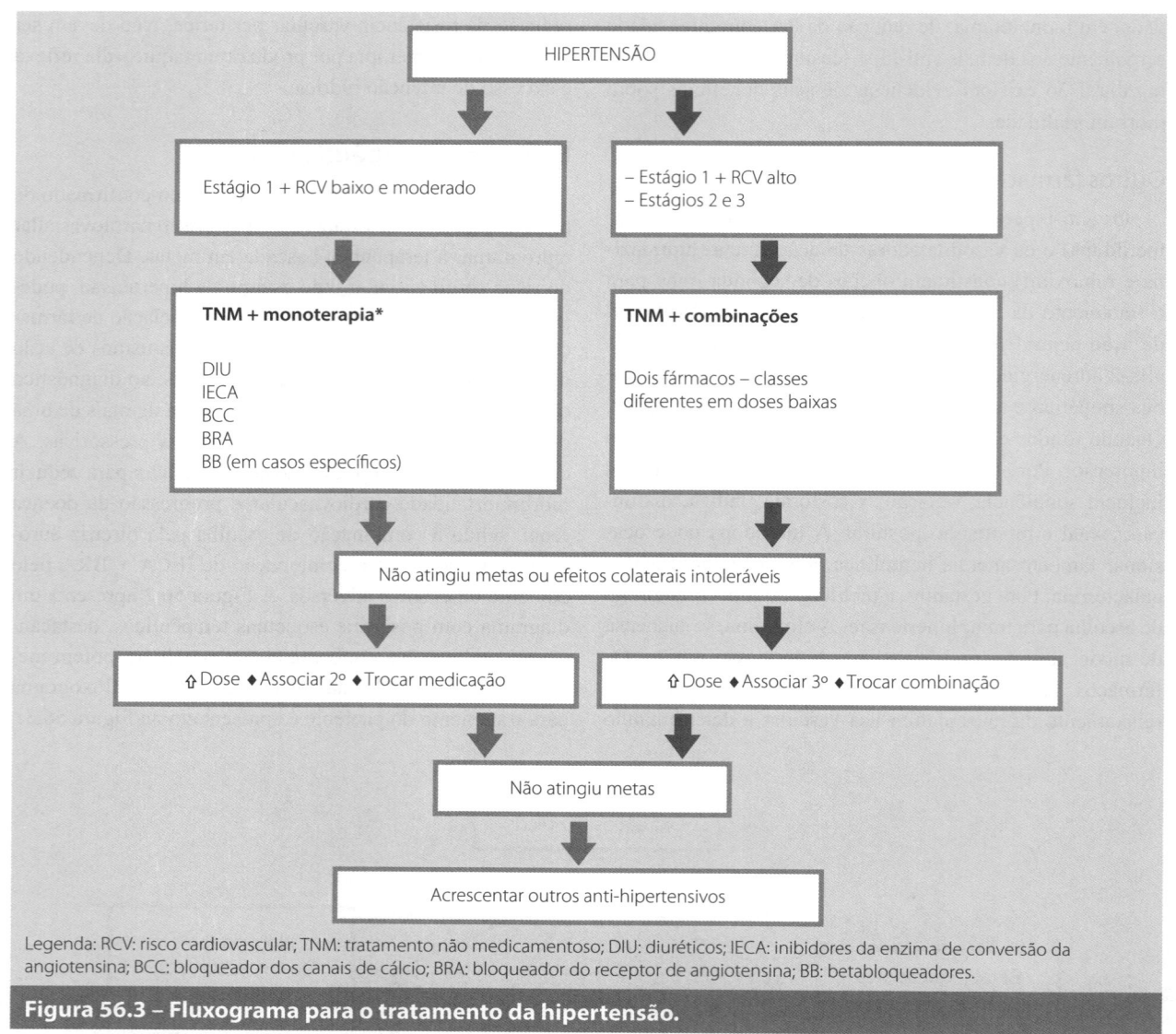

Legenda: RCV: risco cardiovascular; TNM: tratamento não medicamentoso; DIU: diuréticos; IECA: inibidores da enzima de conversão da angiotensina; BCC: bloqueador dos canais de cálcio; BRA: bloqueador do receptor de angiotensina; BB: betabloqueadores.

Figura 56.3 – Fluxograma para o tratamento da hipertensão.

Fonte: VII Diretriz Brasileira de HAS.

Hipertensão arterial resistente

A hipertensão arterial resistente é definida quando o paciente não atinge o controle pressórico, apesar da utilização de três fármacos anti-hipertensivos com ações sinérgicas em doses máximas preconizadas e toleradas, sendo um deles preferencialmente um diurético tiazídico, ou quando forem necessários quatro ou mais fármacos anti-hipertensivos para controle da PA. A abordagem inicial desses pacientes é afastar a pseudorresistência, ou seja, checar a adesão à terapia farmacológica e não farmacológica, assim como revisar a prescrição e posologia medicamentosa, além de excluir o efeito avental branco. Pacientes que mesmo assim são classificados como hipertensos resistentes devem ter causas secundárias de HAS pesquisadas.

Discussão do caso clínico

Trata-se de um paciente portador de HAS estágio 2. É importante lembrar que o manejo da HAS não envolve sim-

plesmente a normalização dos níveis de pressão arterial. O principal objetivo do tratamento é reduzir a morbidade e mortalidade cardiovascular global, por meio do combate aos fatores de risco relacionados à doença aterosclerótica. Nesse sentido, o paciente em questão deve ser orientado a cessar o tabagismo, reduzir o peso corporal, moderar o consumo de bebidas alcoólicas, praticar exercícios físicos durante, pelo menos, 60 minutos ao dia, de 3 a 5 vezes por semana, e dar preferência a frutas, vegetais, alimentos integrais, ricos em fibras e leite e derivados desnatados. Considerando o estágio clínico de hipertensão e os fatores de risco apresentados (tabagismo, idade maior que 60 anos e história familiar positiva para doença cardiovascular), o paciente do caso é estratificado como pertencente ao grupo de alto risco cardiovascular, tendo como meta pressórica níveis de PA inferiores a 130/80 mmHg. Além das medidas não farmacológicas, a terapia medicamentosa combinada deve ser prontamente iniciada. Lembrar que os hipertensos nos estágios 2 e 3 dificilmente terão seus níveis pressóricos otimizados em regimes monoterápicos, sendo recomendada terapêutica combinada já de início. Na escolha do tratamento medicamentoso, deve-se sempre dar preferência a fármacos de primeira linha. A presença de artrite gotosa e de depressão contraindica o uso de tiazídicos e de betabloqueadores, respectivamente. A associação de inibidores da ECA e de bloqueadores de canais de cálcio seria uma boa opção, lembrando sempre que doses elevadas aumentam o risco de efeitos adversos, diminuindo a aderência.

Os exames complementares têm por finalidade refinar a estratificação individual do hipertenso, podendo revelar lesões de órgãos-alvo, doenças cardiovasculares e outras doenças associadas. Nesse caso, é recomendada solicitação de análise de urina, creatinina sérica e taxa de filtração glomerular, potássio sérico, ácido úrico, glicemia de jejum, CT, HDL, TG e eletrocardiograma. Lembrar que o fundo de olho deve sempre fazer parte da avaliação inicial do hipertenso. Todavia, nada do exposto acima terá êxito sem a confiança e a motivação do paciente.

Referências

1. VII Diretrizes brasileiras de hipertensão arterial, 1. 2016. Arq Bras Cardiol 2016; 107(3 Supl. 3): 1-83.

2. I Posicionamento brasileiro sobre hipertensão arterial resistente. Arq Bras Cardiol 2012; 99(1): 576-85.

3. ESH/ESC Guidelines for the management of arterial hypertension, 2013. European Heart Journal 2013; 34: 2159-219.

4. James PA, Oparil S, Carter BL, Cushman WC, Dennison-Himmelfarb C, Handler J, Lackland DT, LeFevre ML, MacKenzie TD, Ogedegbe O, Smith SC, Svetkey LP, Taler SJ, Townsend RR, Wright JT, Narva AS, Ortiz E. 2014 Evidence-Based Guideline for the Management of High Blood Pressure in Adults. Report from the Panel Members Appointed to the Eighth Joint National Committee (JNC 8). Jama 2014; 311(5): 507-20. doi:10.1001/jama.2013.28442.

5. Chobanian AV, Bakris GL, Black HR, et al. The 2. Seventh report of the Joint National Committee on prevention, detection, evaluation, and treatment of high blood presure. Jama 2003; 289: 2560-72.

6. McAlister FA, Strauss SE. Measurement of 3. Blood pressure: and evidence-based review. BMJ 2001; 322: 908-11.

7. Khan N, McAlister FA. Re-examining the effi4. Cacy of betablockers for the treatment of hypertension: a meta-analysis. CMAJ 2006; 74 (12).

8. Ministério da Saúde. URL. Disponível em: http://www.datasus.gov.br.

Dor torácica

57

- *Silas Ramos Furquim*
- *Thiago Luis Scudeler*

CASO CLÍNICO

Mulher de 52 anos procura ambulatório com queixa de dor torácica há dois meses. Refere apresentar dor torácica em aperto, às vezes em queimação, acompanhada de intenso cansaço e falta de ar, relacionados com o esforço físico de limpar a casa. Concomitantemente, relata sudorese profusa e dor nos membros superiores, principalmente do lado esquerdo, ao varrer a casa. Associa essa dor a um trauma que teve no ombro esquerdo ao escorregar no banheiro há cerca de três meses. Teve um aumento do peso de aproximadamente 12 kg no último ano, período em que se apresenta com anedonia e alteração do sono (dormindo mais). Tem hipertensão arterial sistêmica e diabetes *mellitus*, diagnosticados há oito anos, com acompanhamento irregular em Unidade Básica de Saúde. Em uso de hidroclorotiazida 25 mg/dia, enalapril 20 mg/dia, metformina 1 g/dia e glibenclamida 10 mg/dia. Nega tabagismo e etilismo. Ao exame clínico apresenta índice de massa corpórea (IMC) de 31 kg/m^2, frequência cardíaca (FC) 72 bpm, pressão arterial de 160 × 100 mmHg, frequência respiratória (FR) 16 irpm, ausculta pulmonar e cardíaca sem alterações, edema de membros inferiores +1/4+, sem outras alterações do exame físico.

Introdução

Dor torácica é uma queixa frequente nos consultórios médicos e compreende desde condições ameaçadoras à vida a causas relativamente benignas. É definida como dor ou desconforto, do tipo aperto, opressão, peso ou queimação na região anterior do tórax, ou seja, desde o queixo até a cicatriz umbilical. Sua epidemiologia difere muito entre o setor de emergência e o ambulatório; nesse, as principais causas de dor torácica são musculoesqueléticas (36 a 47% dos pacientes) e gastrointestinais (10 a 20%), seguidas de doença arterial coronária crônica (10%), afecções respiratórias (5%) e isquemia aguda do miocárdio (2 a 4%). O vasto repertório clínico da dor torácica impõe-se ao médico como um constante desafio diagnóstico, sendo prioritária a rápida identificação de causas isquêmicas e ameaçadoras à vida, mas também de causas não isquêmicas e outros diagnósticos diferenciais (Quadro 57.1).

No entanto, a maioria de suas causas são elucidadas com uma história clínica detalhada, exame físico e exames complementares, quando bem indicados. Durante a história clínica, é importante caracterizar a dor quanto a sua localização, irradiação, duração, fatores desencadeantes, fatores de melhora e sintomas associados (Quadro 57.2). O exame físico pode direcionar para causas específicas, como presença de B3 e sopros em etiologias cardíacas, dor reprodutível à palpação em causas musculoesqueléticas e diminuição de murmúrio vesicular ou roncos à ausculta em etiologias pulmonares. Os exames complementares devem ser dirigidos para as principais suspeitas clínicas após anamnese e exame físico cuidadosos (Figura 57.1).

Nesse capítulo, serão abordados os diagnósticos diferenciais com ênfase nas causas cardíacas devido a sua importância e impacto na mortalidade populacional, e osteomusculares por se tratar da etiologia mais frequente no ambulatório.

Quadro 57.1 – Causas não isquêmicas de dor torácica.

Cardiovascular não isquêmica	Pulmonar	Gastrointestinal
Dissecção de aorta* Miocardite Pericardite Estenose Aórtica Miocardiopatia Hipertrófica Hipertensão Arterial Sistêmica	Pleurite Pneumonia Embolia Pulmonar* Pneumotórax hipertensivo*	Causas biliares • Colangite • Colecistite • Coledocolitíase • Cólica biliar Causas esofágicas • Esofagite • Espasmo • Refluxo • Ruptura* Pancreatite Doença ulcerosa péptica • Não perfurativa • Perfurativa*
Parede torácica	**Psicogênica**	
Discopatia cervical Costocondrite Fibrosite Herpes-zóster Dor neuropática Fratura de costela Artrite esternoclavicular	Depressão Transtornos somatoformes Ansiedade Transtorno do pânico	

*Causas ameaçadoras à vida.
Fonte: MARK, 2011.

Quadro 57.2 – Características clínicas dos principais diagnósticos diferenciais de dor torácica.

	Qualidade da dor	Localização	Irradiação	Duração	Fatores desencadeantes	Fatores de melhora	Sintomas associados
Angina	Pressão, peso, aperto, desconforto	Retroesternal, precordial, mal localizada	Pescoço, mandíbula, ombro, membros superiores, dorso epigástrio	Minutos	Esforço, estresse emocional	Repouso, nitrato	Dispneia, náuseas, vômitos, sudorese, palpitações, diaforese, síncope
Insuficiência cardíaca	Desconforto	Retroesternal, mal localizada	Membros superiores, ombros, mandíbula, dorso epigástrio	Variável	Esforço, decúbito dorsal	Repouso	Tosse, dispneia, fadiga, edema periférico
Pericardite	Pleurítica, facada	Retroesternal	Ombros	Horas	Inspiração, tosse	Sentar, inclinar-se para a frente	Febre
Dor osteomuscular	Pontada	Superficial, bem localizada	Sem irradiação	Dias	Posição, esforço físico específico	Repouso, anti-inflamatórios	
Doença do refluxo gastroesofágico (DRGE)	Queimação, aperto	Retroesternal	Dorso, pescoço, mandíbula, membros superiores	Minutos a horas	Alimentação, estresse emocional	Espontaneamente, antiácidos	Náusea, azia, regurgitação, sensação de globus, odinofagia
Pneumonia	Pleurítica	Mal localizada		Variável	Inspiração, tosse		Tosse produtiva, febre

(Continua)

(Continuação)

Quadro 57.2 – Características clínicas dos principais diagnósticos diferenciais de dor torácica.

	Qualidade da dor	Localização	Irradiação	Duração	Fatores desencadeantes	Fatores de melhora	Sintomas associados
Pleurite	Pleurítica	Base pulmonar	Sem irradiação	Contínua	Respiração profunda		Febre, tosse, dispneia, *rash*, artralgia
Herpes-zóster	Queimação, latejante	Segue o dermátomo		Contínua	Contato		*Rash*
Psicogênica	Inespecífica	Torácica difusa	Pode irradiar para qualquer local do corpo	Variável	Estresse emocional, sem desencadeante aparente	Benzodiazepínicos	Variável com o quadro psíquico

Fonte: BÖSNER, 2013; MARK, 2011.

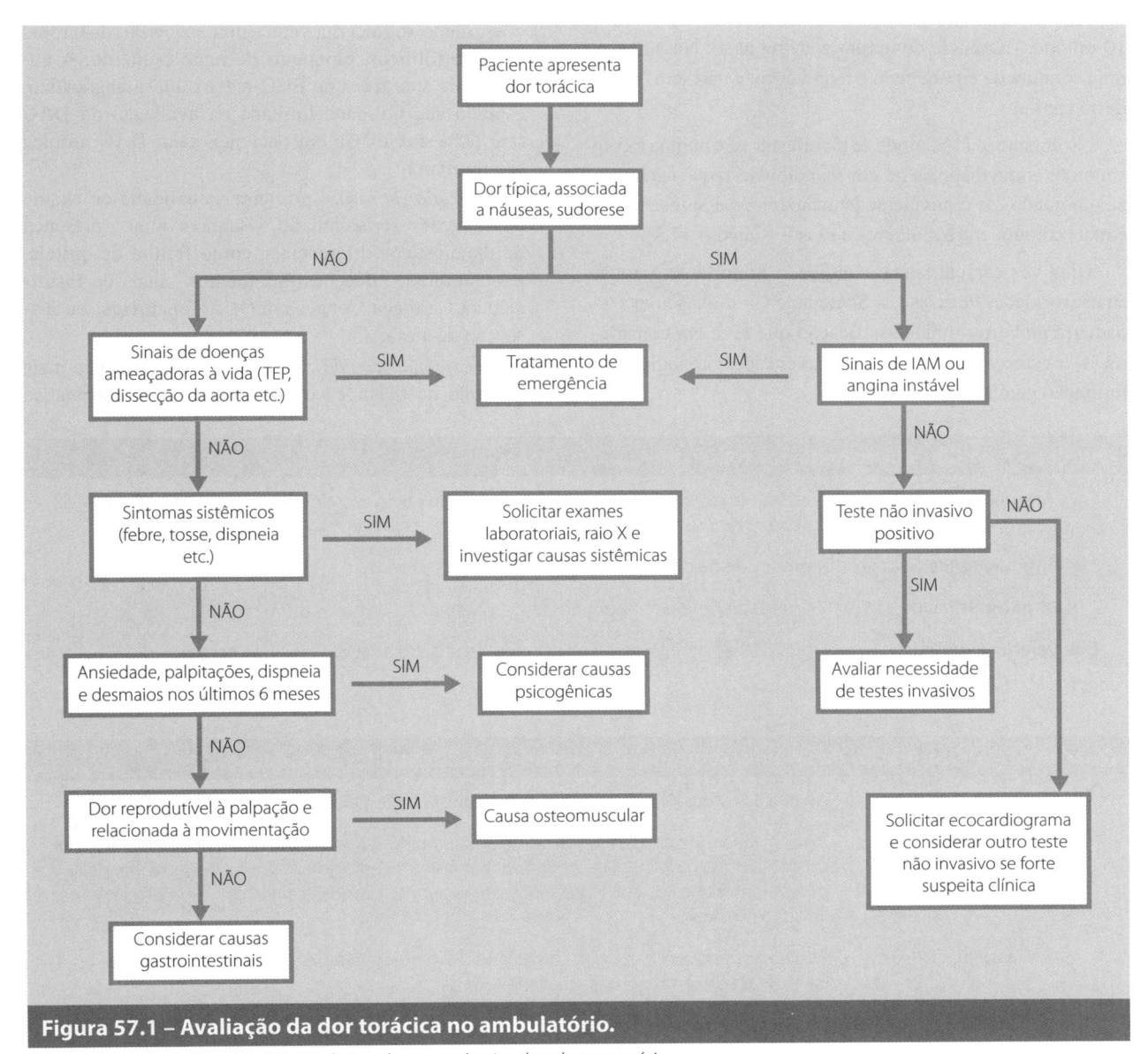

Figura 57.1 – Avaliação da dor torácica no ambulatório.

Fonte: Adaptada de Martins, HS. Medicina de emergência: abordagem prática.

Causas cardíacas

Insuficiência coronariana – angina estável

Angina pectoris é um sintoma comum da doença arterial coronariana (DAC), sendo, em metade dos casos, sua manifestação inicial. Apresenta prevalência em 12 a 14% dos homens e 10 a 12% das mulheres com idades entre 65 e 84 anos. Nos Estados Unidos, estima-se que 15,5 milhões de pessoas tenham DAC, e mais de 7 milhões tenham angina.

Angina é tradicionalmente definida como dor ou desconforto (aperto) subesternal ou no peito, por pelo menos 10 minutos, provocado pelo exercício físico ou estresse emocional e com melhora ao repouso ou com o uso de nitrato. Na avaliação inicial, é importante procurar por características que indiquem um quadro de angina instável ou síndrome coronariana aguda, como duração maior que 10 minutos, ausência de melhora ao repouso. Nesse caso, uma conduta de emergência é mandatória e não será o foco deste capítulo.

No entanto, a DAC pode se manifestar sem angina e com sintomas como dispneia ou dor mandibular, o que caracteriza um quadro de equivalente isquêmico. Essa apresentação é mais comum entre mulheres e idosos (Quadro 57.3).

Uma vez caracterizada a angina, é importante graduar sua severidade. Para isso, a Sociedade Cardiovascular Canadense elaborou uma classificação que leva em consideração o esforço necessário para desencadear a angina e a limitação gerada (Quadro 57.4).

Investigação

O primeiro passo na avaliação da angina estável é ponderar a probabilidade de DAC clinicamente significativa, com base nos fatores de risco como idade, sexo, tabagismo, diabetes *mellitus* e dislipidemia. Para isso, podem ser usadas as escalas de risco global e a escala de Framingham. Uma vez identificada e caracterizada a angina, avaliados os fatores de risco e risco cardiovascular, o próximo passo é a decisão do melhor teste que, além de confirmar a presença de DAC, pode dar informações prognósticas. Os testes podem ser não invasivos ou invasivos, cada um com suas indicações, vantagens e desvantagens, descritas a seguir:

- *Eletrocardiograma (ECG):* em geral é o exame inicial, podendo trazer informações importantes, como presença de área inativa ou alterações de repolarização ventricular, que podem sugerir isquemia miocárdica. No entanto, suas alterações não implicam obrigatoriamente em DAC, podendo estar associadas a diversas situações, como sobrecarga ventricular esquerda, distúrbios hidroeletrolíticos, bloqueios de ramo esquerdo. A ausência de alterações no ECG não exclui o diagnóstico, estando sua utilidade limitada na avaliação da DAC (até 50% dos ECGs em pacientes com DAC crônica são normais).

- *Radiografia de tórax:* primeira modalidade de exame de imagem a ser solicitado, visando avaliar a presença de diagnósticos diferenciais, como fratura de costela, pneumotórax, infecções pulmonares, sinais de Insuficiência Cardíaca Congestiva (ICC), aneurisma ou dissecção de aorta.

- *Teste Ergométrico (TE):* é o método complementar mais utilizado no diagnóstico, prognóstico e para a análise

Quadro 57.3 – Classificação da dor torácica.	
Angina típica	• Desconforto ou dor retroesternal Desencadeada pelo exercício ou estresse emocional Aliviada com o repouso ou uso de nitroglicerina.
Angina atípica	• Presença de dois dos fatores acima.
Dor não cardíaca	• Presença de um ou nenhum dos fatores acima.
Equivalente isquêmico	• Sintomas não anginosos como dispneia, fadiga, dor mandibular ou sudorese.

Fonte: NEJM, 1979.

Quadro 57.4 – Graduação da angina, segundo a Sociedade Cardiovascular Canadense.	
Classe I	• Angina ao esforço físico intenso e prolongado. Sem limitação a atividade física habitual.
Classe II	• Angina aos moderados esforços, como andar rápido, caminhar em aclives, caminhar ou subir escadas após as refeições, ou no frio, ou sob estresse emocional. Angina ao caminhar dois quarteirões planos ou subir dois lances de escada em condições normais. Limitação leve das atividades diárias.
Classe III	• Angina aos pequenos esforços, como andar um quarteirão plano ou subir um lance de escada. Limitação acentuada das atividades diárias.
Classe IV	• Limitação para atividade física habitual. Pode haver sintomas em repouso.

Fonte: Circulation, 1976.

das formas de tratamento da insuficiência coronária crônica, com razoável sensibilidade (55-70%) e especificidade (85-90%). Apresenta como desvantagens a impossibilidade de realização em pacientes com ECG de base alterado (presença de sobrecarga ventricular esquerda, bloqueio de ramo esquerdo, fibrilação atrial) e não tolerantes ao esforço, e não definir a extensão da lesão obstrutiva.

- *Ecocardiograma:* em repouso, é útil para avaliar a função ventricular esquerda e a presença de valvopatias ou outras situações que possam justificar o quadro anginoso. Existe também a possibilidade de ser realizado após a indução de estresse cardiovascular (farmacológico ou pelo esforço), para avaliação de isquemia. Apresenta sensibilidade muito próxima ao TE, ajudando no diagnóstico e também fornecendo informações prognósticas. É uma opção aos pacientes que apresentam contraindicações ao TE, TE inconclusivo ou TE positivo e quadro clínico não sugestivo de isquemia.

- *Cintilografia miocárdica:* indicada para o diagnóstico, avaliação do tratamento e prognóstico da doença coronária por meio da análise de disfunção ventricular, detecção de isquemia e viabilidade miocárdica. É uma alternativa ao teste de esforço convencional para o diagnóstico e estratificação de risco da doença coronariana, capaz de fornecer a intensidade, localização e extensão da isquemia. O exame pode ser realizado com vários radiofármacos (geralmente tálio-201 ou tecnécio-99m) e pode ser feito em repouso ou com estresse físico ou farmacológico, mais comumente dipiridamol, adenosina ou dobutamina. A cintilografia de perfusão miocárdica e o ecocardiograma de estresse têm mostrado acurácias diagnósticas semelhantes para a detecção de doença coronária em pacientes estáveis.

- *Angiotomografia:* identifica lesões obstrutivas em pacientes com suspeita de síndromes coronarianas agudas com 87% de acurácia. Estudos recentes mostram valor preditivo negativo de 100% para evento coronariano em 5 meses após uma angiotomografia coronariana normal. É útil no descarte triplo (*triple role out*), ou seja, possibilidade de avaliar dissecção de aorta, tromboembolismo pulmonar e síndrome coronariana aguda numa única aquisição em pacientes com dor torácica nas unidades de emergência. Com relação ao escore de cálcio, o exame é de rápida obtenção e sem necessidade do uso de contraste ou controle estreito da frequência cardíaca (FC). Está indicado para avaliar carga aterosclerótica pela detecção de cálcio na árvore coronária e, com isso, permite reclassificar o risco dos pacientes assintomáticos e com escore de Framingham intermediário ou com história familiar de DAC. Valores acima de 100 ou do percentil 75 para a idade e sexo acrescentam risco adicional para DAC. Não têm utilidade, portanto, em pacientes de alto risco para DAC, como os revascularizados, diabéticos e estratificados como de alto risco pelo escore de Framingham.

- *Angiografia coronária:* o objetivo primário da angiografia coronária é a detecção da doença coronariana obstrutiva, sendo o padrão-ouro para esse fim. As informações obtidas incluem a identificação da localização, tamanho, diâmetro e contorno das artérias coronárias; a presença e a severidade da obstrução luminal coronariana; a caracterização da natureza da obstrução (incluindo a presença de placas de ateroma, trombo, dissecção, espasmo e ponte miocárdica); o acesso ao fluxo sanguíneo, além da presença e extensão de circulação colateral coronariana, quando presente. A quantificação da obstrução é realizada comparando a área com redução da luz com uma área adjacente do vaso que esteja sadia (seja proximal ou distal à lesão). É considerado coronariopatia obstrutiva quando há redução superior a 50% da luz do vaso, pois obstruções menores que essa não se associam à redução do fluxo sanguíneo coronariano, não tendo importância funcional para o miocárdio. No que tange ao fluxo sanguíneo coronariano, obstruções superiores a 50% reduzem a reserva de fluxo em até 4 vezes, enquanto obstruções superiores a 70% praticamente anulam qualquer reserva de fluxo coronariano, deixando-o fixo.

Tratamento

O tratamento da angina estável tem como objetivo único e exclusivamente aliviar os sintomas anginosos e melhorar a qualidade de vida do paciente. O tratamento clínico, percutâneo ou cirúrgico da DAC crônica só tem impacto na mortalidade em grupos específicos, como pacientes com lesão de tronco de coronária esquerda ou disfunção ventricular esquerda secundária à isquemia miocárdica. Mudanças no estilo de vida devem ser fortemente encorajadas, como perda de peso em pacientes obesos ou com sobrepeso, cessação do tabagismo e mudanças de hábitos alimentares, como diminuição na ingesta de gordura e açúcares e atividade física regular.

Ponto extremamente importante é o controle de fatores de risco. A pressão arterial deve ser reduzida a valores abaixo de 120/85 mmHg, se possível; controle dos níveis de LDL-colesterol com estatinas; controle dos níveis glicêmicos com hipoglicemiantes orais ou insulina.

Fatores desencadeadores ou agravantes da isquemia miocárdica como arritmias, anemia, tireotoxicose e outros estados hiperdinâmicos (febre e hipovolemia) devem ser identificados e imediatamente tratados.

O tratamento medicamentoso é dividido em fármacos que diminuem a mortalidade e fármacos que diminuem os sintomas de angina (Tabela 57.4).

Medicações que reduzem a mortalidade

- *Antiagregantes plaquetários:* o ácido acetilsalicílico (AAS) deve ser iniciado logo na suspeita de DAC, uma vez que reduz eventos primários (infarto agudo do miocárdio e morte súbita) e secundários (eventos vasculares, acidente vascular cerebral e a mortalidade geral). Está, portanto, indicado na angina estável, na dose de 75 a 325 mg ao dia. O uso de clopidogrel ou outro antiagregante plaquetário é utilizado caso haja contraindicações ao uso do AAS.

- *Betabloqueadores:* primeira linha no tratamento da angina estável, pois, além de diminuição da mortalidade, apresentam melhora dos sintomas com redução do número de crises anginosas, do grau de isquemia e aumento da tolerabilidade ao exercício físico. Têm efeito importante na frequência cardíaca, contratilidade miocárdica, condução atrioventricular e atividade ectópica ventricular. Além disso, podem aumentar a perfusão em áreas isquêmicas por aumento do tempo diastólico e da resistência vascular em áreas não isquêmicas. No Brasil, os fármacos mais utilizados são o propranolol (dose oral habitual de 80 a 240 mg/dia), o atenolol (dose oral de 25 a 200 mg/dia) e o metoprolol (dose oral média de 200 mg/dia).

- *Inibidores da Enzima Conversora da Angiotensina (IECA):* inicialmente tiveram seu benefício comprovado em grupos de pacientes com doença coronariana comprovada e diabetes *mellitus* e em pacientes assintomáticos com FE reduzida e indivíduos com disfunção ventricular após IAM, porém a melhora do perfil hemodinâmico, da perfusão subendocárdica e da estabilização de placas ateroscleróticas justificaria seu uso de rotina em todos os pacientes com DAC, independentemente de infarto do miocárdio prévio, de diabetes *mellitus* ou disfunção ventricular.

Medicações para alívio dos sintomas

- *Nitratos:* podem ser de ação rápida ou prolongada. Nitratos de ação imediata são a primeira opção em crises anginosas, aliviando os sintomas mediante sua ação venodilatadora, redução da pós-carga e dilatação coronariana. Possíveis opções são 5 mg de isossorbida sublingual ou propatilnitrato 10 mg por via oral. Além de seu uso em crises, também podem ser usados profilaticamente em situações desencadeantes de isquemia, como estresse emocional e relação sexual. Já os nitratos de ação prolongada não são medicamentos de primeira linha, sendo utilizados em associação a outros medicamentos a despeito da permanência dos sintomas. Podem induzir à tolerância medicamentosa, contornada por meio de prescrições assimétricas, com um período de 8 a 10 horas livre de nitratos. Os principais efeitos colaterais são a cefaleia, náuseas, hipotensão arterial e raramente meta-hemoglobinemia.

- *Bloqueadores de canal de cálcio:* constituem um grupo heterogêneo de fármacos, divididos em seletivos e não seletivos para o miocárdio e classificados em três classes: di-hidropiridínicos (anlodipino e nifedipina), benzotiazepinos (diltiazem) e fenilalquilaminas (verapamil). Agem na redução da contratilidade miocárdica e da FC, vasodilatação coronária e redução da pós-carga pelo efeito vasodilatador periférico. A associação dos bloqueadores de canal de cálcio di-hidropiridínicos e betabloqueadores se destaca pela atenuação da taquicardia reflexa, prevenção de vasoconstricção e aumento da tolerância ao exercício. Dentre os fármacos mais utilizados, o anlodipino é o que apresenta o melhor perfil farmacocinético (dose de 2,5 a 10 mg/dia). A nifedipina, principalmente a apresentação de longa duração, também pode ser utilizada com segurança. Os efeitos colaterais mais comuns são a cefaleia, edema de membros inferiores, rubor facial, além da hipotensão arterial e obstipação intestinal.

- *Alopurinol:* trata-se de um inibidor da xantina oxidase capaz de reduzir os níveis de ácido úrico em indivíduos com gota e possui propriedades antianginosas, tendo como potencial função a diminuição da demanda miocárdica de oxigênio e melhorando a função vascular endotelial. Está indicada em pacientes com hiperuricemia ou em sintomáticos com todas as medidas já otimizadas.

- *Trimetazidina:* apresenta efeitos metabólicos e anti-isquêmicos sem qualquer efeito na hemodinâmica cardiovascular. A administração desse agente não modifica a FC e a pressão arterial durante o repouso ou esforço físico, podendo ser utilizado como monoterapia ou em associação com outros medicamentos. Vários estudos mostraram que sua associação com bloqueadores beta-adrenérgicos ou antagonistas dos canais de cálcio reduziu a angina e a isquemia induzida pelo esforço físico. A dose diária habitual de trimetazidina é de 70 mg/dia.

- *Ivabradina:* inibidor específico e seletivo do canal F, por onde ocorre a corrente If no período da repolarização celular, que é um dos determinantes do marca-passo do nó sinusal. Sua ação consiste em reduzir a taxa de disparos espontâneos das células do marca-passo sinusal e, assim, diminuir a FC por um mecanismo não associado ao inotropismo negativo. Reduziu o pico de FC e o tempo necessário para desencadear angina durante o TE.

- *Ranolazina:* atua por meio do aumento do metabolismo da glicose em relação aos ácidos graxos. No entanto, seu maior efeito é a inibição da corrente tardia de sódio, que é ativada em situações de isquemia, levando a uma sobrecarga de cálcio intracelular no tecido isquêmico e consequente aumento de rigidez da parede ventricular, redução da complacência e compressão de capilares. Assim, a inibição dessa via melhora a perfusão miocárdica. Tem eficácia em monoterapia ou em associação com outros fármacos, aumentando a tolerância ao exercício, redução do número de episódios isquêmicos e redução do uso de nitratos.

- Terapêutica por Métodos Invasivos: a revascularização do miocárdio (por intervenção percutânea ou cirúrgica) não pode ser considerada tratamento alternativo, mas, sim, complementar ao medicamentoso, tanto para reduzir mortalidade e infarto quanto para melhorar a qualidade de vida, quando indicados.

Quadro 57.5 – Tratamento farmacológico da angina estável.	
Inicial	Controle de fatores de risco
	Mudança no estilo de vida
	AAS
	Nitrato de ação rápida
1ª linha	Betabloqueadores
	Inibidores da enzima conversora de angiotensina
2ª linha	Bloqueadores de canais de cálcio
	Trimetazidina
	Ivabradina
3ª linha	Nitrato de ação prolongada
4ª linha	Alopurinol

Fonte: NEJM, 2016.

Hipertensão arterial sistêmica e estenose aórtica

Hipertensão Arterial Sistêmica e Estenose Aórtica podem ser causa de dor torácica, uma vez que geram aumento de tensão da parede do ventrículo esquerdo (VE) e redução da reserva coronariana com menor capacidade de elevação de fluxo coronário ante estresses fisiológicos ou farmacológicos. Produzem também elevação da pressão diastólica final do VE, prejudicando a perfusão subendocárdica.

Miocardiopatia hipertrófica

Miocardiopatia hipertrófica é uma doença do músculo cardíaco, determinada geneticamente por alterações em um dos muitos genes dos sarcômeros, componentes do mecanismo contrátil do coração. Ela é caracterizada pela hipertrofia ventricular esquerda, de diversas morfologias, que geram distintas apresentações clínicas e hemodinâmicas. A dor torácica pode estar presente em 25 a 30% dos pacientes; em geral, tem características de angina atípica e agravada por refeições copiosas. É atribuída ao aumento da demanda de oxigênio pelo músculo miocárdico decorrente da hipertrofia dos cardiomiócitos, aumento da massa muscular, obstrução da via de saída do VE e aumento do estresse da parede ventricular pela pressão diastólica elevada, e à redução do fluxo sanguíneo e oferta de oxigênio ao miocárdio pela vasodilatação prejudicada,

disfunção microvascular, fibrose miocárdica e densidade capilar inadequada.

Informações como história familiar de morte súbita e sopro sistólico em foco aórtico, com aumento da intensidade durante a manobra de valsalva, podem contribuir para a investigação, que é complementada por meio de ECG, ecocardiograma ou Ressonância Magnética Cardíaca.

Doenças gastrointestinais

As doenças gastrointestinais aparecem como segunda causa de dor torácica no ambulatório, manifestando-se com queimação retroesternal na Doença do Refluxo Gastroesofágico (DRGE) ou aperto e constrição no espasmo esofagiano. São, portanto, um diagnóstico diferencial importante na investigação da dor torácica, tendo suas características e condutas especificadas nos capítulos 53 e 60 deste livro (*Diagnóstico diferencial de dor abdominal* e *Dispepsia*).

Dor musculoesquelética

Dor musculoesquelética é uma causa frequente de dor torácica em pacientes ambulatoriais (36 a 47%). Em geral, é insidiosa e persistente, com duração de horas a dias, frequentemente bem localizada e reprodutível à palpação. No entanto, pode se apresentar como difusa ou mal definida. Na maioria dos casos, apresenta relação com a movimentação, posição e respiração profunda. Sintomas sistêmicos como tosse, febre, dispneia e emagrecimento sugerem outras causas para a dor torácica.

Exames laboratoriais podem ser solicitados na presença de características não típicas de dor musculoesquelética ou sintomas sistêmicos. A radiografia de tórax, mesmo não sendo obrigatória, é importante na avaliação, ajudando a identificar fraturas ou tumores. Outros exames de imagem podem ser usados em situações específicas, como a ultrassonografia para investigar sinovite.

Causas

Suas causas podem ser divididas em síndromes musculoesqueléticas isoladas (costocondrite, síndrome da costela inferior dolorosa e outras), relacionadas a causas reumáticas (fibromialgia, artrite reumatoide e espondilartrite) e condições sistêmicas não reumáticas (fraturas ou neoplasias) (Quadro 57.6).

- *Costocondrite:* pode-se apresentar com dor difusa ou localizada, com múltiplas áreas de desconforto onde a dor pode ser reproduzida. As cartilagens da articulação costocondral e costoesternal são frequentemente acometidas, porém sinais flogísticos como eritema ou edema não são encontrados. O diagnóstico é feito com base nas características e reprodução da dor nas áreas referidas. Apesar de ser um diagnóstico frequente, sua evolução e tratamento são pouco descritos; muitos estudos sugerem que esses pacientes continuarão queixando-se de dor por 6 a 12 meses.

- *Síndrome da costela inferior:* caracterizada pela dor em região inferior do tórax, em que se identifica um ponto sensível na costela, onde a dor é reproduzida mediante a pressão. Existe uma possível relação com traumas prévios. A maioria dos pacientes é composta por mulheres com idade média de 40 anos. Apesar do tratamento, a dor persiste em 70% dos pacientes.
- *Síndrome esternal:* descrita como desconforto localizado sobre o esterno e sua palpação gera irradiação bilateral da dor. Tal síndrome é geralmente autolimitada.
- *Síndrome de Tietze:* definida como síndrome dolorosa benigna e não supurativa, com edema localizado em articulação costoesternal, esternoclavicular ou costocondral, mais frequentemente envolvendo a área da segunda ou terceira costela. Em geral, acomete adultos jovens e somente uma área. Síndrome de Tietze é rara e diferenciada de outras formas de dor torácica miofascial por apresentar áreas de edema ao exame. Sua causa é desconhecida, mas antecedentes de infecções de vias aéreas superiores e tosse excessiva são descritos em alguns pacientes.
- *Xifoidalgia:* caracterizada por desconforto localizado sobre o processo xifoide do esterno. Os sintomas são agravados por refeições pesadas ou movimentos bruscos. Pode estar associada à tosse ou esforço, sugerindo causa traumática em alguns pacientes.
- *Fibromialgia:* causa comum de quadros de dor crônica, caracterizada por dor musculoesquelética difusa, identificada pelo exame físico nos *tender points*, assim como fadiga, distúrbios do sono, depressão, ansiedade e disfunção cognitiva. As áreas mais comuns de acometimento são coluna lombar, pescoço, ombros e quadril, porém a dor torácica pode ocorrer em até 60% dos pacientes.

Outras causas incluem artrite reumatoide, que apresenta uma dor mais localizada, envolvendo a articulação esternoclavicular, com alterações radiológicas ou ultrassonográficas em 30% dos casos; espondilite anquilosante, que tipicamente acomete a coluna lombar, pode gerar dor na face anterior do tórax, particularmente no esterno, áreas costoesternal e articulações esternoclaviculares.

Dentre as outras causas, pacientes com fatores de risco para osteoporose ou osteomalácia, incluindo tratamentos crônicos com glicocorticoides, doença renal crônica e deficiência de vitamina D, podem apresentar fraturas em arcos costais e, consequentemente, dor torácica. Também aqueles pacientes sem comorbidades, porém submetidos a um estresse local crônico ou atividade vigorosa repetitiva, como pugilismo ou remo, podem ter fraturas de estresse na parede torácica. As neoplasias também podem ser causa de dor torácica por extensão direta ou metástases, como na neoplasia de pulmão e mama, ou por meio de metástases hematogênicas. Lesões primárias da parede torácica são raras. Por último, a síndrome torácica aguda, complicação da doença falciforme, apresenta um quadro de dor torácica intensa, geralmente atribuída ao infarto pulmonar, mas também pode ser causada por acometimento costal.

Quadro 57.6 – Causas de dor torácica osteomuscular.

Osteomuscular isolada	Reumáticas	Sistêmicas
Costocondrite	Fibromialgia	Fraturas de estresse
Síndrome da costela inferior	Artrite reumatoide	Neoplasias
Síndrome esternal	Espondilite anquilosante	Anemia falciforme
Síndrome de Tietze		
Xifoidalgia		

Fonte: GREGORY, 2002.

Tratamento

Uma vez excluídas causas sistêmicas ou de maior gravidade, o primeiro passo é tranquilizar o paciente e explicar-lhe a origem de sua doença e suas consequências. Outras medidas educativas incluem evitar temporariamente exercícios que geram dor e agendar uma nova consulta em 4 a 6 semanas para avaliar o quadro e sanar dúvidas remanescentes. Dentre as medidas não farmacológicas, estão também a acupuntura, fisioterapia motora e psicoterapia, dependendo do perfil de cada paciente.

Em pacientes com dor leve, os agentes tópicos são efetivos, juntamente com analgésicos simples. Aqueles com dor moderada possivelmente irão requer anti-inflamatórios não esteroidais (AINES), se não houver contraindicação. Também podem ser usados glicocorticoides, relaxantes musculares, opioides, antidepressivos e anticonvulsivantes para quadros crônicos. Pacientes com quadros localizados ou acompanhados de edema, como na síndrome de Tietze, podem se beneficiar de aplicação local de glicocorticoides (Quadro 57.7).

Quadro 57.7 – Tratamento dor torácica osteomuscular.

Medidas não farmacológicas	Medidas farmacológicas
Orientações	Analgésicos
Repouso	Anti-inflamatórios não hormonais
Fisioterapia motora	Relaxante muscular
Acupuntura	Corticoide sistêmico e local
Psicoterapia	Antidepressivos
	Anticonvulsivantes

Fonte: VERDON, 2008.

Discussão do caso clínico

A paciente em questão apresenta dor torácica em aperto ou queimação, associada à dispneia, sudorese profusa e dor em membros superiores aos moderados esforços (varrer a casa), com início há 2 a 3 meses. Essas características podem estar presentes na angina, na dor osteomuscular e até na doença do refluxo gastroesofágico com espasmo esofagiano. É importante detalhar melhor as características dessa dor, se é desencadeada também por outro tipo de esforço físico, como subir escada ou ladeira, ou apenas por movimentos que envolvam a musculatura torácica; se ocorre também em posições específicas ou se aparece ao deitar-se ou após refeição copiosa. Deve ser observado o local específico da dor, presença de reprodutibilidade à palpação e irradiação para membros superiores. Outro dado importante é a duração da dor e seus fatores de melhora, que não foram explicitados na história.

A paciente apresenta um trauma no ombro esquerdo há 3 meses, ganho de peso importante, anedonia, aumento do sono, hipertensão arterial sistêmica e diabetes *mellitus* de longa data, sem controle adequado. O trauma no ombro sugere um caráter osteomuscular da dor, porém a localização e o tempo de duração prolongado vão contra essa hipótese. As comorbidades e o ganho de peso são fatores de risco para DAC e sugerem dor anginosa. A anedonia associada ao aumento do sono e alteração do peso são critérios diagnósticos de depressão. Um interrogatório para depressão deve ser realizado e, se confirmado, avaliar sua influência no quadro. Em virtude do ganho de peso e do aumento da sonolência, deve-se também investigar apneia do sono, cuja relação com DAC é conhecida.

O exame mostra apenas elevação da pressão arterial, compatível com o dado de hipertensão mal controlada; obesidade grau I, cujas implicações já foram comentadas acima; e edema de membros inferiores 1+/4+, que pode estar associado à obesidade ou a uma ICC insipiente. A palpação torácica pode revelar reprodutibilidade da dor e outras evidências de doença osteomuscular, como sinais flogísticos, dores articulares e crepitação óssea.

O próximo passo na investigação diagnóstica, após complementação da história clínica já explicitada, deve ser a solicitação de um eletrocardiograma de repouso (ECG) e radiografia de tórax, com o intuito de observar alterações sugestivas de isquemia, alargamento de mediastino, tamanho da área cardíaca, ou mesmo fratura óssea. No entanto, no diagnóstico diferencial de dor torácica crônica, observa-se que o detalhamento do quadro clínico é a etapa mais importante.

A paciente em questão apresentou radiografia de tórax sem alterações e ECG de repouso sem alterações (Figura 57.2). Devido ao quadro de dor torácica com características anginosas, foi solicitado um teste ergométrico em esteira que resultou positivo para isquemia, com a presença de infradesnivelamento difuso do segmento ST de 5 mm e supradesnivelamento de avR (Figura 57.3). A seguir, dados a presença de isquemia e um teste de alto risco, a paciente foi submetida a uma angiografia coronária que identificou uma lesão obstrutiva grave em tronco de coronária esquerda de 80% (Figura 57.4).

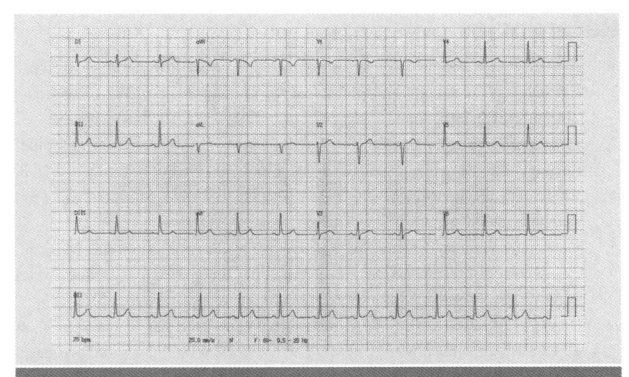

Figura 57.2 – ECG de repouso normal.

Fonte: InCor HCFMUSP, 2017.

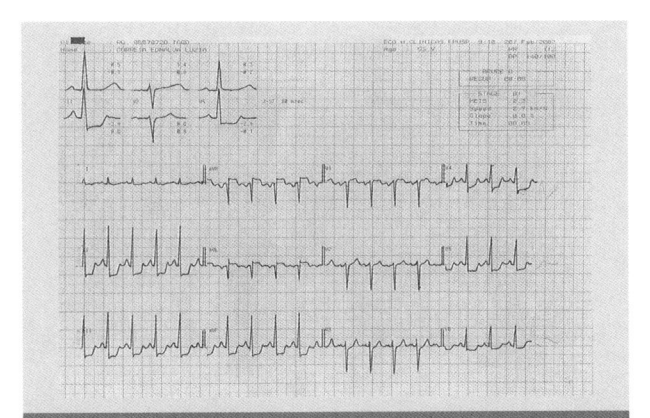

Figura 57.3 – Teste ergométrico, 2º estágio do protocolo de Bruce, positivo para isquemia com infradesnível do segmento ST difuso e supradesnível em avR, induzida pelo esforço.

Fonte: InCor HCFMUSP, 2017.

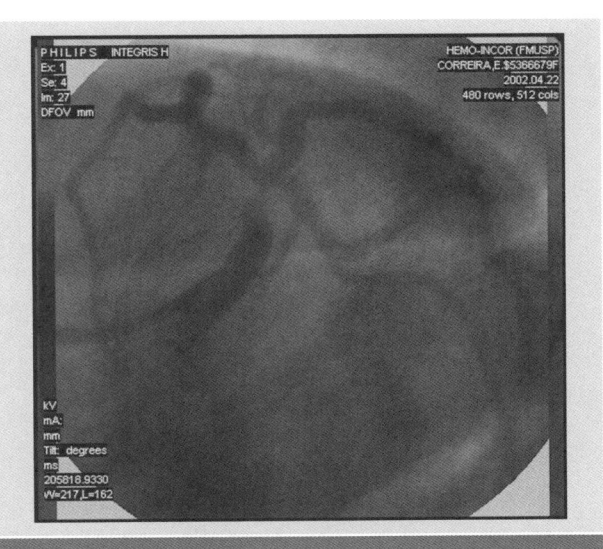

Figura 57.4 – Angiografia coronária em projeção oblíqua anterior esquerda causal (*spider*) mostrando lesão obstrutiva de 80% em tronco de artéria coronária esquerda.

Fonte: InCor HCFMUSP, 2017.

Referências

1. Ohman EM. Chronic Stable Angina. N Engl J Med 2016; 374: 1167-76.
2. Cayley Jr WE. Diagnosing the cause of chest pain. Am Fam Physician 2005; 72(10): 2012-21.
3. Bösner S, Becker A, Haasenritter J, et al. Chest pain in primary care: epidemiology and pre-work-up probabilities. Eur J Gen Pract 2009; 15(3): 141-6.
4. Ebell MH. Evaluation of chest pain in primary care patients. Am Fam Physician 2011 Mar 1; 83(5): 603-5.
5. Verdon F, Herzig L, Burnand B, Bischoff T, Pécoud A, Junod M, et al. Chest pain in daily practice: occurrence, causes and management. Swiss Med Wkly 2008 Jun 14; 138(23-24): 340-7.
6. Bösner S, Becker A, Hani MA, Keller H, Sönnichsen AC, Karatolios K, et al. Chest wall syndrome in primary care patients with chest pain: presentation, associated features and diagnosis. Fam Pract 2010 Aug; 27(4): 363-9.
7. Gregory PL, Biswas AC, Batt ME. Musculoskeletal problems of the chest wall in athletes. Sports Med 2002; 32(4): 235-50.
8. Almansa C, Wang B, Achem SR. Noncardiac chest pain and fibromyalgia. Med Clin North Am 2010 Mar; 94(2): 275-89.
9. Rodriguez-Henriquez P, Solano C, Peña A, et al. Sternoclavicular joint involvement in rheumatoid arthritis: clinical and ultrasound findings of a neglected joint. Arthritis Care Res (Hoboken) 2013; 65: 1177-82.
10. Ramonda R, Lorenzin M, Lo Nigro A, et al. Anterior chest wall involvement in early stages of spondyloarthritis: advanced diagnostic tools. J. Rheumatol 2012; 39: 1844-9.
11. Wendling D, Prati C, Demattei C, et al. Anterior chest wall pain in recent inflammatory back pain suggestive of spondyloarthritis. Data from the DESIR cohort. J Rheumatol 2013 Jul; 40(7): 1148-52.
12. Rovetta G, Sessarego P, Monteforte P. Stretching exercises for costochondritis pain. G Ital Med Lav Ergon 2009 Apr-Jun; 31(2): 169-71.
13. Bösner S, Bönisch K, Haasenritter J, et al. Chest pain in primary care: is the localization of pain diagnostically helpful in the critical evaluation of patients? A cross sectional study. BMC Fam Pract 2013; 14: 154-63.

Insuficiência vascular periférica

58

- *Júlia Biegelmeyer*
- *Walter Campos Júnior*

CASO CLÍNICO

Homem de 60 anos, afrodescendente, tabagista (carga tabágica 30 maços/ano), com antecedentes de hipertensão arterial sistêmica (HAS), diabetes *mellitus* (DM) e dislipidemia, é encaminhado ao ambulatório de clínica médica para investigação de dor e aumento de volume nos membros inferiores.

O paciente relata inchaço e cansaço nas pernas que pioram ao longo do dia. Percebe que essa alteração iniciou nos últimos anos. Costumava elevar os membros para obter alívio dos sintomas. Nos últimos 3 meses, tem apresentado dor nas pernas, principalmente quando deambula. Inicialmente, sentia dor somente quando carregava peso ou subia ladeiras, aliviada com repouso, mas atualmente vem sentindo dor mesmo sem esforço algum. A elevação dos membros não alivia a dor. Pelo contrário, prefere mantê-los pendentes na cama. Nega dispneia ou dispneia paroxística noturna, nega aumento de volume abdominal. Nega alterações urinárias.

Faz uso de metformina, losartana, hidroclorotiazida e sinvastatina.

Ao exame clínico, semiologias pulmonar, cardiológica e abdominal sem alterações. Exame de extremidades evidencia, à inspeção, diminuição da pilificação nas pernas, presença de dermatite ocre nos pés e panturrilhas, úlcera em membro inferior direito, logo acima do maléolo lateral. À palpação, percebe-se edema, estendendo-se dos tornozelos até os joelhos, ++/4+ com cacifo. Pulsos femorais são fracamente palpáveis (++/4+). Pulsos poplíteo, tibial posterior e pedioso ausentes à direita e ++/4+ à esquerda. Palidez do membro direito após elevação a 45° e hiperemia reativa com o membro pendente. Medida do ITB (Índice tornozelo-braquial) = 1,45.

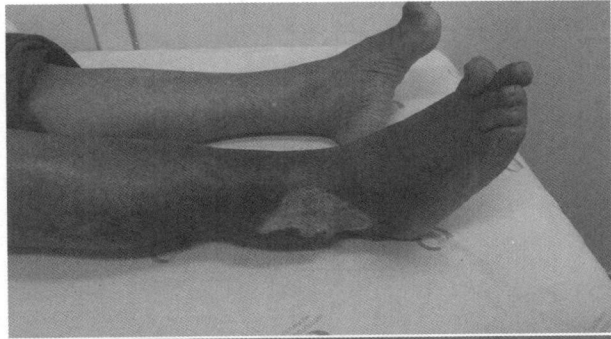

Figura 58.1 – Úlcera arterial em maléolo lateral direito e ausência de pilificação evidenciando insuficiência arterial.

Fonte: Ambulatório de cirurgia vascular do HCFMUSP.

Discussão

O caso acima tem como queixas principais dor e edema crônicos de membros inferiores. Iniciamos o raciocínio diagnóstico separando as duas queixas.

Começamos pensando no edema, que, por ser simétrico e crônico, torna a hipótese de trombose venosa profunda menos provável. Considerando tratar-se de um edema que piora ao longo do dia, podemos estabelecer os seguintes diagnósticos diferenciais inicialmente, a partir da anamnese: edema cardiogênico, nefrogênico, hepático, endocrinológico, linfedema ou insuficiência venosa. Entretanto, o exame físico mostra ausência de alteração cardiológica ou pulmonar, e não há queixa de ortopneia ou dispneia paroxística noturna, descartando a hipótese de insuficiência cardíaca, cujo diagnóstico é clínico. A semiologia abdominal inalterada, sem circulação colateral, ascite ou sinais de insuficiência hepática torna improvável o diagnóstico de edema de membros inferiores por hipertensão portal. Além disso, o edema é depressível e poupa antepés, o que afasta a hipótese de linfedema ou mixedema. A hipótese de edema nefrogênico fica menos provável quando identificamos que o edema está restrito aos membros inferiores, melhora com a elevação dos membros e está associado ao cansaço das pernas, que são sintomas presentes na insuficiência venosa periférica. Além disso, o edema não sobe acima dos joelhos, existem dermatite ocre e úlcera no maléolo lateral, que podem corresponder ao território da veia safena parva ou ser de etiologia arterial. Por fim, as medicações utilizadas não provocam edema. Diante do exposto, pela história e exame físico, podemos considerar tratar-se de edema periférico secundário à insuficiência venosa periférica.

E a dor? A dor nos membros inferiores dura 3 meses, piora com a deambulação e alivia com repouso, configurando claudicação. A claudicação pode ser arterial, venosa ou neurológica. A claudicação neurológica, ou pseudoclaudicação, é desencadeada pelo movimento. Pode, além da dor, haver parestesias associadas. Não tem correlação com a intensidade do movimento, não melhora apenas com o repouso na posição em pé, requerendo que o paciente se sente ou flexione a coluna para obter alívio sintomático. Não é esse o caso. Para distinguir entre etiologia venosa e arterial da claudicação, recorremos ao exame físico. O paciente tem redução da pilificação, úlcera em maléolo lateral, pulsos reduzidos em artérias femorais, ausentes nas artérias à jusante à direita e reduzido à esquerda, sugerindo doença arterial ao nível da aorta e provavelmente agravada em poplítea direita. A presença de palidez e hiperemia reativa sugere fortemente alteração arterial. O ITB acima de 1,4 pode dever-se à calcificação das artérias, muito comum em pacientes diabéticos. Nesses casos, pode-se medir a pressão sistólica no hálux ao invés do tornozelo, com uso de aparelho de US doppler. O fato de a dor ter progredido para o repouso, somado às alterações cutâneas, configura isquemia crítica de membro, com indicação de intervenção cirúrgica.

Concluímos, portanto, que o paciente tem isquemia crítica do membro inferior direito e insuficiência venosa periférica (IVP) associada. Além disso, por ser diabético e hipertenso, pode apresentar microangiopatia.

Insuficiência venosa crônica

Epidemiologia

A prevalência é de 5 a 30% na população adulta, com predominância no sexo feminino (3:1), sendo maior em países desenvolvidos. Os fatores de risco são sexo feminino, idade, história familiar de veias varicosas, obesidade, gestação, flebite, lesão prévia nos membros inferiores e ortostase prolongada.

Carga de doença

Há um grande número de pessoas acometidas, com impacto socioeconômico principalmente das ulcerações venosas, devido ao prejuízo nas atividades ocupacionais e sociais e, consequentemente, na qualidade de vida, além de implicar limitações financeiras.

O custo anual de tratamento de doenças venosas ulceradas nos EUA é estimado em 1 bilhão de dólares, ou até 2% do orçamento do sistema de saúde nos países ocidentais.

Anatomia

As veias dos membros inferiores são divididas em superficiais, perfurantes e profundas. As superficiais estão acima da fáscia muscular, compostas de veias truncais e acessórias. As principais veias superficiais são a safena magna e safena parva.

As veias profundas estão abaixo da fáscia muscular e têm a função de coletar o sangue venoso e direcioná-lo para fora do membro, de volta à circulação central. São compostas por veias axiais, geralmente acompanhadas de artérias, e veias intramusculares. As principais são as veias femurais, poplítea e tibiais. As veias perfurantes atravessam a fáscia muscular e conectam os dois sistemas.

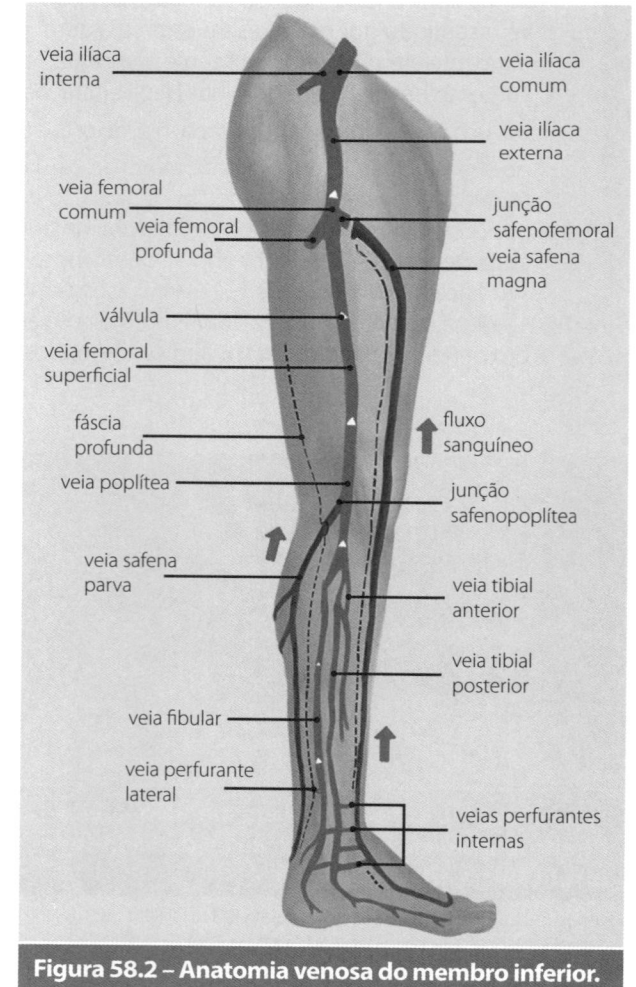

Figura 58.2 – Anatomia venosa do membro inferior.

Fonte: Adaptada de BMJ, 2011;343:d5193.

Fisiopatologia

A insuficiência venosa ocorre basicamente pelos seguintes mecanismos: incompetência valvular, obstrução venosa, disfunção muscular, que modificam a microcirculação. Essas alterações da função venosa podem coexistir e podem estar presentes em quaisquer veias (profundas, perfurantes ou superficiais).

Manifestações clínicas

A doença venosa crônica representa um espectro de condições clínicas. Estágios mais leves podem apresentar teleangiectasias (< 1 mm) ou veias reticulares (1 a 3 mm), podendo manifestar-se como insuficiência venosa crônica (veias varicosas > 3 mm, edema, dor nas pernas e alterações cutâneas).

Anamnese

Desconforto nas pernas: sensação de peso ou dor após ortostase prolongada, com alívio após elevação dos membros. Pode haver *claudicação venosa*, caracterizada por desconforto nos membros agravado pela deambulação.

Exame físico

* *Alterações cutâneas:* podem ser decorrentes do extravasamento de hemácias, com deposição de hemossiderina, causando *hiperpigmentação e dermatite eczematosa*. Pode também ocorrer *lipodermatoesclerose*, resultante de fibrose da derme e subcutâneo, assim como atrofia. Há risco aumentado de *celulite*, *ulceração* (geralmente em face medial do terço médio da perna se corresponder ao território da safena magna, ou lateral no tornozelo, se relacionada à safena parva) com cicatrização lenta. Além disso, a doença prolongada pode contribuir para *linfedema*.
* *Veias dilatadas* tornam-se progressivamente mais tortuosas e dilatadas, podendo desenvolver *tromboflebite superficial*, caracterizada por áreas dolorosas, enduradas e inflamadas ao longo do trajeto da veia varicosa. Observar se seguem o trajeto de alguma veia superficial, como safena magna. A inspeção das veias deve sempre ser realizada na posição ortostática, para que haja dilatação máxima das veias.
* *Edema*: inicia na região perimaleolar e ascende na perna. Geralmente poupa o antepé, o que ajuda a distinguir de linfedema. É geralmente pendente e depressível, entretanto, pode-se tornar resiliente à palpação se prolongado. Um achado precoce é o aumento da circunferência da panturrilha.
* *Teste de torniquete*: diferencia refluxo de veias superficiais e profundas. Baseia-se em aplicar um torniquete ou compressão manual sobre as veias superficiais quando o paciente estiver deitado. Mantendo a compressão, solicita-se que o paciente fique de pé e avalia-se o tempo de enchimento venoso. Caso seja > 20 segundos,

sugere ser refluxo de veia superficial. Se houver enchimento imediato, sugere alteração de veia profunda ou combinada.

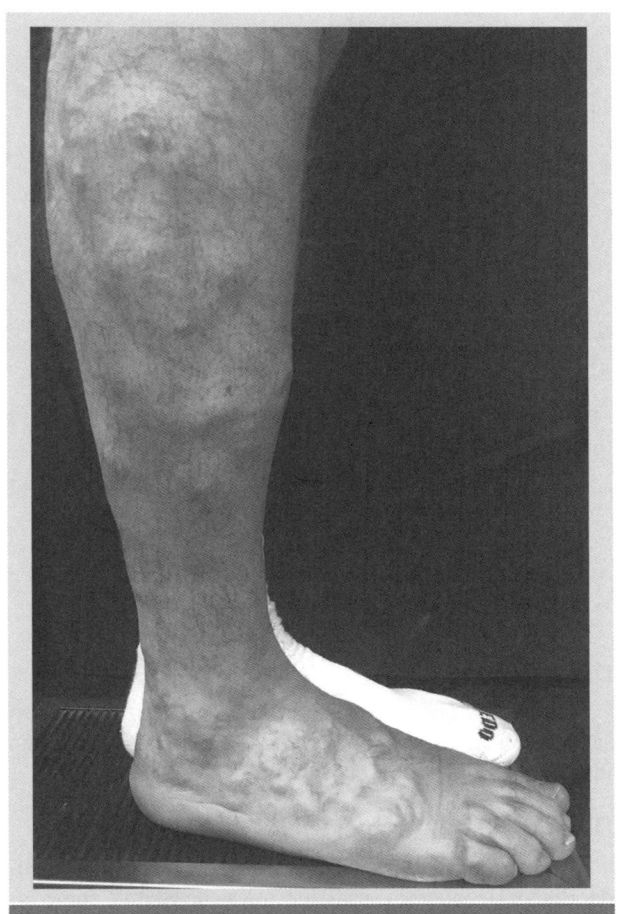

Figura 58.3 – Veias dilatadas.

Fonte: Ambulatório de cirurgia vascular do HCFMUSP.

Classificação

Atualmente, utiliza-se *The Clinical, Etiology, Anatomic, Pathophisiology (CEAP) Classification*, demonstrada na Quadro 58.1.

Quadro 58.1 – Classificação CEAP.
Classificação clínica (C)*
C_0 = Ausência de sinal visível de doença venosa
C_1 = Teleangiectasias (< 1 mm) ou veias reticulares (entre 1 e 3 mm)
C_2 = Veias varicosas (> 3 mm medidas em ortostase)
C_3 = Edema
C_4 = Alterações cutâneas
A = Pigmentação ou eczema
B = Lipodermatoesclerose ou atrofia (maior risco para desenvolvimento de úlcera)
C_5 = Úlcera cicatrizada
C_6 = Úlcera ativa

(Continua)

(Continuação)

Quadro 58.1 – Classificação CEAP.

Classificação etiológica (E)

E_1 = Congênita
E_2 = Primária
E_3 = Secundária (síndrome pós-trombótica, trauma)
E_4 = Sem causa venosa identificada

Classificação anatômica (A)

A_1 = Superficial
A_2 = Profunda
A_3 = Perfuradora
A_4 = Local não identificado

Classificação fisiopatológica (P)

P_1 = Refluxo
P_2 = Obstrução, trombose
P_3 = Refluxo e obstrução
P_4 = Sem fisiopatologia venosa identificada

*O descritor A (assintomático) ou S (sintomático) é colocado após o C.
Fonte: Adaptado de The Clinical, Etiology, Anatomic, Pathophisiology (CEAP) Classification. Eberhardt RT, Raffetto JD. Chronic Venous Insufficiency. Circulation 2014; 130: 333-46.

Diagnóstico

Dá-se pela anamnese, exame físico e, caso seja necessário, elucidar fisiopatologia. Pode-se solicitar exame não invasivo (Doppler US venoso).

Diagnósticos diferenciais

Primeiramente, deve-se descartar trombose venosa aguda. Então, considerar causas sistêmicas de edema, como insuficiência cardíaca, síndrome nefrótica, doença hepática ou endocrinológica. Lembrar-se de efeitos adversos de medicações, como AINE, bloqueadores de canal de cálcio ou hipoglicemiantes orais. Linfedema por obstrução de drenagem linfática causa edema dos pés e dedos, podendo ser depressível no início da doença, mas tornando-se rígido quando crônico. Lipedema consiste no acúmulo de tecido gorduroso nos membros, não depressível, tendendo a poupar os pés. Rotura de cisto poplíteo, laceração de gastrocnêmio, hematoma de tecidos moles também devem ser lembrados.

Testes não invasivos

Avaliam anatomia e etiologia. O teste de primeira linha é o *ultrassom doppler venoso*.

- *Pletismografia:* pode ser necessária quando o US doppler venoso não fornecer as informações definitivas da *fisiopatologia* da doença.
- *Venografia por TC ou RM:* útil para avaliação de veias mais proximais, como as ilíacas, além das estruturas subjacentes, para descartar compressão intrínseca ou extrínseca.

Testes invasivos

- *Venografia contrastada:* visualiza o sistema venoso por injeção de contraste ascendente (injetado no dorso do pé), útil para diferenciar doença primária ou secundária e precedendo intervenções cirúrgicas, ou descendente (injetado mais proximal, com o paciente em posição semivertical em mesa de tilt, com manobra de Valsalva associada), útil para identificar refluxo principalmente nas veias femoral ou junção safenofemoral.
- *Ultrassom endovascular:* o probe localiza-se no cateter, e é útil para visualização direta de estenoses ou obstruções.

Tratamento não farmacológico

- *Meias elásticas:* é sempre o tratamento inicial. Serve para aliviar sintomas e evitar complicações secundárias e progressão de doença. Também auxilia na cura e reduz recorrência de úlceras venosas. A terapia de primeira linha é compressão por meias elásticas. Utilizam-se pressões entre 20 e 50 mmHg, dependendo do grau de evolução da doença. A extensão mais utilizada é até o joelho, por haver maior aderência ao tratamento e um bom alívio sintomático. Devem-se alternar as meias a cada 6-9 meses com outro par, para que não percam a tensão.

  Prescrição das meias elásticas

  - Veias varicosas com ou sem edema (C2-C3) → 20-30 mmHg
  - Alterações cutâneas ou úlceras (C4-C6) → 30-40 mmHg
  - Úlceras recorrentes → 40-50 mmHg

- *Cuidados com a pele:* para pele seca, utilizam-se cremes tópicos com lanolina. Dermatite de estase pode requerer esteroide tópico. Preparações com prata são utilizadas para controle de infecções de úlceras, e hidrocoloides são usados nas não infectadas.
- *Teste de exercício:* exercício diário para a musculatura da panturrilha pode retomar a força muscular, embora não seja suficiente para reduzir refluxo venoso, devendo ser terapia suplementar.

Tratamento farmacológico

- *Substâncias venoativas:* são utilizadas na tentativa de melhorar o tônus venoso e a permeabilidade capilar. As mais utilizadas são os flavonoides (hesperidina 50 mg 2 × dia), cumarina 5 mg/dia, saponosídeos (castanha-da-índia 300 mg 2 × dia – 50 mg do princípio ativo por dose), entretanto seu grau de recomendação é moderado.

Tratamento intervencionista

- *Escleroterapia:* indicada para obliterar teleangiectasias, veias varicosas de 1-4 mm, varizes sangrantes, lagos venosos e hemangiomas cavernosos pequenos. Dentre os agentes utilizados, o polidocanol é considerado de primeira linha na Europa. Nas varizes pequenas, deve-se diluir o agente para evitar inflamação e necrose tecidual. Complicação comum é a hiperpigmentação do tecido adjacente por degradação de hemossiderina. Pode-se evitar o evento com microtrombectomias – múltiplas pequenas incisões diretamente no vaso.
- *Terapia ablativa endovenosa:* utiliza energia termal com radiofrequência ou *laser* endovenoso com o intuito

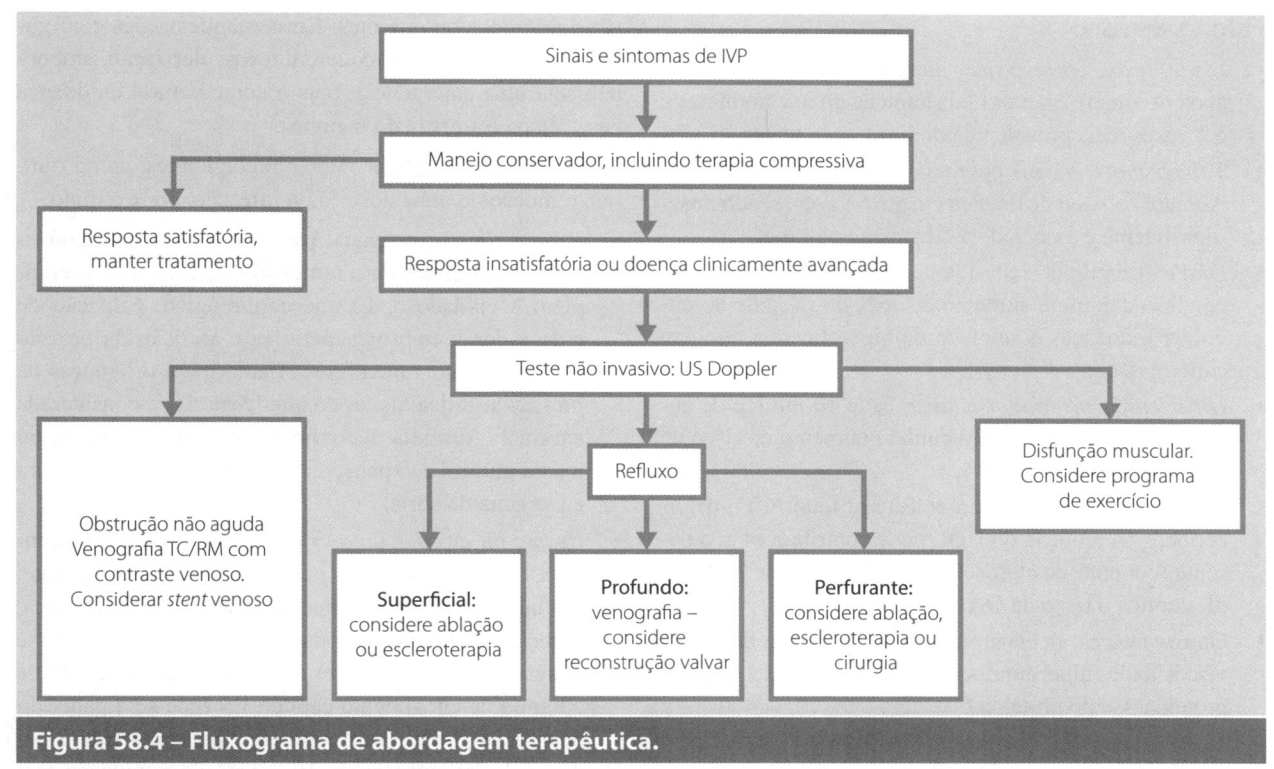

Figura 58.4 – Fluxograma de abordagem terapêutica.

Fonte: Adaptada de Eberhardt RT, Raffetto JD. Chronic Venous Insufficiency. Circulation 2014; 130: 333-46.

de causar trombose e fibrose endovenosas, reduzindo o refluxo venoso no local. Prefere-se esse procedimento para intervenções na veia safena magna, mas pode ser utilizado em qualquer veia superficial, com bons resultados. Complicações potenciais seriam trombose venosa profunda e embolia pulmonar, embora infrequentes.

• *Terapia endovenosa em veias profundas*: envolve principalmente colocação de *stents* em veias femorais e ilíacas.

Tratamento cirúrgico

Indicado para casos refratários, que persistem com desconforto a despeito dos tratamentos acima descritos ou a úlceras recorrentes. Dentre as opções cirúrgicas, pode-se realizar a excisão da safena com a ligadura na junção safenofemoral, ligadura de veias perfurantes, reconstrução de válvulas em veias profundas.

Insuficiência arterial crônica

Definição

A doença arterial periférica (DAP) compreende um espectro de manifestações de doença que abrange desde doença assintomática, claudicação intermitente, sintomas durante exercício até isquemia crítica do membro. Nesse capítulo, abordaremos as manifestações decorrentes de doença aterosclerótica.

Epidemiologia

Acomete 10% da população mundial, aumentando para 30% das pessoas com mais de 50 anos. Está altamente associada à doença arterial coronariana e doença cerebrovas-

cular, sendo a sobreposição dessas doenças muito comum e demasiado negligenciada. A existência de DAP é um prognosticador negativo para eventos cardiovasculares.

Etiologia

A principal causa é doença aterosclerótica, porém os diagnósticos diferenciais, menos frequentes, podem ser vistos no Quadro 58.2.

Quadro 58.2 – Diagnóstico diferencial de paciente com suspeita de DAP.

Causas não vasculares	Causas vasculares
Ortopédicas (doença articular, cisto de Baker, bursite)	Aterosclerose periférica
Neuropatia periférica	Tromboembolismo
Claudicação venosa	Distúrbio do tecido conjuntivo (síndrome de Marfan ou Ehlers-Danlos)
Estenose do canal espinal	Trombofilia hereditária
Trauma local	Vasculites/doença de Buerger
	Compressão extrínseca da artéria poplítea

Fonte: Adaptado de Agrawal K et al. Management of Peripheral Arterial Disease. Cardiol Clin 2015;33:111-137.

Fatores de risco

- *Idade, sexo e etnia*: o risco aumenta em 2,6% a cada 10 anos. Acomete 2 vezes mais homens do que mulheres e é 2 vezes mais prevalente em afrodescendentes.

- *Tabagismo*: é o mais potente e deletério fator de risco. Aumenta o risco de doença em até 6 vezes, sendo dose-dependente e associado a tabagismo passivo.

- *Diabetes* mellitus: cada 1% de aumento da hemoglobina glicada confere aumento de 26% do risco de desenvolver a doença. A duração da hiperglicemia também confere risco.

- *Hipertensão arterial sistêmica*: cada 10 mmHg de aumento na pressão sistólica confere aumento do risco de desenvolver DAP de 25%.

- *Dislipidemia*: aumento do colesterol total (CT), triglicerídeos ou redução do HDL pode contribuir para o desenvolvimento de aterosclerose. CT acima de 270 mg/dL duplica o risco de DAP.

- Outros fatores: doença renal crônica, estado de hiperviscosidade, hiper-homocisteinemia, elevação de lipoproteína A e de proteína C reativa.

História natural

A sobrevivência está relacionada com presença ou ausência de sintomas e gravidade deles quando presentes. Em geral, o risco de progressão para isquemia do membro é baixo. Estudos que seguiram os pacientes com DAP por 5 anos mostraram que 70 a 80% mantiveram-se estáveis nesse período, 10 a 20% progrediram para claudicação intermitente e 1 a 3% progrediram para isquemia crítica do membro.

Manifestações clínicas

- *Anamnese*: grande parte dos pacientes será assintomática (75 a 90%). Nesses casos, a presença de fatores de risco e um exame clínico sugestivo são os passos iniciais para o diagnóstico.

Os pacientes sintomáticos geralmente queixam-se de *dor* nas pernas ou coxas, a depender do nível da obstrução arterial, do tipo cãibra muscular, que piora com a deambulação, principalmente ao subir ladeira ou quando carrega peso, e alivia com repouso (claudicação intermitente). A dor desenvolve-se gradualmente, com redução da distância caminhada livre de dor. Doença das artérias femorais ou ilíacas podem causar sintomas nas coxas ou nádegas. Sintomas bilaterais indicam doença aórtica (classificação de Rutherford). Felizmente, poucos desses pacientes evoluem para isquemia crítica do membro.

Aqueles em que há progressão da doença manifestarão dor intensa em repouso, agravada com a posição supina e aliviada com o membro pendente, podendo estar associada a alterações cutâneas – úlceras ou gangrena. Os pulsos estão diminuídos ou ausentes. Essas manifestações configuram *isquemia crítica e* requerem revascularização, embora não seja uma emergência, pois o curso natural da doença nessa etapa é a perda do membro.

Devem-se identificar fatores precipitantes, como trauma, remoção de unha dos pés ou infecção, por exemplo.

- *Exame clínico*: essencial para estabelecer o diagnóstico: deve-se proceder a um exame cardiovascular completo e cuidadoso. Exame cardiológico, palpação de pulsos dos membros superiores e aferição da pressão arterial nos dois membros. Atentar para diferenças de pressão sistólica: maior do que 15 mmHg é considerada anormal. Ausculta abdominal à procura de sopros ou massa pulsátil e expansível acima do umbigo configura aneurisma de aorta.

- *Exame da circulação periférica*: exposição dos membros inferiores, desde a pelve até os pés do paciente. Inicialmente, faz-se a inspeção, à procura de pele seca, redução da pilificação, dano nas unhas, ulceração e gangrena. Deve-se avaliar a temperatura dos membros e tempo de enchimento capilar. Procede-se à palpação dos pulsos – femoral, poplíteo, tibial posterior e pedioso. Vale lembrar que 10 a 15% da população tem ausência congênita do pulso pedioso. Os pulsos são graduados da seguinte forma: 4+ pulso normal, até 1+ diminuído, e 0 impalpável. Embolização distal pode provocar *livedo reticularis*.

- *Outros sinais de isquemia*: podem ser procurados com o *teste de elevação dos membros*, partindo da posição de decúbito dorsal, eleva-se a perna do paciente a 45° e sustenta-se por 1 a 2 minutos. A presença de palidez indica isquemia. A segunda parte consiste em retornar à posição inicial, e então solicitar que o paciente se sente, para que a perna fique pendente. No paciente com DAP, o membro acometido retorna à cor normal mais lentamente, e pode haver intenso rubor devido à dilatação arteriolar.

Diagnóstico

- *Aferição do índice tornozelo-braquial (ITB):* serve como rastreamento, diagnóstico e avaliação de gravidade da oclusão arterial periférica. Possui sensibilidade e especificidade de cerca de 90%. Mede-se a pressão sistólica nos dois tornozelos (artéria tibial posterior ou anterior), e divide-se a maior medida pela maior pressão sistólica braquial (também medida nos dois braços). Utiliza-se aparelho de doppler para auxílio dessa aferição. A razão normal é definida entre 1,0 e 1,4, pois a pressão na periferia pode ser discretamente maior. Valores maiores do que 1,4 representam prejuízo da compressibilidade dos vasos, comum em pacientes idosos, diabéticos ou com doença renal crônica.

Tabela 58.1 – Critério diagnóstico do ITB para doença arterial periférica.

ITB	Interpretação
1,0-1,4	Normal
0,90-0,99	Limítrofe
0,7-0,89	Obstrução leve
0,4-0,69	Obstrução moderada
< 0,4	Obstrução grave
> 1,4	Vaso não compressível

Fonte: Adaptada de Eberhardt EDT et al. Chronic venous insufficiency, Circulation 2014.

Quadro 58.3 – Indicação de rastreamento para DAP com o índice tornozelo-braquial.

• Sintomas de claudicação intermitente
• Feridas não cicatrizantes
• ≥ 65 anos
• ≥ 50 anos com história de diabetes *mellitus* ou tabagismo
Em caso de exame normal, repetir em 5 anos

Fonte: Adaptado de Agrawal K et al. Management of Peripheral Arterial Disease. Cardiol Clin 2015;33:111-137.

• *Teste ergométrico*: deve ser utilizado em pacientes com alto índice de suspeição, porém com ITB normal ou limítrofe. Observa-se a distância percorrida até o início da dor. Uma redução do ITB de 10-20% após o exercício diagnostica DAP. Esse exame também é utilizado para seguimento após revascularização do membro.

• *US-doppler arterial*: primeiro exame de imagem a ser solicitado, utilizado para localização e avaliação da gravidade da lesão, auxiliando na decisão de revascularização. Também é útil para seguimento após revascularização, após 3, 6 e 12 meses.

• *AngioTC ou AngioRM*: reservados para programação cirúrgica.

Tratamento

Não farmacológico – Modificação dos fatores de risco

• *Cessação de tabagismo*: tabagismo é o fator de risco independente mais importante para doença aterosclerótica e deve sempre ser encorajado. Pode-se encaminhar o paciente a programas de cessação de tabagismo e também oferecer tratamento farmacológico, como reposição de nicotina, bupropiona ou vareniclina, caso não haja contraindicações.

• *Diabetes* mellitus: manter controle glicêmico (hemoglobina glicada menor do que 7%) demonstrou benefício apenas para doenças microvasculares nos estudos, sem comprovação de que a DAP tenha melhora com essa conduta. Entretanto, as intervenções com maior relevância para esses doentes seriam orientações de higiene e cuidados com o pé diabético, atentando para o tamanho e características das unhas e acompanhamento

com podólogo, atenção para possíveis ulcerações ou gangrena e realização de exame neurológico e vascular dos pés a cada 6 meses, o que reduziria o risco de infecções secundárias e possíveis amputações.

• *Hipertensão*: o controle de PA reduz o risco de DAP em 50%. Deve-se manter a PA abaixo de 130/80 mmHg na população de alto risco cardiovascular, de acordo com a 7ª Diretriz Brasileira de Hipertensão. O uso de IECA tem recomendação moderada (Classe II-A), e betabloqueadores são altamente recomendados (Classe I) devido à grande correlação de DAP e doença cardiovascular, com redução de infarto do miocárdio e de mortalidade.

• *Dislipidemia*: estatina de moderada a alta potência deve ser prescrita para todos os pacientes com DAP (Classe I-A).

• *Exercício*: é a intervenção que mais agrega benefício global. O método mais eficaz é o exercício supervisionado, que apresentou maior distância percorrida livre de dor e seus resultados persistiram em estudos com seguimento de até 7 anos. Em comparação com a revascularização isoladamente, o programa de exercício supervisionado teve benefício maior e deve ser estimulado em pacientes sintomáticos e naqueles com indicação cirúrgica, antes de se considerar o procedimento. O exercício feito em casa, não supervisionado, também mostrou benefícios, embora menores.

Quadro 58.4 – Exercícios físicos supervisionados e não supervisionados para auxílio no controle de sintomas de pacientes com insuficiência arterial periférica.

Exercício supervisionado	Exercício não supervisionado (doméstico)
Realizado no hospital ou clínica	Realizado na casa do paciente
Supervisionado por profissional da saúde	Autodirecionado com orientação prévia de profissional da saúde
Pelo menos 3 sessões de 30-45 min./semana, por pelo menos 12 semanas	O programa é similar ao supervisionado
Caminhada em esteira, com intensidade de desencadear claudicação moderada a máxima durante 3-5 minutos, intercalada com períodos de descanso até alívio da dor	As orientações visam esclarecer o início, manutenção do programa e progressão de dificuldade da caminhada (aumentar distância ou velocidade)
Aquecimento e resfriamento por 5 minutos	Incorpora técnicas de mudança de comportamento
Monitoramento de angina, arritmias e pressão arterial	
Determina distância percorrida em 6 min. de caminhada antes do início e depois da conclusão do programa para avaliar a melhora obtida	

Fonte: Adaptado de Agrawal K et al. Management of Peripheral Arterial Disease. Cardiol Clin 2015;33:111-137.

Tratamento farmacológico

- *Antiplaquetários*: o objetivo do uso é suprimir a hiperatividade plaquetária no processo aterosclerótico, principalmente na prevenção secundária de eventos cardiovasculares. Sua maior indicação é para pacientes *sintomáticos*, podendo ser utilizado AAS (75 a 325 mg/dia) ou clopidogrel 75 mg/dia (Recomendação I-A). Pacientes com ITB < 0,9 e *assintomáticos* também podem se beneficiar desse tratamento (recomendação II-A). Já os pacientes assintomáticos e com ITB limítrofe (0,9 a 0,99) não têm benefício comprovado (recomendação II-B). Também não há benefício de dupla antiagregação plaquetária (AAS + clopidogrel) e há maior risco de sangramento. Deve ser utilizado nos pacientes com indicação absoluta, como *stent* farmacológico coronariano. A anticoagulação é contraindicada.
- *Agentes vasoativos*: cilostazol 100 mg, 2 vezes ao dia (vasodilata e inibe indiretamente a agregação plaquetária) melhora sintomas e a distância caminhada livre de dor.
- Pentoxifilina não é efetiva e é contraindicada.

Tratamento cirúrgico

- *Cirurgia de revascularização*: indicada quando houver claudicação com prejuízo na qualidade de vida no paciente que não obtiver resposta terapêutica com as medidas conservadoras ou quando houver *isquemia crítica do membro*, com ulcerações e perdas teciduais.
- *Tratamento endovascular*: indicado para pacientes refratários ao tratamento clínico da DAP e com doença oclusiva aortoilíaca hemodinamicamente significativa (recomendação I-A) ou femoropoplítea (II-A). Também é uma opção terapêutica quando houver isquemia crítica do membro, feridas não cicatrizantes ou dor isquêmica no repouso.

Referências

1. Eberhardt RT, Raffetto JD. Chronic Venous Insufficiency. Circulation 2014; 130: 333-46.
2. Gerhard-Herman MD, Gornick HL, Barrett C, et al. 2016 AHA/ACC Guideline on the Management of Patients with Lower Extremity Peripheral Artery Disease: A Report of the American College of Cardiology/American Heart Association Task Force on Clinical Practice Guidelines. J Am Coll Cardiol 2016 Nov 13.
3. Mascarenhas JV, Albayati MA, Sherman CP, et al. Peripheral Arterial Disease. Endocrinol Metabol Clin N Am 2014; 43: 149-66.
4. Elsayed S, Clavijo LC. Critical Limb Ischemia. Cardiol Clin 2015; 33: 37-47.
5. Agrawal K, Eberhardt RT. Contemporary Medical Management of Peripheral Arterial Disease. A Focus on Risk Reduction and Symptom Relief for Intermittent Claudication. Cardiol Clin 2015; 33: 111-37.

Insuficiência cardíaca

59

- *Túlio de Oliveira César*

CASO CLÍNICO

J.S., homem, 66 anos, previamente hipertenso, diabético, dislipidêmico (comorbidades diagnosticadas há 10 anos), sedentário, obeso e etilista crônico. Nega tabagismo. Refere infarto do miocárdio prévio há 10 anos. Em uso irregular de: hidroclorotiazida 25 mg/dia, metformina 1.700 mg/dia, sinvastatina 20 mg/dia e ácido acetilsalicílico 100 mg/dia. Nega alergia medicamentosa.

Há 3 meses, paciente refere dispneia a moderados esforços. Há 7 dias, a dispneia tornou-se ao repouso e associou-se à tosse produtiva com escarro purulento, dor torácica ventilatório-dependente em base pulmonar direita, febre de 38 a 39 ºC e calafrios. Refere também, há 5 dias, ortopneia, dispneia paroxística noturna, edema de membros inferiores e discreto aumento de volume abdominal. Nega tontura, oligúria e síncope.

Ao exame físico, regular estado geral, corado, hidratado, acianótico, anictérico, febril (temperatura de 38,7 ºC), orientado em tempo e em espaço. Ao exame respiratório: frequência respiratória de 29 rpm; oximetria de pulso de 89% em ar ambiente; expansão prejudicada, frêmito toracovocal aumentado, macicez à percussão e diminuição de murmúrio vesicular em base pulmonar direita, além de estertores crepitantes em ambas as bases pulmonares, mas principalmente à direita; tiragens intercostais e de fúrcula, além de uso de musculatura acessória. Ao exame cardiovascular, frequência cardíaca de 91 bpm; pressão arterial sistêmica, em ambos os membros superiores, em posição sentada e supina, de 160/100 mmHg; *ictus cordis* aumentado e desviado para a esquerda, ritmo cardíaco regular, bulhas normofonéticas, em 2 tempos, sopro sistólico 2+/6 mais audível em foco mitral; estase jugular bilateral e simétrica; estável hemodinamicamente e perfusão periférica normal. Ao exame abdominal, abdome em batráquio, ruídos hidroaéreos presentes e normais, macicez móvel de decúbito, fígado a 3 cm do rebordo costal direito, refluxo hepatojugular presente, traube desocupado, indolor à palpação. Ao exame de extremidades, edema bilateral e simétrico de membros inferiores, sem cianose. Peso de 80 kg.

O paciente procurou o pronto-atendimento em que você está de plantão como clínico. Qual sua principal hipótese diagnóstica? Qual o perfil hemodinâmico? Qual o provável desencadeante da clínica da última semana?

Exames complementares solicitados por você: hemoglobina 14,1 g/dL; leucócitos 12300/mm^3 à custa de 86% de neutrófilos com desvio à esquerda; plaquetas 307000/mm^3; proteína C reativa 114 mg/dL; sódio 141 mEq/l; potássio 4,2 mEq/l; creatinina 1,2 mg/dL; ureia 53 mg/dL; aspartato aminotransferase 61 U/l; alanina aminotransferase 74 U/l; bilirrubina total 0,9 mg/dL; peptídeo natriurético tipo B 612 pg/mL; gasometria arterial com pH 7,45, pCO$_2$ 28 mmHg, bicarbonato 20 mEq/l, lactato 1,0 mmol/l; troponina ultrassensível negativa; glicemia 140 mg/dL; eletrocardiograma com ritmo sinusal, frequência cardíaca de 89 bpm, sobrecarga de câmaras esquerdas, área eletricamente inativa inferior; radiograma de tórax com índice cardiotorácico aumentado, infiltrado alveolar em base pulmonar direta com broncograma aéreo, congestão peri-hilar bilateral e linhas B de Kerley.

Qual o tratamento inicial?

O paciente necessitou ser internado na enfermaria de clínica médica após estabilização no departamento de emergência. Ficou internado durante 5 dias, com melhora importante, porém não total da congestão. Realizou ecocardiograma transtorácico durante internação que corroborou sua hipótese diagnóstica inicial e revelou fração de ejeção de ventrículo esquerdo de 35%.

Qual a prescrição de alta hospitalar em relação à síndrome motivadora da internação?

Definição

A insuficiência cardíaca (IC) é uma síndrome na qual o coração bombeia quantidades insuficientes de sangue e oxigênio em relação à demanda tecidual ou correspondente à custa de aumento da pré-carga[1,2].

Epidemiologia

São escassos os dados brasileiros, mas, em países desenvolvidos, de 1 a 2% da população adulta possui o diagnóstico de IC, chegando a mais de 10% na população com mais de 70 anos.

Apesar de continuar representando uma das principais causas de internação hospitalar, o número de internações por IC tem diminuído.

A IC continua como importante causa de óbito em nosso país, todavia mostra tendência declinante nesse contexto. No ano de 2014, no Brasil, segundo o Sistema de Informações sobre Mortalidade, 26.783 óbitos foram atribuídos à síndrome, representando um número 19% menor do que em 1996.[1-5]

Etiologia

É essencial a busca pelo diagnóstico etiológico da IC, pois ele modifica o prognóstico e o manejo terapêutico do caso (Quadro 59.1).[1,2,4]

Quadro 59.1 – Principais causas e fatores de risco para insuficiência cardíaca.	
Causas mais comuns	Hipertensão arterial sistêmica e cardiopatia isquêmica
Causas menos comuns	Tóxica (abuso de substâncias, metais pesados, medicamentos e radiação); infecções miocárdicas (bacterianas, virais, etc.); autoimune; infiltração neoplásica; doenças de depósito; doenças endócrinas; deficiências nutricionais; cardiomiopatias genéticas; valvopatias; cardiopatias congênitas; pericardiopatias; síndromes de alta demanda metabólica; sobrecarga volêmica secundária; arritmias cardíacas
Causas peculiares brasileiras	Doença de Chagas, cardiopatia reumática crônica e endomiocardiofibrose
Fatores de risco	História familiar, diabetes, hipertensão arterial, etilismo, tabagismo, dislipidemia

Fonte: Adaptado de Sociedade Brasileira de Cardiologia. Atualização da diretriz brasileira de insuficiência cardíaca crônica – 2009, 2012. (Arq Bras Cardiol 2012: 98(1 supl. 1): 1-33) e European Society of Cardiology. 2016 ESC guidelines for the diagnosis and treatment of acute and chronic heart failure. Eur Heart J 2016; 37(27).

Fisiopatologia e história natural da doença

A IC é a via final comum da maioria das cardiopatias.

Diante de um insulto inicial ao coração, o débito cardíaco tende a se reduzir. Isso ativa uma série de mecanismos compensatórios, como o sistema renina-angiotensina-aldosterona, o sistema nervoso simpático e a produção de uma miríade de citocinas. Esses mecanismos, inicialmente, conseguem normalizar o débito cardíaco e, consequentemente, manter o paciente oligo ou assintomático por um período variável de meses a anos.

Não obstante, ao longo do tempo, a hiperestimulação continuada desses sistemas leva a lesões de órgãos, incluindo o coração, com remodelamento e disfunções adicionais. Tudo isso culmina numa perda progressiva de função cardíaca, o que se manifesta clinicamente pela piora sintomática e maior limitação do paciente.

O óbito geralmente se revela de forma súbita ou com a descompensação e piora da IC.

Num intento frustro de tentar barrar essa evolução, aumenta-se concomitantemente a secreção de substâncias vasodilatadoras, como peptídeos natriuréticos, óxido nítrico e prostaglandinas.[1,2,4,6]

Classificações

Dentre as inúmeras classificações de IC, destacam-se:

- *Hemodinâmica:* IC de baixo débito cardíaco (forma mais comum, na qual o desbalanço entre oferta e demanda tecidual de perfusão sanguínea deve-se predominantemente à redução do débito cardíaco) × IC de alto débito cardíaco (ocorre num contexto de débito normal ou até elevado, porém insuficiente para uma demanda metabólica tecidual exacerbada e/ou redução da pós-carga – como anemia severa, sepse, tireotoxicose, fístula arteriovenosa etc.);

- *Ecocardiográfica:* IC com fração de ejeção do ventrículo esquerdo (FEVE) reduzida (antiga IC sistólica, na qual a FEVE é < 50%) × IC com FEVE preservada (antiga IC diastólica, na qual a FEVE é ≥ 50%). Esses dois grupos se diferem em relação a características etiológicas, demográficas, de comorbidades associadas e de resposta à terapêutica. A European Society of Cardiology (ESC), na sua diretriz de 2016, propõe modificações: IC com FEVE reduzida (FEVE < 40%) × IC com FEVE intermediária (FEVE de 40 a 49%) × IC com FEVE preservada (FEVE ≥ 50%);

- *Classe funcional:* a New York Heart Association (NYHA) propôs uma classificação dos pacientes em relação à intensidade dos sintomas (principalmente dispneia) em quatro categorias: I (assintomático), II (sintomas a esforços habituais), III (sintomas a esforços mínimos) e IV (sintomas ao repouso). Essas categorias possuem valor no prognóstico e no seguimento;

- *Estágios evolutivos:* A (engloba pacientes com fatores de risco para IC, representando grupo de alto risco de desenvolvimento da síndrome), B (pacientes com cardiopatia estrutural, mas ainda assintomáticos), C (cardiopatia estrutural e sintomas de IC atuais ou prévios) e D (cardiopatia estrutural e sintomas refratários à terapia convencional otimizada).[1,2,4]

Quadro clínico

O quadro clínico da IC é resultante do baixo débito cardíaco e dos consequentes mecanismos compensatórios que levam à retenção hidrossalina, com congestões pulmonar e sistêmica em graus variados (Quadro 59.2).[1,2,4]

Quadro 59.2 – Quadro clínico típico de insuficiência cardíaca.	
Clínica de baixo débito	Astenia, fadiga, tontura, oligoanúria, sinais de má perfusão periférica
Clínica de congestão pulmonar	Dispneia, ortopneia, dispneia paroxística noturna, tosse noturna, crepitações pulmonares bilaterais
Clínica de congestão sistêmica	Edema periférico, ascite, hepatomegalia, refluxo hepatojugular, estase jugular
Outros	3ª e 4ª bulhas cardíacas, *ictus cordis* desviado lateralmente, caquexia cardíaca

Fonte: Adaptado de Sociedade Brasileira de Cardiologia. Atualização da diretriz brasileira de insuficiência cardíaca crônica – 2009, 2012. (Arq Bras Cardiol 2012: 98(1 supl. 1): 1-33) e European Society of Cardiology. 2016 ESC guidelines for the diagnosis and treatment of acute and chronic heart failure. Eur Heart J 2016; 37(27).

Diagnóstico

A investigação inicial do diagnóstico sindrômico de IC deve se basear na ponderação da compatibilidade do quadro clínico com o diagnóstico de IC (a despeito de parcela dos casos poderem se apresentar de forma atípica, além da limitada especificidade dos sinais e sintomas). Exames complementares iniciais importantes são a dosagem de peptídeos natriuréticos (quando disponíveis) e o eletrocardiograma. Esses exames apresentam alto valor preditivo negativo, tendo o potencial de excluir o diagnóstico.

Peptídeo natriurético tipo B (BNP) < 35 pg/mL e N-terminal pró-BNP (NT-pró-BNP) < 125 pg/mL, em contexto não agudo (ambulatorial), afastam o diagnóstico, podendo evitar a solicitação de um ecocardiograma.

O eletrocardiograma raramente é normal na IC, sendo útil tanto para o diagnóstico sindrômico como para sugerir etiologia.

O ecocardiograma transtorácico é fundamental para os diagnósticos sindrômico e etiológico da IC, trazendo consigo informações valiosas para prognóstico e para manejo terapêutico.[1,2,4]

A diretriz de 2016 da ESC sugere algoritmo diagnóstico para a investigação inicial em contexto ambulatorial (Figura 59.1).[4]

Dependendo dos comemorativos do caso de IC, podem-se aventar diferentes etiologias: isquemia miocárdica (na presença de fatores de risco cardiovasculares, história de infarto agudo do miocárdio ou revascularização miocárdica, hipo ou acinesia segmentar, angina típica, área eletricamente inativa ou outros sinais eletrocardiográficos de isquemia), hipertensão arterial sistêmica (hipertrofia concêntrica de ventrículo esquerdo, frequentemente IC de FEVE preservada, diagnóstico de exclusão em hipertenso), doença de Chagas (naturalidade ou procedência de área endêmica, sorologia positiva, bloqueio de ramo direito associado a bloqueio divisional anterossuperior, aneurisma apical), alcoólica (diagnóstico de exclusão em etilista com

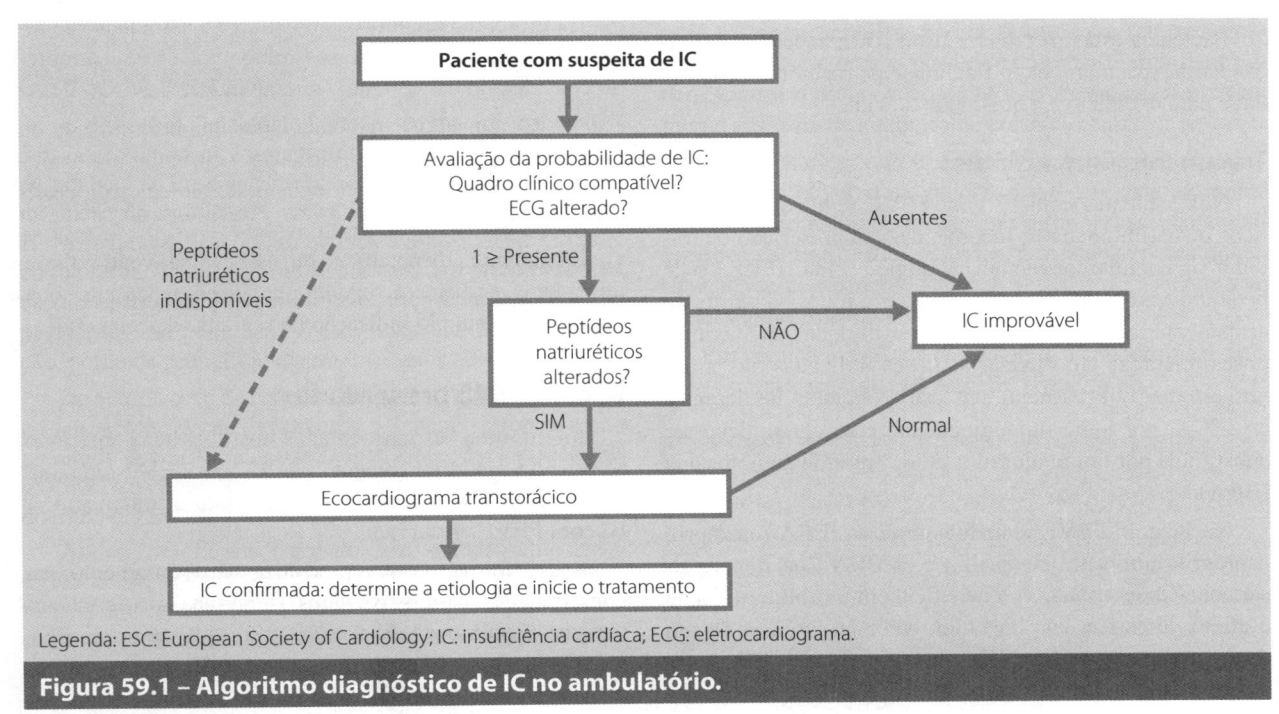

Legenda: ESC: European Society of Cardiology; IC: insuficiência cardíaca; ECG: eletrocardiograma.

Figura 59.1 – Algoritmo diagnóstico de IC no ambulatório.

Fonte: Adaptada de European Society of Cardiology.

consumo diário de mais de 90 gramas de etanol por mais de 5 anos), entre outras. O que levanta a necessidade de exames complementares adicionais específicos para cada possível causa e para mais bem caracterizar o caso, como: radiograma de tórax, exames laboratoriais gerais, cineangiocoronariografia, exames de estratificação não invasiva para isquemia, Holter, estudo eletrofisiológico etc.[1,2,4]

Tratamento

A abordagem terapêutica da síndrome baseia-se, fundamentalmente, no combate aos mecanismos compensatórios, favorecimento dos contrarreguladores vasodilatadores, estímulo ou substituição da função cardíaca e controle ou reversão da etiologia do insulto cardíaco. E, à medida que falham essas estratégias, avulta-se a necessidade de cuidados paliativos.

Estágio A

Nesse estágio, o foco é o tratamento dos fatores de risco de IC, no intuito de prevenir ou postergar o início da manifestação da síndrome.

Tratamento não farmacológico

Há benefício de perda ponderal em pacientes com sobrepeso ou obesidade. As recomendações dietéticas são similares às da população em geral, com a peculiaridade de se preconizar máxima ingesta diária de sódio de seis gramas. Apesar de pior classe de recomendação, sugere-se também restrição hídrica de 1 a 1,5 litro em pacientes sintomáticos com risco de hipervolemia.

Todo paciente com IC, salvo contraindicações, deve receber vacinas contra *influenza* e contra pneumococo.

Pacientes estáveis NYHA II ou III merecem reabilitação cardiovascular, com a finalidade de melhorar a capacidade para exercício e a qualidade de vida.

Tratamento farmacológico

Nos pacientes com IC com FEVE reduzida, sintomáticos ou assintomáticos, recomenda-se a prescrição de inibidor da enzima conversora de angiotensina (IECA) e de betabloqueador (BB). Esses fármacos e todos os outros do armamentário contra a IC devem ser titulados às máximas doses toleradas em direção às doses utilizadas nos grandes estudos que baseiam seu uso. Naqueles intolerantes ao IECA, por tosse ou angioedema, essa classe deve ser substituída por um bloqueador de receptor de angiotensina (BRA).

Na IC com FEVE reduzida, entre os IECA (enalapril, captopril, ramipril, lisinopril...) e os BRA (losartana, valsartana, candesartana...), o benefício em morbimortalidade é efeito de classe, não havendo maior preferência de um medicamento específico. Não obstante, entre os BB, deve-se privilegiar o uso de carvedilol, succinato de metoprolol e bisoprolol. Na diretriz da Sociedade Brasileira de Cardiologia (SBC), nebivolol é aceito em pacientes com idade superior a 70 anos.

Nova classe farmacológica foi incluída nas diretrizes de 2016 da ESC e da American College of Cardiology/American Heart Association (ACC/AHA): a combinação de um BRA com um inibidor de neprilisina (valsartana/sacubitril, respectivamente). Neprilisina degrada peptídeos natriuréticos e outros peptídeos vasoativos. Inibindo-a, há estímulo à vasodilatação e redução da retenção hidrossalina e do remodelamento cardíaco. Nessas diretrizes, essa nova classe foi apresentada como alternativa ao IECA ou ao BRA.

Pacientes sintomáticos com clínica de congestão se beneficiam de diuréticos. Prefere-se o uso de diuréticos de alça (furosemida) e, em casos refratários, associação com diuréticos tiazídicos (hidroclorotiazida, clortalidona...).

Naqueles em uso de doses otimizadas de IECA (ou de suas alternativas) e de BB associados à diureticoterapia e ainda sintomáticos, deve-se adicionar um antagonista de aldosterona (espironolactona).

IC refratária

Em casos refratários, deve-se ponderar combinar terapias de acordo com as características do paciente.

Na IC com FEVE reduzida, com BB em dose otimizada, em ritmo sinusal, com frequência cardíaca ao repouso maior ou igual a 70, recomenda-se associação de ivabradina.

Terapia de ressincronização cardíaca está recomendada em ritmo sinusal, com QRS $\geq$ 130 ms e com bloqueio de ramo esquerdo.

Cardiotônico digitálico (digoxina) e a associação de hidralazina com dinitrato de isossorbida pode ter seu emprego considerado nesse ponto da terapêutica.

Na IC com FEVE reduzida com terapia otimizada ou história de taquicardia ou fibrilação ventricular sintomática, situa-se o principal cenário de indicação de cardiodesfibrilador implantável na IC.

Finalmente, dispositivos de assistência ventricular e transplante cardíaco são opções quando as etapas anteriores falharam, possuindo indicação na seara da especialidade.

IC com FEVE preservada

As informações apresentadas nos dois itens anteriores se referem predominantemente à IC com FEVE reduzida. São escassas as evidências que suportam o tratamento na IC com FEVE preservada.

Nessa forma de IC, preconiza-se o tratamento das comorbidades cardiovasculares (hipertensão arterial sistêmica ou pulmonar, fibrilação atrial, doença arterial coronariana etc.) e não cardiovasculares (diabetes *mellitus*, obesidade, doença renal crônica, doença pulmonar obstrutiva crônica etc.).

O alívio sintomático em pacientes congestos pode ser realizado com diuréticos.

Apesar de gozar de pior classe de recomendação, a SBC preconiza o uso de IECA/BRA e BB, independentemente da presença de comorbidades que os indiquem. No entanto, não há preferência clara por determinado BB. No estudo Seniors, em pacientes com IC com mais de 70 anos, nebivolol reduziu mortalidade e hospitalização, independentemente da FEVE de base.

A ESC, no seu *guideline* de 2016, extrapola as recomendações para IC com FEVE preservada para sua IC com FEVE intermediária.

Cuidados paliativos

Cuidados paliativos se referem a uma mudança de foco no tratamento. Foca-se no controle sintomático, na qualidade de vida e no bem-estar psicológico e espiritual do paciente e de seus familiares. Idealmente, isso deveria começar ao diagnóstico da síndrome e aumentar em importância ao longo da progressão dos distúrbios patológicos e aproximação do fim de vida. Essa mudança de foco deve ser pactuada entre equipe médica assistente, paciente e familiares.

Objetivamente, caracteriza-se pela consideração de: morfina (para alívio de dispneia, dor e ansiedade); oxigenoterapia (para dispneia); diuréticos (para congestão); redução de hipotensores (para minguar risco de queda); cessação de medidas fúteis com benefício somente a longo prazo (como hipolipemiantes); suporte psicológico e espiritual para o paciente e sua família; desospitalização do cuidado; formulação de diretivas antecipadas de vontade, entre outros.[1-4]

Seguimento

No seguimento ambulatorial desses pacientes, cumpre reavaliar classe funcional e estado volêmico; monitorar eletrólitos e função renal; conferir aderência aos tratamentos farmacológico e não farmacológico; reavaliação ecocardiográfica somente em paciente com clínica que justifique ajuste terapêutico e ajuste medicamentoso quando mister.[1-4]

Prognóstico

O prognóstico na IC é pobre e depende da classe funcional. Pacientes NYHA II apresentam taxa de mortalidade anual de 5 a 10%, enquanto nos NYHA IV essa taxa pode alcançar de 30 a 70%.[1-4]

IC descompensada

Definição

IC descompensada se refere à piora rápida dos sinais e sintomas de uma IC crônica preexistente.[7-10]

Etiologia da descompensação

Dentre as principais causas de descompensação, destacam-se: ingesta excessiva de sódio e/ou água; não aderência ao tratamento farmacológico; infecções; bradi ou taquiarritmias; emergência hipertensiva; tromboembolismo pulmonar; síndrome coronariana aguda e suas complicações mecânicas agudas; anemia; disfunção tireoidiana; diabetes descompensado; substâncias tóxicas; medicamentos (como anti-inflamatórios e cronotrópicos negativos); gestação etc. Um recente estudo brasileiro, Breathe, identificou como os mais frequentes descompensadores: má aderência medicamentosa (29,9%), infecção (22,7%) e aumento da ingestão de sódio e água (8,9%).[7-10]

Diagnóstico e avaliação inicial

O paciente com IC descompensada geralmente dá entrada no pronto-socorro por dispneia. Aí jaz o primeiro desafio, fazer o diagnóstico diferencial de dispneia aguda. Dispneia, nesse contexto, na maioria das vezes, é causada por doenças pulmonares (como crise asmática, exacerbação de doença pulmonar obstrutiva crônica, tromboembolismo pulmonar, pneumonia, neoplasia pulmonar) ou cardíacas (como IC). Amiúde, a anamnese e o exame físico podem ser suficientes para eleição de uma principal hipótese diagnóstica. Em casos duvidosos, exames complementares, como eletrocardiograma, radiograma de tórax e dosagem de peptídeos natriuréticos (Tabela 59.1) podem ser úteis.

Tabela 59.1 – Pontos de corte dos peptídeos natriuréticos em ambiente de urgência/emergência.

BNP (pg/mL)	Significado	NT-pró-BNP (pg/mL)
< 100	IC improvável	< 400
100-400	Diagnóstico incerto	400-2000
> 400	IC provável	> 2000

Legenda: BNP: peptídeo natriurético tipo B; NT-pró-BNP: N-terminal pró-BNP; IC: insuficiência cardíaca.

Fonte: Adaptada de Sociedade Brasileira de Cardiologia. II Diretriz brasileira de insuficiência cardíaca aguda. Arq Bras Cardiol 2009; 93 (3 supl. 3): 1-65; Sociedade Brasileira de Cardiologia. Sumário de atualização da II diretriz brasileira de insuficiência cardíaca aguda 2009/2011. Arq Bras Cardiol 2012; 98 (5): 375-83; Sociedade de Cardiologia do Estado de São Paulo. Suporte Avançado de Vida em Insuficiência Cardíaca. 4ª ed. Barueri: Manole.

Diante da suspeita de IC, surgem duas novas tarefas: classificar o perfil hemodinâmico e pesquisar a causa da descompensação.

O perfil hemodinâmico (Figura 59.2) é classificado de acordo com a presença ou ausência de congestão pulmonar ou sistêmica (Quadro 59.2) e de má perfusão (extremidades frias, cianóticas e pegajosas, pulsos filiformes, oligúria, confusão mental, tontura, hipotensão arterial, taquicardia, acidose metabólica, hiperlactatemia, azotemia...). Pacientes congestos são ditos úmidos; os demais, secos. Pacientes mal perfundidos, frios; os demais, quentes. No estudo Breathe, o perfil B foi o mais comum (67,4%).

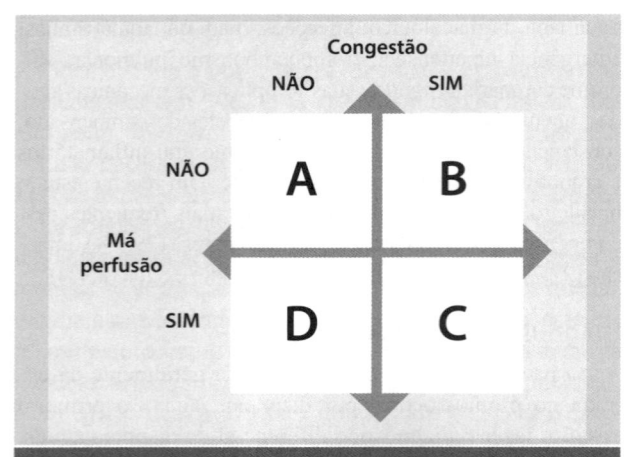

Figura 59.2 – Perfis hemodinâmicos da insuficiência cardíaca descompensada.

Fonte: Adaptada de Sociedade Brasileira de Cardiologia. II Diretriz brasileira de insuficiência cardíaca aguda. Arq Bras Cardiol 2009; 93 (3 supl. 3): 1-65; Sociedade Brasileira de Cardiologia. Sumário de atualização da II diretriz brasileira de insuficiência cardíaca aguda 2009/2011. Arq Bras Cardiol 2012; 98 (5): 375-83; Sociedade de Cardiologia do Estado de São Paulo. Suporte Avançado de Vida em Insuficiência Cardíaca. 4ª ed. Barueri: Manole.

Para suprir essas três primeiras etapas da abordagem inicial, podem ser necessários exames complementares, como: eletrocardiograma, radiograma de tórax, marcadores de necrose miocárdica, função renal, eletrólitos, glicemia, hemograma, função hepática, hormônio tireoestimulante, gasometria arterial, peptídeos natriuréticos, ecocardiografia (imediata se instabilidade hemodinâmica), entre outros exames, ampliando mais ou menos sua investigação a depender do exame clínico[7,8,10].

Conduta terapêutica

Apresentam-se, a seguir, as principais recomendações do *guideline* 2016 da ESC e do Suporte Avançado de Vida em Insuficiência Cardíaca de 2015.

Diante da hipótese diagnóstica de IC descompensada, deve-se monitorizar os sinais vitais do paciente, com identificação, num contexto imediato, de grave instabilidade hemodinâmica e/ou desconforto ou insuficiência respiratória. Ante essas circunstâncias, o paciente deve, preferencialmente, ser triado para a sala de emergências clínicas. Deve-se priorizar o manejo farmacológico ou mecânico da condição circulatória e oxigenoterapia ou ventilação não invasiva, ou ainda, intubação orotraqueal e ventilação mecânica, conforme necessário. Idealmente, após estabilização, esses pacientes inicialmente instáveis deveriam ser precocemente admitidos em unidade de terapia intensiva ou unidade coronariana.

Em seguida, deve-se classificar o perfil hemodinâmico e tratar de acordo com a classificação (Figura 59.3). Também é imprescindível a pesquisa da causa da descompensação, devendo-se descartar primeiramente as afecções mais críticas, como: síndrome coronariana aguda e suas complicações mecânicas agudas, emergência hipertensiva, arritmia cardíaca, tromboembolismo pulmonar, sepse, entre outras cujo prognóstico é extremamente tempo-dependente. Para informações de tratamento específico de cada fator de descompensação, consulte outros capítulos deste livro.

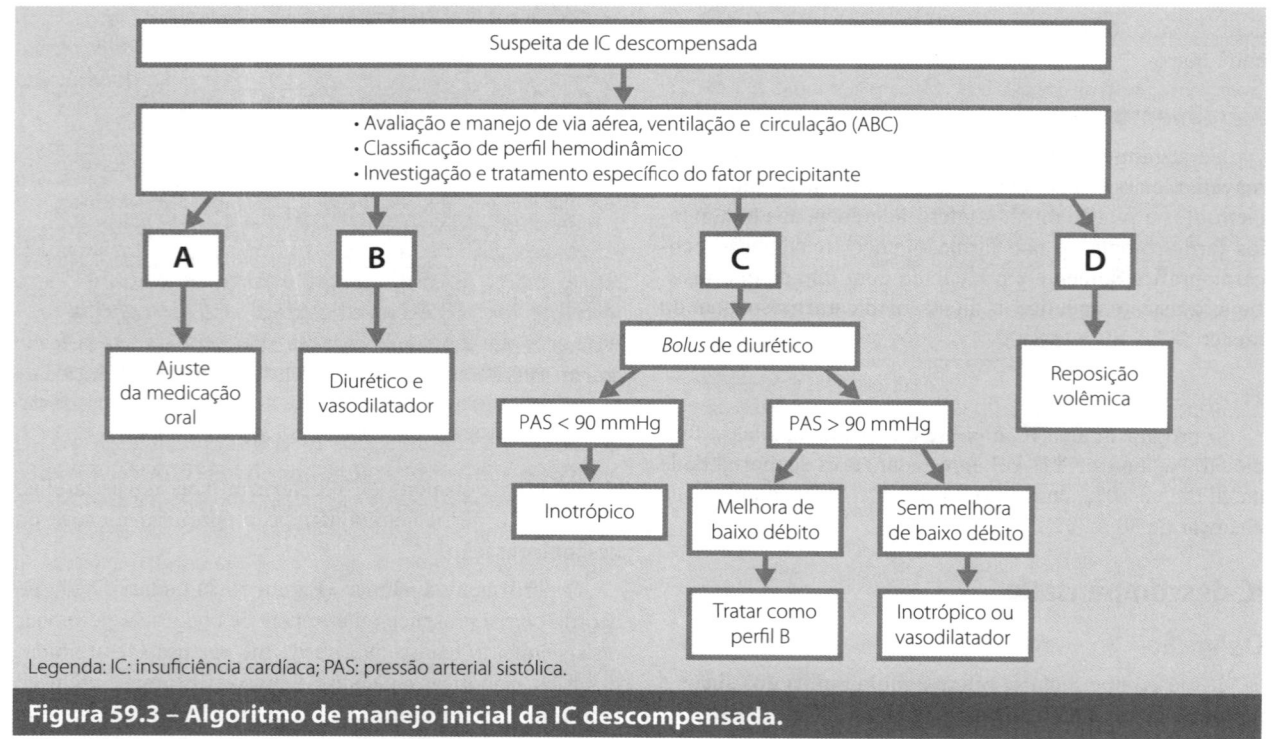

Legenda: IC: insuficiência cardíaca; PAS: pressão arterial sistólica.

Figura 59.3 – Algoritmo de manejo inicial da IC descompensada.

Fonte: Adaptada de Sociedade Brasileira de Cardiologia. II Diretriz brasileira de insuficiência cardíaca aguda. Arq Bras Cardiol 2009; 93 (3 supl. 3): 1-65; Sociedade Brasileira de Cardiologia. Sumário de atualização da II diretriz brasileira de insuficiência cardíaca aguda 2009/2011. Arq Bras Cardiol 2012; 98 (5): 375-83; Sociedade de Cardiologia do Estado de São Paulo. Suporte Avançado de Vida em Insuficiência Cardíaca. 4ª ed. Barueri: Manole.

I. Perfil A:

- Esses pacientes merecem otimização da terapia usada ambulatorialmente e/ou reforço à aderência ao tratamento proposto e geralmente possuem condição de alta com acompanhamento ambulatorial precoce.

II. Perfil B:

- Baseia-se no tratamento da congestão com diureticoterapia e redução da pós-carga com vasodilatador.

- Inicia-se a diureticoterapia com diurético de alça intravenoso (como furosemida 0,5 a 1,0 mg/kg/dose), podendo repetir o *bolus* de duas a três vezes. Se a congestão for refratária, aliam-se diuréticos tiazídicos e/ou espironolactona. Se a congestão persistir ou a taxa de filtração glomerular estiver abaixo de 30 mL/min, ultrafiltração ou hemodiálise surgem como alternativas.

- Para diminuir a pós-carga do ventrículo esquerdo, usam-se vasodilatadores. Os orais (dinitrato de isossorbida, IECA, BRA, hidralazina) podem ser usados inicialmente, porém os intravenosos (nitroglicerina e nitroprussiato de sódio) devem ser usados em casos refratários. Um vasodilatador promissor na IC descompensada perfil B é a serelaxina, análogo sintético do hormônio vasodilatador endógeno relaxina.

- Se todas as medidas anteriores falharem, os inotrópicos (como dobutamina) podem ser considerados.

- Pacientes que já utilizavam BB devem ter essa medicação mantida em dose habitual, exceto se bloqueio atrioventricular avançado ou bradicardia sintomática. Nos que usavam IECA ou BRA, eles também devem ser mantidos.

- É importante a ponderação de profilaxia de tromboembolismo venoso.

II. Perfil C:

- O manejo do perfil C começa com um *bolus* de diurético de alça (furosemida 0,5 a 1,0 mg/kg/dose). Com isso, pretende-se reduzir a sobrecarga de volume, melhorando o acoplamento entre actina e miosina miocárdicas, o que, por readequação do mecanismo de Frank-Starling, tem o potencial de melhorar o débito cardíaco. Se os sinais e sintomas de baixo débito (Quadro 59.2) realmente melhorarem, o caso deve ser manejado como perfil B. Se isso não ocorrer, deve-se lançar mão dos inotrópicos.

- Naqueles com pressão arterial sistólica maior que 90 mmHg e que não usavam BB previamente, pode-se prescrever dobutamina (mais usada), milrinone ou levosimendam. Naqueles que usavam os mesmos, exceto dobutamina, são opções. No grupo com pressão sistólica acima de 90, pode-se avaliar o uso de vasodilatadores.

- Noutros, em que a pressão sistólica for menor que 90, somente os inotrópicos adrenérgicos (dobutamina – primeira escolha, mesmo nos usuários prévios de BB – ou dopamina) podem ser usados.

- Após introdução de inotrópicos, se má perfusão refratária, podem-se administrar vasopressores, como noradrenalina.

- Para casos resistentes, que evoluem para choque cardiogênico, balão intra-aórtico e dispositivos de assistência ventricular são úteis.

- Nesse perfil, primordialmente, BB podem ser mantidos, se usados ambulatorialmente, na metade da dose. Reduções de dose podem ser realizadas se necessário. Se a hipotensão arterial não for importante, vasodilatadores orais usados previamente podem ser mantidos.

- Profilaxia de tromboembolismo venoso deve ser considerada.

IV. Perfil D (= L):

- Nesse perfil, deve-se iniciar com a prescrição de 250 mL de soro fisiológico intravenoso. Se o paciente tender à melhora da clínica de baixo débito (Quadro 59.2), deve-se repetir essa alíquota quantas vezes for necessário até atingir a euvolemia.

- Se o paciente não melhorar, mesmo com volemia adequada, adiciona-se inotrópico. Se a pressão arterial sistólica for inferior a 90 mmHg, somente se pode usar inotrópicos adrenérgicos, como dobutamina (preferencial) ou dopamina. Se a sistólica for $\geq$ 90, pode-se usar dobutamina (evitar em usuários prévios de BB), levosimendam ou milrinone.

- Deve-se tentar manter BB e vasodilatadores ambulatoriais na mesma dose.

- Também aqui a profilaxia de tromboembolismo venoso deve ser aventada.[7,8,10]

Discussão do caso clínico

Trata-se de caso de IC descompensada perfil B por pneumonia adquirida na comunidade.

O tratamento inicial consiste em: como paciente apresenta oximetria inferior a 90% e, além disso, apresenta desconforto respiratório, sem, no entanto, apresentar instabilidade hemodinâmica ou rebaixamento do nível de consciência, preconiza-se inicialmente ventilação não invasiva, como *continuous positive airway pressure* (CPAP); deve-se iniciar antibioticoterapia intravenosa no paciente, por se tratar de sepse de foco pulmonar (por exemplo, com ceftriaxone 1 g via intravenosa de 12 em 12 horas e claritromicina 500 mg via intravenosa de 12 em 12 horas); *bolus* intravenoso de furosemida 40 a 80 mg; vasodilatador oral, como enalapril 10 mg. Novas doses de diurético e vasodilatador podem ser repetidas, se necessário. Deve-se instituir heparina não fracionada 5000 UI subcutânea de 8 em 8 horas, como profilaxia de tromboembolismo venoso.

Com relação à prescrição de alta para o ambulatório de uma IC de FEVE reduzida de provável etiologia isquêmica e hipertensiva com persistência de sintomas congestivos residuais (estágio C), deve-se prescrever inicialmente: diurético de alça (como furosemida 40 mg/dia); BB e/ou IECA, como carvedilol 6,25 mg/dia (dose alvo de 50 mg/dia) e enalapril 5 mg/dia (dose-alvo de 40 mg/dia). Além de tratamento não farmacológico com: ingesta de sódio diária de até 6 g/dia; emagrecimento; reabilitação cardíaca; imunização contra *influenza* e contra pneumococo.

Referências

1. Sociedade Brasileira de Cardiologia. III Diretriz brasileira de insuficiência cardíaca crônica. Arq Bras Cardiol 2009; 93(1 supl. 1): 1-71.

2. Sociedade Brasileira de Cardiologia. Atualização da diretriz brasileira de insuficiência cardíaca crônica – 2012. Arq Bras Cardiol 2012: 98(1 supl. 1): 1-33.

3. American College of Cardiology, American Heart Association e Heart Failure Society of America. 2016 ACC/AHA/HFSA focused update on new pharmacological therapy for heart failure: an update of the 2013 ACCF/AHA guideline for the management of heart failure. J Am Coll Cardiol 2016; 68(13): 1476-88.

4. European Society of Cardiology. 2016 ESC guidelines for the diagnosis and treatment of acute and chronic heart failure. Eur Heart J 2016; 37(27): 2129-200.

5. Ministério da Saúde. Óbitos por residência segundo ano de óbito por insuficiência cardíaca de 1996 a 2014 [acesso em: 28 dez. 2016]. Disponível em: http://tabnet.datasus.gov.br/cgi/tabcgi.exe?sim/cnv/obt10uf.def

6. Mann DL, Chakinala M. Heart failure: pathophysiology and diagnosis. In: Kasper DL, Hauser SL, Jameson JL, Fauci AS, Longo DL, Loscalzo J, et al. Harrison's principles of internal medicine. 19 ed. Nova Iorque: McGraw Hill Education; 2015. p. 1500-6.

7. Sociedade Brasileira de Cardiologia. II Diretriz brasileira de insuficiência cardíaca aguda. Arq Bras Cardiol 2009; 93(3 supl. 3): 1-65.

8. Sociedade Brasileira de Cardiologia. Sumário de atualização da II Diretriz brasileira de insuficiência cardíaca aguda 2009/2011. Arq Bras Cardiol 2012; 98(5): 375-83.

9. Sociedade Brasileira de Cardiologia. I Registro brasileiro de insuficiência cardíaca – aspectos clínicos, qualidade assistencial e desfechos hospitalares. Arq Bras Cardiol 2015; 104(6): 433-42.

10. Sociedade de Cardiologia do Estado de São Paulo. Suporte avançado de vida em insuficiência cardíaca. 4ª ed. Barueri (SP): Manole.

Dispepsia

- *Caroline de Alencar Santana*
- *Marina Torquato Queiroz e Silva*
- *Fernando Marcuz Silva*

CASO CLÍNICO

Uma mulher de 45 anos, obesa, tabagista e ansiosa refere, há 8 meses, dor em região epigástrica, que melhora com a ingestão alimentar e piora com o jejum, acompanhada de empachamento pós-prandial, azia frequente, pirose retroesternal e eructações recorrentes. Fez uso de omeprazol com melhora dos sintomas, porém, com a suspensão da medicação, apresentou recidiva dos sintomas. Submeteu-se a uma endoscopia digestiva alta (EDA) e teve como achados: hérnia hiatal de 1,5 cm, esofagite não erosiva distal, pangastrite enantematosa e uma úlcera duodenal cicatrizada. A pesquisa do *Helicobacter pylori* (*H. pylori*) pelo teste da urease foi positiva.

Introdução

A dispepsia é uma síndrome comum na população em geral, de grande impacto na qualidade de vida dos pacientes acometidos e que pode gerar altos custos no seu tratamento. Sua abordagem pode ser complexa e controversa em função da sua epidemiologia regional: incidência da infecção pelo *H. pylori*, incidência de câncer gástrico, entre outros fatores, e dos recursos disponíveis naquele sistema de saúde. Porém, deve-se lembrar que, na maioria dos casos (mais de 60%), sua causa é funcional, não se encontrando alterações orgânicas significativas para explicar os seus sintomas. Uma investigação inadequada pode determinar despesas desnecessárias ao sistema de saúde público ou privado, sem maiores benefícios para o paciente.

Epidemiologia

A incidência de dispepsia na população em geral é bastante alta, variando entre 25 e 40%. Na atenção primária, representa de 2 a 5% da procura assistencial.

Caracterização

Dispepsia é uma síndrome caracterizada por dor ou pirose localizada no andar superior do abdome (epigástrio), ou ainda, por sintomas de desconforto pós-prandial, caracterizada por saciedade precoce ou plenitude pós-prandial.

Para fins didáticos e principalmente de pesquisa, a caracterização da síndrome deve atender aos seguintes critérios:

- Os sintomas devem estar presentes por, pelo menos, três meses, consecutivos ou não, com início há, no mínimo, seis meses.

- A dor ou pirose devem estar restritas à região do epigástrio.
- Os sintomas podem estar associados a náuseas, vômitos ou eructação.
- Os sintomas não podem estar associados a sintomas digestórios baixos, pirose retroesternal, azia ou regurgitação.
- A associação com sintomas como febre, icterícia, visceromegalia ou comprometimento de múltiplos órgãos deve exigir a revisão da hipótese diagnóstica.

Abordagem inicial

História e exame físico

Principalmente a história e, por vezes, o exame físico, pode auxiliar na identificação da causa da dispepsia e, mais importante, orientar na conduta diante da síndrome. Devem ser caracterizados na dispepsia os fatores de melhora e piora, o tempo de evolução e os sintomas associados.

São perguntas importantes na elucidação da síndrome:

- O uso de medicamentos, em especial, os anti-inflamatórios.
- A presença de sintomas de doença do refluxo gastroesofágico.
- A presença de sintomas digestórios baixos.
- A presença de sinais ou sintomas de alarme.

O exame físico, frequentemente, é normal na dispepsia, porém o paciente pode apresentar dor durante a palpação do abdome. Além disso, outros achados devem ser procurados, como a presença de adenomegalias, icterícia, ascite, massas palpáveis ou visceromegalias, que orientam na elucidação diagnóstica.

Sinais de alarme

É sempre importante investigar sinais ou sintomas de alarme (Quadro 60.1), pois a presença destes pode significar gravidade em doença orgânica e, por isso, demandar uma investigação mais rápida e indicar a necessidade de endoscopia digestiva alta (EDA) de início.

Quadro 60.1 – Sinais de alarme.

- Perda de peso não explicada
- Sinais de sangramento
- Anemia
- Sangramento digestório (hematêmese, melena)
- Obstrução e presença de massas
- Icterícia
- Visceromegalias ou massas abdominais
- Disfagia progressiva
- Vômitos persistentes
- Cirurgias gástricas prévias
- Sintomas sistêmicos
- Idade (> 55 anos)

Fonte: Extraído de Silva FM. Dispepsia. In: Santos IS, Silva SBB, Lotufo PA, Benseñor IM. Clínica médica – diagnóstico e tratamento. 1ª ed. São Paulo: Sarvier; 2008. v. 1, p. 857-71.

Exames subsidiários

O exame padrão-ouro para investigar a dispepsia é a EDA. Hemograma, eletrólitos, funções renal e hepática devem ser solicitados na suspeição de doenças orgânicas. Quando há achados de visceromegalia, adenopatia e tumores, os exames de imagem são mais apropriados. Quando houver evidência de pacientes com sintomas dispépticos, mas com doenças sistêmicas ou não digestórias, exames mais específicos podem ser solicitados.

A solicitação de exames para afastar causas orgânicas de dispepsia não está indicada em todos os pacientes. Deve-se lembrar que a grande maioria dos pacientes com dispepsia são portadores de dispepsia funcional, em que os exames são normais ou com achados de menor significância, onerando a abordagem da síndrome, sem maiores ganhos para o paciente. Os casos de câncer gástrico identificados em pacientes com dispepsia são de baixa prevalência (menos de 2% dos casos) e quase sempre de formas avançadas, nas quais o prognóstico é sempre reservado. A idade de 55 anos ou mais é considerada, na maioria dos países, um sinal de alarme e justificada por uma maior prevalência de doenças orgânicas. Abaixo dessa faixa etária é muito raro o câncer gástrico sem outros sinais de alarme.

Causas

As causas de dispepsia são variadas e podem ser classificadas em digestórias pépticas, digestórias não pépticas e não digestórias (Quadro 60.2). Lembrar que o diagnóstico diferen-

cial entre elas, em geral, baseia-se na semiologia. O raciocínio clínico é o dado de maior valor para a elucidação diagnóstica.

Quadro 60.2 – Causas de dispepsia.

Digestórias pépticas

- Dispepsia funcional
- Doença do refluxo gastroesofágico
- Úlcera péptica

Digestórias não pépticas

- Gastropatias específicas (tuberculose, citomegalovírus, sarcoidose, doença de Crohn)
- Neoplasias
- Síndrome da má-absorção
- Colelitíase

Não digestórias

- Doenças metabólicas (diabetes, tireoidopatias, hiperparatireoidismo, distúrbios eletrolíticos)
- Doença coronariana
- Colagenoses
- Medicamentos (anti-inflamatórios não esteroidais, antibióticos, xantinas, alendronato)
- Transtornos psiquiátricos (somatização, ansiedade, depressão, pânico, distúrbios alimentares)

Fonte: Adaptado de Misiewics JJ. Dyspepsia in Sleisenger and Fordtran – Gastrointestinal Disease – Pathophysiology, Diagnose, Management – 1993, Fifth edition; WB Saunders Company.

Helicobacter pylori (*H. pylori*)

Trata-se de uma bactéria Gram-negativa, flagelada e espiralada, que infecta o estômago de forma crônica e tem forte associação com a gastrite crônica, a úlcera péptica, o câncer gástrico e o linfoma tipo MALT do estômago. No nosso meio, a infecção é muito prevalente, alcançando índices em torno de 70% da população em geral, muito diferente da prevalência em países desenvolvidos, que fica em torno de 20%.

É importante ressaltar que a grande maioria dos pacientes infectados apresenta uma gastrite crônica assintomática. Para os pacientes sintomáticos que apresentam dispepsia, os estudos sobre o tratamento do *H. pylori* e a melhora dos sintomas dispépticos são controversos e variáveis. Mais recentemente, um trabalho do Rio Grande do Sul mostrou que um em cada dez pacientes com dispepsia infectados pela bactéria ficou curado dos sintomas com a erradicação da bactéria. Nos casos de úlcera péptica, a erradicação do *H. pylori* previne a recorrência da doença. A erradicação da bactéria pode prevenir o câncer gástrico e até curar casos de linfoma MALT.

No diagnóstico da infecção, quando disponível, deve-se utilizar o teste respiratório da ureia com carbono 13, pois tem sensibilidade e especificidade maiores que 95% e é o método de escolha não invasivo para o diagnóstico e confirmação da erradicação da bactéria. No nosso meio, ele ainda é pouco usado devido a dificuldades na importação do material utilizado para sua realização. Para reduzir os falsos negativos do teste, antissecretores e antimicrobianos devem ser suspensos por duas a quatro semanas antes da sua realização.

A pesquisa do antígeno fecal pela técnica de PCR para o diagnóstico da infecção pelo *H. pylori* ainda não tem um papel bem estabelecido no nosso meio, e a sua sensibilidade depende do uso de um anticorpo monoclonal adequado. Já o teste sorológico de determinação de anticorpos IgG para o *H. pylori* fica reservado, geralmente, para estudos epidemiológicos, porque tem boa sensibilidade no diagnóstico, mas não serve para o controle da erradicação, já que os títulos no sangue demoram muito a cair.

Quando a EDA está indicada para a abordagem de pacientes com queixas dispépticas (mais de 55 anos de idade ou na presença de sintomas de alarme), devem-se sempre realizar biópsias gástricas da mucosa em corpo e antro. O teste rápido da urease é o mais frequentemente usado nesse material para a pesquisa do *H. pylori,* além de sua pesquisa no exame histopatológico, seja usando a coloração HE ou uma mais específica, como o Giemsa. Preferencialmente, os medicamentos antissecretores e os antimicrobianos devem ser suspensos por quatro semanas antes do procedimento.

No nosso meio, a erradicação da bactéria pode ser feita com uso do esquema: claritromicina 500 mg duas vezes ao dia, amoxicilina 1.000 mg duas vezes ao dia e inibidor de bomba de prótons duas vezes ao dia por 7 dias, isso porque, no Brasil, a resistência do *H. pylori* à claritromicina é baixa (taxas de eficácia do esquema entre 85 e 90%). O esquema levofloxacina 500 mg uma vez ao dia, amoxicilina 1.000 mg duas vezes ao dia e inibidor de bomba de prótons duas vezes ao dia por 7 dias também pode ser usado no tratamento da bactéria, porém com menor eficácia (75%). Para retratamento, esse esquema deve ser utilizado com duração de 14 dias. Os esquemas que utilizam os derivados nitroimidazólicos (metronidazol, tinidazol, secnidazol) têm baixa eficácia no nosso meio, porque a resistência primária da bactéria a esses compostos é muito alta (53%). Para o tratamento do *H. pylori* multirresistente, é mais adequado encaminhar o paciente ao especialista.

Dispepsia funcional

A dispepsia funcional, também conhecida como dispepsia não ulcerosa, é uma entidade ainda de fisiopatologia desconhecida. Possíveis mecanismos estão associados à diminuição da motilidade, distensão gástrica, infecção pelo *H. Pylori,* modificações no eixo neuro-hormonal, estresse, entre outros. Essa síndrome é considerada a principal causa de dispepsia. Embora seja uma doença benigna, tem alta prevalência na população e está associada à automedicação, perda de produtividade no trabalho e absenteísmo.

De acordo com os critérios de Roma IV (Quadro 60.3), na sua caracterização devem estar presentes sintomas como plenitude pós-prandial, saciedade precoce, dor e pirose epigástrica, e os pacientes não podem apresentar evidências de doenças orgânicas.

Assim como a sua fisiopatologia, o tratamento específico dessa entidade ainda não está bem estabelecido. Normalmente, são utilizados medicamentos sintomáticos, como os inibidores de bomba de prótons, procinéticos e antidepressivos. O uso desses últimos deve-se ao fato de que há uma forte ligação dessa síndrome com sintomas depressivos e ansiedade.

Por ser uma doença que pode ter caráter crônico e apresentar resposta variável ao tratamento medicamentoso, é de grande importância a orientação para o estilo saudável de vida, a dieta, o cuidado com o uso de medicamentos, o suporte psicológico e o apoio nas crises.

Quadro 60.3 – Critérios da dispepsia funcional.

Apresentação dos sintomas por pelo menos 3 meses, contínuos ou intermitentes, com um mínimo de 6 meses de duração

1 Um ou mais dos seguintes sintomas:
- Empachamento pós-prandial
- Saciedade precoce
- Dor epigástrica
- Queimação epigástrica

2 Nenhuma evidência de doença orgânica que justifique os sintomas

Fonte: Adaptado de Roma IV.

Doença do Refluxo Gastroesofágico (DRGE)

De acordo com os critérios de Roma, pacientes que apresentam sintomas de azia e pirose retroesternal devem ser abordados como portadores de DRGE e devem ser tratados como tal, não devendo ser diagnosticados como dispépticos.

A doença do refluxo gastroesofágico se caracteriza mais frequentemente pelos sintomas de regurgitação, azia e pirose retroesternal, que apresentam alto valor preditivo positivo para o diagnóstico, mas podem ter sintomas atípicos, como o *globus* esofágico. Os sintomas pulmonares (dispneia, sibilância e tosse crônica) e a ocorrência de pneumonias de repetição, os sintomas otorrinolaringológicos, a laringite crônica, a sinusopatia e mesmo sintomas orais (halitose e erosão posterior do esmalte dentário) podem sugerir o diagnóstico de DRGE extraesofágica, mesmo na ausência de sintomas de esofagite.

A fisiopatologia da doença não é totalmente compreendida, mas envolve na maioria das vezes uma hipotonia transitória do esfíncter esofagiano inferior, associada a alterações da motilidade esofágica, à produção ácida do estômago, ao clareamento ácido da mucosa do esôfago e ao poder tamponante da saliva.

Em geral, a gravidade da esofagite à endoscopia é dada pela Classificação de Los Angeles (Quadro 60.4).

Quadro 60.4 – Classificação endoscópica das esofagites erosivas de Los Angeles.

- Uma ou mais erosões menores de 5 mm.
- Uma ou mais erosões maiores do que 5 mm não contínuas.
- Erosões contínuas envolvendo menos de 75% das circunferências esofágicas.
- Erosões contínuas ocupando mais de 75% da circunferência esofágica.

Fonte: Adaptado da Classificação de Los Angeles.

O tratamento da DRGE pode envolver três diretrizes: a comportamental (sempre indicada), a medicamentosa e a cirúrgica. A gravidade da esofagite guarda relação com elas.

- *Tratamento comportamental:* elevação da cabeceira da cama em 10 a 15 cm, de forma a manter o tórax mais elevado que o abdome; restrição ao decúbito horizontal por duas horas após as refeições; redução do peso corpóreo; suspensão do tabagismo e etilismo; moderação na ingesta de chocolate, café, cítricos e líquidos gasosos, fracionamento das refeições; orientação do paciente quanto aos riscos para a doença e suas complicações; cuidados especiais com medicamentos (anticolinérgicos, teofilina, bloqueadores do canal de cálcio, alendronato).
- *Tratamento medicamentoso:* está indicado na maioria dos casos. Devem-se usar supressores ácidos potentes, de preferência inibidores de bombas de prótons, pela sua rapidez na resposta terapêutica, em dose plena, por um período de quatro a oito semanas. Caso o paciente não apresente melhora dos sintomas, a medicação deve ter sua dose dobrada, e um novo tratamento de 4 a 8 semanas deve ser realizado. A DRGE grave responde bem ao tratamento medicamentoso, mas na maioria das vezes requer o tratamento contínuo, possivelmente porque, não mudando os hábitos de vida, os pacientes mantêm as condições de recidiva da doença. O uso de procinéticos isoladamente está reservado para os casos leves e pode ser associado ao uso de bloqueadores H2, com efeito sinérgico. Não há evidências de que associação de IBP com os procinéticos tenha eficácia de sinergismo, porém alguns pacientes relatam melhora dos sintomas quando da associação.
- *Tratamento cirúrgico:* indicado em pacientes com insucesso no tratamento medicamentoso, pacientes jovens (< 40 anos) com indicação de uso prolongado do tratamento medicamentoso, pacientes com dificuldade de acesso ao tratamento medicamentoso e complicações (estenose, sangramento e úlceras). Para alguns especialistas, a presença de esôfago de Barrett é também uma indicação cirúrgica. A técnica mais usada é a da hiatoplastia com fundoplicatura.

Uso de anti-inflamatórios

O uso de anti-inflamatórios pode determinar lesões gastrointestinais, em especial com doses elevadas e quando do uso crônico em pacientes de risco, como os idosos. Essa classe de medicamentos inibe a ciclo-oxigenase e, consequentemente, a produção de prostaglandina, causando um desequilíbrio entre a agressão cloridropéptica e a resistência da mucosa gástrica, facilitando o surgimento da gastrite e das úlceras. É importante pesquisar em todo paciente com dispepsia o uso de anti-inflamatórios, não só porque eles podem ser a causa da síndrome, mas também porque podem ser um agravante no quadro.

O tratamento se baseia na suspensão do uso desses medicamentos e na prescrição de inibidores de bomba de prótons, reavaliando precocemente o paciente. No caso de sinais de alarme, a internação pode ser necessária, com indicação de supressão ácida intravenosa e endoscopia precoce. O uso profilático de inibidores de bomba de prótons em pacientes susceptíveis não previne totalmente a lesão gastrointestinal pelo uso de anti-inflamatórios: cerca de 25% dos pacientes, mesmo com o uso desses medicamentos, desenvolve a complicação.

Úlcera péptica

A úlcera péptica é uma solução de continuidade na mucosa gástrica, decorrente ou de uma maior produção ácida ou da redução da resistência da mucosa. Está fortemente associada à infecção pelo *H. pylori*, que sempre causa dano à mucosa gástrica ou eleva a produção ácida. Na ausência da bactéria, a ação nóxia dos anti-inflamatórios é outra causa importante. Situações como hipersecreção ácida (como na síndrome de Zollinger-Ellison) são extremamente raras e nas hipergastrinemias é importante descartar o uso dos inibidores de bomba de prótons (uma causa atualmente frequente desse estado).

O tratamento da úlcera depende da sua causa, lembrando que a maioria dos casos é decorrente da infecção pelo *H. pylori*, e o tratamento curativo nessa situação é a erradicação da bactéria, esteja a úlcera ativa ou cicatrizada. O uso da supressão ácida (inibidores de bomba de prótons por 2 a 4 semanas, bloqueadores H2 por 4 a 6 semanas ou antiácidos por 8 a 12 semanas) é um tratamento sintomático e promove temporariamente a cicatrização das úlceras.

Úlceras decorrentes de gastrinomas e de outras gastropatias específicas podem necessitar de tratamento causal.

O tratamento cirúrgico, hoje em dia, é bastante reservado e está indicado em casos de falha terapêutica e úlceras complicadas ou nos quadros de urgência, não sendo infrequente nos casos de úlcera perfurada, a indicação de sua sutura, com posterior tratamento clínico, evitando-se a gastrectomia.

Abordagem da dispepsia não diagnosticada

No nosso meio, a maior parte dos pacientes é avaliada na atenção primária, local onde, com frequência, é difícil a investigação da dispepsia por meio da endoscopia digestiva alta e/ou da pesquisa do *H. pylori*. Mas pacientes com sinais e sintomas de alarme devem ter como conduta inicial a realização da EDA.

Os pacientes que não apresentem sinais de alarme e que tenham menos de 55 anos poderão realizar o tratamento empírico. Exceção a essa regra faz-se naqueles pacientes usuários crônicos de anti-inflamatórios, glicocorticoides, bifosfonatos, que devem ter como causa da dispepsia o uso destes medicamentos, e naqueles portadores de sintomas típicos de refluxo, que devem ser conduzidos como portadores de DRGE e tratados como tal.

Nesse tipo de abordagem, 30% dos casos de dispepsia funcional melhoram com o tratamento proposto, reduzindo a necessidade de endoscopia.

Estratégia da endoscopia digestiva alta inicial

Em situações nas quais a EDA não é um exame de alto custo e onde se tenha facilidade de consegui-lo (países ricos e de pequena população), a estratégia de abordar todo paciente com dispepsia realizando uma EDA de início pode ser adequada. Embora a EDA seja um exame médico--dependente e exista um pequeno risco inerente ao procedimento, o diagnóstico preciso dessa síndrome tranquiliza o médico e o paciente e, dependendo da cultura local, pode-se empregar tratamento sintomático, deixando, com isso, de onerar o sistema de saúde em múltiplas consultas, medicamentos e outros exames. Deve-se lembrar que, para países de grande população, essa estratégia é impraticável.

A estratégia do "teste e trate"

A estratégia denominada "teste e trate", que consiste na erradicação do *H. pylori,* identificado por técnicas não invasivas, em pacientes jovens e sem sinais de alarme com consequente redução no número de endoscopias é proposta nos Estados Unidos, Canadá, Europa e Oceania. Nesses locais, a prevalência da infecção é menor que 30% e maior que 10%, e a sustentação teórica de sua aplicação é que essa população tem grande número de ulcerosos e portadores da infecção, que vão se curar dos seus sintomas com o tratamento da infecção, economizando cerca de 30% de endoscopias. Os pacientes com sinais de alarme, os idosos e aqueles que não se curarem dos sintomas com a erradicação da bactéria deverão ser submetidos à EDA.

A pouca disponibilidade dos métodos de detecção não invasivos do *H. pylori* em nosso meio, o alto custo do tratamento e a alta prevalência da infecção acabam tornando essa estratégia inviável no Brasil.

A estratégia do tratamento empírico inicial (Figura 60.1)

Essa abordagem tem suporte no fato de que aproximadamente 30% dos casos de dispepsia funcional melhoram com o tratamento empírico, e que essa doença é a principal causa de dispepsia não diagnosticada. Além disso, outras causas de dispepsia que pudessem ser mascaradas pelo uso de supressores ácidos, como a úlcera gástrica, a doença de refluxo gastroesofágico e o câncer gástrico, em algum momento após a suspensão da medicação recidivarão e terão indicação para a realização de EDA, quando será obtido o diagnóstico definitivo da causa da dispepsia.

Nessa estratégia, após a avaliação do paciente, afastados os sinais de alarme, doença do refluxo gastroesofágico e uso de anti-inflamatórios, considera-se causa principal da dispepsia a doença funcional. Orienta-se o paciente sobre os cuidados dietéticos e estilo de vida saudável e se efetua um tratamento empírico, no qual podem ser utilizados os procinéticos, anti-ácidos, bloqueadores H2 ou inibidores de bomba de prótons.

Espera-se pelo menos duas semanas por uma resposta sintomática e, se ela ocorre, o tratamento é mantido, dependendo do medicamento, por até 4 a 12 semanas. No caso de resposta parcial, pode-se aumentar a dose do medicamento ou substituí-lo por um outro e com uma também resposta sintomática, mantê-lo por 4 a 12 semanas. Se houver falha após o uso regular da medicação por duas semanas ou houver recidiva dos sintomas após a suspensão da medicação com 4 a 12 semanas de tratamento, está indicada a EDA para identificar as causas da dispepsia.

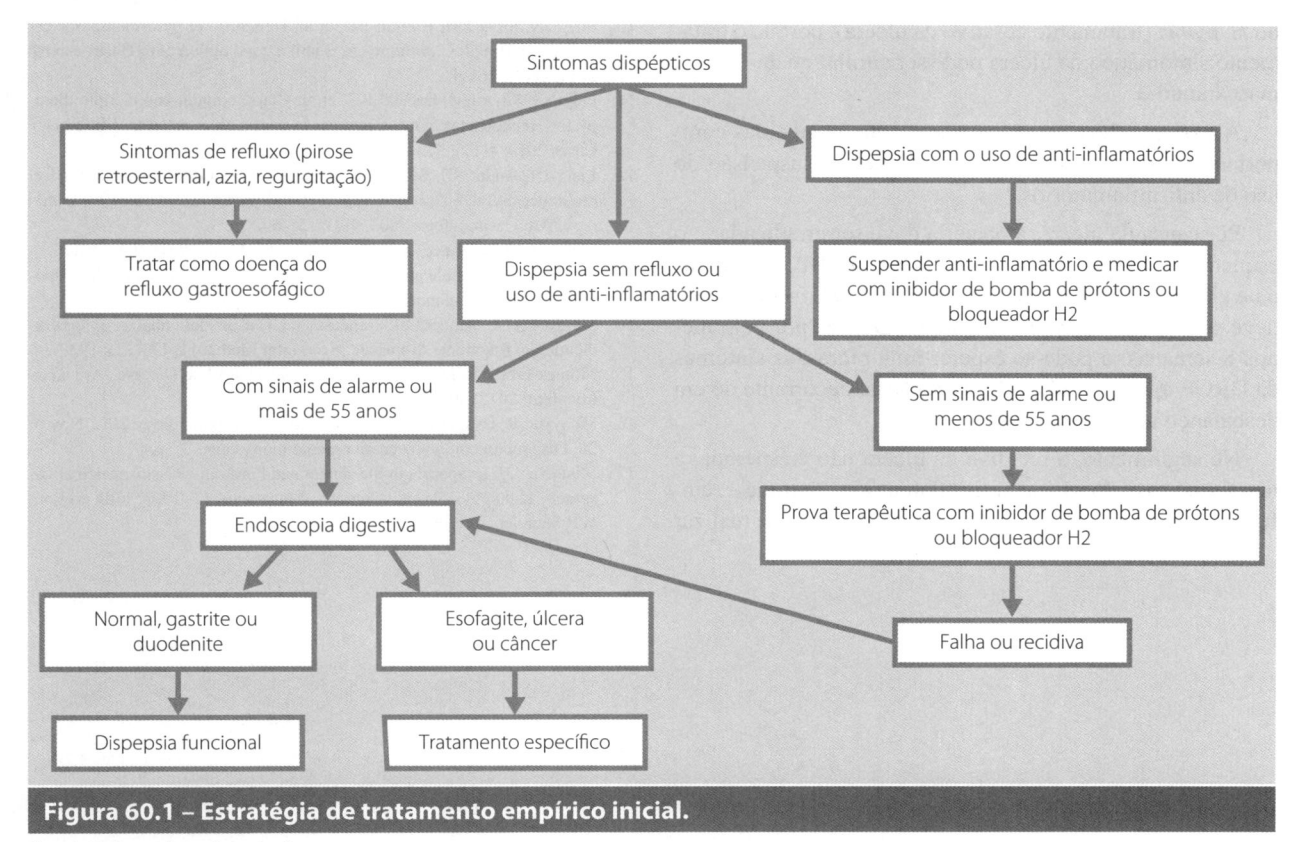

Figura 60.1 – Estratégia de tratamento empírico inicial.

Fonte: Elaborada pela autoria.

Discussão do caso clínico

Pela história e antecedentes (obesidade e tabagismo) da paciente, ela tem DRGE, já que os sintomas clínicos têm alto valor preditivo positivo para a doença. Inicialmente, ela não necessita de endoscopia porque é jovem, sem sinais de alarme. No entanto, não é característica da DRGE a dor epigástrica, que é típica. Se considerarmos a hipótese de úlcera esofágica (uma doença de refluxo muito grave), eram de se esperar disfagia e odinofagia, situações que indicariam a endoscopia de início, mas, pela história, essa hipótese parece improvável. Se considerarmos duas doenças pépticas: DRGE + úlcera ou DRGE + Dispepsia funcional, a dor epigástrica recidivante, típica, poderia sugerir o diagnóstico de úlcera, mas não permite diferencial com a dispepsia funcional por si só. Como a paciente não tem sinais de alarme, optando pela estratégia do tratamento empírico inicial, estaríamos adotando uma abordagem adequada.

De fato, o uso de omeprazol levou a uma melhora dos sintomas, porém a sua interrupção determinou recidiva dos sintomas. Por isso, então, optou-se pela realização do exame endoscópico, que revelou se tratar de uma dispepsia diagnosticada, em que a úlcera péptica *H. pylori* dependente se associa à doença de refluxo gastroesofágico (DRGE). Há evidências de que essa associação possa ocorrer em até 30% dos casos. Lembrar que o teste da urease obtido por biópsia de mucosa antral é bastante sensível e muito específico, embora possa ser mascarado pelo uso de inibidores de bomba de prótons (IBP) e de antibióticos. Além disso, o diagnóstico da DRGE pode ser difícil antes da erradicação do *H. pylori* (tratamento curativo da úlcera), porque o tratamento sintomático da úlcera pode ser similar ao da DRGE, mascarando-a.

A paciente deve ser orientada quanto às medidas comportamentais para prevenção do refluxo e a suspensão do uso de anti-inflamatórios.

Por causa da úlcera, a bactéria deve ser erradicada, e o esquema inicial deve ser a associação de IBP, amoxicilina e claritromicina. Após o tratamento do *H. pylori*, o IBP deve ser mantido para tratamento da DRGE, por pelo menos 8 semanas, e pode-se esperar uma piora dos sintomas da DRGE após a erradicação da bactéria, decorrente de um desbalanço na produção ácida.

No seguimento, a recidiva da úlcera não é esperada, a não ser no caso do uso de anti-inflamatórios, porque a reinfecção pela bactéria é baixa. Não há necessidade de realizar o controle de tratamento da infecção, uma vez que a úlcera é duodenal e não é complicada (úlceras hemorrágicas, múltiplas ou gigantes).

A recidiva dos sintomas da DRGE (principalmente pela não aderência a mudanças de hábitos) pode ter indicação do uso crônico de IBP, visando à prevenção do esôfago de Barrett ou do adenocarcinoma do esôfago. Para hérnia de hiato menor de 2 cm, não há indicação de tratamento cirúrgico, já que, na maioria dos casos, está em questão a hipotonia do esfíncter inferior do esôfago.

Referências

1. Silva FM. Dispepsia. In: Santos IS, Silva SBB, Lotufo PA, Benseñor IM. Clínica médica – diagnóstico e tratamento. 1ª ed. São Paulo: Sarvier; 2008. v. 1, p. 857-71.
2. Talley NJ. American Gastroenterological Association Technical Review on the evaluation of dyspepsia. Gastroenterology 2005; 129: 1756-80.
3. Talley NJ, Ford AC. Functional Dyspepsia. Gastroenterology 2015.
4. Tack J, Talley NJ. Transtornos gastroduodenais. Arq Gastroenterol 49(supl.).
5. Stanghellini V, Chan FKL, Hasler WL, et al. Gastroduodenal Disorders. Gastroenterology 2016; 150: 1380-92.
6. Coelho LG, Maguinilk I, Zaterka S, et al. 3rd Brazilian Consensus on Helicobacter pylori. Arq Gastroenterol 2013; 50(2).
7. Malfertheiner P, Megraud F, O'Morain CA, et al. Management of Helicobacter pylori infection-the Maastricht V/Florence Consensus Report. Gut 2017, 66(1): 6-30.
8. Silva FM, Queiroz EC, Navarro-Rodriguez T, et al. Efficacy of levofloxacin, amoxicillin and a proton pump inhibitor n the eradication of Helicobacter pylori in Brazilian patients with peptic ulcer. Clinics 2015, 70(5): 318-21.
9. Faintuch JJ, Silva FM, Navarro-Rodriguez T, et al. Endoscopic Findings in uninvestigated dyspepsia. BMG Gastroenterol 2014 Feb 6; 14: 19.
10. Eisig JN, Silva FM, Barbuti RC, et al. Helicobacter pylori antibiotic resistance in Brazil: Clarithomycin is still a good option. Arq Gastroenterol 2011; 48(4): 261-4.
11. Felga G, Silva FM, Barbuti RC, et al. Clarithomycin-based triple therapy for Helicobacter pylori treatment in peptic ulcer patients. J Infec Dev Ctries 2010; 4(11): 712-6.
12. Eisig JN, Andre SB, Silva FM, et al. The impact of Helicobacter pylori resistance on the efficacy of a short course pantoprazole based triple therapy. Arq Gastroenterol 2003, 40(1): 55-60.
13. Mazzoleni LE, Francesconi CF, Sander GB. Mass eradication of Helicobacter pylori: feasible and advisable? Lancet 2011 August 6; 378. Disponível em: www.thelancet.com
14. Mazzoleni LE, Sander GB, Francesconi CF, et al. Helicobacter pylori eradication in functional dyspepsia. Arch Inter Med 2011, 171(21): 1929-36.
15. Moraes-Filho. Refractory Gastroesophageal Reflux Disease. Arq Gastroenterol 2012; 49: 296-301.
16. Moayyed P. Dyspepsia. Current opinion. Gastroenterology 2012 Nov 6; 28. Disponível em: www.co-gastroenterology.com
17. Misiewics JJ. Dyspepsia in Sleisenger and Fordtran – Gastrointestinal Disease – Pathophysiology, Diagnosis, Management – 1993, Fifth edition; WB Saunders Company.

Abordagem da icterícia

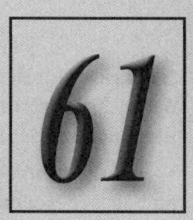

- *Rodrigo Diaz Olmos*
- *José Victor Gomes Costa*

CASO CLÍNICO

J.C.R., homem, 55 anos, marceneiro, natural e procedente de São Paulo, casado, sem filhos.

Queixa principal: olhos amarelos

HMA: Paciente procura pronto-socorro relatando que há 1 mês colegas de trabalho e esposa começaram a notar coloração amarela em seus olhos, mas, como estava assintomático, não procurou atendimento médico. Relata que nesse período começou a notar escurecimento da urina e as fezes mais esbranquiçadas, associado a febre não aferida. Esposa relata que paciente perdeu 5 kg em 1 mês e está com apetite reduzido. Resolveu procurar atendimento por ter também notado a alteração nas mãos e na boca.

Possui como antecedentes pessoais tabagismo desde os 15 anos, com carga tabágica de 30 maços/ano; etilista no mesmo período, com consumo diário de 2 litros de cerveja. Relata ter tido quadro de amarelidão na infância, diagnosticada como hepatite. Realizou cirurgia para correção de fratura tibial direita aos 20 anos, com necessidade de transfusão sanguínea. Nega quadros semelhantes no trabalho ou na família.

Ao exame físico, paciente encontrava-se em regular estado geral, ictérico 3+/4+, desidratado +/4+, hipocorado +/4+. Aspecto emagrecido. Ausculta cardíaca e pulmonar sem alterações. O abdome encontrava-se plano, com ruídos hidroaéreos presentes. À palpação, massa indolor em hipocôndrio direito. Ausência de sinais de insuficiência hepática.

Exames laboratoriais: Hb: 11 g/dL; leucócitos: 7550/mm^3; plaquetas: 250.000/mm^3; bilirrubina total: 13,0 mg/dL; bilirrubina direta: 11,0 mg/dL; bilirrubina indireta: 2,0 mg/dL; AST: 40 U/L; ALT: 45 U/L; FA: 550 U/L; GGT: 800 U/L; INR: 1,29; Albumina: 2,9 d/dL; Creatinina: 1,3 mg/dL; Ureia: 120 mg/dL; Na: 150 mmol/L; K: 5,0 mmol/L.

O paciente de nosso caso apresenta-se com coloração amarela da pele como sinal semiológico guia, constituindo, portanto, uma Síndrome Ictérica. A icterícia representa um acúmulo de bilirrubina plasmática, sendo perceptível ao exame físico quando seus níveis estão acima de 2 mg/dL. Expressa-se clinicamente por uma coloração amarelada da pele, notada principalmente nas escleras e mucosas (região do frênulo lingual). A avaliação da presença de icterícia ao exame físico representa verdadeiro desafio clínico em suas fases iniciais, sofrendo importante variação interobservador. Muitas vezes, as alterações iniciais da coloração são notadas por familiares, e não pelo próprio paciente, principalmente em casos de instalação mais insidiosa, retardando a procura por atendimento médico.

Vale notar que a icterícia representa sinal semiológico e não uma doença, abrigando um grande número de diagnósticos diferenciais como sua causa base. Condições que necessitam de cuidados médicos imediatos, como hepatite fulminante aguda, hemólise maciça, colangite, doenças infecciosas como leptospirose, abscesso amebiano; até distúrbios benignos, como síndrome de Gilbert, fazem parte do grande *pool* diagnóstico. Soma-se, ainda, o grande número de medicações capazes de afetar o metabolismo hepático, ocasionando icterícia. Apesar do grande número de doenças causadoras de icterícia, esta segue como uma queixa principal infrequente, sendo observada em pacientes que procuram o pronto-socorro com queixa de prurido, dor abdominal ou mesmo perda de peso.

Para entendermos a avaliação da icterícia, é fundamental relembrarmos o ciclo de metabolismo da bilirrubina (Figura 61.1).

A bilirrubina é produzida a partir da destruição de hemácias senescentes pelo sistema retículo-endotelial com liberação do grupamento Heme, o qual será metabolizado por meio de duas enzimas: heme oxigenase e biliverdina redutase. Ambas as enzimas são encontradas no baço e células de Kupffer do fígado. A heme oxigenase medeia a abertura da estrutura molecular do Heme, com saída do Ferro elementar (o qual será reaproveitado) e formação do composto biliverdina IXa, a qual será metabolizada pela enzima biliverdina redutase em bilirrubina, um composto insolúvel e potencialmente tóxico.

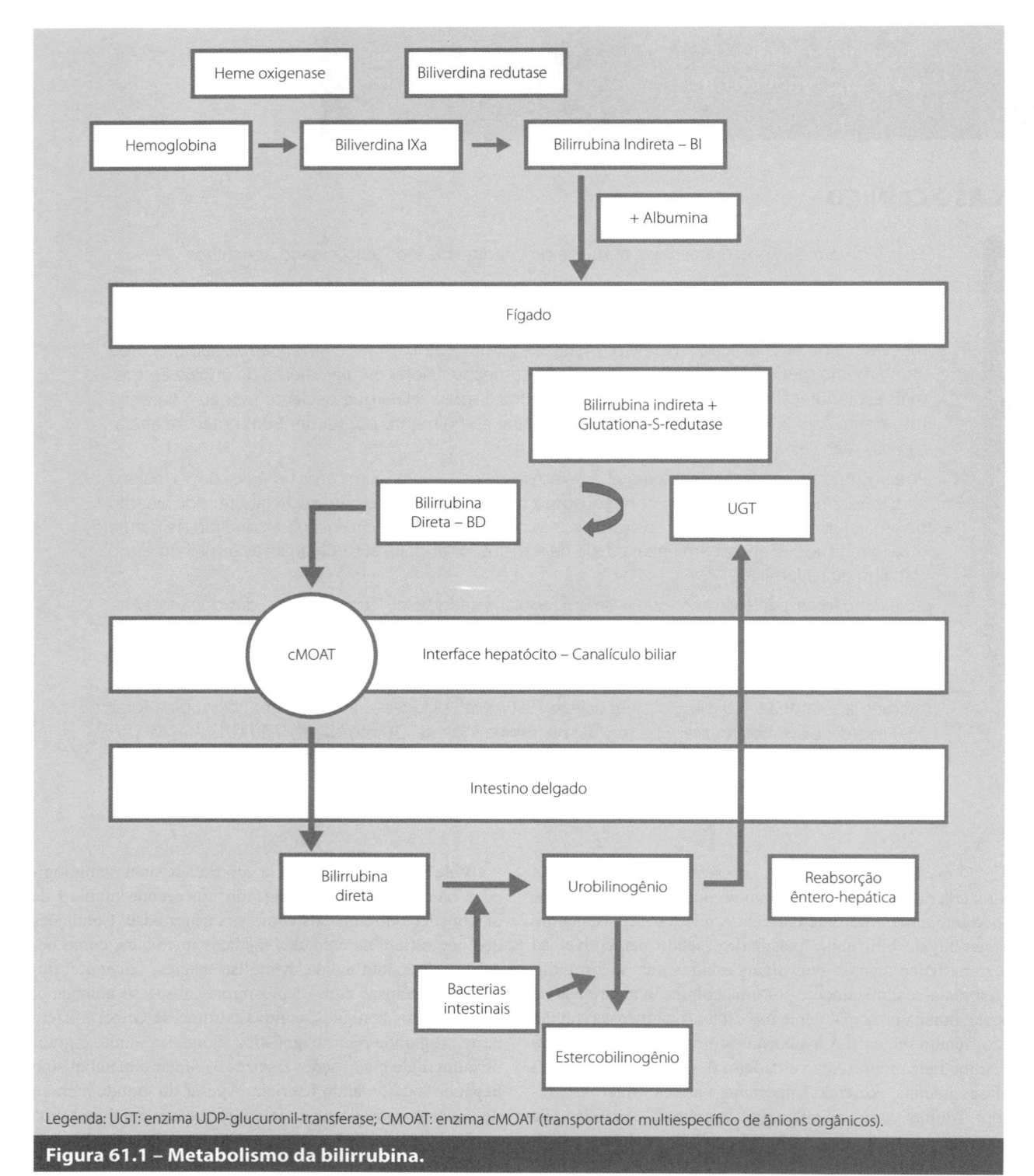

Legenda: UGT: enzima UDP-glucuronil-transferase; CMOAT: enzima cMOAT (transportador multiespecífico de ânions orgânicos).

Figura 61.1 – Metabolismo da bilirrubina.

Fonte: Elaborada pela autoria.

A bilirrubina produzida por esse processo é também chamada de não conjugada ou indireta. Por ser um composto insolúvel, se em concentrações excessivas, pode difundir-se para os tecidos, ocasionando lesão celular. Um extremo desse processo ocorre em neonatos, que possuem uma barreira hematoencefálica ainda não completamente funcionante, permitindo acúmulo de bilirrubina no sistema nervoso central, ocasionando diversas manifestações neurológicas (Kernicterus).

A bilirrubina então produzida liga-se à albumina (capaz de suprir uma concentração de bilirrubina de até de 4 a 5 mg/dL) e é transportada até os sinusoides hepáticos, onde, por meio de difusão facilitada, entra no hepatócito e liga-se à enzima glutationa-S-redutase. Essa ligação serve para evitar difusão retrógrada das moléculas de bilirrubina, mantendo-as dentro dos hepatócitos. A albumina retorna para a circulação sistêmica. Dentro do hepatócito, ocorrem novos processos enzimáticos, dessa vez mediados pela enzima UDP-glucuronil-transferase (UGT) – também presente em algumas células dos túbulos renais e enterócitos – com formação de bilirrubina hidrossolúvel (bilirrubina direta – BD), podendo essa ser excretada. Do hepatócito, a BD é transportada por meio de processo ativo (ATP Dependente) para os canalículos biliares, por meio da enzima cMOAT (transportador multiespecífico de ânions orgânicos), sendo então excretado em forma de bile para o intestino. Não ocorre reabsorção de BD na vesícula biliar ou intestino, mas na luz intestinal bactérias simbióticas produtoras de beta-glicuronidase metabolizam a bilirrubina na molécula urobilinogênio, o qual consegue ser reabsorvido na luz intestinal (por meio da recirculação entero-hepática) e reaproveitado na produção de nova bile. Parte das moléculas de urobilinogênio permanece na luz intestinal, com seus metabólitos dando a coloração característica das fezes, e parte é eliminada pelo rim após ser reabsorvida (Figura 61.1).

Esse complexo mecanismo de fabricação, metabolização, transporte e reabsorção nos permite apreciar os diversos pontos que podem sofrer influências externas ou internas, ocasionando um desbalanço no fino ciclo metabólico.

A icterícia não corresponde a uma única doença, mas a uma alteração no ciclo da bilirrubina, suscetível em diversos pontos e, portanto, passível de ser um sinal clínico presente na história natural de diversas doenças. A investigação diagnóstica da icterícia nos leva à essência da Clínica Médica: avaliação de informações provenientes de conhecimento fisiopatológico, probabilidade pré-teste, história clínica, exame físico e métodos complementares, como peças de um quebra-cabeça, para então se chegar a um diagnóstico.

Abordagem do paciente

O primeiro passo, diante de qualquer encontro com um paciente, deve ser uma boa história clínica e exame físico. Esses, associados a um conhecimento do contexto e cultura do paciente, nos fornecerão hipóteses diagnósticas muito robustas e pistas valiosas.

História clínica:

- *Idade:* crianças são mais susceptíveis a hepatites virais e alterações hereditárias; adultos a drogas hepatotóxicas e álcool; idosos a neoplasias.
- *Sexo:* mulheres são mais acometidas por doenças imunomediadas;
- *Hábitos de vida:* uso abusivo de álcool, relações sexuais desprotegidas, uso de drogas intravenosas.
- *Condições sociais:* falta de saneamento básico está associado a maior transmissão de doenças com ciclo fecal-oral; infestação por helmintos;
- *Transfusões sanguíneas:* antes de um maior controle de qualidade, eram associadas à transmissão de hepatite C.
- *Medicações em uso:* diversas medicações são hepatotóxicas e/ou interferem no metabolismo da bilirrubina, como rifampicina, clorpromazina, isoniazida, paracetamol, entre outros.
- *Viagens recentes:* podem nos dar pistas sobre exposição a patógenos específicos, como malária, ameba, micobactéria, leishmânia.
- *Exposição ocupacional:* exposição a agrotóxicos, gases inalantes; funcionários da área da saúde com exposição a material infectado.
- *Sintomas associados:* mialgia, artralgia e febre baixa sugerem quadros infecciosos/virais, enquanto perda de peso importante, adenomegalias e massas palpáveis falam a favor de processo neoplásico. Pacientes cirróticos também apresentam perda de peso importante, geralmente mascarada pelo ganho de peso associado à ascite e ao edema subcutâneo; dispneia aos esforços e turgência jugular podem ser indício de insuficiência cardíaca (hepatopatia congestiva).
- *Duração:* icterícia intermitente, com flutuação ao longo das semanas deve sempre levantar a hipótese de tumor de papila duodenal.
- *Dor abdominal:* processos relacionados às vias biliares (coledocolitíase/colangite), pancreatite.
- *Sangramentos:* se responsivo à vitamina K, sugere processo obstrutivo, com desabsorção de vitaminas lipossolúveis. Se não responsivo, sugere lesão hepatocelular importante.
- *Gravidez:* pode apresentar icterícia por múltiplas causas, com pré-eclâmpsia/síndrome HELLP; colestase intra-hepática da gravidez.

Exame físico

- Presença de eritema palmar, teleangiectasias, circulação colateral, ginecomastia, *flapping*, apontam para quadro de cirrose hepática, com as suas múltiplas causas.
- Anéis de Kayser-Fleischer: Doença de Wilson.
- Sinal de Courvoisier: neoplasia de vias biliares.
- Sinal de Murphy: colecistite aguda.

• Escoriações: prurido crônico – pode ser manifestação inicial da cirrose biliar primária; neoplasias.

Após a anamnese e exame físico, já com algumas hipóteses formuladas, devemos agora avaliar em qual ponto está comprometido o metabolismo da bilirrubina, solicitando sua dosagem sérica total e frações (Figura 61.2).

1º passo: determinação de fração de bilirrubina predominante

Predomínio de **bilirrubina indireta** (BI) remete a processo anterior à glucuronidação hepática, portanto à superprodução de bilirrubina, captação reduzida pelos hepatócitos do complexo BI-albumina, glucuronidação ineficaz ou lesão hepatocelular.

• A superprodução de bilirrubina geralmente está associada a quadros de hemólise. Esse processo pode ser confirmado pela presença de anemia no hemograma. Se presente, deve-se proceder à diferenciação de hemólise intra × extravascular. Na hemólise intravascular, ocorre destruição das hemácias dentro dos vasos sanguíneos (por microangiopatia, anticorpos quentes, infecções como malária) com liberação de globinas dentro dos vasos e consumo de haptoglobina, seu carreador. Na hemólise extravascular (associados a defeitos de membrana, como esferocitose, AHAI por anticorpos frios), a destruição se dá no sistema reticuloendotelial, com haptoglobina normal. Em ambas as situações, teremos elevação de reticulócitos, LDH e BI. Pesquisa de Coombs pode ajudar no diagnóstico das anemias hemolíticas autoimunes, enquanto o teste da gota espessa permite a identificação do protozoário causador da malária.

• A captação reduzida do complexo BI-Albumina pode ocorrer em algumas situações, como cirrose hepática (por redução da fenestração de capilares, dificultando o acoplamento e transporte do pigmento), redução da circulação hepática (como quadros de IC grave, trombose de veias supra-hepáticas, levando à redução da circulação portal por aumento da pressão nos capilares venosos), *shunt* porto-sistêmico (por mecanismo de *by--pass*) e uso de medicações que interfiram na captação (como rifampicina).

• A elevação de enzimas hepáticas (ALT e AST), marcadores de lesão do hepatócito, deve nos levar a pensar em causas de lesão direta com consequente redução da capacidade de glucuronidação, armazenamento e transporte da bilirrubina, geralmente acarretando elevação de ambas as formas de bilirrubina.

• Em caso de BI elevada, sem sinais de hemólise ou lesão de hepatócitos, devemos nos lembrar dos defeitos enzimáticos de UGT. Classicamente, essas situações são mais conhecidas dos pediatras, que lidam com doenças de herança recessiva de ausência (Criggler-Najar tipo 1) ou funcionamento parcial da UGT (Criggler-Najar tipo 2 e Síndrome de Gilbert). Na doença de Criggler--Najar tipo 1, a UGT não apresenta nenhuma funcionalidade e geralmente se apresenta com quadro precoce de hiperbilirrubinemia grave e kernicterus, enquanto em seu subtipo 2 os pacientes apresentam funcionalidade parcial da enzima, com icterícia persistente, geralmente sem dano neurológico. Na síndrome de Gilbert também há funcionalidade parcial da UGT, e a maioria dos pacientes apresenta hiperbilirrubinemia assintomática e, em períodos de estresse, jejum prolongado, infecções ou uso abusivo de álcool, pode-se notar a icterícia. Nesses casos, não ocorrem lesões sistêmicas pelo acúmulo de bilirrubina, tratando-se de quadro benigno que requer apenas seguimento ambulatorial.

Se o acúmulo predominante for de **bilirrubina direta**, devemos pensar em processos pós-glucuronidação: lesão hepatocelular, distúrbio de transporte da bilirrubina aos canalículos biliares ou obstrução dos canais biliares, intra ou extra-hepáticos. Nesses casos, a dosagem de transaminases e fosfatase alcalina auxiliam na elucidação diagnóstica.

2º passo: se bilirrubina direta aumentada, solicitar dosagem de transaminases (AST e ALT) e enzimas canaliculares (FA/GGT)

• No acúmulo de BD sem elevação de transaminases ou enzimas canaliculares, deve-se pensar em distúrbios no transporte hepatócito-vias biliares, por meio da cMOT. As doenças de Rotor e Dubin-Jhonson são exemplos dessa alteração, apresentando-se com elevação da bilirrubina direta no sangue, mas sem evidências de lesão hepatocelular ou de vias biliares (marcadores de lesão em níveis normais). Estas condições apresentam evolução benigna, sem necessidade de abordagem terapêutica. Algumas medicações também podem alterar esse transporte, como a clorpromazina.

• Lesão hepatocelular: elevação predominante de AST/ALT. Diversas causas podem levar à lesão hepatocelular (infecciosa, medicamentosa, vascular, depósito, infiltrativa), e diagnósticos diferenciais são expostos na Tabela 61.2. Algumas condições merecem destaque: diante de elevações de AST e ALT acima de 1000 UI/L, deve-se pensar em três causas principais de lesão hepática: hepatite viral aguda, medicamentosa ou isquêmica[6]; elevação de AST > 2X ALT, com valores geralmente abaixo de 500-600 UI/L, é classicamente associada a quadros de hepatite alcoólica (especificidade de 90-96%)[7,8].

• Quando há predomínio de fosfatase alcalina, deve-se considerar obstrução dos canais biliares. Como a FA também pode estar elevada em processos não hepáticos (presente também em osteoblastos, mucosa intestinal, placenta), a enzima Gama-GT também deve ser dosada para aumentar a especificidade. Elevação isolada de FA geralmente aponta para causa não hepatobiliar (pico de crescimento em crianças; gestação, com maior produção de FA pela placenta; hipertireoidismo). A elevação das enzimas canaliculares não é capaz de diferenciar entre os quadros de colestase (obstrução e acúmulo de bilirrubina) intra ou extra-hepáticos, sendo necessário lançar mão de métodos de imagem para avaliação da anatomia local. As causas obstrutivas são as que cursam com os clássicos quadros de acolia fecal, pela não excreção de bilirrubina na bile e consequente ausência de urobilinogênio na luz intestinal, ficando as fezes com coloração mais esbranquiçada. Como a bilirrubina direta é solúvel, seu acúmulo na árvore biliar leva a difusão para a corrente sanguínea e eliminação renal, sendo responsável pela colúria observada em quadros obstrutivos.

- As causas de lesão hepatocelular e colestase intra-hepática muitas vezes se confundem, representando espectros evolutivos diferentes de uma mesma doença. Podemos citar a lesão por álcool, as hepatites virais, medicamentosas, as quais podem apresentar-se com padrão de elevação de AST/ALT ou FA/GGT.

3º passo: se enzimas sugestivas de acometimento da via biliar, realizar exame de imagem

Elevação de FA/GGT na presença de icterícia remete a quadro de colestase. Como já mencionado, essa pode ser intra ou extra-hepática e possui diversas causas, tanto benignas como malignas. Na presença de colestase, deve-se avaliar a árvore biliar por métodos de imagem, na busca de pontos de obstrução.

A ultrassonografia (US) é o método clássico de avaliação das vias biliares. É um exame não invasivo e de baixo custo, podendo ser realizado a beira leito. A sensibilidade do US varia na literatura de 55-95% para obstruções, com acurácia diagnóstica semelhante à tomografia computadorizada (TC)[3]. A US permite visualização direta de dilatação das vias biliares tanto extra como intra-hepáticas, tendo como principal limitação a dificuldade em visualizar a porção distal do colédoco, principalmente em pacientes obesos ou por interposição de alças intestinais. O American College of Radiology (ACR) recomenda a US como exame de escolha na avaliação diagnóstica inicial de colestase, particularmente nos casos em que a principal hipótese diagnóstica é de doença benigna.

A tomografia computadorizada (TC) *multislice* permitiu melhor visualização da árvore biliar, com sensibilidade, especificidade e acurácia diagnóstica melhores que a US, permitindo não só a visualização da dilatação das vias biliares, mas o local de obstrução e fator causal. A TC ganha espaço ainda maior na suspeita de malignidade, por permitir o diagnóstico e estadiamento de lesões de forma concomitante. Apesar de ser exame não invasivo, apresenta maior custo que a US, além de exposição à radiação ionizante e meios de contraste. O ACR recomenda a TC como exame de 1ª linha em conjunto com a US na suspeita de malignidade.

A colangiorressonância representa método diagnóstico novo que utiliza imagens com ponderação acentuada em T2 para visualização da via biliar, utilizando a própria bile como meio de contraste. Em 2014, Singh et al. publicaram trabalho demonstrando superioridade deste método em relação à TC e US para avaliação de pacientes ictéricos, tanto por causas benignas quanto malignas. Atualmente, consiste em exame de escolha na suspeita de coledocolitíase. A associação do método em conjunto com ressonância magnética (RM) do abdome permite ainda avaliação do parênquima hepático. O advento da colangiorressonância tornou a colangiopancreatografia endoscópica retrógrada (CPRE) um método reservado para intervenções terapêuticas. Embora também permita boa visualização da árvore biliar, a CPRE é um método invasivo, associado a complicações, como pancreatite, colangite e até morte. Dessa forma, a CPRE deve ser reservada para situações em que se necessita de intervenção terapêutica, como papilotomia ou colocação de *stents* para drenagem da bile ou biópsia local de massa a esclarecer.

Outro método diagnóstico importante, a ultrassonografia endoscópica (USE), vem ganhando espaço por permitir realização de estadiamento local de tumores periampulares e biópsias de massas locais por aspiração por agulha fina, com riscos menores do que os atribuídos à CPRE.

As lesões de colestase intra-hepática geralmente apresentam-se normais aos exames de imagem, refletindo o caráter de lesão canalicular. A colangite esclerosante primária, por ser doença associada à inflamação das vias biliares (muitas vezes associada à retocolite ulcerativa), apresenta padrão característico de estenoses e dilatações (colar de contas), que pode ser observado na colangiorressonância e CPRE.

Outros exames podem ser necessários para se chegar ao diagnóstico da síndrome ictérica. Marcadores para doenças autoimunes, como hepatite autoimune (tipo 1 ⇨ FAN e antimúsculo-liso; tipo 2 ⇨ antiLKM1), colangite esclerosante primária (p-ANCA) e cirrose biliar primária (antimitocôndria); dosagem de ferritina e ferro sérico na hemocromatose; dosagem de ceruloplasmina na doença de Wilson. Biópsia hepática pode ser necessária, caso a etiologia ainda não tenha sido identificada, particularmente nas icterícias de etiologia hepatocelular, entretanto a biópsia deve ser reservada para situações em que a informação diagnóstica tenha, de fato, impacto no tratamento e prognóstico do paciente, uma vez que se trata de procedimento invasivo.

Deve-se ter em mente que muitas das causas de icterícia podem produzir lesão hepatobiliar de várias formas e em vários locais distintos, podendo dificultar o diagnóstico. As hepatites A e alcoólica, classicamente relacionadas à lesão hepatocelular, podem apresentar-se com variante de colestase intra-hepática.

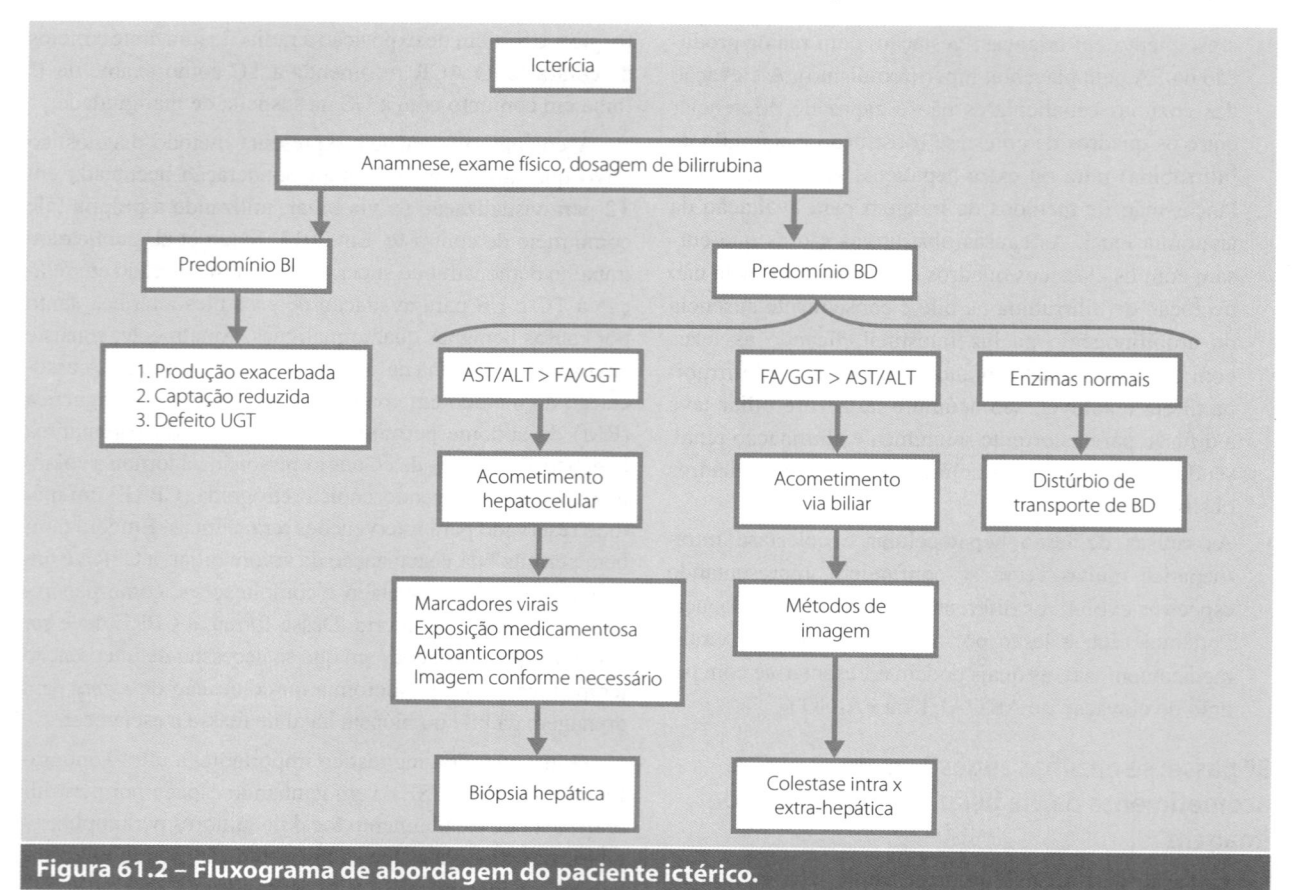

Figura 61.2 – Fluxograma de abordagem do paciente ictérico.

Fonte: Elaborada pela autoria.

Discussão do caso clínico

Retornando ao caso, o paciente em questão apresenta icterícia, de um mês de evolução, associada à colúria e acolia fecal (sugestivo de obstrução na via biliar), associada a perda de peso. O exame físico demonstra vesícula biliar palpável e indolor (sinal de Courvoisier), sendo altamente sugestivo de tumor periampular. A dosagem de bilirrubina mostra predominância de bilirrubina direta e a dosagem de transaminases e enzimas canaliculares, mostra predomínio de FA e GGT, sugerindo colestase e determinando a necessidade de exame de imagem. A US abdominal mostrou grande dilatação de colédoco e ductos biliares intra-hepáticos e, posteriormente, a TC de abdome mostrou massa periampular, com diagnóstico final de adenocarcinoma pancreático.

Quadro 61.1 – Causas de icterícia.

Secundária ao aumento de Bilirrubina Indireta	Causas específicas
Aumento de produção	• Hemólise intravascular • Hemólise extravascular • Reabsorção de hematomas • Eritropoiese ineficaz
Redução da captação hepática do complexo bilirrubina-albumina	• Medicações – rifampicina, probenecida • Cirrose hepática • *Shunt* porto-sistêmico • Insuficiência cardíaca
Alteração na conjugação (alteração na enzima UGT)	• Síndrome de Crigler-Najjar I e II • Síndrome de Gilbert • Doença de Lucey-Driscoll • Hipertireoidismo • Doença de Wilson

(Continua)

(Continuação)

Quadro 61.1 – Causas de icterícia.

Secundária ao aumento de Bilirrubina Direta	Causas específicas
Defeito no transporte de bilirrubina	• Síndrome de Dubin-Johnson • Síndrome de Rotor • Medicações – clorpromazina
Injúria hepatocelular	• Hepatites virais • Hepatite alcoólica • Medicações – paracetamol • Choque/hipoxemia • Esteatose hepática aguda da gestação
Colestase intra-hepática	**Colestase extra-hepática**
• Colestase intra-hepática benigna recorrente • Colestase intra-hepática familiar progressiva • Cirrose biliar primária • Colangite esclerosante primária • Doenças infiltrativas/granulomatosas – sarcoidose, tuberculose, amiloidose • NPT • Pós-transplante hepático • Medicações • Hepatites virais • Álcool	• Coledocolitíase • Atresia de vias biliares • Estreitamento da via biliar pós-procedimento • Obstrução por parasitas – áscaris • Colangiopatia no paciente com SIDA – CMV, *Cryptosporidium*, HIV • Disfunção esfíncter de Oddi • Colangiocarcinoma • Tumor periampular • Pancreatite (aguda e crônica) • Síndrome de Mirizzi

Fonte: Adaptado de Uptodate, 2018.

Referências

1. Roy-Chowdhury J, Roy-Chowdhury N. Diagnostic approach to the adult with jaundice or asymptomatic hyperbilirrubinemia. Uptodate 2016.
2. Winger J, Michelfelder A. Diagnostic approach to the patient with jaundice. Prim Care Clin Office Pract 2011; 38(3): 469-82.
3. Gondal B, Aronsohn A. A systematic approach to patients with jaundice. Semin Intervent Radiol 2016; 33: 253-58.
4. Singh A, et al. Diagnostic accuracy of MRCP as compared to ultrasound/CT in patients with obstructive jaundice. J Clin Diagn Res 2014; 8(3): 103-7.
5. Roy-Chowdhury J, Roy-Chowdhury N. Bilirrubin metabolism and its disorders. In: Boyer TD, Manns MP, Sanyal AJ. Hepatology. A textbook of liver disease. 6th ed. Philadelphia: Saunders; 2011. v. 1, p. 1079-1109.
6. Cacoub P, Comarmond C, et al. Extrahepatic manifestations of chronic hepatites C vírus infection. Ther Adv Infect Dis 2016; 3(1): 3-14.
7. Cohen JA, Kaplan MM. The SGOT/SGPT ratio – an indicator of alcoholic liver disease. Dig Dis Sci 1979; 24: 835-38.
8. Agrawal S, Dhiman RK, Limdi JK. Evaluation of abnormal liver function tests. Postgrad Med J 2016; 92(1086): 223-34.
9. Lalani T, et al. ACR appropriateness criteria jaundice. J Am Coll Radiol 2013; 10(6): 402-9.

Dengue, zika e chikungunya

- *Catherine Marjorie Studart Leitão Frota*
- *Mariana Mota Moura Fé*
- *Rebeca Viana Brígido de Moura Cairutas*
- *Francisco Theogenes Macedo Silva*

CASO CLÍNICO

A. M. M. F., mulher, 73 anos, casada, do lar, natural de Mombaça-CE, procedente de Tauá-CE, católica.

Queixa principal: "dor nas articulações"

História da doença atual: Paciente refere que há 3 dias iniciou quadro de febre medida em 38 a 39 °C, que durou 2 dias, associada a mialgia difusa e artrite em mãos, punhos e joelhos, dificultando a deambulação e as atividades em casa. Além disso, no segundo dia, surgiu um exantema difuso, associado a prurido leve, com predomínio em tronco e poupando face. Nega náuseas, vômitos, dor abdominal e sangramentos.

História patológica pregressa: Hipertensa, portadora de Transtorno de Ansiedade Generalizado, osteopenia e osteoartrose em joelhos. Nega diabetes *mellitus*, tireoidopatia, etilismo e tabagismo. Nega alergias.

Medicamentos em uso: Telmisartana, escitalopram, propranolol e nortriptilina.

História familiar: Nega casos semelhantes na família.

História psicossocial: Relata vários casos semelhantes de pessoas que moram na rua da sua casa.

Interrogatório por órgãos e aparelhos: Nega outros sintomas.

Exame físico: Estado geral regular, acianótica, anictérica, afebril, hidratada, normocorada, eupneica, orientada e cooperativa.

Pele: Exantema maculopapular difuso em tronco.

Ausculta cardíaca e pulmonar: sem alterações. FC: 68 bpm. PA: 140/90 mmHg.

Abdome: Sem alterações.

Extremidades: pulsos palpáveis e simétricos, edema em membros inferiores 1+/4+. Presença de varizes em membros inferiores.

Osteoarticular: artrite em punhos, na 1ª a 4ª metacarpofalangeanas (MCF) bilaterais, 2ª a 4ª interfalangeanas proximais (IFP) das mãos e nos joelhos, esses associados a crepitações durante movimento.

Conduta: Foram solicitados exames laboratoriais, prescritos analgésico e hidratação oral. A paciente foi orientada a retornar em caso de surgimento de sinais de alarme.

Introdução

Arboviroses são doenças causadas por vírus e transmitidas por artrópodes, representadas por Dengue (DENV), Zika (ZIKV), Chikungunya (CHIKV), entre outras. A transmissão dessas três arboviroses ocorre principalmente pela picada de mosquitos infectados do gênero *Aedes*, especificamente o *Aedes aegypti* ou *Aedes albopictus*.

As arboviroses representam um sério problema de saúde pública mundial, especialmente nos países tropicais e subtropicais, sobrecarregando o sistema de saúde e causando perdas econômicas importantes. O número de casos tende a aumentar devido a diversos fatores como o desmatamento, a migração, a ocupação desordenada de áreas urbanas e o mau saneamento, bem como as mudanças climáticas, o que contribui para que os vetores dessas doenças colonizem novas áreas. No Brasil, a Dengue há muitos anos gera uma série de prejuízos para a população, e com as epidemias de Chikungunya, em 2014, e de Zika em 2015, os serviços de saúde entraram em estado de emergência. A maioria dos pacientes acometidos necessita de um afastamento rápido de suas atividades, devido aos sintomas agudos, porém as complicações que a Chikungunya e a Zika podem apresentar a longo prazo, como os casos de artrite crônica e de recém-nascidos com microcefalia, respectivamente, trazem um impacto econômico preocupante.

Sobre as outras formas de transmissão dessas arboviroses, foram descritos casos de Dengue e Chikungunya adquiridos por meio de transfusão de hemoderivados e transplante de órgãos. Dengue, Zika e Chikungunya podem ocorrer por transmissão vertical; Zika por via sexual.

O quadro clínico das arboviroses é bem amplo, podendo variar de infecções assintomáticas a quadros graves. São de difícil diagnóstico diferencial, por apresentarem caraterísticas em comum.

Dengue

Introdução

A dengue é a mais importante doença viral transmitida por mosquitos a nível mundial, sendo estimados cerca de 100 milhões de casos anualmente. É causada pelo DENV, um vírus RNA de cadeia simples, positiva, pertencente ao gênero *Flavivirus*, da família *Flaviviridae*. Existem quatro sorotipos geneticamente distintos de DENV (DENV-1 a DENV-4). É uma doença febril aguda que se inicia após um período de incubação de 4 a 10 dias, dura de 2 a 7 dias e vem acompanhada de sintomas sistêmicos, como mialgia, cefaleia e mal-estar geral. A infecção pelo vírus pode gerar um amplo espectro de apresentações, podendo ser assintomática, causar doença leve ou doença grave com risco de óbito.

Diante da apresentação clínica variada e da sintomatologia sistêmica, no início da doença fica difícil diferenciar a Dengue de outras viroses, incluindo Zika e Chikungunya. Havendo dúvida, a recomendação é abordar o paciente com as medidas preconizadas para o tratamento de Dengue, pois essa enfermidade apresenta maior risco de complicações agudas e mortalidade quando comparada com as outras já citadas.

Epidemiologia

Estima-se que mais de 390 milhões de infecções pelo vírus da dengue ocorram anualmente em todo o mundo, com cerca de 96 milhões de casos sintomáticos. É prevalente principalmente em países tropicais, devido ao clima quente num período maior do ano, facilitando a proliferação e transmissão dos vetores. Porém, tanto o DENV como os mosquitos transmissores, principalmente o *Aedes aegypti*, estão invadindo áreas não endêmicas devido ao aumento das viagens internacionais e à rápida urbanização.

A situação epidemiológica atual da dengue no Brasil é caracterizada pelo número crescente de casos graves e óbitos nos últimos dez anos, além de novos desafios no manejo clínico decorrentes da introdução dos vírus Chikungunya e Zika e das complicações inerentes a cada um.

Manifestações clínicas

As infecções por qualquer um dos tipos de DENV podem ser assintomáticas, subclínicas ou sintomáticas, sendo cerca de 25 a 50% sintomáticas.

Um caso suspeito de dengue é definido por febre de duração de 2 a 7 dias, na maioria das vezes alta (39 a 40 °C), acompanhada de pelo menos dois dos critérios: náuseas e/ou vômitos, exantema, mialgia e/ou artralgia, cefaleia e/ou dor retro-orbitária, petéquias, prova do laço positiva, leucopenia. A prova do laço é realizada insuflando-se o manguito do tensiômetro até o valor da média entre a PA sistólica e PA diastólica, mantendo-o insuflado durante 5 minutos. O teste é considerado positivo quando há surgimento de 20 ou mais petéquias numa área de 2,5 × 2,5 cm no antebraço.

Os riscos para uma gestante infectada estão principalmente relacionados ao aumento de sangramentos de origem obstétrica, além de aumentar o risco de abortamento, de trabalho de parto prematuro e de recém-nascidos com baixo peso ao nascer.

A dengue pode se apresentar em 3 fases: febril, crítica e de recuperação.

Fase febril

O paciente apresenta febre de início abrupto, com duração de 2 a 7 dias, associada à cefaleia, adinamia, mialgia e artralgia. O exantema ocorre em metade dos pacientes, é geralmente do tipo maculopapular, com ou sem prurido, e acomete tronco e membros, não poupando palma das mãos e planta dos pés. Sintomas gastrointestinais costumam estar presentes, como anorexia, náuseas, vômitos e diarreia (habitualmente não volumosa e com fezes pastosas).

Os achados laboratoriais são inespecíficos e podem incluir leucopenia, trombocitopenia, hiponatremia e aumento das transaminases. A maioria dos pacientes sintomáticos melhorará após o estágio febril. Contudo, cerca de 5% irão progredir para a fase crítica, que ocorre quando a febre desaparece. Portanto, a remissão de febre deve gerar um alerta, pois os pacientes podem deteriorar rapidamente após a defervescência.

A plaquetopenia < 150.000 é uma característica da infecção, normalmente observada entre o 3° e 8° dia após o início da doença. A plaquetometria cai concomitantemente com a ascensão do hematócrito, o que é indicativo de progressão para a fase crítica da doença, atingindo o nadir durante a defervescência (entre o 3° e 6° dia), que é geralmente seguida de recuperação espontânea gradual.

Fase crítica

Essa fase se inicia após a melhora da febre, entre o 3° e o 7° dia, e dura até 2 dias. Pode ocorrer um aumento na permeabilidade capilar, trombocitopenia e possível progressão para hemorragia. O extravasamento de volume plasmático pode se apresentar desde edema leve a derrames pleurais, ascite e choque.

Existem algumas manifestações, chamadas sinais de alarme (especificadas no Quadro 62.1), que indicam que o paciente deve ser monitorado atenciosamente, pois sinalizam que ele pode evoluir para uma forma grave da doença.

Quadro 62.1 – Sinais de alarme na dengue.

Dor abdominal intensa e contínua (referida ou à palpação)	Hepatomegalia > 2 cm abaixo do rebordo costal
Vômitos persistentes	Sangramento de mucosa
Acúmulo de líquidos (ascite, derrame pleural ou derrame pericárdico)	Letargia e/ou irritabilidade
Hipotensão postural e/ou lipotimia	Aumento progressivo do hematócrito

Fonte: Brasil. Ministério da Saúde. Dengue: diagnóstico e manejo clínico: adulto e criança. 5 ed. Brasília: Secretaria de Vigilância em Saúde; 2016.

Fase de recuperação

Essa fase dura de 3 a 5 dias e acontece após a estabilização clínica, com reabsorção gradual do líquido extravasado e restabelecimento do débito urinário. O *rash* cutâneo pode surgir nessa fase. Podem se desenvolver novas complicações, incluindo edema agudo de pulmão, que pode ocorrer no contexto de reanimação volêmica excessiva. No final do curso da doença, os pacientes podem apresentar infecções bacterianas, que podem determinar um desfecho grave ou mesmo o óbito.

Diagnóstico

O diagnóstico é embasado predominantemente na apresentação clínica, porém só pode ser confirmado por exames laboratoriais. Durante uma epidemia, a confirmação é baseada em critérios clínicos-epidemiológicos, exceto nos primeiros casos de uma determinada área.

Os métodos disponíveis estão especificados no Quadro 62.2:

Quadro 62.2 – Métodos diagnósticos específicos para dengue.

Até o 5º dia	A partir do 6º dia
• NS1* • isolamento viral • RT-PCR	• sorologia IgM e IgG (Elisa)

*A sensibilidade varia entre os sorotipos, sendo bem menor para o DENV-4.
Fonte: Elaborado pela autoria.

Se forem positivos, confirmam o caso; se negativos, uma nova amostra para sorologia IgM deve ser realizada para confirmação ou descarte. Diante de um caso suspeito de Dengue, devemos nos atentar para a fase da doença em que o paciente se encontra, a presença ou não de sinais de alarme ou sinais de disfunção orgânica, e a presença ou não de comorbidades.

Uma classificação de risco do paciente com dengue foi desenvolvida, sendo dividida em grupos A, B, C e D, e a abordagem terapêutica é direcionada para cada grupo.

Quadro 62.3 – Grupo A.

Definição	• Caso suspeito de dengue • Ausência de sinais de alarme • Ausência de comorbidades
Exames laboratoriais	• Solicitados a critério médico
Tratamento	• Sintomático (Dipirona 500 mg ou Paracetamol 500 mg ou 750 mg a cada 6 horas em caso de dor ou febre) • Hidratação oral* • O uso de AAS e AINE não é recomendado
Observação	• Reavaliação no dia da melhora da febre • Em caso de surgimento de sinais de alarme, procurar atendimento imediato

*Hidratação oral: 60 mL/kg/dia, sendo 1/3 de Soro de Reidratação Oral (SRO), e os 2/3 restantes de líquidos em geral (água, chás, água de coco, sucos etc.). 1/3 do volume total deve ser ingerido nas primeiras 4 a 6 horas do atendimento. Essas recomendações devem ser seguidas enquanto houver febre, e até 24 a 48 horas após a defervescência.
Fonte: Brasil. Ministério da Saúde, 2016.

Quadro 62.4 – Grupo B.

Definição	• Caso suspeito de dengue • Ausência de sinais de alarme • Sangramento na pele espontâneo (petéquias) ou induzido (prova do laço positiva) • Presença de comorbidades, condições clínicas especiais* ou risco social
Exames laboratoriais	• Hemograma completo é obrigatório • Outros exames a critério médico
Tratamento	• Hidratação oral conforme grupo A até chegarem os exames • Se Ht normal: liberar o paciente e seguir acompanhamento, para reavaliação clínica e laboratorial diária, até 48 horas após o desaparecimento da febre • Se Ht aumentado: conduzir como grupo C • Se surgimento de sinais de alarme, procurar atendimento imediato

*Comorbidades/situações especiais: Idade menor que 2 ou maior que 65 anos, hipertensão arterial, diabetes *mellitus*, doença renal crônica, cardiopatias, doença pulmonar obstrutiva crônica (DPOC), doenças hematológicas crônicas, doença ulcerosa péptica, hepatopatias, doenças autoimunes, gestação.
Fonte: Brasil. Ministério da Saúde, 2016.

Quadro 62.5 – Grupo C.

Definição	• Caso suspeito de dengue com algum sinal de alarme
Exames laboratoriais	• É obrigatório solicitar hemograma completo, dosagem de albumina sérica, transaminases e exame confirmatório de Dengue • É recomendado solicitar radiografia de tórax (PA, perfil e incidência de Laurell) e USG de abdome
Tratamento	• Reposição volêmica segundo recomendações da Figura 62.1 • Observação por pelo menos 48 horas, até melhora clínica

Fonte: Brasil. Ministério da Saúde, 2016.

Quadro 62.6 – Grupo D.

Definição	• Caso suspeito de dengue • Presença de sinais de choque*, sangramento grave ou disfunção grave de órgãos**
Exames laboratoriais	• Conforme grupo C
Tratamento	• Expansão volêmica e manejo – Figura 62.1 • Observação em leito de UTI por pelo menos 48 horas

*Sinais de choque: taquicardia, pulso fraco e filiforme, má perfusão com extremidades frias, enchimento capilar lento (> 2 segundos), pressão arterial convergente (< 20 mmHg), taquipneia, oliguria (< 1,5 mL/kg/h), hipotensão arterial (PAS < 90 mmHg ou PAM < de 70 mmHg) e cianose. **Comprometimento grave de órgãos: hepatopatia com aumento de transaminases > 1000 ou alargamento do TAP, alteração do nível de consciência, encefalites e polineuropatias (Síndrome de Guillain-Barré), miocardites e disfunções ventriculares, insuficiência renal, entre outras alterações nos órgãos semelhantes a disfunções por outras causas.

Fonte: Brasil. Ministério da Saúde, 2016.

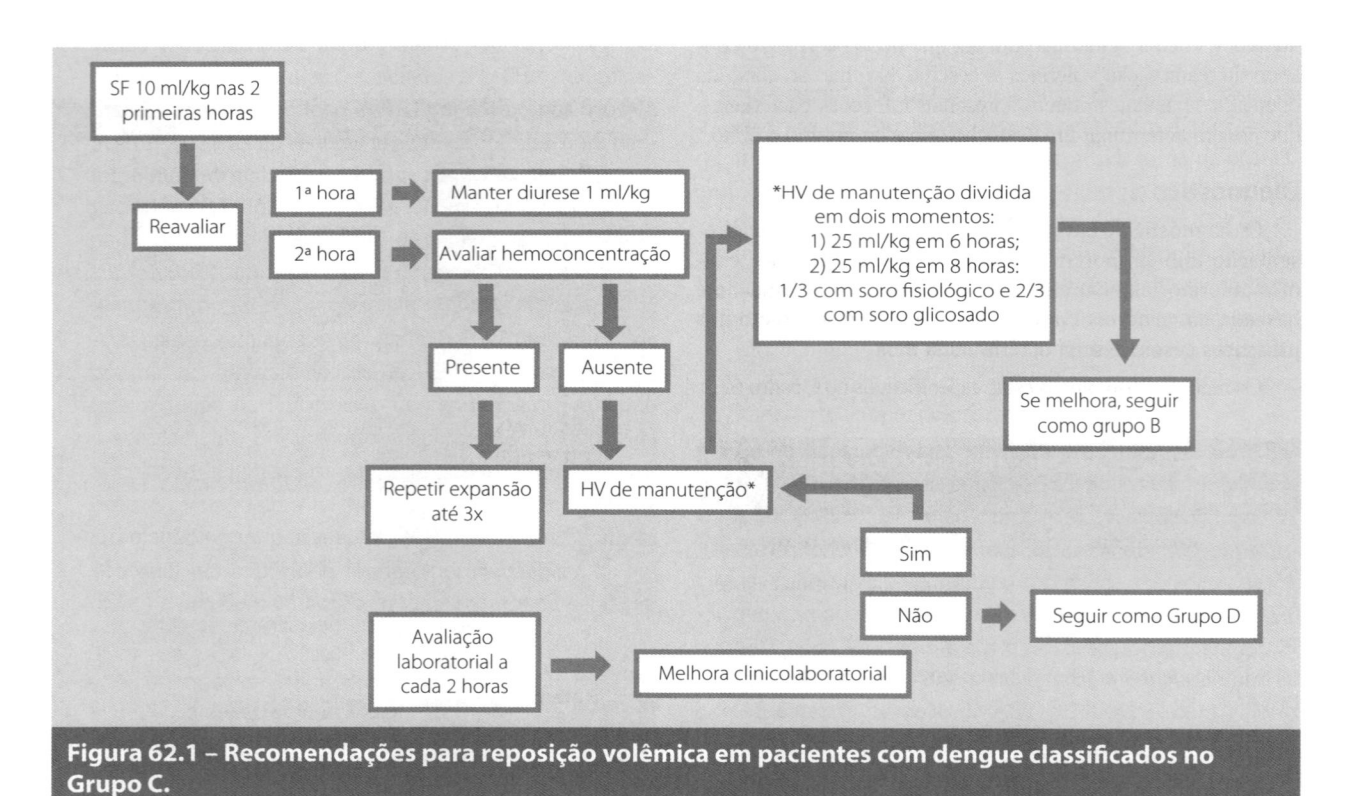

Figura 62.1 – Recomendações para reposição volêmica em pacientes com dengue classificados no Grupo C.

Fonte: Brasil. Ministério da Saúde, 2016.

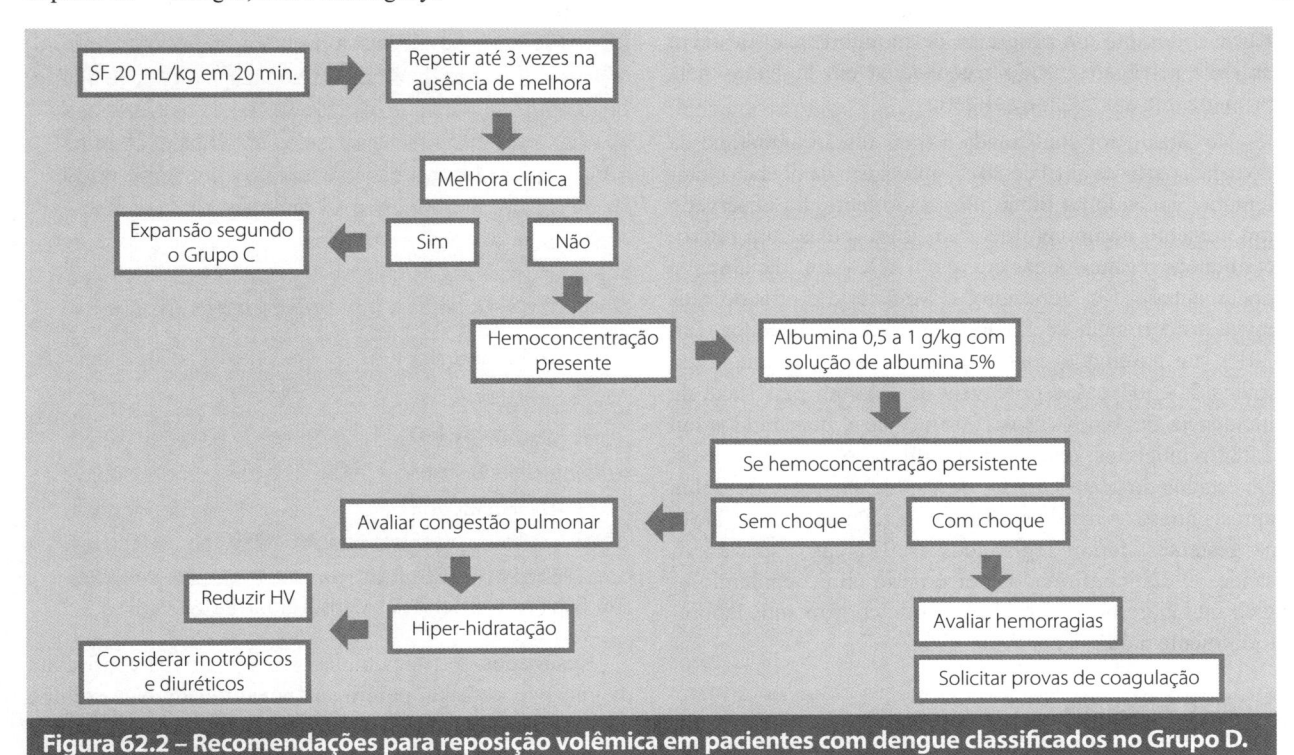

Figura 62.2 – Recomendações para reposição volêmica em pacientes com dengue classificados no Grupo D.

Fonte: Brasil. Ministério da Saúde, 2016.

Para alta hospitalar, o paciente deve estar visivelmente melhor do quadro clínico, afebril por 48 horas, com hematócrito normal e estável por 24 horas, plaquetas em ascensão e maior que 50.000/mm³. Com esses critérios, o paciente recebe alta e seguirá acompanhamento conforme protocolo B.

Complicações

Se o paciente for avaliado adequadamente e receber expansão volêmica precoce, em poucos casos vai evoluir com choque. Porém, uma pequena parcela evolui com choque refratário grave e outras complicações, como coagulação intravascular disseminada (CIVD), síndrome do desconforto respiratório do adulto (SDRA), insuficiência hepática ou cardíaca, encefalite, meningite, que podem levar ao óbito por dengue. Também pode ocorrer síndrome hemofagocítica, que é uma reação hiperimune, com citopenia progressiva e disfunção orgânica, cujo tratamento inclui imunomoduladores (glicocorticoides e imunoglobulina) e plasmaférese.

Outros tratamentos

Existem diversos estudos em andamento e outros já realizados que buscam novas terapêuticas para o manejo da dengue. Algumas drogas, como Celgosivir e Cloroquina, inibem a replicação viral *in vitro*, porém em ensaios não foi visto benefício clínico. Estatinas mostraram relação com maior índice de sobrevivência em ratos infectados pelo DENV, porém aguardam ensaios clínicos. Nenhum agente antiviral de ação direta está disponível para tratamento da dengue. Sobre o uso de imunoglobulinas ou glicocorticoides intravenosos na dengue, afora complicações imunes, não existem evidências que apoiem o uso e não são recomendados. O tratamento mais bem estabelecido continua sendo a reposição de fluidos com monitoramento adequado.

Zika

Introdução

A Zika é uma doença exantemática caracterizada por *rash* maculopapular pruriginoso, febre baixa, artralgia, artrite e conjuntivite não purulenta. É causada pelo vírus zika (ZIKV), um arbovírus do gênero *Flavivírus*, da família *Flaviviridae*, identificado pela primeira vez em 1947, em Uganda.

A doença raramente evolui para desfechos graves com necessidade de hospitalização e morte, mas, junto ao número crescente de casos, passou-se a observar a ocorrência de complicações do sistema nervoso central e autoimunes, como a síndrome de Guillain-Barré (SGB). A infecção pelo ZIKV durante a gestação está sendo associada à microcefalia congênita, malformações e perdas fetais. Tornou-se a primeira grande doença infecciosa ligada a defeitos congênitos humanos a ser descoberta em mais de meio século. Em fevereiro de 2016, a OMS declarou Estado de Emergência em Saúde Pública Internacional devido ao aumento significativo na incidência de síndromes neurológicas e de casos de microcefalia potencialmente relacionados ao ZIKV.

Epidemiologia

O ZIKV foi identificado pela primeira vez em 1947, na Floresta Zika, em Uganda, no sangue de um macaco

Rhesus, durante um programa de monitorização de febre amarela selvagem, sendo reconhecida em humanos pela primeira vez em 1953, na Nigéria.

No Brasil, foi confirmada a transmissão autóctone da doença a partir de abril de 2015, após surto de doença exantemática iniciado na Bahia. Posteriormente, foi observado um aumento no número de crianças nascidas com microcefalia nas mesmas áreas em que o ZIKV foi inicialmente documentado. Em dezembro, o Ministério da Saúde estimava a ocorrência de 1,3 milhão de casos suspeitos. Em 2016, até a semana epidemiológica (SE)[50], foram registrados 214.193 casos prováveis de Zika no país (taxa de incidência de 104,8 casos/100 mil hab.), distribuídos em 2.282 municípios, tendo sido confirmados 128.266 casos. Os estados de Mato Grosso, do Rio de Janeiro e da Bahia apresentaram as maiores taxas de incidência. Com relação às gestantes, foram registrados 16.923 casos prováveis, sendo 10.820 confirmados por critério clinicoepidemiológico ou laboratorial. Em 2016, foram confirmados laboratorialmente 6 óbitos por vírus Zika.

Sinais e sintomas

O vírus da Zika tem um período de incubação em humanos ainda desconhecido, mas estima-se que varia entre 2 e 14 dias. A infecção sintomática ocorre em aproximadamente 20% dos casos.

A suspeita da doença é definida por exantema maculopapular pruriginoso acompanhado de dois ou mais dos seguintes sintomas: febre, hiperemia conjuntival sem secreção ou prurido, poliartralgia e edema periarticular. A sintomatologia dura de 2 a 7 dias. A febre acontece em um período curto de tempo e é caracteristicamente baixa (37,8 a 38,5 °C). A artralgia ocorre principalmente em pés e mãos. Outras manifestações comuns são cefaleia, dor retro-orbitária, mialgia, astenia, linfonodomegalias, úlceras orais, dor abdominal, náuseas e diarreia. Manifestações menos comuns incluem hematospermia, alterações transitórias na audição e hemorragia subcutânea.

Diagnóstico

Para a confirmação de um caso suspeito, deve-se obter um resultado positivo em um dos testes diagnósticos específicos: isolamento viral, detecção de RNA viral por reação da transcriptase reversa (RT-PCR) ou sorologia IgM. A sorologia tem uma grande chance de gerar um resultado falso-positivo em populações nas quais existe a concomitância do vírus da dengue.

Exames laboratoriais gerais podem apresentar alterações inespecíficas, como leucopenia e trombocitopenia moderadas, elevação discreta do LDH, gama-GT e marcadores de atividade inflamatória (proteína C reativa, fibrinogênio e ferritina).

Os exames diagnósticos específicos devem ser solicitados para confirmação de circulação de caso autóctone, gestantes, manifestações neurológicas e óbitos.

Quadro 62.7 – Métodos diagnósticos específicos para zika.

Exame	Tempo ideal para coleta
RT-RNA sérico	Até 4 a 5 dias do início dos sintomas
Sorologia IgM	Após 4 a 7 dias do início dos sintomas – até 2 a 12 semanas do início dos sintomas
Isolamento viral	Até o 5º dia do início dos sintomas
Sorologia IgG	Após 12 dias do início dos sintomas
RT-RNA na urina	Até o 15º dia do início dos sintomas

Fonte: Falcão M et al. Guia de manejo da infecção pelo vírus zika. São Paulo: Associação Médica Brasileira; 2016.

Resultados de testes moleculares positivos confirmam diagnóstico de Zika, porém sua negatividade não exclui a probabilidade. A sorologia reagente para Zika nem sempre é devido à infecção aguda pelo vírus, podendo positivar por reação cruzada com outros flavivírus ou após vacinação para febre amarela.

Complicações

A infecção por Zika pode evoluir com uma série de complicações, principalmente neurológicas, destacando-se microcefalia e SGB.

No Brasil, a partir da confirmação do surto de Zika, a incidência de microcefalia aumentou mais de 20 vezes em relação ao esperado. Perda fetal precoce e morte fetal têm sido observadas em associação com infecção materna ocorrida entre 6 e 32 semanas de gestação. Essa associação tornou-se mais evidente após confirmação de RNA viral pela técnica de PCR para Zika em líquido amniótico, placenta, sangue do cordão umbilical e tecido cerebral.

Tratamento

O tratamento consiste em medicamentos sintomáticos, hidratação oral e repouso. Analgésicos e antitérmicos, como dipirona e paracetamol, devem ser prescritos para dor e febre, e anti-histamínicos orais e calamina tópica para o controle do prurido. Anti-inflamatórios (AINE) e AAS não devem ser usados até que seja descartado o diagnóstico de Dengue.

Chikungunya

Introdução

A Chikungunya é causada pelo vírus Chikungunya (CHIKV), da família *Togaviridae* e do gênero *Alphavirus*. Seu nome tem origem de uma palavra no dialeto Makonde, que descreve a postura encurvada de pessoas com artralgia severa, característica da febre Chikungunya, doença febril aguda, tipicamente acompanhada de artralgia grave e limitante. Tem apresentação clínica semelhante à dengue. Entretanto, a manifestação mais característica é a artralgia, muitas vezes incapacitante. Comparando-se com outras arboviroses, a proporção de indivíduos que desenvolve sintomas é alta, chegando a até 70% os casos de infecção sintomática.

Embora apresente baixa mortalidade, tem caráter epidêmico e elevada taxa de morbidade associada à artralgia crônica, impactando na qualidade de vida dos pacientes acometidos e trazendo altos custos para o sistema de saúde.

Epidemiologia

O vírus Chikungunya foi isolado pela primeira vez após uma epidemia no período de 1952-1953 onde se localiza atualmente a Tanzânia. O primeiro caso de transmissão local no hemisfério ocidental foi documentado em 2013, quando se iniciou uma epidemia em várias ilhas do Caribe. A disseminação por viajantes aéreos é frequente.

No Brasil, o primeiro registro de transmissão de Chikungunya ocorreu em setembro de 2014, no Amapá, provavelmente após a chegada de um viajante proveniente do Caribe. Nesse mesmo ano, houve uma grande epidemia na cidade de Feira de Santana (BA). No ano de 2015, no período da SE 1 a 52, foram registrados no Brasil 38.499 casos prováveis de Chikungunya, distribuídos entre 704 municípios, sendo 17.971 casos confirmados e 14 óbitos. Em comparação, no ano de 2016, no período até a SE 50, foram registrados 265.554 casos prováveis de Chikungunya, sendo 146.914 casos confirmados e 159 óbitos.

Atualmente, são confirmados casos em todo o país, mas a região brasileira com a maior taxa de incidência é o Nordeste, com destaque para os estados do Rio Grande do Norte, do Ceará, de Alagoas e de Pernambuco.

Manifestações clínicas

O período de incubação no ser humano dura cerca de 3 a 7 dias (variando de 1 a 12 dias), e o que ocorre no vetor dura em média 10 dias. A viremia no ser humano geralmente é iniciada dois dias antes do surgimento dos sintomas, tendo uma duração de até 10 dias.

A doença pode evoluir em três fases: aguda, subaguda e crônica.

Um caso é considerado suspeito quando há febre maior que 38,5 °C, de início súbito, e artralgia ou artrite intensa de início agudo, não explicadas por outras condições, em pessoa que reside ou visitou áreas endêmicas ou epidêmicas até duas semanas antes do início dos sintomas ou que tenha vínculo epidemiológico com caso confirmado.

Estão no grupo de risco para desenvolver manifestações atípicas ou graves as gestantes, pacientes maiores de 65 anos, crianças menores de 2 anos e pacientes com comorbidades (diabetes *mellitus*, insuficiência cardíaca, doença reumatológica).

Fase aguda

A fase aguda é iniciada de forma abrupta e tem duração média de sete dias, podendo durar até 10 dias. Surgem febre, mal-estar, astenia, conjuntivite, artralgia intensa, mialgia, cefaleia, náuseas e exantema.

A febre pode ser alta e de duração média de 3 a 5 dias, mas, diferentemente do que se observa na dengue, a queda da temperatura não está relacionada à piora clínica. A dor articular pode ser intensa e incapacitante e costuma começar de 2 a 5 dias após o início da febre, sendo presente em até 90% dos pacientes sintomáticos.

O quadro é tipicamente poliarticular e simétrico, acometendo pequenas e grandes articulações, com maior frequência em articulações mais distais. As articulações acometidas envolvem mãos em 50 a 76%, pulsos em 20 a 81% e tornozelos em 41 a 68% dos casos. Pode estar acompanhado por edema, associado à tenossinovite.

Exantema macular ou maculopapular é observado em 40 a 75% dos casos e surge após 3 dias ou mais do início da febre, atingindo principalmente tronco e extremidades, e com duração de 3 a 7 dias. Prurido pode ocorrer em até 25 a 50% dos pacientes. Parestesias podem ser também evidenciadas. O quadro clínico varia de acordo com sexo e idade do paciente. Quanto mais velho o paciente, maior a prevalência de artralgia, edema e maior a duração da febre. A gravidade da doença segue uma curva parabólica em forma de U, estando neonatos, crianças pequenas e idosos em maior risco, e adultos jovens geralmente associados à doença autolimitada. Manifestações hemorrágicas são incomuns, devendo levantar a hipótese de outros diagnósticos diferenciais, como dengue, ou presença de comorbidades, como hepatopatia crônica.

Formas atípicas (encefalopatia e encefalite, miocardite, hepatite e falência multiorgânica) podem ser fatais e geralmente surgem em pacientes com condições médicas subjacentes.

Fase subaguda

Quando os sintomas se prolongam por mais de 10 dias, inicia-se a fase subaguda, que normalmente cursa com o desaparecimento da febre e persistência ou piora da artralgia e tenossinovite nas regiões previamente afetadas na fase aguda da doença. Alguns pacientes desenvolvem fadiga, sintomas depressivos e exacerbação de doença vascular periférica. Também podem ser observados astenia, prurido generalizado, exantema maculopapular, lesões purpúricas, vesiculares e bolhosas. A doença reumática extra-articular e neuropática pode também estar presente.

Fase crônica

A fase crônica é caracterizada por persistência dos sintomas após três meses do início da doença, tendo comportamento flutuante e prevalência variável entre os estudos, podendo acometer até metade dos casos. O sintoma mais comum é o acometimento articular persistente ou recidivante. Os principais fatores de risco para cronificação são descritos no Quadro 62.8.

Quadro 62.8 – Principais fatores de risco para cronificação de Chikungunya.
• Sexo feminino
• Idade acima de 40 anos
• Diabetes *mellitus*, insuficiência cardíaca
• Doença articular prévia: osteoartrite, lúpus eritematoso sistêmico, artrite reumatoide, espondilartrites
• Maior intensidade de comprometimento articular na primeira fase da doença
• PCR elevada
• Sorologia IgM persistentemente positiva e IgG em títulos elevados

Fonte: Elaborado pela autoria.

O acometimento geralmente é poliarticular e simétrico, podendo haver evolução para artropatia destrutiva, semelhante à artrite psoriásica ou reumatoide. Basicamente, a doença apresenta três espectros: uma de acometimento sinovial, outra caracterizada por reumatismo extra-articular (tendinopatias e bursopatias) e outra de sintomas neuropáticos, podendo ou não estar combinados entre si.

Exames complementares

Na fase aguda, são observadas alterações laboratoriais inespecíficas, sendo a alteração mais frequente a leucopenia, com linfopenia menor que 1.000 cels/mm^3. Provas inflamatórias, como velocidade de hemossedimentação (VHS) e proteína C reativa (PCR), costumam estar elevadas, e podem ser observadas discretas alterações de enzimas hepáticas: creatinina (Cr) e creatinofosfoquinase (CPK).

Diante de um caso suspeito, pedir hemograma para pacientes do grupo de risco, e bioquímica (Cr/transaminases/eletrólitos) para pacientes com sinais de alarme ou critérios de internação.

Diagnóstico laboratorial

Os exames específicos para diagnóstico laboratorial devem ser solicitados conforme o período da doença, de acordo com o Quadro 62.9:

Quadro 62.9 – Diagnóstico laboratorial da Febre Chikungunya.	
Exame	**Período de solicitação**
RT-PCR para detecção de RNA viral	1 a 7 dias de sintomas
Sorologias (IgM ou elevação de títulos IgG em 4×)	A partir da segunda semana de doença

Fonte: Elaborado pela autoria.

Uma vez evidenciada a circulação do CHIKV na região, não há necessidade de realização de testes diagnósticos para todos os casos suspeitos, devendo-se priorizar os casos graves e atípicos, seguindo as recomendações do serviço de vigilância.

Outros exames são importantes para o diagnóstico diferencial na Chikungunya. Sorologias virais (Hepatite B e C), VDRL, anti-HIV, TSH, Fator Reumatoide (FR) e AntiCCP são exames interessantes na fase subaguda/crônica da doença. Há relato na literatura de positivação de FR e antiCCP pós-infecção por Chikungunya, sendo questionado o papel dessa como um gatilho para autoimunidade. É mandatório durante a fase crônica da doença a pesquisa dos referidos autoanticorpos, bem como a realização de radiografia de mãos, visando detectar erosão.

Manejo clínico

Não há terapia antiviral específica para infecção pelo CHIKV, bem como não há estudos randomizados de qualidade abordando o tratamento das manifestações musculoesqueléticas da Chikungunya.

Fase aguda

O tratamento nesta fase é embasado em medidas de suporte clínico, como repouso, hidratação e sintomáticos. É recomendado o uso de analgésicos comuns, sendo o de escolha para o tratamento da dor articular na fase aguda o paracetamol. A dipirona também pode ser utilizada. Em casos de dor intensa (EVA >= 7) ou persistente, é indicada a associação de um opioide fraco, como o cloridrato de tramadol ou a codeína. Há recomendação do uso de compressas frias nas articulações acometidas como medida analgésica. Uso de AAS deve ser evitado pelo aumento do risco de síndrome de Reye, e anti-inflamatórios não esteroidais devem ser evitados pela possibilidade de confusão diagnóstica com dengue e risco de sangramento. Não há recomendação ao uso de glicocorticoides sistêmicos durante a fase aguda da infecção por Chikungunya, visto os efeitos colaterais da medicação e a possibilidade de ocorrer efeito rebote ao suspender medicação. Agentes neurolépticos (Gabapentina, Carbamazepina e Pregabalina) e antidepressivos tricíclicos (Amitriptilina) podem ser utilizados no acometimento neuropático.

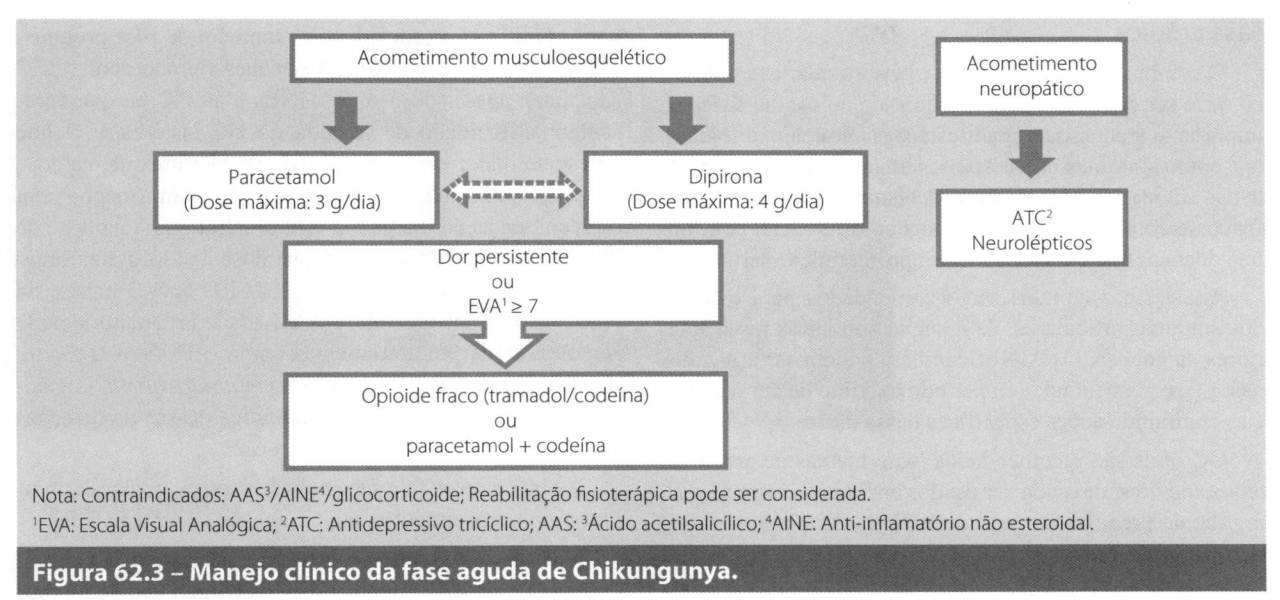

Nota: Contraindicados: AAS³/AINE⁴/glicocorticoide; Reabilitação fisioterápica pode ser considerada.
¹EVA: Escala Visual Analógica; ²ATC: Antidepressivo tricíclico; AAS: ³Ácido acetilsalicílico; ⁴AINE: Anti-inflamatório não esteroidal.

Figura 62.3 – Manejo clínico da fase aguda de Chikungunya.

Fonte: Elaborada pela autoria.

Fase subaguda

Em casos refratários ao uso de analgésicos comuns e opioides, que passem de dez dias, podem ser utilizados AINEs no acometimento musculoesquelético e medicações neurolépticas e antidepressivas, quando houver sintomas neuropáticos. O uso de glicocorticoides orais, em dose de até 0,5 mg/kg/dia de prednisona (geralmente 20 mg/dia) é recomendado principalmente nos casos com contraindicação ou refratariedade aos AINEs, bem como pode ser considerado em pacientes que apresentem fatores de risco para cronificação. Nesta fase, os glicocorticoides (GC) devem idealmente ser utilizados por um período menor que 4 semanas, não sendo sugerido em pacientes diabéticos. Em quadros onde prevaleçam reumatismos extra-articulares, miorrelaxantes associados a AINEs podem trazer benefício.

Apesar de pouca evidência sobre o uso de Drogas Modificadoras de Doenças Reumáticas (DMARD), como o Metotrexate ou Hidroxicloroquina, essas medicações podem ser consideradas em pacientes com fatores de risco para cronicidade, doença persistente (sem resposta com 2 semanas de GC) ou que apresentem sintomas durante o desmame dos GC. Essa conduta deve ter avaliação e acompanhamento do reumatologista.

Fisioterapia motora e infiltração articular com GC podem trazer benefícios nessa fase.

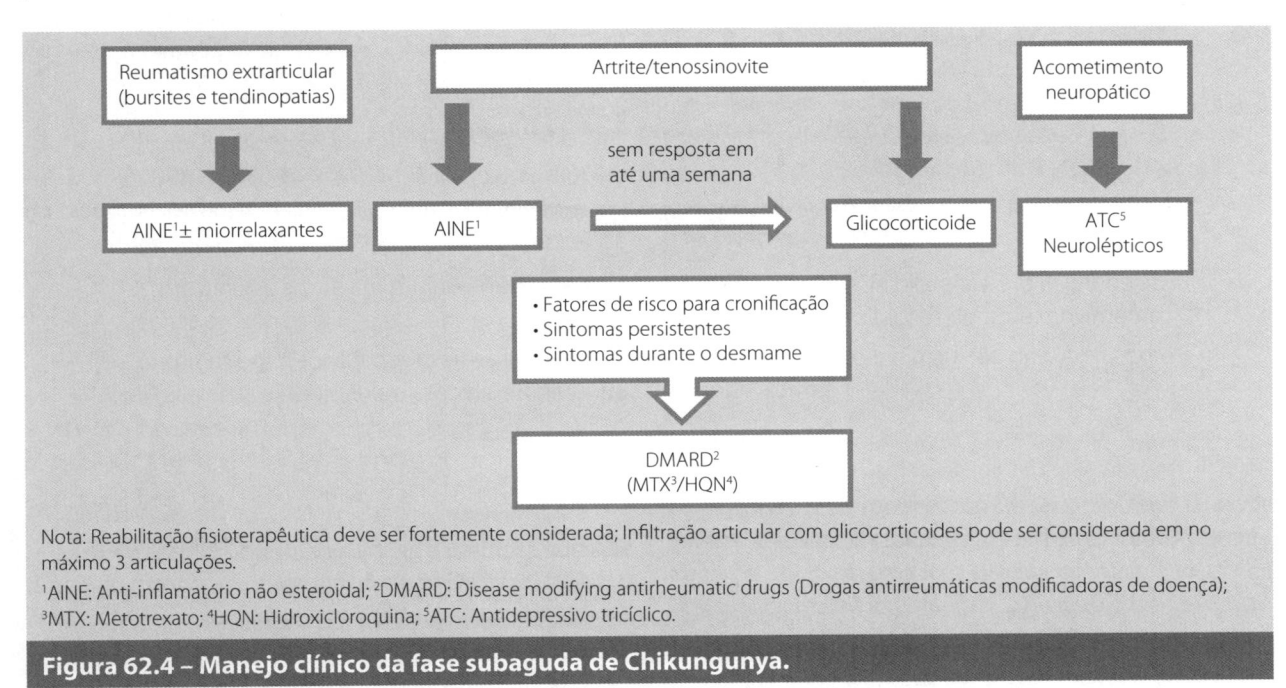

Nota: Reabilitação fisioterapêutica deve ser fortemente considerada; Infiltração articular com glicocorticoides pode ser considerada em no máximo 3 articulações.
¹AINE: Anti-inflamatório não esteroidal; ²DMARD: Disease modifying antirheumatic drugs (Drogas antirreumáticas modificadoras de doença);
³MTX: Metotrexato; ⁴HQN: Hidroxicloroquina; ⁵ATC: Antidepressivo tricíclico.

Figura 62.4 – Manejo clínico da fase subaguda de Chikungunya.

Fonte: Elaborada pela autoria.

Fase crônica

O comprometimento articular/periarticular e neuropático deve ser criteriosamente pesquisado ao exame físico. É importante atentar para manifestações não reumatológicas, tais como sintomas depressivos, fadiga e comprometimento das atividades de vida diária. A história clínica e o exame físico serão a base para o diagnóstico diferencial com outras doenças que cursam com comprometimento articular.

Analgésicos comuns são recomendados para o alívio dos sintomas articulares, de maneira similar às fases anteriores da doença. Os AINES também podem ser utilizados nessa fase, respeitando um período máximo de até sete dias e as contraindicações específicas dessa classe.

GC orais são recomendados para queixas de artrite ou tenossinovites, devendo ser usados em baixas doses (5 a 20 mg/dia de prednisona), por um período de tempo variável de seis a oito semanas. Existe o risco de recidiva dos sintomas após a retirada dos GC orais, portanto sua retirada deve ser feita de forma lenta e gradual. Há evidências de combinar doses de AINEs, visando facilitar o desmame da medicação.

A recomendação para os usos de DMARDs está para pacientes com sinovite que apresentaram fatores de risco para cronificação (considerados também de pior prognóstico), sintomas persistentes da doença (tempo acima de 2 semanas), apesar do uso de AINEs e/ou GC ou que apresentam dificuldade de retirada do GC sistêmico. O que apresenta maior evidência de uso é o Metotrexate, na dose de 20-25 mg/semana. Outros DMARDs com menor grau de recomendação incluem a Hidroxicloroquina na dose de 400 mg/dia e a Sulfassalazina, na dose de 2-3 g/dia. Sugere-se a associação do segundo DMARD após 3 meses, na ausência de resposta clínica. A atividade inflamatória pode ser mensurada por ferramentas como o DAS28 (*Disease Activity Score Calculator for Rheumatoid Arthritis*). Atenção especial aos principais paraefeitos dessas medicações e, consequentemente, contraindicações.

Assim como na fase subaguda, fisioterapia analgésica/motora e infiltração articular com GC podem trazer benefícios.

Nos casos de comprometimento articular inflamatório crônico e refratário à terapêutica descrita, o uso de imunobiológicos da classe dos AntiTNF (Adalimumab e Etanercept) pode ser considerado, havendo descrição em alguns relatos de caso. Essa conduta se aplica após 3 meses de terapia combinada com 2 DMARDs. A avaliação do especialista é fundamental nessa circunstância.

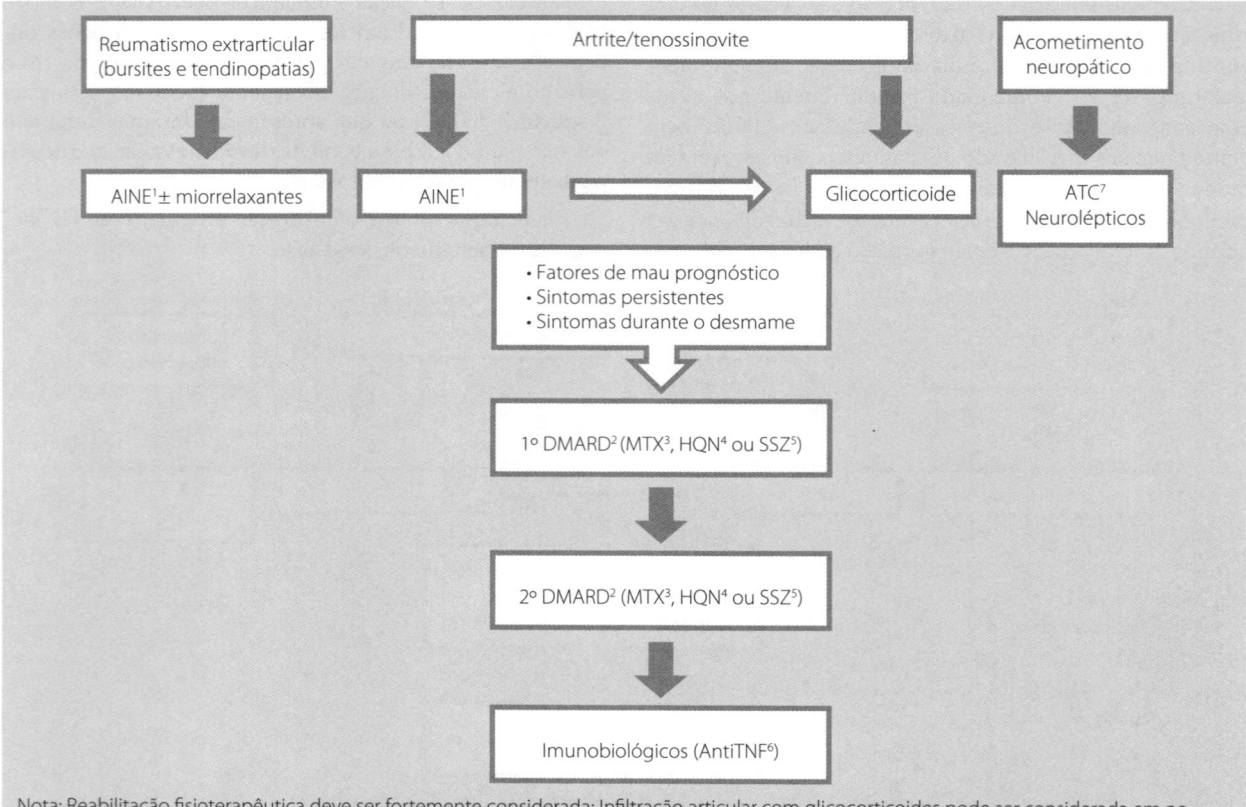

Nota: Reabilitação fisioterapêutica deve ser fortemente considerada; Infiltração articular com glicocorticoides pode ser considerada em no máximo 3 articulações.

[1]AINE: Anti-inflamatório não esteroidal; [2]DMARD: Disease modifying antirheumatic drugs (Drogas antirreumáticas modificadoras de doença); [3]MTX: Metotrexato; [4]HQN: Hidroxicloroquina; [5]SSZ: Sulfassalazina; [6]Antifator de necrose tumoral; [7]ATC: Antidepressivo tricíclico.

Figura 62.5 – Manejo clínico da fase crônica de Chikungunya.

Fonte: Elaborada pela autoria.

Evolução do caso clínico

Consulta com Reumatologista após 15 dias, relatando melhora do *rash* cutâneo e da mialgia no 5º dia de doença, porém persiste com artrite em mãos, punhos e joelhos. Iniciou uso de Prednisona por conta própria, apresentando melhora parcial. Trouxe exames laboratoriais realizados no atendimento anterior.

Exame físico osteoarticular: artrite em punhos, 1 a 4 MCFS D, 2 a 4 IFPS, 2 e 3 MCF e joelhos, crepitações em joelhos, limitando a deambulação.

Exames laboratoriais: Hb: 11,2 g/dL; Ht: 35,4%; Leucócitos: 2.500/mm³ (Neutrófilos 1.135/mm³; Linfócitos: 315/mm³); Plaquetas 112.000/mm³; Sumário de Urina: normal. Sorologia para Dengue: IgG positivo; VHS 58 mm, PCR 2,04 mg/dL

DAS28(VHS) = 7,13 (alta atividade)

Conduta: Foi mantida a prednisona 20 mg por dia e acrescentado hidroxicloroquina 400 mg por dia (pela ausência de dosagem de TGO e TGP). Foram solicitados exames laboratoriais e sorologia para chikungunya.

1º retorno ao reumatologista (50 dias depois)

- Piora da sintomatologia, havendo artrite em punhos, IFPs e MCFs, joelhos, com rigidez matinal associada. Confirmada artrite ao exame físico.
- Exames complementares: Hb: 12,3 g/dL; Ht: 36,8%; Leucócitos 6.310/mm³; Neutrófilos: 4.400/mm³; Linfócitos: 1.440/mm³; plaquetas: 187.000/mm³; VHS: 38 mm; PCR: 1,45 mg/dL; Ureia: 56 mg/dL; Creatinina: 0,77 mg/dL; TGO: 19 U/l; TGP: 16U/l; Glicemia de jejum: 126 mg/dL; Cálcio total: 9,0 mg/dL; Ácido úrico: 4,3; CPK: 43 U/l; 25-OH-VIT D: 26,6 ng/mL; TSH: 3,6 mU/l; Sumário de urina: normal. Fator Reumatoide e AntiCCP: não reagentes. Sorologia para Chikungunya **positiva.** Sorologias virais (vírus B, C e HIV): não reagentes. VDRL: não reagente.
- DAS28(VHS) = 6,37 (alta atividade)
- HD: Reumatismo inflamatório crônico pós Chikungunya.
- Conduta: Foi mantido Prednisona 20 mg por 1 semana, com tentativa de redução para 10 mg. Foi associado Metotrexate 15 mg por semana e Ácido fólico 5 mg por semana, Vitamina D, mantida hidroxicloroquina. Novos exames foram solicitados.

2º retorno ao reumatologista (3 meses depois)

- Persistência do quadro articular em mãos, padrão inflamatório, embora em menor intensidade. Relata dor em ombros e joelhos, de caráter mecânico. Visto artrite em punhos, 2 e 3 MCFS bilateral.
- Exames complementares: FR e AntiCCP: não reagentes. Radiografia de mãos: erosão em ossos do carpo. VHS: 34 mm; PCR: 1,02 mg/dL; TGO: 32 U/l; TGP 36 U/l; hemograma e função renal normais.
- DAS28 (VHS) = 4,97 (atividade moderada)
- Conduta: Foi mantida Prednisona 20 mg/dia, aumentado Metotrexate para 20 mg/semana. Mantidos Ácido fólico 5 mg/semana, Vitamina D e Reuquinol. Indicado início de Imunobiológico.

Diagnósticos diferenciais

Considerando o amplo espectro de apresentações das Arboviroses, diversas outras doenças podem fazer parte do seu diagnóstico diferencial, sendo necessário estar atento para a avaliação de dados clínicos e epidemiológicos, mesmo nos períodos de epidemia. Durante a fase de síndrome febril aguda, é necessário avaliar com cuidado evidências de infecções bacterianas (sepse, infecções urinárias, gastroenterites, infecções do sistema nervoso central etc.), bem como de outras infecções, como por vírus *influenza* ou malária, que irão requerer medidas terapêuticas específicas. Observar que os quadros de choque e complicações hemorrágicas da dengue costumam surgir após alguns dias de doença, diferentemente da meningococcemia, que, em geral, tem apresentação hiperaguda. Os quadros de febre hemorrágica da dengue podem se assemelhar à leptospirose, febre amarela, hantavirose, malária grave ou púrpuras, dentre outras.

Na presença de *rash*, considerar a possibilidade de outras doenças exantemáticas, tais como rubéola, sarampo, mononucleose infecciosa, farmacodermias, dentre outras. Nos quadros de artrite, a história de febre alta de início abrupto favorece o diagnóstico de Chikungunya em vez de doenças reumatológicas, sendo necessário considerar a possibilidade de artrite séptica.

Muitas vezes é difícil a diferenciação clínica entre as três arboviroses abordadas. O Quadro 62.10 aponta os achados mais característicos de cada uma.

Quadro 62.10 – Apresentação clínica das três arboviroses mais prevalentes em nosso meio.

Sinais e sintomas	Dengue	Zika	Chikungunya
Febre	>38 °C (4 a 7 dias)	Afebril ou baixa < 38,5 °C (1-2 dias)	> 38 °C (2-3 dias)
Exantema	+ (D5-D7)	++++ (D2-D3)	++ (D1-D4)
Prurido	Leve	Moderado a intenso	Leve
Cefaleia	+++ (forte intensidade)	+++ (moderada intensidade)	+++ (moderada intensidade)
Mialgia	++	+	+

(Continua)

Quadro 62.10 – Apresentação clínica das três arboviroses mais prevalentes em nosso meio.			
Sinais e sintomas	Dengue	Zika	Chikungunya
Artralgia	+/-	+	+++
Dor retro-orbital	+++	++	+
Conjuntivites	+/-	+++	+
Linfonodomegalia	+/-	++	++
Sangramentos	++	-	+/-
Choque	+/-		-
Leucopenia	+++	-	++
Linfopenia	++	SI	+++
Neutropenia	+++	SI	+
Trombocitopenia	+++	–	+
Acometimento neurológico	Raro	Síndrome de Guillain-Barré	Raro (predominante em neonatos)

Legenda: +++ = 70-100% dos pacientes; ++ = 40-69%; + = 10-39%; +/- = <10%; – = 0%; SI: Sem informação.
Fonte: Elaborado pela autoria.

Prevenção

A prevenção consiste em eliminação dos criadouros do mosquito, que se proliferam em água parada, além do uso de repelentes. Uma vacina quadrivalente contra dengue foi aprovada para a prevenção da doença causada pelos sorotipos 1, 2, 3 e 4 em indivíduos de 9 a 45 anos e que moram em áreas endêmicas. Apesar de os índices de proteção terem se mostrado variáveis entre os sorotipos e entre as faixas etárias, essa vacina se mostrou eficaz na redução das formas graves da doença, e outras vacinas se encontram em estudo. O esquema de vacinação aprovado foi o de três doses com intervalos de seis meses entre as três doses.

Conclusão

As arboviroses são doenças com apresentação clínica ampla e um grande leque de diagnósticos diferenciais e representam um grave problema de saúde pública devido à rápida disseminação geográfica, alto impacto na morbimortalidade populacional e altos custos ao sistema público de saúde. Medidas socioeducativas populacionais se mostram necessárias para combater o crescimento vetorial e a incidência/prevalência das arboviroses. Além disso, permanecem como desafio garantir uma melhor estruturação dos serviços de saúde e a capacitação continuada dos profissionais para garantir o melhor manejo dos casos mais graves.

Referências

1. Mardekian SK, Roberts AL. Diagnostic Options and Challenges for Dengue and Chikungunya Viruses. Biomed Research International. Philadelphia: Hindawi Publishing Corp; 2015.

2. Mota MTO, et al. Mosquito-transmitted viruses – the great Brazilian challenge. Braz J Microbiol (São José do Rio Preto) 2016; (47S).

3. Patterson J, Sammon M, Garg M. Dengue, Zika and Chikungunya: Emerging Arboviruses in the New World. West J Emerg Med (Philadelphia) 2016; XVII(6).

4. Lima-Camara TN. Arboviroses emergentes e novos desafios para a saúde pública no Brasil. Rev Saúde Pública (São Paulo) 2016; 50: 36.

5. Brasil. Ministério da Saúde. Dengue: diagnóstico e manejo clínico: adulto e criança. 5 ed. Brasília: Secretaria de Vigilância em Saúde; 2016.

6. Chan CY, Ooi EE. Dengue: an update on treatment options. Future Microbiology. Fut Med (Singapore) 2015; 10(12).

7. Fares RCG, et al. Epidemiological Scenario of Dengue in Brazil. Biomed Research International. Philadelphia: Hindawi Publishing Corp; 2015.

8. Falcão M, et al. Guia de manejo da infecção pelo vírus zika. São Paulo: Associação Médica Brasileira; 2016.

9. Petersen LR, et al. Zika Virus. New Engl J Med (Massachusetts) 2016; 374(16).

10. Broutet N, et al. Zika Virus as a Cause of Neurologic Disorders. New Engl J Med (Massachusetts) 2016; 374(16).

11. Paixão ES, et al. History, epidemiology, and clinical manifestations of Zika: A systematic review. Am J Public Health (Salvador) 2016; 16(4).

12. Bouquillard E, Combe B. Rheumatoid arthritis after Chikungunya fever: a prospective follow-up study of 21 cases. Annals of the Rheumatic Diseases. Taipei, 2009; 68(9).

13. Brasil. Ministério da Saúde. Febre de Chikungunya: manejo clínico. 1 ed. Brasília: Editora MS; 2015.

14. Economopoulou A, Dominguez M, Helynck B, et al. Atypical Chikungunya virus infections: clinical manifestations, mortality and risk factors for severe disease during the 2005-2006 outbreak on Réunion. Epidemiol Infect (Cambridge) 2009; 137(4).

15. Foissac M, Javelle E, Ray S, et al. Post-chikungunya rheumatoid arthritis, saint martin. Emerg Infect Dis (Amsterdam) 2015; 21(3).

16. Mizuno Y, Kato Y, Takeshita N, et al. Clinical and radiological features of imported chikungunya fever in Japan: A study of six cases at the National Center for Global Health and Medicine. J Inf Chem (Tokyo) 2011; 17(3).

17. Narsimulu G, Prabhu N. Post-chikungunya chronic arthritis. J Assoc Physicians (India) 2011; 59(2).

18. Rosario V, Munoz-Louis R, Valdez T, et al. Chikungunya infection in the general population and in patients with rheumatoid arthritis on biological therapy. Clin Rheumatol (Santo Domingo) 2015; 34(7).

19. Simon F, Javelle E, Cabie A, et al. French guidelines for the management of chikungunya (acute and persistent presentations). Med Mal Infect (Paris, Elsevier) 2014; 45(7).

20. Suhrbier A, Jaffar-Bandjee MC, Gasque P. Arthritogenic alphaviruses – an overview. Nature Reviews Rheumatology. Lá reunion 2012; 8(7).

21. Weaver SC, Lecuit M. Chikungunya Virus and the Global Spread of a Mosquito-Borne Disease. New Engl Med (Massachusets) 2015; 372(13).

22. Aryati A, Trimarsanto H, Yohan B. Performance of commercial dengue NS1 ELISA and molecular analysis of NS1 gene of dengue viruses obtained during surveillance in Indonesia. BMC Infect Dis 2013; 13(1).

23. Pang T, Mak TK, Gubler DJ. Prevention and control of dengue – the light at the end of the tunnel. Lancet (Singapore) 2017.

Infecções sexualmente transmissíveis

63

- *César Giudice Valêncio*
- *Ricardo de Paula Vasconcelos*

CASO CLÍNICO

Mulher de 26 anos de idade, natural e procedente de São Paulo, solteira, advogada, sem antecedentes de doenças ou comorbidades, procura serviço de saúde queixando-se de aparecimento de lesões de pele, em tronco, dorso, MMSS e MMII há 2 semanas, além de lesão verrucosa em vulva há 1 mês. Além disso, queixa-se de descamação em regiões palmoplantares, tendo feito uso de cetoconazol oral, sem melhora. Refere queda profusa de cabelo, há aproximadamente 3 semanas e episódio de febre que durou 2 dias (38 °C, medida domiciliar). Nega quaisquer outros sintomas ginecológicos, tonturas e fraquezas. Refere não ter parceiro fixo, com relações sexuais com aproximadamente 3 parceiros diferentes por mês, algumas delas sem preservativo. Faz uso de anticoncepcional oral. Ao exame físico, apresenta-se em bom estado geral, corada, hidratada, acianótica, anictérica, afebril e eupneica. Sem alterações do exame cardíaco, pulmonar e abdominal. Ao exame dermatológico, apresenta máculas eritematosas confluentes e disseminadas em dorso, tronco, MMSS e MMII, além de pápulas nas mesmas regiões. Apresenta lesões eritematodescamativas em regiões palmoplantares, em ambas as mãos e ambos os pés. Apresenta região de alopecia, em faixa, na região occipital. A avaliação da genitália evidencia lesão verrucosa única, em lábio maior direito, de aspecto papilomatoso, de cor rósea.

Definição

Infecções sexualmente transmissíveis (ISTs) são doenças transmitidas pelo contato íntimo entre pessoas. Algumas delas são transmitidas quase exclusivamente pelo contato sexual, e outras podem ser transmitidas também de outras maneiras.

Dentre as doenças abordadas nesse capítulo, citaremos algumas doenças transmitidas exclusivamente pelo contato sexual e doenças transmitidas eventualmente por contato sexual.

São transmitidas quase sempre pelo contato sexual:

- Sífilis
- Cancro mole
- Uretrite gonocócica
- Uretrites não gonocócicas
  São transmitidas eventualmente pelo contato sexual:
- Condiloma acuminado
- Herpes genital

Além disso, quando se lida com pacientes que apresentam ISTs, deve-se lembrar de algumas condutas obrigatórias:

- Convocar os parceiros(as) para avaliação, diagnóstico e tratamento, se necessário.
- Oferecer testes para realização de sorologias para outras ISTs, como HIV, sífilis e Hepatites B e C.
- Aconselhamento para redução de práticas de risco, como o uso de preservativo nas relações com parceria de *status* sorológico desconhecido, e uso de profilaxias pré ou pós-exposição para HIV (PrEP e PEP, respectivamente) quando o preservativo não estiver sendo utilizado de maneira consistente.
- Explicar ao paciente que ele deve evitar situações de risco para ISTs durante o período de tratamento para que não ocorra reinfecção própria nem disseminação da doença para outras pessoas.
- Encaminhar os susceptíveis e com indicação para vacinação para Hepatites A e B, e HPV.

Outro aspecto que não pode ser esquecido é que os termos "homem" e "mulher" utilizados nesse capítulo se referem a homens e mulheres cisgênero simplesmente para facilitar a compreensão e fluidez do texto, entretanto o raciocínio deve ser o mesmo para as pessoas transgênero, apenas considerando sua genitália específica.

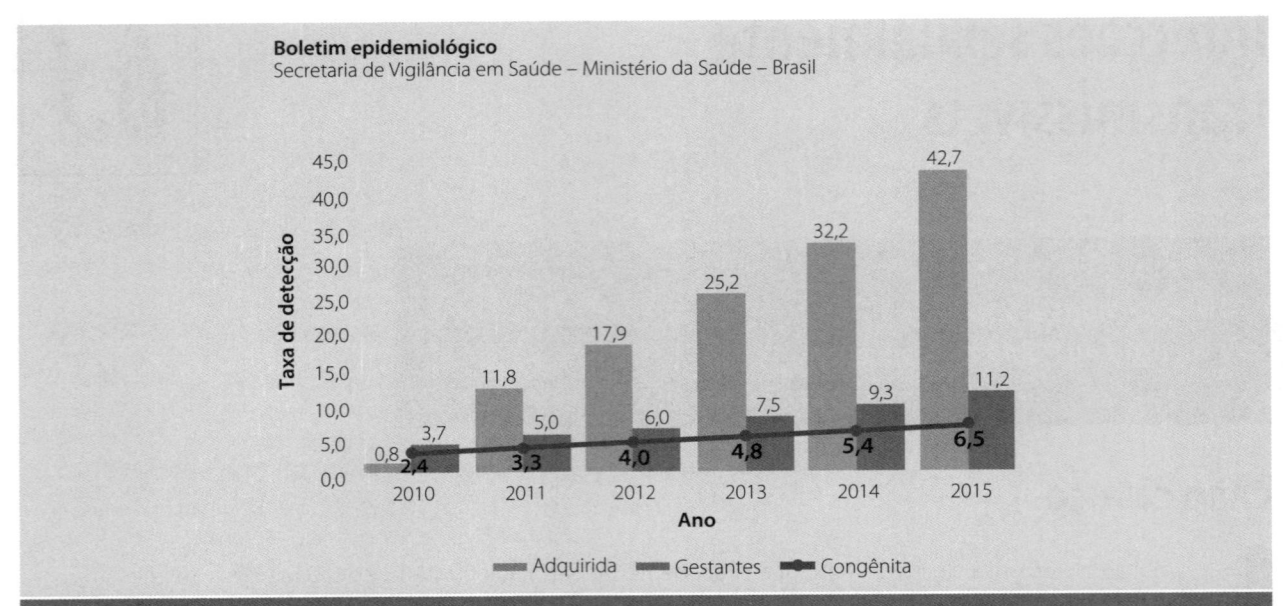

Figura 63.1 – Taxa de detecção de sífilis adquirida, taxa de detecção de sífilis em gestantes e taxa de incidência de sífilis congênita, segundo ano de diagnóstico (Brasil, 2010-2015).

Fonte: Sinan (atualizado em 30 jun. 2016).

Sífilis

A Sífilis (ou LUES) é a doença cujo agente etiológico é a bactéria espiroqueta *Treponema pallidum,* e sua transmissão ocorre principalmente pela relação sexual (oral, vaginal e anal) desprotegida em que há contato íntimo ou com sangue ou fluidos corporais de uma pessoa infectada. A transmissão materno-infantil da sífilis e a sífilis congênita não serão discutidas nesse capítulo.

Essa doença foi muito prevalente no início do século XX, tendo diminuição de sua incidência com o desenvolvimento do seu tratamento com penicilinas, a partir da segunda metade do século passado, e com o aumento das práticas sexuais seguras após o surgimento do HIV, na década de 1980.

Contudo, outros fatores atuaram no sentido oposto, causando recrudescimento da epidemia a partir dos anos 1990. Dentre eles, pode-se citar a mudança nos padrões de comportamento sexual, levando, em alguns grupos populacionais, ao aumento no número médio de parceiros(as) e a práticas sexuais desprotegidas, motivadas provavelmente pela diminuição do medo da infecção pelo HIV, uma vez que, a partir de 1996, foi possível, com o tratamento antirretroviral, manter saudáveis as pessoas que viviam com o vírus. Na atualidade, vivemos no mundo todo uma nova epidemia de sífilis, principalmente entre os homens que fazem sexo com homens e pessoas que vivem com HIV.

De acordo com pesquisa recente realizada pelo Ministério da Saúde, os casos de sífilis adquirida e sífilis congênita vêm aumentando. Logo, é dever de todo médico e profissional de saúde estar preparado para diagnosticar e tratar pacientes com essa doença. Além disso, é preciso que seja reforçada sempre a necessidade de realização do pré-natal. Esse recurso permite o diagnóstico e tratamento de sífilis em gestantes, além de permitir a prevenção do nascimento de crianças com sífilis congênita.

Essa doença evolui em fases a partir do contágio e pode se manifestar clinicamente de diferentes formas, inclusive de maneira totalmente assintomática. A seguir, serão abordadas as apresentações clínicas das formas mais frequentes da sífilis: primária, secundária, latente tardia e a neurossífilis.

Sífilis adquirida primária

Essa é a fase inicial da doença, momento em que ocorre a invasão bacteriana da pele íntegra, caracterizada clinicamente pela lesão denominada Cancro Duro. Trata-se de uma úlcera indolor, geralmente única, com fundo limpo e bordas elevadas bem delimitadas, que aparece principalmente no lugar onde houve o contato íntimo e inoculação da bactéria. Associado ao cancro, pode ser palpada adenomegalia reacional próxima, geralmente unilateral e dolorosa.

O cancro costuma ser encontrado nos órgãos genitais, próximo ao ânus e cavidade oral, no entanto pode aparecer em qualquer outro lugar do corpo em que haja inoculação bacteriana.

Essa úlcera aparece, em média, uma semana após o contato sexual de risco, mas, por ser indolor, dificilmente é percebida quando se encontra numa região que não é visível, e acaba sumindo espontaneamente em cerca de 1 mês, mesmo quando não tratada.

Sífilis adquirida secundária

Após a invasão, inicia-se a fase de proliferação e disseminação bacteriana. Aproximadamente de 1 a 2 meses do desaparecimento do cancro duro não tratado, inicia-se a fase secundária da doença, caracterizada mais comumente pelo aparecimento do exantema morbiliforme (roséola sifilítica) ou papuloso, em tronco, dorso e membros.

Outro sinal característico dessa fase da sífilis é a descamação e/ou eritema palmoplantar. Além disso, lesões esbranquiçadas podem surgir em mucosa de orofaringe, assim como placas de aspecto vegetante e esbranquiçado em genitais e região perianal, denominados condilomas planos.

Dentre os sintomas sistêmicos, é comum encontrar nessa fase a febre baixa, alopecia em clareira (grandes túneis pela queda profusa de cabelo, principalmente parietais e occipitais) e adenomegalia disseminada, como linfonodos epitrocleares.

Esses sintomas de disseminação bacteriana, mesmo quando não houver tratamento, tendem também a desaparecer espontaneamente.

Sífilis latente tardia

Após o desaparecimento dos sintomas da sífilis secundária não tratada, ou mesmo quando a doença se apresenta desde o contágio de maneira totalmente subclínica, inicia-se a fase chamada de Sífilis Latente. Esse período pode ser dividido em 2, a partir do desaparecimento dos sintomas da fase secundária ou da infecção assintomática: até um ano é chamado de Sífilis Latente Recente, e após um ano de Sífilis Latente Tardia.

Na prática médica, muitas vezes é difícil classificar os períodos de latência, uma vez que, nos casos assintomáticos ou oligossintomáticos, nem sempre se sabe o momento do contágio. Assim, nos casos em que o diagnóstico é feito apenas por sorologia, sem sintomas nem sorologia prévia conhecida, normalmente se classifica a sífilis como latente tardia.

Neurossífilis

O *Treponema pallidum* pode também atravessar a barreira hematoencefálica e invadir o sistema nervoso central (SNC). Quando presentes, os sintomas neurológicos dessa infecção podem surgir de 5 a 30 anos após o contágio sem tratamento, podendo ser antecipados em pacientes imunossuprimidos, como aqueles que vivem com HIV ou que fazem uso de imunomoduladores.

A neurossífilis pode se manifestar clinicamente como uma meningite, como uma encefalite, com paralisias e parestesias, com déficits de sistema nervoso autônomo (distúrbios da continência urinária e fecal, reflexos pupilares etc.), ou como uma mielite, chamada de síndrome *Tabes dorsalis*.

Diagnóstico laboratorial

O diagnóstico de Sífilis pode ser realizado de maneiras diferentes, dependendo do estágio de evolução da doença.

Nos casos de sífilis primária, alguns testes sorológicos ainda podem ser negativos; no entanto, é possível realizar a pesquisa direta do *Treponema pallidum* em espécimes coletados da lesão suspeita por meio da microscopia de campo escuro.

Nos casos de sífilis secundária e latente tardia, normalmente o diagnóstico é feito a partir da sorologia para sífilis. Na sorologia para sífilis, são buscados anticorpos específicos para o *Treponema pallidum* no chamado Teste Treponêmico, e inespecíficos no Teste não Treponêmico. Esses dois testes servem tanto para fazer diagnóstico de infecção por sífilis como para controle de tratamento/reinfecção pela bactéria.

- *FTA-ABS:* é o teste treponêmico mais comumente utilizado, devido à sua especificidade. Ele tende a manter sua positividade de maneira permanente em até 85% das pessoas que já tiveram sífilis alguma vez na vida. Essa característica pode causar dúvidas e preocupação para os pacientes que realizam o tratamento da doença e no caso de intenção de doação de sangue, uma vez que é esse o exame de triagem realizado. Assim, é necessário informar adequadamente aos pacientes da persistência da positividade do exame, mesmo com o sucesso do tratamento, e da impossibilidade da doação sanguínea.

- *VDRL/RPR:* são os testes não treponêmicos mais comumente utilizados, que titulam anticorpos anticardiolipina séricos. Não são específicos para a infecção por sífilis, podendo ser positivos em outras situações, como pacientes gestantes ou lúpus eritematoso sistêmico. Apresentam seus resultados em diluições que variam de 0 (não reagente) até 1/1024, num gradiente crescente da quantidade de anticorpos encontrados. Essa característica permite que os testes não treponêmicos sejam usados como controle de sucesso de tratamento (com queda de títulos) e de reinfecção (com nova elevação de títulos).

O diagnóstico de neurossífilis é feito mediante análise do líquido cefalorraquidiano (LCR). Considera-se o diagnóstico de neurossífilis quando o teste não treponêmico é positivo em qualquer titulação no LCR. Entretanto, devido à baixa positividade do método, muitas vezes é preciso utilizar outros critérios mais inespecíficos, como o aumento da celularidade e/ou da proteína no LCR, ou mesmo a sintomatologia neurológica, num paciente com sorologia positiva para sífilis, para se considerar o diagnóstico de neurossífilis.

A investigação da neurossífilis com LCR deve ser feita em todos os pacientes com sífilis que apresentarem sintomas neurológicos. Sugere-se também a coleta do exame em pacientes imunossuprimidos que apresentam titulações altas de teste não treponêmico sérico e naqueles que não apresentam queda satisfatória de títulos do não treponêmico após tratamento adequado (4 títulos em 6 meses).

Tratamento

De acordo com o Ministério da Saúde, o tratamento recomendado para sífilis é:

- *Sífilis primária:* 2.400.000 UI Penicilina G Benzatina – 1,2 milhão IM em cada glúteo.
- *Sífilis secundária:* 2.400.000 UI Penicilina G Benzatina – 1,2 milhão IM em cada glúteo.
- *Sífilis latente tardia:* 7.200.000 UI Penicilina G Benzatina – 2,4 milhões IM semanais (1,2 milhão em cada glúteo).
- *Neurossífilis:* 3 a 4 milhões UI Penicilina Cristalina – EV 4 em 4 horas por 10 a 14 dias (requer internação).

O tratamento alternativo à penicilina para os casos de alergia à penicilina ou impossibilidade de aplicação de medicação injetável é a Doxiciclina:

- *Sífilis primária/secundária:* 100 mg de 12 em 12 horas VO por 14 dias.
- *Sífilis latente tardia:* 100 mg de 12 em 12 horas VO por 28 dias.
- *Neurossífilis:* Ceftriaxona 2 g EV 2 vezes ao dia por 14 dias.

Seguimento

Após o tratamento, o seguimento laboratorial é feito com o teste não treponêmico, esperando-se queda de 4 títulos em 6 meses para se considerar sucesso de tratamento e cura. Exemplo: um paciente cujo VDRL no momento do diagnóstico era de 1/64 deve apresentar, após 6 meses da última dose de penicilina, um resultado de VDRL de no máximo 1/4.

Os pacientes durante o acompanhamento podem chegar a negativar o resultado do teste não treponêmico, contudo é possível a permanência de títulos baixos, menores que 1/8, significando apenas cicatriz sorológica, não interferindo no sucesso do tratamento.

Cancro mole ou cancroide

O cancro mole ou cancroide é uma IST causada pela bactéria *Haemophylus ducreyi, um* cocobacilo Gram-negativo que geralmente acomete pele, mucosas genitais e perianais.

A manifestação clínica mais comum da infecção pelo *H. ducreyi* é caracterizada por uma úlcera que pode ser única, mas costuma ser múltipla devido à autoinoculação. Essa úlcera é dolorosa, tem fundo purulento e bordas solapadas, com contorno circular ou oval.

A lesão inicial é uma mácula, vesícula ou pústula em genitais, que, após cerca de 3 dias, se rompe, dando origem à úlcera típica. Em alguns casos, pode haver adenomegalia inguinal unilateral (bulbão), com risco de fistulização para pele. O bulbão não deve ser drenado, para que sejam evitadas complicações.

Diagnóstico

Os principais elementos para diagnóstico são história clínica e exames físico e das lesões, e os exames complementares servem mais para afastar ou confirmar os diagnósticos diferenciais.

O principal exame é o teste direto com coloração de Gram ou Giemsa para pesquisa de bactérias Gram-negativas. Além disso, outro exame que tem sido utilizado na atualidade é o PCR, uma vez que a cultura demora muito tempo para crescer e, muitas vezes, são necessários meios diferentes.

Tratamento

Podem ser usados diferentes antibióticos, dentre eles:

- Sulfametoxazol 800 mg + trimetoprima 160 mg de 12 em 12 horas por 10 dias ou até cura clínica.
- Azitromicina 1 g VO dose única.
- Tianfenicol 5 g em dose única ou 500 mg VO de 8 em 8 horas por 7 a 10 dias.

Uretrites infecciosas

Uretrites infecciosas são um grupo de patologias com quadro clínico semelhante, pois apresentam processo inflamatório do canal uretral, evoluindo com infiltrado inflamatório polimorfonuclear e saída de secreção pela uretra. De acordo com os agentes etiológicos, dividem-se em gonocócicas e não gonocócicas.

Uretrite gonocócica

A uretrite gonocócica, mais conhecida como gonorreia, é uma infecção do trato genital causada pelo diplococo Gram-negativo *Neisseria gonorrhoeae*, bactéria capaz de invadir a orofaringe, canal anal, o canal uretral no homem e o canal endocervical na mulher.

O período de incubação da doença é de 2 a 5 dias, e os sintomas têm início abrupto. Nos homens, a manifestação clínica mais comum é disúria com saída de secreção purulenta pelo canal ureteral. Nas mulheres, os sintomas podem ser de corrimento purulento a partir do óstio do colo do útero até infecção genital feminina mais alta. A infecção em canal anal pode causar sintomas de proctite, e a da orofaringe, de faringoamigdalite.

Qualquer uma dessas infecções podem cursar de maneira totalmente assintomática, o que é frequente em mulheres, facilitando a evolução da doença para as formas complicadas. No homem, as complicações vão de epididimite, prostatite e infecções das glândulas de Cowper até estenose de uretra. Já nas mulheres, é possível que ocorra infecção das glândulas de Bartholin, salpingite e Moléstia Inflamatória Pélvica Aguda (MIPA), causa importante de infertilidade.

A presença do gonococo em qualquer desses tratos, de forma sintomática ou não, provoca ativação inflamatória local e sistêmica, predispondo o indivíduo a uma maior chance de se infectar pelo HIV.

Diagnóstico

O diagnóstico de gonorreia é feito a partir da história clínica, exame físico e, quando disponível, análise de material coletado em uretra, canal vaginal ou anal. Para coletar secreção uretral em homens, deve-se realizar a expressão peniana, utilizando o polegar e o dedo indicador. Deve-se pegar com os dedos em forma de pinça a base do pênis e deslizar os dedos apertando o pênis em sentido ao óstio uretral. Com essa manobra, é possível visualizar a secreção eliminada pela uretra.

A partir da coleta do material raspado do canal uretral, é possível fazer pesquisa direta da bactéria utilizando a coloração de Gram, em busca de bactérias no interior de leucócitos segmentados, ou espalhadas entre as células, ou por biologia molecular (PCR). A cultura em meio de Thayer-Martin é um teste com alta especificidade que pode ser realizado para confirmação do diagnóstico. A vantagem da cultura em relação aos métodos moleculares é a possibilidade de realização de antibiograma para determinar o perfil de sensibilidade e resistência a antimicrobianos.

Tratamento

O tratamento da uretrite gonocócica é realizado com uso de antibióticos. Desde o surgimento das penicilinas, na metade do século passado, o desenvolvimento de resistência a antimicrobianos pelos gonococos em todo o mundo tem sido motivo de preocupação. Recentemente, no Estado de São Paulo, o aumento da taxa de resistência dos gonococos às quinolonas fez com que o Ciprofloxacino deixasse de ser a primeira opção de tratamento, dando lugar para a Ceftriaxona. Lembrando que a gonorreia pode ser assintomática, não se pode deixar de oferecer tratamento para os (as) parceiros(as) em todos os casos diagnosticados.

Dentre as opções de tratamento, são recomendados:
- Ceftriaxona 250 mg IM – Dose única.
- Azitromicina 1 g VO – Dose única.
- Doxiciclina 100 mg VO 12/12 h por 7 dias.

Uretrites não gonocócicas

Uretrites não gonocócicas (UNG) são aquelas causadas por agentes etiológicos diferentes da *Neisseria gonorrhoeae*, porém muitas vezes indistinguíveis apenas pela clínica. Os principais agentes causadores das UNGs são *Chlamydia trachomatis* (aproximadamente 50% dos casos), *Trichomonas vaginalis, Candida Albicans, Ureaplasma urealyticum, Staphylococcus epidermidis, Streptococcus* beta-hemolítico, *Gardnerella vaginalis* e *Mycoplasma hominis*.

O período de incubação pode ser maior do que o da gonorreia, variando de 10 dias até 3 semanas, e os sintomas, quando presentes, tendem a ser mais brandos, isso é, a disúria costuma ser discreta, e a secreção uretral mais escassa, fluida e esbranquiçada. Além disso, o corrimento tende a ser pior ao acordar e some após a micção, podendo desaparecer ao longo do dia. Nas mulheres, assim como nas uretrites gonocócicas, os quadros podem ser assintomáticos, dificultando o diagnóstico.

Diagnóstico

Dado que os sintomas da UNG são mais escassos, e os agentes etiológicos são diversos, quando possível um laboratório de retaguarda, deve-se tentar buscar o agente causador para guiar o tratamento.

O exame de expressão peniana no homem deve ser realizado para coleta da secreção, porém é necessário que esse procedimento seja feito apenas depois de horas da última micção, uma vez que a secreção uretral pode estar ausente. Após o raspado uretral no homem e da endocérvice na mulher, deve ser feito o exame citobacterioscópico. A análise da lâmina tem o objetivo de confirmar o quadro de uretrite e de excluir o diagnóstico de gonorreia, e, para isso, é necessário encontrar mais de 4 leucócitos por campo em 5 campos, sugerindo uretrite, porém com a ausência de diplococos Gram-negativos.

Como a maioria das UNG são causadas pela *C. trachomatis*, o ponto de partida para confirmação do agente etiológico é a cultura em meio específico (com células de McCoy). Além disso, testes como imunofluorescência direta e indireta também podem ser utilizados. A presença de hifas e blastóporos apontam para a presença de *C. albicans*. Nos casos em que não se encontra nenhum indício desses micro-organismos, deve-se realizar cultura para tentar elucidar a causa da uretrite.

Tratamento

Da mesma forma que nas uretrites gonocócicas, o fato de existirem portadores assintomáticos das bactérias nos lembra da importância de oferecer o tratamento da UNG para os parceiros do paciente diagnosticado, com o objetivo de evitar a recontaminação. Quando possível, após uma ou duas semanas do tratamento, devem ser realizados testes-controle para verificar se os pacientes e seus parceiros estão devidamente tratados.

A primeira linha de tratamento conta com:
- Azitromicina 1 g VO – Dose única.
- Doxiciclina 100 mg VO de 12 em 12 horas por 7 dias.
- Ceftriaxona 250 mg IM – Dose única.
- Ciprofloxacina 500 mg VO – Dose única.

Tabela 63.1 – Resumo sobre diagnóstico e tratamento de uretrites gonocócicas e não gonocócicas.

Dados clínicos	Uretrite gonocócica	Uretrites não gonocócicas
Etiologia mais comum	*Neisseria Gonorrhoae*	*Chlamydia trachomatis*
Incubação	2 a 5 dias	10 dias a 3 semanas
Disúria	Intensa	Branda ou inexistente
Secreção uretral	Espessa e purulenta	Fluida e transparente
Tratamento de 1ª linha	Ceftriaxona 250 mg IM – Dose única	Azitromicina 1 g VO – Dose única

Fonte: Elaborada pela autoria.

Em localidades onde não for possível realizar a investigação laboratorial das uretrites infecciosas, é recomendado que se faça o tratamento sindrômico da doença, utilizando esquema de antibióticos que cubram os dois grupos de agentes etiológicos.

HPV

O papilomavírus humano (HPV) engloba uma categoria de DNA vírus cujas principais formas de contágio são o contato interpessoal íntimo e o compartilhamento de objetos pessoais, como toalhas. O atrito com epitélio traumatizado ou macerado o torna suscetível à invasão viral e à consequente infecção.

Com técnicas de biologia molecular, mais de 130 tipos de vírus HPV diferentes foram identificados, alguns dos quais se apresentando mais prevalentes nos humanos. Além disso, o tipo de manifestação cutaneomucosa e o risco de complicações variam de um tipo para outro. Algumas classes estão mais relacionadas ao desenvolvimento de lesões verrucosas em pele ou mucosas, como os tipos 1/2 e 6/11, respectivamente. Outros, como os 16, 18, 31 e 45, estão associados ao desenvolvimento de neoplasias, mais especificamente de colo de útero (aproximadamente 100%), pênis (50%), ânus (85%) e orofaringe (35%).

Epidemiologicamente, com 530 mil casos novos por ano no mundo, o câncer do colo do útero é o quarto tipo de câncer mais comum entre as mulheres, excetuando-se os casos de pele não melanoma. Ele é responsável por 265 mil óbitos por ano.

No Brasil, em 2016, eram esperados 16.340 casos novos, com um risco estimado de 15,85 casos para cada 100 mil mulheres.

A lesão típica da infecção pelo HPV é chamada de condiloma acuminado. Trata-se de uma afecção verrucosa cujas origens são pápulas ou nódulos que podem ser pedunculados, de cor rósea, vermelha, amarelada ou marrom e de aspecto papilífero, isso é, com pequenas projeções exofíticas. Em casos mais graves, a lesão pode crescer em tamanho e passar a se apresentar como uma lesão vegetante, de tamanho aumentado e pedunculada, com aspecto de "couve-flor". As lesões podem surgir em áreas de mucosa e pele, como vulva, meato uretral, glande, fossa inguinal, região perianal e escroto. Normalmente, ocorre o fenômeno da autoinoculação, pois o vírus se espalha de uma região para outra, e novas lesões vão se desenvolvendo. Por se tratar de uma infecção de transmissão predominantemente sexual, o condiloma acuminado não é comumente encontrado em crianças, porém, nos casos em que se diagnostica esse tipo de lesão, deve-se investigar a possibilidade de abuso sexual.

Outras manifestações verrucosas da infecção por HPV são as verrugas vulgares ou comuns, que estão relacionadas principalmente aos tipos 1 e 2 e acometem principalmente crianças. As lesões caracterizam-se por pápulas ou nódulos de consistência firme e queratósica, com pequenos pontos escurecidos, que são formados por capilares trombosados. Essas verrugas aparecem mais comumente no dorso da mão, dorso dos dedos, cotovelos, joelhos e planta do pé.

Diagnóstico

O diagnóstico das lesões causadas pelo HPV é preferencialmente clínico, uma vez que o aspecto das verrugas é bastante característico. Porém, a coleta de biópsia de lesão e a análise de citologia de esfregaço de colo de útero ou canal anal, com ou sem a realização de técnicas moleculares (ex. PCR e captura híbrida para identificação do tipo de HPV), podem ajudar tanto no diagnóstico de lesões visíveis quanto no rastreamento de lesões pré-clínicas e suas complicações.

Tratamento

No caso do condiloma acuminado, há diversas formas de terapia, dependendo da região acometida, e a resposta a cada tratamento também pode ser bastante variável.

Alguns dos mais comuns utilizam-se de métodos de cauterização química, física ou até exérese cirúrgica, por exemplo:

- *Ácido Tricloroacético (ATA) em titulações de 70 a 90%.* Deve-se pegar uma haste flexível com algodão, retirar o excesso de algodão e mergulhar no ATA (em uma porção reservada, para que não haja contaminação do restante que está no frasco) e pincelar o ácido em cima da verruga, evitando encostar na pele sã para não queimar o paciente. Ao entrar em contato com regiões colonizadas pelo HPV, o ATA promove uma reação que deixa os locais onde há atividade viral esbranquiçados. Isso facilita a localização e o tratamento. As aplicações devem ser semanais, e a remissão pode demorar um pouco, caso as lesões sejam maiores (entre 1 e 5 semanas).

- *Podofilina em titulações de 25% em álcool.* Deve-se utilizar uma haste flexível também para inocular o produto nas verrugas. A podofilina pode promover queimaduras e irritação na pele, portanto, deve-se tomar muito cuidado para não aplicar em pele sã. Além disso, o paciente deve ser orientado a lavar a região tratada com podofilina 4 horas após a aplicação, com água e sabonete neutro.

- *Crioterapia com nitrogênio líquido.* Deve-se utilizar um recipiente específico para crioterapia, inoculando o jato especificamente na lesão, permitindo que o nitrogênio cubra uma margem de até 3 mm além da lesão, para garantir que a verruga seja totalmente atingida pela terapia. Nesse caso, as aplicações também são semanais e pode haver demora na remissão, além do desconforto do paciente no momento da terapia.

Para verrugas vulgares, pode-se prescrever para o paciente o uso de fórmulas cáusticas, com ácido salicílico e ácido lático, e o paciente deve tomar banho, lixar com delicadeza a verruga, passar o produto e cobrir com esparadrapo diariamente. Somado a isso, ambulatorialmente, podem-se utilizar também ATA e a crioterapia com nitrogênio.

Prevenção

Atualmente, existem disponíveis vacinas bivalentes (contra os tipos 16 e 18) e tetravalentes (contra os tipos 6, 11, 16 e 18), que visam garantir prevenção primária contra determinados tipos de HPV mais prevalentes. O principal objetivo da prevenção do HPV com vacina é reduzir a incidência de neoplasias relacionadas ao HPV, além de diminuir, no caso das vacinas quadrivalentes, a incidência de lesões verrucosas causadas pelo vírus.

Indicação da vacinação para HPV:

- Em serviços particulares, homens e mulheres de 9 a 26 anos, desde que não tenham iniciado vida sexual.
- No SUS, meninos de 12 a 13 anos e meninas de 9 a 14 anos que não tenham iniciado vida sexual.
- A vacinação após o início da vida sexual, ou seja, após contato com tipos de HPV, promove menores reduções nas incidências de neoplasias e verrugas genitais.

Vale ressaltar que não existem métodos para a cura esterilizante do HPV após uma infecção. Parte das pessoas que entram em contato com o vírus são capazes de clareá-lo por meio da sua resposta imune, mas, a partir do momento em que a infecção se cronifica, existe a chance de se formarem lesões visíveis, como o condiloma ou suas complicações. Depois da infecção, o vírus poderá permanecer em forma latente, podendo reativar-se, causando lesões, como em situações de imunodepressão.

Herpes genital

Assim como o HPV, os herpes-vírus constituem um grupo de 8 tipos de vírus, cada um relacionado a determinado tipo de dermatose. Os mais comuns na população são o Herpes Simplex Vírus 1 e 2 (HSV-1 e HSV-2). O primeiro é responsável pelas manifestações orolabiais, e o segundo está associado a lesões genitais. No caso do HSV-1, a transmissão se dá pelo contato com saliva e outras secreções de uma pessoa infectada; já no HSV-2, a transmissão é principalmente por contato sexual com pessoa infectada.

Os herpes-vírus, quando entram em contato com o hospedeiro, invadem células da pele e causam os sintomas típicos, depois se replicam e penetram nos nervos, migrando pelos axônios até os gânglios sensitivos da raiz dorsal, onde ficarão latentes. No caso do herpes genital, o gânglio sensitivo comprometido é o sacral. Os HSV-1 e 2 podem ficar por anos em latência nesse gânglio de maneira assintomática, entretanto, algumas situações, como

exposição excessiva à luz UV, febre, traumas, estresse e imunodepressão, podem reativar a replicação viral, tirando-o da latência e causando uma recidiva dos sintomas, com lesões de pele.

O quadro clínico tende a ser parecido, dependendo apenas da localização e do estado imune do hospedeiro. Quando a infecção atinge boca e face, podem ocorrer sintomas prodrômicos, como adenopatia local e febre, e na região afetada ocorre parestesia leve, com surgimento de eritema e vesículas, que podem estourar e erodir, causando lesões dolorosas. Pode aparecer uma camada de fibrina, dando um aspecto esbranquiçado para a lesão. Esse quadro tende a durar 8 dias, em média. Já nas infecções genitais, os sintomas sistêmicos são mais comuns, e a pessoa cursa com febre, mal-estar, linfadenopatia, disúria e dor intensa. Nas lesões, encontram-se exulcerações, vesículas íntegras ou erodidas, com forte eritema, podendo haver comprometimento neural com radiculomielite e neuralgia. Esse quadro tende a ser mais comum em mulheres e costuma durar em média 3 semanas, ou seja, mais tempo do que a infecção pelo HSV-1. Quando a pessoa tem recidivas da infecção genital, o quadro tende a ser mais brando, a não ser que a pessoa esteja imunocomprometida, como pacientes com HIV, diabéticos, pacientes pós-transplantados ou com câncer.

Diagnóstico

O diagnóstico da infecção por HSV costuma ser clínico, e a análise das lesões e a história tendem a direcionar o raciocínio clínico. Porém, existem métodos para confirmação do diagnóstico.

- Teste direto: também conhecido como Citodiagnóstico de Tzanck, realiza-se por meio de um raspado do assoalho de uma vesícula e colocado na lâmina. A coloração pode ser Giemsa, Leishman ou HE, e o achado são células gigantes multinucleadas.
- Sorologia: nesse caso, buscam-se anticorpos no soro do paciente. Os métodos podem ser Western Blot ou imunoenzimáticos, por exemplo.

Tratamento

O tratamento para a infecção causada pelo tipo 1 é diferente do tratamento para o tipo 2, porém ambos contam com a utilização de antivirais, tanto tópicos quanto sistêmicos. No entanto, o tratamento tópico do herpes labial é controverso devido à sua eficácia limitada. O tratamento sistêmico, por sua vez, já está melhor estabelecido.

Para tratar o herpes labial causado por HSV-1, podem ser utilizados:

- Aciclovir tópico creme 5%, 5 vezes ao dia por 5 dias.
- Aciclovir oral, 400 mg 3 vezes ao dia por 5 dias.
- Penciclovir tópico, 1% a cada 2 horas por 4 dias.
- Valaciclovir oral, 2 g dose única.
- Fanciclovir oral, 1.500 mg dose única.

Tabela 63.2 – Métodos de tratamento do herpes genital causado pelo HSV-2.

Medicamento	Infecção primária	Recidiva
Aciclovir	• 400 mg 3 vezes ao dia por 7 a 10 dias • 200 mg 5 vezes ao dia por 7 a 10 dias	• 400 mg 3 vezes ao dia por 5 dias • 200 mg 5 vezes ao dia por 5 dias • 800 mg 2 vezes ao dia por 5 dias
Fanciclovir	• 250 mg 3 vezes ao dia por 7 a 10 dias	• 125 mg 2 vezes ao dia por 5 dias
Valaciclovir	• 1 g 2 vezes ao dia por 7 a 10 dias	• 500 mg 2 vezes ao dia por 3-5 dias

Fonte: Elaborada pela autoria.

Discussão do caso clínico

A paciente apresenta provavelmente duas ISTs discutidas no capítulo, sendo as hipóteses mais prováveis sífilis secundária e HPV. Isso é muito comum, uma vez que a via de transmissão (sexo desprotegido) é compartilhada pelas duas doenças.

Pelos sintomas, suspeita-se do diagnóstico de sífilis pela presença das lesões eritematopapulares em tronco, dorso e MMSS e MMII, além do sinal típico da descamação palmoplantar. Além disso, a paciente apresenta alopecia e teve febre, outros sintomas que apontam para esse diagnóstico. A confirmação se dá pela análise da sorologia com teste treponêmico e não treponêmico. Caso seja positivo, a paciente pode ser tratada com duas doses de 1,2 milhão de Penicilina G Benzatina e seguida ambulatorialmente para acompanhamento de queda de titulação do VDRL.

Além disso, a lesão verrucosa que a paciente apresenta na vulva assemelha-se às lesões causadas pelo HPV, isso é, o condiloma acuminado. Pode-se optar por tratar a paciente com qualquer um dos métodos disponíveis, como ATA, podofilina ou crioterapia.

Nesse caso, a vacinação para prevenção do HPV não é indicada, uma vez que a paciente já iniciou vida sexual e já teve contato com o vírus. Porém, deve-se recomendar que ela realize exame de Papanicolau, a fim de buscar alterações no epitélio do colo de útero mediadas pelo HPV.

Outras condutas são: oferecer a ela testes de sorologia para HIV, hepatites B e C, além de orientar abstinência sexual durante o tratamento das doenças. Por fim, é preciso reforçar a necessidade do uso de preservativos em todas as relações sexuais.

Referências

1. Brasil. Ministério da Saúde. Secretaria de Vigilância em Saúde. Boletim epidemiológico. 2015.
2. Brasil. Ministério da Saúde. Secretaria de Vigilância em Saúde. Programa Nacional de DST e Aids. Prevalências e frequências relativas de Doenças Sexualmente Transmissíveis (DST) em populações selecionadas de seis capitais brasileiras, 2005/Ministério da Saúde, Secretaria de Vigilância em Saúde, Programa Nacional de DST e Aids. Brasília: Ministério da Saúde; 2008.
3. Centers for Disease Control and Prevention (CDC). Sexually Transmitted Diseases, Treatment Guidelines, 2010. Atlanta, GA – USA.
4. Centers for Disease Control and Prevention. MMWR 2010; 59.
5. Kimberlin DW, MD, Rouse DJ, MD, MSPH. Genital Herpes. New Engl J Med 2004.
6. Ho EL, Lukehart AS. Syphilis: using modern approaches to understand an old disease. J Clin Invest 2011; 121(12): 4584-92.
7. Brasil. Instituto Nacional de Câncer. Estimativa 2016. Incidência do Câncer no Brasil. Rio de Janeiro: INCA; 2015.
8. Sittart JAS, Pires MC. Dermatologia na prática médica. 2007.
9. Papilomavírus humano (HPV): diagnóstico e tratamento. Federação Brasileira das Sociedades de Ginecologia e Obstetrícia.
10. Protocolo Clínico e Diretrizes Terapêuticas, Infecções Sexualmente Transmissíveis, Relatório de Recomendação. CONITEC, 2015.
11. World Health Organization. International Agency for Research on Cancer. Globocan 2012. Disponível em: http://globocan.iarc.fr/

Demência

64

- *Felipe Morais Lima*
- *Helen Melo Oliveira*
- *Lenôra Maria de Barros e Silva*

CASO CLÍNICO 1

Homem de 83 anos, casado e aposentado (trabalhava como advogado), há quatro anos apresenta piora da memória, principalmente para fatos recentes, evoluindo de forma progressiva. Confunde as datas, perde-se dentro de casa e tem dificuldade para fazer suas atividades diárias, como acompanhar notícias e lidar com dinheiro. A família relata dificuldade no convívio, pois se irrita facilmente, tem ideias recorrentes de que está sendo roubado e perambula sem rumo durante o dia e a noite. Há um mês, os déficits pioraram e ele passou a não se alimentar e necessitar de fraldas. Permanece a maior parte do dia deitado, enxerga animais e pessoas inexistentes e passa a noite gemendo e chamando por pessoas já falecidas da família. Por esse motivo, foram prescritos por outro médico nortriptilina 75 mg à noite e diazepam 10 mg pela manhã.

Tem antecedente de hipertensão arterial sistêmica, em uso de hidroclorotiazida 25 mg/dia, enalapril 5 mg duas vezes ao dia, metildopa 500 mg duas vezes ao dia. Tem também diabetes *mellitus*, recebendo glibenclamida 5 mg duas vezes ao dia. Recebe também cinarizina para tonturas, AAS 500 mg ou eterocoxibe 120 mg quando muito gemente (família interpreta como sinal de dor).

CASO CLÍNICO 2

Homem de 65 anos queixa-se de perda de memória há alguns meses, esquecendo principalmente fatos recentes. Relata que, associado, houve aumento de apetite, com aumento de peso, não tem mais vontade de jogar cartas por dificuldade de concentração e por ficar irritado com os parceiros facilmente. Tem ficado a maior parte do tempo em casa, não dorme bem à noite e cochila algumas horas durante o dia. Antecedentes pessoais: hiperplasia prostática benigna e hipertensão. Qual seria a medicação mais indicada?

Introdução

O termo "demência" se origina do latim *de* (ausente) e *mens mentis* (mente), que indica sem mente ou fora da mente. O termo foi consagrado pelo psiquiatra francês Phillipe Pinel na segunda metade do século XVIII.

A demência não se constitui numa entidade patológica específica, mas um diagnóstico sindrômico, um conjunto de sinais e sintomas com uma dezena de causas.

Várias têm sido as definições de demência, e o conceito permanece em evolução. Todas as edições anteriores do DSM (*Diagnostic and Statistical Manual of Mental Disorders*) colocam *memória* como um fator essencial para o diagnóstico. Porém, o DSM-V, publicado em maio de 2013, revisou os critérios e a definição e propôs que a demência se enquadra dentro de uma entidade denominada Transtorno Neurocognitivo Maior (TNC), que se refere a um quadro clínico adquirido, em que o déficit primário encontra-se na função cognitiva. Além disso, o DSM-V coloca todos os seis domínios cognitivos com igual peso nos critérios. Os seis domínios cognitivos são: atenção complexa, função executiva, aprendizagem e memória, linguagem, habilidade perceptomotora e cognição social.

A definição de TNC maior é mais ampla que o termo *demência*, uma vez que pode incluir pacientes que apresentam comprometimento de apenas um domínio cognitivo.

O Quadro 64.1 apresenta exemplos de TNC, e o Quadro 64.2 apresenta os critérios diagnósticos de demência, de acordo com o DSM-V.

Quadro 64.1 – Transtornos neurocognitivos.

Delirium	TNC frontotemporal
TNC por doença de Alzheimer	TNC devido à infecção por HIV
TNC vascular	TNC por substância/medicamento
TNC com corpos de Lewy	TNC por doença priônica
TNC por doença de Parkinson	TNC por múltiplas etiologias
TNC por trauma encefálico	TNC não especificado
TNC por doença de Huntington	

Fonte: Adaptado de American Psychiatric Association. Diagnostic and statistical manual of mental disorders. 5 ed.

Quadro 64.2 – Critérios para o diagnóstico de demência de acordo com o DSM-V.

1. Comprometimento cognitivo acentuado a partir de um nível anterior de *performance* em um ou mais domínios cognitivos, com base na:
   • Preocupação do paciente, do acompanhante ou do médico; e
   • Documentação de prejuízo cognitivo por meio de teste neuropsicológico padronizado, ou, em sua falta, com base em outra investigação clínica quantificada.

2. O comprometimento cognitivo prejudica o desempenho das atividades cotidianas (isso é, o paciente necessita de auxílio na realização de suas atividades de vida diária, como pagamento de contas ou controle medicamentoso).

3. O prejuízo cognitivo não ocorre exclusivamente no contexto de *delirium.*

4. O comprometimento cognitivo não é melhor explicado por outra condição médica (como esquizofrenia ou transtorno depressivo maior).

Fonte: Adaptado de American Psychiatric Association. Diagnostic and statistical manual of mental disorders. 5 ed.

Epidemiologia

As síndromes demenciais vêm ganhando importância epidemiológica com o recente envelhecimento populacional, pois acarretam perda produtiva relevante ao paciente e aos familiares.

A incidência e a prevalência das demências aumentam exponencialmente com a idade, dobrando, aproxima-

damente, a cada 5,1 anos, a partir dos 60 anos. Após os 64 anos, a prevalência é de cerca de 5 a 10%, e a incidência anual é de cerca de 1 a 2%, passando, após os 75 anos, para 15 a 20% e 2 a 4%, respectivamente. No Brasil, foi realizado estudo na cidade de Catanduva, no interior de São Paulo, em 1998, estimando a prevalência de demência em 7,7 em cada 1.000 habitantes ao ano após os 65 anos.

A prevalência de demência dobra a cada cinco anos na senectude, alcançando uma prevalência de 30 a 50% aos 85 anos. Veja na Figura 64.1 a prevalência de demência por faixa etária.

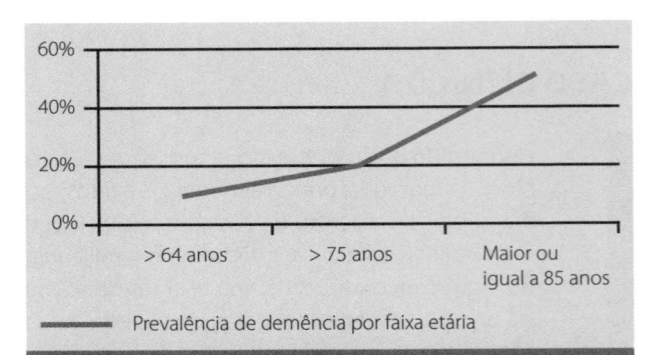

— Prevalência de demência por faixa etária

Figura 64.1 – Prevalência de demência por faixa etária.

Fonte: Elaborada pela autoria.

A doença de Alzheimer é a causa mais comum de demência, seguida de demência por causa vascular. No entanto, nos pacientes com menos de 65 anos, a demência frontotemporal e a demência vascular são iguais ou até mesmo mais prevalentes que a doença de Alzheimer.

Pesquisas existentes mostram que a demência cresce acentuadamente com a idade. As mulheres e analfabetos apresentam uma prevalência mais elevada. A prevalência brasileira média apresenta-se mais alta que a mundial. Projeções para a população brasileira apontam para um pequeno crescimento na taxa de prevalência de demência na população com 65 anos ou mais, de 7,6 para 7,9% entre 2010 e 2020, ou seja, 55.000 novos casos por ano.

A prevalência de demência no Brasil encontrada na revisão sistemática de Boff et al. variou de 5,1 a 17,5%. A diferença entre os resultados pode ser justificada pelo tipo de população estudada e a metodologia aplicada.

Nos EUA, tornou-se a quarta causa de óbito na faixa etária entre 75 e 84 anos e terceira maior causa isolada de incapacidade e mortalidade.

A prevalência entre os tipos de demência varia de acordo com a referência. A doença de Alzheimer é responsável por até 60% das demências, seguido pela demência vascular, com até 40%, doença por corpúsculos de Lewy por 20%, e demência frontotemporal entre 10 e 15% (Figura 64.2).

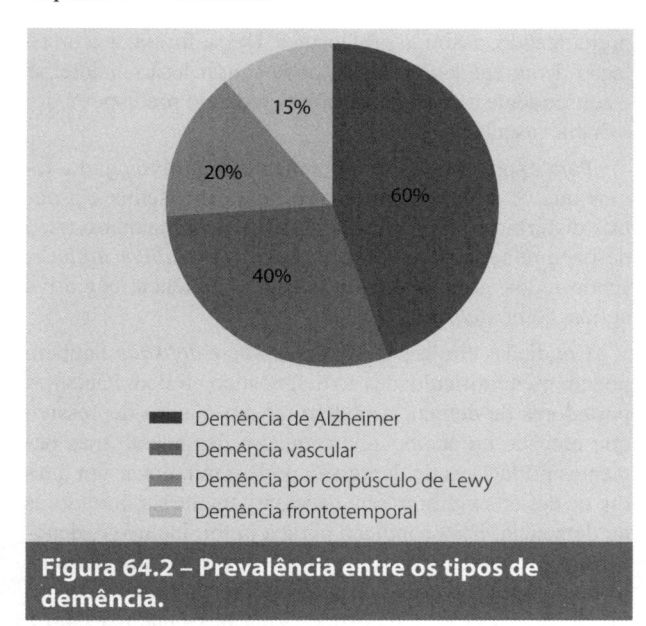

Figura 64.2 – Prevalência entre os tipos de demência.

Fonte: Elaborada pela autoria.

Causas e etiologias

Existem algumas dezenas de causas para síndrome demencial e diversas maneiras de classificá-las, todas elas com algumas limitações. Talvez uma das mais importantes em uma primeira avaliação clínica seja a classificação em potencialmente reversíveis (DPR) e irreversíveis (DI).

O grupo de DPR traduz importância clínica porque, dependendo do tempo de evolução e da causa primária, existe possibilidade de reversão parcial ou total do quadro demencial.

Dentre as principais causas irreversíveis, quatro delas se destacam pela sua prevalência. São elas: doença de Alzheimer (DA), demência vascular (DV), demência por corpúsculos de Lewy (DCL) e demência frontotemporal (DFT).

Causas potencialmente reversíveis

Estima-se que a prevalência de demências potencialmente reversíveis (DPR) seja em torno de 0 a 30%. Nesse grupo, enquadram-se todas as causas de comprometimento cognitivo com alteração de funcionalidade que são parcial ou totalmente reversíveis após tratamento.

As principais causas reversíveis e tratáveis são: deficiência de vitamina B12 e folato, hipotireoidismo, depressão (comprometimento cognitivo secundário a transtorno de humor), doenças infecciosas (sífilis e tuberculose), hidrocefalia de pressão normal, tumores do sistema nervoso central, hematoma subdural, intoxicação medicamentosa, etilismo, vasculites, hiperparatireoidismo, insuficiência adrenal, renal, hepática e pulmonar. Veja no Quadro 64.3 as principais causas de DPR:

Quadro 64.3 – Causas de demências potencialmente reversíveis.

Intoxicações:	Endocrinopatias e insuficiências:
• Alcoolismo • Intoxicação por droga, medicamento ou metal pesado	• Hipotireoidismo • Disfunção suprarrenal e Síndrome de Cushing • Hipo e hiperparatireoidismo • Insuficiência renal; pulmonar e/ou hepática
Deficiências vitamínicas: • Tiamina (B1) • Vitamina B12 • Ácido nicotínico (pelagra)	Neoplasias: • Tumor cerebral primário • Tumor cerebral metastático
Infecções crônicas: • Neurossífilis • TB, fungos, protozoários • Doença de Whipple	Transtornos psiquiátricos: • Depressão (pseudodemência) • Esquizofrenia • Transtorno conversivo
Lesões cerebrais: • Hematoma subdural crônico • Hidrocefalia normobárica	Outras causas: • Sarcoidose • Vasculite • Porfiria intermitente aguda • Crises epilépticas não motoras recorrentes

Fonte: Elaborado pela autoria.

Os exames complementares indicados para investigação de um quadro demencial são, em sua maioria, dirigidos para afastar causas de DPR e estão relacionados no Quadro 64.4:

Quadro 64.4 – Exames recomendados na investigação inicial de síndrome demencial.

Hemograma completo	TSH
Ureia e creatinina	Nível sérico vitamina B12 e ácido fólico
Sódio e cálcio	Sorologia para HIV*
TGO e TGP	VDRL
Glicemia de jejum	Exame de imagem – TC ou RNM

*Solicitar na investigação de síndrome demencial em pacientes menores de 60 anos.
Fonte: Elaborado pela autoria.

Quanto à realização de exames de neuroimagem, a recomendação brasileira é a mesma da Academia Americana de Neurologia, ou seja, realizar TC de crânio sem contraste ou RNM de encéfalo de rotina em todo paciente com diagnóstico de demência, tendo em vista que pode ser detectada alguma causa potencialmente reversível, como hematoma subdural, hidrocefalia normobárica ou neoplasia tratável.

A coleta de liquor só é recomendada nas seguintes situações:

• Início agudo ou subagudo (menos de oito semanas).

• Febre ou presença de sinais meníngeos.

- Evidência de imunossupressão.
- Apresentação atípica (ex. cefaleias severas, convulsões, neuropatias cranianas).
- Achados clínicos sugestivos de hidrocefalia de pressão normal.

Dentre as causas de DPR, algumas condições clínicas e medicações podem trazer grande confusão diagnóstica.

Fármacos que podem ser causas de comprometimento cognitivo são aqueles capazes de atravessar a barreira hematoencefálica e que têm um efeito anticolinérgico.

Como a acetilcolina é o principal neurotransmissor implicado no processo fisiopatológico da demência, consequentemente, toda medicação que cause diminuição dos seus níveis ou de afinidade por seus receptores pode cursar com sintomas de perda de memória.

Por isso, o inventário farmacológico é sempre de grande importância. Investigar se houve a introdução de alguma nova medicação antes do início dos sintomas é mandatário.

Quadro 64.5 – Principais medicações que podem causar déficit cognitivo.

Ansiolíticos e hipnóticos	Antagonistas do receptor H2*
Antidepressivos tricíclicos	Antineoplásicos
Antipsicóticos	Anti-inflamatórios não esteroides
Carbonato de lítio	Corticosteroides
Anticonvulsivantes*	Ciclosporina
Anticolinérgicos	Clonidina, alfametildopa
Digitálicos, quinidina	Propranolol
Antibióticos**	

*Fenobarbital, fenitoína, etossuximida e valproato de sódio;
**Betalactâmicos (penicilina e cefalosporinas), quinolonas e clioquinol.
Fonte: Elaborado pela autoria.

Além dessas medicações, tem-se estudado a relação entre o uso de inibidores de bomba de prótons (IBPs) com demência ou comprometimento cognitivo agudo (como *delirium*). Apesar de os estudos sobre o assunto não terem mostrado uma relação de causalidade, a maioria deles sugeriu um aumento no risco de demência com o uso de IBP, fato esse muito relevante, haja vista o uso indiscriminado dessas medicações pela população. Como mecanismo fisiopatológico para demência por IBP, tem sido hipotetizado que os IBPs atravessam a barreira hematoencefálica e podem inibir a ação de bombas de prótons vacuolares da micróglia e macrófagos, impedindo, assim, a depuração de peptídeo beta-amiloide fibrilar cerebral, fato que está implicado na patogênese da Doença de Alzheimer. Outro mecanismo fisiopatológico é que o uso de IBP, ao levar a uma diminuição da absorção de vitamina B12, pode resultar em um prejuízo à cognição e um provável fator contribuinte para o risco de demência. Além desses fatores, demonstrou-se que o Esomeprazol inibe a acidificação lisossomal,

prejudicando, assim, a proteostase. Dessa forma, a acumulação de agregados proteicos pode causar lesão endotelial e consequente disfunção vascular, podendo predispor à demência vascular.

Para explicar o comprometimento cognitivo agudo, temos que os IBPs podem levar à hipomagnesemia e a outros distúrbios hidroeletrolíticos, além de aumentar o risco de pneumonia e de enterocolite por *Clostridium difficile*, sendo todos esses fatores causas de deficiência cognitiva aguda, como *delirium*.

Condições clínicas como depressão e *delirium* também podem trazer dificuldades ao diagnóstico clínico. Pacientes portadores de demência podem ter um quadro depressivo que precede ou acompanha o quadro demencial, mas pacientes portadores de depressão podem mimetizar um quadro de déficit cognitivo sem necessariamente ser portadores de demência. Essa condição clínica já foi, inclusive, denominada pseudodemência, e atualmente é denominada transtorno cognitivo secundário a transtorno do humor, constituindo um desafio diagnóstico. Veja nos Quadros 64.6 e 64.7 possíveis diferenças entre essas condições clínicas.

Quadro 64.6 – Diagnóstico diferencial entre demência e *delirium*.

Características	Demência	*Delirium*
Início	Gradual	Agudo e nítido
Evolução	Geralmente lenta e progressiva	Flutuante, com piora vespertina
Nível de consciência	Vigília	Níveis flutuantes
Atenção	Preservada nas fases iniciais	Deficiente logo no início
Ciclo sono-vigília	Normal	Inversão do ciclo sono-vigília

Fonte: Adaptado de American Psychiatric Association. Diagnostic and statistical manual of mental disorders. 5 ed.

Quadro 64.7 – Diagnóstico diferencial entre demência e depressão.

Demência	Depressão
Início insidioso	Início agudo/subagudo
Sintomas geralmente de longa duração	Sintomas geralmente de curta/média duração
Flutuações do humor e do comportamento	Humor persistentemente deprimido
Minimização dos déficits pelo paciente	Hipervalorização dos déficits
Déficits cognitivos relativamente estáveis	Flutuação dos déficits cognitivos
Um familiar ou cuidador é quem percebe o déficit	Em geral, a demanda do déficit cognitivo parte do próprio paciente

Fonte: Adaptado do American Psychiatric Association. Diagnostic and statistical manual of mental disorders. 5 ed.

Merece ainda comentário o déficit de vitamina B12, por ser condição clínica relativamente comum entre idosos. Pode cursar com disfunção cognitiva, depressão e neuropatia periférica, pois a diminuição de seu nível sérico causa alterações na síntese do DNA, que leva à anemia megaloblástica e redução nos níveis de serotonina.

A demência por deficiência de B12 é caracterizada por disfunção global cognitiva, lentificação mental, perda de memória, dificuldade de concentração e sintomas psiquiátricos como depressão, mania e quadros psicóticos.

Lembrar que o déficit de ácido fólico pode vir associado e também cursa com anemia macrocítica. Deve ser sempre investigado conjuntamente, pois sua correção sem a concomitante correção do déficit de B12 pode acentuar os sintomas neurológicos.

Déficit de tiamina geralmente associado ao alcoolismo também é uma condição clínica comum, e o seu diagnóstico precoce pode modificar o curso clínico do paciente.

No déficit agudo conhecido como encefalopatia de Wernicke, ocorre desmielinização e gliose, levando à morte neuronal. O paciente apresenta quadro de *delirium*, diplopia, ataxia e pode evoluir para coma. A reposição a tempo de tiamina pode reverter o quadro, mas cerca de 80% dos pacientes podem evoluir com um quadro demencial conhecido como síndrome de Korsakoff, em que há déficit de memória recente e remota, dificuldade com o aprendizado e confabulação.

Merece destaque, ainda, dentro do grupo das DPR, outra condição clínica chamada hidrocefalia de pressão normal ou hidrocefalia normobárica. Dessa vez, menos pela incidência (1,3/100.000 a 4/1000) e mais por seu potencial de reversibilidade quando diagnosticada precocemente.

Sua fisiopatologia ainda não foi totalmente esclarecida, mas há evidências de que elevações periódicas da pressão intracraniana causadas por insuficiente drenagem do liquor levam à degeneração neuronal que clinicamente causa ataxia, incontinência urinária e déficit amnéstico.

Exames de neuroimagem evidenciam alargamento dos ventrículos maior do que o esperado para o grau de atrofia cerebral. Quando se realiza a punção lombar para coleta de liquor, não se observa aumento da pressão, apesar da evidente hidrocefalia.

O tratamento é realizado por meio da colocação de cateter de drenagem do ventrículo cerebral para o peritônio ou átrio cardíaco. A resposta terapêutica é controversa, e as taxas de melhora clínica variam entre 25 e 90% e, em geral, estão relacionadas com o tempo de evolução da doença, com resposta melhor para os pacientes tratados no primeiro ano de aparecimento dos sintomas.

A pelagra é causada pela deficiência de ácido nicotínico (vitamina B3 ou PP). Os neurônios do córtex cerebral, gânglios da base, cerebelo, tronco cerebral e corno anterior da medula são afetados. A doença caracteriza-se por diarreia, lesões cutâneas e demência, podendo ocorrer, ainda, psicose e estados confusionais.

O hipotireoidismo é uma causa de demência caracterizada por lentificação do pensamento, perda de memória e irritabilidade. Podem ocorrer depressão, mania, alucinações auditivas e visuais.

Diagnóstico

Para o diagnóstico de síndrome demencial, fica clara a importância de uma boa história clínica. Os dados e queixas apresentados pelo paciente e familiares, aliados a um exame físico adequado, ajudam a compor as principais hipóteses. Na grande maioria das vezes, os exames complementares são necessários para a exclusão de causas potencialmente reversíveis ou outras causas de comprometimento cognitivo que não preenchem critérios para demência.

Ao realizar a anamnese de um paciente com queixa de memória, lembre-se sempre de que, para o diagnóstico de demência, as queixas precisam trazer prejuízo funcional ao paciente, ou seja, é necessário que o déficit referido esteja causando prejuízo às atividades do dia a dia.

É nesse momento que será necessário fazer a distinção entre dois quadros comuns ao envelhecimento e que não preenchem critérios para síndrome demencial, o comprometimento cognitivo próprio do envelhecimento (CCPE) e o comprometimento cognitivo leve (CCL).

No CCPE, o paciente apresenta a queixa de memória, mas, em geral, a família não compactua com ela. Essas queixas não trazem nenhuma dificuldade à realização das tarefas do dia a dia, e, ao serem aplicados testes de rastreio cognitivo e de funcionalidade, não se observam diferenças entre esses pacientes e outros com a mesma faixa etária e igual escolaridade.

No quadro de CCL, o paciente trará a queixa de memória ou de déficit em outra área da cognição, e a família, em geral, concordará com o paciente. Quando esse grupo de pacientes é submetido, em pesquisas, aos testes de rastreio, verifica-se que, de fato, eles se desviam na curva de Gauss em −1,5 desvios-padrão em relação ao restante da população da mesma faixa etária e escolaridade. Na classificação mais antiga, também era necessário que o paciente não apresentasse nenhuma perda funcional, apesar do déficit objetivo na cognição detectado nos testes, mas, em 2006, esses critérios foram revisados e já se admite que haja um prejuízo mínimo de funcionalidade. O Quadro 64.8 apresenta os novos critérios.

Quadro 64.8 – Critérios para o diagnóstico de CCL[5].

- Queixa cognitiva do paciente e/ou familiar.
- Paciente e/ou informante relatam comprometimento cognitivo em relação a habilidades prévias no último ano.
- Alteração cognitiva evidenciada pela avaliação clínica: comprometimento de memória e/ou outro domínio cognitivo.
- Comprometimento cognitivo não tem maiores repercussões na vida diária. Entretanto, o indivíduo pode relatar dificuldades em tarefas complexas do dia a dia.
- Ausência de demência.

Fonte: Adaptado de Radanovic M, Stella F, Forlenza OV. Comprometimento cognitivo leve. Rev Medicina 2015; 94(3): 162-68.

O comprometimento cognitivo leve tem grande importância, porque um percentual entre 12 e 15% dos pacientes, em um ano, pode evoluir com uma síndrome demencial propriamente dita e, embora não haja na literatura nenhum trabalho que justifique o tratamento desses pacientes, será necessário monitorar a evolução cognitiva deles.

Indivíduos com CCL com comprometimento apenas da memória episódica recebem o diagnóstico de CCL amnéstico. Se houver alterações da memória e de outras funções cognitivas, são diagnosticados com CCL amnéstico e de múltiplos domínios. Pacientes com a memória preservada, mas com prejuízo de outras funções cognitivas, recebem o diagnóstico de CCL de múltiplos domínios.

Pacientes com CCL puramente amnéstico têm maior risco de progredir para Demência de Alzheimer. CCL amnéstico e de múltiplos domínios tem maior risco de progredir para Demência de Alzheimer e demência vascular. CCL de múltiplos domínios sem comprometimento da memória apresenta risco elevado de progredir para demência frontotemporal ou demência com corpúsculo de Lewy.

A utilização de biomarcadores liquóricos, como redução do peptídeo amiloide, aumento de proteína TAU total e TAU fosforilada, e de ressonância estrutural (atrofia de hipocampo e do córtex etorrinal bilateralmente) e funcional (diminuição do metabolismo da glicose em regiões temporais e parietais) podem identificar os pacientes com CCL que apresentam maior risco de conversão para demência.

É importante enfatizar que as síndromes demenciais, em geral, apresentam uma progressão lenta ao longo dos anos. No entanto, há situações nas quais ocorre um comprometimento cognitivo em poucas semanas ou meses, situação denominada demência rapidamente progressiva, que pode ser causada por doenças infecciosas, doença priônica, doenças autoimunes (como encefalopatia de Hashimoto) ou doenças inflamatórias (como síndromes paraneoplásicas).

Avaliação cognitiva

Para o rastreio de demência, será necessária a aplicação de alguns testes para avaliar o comprometimento das diversas esferas cognitivas e avaliar o grau de comprometimento funcional desses pacientes.

O mais conhecido deles é o Miniexame do Estado Mental (MEEM). Foi validado no Brasil em 1994 e é considerado um dos principais testes na avaliação por sua boa sensibilidade e especificidade, por sua boa reprodutibilidade inter e entre examinadores e por sua fácil execução.

É necessário, entretanto, comentar que seu ponto de corte depende do nível educacional do paciente. Assim, não se espera que um paciente com nível superior atinja a mesma pontuação que um paciente analfabeto. Alterações nos órgãos sensoriais, como hipoacusia e déficits visuais, também podem prejudicar a execução do exame. Não se deve esquecer que esse é um teste de rastreio e que, mesmo nos casos nos quais o paciente se saia bem no exame, mas

exista uma forte suspeita clínica, a investigação deve prosseguir, com a realização de outros testes.

Existem outros testes cognitivos além do MEEM. O teste Mini-Cog e o ACE-R são as melhores avaliações para o rastreio de demência. A Avaliação Cognitiva de Montreal (MOCA) é a melhor alternativa para o transtorno cognitivo leve.

Após realizar o diagnóstico sindrômico de demência, agora será necessário enquadrar o paciente nas diferentes etiologias. Cerca de 80% das causas de demência se enquadram em quatro principais etiologias: DA, DV, DCL e DFT.

Doença de Alzheimer

Essa é, sem dúvida, a mais comum de todas as etiologias. Foi primeiramente descrita por um médico alemão chamado Alois Alzheimer, em 1906. Apesar de ser a causa mais comum, a DA é um diagnóstico de exclusão, e seu diagnóstico definitivo só é feito com a biópsia cerebral, portanto, o termo mais correto é provável doença de Alzheimer.

Ainda não se sabe ao certo quais as alterações fisiopatológicas que levam ao desenvolvimento da doença; no entanto, de acordo com evidências de neuroimagem, estudos neuropatológicos e bioquímicos, sabe-se que o processo fisiopatológico da DA começa anos ou até décadas antes do comprometimento cognitivo.

Estão implicados no processo fisiopatológico um peptídeo e uma proteína, e, provavelmente, a produção destes está ligada a uma falha no sistema de proteção neuronal do cérebro.

O primeiro e talvez mais conhecido é o peptídeo beta-amiloide. Ele é resultado da falha do processo de clivagem de uma proteína chamada proteína precursora da amiloide.

Normalmente, essa proteína é clivada por uma enzima chamada alfassecretase em um peptídeo grande e hidrossolúvel. Na doença de Alzheimer, essa proteína é clivada por outra via, por meio de duas enzimas chamadas beta e gamassecretases e resultam num peptídeo de 42 aminoácidos, que é insolúvel. Esse peptídeo se deposita no tecido cerebral e desencadeia uma série de reações inflamatórias por meio de citocinas, formando, por fim, as placas senis, que acabam por levar à morte neuronal.

A outra proteína implicada na DA é a proteína TAU. Ela é encontrada nos microtúbulos da parede celular dos neurônios. Na DA, ela sofre um processo de hiperfosforilação, tornando-se insolúvel e formando os chamados emaranhados neurofibrilares dentro dos neurônios, levando à sua apoptose (Figura 64.3).

Na verdade, essas alterações são encontradas normalmente em um cérebro em envelhecimento, mas o que diferencia a DA é sua grande concentração no hipocampo, área do cérebro responsável pelo processo de memória.

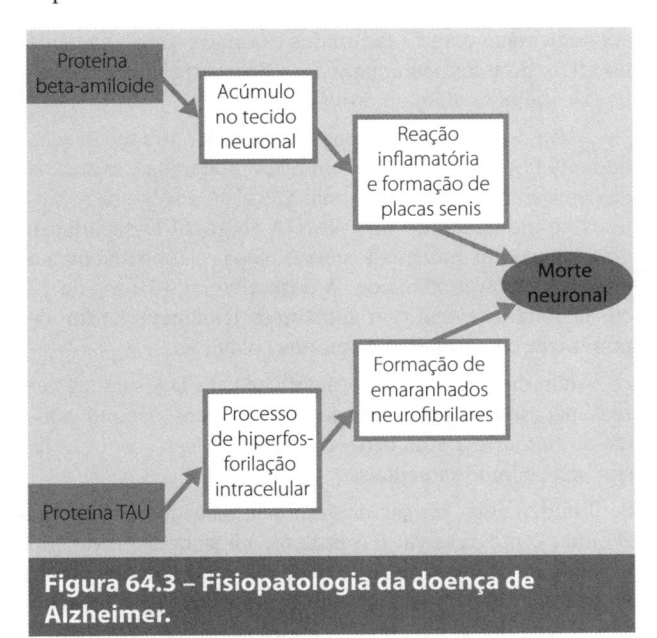

Figura 64.3 – Fisiopatologia da doença de Alzheimer.

Fonte: Adaptada de Bolós M, Perea JR, Avila J. Alzheimer's disease as an inflammatory disease. Biomolecular Concepts 2017; 8(1): 37-43.

A DA tem dois subtipos principais, a dita de início pré-senil, que ocorre antes dos 65 anos, e a senil. Na doença pré-senil, existe uma correlação genética na qual pessoas portadoras do alelo ε4 da apolipoproteína E (APOE) têm uma predisposição para o desenvolvimento da doença. Na DA senil não se verifica essa correlação, mas sexo feminino e baixa escolaridade constituem fatores de risco.

O quadro clínico se caracteriza por perda de memória recente que evolui para perda de memória remota, alteração de personalidade, sendo comum aparecer irritabilidade, agressividade e apatia. Com a progressão da doença, aparecem perdas de outras funções cognitivas (como atenção, orientação e concentração) e desenvolvimento de alterações comportamentais (como agressividade, ansiedade e depressão), que podem evoluir para um estágio de terminalidade em que há dependência total do paciente.

Não existe ainda tratamento curativo. Os familiares devem ser informados sobre o caráter progressivo da doença para que haja tempo para se organizar quanto ao aumento gradual de necessidade de suporte. O ideal é que esses pacientes sejam acompanhados por uma equipe multidisciplinar formada por enfermeiro, psicólogo, nutricionista, fisioterapeuta, terapeuta ocupacional, fonoterapeuta e assistente social.

O transtorno comportamental pode ser fonte de grande desgaste para os cuidadores, e, por isso, eles também devem ser incluídos dentro do planejamento terapêutico, com um espaço para expor suas dúvidas e angústias e, muitas vezes, iniciar um acompanhamento terapêutico concomitante.

A identificação dos sujeitos numa fase precoce é crucial para a intervenção terapêutica e possível prevenção do comprometimento cognitivo. Dessa forma, atualmente, recomenda-se buscar por mudanças cognitivas leves antes da demência evidente e procurar biomarcadores da DA, tendo em vista

diagnosticar a DA em uma fase denominada pré-clínica, que é dividida em três estágios, de acordo com o Quadro 64.10.

Quadro 64.9 – Estágios evolutivos da doença de Alzheimer[6].

Fase inicial (2 a 3 anos)	Fase intermediária (3 a 10 anos)	Fase final (6 a 20 anos)
Lapsos de memória recente	A perda de memória se intensifica	Dependência física total
Mudanças de comportamento	Repetição de informações	Não deambula
Senso de direção comprometido	Estranhamento da própria casa e dos pertences	Não reconhece ninguém e nem a si próprio
Atitude mais agressiva que o habitual	Alternância de momentos de lucidez com confusão mental	Aparecimento de infecções, principalmente urinárias e pulmonares
Dificuldade em fixar novas informações	Estresse, depressão	Surgimento de lesões por pressão
Teimosia	Agressividade quando confrontado	Disfagia
	Início da dependência física	Quase não fala
	Empobrecimento do vocabulário	

Fonte: Adaptado de VOS, SJB et al. Preclinical Alzheimer's disease and its outcome: a longitudinal cohort study. The Lancet Neurology, [s. L.], v. 10, n. 12, p.957-965, set. 2013.

Quadro 64.10 – Estadiamento da DA pré-clínica.

Estágio I	Sem comprometimento cognitivo; Diagnóstico pela presença de biomarcadores amiloides.
Estágio II	Presença de biomarcadores amiloides e lesão neuronal vista em neuroimagem.
Estágio III	Comprometimento cognitivo sutil, sendo bem acima do limite para prejuízo cognitivo leve.

Fonte: Adaptado de VOS, SJB et al. Preclinical Alzheimer's disease and its outcome: a longitudinal cohort study. The Lancet Neurology, [s. L.], v. 10, n. 12, p.957-965, set. 2013.

Atualmente, principalmente nas áreas de pesquisa, tem ganhado ênfase a busca de biomarcadores bioquímicos (peptídeo beta-amiloide, proteína TAU e alelo ε4 da apolipoproteína E) e de neuroimagem (demonstrando, por exemplo, atrofia do hipocampo e hiperintensidade da substância branca e padrão de atrofia da substância cinzenta) que possam predizer a progressão de um déficit cognitivo leve para DA. Além desses mecanismos, estuda-se também a relação de fatores de risco modificáveis com deterioração cognitiva. Muitos estudos mostram uma maior taxa de evolução para demência em pacientes com fatores de risco vasculares descompensados (diabetes *mellitus*, hipertensão arterial sistêmica, dislipidemia) e, em contrapartida, evidencia-se uma menor progressão quando esses fatores estão compensados.

Apesar de sua grande importância, é um desafio diagnosticar DA em uma fase subclínica, visto que, muitas vezes, um quadro leve é confundido com alterações próprias do envelhecimento, tanto pela família quanto por muitos profissionais.

Existem três fármacos atualmente usados em todos os estágios para tratamento da DA, a rivastigmina, a galantamina e o donepezil. São conhecidos como inibidores da acetilcolinesterase (iAch). Essa enzima é responsável pela degradação da acetilcolina, neurotransmissor que se encontra diminuído nos pacientes portadores de DA.

Em geral, os iAch produzem pequena melhora, porém com significância estatística relevante. Esse dado precisa

ser comentado com os familiares e com o próprio paciente no início do tratamento, para que não ocorra uma expectativa de melhora além do provável.

Além desses três fármacos, existe uma outra medicação que está liberada para o uso em fases moderada e avançada da doença chamada memantina. Sua ação é sobre os receptores do glutamato do tipo NMDA (N-metil-D-aspartato), que se encontra aumentado nessas etapas e contribui para o quadro de neurotoxicidade. A dose-alvo é de 10 mg de 12 em 12 horas, devendo ser aumentada lentamente, a fim de minimizar o surgimento de efeitos colaterais.

Além das medicações específicas para DA, muitas vezes é necessário lançar mão de antipsicóticos, estabilizadores do humor e até de benzodiazepínicos para controle de sintomas comportamentais.

Infelizmente, apesar do tratamento, a doença de Alzheimer é progressiva, e o paciente chegará a um estágio terminal em um período que pode chegar a 20 anos. Esses fármacos promovem apenas um benefício modesto sobre a função cognitiva, mas podem retardar a progressão para a fase terminal.

Veja nas Tabelas 64.1 e 64.2 as principais diferenças entre a doença de Alzheimer e os outros três tipos mais comuns de demências irreversíveis.

Tabela 64.1 – Inibidores de acetilcolinesterase.

Farmacologia dos inibidores de acetilcolinesterase	Rivastigmina	Galantamina	Donepezil
Dose de início	1,5 mg de 12 em 12 horas	8 mg/dia	5 mg/dia
Janela terapêutica	3 a 6 mg de 12 em 12 horas	16 a 24 mg/dia	5 a 10 mg/dia
Metabolização	Sináptica	Hepática	Hepática
Excreção	Renal	Renal e hepática	Renal e hepática

Fonte: Adaptada de Massoud F; Gauthier S. Update on the Pharmacological Treatment of Alzheimer's Disease. Current Neuropharmacology, [s. L.], v. 1, n. 8, p. 69-80, 2010.

Tabela 64.2 – Diagnóstico diferencial entre os principais tipos de demência irreversíveis[7].

	Alzheimer	Corpúsculos de Lewy	Vascular	Frontotemporal
Idade	> 65 anos	> 50 anos	> 65 anos	40-65 anos
Duração	Até mais que uma década	Meses a anos	Anos	Anos
Quadro clínico	Amnésia precoce, desorientação temporoespacial, apatia, afasia, agnosia, apraxia, falta de crítica em relação à doença, alterações do ciclo sono-vigília	Quedas precoces, alteração do nível de consciência flutuante, alucinações visuais, sensibilidade alta a antipsicóticos	Dificuldade com a memória de evocação, declínio em degraus, labilidade emocional e depressão	Modificação da personalidade, desinibição, amnésia tardia, dificuldades com a fala
Exame clínico	Normal até os estágios mais avançados	Sinais extrapiramidais precocemente, com predomínio rígido acinético	Déficits neurológicos focais, espasticidade, alteração de marcha	Normal até estágios mais avançados

Fonte: Adaptada de Gallucci Neto, J; Tamelini MG; Forlenza OV. Diagnóstico diferencial das demências. Archives Of Clinical Psychiatry (são Paulo), [S.l.], v. 32, n. 3, p. 119-130, jun. 2005.

Demência vascular

Demência vascular é a segunda causa de demência, ficando atrás da Doença de Alzheimer. Pacientes com história de acidentes vasculares encefálicos (AVEs) podem desenvolver demência caso ocorra lesão de um volume cortical considerável, e essa condição cognitiva pode progredir caso ocorram AVEs recorrentes. O diagnóstico se dá pela história clínica associada à neuroimagem compatível com acidentes vasculares extensos no córtex cerebral. O risco de demência vascular pode ser alterado com modificação do estilo de vida.

Além da demência por múltiplos infartos, temos um outro subtipo de demência vascular denominado doença difusa da substância branca, que pode ocorrer em associação com infartos lacunares. Essa entidade ocorre devido à isquemia crônica cerebral causada por doença oclusiva difusa de pequenos vasos (microangiopatia) e se manifesta com síndrome demencial e achados na RNM de múltiplas áreas de hiperintensidade em Flair.

Atualmente, tem-se estudado a relação de fatores genéticos com a fisiopatologia da demência vascular, e acredita-se que haja o componente genético implicado na gênese de alguns tipos de demência vascular. Porém, os estudos ainda são limitados, de modo que, com os dados que temos, podemos afirmar que o ambiente exerce um fator mais importante que a genética, com o risco de demência vascular podendo ser modificável com alteração no estilo de vida e controle das comorbidades.

Os principais fatores de risco para doença vascular cerebral são hipertensão arterial sistêmica, diabetes *mellitus*, dislipidemia e tabagismo, sendo também fatores de risco para doença de Alzheimer.

Demência frontotemporal

Demência frontotemporal (DFT) corresponde a um grupo de distúrbios que afeta principalmente os lobos frontal e temporal, estando sua gênese relacionada a mutações hereditárias autossômicas dominantes, sendo as principais as que envolvem os genes MAPT, GRN e C9orf72, juntamente com outras mutações menos comuns.

Esse subtipo de demência é mais comum em homens, em uma faixa etária de 50-70 anos e se caracteriza principalmente por alterações comportamentais já no início da doença, ao contrário do que ocorre na Doença de Alzheimer.

Suas alterações comportamentais incluem apatia, desinibição, ganho ponderal, modismos alimentares, compulsões, perda de empatia e distanciamento emocional. Em geral, os pacientes não percebem essas alterações, que são notadas por familiares e/ou cuidadores.

Existem três síndromes clínicas associadas, de acordo com a localização anatômica comprometida: DFT variante comportamental; demência semântica e afasia não fluente progressiva. Todas essas três síndromes clínicas podem ocorrer separadamente ou associadas à Esclerose Lateral Amiotrófica (ELA).

Afasia não fluente progressiva ocorre quando a lesão é frontal esquerda e tende a evoluir para mutismo. A demência semântica, caracterizada por perda do significado das palavras, ocorre devido a comprometimento temporal anterior e esquerdo. Essa síndrome clínica pode evoluir para perda da capacidade de reconhecer objetos, palavras, faces e emoções. Já nos casos de comprometimento frontal e temporal direitos, temos predomínio de desinibição social.

Pode haver superposição entre DFT e paralisia supranuclear progressiva (PSP), degeneração corticobasal (DCB) e doenças do neurônio motor.

Os exames de imagem evidenciam atrofia focal desproporcional em córtex frontal, insular e/ou temporal.

O tratamento é sintomático, não havendo terapia modificadora do curso da doença.

Demência por corpúsculos de Lewy

Demência por corpúsculos de Lewy (DCL) é causada pela presença de inclusões citoplasmáticas neuronais eosinofílicas denominadas corpúsculos de Lewy no tronco encefálico, substância negra, giro do cíngulo, amígdala e neocórtex, podendo conter placas senis e emaranhados neurofibrilares e agregados de proteínas neurofilamentares principalmente a ubiquitina e a alfassinucleína.

Suas manifestações clínicas incluem alucinações visuais complexas, parkinsonismo do tipo rígido acinético, com predomínio axial e estado de vigília flutuante. É importante ressaltar que esse tipo de demência cursa com uma preservação relativa da memória na fase inicial, tendo mais frequentemente prejuízo na função visuoespacial.

Esses pacientes são muito suscetíveis a *delirium*. Além disso, são muito sensíveis às medicações dopaminérgicas, podendo essas medicações (que são prescritas para os sintomas de parkinsonismo) precipitar um quadro de *delirium*, assim como os antipsicóticos tendem a piorar o quadro de parkinsonismo, logo, devem ser prescritas com cautela.

Como há uma redução colinérgica importante, seu tratamento inclui medicações anticolinesterásicas. Além disso, podem ser usados antidepressivos e antipsicóticos, caso sejam necessários.

Os inibidores da acetilcolinesterase são úteis no tratamento dos sintomas cognitivos e psiquiátricos, como alucinações visuais, delírios, apatia e ansiedade. Para os sintomas psiquiátricos mais graves, podem ser usados antipsicóticos, preferencialmente os atípicos, pois os pacientes com demência de Lewy apresentam sensibilidade aumentada a estas medicações, podendo piorar o parkinsonismo. O manejo dos sintomas parkinsonianos é semelhante à abordagem terapêutica da doença de Parkinson. A eficácia da levodopa no controle dos sintomas motores parece ser inferior ao obtido na doença de Parkinson.

Conclusão

- Demência é um diagnóstico sindrômico, e a história clínica é fundamental para esclarecimento etiológico.

- Embora na maioria dos casos haja comprometimento da memória, esse não é essencial para o diagnóstico, pois o declínio em qualquer um dos domínios cognitivos já configura síndrome demencial, de acordo com o DSM-V.
- É fundamental o treinamento do clínico para o diagnóstico precoce dos possíveis casos.
- Diante de uma síndrome demencial, é importante pesquisar causas potencialmente reversíveis e tratá-las.
- As quatro principais causas de demência irreversível são: doença de Alzheimer (DA), demência vascular (DV), demência por corpúsculos de Lewy (DCL) e demência frontotemporal (DFT).
- A abordagem deve ser sempre multidisciplinar e incluir esclarecimento, apoio, e, por vezes, tratamento medicamentoso para os cuidadores.
- O tratamento na grande maioria dos casos não é curativo, mas nem por isso deve ser negligenciado.

Discussão dos casos clínicos

Caso clínico 1

Note que os dados da história clínica sugerem uma possível síndrome demencial. Temos um paciente com déficit progressivo em mais de uma função cognitiva, mudança de personalidade e alterações no ciclo sono-vigília associados à perda de sua funcionalidade.

Seguindo o raciocínio sugerido no item "causas e etiologias", é possível verificar que o paciente tem condições clínicas que podem se enquadrar tanto em causas reversíveis como nas irreversíveis, portanto, a primeira conduta a ser tomada deveria ser afastar as possíveis causas de déficit cognitivo reversíveis. Ao contrário do que foi proposto pelo colega que conduziu o caso, que incluiu na lista de medicações mais dois agentes capazes de piorar o déficit, a nortriptilina e o diazepam (Quadro 64.5), a opção deveria ter sido retirar ou substituir no esquema posológico medicações sabidamente relacionadas a síndromes demenciais, no caso: a metildopa, a cinarizina e o eterocoxib.

Além disso, a investigação impõe a realização de um exame de imagem, tendo em vista o fato de que o paciente é portador de vários fatores de risco para doença cerebrovascular.

A família deveria ter sido esclarecida desde o início sobre as possíveis causas e sobre a proposta de investigação.

Caso clínico 2

No segundo caso, temos uma situação comum e de difícil condução na prática clínica. Note que, apesar da queixa de perda de memória para fatos recentes, o paciente apresenta sintomas de depressão. Houve alteração de apetite, peso, sono, há dificuldade de concentração e de relacionamento com pessoas próximas.

Esse paciente ainda apresenta fator de risco para doença cerebrovascular. Portanto, antes do diagnóstico de demência, deve-se promover controle adequado dos fatores de risco para demência vascular e iniciar tratamento para depressão, de preferência com uma medicação que não interfira no sistema colinérgico como as pertencentes ao grupo dos inibidores seletivos de recaptação da serotonina.

Todavia, não devemos esquecer de que, além de diagnóstico diferencial com síndromes demenciais, quadros depressivos podem preceder ou acompanhar as demências, portanto é recomendada monitoração periódica das funções cognitivas nesse tipo de paciente.

Quadro 64.11 – Miniexame do estado mental.

- Orientação temporal (5 pontos)
  - Dia; mês; ano; dia da semana; hora aproximada
- Orientação espacial (5 pontos)
  - Local específico; instituição; bairro ou rua; cidade; estado
- Memória imediata (3 pontos)
  - 3 palavras (vaso; carro; tijolo)
- Atenção e cálculo (5 pontos)
  - 100-7 (5 subtrações sucessivas) ou
  - soletrar "mundo" de trás para frente
- Memória de evocação (3 pontos)
  - Recordar as 3 palavras
- Linguagem
  - Nomeação – relógio; caneta (2 pontos)
  - Repetição – nem aqui, nem ali, nem lá (1 ponto)
  - Comando – "pegue esse papel com a mão direita, dobre ao meio e coloque no chão" (3 pontos)
  - Leitura – "feche os olhos" (1 ponto)
  - Escrita – escrever uma frase (1 ponto)
- Praxia
  - Desenho – copiar dois pentágonos cuja intersecção forme um quadrilátero (1 ponto)
- Escore total: 30 pontos

Pontos de corte de acordo com a escolaridade	
Analfabetos	20
1 a 4 anos	25
5 a 9 anos	26,5
9 a 11 anos	28
> 11 anos	29

Fonte: Adaptado de Brucki SM et al. Sugestões para o uso do miniexame do estado mental no Brasil. Arquivos de Neuropsiquiatria, [S.l.], v. 61, n. 3, p. 777-781, set. 2003.

Referências

1. Bertolucci PHF, Brucki SMD, Campacci SR, Juliano Y. O mini-exame do estado mental em uma população geral. Impacto da escolaridade. Arq Neuropsiquiatr 1994; 52: 1-7.
2. Bertolucci PHF. Diagnóstico das demências. In: Moriguiti JC, et al. (orgs.). Atualizações diagnósticas e terapêuticas em geriatria. São Paulo: Atheneu; 2007. p. 395-403.

3. Brucki, et al. Sugestão para o uso do mini-exame do estado mental no Brasil. Arq Neuropsiquiatr 2003; 61: 777-8.

4. Caramelli P. Neuropatologia da doença de Alzheimer. In: Forlenza OV, Caramelli P (eds.). Neuropsiquiatria geriátrica. Rio de Janeiro: Atheneu; 2000. p. 107-18.

5. Forlenza OV, Nitrini R. Doença de Alzheimer. In: Fráguas R Jr, Figueiró JAB (eds.). Depressões secundárias: depressões associadas a condições médicas e medicamentos. Rio de Janeiro: Atheneu; 2001. p. 109-18.

6. Herrera Jr E, Caramelli P, Nitrini R. Estudo epidemiológico populacional de demência na cidade de Catanduva, estado de São Paulo, Brasil. Rev Psiq Clín 1998; 25: 70-3.

7. Machado JCB. Doença de Alzheimer. In: Freitas EV, et al. (orgs.). Tratado de geriatria e gerontologia. Rio de Janeiro: Guanabara Koogan; 2002. p. 133-47.

8. American Psychiatric Association. Diagnostic and statistical manual of mental disorders. 5 ed. 2014. p. 591-643.

9. Barbosa MT, Machado JCB. Outras causas de demências reversíveis. In: Freitas EV, et al. (orgs.) Tratado de geriatria e gerontologia. Rio de Janeiro: Guanabara Koogan; 2002. p. 309-19.

10. Borges M. Convivendo com Alzheimer. Manual do cuidador. Associação Brasileira de Alzheimer. p. 13.

11. Caramelli P. Conduta diagnostica em demência. In: Forlenza OV. Psiquiatria geriátrica do diagnóstico precoce a reabilitação. Rio de Janeiro: Atheneu; 2007. p. 155-7.

12. Magaldi RM. Comprometimento cognitivo leve. In: Moriguiti JC, et al. (orgs.). Atualizações diagnósticas e terapêuticas em geriatria. São Paulo: Atheneu; 2007. p. 385-90.

13. Mamfrim A, Schmidt SL. Diagnóstico diferencial das demências. In: Freitas EV, et al. (orgs.). Tratado de geriatria e gerontologia. Rio de Janeiro: Guanabara Koogan; 2002. p. 242-51.

14. Marino MCA, Santos AGR. Demências reversíveis no paciente idoso. In: Tavares A. Compêndio de neuropsiquiatria geriátrica. Rio de Janeiro: Guanabara Koogan; 2005. p. 347-4.

15. Mesulan MM. Principles of Behavioral Neurology and Cognitive Neurology. 2 ed. New York: Oxford University Press; 2000.

16. Tavares A. Demências. Compêndio de neuropsiquiatria geriátrica. Rio de Janeiro: Guanabara Koogan; 2005. p. 217-33.

17. American Psychiatric Association. Diagnostic and statistical manual of mental disorders. 5 ed. 2014. p. 591-643.

18. Batchelor R, et al. Dementia, cognitive impairment and proton pump inhibitor therapy – a systematic review. J Gastroenterol Hepatol [s.l.] (Wiley-Blackwell) 2017: 1-27. Disponível em: http://dx.doi.org/10.1111/jgh.13750

19. Boff MS, Sekyia FS, Bottino CMC. Prevalence of dementia among brazilian population: systematic review. Rev Med (São Paulo) 2015; 94(3): 154-61.

20. Bolós M, Perea JR, Avila J. Alzheimer's disease as an inflammatory disease. Biomolecular Concepts 2017; 8(1): 37-43.

21. Burlá C, et al. Panorama prospectivo das demências no Brasil: um enfoque demográfico. Ciência Saúde Coletiva 2013; 18(10): 2949-56.

22. Camargo CHF, et al. The perception of apathy by caregivers of patients with dementia in Parkinson's disease. Dementia Neuropsychol 2016; 10(4): 339-43.

23. Cheng Yu-wen, Chen Ta-fu; Chiu Ming-jang. From mild cognitive impairment to subjective cognitive decline: conceptual and methodological evolution. Neuropsychiatric Disease and Treatment [s.l.] (Dove Medical Press) 2017 Feb; 13: 491-98. Disponível em: http://dx.doi.org/10.2147/ndt.s123428

24. Dani M, Brooks DJ, Edison P. Suspected non Alzheimer's Pathology – Is it non-Alzheimer's or non-Amyloid? Ageing Res Rev 2017.

25. Knopman DS, et al. Practice parameter: diagnosis of dementia (an evidence-based review). Report of the Quality Standards Subcommittee of the American Academy of Neurology. Neurology [s.l.] 2001 Feb: 1143-53.

26. Ferrari JA, et al. Estudo psicométrico da Escala de Avaliação de Demência e sua aplicabilidade em instituições de longa permanência no Brasil. Einstein (16794508) 2012; 10(3).

27. Ikram MA, et al. Genetics of vascular dementia – review from the ICVD working group. BMC Med [s.l.] (Springer Nature) 2017 Mar 6; 15(1): 1-7. Disponível em: http://dx.doi.org/10.1186/s12916-017-0813-9.

28. Longo DL, et al. Medicina interna de Harrison. Porto Alegre: AMGH; 2013. p. 3300-16.

29. Papadakis MA, McPhee SJ, Rabow MW. Current Medical diagnosis & treatment. 16 ed. 2017: 1018-22.

30. Mossello E, et al. Effects of low blood pressure in cognitively impaired elderly patients treated with antihypertensive drugs. Jama 2015; 175(4): 578-85.

31. Neto JG, Tamelini MG, Forlenza OV. Diagnóstico diferencial das demências. Rev Psiq Clin 2005; 32(3): 119-30.

32. Nitzsche[1] BOM, Providelli H, Tavares Jr AR. Doença de Alzheimer: novas diretrizes para o diagnóstico. 2015.

33. Parmera JB, Nitrini R. Demências: da investigação ao diagnóstico. Rev Medicina 2015; 94(3): 179-84.

34. Pimenta FAP, et al. Doenças crônicas, cognição, declínio funcional e Índice de Charlson em idosos com demência. Rev Assoc Med Bras 2013; 59(4): 326-34.

35. Radanovic M, Stella F, Forlenza OV. Comprometimento cognitivo leve. Rev Medicina 2015; 94(3): 162-68.

36. Toy EC. Casos clínicos em medicina interna. Porto Alegre: AMGH; 2014. p. 424-29.

37. Tsoi KKF, et al. Cognitive tests to detect dementia: a systematic review and meta-analysis. Jama 2015; 175(9): 1450-58.

Delirium

65

- *Fernando Salvetti*
- *Eduardo Ferrioli*

CASO CLÍNICO

Uma mulher de 84 anos é trazida ao pronto-socorro por volta do fim da tarde pela filha, com relato de que nos últimos quatro dias vem se comportando de modo estranho. Em alguns momentos, principalmente à noite, fica "aérea" e parece estar pensando em outras coisas quando falam com ela, assim como parece não reconhecer os membros da família. Além disso, fica inquieta antes de dormir. Tem se alimentado menos nesse período.

Antes disso, tratava-se de uma senhora com diabetes *mellitus* tipo 2 e hipertensão arterial sistêmica relativamente bem controlados. É independente para todas as atividades básicas da vida diária (AB-VDs), mas vem perdendo atividades instrumentais (AIVDs) ao longo do último ano. Além disso, vinha se queixando de esquecimento e dificuldade para calcular o troco no supermercado.

Ao questionar a filha e a paciente, você é informado de que nos últimos dias o odor da urina está mais forte. Não teve disúria ou febre.

Ao exame físico, você observa uma senhora inquieta e com dificuldade em seguir suas instruções. Seus sinais vitais estão normais, exceto por frequência cardíaca = 106 bpm. Ao palpar a região do hipogástrio, a paciente faz fáscies de dor.

Você solicita exames de bioquímica, urina 1, urocultura e raio X de tórax e opta por deixar a paciente em observação por 12 horas. Não há leitos disponíveis na enfermaria nesse momento. Como sua principal hipótese é de infecção urinária, após a coleta de exames, você inicia antibioticoterapia empírica com ceftriaxona.

Ao chegar para o plantão diurno no dia seguinte, você não encontra a paciente e questiona o que aconteceu. Seu colega o informa de que, durante a noite, ela apresentou agitação psicomotora importante. Em um primeiro momento, foi medicada com haloperidol, com resolução parcial. Depois, no início da madrugada, logo depois da ceia, após novo episódio de agitação, foi contida na maca com uso de colete e restrição nos pulsos. Por volta das 3 horas da madrugada, foi levada para a sala de emergência devido à insuficiência respiratória aguda secundária à broncoaspiração e necessitou de intubação orotraqueal. Foi transferida para a UTI e, no momento, encontra-se estável.

Introdução

De acordo com o DSM V, *delirium* é definido como um distúrbio na atenção e na *awareness*, que se desenvolve em um período curto de tempo, representa uma mudança aguda em relação ao estado basal e tende a flutuar em severidade ao longo do dia. Além disso, deve haver alteração em um domínio cognitivo adicional (memória, orientação, linguagem, habilidade visuoespacial ou percepção). Essas alterações não devem ser melhor explicadas por uma desordem neurocognitiva preexistente, estabelecida ou em evolução e não ocorrem em contexto de uma redução muito intensa do nível de consciência, como é o coma. Por último, deve haver evidência de que o distúrbio é uma consequência fisiológica direta de outra condição médica, intoxicação, abstinência ou devido a múltiplas etiologias. Pode ser entendido, portanto, como uma manifestação neuropsiquiátrica de uma doença subjacente.

Representa um problema de saúde importante, com gastos estimados em cerca de 150 bilhões de dólares ao ano nos Estados Unidos, e que infelizmente é subdiagnosticado.

A evidência disponível para o estudo do *delirium* é formada principalmente por consenso de especialistas e estudos observacionais, com poucos ensaios clínicos controlados. A maior parte é focada em prevenção primária não farmacológica.

Epidemiologia e fatores de risco

Pode acometer pessoas de qualquer idade, porém ocorre principalmente em idosos, dos quais 30% são acometidos quando hospitalizados. A chance é ainda maior se a pessoa tiver um déficit cognitivo prévio (dois terços dos casos ocorrem nessa população) e, se estiver internada na UTI, o ambiente com a maior incidência.

A suscetibilidade dos pacientes idosos pode ser explicada por diversos fatores, dentre eles a menor reserva funcional, desde menos células corticais até metabolização mais lenta de fármacos. Além disso, tendem a receber múltiplas medicações, que podem ter interação ou somar efeitos adversos, por exemplo, efeito anticolinérgico.

Infelizmente, uma parcela grande desses pacientes não é diagnosticada, cifra que se aproxima de 50% (ou mais, no caso de *delirium* hipoativo). Há muita confusão com os diagnósticos diferenciais, principalmente demência e depressão, ou até mesmo o simples envelhecimento.

Causas e etiologias

Existem muitas causas de *delirium*, que podem ser classificadas de diversas formas diferentes. Como exemplo, podemos classificá-las em: encefalopatias metabólicas;

efeito colateral de medicamentos; abstinência de substâncias como álcool ou sedativos.

O grupo das encefalopatias metabólicas é o mais representativo, sendo composto por distúrbios hidroeletrolíticos, infecção, falência orgânica (uremia, hipoxemia/hipercarbia, falência hepática), hipoglicemia, entre outros. Uma causa contribuinte frequentemente ignorada é a deficiência de tiamina, a ser lembrada principalmente naqueles pacientes que ingerem álcool.

Com relação às medicações, as mais implicadas são: álcool, sedativos, anticonvulsivantes, antidepressivos, hipotensores, antiparkinsonianos, corticosteroides, digitálicos, bloqueadores H2, narcóticos e fenotiazinas.

É essencial lembrarmos que o *delirium* é multifatorial na maior parte dos casos, portanto, sempre devemos procurar os diversos fatores envolvidos no nosso paciente em questão, e não cessar a investigação quando identificamos uma só causa. Além disso, a própria mudança de ambiente, principalmente para um paciente idoso e com cognição comprometida ou limítrofe, é um fator contribuinte importante para o desenvolvimento de *delirium*.

Diagnóstico

O diagnóstico do *delirium* requer alguns pontos-chave, que surgem tanto na definição do DSMV quanto no *Confusion Assessment Method* (CAM ou CAM-ICU, quando usando em terapia intensiva). Esse último consiste em um teste para ser feito à beira-leito em cerca de 5 minutos e tem

Quadro 65.1 – Causas de *delirium*.

Drogas e toxinas	• Opioides, sedativos-hipnóticos, antipsicóticos, lítio, relaxantes musculares, anti-histamínicos, polifarmácia • Etanol, heroína, alucinógenos. • Abstinência: etanol, benzodiazepínicos.
Infecções	• Sepse
Metabólicas	• Alterações eletrolíticas: sódio, cálcio, magnésio, fósforo • Alterações endocrinológicas: tireoide, paratireoide, pâncreas, hipófise, adrenal. • Hipercarbia • Hiper ou hipoglicemia • Estados hiperosmolares • Hipoxemia • Encefalopatia de Wernicke, deficiência de vitamina B12
Distúrbios do sistema nervoso central	• Infecções: encefalite, meningite, abscesso cerebral ou epidural • Estado de mal não convulsivo • Traumatismo cranioencefálico • Encefalopatia hipertensiva • Distúrbios psiquiátricos
Falências orgânicas	• Insuficiência cardíaca • Trombocitose, policitemia • Falência hepática • Insuficiência renal

Fonte: Adaptado de UpToDate.

sensibilidade de 94% e especificidade de 89%, portanto, de acurácia elevada. Para ser diagnosticado com *delirium*, o paciente deve ter alteração da atenção, que evoluiu de forma aguda ou flutua ao longo do dia, acompanhada de distúrbio do nível de consciência ou da organização do pensamento.

Quadro 65.2 – CAM (*Confusion Assessment Method*).

Deve haver critérios A e B	
A. Início agudo e curso flutuante	Há evidência de mudança em relação ao estado basal do paciente? O comportamento: • Vai e vem? • Muda de intensidade ao longo do dia?
B. Desatenção	O paciente tem: • Dificuldade em manter a atenção? • Distrai-se com facilidade?
E presença dos critérios C ou D	
C. Pensamento desorganizado	O pensamento do paciente é: • Desorganizado • Incoerente
D. Nível de consciência alterado	Possibilidades: • Alerta (normal) • Vigilante (hiperalerta) • Letárgico • Estuporoso • Comatoso

Fonte: Adaptado de UpToDate.

Lembrar que o *delirium* pode ser tanto hiper quanto hipoativo. O diagnóstico é mais pedido no segundo caso, por poder se apresentar de forma mais sutil. O tipo hiperativo, em sua maioria, é mais facilmente percebido. Entretanto, os pacientes se encontram com mais frequência nesse espectro, e não com as formas mais extremas.

É importante considerar os diagnósticos diferenciais dessa síndrome, principalmente:

- *sundowning*, que é o fenômeno de piora cognitiva ao final da tarde, presente em alguns pacientes com demência.
- demência: alguns subtipos compartilham características com o *delirium*, como a alteração de percepção presente na demência por corpúsculos de Lewy.
- doenças psiquiátricas primárias: principalmente depressão, que pode ser confundida com *delirium* hipoativo, porém não costuma apresentar prejuízo importante da cognição e do estado de atenção.
- estado de mal epiléptico não convulsivo.
- síndromes focais: temporal-parietal (ex. afasia de Wernicke); disfunção bitemporal; occipital (cegueira cortical); lesões bifrontais.

Quadro 65.3 – Características de *delirium*, depressão e demência.

Características	*Delirium*	Depressão	Demência
Início	Horas a dias	Mudança recente no humor que dura ao menos duas semanas.	Meses a anos
Curso clínico	Usualmente reversível com tratamento. Pode flutuar ao longo do dia.	Usualmente reversível com tratamento. Frequentemente pior pela manhã.	Lento, progressivo, irreversível
Pensamento	Flutuações no nível de consciência, cognição, percepções, pensamento	Memória e concentração diminuídos	Declínio cognitivo com acometimento da memória e de outras esferas, como: apraxia, agnosia, função executiva
Humor	Flutuação nas emoções	Deprimido; Interesse e prazer diminuídos (anedonia)	Deprimido, principalmente em quadros iniciais. Apatia pode ser confundida com humor deprimido.
Outras características	Ilusões	Delírio de pobreza, culpa, sintomas somáticos	Delírios de roubo, perseguição. Alucinações (a depender do tipo de demência).

Fonte: Elaborado pela autoria.

Prevenção e tratamento

O foco do manejo do *delirium* deve ser a prevenção primária, que pode diminuir a incidência para pouco mais da metade. Isso é feito inicialmente evitando-se alguns fatores precipitantes: polifarmácia; desidratação; imobilização (ex. contenção mecânica na UTI); privação sensorial (ex. não poder usar seus óculos ou aparelho de audição); distúrbios do sono. Além disso, protocolos de orientação, estimulação cognitiva, facilitação do sono fisiológico, prevenção de complicações clínicas e a restrição de medicações problemáticas são todos aspectos muito importantes.

Os protocolos de orientação são embasados em orientação verbal do paciente e presença de janelas, relógios e calendários no quarto.

A estimulação cognitiva se dá principalmente pela presença da família e amigos, que não devem fazer, entretanto, muita alternância entre si.

A facilitação do sono fisiológico é alcançada evitando-se procedimentos e sinais vitais (quando possível) no período noturno e diminuição dos ruídos noturnos.

No ambiente hospitalar, principalmente em UTI, evitar medicamentos bastante usados, mas potencialmente problemáticos, como benzodiazepínicos, opioides, anti-histamínicos e medicações com ação anticolinérgica. Se não for possível suspender, utilizar a menor dose efetiva desses medicamentos. Quando possível, evitar sedação muito profunda em pacientes intubados e uso de benzodiazepínicos em bomba de infusão. Um ensaio clínico mostrou menor incidência de *delirium* com o uso de dexmedetomidina, quando comparada a midazolam, em pacientes submetidos à ventilação mecânica.

O uso de medicações para prevenção, mesmo as que usamos para tratar a agitação psicomotora, não é eficaz para prevenção. A exceção é a melatonina, que pode possivelmente diminuir a incidência. Entretanto, a evidência científica ainda é pequena.

A mobilização precoce, além de estimular o paciente, ajuda na prevenção de algumas complicações clínicas, como dor.

Devem-se evitar complicações clínicas, sendo as mais comuns desidratação, infecção (ex. secundária à broncoaspiração), hipoxemia e dor. Ter cuidado no tratamento da dor, já que algumas medicações usadas podem aumentar a chance de *delirium*, como opioides. Protocolos de enfermagem para dor podem ser úteis.

Existem diversos trabalhos que avaliaram protocolos não farmacológicos multicomponentes, com o intuito de prevenir *delirium*.

Quando o *delirium* já está estabelecido, seu manejo deve ser feito em duas frentes paralelas, a saber: procurar/tratar as causas de base e tratar o comportamento alterado/medidas de suporte, com foco na segurança do paciente.

Para encontrarmos as causas, devemos nos lembrar das mais comuns e focar no que é prontamente reversível (ex. hipoglicemia). No *delirium* hiperativo, sempre considerar a possibilidade de abstinência de álcool ou sedativos, mesmo que a história sugira que o paciente não faz uso de doses altas dessas substâncias.

A agitação psicomotora pode ser abordada de diversas formas, iniciando com presença da família e técnicas de *reassurence*. Se o paciente tiver alucinações, não se deve negá-las nem as confirmar. A contenção mecânica deve ser usada em último caso, no paciente refratário a todas as ou-

tras medidas e que represente um risco para si mesmo ou para a equipe que o assiste.

Em termos de tratamento farmacológico, é importante deixar claro que as medicações disponíveis melhoram os sintomas, entretanto não mudam o prognóstico, por isso o foco tão grande na prevenção.

As medicações mais utilizadas são os neurolépticos, e não existe diferença significativa de eficácia entre eles. Alguns estudos têm questionado a eficácia dessas medicações, tanto na intensidade quanto na duração do episódio de *delirium*. Entretanto, continuam sendo amplamente usadas para controle de agitação. O mais comumente usado é o haloperidol, na dose de 0,5-1,0 mg/dose (máximo de 5 mg/dia). Seu início de ação é entre 30 e 60 minutos, e o uso intravenoso se associa a maior chance de aumento do intervalo Qt, se comparado a outras vias de administração.

Outras opções comuns são a risperidona, a olanzapina e a quetiapina. Os antipsicóticos atípicos devem ser preferidos em pacientes com parkinsonismo, por causarem menos efeitos adversos motores.

Quadro 65.4 – Drogas mais comuns no manejo do *delirium* e suas doses iniciais.	
Droga	**Dose inicial**
Haloperidol	1 mg por dose até máximo diário de 5 mg
Risperidona	1 mg, 2 vezes ao dia
Olanzapina	5 mg à noite

Fonte: Elaborado pela autoria.

Existe evidência pouco contundente de que, em ambiente de terapia intensiva, o uso de quetiapina para *delirium* se associa a maior taxa de alta.

O uso de neurolépticos deve ser curto, sempre que possível. Seu uso para controle de sintomas comportamentais em pacientes com demência prévia pode se associar a maior mortalidade.

Lembrar que, no *delirium tremens* e na abstinência de sedativos, as drogas de escolha são os benzodiazepínicos.

Os inibidores de colinesterase não têm um papel claro no manejo do *delirium* até o momento, pois as evidências não mostraram benefícios.

Prognóstico

Esse tópico é extremamente relevante, pois a comunidade médica não costuma dar a importância devida ao diagnóstico de *delirium*, considerando, inclusive, algo "normal" durante a internação de um idoso. Entretanto, hoje sabemos que o *delirium* está associado a piores desfechos clínicos. Sua mortalidade, em torno de 30%, é comparável àquela da sepse e é tanto maior quanto mais tempo durar o *delirium*. Ele deve ser encarado como uma disfunção orgânica, assim como consideramos a insuficiência renal aguda ou insuficiência respiratória.

Os pacientes com *delirium*, além de terem mortalidade aumentada, têm internações mais prolongadas, maior chance de transferência para uma instituição de longa permanência e declínio cognitivo que pode persistir por meses. Um trabalho avaliou essa questão e encontrou escores cognitivos piores após 12 meses da alta.

Referências

1. American Psychiatric Association. Diagnostic and statistical manual of mental disorders. 5th ed. Washington (DC), 2013.
2. Josephson SA, Miller BL. Confusion and Delirium. In: Kasper DL, et al. Harrison's Principles of Internal Medicine. New York: McGraw-Hill Education; 2015. p. 166-70.
3. Francis J, Young GB. Diagnosis of delirium and confusional states. In: Post TW, Waltham MA, editors. UpToDate (accessed on 2016 December 20).
4. Francis J. Delirium and acute confusional states: prevention, treatment and prognosis. In: Post TW, Waltham MA, editors. UpToDate (accessed on 2016 December 20).
5. Kalish VB, et al. Delirium in older persons: evaluation and management. Am Fam Physician 2014 Aug 1; 90(3): 150-8.
6. Inouye SK, et al. Delirium in elderly people. Lancet 2014 Mar 8; 383(9920): 911-22.
7. De J, Wand AP. Delirium Screening: A Systematic Review of Delirium Screening Tools in Hospitalized Patients. Gerontologisty 2015 Dec; 55(6): 1079-99.
8. Martinez FT, et al. Preventing delirium in an acute hospital using a non-pharmacological intervention. Age Ageing 2012 Sep; 41(5): 629-34.
9. Siddiqi N, Harrison JK, Clegg A, Teale EA, Young J, Taylor J, Simpkins SA. Interventions for preventing delirium in hospitalized non-ICU patients. Cochrane Database Syst Rev 2016; 3: CD005563.
10. Campbell N, et al. Pharmacological management of delirium in hospitalized adults – a systematic evidence review. J Gen Intern Med 2009 Jul; 24(7): 848-53.
11. Neufeld KJ, et al. Antipsychotic Medication for Prevention and Treatment of Delirium in Hospitalized Adults: A Systematic Review and Meta-Analysis. J Am Geriatr Soc 2016 Apr; 64(4): 705-14.
12. Lonergan E, Britton AM, Luxenberg J. Antipsychotics for delirium. Cochrane Database Syst Rev 2007; 2.
13. Schneider LS, et al. Risk of death with atypical antipsychotic drug treatment for dementia: meta-analysis of randomized placebo-controlled trials. Jama 2005 Oct 19; 294(15): 1934-43.
14. Fraser GL, et al. Benzodiazepine versus nonbenzodiazepine-based sedation for mechanically ventilated, critically ill adults: a systematic review and meta-analysis of randomized trials. Crit Care Med 2013 Sep; 41(9 Suppl 1): S30-8.
15. Reade MC, Finfer S. Sedation and delirium in the intensive care unit. N Engl J Med 2014 Jan; 370(5): 444-54.
16. Van den Boogaard M, et al. Delirium in critically ill patients: impact on long-term health-related quality of life and cognitive functioning. Crit Care Med 2012 Jan; 40(1): 112-8.
17. Salluh JI, et al. Outcome of delirium in critically ill patients: systematic review and meta-analysis. BMJ 2015 Jun 3; 350: h2538.

Lesão renal aguda

66

- *Jayson Xerez de Paiva*
- *José Narciso Júnior*
- *Alexandre Braga Libório*

CASO CLÍNICO

J.N.A., 34 anos, masculino, branco, solteiro, natural e procedente de Fortaleza-CE, bancário, com história de epilepsia desde a infância, atualmente em tratamento irregular com ácido valproico 500 mg de 8/8 horas.

Foi levado ao pronto-socorro com história de crise convulsiva tônico-clônica generalizada com duração aproximada de 4 horas, segundo relato dos familiares. Em sua chegada, já se encontrava em estado pós-ictal. Familiares negavam quadro de febre, fraqueza muscular prévia, uso de substâncias tóxicas, drogas ilícitas ou álcool. Negava outras comorbidades e uso de outras medicações. Havia passado a noite em claro realizando projetos para o trabalho. Os parâmetros admissionais revelavam frequência cardíaca = 120 bpm, frequência respiratória = 24 irpm, pressão arterial = 100x60 mmHg e saturação de O_2 = 98% em ar ambiente. Ao exame, apresentava-se com estado geral regular, afebril, taquipneico, normocorado, cooperativo e parcialmente orientado, queixando-se de mialgia intensa em membros superiores e inferiores. Ausculta cardiopulmonar sem alterações. Abdome com ruídos hidroaéreos presentes, flácido, indolor, sem massas ou visceromegalias. Membros superiores e inferiores com edema doloroso e simétrico (2+/4+). Tempo de enchimento capilar lentificado.

Administrada fenitoína, solicitados exames laboratoriais e realizada tomografia de crânio sem contraste (sem alterações). A diurese nas primeiras 6 horas foi mensurada: 0,3 mL/kg/hora. Os exames laboratoriais revelaram: Hb: 17 g/dL; Ht: 54%; leucograma: 12.000/mm³ sem desvios; plaquetas: 278.000/mm³; CPK: 30500 U/L; TGO: 2142 U/L; TGP: 230 U/L; ureia: 120 mg/dL; creatinina: 2,5 mg/dL; sódio: 131 mmol/L; potássio: 5,4 mmol/L; magnésio: 2,0 mg/dL; cálcio total: 7,0 mg/dL; fósforo: 6,5 mg/dL; ácido úrico: 7,0 mg/dL; albumina sérica: 4,5 g/dL; Sumário de urina: coloração marrom; PH: 5,0; densidade: 1028; proteínas: +; hemoglobina +++; 2 hemácias por campo; 3 leucócitos por campo; presença de cilindros hialinos. Gasometria arterial: PH: 7,32; pCO_2: 30; HCO_3: 16; pO_2: 100; BE: –7. Sinais de Trosseau e Chvostek negativos. Realizada hidratação vigorosa com soro fisiológico a 0,9%. Após 6 horas, o paciente evoluiu com sonolência e presença de *flapping*, anúria e sinais de congestão pulmonar, sendo instituída terapia dialítica.

Discussão

O caso clínico em questão aborda sobre um paciente com história de epilepsia que evoluiu com descompensação do quadro de base, gerando como consequência quadro de insuficiência renal aguda secundária à rabdomiólise (decorrente de crise convulsiva prolongada), não obtendo resposta satisfatória com as medidas iniciais e necessitando de terapia dialítica de urgência. Em termos fisiopatológicos, qual a etiologia da lesão renal aguda (LRA) do paciente? Quais os cuidados iniciais no manejo do paciente com LRA por rabdomiólise? Quais distúrbios hidroeletrolíticos são mais associados ao quadro? Seria necessário realizar reposição de cálcio no caso em questão? Qual(is) a(s) indicação(ões) de terapia dialítica de urgência nesse caso?

Introdução

A LRA afeta 13 milhões de pessoas a cada ano, das quais 85% vivem em países em desenvolvimento, com taxa de mortalidade em torno de 1,4 milhão por ano[8]. É particularmente frequente em pacientes críticos, atingindo uma incidência de até 67% em ambientes de terapia intensiva e apresentando como consequência taxa de morbimortalidade 4 vezes maior em relação aos pacientes sem LRA. Além disso, esses pacientes apresentam maior risco de desenvolvimento de doença renal crônica, o que diminui também a qualidade de vida e aumenta significativamente os gastos públicos em saúde[3,9,23].

A LRA é definida como uma redução abrupta da função renal que pode ser dada em horas ou dias, resultando na incapacidade de eliminar de forma adequada as escórias nitrogenadas, assim como manter o equilíbrio volêmico, hidroeletrolítico e acidobásico[18]. Determina, ainda, efeitos não óbvios, tais como redução da imunidade e disfunção de órgãos não renais.

Classificação

Em 2004, o grupo ADQI (Acute Dialysis Quality Initiative) criou os critérios RIFLE (*Risk, Injury, Failure, Loss of kidney function and End-Stage Kidney Disease*). Esses critérios se basearam na avaliação da creatinina prévia do paciente, taxa de filtração glomerular (TFG) e diurese, sendo importantes na avaliação da progressão da lesão renal e predição de mortalidade[1,17].

Em 2007, o grupo AKIN (Acute Kidney Injury Network), na tentativa de aumentar a sensibilidade dos critérios e definir melhor a indicação da terapia de substituição renal (TSR), propôs uma nova classificação, que adicionou a variação de 0,3 mg/dL nos níveis de creatinina em 48 horas[1,17].

Em 2012, o grupo KDIGO (Kidney Disease: Improving Global Outcomes) criou os novos critérios para o estadiamento da LRA, contemplando aspectos do RIFLE e AKIN, sendo o método mais utilizado atualmente. Tem como definição:

- Aumento da creatinina sérica > ou = 0,3 mg/dL em 48 horas; ou
- Aumento da creatinina sérica > ou = 1,5 do valor basal conhecido; ou presumidamente ocorrido em 7 dias; ou
- Diurese < 0,5 mL/kg/hora por 6 horas[4].

A Tabela 66.1 discrimina os estágios da LRA:

Tabela 66.1 – Estágios da LRA.

Estágio	Valores de creatinina	Diurese
1	> ou = 0,3 mg/dL ou 1,5 a 1,9 em relação à linha de base	< 0,5 mL/kg/h de 6 em 12 horas
2	2,0 a 2,9 em relação à linha de base	< 0,5 mL/kg/h por mais de 12 horas
3	3,0 em relação à linha de base; ou Cr > ou = 4,0 mg/dL; ou Início de terapia dialítica; ou Em pacientes < 18 anos com TFG estimada < 35 mL/min/1,73 m²	< 0,3 mL/kg/h por mais de 24 horas ou anúria por mais de 12 horas

Fonte: Adaptada de KDIGO – Clinical Practice Guideline for Acute Kidney Injury. Kidney International Supplements (2012).

Como diferenciar a LRA da doença renal crônica (DRC) descompensada?

Diante de um paciente com alteração da função renal em ambientes hospitalares, em emergências ou mesmo em terapia intensiva, cabe-nos perguntar: qual a função renal basal do paciente? É aquele paciente portador de lesão renal aguda ou na verdade ele é portador de DRC com ou sem agudização do quadro? Esse questionamento é bastante pertinente, pois muda a forma de abordagem propedêutica e a conduta médica. Portanto, é extremamente necessário buscar de forma insistente o valor da creatinina prévia ao quadro atual, além de realizar uma avaliação global em busca de pistas que guiem para o diagnóstico correto. Quando a LRA é intra-hospitalar, torna-se mais fácil porque geralmente haverá uma creatinina basal na internação. No entanto, na LRA adquirida na comunidade, essa diferenciação é mais difícil.

Se há comorbidades de risco para DRC (ex. hipertensão e diabetes *mellitus*) que se somam às alterações de exame físico (ex. hiperpigmentação marrom-acinzentada, xerose cutânea com aspecto ictiosiforme, unhas "meio a meio" gerando coloração mais clara proximal e acastanhada distal, fundo de olho compatível com retinopatia hipertensiva ou diabética), exames laboratoriais (PTH elevado e 25-OH vitamina D baixa) e de imagem (radiografia de mãos com acro-osteólise e ultrassonografia renal revelando redução do tamanho renal/perda da relação corticomedular), provavelmente estamos diante de um paciente com DRC com ou sem agudização[20,21]. Na ausência dos sinais descritos e na presença de outros comemorativos a serem discutidos na avaliação proposta ao longo do capítulo, devemos seguir a rotina para o manejo da LRA.

Etiologia e fisiopatologia da LRA

A LRA pode se originar de uma ampla diversidade de causas, e o diagnóstico diferencial sempre deve ser considerado de forma sistemática para que não haja falha na identificação dos fatores contribuintes. Tradicionalmente, dividimos a LRA em: causas pré-renais (30 a 60%), renais (35 a 40%) e pós-renais (5 a 10%)[5,14,18].

Pré-renal

A LRA pré-renal é a anormalidade associada à redução do fluxo de pressão de filtração glomerular, seja ela etiologicamente volumétrica (depleção), mecânica (obstrução do leito intravascular) ou funcional (contração da arteríola glomerular aferente; dilatação da arteríola glomerular eferente), resultando em baixa perfusão renal.

Pós-renal

As formas pós-renais de LRA contemplam qualquer mecanismo que determine obstrução do trato urinário. Devemos lembrar que, nas obstruções com acometimento vesical ou supravesical, para que haja LRA, é necessário haver componente bilateral ou unilateral em portadores de rim único[5,14,18].

Renal

As causas renais intrínsecas contemplam componentes anatômicos renais representados pelos compartimentos glomerular e tubulointersticial[5,14,18].

A Figura 66.1 detalha as diversas causas de LRA.

Situação especial: LRA na sepse

A sepse é uma condição frequentemente associada à LRA, com incidência variável, a depender da gravidade (4,2% na sepse, 22,7% na sepse com disfunção orgânica e 52,8% no choque séptico). Ela causa dano renal por vários mecanismos: 1) As endotoxinas produzidas pelo estado séptico estimulam a ação da enzima óxido nítrico sintase (aumenta o óxido nítrico a nível sistêmico e reduz a nível renal), induzindo um estado de vasodilatação sistêmica que aciona o sistema renina-angiotensina-aldosterona. Esses mecanismos proporcionam vasoconstricção e isquemia a nível renal; 2) A coagulação intravascular disseminada induzida pela sepse gera a formação de microtrombos no interior dos capilares glomerulares; 3) Os radicais livres causam dano tubular direto, e as células inflamatórias infiltram o interstício renal. Portanto, a sepse determina LRA por mecanismo pré-renal e renal[22,23].

Abordagem inicial da LRA

Ao nos deparar com um paciente portador de LRA, devemos traçar uma sequência de medidas diagnósticas e terapêuticas para atingirmos uma conclusão adequada.

Se o paciente apresenta sinais de hipovolemia ou sepse, uma prova de volume (adotando o cuidado necessário nos pacientes com risco para congestão pulmonar, ex. cardiopatas e idosos) pode ser de utilidade diagnóstica e terapêutica para o componente pré-renal, assim como a suspensão de AINEs, IECA e BRA.

Por outro lado, se não há sinais contribuintes para LRA pré-renal e o paciente evolui com redução do débito urinário, devemos atentar para a presença de bexigoma ao exame físico, assim como realizar ultrassonografia de rins e vias urinárias em busca de algum componente pós-renal (mecânico ou funcional). A passagem de uma sonda vesical é uma medida simples e rápida que já pode auxiliar no diagnóstico e tratamento. Algumas causas raras de LRA pós-renal podem evoluir sem hidronefrose na ultrassonografia, como fibrose retroperitoneal ou obstruções agudas (< 48 horas).

Quando já descartadas as causas pré e pós-renais (mais práticas), resta-nos abordar o componente renal da LRA. O primeiro passo é realizar um sumário de urina em busca de sinais que guiem para um diagnóstico em específico (Figura 66.2).

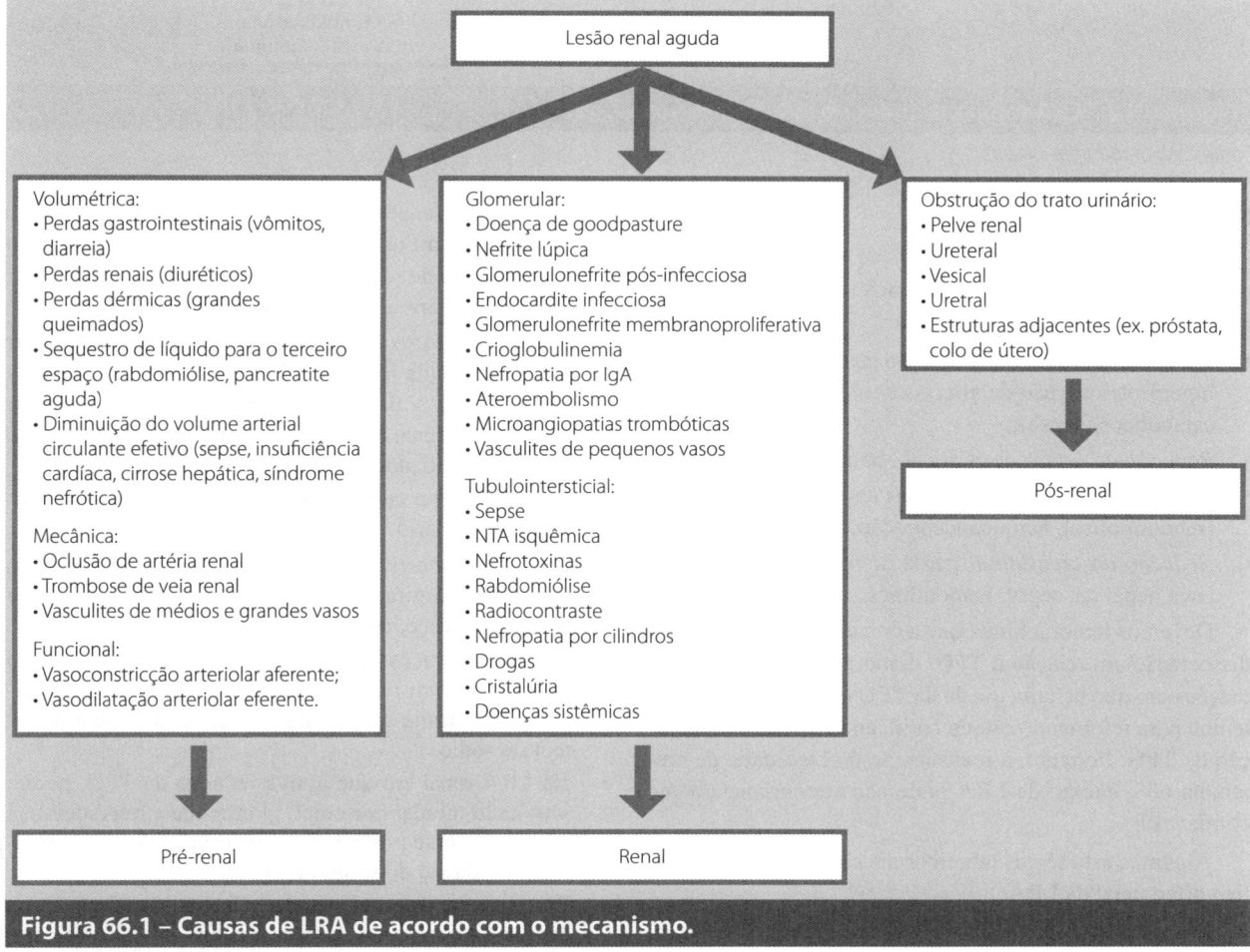

Figura 66.1 – Causas de LRA de acordo com o mecanismo.

Fonte: Elaborada pela autoria.

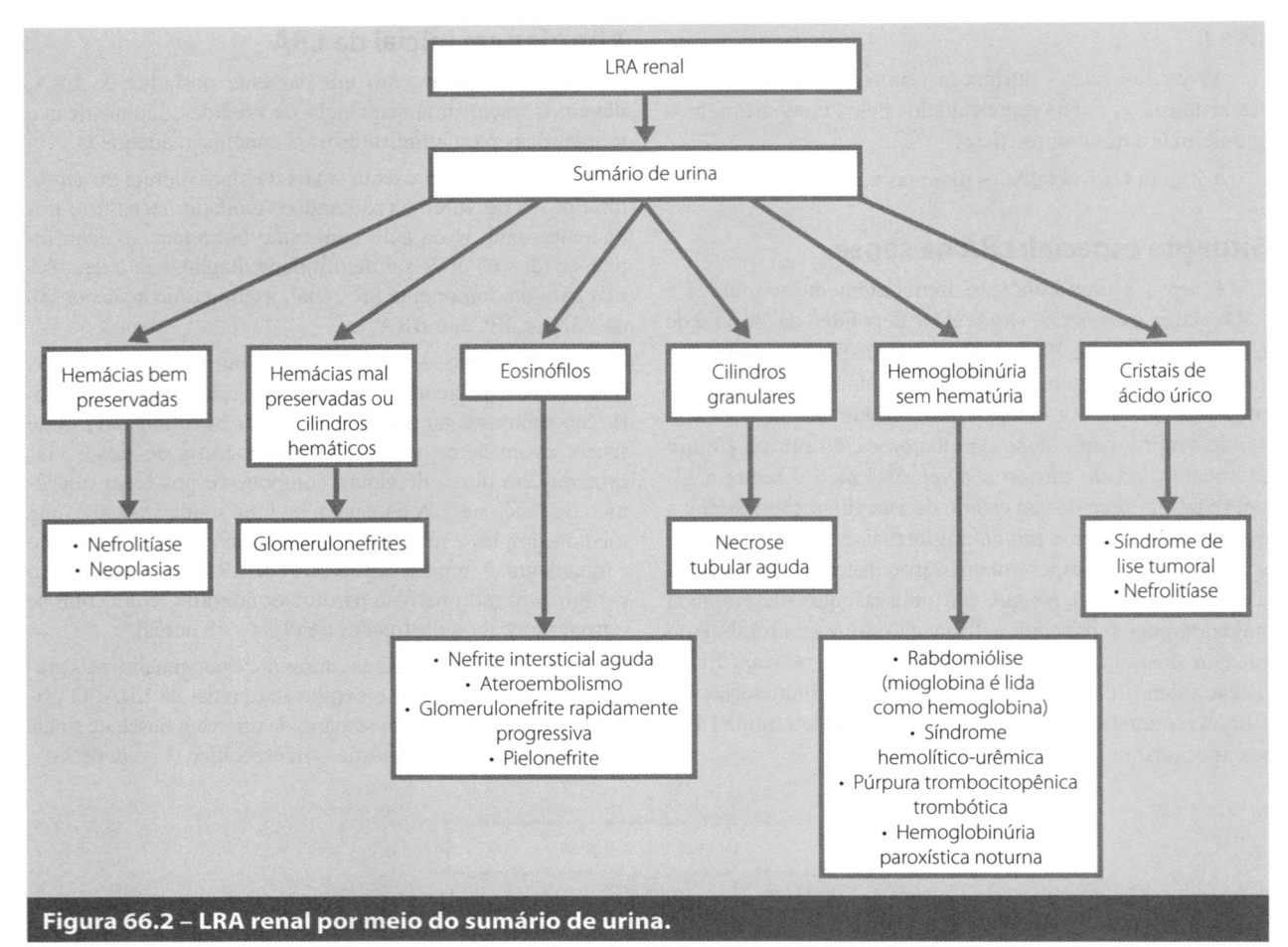

Figura 66.2 – LRA renal por meio do sumário de urina.

Fonte: Elaborada pela autoria.

Avaliação laboratorial

A simples elevação dos níveis de ureia ou creatinina nem sempre reflete alteração da função renal. É importante estar atento às seguintes condições:

- *Aumento da ureia:* sangramento gastrointestinal, dietas hiperproteicas, uso de glicocorticoides e estados hipercatabólicos (sepse);
- *Redução da ureia:* desnutrição, baixa ingesta proteica;
- *Aumento da creatinina:* traumas/lesão muscular maciça (rabdomiólise), hemoconcentração;
- *Redução da creatinina:* perda de massa muscular, doença hepática, sepse, hemodiluição.

Devemos lembrar ainda que a creatinina apresenta uma dissociação em relação à TFG: demora a se elevar nas situações em que há uma queda da TFG e também leva mais tempo para retornar ao estado basal, após a plena recuperação da TFG. Portanto, a mensuração do *clearance* de creatinina no contexto de LRA pode não ser completamente confiável[14];

Algumas estratégias laboratoriais são úteis no diagnóstico diferencial da LRA:

- *Dosagem de sódio urinário:* valores < 20 mEq/L geralmente sugerem LRA pré-renal (os túbulos estão ávidos para reabsorver sódio e tentar restabelecer a volemia) e valores > 40 mEq/L LRA renal (os túbulos já perderam a capacidade de reabsorver avidamente o sódio). O valor intermediário é considerado zona cinza[14];

- *Fração de excreção de sódio (FENa):* calculada por meio da fórmula [Na] urinário/[Na] sérico × [Cr sérica]/[Cr urinária]. Valores < 1% geralmente falam a favor de LRA pré-renal e > 1% a favor de LRA renal (mesmo raciocínio utilizado anteriormente)[14];

É necessário ter cuidado com algumas situações ao analisar o sódio urinário:

- Se o paciente estiver em contexto de vômitos ou sonda gástrica em aspiração contínua, haverá um aumento da bicarbonatúria e, consequentemente, da FENa.

- Uso de diuréticos de alça e soluções osmóticas, como manitol, podem falsear a interpretação do sódio urinário, pois a urina será menos concentrada e terá maior teor de sódio.

- Na LRA renal em que houve redução da TFG, porém sem lesão tubular (vascular, glomerular e intersticial), e no componente pós-renal por obstrução do trato urinário, há redução do sódio urinário.

- Em pacientes portadores de nefropatias crônicas, em que os túbulos estão comprometidos, o sódio urinário pode ser normal em contexto pré-renal.

- Como mencionado anteriormente, a FENa baixa não é exclusividade de IRA pré-renal, sendo descrita também nas doenças em que a filtração glomerular está reduzida, mas a função tubular foi preservada: glomerulonefrites agudas, vasculites, obstruções do trato urinário, nefropatia pós-contraste iodado, mioglobinúria/hemoglobinúria, rim da sepse e síndrome hepatorrenal[14].
- Se o paciente apresenta quadro de necrose tubular aguda (NTA) e é portador de um estado clínico pré-renal crônico (insuficiência cardíaca, cirrose hepática, síndrome nefrótica), a FENa pode ser baixa.
- **Fração de excreção de ureia (FEUr):** valores < 35% podem falar a favor de LRA pré-renal. Não se altera com diureticoterapia[14].

Eletrólitos

A hipercalemia é uma alteração muito comum nos pacientes que desenvolvem LRA. Sua elevação decorre principalmente da perda de capacidade de sua excreção, porém seu balanço pode ser positivo em quadros que sugerem destruição celular maciça, como hemólise, rabdomiólise e lise tumoral. A hipercalemia predispõe a arritmias, sendo importante estar atento às suas manifestações eletrocardiográficas[14].

Quando ocorre lesão específica das células do ramo espesso ascendente da alça de Henle, a LRA pode evoluir com hipocalemia, classicamente observada nos casos de leptospirose.

A hiponatremia é alteração comum, principalmente na LRA associada aos pacientes com insuficiência cardíaca e hepática, síndrome nefrótica, uso de diuréticos e desidratação.

A hiperfosfatemia também é frequente na LRA e, assim como na hipercalemia, pode ser observada em quadros de intensa destruição celular, assim como em casos de hipercatabolismo.

A hipermagnesemia pode ser flagrada em pacientes com LRA por dificuldade de excreção deste eletrólito. Já a hipomagnesemia está associada ao uso de medicações, tais como a cisplatina e anfotericina B.

A hipocalcemia é comum nos pacientes com LRA e, na maioria das vezes, assintomática, porém arritmias (prolongamento do intervalo QT) e espasmos musculares podem acontecer.

Ácido úrico

A eliminação do ácido úrico dá-se tanto por filtração glomerular como por secreção tubular proximal, sendo comum a presença de hiperuricemia leve no paciente com LRA. Hiperuricemias graves, como na síndrome de lise tumoral, podem se tornar etiologia da LRA por depósito tubular[14].

Acidose metabólica

Ocorre frequentemente em razão da formação de 50 a 100 mmol/dia de ácidos fixos não voláteis que não conseguem ser excretados diante da falência renal. Pode se tornar ainda mais grave se houver superposição de eventos geradores de H+ (cetoacidose diabética, hiperlactatemia)[14].

Anemia

A anemia está relacionada com inúmeros fatores, tais como a inibição da eritropoiese, redução da meia-vida média dos glóbulos vermelhos e hemodiluição. Sangramentos podem ocorrer e estão associados disfunção plaquetária ou anormalidade dos fatores de coagulação[14].

Avaliação de imagem

Nos casos em que não há dúvidas quanto ao mecanismo fisiopatológico da LRA (por exemplo, pré-renal), não há necessidade de utilizar os métodos de imagem para a propedêutica. Entretanto, quando há incerteza ou o quadro clínico sugere bastante uma etiologia obstrutiva ou acometimento vascular, a ultrassonografia de vias urinárias somada ao doppler se mostra de grande valia (método não invasivo e livre de radiação). É útil também no diagnóstico de doença renal policística. A tomografia computadorizada de abdome sem contraste se torna importante quando a suspeita de uropatia obstrutiva se impõe e não pode ser detectada pela ultrassonografia. Atualmente, a ressonância magnética sem contraste vem se tornando importante na avaliação de trombose vascular[14,15].

Biópsia renal

A biópsia renal somente é indicada nos quadros clínicos que contemplam a LRA renal, que não foram elucidados pela avaliação clínica, laboratorial e de imagem, ou então quando o resultado desse procedimento mudará a conduta a ser tomada (ex. nefrite lúpica, vasculites, glomerulonefrite rapidamente progressiva e nefrite intersticial aguda)[15].

Manejo não dialítico

Para que haja uma proposta terapêutica adequada e eficaz, é necessário que o diagnóstico de LRA seja realizado o mais precocemente possível. O manejo inicial dessa condição visa realizar uma avaliação cuidadosa da causa da disfunção renal e o controle adequado dos fatores perpetuadores. As intervenções necessárias são descritas a seguir:

Estado hemodinâmico

A estabilização hemodinâmica e a otimização do débito cardíaco são fatores cruciais na manutenção do *status* perfusional renal, pois a injúria determina perda dos mecanismos compensatórios para manutenção do fluxo renal constante. Quanto ao fluido a ser utilizado na expansão volêmica, o ringer lactato parece ser mais interessante que o soro fisiológico a 0,9%, pois evita um maior risco de acidose metabólica hiperclorêmica e tem impacto de redução de mortalidade[10]. Exceção se faz nos casos de rabdomiólise, por exemplo, devido aos elevados níveis séricos de lactato e potássio. Nos pacientes com instabilidade hemodinâmica que não responderam a volume, indica-se o início de drogas vasopressoras, buscando níveis de PAM > 65 mmHg, sendo a norepinefrina a droga de escolha nessa ocasião. O uso da dopamina para o tratamento da LRA estabelecida não é mais recomendado. Já em pacientes hipervolêmicos, é importante avaliar o equilíbrio de fluidos para considerar o uso de diuréticos de alça. A sobrecarga de volume subestima a gravidade da LRA, contribuindo para a realização de doses inadequadas dos fármacos, bem como o uso de agentes nefrotóxicos[13];

Exclusão de agentes nefrotóxicos

Deve ser evitado o uso de contrastes iodados e à base de gadolíneo (risco de fibrose sistêmica nefrogênica). Alguns agentes antimicrobianos, a depender do custo-benefício, devem ser descontinuados ou devem ter sua dose ajustada conforme o *clearance* de creatinina, tais como aminoglicosídeos, anfotericina, aciclovir, vancomicina, pentamidina etc. Fármacos que promovem efeitos hemodinâmicos, tais como IECA/BRA, devem ser descontinuados[13].

As equações atuais que calculam a taxa de filtração glomerular estimam a função renal quando a creatinina plasmática encontra-se estável, não sendo uma medida eficaz quando a creatinina plasmática está mudando rapidamente. Diante disso, para melhor análise da função renal nos quadros agudos, foi proposta uma fórmula que utiliza variáveis facilmente obtidas a partir dos exames laboratoriais (Quadro 66.1)[50].

Quadro 66.1 – Equação do *clearance* na LRA.

$$ClCr\ agudo = \frac{Cr\ basal \times ClCr}{Cr\ média} \times \left(1 - \frac{24 \times Delta\ Cr}{Tempo\ Cr \times K}\right)$$

Legenda: ClCr agudo: *clearance* que se quer estimar na LRA (mL/min); Cr basal: creatinina basal do paciente (mg/dL); ClCr: *clearance* de creatinina basal do paciente estimado pelo CKD-EPI (mL/min/1,73 m²); Cr média: média do somatório dos dois últimos níveis de creatinina (mg/dL); Delta Cr: diferença de valor entre os dois últimos níveis de creatinina (mg/dL); Tempo Cr: diferença de tempo entre as duas últimas dosagens de creatinina (horas); K: constante referente ao valor médio de variação de creatinina por dia = 1,5 (mg/dL/dia).

Distúrbios eletrolíticos

Hipercalemia

As fontes de administração endovenosa e oral devem ser removidas, assim como os fármacos hipercalemiantes (IECA/BRA/Betabloqueadores/diuréticos poupadores de potássio). Devem ser instituídas estratégias para deslocar o potássio para o meio intracelular, como o uso de glicoinsulina, B2 agonistas adrenérgicos e bicarbonato (mais utilizado em pacientes com acidose metabólica associada). A excreção de potássio deve ser aumentada por meio de hidratação, diuréticos de alça e resinas de troca. Se houver alterações eletrocardiográficas, gluconato de cálcio endovenoso deve ser administrado. Caso as medidas expostas não sejam eficazes, indica-se a diálise[13].

Hiponatremia/hipernatremia

Em pacientes com contexto hipervolêmico, devem ser instituídos a restrição hídrica e o tratamento de doenças de base, que normalmente são suficientes para o controle do distúrbio. Já nos pacientes hipovolêmicos, o tratamento se constitui basicamente por meio de hidratação (com soluções hipotônicas nos casos de hipernatremia). Nos casos em que o paciente apresentar indicação de TSR, buscar conciliar a terapia dialítica com a correção ótima dos distúrbios do sódio[13].

Hipocalcemia

Deve ser tratada somente na presença de sintomas ou instabilidade hemodinâmica, sendo realizada infusão de gluconato de cálcio endovenoso[13].

Hipercalcemia

Normalmente rara na LRA. Pode ser observada na fase de recuperação da rabdomiólise (liberação de cálcio pelo tecido muscular e aumento da produção de calcitriol devido à melhora da função renal) ou na lesão renal associada ao mieloma múltiplo[13].

Distúrbios acidobásicos

Além do tratamento das causas de base, a acidose metabólica deve ser tratada quando apresentam pH < 7,2 ou bicarbonato (HOC_3) < 15 mEq/L. Nesses casos, a reposição deve ser realizada utilizando a seguinte fórmula[14]:

$$Déficit\ de\ HCO_3 = \frac{0,5 \times peso\ (kg)}{(24 - HCO_3\ medido)}$$

Um terço da dose total é colocada em bomba de infusão contínua por 2 horas e dois terços da dose total em 22 horas;

Devemos ter bastante cuidado com a reposição de bicarbonato em pacientes sensíveis a volume, sob o risco de congestão, assim como nos pacientes com tendência à hipocalcemia, pois a alcalemia aumenta a ligação do cálcio à albumina sérica, podendo precipitar crise hipocalcêmica. Essa medida pode ser colocada como ponte para possível terapia dialítica, a depender da situação clínica e/ou motivo da acidose metabólica.

Terapia nutricional

Pacientes com LRA apresentam elevado índice de desnutrição proteico-calórica resultante da má ingestão de nutrientes e importante demanda catabólica. O aporte nutricional adequado é necessário para garantir suporte às complicações metabólicas, a função do sistema imune e redução de mortalidade. De uma forma geral, a quantidade basal proteica é de 0,8 a 1 g/kg/dia, e o aporte energético é de 20 a 30 kcal/kg/dia. Nos pacientes em diálise, o aporte proteico é de 1 a 1,5 g/kg/dia, podendo chegar ao máximo de 1,7 g/kg/dia em pacientes em TSR contínua[13].

Indicações de TSR

Cerca de 7% dos pacientes com LRA necessitarão de TSR[49]. As indicações de forma clássica são descritas a seguir:

- Hipercalemia refratária às medidas clínicas;

- Hipercalcemia grave (> 16 mg/dL), refratária às medidas clínicas (contexto do mieloma múltiplo, por exemplo);
- Hipervolemia, oligúria em progressão ou anúria;
- Acidose metabólica de difícil controle;
- Sinais clínicos de uremia:
  - Encefalopatia urêmica (*flapping*);
  - Convulsões relacionadas aos elevados níveis de ureia;
  - Pericardite urêmica/tamponamento pericárdico.

A Figura 66.3 apresenta de forma esquemática o protocolo de TSR realizado em nosso serviço.

A literatura atual vem debatendo bastante acerca do possível benefício da instituição de TSR precoce em pacientes críticos, dado que os sangramentos e infecções associados constituem grandes causas do aumento de mortalidade nesse grupo de pacientes[19,14]. No entanto, ainda não se tem evidência adequada quanto a esse benefício. Portanto, até o momento, a estratégia que se utiliza frequentemente na prática é a impressão clínica da condição global e perspectiva de evolução do paciente, na tentativa de realizar uma abordagem mais abrangente, e não somente se limitar aos níveis numéricos laboratoriais que podem retardar o benefício da TSR[19].

Tratamento da condição de base

A resolução do contexto clínico que ocasionou a LRA é fundamental para a recuperação e redução de mortalidade:

- *LRA pré-renal:* devemos imediatamente corrigir a volemia para restabelecer a perfusão renal.
- *LRA pós-renal:* a obstrução urinária deve ser resolvida em caráter emergencial, a fim de evitar um estado irreversível e necessidade dialítica. Talvez seja a condição mais frustrante para instituir TSR. Lembre-se que esses

pacientes devem não somente ser submetidos à desobstrução urinária, mas também hidratados (evoluem frequentemente com poliúria pós-desobstrução; melhora o *status* perfusional renal)[14].

- *LRA renal:* existem alguns contextos clínicos que exigem tratamento específico[14]:
  - Imunossupressão nas anemias hemolíticas, glomerulonefrites e vasculites (algumas delas necessitando de plasmaférese).
  - *Crise renal esclerodérmica:* o uso de IECA em altas doses modificou a história natural dessa condição.
  - *Nefrite intersticial aguda:* geralmente responde bem com o uso de glicocorticoides.
  - *Nefroesclerose hipertensiva maligna:* o controle agressivo da pressão arterial com uso de drogas vasoativas pode reverter a lesão renal.

Profilaxias

Para a prevenção adequada da LRA, é necessária uma avaliação de risco que envolve fatores inerentes ao paciente (ex. idade avançada, comorbidades), identificação de drogas potencialmente nefrotóxicas desnecessárias e procedimentos de risco (ex. cineangiocoronariografia). Apresentamos duas situações especiais no campo das profilaxias que merecem ser detalhadas.

Prevenção de nefropatia por contraste[13]

Inicialmente, é necessário calcular o *clearance* de creatinina:

- Se o Clcr > 60 mL/min/1,73 m², nenhuma medida específica precisa ser tomada;

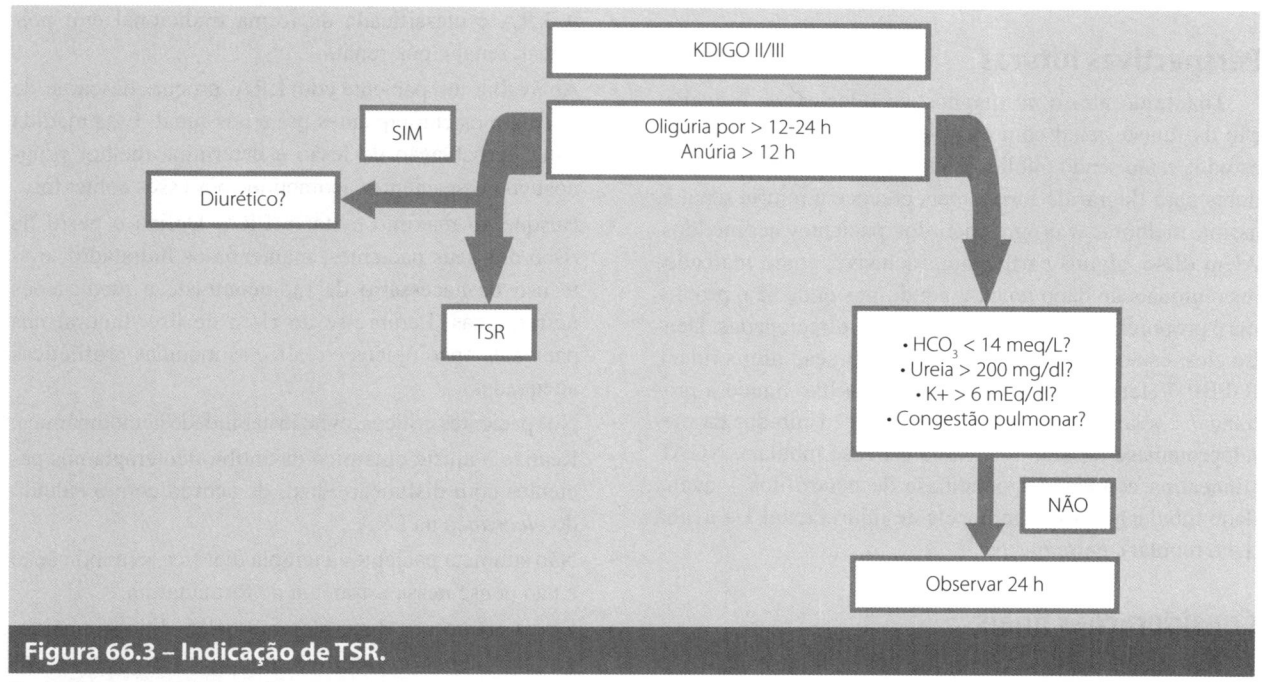

Figura 66.3 – Indicação de TSR.

Fonte: Elaborada pela autoria.

- Se Clcr < 60 mL/min/1,73 m^2:
  - As seguintes drogas devem ser suspensas 18 horas antes do procedimento e avaliar a reintrodução 18 horas após o procedimento, de acordo com os níveis de creatinina: AINEs, metformina, diuréticos (se possível) e IECA/BRA (controverso);
  - Realizar hidratação com solução salina isotônica 1 mL/kg/hora 12 horas antes e 12 horas após o procedimento ou solução glicosada a 5% adicionada de 150 mL de bicarbonato 8,4%, 3 mL/kg/hora 1 hora antes do procedimento e 1 mL/kg/hora nas 6 horas pós-procedimento;
  - Considerar N-acetilcisteína 1,2 g 24 horas antes e 24 horas depois do procedimento.

Prevenção da Síndrome de Lise Tumoral (SLT)

- O primeiro passo para prevenção de LRA nesse grupo de pacientes é a estratificação de risco, que envolve: neoplasias hematológicas de alto grau, LDH > 1500 mg/dL, grande carga tumoral, envolvimento extenso da medula óssea, doença renal crônica e elevada sensibilidade tumoral aos agentes quimioterápicos[13];
- Solução isotônica deve ser iniciada 18 horas antes da quimioterapia, a fim de manter bom débito urinário. Nos pacientes com risco baixo ou intermediário, inibidor da xantina oxidase (alopurinol) deve ser utilizado como agente hipouricemiante 18 horas antes da quimioterapia. Nos pacientes com risco elevado, urato oxidase recombinante (rasburicase) deve ser administrado[13];
- A alcalinização urinária a fim de promover a eliminação de uratos não é recomendada, pois induz a deposição de fosfato de cálcio a nível tubular, podendo agravar a SLT[13].

Perspectivas futuras

Diante do atraso no diagnóstico relacionado à avaliação da função renal com os níveis de creatinina, diversos estudos estão sendo publicados avaliando vários biomarcadores para flagrar de forma mais precoce a injúria renal e, assim, melhorar o prognóstico dos pacientes acometidos. Além disso, alguns participam, inclusive, como marcadores regionais do dano renal, guiando-nos onde há o problema e proporcionando intervenções mais direcionadas. Dentre eles, estão a cistatina C (avalia a filtração glomerular), IGFBP-7 (fator de crescimento insulina-like ligado à proteína 7 – avalia estresse tubular), TIMP2 (inibidor da metaloproteinase tissular 2 – avalia estresse tubular), NGAL (lipocalina associada à gelatinase de neutrófilos – avalia dano tubular), KIM-1 (molécula de injúria renal 1 – avalia dano tubular), entre outros[3,15].

Considerações finais

Retornando ao caso clínico do início do capítulo, apresentamos um paciente jovem com história de epilepsia desde a infância com quadro de LRA secundária à rabdomiólise em contexto de crise convulsiva prolongada. A própria lesão muscular intensa, em termos fisiopatológicos, determina LRA pré-renal por sequestro de fluidos para o terceiro espaço e LRA renal por dois mecanismos: necrose tubular aguda isquêmica (efeito tóxico direto da mioglobina no túbulo, roubo de óxido nítrico determinando vasoconstricção renal e depleção de ATP a nível tubular) e obstrução tubular (depósitos de mioglobina nos cilindros e descamação das células tubulares)[6].

Para realizar o manejo inicial adequado, é necessário verificar o estado volêmico do paciente, reduzido por desidratação e sequestro de fluidos, sendo necessária reanimação volêmica agressiva com solução salina isotônica em busca de uma diurese de 3 mL/kg/hora. Devemos manter os níveis de potássio sérico adequadamente ajustados devido ao risco de arritmias fatais. Gluconato de cálcio deve ser administrado em casos de hipercalemia com alterações eletrocardiográficas ou em caso de hipocalcemia sintomática[6]. Foi indicada terapia dialítica de urgência, pois, mesmo diante da conduta clínica adequada, o paciente evoluiu com quadro de oligúria em progressão associada a sinais de hipervolemia e encefalopatia urêmica.

Resumo

- A LRA é um importante problema de saúde pública atual, que deve ser valorizada por todos devido ao seu impacto biopsicossocial.
- A LRA deve ser categorizada de acordo com os critérios do grupo KDIGO (2012) para que seja traçado perfil individual de morbimortalidade e risco de evolução para Doença Renal Crônica.
- A LRA é classificada de forma tradicional em: pré-renal, renal e pós-renal.
- Ao avaliar um paciente com LRA, procure descartar de imediato os componentes pré e pós-renal. Essa medida evita perpetuação de lesão e determina melhor prognóstico nos pacientes acometidos por esses contextos.
- Busque ao máximo evitar a LRA. Defina o perfil de risco dos seus pacientes, mantenha-os hidratados, evite uso desnecessário de radiocontraste e medicações nefrotóxicas. Lembre-se do risco de lise tumoral nos pacientes oncológicos e realize as medidas profiláticas adequadas.
- Nos pacientes críticos, evite instabilidade hemodinâmica.
- Realize o ajuste dinâmico da antibioticoterapia nos pacientes com disfunção renal, de acordo com o cálculo do *clearance* na LRA;
- Não submeta pacientes à terapia dialítica sem indicação e não pense nessa estratégia de forma tardia.
- Esteja atento aos distúrbios hidroeletrolíticos e acidobásicos envolvidos na LRA, pois apresentam risco potencialmente fatal.

- Defina e personalize a melhor estratégia nutricional para o seu paciente com LRA, de acordo com a sua demanda catabólica.
- Nunca se esqueça de pensar na doença de base responsável pela LRA, pois a sua resolução está estritamente relacionada ao prognóstico renal.

Referências

1. Lopes JA. Jorge S. The RIFLE and AKIN classifications for acute kidney injury: a critical and comprehensive review. Clin Kidney J 2013; 6(1): 8-14.
2. Göttingen GH, Lübeck HL, Wiesbaden EMH, Leipzig (Schriftleitung) JM, Marburg AN. Akutes Nierenversagen: Ein klinisches Syndrom. Der Internist 2016; 57(10): 983-93.
3. Ostermann M, Joannidis M. Acute kidney injury 2016: diagnosis and diagnostic workup. Critical Care 2016; 20(1): 299.
4. Kidney Disease: Improving Global Outcomes (KDIGO) Acute Kidney Injury Work Group. KDIGO clinical practice guideline for Acute Kidney Injury. Kidney Int Suppl 2012; 2: 1-138.
5. Johnson RJ, et al. Pathophysiology and Etiology of Acute Kidney Injury. Comprehensive Clinical Nephrology. 5ª ed. Saunders; 2015.
6. Bosch X, Poch E, Grau JM. Rhabdomyolysis and acute kidney injury. New Engl J Med 2009; 361(14): 1412-13.
7. Lameire N, Vanholder R, Biesen WV, Benoit D. Acute kidney injury in critically ill cancer patients: an update. Critical Care 2016; 20(1): 209.
8. Ponce D, Balbi A. Acute kidney injury: risk factors and management challenges in developing countries. Int J Nephrol and Ren Dis 2016; 9: 193-200.
9. Doyle JF, Forni LG. Acute kidney injury: short-term and long-term effects. Critical Care 2016; 20(1): 188.
10. Zampieri FG, Ranzani OT, Azevedo LC, Martins ID, Kellum JA, Libório AB. Lactated Ringer Is Associated with Reduced Mortality and Less Acute Kidney Injury in Critically Ill Patients: A Retrospective Cohort Analysis. Critical Care 2016; 44(12): 2163-70.
11. Zuk A, Bonventre JV. Acute Kidney Injury. Annual Rev Med 2016; 67: 293-307.
12. Schrezenmeier EV, Barasch J, Budde K, Westhoff T, Schmidt-Ott KM. Biomarkers in acute kidney injury – pathophysiological basis and clinical performance. Acta Physiologica 2016.
13. Johnson RJ, et al. Prevention and Nondialytic Management of Acute Kidney Injury. Comprehensive Clinical Nephrology. 5ª ed. Saunders; 2015.
14. Martins HS, et al. Injúria renal aguda. Emergências clínicas: abordagem prática. 10ª ed. São Paulo: Manole; 2015.
15. Johnson RJ, et al. Diagnosis and Clinical Evaluation of Acute Kidney Injury. Comprehensive Clinical Nephrology. 5ª ed. Saunders; 2015.
16. Dellepiane S, Marengo M, Cantaluppi V. Detrimental cross-talk between sepsis and acute kidney injury: new pathogenic mechanisms, early biomarkers and targeted therapies. Critical Care 2016; 20: 61.
17. Levi TM, Souza SP, Magalhaes JG, Carvalho MS, Cunha ALB, Dantas JGAO, et al. Comparação dos critérios RIFLE, AKIN e KDIGO quanto à capacidade de predição de mortalidade em pacientes graves. Rev Bras Ter Int 2013; 25(4): 290-6.
18. Papadakis MA, et al. Kidney Disease. Current Medical Diagnosis & Treatment. 54ª ed. McGraw-Hill Education; 2015.
19. Bagshaw SM, Lamontagne F, Joannidis M, Wald R. When to start renal replacement therapy in critically ill patients with acute kidney injury: comment on AKIKI and ELAIN. Critical Care 2016; 20: 245.
20. Cardoso FNC, Ynaguizawa M, Taberner GS, Fernandes ARC, Kubota ES, Natour J. Contribuição da avaliação radiológica no hiperparatireoidismo secundário. Rev Bras Reumatol 2007; 47(3): 207-11.
21. Lupi O, Rezende L, Zangrando M, Sessim M, Silveira CB, Sepulcri MAS, et al. Manifestações cutâneas na doença renal terminal. Anais Bra Dermatol 2011; 86(2): 319-26.
22. Schrier RW, Wang W. Acute Renal Failure and Sepsis. New Engl J Med 2004; 351(2): 159-69.
23. Alobaidi R, Basu RK, Goldstein SL, Bagshaw SM. Sepsis-Associated Acute Kidney Injury. Sem Nephrology 2015; 35(1): 2-11.
24. Wang H, Li L, Chu Q, Wang Y, Li Z, Zhang W, et al. Early initiation of renal replacement treatment in patients with acute kidney injury: A systematic review and meta-analysis. Medicine 2016; 95(46): e5434.
25. Park JY, An JN, Jhee JH, Kim DK, Oh HJ, Kim S, et al. Early initiation of continuous renal replacement therapy improves survival of elderly patients with acute kidney injury: a multicenter prospective cohort study. Critical Care 2016; 20: 260.
26. Liu X, Guan Y, Xu S, Li Q, Sun Y, Han R, Jiang C. Early Predictors of Acute Kidney Injury: A Narrative Review. Kidney Blood Press Res 2016; 41(5): 680-700.
27. Leaf DE, Waikar SS. End Points for Clinical Trials in Acute Kidney Injury. Am J Kidney Dis 2017; 69(1): 108-16.
28. Ge S, Nie S, Liu Z, Chen C, Zha Y, Qian J, et al. Epidemiology and outcomes of acute kidney injury in elderly chinese patients: a subgroup analysis from the EACH study. BMC Nephrology 2016; 17: 136.
29. Zuo T, Jiang L, Mao S, Liu X, Yin X, Guo L. Hyperuricemia and contrast-induced acute kidney injury: A systematic review and meta-analysis. Int J Cardiology 2016; 224: 286-94.
30. Chaudhari AP, Malleshappa P, Mehta HJ. Influence of Fluid Balance on Morbidity and Mortality in Critically Ill Patients with Acute Kidney Injury. Iran J Kidney Dis 2016; 10(4): 177-81.
31. Selby NM, Fluck RJ, Kolhe NV, Taal MW. International Criteria for Acute Kidney Injury: Advantages and Remaining Challenges. PLoS Med 2016; 13(9): e1002122.
32. Lehner GF, Forni LG, Joannidis M. Oliguria and Biomarkers of Acute Kidney Injury: Star Struck Lovers or Strangers in the Night? Nephron 2016; 134(3): 183-90.
33. Czempik P, Cieśla D, Knapik P, Krzych Ł. Outcomes of patients with acute kidney injury with regard to time of initiation and modality of renal replacement therapy – first data from the Silesian Registry of Intensive Care Units. Kardiochirurgia I Torakochirurgia Polska. Polish J Cardio-Thoracic Surg 2016; 13(2): 122-29.
34. Forni LG, Chawla L, Ronco C. Precision and improving outcomes in acute kidney injury: Personalizing the approach. J Critical Care 2017; 37: 244-5.
35. Chalikias G, Drosos I, Tziakas DN. Prevention of Contrast-Induced Acute Kidney Injury: an Update. Cardiovascular Drugs Ther 2016; 30(5): 515-24.
36. McCaffrey J, Dhakal AK, Milford DV, Webb NJA, Lennon R. Recent developments in the detection and management of acute kidney injury. Arch Dis Childhood 2017; 102(1): 91-6.
37. Doi K. Role of kidney injury in sepsis. J Int Care 2016; 4: 17.
38. Asar Ö, Ritchie J, Kalra PA, Diggle PJ. Short-term and long-term effects of acute kidney injury in chronic kidney disease patients: A longitudinal analysis. Biometrical J 2016; 58(6): 1552-66.
39. Oh YK. The association between acute kidney injury in renal infarction and progression to chronic kidney disease. Kidney Res Clin Pract 2016; 35(3): 192.
40. Soliman IW, Frencken JF, Peelen LM, Slooter AJC, Cremer OL, van Delden JJ, et al. The predictive value of early acute kidney injury for long-term survival and quality of life of critically ill patients. Critical Care 2016; 20: 242.
41. Selewski DT, Goldstein SL. The role of fluid overload in the prediction of outcome in acute kidney injury. Pediatric Nephrology 2016: 1-12.
42. Vallon V. Tubular Transport in Acute Kidney Injury: Relevance for Diagnosis, Prognosis and Intervention. Nephron 2016; 134(3): 160-6.
43. Doyle JF, Forni LG. Update on sepsis-associated acute kidney injury: emerging targeted therapies. Biologics : Targ Ther 2016; 10: 149-56.
44. Vaara ST, Lakkisto P, Immonen K, Tikkanen I, Ala-Kokko T, Pettilä V. FINNAKI Study Group. Urinary Biomarkers Indicative of Apoptosis and Acute Kidney Injury in the Critically Ill. PLoS ONE 2016; 11(2): e0149956.
45. Bagshaw SM, Lamontagne F, Joannidis M, Wald R. When to start renal replacement therapy in critically ill patients with acute kidney injury: comment on AKIKI and ELAIN. Critical Care 2016; 20: 245.

46. Lopes JA, Jorge S. The RIFLE and AKIN classifications for acute kidney injury: a critical and comprehensive review. Clin Kidney J 2012; 6(1): 8-14.

47. Sprenger-Mähr H, Zitt E, Lhotta K. Acute Kidney Injury Treated with Dialysis outside the Intensive Care Unit: A Retrospective Observational Single-Center Study. PLoS ONE 2016; 11(9): e0163512.

48. Rootjes PA, Bax WA, Penne EL. Difference in risk assessment for development of contrast-induced acute kidney injury using the MDRD versus CKD-EPI equations to estimate glomerular filtration rate. Eur J Int Med 2016; 36: e33-e34.

49. Peres LAB, Duarte PAD, Venazzi A, Brito AA, Nascimento GH, Matsuo T. Preditores de lesão renal aguda e de mortalidade em unidade de terapia intensiva. Rev Bras Clin Med 2012; 10(2): 106-11.

50. Chen S. Retooling the creatinine clearance equation to estimate kinetic GFR when the plasma creatinine is changing acutely. J Am Soc Nephrology JASN 2013; 24(6): 877-88.

Doença renal crônica não dialítica

- *Bruno Caldin da Silva*
- *Fabiane Yumi Ogihara Kawano*

CASO CLÍNICO

Paciente J.R.A., 65 anos, sexo masculino, negro, encaminhado ao nefrologista pelo médico da Unidade Básica de Saúde.

Antecedente de hipertensão arterial há mais de 20 anos, em uso irregular de enalapril e hidroclorotiazida. Há aproximadamente 10 anos diagnosticado com diabetes *mellitus*, com indicação de uso de insulina há 3 anos.

Paciente relata fraqueza progressiva nos últimos seis meses, além de edema simétrico em membros inferiores ao final do dia. Refere despertar de duas a três vezes à noite para urinar e que sua urina apresenta aspecto espumoso já há algum tempo.

O exame clínico revela descoramento de mucosas 2+/4+ e edema compressível 2+/4+ em membros inferiores. Pressão arterial de 168/74 mmHg, frequência cardíaca de 88 bpm, regular. Peso: 89 kg.

Traz os seguintes exames laboratoriais: Hemoglobina: 8,9 g/dL; hematócrito: 25%; glicemia de jejum: 192 mg/dL; hemoglobina glicada: 9,6%; creatinina: 4,9 mg/dL; ureia: 168 mg/dL; sódio: 130 mEq/l; potássio: 5,9 mEq/l; Urina 1 com pH = 6; densidade = 1.010 g/L; ausência de hematúria ou leucocitúria, com proteinúria 3+/4+.

Definição

A doença renal crônica (DRC) é definida pela perda progressiva e irreversível da função ou estrutura renal (Quadro 67.1) por período de tempo superior a 3 meses. No curso da DRC, ocorrem diversas alterações sistêmicas referentes ao equilíbrio eletrolítico, endócrino e volêmico.

A DRC é frequentemente subdiagnosticada. É muito comum na prática clínica nos depararmos com pacientes que apresentam diversos fatores de risco para DRC e que nunca tiveram uma dosagem de creatinina no sangue ou exame de urina. O não reconhecimento dessa síndrome, o controle inadequado de seus fatores de risco e das complicações relacionadas à DRC podem culminar com significativo aumento de morbimortalidade.

Quadro 67.1 – Alterações estruturais e funcionais na doença renal crônica.	
Marcadores de lesão renal	• Albuminúria $\geq$ 30 mg/dia; RAC $\geq$ 30 mg/g • Alterações do sedimento urinário • Distúrbios eletrolíticos e do equilíbrio ácido-base • Alterações histológicas • Anormalidades estruturais detectadas por exames de imagem • História de transplante renal
RFG diminuído	• RFG < 60 mL/min/1,73 m²

Legenda: RAC: relação albumina/creatinina urinárias; RFG: ritmo de filtração glomerular.

Fonte: Elaborado pela autoria.

Epidemiologia

A DRC acomete cerca de 10% da população mundial. Segundo o Censo Brasileiro de Diálise (2016), existem mais de 100 mil pacientes em diálise, 44% deles entre 45 e 64 anos, 91% em hemodiálise, e os demais em diálise peritoneal. Além disso, mais de 5 mil pacientes são submetidos à transplante renal anualmente no Brasil. A mortalidade de pacientes em hemodiálise é extremamente elevada em todo o mundo, sendo por volta de 18% ao ano no Brasil.

Etiologia

Segundo dados nacionais de 2016, as principais causas de DRC que levam pacientes a alguma modalidade dialítica são:

- Hipertensão Arterial Sistêmica (34%);
- Diabetes *mellitus* (30%);
- Doenças Glomerulares (9%);
- Doença Renal Policística do Adulto (4%).

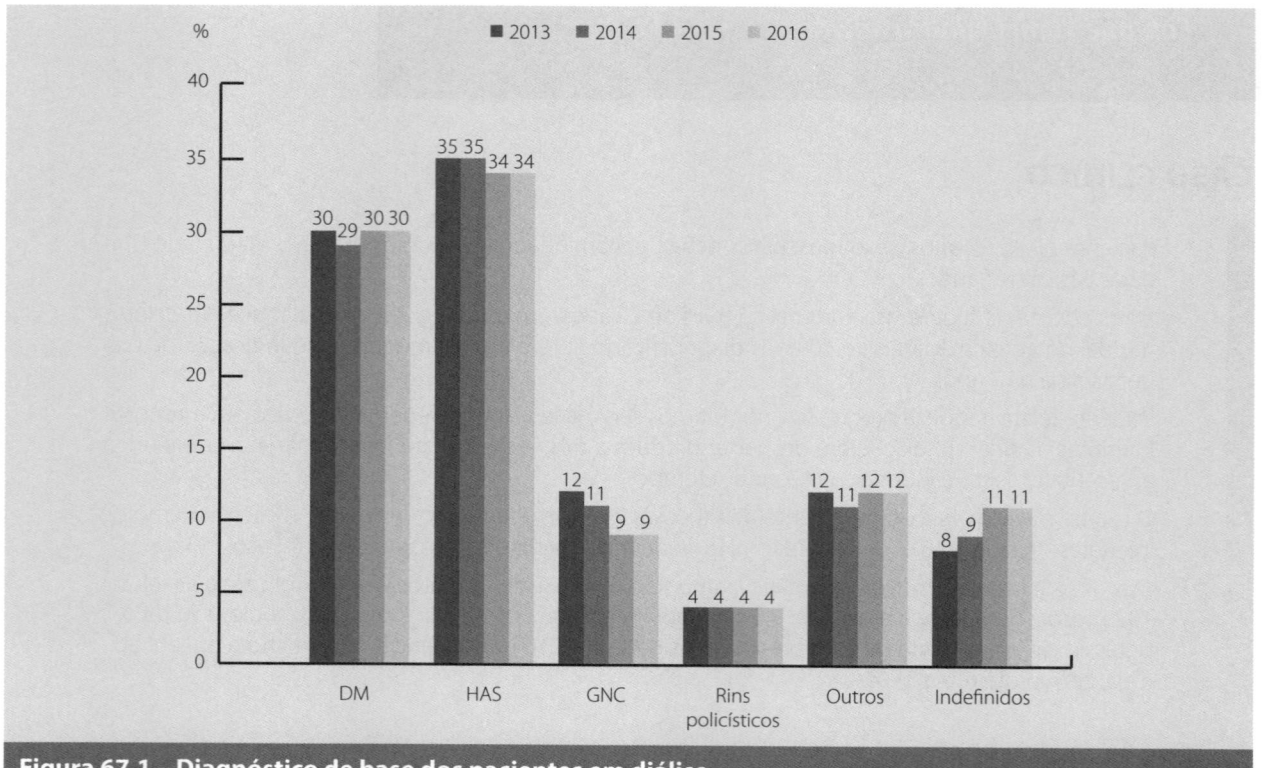

Figura 67.1 – Diagnóstico de base dos pacientes em diálise.

Fonte: Sociedade Brasileira de Nefrologia, Censo brasileiro de diálise, 2016.

Na Quadro 67.2, temos alguns exemplos de outras doenças que podem cursar com DRC:

Quadro 67.2 – Outras causas de doença renal crônica.	
Etiologias	**Doenças**
Doenças vasculares	• HAS maligna, Nefropatia isquêmica, Esclerodermia, Síndrome hemolítico-urêmica
Doenças metabólicas	• Litíase renal, Nefrocalcinose
Doenças tubulointersticiais	• Nefrite intersticial crônica, Doença do refluxo, Rim do mieloma
Vasculites	• Poliangeíte microscópica, Granulomatose de Wegener, Artrite de Takayasu
Tumores	• Tumor de Wilms, Linfoma renal
Doenças hereditárias	• Síndrome de Alport, Doença de Fabry

Legenda: HAS: hipertensão arterial sistêmica

Fonte: Elaborado pela autoria.

Rastreamento

A detecção precoce da DRC permite início de intervenções terapêuticas e prevenção à exposição inapropriada a agentes nefrotóxicos, medidas que podem reduzir a progressão da doença para seu estágio final. Mesmo com o ritmo de filtração glomerular (RFG) já reduzido, o diagnóstico também pode contribuir no manejo e ajuste de medicamentos, assim como no preparo adequado do paciente para a terapia de substituição renal.

O rastreamento para DRC é recomendado para indivíduos em situação de maior risco para desenvolver DRC, por exemplo:

- Idosos (idade > 65 anos);
- Diabetes *mellitus;*
- Hipertensão arterial sistêmica;
- Doença cardiovascular;
- Síndrome da Imunodeficiência Adquirida (Aids);
- Hepatite C;
- Neoplasias;
- Doenças autoimunes;
- Doenças urológicas (litíase, infecções urinárias de repetição);
- Negros;
- História familiar de DRC;
- Traço falciforme;
- Uso de drogas.

Classificação

A doença renal crônica deve ser classificada de acordo com o RFG e categoria de albuminúria:

Tabela 67.1 – Estágios da DRC segundo o RFG.

Estágios da DRC	RFG (mL/min/1,73 m²)	Denominação
G1	≥ 90	Normal
G2	60 a 89	Discretamente reduzida
G3A	45 a 59	Discreta a moderadamente reduzida
G3B	30 a 44	Moderada a gravemente reduzida
G4	15 a 29	Gravemente reduzida
G5	< 15	Falência renal

Legenda: DRC: doença renal crônica; RFG: ritmo de filtração glomerular.
Fonte: Adaptada de KDIGO clinical practice guideline for the evaluation and management of chronic kidney disease.

Tabela 67.2 – Categoria de albuminúria.

Categoria de albuminúria	TEA mg/24 horas	RAC mg/g	Denominação
A1	< 30	< 30	Normal
A2	30 a 300	30 a 300	Moderadamente aumentada
A3	> 300	> 300	Muito aumentada

Legenda: TEA: taxa de excreção de albumina; RAC: relação albumina/creatinina urinárias.
Fonte: Adaptada de KDIGO clinical practice guideline for the evaluation and management of chronic kidney disease.

Tabela 67.3 – Estratificação de risco dos estágios de ritmo de filtração glomerular e proteinúria e na DRC e conduta de seguimento.

				Estágios de albuminúria persistente (mg/g)		
				A1	A2	A3
				Normal a levemente aumentada	Moderadamente aumentada	Severamente aumentada
				< 30	30-300	> 300
Estágios de TFG (mL/min/1,73 m²)	1	Normal ou elevada	≥ 90	–	Monitorar	Encaminhar
	2	Redução leve	60-89	–	Monitorar	Encaminhar
	3a	Redução leve a moderada	45-59	Monitorar	Monitorar	Encaminhar
	3b	Redução moderada a grave	30-44	Monitorar	Monitorar	Encaminhar
	4	Redução severa	15-29	Encaminhar	Encaminhar	Encaminhar
	5	Falência renal	< 15	Encaminhar	Encaminhar	Encaminhar

Legenda: ▢ baixo risco (monitorar 1 vez ao ano se presença de DRC); ▢ risco moderadamente aumentado (monitorar 1 vez ao ano); ▢ alto risco (monitorar 2 vezes ao ano); ▢ muito alto risco (monitorar 3 vezes ao ano); ▢ risco muito alto (monitorar 4 vezes ao ano ou mais). Na ausência de evidências de dano renal, os estágios 1 e 2 não preenchem os critérios para DRC.
Fonte: Adaptada de KDIGO, 2013.

Métodos de avaliação da função glomerular

A estimativa do RFG é fundamental para o estadiamento da DRC. Pode-se aferir com precisão o RFG por meio de métodos de medicina nuclear que permitem avaliar o *clearance* de certos fármacos. Além disso, é possível avaliar o *clearance* de creatinina em urina de 24 horas. No entanto, diversas fórmulas permitem estimar com elevado grau de precisão o RFG. As principais são descritas a seguir:

Cockroft-Gault

$$RFG = \frac{(140 - \text{Idade}) \times \text{Peso (em kg)} \times 0{,}85 \text{ (se mulher)}}{\text{Cr [mg/dL]} \times 72}$$

A equação Cockroft-Gault tende a superestimar o RFG porque a secreção de creatinina tubular e o aumento no peso devido à obesidade ou sobrecarga de volume não são levados em consideração.

MDRD

$$RFG = 175 \times Cr^{-1.154} \times \text{Idade}^{-0.03} \times 0{,}742$$
$$\text{(se mulher)} \times 1{,}212 \text{ (se negro)}$$

O RFG calculado pela equação do MDRD e o RFG real são muito próximos para resultados < 30 mL/min/1,73 m^2.

CKD-EPI

Fórmula mais recente e comparativamente melhor em relação às anteriores. Apresenta menos viés e mais acurácia em relação à equação MDRD, particularmente para valores de RFG > 30 mL/min/1,73 m^2. Recomenda-se utilizar ferramentas baseadas em *world wide web* para cálculo do RFG a partir dessa fórmula.

BIS-1 (idosos) (2012)

Equação recentemente elaborada com base em estudo com população > 70 anos cuja comparação com método *gold standard* e demais equações demonstrou superestimar menos o RFG.

$$BIS-1 = 3.736 \times Cr^{-0.87} \times \text{Idade}^{-0.95}$$
$$\text{(para mulheres: } \times 0{,}82)$$

Ressalva: População estudada: somente caucasianos.

Manejo da DRC

Estratégias de proteção renal

1. Controle de pressão arterial (para diabéticos e não diabéticos)

	Alvo de PA
• Sem microalbuminúria (< 30 mg/24 horas)	< ou igual a 140/90
• Com albuminúria (> 30 mg/24 horas)	< ou igual a 130/80

2. Ingesta de proteínas

Pacientes com RFG G4 e G5 (< 30 mL/min/1,73 m^2) devem reduzir ingesta proteica para 0,8 g/kg/dia.

3. Controle glicêmico

Pacientes diabéticos devem manter HcA1c < 7,0 para prevenir ou reduzir a progressão de complicações microvasculares (exceção para aqueles com risco de glicemia).

4. Ingesta de sal

Restringir ingesta de sal para < 2 g/dia de sódio (5 g de NaCl), a menos que haja contraindicação.

5. Hábitos de vida

Recomendam-se a realização de exercícios físicos regulares (se bem tolerados, com duração mínima de 30 minutos e frequência de 5 vezes na semana), manter peso adequado e cessar tabagismo.

6. Dieta

Indivíduos com DRC devem receber orientação específica em relação à dieta por meio de programas de educação.

7. Correção de acidose metabólica crônica

Há evidências sugerindo que a manutenção de níveis de bicarbonato acima de 22 mEq/L diminui a progressão da DRC.

8. Evitar drogas nefrotóxicas

Principalmente anti-inflamatórios não esteroidais e contrastes iodados.

Quadro 67.3 – Complicações da doença renal crônica.		
Complicação	**Definição**	**Manejo**
Anemia	Hb < 12 g/dL (M) Hb < 13,5 g/dL (H)	• Reposição de ferro, vitamina B12 e folato, se indicado • Eritropoetina se Hb < 10 g/dL
Hipertensão	PA > 140/90 mmHg (ou > 130/80 mmHg se microalbuminúria)	• Restrição de sal • Diuréticos se edema persistente • Associar IECA/BRA sempre que possível
Acidose Metabólica	Bicarbonato sérico < 21 mEq/l	• Reposição de bicarbonato

(Continua)

(Continuação)

Quadro 67.3 – Complicações da doença renal crônica.		
Complicação	**Definição**	**Manejo**
Proteinúria	Relação albumina/creatinina urinária > 30 mg/dL	• Restrição proteica • IECA/BRA
Deficiência de vitamina D	Vitamina D sérica < 30 ng/mL	• Reposição de vitamina D
Hiperfosfatemia	Fósforo sérico > 4,5 mg/dL	• Restrição dietética de fósforo • Quelantes pré-refeições
Hiperparatireoidismo	PTH > 65 pg/mL	• Vitamina D ativa, calcimiméticos, paratireoidectomia

Legenda: Hg: hemoglobina, PA: pressão arterial, IECA: inibidor da enzima conversora de angiotensina, BRA: bloqueador do receptor de angiotensina II, PTH: paratormônio.

Fonte: Elaborado pela autoria.

Indicação de Terapia de Substituição Renal (TSR)

A TSR está indicada para estágio G5 (ClCr < 15 mL/min), associada a sintomas e sintomas sistêmicos, como dispneia, perda ponderal, náuseas e vômitos. Antes dessa fase, entretanto, o paciente deve ser questionado quanto à modalidade de TSR de preferência (hemodiálise, diálise peritoneal ou transplante renal preemptivo) e ser preparado conforme a modalidade escolhida.

Referências

1. KDIGO 2012 Clinical Practice Guideline for the Evaluation and Management of Chronic Kidney Disease. Kidney Int Suppl. 2013; 3: 5.
2. Censo Brasileiro de Diálise 2016. Sociedade Brasileira de Nefrologia.
3. Brown WW, Peters RM, Ohmit SE, Keane WF, Collins A, Chen SC, King K, Klag MJ, Molony DA, Flack JM. Early detection of kidney disease in community settings: the Kidney Early Evaluation Program (KEEP). Am J Kidney Dis 2003 Jul; 42(1): 22-35.
4. Adendo das Diretrizes brasileiras de prática clínica para o distúrbio mineral e ósseo na doença renal crônica, capítulo 2. J Bras Nefrol 2012; 34(2): 199-205.
5. Schaeffner ES, MD, MS, Ebert N, MD, MPH, Delanaye P, MD, PhD, Ulrich F, MD, Gaedeke J, MD, Jakob O, et al. Two novel equations to estimate kidney function in persons aged 70 years or older. Ann Intern Med 2012; 157(7): 471-81.

Tromboembolismo venoso

68

- *Victor Hugo dos Santos Sousa*
- *Arnaldo Lichtenstein*
- *Edison Ferreira de Paiva*

CASO CLÍNICO

Homem de 58 anos, com antecedentes de hipertensão, tabagista, encontra-se internado na enfermaria de Clínica Médica para investigação de síndrome consumptiva há três meses, associada à alteração do hábito intestinal e anemia ferropriva. Negava história familiar de câncer ou tromboembolismo venoso. Encontrava-se parcialmente acamado. No quarto dia de internação, apresentou dor em membro inferior esquerdo associada a edema e calor local. Nesse momento, ao exame clínico, apresentava-se afebril, normotenso, com frequência cardíaca de 96 batimentos por minuto, frequência respiratória de 18 incursões por minuto e saturação de oxigênio de 92%, em ar ambiente. Ausculta cardíaca e pulmonar sem alterações. Membro inferior esquerdo com edema 2+/4+ estendendo-se desde o tornozelo até a raiz da coxa, sinal de Homans positivo, com calor e rubor local. Pulsos presentes e simétricos bilateralmente. Sem lesões cutâneas.

Epidemiologia

O Tromboembolismo Venoso (TEV) é a terceira causa de morte por doenças cardiovasculares na população geral, como também a principal causa de mortalidade evitável e morbidade em pacientes hospitalizados, sendo responsável por 10% dos óbitos em nosocômio. Por uma parcela considerável dos casos se manifestar subitamente e se tornar fatal em até duas horas de evolução, estudos com autopsias demonstram que apenas 30 a 45% dos pacientes apresentaram suspeita diagnóstica antes do óbito.

Valores epidemiológicos não são bem definidos pela dificuldade de diagnóstico em casos assintomáticos ou em evolução rápida para óbito, logo, estima-se que a incidência de TEV seja de 100 a 200 por 100 mil pacientes/ano. Essa entidade é rara em menores de 15 anos e a frequência aumenta com a idade, principalmente após os 50 anos, com incidência de 1,8 por 1.000 pessoas-anos entre 65 e 69 anos e 3,1 por 1.000 pessoas-ano entre 85 e 89 anos. Aproximadamente 75% dos casos de TEV ocorrem em pacientes não cirúrgicos, e com tendência a ser mais comum em homens.

Fisiopatologia

Em 1856, Virchow descreveu que o dano à parede do vaso, a estase sanguínea e a hipercoagulabilidade são as principais causas para a formação do trombo. Esse conceito fisiopatológico ainda é válido nos dias atuais e é conhecido classicamente como tríade de Virchow.

A formação do trombo venoso ocorre em um ambiente de baixo fluxo e baixa tensão superficial e consiste principalmente em agregados de fibrina, eritrócitos e plaquetas. Em geral, a formação do trombo ocorre nas válvulas das veias da panturrilha e se estende para os ramos proximais. O aumento da pressão venosa e capilar após a formação do trombo aumenta a transudação, levando ao edema.

O mecanismo responsável pela embolização pulmonar não é totalmente conhecido. Alguns estudos descartam a mobilização como causa precipitante do TEP. Sabe-se que o trombo formado em veias proximais do sistema venoso profundo de membros inferiores (acima do nível da veia poplítea até as ilíacas) são de alto risco para embolização.

O TEP, dependendo da dimensão e do nível de obstrução do sistema arterial pulmonar, pode provocar desde uma lesão isquêmica pulmonar localizada até distúrbio grave da hemodinâmica. As seguintes alterações podem ser visualizadas:

1. Vasoconstricção: o êmbolo no leito vascular provoca ativação de vasoconstrictores locais, como Tromboxano A2, levando ao aumento da resistência vascular pulmonar.

2. Insuficiência ventricular direita: com o aumento da resistência vascular pulmonar, o ventrículo direito (VD), por ser câmara cardíaca de baixa pressão e de paredes musculares finas, não apresenta função sistólica reserva para superar tal resistência.

3. Distúrbio V/Q: com a obstrução arterial, surge o espaço morto, caracterizado como porção de alvéolos que não faz troca gasosa, interferindo, assim, na oxigenação sanguínea.

4. Enchimento ventricular esquerdo comprometido: devido à dificuldade de ejeção do VD, o seu tempo sistólico se torna prolongado, abaulando o septo em direção ao VE, cujo enchimento diastólico fica prejudicado.

O tromboembolismo venoso é multifatorial e geralmente resulta da combinação de fatores de risco (Quadro 68.1).

Profilaxia

A profilaxia primária é efetiva na redução de casos sintomáticos e assintomáticos de TVP em pacientes clínicos e cirúrgicos, embora essa medida seja omitida em pacientes clínicos mais frequente do que em pacientes cirúrgicos.

Algoritmos para estimar o risco de TEV baseados no número e tipos de fatores de risco em pacientes hospitalizados foram propostos, mas não foram validados prospectivamente. Profilaxia em pacientes clínicos é geralmente indicada naqueles **internados**, **com pelo menos 40 anos**, com **mobilidade reduzida** e com **pelo menos um fator de risco** (Figura 68.1). Considera-se de mobilidade reduzida o paciente que permanece a maior parte do dia deitado ou sentado à beira leito, excluindo o período do sono, em razão da doença que motivou a internação hospitalar. Atualmente, como alternativa ao julgamento clínico, temos o escore preditivo de Padua (Tabela 68.1), que indica maior prevenção de TEV em pacientes internados, conforme pequenos estudos.

Quadro 68.1 – Fatores de risco para tromboembolismo venoso.

Acidente vascular encefálico	Gravidez e pós-parto	Paresia/paralisia de membros inferiores
Artroplastia de quadril e joelho	História prévia de tromboembolismo venoso	Politrauma
Câncer ativo	Infarto agudo do miocárdio atual	Quimioterapia/hormonioterapia
Cateteres venosos centrais	Insuficiência cardíaca congestiva classe III ou IV	Reposição hormonal/contracepção hormonal
Cirurgias de porte médio e alto	Idade ≥ 55 anos	Síndrome nefrótica
Doença inflamatória intestinal ativa	Infecção	Tabagismo
Doença respiratória grave	Insuficiência arterial	Trombofilias
Doença reumática ativa	Internação em unidade de terapia intensiva	Varizes/insuficiência venosa crônica
Fertilização *in vitro*	Obesidade	

Fonte: Elaborado pelos autores.

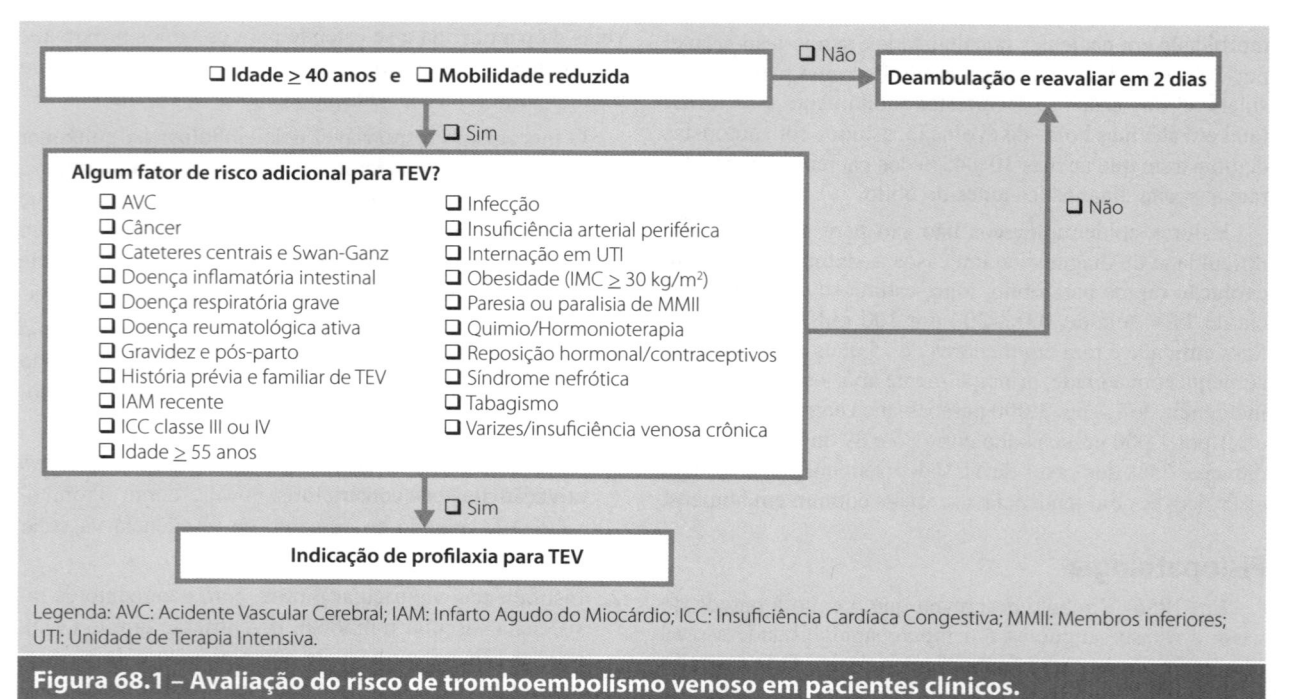

Legenda: AVC: Acidente Vascular Cerebral; IAM: Infarto Agudo do Miocárdio; ICC: Insuficiência Cardíaca Congestiva; MMII: Membros inferiores; UTI: Unidade de Terapia Intensiva.

Figura 68.1 – Avaliação do risco de tromboembolismo venoso em pacientes clínicos.

Fonte: Adaptada de Rocha AT et al., 2007.

Tabela 68.1 – Escore preditivo de Padua para risco de TEV em pacientes não cirúrgicos internados.

Fator de risco	Pontuação
Câncer ativo ou até 6 meses do tratamento	3
TEV prévio	3
Mobilidade reduzida	3
Trombofilia conhecida	3
Trauma/Cirurgia recente (até 1 mês)	2
Idade maior ou igual a 70 anos	1
Insuficiência cardíaca ou respiratória	1
Infarto agudo do miocárdio ou acidente vascular cerebral	1
Afecção reumatológica ou infecção aguda	1
Obesidade	1
Terapia de reposição hormonal	1

Legenda: TEV: Tromboembolismo Venoso; Baixo risco se menor que 4 pontos, e alto risco se maior ou igual a 4 pontos.
Fonte: Adaptada de Barbar S et al., 2010. J Thromb Haemost.

Os métodos não farmacológicos são indicados em pacientes de baixo risco para TEV e naqueles com contraindicação ao uso de anticoagulantes (Quadro 68.2). Indivíduos de risco sem contraindicação devem receber quimioprofilaxia farmacológica.

Profilaxia não farmacológica

Os métodos físicos isoladamente são indicados em pacientes com contraindicação para uso de quimioprofilaxia.

Não existem dados consistentes de trabalhos com profilaxia não farmacológica envolvendo pacientes clínicos. Deambulação e exercícios melhoram o fluxo venoso e devem ser estimulados. Meias de compressão gradual, bomba plantar e dispositivos de compressão pneumática intermitente são opções de redução da estase venosa e são efetivos em diminuir o risco de TEV em pacientes incapazes de deambular.

Essa modalidade é uma escolha racional para profilaxia em pacientes com contraindicação para profilaxia química com anticoagulantes (Quadro 68.2).

Quadro 68.2 – Contraindicações para quimioprofilaxia com anticoagulantes.

Absolutas
Já em uso de anticoagulação plena
Sangramento ativo
Hipersensibilidade ao anticoagulante
Trombocitopenia induzida por heparina nos últimos 100 dias
Bloqueio espinhal ou coleta de liquor há 2 horas
Plaquetopenia menor que 50 mil/mm³

Relativas
Trombocitopenia induzida por heparina há mais 100 dias
Plaquetopenia entre 50 a 100 mil/mm³
Coagulopatia
Hipertensão grave (pressão arterial sistólica > 180 mmHg ou diastólica > 110 mmHg)

Fonte: Elaborado pela autoria.

Profilaxia farmacológica

A profilaxia farmacológica, em pacientes clínicos, pode ser feita com heparina não fracionada (HNF) ou heparina de baixo peso molecular (HBPM), conforme descrito na Tabela 68.2.

Tabela 68.2 – Medicações e doses para profilaxia de tromboembolismo venoso em pacientes clínicos.

Droga	Dose
HNF	5.000 UI subcutâneos, a cada oito horas
HBPM Enoxaparina	40 mg subcutâneos, uma vez ao dia
Fondaparina	2,5 mg subcutâneos, uma vez ao dia

Legenda: HBPM: Heparina de baixo peso molecular; HNF: heparina não fracionada; IMC: Índice de massa corpórea. Em IMC ≥ 40 kg/m², considerar aumento na dose. Em pacientes com *clearance* de creatinina menor que 30, considerar HNF e controlar TTPa.

Nota: Em pacientes submetidos à cirurgia a dose pode variar, dependendo da avaliação do risco e, naqueles submetidos a cirurgia ortopédica, podem ser utilizados anticoagulantes orais de ação direta.

Fonte: Elaborada pela autoria.

Diagnóstico

O TEV tem um vasto espectro de manifestações clínicas, dependendo do local acometido pela trombose/êmbolo, como também a intensidade da obstrução causada por ela.

A trombose venosa profunda (TVP) pode acometer sistema venoso da porta, cerebral, renal, dos membros, dentre outros, podendo, assim, se manifestar de formas diferentes conforme o local de obstrução. De relevância clínica, pode-se dividir em provocado e não provocado, sendo o último no qual não se encontram desencadeantes na história clínica (cirurgia recente, imobilização, uso de anticoncepcional, por exemplo).

A TVP mais observada e mais atribuída ao surgimento do tromboembolismo pulmonar (TEP) na prática clínica se localiza em membros inferiores, onde sua localização mais proximal (acima da veia poplítea) apresenta maior risco

dessa complicação. O quadro clínico é pouco específico, mas pode-se suspeitar por história de edema unilateral ou bilateral assimétrico, dor, rubor ou livedo. O exame físico é pouco confiável, e os principais achados são: Sinal de Homans (dor na dorsiflexão passiva do pé), dor a palpação no trajeto topográfico da veia acometida, presença de circulação colateral ou dificuldade de mobilização.

A *Phlegmasia cerulea dolens* é uma entidade à parte, em que a oclusão atinge o nível da veia ileofemoral, provocando intensa cianose, síndrome compartimental, hipofluxo arterial e gangrena, com risco de choque circulatório inflamatório, acarretando elevadas mortalidade e morbidade.

Por sua vez, o TEP, que representa a complicação pulmonar da TEV, apresenta-se com quadro clínico mutável, com dor torácica ventilatório-dependente, tosse, hemoptise, febre, síncope, hipoxemia, taquicardia e/ou taquidispneia, podendo se tornar grave com surgimento de disfunção de VD, hipotensão arterial e choque circulatório. Em muitos casos, o TEP pode se manifestar apenas com quadro de dispneia isolada, ou associado a outras causas de dispneia, justificando, assim, seu difícil diagnóstico.

Complicações crônicas podem impactar negativamente no desfecho de pacientes com história de TEV, como hipertensão pulmonar e síndrome pós-trombótica, sendo o último uma condição local que traz manutenção de edema, dor e eventualmente úlceras em membro acometido por TVP prévia.

Avaliação clínica

Em pacientes com suspeita de TEV, o diagnóstico correto é fundamental, em que o atraso do início da anticoagulação pode provocar sérias complicações, enquanto o tratamento na ausência de trombose é danoso ao paciente.

A avaliação da probabilidade pré-teste, baseada na história clínica e no exame físico, é o primeiro passo quando se suspeita TEV, cuja descrição se encontra nas Tabelas 68.3 e 68.4. Os pacientes podem ser estratificados em categorias de baixa, moderada e alta probabilidade clínica, com base em critérios de predição padronizados.

As Figuras 68.2 e 68.3 apresentam um algoritmo para o diagnóstico de TVP e TEP, respectivamente.

Tabela 68.3 – Critérios de Wells para estimar a probabilidade pré-teste de TVP.

Característica clínica	Pontos
Neoplasia ativa (paciente em tratamento nos últimos seis meses ou em tratamento paliativo)	1
Paralisia, paresia ou imobilização recente dos membros inferiores	1
Imobilidade por três dias ou mais ou grande cirurgia nas últimas 12 semanas com anestesia geral ou regional	1
Dor localizada na distribuição do sistema venoso profundo	1
Edema de toda a perna	1
Edema de panturrilha pelo menos 3 cm maior que o lado assintomático (medido 10 cm abaixo da tuberosidade tibial)	1
Edema compressível restrito à perna sintomática	1

(Continua)

(Continuação)

Tabela 68.3 – Critérios de Wells para estimar a probabilidade pré-teste de TVP.

Característica clínica	Pontos
Veias superficiais colaterais (não varicosas)	1
Trombose venosa profunda previamente documentada	1
Diagnósticos alternativos tão prováveis quanto TVP	–2

Legenda: TVP: Trombose Venosa Profunda. Baixa probabilidade = 0 pontos; intermediária 1 ou 2 pontos; alta > 2.
Fonte: Elaborada pela autoria.

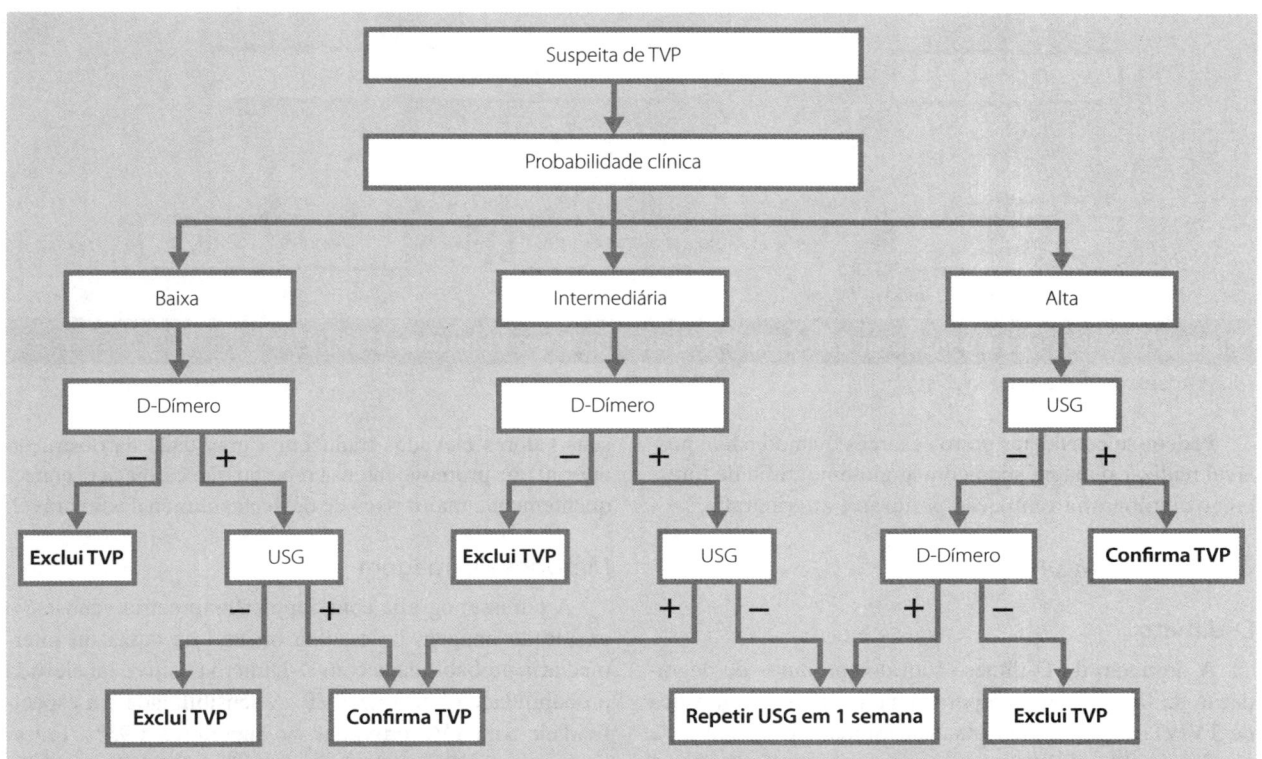

Legenda: TVP: Trombose Venosa Profunda; USG: Ultrassonografia Dopplerfluxometria Venosa; *Em casos de resultados inconclusivos ou alta suspeita clínica com USG negativa, pode-se lançar mão de outros métodos: angiotomografia de membros inferiores ou venografia.

Figura 68.2 – Algoritmo de diagnóstico de trombose venosa profunda.

Fonte: Adaptada de Kearon, Clive Hematology.

Tabela 68.4 – Critérios de Wells para TEP.

Característica clínica	Pontos
Suspeita clínica de TVP	3
Diagnóstico alternativo menos provável que TEP	3
Pulso maior que 100	1,5
Imobilização ou cirurgia em menos de 4 semanas	1,5
História prévia de TEV	1,5
Hemoptise	1,0
Câncer ativo ou tratado em menos de 6 meses	1,0

Legenda: TVP: Trombose Venosa Profunda; TEP: Tromboembolismo Pulmonar
Fonte: Adaptada de Kearon, Clive Hematology.

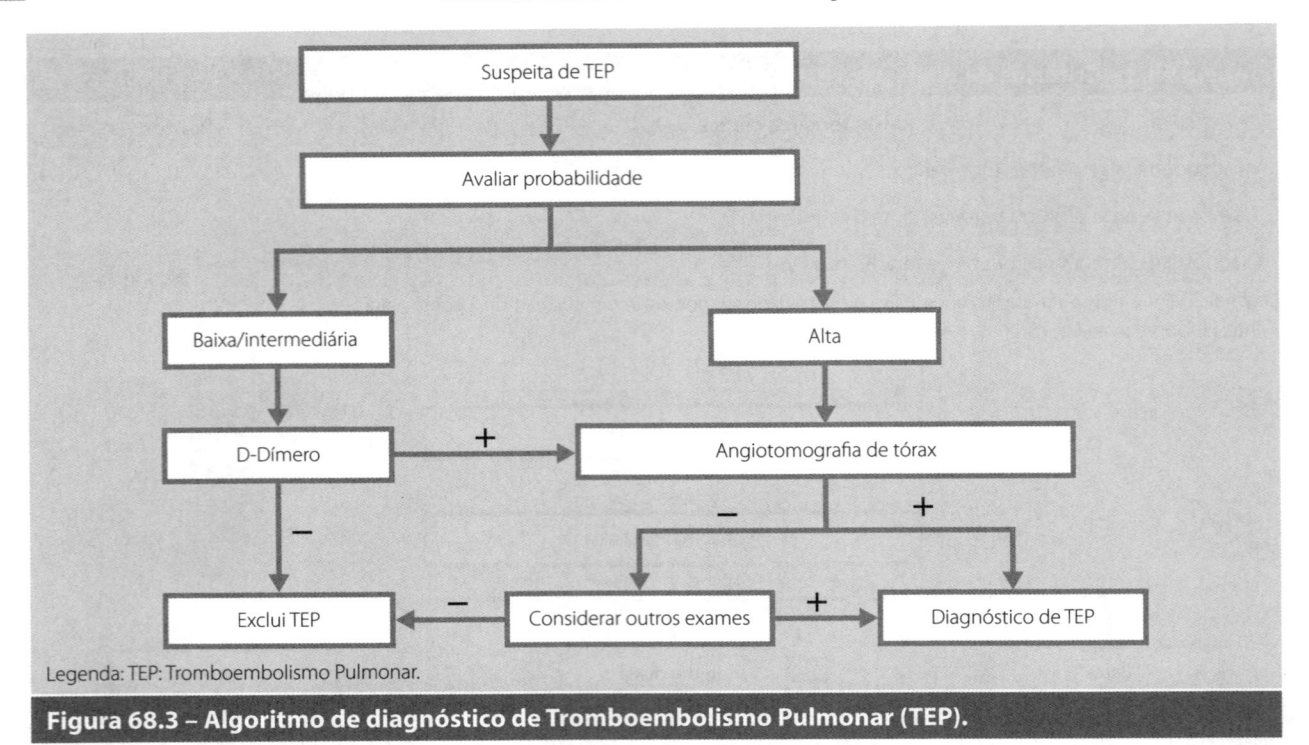

Legenda: TEP: Tromboembolismo Pulmonar.

Figura 68.3 – Algoritmo de diagnóstico de Tromboembolismo Pulmonar (TEP).

Fonte: Adaptada de Zamorano JL et al.

Podem-se considerar outros exames quando não é possível realizar o diagnóstico com angiotomografia de tórax, como cintilografia ventilação/perfusão e arteriografia.

Exames laboratoriais

D-dímero

A dosagem do D-dímero (um dos produtos de degradação da fibrina) foi incorporada na avaliação diagnóstica de TVP/TEP por possuir alta sensibilidade e ser um teste rápido, simples e relativamente pouco oneroso. A literatura atual, porém, não dá suporte para a utilização desse exame isoladamente, sendo incorporado como parte do algoritmo diagnóstico. Por possuir um elevado valor preditivo negativo (VPN), sua negatividade, associada à baixa probabilidade clínica de TVP/TEP, geralmente afasta essa hipótese. Esse teste, portanto, deve ser utilizado apenas em casos de baixa suspeita clínica, com o intuito de afastar seu diagnóstico, sendo o risco de TEV nesta situação em 3 meses menor que 1%. Entretanto, sua concentração pode estar aumentada em diversas situações, como cirurgias, estados inflamatórios e neoplasias, limitando seu uso.

Existem várias técnicas para a quantificação deste produto. A técnica de Elisa (*Enzyme Linked Immunosorbent Assay*) é comparativamente mais confiável no que se refere à sensibilidade e razão de verossimilhança negativa. Dessa forma, deve-se dar preferência a ela quando disponível.

Troponina e Peptídeo Natriurético (BNP)

Marcadores de disfunção/lesão cardíaca são importantes fatores prognósticos em pacientes com TEP, já que seus valores elevados traduzem a gravidade da obstrução arterial que promove intensa repercussão cardíaca e, consequentemente, maior risco de desfecho clínico desfavorável.

Métodos de imagem

A ultrassonografia com dopplerfluxometria venosa é o exame de imagem de escolha quando há baixa ou intermediária probabilidade com D-Dímero positivo ou elevada probabilidade clínica de TVP. A sensibilidade e a especificidade para TVP proximal são superiores a 95%. Entretanto, para TVP isolada de panturrilha (distal), a sensibilidade da ultrassonografia é baixa (aproximadamente 70%) e o seu valor preditivo positivo (VPP) é de 80%. Como TVP distal raramente se complica com TEP e a extensão para as veias proximais é incomum antes de uma semana de evolução, o exame deve ser repetido em sete dias. A taxa de TVP em pacientes com negatividade desse exame é de aproximadamente 0,7% em seis meses.

A venografia é o exame de maior sensibilidade e acurácia para o diagnóstico de TVP, sendo considerado o padrão-ouro. Esse exame não é utilizado rotineiramente por ser invasivo, oneroso, com potenciais contraindicações e riscos, como reações alérgicas e desenvolvimento de insuficiência renal pelo uso de contraste. Deve ser utilizado quando houver discordância entre suspeita clínica de TVP e resultados de exames não invasivos negativos (possibilidade de acometimento ilíaco) ou quando o ultrassom não puder ser realizado.

Radiografia de tórax frequentemente não apresenta achados sugestivos de TEP. A sua importância é avaliar outros diagnósticos diferenciais. Podem-se observar em pequena parcela dos casos achados mais específicos, como oligoemia (Sinal de Westermark), opacidade pulmonar triangular com ápice direcionado para hilo pulmonar (corcova de Hampton) ou dilatação da artéria pulmonar (Sinal de Palla).

Eletrocardiograma (ECG) faz parte da avaliação de pacientes na sala de emergência e mais comumente é inespecífico, demonstrando taquicardia sinusal em casos de TEP. Em alguns pacientes, o ECG pode mostrar sinais específicos, como onda T invertida nas derivações V1-V4 e o padrão S1Q3T3 (surgimento de onda S em DI, onda Q e onda T invertida em DIII).

Ecocardiograma transtorácico não participa do rol de exames para confirmação diagnóstica de TEP, mas tem importante papel na suspeita diagnóstica, decisão terapêutica e avaliação prognóstica. Os achados ecocardiográficos são visíveis em casos graves de TEP com insuficiência ventricular direita, demonstrando dilatação de VD ou hipocinesia da parede livre de VD, como também na exclusão de outros diagnósticos diferenciais (derrame pericárdico, dissecção aguda de aorta, entre outros). Portanto, com o crescente uso do ultrassom *point of care* na sala de emergência, a ferramenta de ecocardiografia pode auxiliar na avaliação dos pacientes com instabilidade hemodinâmica, pois, caso não apresente sinais de insuficiência de ventrículo direito, pode-se afirmar que o TEP não seria a causa direta do choque circulatório.

Cintilografia ventilação/perfusão é um método diagnóstico reservado para situações em que a angiotomografia (AngioTC) de tórax está contraindicada, é inconclusiva, discordante ao quadro clínico ou indisponível. Tem acurácia de até 96% em alto risco pré-teste, com melhor aproveitamento em casos com radiografia de tórax normal.

A AngioTC de tórax é a ferramenta diagnóstica mais utilizada para confirmação de casos de TEP em pacientes com probabilidade pré-teste moderada ou alta. Esse método apresenta sensibilidade e especificidade de 96 e 95%, respectivamente. Identifica falhas de enchimento de trombos maiores de 2 mm de extensão e pode demonstrar sinais indiretos de insuficiência de VD, como dilatação de sua câmara na imagem, com efeito prognóstico já comprovado. Embora não seja padrão-ouro, apresenta acurácia semelhante e baixo risco de complicações comparada à arteriografia.

A arteriografia consiste no padrão-ouro para diagnóstico de TEP, é um método percutâneo que injeta contraste nas artérias pulmonares para identificar falhas de enchimento e permite realizar intervenção local por meio da chamada embolectomia, em casos de TEP maciço. Tanto AngioTC de tórax como arteriografia expõem o paciente a contraste nefrotóxico, sendo ponderado o risco-benefício em pacientes com insuficiência renal, e contraindicados em caso de alergia aos componentes do contraste.

Diagnóstico diferencial

Os diagnósticos diferenciais no paciente com suspeita de TEV incluem uma variedade de doenças demonstradas no Quadro 68.3.

Quadro 68.3 – Principais diagnósticos diferenciais de tromboembolismo venoso.

Tromboembolismo pulmonar

- Insuficiência cardíaca
- Síndrome coronariana aguda
- Pericardite
- Asma ou DPOC exacerbado
- Pneumonia
- Pleurite ou pneumotórax
- Lesões osteomusculares
- Transtorno de ansiedade

Trombose venosa profunda

- Celulite
- Linfangite ou obstrução linfática
- Insuficiência venosa
- Contratura e estiramento muscular
- Cisto poplíteo (cisto de Baker)

Fonte: Elaborado pela autoria.

Tratamento

Uma vez diagnosticado o TEV, os objetivos do tratamento são o alívio dos sintomas e a prevenção de embolização e recorrência. A terapêutica inicial se baseia em anticoagulação plena, com curso breve de 5 a 7 dias de HNF ou HBPM, embora parte da nova geração de anticoagulantes orais não necessite de heparinização. Dependendo do risco de sangramento pela terapia (Quadro 68.4) e risco de recorrência, a duração do tratamento é, no mínimo, de 3 meses, mas pode ser prolongada, conforme as particularidades de cada paciente (Tabela 68.5).

Quadro 68.4 – Fatores de risco para sangramento com uso de anticoagulação plena.

Idade > 75	Idade > 65	Sangramento prévio
Câncer metastático	Insuficiência renal	Insuficiência hepática
Câncer	Diabetes	AVC prévio
Difícil controle da anticoagulação	Cirurgia recente	Quedas frequentes
Capacidade funcional reduzida	Uso de anti-inflamatório	Abuso de álcool
Terapia antiplaquetária	Trombocitopenia	Anemia

Legenda: AVC: Acidente Vascular Cerebral.
Estratificação de risco de sangramento conforme quantidade de fatores de risco: Baixo (0,8% ao ano) se sem fatores; Moderado (1,6% ao ano) com um fator de risco; Alto (> 6,5% ao ano) maior ou igual a dois fatores de risco.
Fonte: Adaptado de Clive K et al e *Chest.* 2016.

Tabela 68.5 – Recomendações para duração da anticoagulação para pacientes com TEV.

Característica do paciente	Risco de recorrência no primeiro ano	Duração da terapia
Primeira TVP proximal ou TEP idiopático	10%	Indefinida[a,b]
Mais de um evento de TVP proximal ou TEP idiopático	15%	Indefinida[a,b]
TVP ou TEP associado a câncer	15%	Indefinida[a,b]
TVP proximal ou TEP provocado por fator transitório não cirúrgico	5%	3 meses[c]
TVP proximal ou TEP provocado por cirurgia	1%	3 meses
TVP distal	< 2%	3 meses

Legenda: FR: fator de risco; TVP: Trombose Venosa Profunda; TEP: Tromboembolismo Pulmonar; [a]Indefinida significa não apresentar data planejada para término do tratamento, sendo necessário reavaliar periodicamente risco de sangramento e benefício da anticoagulação; [b]Se alto risco de sangramento, limitar para 3 meses de terapia; [c]Se baixo risco de sangramento, pode-se estender para de 6 a 12 meses de anticoagulação.

Fonte: Adaptada de Kearon C et al. Chest 2012; 141(2 Suppl): 419-96.

Nos casos específicos de TEP, o plano terapêutico depende da estabilidade hemodinâmica, sinais de insuficiência de VD, marcadores prognósticos e estratificação de mortalidade, sendo o mais estudado e validado o *Pulmonary Embolism Severity Index* (PESI), descrito na Tabela 68.6. O algoritmo utilizado para decisão terapêutica está descrito na Figura 68.4.

Tabela 68.6 – Estratificação prognóstica para tromboembolismo pulmonar.

Parâmetros	PESI	PESI simplificado
Idade	Valor em anos	1 ponto (> 80 anos)
Sexo masculino	+10 pontos	–
Câncer	+30 pontos	1 ponto
Insuficiência cardíacaa	+10 pontos	1 ponto[a]
Doença pulmonar crônicaa	+10 pontos	
Pulso ≥ 100 bpm	+20 pontos	1 ponto
Pressão arterial sistólica < 100 mmHg	+30 pontos	1 ponto
Frequência respiratória > 30 irpm	+20 pontos	–
Temperatura < 36 ºC	+20 pontos	–
Alteração do estado mental	+60 pontos	–
Oximetria de pulso <90%	+20 pontos	1 ponto
Estratificação de risco (letalidade em 30 dias, em %)		
Baixo risco	Classe I ≤ 65 (0-1,6%) Classe II: 66-85 (1,7-3,5%)	0 pontos (0-2,1%)
Intermediário/Alto risco	Classe III: 86-105 (3,2-7,1%) Classe IV: 106-125 (4,0-11,4%) Classe V > 125 (10,0-24,5%)	≥ 1 ponto (8,5-13,2%)

Legenda: PESI – *Pulmonary Embolism Severity Index*; bpm – batimentos por minuto; irpm – incursões respiratórias por minuto. [a]Não ocorre acúmulo de pontuação entre insuficiência cardíaca de doença pulmonar crônica.

Fonte: Adaptada de Vinson DR et al., 2016.

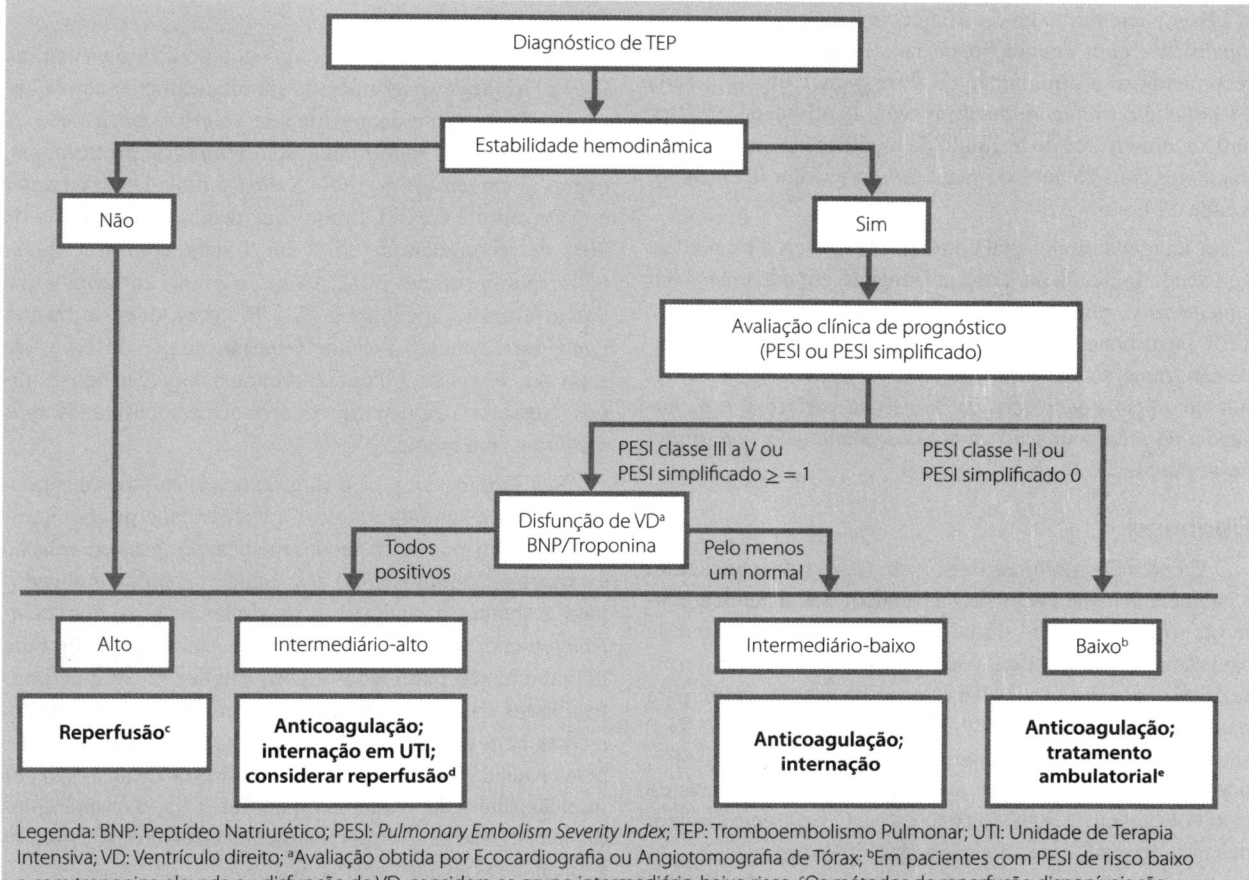

Legenda: BNP: Peptídeo Natriurético; PESI: *Pulmonary Embolism Severity Index*; TEP: Tromboembolismo Pulmonar; UTI: Unidade de Terapia Intensiva; VD: Ventrículo direito; [a]Avaliação obtida por Ecocardiografia ou Angiotomografia de Tórax; [b]Em pacientes com PESI de risco baixo e com troponina elevada ou disfunção de VD, considera-se grupo intermediário-baixo risco; [c]Os métodos de reperfusão disponíveis são: trombólise sistêmica ou *in situ*; embolectomia cirúrgica ou percutânea; [d]Alternativa terapêutica quando paciente evolui com piora clínica com tendência à instabilidade hemodinâmica atribuída diretamente ao TEP; [e]PESI simplificado não foi validado para discriminar pacientes com possibilidade de tratamento ambulatorial.

Figura 68.4 – Estratificação e abordagem individualizada em pacientes com TEP.

Fonte: Adaptada de Zamorano JL et al. 2014. Eur Heart J, 2014.

O Quadro 68.2 mostra as principais contraindicações ao uso de anticoagulantes.

Heparina não fracionada (HNF)

A HNF age inibindo a trombina e os fatores IX, X XI e XII da cascata da coagulação. É geralmente administrada em infusão contínua intravenosa após dose de ataque. A resposta anticoagulante é variável, pois se liga inespecificamente ao plasma e às proteínas celulares. Dessa forma, a monitoração laboratorial com o tempo de tromboplastina parcial ativada (TTPa) a cada seis horas é necessária para ajustar a dose e atingir o alvo terapêutico. Utiliza-se, em geral, o intervalo de 1,5 a 2,5 vezes o controle como meta. A correção de infusão conforme o valor de TTPa é descrito no *Capítulo 43 – Anticoagulação na prática clínica*.

Possíveis complicações do uso da HNF incluem a trombocitopenia induzida por heparina, evento imunomediado que, em 30 a 50% dos casos, pode provocar trombose arterial ou venosa. Eventos hemorrágicos ocorrem em mais de 7% dos pacientes durante o tratamento inicial, sendo o risco relacionado à dose de heparina, idade do paciente e uso concomi-tante de antiplaquetários e fibrinolíticos. Outra complicação descrita com o uso prolongado é a osteoporose.

Heparina de baixo peso molecular (HBPM)

Existem evidências consistentes de que a HBPM é tão segura e eficaz quanto a HNF na prevenção da recorrência de TEV, porém com menor risco de sangramento. A HBPM é mais onerosa do que a HNF, mas seu custo se reduz em virtude da menor frequência de hospitalização e por não necessitar de monitoração laboratorial. Comparada à HNF, a HBPM tem uma relação dose-resposta mais previsível (não havendo necessidade de controle laboratorial), tem maior meia-vida (facilitando a posologia) e apresenta menor risco de trombocitopenia imunomediada e osteoporose.

Essa modalidade de heparina tem sua principal ação na inibição do fator X ativado. Em nosso meio, está disponível a enoxaparina como representante principal dessa categoria. A dose preconizada é de 1 mg/kg por via subcutânea a cada 12 horas ou 1,5 mg/kg, uma vez ao dia. A monitoração da atividade do antifator X ativado quatro horas após a administração subcutânea pode ser útil em pacientes com insuficiência renal ou indivíduos nos extremos de pesos.

Nos pacientes com insuficiência renal crônica (principalmente com depuração de creatinina < 30 mL/min), recomenda-se a diminuição da dose para 1 mg/kg a cada 24 horas e a frequente determinação da atividade do fator antiXa, em virtude do acúmulo da medicação com o tempo. Pacientes com 75 anos ou mais devem receber 0,75 mg/kg a cada 12 horas.

A terapia ambulatorial com HBPM é eficiente e confiável, sendo indicada para uso prolongado em pacientes com *câncer ativo*, por apresentar menor risco de recorrência de TEV (sem benefício na mortalidade ou aumento do risco de sangramento em comparação à varfarina), ou *gestante*, devido ao risco teratogênico do uso da varfarina, e na ausência de recomendação de anticoagulantes de ação direta nesta população.

Fibrinólise

Agentes fibrinolíticos dissolvem o coágulo e restauram a patência venosa. Podem ser administrados sistemicamente ou por cateter local. Em decorrência do maior risco de sangramento, essa modalidade terapêutica deve ser reservada para pacientes com baixo risco de sangramento, para pacientes jovens com TVP ileofemoral extensa ou TEP com instabilidade hemodinâmica. Em pacientes com TEP, ocorre melhora clínica e ecocardiográfica após 36 horas do trombolítico em > 90% dos pacientes. O benefício é maior nas primeiras 48 horas do início dos sintomas.

Na insuficiência de VD sem choque, o trombolítico pode prevenir potencial instabilidade hemodinâmica no TEP grave, à custa de aumento do risco de sangramento, logo, a indicação deve ser individualizada.

Filtro de veia cava

Em pacientes com TVP proximal ou com TEP sintomática, o filtro de veia cava é efetivo na prevenção de TEP, porém não reduz a mortalidade. Deve ser utilizado em pacientes selecionados, principalmente com contraindicação à anticoagulação, alto risco de sangramento, TEP recorrente ou TEP crônico com hipertensão pulmonar. Esse dispositivo é trombogênico e não só dobra o risco de recorrência nos primeiros dois anos, como também pode permitir a passagem de êmbolos pequenos ou intermediários que vencem a barreira do filtro, e até êmbolos maciços, quando surge circulação colateral. Logo, em casos de contraindicações transitórias (ex. pós-operatório imediato), deve-se retornar à anticoagulação plena devido ao risco supracitado. Atualmente, existem filtros removíveis, indicados em pacientes com contraindicação temporária à anticoagulação.

Embolectomia

Essa medida invasiva é reservada aos casos graves de TEP com instabilidade hemodinâmica e contraindicação de trombólise. O procedimento pode ser realizado cirurgicamente ou via cateter, apresentando bons resultados em sobrevida.

Anticoagulação oral

A anticoagulação oral com o antagonista da vitamina K (varfarina) deve ser iniciada simultaneamente com a heparina, assim que o diagnóstico de TVP for confirmado. A anticoagulação é monitorada pelo tempo de protrombina, expresso em termos do INR. A dose é titulada para manter a razão entre 2,0 e 3,0, limites que resultam na redução de 90% de recorrência de TEV em 5 anos, conforme metanálise publicada em 2012. Como o efeito antitrombótico da varfarina se inicia após 72 a 96 horas, deve-se manter concomitantemente o uso de heparina até que o RNI esteja estável e acima de 2,0 em pelo menos dois dias consecutivos. Nesse caso, a heparina poderá ser descontinuada após 5 a 7 dias, em média.

Nos últimos anos, têm surgido novas classes de anticoagulantes de ação direta, sem a necessidade de monitoramento e com menos interações medicamentosas em relação à varfarina, contudo, como desvantagem, não são indicados para gestantes, portadores de insuficiência renal com *clearance* menor que 30 e portadores de câncer ativo. Embora já tenham sido publicados alguns estudos mostrando bons resultados na utilização de anticoagulantes diretos em pacientes com câncer, ainda é aguardada sua recomendação pelas sociedades médicas. Os mecanismos de ação são por inibição direta da trombina ou do Fator Xa, e os exemplos de cada classe são, respectivamente, dabigatrana e rivaroxabana, edoxabana e apixabana.

O dabigatrana apresentou comprovação de sua eficácia no ensaio clínico randomizado duplo-cego RE-COVER, no qual tratava 2.539 pacientes com TEV por 6 meses, comparando varfarina e dabigatrana com ambos em uso prévio de 1 semana de anticoagulação parenteral. Como resultado, dabigatrana não apresenta diferenças estatísticas com varfarina nos desfechos como recorrência de TVP/TEP, mortalidade, excetuando menor risco de sangramentos. Recentemente, foi aprovado nos Estados Unidos o uso de Idarucizumab como seu anticorpo específico, no estudo coorte prospectivo RE-VERSE AD, com reversão imediata e completa de anticoagulação em 88-98% dos pacientes, contudo, na ausência dele, pode-se lançar mão do concentrado de complexo protrombínico ativado.

Os inibidores do fator Xa são representados por apixabana, rivaroxabana e edoxabana. Apixabana foi lançada por meio do ensaio clínico AMPLIFY, com 5.395 pacientes com TEV, em que se encontrou similaridade com varfarina, com a vantagem de apresentar menos sangramentos. Rivaroxabana com o estudo EINSTEIN-DVT e PE com 8.281 pacientes apresentou menor risco de sangramento grave e ausência de diferenças estatísticas com varfarina. Edoxabana foi aprovada em grande estudo Hokusai-VTE, em que, com uso inicial de enoxaparina, mostrou não inferioridade ao antagonista de vitamina K e mostrou menor incidência de sangramentos menores e maiores com relevância clínica.

Investigação de trombofilias

A manifestação de TEV pode ser o primeiro sinal de trombofilias inerentes ou adquiridas, provisórias ou definitivas. A indicação de pesquisa é demonstrada no Quadro 68.5.

Quadro 68.5 – Indicação de pesquisa de trombofilias.
1. TEV recorrente
2. TVP proximal idiopática em menores de 50 anos
3. História familiar de trombofilias
4. TVP em leito venoso menos comum[a]
5. Necrose cutânea com uso de varfarina
6. Trombose arterial

Legenda: TEV: Tromboembolismo Venoso; TVP: Trombose Venosa Profunda. [a]Sistema venoso cerebral, veia porta, veia renal, entre outros.
Fonte: Elaborado pela autoria.

Os itens mais investigados nesses casos são descritos no Quadro 68.6. Apesar destas indicações, a pesquisa de trombofilias hereditárias deve ser individualizada, analisando o real impacto da pesquisa no manejo do paciente.

Quadro 68.6 – Trombofilias mais prevalentes.
Pesquisa de mutações do gene da protrombina
Deficiência da Antitrombina III
Fator V de Leiden
Síndrome do Anticorpo Antifosfolipídeo[a]
Deficiência da Proteína C ou S

Legenda: [a]Pesquisa de anticoagulante lúpico, anticorpos anticardiolipina e Beta2-glicoproteína.
Fonte: Elaborado pela autoria.

Discussão do caso clínico

Em virtude da alta suspeita clínica de TVP, o paciente foi submetido à ultrassonografia com compressão e Doppler venoso de membro inferior esquerdo, que evidenciou sinais de trombose extensa de veias profundas em segmento femoropoplíteo, sem sinais de recanalização.

Iniciada terapia com heparina de baixo peso molecular subcutânea duas vezes ao dia. Durante a investigação, foi diagnosticado adenocarcinoma de cólon em ângulo hepático com sinais de sangramento recente. Realizada hemicolectomia direita potencialmente curativa, sem intercorrências. Introduzida anticoagulação plena com HBPM em 12 a 24 horas no pós-operatório após certificação da ausência de sangramento e mantida até, pelo menos, 3 meses.

Referências

1. Alckmin C, et al. Venous thromboembolism risk assessment in hospitalized patients: A new proposal. Clinics 2013; 68(11): 1416-20.
2. Barbar S, et al. A risk assessment model for the identification of hospitalized medical patients at risk for venous thromboembolism: The Padua Prediction Score. J Thromb Haemostasis 2010; 8(11): 2450-57.
3. Bates SM, et al. Diagnosis of DVT: Antithrombotic therapy and prevention of thrombosis, 9th ed. American College of Chest Physicians evidence-based clinical practice guidelines. Chest 2012; 141(2 Suppl).
4. Bauer KA, Lip GYH. Evaluating patients with established venous thromboembolism for acquired and inherited risk factors. UpToDate 2017. Disponível em: <http://www.uptodate.com/contents/search>.
5. Bricola S, et al. Fatal pulmonary embolism in hospitalized patients: a large autopsy-based matched case-control study. Clinics 2013; 68(5): 679-85.
6. Duffett L, Carrier M. Inferior vena cava filters. J Thromb Haemostasis 2017; 15(1): 3-12.
7. Giannitsis E, Katus HA. Biomarkers for Clinical Decision-Making in the Management of Pulmonary Embolism. Clinical chemistry 2016. Disponível em: <http://www.ncbi.nlm.nih.gov/pubmed/27760781>.
8. I Diretriz brasileira para profilaxia de TEV em pacientes clínicos. Projeto Diretrizes da AMB. vol. IV, partes I, II e III, agosto 2006. Disponível em: <www.projetodiretrizes.com.br>
9. Kearon C, et al. Antithrombotic therapy for VTE disease: Antithrombotic therapy and prevention of thrombosis, 9th ed. American College of Chest Physicians evidence-based clinical practice guidelines. Chest 2012; 141(2 Suppl): 419-96.
10. Kearon C, Bauer KA. Clinical presentation and diagnosis of the nonpregnant adult with suspected deep vein thrombosis of the lower extremity. UpToDate 2017. Disponível em: <http://www.uptodate.com/contents/search>.
11. Kearon C. Diagnosis of suspected venous thromboembolism ASH Education Program Book, 2016. Disponível em: <http://asheducationbook.hematologylibrary.org/content/2016/1/397.abstract>
12. Konstantinides SV, et al. 2014 ESC Guidelines on the diagnosis and management of acute pulmonary embolism. Eur Heart J 2014; 35(43): 3033-80.
13. Palareti G, Schellong S. Isolated distal deep vein thrombosis: What we know and what we are doing. J Thromb Haemostasis 2012; 10(1): 11-19.
14. Rocha AT, Paiva EF, Lichtenstein A, Milani Jr R, Cavalheiro-Filho C; Maffei FH. Risk-assessment algorithm and recommendations for venous thromboembolism prophylaxis in medical patients. Vasc Health Risk Manag 2007; 3(4): 533-53.
15. Vinson DR, et al. Risk stratifying emergency department patients with acute pulmonary embolism: Does the simplified Pulmonary Embolism Severity Index perform as well as the original? Thrombosis Res 2016.

Síndromes paraneoplásicas

69

- *Thaís Raffo Pereda*
- *André Paternò Castello Dias Carneiro*
- *Juliana Florinda de Mendonça Rêgo*

CASO CLÍNICO

Identificação: E.F.D., homem, 68 anos, casado, encanador, católico.

Queixa e duração: Piora da dispneia há 2 dias.

História da moléstia atual: paciente procurou o serviço de emergência do Hospital das Clínicas referindo que há cerca de 3 meses iniciou quadro de perda de peso não intencional (totalizando aproximadamente 10 kg no período), associado a tosse produtiva e dispneia progressiva. Relatava inapetência e astenia intensa, com limitação de suas atividades profissionais. Negava sudorese, hemoptise, alteração no hábito intestinal e qualquer outra queixa relevante. Ausência de antecedentes pessoais patológicos. Histórico de tabagismo desde os 14 anos de idade (inicialmente "fumo de corda" e atualmente cigarro), com carga tabágica total estimada em 108 anos/maço.

Exame físico:

- Geral: estado geral regular, descorado 2+/4+, afebril, acianótico, lúcido, orientado, taquidispneico em ar ambiente, sem linfonodomegalias palpáveis.
- Aparelho cardiovascular: ritmo cardíaco regular em dois tempos, bulhas normofonéticas e sem sopros. FC = 88 bom e PA = 112 × 84 mmHg.
- Aparelho respiratório: murmúrios vesiculares presentes e sem ruídos adventícios à esquerda, porém reduzidos em todo o hemitórax direito e abolidos em sua base, com percussão maciça no local. Sat. O_2 = 93% e FR = 24 ipm
- Abdominal: abdome escavado, RHA presentes, flácido à palpação, indolor, sem visceromegalias.
- Extremidades: boa perfusão periférica, sem edema e sem sinais de TVP.

Após receber suporte clínico inicial, foram realizados os seguintes exames complementares laboratoriais e de imagem:

- Gasometria arterial: pH = 7,35; pCO_2 = 55 mmHg; pO_2 = 59 mmHg; HCO_3 = 31 mEq/L; BE +6; Sat. O_2 = 93%.
- Hemograma: Hb = 8,9 mg/dL; Ht = 30%; normocítica e normocrômica; Leucócitos = 10.200 sem desvios; Plaquetas = 430.000.
- Creatinina = 0,9; Ureia = 48; Na = 124; K = 3,8; Ca = 10,1; P = 2,9.
- Raio X de tórax: alargamento de mediastino; desvio discreto da traqueia para a esquerda; presença de massa peri-hilar em hemitórax direito, de aproximadamente 5 cm em seu maior eixo, com limites mal definidos e associada a derrame pleural moderado à esquerda.

Com base nos resultados dos exames acima, optou-se por internação hospitalar para investigação e manejo clínico em leito de enfermaria. Você é o residente responsável pelo caso e acompanhará o paciente ao longo de toda a sua internação.

Introdução

Síndrome paraneoplásica é o nome dado ao conjunto de manifestações clínicas que podem surgir em um paciente com câncer e que não são causadas diretamente pelos efeitos locais do tumor primário ou de suas metástases a distância, mas, sim, pela ação de substâncias por ele secretadas (tais como hormônios, peptídeos e citocinas) ou por meio de mecanismos imunomediados.

Apresentam quadro clínico diverso, que não raramente precede o diagnóstico da neoplasia subjacente, adquirindo, portanto, papel importante na identificação precoce de doenças malignas ocultas. Sua evolução quase sempre acompanha o curso clínico do tumor, de forma que o tratamento eficaz da doença de base costuma implicar melhora significativa das manifestações clínicas da síndrome paraneoplásica. Em alguns casos, entretanto, o potencial mórbido da síndrome pode superar o do câncer subjacente. Nesse contexto, seus sintomas podem se revelar mais limitantes e ameaçadores da vida dos que os do câncer propriamente dito, tornando seu tratamento imediato a conduta prioritária. As síndromes paraneoplásicas constituem um grupo heterogêneo de patologias, podendo acometer qualquer órgão ou sistema. Nesse capítulo, daremos ênfase aos subtipos mais prevalentes na prática clínica, separando-os por sistemas e abordando individualmente seus mecanismos fisiopatológicos, quadro clínico, investigação e tratamentos específicos.

Síndromes paraneoplásicas dermatológicas

O comprometimento cutâneo em pacientes com câncer pode ocorrer tanto de forma direta, por meio da invasão tumoral da pele por contiguidade ou metástase a distância, quanto indireta, ou seja, na ausência de células neoplásicas no tecido cutâneo. A essa última forma damos o nome de síndrome dermatológica paraneoplásica ou dermatose paraneoplásica.

Algumas das síndromes paraneoplásicas dermatológicas podem ser identificadas de forma relativamente fácil, sobretudo quando seus achados cutâneos possuem relação bem definida com determinados tipos de câncer e sua evolução acompanha o curso da neoplasia subjacente. Nesse cenário, adquirem fundamental importância para a realização do diagnóstico precoce de doenças malignas, possibilitando rápido início do tratamento e maior sobrevida. Em alguns casos, contudo, as alterações dermatológicas são muito inespecíficas e podem ocorrer mesmo na ausência de neoplasia.

A fim de facilitar o diagnóstico, recomenda-se seguir o postulado de Curth (Quadro 69.1), que elenca os critérios sugestivos de que o quadro cutâneo pode, de fato, tratar-se de uma dermatose paraneoplásica.

As síndromes paraneoplásicas dermatológicas compõem um grupo de patologias não malignas da pele no qual estão inclusos diversos tipos de dermatose. Nesse capítulo, abordaremos essas afecções de acordo com a forma de acometimento da pele, bem como as síndromes hereditárias associadas a neoplasias que são mais comumente observadas na prática clínica.

Quadro 69.1 – Postulado de Curth.

- A doença maligna subjacente e os achados dermatológicos apresentam início concomitante.

- A doença maligna subjacente e os achados dermatológicos apresentaram evolução paralela, ou seja, o tratamento adequado do tumor resultou em melhora do quadro cutâneo e/ou a recidiva tumoral foi seguida de piora da dermatose.

- Existe uma relação uniforme entre a doença de pele e a doença maligna. O subtipo do tumor ou seu local está associado a uma forma específica de erupção cutânea.

- Com base em estudos caso-controle, existe associação estatisticamente significativa entre a forma de erupção cutânea apresentada e o subtipo específico de células neoplásicas identificado.

- Existe associação genética entre a neoplasia e a dermatose apresentada.

Nota: não é necessário preencher todos os critérios acima para determinar a relação entre uma afecção dermatológica e uma neoplasia maligna subjacente.

Fonte: Thiers BH, Sahn RE, Callen JP. Cutaneous Manifestations of Internal Malignancy. CA Cancer J Clin 2009; 59: 73-98.

Dermatoses paraneoplásicas

Hiperceratóticas e proliferativas

• Acantose nigricans

Trata-se de uma dermatose que pode ser dividida em duas grandes categorias: benigna e maligna. A primeira, que representa a maior parte dos casos, possui associação bem definida com obesidade e resistência insulínica, manifestando-se geralmente de forma branda.

A forma relacionada à malignidade, por sua vez, pode ter início rápido e evolução acelerada, caracterizada por placas simétricas, hiperpigmentadas, rugosas e aveludadas que se distribuem, sobretudo, nas axilas e demais regiões de flexuras. Quando esses sinais surgem acompanhados de perda de peso não intencional, a hipótese de neoplasia deve obrigatoriamente ser considerada e investigada.

O câncer mais frequentemente relacionado a essa condição é o adenocarcinoma gástrico (55% dos casos), porém também pode ocorrer associado a outras neoplasias, como o carcinoma hepatocelular e os adenocarcinomas de pulmão, ovário, endométrio, rins, pâncreas, bexiga, mama, entre outros.

• Acantose palmária

Caracterizada por um espessamento aveludado das palmas das mãos e ocasionalmente das solas dos pés, conferindo um aspecto rugoso. É também conhecida por *tripe palms*, em referência à mucosa estomacal de ruminantes ("tripas"), devido ao aspecto estriado que adquire.

Está ligada à neoplasia em cerca de 90% dos casos, podendo ser a única manifestação paraneoplásica presente. Frequentemente se associa à *acantose nigricans* e, em muitos casos, representa a manifestação clínica inicial da doença maligna subjacente.

Os tumores mais comumente relacionados a essa condição são os pulmonares e os gástricos, representando juntos mais da metade dos casos; porém também podem ocorrer com neoplasias de outros sítios primários, incluindo tumores do trato genitourinário (20%) e da mama, entre outros órgãos.

• Sinal de Leser-Trélat

Diz respeito à erupção de ceratose seborreica, podendo ser pruriginosa ou não. Apesar de poder surgir em diversas situações, como na infecção pelo HIV, em gestantes e em pacientes acromegálicos, a presença das manifestações clínicas sugestivas do sinal de Leser-Trélat sugere a existência de uma doença maligna oculta. Em alguns casos, pode ocorrer concomitantemente à *acantose nigricans*.

Metade dos relatos de caso envolvendo as doenças malignas está relacionada aos adenocarcinomas, e um terço deles é oriundo do trato gastrointestinal, principalmente do estômago, fígado, intestino grosso e pâncreas. Neoplasias malignas de outros sítios, como os carcinomas de mama e pulmão, além das doenças linfoproliferativas, também podem ocorrer.

• Ictiose adquirida

A ictiose, uma dermatose que pode ser congênita ou adquirida, caracteriza-se pelo acometimento generalizado da pele, levando a sua fissura. Quando adquirida, pode estar associada tanto a processos inflamatórios quanto endocrinológicos ou neoplásicos.

Nos casos em que seu surgimento ocorre de forma súbita e com acometimento extenso, podendo afetar o tronco e causar fissuras proeminentes, a etiologia neoplásica ganha evidência, sobretudo em indivíduos mais jovens.

Está associada principalmente com o Linfoma de Hodgkin, representando mais de 70% dos casos. Outras condições hematológicas, como os linfomas de células T, leucemias, síndrome mielodisplásica, mieloma múltiplo e policitemia vera, também podem relacionar-se com a ictiose adquirida. Além disso, a associação com tumores com sítio primário em ovário, rim, fígado e mama também é bem documentada na literatura.

• Síndrome de Bazex

Também conhecida como acroceratose paraneoplásica, a Síndrome de Bazex é uma dermatose paraneoplásica rara, mais frequente em homens do que em mulheres. Possui forte associação com carcinoma de células escamosas do trato respiratório superior ou gastrointestinal, sobretudo na presença de metástases nos gânglios linfáticos cervicais.

Os pacientes geralmente se apresentam com placas psoriasiformes que podem ser desde eritematosas até violáceas, predominantemente localizadas em áreas acrais (especialmente dedos, nariz e hélices das orelhas). Distrofia ungueal, queratodermia palmoplantar e alopecia também são comuns.

As lesões geralmente surgem antes do diagnóstico da doença maligna subjacente. A resolução das manifestações cutâneas pode ocorrer com a ressecção bem-sucedida do tumor, da mesma forma que sua recorrência pode acompanhar uma eventual recidiva da doença maligna.

Inflamatórias

• Síndrome de Sweet

A síndrome de Sweet ou dermatose neutrofílica febril aguda é uma dermatose inflamatória cuja manifestação cutânea caracteriza-se pela presença de placas e pápulas eritematosas não pruriginosas, por vezes dolorosas e mais comumente distribuídas nos braços, parte superior do corpo, cabeça e pescoço. Pode ser classificada em três subtipos: clássica, associada a doenças malignas e induzida por drogas.

Apenas cerca de 20% dos casos de Síndrome de Sweet são associados a neoplasias malignas subjacentes, sendo os cânceres hematológicos os principais causadores e a Leucemia Mieloide Aguda (LMA) a representante mais comum deste grupo.

A síndrome de Sweet pode manifestar-se antes, durante ou após o diagnóstico de uma doença maligna, e sua evolução não necessariamente apresenta curso paralelo ao da neoplasia subjacente. O tratamento classicamente indicado é a corticoterapia oral.

• Eritrodermia

A eritrodermia ou síndrome eritrodérmica esfoliativa é definida como um eritema difuso e generalizado da pele, que pode envolver mais de 90% da área de superfície corporal. Prurido grave, ectrópio e linfadenopatia generalizada não são incomuns e geralmente são sucedidos de descamação superficial da pele.

Trata-se de uma dermatose de etiologia multifatorial e que pode associar-se a doenças malignas. Na maior parte dos casos, são as neoplasias hematológicas que desencadeiam a síndrome, particularmente as linfoides, como o Linfoma Cutâneo de Células T ou sua variante leucêmica, a Síndrome de Sézary. Há também relatos de casos de eritrodermia associados a tumores sólidos, como o câncer de fígado, pulmão, cólon, estômago, pâncreas, tireoide, próstata e colo do útero. A eritrodermia geralmente regride com o tratamento eficaz da doença maligna de base.

• Eritemas migratórios

Trata-se, na realidade, de um grupo composto por diferentes dermatoses, das quais duas variantes, o *Eritema Gyratum Repens* (EGR) e o Eritema Necrolítico Migratório (ENM), possuem associação com neoplasias malignas subjacentes.

O *Erythema gyratum repens* é uma erupção cutânea rara e de aspecto peculiar, consistindo em bandas concêntricas, muitas vezes palpáveis, eritematosas e onduladas. Pode haver prurido grave e ocasionalmente ictiose. As lesões migram de um dia para o outro, geralmente mudando de posição em cerca de 1 cm diariamente. Possui forte associação com neoplasias malignas (mais de 80% dos casos), particularmente com o câncer de pulmão. Outros possíveis sítios primários incluem esôfago, mama, intestino, útero, colo do útero, rim, pâncreas e também as neoplasias hematológicas. Apesar de a erupção cutânea não acompanhar a evolução do quadro oncológico, podendo preceder ou iniciar após o diagnóstico da doença de base, sua melhora muitas vezes se correlaciona com o tratamento bem-sucedido do câncer subjacente.

O Eritema Necrolítico Migratório (ENM), por sua vez, está fortemente associado ao tumor de células de ilhotas pancreáticas secretoras de glucagon (glucagonoma). Apresenta-se como uma erupção migratória dolorosa, com múltiplas lesões eritematosas intensamente inflamatórias. Pode afetar qualquer local da pele, mas tem uma predileção para a região anogenital e tronco. O diagnóstico é indicado pela presença dos achados clínicos característicos, teor elevado de glucagon no soro e evidência radiográfica ou histológica de tumor pancreático secretor de glucagon.

• *Paniculite pancreática*

É uma complicação incomum de doenças primárias do pâncreas, mais frequentemente associada à pancreatite e neoplasias malignas pancreáticas. Apesar de a fisiopatologia ainda não ter sido totalmente elucidada, a liberação maciça de enzimas pancreáticas na corrente sanguínea como lipase, amilase e tripsina, aparenta relacionar-se com a etiologia dessas lesões.

Ela pode ocorrer em pacientes com carcinoma de células acinares e ilhotas do pâncreas, que geralmente se apresentam com quadro clínico caracterizado por paniculite, poliartrite e eosinofilia. Os nódulos variam de eritematosos a violáceos, são ulcerados e podem ocorrer em qualquer parte do corpo.

Dermatoses bolhosas

• *Pênfigo paraneoplásico*

É uma síndrome heterogênea de mecanismo autoimune e acometimento sistêmico, na qual os pacientes exibem um amplo espectro de manifestações mucocutâneas. Ocorre mais comumente no contexto das doenças linfoproliferativas, sendo observada na maior parte das vezes em portadores de linfoma e leucemia linfoide crônica.

As lesões podem apresentar diferentes padrões, incluindo eritema multiforme-*like* e líquen plano-*like*, além de típico acometimento oral caracterizado por estomatite dolorosa. Existem, ainda, associação com oclusão de pequenas vias aéreas e deposição de complexos de autoanticorpos em diferentes órgãos.

• *Pênfigo Bolhoso e Penfigoide das Membranas Mucosas (PMM)*

São doenças autoimunes decorrentes de deposição de imunoglobulinas e complemento na membrana basal epidérmica e/ou da mucosa. Surgem com maior frequência em adultos mais velhos e idosos.

Caracterizam-se pela formação de bolhas subepiteliais e, apesar de apresentarem manifestações cutâneas semelhantes, a PMN diferencia-se do pênfigo bolhoso pelo acometimento predominantemente mucoso. Além disso, a relação entre PMN e neoplasias subjacentes é melhor estabelecida na literatura quando comparada à do pênfigo bolhoso, no qual essa associação é incerta e motivo de discordância entre muitos autores. Os tipos de câncer ligados a essa condição são variáveis, porém, na maioria dos casos, trata-se de tumores sólidos.

Dermatoses hiperpigmentantes

• *Síndrome da Secreção de ACTH Ectópico*

É a síndrome paraneoplásica induzida pelo hormônio mais comum da prática clínica. Ocorre devido à produção de um hormônio ACTH-like pelas células tumorais, resultando em quadro clínico clássico de Síndrome de Cushing. O carcinoma brônquico de pequenas células é a causa mais comum, representando mais de 50% dos casos. No entanto, essa condição pode também ser resultante de cânceres gástrico, pancreático, esofágico e ovariano, entre outros.

A hiperpigmentação na síndrome da secreção ectópica de ACTH apresenta padrão "addisoniano" de distribuição. Ocorre de forma difusa, mas com maior proeminência sobre pontos de pressão, flexuras, pele genital, cicatrizes e mucosa oral.

Síndromes paraneoplásicas hematológicas

As síndromes paraneoplásicas hematológicas possuem um amplo espectro de manifestações clínicas, podendo variar desde uma simples alteração em um exame laboratorial a quadros clínicos dramáticos, de alta mortalidade. Podem acometer qualquer uma das três linhagens de células sanguíneas e também levar a distúrbios da coagulação, tanto trombóticos quanto hemorrágicos.

Síndromes relacionadas às hemácias

O paciente oncológico, como outro qualquer, pode apresentar anemia pelas seguintes causas: perda de sangue (hemorragias), redução da hematopoiese (anemia hipoproliferativa) ou aumento da destruição periférica das hemácias (hemólise). Quando se trata de neoplasias malignas, no entanto, uma outra forma de abordagem das anemias deve ser considerada, dividindo-as entre as causadas por ação direta da neoplasia, as oriundas da ação de substâncias produzidas pelo tumor e, por fim, as que surgem como efeito colateral das terapêuticas instituídas. Independentemente da causa, a presença de anemia pode provocar sintomas como exaustão, fadiga, fraqueza e dispneia, levando à diminuição da capacidade física e da qualidade de vida.

A alteração hematológica relacionada à doença maligna mais prevalente em nosso meio é a anemia de doença crônica (ADC). Conhecida por apresentar-se tipicamente como uma anemia normocítica, normocrômica e com baixa contagem de reticulócitos (hipoproliferativa), a ADC pode ser desencadeada por diversas causas, sendo a presença de processo inflamatório condição comum a todas elas. As células neoplásicas estimulam a liberação de citocinas inflamatórias, especialmente a IL-6, induzindo aumento da produção hepática de hepcidina, hormônio responsável pela regulação do metabolismo do ferro. A hepcidina, por sua vez, leva ao bloqueio da liberação de ferro pelos macrófagos, hepatócitos e enterócitos, diminuindo sua disponibilidade para a formação de novos eritrócitos. Além disso, sabe-se que a presença de processo inflamatório gera resistência à ação da eritropoetina na medula, impedindo uma resposta compensatória adequada diante do estabelecimento do quadro de anemia. Portanto, a terapia com eritropoetina alfa nesses pacientes está associada a um aumento significativo nos níveis de hemoglobina e diminuição da necessidade de transfusões.

Outra possível causa de anemia paraneoplásica é a anemia hemolítica autoimune (AHAI), na qual ocorre destruição de glóbulos vermelhos mediada por autoanticorpos dirigidos contra antígenos presentes na membrana celular dos eritrócitos. As manifestações clínicas desse grupo de doenças e sua gravidade dependem de diversos fatores, sobretudo do tipo de anticorpo produzido pela reação imune anormal e da sua capacidade de ativar o complemento. Anticorpos que reagem contra antígenos da superfície dos glóbulos vermelhos apenas em temperaturas abaixo da corporal são chamados de anticorpos frios ou crioaglutininas, quase sempre anticorpos do tipo IgM. Já os anticorpos que reagem contra antígenos da superfície dos eritrócitos em temperatura próxima à corporal são denominados anticorpos quentes, geralmente do tipo IgG. A forma mais comum de AIHA é mediada por IgG, respondendo por mais de 80% de todos os casos. Embora a AHAI associada ao câncer seja mais frequentemente observada em doentes com leucemia linfocítica crônica (LLC), outras neoplasias hematológicas também podem associar-se a essa condição. As doenças linfoproliferativas, por exemplo, possuem maior relação com anticorpos frios, com destaque não só para a LLC, mas também para os linfomas. Sempre que o achado de crioaglutinina for resultado de neoplasia maligna, sua concentração no plasma pode ser utilizada como um marcador tumoral. O anticorpo pode desaparecer com o tratamento adequado da doença subjacente e reaparecer com eventuais recidivas da doença. A suspeita de AHAI deve ser aventada diante de pacientes portadores de anemia com reticulocitose (hiperproliferativa) e provas de hemólise alteradas (presença de esferócitos no esfregaço de sangue periférico, aumento das concentrações séricas de bilirrubina indireta, aumento da desidrogenase láctica (DHL) sérica e concen-

trações reduzidas de haptoglobina), associado ao teste direto de antiglobulina (Coombs) positivo. O tratamento da AIHA associada ao câncer é direcionado ao controle da doença neoplásica subjacente.

A anemia hemolítica microangiopática (AHM) pode ser originada a partir de qualquer tipo de neoplasia maligna, apesar de ter associação melhor estabelecida com adenocarcinomas mucinosos. As células tumorais podem causar obstruções nas arteríolas e capilares sistêmicos, prejudicando o fluxo sanguíneo local e levando à fragmentação das hemácias, fenômeno evidenciado pela alteração das provas de hemólise nos exames laboratoriais e pela identificação de esquizócitos no esfregaço do sangue periférico. Além disso, tais obstruções também geram consumo de plaquetas, podendo levar à trombocitopenia grave. Diante de um paciente com diagnóstico de AHM sem etiologia definida, qualquer sugestão sintomática de malignidade deve ser considerada e investigada adequadamente. Caso nenhuma neoplasia seja diagnosticada, outras causas de AHM devem ser pesquisadas, como púrpura trombocitopênica trombótica (PTT), síndrome hemolítico-urêmica (SHU), microangiopatia trombótica induzida por drogas (MTID) ou coagulação intravascular disseminada (CIVD).

A síndrome da aplasia de célula vermelha pura é uma causa rara de anemia hipoproliferativa, caracterizada por acentuada redução de progenitores eritroides ou até mesmo sua ausência na medula óssea. As contagens de leucócitos e plaquetas são normais, assim como suas morfologias. Acredita-se que em sua fisiopatologia estejam envolvidos mecanismos autoimunes. Pode ocorrer no contexto das doenças malignas e também em pacientes não oncológicos, como efeito colateral de drogas e substâncias químicas. Possui associação com timoma e doenças linfoproliferativas de células T e células B.

A eritrocitose paraneoplásica também é uma síndrome rara, observada em tumores produtores de eritropoetina, como carcinoma hepatocelular, carcinoma de células renais, hemangioblastoma, feocromocitoma e miomas uterinos. Indivíduos policitêmicos que apresentam estudos normais de oxigênio arterial e níveis aumentados de eritropoetina devem ser investigados para doenças malignas caso apresentem qualquer sintoma sugestivo. Tomografia computadorizada ou ressonância magnética de crânio são necessárias se houver suspeita de hemangioblastoma. A abordagem mais direta e eficaz consiste na remoção da causa subjacente.

Síndromes relacionadas aos leucócitos

Achado frequente em pacientes oncológicos, os mecanismos da reação leucemoide paraneoplásica ainda não são bem compreendidos. Sabe-se que podem decorrer da invasão da medula óssea pelas células malignas, do estabelecimento de processo inflamatório e da secreção de citocinas por tumores sólidos, principalmente o fator estimulador de colônias de granulócitos (G-CSF). O encontro de leucocitose no hemograma de um paciente portador de neoplasia, no entanto, torna obrigatória, em primeiro lugar, a exclusão de causas infecciosas e de doenças mieloproliferativas, sobretudo na presença de quadro clínico sugestivo. Tem associação melhor definida com tumores sólidos, particularmente o câncer de pulmão de grandes células. Seu prognóstico a curto prazo é ruim, com grande parte dos pacientes morrendo dentro de 12 semanas de evolução, a partir da identificação da reação leucemoide.

Síndromes relacionadas às plaquetas

A trombocitose paraneoplásica é um achado laboratorial comum em pacientes oncológicos, sendo observada em associação a tumores produtores de citocinas inflamatórias. Em particular, esse processo é mediado pela síntese de trombopoetina hepática, estimulada pela interleucina-6 excessiva derivada de tumor. Aproximadamente 40% das pessoas que descobrem incidentalmente uma contagem de plaquetas que excede 400 mil/mm^3, na ausência de deficiência de ferro e de condições inflamatórias benignas, têm um câncer oculto, geralmente com sítio primário em trato gastrointestinal, pulmão, mama ou ovário. Não costumam exceder a contagem de 1 milhão e não exigem tratamento específico.

A trombocitopenia associada à malignidade, por sua vez, pode ocorrer como um componente da CIVD crônica, por infiltração neoplásica da medula óssea ou também como componente de microangiopatias trombóticas, como PTT e SHU. Os pacientes com CIVD apresentam tanto risco de hemorragia como de trombose (geralmente venosa), e o tratamento da condição subjacente é essencial para o controle da doença. Os mecanismos de desenvolvimento das microangiopatias associadas ao câncer são incertos, mas presume-se que a lesão endotelial direta seja o gatilho. A plaquetopenia pode ainda dar-se por meio de mecanismos autoimunes e, nesse caso, a queda rápida e inexplicada de plaquetas na ausência de insuficiência da medula óssea ou de hiperesplenismo é sugestiva do quadro. Nesse contexto, pode associar-se à AHAI, configurando a Síndrome de Evans. A aspiração e a biópsia de medula óssea revelam contagem dos megacariócitos de normal a aumentada.

Síndromes trombóticas

A Síndrome de Trousseau é uma das condições paraneoplásicas mais conhecidas e uma das primeiras de que se tem notícia. Foi descrita no século XIX pelo médico francês Armand Trousseau, que, em 1867, acabou ironicamente por autodiagnosticar-se com um quadro de trombose venosa profunda, oriunda de complicação de um câncer gástrico que acabou por vitimá-lo ainda naquele ano. Trata-se de um quadro de trombose arterial ou venosa associada a doenças malignas, na maior parte das vezes adenocarcinomas de estômago, pâncreas, mama ou ovário. O mecanismo fisiopatológico envolve a liberação de citocinas inflamatórias, que ativam a coagulação. O tratamento eficaz da neoplasia subjacente é a forma mais eficaz de combater a síndrome.

Outros mecanismos de trombose, como a lesão endotelial mediada pelo tumor, a CIVD e os efeitos adversos do tratamento oncológico (quimioterápicos, uso de cateter e síndrome da imobilidade), também são descritos.

Síndromes hemorrágicas

Determinar a etiologia do sangramento em um paciente com neoplasia maligna pode não ser uma tarefa fácil, devido às numerosas causas possíveis de hemorragia que os doentes oncológicos apresentam. O sangramento pode ser atribuído a condições que precederam o diagnóstico de câncer, à malignidade em si ou a efeitos adversos dos tratamentos adotados. O aumento da fibrinólise levando a quadros hemorrágicos pode ser encontrado em diversos tipos de neoplasias, entre elas o câncer de próstata avançado. A leucemia promielocítica aguda, por exemplo, é conhecida pelo seu potencial de causar CIVD, quadro que consome fatores de coagulação e plaquetas, podendo cursar tanto com trombose, conforme visto anteriormente, quanto com hemorragias. O tratamento com ácido transretinoico (ATRA) reduz de forma significativa as complicações causadas por essa condição. Outras causas possíveis para hemorragias nos pacientes oncológicos incluem condições em que há presença de paraproteínas que interferem com a polimerização da fibrina, depósitos de amiloides relacionados a gamopatias monoclonais e, por fim, a doença de von Willebrand adquirida associada a distúrbios linfo e mieloproliferativos. O desenvolvimento de autoanticorpos adquiridos contra o fator VIII é uma causa de sangramento rara, mas potencialmente fatal, que pode ser encontrada em pacientes com câncer e pode até mesmo preceder a presença de uma malignidade não diagnosticada. A suspeita se dá em pacientes com relatos de hemorragias de início recente, na ausência de uma história pessoal ou familiar de diátese hemorrágica, e que apresentam um TTPa aumentado. O tratamento com imunossupressão não é contraindicado em pacientes com câncer, e, além disso, a quimioterapia pode servir para erradicar simultaneamente o inibidor e tratar a malignidade.

Síndromes paraneoplásicas reumatológicas

Doenças reumatológicas são um importante diagnóstico diferencial de neoplasias. Ambas podem apresentar inicialmente sintomas inespecíficos como febre e dores difusas, além de algumas síndromes reumatológicas estarem associadas a uma maior incidência de câncer, o que exige uma atenção especial ao paciente reumatológico quando ele apresenta sinais de alerta para neoplasias. A seguir, serão discutidas as principais síndromes paraneoplásicas reumatológicas.

Osteoartropatia hipertrófica

A osteoartropatia hipertrófica (OAH) é classificada em primária, de etiologia genética, ou secundária, destacando-se as de etiologias neoplásica e infecciosa.

O mecanismo fisiopatológico que desencadeia essa síndrome paraneoplásica ainda não é claro, mas atribui-se um papel importante ao VEGF (*vascular endothelial growth factor*) produzido pelos tecidos neoplásicos. Acredita-se que o fator de crescimento induz a ativação de plaquetas e células endoteliais, o que acarretaria nos achados histológicos da OAH de hiperplasia vascular, edema e excessiva proliferação fibroblástica e osteoblástica.

O quadro clínico da OAH caracteriza-se pela tríade de oligo ou poliartrite, baqueteamento digital de mãos e pés e periostite de ossos longos, podendo manifestar-se meses antes de qualquer sintoma decorrente diretamente da neoplasia de base. Está associada principalmente ao adenocarcinoma de pulmão. Os sintomas articulares geralmente são simétricos e afetam principalmente joelhos, tornozelos, punhos, cotovelos e articulações metacarpofalangeanas. A evolução clínica da OAH paraneoplásica caracteriza-se por baqueteamento digital rapidamente progressivo e dores articulares e ósseas severas, diferentemente daquela de etiologia infecciosa, que apresenta curso mais indolente.

Não há um exame laboratorial específico para o diagnóstico da OAH. Geralmente se notam valores elevados de VHS e, nos casos de periostite disseminada, aumento da fosfatase alcalina sérica. As radiografias simples podem mostrar alterações em partes moles, como deformidade bulbar na região distal dos dedos, curvatura anormal das unhas e edema em partes moles. O remodelamento ósseo pode se manifestar como reabsorção óssea nas falanges terminais, conhecido como acrosteólise, tradicionalmente associado à OAH primária. Porém, o principal achado na OAH é a periostite, que se manifesta ao longo do eixo dos ossos tubulares, em geral, inicialmente poupando as epífises. Os ossos mais acometidos são tíbia, fíbula, rádio e ulna, seguidos pelas falanges. O padrão da reação periosteal pode ser sólido, linear, denso ou em camadas.

Após o tratamento da neoplasia primária, a OAH, em geral, evolui com remissão rápida dos sintomas. Para o tratamento sintomático, estão indicados os anti-inflamatórios não hormonais (AINH). Caso a neoplasia de base não seja tratada, o paciente pode evoluir com sinovite recorrente, derrame articular e dor óssea.

Poliartrite paraneoplásica

A poliartrite carcinomatosa é uma artrite inflamatória soronegativa. Ocorre principalmente em pacientes na quinta década de vida, sendo mais prevalente na população masculina. Estão documentadas associações significativas a tumores hematológicos, enquanto entre os tumores sólidos destacam-se o adenocarcinoma de pulmão e de mama. Apesar de ser tipicamente soronegativa, alguns pacientes podem apresentar fator reumatoide e/ou fator antinuclear positivos.

Não há uma teoria bem estabelecida que explique a fisiopatologia da poliartrite paraneoplásica. A linha de investigação atual busca determinar se há uma reação cruzada entre antígenos do líquido sinovial e do tecido neoplásico.

Os sintomas típicos da poliartrite paraneoplásica são dor e inflamação articular de início súbito com forte intensidade e distribuição assimétrica, acometendo principalmente as articulações dos membros inferiores e poupando as dos punhos, metacarpo e interfalangeanas. Em geral, não evoluem com erosões ou deformidades, mas tendem a apresentar marcadores de atividade inflamatória elevados.

O diagnóstico de poliartrite paraneoplásica é essencialmente clínico, sendo sugestivo em pacientes cujo início da artralgia apresenta uma relação temporal com o diagnóstico da neoplasia, em geral, até 10 meses. O tratamento sintomático com AINH e glicocorticoides tende a apresentar uma resposta frustra, observando-se remissão completa dos sintomas apenas após o tratamento do tumor de base. Nos casos de recidiva tumoral, não foram observados novos episódios de artralgia concomitantes.

Dermatomiosite/polimiosite

Pacientes diagnosticados com miosites inflamatórias, em especial a dermatomiosite, apresentam uma incidência aumentada de câncer. A incidência é maior principalmente nos 3 anos seguintes ao diagnóstico, em pacientes com diagnóstico prévio de diabetes *mellitus* e naqueles cuja miosite teve início após os 65 anos. Os sítios de tumores mais frequentes em pacientes com dermatomiosite são ovário, pâncreas, estômago e colorretal, enquanto pacientes com polimiosite apresentam com maior frequência associação com tumores de bexiga e pulmão. Linfoma não Hodgkin está associado tanto à dermatomiosite quanto à polimiosite.

A principal hipótese quanto à fisiopatologia da miosite paraneoplásica é que ocorra uma reação cruzada entre antígenos tumorais e tecido muscular em regeneração. Um estudo que avaliou tecido muscular de pacientes com câncer colorretal encontrou evidências histoquímicas de miopatia subclínica, reforçando essa teoria.

O sintoma predominante da miosite paraneoplásica é a fraqueza muscular proximal, em geral associada ao aumento da CPK. Em até 50% dos casos, é observada também artrite inflamatória, principalmente das articulações metacarpofalangeanas (MCF), interfalangeanas proximais (IFP), punhos, cotovelos, joelhos e tornozelos. As principais manifestações cutâneas da dermatomiosite são pálpebras em heliótropo, edema periorbitário, *rash* malar, eritema descamativo em áreas fotoexpostas, pápulas de Gottron em MCF e IFP e teleangiectasias periungueais. Os sintomas cutâneos e musculares tendem a ser mais severos quando a etiologia é paraneoplásica. Por outro lado, há uma incidência menor de doença pulmonar intersticial.

O diagnóstico da dermatomiosite/polimiosite paraneoplásica é clínico, não havendo um exame laboratorial específico que a diferencie de outras formas de miosites. A ausência de expressão de autoanticorpos, como antiJo-1, deve ser um sinal de alarme para investigação de neoplasias em pacientes com miosites.

O tratamento sintomático tende a ser bem responsivo a glicocorticoides. Contudo, ao contrário da maioria das síndromes paraneoplásicas, em torno de 50% das miosites persistem após o tratamento do câncer primário, mesmo na ausência de recidivas. Esse comportamento reforça a hipótese de que o tumor seria apenas um desencadeante em pacientes portadores de miosites subclínicas.

Vasculite paraneoplásica

Vasculites paraneoplásicas são raras e difíceis de diagnosticar, principalmente porque os relatos de caso publicados até o momento não estabelecem uma relação temporal clara entre o início da vasculite e o diagnóstico de câncer. A maioria das vasculites paraneoplásicas está associada a tumores hematológicos, e, dentre os tumores sólidos, os mais comuns são os do trato urinário.

Em vista dessas dificuldades, a única vasculite com comportamento paraneoplásico bem documentado é a poliarterite nodosa secundária à leucemia de células pilosas. Acomete tipicamente artérias de médio e pequeno calibres, cuja histologia apresenta infiltrado perivascular e intramural de células pilosas leucêmicas. Sua fisiopatologia não é bem conhecida.

Os sintomas da poliarterite nodosa são febre, vasculite cutânea, artrite e mialgia. Apesar de apresentarem boa resposta ao tratamento sintomático com glicocorticoides, o tratamento definitivo do tumor é a melhor forma de alcançar a resolução completa da vasculite.

Glomerulopatias paraneoplásicas

As glomerulopatias paraneoplásicas são raras. As informações da literatura médica advêm de poucos estudos prospectivos e retrospectivos. Ainda é difícil determinar a real prevalência das glomerulopatias paraneoplásicas devido a alguns fatores de confusão: câncer e glomerulopatias compartilham fatores de risco, como tabagismo e idade avançada; algumas medicações prescritas no tratamento das nefropatias são oncogênicas, e pacientes com glomerulonefrite membranosa são submetidos a rastreamento oncológico mais rigoroso em relação à população geral, resultando em viés de detecção.

Glomerulonefrite membranosa

A glomerulopatia membranosa (GM) é a mais frequente em se tratando de tumores sólidos. Atribui-se seu desenvolvimento à resposta imune alterada pela presença da neoplasia. O achado patológico característico é a deposição subepitelial de imunocomplexos e o aumento do número de células inflamatórias, o que sugere participação tanto da imunidade humoral quanto da imunidade celular, principalmente dos linfócitos T-helper 2. Contudo, o mecanismo que leva à formação dos imunocomplexos ainda não é claro.

Em uma coorte que avaliou 240 pacientes com GM confirmada por biópsia, foi encontrada uma prevalência de câncer de 10%. O tempo médio decorrido entre o diagnóstico da GM e o diagnóstico da neoplasia foi de um ano.

Metade dos pacientes que evoluíram com remissão da neoplasia também apresentaram remissão da síndrome nefrótica, o que corrobora a hipótese do comportamento paraneoplásico da nefropatia.

Doença de lesões mínimas

Principalmente associada ao linfoma Hodgkin, a doença de lesões mínimas (DLM) também pode ocorrer em associação a tumores de pulmão, cólon e rim.

A fisiopatologia ainda não é bem determinada, porém acredita-se que o principal mediador envolvido seja a superexpressão de VEGF, devido a sua capacidade de aumentar a permeabilidade glomerular.

Não há um quadro clínico característico que diferencie a DLM das outras formas não paraneoplásicas. É importante suspeitar de neoplasia em pacientes que não respondem ao tratamento tradicional, ampliando a investigação para além dos exames de rastreamento indicados para a idade.

A remissão da DLM geralmente é alcançada com o tratamento do tumor.

Síndromes paraneoplásicas envolvendo o sistema nervoso central

A maioria das doenças paraneoplásicas neurológicas são imunomediadas. A presença de um anticorpo antineural favorece o diagnóstico da síndrome paraneoplásica, porém nem todos os pacientes expressam anticorpos. Assim, são determinantes para o diagnóstico a presença de sintomas neurológicos, diagnóstico de câncer em até 4 anos após o início das manifestações neurológicas, exclusão de outras doenças neurológicas e pelo menos um dos seguintes fatores: liquor cefalorraquidiano com citologia negativa e sinais de inflamação, ressonância magnética cerebral com lesão em lobo temporal ou eletroencefalograma com atividade sugestiva de epilepsia nos lobos temporais.

A fisiopatologia resume-se a um comportamento anormal do sistema imune. Há diversos mecanismos celulares conhecidos que contribuem para expressão gênica aberrante nas células cancerígenas, como alterações na acetilação/metilação do DNA. As mudanças pontuais recorrentes no DNA produzem antígenos aberrantes, que são reconhecidos pelo sistema imune como agentes estranhos. No contexto da multiplicação celular tumoral descontrolada, alguns desses antígenos são transportados pelas células dendríticas para o sistema linfático. Nos linfonodos e órgãos linfoides, ocorre a amplificação da resposta imune com a seleção e multiplicação dos linfócitos T e B. Porém, nem todos os linfócitos apresentam um comportamento antitumoral. Alguns desenvolvem respostas contra antígenos próprios, o que resulta na síndrome paraneoplásica. Os principais autoanticorpos envolvidos nas síndromes paraneoplásicas neurológicas são Hu, Yo, CV2/CRMP5, Ri, Ma2 e anfifisina.

Em geral, os sintomas neurológicos se manifestam antes do diagnóstico da neoplasia e evoluem rapidamente. O melhor exame para diagnóstico do tumor oculto é a tomografia com emissão de pósitrons (PET). Contudo, na maior parte dos casos, o tempo entre o início da síndrome neurológica e o diagnóstico do câncer pode demorar de meses a anos.

Encefalite límbica paraneoplásica

A encefalite paraneoplásica pode envolver diferentes áreas do sistema nervoso central, como o hipocampo, o tronco cerebral, os gânglios da raiz ventral ou os gânglios da raiz dorsal. Assim, sua apresentação clínica é muito variável, podendo manifestar-se como disautonomia, mielite, pseudo-oclusão intestinal crônica, ataxia cerebelar etc. A encefalite paraneoplásica mais comum é a encefalite límbica (EL).

Os sintomas podem ter instalação aguda ou subaguda. A EL é caracterizada por confusão mental, perda da memória de curto prazo e crises convulsivas. Está associada principalmente ao câncer de pulmão de pequenas células, seguido pelos tumores testiculares e câncer de mama.

A ressonância magnética cerebral possibilita o diagnóstico da EL por meio do achado típico de hipersinal em atenuação T2 envolvendo um ou ambos os lobos mediais temporais. O diagnóstico formal da síndrome paraneoplásica implica identificar o anticorpo antineural, embora a pesquisa resulte negativa em alguns pacientes.

Em comparação com o uso de imunossupressores, o tratamento da neoplasia mostrou-se mais efetivo na resolução da encefalite. Imunoglobulina intravenosa, plasmaférese e corticosteroides se mostraram pouco eficazes no tratamento da EL. O tratamento sintomático envolve uso de anticonvulsivantes e medicações para controle da disautonomia.

Degeneração cerebelar paraneoplásica

Sintomas de disfunção cerebelar é uma das apresentações paraneoplásicas mais comuns. A degeneração cerebelar paraneoplásica está relacionada principalmente ao câncer de pulmão de pequenas células, a tumores ginecológicos e de mama e ao linfoma de Hodgkin. Os sintomas neurológicos podem ser precedidos por um quadro sugestivo de vestibulopatia periférica, com náuseas, vômitos e vertigem. Em seguida, podem ocorrer alterações da marcha, evoluindo rapidamente com ataxia, diplopia, nistagmo, disartria e disfagia.

O diagnóstico precoce pode ser realizado por meio da detecção sérica dos anticorpos antiYo ou antiRi, presentes na maioria dos pacientes. Os exames de imagem tendem a ser normais nas fases iniciais da doença. Já nas fases mais avançadas, a ressonância magnética cerebral apresenta atrofia cerebelar, e o PET evidencia hipometabolismo cerebelar.

As opções de tratamento são limitadas. Imunoglobulina intravenosa, plasmaférese, corticosteroides e ciclofosfamida não apresentaram resultados satisfatórios, tanto individualmente como combinados. A ressecção do tumor primário tende a melhorar os sintomas neurológicos, porém o prognóstico em geral é sombrio. A melhor resposta às terapêuticas testadas nos ensaios clínicos foi a estabilização do quadro neurológico, na qual a maioria dos pacientes permaneceu altamente dependente para atividades diárias.

Síndrome de opsoclonus-mioclonus-ataxia

O quadro clínico da síndrome de opsoclonus-mioclonus-ataxia (SOMA) caracteriza-se por movimentos oculares multivetoriais rápidos e involuntários (opsoclonus) associados a espasmos musculares breves (mioclonias). Podem estar presentes também ataxia, afasia, estrabismo ou mutismo. O principal tumor associado é o neuroblastoma.

O principal anticorpo envolvido na fisiopatologia da SOMA é o antiRi. Ele apresenta reação cruzada com dois antígenos, Nova-1 e Nova-2, presentes em grande quantidade no sistema nervoso central. Outros autoanticorpos também relacionados à SOMA são antiYo e anti-Hu.

A maioria dos pacientes diagnosticados com SOMA vão a óbito devido a complicações neurológicas. Apesar do prognóstico ruim, tratamentos com imunoterapia têm se mostrado promissores.

Síndrome miastênica de Lambert-Eaton

A síndrome miastênica de Lambert-Eaton (LEMS) é uma doença autoimune da junção neuromuscular que cursa com a produção de anticorpos contra canais de cálcio dependentes de voltagem do tipo P/Q no terminal nervoso pré-sináptico. Metade dos pacientes com LEMS apresenta algum tumor associado, sendo o principal o câncer de pulmão de pequenas células. A produção de antígenos pelas células tumorais sugere um mecanismo paraneoplásico de autoimunização contra os canais de cálcio voltagem dependentes. A população mais afetada são homens, tabagistas e com mais de 50 anos. Há também descrições na literatura de casos associados ao carcinoma de próstata e a doenças linfoproliferativas.

O quadro clínico é composto por fraqueza muscular proximal, ausência ou redução dos reflexos tendinosos, que podem melhorar após um breve período de exercícios e disfunções autonômicas, como boca seca e ptose palpebral. Os casos de LEMS paraneoplásicos apresentam uma progressão mais acelerada em comparação com aqueles não associados a câncer.

O principal exame para diagnóstico é a eletroneuromiografia. O padrão típico apresenta (1) respostas decrementais à estimulação nervosa repetitiva de baixa frequência, (2) diminuição da amplitude do potencial de ação muscular composto (PAMC) em repouso, (3) presença de facilitação pós-exercício, (4) resposta incremental (> 100%) com estimulação tetânica (50 Hz), (5) presença de facilitação e exaustão pós-tetânica.

Após o diagnóstico de LEMS, deve-se sempre iniciar a investigação para neoplasia. A maioria dos pacientes com câncer de pulmão de pequenas células são diagnosticados em até 2 anos. O tratamento específico do tumor de base geralmente é suficiente para a remissão dos sintomas de LEMS. Apesar de o câncer de pulmão de pequenas células ser tipicamente agressivo, alguns estudos demonstraram maior sobrevida nos pacientes que apresentam LEMS associada.

Síndromes paraneoplásicas endocrinológicas

Síndrome da secreção inapropriada de hormônio antidiurético

A síndrome da secreção inapropriada de hormônio antidiurético (SIADH) é definida pela presença de hiponatremia euvolêmica associada à hipotonicidade plasmática ($Posm < 275$ mOsm/kg H_2O) e concentração urinária inadequada ($Uosm > 100$ mOsm/kg H_2O com função renal normal).

O principal tumor associado é o carcinoma de pulmão de pequenas células. A SIADH decorre da síntese e secreção de hormônio antidiurético (ADH) pelas células tumorais. O ADH, por sua vez, age nos receptores V2 presentes nas células principais dos ductos coletores renais, promovendo a exposição de aquaporinas 2 na membrana celular e aumentando a permeabilidade dos ductos coletores, o que resulta em retenção hídrica e redução do volume urinário. A hipervolemia inibe a ação do sistema renina-angiotensina-aldosterona, aumentando a natriurese.

O quadro clínico é mais grave quanto mais intensa a hiponatremia e mais rápida sua instalação. Os sintomas mais comuns são rebaixamento do nível de consciência, letargia, confusão mental e convulsões, podendo evoluir para coma e parada cardiorrespiratória se hiponatremia menor que 115-125 mEq/L.

O tratamento a longo prazo mais efetivo envolve a cura da neoplasia de base. A correção da hiponatremia deve ser prescrita observando-se o limite de 0,5 mEq/L/hora. Em até 60% dos pacientes que apresentam recidiva do tumor de base, observa-se também recidiva da SIADH.

Hipercalcemia humoral maligna

A hipercalcemia humoral maligna (HHM) ocorre principalmente em associação a tumores de células escamosas (cabeça, pescoço, esôfago, cérvix, pulmões, pâncreas), carcinoma de rim, bexiga, ovário, endométrio, de mama e os linfomas associados ao HTLV-1.

A fisiopatologia da HHM é explicada pela produção excessiva de PTHrP pelas células tumorais. A proteína PTHrP é produzida em condições fisiológicas por diversos órgãos e tecidos, agindo de forma autócrina ou parácrina. Quando o gene da PTHrP é expresso pelo tecido tumoral, a proteína atinge elevados níveis na corrente sanguínea. Como sua porção aminoterminal é homóloga à da proteína PTH, ambas são capazes de atuar no receptor PTH1 presente nos rins e nos ossos. Nos rins, o excesso de PTHrP promove fosfatúria, hipofosfatemia, aumento da taxa de reabsorção tubular de cálcio e menor excreção fracionária de cálcio na urina. No osso, a PTHrP promove aumento da osteólise osteoclástica desproporcional ao estímulo osteoblástico, caracterizando desacoplamento da remodelação.

Os sinais e sintomas da hipercalcemia leve são inespecíficos, dificultando o diagnóstico. Nos quadros mais graves (cálcio sérico > 14 mg/dL), predominam sintomas neurológicos, como letargia e coma, alteração da função renal com poliúria e sintomas gastrointestinais, como náuseas e constipação. O eletrocardiograma pode ser útil no diagnóstico da hipercalcemia, sendo as alterações típicas prolongamento do intervalo PR, alargamento de QRS, intervalo QT curto, bradicardia e bloqueios. A sobrevida mediana dos pacientes com HHM é de 1 mês.

Os princípios do tratamento são: corrigir a desidratação, aumentar a excreção renal de cálcio, inibir a acelerada reabsorção óssea e tratar o câncer. A hidratação vigorosa com solução salina isotônica favorece a excreção renal de cálcio, podendo ser também utilizados diuréticos de alça, uma vez o paciente estando euvolêmico. Bifosfonados inibem a atividade osteoclástica. Novas estratégias terapêuticas visando ao sistema OPG/RANKL/RANK têm sido testadas *in vitro* com resultados animadores, porém ainda sem aplicação clínica.

Síndrome de Cushing ectópica

A síndrome de Cushing ectópica (SCE) é resultado da secreção excessiva de ACTH e seus precursores por tecido não pituitário, resultando em hipercortisolismo. A maior parte dos casos é secundária a tumores de pulmão, tanto de pequenas células como carcinoide brônquico.

Nos pacientes com tumor de pequenas células, ocorre um desbalanço no processamento da pró-opiomelanocortina (POMC), resultando em menor produção de ACTH e maior produção dos seus precursores. Por outro lado, em pacientes com tumor carcinoide brônquico, o processamento da POMC ocorre na mesma proporção fisiológica, mimetizando uma supersecreção pituitária de ACTH.

Assim, o quadro clínico da SCE apresenta algumas diferenças de acordo com o tumor de base. Os principais achados nos pacientes com carcinoma de pequenas células são miopatia proximal, face em lua cheia, hipocalemia e hiperglicemia. A maioria dos pacientes apresenta-se ao diagnóstico com doença avançada, e, nesse cenário, o tempo médio de sobrevida estimado é de 4 meses. As complicações infecciosas mais comuns são secundárias ao *Pneumocystis carinii* e a aspergilose invasiva pulmonar. O quadro clínico da SCE secundária ao tumor carcinoide brônquico é similar ao da síndrome de Cushing. Os sinais e sintomas são fenótipo cushingoide, hipertensão arterial e hipocalemia. Os tumores carcinoides brônquicos que evoluem com SCE tendem a apresentar comportamento mais agressivo, com invasão local e metástase linfonodal.

O diagnóstico da síndrome de Cushing ACTH dependente é confirmado pela dosagem de cortisol urinário livre de 24 horas e dosagem de cortisol sérico, sendo esperado que ambos estejam aumentados.

Em pacientes com tumores carcinoides, o melhor tratamento é a ressecção da neoplasia. No caso de tumores não ressecáveis, o manejo medicamentoso deve objetivar a inibição da biossíntese de esteroides, podendo ser utilizados a metirapona ou o cetoconazol.

Continuação do caso clínico

O paciente em questão foi internado com hipótese diagnóstica principal de neoplasia de pulmão e hiponatremia secundária à SIADH. A partir dos exames iniciais, a possibilidade de quadro infeccioso associado foi excluída, e o paciente apresentou melhora clínica com medidas como fisioterapia respiratória e oferta de O_2 suplementar.

A tomografia computadorizada de tórax evidenciou massa pulmonar heterogênea peri-hilar à direita, de limites imprecisos, além de linfonodomegalias mediastinais e derrame pleural à esquerda. Realizada biópsia da massa pulmonar por meio de broncoscopia, com achado anatomopatológico de carcinoma pulmonar de pequenas células. O paciente apresentava-se clinicamente euvolêmico e sua tonicidade osmolar estava abaixo da normalidade (Posm = 120 mOsm/kg H_2O), com a osmolaridade urinária elevada (Uosm = 280 mOsm/kg H_2O), comprovando o mecanismo de retenção hídrica. Dessa forma, o diagnóstico de SIADH foi confirmado laboratorialmente. Como o paciente não apresentava quadro neurológico relacionado à hiponatremia, foi indicado tratamento apenas com restrição hídrica (800 mL/dia), sem necessidade de administrar solução salina hipertônica ou antagonistas do receptor de vasopressina. Após compensação clínica, o paciente foi transferido para o leito da oncologia para completar o estadiamento e iniciar tratamento oncológico.

Referências

1. Thiers BH, Sahn RE, Callen JP. Cutaneous Manifestations of Internal Malignancy. CA Cancer J Clin 2009; 59: 73-98.
2. Hildenbrand C, Burgdorf WHC, Lautenschlager S. Cowden syndrome-diagnostic skin signs. Dermatology 2001; 202: 362-6.
3. Porto ACS, Roider E, Ruzicka T. Report of a case of Cowden Syndrome: report of a case and brief review of the literature. An Bras Dermatol 2013; 88(6 Suppl 1): S52-5.
4. Ponti G, Ponz de Leon M. Muir-Torre syndrome. Lancet Oncol 2005; 6: 980.
5. Emtestam L, Sartorius K. Rook's Textbook of Dermatology: Cutaneous markers of internal malignancy. ninth edition. Chichester: John Wiley & Sons; 2016.
6. Rigel DS, Jacobs MI. Malignant acanthosis nigricans: a review. J Dermatol Surg Oncol 1980; 6: 923.
7. Cohen PR, Grossman ME, Almeida L, Kurzrock R. Tripe palms and malignancy. J Clin Oncol 1989; 7: 669.
8. Patel N, Spencer LA, English JC III, Zirwas MJ. Acquired ichthyosis. J Am Acad Dermatol 2006; 55: 647.
9. Bolognia JL. Bazex syndrome: acrokeratosis paraneoplastica. Semin Dermatol 1995; 14: 84.
10. Ehst BD, Minzer-Conzetti K, Swerdlin A, Devere TS. Cutaneous manifestations of internal malignancy. Curr Probl Surg 2010; 47: 384.
11. García-Romero D, Vanaclocha F. Pancreatic panniculitis. Dermatol Clin 2008; 26: 465.
12. Clinical approach to anemia. In: Hillman RS, Ault KA, editors. Hematology in Clinical Practice. New York: McGraw-Hill; 2001. p. 29.
13. Littlewood TJ, Bajetta E, Nortier JW, et al. Effects of epoetin alfa on hematologic parameters and quality of life in cancer patients receiving nonplatinum chemotherapy: results of a randomized, double-blind, placebo-controlled trial. J Clin Oncol 2001; 19: 2865.
14. Ganz T. Molecular pathogenesis of anemia of chronic disease. Pediatr Blood Cancer 2006; 46: 554-7.
15. Demetri GD, Kris M, Wade J, et al. Quality-of-life benefit in chemotherapy patients treated with epoetin alfa is independent of disease response or tumor type: results from a prospective community oncology study. Procrit Study Group. J Clin Oncol 1998; 16: 3412.
16. Rosse WF, Adams JP. The variability of hemolysis in the cold agglutinin syndrome. Blood 1980; 56: 409.
17. George JN. Systemic malignancies as a cause of unexpected microangiopathic hemolytic anemia and thrombocytopenia. Oncology (Williston Park) 2011; 25: 908.
18. Granger JM, Kontoyiannis DP. Etiology and outcome of extreme leukocytosis in 758 nonhematologic cancer patients: a retrospective, single-institution study. Cancer 2009; 115: 3919.
19. Levin J, Conley CL. Thrombocytosis associated with malignant disease. Arch Intern Med 1964; 114: 497-500.
20. Escobar MA. Bleeding in the patient with a malignancy: is it an acquired factor VIII inhibitor? Cancer 2012; 118: 312.
21. Adel G. Fam, Paraneoplastic rheumatic syndromes. Best Pract Res Clin Rheumatology 2000; 14(3): 515-33.
22. Carvalho Filho AX, Sardinha S, Baldotto CS, et al. Osteoartropatia hipertrófica secundária ao carcinoma broncogênico (síndrome de Pierre-Marie-Bamberger). Pulmão RJ 2007; 16(2-4): 97-102.
23. Manger B, Schett G. Paraneoplastic syndromes in rheumatology. Nat Rev Rheumatol 2014; 10(11): 662-70.
24. Azar L, Khasnis A. Paraneoplastic rheumatologic syndromes. Curr Opin Rheumatol 2013; 25: 44-9.
25. Khasnis A. Systemic Disorders with Rheumatic Manifestations. 2013: 35-6.
26. Pani A, et al. Glomerular Diseases and Cancer: Evaluation of Underlying Malignancy. J Nephrology 2016; 29: 143-52. PMC Web 2017 Feb 21.
27. Lien Yeong-Hau H, Li-Wen Lai. Pathogenesis Diagnosis and Management of Paraneoplastic Glomerulonephritis. Nature reviews. Nephrology 7.2 2011: 85-95. PMC Web 2017 Feb 21.
28. Darnell RB, Posner JB. Paraneoplastic Syndromes Involving the Nervous System. New Engl J Med 2003 Oct 16; 349(16): 1543.
29. Fanous I, Dillon P. Paraneoplastic neurological complications of breast cancer. Exp Hematol Oncol 2016; 5.
30. Dalmau J, Rosenfeld MR. Paraneoplastic Syndromes of the CNS. Lancet Neurology 7.4 2008: 327-40. PMC Web 2017 Feb 22.
31. Mazzone PJ, MD, MPH, FRCP(C), Arroliga AC, MD, FCCP. Endocrine paraneoplastic syndromes in lung cancer. Neoplasms of the lung. Curr Opin Pulm Med 2003 Jul; 9(4): 313-20.
32. Ellison DH, MD, Berl T, MD. The Syndrome of Inappropriate Antidiuresis. New Engl J Med 2007 May 17; 356: 2064-72.
33. Maruichi MD, Pai CYW, Amadei G, Lopes RN, Tieppo CA. Síndrome da secreção inapropriada do hormônio antidiurético. Arq Med Hosp Fac Cienc Med Santa Casa São Paulo 2012; 57(1): 415.
34. Farias ML. Hypercalcemia of Malignancy: Clinical Features, Diagnosis and Treatment. Arq Bras Endocrinol Metab 2005; 49: 816-24.
35. Filgueira PO, Vasconcelos LF, Silva GB, Daher EF. Paraneoplastic syndromes and the kidney. Saudi J Kidney Dis Transpl 2010; 21: 222-31.

Ascite

70

- *José Humberto da Silva Junior*
- *Felipe de Oliveira Ramalho*
- *Caio Freire*
- *Marcelo Frota*

CASO CLÍNICO

Identificação: J.F.S., 68 anos, homem, natural e procedente de Baturité-CE, casado, católico, trabalha como confeiteiro.

- Queixa principal: "Barriga inchada".

- História da doença atual: paciente previamente assintomático, há cerca de 4 semanas havia iniciado quadro de aumento de volume abdominal, evoluindo com edema de membros inferiores. Procurou atendimento médico em unidade de saúde próxima ao seu domicílio, onde foi prescrito diurético (furosemida), sem haver melhora. Evoluiu com quadro de desconforto respiratório progressivo, associado a tosse seca, procurando então atendimento médico em unidade de emergência de hospital terciário da capital, sendo internado para investigação diagnóstica.

- Antecedentes: nega comorbidades ou episódios prévios semelhantes, etilista, com ingestão de cachaça desde os 12 anos, em grande quantidade (1 litro, 5 vezes por semana); tabagista desde os 12 anos (1 carteira de cigarros por dia); nega cirurgias prévias, uso de medicações, ou ainda uso de drogas ilícitas.

- História familiar: mãe falecida aos 74 anos, portadora de neoplasia avançada no fígado, etilista; pai falecido aos 47 anos, também etilista, vítima de acidente automobilístico; nega quadros semelhantes na família.

- História psicossocial: mora em casa de alvenaria, com sua esposa; boas condições hidrossanitárias. Alimentação rica em carboidratos e gorduras. É casado, mantendo relações sexuais apenas com esposa.

Interrogatório por órgãos e aparelhos:

- Geral: refere perda ponderal não intencional de aproximadamente 6 kg em 7 meses (peso habitual: 56 kg).

- TGI: refere sensação de saciedade precoce e plenitude gástrica, iniciada há cerca de 2 semanas antes da internação.

- TGU: refere diminuição da diurese nas últimas 4 semanas, com urina espumosa, de coloração amarelo-escura.

Exame físico:

- Ectoscopia: Estado geral regular, acianótico, anictérico, afebril ao toque, taquipneico, hipocorado (++/4+), emagrecido, anasarcado.

- Cabeça e pescoço: ausência de linfonodomegalias; tireoide tópica, de consistência fibroelástica, sem nodulações.

- Ausculta cardíaca: ritmo cardíaco regular, 2 tempos, bulhas normofonéticas, sem sopros.

- Ausculta pulmonar: murmúrio vesicular presente, reduzidos em bases, sem ruídos adventícios.

- Abdome: globoso em batráquio, ruídos hidroaéreos diminuídos, distendido, indolor à palpação; Traube livre, sem massas palpáveis ou visceromegalias. Sinal do piparote presente; sinal da macicez móvel presente.

- Extremidades: pulsos periféricos diminuídos, com edema com cacifo em membros inferiores (+++/4+).
- Pele: ausência de teleangiectasias, eritema palmar, rarefação de pelos.
- Neurológico: paciente vígil, consciente, desorientado no tempo, sem déficits motores; diminuição de sensibilidade tátil e vibratória em membros inferiores; equilíbrio, coordenação e marcha preservados. Asterix ausente.

Introdução

O termo "ascite" vem do grego *askos*, que significa saco ou conteúdo de saco, definida como acúmulo anormal de líquido na cavidade peritoneal. Pode ocorrer de forma primária, em afecções que atingem o peritônio, ou secundária a doenças sistêmicas. Trata-se de um sinal clínico, e não de uma doença, devendo ter sua abordagem direcionada para investigar a causa-base.

Fisiopatologia

As duas camadas do peritônio são divididas por fina lâmina de fluido peritoneal. Estima-se que haja troca diária de 800 a 1.000 mL entre peritônio e plasma. Existem dois fatores principais na formação da ascite: a pressão venosa portal e a pressão coloidosmótica, de acordo com a hipótese de Starling. Analogicamente à fisiopatologia das efusões pleurais, pode ocorrer acúmulo de líquido peritoneal quando há desbalanço na formação de líquido ou em sua retirada, mediante os seguintes mecanismos:

- Aumento da pressão hidrostática (no caso, a pressão venosa portal).
- Redução na pressão coloidosmótica.
- Aumento da permeabilidade vascular.
- Obstrução do sistema linfático.

A fisiopatologia específica dependerá da sua etiologia, como será exemplificado a seguir.

Etiologia

As causas de ascite podem ocorrer de forma isolada, ou, mais raramente, em associação, que é chamada ascite mista, e ocorre em torno de 5% dos casos. A Tabela 70.1 apresenta as diversas causas de ascite.

A cirrose hepática representa a causa mais comum, correspondendo a cerca de 80% dos casos. Existe forte correlação entre o surgimento da ascite e progressão da doença hepática crônica: há um risco geral do seu desenvolvimento de 5 a 7% ao ano, com cerca da metade dos pacientes desenvolvendo ascite em um período de 10 anos. Sua fisiopatologia envolve aumento da resistência ao fluxo portal (com aumento das pressões venosas portais), gerando liberação de substâncias vasodilatadoras, o que ocasiona tanto vasodilatação esplâncnica como redução do volume

Tabela 70.1 – Causas de ascite.

Mecanismo de ascite	Etiologia
Hipertensão portal	- Cirrose - Insuficiência hepática aguda - Doença hepática veno-oclusiva - Insuficiência cardíaca - Pericardite constritiva
Hipoalbuminemia	- Síndrome nefrótica - Enteropatia perdedora de proteínas - Desnutrição severa
Doença peritoneal	- Ascite maligna - Peritonite infecciosa (secundária a tuberculose, PBE, infecção fúngica, parasitária, por *Chlamydia*) - Gastroenterite eosinofílica - Mesotelioma multicístico - Lúpus (serosite)
Outras etiologias	- Ascite pancreática - Ascite quilosa - Ascite biliar - Mixedema - Hemoperitônio - Sarcoidose

Fonte: Adaptada de Runyon BA. Evaluation of adults with ascites. Disponível em: <https://www.uptodate.com/contents/evaluation-of-adults-with-ascites?source=search_result&search=ascite&selectedTitle=1~150>.

plasmático efetivo. A vasodilatação esplâncnica, por sua vez, gera um fenômeno de aumento de permeabilidade capilar, com extravasamento de linfa e formação de ascite. Já a redução do volume plasmático ativa diversos sistemas para vasoconstrição, como o sistema renina-angiotensina-aldosterona, sistema nervoso simpático e produção de hormônio antidiurético (ADH), levando, em última análise, à retenção de sódio e água, contribuindo, assim, para a formação de ascite. A fisiopatologia da ascite na cirrose está resumida na Figura 70.1.

O segundo grupo de etiologias mais comuns refere-se às neoplasias (10% dos casos). Os tumores mais relacionados à formação de ascite são os de ovário, de endométrio, de cólon, de estômago e de pâncreas, podendo, inclusive, ser a primeira manifestação da neoplasia em parte dos pacientes. A fisiopatologia está relacionada à produção de glicoproteínas pelas células tumorais, gerando aumento de permeabilidade vascular, ou ainda neovascularização tumoral. A ascite pode ser decorrente de compressão venosa portal, presença de obstrução linfática ou carcinomatose peritoneal, o que infere doença avançada e prognóstico ruim.

A doença cardíaca descompensada também corresponde a um grupo importante de etiologias, representan-do cerca de 3% dos casos de ascite. Nesse contexto, a insuficiência cardíaca é a etiologia mais comum, sendo a ascite consequência de congestão sistêmica e do aumento retrógrado das pressões venosas, gerando congestão hepática. Assim, faz parte de um contexto de uma síndrome edemigênica generalizada, associada ao edema de membros inferiores. Outra causa associada é a pericardite constritiva.

A tuberculose deve sempre ser lembrada como possibilidade em países em desenvolvimento como o Brasil, correspondendo a 2% dos casos. Surge como ativação de foco latente no peritônio ou como disseminação tanto hematogênica como por contiguidade de focos renal, ósseo ou intestinal.

Outras causas – mais raras, mas que merecem ser mencionadas – são as de etiologia renal e vascular. Dentre as causas renais, devem ser mencionadas a própria insuficiência renal e a síndrome nefrótica. A fisiopatologia dessas doenças geralmente está relacionada ao quadro sistêmico de anasarca. Já na etiologia vascular, destacam-se a síndrome de Budd-Chiari, causada pela obstrução de veias supra-hepáticas, e doença veno-oclusiva, além de compressões vasculares por neoplasias ou cistos.

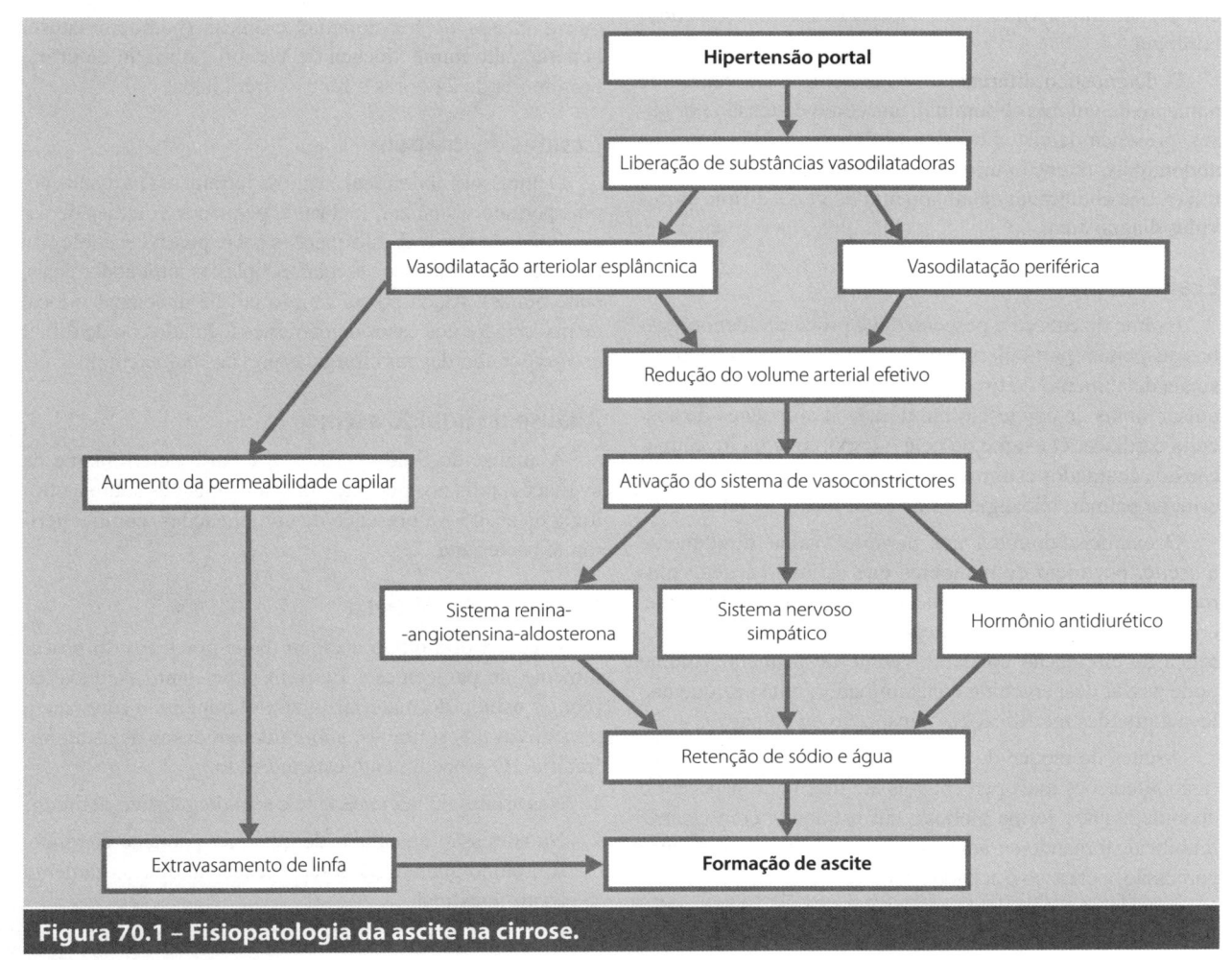

Figura 70.1 – Fisiopatologia da ascite na cirrose.

Fonte: Elaborada pela autoria.

Abordagem diagnóstica

É importante ressaltar que a ascite não é uma doença, mas manifestação clínica de uma gama de enfermidades. Assim, deve-se proceder à investigação diagnóstica ampla, com exames complementares direcionados às causas mais prováveis após história clínica detalhada.

Anamnese

Devem-se avaliar fatores de risco para hepatopatia, como abuso de álcool, comportamentos de risco para infecções por hepatites virais, uso de medicamentos, doenças autoimunes e história familiar de hepatopatias.

Além disso, é importante questionar sobre perda ponderal não intencional (suspeita para neoplasias e tuberculose), aparecimento de massas abdominais, adenomegalias, dor abdominal, alterações de hábito intestinal e aparecimento de sintomas dispépticos. Vale salientar que a própria presença da ascite pode induzir sintomas de plenitude, saciedade precoce, distensão abdominal progressiva, ganho ponderal e até desconforto respiratório (por restrição ou derrame pleural associado).

Sintomas de sudorese noturna ou febre vespertina, além de história pessoal ou contato com pacientes com tuberculose, são importantes para suspeita dessa infecção como etiologia.

O diagnóstico diferencial se faz com outras causas de aumento de volume abdominal, tais como distensão por gases, presença de cistos ovarianos, útero gravídico, massas abdominais, retenção urinária ou obesidade. Nesses casos, um exame abdominal detalhado muitas vezes dirime as dúvidas diagnósticas.

Exame físico

Exame de cabeça e pescoço deve procurar adenomegalias suspeitas (particularmente supraclaviculares), além de sinais de aumento da tireoide. O exame do tórax deve pesquisar sinais de congestão pulmonar ou alterações da ausculta cardíaca. O exame de pele é importante na investigação dos chamados estigmas de hepatopatia crônica, como o eritema palmar, teleangiectasias e rarefação de pelos.

O exame abdominal nos permite avaliar diretamente a ascite, por meio de manobras que estimam o seu volume, ou ainda avaliar consequências da doença subjacente, como a presença de hepatomegalia/esplenomegalia ou presença de circulação colateral. Ascite de pequeno volume pode passar despercebida do examinador, uma vez que não leva a grandes modificações à inspeção ou palpação.

Ascites de moderado volume (acima de 1.500 mL) gerarão alterações mais perceptíveis até mesmo à inspeção: o abdome assume forma globosa, em batráquio, com cicatriz umbilical, tornando-se aplainada ou até mesmo protusa; à percussão, é clássico o achado da macicez móvel, que consiste em posicionar o paciente em decúbito dorsal, observando-se macicez à percussão das laterais do abdome e timpanismo ao centro; em seguida, posiciona-se o paciente em decúbito lateral, e a macicez é observada no centro do abdome. A pesquisa dos semicírculos de Skoda pode ser útil na diferenciação da ascite de outras causas de aumento de volume abdominal, como grandes cistos abdominais. No primeiro caso, a concavidade do semicírculo é voltada para cima, enquanto nos cistos a concavidade é voltada para baixo.

Já as ascites de grande volume, em geral acima de 5 L, causam grandes repercussões na sintomatologia do paciente. O abdome assume aspecto em obus, sendo comum o aparecimento de hérnias umbilicais ou inguinais, mediante pressão exercida pelo líquido ascítico. Nesse estágio, a palpação de massas abdominais pode estar prejudicada. O sinal do piparote é característico dessa fase da doença e consiste em perceber a propagação de uma onda vibratória em um dos flancos do paciente após percutir o flanco oposto, colocando-se um anteparo (que pode ser a mão do próprio paciente ou de outro examinador) no centro do abdome.

Exames complementares

A avaliação complementar deverá ser realizada com a dosagem de hemograma, ureia, creatinina, sódio, potássio, glicose, TAP/INR, albumina, bilirrubina total e frações, AST e ALT. Dependendo da história clínica, avaliar solicitação de sorologias para hepatites virais, abordagem de outras causas de hepatopatias crônicas (hemocromatose, hepatite autoimune, doença de Wilson), sumário de urina, proteinúria de 24 horas e função tireoidiana.

Exames de imagem

O ultrassom abdominal é valiosa ferramenta na avaliação, pois permite visualizar, inclusive, pequenos volumes de ascite, além de fornecer informações sobre possíveis etiologias (hepatopatia, trombose vascular, neoplasias intra-abdominais, entre outras). Ainda possui função útil de direcionar o local de paracentese nos casos de derrames loculados ou de difícil acesso por abordagens cirúrgicas prévias, por exemplo.

Análise do líquido ascítico

A análise do fluido peritoneal é parte determinante da avaliação, pois nos permite obter informações sobre a etiologia da ascite e a presença de complicações, como a peritonite bacteriana.

Obtenção do material

A coleta de líquido ascítico dá-se por meio do procedimento de paracentese. Ela tem papel tanto diagnóstico (com o estudo do material) quanto terapêutico (drenagem para alívio dos sintomas, sobretudo em casos de ascite refratária). O procedimento está indicado:

1. Nas ascites de início recente e sem diagnóstico definido.

2. Na admissão hospitalar de qualquer paciente cirrótico, sobretudo quando há descompensação ou sangramento gastrointestinal.

3. Em casos de piora clínica, febre, dor abdominal, hipotensão ou outros fatores que possam sugerir infecção.

O procedimento é de fácil execução e muito seguro, com baixas taxas de complicação, sendo considerado o método diagnóstico mais rápido e de custo efetivo para a investigação da ascite. Não é indicada transfusão profilática de hemocomponentes (concentrado de plaquetas e de fatores de coagulação), mesmo quando há alteração laboratorial. Convém lembrar que muitas das condições associadas à ascite são pró-trombóticas, e o uso dos hemocomponentes pode facilitar o aparecimento de fenômenos tromboembólicos. A coleta é realizada mediante avaliação dos seguintes aspectos:

- *Local ideal para punção*: mais comumente, no quadrante inferior esquerdo, traçando-se linha imaginária entre a cicatriz umbilical e a espinha ilíaca anterossuperior. Em geral, evita-se a coleta no quadrante inferior direito pelo risco de perfuração de alça intestinal. Deve-se tomar cuidado apenas para esvaziar a bexiga no caso da abordagem abaixo da cicatriz umbilical.
- *Técnica de punção:* o objetivo inclui evitar o vazamento dos fluidos ao final do procedimento, por meio da técnica em "Z", na qual o médico introduz a agulha perpendicular à pele, percorrendo 1 a 2 cm no subcutâneo com angulação aproximada de 30 a 45 graus, e segue a introdução, redirecionando a agulha perpendicularmente. Outra opção seria a tração da pele inferiormente antes de penetrar o peritônio.

As complicações decorrentes da paracentese são bastante raras (menos de 1 caso a cada 1.000 paracenteses), sendo inclusas a perfuração de alças, o hemoperitônio, infecções locais e vazamento persistente. O risco é bastante reduzido, uma vez que as alças intestinais, por terem menor densidade que o líquido ascítico, assumem posição superior, enquanto o líquido ascítico, mais denso, precipita.

Aspecto macroscópico

De maneira geral, líquido com aspecto amarelo citrino está associado a baixos níveis de albumina, sugerindo gradiente albumina soro-ascite (GASA) elevado, sendo comum em pacientes com cirrose.

Líquidos com aspecto hemorrágico podem traduzir acidente de punção, porém também se associam a neoplasias e tuberculose. O aspecto amarronzado/esverdeado pode estar presente quando há elevação de bilirrubinas no fluido peritoneal, sobretudo em casos de lesão de vias biliares ou úlceras duodenais. O achado é mais importante, sobretudo, quando os níveis de bilirrubina no líquido ascítico ultrapassarem os valores séricos.

A turbidez do líquido ascítico pode ser decorrente de celularidade aumentada, o que pode ocorrer em casos de peritonite bacteriana espontânea. Líquidos de aspecto purulento são encontrados nas peritonites secundárias.

O aspecto leitoso pode ser encontrado em ascites com elevado número de triglicerídeos, geralmente acima de 1.000 mg/dL, definindo a ascite quilosa, que pode ser secundária à neoplasia, sobretudo linfomas.

Testes não bioquímicos

Contagem global e diferencial de células

A dosagem da celularidade do líquido ascítico tem sua importância fundamental no diagnóstico das peritonites bacterianas, cujos valores polimorfonucleares acima de 250 definem o diagnóstico. É importante salientar que a contagem pode estar falseada pelo número de hemácias existentes: assim, para cada 250 hemácias, corrige-se em 1 o número de polimorfonucleares. É importante, ainda, na avaliação da resposta terapêutica à antibioticoterapia (sobretudo em casos nos quais a melhora clínica não é evidente), em que se espera a redução da celularidade em 50% após 48 horas do início do tratamento; caso contrário, recomenda-se mudar o esquema antimicrobiano. Pacientes com ascite neutrofílica (neutrófilos > 250 por mm^3 e cultura negativa) devem ser tratados da mesma forma, uma vez que a cultura só é positiva em torno de 40% dos casos.

Outros elementos importantes na contagem diferencial são o predomínio de linfócitos, presentes em paciente com tuberculose ou neoplasia, e eosinófilos (quando em quantidades acima de 10%, sugestivos de diálise peritoneal, insuficiência cardíaca, linfoma ou vasculites).

Bacterioscopia

A bacterioscopia do líquido ascítico tem aplicação limitada, dada a sua baixa sensibilidade (menos de 10% de resultado positivo), havendo necessidade de, pelo menos, 10.000 bactérias/mL para positivar o teste, enquanto a média de concentração em casos de PBE é apenas 1 organismo/mL).

Culturas

A cultura do líquido ascítico deve ser solicitada apenas quando há suspeição de infecção. Deve-se, idealmente, enviar a amostra em dois frascos de hemocultura (para germes aeróbios e anaeróbios), com 10 mL em cada amostra, a fim de aumentar a sensibilidade do exame (de 50% no frasco seco para até 80% em frascos de hemocultura).

Em certos pacientes, isola-se uma bactéria no LA, e não há aumento concomitante do número de PMN além de 250 por mm^3, condição denominada bacterascite. Nesses casos, devemos tratar se o paciente apresentar sinais de infecção. Em pacientes assintomáticos, devemos repetir a paracentese em 48 horas e iniciamos tratamento se preenchidos os critérios para PBE. É também importante considerar que a detecção de mais um germe na cultura do LA, ausência de redução significativa nos neutrófilos na paracentese de controle, níveis elevados de neutrófilos e proteínas no líquido ascítico sugerem peritonite secundária (perfuração e/ou inflamação intra-abdominal).

Testes bioquímicos

Proteína total

A classificação tradicional da ascite em transudatos ou exsudatos era costumeiramente realizada a partir da dosagem da proteína total do líquido peritoneal, cujo ponto de corte para definição de exsudato é acima de 2,5 g/dL. Esse sistema de classificação apresenta algumas limitações, uma vez que até 24% das cirroses não complicadas apresentavam proteína total acima de 2,5 g/dL, assim como outros estudos que relataram que em 20% de ascites malignas apresentavam baixa concentração de proteínas. Esse sistema vem sendo substituído pelo gradiente albumina soro-ascite (GASA), mais fidedigno na identificação da hipertensão portal.

A concentração total de proteínas no líquido ascítico ainda possui utilidade na diferenciação de ascite por cirrose de causa cardíaca. Embora ambas apresentem níveis de GASA semelhantes, a concentração de proteínas na cirrose é usualmente inferior a 2,5 g/dL, enquanto na insuficiência cardíaca encontramos valores acima de 2,5 g/dL. Ademais, o baixo nível de proteínas (menor que 1 g/dL) permite identificação de pacientes com risco aumentado de PBE, sendo, inclusive, situação em que é admitida a profilaxia primária para tal.

Gradiente Albumina Soro-Ascite (GASA)

O GASA tornou-se exame fundamental na avaliação da ascite, uma vez que consegue identificar as causas de hipertensão portal. A concentração de albumina não varia com a diurese, estando diretamente relacionada com a pressão portal. Deve-se, idealmente, realizar coleta de material sérico e do líquido no mesmo momento, devido às variações diárias dos níveis séricos dessa proteína.

O GASA é calculado por meio da diferença entre a concentração de albumina sérica da concentração de albumina no líquido ascítico. Utiliza-se o termo gradiente elevado quando os níveis do GASA estão acima de 1,1 g/dL, correlacionados ao achado de hipertensão porta, estando as outras etiologias associadas ao GASA com gradiente abaixo de 1,1 g/dL.

As limitações do método incluem a hipotensão (pode diminuir a pressão portal, falseando o GASA para baixo), níveis de albumina sérica menores que 1,1 (com GASA falsamente baixo), coleta em períodos diferentes e nos casos de ascite quilosa (nos quais o GASA está falsamente elevado devido à presença de triglicerídeos, que interferem na dosagem de albumina).

Glicose

Não é exame a ser solicitado rotineiramente, por possuir baixa acurácia, com níveis semelhantes ao sérico, estando reduzido quando há maior concentração de bactérias ou leucócitos. Nas ascites por neoplasia, também pode encontrar valores reduzidos, e na perfuração de alças, seus valores podem estar indetectáveis.

Desidrogenase láctica (LDH)

Os níveis de LDH em derrames não complicados são, em geral, menores em comparação aos seus níveis séricos (a relação assume valores de 0,4 a 0,6), devido à dificuldade de passagem da molécula pela membrana. Podem estar aumentados em derrames malignos e nas peritonites secundárias, quando a relação atinge valores acima de 1 (quando há produção ou liberação na cavidade peritoneal). Níveis absolutos acima de 500 UI/L estão relacionados com malignidade, tuberculose ou ascite pancreática.

Amilase

A dosagem de amilase no LA contribui principalmente para o diagnóstico da ascite pancreática, com valores superiores a 1.000 UI/L, uma vez que outras causas de amilase aumentam no LA, como cirurgias abdominais, malignidade, colecistite aguda, obstrução intestinal, doença vascular mesentérica, úlcera péptica perfurada, não costumam ter níveis tão elevados.

Citologia oncótica

Possui sensibilidade que gira em torno de 58 a 75%. Sua leitura deve ser realizada em curto espaço de tempo, devido à degradação das células normais, que podem assumir aspecto semelhante às células neoplásicas, gerando resultados falso-positivos.

Marcadores tumorais

Os níveis séricos de marcadores tumorais (alfafetoproteína, CEA e CA 19-9) têm efetividade limitada, por isso suas

Tabela 70.2 – Características de líquido ascítico de acordo com sua etiologia.

Teste	Causas de ascite					
	Cirrose	Insuficiência cardíaca	Nefrótica	Malignidade	Tuberculose	PBE
Aspecto macroscópico	Amarelo citrino, límpido	Claro ou amarelo pálido	Claro ou amarelo límpido	Leitoso ou hemorrágico	Leitoso ou hemorrágico	Turvo
Celularidade	< 250	< 250	< 250	≥ 250	≥ 250	≥ 250
GASA	≥ 1,1	≥ 1,1	< 1,1	< 1,1	< 1,1	< 1,1
Proteína total	< 2,5 g/dL	≥ 2,5 g/dL	< 2,5 g/dL	≥ 2,5 g/dL	≥ 2,5 g/dL	< 2,5 g/dL

Fonte: Adaptada de Huang L, Xia H, Zhu S, 2014.

dosagens devem ser solicitadas em casos específicos, como na suspeita de carcinoma hepatocelular e carcinomatose peritoneal. Particularmente, os níveis séricos de CA 125 podem estar elevados em diversas causas de ascite, devido ao estímulo do líquido para sua produção peritoneal. Portanto, não se recomenda que sua dosagem seja realizada, evitando-se, assim, diagnósticos errôneos de carcinomatose.

Novos métodos diagnósticos para análise do líquido ascítico

Novos métodos diagnósticos têm surgido de forma promissora, como viscosidade, uso de ressonância com espectroscopia e dosagem e fator de crescimento de endotélio vascular (VEGF). A viscosidade do líquido ascítico é um teste de fácil execução, barato, promissor na diferenciação de ascite devido à hipertensão portal de outras causas. A RNM com espectroscopia de fluidos corporais também tem surgido como ferramenta importante na diferenciação de ascite por cirrose de causas malignas, mediante uso de alguns biomarcadores como beta-hidroxibutirato, lactato, acetona e acetoacetato (elevado em causas malignas), glutamina, citrato, glicose e tirosina (elevado em pacientes com cirrose). A dosagem de VEFG apresenta também níveis elevados em causas malignas. Mais estudos são necessários para avaliar o uso rotineiro desses novos métodos diagnósticos.

Tratamento

Ascite no cirrótico

A base do tratamento da ascite no paciente cirrótico consiste em dieta com restrição de sal e medidas que visam ao aumento da excreção de sódio, tais como os diuréticos. São necessárias medidas gerais para evitar dano hepático, assim como considerar o risco-benefício de drogas que diminuem a perfusão renal, como os AINES, betabloqueadores, IECAs e bloqueadores de receptor de angiotensina. Especificamente quanto aos betabloqueadores, considerando que são prescritos rotineiramente em pacientes com ascite e hipertensão portal, eles devem ser evitados quando houver hipotensão, disfunção cardiovascular e comprometimento importante da perfusão renal devido ao risco de aumento da morbimortalidade.

A dieta com restrição de sódio (2 g de sódio ao dia) isoladamente permite controlar a ascite em até 15% dos pacientes. Pode-se avaliar a resposta ao tratamento mediante a taxa de excreção urinária de sódio (bom controle quando > 50 mEq/L). A restrição hídrica não é inicialmente recomendada, pois pode, inclusive, contribuir para a piora da função renal. Deve ser considerada quando houver hiponatremia (níveis de sódio abaixo de 130 mEq/L) associada, o que equivale a 1% dos pacientes.

Os diuréticos são a terapia universal no controle da ascite por hipertensão portal. O ajuste da dose de diurético tem o alvo de perda ponderal de 300 a 500 g em pacientes sem edema periférico, podendo chegar a 800 até 1.000 g, caso haja edema periférico. As medicações têm início de ação com 48 h e pico de ação com 7 dias, assim, deve-se aumentar a dose a cada 4-7 dias, até a dose máxima.

O esquema usual de terapia diurética é o combinado. Inicia-se com 100 mg de espironolactona e 40 mg de furosemida em doses diárias, e segue com aumento proporcional até a dose máxima diária de 400 mg de espironolactona e 160 mg de furosemida. Prefere-se o esquema combinado por trazer rápida natriurese, com menor risco de hipercalemia, do que a utilização de espironolactona isolada.

Pacientes com restrição salina e dose de diuréticos otimizada que não conseguem controlar a ascite de maneira eficaz são denominados portadores de ascite refratária. Convém salientar que os pacientes devem estar tendo boa adesão à dieta, cuja avaliação pode ser realizada a partir do sódio urinário de 24 h (caso haja níveis acima de 78 mmol/dia, em pacientes com perda de peso inadequada, estão consumindo mais sódio que a dieta preconizada).

As opções de tratamento para ascite refratária incluem paracenteses seriadas de grande volume, realização de TIPS, confecção de *shunt* peritoniovenoso e transplante hepático. Paracenteses terapêuticas seriadas são a opção de tratamento nesses pacientes, sendo necessária a reposição de albumina quando há retirada superior a 5 L (deve-se repor de 6 a 8 g de albumina por litro de fluido removido), a fim de evitar disfunção circulatória. Pacientes selecionados podem se beneficiar de *shunt* intra-hepático portossistêmico transjugular (do inglês TIPS) ou de *shunts* peritoniovenosos, caso haja equipe com experiência na realização do procedimento. Vale ressaltar que a presença de ascite refratária constitui uma indicação ao transplante hepático, como situação especial a ser avaliada.

Ascite por outras causas

O tratamento da ascite em outras etiologias dependerá fundamentalmente da resolução da causa-base. O tratamento oferecido em pacientes com cirrose (restrição sódica e diuréticos) pode não ser tão eficaz a depender da etiologia.

Em geral, ascites de origem neoplásica conferem prognóstico ruim, geralmente indicando tratamento paliativo, com alívio sintomático da ascite mediante paracenteses seriadas. A prioridade nos casos de causa cardíaca é otimizar o tratamento da cardiopatia e da congestão sistêmica. Já os pacientes com ascite por tuberculose devem receber esquema tradicional tuberculostático, com boa resposta após algumas semanas.

A ascite por hipoalbuminemia tem como causas comuns a desnutrição, a síndrome nefrótica e a enteropatia perdedora de proteínas. Na desnutrição, a recuperação do quadro nutricional melhora os níveis de albumina e, consequentemente, a ascite. Já nas outras duas, é necessário investigar a etiologia e tratar o que está gerando a perda de proteínas pelos rins e intestino, respectivamente.

Os casos de ascite pancreática apresentam normalmente amilase do LA com valores superiores a 1.000 UI/L, PMN > 250 células por mm³, GASA < 1,1 e proteína total > 3 g/dL. São necessários exames de imagem que podem mostrar pseudocisto ou fístula pancreática. O tratamento clínico pode ser com diuréticos e, mais especificamente, com somatostatina ou octreotide. Além disso, o tratamento pode seguir por via endoscópica, com drenagem de pseudocisto, mas a cirurgia também pode ser necessária.

Comentários sobre o caso

O caso do paciente em questão nos remete a algumas etiologias possíveis para investigação. O paciente não possui história de tuberculose prévia/contato, nem possui em investigação na anamnese dados sugestivos de causa cardíaca. A história de etilismo importante nos remete a uma possível etiologia de cirrose hepática pelo álcool. Chama a atenção no interrogatório por órgãos e aparelhos os dados de urina espumosa e provável oligúria, o que nos poderia fazer pensar em causas renais para o paciente. Com a história de perda ponderal, outra patologia que não se pode deixar de pensar é a neoplasia para o doente em questão. A obtenção da paracentese do referido paciente veio com aspecto límpido, com GASA de 0,9, proteínas totais de 2,1 g/dL e PMN < 250 células por mm³. Investigação com USG doppler abdominal não evidenciou sinais de hepatopatia crônica. O restante da investigação evidenciou proteinúria nefrótica (10 g/24 horas). Foi iniciada investigação de síndrome nefrótica, com biópsia renal evidenciando nefropatia membranosa, seguiu-se a investigação com pesquisa de possíveis causas neoplásicas e foi detectado carcinoma espinocelular de pulmão.

Referências

1. Runyon BA. Evaluation of adults with ascites (acesso em: 20 jan. 2017). Disponível em: <https://www.uptodate.com/contents/evaluation-of-adults-with-ascites?source=search_result&search=ascite&selectedTitle=1~150>.

2. Such J, Runyon BA. Ascites in adults with cirrhosis: Initial Therapy (acesso em: 20 jan 2017). Disponível em: <https://www.uptodate.com/contents/ascites-in-adults-with-cirrhosis-).initial-therapy?source=search_result&search=ascite&selectedTitle=2~150>.

3. Runyon BA. Management on adult patient with ascites due to cirrhosis: Update 2012. Alexandria: American Association for the Study of Liver Diseases; 2012.

4. Filho AHA, Pessoa JBPP, Lima JMC. Abordagem do paciente com ascite. In: Lima JMC. Gastroenterologia e hepatologia. Fortaleza: UFC; 2010. p. 182-98.

5. Caly WR, Rabelo F, Mazo DFC. Ascite e peritonite bacteriana espontânea. In: Zaterca S, Eisig JN. Tratado de gastroenterologia: da graduação à pós-graduação. São Paulo: Atheneu; 2016. p. 1221-30.

6. Filgueira NA, Rodrigues AC. Ascite. In: Filgueira NF, et al. Medicina interna de ambulatório. Rio de Janeiro: Medbook; 2012. p. 136-48.

7. Angeleri A, et al. New Biochemical Parameters in the Differential Diagnosis of Ascitic Fluids. Gastroenterol Res 2016; 9(1): 17-21.

8. Tam AC, Lapworth R. Biochemical analysis on ascetic (peritoneal) fluid: what should we meansure. Ann Clin Biochem 2010; 47: 397-407.

9. Huang L, Xia H, Zhu S. Ascitic Fluid Analysis in the Differential Diagnosis on Ascites: Focus on Cirrhotic Ascites. J Clin Trans Hepatol 2014; 2: 58-64.

Abordagem da hepatoesplenomegalia

71

* *Caio Freire*
* *Leonardo Rodrigues Melo*
* *Ítalo Criszostomo Lima*
* *Daniela Chiesa*

Introdução

A hepatoesplenomegalia é uma condição patológica caracterizada pelo aumento simultâneo das dimensões do fígado e do baço, podendo inicialmente apresentar-se apenas como uma organomegalia isolada, com posterior aumento do outro órgão.

A importância do estudo conjunto da hepatomegalia e da esplenomegalia justifica-se por esses dois órgãos estarem intimamente interligados, compartilhando a mesma drenagem linfática, venosa e inervação. Além disso, são órgãos envolvidos na hematopoiese durante o período fetal, podendo, em circunstâncias patológicas, retornar ao seu papel hematopoiético (usualmente descrito como hematopoiese extramedular).

Diversas formas de abordagem podem ser realizadas, podendo ser divididas quanto ao tempo de evolução, à presença ou não de febre ou à etiopatogenia, entre outras[1].

Anatomia

Fígado

O fígado é um órgão sólido, situado predominantemente no quadrante superior direito do abdome, normalmente se estendendo a partir do quinto espaço intercostal direito até a margem costal direita na linha hemiclavicular. O tamanho normal varia conforme o sexo, a idade e a estatura, com tamanho longitudinal médio por volta de 14 cm e pesando em torno de 1,2 a 1,4 kg[2].

Anatomicamente, o fígado é dividido em lobo direito e lobo esquerdo, sendo o lobo direito maior e ocupando o hipocôndrio direito, enquanto o lobo esquerdo é menor e situado na região do epigástrio, estendendo-se em direção ao hipocôndrio esquerdo, mas raramente ultrapassando 5 a 6 cm à esquerda da linha média em condições normais[3]. Funcionalmente, ele pode ser dividido em 8 segmentos, cada um com suprimento por uma única veia porta, artéria hepática e ducto biliar.

Variações anatômicas podem ser responsáveis por diagnósticos errôneos de hepatomegalia patológica. Por exemplo, o lobo de Riedel é uma projeção descendente, em forma de lingueta, do lobo hepático direito, que, ao exame físico, pode ser identificado inicialmente como um aumento anormal do fígado, mas facilmente esclarecido por ultrassonografia. O lobo esquerdo também pode ser mais alongado, sendo descrito como *beaver-tailed liver*, correspondendo a um achado constitucional. Outra variante anatômica é a projeção papilar do lobo caudado (segmento I), com extensão posterior e localizada entre a veia cava inferior e a aorta abdominal.

Baço

O baço é um órgão sólido, localizado no hipocôndrio esquerdo, abrigado entre o 9º e o 11º arco costal esquerdo, posterolateralmente ao estômago, em contato superiormente ao diafragma, inferiormente com o cólon e rim esquerdo e medialmente com a cauda pancreática[2].

Em suas dimensões normais, não é palpável nem costuma ocupar a região de encontro da linha axilar anterior esquerda com o último espaço intercostal esquerdo (semiologicamente definido como espaço de Traube).

O baço tem peso médio de 80 a 200 g, sendo essa variação dependente da idade e do sexo do paciente[4].

Para considerá-lo aumentado, o critério padrão-ouro remete ao peso do órgão. É diagnóstico quando superior a 250 g e é dito maciço quando maior que 1.000 g. Outro critério considera o baço aumentado quando o seu maior comprimento supera 11 cm, sendo moderado quando entre 11 e 20 cm e maciço quando maior do que 20 cm, tendo esse poucas causas (Quadro 71.1)[5]. Vale ressaltar a existência de variação desses critérios de acordo com o método de imagem utilizado[6].

Técnicas de exame físico

Fígado

A avaliação direta e completa do fígado é prejudicada devido à presença dos arcos costais inferiores, sendo seu tamanho estimado mediante palpação e percussão. Essa estimativa é relativamente acurada, com correlação aproximada de 60 a 70%[2].

Um fígado normal pode ser palpável em algumas situações, como em pacientes magros, durante a inspiração profunda, secundário à hiperinsuflação pulmonar ou em consequência ao deslocamento inferior do fígado pelo diafragma. De modo inverso, a não palpação do bordo hepático inferior, ainda que executada com técnica adequada, não necessariamente descarta hepatomegalia patológica. Em tais situações, associar esse achado com uma hepatimetria adequada e com o contexto clínico do paciente elevará a sensibilidade do exame físico. Além disso, outros achados da palpação, como a firmeza ou a dureza do fígado, o arredondamento de suas bordas, a irregularidade de seu contorno ou dor podem sugerir uma patologia hepática[7].

Por outro lado, fatores de confusão, como macicez à percussão adjacente ao fígado, podem ser observados em pacientes com derrame pleural direito ou com consolidação em base de pulmão direito, podendo gerar um falso aumento do tamanho estimado do fígado pela hepatimetria. Já a distensão de alça colônica pode produzir hipertimpanismo no quadrante superior direito, gerando uma falsa redução da estimativa das medidas do fígado. Ascite, obesidade e irregularidades da parede abdominal são exemplos de condições outras que podem alterar a percepção e a interpretação de um exame clínico não só do fígado como dos demais órgãos intra-abdominais, ainda que realizado com técnica adequada[8].

Baço

O baço aumenta em projeção anterior e medial, podendo ser evidenciado ao exame físico, como macicez à percussão no hipocôndrio esquerdo. Outras causas de macicez nessa região ou no espaço de Traube podem ser ocasionadas por aumento do lobo hepático esquerdo, cardiomegalia, derrames pleurais, ou até mesmo por alimentos ou massas no estômago ou na flexura esplênica do cólon.

A percussão apresenta acurácia considerável, com sensibilidade em torno de 60 a 80% e especificidade de 72 a 94%. Em pacientes com alterações à percussão, a palpação identificará aumento do baço em mais de 80% dos casos.

Etiologia

Em 1908, William Osler afirmou que "aproximadamente todas as doenças do baço são de natureza secundária". Quando iniciamos a avaliação de um paciente que se apresenta com hepatoesplenomegalia, devemos ter em mente essa afirmação, uma vez que esse achado pode ser secundário a uma grande variedade de patologias. De um modo geral, os fatores que provocam aumento nesses dois órgãos são congestão venosa ou redução da drenagem linfática, infiltração celular, seja por processo imune, inflamatório, infeccioso ou neoplásico, ou doenças de depósito[9]. Considerando esses processos, podemos, didaticamente, dividi-los em cinco grandes categorias.

1. Doenças infecciosas (virais, bacterianas, fúngicas ou protozooses);
2. Doenças hematológicas/neoplásicas;
3. Doenças autoimunes/inflamatórias;
4. Doenças metabólicas/tóxicas;
5. Doenças vasculares/biliares.

Em termos epidemiológicos, entre as causas de hepatoesplenomegalia, na prática clínica, deparamo-nos mais comumente com doenças que cursam com o aumento do fígado, precedendo o aumento esplênico. Nessas situações, a hepatomegalia inicial deve-se, mais comumente, a um aumento no lobo esquerdo. Em algumas situações, no entanto, pode ocorrer após o aumento do baço, geralmente de forma secundária a doenças linfoproliferativas ou à anemia hemolítica, devido ao baço ser a principal estrutura do sistema reticuloendotelial e hipertrofiar nessas condições.

Manifestações clínicas

É importante ter em mente que, em raras ocasiões, um quadro de hepatoesplenomegalia apresenta-se dissociado de outras sintomatologias. É o quadro sindrômico associado que mais ajuda o médico a direcionar a sua investigação clínica para as causas mais prováveis do quadro de seu paciente. Outros dados da história clínica (exposição ambiental, idade, sexo, hábitos, sintomas sistêmicos e suas características, bem como cronologia do quadro, entre outros) e achados do exame físico (lesões dermatológicas, presença de sopro cardíaco, ascite, anasarca e neuropatia, por exemplo) também são de grande valia para esse direcionamento.

Considerando todos os dados clínicos obtidos na anamnese e no exame físico, uma forma didática de abordar os diagnósticos diferenciais de hepatoesplenomegalia é classificar o quadro em agudo ou crônico.

Doenças que cursam com hepatoesplenomegalia de instalação aguda/subaguda ou de rápida progressão costumam decorrer, em sua maioria, de etiologias infecciosas ou neoplásicas. Quando associada à febre, causas infecciosas tornam-se hipóteses principais. São exemplos: mononucleose infecciosa, infecção por citomegalovírus, a toxoplasmose, as hepatites virais agudas (principalmente por vírus B) e o vírus da imunodeficiência adquirida (HIV). Outras como a doença de Chagas aguda, a leishmaniose visceral e a malária, de acordo com a epidemiologia e a sazonalidade, devem ser sempre lembradas. Quando o aumento está associado a sopro cardíaco, considerar a possibilidade de endocardite infecciosa aguda[9,10].

Entretanto, apesar de síndrome aguda febril direcionar o raciocínio para causas infecciosas, devemos considerar que doenças neoplásicas, principalmente as de linhagem hematológica, podem apresentar-se com hepatoesplenomegalia febril. Usualmente, o paciente evolui rápida e progressivamente com queda do estado geral. Nesses casos, achados laboratoriais e de imagem serão de grande valia para complementar a investigação.

Por outro lado, das doenças que cursam com hepatoesplenomegalia crônica, as oncológicas, autoimunes e por depósito são as mais comuns e costumam apresentar-se de forma mais insidiosa. Apesar de uma cronologia mais arrastada, a febre pode ser um sintoma frequentemente associado e, à exceção das doenças por depósito, pode ser observada nas demais etiologias. Condições infecciosas também podem ter um curso crônico, entre elas a tuberculose, a brucelose, a leishmaniose visceral e a doença de Chagas. Dentre as doenças autoimunes, destaca-se o lúpus eritematoso sistêmico. Das oncológicas, principalmente as leucemias e os linfomas. Das doenças por depósito, podemos citar a amiloidose, a Doença de Gaucher e a hemocromatose. Em todas elas, um sintoma que pode estar comumente presente é a perda de peso, por vezes com sarcopenia e desnutrição proteico-calórica[11].

Abordagem diagnóstica

Uma vez identificada a hepatoesplenomegalia ao exame físico, o passo inicial mais adequado é confirmá-la por meio de um exame de imagem, devido à sua superioridade sobre a determinação via exame físico, tendo cada método complementar suas peculiares vantagens e desvantagens.

A grande variabilidade individual do "normal", bem como a diferença de valores entre os diversos métodos diagnósticos, como ultrassonografia (USG), tomografia computadorizada (TC) e cintilografia, gera a necessidade de melhores definições.

Complementares aos métodos de imagem, os exames laboratoriais devem fazer parte da investigação clínica, principalmente para avaliar a etiologia.

Ultrassonografia (USG)

Normalmente, a USG é utilizada na abordagem inicial, tanto por ser um método acessível e de baixo custo, como por não ser invasivo nem envolver radiação.

Ultrassonograficamente, a hepatomegalia é considerada se o diâmetro longitudinal do fígado ultrapassa 15 cm^3. Já a definição ultrassonográfica de esplenomegalia corresponde ao diâmetro longitudinal do baço maior do que 11 a 13 cm ou espessura maior que 5 cm, dependendo das referências, ou alteração acima de 2 a 3 cm em pelo menos duas de três dimensões (diâmetro longitudinal > 11 cm ou diâmetro anteroposterior > 7 cm ou diâmetro lateral > 4 cm)[5].

Em muitas situações, a USG é suficiente para identificar e quantificar a hepatoesplenomegalia. Outros que podem sugerir a etiologia, nem sempre perceptíveis ao exame físico isolado, são ascite em pequeno volume, nódulos, cistos ou pequenas massas e linfonodomegalias. A avaliação com doppler do sistema venoso pode identificar trombose da veia esplênica ou da veia cava inferior e hipertensão portal (síndrome de Budd-Chiari), sendo de grande valia diagnóstica e direcionando o tratamento adequado.

No entanto, a USG tem a desvantagem de ser operador-dependente, de poder apresentar dificuldades técnicas por distensão gasosa de alças intestinais e por gerar imagens de menor qualidade visual do que os outros métodos.

Tomografia computadorizada (TC)

A TC de abdome, por ter maior custo, menor disponibilidade e envolver radiação, é utilizada quando a USG não foi suficiente para avaliar e esclarecer o quadro, quando há necessidade de avaliar outras estruturas abdominais não avaliadas adequadamente com USG ou quando há necessidade de uso de meio de contraste para melhor avaliação de estruturas intra-abdominais. Esse método identifica com melhor precisão linfonodomegalias, nódulos e massas que podem estar associados ao quadro[3]. É rotineiramente utilizada para medir o volume total e segmentar do fígado como parte da avaliação pré-operatória para ressecções hepáticas parciais.

O volume do fígado pode variar, dependendo da etiologia da doença hepática. Os pacientes com doença hepática colestática têm fígados maiores do que aqueles com etiologia alcoólica ou viral, enquanto aqueles com cirrose criptogênica têm fígados menores.

Ressonância nuclear magnética

A ressonância nuclear magnética (RNM) destaca-se como o método de imagem não invasivo de maior acurácia na detecção e na caracterização de lesões hepáticas focais em pacientes cirróticos e não cirróticos, tendo também mais sensibilidade para detecção do carcinoma hepatocelular.

Atualmente, vem sendo bastante utilizada como alternativa à realização de biópsia do fígado em algumas doenças específicas. Aparece, por exemplo, como o método não invasivo padrão-ouro na quantificação de ferro hepático ou cardíaco no diagnóstico de hemocromatose[12] e na quantificação do percentual de gordura em pacientes com esteatose hepática[13]. Tem o benefício de uma avaliação mais global da doença (biópsia e histopatológico avaliam apenas de forma segmentar) e de ser útil no acompanhamento do tratamento.

Exames laboratoriais

Exames laboratoriais são de grande importância na avaliação complementar dos casos de hepatoesplenomegalia. O hemograma ajudará na identificação de aumento das séries hematológicas ou citopenias associadas ao quadro. Hemoculturas podem identificar o agente causador em casos de infecção bacteriana ou fúngica, assim como sorologias ajudam no diagnóstico de infecções virais ou por protozoários. A avaliação da função hepática, de lesão hepática e das enzimas canaliculares é útil na identificação do grau de acometimento hepático. Marcadores de doenças autoimunes e de neoplasia são úteis quando bem indicados dentro de um contexto clínico adequado.

Por vezes, pode ser necessária a biópsia com histopatológico de amostras de medula óssea, de fígado, de baço ou de linfonodos, sendo usualmente indicados em quadros clínicos selecionados ou quando os demais métodos de investigação não foram suficientes para elucidação diagnóstica.

Tratamento

Não existe tratamento específico para a hepatoesplenomegalia. As medidas terapêuticas são o suporte clínico e o tratamento direcionado para a doença de base. Em algumas situações, em decorrência de volume esplênico exuberante, o baço pode sofrer ruptura e provocar hemorragia grave, o que indica esplenectomia de urgência. Nas doenças neoplásicas, autoimunes ou por depósito, a esplenectomia pode ser indicada em casos de sequestro esplênico refratário às medidas terapêuticas conservadoras. Em alguns casos, pode estar indicado transplante hepático, como na insuficiência hepática fulminante e na infiltração neoplásica por hepatocarcinoma, por exemplo.

O tratamento da doença que originou a hepatoesplenomegalia, quando bem-sucedido, geralmente promove regressão dos órgãos ao seu tamanho normal, levando à resolução dos sintomas ocasionados pelo aumento do fígado e do baço.

Quadro 71.1 – Causas de esplenomegalia maciça[14].

Infecciosas
- Leishmaniose Visceral
- Esplenomegalia Malária Hiper-reativa (Tropical)
- Complexo *Mycobacterium avium* associado ao HIV

Neoplásicas
- Leucemia Mieloide Crônica
- Linfoma Indolente
- Leucemia de Células Pilosas

Hematológicas
- Mielofibrose Primária ou Secundária à Policitemia Vera ou à Trombocitemia Essencial
- Beta Talassemia Major
- Beta Talassemia Intermedia Grave

Metabólicas
- Doença de Gaucher

Fonte: Adaptado de Venkatramann N; White C, Haensel J.

Quadro 71.2 – Causas de Hepatoesplenomegalia[1].

Infecciosas
- Epstein-Barr vírus
- Citomegalovírus
- HIV agudo
- Chagas agudo
- Hepatite B
- Toxoplasmose
- Malária
- Sífilis
- Febre tifoide
- Endocardite
- Tuberculose
- Histoplasmose
- Brucelose
- Leishmaniose visceral
- Esquistossomose

Neoplásicas/Hematológicas
- Leucemia Mieloide Crônica
- Leucemia Mieloide Aguda
- Linfoma Hodgkin
- Linfoma não Hodgkin
- Microglobulinemia de Waldeström
- Talassemia
- Anemia perniciosa
- Mielofibrose
- Histiocitose X
- Sarcomas

Autoimunes/Inflamatórias
- LES
- Artrite reumatoide

Metabólicas/Tóxicas
- Álcool/Drogas
- Doença de Gaucher
- Hemocromatose
- Doença de Pick
- Síndrome de Hurler
- Amiloidose

Vasculares/Biliares
- Síndrome de Budd-Chiari
- Insuficiência Cardíaca
- Colangite Biliar Primária
- Obstrução Biliar
- Colestase

Fonte: Adaptado de Biselli PJ; Atta JÁ.

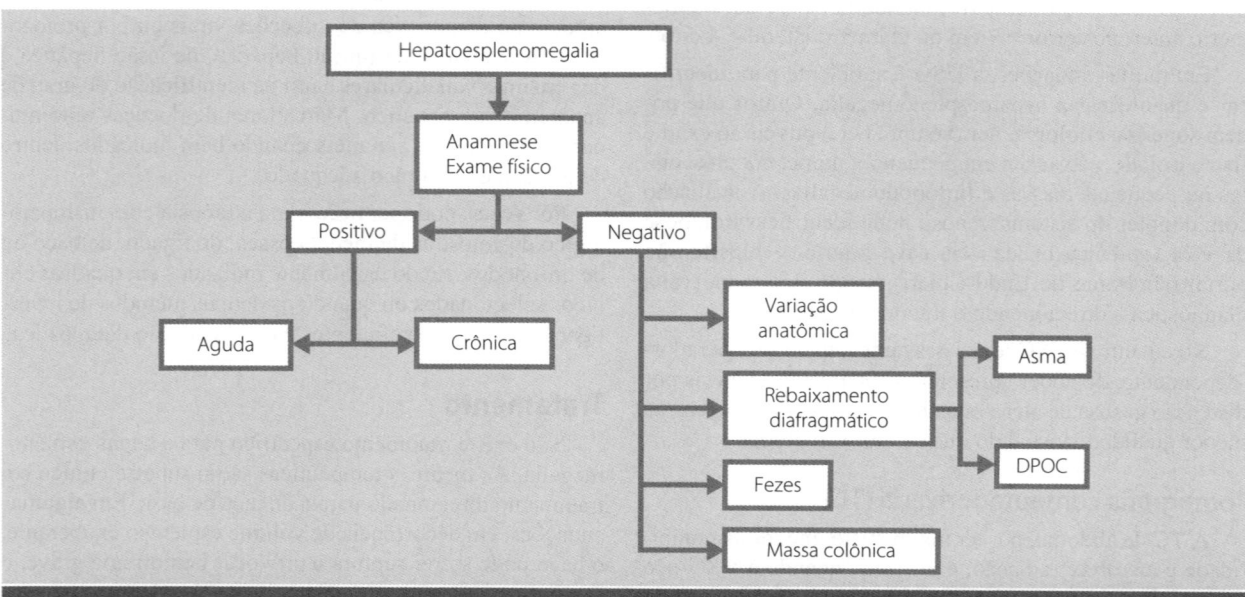

Figura 71.1 – Abordagem geral da hepatoesplenomegalia.

Fonte: Elaborada pelos autores.

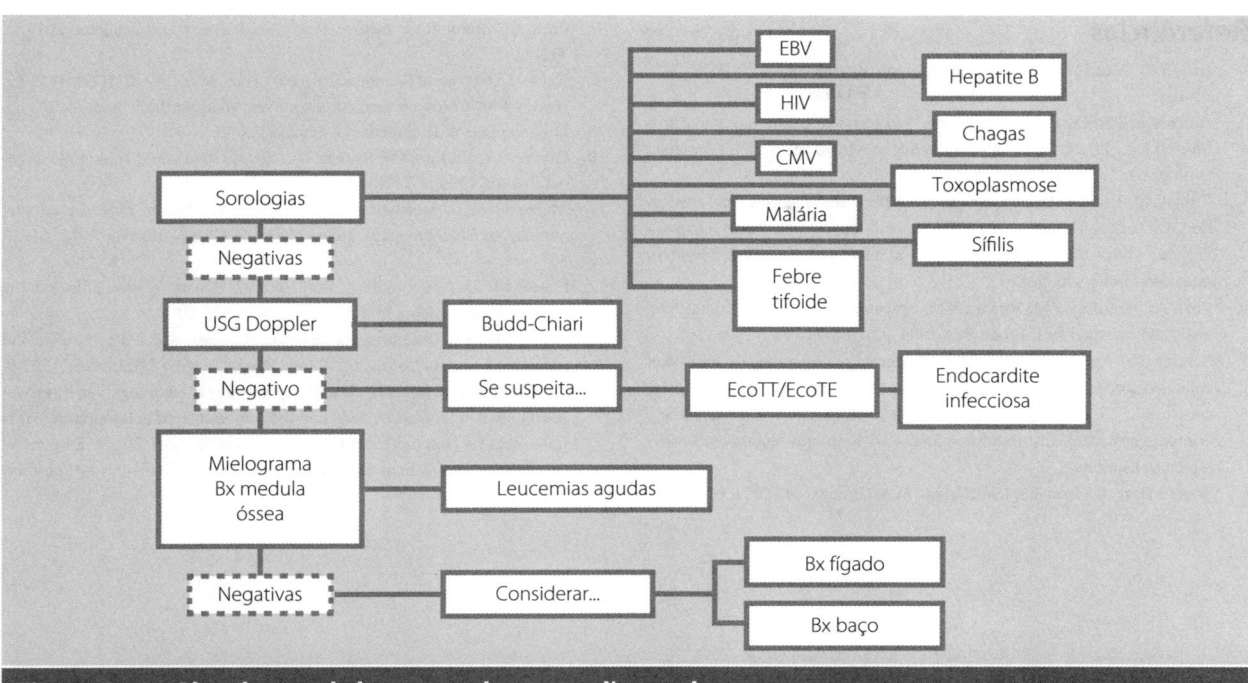

Figura 71.2 – Abordagem da hepatoesplenomegalia aguda.

Fonte: Elaborada pelos autores.

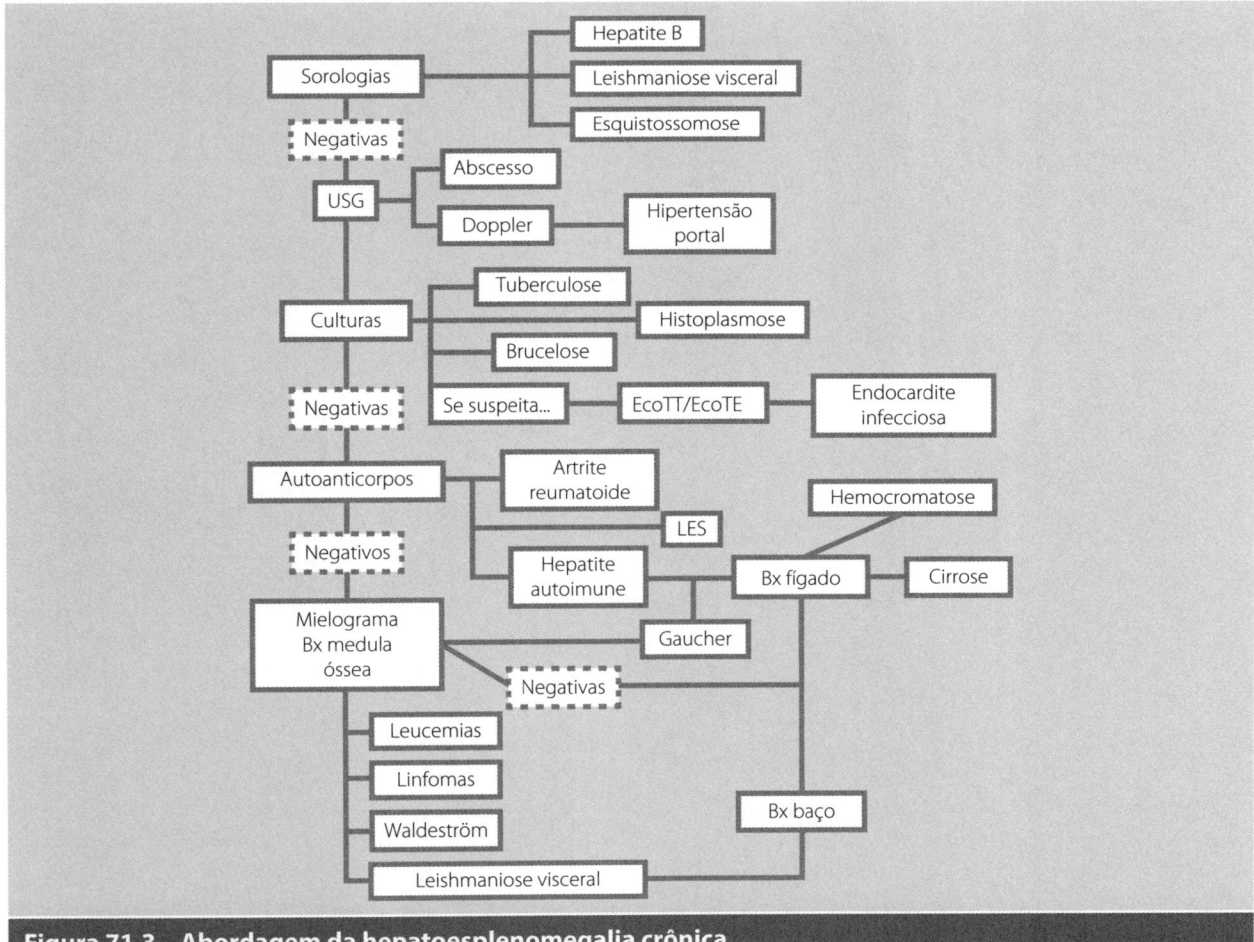

Figura 71.3 – Abordagem da hepatoesplenomegalia crônica.

Fonte: Elaborada pelos autores.

Referências

1. Biselli PJ, Atta JA. Diagnóstico sindrômico. Rev Medicina 2005; 84(3-4): 95-101.

2. Bickely LS, Szilagyl PG. Bates' guide to physical examination and history-taking. 11 ed. Philadelphia: Wolters Kluwer Health | Lippincott Williams & Wilkins; 2013.

3. Curry MP, Bonder A. Hepatomegaly: Differential diagnosis and evaluation. UpToDate [Internet] 2016 Sep [acesso em: 07 out. 2016]. Disponível em: <https://www.uptodate.com/contents/hepatomegaly-differential-diagnosis-and-evaluation>.

4. Pozo AL, Godfrey EM, Bowles KM. Splenomegaly: Investigation, diagnosis and management. Blood Rev 2009; 23: 105-11.

5. Schrier SG. Approach to the adult patient with splenomegaly and other splenic disorders. UpToDate [Internet] 2016 Feb [revisado em: set. 2016, acesso em: 07 out. 2016]. Disponível em: <https://www.uptodate.com/contents/approach-to-the-adult-patient-with-splenomegaly-and-other-splenic-disorders>.

6. Sopeña B, et al. Massive splenomegaly. Intern Emerg Med 2011; 6(2): 83-5.

7. Porto CC. Semiologia médica. 7 ed. Rio de Janeiro: Guanabara; 2014. p. 732-42.

8. Naylor CD. Physical Examination of the Liver. Jama 1994; 271(23): 1859-65.

9. Healey PM. Common medical diagnoses: an algorithmic approach. 3 ed. Philadelphia: W.B. Saunders Company; 2000.

10. Grover SA, Barkun AN, Sackett DL. Does This Patient Have Splenomegaly? Jama 1993; 270(18): 2218-21.

11. Montyckova G, Steensma DP. Why Does My Patient Have Limphadenopathy or Splenomegaly. Hematol Oncol Clin North Am 2012; 26(2): 395-408.

12. Echeverria JMA, Castiella A, Emparanza JI. Quantification of iron in the liver by RMI. Insights Imaging 2012; 3(2): 173-80.

13. Reeder SB, et al. Quantification of hepatic steatosis with MRI: the effects of accurate fat spectral modeling. J Magn Reson Imaging 2009; 29(6): 1332-9.

14. Venkatramann N, White C, Haensel J. Massive splenomegaly in rural Malawi: new wine, old wineskins and the importance of collaboration. BMJ Case Reports [Internet] 2014 Jul [acesso em: 21 jan. 2017]. Disponível em: <https://www.ncbi.nlm.nih.gov/pmc/articles/PMC4091390/pdf/bcr-2013-202844.pdf>.

Índice